避免麻醉常见错误

Avoiding Common Anesthesia Errors

第2版

U0301236

人民卫生出版社

·北 京·

Catherine Marcucci, Brian T. Gierl, Jeffrey R. Kirsch: Avoiding Common Anesthesia Errors, ISBN: 978-1-4511- 9519-4

© 2020 by Wolters Kluwer. All rights reserved.

This is a Simplified Chinese translation published by arrangement with Lippincott Williams & Wilkins/Wolters Kluwer Health, Inc., USA

避免麻醉常见错误

Avoiding Common Anesthesia Errors

第 2 版

主　编　Catherine Marcucci
　　　　Brian T. Gierl
　　　　Jeffrey R. Kirsch

主　译　冯　艺

副主译　许军军

人民卫生出版社
·北　京·

图书在版编目（CIP）数据

避免麻醉常见错误/（美）凯瑟琳·马尔库奇
（Catherine Marcucci），（美）布里安·T. 吉尔
（Brian T. Gierl），（美）杰弗里·T. 基尔希
（Jeffrey R. Kirsch）主编；冯艺主译 . —北京：人
民卫生出版社，2024.2
　 ISBN 978-7-117-35187-4

Ⅰ.①避… Ⅱ.①凯… ②布… ③杰… ④冯… Ⅲ.
①麻醉学 Ⅳ.①R614

中国国家版本馆 CIP 数据核字（2023）第 158186 号

| 人卫智网 | www.ipmph.com | 医学教育、学术、考试、健康，购书智慧智能综合服务平台 |
| 人卫官网 | www.pmph.com | 人卫官方资讯发布平台 |

图字:01-2020-2143 号

避免麻醉常见错误
Bimian Mazui Changjian Cuowu

主　　译：冯　艺
出版发行：人民卫生出版社（中继线 010-59780011）
地　　址：北京市朝阳区潘家园南里 19 号
邮　　编：100021
E - mail：pmph @ pmph.com
购书热线：010-59787592　010-59787584　010-65264830
印　　刷：天津善印科技有限公司
经　　销：新华书店
开　　本：710×1000　1/16　　印张：57　　插页：8
字　　数：1496 千字
版　　次：2024 年 2 月第 1 版
印　　次：2024 年 3 月第 1 次印刷
标准书号：ISBN 978-7-117-35187-4
定　　价：229.00 元
打击盗版举报电话：010-59787491　E-mail：WQ @ pmph.com
质量问题联系电话：010-59787234　E-mail：zhiliang @ pmph.com
数字融合服务电话：4001118166　E-mail：zengzhi @ pmph.com

于流洋	北京大学人民医院	张　秦	北京大学人民医院
马志高	北京大学人民医院	张云鹏	北京大学人民医院
马若兰	北京大学人民医院	张庆芬	北京大学人民医院
马晓冉	北京大学人民医院	张熙哲	北京大学人民医院
王　晗	北京大学人民医院	陈蒙蒙	北京大学人民医院
王亚楠	北京大学人民医院	赵　红	北京大学人民医院
王晓丹	北京大学人民医院	赵　莹	北京大学人民医院
田　龙	北京大学人民医院	赵亚杰	北京大学人民医院
冯　艺	北京大学人民医院	侯渊涛	北京大学人民医院
任　斐	北京大学人民医院	俞怡平	北京大学人民医院
闫　琦	北京大学人民医院	姜陆洋	北京大学人民医院
关　烁	北京大学人民医院	姜柏林	北京大学人民医院
汤峙瑜	北京大学人民医院	姜俪凡	北京大学人民医院
安海燕	北京大学人民医院	郭　环	北京大学人民医院
许军军	北京大学人民医院	郭莎莎	北京大学人民医院
孙　亮	北京大学人民医院	梁汉生	北京大学人民医院
孙雨薇	北京大学人民医院	韩侨宇	北京大学人民医院
李奕楠	北京大学人民医院	廖　玥	北京清华长庚医院
李清月	北京大学人民医院	潘　芳	北京大学人民医院
李静雅	北京大学人民医院	霍　飞	北京大学人民医院
李嘉欣	北京大学人民医院	戴　天	北京大学人民医院
吴　鸽	北京大学人民医院	鞠　辉	北京大学人民医院
谷　洁	北京大学人民医院	魏佩尧	北京大学人民医院
张　红	北京大学人民医院		

Kenneth R. Abbey, MD JD
Clinical Associate Professor
Portland VA Health Care System
Department of Anesthesiology and Perioperative
    Medicine
Oregon Health & Science University
Portland, Oregon

Amr E. Abouleish, MD MBA
Professor
Department of Anesthesiology
University of Texas Medical Branch
Galveston, Texas

Immaculeta Achilike, MD MPH
Resident
Department of Anesthesiology and Perioperative
    Medicine
Oregon Health & Science University
Portland, Oregon

Kareem Aggour, MD
Instructor/Fellow
Department of Anesthesiology and Perioperative
    Medicine
Oregon Health & Science University
Portland, Oregon

Rashad Albeiruti, MD
Anesthesia Practice Consultant
Clinical Assistant Professor
College of Human Medicine
Michigan State University
Grand Rapids, Michigan

Navid Alem, MD
Associate Clinical Professor
Department of Anesthesiology and
    Perioperative Care
UC Irvine School of Medicine
Irvine, California

Jafer Ali, MD
Department of Anesthesiology & Pain Management
Anesthesiology Institute
Cleveland Clinic
Cleveland, Ohio

O. Layton Alldredge Jr, MD MS
Resident
Department of Anesthesiology and
    Perioperative Medicine
Oregon Health & Science University
Portland, Oregon

Staci Allen, DO
Chief Resident
Department of Anesthesiology and
    Perioperative Medicine
University Hospitals Cleveland Medical Center
Case Western Reserve University School of
    Medicine
Cleveland, Ohio

Michael D. Altose, MD PhD
Section Head, Neurosurgical Anesthesiology
Department of Anesthesiology and
    Perioperative Medicine
University Hospitals Cleveland Medical Center
Case Western Reserve University School of
    Medicine
Cleveland, Ohio

Levana Amrock, MD
Resident Physician
Department of Anesthesiology and
    Perioperative Medicine
Oregon Health & Science University
Portland, Oregon

Douglas W. Anderson, DMD (Retired)
Clinical Assistant Professor
Department of Anesthesiology and
    Perioperative Medicine
Oregon Health & Science University
Portland, Oregon

Paul C. Anderson, MD
Department of Anesthesiology
Jefferson Hospital
Jefferson Hills, Pennsylvania

Ryan Anderson, MD PhD
Assistant Professor
Department of Anesthesiology and Perioperative
    Medicine
Oregon Health & Science University
Portland, Oregon

Chidi Ani, MD
Assistant Professor
Department of Anesthesiology and Perioperative
    Medicine
Oregon Health & Science University
Portland, Oregon

Fiyinfoluwa Ani, MD MBA
Resident
Department of Anesthesiology and Perioperative
    Care
University of California, Irvine
Orange, California

Martin Anixter, MD
Pittsburgh, Pennsylvania

Benjamin L. Antonio, DO MBA
American Anesthesiology of NC
Department of Anesthesia and Critical Care
UNC REX Healthcare
Raleigh, North Carolina

Gregory Applegate, DO
Assistant Professor
Department of Anesthesiology and Perioperative
    Medicine
University Hospitals Cleveland Medical Center
Case Western Reserve University School of
    Medicine
Cleveland, Ohio

Faisal D. Arain, MBBS MD
Assistant Professor
Division of Cardiothoracic Anesthesiology
Department of Anesthesiology and Perioperative
    Medicine
University Hospitals Cleveland Medical Center
Case Western Reserve University School of
    Medicine
Cleveland, Ohio

Daniel I. Asher, MD
Assistant Professor
Department of Anesthesiology and Perioperative
    Medicine
University Hospitals Cleveland Medical Center
Case Western Reserve University School of
    Medicine
Cleveland, Ohio

Edwin G. Avery IV, MD
Professor of Anesthesiology
Division of Cardiothoracic Anesthesiology
Department of Anesthesiology and Perioperative
    Medicine
University Hospitals Cleveland Medical Center
Case Western Reserve University School of
    Medicine
Cleveland, Ohio

Michael S. Axley, MS MD
Anesthesiologist
Oregon Anesthesiology Group
Portland, Oregon

Michael Aziz, MD
Professor
Department of Anesthesiology and Perioperative
    Medicine
Oregon Health & Science University
Portland, Oregon

Ann Bailey, MD FAAP
Professor of Pediatrics and Anesthesiology
The University of North Carolina
Chapel Hill, North Carolina

Emily J. Baird, MD PhD
Associate Professor
Department of Anesthesiology and Perioperative
    Medicine
Oregon Health & Science University
Portland, Oregon

David Barbara, MD
Associate Professor of Anesthesiology
Department of Anesthesiology and Perioperative
    Medicine
Mayo Clinic
Aurora BayCare Medical Clinic
Green Bay, Wisconsin

Natalie R. Barnett, MD
Assistant Professor
Department of Anesthesiology
Cohen Children's Medical Center
New Hyde Park, New York

Rodger E. Barnette, MD FCCM
Consultant Anesthesiologist and Intensivist
AIC Kijabe Hospital
Kijabe, Kenya
Professor Emeritus
Department of Anesthesiology
Lewis Katz School of Medicine
Temple University
Philadelphia, Pennsylvania

**Michael Barts, CRNA APRN BS
Anesthesiology**
Staff Anesthetist
Department of Anesthesiology Services
Lovelace Hospital System
Albuquerque, New Mexico

Mark J. Baskerville, MD JD MBA MA
Associate Professor
Department of Anesthesiology and Perioperative
 Medicine
Oregon Health & Science University
Portland, Oregon

Pavan K. Battu, MBBS DA FRCA
Consultant in Anaesthesia
Department of Anaesthesia and Intensive Care
University Hospitals Birmingham (QEH)
Birmingham, United Kingdom

Katharina Beckmann, MD
Associate Professor
Department of Anesthesia
University of Illinois at Chicago
Chicago, Illinois

Bruce Ben-David, MD
Clinical Professor of Anesthesiology
Department of Anesthesiology and Perioperative
 Medicine
University of Pittsburgh Medical Center
Pittsburgh, Pennsylvania

Charles Jeremy Bengson, MD
Resident
Department of Anesthesiology and Perioperative
 Medicine
Oregon Health & Science University
Portland, Oregon

Abiona Berkeley, MD JD
Associate Professor
Department of Anesthesiology
Lewis Katz School of Medicine
Temple University
Philadelphia, Pennsylvania

Peter Biro, MD DESA
Professor and Senior Consultant
Institute of Anesthesiology
University Hospital Zurich
Zurich, Switzerland

Kimberly Blasius, MD
Director of Education
Scope Anesthesia of North Carolina
Charlotte, North Carolina

Carol Bodenheimer, MD
Assistant Professor
H. Ben Taub Department of Physical Medicine
 and Rehabilitation
Baylor College of Medicine
Staff Physician
Spinal Cord Injury Care Line
Michael E. DeBakey VA Medical Center
Houston, Texas

Michael L. Boisen, MD
Assistant Professor
Department of Anesthesiology and Perioperative
 Medicine
University of Pittsburgh Medical Center
Pittsburgh, Pennsylvania

Katarina Bojanić, MD PhD
Staff Neonatologist
Division of Neonatology
Department of Obstetrics and Gynecology
University Hospital Merkur
Zagreb, Croatia

Ryan J. Bortolon, MD
Anesthesiologist
South Valley Anesthesia PA
Plymouth, Minnesota

Richard Botney, MD
Assistant Professor
Attending Anesthesiologist
Department of Anesthesiology and Perioperative
  Medicine
Oregon Health & Science University
Portland, Oregon

Kristin Bowden, CRNA DNAP MBA
Assistant Professor
Department of Anesthesiology and Perioperative
  Medicine
Oregon Health & Science University
Portland, Oregon

Ansgar M. Brambrink, MD PhD
E.M. Papper Professor and Chair
Department of Anesthesiology
Columbia University/New York-Presbyterian
  Hospital
New York, New York

Daniel R. Brown, MD PhD FCCM
Director, Multidisciplinary Critical Care Practice
Professor of Anesthesiology
Mayo Clinic
Rochester, Minnesota

John T. Bryant IV, MD
Chief of Anesthesia
Mission Hospital
Asheville, North Carolina

Abram H. Burgher, MD
Chief Medical Officer
The Pain Center of Arizona
Associate Professor
Department of Anesthesiology and Perioperative
  Medicine
Mayo Clinic College of Medicine
Scottsdale, Arizona

David A. Burns, MD
Anesthesiologist
Department of Anesthesiology
Providence Sacred Heart Medical Center
Spokane, Washington

Marion Bussay, MD
Anesthesiology Resident
Department of Anesthesiology
University of Illinois at Chicago
Chicago, Illinois

Steven J. Busuttil, MD
Surgeon
Vascular Surgery
Geisinger CMC Vascular and Endovascular
  Surgery
Geisinger Surgery Institute
Scranton, Pennsylvania

Matthew W. Caldwell, MD
Assistant Professor
Department of Anesthesia and Perioperative
  Medicine
University of Pittsburgh Medical Center
Pittsburgh, Pennsylvania

Maxime Cannesson, MD PhD
Professor and Vice Chair
Department of Anesthesiology and Perioperative
  Medicine
University of California, Los Angeles
Los Angeles, California

Michael Carrigan, MD
Resident
Department of Anesthesiology and Perioperative
  Medicine
Oregon Health & Science University
Portland, Oregon

Philip Carullo, MD
Pediatric Anesthesiology Fellow
Department of Anesthesiology and Perioperative
  Medicine
University of Pittsburgh Medical Center
Pittsburgh, Pennsylvania

Keith A. Chadwick, MD
Sean Parker Fellow in Laryngology and Instructor
The Sean Parker Institute for the Voice
Department of Otolaryngology—Head and
  Neck Surgery
Weill Cornell Medical College/New York-
  Presbyterian Hospital
New York, New York

Walter Chang, MD
Assistant Clinical Professor
Department of Anesthesiology
City of Hope Medical Center
Duarte, California

Benjarat Changyaleket, MD
Assistant Professor
Department of Anesthesiology
University of Illinois at Chicago
Chicago, Illinois

Elliza M. Chen, MD
Assistant Professor
Department of Anesthesiology and Perioperative
　Medicine
Oregon Health & Science University
Portland, Oregon

Grace Chen, MD
Assistant Professor
Director of Adult Pain Service
Director of Pain Management Fellowship
Anesthesiology and Perioperative Medicine
Oregon Health & Science University
Portland, Oregon

Zheyan (Jenny) Chen, MD
Assistant Professor
Department of Anesthesiology and Perioperative
　Medicine
Oregon Health & Science University
Portland, Oregon

Alan Cheng, MD
Associate Professor of Medicine (part time)
Section of Cardiac Electrophysiology
Johns Hopkins University School of Medicine
Baltimore, Maryland
Vice President
Clinical Research, Medtronic, Inc.
Mounds View, Minnesota

Katya H. Chiong, MD FASA
Assistant Professor
Department of Anesthesiology and Perioperative
　Medicine
University Hospitals Cleveland Medical Center
Case Western Reserve University School of
　Medicine
Cleveland, Ohio

Kathleen Cho, MD
Chief
Department of Anesthesiology and Perioperative
　Medicine
University Hospitals Ahuja Medical Center
Beachwood, Ohio

Rose Christopherson, MD PhD (Retired)
Anesthesiologist
Department of Anesthesiology
Portland VA Medical Center
Portland, Oregon

Linda Chung, MD
Pediatric Anesthesiologist
Good Samaritan Hospital
San Jose, California

Theodore J. Cios, MD MPH
Assistant Professor
Division of Cardiothoracic and Vascular
　Anesthesiology
Department of Anesthesiology and Perioperative
　Medicine
Penn State Health Milton S. Hershey Medical
　Center
Pennsylvania State University College of
　Medicine
Hershey, Pennsylvania

Norman A. Cohen, MD
Professor
Department of Anesthesiology and Perioperative
　Medicine
Oregon Health & Science University
Portland, Oregon

Thomas B. Comfere, MD
Assistant Professor of Anesthesiology
Mayo Clinic College of Medicine
Rochester, Minnesota

Benjamin C. Conner, MSc MD/PhD3
Student
College of Medicine
University of Arizona—Phoenix
Phoenix, Arizona

Nicole Conrad, MD
Staff Anesthesiologist
Legacy Emanuel Medical Center
Portland, Oregon

Etienne J. Couture, MD FRCPC
Fellow in Adult Cardiothoracic Anesthesiology
Department of Anesthesia, Critical Care and
　Pain Medicine
Massachusetts General Hospital
Boston, Massachusetts

Vincent S. Cowell, MD FAACD
Professor
Vice Chair, Anesthesia Clinical Affairs
Department of Anesthesiology
Lewis Katz School of Medicine
Temple University
Philadelphia, Pennsylvania

Daniela Damian, MD
Clinical Assistant Professor
Department of Anesthesiology
Children's Hospital of Pittsburgh
Pittsburgh, Pennsylvania

Chad T. Dean, MD
Chief Resident
Department of Anesthesiology and Perioperative
    Medicine
University Hospitals Cleveland Medical Center
Case Western Reserve University School of
    Medicine
Cleveland, Ohio

Diana S. DeAndrade, MD
Department of Anesthesiology and Perioperative
    Medicine
University of Pittsburgh Medical Center
Pittsburgh, Pennsylvania

Matthew DeCaro, MD
Director of Cardiovascular Intensive Care
Associate Professor of Medicine
Thomas Jefferson University
Philadelphia, Pennsylvania

Jennifer A. DeCou, MD
Associate Professor
Department of Anesthesiology
University of Utah
Salt Lake City, Utah

J. Mauricio Del Rio, MD
Assistant Professor
Division of Cardiothoracic Anesthesia
Department of Anesthesiology
Duke University
Durham, North Carolina

James DeMeester, MD
Director of Cardiac Anesthesia
St. Joseph Mercy Hospital
Ann Arbor, Michigan

Daniel Diaczok, DO
Resident/Fellow
Department of Anesthesiology and Perioperative
    Medicine
University Hospitals Cleveland Medical Center
Case Western Reserve University School of
    Medicine
Cleveland, Ohio

Brandon Dial, MD
Chairman
Department of Anesthesia
Utah Valley Hospital
Provo, Utah

Heath Diel, MD
Director, Cardiac Anesthesiology
Benefis Health System
Great Falls, Montana

Jeffrey D. Dillon, MD
Associate Chief of Anesthesia
Salt Lake City VA Medical Center
Clinical Assistant Professor of Anesthesiology
University of Utah School of Medicine
Salt Lake City, Utah

Sarah Elizabeth Dodd, MD
Assistant Professor
Department of Anesthesiology and Perioperative
    Medicine
Mayo Clinic
Rochester, Minnesota

Karen B. Domino, MD MPH
Professor and Vice Chair for Clinical Research
Department of Anesthesiology and Pain Medicine
University of Washington
Seattle, Washington

Laura A. Donegan, MD FACP
Internist
Department of Medicine
University of Maryland St. Joseph Medical Center
Towson, Maryland

Randal O. Dull, MD PhD
Professor and Chair
Department of Anesthesiology
University of Arizona COM, Banner-University
    Medical Center
Tucson, Arizona

Muhammad Durrani, MD
Chief
Department of Anesthesia
Inspira Medical Center
Vineland, New Jersey

Jamey E. Eklund, MD
Associate Professor of Clinical Anesthesiology
   and Pediatric Anesthesiology
Department of Anesthesiology
UI Health
Chicago, Illinois

Anila B. Elliott, MD
Assistant Professor
Department of Anesthesiology
University of Michigan
Ann Arbor, Michigan

Margaret K. Menzel Ellis, MD
Critical Care Anesthesiologist
VA Portland Healthcare Center
Assistant Professor of Anesthesiology
Department of Anesthesiology and Perioperative
   Medicine
Oregon Health & Science University
Portland, Oregon

Hooman Rastegar Fassaei, MD
Pain Medicine Specialist
PIH Health
Whittier, California

Byron Fergerson, MD
Clinical Professor
Department of Anesthesiology
University of California, San Diego
San Diego, California

Ryan J. Fink, MD
Assistant Professor
Department of Anesthesiology and Perioperative
   Medicine
Oregon Health & Science University
Portland, Oregon

Michael G. Fitzsimons, MD
Director
Division of Cardiac Anesthesia
Department of Anesthesiology, Critical Care and
   Pain Medicine
Harvard Medical School
Massachusetts General Hospital
Boston, Massachusetts

Antolin S. Flores, MD
Assistant Professor
Department of Anesthesiology
The Ohio State University
Columbus, Ohio

Patrick J. Forte, MD
Associate Professor
Department of Anesthesiology and Perioperative
   Medicine
University of Pittsburgh Medical Center
Pittsburgh, Pennsylvania

**Sarah Foster-Chang, DNP ANP-BC
COHN-S**
Nurse Practitioner
Environmental and Occupational Health
Corporal Michael J. Crescenz Veterans Affairs
   Medical Center
Philadelphia, Pennsylvania

Alexander Y. Fu, MD
Resident
Department of Anesthesiology and Perioperative
   Medicine
Oregon Health & Science University
Portland, Oregon

Robert Gaiser, MD
Professor and Chair
Department of Anesthesiology
College of Medicine
University of Kentucky
Lexington, Kentucky

Theresa A. Gelzinis, MD
Associate Professor
Department of Anesthesiology and Perioperative
   Medicine
University of Pittsburgh Medical Center
Pittsburgh, Pennsylvania

Melissa R. George, DO
Interim Chair and Associate Professor
Department of Pathology
Penn State Health Milton S. Hershey Medical
   Center
Pennsylvania State University College of
   Medicine
Hershey, Pennsylvania

Stacey L. Gibbons, MD
Assistant Professor
Department of Anesthesiology
University of Texas Medical Branch
Galveston, Texas

Brian T. Gierl, MD
Section Chief of Neuroanesthesiology
Director, Neuroanesthesia and Supportive Care,
    UPMC Presbyterian
Director, Neuroanesthesiology Fellowship Program
University of Pittsburgh Medical Center
Pittsburgh, Pennsylvania

J. Saxon Gilbert, MD
Anesthesiologist
McKenzie Surgery Center
Eugene, Oregon

Stephen J. Gleich, MD
Assistant Professor of Anesthesiology and Pediatrics
Department of Anesthesiology and Perioperative
    Medicine
Mayo Clinic
Rochester, Minnesota

Daniel L. Glennon, JD MA
The Glennon Firm
Philadelphia, Pennsylvania

Jeffrey A. Gold, MD
Professor of Medicine
Division of Pulmonary and Critical Care Medicine
Oregon Health & Science University
Portland, Oregon

Raymond G. Graber, MD
Associate Professor
Department of Anesthesiology and Perioperative
    Medicine
University Hospitals Cleveland Medical Center
Case Western Reserve University School of
    Medicine
Cleveland, Ohio

Heike Gries, MD PhD
Associate Professor Pediatric Anesthesiology
Department of Anesthesiology and Perioperative
    Medicine
Oregon Health & Science University
Portland, Oregon

Matthew Griffee, MD
Associate Professor
Department of Anesthesiology
University of Utah School of Medicine
Salt Lake City, Utah

Andrew M. Gross, MD
Director of Interventional Pain Management
Orthopedic Center of Florida
Assistant Professor of Medicine
Florida State University
Fort Myers and Bonita Springs, Florida

Dmitri Guvakov, MD
Associate Professor
Division of Cardiac Anesthesia
Department of Anesthesiology and Perioperative
    Medicine
Penn State Health Milton S. Hershey Medical
    Center
Pennsylvania State University College of Medicine
Hershey, Pennsylvania

Patrick J. Hackett, MD
Anesthesiologist
Department of Anesthesiology
Maine Medical Center
Portland, Maine

Rebecca Hall, MD
Assistant Professor
Department of Anesthesiology and Perioperative
    Medicine
Oregon Health & Science University
Portland, Oregon

Karen Hand, MB BS FRCA
Assistant Professor
Department of Anesthesia and Perioperative
    Medicine
Oregon Health & Science University
Portland, Oregon

Izumi Harukuni, MD
Assistant Professor
Department of Anesthesiology and Perioperative
    Medicine
Oregon Health & Science University
Portland, Oregon

Sprague W. Hazard III, MD
Assistant Professor of Anesthesia, Critical Care
and Neurosurgery
Division Director of Neuroanesthesia
Department of Anesthesiology and Perioperative
Medicine
Penn State Health Milton S. Hershey Medical
Center
Pennsylvania State University College of Medicine
Hershey, Pennsylvania

R. Scott Herd, MD
Pediatric Anesthesiologist
Anesthesia Associates of Boise
Boise, Idaho

Raquel G. Hernandez, DO
Assistant Professor
Department of Anesthesiology and Perioperative
Medicine
Oregon Health & Science University
Portland, Oregon

Elizabeth Herzog, MD
University of Maryland School of Medicine
Baltimore, Maryland

James S. Hicks, MD MMM
Professor
Department of Anesthesiology and Perioperative
Medicine
Oregon Health & Science University
Portland, Oregon

Ibtesam Hilmi, MBChB FRCA
Professor of Anesthesiology
Professor
Clinical and Translational Science Institute
Department of Anesthesiology and Perioperative
Medicine
University of Pittsburgh Medical Center
Pittsburgh, Pennsylvania

Michael Hogan, MD
Clinical Associate Professor
Facility Site Chief
Department of Anesthesiology and Pain
Medicine
University of Alberta Hospital
Alberta, Canada

Harriet W. Hopf, MD
Professor
Department of Anesthesiology
University of Utah
Salt Lake City, Utah

Christopher Howson, MD
Anesthesiologist and Pain Medicine Specialist
Pain and Rehabilitation Medicine
BayCare Clinic
Green Bay, Wisconsin

Michael P. Hutchens, MD MA
Associate Professor
Department of Anesthesiology and Perioperative
Medicine
Oregon Health & Science University
Critical Care Anesthesiologist and Research
Scientist
Operative Care Division
Portland VA Medical Center
Portland, Oregon

James W. Ibinson, MD PhD
Assistant Professor
Department of Anesthesiology and Perioperative
Medicine
Clinical and Translational Science Institute
University of Pittsburgh School of Medicine
Pittsburgh, Pennsylvania

Ryan Ivie, MD
Assistant Professor
Department of Anesthesiology and Perioperative
Medicine
Oregon Health & Science University
Portland, Oregon

Serge Jabbour, MD FACP FACE
Professor of Medicine
Director
Division of Endocrinology, Diabetes and
Metabolic Diseases
Sidney Kimmel Medical College
Thomas Jefferson University
Philadelphia, Pennsylvania

Maggie A. Jeffries, MD
Anesthesiologist
Avanti Anesthesia
Houston, Texas

Andrea M. Johnson, DO
Assistant Professor
Department of Anesthesiology and Perioperative
  Medicine
Oregon Health & Science University
Portland, Oregon

Brian K. Johnson, MD MEd
Program Director, Anesthesiology Residency
Assistant Professor
Department of Anesthesiology and Perioperative
  Medicine
University Hospitals Cleveland Medical Center
Case Western Reserve University School of
  Medicine
Cleveland, Ohio

Jordan B. Johnson, MD
Resident
Department of Anesthesiology and Perioperative
  Medicine
Oregon Health & Science University
Portland, Oregon

Chauncey T. Jones, MD
Anesthesiology and Acute Pain Specialist
Anesthesiology and Acute Pain/Regional
Northwest Anesthesiology and Pain Services
Houston, Texas

William Scott Jones, MD
Clinical Assistant Professor
Department of Anesthesiology and Perioperative
  Medicine
UPMC Children's Hospital of Pittsburgh
Pittsburgh, Pennsylvania

James Jonna, MD
Anesthesiologist
Carle Foundation Hospital
Urbana, Illinois

Zeev N. Kain, MD MBA
Chancellor's Professor, Anesthesiology and
  Medicine
Executive Director
UC Irvine Center on Stress & Health Director
System Redesign and Value Based Healthcare
HPRI University of California at Irvine School
  of Medicine
Orange, California

Anne Elizabeth Kamarchik, MD
Clinical Assistant Professor
Department of Anesthesiology
UPMC Children's Hospital of Pittsburgh
Pittsburgh, Pennsylvania

Ihab Kamel, MD MEHP
Professor of Anesthesiology
Vice Chair for Education
Department of Anesthesiology
Lewis Katz School of Medicine
Temple University
Philadelphia, Pennsylvania

Joelle Karlik, MD
Assistant Professor in Anesthesiology and Pediatrics
Department of Anesthesiology
Emory University
Atlanta, Georgia

Elliott Karren, MD
Anesthesiology and Critical Care Medicine
  Specialist
McKay-Dee Hospital
Ogden, Utah

Paul Kempen, MD PhD
Staff Physician
Weirton Medical Center
Weirton, West Virginia

Angela Kendrick, MD (Retired)
Associate Professor
Department of Anesthesiology and Perioperative
  Medicine
Oregon Health & Science University
Portland, Oregon

David Y. Kim, MD
Team Health/NVA
Englewood Medical Center
Englewood, New Jersey

Jeffrey R. Kirsch, MD FASA
Professor
Associate Dean for Faculty Affairs
Senior Medical Director, Perioperative Services
Vice Chair, Faculty Development; Anesthesiology
Medical College of Wisconsin/Froedtert
  Hospital
Milwaukee, Wisconsin

John C. Klick, MD FCCP FASE FCCM
Associate Professor
Department of Anesthesiology and Perioperative
   Medicine
Penn State Health Milton S. Hershey Medical
   Center
Pennsylvania State University College of Medicine
Hershey, Pennsylvania

Joshua Knight, MD
Clinical Assistant Professor
Department of Anesthesiology and Perioperative
   Medicine
University of Pittsburgh Medical Center
Pittsburgh, Pennsylvania

Jeffrey L. Koh, MD MBA
Professor of Anesthesiology, Pediatrics, and
   Dentistry
Department of Anesthesiology and Perioperative
   Medicine
Oregon Health & Science University
Portland, Oregon

Lavinia Kolarczyk, MD
Associate Professor
Division Chief
Cardiothoracic Anesthesiology
Executive Director
Enhanced Recovery After Surgery
Department of Anesthesiology
University of North Carolina
Chapel Hill, North Carolina

Gerhardt Konig, MD
Assistant Professor of Anesthesiology and
   Bioengineering
University of Pittsburgh
Pittsburgh, Pennsylvania

Oran Kremen, MD
Attending Anesthesiologist
MedStar Medical Group Anesthesiology
MedStar Washington Hospital Center
Washington, DC

Admire Kuchena, MD
Fellow
Department of Anesthesiology and Perioperative
   Medicine
Oregon Health & Science University
Portland, Oregon

Matthew B. Kunkel, DO
Resident
Department of Anesthesiology and Perioperative
   Medicine
University Hospitals Cleveland Medical Center
Case Western Reserve University School of Medicine
Cleveland, Ohio

Alexander S. Kuo, MS MD
Assistant Professor
Harvard Medical School
Department of Anesthesia, Critical Care and
   Pain Medicine
Massachusetts General Hospital
Boston, Massachusetts

Robert W. Kyle, DO
Clinical Professor of Anesthesiology
Cardiothoracic Anesthesiology Section
Department of Anesthesiology
UNC School of Medicine
Chapel Hill, North Carolina

Kirk Lalwani, MD FRCA MCR
Professor of Anesthesiology and Pediatrics
Vice-Chair for Faculty Development
Director
Pediatric Anesthesiology Fellowship Program
Oregon Health & Science University
Portland, Oregon

Robert Scott Lang, MD
Assistant Professor of Anesthesiology
Assistant Professor of Pediatrics
Thomas Jefferson University
Philadelphia, Pennsylvania
Director, Pediatric Liver and Kidney Transplant
   Anesthesia
Nemours / Alfred I. duPont Hospital for
   Children
Wilmington, Delaware

Maria C. Lanzi, MS MPH ANP-BC COHN-S
Nurse Practitioner / Program Coordinator
Employee Occupational Health
Corporal Michael J. Crescenz Veterans Affairs
   Medical Center
Philadelphia, Pennsylvania

Dean Laochamroonvorapongse, MD MPH
Assistant Professor
Department of Anesthesiology and Perioperative
Medicine
OHSU Doernbecher Children's Hospital
Portland, Oregon

David Larsen, MD
Associate Professor
Department of Anesthesiology and Perioperative
Medicine
Oregon Health & Science University
Portland, Oregon

Derek S. Lauter, MD
Cardiothoracic Anesthesiologist
Department of Anesthesiology
Christiana Care Health System
Newark, Delaware

Melinda M. Lawrence, MD
Associate Professor
Program Director, Pain Medicine Fellowship
Department of Anesthesiology and Perioperative
Medicine
University Hospitals Cleveland Medical Center
Case Western Reserve University School of
Medicine
Cleveland, Ohio

Christina Lee, MD
Anesthesiologist
Medical Anesthesia Consultants, Inc.
Walnut Creek, California

Christopher R. Lee, MD
Clinical Assistant Professor of Anesthesiology
Indiana University School of Medicine
West Lafayette, Indiana

Eugene Lee, MD
Assistant Professor
Department of Anesthesiology
Duke University School of Medicine
Durham, North Carolina

Lorri A. Lee, MD
Anesthesiologist
Kadlec Regional Medical Center
Richland, Washington

Tim Lee, MD
Staff Anesthesiologist
Department of Anesthesiology and Perioperative
Medicine
Kaiser Permanente – South Sacramento
Sacramento, California

Anne Lemak, DMD
Dentist and Dental Anesthesiologist
Murrysville, Pennsylvania

Jay K. Levin, MD
Anesthesiologist
Valley Anesthesiology & Pain Consultants
An Envision Physician Services Provider
Phoenix, Arizona

Vincent Lew, MD
Assistant Professor
Department of Anesthesia
University of California, San Francisco
San Francisco, California

Albert Liao, LAc Dipl. NCCAOM
Acupuncturist
Liao Acupuncture Group
Towson, Maryland

Kristin King Liao, LAc Dipl. NCCAOM
Acupuncturist
Liao Acupuncture Group
Towson, Maryland

Grace Lim, MD MS
Assistant Professor
Chief of Obstetric Anesthesia
Department of Anesthesiology and Perioperative
Medicine
University of Pittsburgh Medical Center
Pittsburgh, Pennsylvania

Erica P. Lin, MD
Associate Professor
Department of Anesthesiology
Cincinnati Children's Hospital Medical Center
University of Cincinnati College of Medicine
Cincinnati, Ohio

Asa C. Lockhart, MD MBA
Principal
Golden Caduceus Consultants
Tyler, Texas

Cherie Long, MD
Anesthesiologist
Bend Anesthesiology Group
Bend, Oregon

Nathalie Lunden, MD
Assistant Professor
Department of Anesthesia and Perioperative
    Medicine
Oregon Health & Science University
Portland, Oregon

Sara Lyons, MSN RN CNOR
Senior Professional Staff Nurse
Operating Room
University of Pittsburgh Medical Center
Pittsburgh, Pennsylvania

Lisa MacBeth, MD
Assistant Professor
Department of Anesthesiology and Perioperative
    Medicine
University of Alabama in Birmingham
Birmingham, Alabama

Jeff E. Mandel, MD MS
Assistant Professor
Department of Anesthesiology and Critical Care
Hospital of the University of Pennsylvania
Philadelphia, Pennsylvania

Catherine Marcucci, MD
Senior Research Anesthesiologist
Corporal Michael J. Crescenz Veterans Affairs
    Medical Center
Philadelphia, Pennsylvania

Julie Marshall, MD
Associate Professor
Department of Anesthesiology
University of Missouri
Columbia, Missouri

Christine S. Martin, MD
Assistant Professor
Department of Anesthesia and Perioperative
    Medicine
Oregon Health & Science University
Portland, Oregon

David P. Martin, MD PhD
Professor of Anesthesiology
Mayo Clinic
Rochester, Minnesota

Leena Mathew, MD
Director, Pain Fellowship
Associate Professor
Department of Anesthesiology
Columbia University
New York, New York

Gregory Maves, MD
Clinical Assistant Professor
Anesthesiology & Pain Medicine
Nationwide Children's Hospital
Columbus, Ohio

Dustin McGirr, DO
Anesthesia Resident
Department of Anesthesiology and Perioperative
    Medicine
Oregon Health & Science University
Portland, Oregon

Ryan McHugh, MD
Interventional Pain Management Specialist
Steward Medical Group
Steward Health Care Network
Port Arthur, Texas

Peggy P. McNaull, MD
Associate Professor
Departments of Anesthesiology and Pediatrics
University of North Carolina
Chapel, North Carolina

Naveen Mehra, MD
Associate Professor
Department of Anesthesiology
University of Texas
San Antonio, Texas

Vipin Mehta, MD FFARCSI
Assistant Professor
Department of Anesthesia, Critical Care and
    Pain Medicine
Harvard Medical School
Massachusetts General Hospital
Boston, Massachusetts

Vladyslav Melnyk, MD
Adult Cardiothoracic Anesthesiology Fellow
Department of Anesthesiology and Perioperative
　Medicine
University of Pittsburgh Medical Center
Pittsburgh, Pennsylvania

Li Meng, MD
Associate Professor
Department of Anesthesiology and Perioperative
　Medicine
University of Pittsburgh Medical Center
Pittsburgh, Pennsylvania

Pilar R. Mercado, MD
Associate Professor
Department of Anesthesiology
University of Illinois at Chicago
Chicago, Illinois

Matthias J. Merkel, MD PhD
Professor and Vice Chair
Department of Anesthesiology and Perioperative
　Medicine
Knight Cardiovascular Institute
Oregon Health & Science University
Portland, Oregon

Renee A. Metal, Esquire
Attorney at Law
Rosen Louik & Perry, P.C.
Pittsburgh, Pennsylvania

David G. Metro, MD
Professor
Department of Anesthesiology and Perioperative
　Medicine
University of Pittsburgh School of Medicine
Pittsburgh, Pennsylvania

Carlyann Miller, DO
Fellow, Pediatric Anesthesia
Department of Anesthesiology and Perioperative
　Medicine
University Hospitals Cleveland Medical Center
Case Western Reserve University School of
　Medicine
Cleveland, Ohio

**Scott D. Mist, PhD MAcOM LAc Dipl.
NCCAOM**
Associate Professor
Department of Anesthesiology and Perioperative
　Medicine
Oregon Health & Science University
Portland, Oregon

Brian Mitchell, MD
Assistant Professor
Department of Anesthesiology and Perioperative
　Medicine
Oregon Health & Science University
Staff Anesthesiologist
VA Portland Health Care System
Portland, Oregon

Wilhelmina Moen
Boston, Massachusetts

Hassan Mohamed, MD
Faculty of Medicine
Cairo University
Cairo, Egypt

Richard C. Month, MD FASA
Assistant Professor of Clinical Anesthesiology
Chief
Obstetrical Anesthesia
Department of Anesthesiology and Critical Care
　Medicine
Hospital of the University of Pennsylvania
Philadelphia, Pennsylvania

Laurel E. Moore, MD
Clinical Associate Professor
Departments of Anesthesiology and
　Neurosurgery
University of Michigan
Ann Arbor, Michigan

Colleen Moran, MD
Assistant Professor
Department of Anesthesiology
Duke University
Durham, North Carolina

Michael J. Moritz, MD FACS
Professor of Surgery
Morsani College of Medicine
University of South Florida
Tampa, Florida
Chief
Transplantation Services
Lehigh Valley Health Network
Vice Chairman for Operations
Department of Surgery
Lehigh Valley Health Network
Allentown, Pennsylvania
Medical Director
Gift of Life Donor Program
Principal Investigator
Transplant Pregnancy Registry International
Gift of Life Institute
Philadelphia, Pennsylvania

Jeff Mueller, MD FASA
Associate Dean for Hospital Practice
Assistant Professor of Anesthesiology
Mayo Clinic
Phoenix, Arizona

Yasuko Nagasaka, MD PhD
Chair and Director
Department of Anesthesia
St. Luke's International Hospital
St. Luke's International University
Tokyo, Japan

Andrew Neice, MD
Anesthesiologist
Oregon Anesthesiology Group
Portland, Oregon

Wayne T. Nicholson, MD PharmD
Consultant
Department of Anesthesiology and Perioperative
   Medicine
Assistant Professor of Anesthesiology and
   Pharmacology
Mayo Clinic College of Medicine
Rochester, Minnesota

Adam D. Niesen, MD
Assistant Professor
Department of Anesthesiology and Perioperative
   Medicine
Mayo Clinic
Rochester, Minnesota

L. Michele Noles, MD
Associate Professor
Department of Anesthesiology and Perioperative
   Medicine
Oregon Health & Science University
Portland, Oregon

Andrew Oken, MD
Staff Cardiac Anesthesiologist
Good Samaritan Regional Medical Center
Corvallis, Oregon

David A. Olsen, MD
Assistant Professor
Department of Anesthesiology and Perioperative
   Medicine
Mayo Clinic
Rochester, Minnesota

Emily Olsen, MD
Pediatric Anesthesiologist
Denali Anesthesia, P.C.
Anchorage, Alaska

Siang Ombaba, MD
Anesthesiologist
Hill Country Anesthesia
STAR Anesthesia, P.A.
San Antonio, Texas

Ayodele Omolola Oke, MD
Resident
Department of Anesthesiology and Perioperative
   Medicine
University Hospitals Cleveland Medical Center
Case Western Reserve University School of
   Medicine
Cleveland, Ohio

James C. Opton, MD
Staff Anesthesiologist
Salem Hospital
Salem, Oregon

Todd M. Oravitz, MD
Associate Professor
Department of Anesthesiology and Perioperative
   Medicine
University of Pittsburgh Medical Center
Chief, Hepatobiliary Transplant Anesthesia
VA Pittsburgh Healthcare System
Pittsburgh, Pennsylvania

Steven L. Orebaugh, MD
Professor
Department of Anesthesiology
University of Pittsburgh
Pittsburgh, Pennsylvania

Sarah Oswald, MD
Associate Professor
Division of Pediatric Anesthesia
Department of Anesthesiology
University of Illinois Hospital and Health
　Sciences System
Shriners Hospitals for Children—Chicago
Chicago, Illinois

Vincent Pagano, MD
Anesthesiologist
Kalamazoo Anesthesiology, PC
Kalamazoo, Michigan

Seth Palesch, MD
Partner
Bend Anesthesiology Group
Bend, Oregon

Shawn R. Palmeri, MD
Resident
Department of Anesthesiology
University of Pittsburgh Medical Center
Pittsburgh, Pennsylvania

Soon Park, MD
Cardiothoracic Surgeon
Rochester General Hospital
Rochester, New York

Anthony N. Passannante, MD
Professor and Executive Vice-Chair
UNC Anesthesiology
Chapel Hill, North Carolina

Ishan A. Patel, MD
Resident
Department of Medicine
Oregon Health & Science University
Portland, Oregon

Sephalie Patel, MD
Associate Member
Department of Anesthesiology
Moffitt Cancer Center and Research Institute
Tampa, Florida

Elizabeth Pedigo, MD
Assistant Professor
Pediatric Anesthesiology
Department of Anesthesiology and Perioperative
　Medicine
Oregon Health & Science University
Portland, Oregon

Angela Pennell, MD
Vice President
Anesthesia Consultants of Western Colorado
St Mary's Hospital
Grand Junction, Colorado

Jorge Alberto Pineda Jr, MD
Associate Professor
Department of Anesthesia and Perioperative
　Medicine
Oregon Health & Science University
Portland, Oregon

Raymond M. Planinsic, MD FASA
Professor of Anesthesiology and Perioperative
　Medicine
University of Pittsburgh School of Medicine
Chief of Transplantation Anesthesiology
University of Pittsburgh Medical Center
Pittsburgh, Pennsylvania

Emily Poynton, DO
Fellow, Critical Care Medicine
Department of Anesthesiology and Perioperative
　Medicine
University Hospitals Cleveland Medical Center
Case Western Reserve University School of
　Medicine
Cleveland, Ohio

Rene Przkora, MD PhD
Associate Professor
Chief, Pain Medicine
Division Program Director
Multidisciplinary Pain Medicine Fellowship
Assistant Program Director, Anesthesiology
　Residency
Department of Anesthesiology
College of Medicine University of Florida
Gainesville, Florida

Anne E. Ptaszynski, MD
Anesthesiologist and Pain Medicine Specialist
Pain Medicine
Kenosha Medical Center
Kenosha, Wisconsin

Juan N. Pulido, MD
Medical Director CVICU
Swedish Heart and Vascular Institute
Swedish Medical Center US Anesthesia Partners
Seattle, Washington

Jason Zhensheng Qu, MD
Cardiothoracic Anesthesiologist
Department of Anesthesia, Critical Care and
    Pain Medicine
Massachusetts General Hospital
Boston, Massachusetts

Misty A. Radosevich, MD
Assistant Professor
Department of Anesthesiology, Perioperative
    Medicine and Critical Care
Mayo Clinic
Rochester, Minnesota

Eugene Raggi, MD
Resident
Department of Anesthesiology and Perioperative
Medicine
University of Pittsburgh Medical Center
Pittsburgh, Pennsylvania

Baskar Rajala, MBBS FRCA
Clinical Assistant Professor
Department of Anesthesiology
University of Michigan
Ann Arbor, Michigan

Selina Read, MD
Assistant Professor
Department of Anesthesiology and Perioperative
    Medicine
Penn State Health Milton S. Hershey Medical
    Center
Pennsylvania State University College of Medicine
Hershey, Pennsylvania

Eliot Ro, MD
Assistant Professor
Department of Anesthesia and Perioperative
    Medicine
University Hospitals Cleveland Medical Center
Case Western Reserve University School of
    Medicine
Cleveland, Ohio

S. Michael Roberts, DO
Assistant Professor
Department of Anesthesiology and Perioperative
    Medicine
Penn State Health Milton S. Hershey Medical
    Center
Pennsylvania State University College of Medicine
Hershey, Pennsylvania

Berklee Robins, MD MA
Associate Professor of Anesthesiology and Pediatrics
Department of Anesthesiology and Perioperative
    Medicine
Oregon Health & Science University
Portland, Oregon

Stephen T. Robinson, MD
Professor and Interim Chair
Department of Anesthesiology and Perioperative
    Medicine
Oregon Health & Science University
Portland, Oregon

Peter Rock, MD MBA FCCM
Martin Helrich Professor and Chair
Department of Anesthesiology
Professor of Anesthesiology, Medicine, and
    Surgery
University of Maryland School of Medicine
Baltimore, Maryland

Remigio A. Roque, MD
Resident
Department of Anesthesiology and Perioperative
    Medicine
Oregon Health & Science University
Portland, Oregon

Dan Rosenkrans, MD ACTA & CCM
Fellow
Department of Anesthesiology
Duke University Hospital
Durham, North Carolina

Richard W. Rosenquist, MD
Chairman
Pain Management Department
Anesthesiology Institute
Cleveland Clinic
Cleveland, Ohio

Elizabeth Ross, MD
Clinical Assistant Professor
Department of Anesthesiology and Pediatrics
University of North Carolina Children's Hospital
Chapel Hill, North Carolina

Leelach Rothschild, MD
Associate Professor of Clinical Anesthesiology
Division of Pediatric Anesthesia
Department of Anesthesiology
University of Illinois Hospital and Health
    Sciences System
Shriners Hospitals for Children—Chicago
Chicago, Illinois

James R. Rowbottom, MD
Professor of Anesthesiology
Anesthesiology Institute
Cleveland Clinic Foundation
Cleveland, Ohio

Kelly Ryan, MD
Congenital Cardiac Anesthesiologist
Nemours/Alfred I. duPont Hospital for Children
Wilmington, Delaware

Tetsuro Sakai, MD PhD MHA FASA
Professor
Department of Anesthesiology and Perioperative
    Medicine
University of Pittsburgh Medical Center
Pittsburgh, Pennsylvania

Ajay Sampat, MD
Assistant Clinical Professor
Department of Neurology
University of California, Davis
Sacramento, California

Charles H. Sandson
Student
Industrial and Management Engineering '21
Rensselaer Polytechnic Institute
Troy, New York

Neil B. Sandson, MD
Clinical Associate Professor
Department of Psychiatry
University of Maryland School of Medicine
Staff Psychiatrist
Director of Hospital-Based Services
VA Maryland Health Care System
Baltimore, Maryland

Shashank Saxena, MD
Clinical Assistant Professor
Department of Surgery/Anesthesia and Pain
    Medicine
Lake Erie College of Osteopathic Medicine
Erie, Pennsylvania

Rachel E. Schlesinger, MD
Assistant Professor
Department of Anesthesiology and Perioperative
    Medicine
University Hospitals Cleveland Medical Center
Case Western Reserve University School of
    Medicine
Staff Anesthesiologist
Louis Stokes Cleveland VA Medical Center
Cleveland, Ohio

Peter M. Schulman, MD
Associate Professor
Department of Anesthesiology and Perioperative
    Medicine
Oregon Health & Science University
Portland, Oregon

F. Jacob Seagull, PhD
Assistant Professor
Department of Learning Health Sciences
University of Michigan Medical School
Ann Arbor, Michigan

Katherine M. Seligman, MD
Assistant Professor
Department of Anesthesiology and Critical Care
    Medicine
University of New Mexico
Albuquerque, New Mexico

Surjya Sen, MD
Anesthesiologist and Pain Medicine Specialist
Hackensack Medical Center
Hackensack, New Jersey

Valerie Sera, DDS MD
Associate Professor
Department of Anesthesiology and Perioperative
    Medicine
Oregon Health & Science University
Portland, Oregon

Jarna R. Shah, MD
Resident Physician
Department of Anesthesiology
University of Illinois Hospital and Health
Services
Chicago, Illinois

Kushal Shah, DO
Co-Chief
Department of Anesthesiology
Advocate Aurora Health Care
Milwaukee, Wisconsin

Amit Sharma, MD
Chairman
Division of Pain Medicine
SpineCare Long Island
Good Samaritan Hospital Medical Center
West Islip, New York

Ravnita Sharma, MD FRCA
Senior Staff Anesthesiologist
Department of Anesthesia
Henry Ford Health System
Detroit, Michigan

Yu Shi, MD MPH
Assistant Professor
Department of Anesthesiology and Perioperative
Medicine
Mayo Clinic
Rochester, Minnesota

Philip Shin, MD
Chief of Pain Management
Department of Anesthesiology Southern
California
Permanente Medical Group
Harbor City, California

C. Tyler Smith, MD
Resident
Department of Anesthesiology and Perioperative
Medicine
University of Pittsburgh Medical Center
Pittsburgh, Pennsylvania

Kathleen A. Smith, MD
Associate Professor
Department of Anesthesiology
University of North Carolina
Chapel Hill, North Carolina

Mark M. Smith, MD
Assistant Professor
Department of Anesthesiology and Perioperative
Medicine
Mayo Clinic
Rochester, Minnesota

Cobin Soelberg, MD JD MBe
Assistant Professor
Department of Anesthesiology and Perioperative
Medicine
Oregon Health & Science University
Portland, Oregon

Juraj Sprung, MD PhD
Professor of Anesthesiology
Department of Anesthesiology and Perioperative
Medicine
Mayo Clinic
Rochester, Minnesota

Christina Stachur, MD MPH
Assistant Professor
Department of Anesthesiology and Perioperative
Medicine
University Hospitals Cleveland Medical Center
Case Western Reserve University School of
Medicine
Cleveland, Ohio

Matthew C. Stansbury, MD
Department of Anesthesia
University of Michigan
Ann Arbor, Michigan

Evan Staszewski, DO
Resident
Department of Anesthesiology and Perioperative
Medicine
University Hospitals Cleveland Medical Center
Case Western Reserve University School of
Medicine
Cleveland, Ohio

Erica Stein, MD
Associate Professor
Department of Anesthesiology
Wexner Medical Center
The Ohio State University
Columbus, Ohio

Michael Stella, MD
Assistant Professor
Department of Anesthesiology
Duke University
Durham, North Carolina

Marcus C. Stepaniak, CRNA MSA BSN
Nurse Anesthetist
Anesthesia Services
Baptist Health Lexington
Lexington, Kentucky

Lindsay M. Stollings, MD
Assistant Professor
Department of Anesthesiology and Perioperative
   Medicine
UPMC Children's Hospital of Pittsburgh
Pittsburgh, Pennsylvania

Scott Streckenbach, MD
Assistant Professor
Department of Anesthesia and Pain Medicine
Harvard Medical School
Massachusetts General Hospital
Boston, Massachusetts

Esther Sung, MD
Assistant Professor
Department of Anesthesiology and Perioperative
   Medicine
Oregon Health & Science University
Staff Anesthesiologist
VA Portland Health Care System
Portland, Oregon

Christopher E. Swide, MD
Professor
Department of Anesthesiology and Perioperative
   Medicine
Associate Dean for Graduate Medical Education
Oregon Health & Science University
Portland, Oregon

Joseph F. Talarico, DO
Clinical Associate Professor
Department of Anesthesiology and Perioperative
   Medicine
University of Pittsburgh Medical Center
Pittsburgh, Pennsylvania

Brandon Michael Togioka, MD
Assistant Professor
Obstetric, Fertility, and Gender Identity
   Anesthesia
Medical Director
Anesthesia and Perioperative Medicine
Oregon Health & Science University
Portland, Oregon

Terrence L. Trentman, MD
Professor and Chair
Department of Anesthesiology and Perioperative
   Medicine
Mayo Clinic Arizona
Phoenix, Arizona

Michelle Tully, MD
Resident
Department of Anesthesiology and Perioperative
   Medicine
Oregon Health & Science University
Portland, Oregon

Ashley R. Valentine, MD PhD
Assistant Professor
Department of Anesthesiology and Perioperative
   Medicine
Oregon Health & Science University
Portland, Oregon

Eleanor Anne Vega, MD
Assistant Professor
Department of Anesthesiology
Duke University
Durham, North Carolina

Sandhya Vinta, MD
Associate Professor
Assistant Medical Director of Operating
   Rooms – League City Campus
Department of Anesthesiology
University of Texas Medical Branch
Galveston, Texas

Jennifer Vookles, MD MA
Anesthesiologist
TeamHealth
Portland Anesthesia Specialists
Portland, Oregon

Rachel Elisabeth Waldinger, MD MPH
Clinical Instructor
Department of Anesthesiology
University of Illinois at Chicago
Chicago, Illinois

Eva J. Waller, MD
Assistant Professor
Department of Anesthesiology
University of North Carolina
Chapel Hill, North Carolina

Benjamin J. Wallisch, DO FASA
Associate Professor
Department of Anesthesiology
UT Health San Antonio
San Antonio, Texas

William John Wallisch IV, MD
Assistant Professor
Division of Critical Care Medicine
Department of Anesthesiology
University of Kansas
Kansas City, Kansas

Mark K. Wax, MD FACS FRCS(C)
Professor, Otolaryngology-HNS
Professor, Oral–Maxillo–Facial Surgery
Program Director
Director Microvascular Reconstruction
Coordinator Annual Program Meeting
  AAO-HNSF
Past President AHNS
Past President OPDO
University Professional Services
Portland, Oregon

Toby N. Weingarten, MD
Professor of Anethesiology
Department of Anesthesiology and Perioperative
  Medicine
Mayo Clinic
Rochester, Minnesota

Lindsay Wetzel, MD
Department of Anesthesiology and Perioperative
  Medicine
University Hospitals Cleveland Medical Center
Case Western Reserve University School of
  Medicine
Cleveland, Ohio

Francis X. Whalen, MD
Department of Anesthesiology and Perioperative
  Medicine
Mayo Clinic
Rochester, Minnesota

Richard Wick, MD
Anesthesiologist
Providence St. Mary Medical Center
Walla Walla, Washington

Chelsea Willie, MD
Assistant Professor of Anesthesiology
Division of Pediatric Anesthesia and Critical Care
Medical College of Wisconsin
Milwaukee, Wisconsin

Bradford D. Winters, PhD MD FCCM
Division Director, Critical Care Medicine
Departments of Anesthesiology and Critical
  Care Medicine and Surgery
The Johns Hopkins University School of
  Medicine
Baltimore, Maryland

Erica D. Wittwer, MD PhD
Assistant Professor
Department of Anesthesiology and Perioperative
  Medicine
Mayo Clinic
Rochester, Minnesota

**Brian Woodcock, MBChB MRCP FRCA
FCCM**
Assistant Professor
Director of Medical Student Education
Department of Anesthesiology and Critical Care
  Medicine
University of Michigan
Ann Arbor, Michigan

Liora Yehushua, MD
Department of Anesthesiology and Perioperative
  Medicine
University of Pittsburgh Medical Center
Pittsburgh, Pennsylvania

Andrew Young, MD
Medical Director
Providence Medford Anesthesiology Department
Anesthesia Associates of Medford
Medford, Oregon

Angela Zimmerman, MD
Assistant Professor
Department of Anesthesia and Perioperative
  Medicine
Oregon Health & Science University
Portland, Oregon

Josh Zimmerman, MD FASE
Professor
Department of Anesthesiology
University of Utah
Salt Lake City, Utah

Laura Patricia Zung, MD
Anesthesiologist
Department of Anesthesiology
Cedars-Sinai Medical Center
Los Angeles, California

David A. Zvara, MD
Professor and Chair
Department of Anesthesiology
The University of North Carolina at Chapel Hill
Chapel Hill, North Carolina

爱因斯坦曾说:"没有不犯错的人,除非他从来没有尝试过新的事物。"任何人,无论其经验水平如何,在面对新事物时都有犯错的风险。没有人想要犯错,我们都会竭尽所能避免错误。作为医生,由于我们的错误会带来严重的后果,我们更应该预防错误发生。任何错误都有可能对患者或其健康造成重大影响,而避免犯错的最好方法就是——做好准备。通过自我教育并确保所有必要的设备和人员在位,我们就可以做好准备。

自我教育的最佳方法是什么? 这本《避免麻醉常见错误》,就是朝着正确方向迈出的一步。本书提供了方便查阅和有依据的信息,包含了避免麻醉学中常见错误的绝大部分知识。本书是为麻醉专业的学生准备的,既面向医学生,又面向住院医师,使他们能够在充分了解并做好准备的情况下进入一个新的环境。然而,如果说本书只适合初学者,那将是对本书的极大低估。随着我年龄的增长,一些以前陈旧的东西现在又变得新鲜起来,就像我还会被要求做一些近些年都没有实施过的麻醉或技术。此外,随着专业的进步,以前学到的信息和技术不再适用,我们必须学习新的知识。本书的内容涵盖了从儿科到老年医学科的所有患者,强调了诸如气道管理、有创监测和区域麻醉等技术,此处不再一一赘述。不管是对正在医学院校培训的医学生或住院医师,还是对那些感觉自己的专业领域太窄而不适应当前麻醉实践的专科医师来说,这本书都值得随时翻阅。犯错是人之常情,能够拥有并阅读这本书的人则是幸运的。

Robert Gaiser,MD
Professor and Chair
Department of Anesthesiology
College of Medicine
University of Kentucky
Lexington,Kentucky

前　言

"好的决策来自经验,而经验来自错误的决策。"

——马克·吐温

所有医务人员都被与日俱增的各种出版信息所包围。大量麻醉教科书也对这些相关出版物进行了很好的总结以用来定义医学的科学性。那么医学的艺术性呢?人们可以记住《米勒麻醉学》里的内容,但其实并不知道如何计划或实施一台麻醉。采用核对清单能够指导我们如何应对紧急情况,而经验却可以引导经验丰富的从业者从一开始就远离那些紧急情况。本书可以指导读者识别潜在的问题,制订避免这些问题的计划以及学会处理这些问题,使其对患者康复的影响降至最低。

很多已经出版的教材或参考书是通过从科学研究结果进行推断,再加以补充专家意见来阐明临床错误的,却往往忽略了对计划的阐述。而《避免麻醉常见错误》则提供了避免和处理这些紧急情况的计划,并以一种不死板且较为幽默的方式来传达这些计划。正如上文引用的马克·吐温所言,我们可以从错误的决策中学到很多东西。但是,没有必要让自己做出所有这些糟糕的决策!了解各种策略的风险和陷阱是避免并发症的良方。

本书的第 1 版回顾了 215 种可能发生常见错误的临床情境,致力于向读者传达已发表文献和专家意见的精要之处,而且这些专家意见是以 300 多位作者的实践经验为基础汇总而成的。本书在美国很受欢迎,还出版了 6 个外文翻译版本。第 2 版描述了总计 305 种临床情况的病因、诊断和治疗。本书就像是一位经验丰富的麻醉主治医师在病例开始之前与住院医师的对话。就如对话一样,大多数章节都可以在 10 分钟以内复习完。这些临床场景也可以用来促进麻醉医师与住院医师之间的对话交流。虽然其中一些情况并不常见,但当它们确实发生时,本书所提供的内容是非常实用的。每个患者理所当然地只关心自己的情况,不管他们的术前状态或手术的复杂程度如何,大多数患者都希望在手术后能够完美苏醒。医院管理者也倾向于同意患者的这种观点。本书提供了一些策略以优化麻醉为患者带来的风险和益处,让你不必作为反面教材被端上疑难及危重病例讨论的讲桌,甚至可能帮你远离纠纷。

在审阅、修改和撰写新内容时,我们再次感到对我们的撰稿作者们和篇章主编们亏欠很多。为这本书撰稿的每一个作者都热情地奉献了他们的兴趣、时间和专长。如果没有他们,我们根本就不可能完成《避免麻醉常见错误》第 2 版的出版。我们的篇章编辑们对这本书的付出也非常令人敬佩,我们感谢他们的耐心和投入。

我们还想特别感谢一些人。他们会在第一时间抓住相关的话题和主题,并用专业知识、忘我的投入和良好的幽默感对其进行拓展。首先,我们感谢 Raymond G. Graber,MD 以特邀副主编的身份加入我们,当时书稿还在调研和"筹备中",他以最快的速度研究、审阅和撰写了一些重要的主题。我们还要感谢 Brandon Togioka,MD、Juraj Sprung,MD PhD、Toby Weingarten,MD、Erica Wittwer,MD PhD、Edwin G. Avery Ⅳ,MD 以及匹兹堡大学医学中心的围手术期护理团队,每当我们在某一个话题上停滞不前时,他们都是我们绝佳的"求助"对象。

我们还想感谢那些从自己的教学、专业和忙碌的临床实践中抽出时间为我们贡献自己的想法和专业知识的学生以及医疗和法律专业人员:Melissa R.George,DO,Matthew DeCaro,MD,F.Jacob Seagull,PhD,Albert Liao,LAc,Kristin King Liao,LAc,Scott Mist,PhD MAcOm LAc,Maria Lanzi,MS MPH ANP-BC COHN-s CTH,Sarah Foster-Chang,DNPAPRN-BCCOHN-s,Benjamin

Conner，MSc MD/PhD3，Elizabeth Herzog，MD，Laura A. Donegan，MD，Carol F. Bodenheimer，MD，Daniel L. Glennon，JD MA，Renee A. Metal Esquire，Sara Lyons，MSN RNCNOR，Charles H. Sandson，BS IME'21，Lisa L. SandsonBArch'24，Neil B. Sandson，MD。再次感谢梅奥诊所伟大的 Theresa Hanson！

本书有专门的章节阐述围手术期药物 - 药物相互作用。在整理材料的过程中，我们再次回顾了几乎每一篇由 Evan Kharasch，MD PhD 发表的论文。因此，我们一如既往地感谢他在围手术期药物 - 药物相互作用和细胞色素 P450 酶系统领域的开创性研究——在这一重要的临床围手术期实践相关领域，他一直激励和指导着我们的教育工作。

我们还要感谢一些资深医生的特殊贡献：约翰·霍普金斯大学的 John L.Cameron，MD 再次授权我们引用他的话，肯塔基大学的 Robert Gaiser，MD 为我们撰写了前言，David Zvara，MD FAHA 撰写了结语，Peter Biro，MD 用其独特的专业知识帮助我们，Randal O.Dull，MD PhD 撰写了我们经常提到的细胞色素 P450 酶的相关内容，Lorrie A.Lee MD 和 Karen Domino，MD MPH 贡献了他们在麻醉终审赔偿项目中的专业知识，Amr Abouleish，MD 和 Norman A. Cohen，MD 撰写了一贯非常重要的职业实践相关内容，Poune Saberi，MDMPH 向我们引荐了职业健康部分的医生和作者，Jeffrey A. Grass，MD 对多个章节进行了审校，外科医生 Mark K. Wax，MD FACS、Michael J. Moritz，MD FACS、Keith A. Chadwick，MD、Soon Park，MD 及 Steven J. Busuttil，MD 也集体贡献了他们的临床专业特长。我们还要衷心感谢费城退伍军人 Michael J. Crescenz 医学中心的办公室主任 John Kelly，MD 对完成这一项目所投入的支持和宝贵时间。

与 Lippincott Williams&Wilkins Wolters Kluwer Health 编辑部和发展部工作人员的再次合作非常棒，我们必须特别表彰 David Murphy 的专业、奉献精神和耐心。在整个项目中，David 一直是我们眼中的顶尖高手。我们也要向 Anamika Singh 致以我们衷心的感谢和赞美，感谢她在整理书稿并完成本书过程中所做的艰苦工作。这是一个庞大而漫长的项目，涉及数百名撰稿者和数千个章节的文稿，但我们在 LWW WK Health 团队的坚定支持下完成了这项工作，他们耐心地陪在我们身边走过了每一步。

最后，我们必须再次感谢我们的作者和编辑们——这一次感谢他们无与伦比的慷慨无私。令人难以置信的是，每一个为这本书做出贡献的人都再次同意，这个项目的所有版税都将永久承诺捐赠给麻醉教育和研究基金会。我们很荣幸能与这群充满爱心和敬业精神的奉献者在一起！

Catherine Marcucci，MD

Brian T. Gierl，MD

Jeffrey R. Kirsch，MD

致 谢

  编辑们衷心感谢以下作者,在我们为第 2 版修订新内容时,他们在前一版中撰写的章节为我们提供了坚实的基础:

Shushma Aggarwal ,MD

Elizabeth E. Costello ,MD

Grant T. Cravens ,MD

Marisa H. Ferrera ,MD

Alan C. Finley ,MD

Bryan J. Fritz ,MD

J. Todd Hobelmann ,MD

Ying Wei Lum ,MD

目　录

第1章
绪　　论

气道管理是麻醉管理的核心。没有其他干预措施能像维护气道和确保足够的氧合作用这样能体现我们为维护患者安全所做的一切努力。麻醉医师确实能够胜任为患者提供这一方面的保障。出于对麻醉诱导或对麻醉复苏过程安全的考虑,大多数麻醉医师都将建立安全气道作为后续治疗的基础。在完成这项工作之前,其他所有事情似乎都悬而未决。当气道管理良好时,我们在麻醉方面的工作可能不会引起太多注意。但是,当气道管理没有按计划进行时,我们很快就会受到更多关注。

除了保障患者安全的义务和证明专业能力之外,还存在法律责任的问题。不能保证安全气道将会带来严重的生理后果,可使发病率和死亡率在短时间内极度增加。在这种情况下,由于无法提供预期的干预措施与缺氧和/或高碳酸血症引起的后果之间存在明确关系,这将导致法庭辩护非常困难。事实上,在我们的职业生涯中,未能充分保证气道安全是造成远期不良医学法律后果的主要原因,这在美国麻醉医师协会(American Society of Anesthesiologists, ASA)终审赔偿数据库和英国气道登记机构里面都有证据。正如我们最近所看到的,在非专业媒体上出现的吸引眼球的气道管理失败案例都是因为麻醉医师没能做好他或她的工作。一些麻醉医师的职业生涯曾因此类事件而受到挑战。

因此,优化气道管理的建议应对所有急救医护人员都有益。当我们必须立即对患者进行气道管理时,以下章节能够帮助我们在这种通常困难的情况下做出最佳决策,并且充分考虑到患者安全的风险,内容包括对 ASA 气道管理指南的讨论,困难情况的提示以及各种气道管理技术的描述,这些都来自高素质从业者的知识和个人经验。

第2章
气道管理基础(第一部分)——始终牢记现有气管内插管和拔除气管导管可能发生的并发症

麻醉医师是为外科手术和机械通气建立受控气道的专家。此外,麻醉医师必须能够快速诊断和处理可能在术中或重症监护室以及拔管期间发生的紧急气道情况,这一点也很重要。

气管导管堵塞导致无法通气

最常见的紧急气道情况之一是由于气管导管(endotracheal tube, ETT)阻塞而无法为患者通气。ETT 的内腔通常会被分泌物或血液堵塞。据报道,ETT 气囊由于充气过度导致气道梗阻,并随后疝入 ETT 的远端和/或 Murphy 孔。在罕见情况下,经鼻气管插管过程中受到损伤而移位的鼻甲可能导致气道梗阻。气管病理学,例如肿瘤,也可能堵住导管的开口从而阻塞 ETT。可以通过置入吸引导管快速确认 ETT 是否通畅,并在某些情况下吸出堵塞物。可能需要用 5~10mL 生理盐水冲洗,以润湿干燥的分泌物,使其易于吸引。有时,可以使用纤维支气管镜(简称纤支镜)来帮助诊断,清除阻塞或指导 ETT 的重新定位。在极端情况下,可能需要拔出 ETT 并更换为通畅的导管。

ETT 也可能因外部压力而被阻塞,例如未麻醉患者的牙齿紧咬,在麻醉后可改善。可以通过放置"牙垫"或口咽通气道来避免这种情况。与硬质塑料口咽通气道相比,使用"软"牙垫(例如一卷带状纱布)对口腔结构造成创伤的可能性更小。

ETT 外部受压的另一个常见原因是 ETT 的扭折。这通常在外科医师无意间在患者脸上施加压力(斜靠)时发生。通常,减轻外部压力将使 ETT 变直并恢复通畅。但是,金属制的 ETT(螺旋金属丝或带金属夹套的防激光 ETT)会由于外部压力而永久性地扭折或变形,可能需要紧急更换。另外,某些防激光 ETT 容易断裂,需要紧急更换。

避免在已经插管的患者中意外气道失控

手术或机械通气期间意外脱管属于危及生命的紧急情况。为避免这些情况,应将 ETT 通过胶带、绑扎或用 ETT 固定器固定,以免意外移动。如果与外科医师共用面部区域(例如,口腔手术),则应通过使用液体医疗黏合剂(如安息香)对皮肤进行预处理,增加表面黏性从而提高 ETT 固定的安全性。这对于未刮胡须的手术患者可能至关重要。作为常规麻醉处理的一部分,应在整个手术过程中定期检查 ETT 的位置(距切牙的导管插入深度)。

在改变患者体位或转移患者过程中的最大风险之一是意外气管脱管。在患者移动之前,应检查 ETT,以确保其固定牢靠。此外,通过握住 ETT 手动保护 ETT 可以进一步增加安全性。在任何患者移动之前,麻醉医师应口头确认其是否已做好准备。在移动过程中,麻醉回路可能会卡在设备上并拔出 ETT。因此,在重新摆体位或移动患者之前,应尽可能将 ETT 与麻醉回路断开,**但无法耐受间断氧合的高危患者以及氧合依赖于高水平呼气末正压(positive end-expiratory pressure,PEEP)的患者属于较为罕见的例外情况。**转动手术台时应留意相同的注意事项。

在头颈部手术(尤其是气道手术)以及内窥镜或食管手术期间,对插管患者应特别注意,必须密切关注,确保气道的安全。胃镜或经食管超声心动图检查探头可能会使 ETT 脱出,建议用手保护 ETT。

体位的改变也有引起导管移位的风险。Trendelenburg 位可能导致 ETT 深度变深(可达 2cm),而侧向转动头部可能导致 ETT 深度变浅(1.5~2cm)。对于最初将 ETT 插入隆嵴附近或接近声门开口的患者,这些操作可能分别导致支气管插管过深或气管脱管。因此,确保将 ETT 正确放置在约气管中段可避免这些意外。通常在成人中,根据患者的身材和身高,将 ETT 放在距离门齿 20~23cm。当放置具有预先存在弯曲的 ETT(即向下弯曲的 ETT)时,重要的是确保弯曲处在适当的位置,以使 ETT 达到最佳深度。由于弯管位置的关系,型号不宜过小。

预估潜在的困难,做好治疗拔管后气道衰竭的准备

气管拔管过早的典型并发症是通气不足、呼吸暂停或阻塞性呼吸。术后立即出现的呼吸暂停或通气不足通常是由于麻醉药和阿片类药物的残留作用,神经肌肉阻滞的逆转不完全或口腔组织过度松弛引起阻塞性呼吸所致。一些患者可能对麻醉药更为敏感(例如:老年人,儿童,阻塞性睡眠呼吸暂停患者),这可能导致通气不足。因此,在拔管之前患者需要达到拔管标准(表 2.1)。具体而言,在气管拔管之前,可以通过实现足够的自主呼吸来将呼吸暂停或呼吸不足的风险降至最低。此外,麻醉药的浓度应足够低,以确保患者能够遵循简单的命令并显示出肌肉力量充分恢复(例如:握手,持续抬头超过 5 秒)。肌松拮抗应在手术结束前给药,以留出充足的时间来最大程度地抑制假性胆碱酯酶(通常为 5~15 分钟,具体取决于所用的拮抗药)。

表 2.1　气管拔管的基本标准

重要功能	参数
血流动力学	稳定的血压 稳定的心率
代谢	体温在可接受的正常范围内
呼吸驱动力	呼吸频率>8 次 /min
呼吸肌力量	潮气量>5mL/kg IBW 肺活量>15mL/kg IBW 吸气负压>−20cmH$_2$O
氧合/通气（空气或 O$_2$<40%）	PaO$_2$>60mmHg PaCO$_2$<50mmHg
肌力恢复	握手有力,持续抬头,有力且有目的性的肢体运动
保护性反射	出现恶心、吞咽和 / 或咳嗽反射

IBW,理想体重;PaCO$_2$,动脉血中的 CO$_2$ 分压;PaO$_2$,动脉血中的氧分压。

即使 TOF（train-of-four）比值看起来是正常的,采用非去极化肌松药的患者也应进行肌松拮抗,**因为已经证明用眼睛估算该比值通常是不准确的**。不需要进行肌松拮抗的情况是少见的,应慎重考虑。

气管拔管后气道失控的另一个原因是喉痉挛。全身麻醉气管拔管后出现喉痉挛的风险最高;但是,使用喉罩气道（laryngeal mask airway,LMA）时,喉痉挛可以在任何阶段发生。某些患者的风险较高,包括儿童以及吸烟,有哮喘、支气管炎或支气管扩张史的患者。此外,在吸入麻醉药中,地氟醚更可能与喉痉挛有关。如果使用面罩纯氧正压通气无法成功治疗喉痉挛,则建议静脉注射麻醉诱导药和/或琥珀酰胆碱。

对于在正颌（下颌）手术后用钢丝封住口腔的患者,气管拔管前应格外谨慎。对于这些患者,必须在床边随时准备剪钢丝钳,以便于在紧急情况下经口咽进行气道管理。为避免潜在的紧急气道情况,这些患者应完全清醒并在气管拔管前对命令作出适当反应。应采取所有预防措施以减少术后恶心和呕吐,包括放置鼻胃管和抽吸胃内容物,使用止吐药以及术中使用全凭静脉麻醉技术。目前,更常采用橡胶绷带代替金属丝固定颌骨,既可以保持口腔闭合,出现紧急情况时又更容易取下,以利于通气。

为安全气管拔管做好准备

即使大多数气管拔管是常规的,麻醉医师也必须随时为急性呼吸困难和拔管失败做好准备。幸运的是,许多高危患者可以被识别出来（困难气道、面部畸形、口腔或喉部病变史等）。但是,即使面对不属于以上情况的患者,麻醉医师也应该在气管拔管时始终有一个备用计划。必须随时准备的必需品包括:

1）100% 氧气源和球囊-面罩装置

2）口腔和气管吸引装置

3）带有各种型号镜片的喉镜、视频喉镜、气管导管、管芯和备选声门上装置（如 LMA）

4) 口咽和/或鼻咽通气道

5) 准备好诱导药物,尤其是丙泊酚和琥珀酰胆碱

应时刻为拔管后呼吸暂停或低通气做好准备。通常可以采用球囊-面罩正压通气进行处理,也可放置口咽或鼻咽通气道进行辅助。但是,如果无法实现通气,则必须通过重新插管或放置替代的气道设备(例如 LMA 或其他声门上气道装置)来恢复气道通畅。还可将 CPAP 和 BiPAP 无创通气用于改善术后一过性的通气不足或阻塞性呼吸,避免再次插管。

避免过早拔管的并发症

拔管后的气道并发症可以通过选择适当的拔管时机,做好紧急气管再插管的准备以及足够的拔管后监护来预防。图 2.1 总结了对有拔管失败风险的患者进行气管拔管的指南。通常,要确保高危患者在拔除 ETT 之前完全苏醒。由于插管患者清醒后可能会咳嗽或呕吐,因此当患者躁动可能损害手术修复的完整性时,可能需要进行深麻醉拔管。但是,这种方法对于高危患者可能并不安全。在这种特殊情况下,可以使用"瑞芬太尼技术"抑制呛咳进行拔管。在手术结束时(或术毕持续输注)开始瑞芬太尼输注,同时停止麻醉药的使用,并使肌力恢复,然后滴定瑞芬太尼以恢复自主呼吸。一旦患者完全清醒并恢复自主呼吸,就进行拔管。

另一种特殊情况是高危患者在拔管时可能会出现气道损伤。一个例子是一个患者接受颈椎融合手术,现在头部前屈。在这种情况下,气道交换导管(airway exchange catheter, AEC)可用

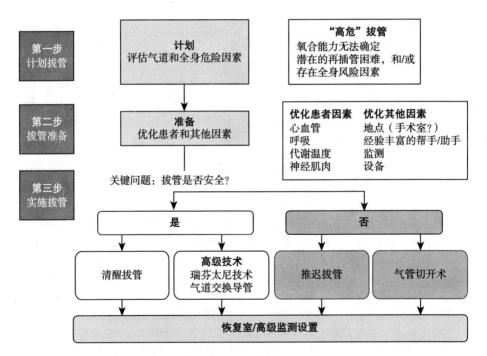

图 2.1 困难气道的拔管指南(From Popat M, Mitchell V, Dravid R, et al. Difficult Airway Society guidelines for the management of tracheal extubation. *Anaesthesia*. 2012;67(3): 318-340. Copyright © 2012 The Association of Anaesthetists of Great Britain and Ireland. Reprinted by permission of John Wiley & Sons, Inc.)

于术后气道管理(图 2.2)。一旦患者符合拔管标准,就将 AEC 放置在 ETT 的管腔内,并将 ETT 取出。在放置 AEC 之前,通过 ETT 滴注 3~4mL 的 4% 利多卡因,可大大提高导管耐受性。在拔管失败的情况下,AEC 可以用作(暂时)给氧或喷射通气的手段,如果需要,还可以用作再次气管插管的导管。标准 AEC 套件附带适合 AEC 近端的特殊适配器(用于喷射和正压通气的适配器)。

　　但是,AEC 与诸如肺穿孔(气胸)、食管错位或气压伤(喷射通气)等风险相关。建议使用视频喉镜,这样可以改善声门周围结构的可见性,便于 ETT 置入气管。为了防止肺损伤,应将 AEC 插入的深度等于 ETT 尖端的常用深度,并且深度不超过 25cm(经口插管)或不超过 27~30cm(经鼻插管)。AEC 的尖端应始终在隆嵴上方。如果打算将 AEC 放置一段(有限的)时间,作为再次插管的“预防”导管,在已存在的 ETT 内(拔管前)使用 3~4mL 的 4% 利多卡因有助于提高患者 AEC 临时放置的舒适度和耐受性。

将双腔气管导管换成单腔气管导管

　　将双腔 ETT 换成单腔管时,必须格外小心,尤其是在已知困难气道的患者中。对于某些患者来说,保留双腔 ETT 可能更安全。在这种情况下,麻醉医师应将支气管和主气管套囊都放气,然后将支气管(远端)管腔撤回到主气道中段。复位后,只需将气管套囊充气即可。正确的插管位置可通过纤支镜检查确认。另一种方法是从手术开始就使用单腔 ETT(或在已经

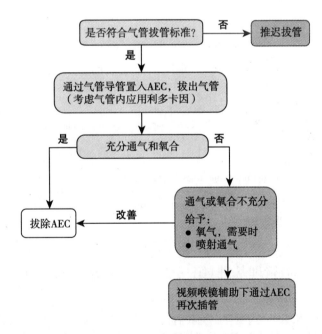

图 2.2　高危“困难气道”患者通过气道交换导管(AEC)进行气管拔管的步骤(见表 2.1)。(From Popat M, Mitchell V, Dravid R, et al; Difficult Airway Society Extubation Guidelines Group. Difficult Airway Society guidelines for the management of tracheal extubation. *Anaesthesia*. 2012;67(3):318-340.)

插管的患者中维持使用),并使用支气管封堵管进行单肺通气。可以使用 AEC 更换双腔 ETT。但是,使用它们也不能保证成功,因此需要有备选计划。为了增加再插管成功率,应使用视频喉镜监测整个过程。

> ⌂ **要点**
>
> ■ 通气失败可能与 ETT 的阻塞有关,其原因可能是内部阻塞(栓子)或外部阻力(扭结)。
> ■ 在患者移动或重新摆体位时,必须注意避免头颈部手术以及内窥镜检查期间的意外脱管。
> ■ 计划拔管时,患者气道准备不足会带来灾难性的后果。将拔管后气道并发症发生风险降至最低的策略一定要包括谨慎选择拔管时机和评估可能导致气道衰竭的因素。
> ■ 过早拔管最常见的并发症是通气不足、呼吸暂停或呼吸道梗阻。术后即刻呼吸暂停或通气不足通常是由残留的麻醉药和阿片类药物,神经肌肉阻滞剂的拮抗不完全或口腔过多的软组织塌陷引起的。
> ■ 警惕喉痉挛。备好面罩,以便能迅速进行正压通气,如果失败,则使用麻醉诱导药和/或琥珀酰胆碱。
> ■ 如果没有准备好在必要时能有效地再次插管,请勿拔管。

推荐读物

Alalami AA, Ayoub CM, Baraka AS. Laryngospasm: Review of different prevention and treatment modalities. *Pediatr Anaesth*. 2008;18:281–288.

Apfelbaum JL, Hagberg CA, Caplan RA, et al. Practice guidelines for management of the difficult airway: An updated report by the American Society of Anesthesiologists task force on management of the difficult airway. *Anesthesiology*. 2013;118:251–270.

Benumof JL. Laryngeal mask airway and the ASA difficult airway algorithm. *Anesthesiology*. 1996;84:686–699.

Butterworth JF IV, Mackey DC, Wasnick JD, eds. Chapter 19: Airway management. *Morgan & Mikhail's Clinical Anesthesiology*. 5th ed. New York: McGraw-Hill; 2013.

Cavallone LF, Vannucci A. Review article: Extubation of the difficult airway and extubation failure. *Anesth Analg*. 2013;116:368–383.

Difficult Airway Society Extubation Guidelines Group; Popat M, Mitchell V, David R, et al. Difficult Airway Society Guidelines for the management of tracheal extubation. *Anaesthesia*. 2012;67:318–340.

Miller RD, ed. Chapter 55: Airway management in the adult. *Miller's Anesthesia*. 8th ed. Philadelphia, PA: Elsevier Churchill Livingstone; 2015.

第 3 章
气道管理基础(第二部分)——贴士和要点

如上一章所述,气道管理既是一门科学,也是一门艺术。每位麻醉医师都必须持续不断地考虑气道管理问题,并致力于终生研究我们临床实践中这一项最关键的技术。而且,**我们敦促每位临床医师建立一个目标,即在他或她整个临床生涯中不在任何一例气道管理中失败!**即使对于易于建立和维护的气道,也要知晓并尽量减少并发症,这一点也至关重要。

■ 美国麻醉医师学会定期更新困难气道管理指南。最近一次更新是在 2013 年 ①。

---

① 译者注:最近一次更新在 2022 年。

- 气道管理的许多进步都以插管辅助工具或设备的形式出现。例如，困难气道管理指南现在包括视频喉镜可作为预期性困难气道的首选方法，非预期性困难气道的备选方法。

- 新的气道设备和技术出现时，要尽量熟练掌握；但要谨记最重要的技术往往是最简单和基本的——如鼻咽通气道、举颏、托下颌。在正常气道和手术室环境中的患者中能熟练应用新的气道设备之后，才能将新设备用于更复杂的患者或紧急情况。

- 通过控制药物来控制气道状况-不要因为你已经成千上万次使用过丙泊酚、琥珀酰胆碱和其他标准诱导药物和肌松药而产生一种错误的安全感。这些都不是新药，但是在当前文献中仍不断报道因其使用而引起新的临床问题和并发症。花一些时间回顾有关旧药物的新文献。更好的做法是，养成先浏览收件箱中的每一份期刊以查找与气道问题有关的任何文章或报告的习惯。

- 如果您确实遇到气道问题，请不要继续使用诱导药和肌松药，除非有需要琥珀酰胆碱治疗的严重喉痉挛。

- 诱导药物或肌松药的副作用（如低血压或心动过缓）有时似乎使急性气道管理雪上加霜。请记住，这些是气道紧急情况中的"第二层"问题，一旦气道正确控制，通常很容易得到处理。同样，低氧血症和高碳酸血症只会加剧这些副作用，因此，再次重申，通过控制气道来控制临床状况。

- 气道管理中最重要的药物是氧气——一个经典的气道教学准则是"**首先让患者吸氧，然后再考虑下一步怎么办**"。

- 如果怀疑困难气道，请让患者吸 100% 的氧气 5 分钟，切记（未怀孕的）成年人的氧气利用率约为 3mL/(kg·min)。如果对肺部进行了充分去氮，那么"氧气比琥珀酰胆碱维持更持久"的概率就会增加。但是请记住，经典的研究表明，患者可能在不到 5 分钟的时间内出现严重的氧饱和度下降，而这要早于自主呼吸恢复所需的 7~8 分钟。

- 在刚开始学习气道管理技能时，尽可能多的使用面罩通气。成功的面罩通气是所有气道管理的基础，是可以通过反复实践来掌握的技能。同样，学会有效、冷静地使用探条，最好是在可控环境下进行学习。指导不熟悉探条的助手逐步练习也很重要（探条的定位，通过探条完成气管内导管（ETT）操作，何时移除探条等），以便在时间有限的情况下，可以清晰高效地完成操作。

- 不要低估即使是 1~2 次喉镜检查导致的气道水肿和/或出血的严重性。这对于产科和吸烟的患者尤其重要，因为这些患者已经因整个气道组织的广泛水肿而处于危险之中。此外，小儿气道由于体积小且与成人气道的差异很大，重复进行喉镜检查时会发生巨大变化。

- 对于插管患者，气管导管的尖端与颏部移动的方向一致，即头颈前屈使导管尖端下移，头后仰使导管尖端上移。重要的是要注意初始导管放置以及在进一步调整患者体位后排除通气障碍问题。

- 用过量胶带固定导管与固定不牢一样麻烦。许多高年资麻醉医师曾见过患者面部皮肤因胶带导致的损伤，或气管切开术中计划拔管之前，试图撕掉胶带时意外将导管拔出。

- 在神经肌肉阻滞药物的治疗中评估足够的肌肉力量是一项艰巨的任务，研究表明，采用当前的 TOF 技术，我们很难准确地衡量这种肌松的程度。最好在拔管前使用标准化方法（例如抬头、抬腿）评估患者的肌力，且评估时避免采用只能证明患者遵循口头命令的方法，例如"握紧我的手"。这个问题并没有明确显示患者可以执行与成功拔管相关的有意义的任务。更好的口令是："深呼吸"，"张开嘴巴"或"尝试吞咽"，因为这些将增强操作者的信心，明确患者能够进行足够深的呼吸来咳嗽，张开嘴进行吸痰，并能够控制其分泌物（对于重症肌无力患者尤为重要,其重症肌无力可能无法通过评估四肢力量来预测其延髓衰弱程度)。

■ 此外,Yankauer 吸引头可用于评估拔管的准备情况。对剧烈地深咽部吸引没有反应的患者可能没有恢复足够的气道反射,可能需要更长时间才能拔管。类似地,对于怀疑反射或肌力恢复不佳的患者,吸痰管沿气管导管向下置入过程中应引起强烈的咳嗽反应。

■ 气管导管实际上已经在气管内却出现了严重的气道事件,此类不良事件的数量也非常惊人,主要是由于固定不及时、试图将导管换为更合适的型号或类似事件造成导管被有意或无意地拔除。应注意的是,即使麻醉开始时气道管理并不特别困难,使用换管器更换气管导管也不是万无一失的。重症患者的拔管可能是灾难性的,因为血流动力学、呼吸力学和神经功能都可能被破坏,在更换 ETT 遇到困难时,他们可以耐受的时间更短。值得注意的是,如 2011 年《英国皇家麻醉师学会报告》所述,高达三分之一的气道管理并发症发生在拔管时或拔管后不久。在手术室外,例如在重症监护室(intensive care unit,ICU)或麻醉后监护室(postanesthesia care unit,PACU)中,发生并发症的风险最高。此类气道并发症可归因于未预料到拔管后出现的问题,对通气问题的潜在评估不足以及缺乏再次插管的具体计划。

■ 当被呼叫到手术室外(例如:ICU,病房,急诊室)进行气道管理时,作为有经验的气道会诊医师,应准备在到达该地后承担起控制气道的任务。要记住,如果认为不合适,则没有义务继续进行任何不适当或无效的气道管理。要求提供有关患者病史的简短摘要,最近的气道和通气情况,包括脉搏、血氧饱和度读数和趋势、呼吸机设置、动脉血气值。

■ 在手术室外进行气道管理时,要始终保持警惕。因为很容易忘记在手术室中的常规流程或辅助方法!因此,在心里制定检查清单,以确保准备好能使所有患者度过紧急或紧急气道状况所需的一切。笔者个人会使用 STOP-MAID 提示:

S	• 吸引
T	• 用于气管插管的工具(喉镜手柄,直的和弯曲的镜片)以及难以通气和/或气管插管的工具(LMA、气管插管型 LMA、喉管、光棒、探条、视频喉镜等)
O	• 氧源(用于预充氧和每次插管尝试期间的通气)
P	• 体位(有效的嗅花位,外耳道与胸骨切迹在同一条水平线上)
M	• 监测(EKG、脉氧、血压、呼气末 CO_2 或其他 CO_2 探测)
A	• 呼吸球囊(带面罩);气道装置(气管导管、口咽/鼻咽通气管、管芯、弹性橡胶探条)
I	• 静脉通路
D	• 诱导药(镇静药、肌松药、任何需要的辅助药如阿片类药物)

■ 时刻谨记,最好的插管辅助设备可能是另一位经验丰富的麻醉医师。

■ 即使需要花一点时间来指导助手,也要始终确保助手了解环状软骨按压是什么,为什么做以及如何做。要记住,在控制气道之前,患者可能(很可能)已经面罩通气了很长的时间,导致可能处于潜在的饱胃状态。在这种情况下,环状软骨压迫(和及时吸引)可以避免不良的临床情况,避免因随后误吸而造成灾难。此外,要保证氧源充足来完成气道管理。

■ 最危险的会诊请求之一就是要求到重症监护病房"更换气管导管",要么是分泌物,要么是气管导管套囊破损。在拔除 ETT 之前,请先尝试其他所有方法。要求使用支气管镜以确认 ETT 中确实存在分泌物,并且排除了主支气管插管。如果怀疑气囊漏气导致无法提供适当的呼吸机潮气量,请尝试在声门上区域放置湿润的填塞物。拔管前做一次直接喉镜检查,确认"漏气的套囊"不是由于套囊从气管内疝出所致。如果指示气囊破裂(但 ETT 套囊仍完好无损),可以把连接指示气囊的这一截管路切断,在连接气管导管套囊的那一端插入一个适当大小的针头(通常为 21 号),针头后连接带有注射器的三通活塞,用注射器向气管导管套囊充气即可。确保 ETT 周围的"过度漏气"不是由于患者气道压力过高(肺顺应性不良)和套囊压力过低而造成的。这些情况都排除后,再叫一位同事到场。

■ 在重症监护室中插管时,切记要戴好口罩和护目镜。这通常是麻醉医师(包括每位参与者)眼睛或口腔接触体液的地方。

■ 请勿将气道设备从手术室或紧急气道推车中拿到远处。要记住,当天晚上或第二天晚些时候可能有人在寻找小儿支气管镜。始终遵循医院及科室的政策和流程来清洁设备并将设备归位。

■ 对于插管已超过 6 小时的患者,在表现出足够的肌力、认知能力以及在 ETT 套囊放气后出现漏气之前,不应该拔管。漏气实验异常可能会在拔管时导致气道完全阻塞。

● 要记住,即使在气道"正常"的健康患者中,插管后咽痛仍然是造成患者沮丧和不满的原因。可以用来减轻咽喉痛的一些措施包括使用声门上气道(参见第 7 章)。ETT 套囊容积能够达到密封效果即可,避免使用更大的容积(请参阅第 9 章);除非计划进行支气管镜检查,否则避免大口径的 ETT;尽量减少尝试使用辅助插管设备和/或控制气道的次数。为此,应为首次喉镜检查做好所有准备工作,以使其在首次尝试时达到最佳效果:如适当的嗅花位,合适的人员和设备以及常规使用喉外操作以优化声门的视野。

⌂ 要点

■ 尽管作者谈到气道管理是一门"艺术",但并不意味着气道管理不存在对与错的处理方式。美国麻醉医师协会(ASA)制定了困难气道处理方案,并于 2013 年进行了更新,这已经成为麻醉医师的操作规范。

■ 对年轻医师来讲最有价值的建议是,在积累气道管理技术经验的过程中,可能有众多选择,应谨慎选用稳妥的做法。随着你对气道管理技术的掌握更好,更自信,请相信在评估潜在的困难气道时可能会闪现的"第六感"。如果患者已经接受全身麻醉,不要过于自负,退一步海阔天空,可以考虑清醒气道管理或把患者唤醒。患者活着且没有受到创伤,可以选择取消手术,要远胜于患者发生气道并发症甚至死亡。

推荐读物

American Society of Anesthesiologists: Practice guidelines for management of the difficult airway: An updated report. *Anesthesiology*. 2013;118(2):251–270.

Benumof JL, Dagg R, Benumo FR. Critical hemoglobin desaturation will occur before return to an unparalyzed state following 1 mg/kg intravenous succinylcholine. *Anesthesiology*. 1997;87:979–982.

Debaene B, Plaud B, Dilly MP, et al. Residual paralysis in the PACU after a single intubating dose of nondepolarizing muscle relaxant with an intermediate duration of action. *Anesthesiology*. 2003;98: 1042–1048.

第4章
优化气道——球囊-面罩通气

面罩通气是为无自主呼吸的患者提供通气和氧合的一种无创手段,也可为自主呼吸的患者提供方便的辅助通气。当无法进行直接喉镜检查时,可以使用球囊和面罩进行通气,甚至可以挽救生命。在某些情况下,短暂的意识消失期间,为确保充足的通气和氧合,可能需要为所有患者提供短暂的呼吸支持,即采用球囊-面罩通气(bag-mask ventilation,BMV),同时解决可逆状况(或进行简短的操作),随后患者即可恢复自主通气。通常在麻醉诱导后,空腹患者不考虑胃内容物误吸情况下使用BMV以维持氧合,等肌肉松弛后开始用直接喉镜进行插管。但是,对于紧急情况,已知的饱胃患者以及患有胃或食管疾病易发生反流的患者,应禁止面罩加压通气。如今,透明面罩在麻醉和重症监护中几乎普遍存在,因此可以立即观察到反流或呕吐。

为了提供有效的BMV,必须保持面罩和面部之间密封。此外,体位可以帮助确保患者气道易于通气,通常可以通过使用"三联气道手法"来确保通气,涉及提下颌、头后仰和张口。

将面罩放到鼻梁上,然后上提下颌骨贴紧面罩,以确保面罩与口鼻周围面部贴合。如有必要,应给面罩的气囊适当充气。按照惯例以及通常麻醉机相对于床头的放置方式,大多数麻醉医师会选择使用左手扣面罩,右手挤压球囊。在放置面罩的过程中,拇指和食指用于环绕面罩的顶部,靠近通气口以固定回路,而其余手指则沿患者的下颌骨对齐,将下颌骨向上提拉。理想情况下,小手指"钩"在下颌角后面,除了上面提到的"三联气道手法"外,还可以有效前推下颌。必须避免简单地将面罩向下压到面部和下颏上,从而导致下颌骨后退和气流阻塞,手指应远离口底的软组织,因为这也可能导致气道梗阻。

胸廓可见起伏,可闻及呼吸音,以及气体分析仪上有呼出二氧化碳的波形(通常见于手术室内,手术室外一般无此监测),这些证据可证实球囊或麻醉回路通气有效。如果可能,应避免超过25cmH$_2$O的高吸气压力,因为这可能会导致气体进入食管,导致胃扩张并有反流和误吸的风险。有研究显示,在通气过程中使用环状软骨压迫可以减轻这种现象。当气道压力较高时,应怀疑并解决气流阻塞问题。需要考虑的其他原因包括肺或胸壁顺应性降低、气胸、胃胀气和"呼吸叠加",呼吸叠加是指两个呼吸周期之间没有足够的呼气时间。

BMV期间通气阻塞很常见,通常可以通过改善头部、下颏和下颌的位置轻松解决。但是,失去意识后的患者,舌体和软腭都可能容易对气流产生阻碍。如果改善体位不能解决梗阻,则应使用口咽或鼻咽通气道。在调整这些设备的深度时应小心,否则它们可能无效,置入口咽通气道,有时甚至会通过压迫舌尖使舌体在口腔向后部折叠而加剧梗阻。

高达5%的患者可能会发生面罩通气困难,无法改变通气困难状况或需使用气道工具。已知有多种特征会增加这种风险,包括肥胖、打鼾史、年龄增长、面部多毛发(特别是大胡子)和无牙状态。当遇到BMV困难时,转换为两人技术会很有帮助。典型操作是:第二人用力托下颌,用两只手扣面罩,而最初的操作者继续用一只手放在面罩上以帮助密封,而另一只手继续放在球囊上。如果第二人不擅长气道管理,则他/她可能会在操作者双手扣面罩时用双手挤压球囊以提供最大帮助。

BMV的适应证包括意识障碍、通气不足或低氧血症、呼吸功能不全伴恶化、呼吸衰竭、任何原因导致的呼吸暂停(包括心搏骤停)、插管前预充氧以保持充足氧合并避免在喉镜检查期间出现严重去氧饱合,以及在某些短小病例中使用吸入麻醉药的情况("面罩通气病例")。在复苏过程中,推荐面罩通气比为30∶2(30次按压,暂停并给予2次呼吸)。面罩通气几乎没有

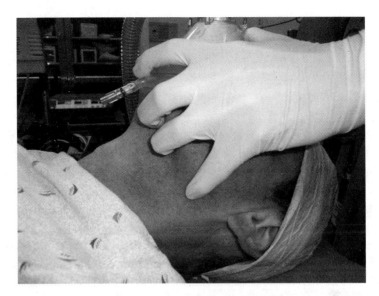

图 4.1　对无意识患者给予有效的面罩通气，可以用拇指和食指扣压面罩，其余 3 个手指提起下颌贴紧面罩，使面罩密闭，同时还要采用提颏手法（Reprinted with permission from Orebaugh SL, Bigeleisen PE. *Atlas of Airway Management: Techniques and Tools*. 2nd ed. Philadelphia, PA: Wolters Kluwer Health/Lippincott Williams & Wilkins; 2015.）

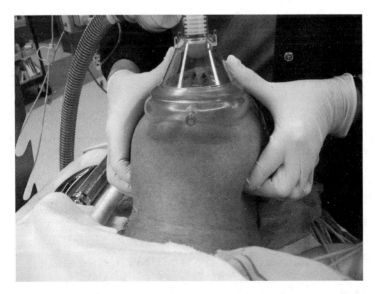

图 4.2　当只有一名有经验的麻醉医师在场时，他/她可以用两只手扣面罩，提供有效的密闭性，同时让另一位没有经验的助手挤压球囊（Reprinted with permission from Orebaugh SL, Bigeleisen PE. *Atlas of Airway Management: Techniques and Tools*. 2nd ed. Philadelphia, PA: Wolters Kluwer Health/Lippincott Williams & Wilkins; 2015.）

禁忌证,尤其是当患者确实患有呼吸暂停或严重的低氧血症时。但是,相对禁忌证包括有饱胃或反流的风险,潜在的颈椎损伤(直到行内固定,以防止颈椎运动),严重的面部创伤和不稳定的骨折以及上呼吸道异物阻塞,在这种情况下,通气前应处理异物。在所有这些情况下,严重的低氧血症应积极尝试进行面罩通气,如果可能,同时缓解或解决潜在的问题。

> 🏠 **要点**
>
> - BMV 是一种救生技能,在急于快速插入气管导管时,往往忽略了其重要性。
> - 有效的 BMV 是一门艺术,最重要的是使用合适的面罩,这需要经验和思考。
> - 虽然经典的教学是在"快速序贯插管"中诱导后不提供 BMV 以减少反流的可能性,但严重的低氧血症的存在超过了对误吸的理论关注,在这种情况下,应采用 BMV 提供氧气输送,通常使用环状软骨压迫以减少胃胀气。
> - 高吸气压力可以通过麻醉回路进行监测,会导致胃进气和肺损伤,应予以避免。
> - 如果怀疑气流阻塞是造成高气道压或潮气量不足的原因,请尝试通过改变体位、更有效地托下颌以及必要时放置口咽或鼻咽通气道来增加气流。
> - 快速通气,呼气时间不足,会导致呼吸叠加和高胸腔内压力,造成心血管功能和呼吸机动力学恶化。
> - 插管失败的许多不良后果是由于低氧血症引起的。在尝试进行插管时监测氧饱和度,如果氧饱和度下降,则迅速重新启动 BMV,以避免危险的氧合下降。

推荐读物

Backeris M, Dalby P. Mask ventilation. In: Orebaugh S, Bigeleisen P, eds. *Airway management: Tools and techniques*. 2nd ed. Philadelphia, PA: Wolters-Kluwer; 2011.

El-Orbany M, Connolly LA. Rapid sequence intubation and intubation: Current controversy. *Anesth Analg*. 2010;110:1318–1325.

Han R, Tremper KK, Kheterpal S, et al. Grading scale for mask ventilation. *Anesthesiology*. 2004;101:267.

Langeron O, Masso E, Huraux C, et al. Prediction of difficult mask ventilation. *Anesthesiology*. 2000;92:1229–1236.

Mathru M, Esch O, Lang J, et al. Magnetic resonance imaging of the upper airway. *Anesthesiology*. 1996;84:273–279.

McGee JP, Vender JS. "Nonintubation management of the airway: face mask ventilation." In: Benumof JL, ed. *Airway Management: Principles and Practice*. St. Louis, MO: Mosby; 1996:228–254.

第 5 章
优化气道——直接喉镜

手术室中的患者经常需要气管插管,目的是在患者意识丧失期间保护气道并保持气道通畅。如果出现呼吸功能不全,可能需要进行气管导管(ETT)以提供必要的支持。插管的适应证如下:

1) 开放气道
2) 气道保护
3) 氧合不足
4) 通气不良

5）药物的治疗性给药（如果无静脉途径）

6）控制 pH 和/或脑血流

基本原则

直接喉镜检查（direct laryngoscopy，DL）的主要目的是使操作者的视线与声门的开口一致，以便于在直视下将 ETT 放置到气道中。传统上，对 DL 的定位反映了保持口腔、咽和气管轴一致的目的，尽管实际上这几乎是不可能的。对于大多数患者来说，在头后面放几条毛巾或坚固的凝胶枕头以使外耳道对准胸骨切迹的"嗅花位"是一个有效的初始体位。这种体位可能需要在头/颈部/肩膀后面更大程度的抬高，或者在肥胖的患者中使用"斜坡位"。

DL 使用的药物需要确保患者失去知觉和肌松，因此，通常提供诱导剂量的镇静药和全量的肌松剂。在特定情况下可以使用各种辅助手段，例如提供静脉注射利多卡因以减少 DL 对颅内压的影响，或为患有缺血性心脏病的患者使用 β 受体阻滞剂。DL 可以在足够深的麻醉状态下进行，而不使用肌松剂，但是由于患者在有害刺激下活动、声带关闭、咳嗽和呕吐的可能性较大，因此并不是 DL 的最佳选择。

直接喉镜技术

一旦确定意识消失和肌松，就可以开始 DL。大多数医师在注射镇静药后给予通气，同时等待肌松药起效，除非担心反流，如食管疾病、反流性疾病或禁食不足。在此阶段，已证明环状软骨压迫可减少胃胀气。一旦患者肌松起效，就可以用手指以剪刀手法小心地张开口，或者简单地在枕骨上施加压力，这往往会使头部伸展并张开口。尽管数据有些矛盾，但如果患者的反流和误吸风险增加，通常在 DL 期间施加环状软骨压迫。

左手握持喉镜，小心插入以避免口腔内损伤。弯镜片和直镜片都从右侧置入，以试图将舌体挡在左侧，以减少阻碍。动作幅度要小，沿着舌体小心地前进，并在此过程中轻微抬起软组织，直到看见会厌。由于可能造成外伤并绕过实际的声门开口，应避免盲目进镜和进镜过深。一旦看到会厌，就将弯镜片尖端小心地沿中线继续向前推进到舌与会厌的交界处。当上提喉镜片时，可能会在舌根处看到下方的舌下韧带（hyoepiglottic ligament，HEL）的反射，但通常看不见。在向前上方提拉喉镜时，对该韧带施加压力应显露出喉部和声门的开口。在提拉喉镜过程中必须小心，以免向后拉动，否则会导致镜片撬动上门齿。

一旦顶在 HEL 上，并施以适当的提升力，弯曲的镜片应引起会厌的轻快上升或"翻转"，以露出声门开口。熟悉的 Cormack-Lehane 评分可以判断声门的显露程度。1 级和 2 级可见导管在声带之间通过，而 3 级可见喉部结构的后部，需要引导且基本上是盲探插入（这可以通过使用带管芯的细管来寻找声门开口，或使用探条，可进行阻力触觉反馈）。4 级状态下，看不见喉的任何部分，这确实没有方向可引导，可能需要采用其他方法，包括使用视频喉镜或纤维支气管镜。要特别注意两次尝试插管之间要能通气，并且如果面罩通气变得困难，则应将其定为 ASA 困难气道指南的紧急气道。描述声门可见视图的另一种流行方法是"声门开口百分比"（percent of glottic opening，POGO）评分，该分数仅量化了在应用 DL 期间可见的声门张开的程度。

尽管进行了上述操作，如果声门的视野仍然很差，则体位调整可以使视线与声门更好地保持一致。合理的做法是尝试进一步伸展头部以获得"前面的"声门的视野，但这几乎是不可能的，因为真正的嗅花位既会降低颈椎屈曲度，又会累及寰枕关节，带来风险。取而代之的是，按压枕骨并进一步弯曲颈椎下部以更大程度地抬起头部，具有减轻颈部前部张力的作用（允许更大的软组织移位），并且通常可以改善声门的可视性。

使用直喉镜片,同样建议将舌头朝会厌轻柔地推进,但是遇到会厌时,将镜片尖端放置在会厌下方。通过与弯喉镜片相似地提拉方向和力量,同样避免可能损坏门齿的"撬压"动作,会厌被抬起并暴露声门。必须注意不要将这些细长的喉镜片插入太深,食管的开口在某些病例中具有和气道相似的表现。因此,在识别杓状软骨和气道开口后部的软骨间切迹对于确定声门开口非常重要。Miller 镜片是最常用的直喉镜片,成人通常使用 3 号。但是,这是一个非常长的镜片,Miller 2 号镜片足以满足大多数患者的需要,并且所需尝试插管的次数较少,不容易将镜片插入太深,因为镜片置入太深会增加食管或咽下损伤的风险。

尽管 DL 暴露声门的机制不那么"直接",但大多数临床医师更喜欢 DL 弯喉镜片的解剖形状和更大的组织移位。直喉镜片可能会在存在大而突出的前门齿,张口受限或会厌"翻转"困难的情况下使用。此外,如果弯喉镜片失败,切换到直喉镜片是可以接受并且是合理的,只要避免创伤并且每次尝试插管之间可以进行有效通气即可。**通常,在切换到另一种气道管理方式之前,最多可尝试 3 次 DL。**直喉镜片的一个缺点是它提供的显露声门的能力相对有限。助手协助缩回患者右侧嘴唇可以提高置管的能力,而且能亲眼看见导管尖端进入声门。直喉镜片本身不可用作引导 ETT 的引导通道,因为这会严重妨碍将导管插入气道的观察。

喉外操作或"双手喉镜检查"的效用怎么强调都不为过。在一项研究中,使用喉外操作(external laryngeal manipulation,ELM)可将一半以上的 DL 分级改善一级以上。在镜片通过左手成功插入并显露会厌,然后应使用右手触诊并调节颈前部的喉部。这允许两只手操纵喉部以获得最佳的声门显露。左手向上提起喉镜片,同时,如有必要,右手向后推向脊柱并使喉头偏向右侧。从某种意义上说,这一操作手法可使麻醉医生看到熟悉的结构,这是单手气道技术无法实现的。在许多情况下,在 DL 期间不必充分显露声门,但必须进行 ELM,每次尝试插管时都应进行这种操作,以使其成为一种反射:镜片进入,右手向上移至脖子的前面。这样,当真正需要 ELM 时(受到干扰或紧急情况),它会自动发生,而无需思考。通常,在每个 DL 期间,应采取所有确保最高程度声门暴露的动作——患者的最佳位置,合适的喉镜片选择,经验丰富的医师(或培训期间的老师),足够的肌肉松弛,反射性使用 ELM,以及床边随时待命的有能力的助手。这样可以确保 DL 的首次尝试是 DL 的最佳尝试,并且"一次插管成功"的可能性最高。众所周知,此后每次尝试都会使插管条件恶化。

置入气管导管

一旦获得最佳的声门暴露,就应小心、轻柔地置入 ETT,不要遮挡导管尖端进入声门的视野。对于大多数医师而言,管芯可提供更大的可操纵性。当导管尖端明显越过声带,应立即将管芯拔除,因为它赋予导管的弯曲度可能会导致前喉难以通过和/或受伤。带有管芯的气管导管的理想形状是"曲棍球棒",管芯一直保持笔直的形状直到套囊,然后弯曲到这种熟悉的形状。"彩虹"形弯曲是不推荐的,因为在将导管插入声门的过程中,该曲线的弧形顶部经常碰到腭部,从而降低了对导管尖端的控制。

当导管就位时,将套囊充气以密封气管导管。应该小心地将其固定到位,以免在固定之前发生移位。合适的导管深度,距离门齿:男性为 23cm,女性为 21cm。根据身高的明显变化进行适当调整。固定之前,应通过体格检查(胸廓起伏、呼吸音、导管内持续起雾)和呼末二氧化碳测定法或颜色变化指示剂检测是否存在二氧化碳。应该记住的是,在心搏骤停时,可能无法检测到 CO_2,并且,置入食管后,CO_2 可能在下降至零之前的数次呼吸周期中被检测到。近来,也有使用超声作为确认插管位置的手段。

> 🏠 **要点**
>
> - DL 仍然是在手术室中气管插管的最常用方法。
> - 当 DL 无法提供声门显露的视野时，ASA 困难气道指南会指导采取适当的措施，具体取决于是否仍然可以进行球囊-面罩通气。
> - DL 的首次尝试应涉及技术的各个方面的优化，以提供最大可能的"一次插管成功"，因为此后并发症会增加。
> - 患者位置-"外耳道与胸骨切迹对齐"，正确的喉镜片选择和尺寸，操作者的经验以及足够的肌肉松弛都是 DL 插管成功的重要前提。
> - 弯喉镜片插入后，DL 技术应仔细搜索并抬高会厌（气道的灯塔），并用右手进行 ELM，以优化声门的显露视野。
> - 对于直喉镜片，会厌直接由镜片尖端提起；插入导管的空间受限，改善声门暴露的程度可能会受到限制。

推荐读物

Benumof JL. Difficult laryngoscopy: Obtaining the best view. *Can J Anaesth.* 1994;41:361–365.

Benumof JL, Cooper SL. Quantitative improvement in laryngoscopic view by optimal external laryngeal pressure. *J Clin Anesth.* 1996;8:136–140.

Chou HC, Tseng WP, Wang CH, et al. Tracheal rapid ultrasound exam (T.R.U.E.) for confirming endotracheal tube placement during emergency intubation. *Resuscitation.* 2011;82:1279–1284.

Levitan R, Mechem CC, Ochroch EA, et al. Head elevated laryngoscopy position: Improving laryngeal exposure during laryngoscopy by increasing head elevation. *Ann Emerg Med.* 2003;41:322–330.

Schmitt HJ, Mang H. Head and neck elevation beyond the sniffing position improves laryngeal view in cases of difficult direct laryngoscopy. *J Clin Anesth.* 2002;14:335–338.

Snyder JV, Orebaugh SL. Direct laryngoscopy. In: Orebaugh SL, Bigeleisen P eds. *Airway Management: Tools and Techniques*; Philadelphia, PA: Wolters Kluwer;2012:35–44.

第 6 章
氧气是一种药物

　　麻醉医师的主要作用是为患者供氧并确保将氧气输送到组织。作为细胞呼吸中的最终受体，氧对于能量产生至关重要，因此对维持细胞体内稳态和生命至关重要。但是，更多并不总是更好。吸入高浓度的氧气（FiO_2）存在风险。应将氧气理解为靶向某些受体并具有药效学作用的药物，从而充分利用其益处并避免使用风险。

应用

　　供氧设备有很多，且都能够提供目标的 FiO_2。在插管患者中，已知浓度的氧气直接输送到气管。进入肺泡后，这种具有已知氧含量的吸入气体会与包含呼气储备量的气体混合，混合后的最终浓度由呼气末氧浓度指示。当然，与使用面罩或鼻导管治疗的患者相比，插管患者最能达到接近 1.0 的 FiO_2。

　　在围手术期，氧气经常与其他各种设备一起使用，这些设备不允许测定呼气末的氧浓度。鼻导管、面罩和储氧面罩的使用会导致氧气浓度的变化。已知鼻导管可以提供 0.21 至 0.44 的

FiO_2，普通面罩和部分重吸入面罩提供 0.30 至 0.60 的 FiO_2，非重吸入面罩可递送 0.60 至 1.0 的 FiO_2。

虽然不知道这些设备的精确 FiO_2，但了解影响 FiO_2 的变量是有必要的。吸气时要预设氧气的吸入流速。但是，如果患者的肺活量大于设定的流速，这将导致夹带室内空气或没有通气孔的紧密贴合的面罩塌陷。因此，增加的分钟通气量将需要更高的氧气流速以实现所需的 FiO_2。相反，较低的分钟通气量可以提供较低的氧气流速，以实现相同的 FiO_2。虽然低流量可能为分钟通气量低的患者提供适当的 FiO_2，但使用面罩时可能会有二氧化碳的潴留，而这些二氧化碳本可以在较高的氧流量下被冲洗掉。以下假设性数据来自 FiO_2 值为 0.25 的高碳酸血症患者：

$$PaO_2=PiO_2-\frac{PaCO_2}{R} \tag{1}$$

$PiO_2=FiO_2(P_{atm}-P_{H_2O})$，R 是呼吸商，假定为 0.8

$$PiO_2=0.25 \times (760mmHg-47mmHg)=178mmHg$$

$$PaO_2=178mmHg-\frac{60mmHg}{0.8}=103mmHg$$

在这种情况下，尽管 $PaCO_2$ 接近可能导致 CO_2 麻醉的水平，但氧饱和度仍将得到保证。本质上，补充氧气掩盖了换气不足。此外，普通面罩中的低流量氧气可能导致 CO_2 重吸入并进一步导致高碳酸血症，并因此导致潜在的并发症，包括但不限于进行性酸中毒、CO_2 麻醉和呼吸暂停。如果脉搏氧饱和度是评估呼吸的唯一方法，CO_2 麻醉会被忽视，直至发生氧合下降。血气分析会清晰地发现潜在的通气不足。这种情况表明，应始终牢记由肺泡气体方程式（方程式 1）定义的 FiO_2、PaO_2 和 $PaCO_2$ 之间的相互作用。事实上，对插管患者进行有意的低通气发现，吸入氧浓度高的患者不会随着呼气末 CO_2 的持续升高而发生氧合下降。

分布容积

氧气弥散穿过呼吸膜并被血液吸收，它以溶解气体的形式存在或与血红蛋白（hemoglobin，Hb）结合。虽然一旦血红蛋白完全饱和，增加的吸入氧气将导致氧气分压增加，但与正常情况下结合到血红蛋白的氧气相比，溶解在血液中的氧气的绝对量很小。公式：

$$CaO_2=\left(Hb \times 1.39\left[mLO_2/gHb\right] \times \frac{SaO_2}{100}\right)+\left(PaO_2 \times 0.003\right) \tag{2}$$

血液中的氧含量（CaO_2，单位 mL O_2/dL 血液）等于与血红蛋白结合的氧和溶解氧的总和，第一个括号中为结合氧，第二括号中为溶解氧。因此，如果一名体重为 70kg 的患者的血红蛋白浓度为 15g/dL，SaO_2 为 100%，PaO_2 为 100mmHg，血容量为 5L，则将有 1 043mL 氧与血红蛋白结合，而仅 15mL 溶于血液。

高 FiO_2 输送被称为高氧（hyperoxia）。这与高氧血症（hyperoxemia）不同，高氧血症是指血氧含量高于吸入室内空气的正常范围。而高氧条件下有可能出现血氧正常的情况，例如肺泡-毛细血管交界处的气体扩散受损或由于潮气量较小而导致该交界处气体扩散降低。高氧可以使溶解氧对血液中的总氧含量起重要作用，特别是当由于贫血而使血红蛋白携带的氧含量低时。现在考虑上述失血性休克患者，其 Hb 为 5g/dL，$PaCO_2$ 为 40mmHg，并且由于在 100% 的 FiO_2 上进行晶体输注而具有正常的血容量。使用等式 2 的第 1 个公式。与血红蛋白结合的氧的含量为 348mL。同时，根据等式 1，PaO_2 为 663mmHg，等式 2 中第 2 个公式表明，在这些条件下,溶解在血液中的氧含量为99.5mL O_2。很明显,在高 FiO_2 和血红蛋白浓度降低的情况下,血液中溶解氧的贡献变得更加明显。

在高 FiO_2 下,"预充氧"过程中氧气可以集中在肺泡中。其机制是通过洗净空气中正常存在的氮气分压,使肺部最多可包含95%的 O_2,其余5%为 CO_2。假设功能残气量(FRC)为2 000mL,则在完全去氮后,肺的总氧含量将为1 900mL。了解氧气的相对容量可以指导麻醉实践。插管前,预充氧可以延长去氧饱和时间。最好的方法是吸入100%氧气,通过潮气量呼吸直至呼气末氧浓度达到90%。有研究表明,插管患者将 FiO_2 从60%增加到100%持续5分钟,从呼吸暂停到90%以下的去氧饱和的时间将由大约4分钟延长到7分钟左右(加减1分钟)。这表明对于在困难插管、困难面罩通气或二者联合的情况下,增加肺部氧储备具有极高的重要性。

药代动力学

循环效应

正常肺中的高氧会导致高氧血症和随后的血流动力学变化。几秒钟的高氧后,颈动脉体化学感受器的抑制作用会显现,并可导致心率轻微降低;几分钟的高氧可能导致随后的动脉血管收缩。一旦消除高氧状态,这种血管收缩作用需要超过60分钟才能得以恢复。通过胸腔生物阻抗计算得出的全身血管阻力(systemic vascular resistance,SVR)的增加提示了高氧引起的全身血管收缩。具体来说,已经通过热稀释和动脉内多普勒在冠状动脉循环中检测到这种作用。高氧还由于脑循环的血管收缩而降低了脑血流量(cerebral blood flow,CBF)。Johnson 等人通过多种方法评估了这种效果。

高氧引起血管收缩的机制被认为是基于两个主要的生化途径。一种是由于高氧状态产生的超氧阴离子使内皮一氧化氮(NO)失活。另一种基于体外观察,高氧抑制环氧化酶导致 PGF2α(一种强效血管扩张剂)的含量降低。有研究认为,该机制在高氧环境中早产儿视网膜病变(retinopathy of prematurity,ROP)的发展中发挥作用。特别令人关注的是急性冠脉综合征期间冠状动脉血管收缩。最近一项随机试验显示,采用 8L/min 鼻导管吸氧的患者 ST 段抬高型心肌梗死(ST-segment elevation myocardial infarction,STEMI)较不吸氧的患者梗死面积更大。该研究未能观察到死亡率和发病率的差异。希望未来的研究能够进一步解决这个问题。

肺功能

与循环系统的其余部分不同,肺血管系统对局部缺氧有血管收缩反应。此功能的目的是将血液从通气不良的肺泡转移到通气良好的肺泡以实现通气/血流(V/Q)比值匹配。高氧血症会干扰局部血管收缩并改变 V/Q 比值。

就呼吸的中枢控制而言,高氧起初会导致分钟通气量的短期减少,在健康志愿者中显示持续约1分钟。假设这是由于颈动脉体抑制所致。随后,健康受试者的分钟通气量增加了至少30分钟。值得注意的是,分钟通气的刺激程度与 FiO_2 剂量有关。

对于分钟通气的高氧刺激有多种可能的解释。一种是高氧导致 V/Q 错误匹配不能正确去除肺泡毛细血管界面处的 CO_2,而增加的溶解性动脉 CO_2($PaCO_2$)会刺激中枢呼吸驱动。另一个解释是霍尔丹效应(Haldane effect),其中静脉系统中的氧化血红蛋白过多,失去了对 CO_2 的亲和力。这导致 $PaCO_2$ 增加,刺激中枢性呼吸驱动。

临床上需要注意高氧对肺部产生影响的情况包括患有先天性心脏病的新生儿,COPD 患者和单肺通气。在患有导管依赖型先天性心脏病的新生儿中,由高氧引起的 PGF2α 降低将导致动脉导管的闭合。在房间隔缺损、室间隔缺损或单心室的情况下,高氧会导致全身血管阻力增加和肺血管阻力降低,由于肺血流增加从而导致危险的心输出量降低。COPD 患者高氧血症的危险与 V/Q 比值失调和 Haldane 效应恶化有关,两者都可能使患者本已很高的 $PaCO_2$ 升高至可能导致 CO_2 麻醉和继发呼吸衰竭的水平。在单肺通气的情况下,高 FiO_2 将使通气的肺血管扩张,从而增加该处的血流量,并减少血液流向低氧、相对血管收缩和萎陷的肺。

医疗用途

除了支持氧水平正常和维持体内稳态之外,补充氧气在其他领域也具有多种医学用途。高压氧可能对糖尿病足溃疡的治疗有益。一氧化碳中毒时,给予常压氧气补充。给予氧气还可以治疗丛集性头痛。

高氧作为减少手术部位感染的方法是一个颇有争议的话题。从理论上讲,低氧伤口环境的中性粒细胞氧化破裂变钝,因此感染风险增加。高氧通过递送增加的嗜中性粒细胞氧化爆发的底物,可能因此导致病原体破坏增加和伤口感染率降低。但是,由于一些临床试验表明有效果,而其他临床试验没有效果,并且最近对所有临床试验的荟萃分析均显示对手术部位感染无明显影响,提示常规使用高氧策略预防手术部位感染的效果尚不明确。同样的荟萃分析表明,高氧可显著减少术后恶心,但不能减少术后恶心和呕吐的复合终点。有趣的是,对其中一项个体试验(PROXI 试验)的事后分析表明,在腹部癌症手术后和术后 2 小时内接受 FiO_2 为 0.80 的患者与 0.30 的相比,长期死亡率显著增加,无癌生存期较短。尽管这项研究没有能力观察两组之间的差异,但确实提出了一个假设,即高氧血症可能对某些人群有害,这可能有待于进一步的研究。

副作用和风险

尽管围绕高氧对手术部位感染的影响仍存在争议,但越来越多的证据表明,与长期高氧有关的活性氧(reactive oxygen species,ROS)(如过氧化物和羟基自由基)的增加会损害大脑和肺部。此外,在局部缺血和再灌注的情况下,ROS 增加的有害作用加剧。高氧血症与卒中、颅脑外伤和心搏骤停的死亡概率增加有关。尽管这些数据来自观察和回顾性研究,但建议考虑接受这些诊断的患者的血氧状况。

众所周知,早产儿高氧血症会引起 ROP 和肺毒性,这也被认为是由于 ROS 的产生增加,建议该人群的 SpO_2 范围为 88% 至 94%。**除了其作为药物的作用外,别忘了氧气也是氧化剂和火源!** 当氧气源靠近燃料源放置(包括但不限于手术单、海绵、毛巾和酒精类溶液)以及点火源(例如烧灼物)时,手术室火灾可能而且确实会发生。**因此,所有麻醉医师都应了解《美国麻醉学会预防和管理手术室火灾的临床建议》。** 在涉及头部、面部、颈部或气道的手术情况下,应使用可耐受的最低氧气浓度,同时避免缺氧。

⌂ 要点

- 氧气是一种药物。
- 如果脉搏氧饱和度是监测镇静患者的唯一方法,则补充氧气可以掩盖通气不足和高碳酸血症。
- 高氧血症可在失血性贫血患者中用作维持氧气向组织输送的一种方式。
- 预充氧会大大延长去氧饱和时间。

- 高氧血症具有多种药效作用，例如：
  - 脑血管收缩和脑血流量减少
  - 冠状动脉血管收缩
  - 抑制缺氧性肺血管收缩
  - 刺激呼吸驱动
  - 闭合动脉导管
- 在最终研究评估外科手术患者使用高 FiO_2 通气方法的风险收益比之前，请根据已有的临床判断来选择能够维持必要和足够氧饱和度的 FiO_2。
- 尽量减少头部、面部、颈部或气道手术的 FiO_2。时刻注意！

推荐读物

Anderson KJ, Harten JM, Booth MG, et al. The cardiovascular effects of normobaric hyperoxia in patients with heart rate fixed by permanent pacemaker. *Anaesthesia*. 2010;65:167–171.

Apfelbaum JL, Caplan RA, Barker SJ, et al. Practice advisory for the prevention and management of operating room fires: An updated report by the American Society of Anesthesiologists task force on operating room fires. *Anesthesiology*. 2013;118(2):1–20.

Askie LM, Henderson-Smart DJ, Ko H. Restricted versus liberal oxygen exposure for preventing morbidity and mortality in preterm or low birth weight infants. *Cochrane Database Syst Rev*. 2009;(1): CD001077.

Becker HF, Polo O, McNamara SG, et al. Effect of different levels of hyperoxia on breathing in healthy subjects. *J Appl Physiol*. 1996;81(4):1683–1690.

Damiani E, Adrario E, Girardis M, et al. Arterial hyperoxia and mortality in critically ill patients: A systematic review and meta-analysis. *Crit Care*. 2014;18(6):711.

Elmer J, Scutella M, Pullalarevu R, et al. The association between hyperoxia and patient outcomes after cardiac arrest: Analysis of a high-resolution database. *Intensive Care Med*. 2015;41:49–57.

Farquhar H, Weatherall M, Wijesinghe M, et al. Systematic review of studies of the effect of hyperoxia on coronary blood flow. *Am Heart J*. 2009;158(3):371–377.

Floyd TF, Clark JM, Gelfand R, et al. Independent cerebral vasoconstrictive effects of hyperoxia and accompanying arterial hypocapnia at 1 ATA. *J Appl Physiol*. 2003;95:2453–2461.

Fu ES, Downs JB, Schweiger JW, et al. Supplemental oxygen impairs detection of hypoventilation by pulse oximetry. *Chest*. 2004;126:1552–1558.

Habre W, Petak F. Perioperative use of oxygen: Variabilities across age. *Br J Anaesth*. 2014;113(Suppl 2): ii26–ii36.

Hafner S, Beloncle F, Koch A, et al. Hyperoxia in intensive care, emergency, and peri-operative medicine: Dr. Jekyll or Mr. Hyde? A 2015 update. *Ann Intensive Care*. 2015;5(1):42.

Haque WA, Boehmer J, Clemson BS, et al. Hemodynamic effects of supplemental oxygen administration in congestive heart failure. *J Am Coll Cardiol*. 1996;27:353–357.

Hillier SC, Mazurek MS, Havidich JE. Monitored anesthesia care. In: Barash PG, Cullen BF, Stoelting RK, et al, eds. *Clinical Anesthesia*. 7th ed. Philadelphia, PA: Lippincott Williams and Wilkins; 2013:29.

Hovaguimian F, Lysakowski C, Elia N, et al. Effect of intraoperative high inspired oxygen fraction on surgical site infection, postoperative nausea and vomiting, and pulmonary function: Systematic review and meta-analysis of randomized controlled trials. *Anesthesiology*. 2013;119(2):303–316.

Johnston AJ, Steiner LA, Gupta AK, et al. Cerebral oxygen vasoreactivity and cerebral tissue oxygen reactivity. *Br J Anaesth*. 2003;90(6):774–786.

Meyhoff CS, Jorgensen LN, Wetterslev J, et al. Increased long-term mortality after a high perioperative inspiratory oxygen fraction during abdominal surgery: Follow up of a randomized clinical trial. *Anesth Analg*. 2012;115(4):849–854.

Meyhoff CS, Jorgensen LN, Wetterslev J, et al. Risk of new or recurrent cancer after a high perioperative inspiratory oxygen fraction during abdominal surgery. *Br J Anaesth*. 2014;113(S1):i74–i81.

Meyhoff CS, Staehr AK, Rasmussen LS. Rational use of oxygen in medical disease and anesthesia. *Curr Opin Anaesthesiol*. 2012;25:363–370.

Meyhoff CS, Wetterslev J, Jorgensen LN, et al. Effect of high perioperative oxygen fraction on surgical site infection and pulmonary complications after abdominal surgery: the PROXI randomized clinical trial. *JAMA*. 2009;302(14):1543–1550.

Mumme DR. Oxygen transport. In: Murray MJ, Harrison BA, Mueller JT, et al, eds. *Faust's Anesthesiology Review*. 4th ed. Philadelphia, PA: Elsevier Saunders; 2015:47.

Ooi R, Joshi P, Soni N. An evaluation of oxygen delivery using nasal prongs. *Anaesthesia*. 1992;47:591–593.

Petersson J, Glenny RW. Gas exchange and ventilation-perfusion relationships in the lung. *Eur Respir J*. 2014;44:1023–1041.

Kleinsasser AT, Pircher I, Truebsbach S, et al. Pulmonary function after emergence on 100% oxygen in patients with chronic obstructive pulmonary disease: A randomized, controlled trial. *Anesthesiology*. 2014;120(5):1146–1151.

Rincon F, Kang J, Maltenfort M, et al. Association between hyperoxia and mortality after stroke: A multi-center cohort study. *Crit Care Med*. 2014;42:387–396.

Rincon F, Kang J, Vibbert M, et al. Significance of arterial hyperoxia and relationship with case fatality in traumatic brain injury: A multicenter cohort study. *J Neurol Neurosurg Psychiatry*. 2014;85:799–805.

Rubanyi GM, Vanhoutte PM. Superoxide anions and hyperoxia inactivate endothelium-derived relaxing factor. *Am J Physiol*. 1986;250:H822–H827.

Sinski M, Lewandowski J, Przybylski J, et al. Deactivation of carotid body chemoreceptors by hyperoxia decreases blood pressure in hypertensive patients. *Hypertens Res*. 2014;37:858–862.

Sola A, Golombek SG, Montes Bueno MT, et al. Safe oxygen saturation targeting and monitoring in pre-term infants: Can we avoid hypoxia and hyperoxia?. *Acta Paediatr*. 2014;103:1009–1018.

Standley TD, Wheeler DW. Equipment for the inhalation of oxygen and other gasses. In: Davey DJ, Diba A, eds. *Ward's Anaesthetic Equipment*. 6th ed. Elsevier; 2012:207.

Stuart MJ, Setty Y, Walenga RW, et al. Effects of hyperoxia and hypoxia on vascular prostacyclin formation in vitro. *Pediatrics*. 1984;74(4):548–553.

Stub D, Smith K, Bernard S, et al. Air versus oxygen in ST-segment elevation myocardial infarction. *Circulation*. 2015;131:2143–2150.

Tanoubi I, Drolet P, Donati F. Optimizing preoxygenation in adults. *Can J Anaesth*. 2009;56:449–466.

Wang CH, Chang WT, Huang CH, et al. The effect of hyperoxia on survival following adult cardiac arrest: A systematic review and meta-analysis of observational studies. *Resuscitation*. 2014;85:1142–1148.

Waring WS, Thomson AJ, Adwani SH, et al. Cardiovascular effects of acute oxygen administration in healthy adults. *J Cardiovasc Parmacol*. 2003;42(2):245–250.

Zwemer CF, Shoemaker JL, Jr, Hazard SW, 3rd, et al. Hyperoxic reperfusion exacerbates postischemic renal dysfunction. *Surgery*. 2000;128(5):815–821.

第 7 章

喉罩的优缺点

一名健康的 57 岁专业音乐会歌手因为疑似腺癌进行了门诊择期前列腺活检。他的体重指数（body mass index，BMI）正常，呼吸道分级 1 级。该患者提到十年前行急诊阑尾切除术后，他经历了长时间的声音嘶哑和咽喉痛。他接着说："我差点起诉那个把管子塞进我喉咙的家伙；我两个月没能参加演唱会！"此外，他之前曾接受过腰椎融合手术，并被告知无法接受"脊麻"。他问您对麻醉有何建议，以及预期会有什么风险。

引言

1983 年，Archie Brain 博士将喉罩气道（LMA）纳入无需直接喉镜检查即可确保气道安全的气道装置。LMA 于 1991 年获准在美国使用，此后作为气管内插管（ETI）和面罩通气的直接喉镜检查（DL）的替代方法而获得普及。现在，它已成为每个紧急气道车上必不可少的设备，并且在门诊麻醉中已几乎普及。尽管 LMA 具有许多优点,但是使用 LMA 确实会带来少量却重大的风险。每个麻醉医师应熟悉 LMA 的优点和风险,以便更好地管理和告知患者(表7.1)。

快速,容易插入——与 DL 和 ETI 相比,LMA 通常更容易、更快地插入,并且所需的技能更少。首次置入的成功率因 LMA 型号而异,但通常为 70% 至 100%,而 LMA Supreme 的成功率最高(超过 95%)。LMA 比面罩/球囊面罩通气更安全,更简单,因为气体被输送到舌体和上呼吸道软组织的远端,因此减少了气道阻塞的可能性。一旦固定,它也可以进行非手控通气。

允许自主呼吸或正压通气——LMA 可以用于自主呼吸的患者,或者可以施加正压来控制通气。肌松剂对于置入和维持过程不是必需的,但可以在某些患者/手术中安全使用。如果使用正压通气(positive-pressure ventilation,PPV),则第一代 LMA 可抵抗高达 20cmH$_2$O 的吸气压力,而第二代 LMA 可抵抗高达 20~30cmH$_2$O 的吸气压力。如果将 ProSeal 或 Supreme LMA 用于胸壁顺应性和肺顺应性好的健康患者,则可以安全地实现约 500mL 的平均潮气量。

LMA 可在各种环境中使用——LMA 可用于多种临床情况:作为主要的气道设备、急救设备或 ETI 通道。LMA 是 ASA "困难气道指南"的组成部分,可用于紧急情况和非紧急情况。重要的是,如果无法面罩通气或插管,则置入 LMA 是该指南的下一步。通过 LMA 成功地进行充氧/换气可以避免出现紧急气道情况。

气道并发症低于 DL/ETI——与气管导管(ETT)相比,LMA 导致术后咽痛(19%:32%)和术后声音嘶哑(33%:57%)的发生率较低。Yu 和 Beirne 最近进行的荟萃分析显示,接受气管导管(ETT)的患者与接受 LMA 者相比,ETT 的声音嘶哑[相对危险度(RR)2.59]、喉痉挛(RR 3.16)、咳嗽(RR 7.16)和咽喉痛(RR 1.67)的发生率明显更高。相反,两组之间在反流、呕吐、恶心或一次插入成功率方面没有发现任何差异。

各种 LMA 可以满足患者/手术的需求——目前有许多 LMA 可供使用。LMA Classic(经典型 LMA)是可重复使用的,允许 PPV 高达 20cmH$_2$O。LMA Unique 是一次性使用的经典型 LMA。LMA Classic Excel 也可重复使用,但进行了一些改进(包括会厌抬高杆),以方便通过 LMA 进行插管。LMA Fastrach/插管型 LMA 具有可重复使用或一次性使用的型号,具有金属插入手柄以帮助操纵 LMA,并允许通过 LMA 盲插加强型 ETT。LMA Flexible 可重复使用或一次性使用,并且比其他抗打折管更灵活,对于头部/颈部手术可能很有用。LMA ProSeal 可重复使用,并带有两个硅胶套囊,可实现所有 LMA 中最好的密封性和最高的口咽漏气压力(oropharyngeal leak pressure,OLP)(约 30cmH$_2$O),其他功能包括允许胃管通过的端口,一体化咬合和可选的插入工具。LMA Supreme 是一次性的,带有一个单独的改良 PVC 套囊,可以承受更高的漏气压力(尽管不及 ProSeal 压力高),胃管端口和一体化咬合。LMA Supreme 具有轻

表 7.1 LMA 的优势

- 快速简便地插入
- 比面罩/球囊面罩通气更安全
- 允许自主呼吸或正压通气(PPV)
- 适用于多种设置
- 气道并发症发生率低于 DL/ETI
- 多种 LMA 可以满足患者/手术的需求
- 减少突发性咳嗽和抵抗
- 与 ETT 相比,插入和维持所需的麻醉药更少

微的曲度调节,是最容易插入的 LMA(表 7.2)。

放置不当,移位——LMA 放置不当可能会导致氧合/通气困难。有时可能是会厌向下折叠导致声门梗阻的结果。某些患者可能有无法正确放置 LMA 的因素,例如患有气道或咽部肿瘤、咽部感染、咽水肿、气道先天性综合征等的患者。在这些情况下,ETT 更合适。与 ETT 相似,LMA 确实有在病例中发生移位或错位的风险,尤其是在患者体位发生变化时。

LMA 大小不当——LMA 尺寸过大会增加咽喉痛的风险,这可能是由于咽部创伤更大所致。Grady 等发现较大的 LMA(男性为 5# vs. 4#,女性 4# vs. 3#)导致咽喉痛的风险增加到 4倍。进一步的分析表明,术后早期出现咽喉痛的风险似乎是由于咽部创伤(通常是由于较大的 LMA)引起的,而引起 24 小时咽喉痛的最可能的原因是麻醉时间的延长(持续时间每增加10 分钟会使喉咙痛的风险增加 33%)。较大的 LMA 可能需要花费更长的时间置入,且更难放置,并可能导致更大的血流动力学变化。

LMA 尺寸过小通常会导致套囊的代偿性过度膨胀,以帮助 LMA 固定并改善密封效果。较小的 LMA 漏气量较大,在机械通气期间可能达不到足够的吸气压力和潮气量。

套囊过度充气和咽部并发症——建议使用尽可能大的 LMA,并以最小有效容积空气量对套囊充气膨胀,以达到 $40\sim60cmH_2O$ 的目标套囊压力。理想情况下,这将导致最佳的密封效果,第一代 LMA 中的 OLP 为 $18\sim20cmH_2O$,而 ProSeal 和 Supreme 中的 OLP 为 $20\sim30cmH_2O$。套囊充气过多产生过大的压力可能导致咽部并发症和/或神经损伤(喉上、舌下、舌咽神经)的风险增加。如果使用氧化亚氮,套囊压力通常会显著增加。

喉罩设备制造商的建议是将套囊压力保持在 $60cmH_2O$ 以下。然而,套囊体积与测得的套囊压力之间的关系不稳定且并不总是可以预测的。此外,一些研究质疑较高的套囊压是否确实与咽部并发症有关。在 Rieger、Brunne 和 Striebel 的一项研究中,患者的套囊压保持在极高的水平($180cmH_2O$),与低套囊压($30cmH_2O$)的患者相比,两组之间在咽部并发症方面没有发现任何差异。同样,Grady 等关于 LMA 大小和发病率的研究中,没有发现套囊压力与并发症之间的任何相关性。然而,Seet 等发现持续监测套囊压力(在 LMA Classic 中)并积极地将其保持在 44mmHg($60cmH_2O$)以下确实会大大降低咽部并发症的发生率(13.4% vs. 45.6%)。根据这些发现,Seet 建议在术中使用压力计常规监测套囊压力。因此,套囊压力与咽部并发症之间的关系尚不明确,更为保守的方法是监测压力并使其低于制造商的建议。

较低的密封压力并因此限制了 PPV 的输送能力——除 ProSeal 和 Supreme 之外,大多数LMA 仅允许最大 $20cmH_2O$ 的正压,再高就会出现套囊周围漏气。LMA 较低的密封压力可能会给 PPV 期间需要较高吸气压力的患者通气带来挑战。

无法防止胃源性误吸——LMA 中的误吸发生率非常低(0.02%),并且有证据表明,更新的LMA(ProSeal,Supreme)可以最大程度地降低这种风险。但是,LMA 不能像 ETT 一样保护气道,

表 7.2 LMA 的缺点、风险和并发症

- 放置不当,移位
- LMA 尺寸不合适
- 套囊过度充气及咽部并发症
- 较低的密封压力,因此输送 PPV 的能力受限
- 无法预防误吸
- 喉痉挛的风险,发生后无法通气
- 其他罕见并发症

因此不应用于有高误吸风险的患者。如果确实发生误吸,通常是由于 LMA 位置不当、胃胀气和患者其他危险因素引起的。

　　其他罕见的并发症——LMA 放置和使用中已报告的其他并发症包括纵隔炎/咽后脓肿,悬雍垂损伤,咽部坏死和严重的血流动力学改变。

⌂ 要点

- LMA 在许多临床情况中可能有用,并且可以帮助避免与 ETT 相关的风险。
- 目前,有多种 LMA 类型可用,其中 ProSeal 和 Supreme 是目前最先进的,可提供更好的密封效果,从而提供更高的吸气压力和更大的潮气量。
- 尽管新型的 LMA 确实提供了一些防止误吸的保护措施,但 ETT 仍然是气道保护的金标准,应在误吸风险增高的情况下使用。
- 尚不清楚较高的 LMA 套囊压力是否与咽部并发症相关,也尚未确定在麻醉期间是否应监测套囊压力,但保守的方法表明这是谨慎的做法。
- 正确选择 LMA 大小对于帮助避免并发症是尤为重要的。

推荐读物

Ali A, Canturk S, Turkmen A, et al. Comparison of the laryngeal mask airway supreme and laryngeal mask airway classic in adults. *Eur J Anaesthesiol*. 2009;26(12):1010–1014.

Beleña JM, Núñez M, Anta D, et al. Comparison of laryngeal mask airway Supreme and laryngeal mask airway ProSeal with respect to oropharyngeal leak pressure during laparoscopic cholecystectomy: A randomised controlled trial. *Eur J Anaesthesiol*. 2013;30(3):119–123.

Grady DM, McHardy F, Wong J, et al. Pharyngolaryngeal morbidity with the laryngeal mask airway in spontaneously breathing patients. *Anesthesiology*. 2001;94(5):760–766.

Hagberg CA, Artime CA. Airway management in the adult. In: Miller RD, Eriksson LI, Fleisher L, et al. *Miller's Anesthesia*. 8th ed. Philadelphia, PA: Saunders; 2014.

Jaensson M, Gupta A, Nilsson U. Gender differences in sore throat and hoarseness following endotracheal tube or laryngeal mask airway: A prospective study. *BMC Anesthesiol*. 2014;14:56.

Kim MH, Hwang JW, Kim ES, et al. Comparison of the size 3 and size 4 ProSeal™ laryngeal mask airway in anesthetized, non-paralyzed women: A randomized controlled trial. *J Anesth*. 2015;29(2): 256–262.

LMA North America – LMA Airway Management. *LMA North America – LMA Airway Management*. N.p., n.d. Web. 24 Dec. 2014. http://www.lmana.com/pwpcontrol.php?pwpID = 4488

Rieger A, Brunne B, Striebel HW. Intracuff pressures do not predict laryngopharyngeal discomfort after use of the laryngeal mask airway. *Anesthesiology*. 1997;87(1) 63–67.

Seet E, Rajeev S, Firoz T, et al. Safety and efficacy of laryngeal mask airway Supreme versus laryngeal mask airway ProSeal: A randomized controlled trial. *Eur J Anaesthesiol*. 2010;27(7):602–607.

Seet E, Yousaf F, Gupta S, et al. Use of manometry for laryngeal mask airway reduces postoperative pharyngolaryngeal adverse events. *Anesthesiology*. 2010;112(3): 652–657.

Vasanth Karthik R, Ranganathan P, Kulkarni AP, et al. Does cuff pressure monitoring reduce postoperative pharyngolaryngeal adverse events after LMA-ProSeal insertion? A parallel group randomised trial. *J Anesth*. 2014;28(5):662–667.

Wendling AL, Tighe PJ, Conrad BP, et al. A comparison of 4 airway devices on cervical spine alignment in cadaver models of global ligamentous instability at C1-2. *Anesth Analg*. 2013;117(1):126–132.

Yu SH, Beirne OR. Laryngeal mask airways have a lower risk of airway complications compared with endotracheal intubation: A systematic review. *J Oral Maxillofac Surg*. 2010;68(10):2359–2376.

Zhang L, Seet E, Mehta V, et al. Oropharyngeal leak pressure with the laryngeal mask airway Supreme™ at different intracuff pressures: A randomized controlled trial. *Can J Anesth*. 2011;58(7): 624–629.

第8章
避免视频喉镜带来的挑战

自 2003 年以来，视频喉镜(video laryngoscopy，VL)在需要气管插管的临床实践中得到了发展。早期证据清楚地表明，与直接喉镜(direct laryngoscopy，DL)相比，VL 可以改善喉部视野。因此，进一步的证据表明，使用 VL 使可能难以通过 DL 插管的手术室患者的插管成功率有所提高。此外，喉镜使用经验较少的人似乎用 VL 比 DL 插管成功率更高。但是，插管困难仍然存在，VL 并非普遍成功。在手术室以外的环境中，对于某些患者人群，收益可能不那么大。本章旨在强调 VL 在气道管理中的作用、难点、并发症以及避免困难的技巧。

什么时候应该进行清醒插管而非 VL？

某些患者难以用 VL 插管。VL 似乎可以克服肥胖和 Mallampati 分级较高患者的插管困难，**但是头颈部病变的患者 VL 插管失败的风险会增加**。由于这些患者更易发生面罩通气困难和潜在的手术气道操作，因此采用可弯曲的插管工具进行清醒插管可能是气道管理的首选方法。

要特别关注接受颈部放射治疗患者的气道管理。在该人群中，VL、DL 和面罩通气可能都更加困难。但可弯曲插管工具引导下清醒气管插管可能更容易。通常，他们的呼吸道已经干燥并且接受辐射后气道也不太敏感。放疗导致的僵硬使 DL 或 VL 的操作更加困难，但清醒患者的气道趋向于保持开放。干燥、不敏感且通畅的气道使清醒下进行柔性插管成为气道管理的绝佳选择。

对于有颈椎病变的患者，VL 插管比 DL 插管更容易，因为对颈部进行手动固定时，非直接的喉镜检查方法似乎克服了难以获得足够的喉部视野的困难。但是，与 DL 相比，透视研究未能证明这种情况能使颈椎活动减少。因此，当关注颈椎稳定性时，与 VL 相比，使用可弯曲的插管工具可能会减少颈椎活动。

最后，VL 插管的成功在很大程度上取决于操作者的经验。经验有限的人似乎 VL 插管失败率更高。困难气道应始终谨慎处理。具有特定技术的操作者的技能可能比用于方便插管的设备更为重要。

VL 应该代替 DL 吗？

关于 VL 与 DL 的争论可能一段时间内不会消失。除了明显的成本影响外，在某些情况下，DL 可能比 VL 更容易。对于没有预测困难气道的患者，在手术室中进行常规气道管理时，由于 VL 镜片插管通道弯曲，有时不能直接对准声门开口，可能使插管更加困难。尽管如此，这种困难可能只会导致插管时间延长几秒钟，并且在这些情况下 DL 似乎不比 VL 优越。那么，VL 能否代替 DL 进行常规气道管理呢？也许可以，但是采用直接镜片设计的 VL 仍可能发挥作用。

但是，在某些情况下，DL 似乎要优于弯曲弧度较大的 VL。尽管有几项观察性研究表明后者在院前插管效果有所改善，但随机试验未能证实这种益处。此外，这些试验实际上表明 DL 优于 VL。造成这种差异有几个潜在的原因，弯曲弧度较大的镜片依赖于间接视野和良好的光学特性。院前患者的插管体位往往与手术患者不同，在环境光源下操作，并且血液和呼吸道中的分泌物可能会污染镜头。当使用弯曲弧度较大的镜片时，这些变量可能会降低喉镜的可视效果。此外，对 VL 缺乏经验可能会影响成功率。未来的研究是必要的，以确定经验、环境或镜片设计是否可以帮助克服这些紧急情况下的弯曲弧度较大的 VL 带来的困难。

声门下狭窄患者难以使用 VL。这些患者通常都有明确的颈部病变。操作者将 VL 视为一种困难气道的工具；但是，声门下狭窄的气管插管通道也是非直接的。狭窄的气道可能更适合直接通路下导管的插入（例如 Miller 喉镜片、外科喉镜仪器）。

也就是说，采用直接镜片设计的 VL 装置仍有潜力发挥作用。此技术同时支持 VL 和 DL，因此在许多环境中可能至少与 DL 一样有效。这些多功能 VL 系统为 VL 替代 DL 提出了更强有力的理由。

克服 VL 插管困难

VL 常常能获得良好的喉部视野，但导管难以通过仍是一个问题。气道管理方面的培训有助于获得最佳的喉部视野。但是，这可能不是 VL 的最佳方法。在一项研究中，当以**弯曲弧度较大的** VL 进行插管时，有意识地将喉部声门的视图不完全暴露反而比完全暴露更容易插管。与 DL 相比，VL 的这一重要差异可能与导管的通过角度有关。当喉镜片置入较深后获得完整的声门视图时，声门会被悬吊在最前部。因此，导管需要弯曲更大角度以到达声门，然后再以不同的弯曲角度进入气管。当后退视频喉镜时，声门会下降到更靠后的位置，并有助于将管从咽部朝向喉部对准。因此，如果喉部看得很清楚但难以通过导管，请尝试后退喉镜。这可能会影响喉镜的视野，但会使导管通过的路径更加直接。

处理导管置入困难的另一种有效方法是在视频喉镜旁边使用纤维支气管镜。以这种方式，支气管镜充当可操纵的探条，进入气管并促进导管插入。可以在 VL 或支气管镜上查看光学图像，但是光源会损害两者的光学元件。因此，如果 VL 视图足够，请考虑将不带光或可视的支气管镜用作可控探条。

另一个重要的可调节因素是与患者体位有关。与斜坡或中立位相比，"嗅花位"可能会使弯曲弧度较大的 VL 插管更困难。过度的颈部弯曲可能会影响喉镜的置入或导管的进入。由于这些原因以及其他原因，最好将肥胖患者置于斜坡位。

避免 VL 造成软组织损伤

早期的报道提醒注意 VL 对软组织的伤害。自第一次报道以来，研究证实该问题一直存在。显然，是操作者，而不是设备造成此问题，因此了解损伤的机制是很重要的。特别是对于张口受限的患者，在气管导管推进过程中可能没有太多空间来操纵口咽中的气管导管。当使用坚硬的管芯，沿着喉镜片插入时，导管可能会在咽后部产生压力。VL 期间常见的错误是在整个气道管理过程中将注意力集中在屏幕上。应在直视下放入喉镜片。当将导管通过口部并经过喉镜片时，应将注意力从屏幕转移到患者身上。我们需要训练自己转移注意力，而不是教操作者保持视线不变。当我递给操作者导管时，我实际上遮盖了屏幕。这迫使他们在直视下看着导管进入咽部。

⌂ 要点

- VL 是处理困难气道的有用的工具，但并非适用于所有困难气道。因此，如果您是一位气道管理方面经验丰富的临床医师，请不要丢失您的 DL 技能。如果您是气道管理方面的初学者，请制订计划获得与更多资深人士相同的 DL 专业知识。VL 的经验并非是通向整个气道专业知识的捷径。

- 颈部病变患者的 VL 插管失败风险增加。
- DL 镜片设计在气道管理中可能会发挥持久作用,因为弯曲弧度较大的 VL 设计会使插管更加困难。同时采用两种喉镜片设计的 VL 系统更具通用性。
- VL 的最佳视图可能不是最佳的!有时,后退喉镜片虽然会影响视线,但可能有助于更直接地导管插入。
- 当 VL 视野足够但导管通行仍然困难时,请考虑使用灵活的支气管镜作为可操纵的探条导入气管导管。
- 导管穿过口咽时,必须直视患者口咽部(而不是屏幕),以避免口腔软组织损伤!

推荐读物

Aziz M. Airway management in neuroanesthesiology. *Anesthesiol Clin.* 2012;30(2):229–240.

Aziz M. Use of video-assisted intubation devices in the management of patients with trauma. *Anesthesiol Clin.* 2013;31(1):157–166.

Aziz M, Bayman EO, Van Tienderen MM, et al. Predictors of difficult videolaryngoscopy with GlideScope® or C-MAC® with D-blade: secondary analysis from a large comparative videolaryngoscopy trial. *Br J Anaesth.* 2016;117(1):118–123.

Aziz MF, Healy D, Kheterpal S, et al. Routine clinical practice effectiveness of the Glidescope in difficult airway management: an analysis of 2,004 Glidescope intubations, complications, and failures from two institutions. *Anesthesiology.* 2011;114(1):34–41.

Cooper RM. Complications associated with the use of the GlideScope videolaryngoscope. *Can J Anaesth.* 2007;54(1):54–57.

Cortellazzi P, Caldiroli D, Byrne A, et al. Defining and developing expertise in tracheal intubation using a GlideScope® for anaesthetists with expertise in Macintosh direct laryngoscopy: an in vivo longitudinal study. *Anaesthesia.* 2015;70(3):290–295.

Gu Y, Robert J, Kovacs G, et al. A deliberately restricted laryngeal view with the GlideScope® video laryngoscope is associated with faster and easier tracheal intubation when compared with a full glottic view: a randomized clinical trial. *Can J Anesth.* 2016;63(8):928–937.

Lenhardt R, Burkhart MT, Brock GN, et al. Is video laryngoscope-assisted flexible tracheoscope intubation feasible for patients with predicted difficult airway? A prospective, randomized clinical trial. *Anesth Analg.* 2014;118(6):1259–1265.

Trimmel H, Kreutziger J, Fitzka R, et al. Use of the GlideScope ranger video laryngoscope for emergency intubation in the prehospital setting: a randomized control trial. *Crit Care Med.* 2016;44:e470–e476.

Turkstra TP, Craen RA, Pelz DM, Gelb AW. Cervical spine motion: a fluoroscopic comparison during intubation with lighted stylet, GlideScope, and Macintosh laryngoscope. *Anesth Analg* 2005;101(3):910–915, table of contents.

第9章
不要给气管导管套囊过度充气

您是第一次监督低年资住院医师,并且顺利进行了股-足背动脉旁路手术(femoral-dorsalis pedis bypass)。当两名高年资麻醉医师对您的术间进行意外访问时,您正在帮助 CA-1 放置一条动脉管路。当您发现其中一个拿着一个小型压力计时,您感觉心里一沉。他用仪器测量气管导管(ETT)的套囊压力,您发现 ETT 套囊中测得的压力为 65cmH₂O。这个同事碰巧拥有生物医学工程博士学位(另一个人对气管损伤很感兴趣),因此您知道根本没有机会对此进行争论。您被"套囊警察"逮了正着。

带套囊的 ETT 是现代麻醉实践中必不可少的部分。它起到密封气道的作用,减少了咽分泌物被吸入气管和肺的可能性,并允许适当的正压通气。ETT 套囊还可以将导管固定在适当的位置,从而在手术过程中允许体位改变,减少主支气管插管或意外拔管的风险。传统上,我们从麻醉学中得知,ETT 的套囊压力应在 20~30cmH$_2$O 的范围内。这些数字在儿科麻醉中非常严格(并且是每本儿科麻醉学的组成部分),但其实套囊压力对于成人患者也是至关重要的。

儿科气道与成年人的气道有很多不同。关键区别之一是气道最狭窄部分的位置。成年气道是圆柱形的,最窄的区域在声带或声门之间。但是,在新生儿、婴儿和幼儿中,气道呈漏斗状,并在声门开口以下(声门下)水平变得最窄。由于小儿声门下区域可能非常狭窄,因此历史上一直存在着在小儿患者中使用带套囊 ETT 的担忧。在某些情况下,尽管可以通过声带,未充气的 ETT 的直径对于呼吸道也可能太大。因此,在儿科病例中麻醉医师改用较小的 ETT 并不少见。

无论患者年龄多大,长时间进行手术或留在重症监护病房(ICU)中的套囊压力超过 30cmH$_2$O 可能会引起气道局部缺血,从而导致气管黏膜损伤。最初的黏膜损害表现为水肿和充血,可发展为沿咽和气管黏膜的溃疡和肉芽肿形成。根据位置的不同,瘢痕组织和狭窄部位的后续形成可能会导致声带功能障碍、声门下狭窄和气道阻塞。

对于较老的 ETT(高压,小容量),套囊过度充气可能导致严重的并发症,例如气管破裂、气管无名动脉瘘和气管颈动脉糜烂。现代单腔 ETT(低压、大容量)的问世,在围手术期尤其是成人病例中,已大大减少了严重的气道并发症。但是,动物数据表明,即使现代 ETT 套囊过度充气,也可能导致严重的纤毛损伤和气管血流量减少(在低血压状态下更为严重)。例如 Guyton 等使用 ETT 套囊充气的实验室模型进行的一项研究:"大容量、低压套囊——它们始终处于低压状态吗?"这些研究人员发现,由于肺顺应性降低引起气道压力升高,导致所有实验组的套囊充气压力升高。如果使用氧化亚氮(N$_2$O)维持全身麻醉,则需要特别考虑。N$_2$O 可通过 ETT 套囊扩散,研究表明,在较长的使用过程中,这可能导致套囊过度充气甚至破裂。尽管我们每天使用的标准聚氯乙烯 ETT 是大容量,低压的,但请记住,偶尔还是会使用小体积,高压的 ETT,甚至可能无法识别。例如,激光 ETT 套囊的体积小,压力高。

不幸的是,在现代麻醉实践中,气管插管的最常见并发症仍是术后咽痛,其发生率约为 15%~50%。在没有声音嘶哑或吞咽困难的情况下,这很可能是由于导管本身的黏膜刺激或由于直接喉镜检查所引起的继发性创伤,而不是永久性气道损伤的迹象。尚未显示使用视频喉镜可以减少术后咽痛的发生。术前含口香糖已显示出减少气管内插管后咽痛的功效,并且可以持续到术后。

对于需要进行双腔 ETT 肺隔离的胸外科手术患者,套囊压也很重要。支气管腔的套囊很容易过度膨胀,并导致支气管水肿和狭窄(因为该套囊的体积和压力通常比标准气管套囊要小)。正确的做法是要求操作者仅用提供足够的肺隔离所需的最小压力给套囊充气。一旦不再需要隔离,套囊应放气。在手术室中,用于检测插管患者的真实 ETT 套囊压力的方法有限。先前的研究表明,手动挤压指示气囊通常会低估套囊压力。2004 年进行的一项高完成度的研究建议使用测压法收集有关 ETT 套囊压力的准确数据。在 ICU 环境下,由于患者需要长时间保留气管插管,因此需要更充分地考虑这一建议。但是,对于手术时间较长的病例,例如移植、心脏和神经外科手术,应该很好的利用测压法。目前,这个建议尚未在临床实践中得到广泛认可。

⌂ 要点

■ ETT 套囊压影响麻醉质量。套囊过度充气会导致气道损伤。

- 由于气道的解剖差异,ETT 套囊压在小儿人群中至关重要。
- 套囊的最大压力不应超过 20~30cmH$_2$O。在长时间使用 N$_2$O 维持全身麻醉时,需要特别注意。
- 特别注意不要使双腔管的支气管套囊过度充气。
- 在确定套囊压力时,手动触诊 ETT 指示气囊并不可靠。

推荐读物

Ahmad NL, Norsidah AM. Change in the endotracheal tube cuff pressure during nitrous oxide anaesthesia: a comparison between air and distilled water cuff inflation. *Anaesth Intensive Care*. 2001;29(5):510–514.

Braz JR, Navarro LH, Takata IH, et al. Endotracheal tube cuff pressure: need for precise measurement. *Sao Paulo Med J*. 1999;117:243–247.

Curiel Garcia JA, Guerrero-Romero F, Rodriguez-Moran M. Cuff pressure in endotracheal intubation: should it be routinely measured? *Gac Med Mex*. 2001;137:179–182.

Fernandez R, Blanch L, Mancebo J, et al. Endotracheal tube cuff pressure assessment: pitfalls of finger estimation and need for objective measurement. *Crit Care Med*. 1990;18:1423–1426.

Gottschalk A, Burmeister MA, Blanc I, et al. Rupture of the trachea after emergency endotracheal intubation. *Anasthesiol Intensivmed Notfallmed Schmerzther*. 2003;38:59–61.

Guyton D, Banner MJ, Kirby RR. High-volume, low-pressure cuffs: are they always low pressure?. *Chest*. 1991;4:1076–1081.

Levin PD, Chrysostomos C, Ibarra CA, et al. Causes of sore throat after intubation: A prospective, observational study of multiple anesthesia variables. *Minerva Anestesiol*. 2017;83:582–589.

McHardy FE, Chung F. Postoperative sore throat: Cause, prevention and treatment. *Anaesthesia*. 1999;54: 444–453.

Sengupta P, Sessler DI, Maglinger P, et al. Endotracheal tube cuff pressure in three hospitals, and the volume required to produce appropriate cuff pressure. *BMC Anesthesiology*. 2004;4:8.

http://aam.ucsf.edu/endotracheal-tubes. Accessed December10, 2017.

第 10 章
考虑在气管导管套囊中使用利多卡因,相关风险和备选方案

麻醉医师必须减轻气管插管引起的不良血流动力学和神经肌肉反应。通常(当然,并非总是如此!),大剂量的诱导药物和神经肌肉阻滞剂可使插管过程顺利进行。术中适当水平的吸入麻醉药和阿片类药物将有助于患者耐受气管导管(ETT)。然而,拔管时消退的麻醉作用和重新出现的咽气管反射可能会导致咳嗽和不良症状,包括快速心律失常以及通过气道-循环反射引起的颅内、眼内或血管内压力升高。

拔管时咳嗽的发生率为 6.6%~96%。对于患有心血管和反应性气道疾病、神经外科以及某些头部、颈部或眼科疾病的患者,缓解气道循环反射症状尤为重要。已经描述了多种预防ETT 刺激性咳嗽的麻醉方法,包括:

1) 在不再需要 ETT 的情况下,在全身麻醉(即面罩或喉罩控制气道)或深度麻醉期间完全拔除 ETT(普遍称为"深麻醉拔管")

2) 气管黏膜喷洒局麻药

3) 全身使用利多卡因或其他药物

麻醉实施者必须考虑患者的病史、合并症和手术需求,以选择适当的策略。

套囊内利多卡因

非离子化利多卡因已经显示出可以沿着浓度梯度轻易地通过 ETT 套囊的亲脂性塑料扩散,足以充分麻醉相邻的黏膜,通常不影响声带(不与套囊接触)。套囊起到局部麻醉剂的储存器作用。比较套囊内的等体积生理盐水和利多卡因,拔管后咳嗽的发生率分别为 59% 和 38%。盐水套囊用作对照,并显示出与充气套囊相当的功效。Estebe 等深入比较了各种浓度的利多卡因(2%~10%)以及碱化利多卡因溶液。结果发现,更高的利多卡因浓度和碱性溶液 pH 值可有效增加非离子化、亲脂性和可扩散的利多卡因剂量。在任何给定浓度下,碱化都会增加可用的非离子化和可扩散的利多卡因。

风险 尽管在 ETT 套囊中使用利多卡因很有吸引力,但仍应考虑严重的潜在风险。这些包括:

1) 全身毒性,如果套囊破裂
2) 套囊内高压,导致气管黏膜损伤
3) 拔管前无法完全排空套囊,这是一个缓慢的过程,从而导致喉部结构损伤

普通或碱化的利多卡因溶液(2%~4%)在临床上是有效的,为避免套囊(容量约 10mL)破裂所引起的风险,应限制使用 10% 的利多卡因溶液,因其可能达到气管内利多卡因的中毒剂量(g)。用不可压缩的水溶液进行套囊填充和放气的过程通常比用空气慢得多,同样,要完全消除套囊内的空气和 N_2O 的压力-容积效应也很困难。套囊内利多卡因(intracuff lidocaine, ICL)的许多研究都采用直接测压法来避免过大的压力。其他研究有采用套囊充气直至确认在 20cmH$_2$O 处进行正压通气而无空气泄漏。长时间的套囊压>20cmH$_2$O 会压塞黏膜灌注并导致组织坏死。由于指示气囊和气管套囊之间的液体流动缓慢,可能难以评估充满流体的套囊内压力。不熟悉或不知道套囊充满液体的麻醉操作者在拔管过程中通常会在 1~2 秒的时间内抽套囊(同空气),可能并未完全清空套囊内容物。因此,当不小心将不可压缩的充液 ETT 套囊从声门口拉出时可能会对声带造成损伤。尽管在尸体试验中,未发现用充气套囊拔管会导致杓状软骨半脱位,但充液套囊的作用尚不清楚。

尽管很少见,但有套囊破裂的报道,并且利多卡因可以通过肺迅速吸收。尽管 10% 利多卡因通过完整的 ETT 套囊扩散不会达到中毒的血浆浓度,但如果套囊破裂并释放>1g 利多卡因进入循环,则可能发生全身毒性反应。在最小压力下充满的套囊通常会缓慢泄漏,从而限制了峰值吸收和快速吸收以及潜在的利多卡因毒性。Knight 等研究了在患者人群中大剂量给予利多卡因以评估全身毒性。采用 6mg/kg 利多卡因诱导并在 0.6mg/kg 地西泮和 50%N$_2$O 的麻醉维持下,在体外循环开始前,通过控制性静脉输注给予总共 21mg/kg 的利多卡因,未见毒性反应。胸骨切开时发现血浆峰值浓度为 9.5μg/mL。实际上,快速胃肠外注射具有更高的毒性风险,但根据这项研究,对于剂量小于 100mg 静脉推注或小于 160mg 经气管滴注,对于成年患者,全身毒性的临床症状不显著。

利多卡因在套囊内沿时间依赖性扩散,可有效地限制毒性,因为经肝代谢的 T½ 为 90 分钟。由于压力过大并导致气管黏膜缺血,全身吸收可能会进一步减少。体外研究表明,更高浓度的利多卡因(4% vs. 2%),扩散时间延长(360 分钟 vs. 60 分钟)且"预充"套囊膜(通过预先填充)导致最大扩散仅为 17.49μg 利多卡因。一项类似的独立研究指出,6 小时后,4% 利多卡因溶液中有高达 1% 扩散,而碱化利多卡因在 6 小时后导致原液(2mL 的 2% 利多卡因)扩散了 65%。有效的局部黏膜利多卡因积聚必须经过足够的时间,这使得 ICL 在持续时间少于 1 小时的手术中是否有效仍存在疑问。通常,还需要预先对套囊进行充分的预填充,以使套囊膜饱

和并消除空气,这可能会限制其实用性,不能满足手术量大、周转快速的临床需求。两项独立的体内研究比较了对照组和利多卡因填充的套囊,显示出非常显著的咳嗽抑制率(分别为 5% vs. 70% 和 16% vs. 38%~44%)。ICL 的主要目标是防止不良的血液动力学波动和氧合变化。遗憾的是,Fagan 等发现其效果有限:"三组(空气、盐水、利多卡因)的紧急血流动力学和氧饱和度数据相似"。

备选方案

可以使用 ICL 的几种替代方法,以减轻手术结束时的咳嗽和心血管反射。这些方法包括:

1)深麻醉拔管

2)利多卡因静脉注射

3)将利多卡因局部注射入 ETT

4)使用专门的 ETT、LITA 管,具有不同的注射端口,以促进局部麻醉药输送至气管黏膜

5)使用喉-气管表面麻醉套件

拔管时,用于抑制所引起的气道-循环反射的最小麻醉浓度(MAC 拔管或 MACex),与皮肤切口刺激相当,1.2MAC 即可有效控制。一旦不再需要 ETT,MACex 的拔管可有效缓解因气管刺激引起的血流动力学和气道的过度反应。"深麻醉拔管"包括在患者处于手术麻醉水平时拔出 ETT。因为手术刺激减轻且敷料已经包扎好,移除 ETT 后可以减少麻醉深度需求,因此可以转移到麻醉后监护室(PACU)加快苏醒。但是,麻醉医师必须显示出控制气道的能力,以确保紧急情况下充足通气。最好在自主呼吸明显后再进行深麻醉拔管。拔除不必要的 ETT 相当于通过面罩通气进行麻醉,且具有类似的禁忌证(即高误吸风险,困难气道/高气道压要求)。Daley 等研究表明大多数麻醉医师由于考虑存在误吸风险而不愿在深麻醉状态下拔管。因此,在插管后经鼻放置胃管(在拔管前立即取出)可最大程度地减轻胃部压力,并有助于识别颗粒状胃内容物。

拔管前 1 分钟静脉推 1~2mg/kg 利多卡因,可有效抑制咳嗽。其他可以减轻拔管时咳嗽的静脉药物包括阿片类、丙泊酚、琥珀酰胆碱、β-肾上腺素能受体阻滞剂和右美托咪定。然而,大多数全身性用药,包括利多卡因,能增加麻醉深度和镇静作用,和/或降低呼吸驱动力,从而不必要地延长了吸入麻醉剂的苏醒时间。抑制咳嗽反射所需的利多卡因血浆浓度为 $3\mu g/mL$,同时起到了 0.15MAC 的麻醉作用。动物研究还证实,低至 $1\mu g/mL$ 的利多卡因对吸入麻醉有显著增强作用。由于许多静脉注射药物具有止咳作用,因此在临床上很难将咳嗽的特异性缓解仅仅归因于立即注射的利多卡因,而又不引起全身麻醉作用。

已证实气管内利多卡因表面麻醉可有效减少咳嗽的发生。患者在清醒状态下进行纤维光镜引导气管插管时,常规局部表面麻醉,气管接触后无反应。非水溶性利多卡因软膏可能会刺激气道黏膜,因此不建议使用。可用的水溶液滴注方法包括在插管时使用 LTA(Hospira, Chicago, IL),在 ETT 管腔内或通过 LITA 管(Sheridan Catheter Corp., Argyle, NY)喷洒利多卡因。LITA 管具有集成的注射端口,以允许通过单独的注射端口同时在套囊上方和下方注射。虽然 Gonzalez 等证明 LITA 可以有效减少咳嗽,但 LITA 的价格是普通 ETT 的两倍,并且在开口被堵塞时会失败,并且必须在诱导时插入,以便拔管时常规使用。充气套囊可能会限制利多卡因快速到达下方黏膜,而黏膜的神经支配可能会从套囊的上方和下方中断。同样,利多卡因可能会通过气管分泌物形成的薄膜在套囊下流动。局部麻醉药完全起效可能需要时间,而全身性经肺作用起效迅速。

沿 ETT 喷洒利多卡因溶液是套囊内应用的一种切实有效的替代方法。患者通常会短暂

咳嗽,从而将利多卡因分散在整个气道中,并通过肺吸收促进全身作用。更有效的是,利多卡因可以通过 Luer Lock 端口在 10~20 秒内滴入。随着套囊完全放气,持续的充气/Valsalva 手法将利多卡因向上引导至靠近套囊的声带和气道黏膜。最好在麻醉下进行,随着 CO_2 水平恢复正常,通气驱动开始恢复,在神经肌肉阻滞完全逆转之前实施操作,能够促进空气和利多卡因通过松弛的声带"向上涌出"。注射完成后,神经肌肉阻滞被逆转。通常在 20~30 秒后,局麻药作用最大化,并恢复正常的自主呼吸。此时,套囊快速放气不会引起反射或呼吸变化(经示踪剂所证实),能够确保适当的表面麻醉效果以使拔管顺利进行。这种局部作用持续约 15~20分钟,并且可以拔除 ETT 而无明显的血流动力学或呼吸变化。局部消除气管刺激似乎可以在所有拔管深度下防止喉痉挛。虽然 Burton 等首次描述建议使用 4mL 4% 利多卡因溶液,在我们的实践中证明 5mL 2% 利多卡因溶液同样有效。通过气管内滴注 2% 利多卡因以 1mg/kg的剂量有效地抑制了气道-循环反射。尚待确定的是可立即缓解拔管前血流动力学变化的气管内滴注的最低有效剂量和持续作用时间。

⌂ 要点

- ICL 对于持续时间超过 1 小时的病例有效,但可能带来重大风险,需要进行充分准备。
- 较低浓度的利多卡因在碱化时更有效,如果套囊破裂,不太可能导致全身性毒性反应。
- 使用测压法可预防气道黏膜局部缺血,但未得到充分利用。
- 气管内滴注似乎是一种安全、简便、有效且应用广泛的技术。
- 需要临床技能和经验以使可用的技术与合适的患者安全地匹配,有误吸风险的患者通常禁忌拔管前使用气管内局部麻醉药。

推荐读物

Altinas F, Bozkurt P, Kaya G, et al. Lidocaine 10% in the endotracheal tube cuff: Blood concentrations, haemodynamic and clinical effects. *Eur J Anaesthesiol*. 2000;17(7):436–442.

Asai T, Koga K, Vaughan RS. Respiratory complications associated with tracheal intubation and extubation. *Br J Anaesth*. 1998;80(6):767–775.

Bidwai AV, Bidwai VA, Rogers CR, et al. Blood pressure and pulse-rate responses to endotracheal extubation with and without prior injection of lidocaine. *Anesthesiology*. 1979;51(2):171–173.

Burton AW, Zornow MH. Laryngotracheal lidocaine administration. *Anesthesiology*. 1997;87(1):185–186.

Daley MD, Norman PH, Coveler LA. Tracheal extubation of adult surgical patients while deeply anesthetized: A survey of United States anesthesiologists. *J Clin Anesth*. 1999;11(6):445–452.

Diachun CA, Tunink BP, Brock-Utne JG. Suppression of cough during emergence from general anesthesia: Laryngotracheal lidocaine through a modified endotracheal tube. *J Clin Anesth*. 2001;13(6):447–451.

Difazio C, Neiderlehner J, Burney RG. The anesthetic potency of lidocaine in the rat. *Anesth Analg*. 1976;55(6):818–821.

Dollo G, Estebe JP, Le Corre P, et al. Endotracheal tube cuffs filled with lidocaine as a drug delivery system: In vitro and in vivo investigations. *Eur J Pharm Sci*. 2001;13(3):319–323.

Estebe JP, Dollo G, Le Corre P, et al. Alkalinization of intracuff lidocaine improves endotracheal tube-induced emergence phenomena. *Anesth Analg*. 2002;94(1):227–230.

Estebe JP, Gentili M, Le Corre P, et al. Alkalinization of intracuff lidocaine: Efficacy and safety. *Anesth Analg*. 2005;101(5):1536–1541.

Fagan C, Frizelle HP, Laffey J, et al. The effects of intracuff lidocaine on endotracheal-tube-induced emergence phenomena after general anesthesia. *Anesth Analg*. 2000;91(1):201–205.

Gefke K, Andersen LW, Freisel E. Lidocaine given intravenously as a suppressant of cough and laryngospasm in connection with extubation after tonsillectomy. *Acta Anaesthesiol Scand*. 1983;27(2):111–112.

Gonzalez RM, Bjerke RJ, Drobycki T, et al. Prevention of endotracheal tube-induced coughing during emergence from general anesthesia. *Anesth Analg*. 1994;79(4):792–795.

Himes RS, DiFazio CA, Burney RG. Effects of lidocaine on the anesthetic requirements for nitrous oxide and halothane. *Anesthesiology*. 1977;47(5):437–440.

Huang CJ, Tsai MC, Chen CT, et al. In vitro diffusion of lidocaine across endotracheal tube cuffs. *Can J Anaesth*. 1999;46(1):82–86.

Jee D, Park SY. Lidocaine sprayed down the endotracheal tube attenuates the airway-circulatory reflexes by local anesthesia during emergence and extubation. *Anesth Analg*. 2003;96(1):293–297.

Kempen PM. Reply: laryngotracheal lidocaine administration. *Anesthesiology*. 1997;87(1):186.

Kempen PM. Extubation in adult patients: who, what, when, where, how, and why? *J Clin Anesth*. 1999; 11(6):441–444.

Knight PR, Kroll DA, Nahrwold ML, et al. Comparison of cardiovascular responses to anesthesia and operation when intravenous lidocaine or morphine sulfate is used as adjunct to diazepam-nitrous oxide anesthesia for cardiac surgery. *Anesth Analg*. 1980;59(2):130–139.

Leech P, Barker J, Fitch W. Proceedings: Changes in intracranial pressure and systemic arterial pressure during the termination of anaesthesia. *Br J Anaesth*. 1974;46(4):315–316.

Miller RD, ed. *Miller's Anesthesia*. 6th ed. New York: Elsevier; 2005.

Navarro RM, Baughman VL. Lidocaine in the endotracheal tube cuff reduces postoperative sore throat. *J Clin Anesth*. 1997;9(5):394–397.

Paulsen FP, Rudert HH, Tillmann BN. New insights into the pathomechanism of postintubation arytenoids subluxation. *Anesthesiology*. 1999;91(3):659–666.

Sant'Ambrogio G, Remmers JE, deGroot WJ, et al. Localization of rapidly adapting receptors in the trachea and main stem bronchus of the dog. *Respir Physiol*. 1978;33(3):359–366.

Sconzo JM, Moscicki JC, DiFazio CA. In vitro diffusion of lidocaine across endotracheal tube cuffs. *Reg Anesth*. 1990;15(1):37–40.

Soltani HA. Letter to the editor. *J Clin Anesth*. 2004;16(1):80.

Steinhaus JE, Gaskin L. A study of intravenous lidocaine as a suppressant of cough reflex. *Anesthesiology*. 1963;24:285–290.

Sumpelmann R, Krohn S, Strauss JM. Laryngotracheal administration of local anesthetics–is the effect mediated by systemic absorption? *Anesth Analg*. 1995;80(2):430–431.

Yukioka H, Yoshimoto N, Nishimura K, et al. Intravenous lidocaine as a suppressant of coughing during tracheal intubation. *Anesth Analg*. 1985;64(12):1189–1192.

第 11 章
插管容易并不意味着再插管容易——尤其是
颈动脉内膜切除术或颈椎手术后

麻醉医师并不是总能认识到,接受颈动脉内膜切除术和颈椎手术的患者再插管时可存在潜在困难。因为这些患者没有肿瘤,通常最初没有喘鸣或声带麻痹的迹象(除非以前有过脑卒中),最初的插管通常并不复杂。在手术阶段,有许多重要的生理问题,例如血流动力学管理和器官灌注维持,会分散麻醉医师对呼吸道问题的关注。术后需要即刻拔管以利于术后进行神经系统检查,并避免出现高血压和咳嗽。但是,麻醉医师必须时刻注意拔管后气道问题。即使开始的插管不复杂,拔管失败后也有可能很难保护气道。在计划"拔管试验"或"让我们看看他在没有导管的情况下如何呼吸"之前,需要仔细考虑这种情况。

颈动脉内膜剥脱术或颈椎融合术后发生呼吸功能障碍的原因包括喉或咽水肿、血肿、脑脊液(cerebrospinal fluid,CSF)漏、喉返神经功能障碍、颈动脉体功能障碍、颈椎融合、畸形和绷带使用不当。

水肿/血肿

颈前路手术均在一定程度上存在术后颈部水肿,也可由于俯卧位而发生在颈椎椎板切除术中。在颈动脉内膜剥脱术患者中，CT 研究表明，仅由于水肿，气道容积可减少 25%~60%，咽后部结构增加 200%~250%。喉和咽的水肿被认为是由静脉和淋巴管破裂，以及直接组织损伤引起的，伴有继发于局部炎症介质释放后的毛细血管通透性增加。**如果患者一直维持仰卧位，则组织水肿可能难以进行临床评估。**气道结构可能受到很大的内向压迫，而颈围几乎没有变化，直到气道变窄至 4mm 才可能听到喘鸣音。此外，单侧组织损伤也可引起双侧水肿。水肿很少是导致呼吸困难重新插管的唯一原因，但它加重了可能出现的其他问题（例如血肿）的影响，并使喉镜下辨识声带变得非常困难。如果水肿是由于俯卧位导致的，则在出现时将床头抬高至 30° 可减少软组织水肿。

约 1.4%~10.0% 的颈动脉内膜剥脱术患者会出现严重的血肿，在凝血功能障碍和未中和肝素的情况下，发生率更高。血肿通常要到术后几个小时才会出现，"颈动脉回缩"患者通常会发生高血压、高碳酸血症，也可能存在部分气道梗阻。在这种情况下，重新插管可能是最困难的气道情况之一，并且气道可能很快成为真正的紧急情况。在不考虑无菌技术的情况下，手术清除血肿可能足以缓解梗阻，直到可以进行直接喉镜操作。**作者建议，在对任何在颈动脉或颈部手术后出现明显血肿的患者进行重新插管时，麻醉医师应在人员和设备方面获得最大限度的气道支持。**

脑脊液漏

脑脊液漏可能是颈椎前路椎体融合术的一种并发症，当硬脑膜和蛛网膜组织的完整性被破坏时发生。脑脊液的聚集会由于占位效应而导致通气障碍，这与血肿的形成非常相似。

喉返神经损伤

喉返神经损伤最常在甲状腺手术后发生，同时也是公认的颈动脉内膜剥脱术和颈前路手术后并发症。在颈动脉手术中，喉返神经的急性功能障碍发生率约为 0.2%~10.0%，但是幸运的是，永久性损伤的发生率不到 1.0%。

喉返神经在气管和食管间沟中走行，并支配除环甲肌以外的所有喉部肌肉。损伤通常是缺血、手术操作、切割、牵拉或压迫的结果。单侧功能障碍会导致单侧声带内收和声音嘶哑。双侧功能障碍会导致双侧声带内收引起气道梗阻。麻醉医师应注意喉返神经的术前功能以及与卒中或先前手术有关的声音嘶哑患者的术前功能。这些患者可能会从术前评估中受益。当出现并拔管时，双侧喉返神经功能障碍表现为需要干预的即刻气道梗阻。

颈动脉体功能障碍

颈动脉体是化学感受器，主要作用是调节血液中氧和二氧化碳含量。颈动脉内膜剥脱术后继发的去神经支配会损害患者对缺氧的生理反应。接受呼吸抑制剂（如阿片类）治疗的患者术后缺氧的风险更高。

颈椎错位

颈椎错位是颈椎融合术的一种罕见但可能的并发症。错位会导致气道的结构性改变，再加上水肿，会导致通气不足。另外，颈椎融合术限制了颈部的伸展，这可能导致术后难以再次插管。

手术敷料

颈部手术后的包扎敷料会阻碍静脉和淋巴引流并加重水肿，从而导致气道梗阻。较大的敷料还会遮挡手术部位的视野,并可能掩盖出血迹象。而这些迹象会提醒麻醉和 PACU 护理人员注意正在发生的血肿。颈围的尺寸应适当,并应为术后水肿提供一定的扩张空间。显而易见,但需要指出的是,切勿使用过紧或全包围的颈部绷带。作者见到多个颈动脉内膜剥脱术后明显的气道梗阻病例,在取下颈部敷料后症状缓解。

🏠 **要点**

- 除了上述特定的病理情况外,对于手术室或恢复区的患者或重症监护病房的患者,气管拔管并不是一种危险的干预措施,这一点已日益明显。
- 最新的 ASA 指南建议"拔管策略是插管策略的合理扩展"。
- 建议包括考虑可能影响拔管后气道通畅或通气的临床因素(如上所述),制订气道管理计划,如果在拔除导管后通气失败则可以立即应用,以及可能使用探条或声门上气道作为再插管的指南。
- 在最新一版的英国国家审计计划(NAP4,2011)中,超过 20% 的与气道管理有关的致病事件发生在麻醉结束时或拔管后的恢复区。这些数据强调了气管插管拔除后气道梗阻发生时,气道管理计划的重要性。

推荐读物

Allain R, Marone L, Meltzer L, et al. Carotid endarterectomy. *Int Anesthesiol Clin*. 2005;43(1):15–38.

American Society of Anesthesiologists Task Force. A management of the difficult airway. Practice guidelines for management of the difficult airway. An updated report. *Anesthesiology*. 2003;95:1269–1277.

Apfelbaum JL, Hagberg CA, Caplan RA, et al. Practice guidelines for management of the difficult airway: an updated report by the American society of anesthesiologists task force on management of the difficult airway. *Anesthesiology*. 2013;118:251–270.

Ballotta E, Da Giau G, Renon L, et al. Cranial and cervical nerve injuries after carotid endarterectomy: a prospective study. *Surgery*. 1999;125:85–91.

Bukht D, Langford RM. Airway obstruction after surgery in the neck. *Anesthesia*. 1983;38:389–390.

Carmichael FJ, McGuire GP, Wang DT, et al. Computed tomographic analysis of airway dimensions after carotid endarterectomy. *Anesth Analg*. 1996;83:12–17.

Cook TM, Woodall N, Frerk C. Major complications of airway management in the uk: results of the fourth national audit project of the royal college of anaesthetists and the difficult airway society. *Br J Anaesth*. 2011;106:617–631.

Curran AJ, Smyth D, Sheehan SJ, et al. Recurrent laryngeal nerve dysfunction following carotid endarterectomy. *J R Coll Surg Edinb*. 1997;42(3):168–170.

Hughes R, McGuire G, Montanera W, et al. Upper airway edema after carotid endarterectomy: the effect of steroid administration. *Anesth Analg*. 1997;84:475–478.

Ichinose K, Kozuma S, Fukuyama S, et al. A case of airway obstruction after posterior occipito-cervical fusion. *Masui*. 2002;51(5):513–515.

Joseph MM, Kaufman WA, Shindo ML, et al. Complications of anesthesia for head-neck and reconstructive surgery. *Semin Anesth*. 1996;15:203–211.

Jung A, Schram J, Lehnerdt K, et al. Recurrent laryngeal nerve palsy during anterior cervical spine surgery: a prospective study. *J Neurosurg Spine*. 2005;2(2):123–127.

Kreisler NS, Durieux M, Spickermann BF. Airway obstruction due to a rigid cervical collar. *J Neurosur Anesthesiol*. 2000;2:118–119.

McRae K. Anesthesia for airway surgery. *Anesthesiol Clin North Am*. 2001;19(3):497–541.

Penberthy A, Roberts N. Recurrent acute upper airway obstruction after anterior cervical fusion. *Anaesth Intensive Care*. 1998;26(3):305–307.

第 12 章
为每一例头颈手术病例做好气道火灾的处理计划

一名 67 岁的女性，既往患有慢性阻塞性肺疾病（chronic obstructive pulmonary disease, COPD），在家需要鼻导管吸氧，3L/min，且合并冠状动脉疾病。该患者被收入烧伤病房。由于抽烟和烟头掉落，她入睡后，房屋发生火灾。她遭受了吸入性损伤，并在重症监护病房（ICU）维持了 2 周的气管插管，然后才来到手术室（OR）进行气管切开术。该操作使用原位聚氯乙烯气管导管完成。在手术过程中，您在麻醉下无法维持血压，并且由于近期实施了皮肤移植，又不愿使用加压素。因为她只能耐受约 0.5% 的异氟烷，且对咪达唑仑的耐受性不好，所以您向她的吸入氧气中添加了 20% 的氧化亚氮。不幸的是，试图进一步降低 FiO_2 时，SpO_2 进一步降低。当在气管切开部位进行电灼时，发现有火焰从气管切开处冒出。可以采取什么措施降低这种风险？现在发生了火灾，该怎么办？

引言

麻醉医师的职责之一是对手术室环境的管理，包括对手术室火灾的预防和管理。选择一种降低火灾风险的麻醉计划是气道管理的首要任务之一。如果发生火灾，麻醉医师必须知道应该怎么做才能对患者的伤害达到最小。

着火三角

只要出现着火的三要素（又称着火三角），就有发生火灾的危险。着火三角由点火源、燃料和氧化剂组成。必须认识到，这些元素几乎总是存在于手术室中！在头部和颈部手术期间，这些元素不仅存在而且距离很近。麻醉医师通过气管导管向手术部位提供氧化剂（氧气或一氧化二氮）。外科医师通常以电灼设备或激光的形式为气道火灾提供点火源。点火源随外科手术类型的不同而不同。

手术室着火三角的常见组成

氧化剂	点火源	燃料
氧气	电凝	气管导管
氧化亚氮	激光	敷料
	纤维光源	患者组织
	除颤板	手术单或手术衣
		手术消毒的溶剂——未干
		患者头发
		鼻导管或面罩

气道着火高风险术式

气道着火高风险的常见手术包括气管切开术、扁桃体切除术、腺样体切除术、气道肿瘤减灭术和气管重建术。头颈部手术或需要给氧和镇静的眼科手术会通过将氧气滞留在无菌手术铺巾下形成富氧环境而造成手术室着火的高风险。

外科手术着火

如果在患者体内点燃气管导管,则通过导管的气流会产生"喷灯"型火焰,从而伤害更多的远端结构。进入气管时在气管切开术部位发生的火灾有可能造成局部伤害,火焰进入手术室环境或对远端肺部造成伤害。在无套囊气管插管的儿童中进行的口腔和咽部手术可能会导致气道起火,因为富氧气体会泄漏到手术部位。

气管导管是气道中最稳定存在的燃料来源。已经显示,红色橡胶、聚氯乙烯和有机硅气管导管在低于 27% 的氧气下都是易燃的。市售的"抗激光"管更耐燃烧,是计划使用激光时推荐使用的气管导管。用亚甲基蓝染色的盐水填充气管插管的套囊,如果发生套囊损坏时可引起外科医师的注意。

对于涉及头和颈部的手术,当需要中度至深度镇静时,或者在有氧依赖的患者中,麻醉医师应考虑使用密封的气体输送系统,例如带套囊的 ETT 或 LMA。如果认为患者和病例适合使用开放的气体输送设备(面罩或鼻导管),则必须注意避免在手术铺巾下富集气体,从而造成高氧环境。在对 1985—2009 年手术室起火的医疗赔偿分析中,使用开放式气体输送系统发生了很大一部分由电灼引起的起火。气管插管的必要性应与外科医师讨论,因为某些操作可能会在间歇性呼吸暂停下进行,这意味着通气期间可能需要更高的 FiO_2。

沟通与预防

在整个手术中,外科医师和麻醉医师应就手术计划保持沟通。应在开始气道操作前或接近气道时通知麻醉医师,以便在需要时可以进行调整以降低 FiO_2。即使对于有经验的人来说,最小化 FiO_2 也是管理着火三角的最棘手的方面之一。对于肺功能差或心血管状态不佳的患者尤其困难。如果难以将患者维持在较低的 FiO_2 水平,则必须通知外科医师,以便他或她可以使用不发热的手术工具(用手术刀代替电灼术)或改变手术计划。口内或咽部手术中,可以放置湿敷料以减少富氧气体泄漏到手术部位。必须小心使其保持湿润,因为干燥的敷料将成为额外的着火源。

手术室火灾的管理

如果发生气道火灾,必须**立即**采取行动以防止对患者的进一步伤害。当存在气道火灾时,ASA 的最新预防和管理手术室火灾实践指南中提供了以下步骤:①拔出气管导管,②停止所有气道气体的输送,③从呼吸道中取出海绵和任何其他易燃材料,④将盐水倒入呼吸道中。如果按照这些步骤没有扑灭火灾,可以使用二氧化碳灭火器。如果手术室中仍有火灾,请启动火警警报并疏散患者。

假定火灾第一时间被扑灭,麻醉医师应尽可能在无需补充氧气或一氧化二氮的情况下通过面罩恢复通气,熄灭气道装置并尝试确定气道中是否残留碎片。如有必要,可以考虑行支气管镜检查取回残留导管和/或评估气道的损伤程度。应进行任何其他相关检查(动脉血气、胸部 X 线检查)或包括气道支持(再插管,气管切开术)在内的治疗。

对于不涉及患者气道的手术室火灾,应将气道设备留在原处。除去所有的窗帘和可燃物,并用适合于手术室使用的盐水或灭火器灭火。对于所有手术室火灾,应根据当地政策向当地消防部门报告。所有此类病例都应在机构的质量报告框架内进行评估,以改善未来的患者结局。

那么,对于上述在气管造口术中发生气道火灾的患者,有什么不同的治疗方法呢? 在确定程序之前,应在所有手术参与者之间进行讨论,以确定发生气道火灾的风险。应当概述和商定一旦发生火灾的处理步骤,使用氧气和空气的混合气体会减少氧化剂的含量。通知外科医师,增加 FiO_2 的需求可能需要使用替代方法进入手术气道,例如手术刀。最后,所有手术室人员,包括麻醉医师和护士,均应参加定期的手术室消防演习,为手术室火灾做好预防性计划。

🏠 要点

- 在上述情况下,着火三角同时存在并紧邻气道——制定一种方法,提醒自己注意每一种可能发生气道着火的情况。
- 在有火灾风险的情况下,将氧化剂的 FiO_2 和氧化亚氮的浓度降至最低。
- 最大限度地减少点火发生器-电灼或激光的时间。
- 激光管较难点燃,但请注意,所有的激光管都会燃烧。
- 如果发生气道着火,请断开回路,拔管,熄灭火焰,如果可能,在没有供氧的情况下进行通气,评估并根据需要进行气道支持。

推荐读物

Apfelbaum JL, Caplan RA, Barker SJ, et al. Practice Advisory for the prevention and management of operating room fires: An updated report by the American Society of Anesthesiologists Teak Force on operating room fires. *Anesthesiology*. 2013;118(2):271–290.

Ehrenwerth J, Seifert HA. Electrical and fire safety. In: Barash PG, Cullen BF, Stoelting RK, et al., eds. *Clinical Anesthesia*. 7th ed. Philadelphia, PA: Lippincott Williams & Wilkins; 2013:189–218.

Mehta SP, Bhananker SM, Posner KL, et al. Operating room fires: A closed claims analysis. *Anesthesiology*. 2013;118(5):1133–1139.

Modest VE, Alfille PH. Anesthesia for laser surgery. In: Miller RD, Eriksson LI, Fleisher LA, et al., eds. *Miller's Anesthesia*. 8th ed. Philadelphia, PA: Saunders; 2014:2598–2611.

Wolf GL, Simpson JI. Flammability of endotracheal tubes in oxygen and nitrous oxide enriched atmosphere. *Anesthesiology*. 1987;67(2):236–239.

第 13 章
烧伤患者气管插管和长期气道管理的特殊考虑

烧伤是温度、化学、电或放射性损伤的结果。一氧化碳中毒是火灾中和火灾后最常见的死亡原因。如果患者度过了最初几个小时,发病率和死亡率与全身烧伤面积、烧伤的深度和患者的年龄相关。**烧伤越严重,气道受累的风险越高。**

重度烧伤的特征包括:

- 烧伤面积>全身体表面积(TBSA)的 25%(成人)
- Ⅲ度烧伤>10%TBSA
- 存在吸入性损伤
- 涉及面部、眼、耳、手、脚或会阴的损伤
- 腐蚀性化学损伤
- 高压电烧伤
- 合并衰弱性疾病的烧伤

中度烧伤的特征包括：

- Ⅱ度烧伤面积占 TBSA 的 15%~25%（成人）
- Ⅲ度烧伤面积占 TBSA 的 2%~10%

烧伤的体表面积可通过"九分法"进行估计。身体各部分被分为若干个 9% 或 9% 的倍数（表 13.1）。

急性期处理

吸入性损伤的烧伤患者在火灾发生现场即需要气管插管和通气支持。如果患者到达医院时已行气管插管，不要换管，因为可能存在插管困难。

烧伤患者没有呼吸道症状并不罕见。烧伤患者的处理可能会非常棘手，因为随后出现的气道后遗症可能导致气道管理非常具有挑战性。黏膜损伤和毛细血管渗漏会造成烧伤患者上、下呼吸道严重水肿，且液体复苏可使其进一步恶化。烧伤后 12~24 小时内气道水肿和狭窄持续存在。详细病史和体格检查有助于决定患者是否需要早期插管。当评估患者时，通过面罩给氧和采用脉搏氧饱和度监测氧合。

病史 在密闭环境下高度可燃性物质造成的烧伤，要高度怀疑吸入性损伤。主诉咳嗽、流涎、声嘶、发音困难和吞咽困难的患者有气道水肿的风险。

体格检查 面部烧伤和口腔内有烟灰与气道水肿和即将发生的气道损伤密切相关。其他的体征包括面部毛发烧伤、鼻腔内有烟灰、喘鸣和呼吸窘迫。

诊断 吸入性损伤的诊断主要是根据病史和体格检查。出现上述症状和体征的患者需要进行气管插管。另外，在吸空气时，动脉血氧分压（PaO_2）<60mmHg，$PaCO_2$>50mmHg（急性），或吸入 100% 氧气，PaO_2<200mmHg 时也需要气管插管。诊断的金标准是纤维支气管检查。CT 和胸片在急性期没有帮助。某些医院建议每隔 3~4 小时进行一次纤维支气管镜检查用于诊断即将发生的呼吸道梗阻。

处理 与其他形式的损伤一样，最初的处理包括确保气道（airway）安全、通气（breathing）和循环（circulation）（即 ABC）稳定。如果患者的病史和体格检查提示气道损害，应在插管变得很困难之前，早期进行气管插管。通知所有医师气道管理的最初措施和替代计划。困难气道设备应随时可及，包括能够快速进行有创气道操作的人员。如果出现"不能插管，不能通气"的情况，医师要按照困难气道处理流程管理气道。

下面讨论烧伤患者选择建立通畅气道的最佳方案。

- 直接喉镜检查是气管插管最常用的技术。然而，如果患者张口度不够、颈部活动度受限、烧伤后气道扭曲，应尽早考虑经其他途径插管。视频喉镜已被证明在气道管理的很多方面有用，且在有限的烧伤患者数据中表明可以改善会厌成像，且比直接喉镜需要的尝试插管次数更少。
- 可弯曲纤维支气管镜对于张口受限和/或颈部活动度受限患者是另一种可供选择的方法。

表 13.1 九分法

整个头颈部	9%	每个下肢	18%
每个上肢	9%	会阴区	1%
上/下躯干前部	18%	每只手	1%
上/下躯干后部	18%		

- 当出血妨碍气道的可视性时,逆行导丝引导气管插管技术很有用处。最好由有经验的麻醉医师来实施。
- 气管切开术通常在无菌环境下由手术医师选择性进行。烧伤患者的外科气管造口术确实增加了肺脓毒症、声门下狭窄、瘘管形成和随后死亡的发生率,如果可能应尽量避免气管切开。

烧伤患者应避免使用去极化肌松药(如琥珀酰胆碱)。琥珀酰胆碱会造成危险的高钾血症,导致心动过缓、心律失常和心搏骤停。这主要是由于肌纤维膜外受体的增多(琥珀酰胆碱引起去极化作用使 K+由肌纤维膜内向膜外转移致血钾升高)导致的,烧伤后 24 小时后使用琥珀酰胆碱是禁忌的。

首次使用非去极化肌松药时也应小心。由于存在插管失败的可能性,患者可能需要重新恢复自主通气。有趣的是,患者在损伤急性期后通常对非去极化肌松药产生抵抗。这种脱敏感性在损伤后第 7 天出现,持续长达 70 天。

如果面部创伤和烧伤不影响经鼻气管插管,推荐使用经鼻气管插管。患者对这种方式耐受更好,尤其是那些需要长时间带管的患者。但经鼻气管插管 4 天后发生鼻窦炎的风险增加。需要多次反复手术的患者在计划的手术治疗完成前不要拔管。如果拔管,医师可能要面对与急性期同样的问题,并需要同时处理慢性期并发症。

烧伤后早期的常见处理包括更换敷料、冲洗和清创。如果患者不需要插管气道支持,这些操作可在面罩通气的监测麻醉下进行。常选用短效的麻醉药物如咪达唑仑、丙泊酚和氯胺酮。

对于吸入性损伤的患者,高频正压通气(high-frequency positive-pressure ventilation,HFPV)有助于避免气压伤和肺炎。潮气量为 1~3mL/kg,呼吸频率为 100~3 000 次/min,这种通气方法可使萎陷的肺泡充分复张,同时避免较高的气道峰压。适当的湿化气体可以避免严重的坏死性气管、支气管炎。

慢性期管理

在烧伤初期治疗和恢复后,患者可能出现其他并发症,对于气道管理具有同样重要的意义。烧伤患者的慢性期并发症包括气道狭窄,颈部和胸壁伤口挛缩和气管及肺组织结痂。这些问题可导致插管和机械通气更加困难。

病史 Ⅲ度或Ⅳ度烧伤患者可能出现瘢痕挛缩。面部和颈部挛缩导致不能充分张口、颈部屈曲和仰头受限,使气管插管极具挑战性。Ⅲ度胸壁环形烧伤的挛缩使胸壁运动受限,肺充分通气的能力降低。

直接吸入性损伤、瘢痕挛缩和/或气管导管、气管切开导管及其套囊导致的机械损伤增加烧伤患者出现气管狭窄的风险。狭窄是由压力性坏死及随后的愈合和瘢痕形成导致的。患者可能主诉呼吸困难或反复插管时需要较小的气管导管。

体格检查 纤维支气管镜检查可以发现气管狭窄。绝大多数的气管狭窄发生在声门下区域,但它也可发生在上呼吸道、下呼吸道或二者联合存在。喘鸣提示存在狭窄或狭窄恶化。

处理 一旦发生气管狭窄,将很难治疗。管理的关键是避免其发生。尽管吸入性损伤本身可以导致气管狭窄,但使用低压力套囊(<20cmH₂O)、确保导管稳定、减少插管次数和带管时间,可降低气管狭窄的风险。应避免早期气管切开,因为再狭窄率高。

晚期烧伤患者也需要更加充足的气道工具使用计划,以保证插管成功。如果颈部活动度或气道狭窄是需要关注的问题,最好放弃普通喉镜,选择视频喉镜甚至清醒纤支镜引导插管技术。如果插管和通气被证明都困难,可采用声门上气道装置如 LMA,可争取更多的时间进行气道装置的准备,在一些模型中 i-Gel 被证明更加有效。如前所述,与外科团队保持开放的沟通。当需要紧急气管插管时,外科手术可以解除伤口挛缩,使头部和颈部的操作不那么困难,或者必要时建立外科气道。

> ⌂ **要点**
>
> - 在预测气道损伤时,详细的病史和体格检查非常重要。
> - 早期插管比稍晚插管更安全。
> - 避免使用琥珀酰胆碱。
> - 烧伤患者择期气管切开与高并发症发生率相关。
> - 采用团队战术,与外科团队保持密切联系。
> - 准备好处理困难气道的适当设备和人员。

推荐读物

Antonio AC, Castro PS, Freire LO. Smoke inhalation injury during enclosed space fires: An update. *J Bras Pneumol*. 2013;39(3):373–381.

Apfelbaum JL, Hagberg CA, Caplan RA, et al. Practice guidelines for management of the difficult airway: an updated report by the American Society of Anesthesiologists task force on management of the difficult airway. *Anesthesiology*. 2013;118(2):251–270.

Barash PG, Cullen BF, Stoelting RK, et al. *Clinical Anesthesia*. 7th ed. Philadelphia, PA: Lippincott Williams & Wilkins; 2013.

Bowers BL, Purdue GF, Hunt JL. Paranasal sinusitis in burn patients following nasotracheal intubation. *Arch Surg*. 1991;126(11):1411–1412.

MacLennan N, Heimbach DM, Cullen BF. Anesthesia for major thermal injury. *Anesthesiology*. 1998;89(3):749–770.

Madnani DD, Steele NP, de Vries E. Factors that predict the need for intubation in patients with smoke inhalation injury. *Ear Nose Throat J*. 2006;85(4):278–280.

Muehlberger T, Kunar D, Munster A, et al. Efficacy of fiberoptic laryngoscopy in the diagnosis of inhalational injuries. *Arch Otolaryngol Head Neck Surg*. 1998;124(9):1003–1007.

Saffle JR, Morris SE, Edelman L. Early tracheostomy does not improve outcome in burn patients. *J Burn Care Rehab*. 2002;23(6):431–438.

Singh J, Yadav MK, Marahatta SB, et al. Randomized crossover comparison of the laryngeal mask airway classic with i-gel laryngeal mask airway in the management of difficult airway in post burn neck contracture patients. *Indian J Anaesth*. 2012;56(4):348–352.

Woo CH, Kim SH, Park JY, et al. Macintosh laryngoscope vs. Pentax-AWS video laryngoscope: Comparison of efficacy and cardiovascular responses to tracheal intubation in major burn patients. *Korean J Anesthesiol*. 2012;62(2):119–124.

Yang J, Yang WG, Chang LY, et al. Symptomatic tracheal stenosis in burns. *Burns*. 1999;25:72–80.

第 14 章
呼气末正压——用还是不用?

您是一名麻醉科住院医师,在一家大型的大学附属三甲医院工作,已被叫到急诊科,以协助治疗严重的创伤。该患者是一位 27 岁的男性,没有已知的病史,他是傍晚在一场车祸中未系安全带的乘客。经过长时间的抢救,现在被带到了创伤科。到达时,患者的生命体征处于正常范围内,但脉搏氧饱和度为 88%,并且出现呼吸困难。他主诉右胸壁有压痛,看起来肋骨可能骨折了。急诊科担心继发于肺部挫伤和肋骨骨折疼痛而引起的呼吸衰竭,要求您为患者插管并开始正压通气,以防止进一步肺萎陷并纠正通气/灌注不匹配。

您给予患者镇静后插管,未见并发症,并在呼吸机设置上加了 8cmH$_2$O 的 PEEP。两分钟后,您注意到该患者的血压显著下降,并出现心动过速。检查发现右侧呼吸音减弱,颈静脉怒张和气管向左移位。急诊科大夫问您发生了什么——您应该如何回答?

无论是通过呼吸机机械通气直接输送氧气还是通过紧扣的麻醉面罩给氧,适当使用呼气末正压(PEEP)均可增加健康和病理肺的动脉血氧合。但是,不正确使用 PEEP 可能会产生严重的有害影响,例如在上述情况下,如果在气胸患者中使用 PEEP,可能会导致血液动力学参数恶化并最终导致心血管功能衰竭。因此,该技术需要经验丰富的临床医师来最大化其益处。本章将讨论 PEEP 的临床应用,包括常见的适应证和禁忌证,以协助进行与患者护理有关的决策。

定义

PEEP 可定义为呼气末存在的高于大气压的肺部压力。PEEP 有两种类型:外源性和内源性。

- 外源性 PEEP——也称为外加 PEEP,是一种呼吸机进行机械通气的操作,即在呼气末施加超过大气压的压力。麻醉期间最常用的是这种 PEEP。重要的是要认识到,PEEP 本身并不是呼吸机模式,而是一种辅助治疗,可以应用于所有形式的机械通气:控制呼吸、辅助呼吸或自主呼吸。
- 内源性 PEEP——也称为固有 PEEP,是指呼气不完全,随后发生气体聚集的并发症。内源性 PEEP 具有 3 个主要原因:
  1) 呼吸频率高或潮气量大——任何一个变量的增加都有相同的结果;在最后一次呼气完成之前开始新的呼吸。
  2) 呼气流量受限——COPD 和其他慢性肺病患者经常发生;由于气道狭窄,呼气流量受到限制,需要更长的呼气时间。
  3) 呼气阻力增加——可能由于气管导管弯曲或变窄而发生。气流的阻力增加,导致所需的呼气时间更长。

生理效应

呼吸系统

PEEP 对肺部的主要作用是使功能性残气量(functional residual capacity,FRC)增加到闭合容量以上,从而稳定和扩张部分塌陷的肺泡。另外,PEEP 通过将潮气量移至压力-容量曲线顺应性更好的部分来改善肺顺应性。总体效果是肺内分流减少,动脉血氧合改善以及呼吸功减少。从而可以用较低的吸入氧浓度(FiO$_2$)实现动脉血氧合的改善,因此降低了氧中毒的风险。

心脏系统

PEEP 对心血管的不良影响可能包括随着平均气道压力增加而逐渐减少的心输出量,其次是平均胸内压增加。主要机制可能是心脏的静脉回流逐渐减少,但是,另一种推测的机制是室间隔向左移位,这会干扰左室充盈和左室顺应性(左室后负荷增加)。发生这种情况是由于肺泡扩张引起的肺血管阻力增加(右室后负荷增加)。在 15cmH$_2$O PEEP 以上,右室容积增加,右室射血分数降低,与右室后负荷增加一致。重要的是要注意静脉输液可以部分抵消 PEEP 对心输出量的影响。换句话说,与正常血容量患者相比,血管内血容量降低的患者更容易受 PEEP 的影响发生循环抑制。

中枢神经系统

如上所述,PEEP 增加胸腔内压并导致右房压升高。压力的增加通过上腔静脉和颈静脉转移到颅内静脉,因此会导致颅内静脉引流减少,并可能导致颅内压(intracranial pressure,ICP)升高。加上心输出量的下降,可导致脑灌注压(cerebral perfusion pressure,CPP)降低。在健康的大脑中,尽管有这些变化,自主调节仍可确保持续的充足脑灌注,但是关于脑损伤/病理状态下的患者是否也能够代偿的研究存在矛盾。因此,在这种患者人群中应谨慎使用 PEEP。

肾脏系统

加用 PEEP 的通气可导致尿量减少,钠排泄和肌酐清除率降低。心输出量和平均动脉压的降低会导致低压压力感受器放电(增加交感神经活动),从而增加血浆抗利尿激素的浓度并降低尿量。肾灌注的减少刺激了肾素-血管紧张素系统,导致醛固酮产生增加,随后水和钠的重吸收增加。静脉回流的减少导致右心房释放心房尿钠肽减少。尽管这些影响对健康的肾脏并不显著,但如果与其他并发症叠加,可能会加剧这种情况。

肝脏系统

肝血流量取决于通过肝动脉和门脉循环的血流平衡。与 PEEP 相关的心输出量减少导致肝血流量成比例减少。另外,升高的胸内压导致肝静脉淤血增加,这对门静脉血流具有有害作用。肝细胞功能可能受损,尤其是与其他合并症相关时。

适应证

预防肺不张

全身麻醉会导致腹内压升高,吸气肌张力降低和胸腔血容量改变,从而导致 FRC 降低。而 FRC 降低与术后肺不张,后续的低氧血症以及分泌物清除能力降低有关,这两种情况都可能使患者容易患上肺炎。PEEP 可以作为一种保护措施,通过增加 FRC 并防止肺泡塌陷以避免这些不良后果。对于患有肺不张风险较高的患者,包括肥胖患者和接受腹腔镜检查的患者,尤其如此。

急性肺损伤/急性呼吸窘迫综合征

根据定义,患有急性肺损伤(acute lung injury,ALI)或急性呼吸窘迫综合征(acute respiratory distress syndrome,ARDS)的患者缺氧严重,几乎所有患者都需要有创机械通气。但是,如果使用不当,机械通气本身会进一步加重受损细胞的损伤。为了在保持足够的气体交换的同时最大程度地减少额外的损害,创建了 ARDS-net 协议。该协议的核心是使用低潮气量,平台压限制,允许性高碳酸血症和 PEEP。虽然理想的 PEEP 是针对每个患者的,但通常 PEEP 从 5cmH$_2$O 起步并逐渐增加以获得最佳的动脉血氧合同时最大程度地减少不良影响。

心源性肺水肿

尽管 PEEP 不会减少血管外肺水总量,但研究表明,PEEP 确实会将血管外肺水从肺泡和内皮细胞之间的间隙向支气管周围和肺门周围区域重新分布。这种重新分布可能会改善动脉血氧合。

禁忌证

重要的是要记住,PEEP 不是一种良性疗法,可能会带来不利的血流动力学后果,而这种后果会超过动脉血氧合作用的任何收益。由于增加 PEEP 会导致静脉回流降低,因此那些由于容量不足或依赖前负荷维持心输出量的患者(如心包填塞)对 PEEP 的耐受性较差。同样,既往患有右心衰竭的患者可能会由于肺血管阻力增加和右心室后负荷增加而出现症状恶化。其他禁忌证包括气胸患者,因为如果不能通过放置胸腔引流管缓解压力,则增加正压通气会使气胸恶化,并最终导致血流动力学失代偿。对于患有单侧/局灶性肺部疾病(如重度肺炎)的患者,PEEP 可能会使"健康"肺过度充气,从而导致血管阻力增加,通气/灌注不匹配加剧。最后,如上所述,由于可能会降低脑灌注压,因此在 ICP 升高的患者中应谨慎使用 PEEP。

固有 PEEP 的治疗

在存在固有 PEEP(内源性 PEEP)的患者中,呼气时间不足,并且下一次呼吸机呼吸"叠加"在上一次呼吸上。如果不进行治疗,由于与外源性 PEEP 相同的生理原因,可能导致心血管衰竭。意识到这一点后,可以通过最小化 I:E 比(增加呼气时间),积极的支气管扩张剂治疗和增加镇静水平来改善呼吸机同步性。在某些特定情况下(即 COPD),使用外源性 PEEP 会抵消固有 PEEP 并减少呼吸功,但是应谨慎使用,因为过度的外源性 PEEP 可能会限制呼出气流并加剧过度通气。

争议

虽然已经充分证明了使用肺保护策略(低潮气量、PEEP 和肺复张手法)来改善病理性肺部疾病(例如 ARDS)患者氧合的好处,但是在健康患者中,关于这种策略的数据却很少。由于使用 PEEP 并不是一种良性的治疗方式,并且可能导致严重的血流动力学后果(如上所述),因此对于哪些患者应在术中接受此类治疗存在争议。为了解决这个问题,Futier 等人最近的一项研究表明,腹部手术的中高危患者采用肺保护策略可显著减少术后肺部并发症。尽管有这些令人鼓舞的数据,仍然需要进一步的研究来确定术中通气的理想方法。

> 🏠 **要点**
>
> - PEEP 有两种类型:外源性(外部)PEEP 和内源性(固有)PEEP。
> - PEEP 通过增加 FRC,复张部分塌陷的肺泡,增加肺顺应性并减少呼吸的整体做功来改善动脉血氧分压(PaO_2)。
> - PEEP 对心血管系统有负面影响,包括:静脉回流下降,双心室前负荷下降以及随后的心输出量下降。
> - PEEP 的适应证包括肺不张、ALI/ARDS 和心源性肺水肿的预防/治疗。
> - PEEP 的禁忌证可能包括:低血压血容量不足、心脏压塞、已存在的右心衰竭、单侧/局灶

性肺部疾病、张力性气胸,以及 ICP 升高。

- 减少固有(自主)PEEP 的技术包括:支气管扩张剂治疗,增加镇静作用,使 I∶E 比例最小化,以及在某些情况下使用非固有 PEEP。
- 尽管一些最新数据表明,预防性使用肺保护策略(低潮气量、PEEP 和肺复张手法)可改善术后转归,但仍需要进一步研究以确定术中通气的理想方法。

推荐读物

Briel M, Meade M, Mercat A, et al. Higher vs lower positive end-expiratory pressure in patients with acute lung injury and acute respiratory distress syndrome: Systematic review and meta-analysis. *JAMA*. 2010;303:865–873.

Caricato A, Conti G, Della Corte F, et al. Effects of PEEP on the intracranial system of patients with head injury and subarachnoid hemorrhage: The role of respiratory system compliance. *J Trauma*. 2005; 58(3):571–576.

Futier E, Constantin JM, Paugam-Burtz C, et al.; IMPROVE Study Group. A trial of intraoperative low-tidal-volume ventilation in abdominal surgery. *N Engl J Med*. 2013;369(5):428–437.

Guerin C, Milic-Emili J, Fournier G. Effect of PEEP on work of breathing in mechanically ventilated COPD patients. *Intensive Care Med*. 2000;26(9):1207–1214.

Marino PL. *The ICU Book*. 4th ed. Philadelphia, PA: Lippincott Williams & Wilkins; 2014.

Tobin MJ. *Principles and Practice of Mechanical Ventilation*. 2nd ed. New York: McGraw Hill; 2006: 273–325.

Treschan TA, Kaisers W, Schaefer MS, et al. Ventilation with low tidal volumes during upper abdominal surgery does not improve postoperative lung function. *Br J Anaesth*. 2012:109(2):263–271.

Whalen FX, Gajic O, Thompson GB, et al. The effects of the alveolar recruitment maneuver and positive end-expiratory pressure on arterial oxygenation during laparoscopic bariatric surgery. *Anesth Analg*. 2006; 102:298–305.

Zaky A, Lang JD. The use of intraoperative positive end expiratory pressure. *J Anesthe Clinic Res*. 2011; S3:002.

第 15 章
必须解决增高的气道峰压

　　有时麻醉医师要解决插管患者气道峰压增高的问题。尽管每位患者的气道峰压基础值不同,麻醉医师必须调查气道压突然增高的可能原因(表 15.1)。绝大多数情况下,压力的增高与患者、气道/通气设备,甚至与手术人员的站位和设备的摆放有关。

通气压增高的后果

　　任何突然增高的气道峰压都需要立刻引起注意。长时间高压和/或无限制肺扩张的正压

表 15.1　吸气峰压升高的原因

设备故障	腹腔镜操作的腹腔注气
在机械通气吸气阶段按下充氧按钮	头低位
咳嗽/浅麻醉	胸壁顺应性下降(药物、肥胖、胸带)
支气管痉挛	张力性气胸
气管内或气道的机械性阻塞	内源性呼气末正压(auto-PEEP)

通气会造成气压伤(高气道峰压导致的创伤)或容量伤(潮气量增加、肺泡过度牵张导致的肺损伤)。肺泡的过度牵张可能引起肺泡毛细血管膜的破裂,因此出现肺血管通透性增加和肺水肿。吸气峰压(peak inspiratory pressure,PIP)升高也可能导致气胸和纵隔气肿。因此,可能出现急性呼吸窘迫综合征样的症状,即呼吸机所致肺损伤(ventilator-induced lung injury,VILI)。为了避免呼吸机所致肺损伤,应避免过高的吸气峰压,而气道平台压应低于 25cmH$_2$O,特别是损伤发生风险增加的患者长时间通气时(血管、心脏和胸部手术,已存在肺部疾病的患者)。

除肺损伤外,高气道压也影响血流动力学。如果使用过大的呼气末正压(PEEP)或呼吸窘迫导致内源性 PEEP,出现胸内压增加,右室静脉回流减少,心输出量将受到不利影响。另外,肺血管受压增加右室后负荷,因此降低右室每搏量并导致右室扩张。随后室间隔向左心室移位,进一步降低左心室前负荷和每搏量。如果有长时间严重的呼吸窘迫,可能发生心血管衰竭,表现为无脉电活动。

气道/通气设备问题

预防高通气压所致肺损伤最重要的策略之一,即在每次使用前全面检查麻醉机和呼吸回路(包括吸气阀和呼气阀)。这样,机械问题可提前得到解决。然而,检查机器仍不能除外突发故障。一些实例包括手动 PEEP 活瓣突然卡住,将 PEEP 活瓣错误地置于呼吸回路的吸气管路上(很少发生,因为当代麻醉机都是内置 PEEP 活瓣)、呼气活瓣卡住引起呼吸窘迫或自主呼吸时压力释放(排气)阀错误。其他导致回路压力升高的原因包括呼吸机逸气和控制活瓣失灵、残气清除系统阻塞或呼吸机消音器阻塞。

开始机械通气后,排气阀应被放置在"开放"状态。在手术末自主呼吸恢复,如果排气阀关闭且未被注意到,呼吸回路和患者肺中可能出现较高压力(50~60mmHg)。向环路内快速充气会进一步恶化高压。同样的,回路断开后再与气管导管连接时,为了充满呼吸机风箱,麻醉医师在机械吸气同时使用氧旁路阀,即快速充氧阀。在该操作中,所有传送到回路的气体都直接进入了患者的肺部,可能导致气压伤。

患者相关的问题

咳嗽/浅麻醉

麻醉实践过程中,临床上气道峰压升高的一个最明显原因是浅麻醉下患者咳嗽或呛咳。通常简单地增加麻醉深度即可以解决,如增加吸入麻醉药浓度或使用静脉麻醉药(如丙泊酚、利多卡因)或静脉阿片类药物。

支气管痉挛/哮鸣音

支气管痉挛是吸气峰压增加的常见原因。肺部听诊出现呼气相哮鸣音时,可明确诊断。严重支气管痉挛时可能没有哮鸣音,因为空气无法流动。支气管痉挛也可能是术中变态反应的一部分(过敏或类过敏反应),但常伴有潮红、心动过速和低血压。治疗包括:使用沙丁胺醇、肾上腺素、苯海拉明或加深吸入麻醉,停止或避免使用致敏药物有助于缓解该类型的支气管痉挛。回顾患者的变态反应史,避免使用那些药物和其他类似化合物是预防这种过敏反应最简单的办法。

机械性气道梗阻

术中伴有哮鸣的吸气峰压升高也可能是由气道狭窄(导管扭曲、患者咬管、套囊过度充气引起导管腔闭塞)或气道分泌物增加所引起,甚至有鼻甲脱落引起导管堵塞,无法对肺进行通气的报道。通过气管导管放入一个吸引软管,有助于确认导管的通畅性,在有分泌物的情况下,还可以解决问题。通过纤支镜直接观察是明确气管导管堵塞最终原因的"金标准"。气管支气管树远端的分泌物或异物误吸可出现类似体征,吸引实验不可能辨别出来,而需要纤支镜进一步探查,或在有异物的情况下行胸部平片检查。外科设备或手术人员从体外压迫气道也可引起急性吸气峰压增高,如果发现,与手术人员沟通存在的问题和可能的解决方案便可以轻易解决。

体位/外科因素

患者处于倾斜度较大的头低脚高(Trendelenburg)位时,会出现气道峰压增高,尤其在病态肥胖的患者。该体位使腹内容物和下面的胸部结构(大乳房)向头侧移位。这种改变会增加膈肌和胸壁的质量效应,从而增加气道压力,并可能导致通气困难。此外,当患者仰卧时气道远端气管导管的位置可能会在头低位时向隆嵴移动,这可能导致支气管插管。这种情况会导致气道峰压升高;此外,二氧化碳曲线图上呼气末 CO_2 浓度的突然降低提示气管导管可能移位至支气管内。如怀疑行支气管插管,应先听诊两侧肺呼吸音。如发现单侧呼吸音,建议逐步拔出气管导管,重复听诊,直到呼吸音恢复。麻醉医师应时刻观察气管导管的深度标记(用厘米标明),防止意外的气管拔管,对困难气道患者来说,这是灾难性的事件。观察到放置气管导管的合适位置,推荐气管导管距门牙的距离女性为 21cm,男性为 22~23cm。

肺和胸壁顺应性降低

大量输入液体过程中,肺顺应性逐渐降低和吸气峰压升高提示可能存在肺水肿。另外,未使用 PEEP 的持续单一通气模式会导致逐渐的肺不张,增加肺的整体僵硬程度。术中间断进行叹气样呼吸操作(复张)可以治疗肺不张。罕有使用阿片类药物遇到胸壁顺应性下降的情况(胸壁强直)。通常在快速大剂量单次注射亲脂类阿片类药物如芬太尼、舒芬太尼和阿芬太尼后,可以看到中枢介导的肌肉收缩。阿片类药物所致的胸壁强直非常严重甚至可妨碍通气。幸运的是,使用神经肌肉阻滞剂可有效逆转胸壁强直,并允许进行充分的通气。类似胸壁顺应性降低的情况还可发生在对胸壁施加外力时(如手术设备、手术人员倚靠在胸部)。

肺实质容量急性减少

任何增加腹内容量的原因(如腹腔镜手术气腹、腹水、腹部包扎)均可能增加吸气峰压。肥胖和将患者置于头低位可能加剧这些影响,可能需要移动或移除牵开器,降低腹腔镜操作的吸入压力,和/或降低头低位的程度以保证患者足够的通气。在由于腹腔内注气引起二氧化碳分压升高的情况下,维持足够的通气尤其困难,需要麻醉和外科团队之间良好的沟通。

同样,胸腔积液或张力性气胸导致的肺实质压迫也可影响气道压。用针抽取胸水有助于缓解气道峰压增高,但应在麻醉和机械通气前进行。启动机械通气前必须排除合并气胸。在气胸的情况下,即使是单纯性气胸在使用正压通气时也可变为张力性气胸。如果术中怀疑张力性气胸,应立即用针穿刺减压,可以在患侧锁骨中线第二肋间插入 14G 套管针。这将使张力性气胸转换为开放性气胸,为置入胸腔引流管赢得一些时间。

内源性 PEEP

急性或慢性阻塞性气道疾病患者可能出现呼吸衰竭或内源性 PEEP。这种现象发生在呼气相的呼气时间不够长而不能充分呼出吸入的潮气量时。随后的每一次呼吸都会逐渐增加胸内容积和压力,如果这一过程未被发现,会导致气压伤、静脉回流减少和张力性气胸。呼吸频率过快致呼气时间太短,吸气/呼气(I∶E)比未进行调整以包括额外的呼气时间,或两者同时发生时,通常产生内源性 PEEP。如果怀疑内源性 PEEP,呼吸机设置应尝试降低呼吸频率,通过改变 I∶E 比增加呼气时间,同时诊断和治疗气道梗阻的根本原因。

小结

在麻醉过程中,每位麻醉医师都应能够快速排除麻醉引起的气道压力升高问题。忽略这一问题可能会导致严重后果并对患者的肺部造成严重损伤。

⌂ 要点

- 气道峰压突然升高需要立刻检查。
- 气压伤很少见,可能导致气胸。
- 容量伤(高气道平台压下长时间通气导致肺过度膨胀)可导致呼吸机所致肺损伤,与成人呼吸窘迫综合征没有区别。
- 气道高压会增加胸内压力,导致肺血管受压,静脉回流减少,导致心室输出量减少,从而对血流动力学产生不利影响(低血压和心动过缓)。
- 彻底检查呼吸机不能排除术中由于机械故障造成高气道压的可能。
- 也要考虑与患者相关的问题,包括支气管痉挛、肺顺应性下降(肺水肿)、肺容量急性减少(肺不张)或气胸。
- 纤支镜是排除气管内导管阻塞导致气道压升高的金标准。

推荐读物

Butterworth JF IV, Mackey DC, Wasnick JD, eds. Chapter 4, The anesthesia machine; Chapter 23, Respiratory physiology and anesthesia; Chapter 24, Anesthesia for patients with respiratory disease. In: *Morgan & Mikhail's Clinical Anesthesiology*. 5th ed. New York: McGraw-Hill; 2013.

Miller RD, ed. Respiratory physiology and pathophysiology. In: *Miller's Anesthesia*. 8th ed. Philadelphia, PA: Elsevier Churchill Livingstone; 2015.

Myles PS, Madder H, Morgan EB. Intraoperative cardiac arrest after unrecognized dynamic hyperinflation. *Br J Anaesth*. 1995;74:340–342.

Sethi JM, Siegel MD. Mechanical ventilation in chronic obstructive lung disease. *Clin Chest Med*. 2000;21:799–818.

第 16 章
顺利且熟练放置和使用双腔气管导管的关键就是一步一步来
(不要畏惧放置和使用双腔气管导管)

引言

放置双腔气管导管(double-lumen endotracheal tubes,DLT)是在需要单肺通气的胸科和其他手术,以及在危及生命的情况(如咯血)需要肺隔离时的标准操作。尽管 DLT 的准确置入和通气技术比标准气管插管复杂,与其他(略高级)气道操作一样,操作者不应对它们感到畏惧。放置和使用 DLT 的窍门是要按部就班。在放置 DLT 的过程中要谨慎(不要迫使"方桩进入圆洞"),但与其他麻醉操作一样不必有太多顾虑。

双腔气管导管的尺寸

DLT 为单侧肺通气而设计,同时隔离对侧肺。根据制造商的不同,设计上有些差别,但所有的 DLT 均包括气管腔和支气管腔。DLT 的尺寸也为 26~41F 多种(1F 相当于 1/3mm,是导管外径的测量值)。39F 的 DLT 相当于 9.5mm 内径的气管导管。很多研究都在关注选择"适当大小"的 DLT,包括使用胸部平片和计算机断层扫描(computerized tomography,CT)测定气管和支气管的直径。任何一个方法都没能证明是 DLT"理想"尺寸的绝对预测因子,或者换言之,无论并发症大小,除了 DLT 尺寸外还依赖于手术的时间。使用 DLT 后的气道损伤很常见,其中声音嘶哑和咽喉酸痛的发生率较高,有可能是导管过粗引起的。然而,过细的导管可能会导致位置不佳和/或术中导管移位造成肺隔离效果不良。

放置双腔气管导管

置入左侧 DLT 的经典方法是使用直接喉镜,待支气管导管尖端通过声带,拔除管芯并向前推进导管至"双腔"部分(有两个腔的较粗部位)都通过喉部。此时,为了准确置入左侧支气管,可使用盲插或纤维支气管镜引导技术。在盲插技术中,支气管套囊通过声带后拔出管芯,逆时针旋转导管,并推进导管直至遇到阻力(距门齿约为 28~30cm),提示支气管导管位于左主支气管。使用纤维支气管镜引导技术时,支气管导管尖端通过声带后,镜体通过支气管导管腔并进入左主支气管,再沿镜体向前推进导管使支气管导管进入左主支气管。

在 DLT 定位时,每项技术均存在优缺点。某些高年资麻醉医师较喜欢纤支镜技术,并指定作为首选的技术。然而,在没有纤支镜或存在大量出血和分泌物不适用纤支镜的情况下,我们只能依靠临床经验置入。

盲插技术置入速度快,不需要大量的设备,只需要用听诊器确定正确的位置。不幸的是,不能一次到位的发生率约为 30%~78%。在盲插过程中全程保留管芯可提高成功率,但气道损伤的潜在风险可能超过获益。据报道,另一种增加成功率的技术是置入导管后向支气管套囊内注气 2mL,回退的同时握住指示气囊直到指示气囊塌陷,将支气管套囊放气,再前进 1.5cm。采用这种方法的 29 例左式 DLT 中有 26 例位置正确。除了成功率低以外,盲插法的主要缺点是不能看到隆嵴附近解剖的问题。如胸主动脉瘤可能压迫左主支气管,影响支气管置管,盲插技术可能引起动脉瘤破裂。

听诊或纤支镜直视可以确定左侧 DLT 的位置。采用适当的技术,临床上可成功地用听诊器定位。首先,给气管套囊充气,听诊双侧呼吸音。钳夹气管侧,打开气管排气口,听诊气管侧是否漏气。给支气管套囊充气直至漏气消失,通常小于 2mL,绝不能超过 3mL。气管侧呼吸音消失和支气管侧仍有呼吸音即可确认隔离。在移开阻断钳和关闭排气口后,双侧呼吸音应恢复。

如果听诊无法确认位置时,如果有纤支镜,应当使用纤支镜确认。应找到右肺上叶支气管开口,以确认支气管导管在左侧,而不是错误的置于右侧。当通过气管腔看到隆嵴和支气管时,在左主支气管入口应基本看不到支气管套囊,或使用 BronchCath Mallinckrodt 牌的双腔管时,在支气管开口近端明显看到距支气管腔尖端 4cm 处的一条黑线。因为男性和女性的左主支气管均长于 5cm,这应该能提示理想的位置。

支气管套囊充气

支气管套囊充气是 DLT 最终定位的一个重要部分。如果患者将要处于侧卧位,最好在最终摆好体位后给支气管套囊充气,这样可以预防 DLT 移位或避免过度充气。除了听诊以外,还有其他方法决定肺隔离所需且能预防黏膜缺血的最小空气量。在通气过程中,每次给支气管套囊注入 0.5mL 的气体(不能超过 3mL),裸手或胳膊放在支气管侧排气孔上,夹闭支气管侧。充分隔离后漏气会消失。另一方法包括,将鼻胃管尖端放入支气管管腔,另一端放入一瓶盐水内,慢慢向套囊内注气直至气泡消失。**时刻谨记不再需要肺隔离时一定要将支气管套囊放气。**

机械通气

为单肺通气选择适当的潮气量是临床工作中不断发展的重要部分。最近的证据建议在食管切除术中使用与急性肺损伤患者相似的"保护性通气策略",即低潮气量(5mL/kg)联合 PEEP,可以减少炎性反应,改善肺功能,早期拔管。在合并阻塞性肺病的患者,如果呼气时间不足,较大潮气量时可能出现内源性 PEEP。维持气道峰压>40cmH_2O 和较大潮气量可导致肺切除术后急性肺损伤和呼吸衰竭的发生率增加,因此建议在单肺通气时,应该减小传统的较大潮气量(9~12mL/kg)。

某些时候使用 PEEP 是有争议的,因为毛细血管受压可引起通气肺的血液分流至非通气肺。然而,由于引起低氧血症的肺不张的发生率高,大量数据显示 PEEP 在减少呼吸机所致肺损伤(VILI)方面具有保护作用,故推荐使用中度 PEEP(4~8cmH_2O)。一般来说,如果复张手法可以改善氧合,那么 PEEP 有助于维持该效应。此后可能需要定期的复张手法,以保持改善的氧合。在复张过程中应注意心血管变化,因为短暂的低血压是常见的。

单肺通气期间缺氧

单肺通气期间缺氧很常见,平均发生率为 10%。基于患者的人口学特征和体位,这个数字可能会更高。单肺通气期间缺氧的鉴别诊断很广泛(表 16.1),需要谨慎的快速诊断和恰当处理。如果出现急性缺氧,应通知手术团队,在明确真正原因前,应对非通气侧肺进行通气以改善氧合。如果缺氧的起病较缓慢且患者情况稳定,第一步是确保呼吸回路的完整性和充足的潮气量供应。接下来,如果缺氧还没有得到缓解,应将 FiO_2 提高到 1.0,然后用纤支镜确定 DLT 的位置,并尽可能清除分泌物。确认气管导管(ETT)位置后,采用 30cmH_2O 的压力将通气侧肺膨胀 30s。应给予通气侧肺 10cmH_2O 的 PEEP。进一步的操作包括向非通气侧肺施加 10cmH_2O 的持续气道正压(CPAP)。此外,全凭静脉麻醉有助于改善挥发性麻醉气体减弱的缺氧性血管收缩作用,尽管这两种麻醉方式的比较并没有显示对预后的改善。如果缺氧是难治性的,应寻求帮助并寻求替代诊断(表 16.1)。另外,对于严重的顽固性低氧血症,应提醒外科医师并考虑转换为双肺通气。

表 16.1 单肺通气期间低氧血症的鉴别诊断

诊断	临床表现
机械性	
回路连接断开	EtCO_2 的突然消失和分钟通气量(MV)减小
黏液栓	气道峰压升高
低通气	MV 低或潮气量输送损失
肺部问题	
肺不张	复张手法后改善

续表

诊断	临床表现
支气管痉挛	气道峰压突然升高，β-受体激动剂可改善
气胸	气道高压，呼吸音降低，低血压
肺栓塞	$EtCO_2$ 突然消失，心动过速，右心压力升高
肺水肿	DLT 内粉红色泡沫状分泌物增多
误吸	气道峰压突然升高，支气管镜检发现异物
其他	
低心输出量	低 $EtCO_2$ 表示 V/Q 失调，死腔增加
缺氧性肺血管收缩受损	全凭静脉麻醉可改善

⌂ 要点

- 双腔气管插管为单肺通气和肺隔离提供了一种简单的手段。
- 准确置入和确认 DLT 位置的能力是每位麻醉医师全部技能的一部分。
- 挑选病例，按部就班进行气道管理："第一步，是否进入气管内？第二步，我们掌握了哪些信息，知道导管到达了想要去的地方——支气管腔？"然后，沿流程向下进行。
- 编者推荐在使用纤支镜之前，初级麻醉医师应尝试通过听诊定位，这是了解 DLT 在随后的手术中如何起作用的好办法。
- 如果 DLT 没有作用，记住很可能是因为导管过深或过浅，除非你已经将整个导管旋转了 180°。如果你不能找出原因，考虑将支气管导管退至气管内，再重新开始置入。早期使用纤支镜可以快速提供必要的信息。
- 一旦确认导管位置后，避免将其用胶带固定在通气肺同侧的脸上，也不要过度固定导管。有时，在手术中 DLT 需要移动数毫米，许多麻醉医师不得不费力地从紧贴在泡沫头圈一侧的患者脸部撕下一沓胶带。
- 恰当使用 DLT，并通过小心仔细地置入和使用较低潮气量和 PEEP 的肺保护性通气策略，术后可获得更多益处和更好的手术转归。
- 单肺通气期间缺氧很常见而且鉴别诊断很多。通过采取一种标准化的、系统化的方法可以迅速确定和治疗根本病因。

推荐读物

Alliaume B, Coddens J, Deloof T. Reliability of auscultation in positioning of double-lumen endobronchial tubes. *Can J Anaesth*. 1992;39:687–690.

Bahk JH, Lim YJ, Kim CS. Positioning of double-lumen endobronchial tube without the aid of any instruments: an implication for emergency management. *J Trauma*. 2000;49:899–902.

Brodsky JB, Macario A, Mark JB. Tracheal diameter predicts double lumen tube size: a method for selecting left double-lumen tubes. *Anesth Analg*. 1996;82:861–864.

Chow MY, Liam BL, Lew TW, et al. Predicting the size of double lumen endobronchial tube based on tracheal diameter. *Anesth Analg*. 1998;87:158–160.

Fernandez-Perez ER, Keegan MT, Brown DR, et al. Intraoperative tidal volume as a risk factor for respiratory failure after pneumonectomy. *Anesthesiology*. 2006;105:14–18.

Hannallah M, Benumof JL, Silverman PM, et al. Evaluation of an approach to choosing a left double lumen tube size based on chest computed tomographic scan measurement of left mainstem bronchial diameter. *J Cardiothorac Vasc Anesth*. 1997;11:168–171.

Huang CC, Chou AH, Liu HP, et al. Tension pneumothorax complicated by double lumen endotracheal tube intubation. *Chang Gund Med J*. 2005;28:503–507.

Ishikawa S, Lohser J. One-lung ventilation and arterial oxygenation. *Curr Opin Anaesthesiol*. 2011;24:24–31.

Kaplan JA, Slingler PD. *Thoracic Anesthesia*. 3rd ed. Philadelphia, PA: Elsevier; 2003.

Karzai W, Schwarzkopf K. Hypoxemia during one-lung ventilation: prediction, prevention, and treatment. *Anesthesiology*. 2009;110:1402–1411.

Klein U, Karzai W, Bloos F, et al. Role of fiberoptic bronchoscopy in conjunction with the use of double-lumen tubes for thoracic anesthesia: a prospective study. *Anesthesiology*. 1998;88:346–350.

Knoll H, Ziegeler S, Schreiber JU, et al. Airway injuries after one-lung ventilation: a comparison between double-lumen tube and endobronchial blocker: a randomized, prospective, controlled trial. *Anesthesiology*. 2006;105:471–477.

Lieberman D, Littleford J, Horan T, et al. Placement of left double-lumen endobronchial tubes with or without a stylet. *Can J Anaesth*. 1996;43:238–242.

Michelet P, D'Journo XB, Roch A, et al. Protective ventilation influences systemic inflammation after esophagectomy: a randomized controlled study. *Anesthesiology*. 2006;105:911–919.

Modolo NSP, Modolo MP, Marton MA, et al. Intravenous versus inhalation anaesthesia for one-lung ventilation. *Cochrane Database Syst Rev*. 2013;(7):CD006313.

Slinger P. Pro: low tidal volume is indicated during one-lung ventilation. *Anesth Analg*. 2006;103:268–270.

第 17 章
避免病态肥胖患者常见的气道和通气管理错误

引言

在过去的 20 年中,成人和儿童中肥胖的发生率显著增加。肥胖的定义是:体重指数(BMI)≥30kg/m²。美国健康统计中心的最新数据显示,20 岁以上的成年人中有 32%,即超过 6 000 万人肥胖,而在 1988—1994 年,这一数据是 22%,这种增加不仅仅限于成年人,自 1980 年以来,年轻人超重的比例是原来的 3 倍多。

对于麻醉医师而言,意味着需要治疗更多的病态肥胖患者。与病态肥胖相关的顾虑有:

- 气道和通气管理
- 药物剂量(理想体重与全体重)
- 麻醉下体位相关损伤
- 与正常人相比,肥胖患者更常见的合并症(冠状动脉疾病、高血压、肺动脉高压、肺源性心脏病)带来的相关的围手术期并发症
- 血糖控制(代谢综合征)
- 气道高反应性/哮喘
- 阻塞性睡眠呼吸暂停(Obstructive sleep apnea,OSA)/睡眠障碍性呼吸相关并发症

本章聚焦于病态肥胖患者的气道管理和通气问题。

阻塞性睡眠呼吸暂停

在接受减肥手术的病态肥胖患者中,约 70% 存在阻塞性睡眠呼吸暂停(obstructive sleep apnea,OSA)。阻塞性睡眠呼吸暂停患者对麻醉药、阿片类药物和镇静药引起的呼吸抑制更为

敏感。因此,他们术后气道梗阻或呼吸暂停的风险增加,这可能导致高碳酸性呼吸骤停或衰竭。及时介入无创通气并使用监测设备可能降低 OSA 相关并发症的发生率。具体来说,如果患者术前具有持续或双相正压通气(continuous or biphasic positive airway pressure)的指征,那么应在术后,最好是在拔管后,立即开始这些治疗。

频繁的夜间觉醒与快速动眼(rapid eye movement,REM)、睡眠中断(导致白天嗜睡)和儿茶酚胺激增(导致全身和肺动脉高压)有关,而间歇性低氧血症可能导致红细胞增多。更严重的情况可导致持续性高碳酸血症发展为肺动脉高压和/或肺心病。由于呼吸系统问题和肥胖相关合并症,这些患者术后并发症的发生率可能更高。

OSA 的诊断是通过夜间多导睡眠图描记产生的呼吸暂停低通气指数(apnea hypopnea index,AHI)做出的。AHI 报告了每小时呼吸暂停和低通气次数。呼吸暂停和低通气的定义为:

1)呼吸暂停:10s 或更长时间不呼吸。

2)低通气:气流显著减少 50% 或引起 REM 睡眠觉醒或血红蛋白氧饱和度降低。

OSA 的严重程度通过 AHI 进行定量分级,分别为无($\leqslant$4)、轻度(5~15)、中度(16~30)和重度($\geqslant$31)。这个分级是对美国睡眠医学学会标准的轻微修改(以避免类别之间的重叠)。

有相当数量的外科患者未确诊为 OSA,这可能导致呼吸系统并发症的发生。遗憾的是,多导睡眠图昂贵、耗时、可用性有限;因此,这对所有患者,甚至对 OSA 高危人群也并不是都可行。

有几种筛查评估工具用于术前筛查患者的 OSA 风险。最常用的工具是 STOP-BANG 问卷,它基于 8 个因素:打鼾(Snoring)、白天疲劳(daytime Tiredness)、观察到的呼吸暂停(Observed apneas)和高血压(high blood Pressure)(即 STOP);以及 BMI>35kg/m^2、年龄>50 岁(Age)、颈围>40cm(Neck circumference)和男性(male Gender)(即 BANG)。3 个因素阳性表明为 OSA 高风险。经多导睡眠图证实,其灵敏度为 83.6%~100%。另一项研究发现,STOP-BANG 模型与多导睡眠图诊断的无、轻度、中度和重度阻塞性睡眠呼吸暂停相关。另一个是睡眠呼吸暂停临床评分(sleep apnea clinical score,SACS)。评估 4 个变量(颈围、高血压、习惯性打鼾和夜间呼吸困难或窒息)得出一个 0~100 的分数。经多导睡眠图证实,得分>15 的患者有 25%~50% 的可能性出现 AHI>10。第 3 种常用的筛查工具是柏林问卷,其中包含 10 个变量(包括非恢复性睡眠、开车时嗜睡、睡眠时呼吸暂停、BMI 和高血压)。当与家庭多导睡眠图验证时,AHI>5 的敏感度和特异性分别为 86% 和 77%;AHI>15 时为 54% 和 97%。

相关临床疾病

病态肥胖患者更容易出现代谢综合征(糖尿病、高血压、胆固醇异常和/或甘油三酯升高)。与非 OSA 患者相比,这些患者更容易发生心肌梗死、脑卒中和充血性心力衰竭。心脏舒张功能障碍可导致围手术期充血性心力衰竭。心肺疾病联合可导致肺心病合并肺动脉高压。反复低氧血症可导致红细胞增多症。这些患者还可能发展为肥胖低通气综合征。代谢综合征和活动能力下降可促进深静脉血栓(deep vein thrombosis,DVT)和肺栓塞的发展。肺心病伴肝充血可进一步导致肝功能障碍。另外,病态肥胖患者也可能有脂肪肝(脂肪肝最严重的阶段是肝硬化),并可能出现肝功能障碍和药物代谢异常。

生理改变

麻醉医师对患有 OSA 的肥胖患者的呼吸系统变化非常感兴趣。口腔和咽部组织过多会减少气道直径,并可能导致面罩通气困难和气管插管困难。他们也可能由于身体脂肪增加覆盖胸壁(降低胸壁顺应性)和腹部脂肪压迫存在限制性肺病。所有这些因素导致功能残气量 (functional residual capacity,FRC)显著减少,从而导致气管插管和拔管的呼吸暂停期间的氧储备降低。更低的 FRC、更大的肺泡——动脉氧梯度和镇静时更高的低通气倾向可能导致监测下麻醉和全麻诱导过程中氧饱和度急剧降低。耗氧和产生二氧化碳更高,进一步促进低氧血症和呼吸性酸中毒的发展。

建立气道

一些研究比较了病态肥胖患者和正常体重患者的插管困难程度。BMI 和 OSA 都没有被证明是气管插管困难的独立预测因子。颈围和 Mallampati 评分证明是困难气道的指标:颈围为 40cm 时,困难气道发生率为 5%;颈围为 60cm 时,发生率为 35%。插管困难与 Mallampati 分级增加、甲颏距离减少(<6.5cm)和下颌活动受限有关。当为病态肥胖患者建立气道时,助手的作用非常大。

在这类患者人群中面罩通气可能更困难。再加上与肥胖相关的呼吸生理变化,可能导致临床中低氧血症更快发生,这迫使医护人员在气道管理时行动更加匆忙。因此,麻醉医师必须有信心管理这些患者的气道;另外,清醒纤支镜引导插管应被认为是一种安全的选择。

在患者上半身下垫楔形毯,使其胸骨和外耳道呈水平线对齐,有助于氧合和气管导管的置入。头高仰卧位(25°~30°)可改善膈肌运动,增加 FRC,延缓低氧血症的发生。

诱导期间使用 10cmH₂O 的持续气道正压(continuous positiveairway pressure,CPAP)进行预充氧已被证明可以减少非低氧性呼吸暂停。使用 CPAP 经鼻咽给氧可能有助于在气道操作期间维持足够的氧合。上呼吸道塌陷(口、咽)可能影响通气和暴露声门;因此,在管理困难的气道时必须考虑保留自主呼吸。

对于 Mallampati 评分高和颈围大的病态肥胖患者,应当考虑清醒纤支镜引导插管并随时备用。其他可用方法包括使用专为"困难气道"设计的硬质插管设备,如视频喉镜 (video-laryngoscope,VL)。已有使用 VL 在减肥手术患者中成功清醒插管的报道。在一项比较中度肥胖患者术中使用气管插管和喉罩气道(laryngeal mask airway,LMA)通气的研究显示, LMA 组术后肺功能明显更好。

如果气管插管困难和/或面罩通气不理想,必须准备好其他策略。LMA,尤其是插管型喉罩可用来建立通气和维持氧合,然后通过该装置建立气管插管。环甲膜切开或气管切开是最后的选择,但对肥胖患者来说操作是极为困难的,因为肥胖患者缺乏可辨别的标志,软组织过多,且患者一旦氧合不稳定也很难及时建立气道。在病态肥胖患者中使用喉罩经常担心胃内容物的反流误吸。然而,没有任何报道指出肥胖患者胃内容物反流致插管误吸的风险增加,且与普遍的想法相反,从这些患者体内抽出的胃内容物显示残留很少。病态肥胖患者麻醉诱导后,选择性地置入喉罩是很有效的气道工具。

建立气道后通气

与正常体重患者相比,病态肥胖患者仰卧位时功能残气量较低,导致肺泡-动脉血氧梯度(更低的动脉血氧分压)增加,这导致在低通气或麻醉诱导的呼吸暂停期间更快发生低氧血症。术中使用较大潮气量的通气策略不能改善氧合,而且越来越多的数据显示,实际上由于肺损伤,大潮气量可能会恶化术后转归。无论使用哪种通气模式,目标都应维持气道平台压力 ≤25cmH₂O。在气腹状态下,如果患者处于 Trendelenburg 位时,这一目标可能难以实现。病态肥胖患者术中使用 10cmH₂O 的呼气末正压(PEEP)的独立效应(不膨肺)只能轻度改善氧合。高水平的 PEEP 是有害的,会导致心输出量减少、氧合和通气恶化,并可能导致肺损伤(如果与高气道平台压并存)。在手术过程中每隔一段时间(以血氧饱和度降低为指标)进行复张操作,以最少 $40cmH_2O$ 持续 8~10s(这个时间间隔是在健康肺部打开塌陷肺泡所需的时间),可能有助于逆转肺不张;这个操作之后必须有足够压力水平的 PEEP 来保持肺泡开放。病态肥胖患者的最佳 PEEP 水平尚未确定,但 10~12cmH_2O 的 PEEP 均不足以防止肺不张复发。最近的数据表明,在普通外科患者中,较高水平的 PEEP 不能预防腹部手术后肺部并发症的发生。维持 FiO_2 60% 较 100% 可能更有益,因为它不会导致吸收性肺不张。

拔管风险

气管拔管在病态肥胖患者中是充满危险的。麻醉苏醒后患者肺部更容易出现肺不张;这些患者表现出对呼吸抑制剂的高度敏感性,甚至微量的神经肌肉阻滞剂残余都可能导致无法维持充分的通气。提前制订计划以防拔管失败是至关重要的。

在气管拔管前进行肺复张操作以及早期使用无创通气可能有助于患者从气管插管成功过渡到无辅助的自主通气。有证据表明,在病态肥胖患者拔管后早期启动无创通气可降低呼吸衰竭的风险。如果可行,在拔管过程中患者应该头高位以保持最大的 FRC,必须充分恢复肌力(拮抗肌松剂),而且患者能够听从指令。可以制定一种非阿片类镇痛方案,帮助患者在手术后尽快咳嗽、深呼吸和下地活动。

一旦患者成功拔管,必须在恢复室继续密切观察;尽管根据 SpO_2 值(吸氧患者中更高)评估氧合是充足的,但仍存在潜在的高碳酸血症。当存在呼吸警告信号(呼吸暂停、低氧血症、明显的疼痛镇静不匹配)时,应考虑术后加强监测。此外,由于镇静药物和 REM 反跳,患者在第 3~5 天仍存在呼吸并发症的风险。术前存在 OSA 症状但未诊断的患者应建议进行睡眠监测。

🏠 要点

- 病态肥胖患者的呼吸系统改变包括 FRC 降低(在仰卧位时,给予麻醉诱导药后甚至更低),上呼吸道存在过多软组织,对阿片类药物和镇静剂的敏感性增加,基线肺泡-动脉血氧梯度增加,使麻醉诱导和维持期间风险增加。
- 由于 OSA,病态肥胖患者气道塌陷的风险更高;因此,镇静应逐渐进行,且必须保留自主呼吸,密切监测。
- 病态肥胖患者气管插管可能更困难。因此,必须详细评估气道,精确地制订气道管理计划,包括可用的插管备选策略。
- 为已知困难气道的病态肥胖患者建立气道时,必须考虑选择清醒纤支镜引导插管技术;然而,近年来不同的视频喉镜技术已成功地应用于这类患者的插管。
- 适当的反向 Trendelenburg 体位(头高脚低位)在肩下垫楔形垫以及最大"嗅花位"有助于使用直接喉镜行气管插管时暴露声门,并使面罩通气更容易维持。
- 在诱导前和诱导过程中应用 $10cmH_2O$ 的 CPAP 可延长气道管理过程中氧合正常的状态。
- 拔管时要特别小心。
- 患者在恢复室必须进行严密监测,制订完善的计划以防出现呼吸窘迫。

推荐读物

American Society of Anesthesiologists Task Force on Perioperative Management of patients with obstructive sleep apnea. Practice guidelines for the perioperative management of patients with obstructive sleep apnea: an updated report by the American Society of Anesthesiologists Task Force on Perioperative Management of patients with obstructive sleep apnea. *Anesthesiology*. 2014;120(2):268–286.

Chung F, Yegneswaran B, Liao P, et al. STOP questionnaire: a tool to screen patients for obstructive sleep apnea. *Anesthesiology*. 2008;108:812–821.

Dixon BJ, Dixon JB, Carden JR, et al. Preoxygenation is more effective in the 25 degrees head-up position than in the supine position in severely obese patients. *Anesthesiology*. 2005;102:1110–1115.

El-Solh AA, Aquilina A, Pineda L, et al. Non-invasive ventilation for prevention of post-extubation respiratory failure in obese patients. *Eur Respir J*. 2006;28:588–595.

Farney RJ, Walker BS, Farney RM, et al. The STOP-Bang equivalent model and prediction of severity of obstructive sleep apnea: rrelation to polysomnographic measurements of the apnea/hypopnea index. *J Clin Sleep Med*. 2011;7:459–465.

Finkel JK, Searleman AC, Tymkew H, et al. Prevalence of undiagnosed obstructive sleep apnea among adult surgical patients in an academic medical center. *Sleep Med*. 2009;10:753–758.

Gali B, Whalen FX, Schroeder DR, et al. Identification of patients at risk for postoperative respiratory complications using a preoperative obstructive sleep apnea screening tool and postanesthesia care assessment. *Anesthesiology*. 2009;110:869–877.

Gander S, Frascarolo P, Suter M, et al. Positive end-expiratory pressure during induction of general anesthesia increases duration of non-hypoxic apnea in morbidly obese patients. *Anesth Analg*. 2005; 100:580–584.

Langeron O, Masso E, Huraux C, et al. Prediction of difficult mask ventilation. *Anesthesiology*. 2000;92: 1229–1236.

Moore AR, Schricker T, Court O. Awake videolaryngoscopy-assisted tracheal intubation of the morbidly obese. *Anaesthesia*. 2012;67:232–235.

Myatt J, Haire K. Airway management in obese patients. *Curr Anaesth Crit Care*. 2010;21:9–15.

O'Neill T, Allam J. Anaesthetic considerations and management of the obese patient presenting for bariatric surgery. *Curr Anaesth Crit Care*. 2010;21:16–23.

Pelosi P, Gregoretti C. Perioperative management of obese patients. *Best Pract Res Clin Anaesthesiol*. 2010; 24:211–225.

The PROVE Network Investigators for the Clinical Trial Network of the European Society of Anaesthesiology; Hemmes SN, Gama de Abreu M, Pelosi P, et al. High versus low positive end-expiratory pressure during general anaesthesia for open abdominal surgery (PROVHILO trial): a multicentre randomised controlled trial. *Lancet*. 2014;384:495–503.

The Report of an American Academy of Sleep Medicine Task Force. Sleep-related breathing disorders in adults: Recommendations for syndrome definition and measurement techniques in clinical research. *Sleep*. 1999;22:667–689.

Sheff SR, May MC, Carlisle SE, et al. Predictors of a difficult intubation in the bariatric patient: does preoperative body mass index matter? *Surg Obes Relat Dis*. 2013;9:344–349.

Zoremba M, Aust H, Eberhart L, et al. Comparison between intubation and the laryngeal mast airway in moderately obese adults. *Acta Anaesthesiol Scand*. 2009;53:436–442.

第 18 章
清醒气管插管的麻醉

　　清醒纤支镜引导插管已成为困难气道管理的重要组成部分。它是 ASA 困难气道流程的关键组成部分。操作者处理这些气道的经验是最重要的变量因素。然而，患者以及气道的准备对于清醒插管的成功也很重要。经适当选择的患者进行清醒插管失败会导致手术取消或需要有创气道通路。

患者的准备包括讨论可能遇到什么情况、患者如何配合、如果呼吸条件允许行轻度镇静。然而，镇静深度既不能过深，使患者气道梗阻，也不能过浅，使患者躁动。

操作过程中的一个关键组成部分，是使用局部和区域麻醉技术为清醒插管进行气道准备。目标是麻醉插管经过的整个路径，无论是经鼻还是经口。这个路径可分为鼻腔或口腔；鼻咽、口咽和下咽区，以及包括喉和气管的声门下区域。成功的清醒气管插管需要上述区域神经支配被完全阻断。

神经支配

鼻腔的神经分布来自三叉神经（Ⅴ）的两个分支：眼支（Ⅴ1）和上颌支（Ⅴ2）。筛前神经（来自Ⅴ1）分布在鼻腔和鼻中隔的前面。鼻后腔和鼻中隔的后部主要由Ⅴ2神经的侧后上、侧后下和鼻腭神经支配。

口腔的感觉和咀嚼肌主要由三叉神经的下颌支（Ⅴ3）支配。舌肌主要由第Ⅻ对脑神经舌下神经支配。舌前2/3的感觉神经由舌神经——Ⅴ3的分支，后1/3由第Ⅸ对脑神经舌咽神经支配。硬腭和软腭分别由Ⅴ2的分支——大小腭神经支配。

咽和会厌的感觉传入神经主要是舌咽神经（Ⅸ），运动神经是迷走神经（Ⅹ）。

真声带以上喉部和环甲肌的感觉支配为迷走神经（Ⅹ）的分支喉上神经。喉返神经也由迷走神经发出，支配喉部其余的肌肉和声带水平及以下的感觉。喉返神经还支配气管的感觉和运动。

进行气道操作时会引发一些保护性反射，包括作呕、声门关闭（喉痉挛）和咳嗽。可通过阻滞传入（感觉）和/或传出（运动）神经来阻断这些反射。作呕反射的传入神经为舌咽神经（Ⅸ），传出神经为迷走神经（Ⅹ）。声门关闭反射的传入神经为喉上神经，传出神经为喉上神经和喉返神经。可能遇到的其他反射有支气管痉挛反射、分泌反射、呕吐反射和心血管反射。

气道麻醉

清醒插管的气道麻醉可通过多种方法完成，可根据患者情况、操作者喜好和可用设备进行调整（表18.1）。这些方法常同时包括表面麻醉和神经阻滞。表面麻醉方法包括：直接涂抹利多卡因或利多卡因凝胶、气溶胶、雾化或喷洒吸入（表18.2）。常用的神经阻滞包括舌咽神经、喉上神经和其他经喉的神经阻滞（环甲膜穿刺给药）。也可进行其他的阻滞，如上颌神经和下颌神经阻滞。然而，这些操作创伤更大，风险更高，获益更低，因为其终末支通过表面麻醉很容易阻滞。

鼻腔/鼻咽

鼻腔麻醉可采用局部表面麻醉剂（表18.2）。利多卡因联合血管收缩剂是最常用的药物。

表18.1　气道阻滞常用的局麻药

药物	临床应用	起效	作用时间/min	最大剂量
可卡因	表面麻醉（经鼻）	慢	30~60	1.5mg/kg
苯唑卡因	表面麻醉	快	5~10	200mg
利多卡因	表面麻醉/神经阻滞	中等/快	30~60/60~180	4mg/kg，无肾上腺素 7mg/kg，加入肾上腺素

表 18.2　气道阻滞常用的表面麻醉

方法	局麻药	要点
经鼻表麻	1. 4% 可卡因 2. 2%~4% 利多卡因或利多卡因凝胶+1% 苯肾上腺素	可卡因和苯肾上腺素引起血管收缩,减少鼻衄风险。也可使用阿夫林(Afrin)
气溶胶	苯唑卡因	超过最大剂量可导致高铁血红蛋白血症
喷雾	4% 利多卡因	通常比直接表麻需要更长的起效时间
喷洒	4% 利多卡因	通常比直接表麻需要更长的起效时间
注射	2%~4% 利多卡因	可通过鼻咽通气道注射或缓慢置于舌后部向下扩散到达下咽部

阿夫林(Afrin)可作为血管收缩剂用于降低鼻出血的发生率或严重程度。苯肾上腺素也可以加入利多卡因中达到同样的效果。4% 利多卡因和 1% 苯肾上腺素按照 3∶1 的比例配成 3%/0.25% 溶液,用该溶液蘸湿棉棒插入鼻腔,或者使用 2% 利多卡因凝胶与苯肾上腺素混合制成类似的悬浮液,用棉棒蘸取该液体连续扩大鼻呼吸道的空间。该方法不仅可以麻醉鼻腔和收缩血管,而且还可以润滑鼻腔,扩张鼻腔空间以满足合适大小的 ETT,ETT 通常选用导管内径为 7.0 号的。鼻咽通气道常可进一步到达鼻咽,提供比棉棒更好的鼻咽阻滞。另外,使用尖端光滑的注射器(无论前端有没有套管)通过鼻咽通气道注射 2%~4% 利多卡因几毫升,可进一步麻醉鼻咽和口咽,当液体扩散到咽部时可麻醉下咽部。

该技术的相对禁忌证是严重的鼻腔创伤和凝血功能障碍。

口腔/口咽

清醒插管的几种方法可以有效麻醉口腔和口咽。可以通过多种方法实现:含漱几毫升 2%~4% 利多卡因之后吐出;气雾剂(aerosol sprays),例如苯唑卡因气雾剂,雾化或喷洒,或将利多卡因浸泡过的纱布直接放入口咽。如计划经口清醒插管,需要防止患者咬管或喉镜,通常不阻滞咀嚼肌,但须置入牙垫或口咽通气道。

直接舌咽神经阻滞有口内和茎突周围入路。口内入路需要患者有足够的张口度和充分的表面麻醉以耐受阻滞。使用喉镜镜片或压舌板将舌体移动到前下方。定位扁桃体窝(口咽外侧壁在腭咽弓和腭舌弓之间的三角形凹陷)的后壁(腭咽弓),使用 25G 腰麻针在腭咽弓的最后外侧部分向黏膜下进针。由于邻近颈内动脉,注药前仔细回抽非常重要,以除外进入血管,然后注射 5mL 局麻药。同样的步骤可在对侧重复。

茎突周围入路需要暴露侧颈部,并定位骨性标志。标记乳突和下颌角连线中点。在其深部即为茎突,有时深压亦可触及。用局麻药进行皮内浸润后,用 22G 的针垂直皮肤进针,直到碰到茎突,深度通常为 1~2cm。然后针头滑向茎突后方。一旦失去骨性接触,回抽无血后,注射 5~7mL 局麻药。然后阻滞对侧。

舌咽神经阻滞的相对禁忌证包括局部感染和凝血功能障碍。

下咽部

由于局麻药往下流动,麻醉口咽部的操作常会麻醉下咽部。另外,通过带套管的注射器,可使局麻药沿舌后向下流入下咽部。如果已放置口咽通气道,常可用作直接将局麻药注入下咽部的管道。也可在直视下通过纤支镜的通道直接注射局麻药。

喉

麻醉口咽和下咽部的方法可以使一部分麻醉药到达声门上部分,如雾化、喷洒吸入或使局麻药沿舌后向下流。也可通过纤支镜向喉部注射局麻药。

喉上神经可直接被阻滞。患者仰卧,颈部完全伸展。小心触诊定位舌骨。将舌骨推向阻滞侧,用25G针穿刺直至触及舌骨大角。然后将针滑向下方,继续进针2~3mm使针尖位于甲状舌骨膜侧面与喉黏膜之间。回抽无气体无血后,注射2~3mL局麻药。该方法可在对侧重复。另外,将含4%利多卡因的纱布放置在双侧梨状窝几分钟,也可对喉上神经进行局部麻醉。

相对禁忌证包括凝血功能障碍和颈部伸展受限。

声带和气管

上述一些麻醉方法可通过局麻药的吸入来麻醉声带和气管。然而,经纤支镜或经喉直接注射局麻药更为可靠并能阻滞完全。

经喉神经阻滞(translaryngeal nerve block)可用于麻醉真声带和气管。经声带咳出时亦可阻滞一部分声门上结构。最常见的就是环甲膜穿刺(thyrocricocentesis),患者仰卧,颈部伸展。环甲膜定位在中线位置。局部皮肤进行浸润麻醉。22G针连接抽取3mL 4%利多卡因的10mL注射器,垂直皮肤进针,持续回抽。回抽出气体说明针尖在气管内。必须注意不要刺入气管后壁。一旦定位成功,在患者吸气时迅速注射局麻药,立即退针,因为注射会引起患者咳嗽。一些操作者更喜欢套管针,注药时仅留套管在气管内,或者使用更大孔径的针以加快注射速度。

如上所述,清醒纤支镜引导插管时,通过一系列表面麻醉和/或神经阻滞麻醉V1、V2、V3、舌咽神经和迷走神经的分支,可以让患者更易耐受并显著提高插管成功率。

🏠 要点

- 对于接受清醒插管麻醉的患者,共情和插管本身是最重要的。这不是患者能接受的最简单的操作。术间的闲聊声也不要太大。患者会竭尽所能专注于你的指示来帮助你将气管导管通过他的声带。如果患者需要喘口气或稍作休息,请允许他的要求。
- 有经验的麻醉医师会告诉你,清醒插管的气道表麻,最重要的一点就是要花足够的时间。部分麻醉应该尽快完成。例如,对于环甲膜穿刺注射利多卡因,一旦针头进入气管且你看到气泡,就快速注射——没有人愿意有针在他们的气道里多停留一秒。但不要急于进行下一步。确保局麻药在气管内和声门附近有足够的时间雾化扩散,达到充分起效,再依次扩张鼻孔,等等。
- 不要试图用深度镇静代替表面麻醉。使用氟哌啶醇和/或氯胺酮要非常小心。我们知道有很多这样的例子,患者显得镇静且依从性好,但随后患者可能描述当时的经历是非常痛苦的,然而当时他们不能动或说话。
- 我们通常建议让外科团队,尤其是耳鼻咽喉头颈外科团队知道需要或计划进行清醒插管,尤其是计划环甲膜穿刺气管表面麻醉。他们有时更希望在他们手术前不要用针穿刺气管。
- 尽可能多的实践和观摩清醒气道操作,因为经验很重要。大多数麻醉医师不但要会使用利多卡因雾化表面麻醉,而且还要会使用神经阻滞。

推荐读物

American Society of Anesthesiologists Task Force on Management of the Difficult Airway. Practice guidelines for management of the difficult airway: an updated report by the American Society of Anesthesiologists Task Force on Management of the Difficult Airway. *Anesthesiology*. 2003;98:1269–1277.
Fulling PD, Roberts JT. Fiberoptic intubation. *Int Anesthesiol Clin*. 2000;38:189–217.
Miller R. *Miller's Anesthesia*. 6th ed. Philadelphia, PA: Elsevier Churchill Livingstone; 1641–1646, 1708–1709.
Simmons ST, Schleich AR. Airway regional anesthesia for awake fiberoptic intubation. *Reg Anesth Pain Med*. 2002;27(2):180–192.

第 19 章
清醒气管插管——为患者舒适、安全地进行清醒气管插管是气道专家的基本功

"清醒插管"是一个经常会立即引起患者关注和恐惧的词语。实际上,不使用镇静的插管在快速反应、急救或创伤等紧急情况下常用于清醒或半清醒的患者以挽救生命。幸运的是,由于病情严重,许多患者不记得这件事。然而,在择期或限期手术,可控性好的情况下,清醒插管不应该成为患者的创伤性经历。

麻醉医师在进行清醒插管或任何气道管理时,必须具备良好的困难气道管理技能,并具有良好的临床态度。绝大多数已经终审赔偿的 ASA 索赔案例与氧合或通气不足相关。ASA 困难气道流程(以及改良的创伤气道管理)设计用来尽量降低"不能通气、不能插管"(即气道丧失)状况的发生率。麻醉医师的部分术前评估工作就是决定如何安全地完成气管插管。绝大多数情况下,麻醉诱导后在患者睡眠中完成插管是合理的。但在某些患者,清醒插管或清醒有创气道入路是最安全。在这些情况下,重点应该是尽力完成安全有效的清醒插管,而不对患者造成创伤。注意,患者气道安全比插管成功更重要。在某些情况下,选择中止插管尝试或实现外科气道比重复尝试非侵入气道更安全。

患者良好的身体、心理和情绪准备并与麻醉医师建立信任将有助于改善清醒气道体验。在充分术前检查的帮助下进行身体准备,如睡眠检查、减轻体重或化疗/放疗来缩小头颈部肿瘤。手术当天的准备包括气道麻醉(见第 18 章)。心理和情感上的准备包括让患者和家属了解他们应该期待什么以及需要他们怎样配合。实施者可以描述为轻或中度镇静状态,而不是完全"清醒"。在插管过程中,让患者缓慢地深呼吸,同时想象他们最喜欢的梦或假期,将有助于减轻情绪压力。镇静开始后的操作过程中可以强化这一点。

清醒插管指征

需要行清醒插管的决定可能基于患者在先前的麻醉中存在困难通气和/或困难插管史。手术指征可能要求清醒插管。例如,你可能被要求麻醉严重颈椎不稳的患者,需要清醒插管和清醒摆体位。或者患者头颈部肿物部分堵塞气道或压迫气管。从病史和体格检查和影像学检查,或其他资料显示清醒插管的潜在指征,包括先天性综合征影响气道、异常面部结构如小颌畸形、病态肥胖、阻塞性睡眠呼吸暂停合并呼吸储备差、严重误吸风险或严重血流动力学不稳定(表 19.1)。

表 19.1 清醒插管指征

类型	举例
由病史得知	困难气道史
根据检查怀疑	1. 先天性/面部异常(小颌畸形) 2. 病态肥胖,严重 OSA,呼吸储备差 3. 严重气道阻塞:血管神经性水肿、胸腔外肿物(头/颈/口腔肿瘤)、胸腔内肿物(大纵隔肿物、气管/支气管病变)
手术指征	颈椎不稳定需要清醒俯卧位
医疗/创伤	严重心肺不稳定,面部创伤,严重误吸危险

经鼻还是经口

绝大多数插管均为经口,除非存在禁忌证。清醒经口插管可以采用可弯曲纤支镜(或可弯曲视频软镜)、直接喉镜或硬质喉镜/视频喉镜等技术进行。

经鼻插管适用于气管导管会妨碍手术或下颌骨需要缝合的口腔手术。经鼻插管也可用于张口度差、严重血管神经性水肿导致口腔阻塞的患者,以及不打算术后马上拔管的患者,有利于提高患者舒适度和改善口腔卫生。经鼻纤支镜引导插管技术上常比经口纤支镜引导插管容易;也可进行经鼻盲探插管。

经鼻插管的禁忌证包括凝血异常、鼻解剖结构异常、鼻窦炎、可能有颅底骨折的面部创伤。经鼻插管的并发症包括鼻衄、鼻结构创伤、可能引起菌血症的鼻窦炎以及可以导致脑损伤/死亡的筛板穿孔。

技术

有多种方式可以进行清醒插管。最常用的技术是经口或经鼻纤支镜引导插管。切记,纤支镜并不是永远都可用,它也不是清醒插管必需的。其他的方法包括经鼻盲探、喉镜、任何一种硬镜或几种技术联合。最近,硬质视频喉镜已得到普及,并可用于清醒插管。谨记,到最后最好的选择可能是建立外科气道。

麻醉医师应制订一个基本计划和至少两个备用操作计划,并确保计划所需的所有必要设备立即可用并已检查无误。静脉通道、吸引器、药物和外科气道设备应备好。

患者做好心理和情绪准备后,应该实施气道麻醉(见第 18 章)。保持自主呼吸的同时实施轻至中度镇静。咪达唑仑(2~4mg)和氯胺酮(20~60mg)联合使用可以实现这一状态,同时使用格隆溴铵(0.2~0.4mg)作为止涎剂阻断由氯胺酮引起的分泌反射。氯胺酮提供分离麻醉并维持自主呼吸。咪达唑仑是一种遗忘剂,可以阻止氯胺酮带来的不愉快的视觉幻觉或生动的梦境。其他镇静选择包括右美托咪定与咪达唑仑和/或芬太尼;或正确的使用丙泊酚与咪达唑仑和/或芬太尼。此外,确认插管绝对成功后,应立即提供足够剂量的吸入和/或静脉诱导药物以及肌松剂(如需要)用于诱导。

纤支镜引导插管

首先,熟悉和检测设备。确保充足的光源、焦距、白平衡并且有足够的吸引力进行分泌物吸引。通过纤支镜吸引可能是不充分的,特别是在镜子更细或分泌物黏稠的时候。或者,可以连接氧气管到纤支镜的吸引孔以允许氧气吹入。这有助于使分泌物远离镜头并在插管期间提供充足的氧合。

手臂抬高握持纤支镜并保持镜身毫不松弛时,操作最有效。所有的内镜操作均由主利手进行,如上/下控制杆、旋转腕部、前进或后退镜身。检查气管导管的套囊,常为 7 号或以下型号的导管,并在温水中软化。轻度润滑纤支镜体表面便于 ETT 通过。为预防雾气,镜头可以涂以防雾剂,或将镜头置于温盐水中。患者体位可以是坐位、半卧位或是仰卧位,头部保持中立位。必要时,经镜孔使用钝头注射器给予 2~3mL 2% 或 4% 利多卡因。

对于经鼻插管,将气管导管插入预先麻醉好的、扩张的、血管收缩的鼻腔中,直至导管尖端到达口咽腔。它可以作为引导纤支镜到达目的地的通道。或者,某些麻醉医师喜欢将纤支镜前端穿过 ETT,先置入纤支镜再引导 ETT。

一旦纤支镜尖端到达口咽部,关键是保持正中位,操作内镜向前,并识别相关结构。向前拉出舌体是有益的。这可以通过助手用纱布抓住舌头或让患者伸出舌头来实现,但记住要轻柔,因为被抓住舌头是一种非常不愉快的体验。理想情况下,随着内镜前进,操作者应当见到舌后部、会厌、杓状软骨、声带、气管和隆嵴。掌握气道解剖知识会使操作者能够通过已知结构的空间关系并保持正中位。通过声带前让患者深吸气。如果患者有反应,则通过内镜向声带注射利多卡因。一旦进入气管也可以对隆嵴这样做。在保持隆嵴可见性的同时,在纤支镜引导下推入 ETT 进入气管,需要将 ETT 旋转 180°,这样可以使导管开口斜面朝向后方,以减少与杓状软骨的接触和阻力。可用纤支镜确认 ETT 远端的位置。当纤支镜尖端位于隆嵴时,用非主利手握住纤支镜位于 ETT 近端末端的位置作为标记。在不移动非主利手的情况下,退出内镜直到 ETT 远端的末端刚好能通过纤支镜看到并停止。此时从非主利手到 ETT 近端末端的距离是 ETT 尖端在隆嵴上方的高度。

经口纤支镜引导插管(fiber-optic intubations,FOB)与经鼻 FOB 相似,除了要放置口咽通气道或牙垫以避免操作者受伤或纤支镜损伤。有几款专为纤支镜引导插管设计的牙垫。经口纤支镜引导插管通常在技术上更困难,因为从口腔到声带必须设法通过一个更锐的角度。助手托下颌或要求患者将下颌向前移动可能有帮助。

经鼻盲探或经口光棒引导插管

这些技术更古老但仍然非常可靠,适用于血或分泌物妨碍纤支镜的视野时。对于经鼻盲探,按第 18 章所述准备气道。在操作中要求患者喘气但不要达到过度通气。用 7.0 号 ETT,引导它通过鼻道并缓慢前进。可以通过 ETT 听到患者的呼吸。将呼吸作为引导向前推进。如果通过 ETT 的呼吸声消失,可能进入了食管,应退回 ETT 并重新定向。可以旋转 ETT 保持正中位。如果没有颈椎不稳定的顾虑,可屈伸颈部帮助插管。有一款特殊的气管导管有一根牵引绳帮助控制气管导管尖端。

如果经鼻盲探不成功且没有口腔操作禁忌证时,可由盲探技术转为使用直接或硬质视频喉镜以及插管钳(Magill 钳)帮助成功经鼻插管。

经口光棒引导插管可以通过确保正中位的同时将套有气管导管的光棒向前到达口咽朝向喉部而实现。一旦光棒尖端通过声带进入气管,将会看到气道表面明显的光亮。然后 ETT可以顺光棒引导进入气管。使用这种技术时调暗术间亮度有助于观察。

清醒喉镜检查

一旦气道麻醉后,清醒直接喉镜或硬质视频喉镜可用于快速评估患者插管困难的程度。

如果可行,可以经此途径插管。这是一个检查怀疑有中度困难气道但没有困难气道史记录的患者的好方法。如果患者被证明不是困难气道,那么在以后的所有插管尝试中都没有必要给他们贴上困难气道的标签。

🏠 要点

- 在做清醒插管时,你必须拿出你最好的状态和最自信、最温柔的双手。永远不要节省插管前与患者交谈的时间。给患者提供切实的预期,但你要自信,在插管过程中保持低调。向患者仔细解释你将采取哪些步骤来尽量减少不适,以及患者将被要求做什么,比如想象嘴里有呼吸管或潜水设备或者深呼吸。
- 保持术间安静可控! 如果是择期病例,不要让任何人,包括你的助手或患者,催促你。
- 不要低估氯胺酮的效果,患者可能看起来舒适并遵从医嘱,但你处于氯胺酮的"外面",患者在"内部"的感受可能完全不同。
- 实施清醒插管的方法有很多种。不要拘泥于一种技术。
- 在插管过程中随时做好所有步骤的准备。如果气管已被完全麻醉,在初次置入,甚至在放置纤支镜前,ETT 已经直接通过或非常靠近声带,这并不罕见。在这种情况下,准备好接通回路,并通过二氧化碳分析仪评估二氧化碳,然后迅速固定导管和麻醉诱导。
- 插管过程中,切勿对患者言语粗暴。如果患者在哭泣或者在疼痛和疲惫的时候,你必须停下来。
- 借用牙科医师的一个策略,提前跟患者商量好,在患者感到压力太大或快要窒息时,让他们举手进行示意。
- 不要让镜身下垂摇摆。转动手腕而不是整个身体,你不应该把自己转向一侧。除双手外,麻醉医师应保持中立姿势。
- 将 ETT 旋转 180° 以防止导管尖端用力触碰到环状软骨导致环杓关节脱位。
- 不要忘记所有确认置入气道和固定 ETT 的常规步骤都必须做好准备。注意不要意外地将 ETT 退回声带以上或退出气道。
- 请记住,在病例结束时气道仍可能被麻醉,因此在评估拔管条件以及判断患者咳出分泌物和呕吐的能力时要谨慎。
- 尽快到 PACU 观察你的患者以提供信息、安慰和支持。设身处地地想想你自己被清醒插管的感受会如何。
- ASA 困难气道指南网址 http://www.asahq.org 或 http://anesthesiology.pubs.asahq.org/article.aspx?articleid=1918684

推荐读物

American Society of Anesthesiologists Task Force on Management of the Difficult Airway. Practice guidelines for the management of the difficult airway. *Anesthesiology*. 1993;78:579.

American Society of Anesthesiologists. Practice guidelines for management of the difficult airway: An updated report. *Anesthesiology*. 2003;98:1269–1277.

Caplan RA, Posner KL, Ward RJ, et al. Adverse respiratory events in anesthesia: A closed claims analysis. *Anesthesiology*. 1990;72:828.

Fulling P, Roberts J. Fiberoptic intubation. *Int Anesthesiol Clin*. 2000;38:189–217.

Miller R. *Miller's Anesthesia*. 6th ed. Philadelphia, PA: Elsevier Churchill Livingstone; 1641–1646, 1708–1709.

Hagberg CA, Laslow O. Difficult airway management algorithm in trauma. *Am Soc Anesthesiol Newsletter.* 2014;78(9):56–60.

第 20 章
ICU 中的气道管理，包括可怕的套囊漏气
——如何做到最好

引言

麻醉医师是气道管理专家，包括紧急气道管理和困难气道管理。因此，在重症监护室(ICU)，麻醉医师经常被要求协助处理气道相关的挑战。本章我们将讨论一些在危重症护理中出现的常见气道问题，并探讨安全气道管理的解决方案。

总则

气道管理，特别对于危重症患者，往往很紧急而且会在实施者之间形成有压力且焦虑的氛围，这会适得其反，导致组织混乱、沟通不畅及仓促行事，所有这些都为医疗事故埋下了隐患，其后果可能是灾难性的。作为一名被呼叫和咨询的气道专家，麻醉医师必须保持冷静的思维，并运用危机资源管理原则，如明确任务分配和闭环沟通。在开始任何气道管理流程之前，确保所有必要的人员、设备和药物都已在床边备用也是很有必要的，因为这些在 ICU 环境中往往不能立即得到。与任何其他流程类似，我们强烈建议运用团队暂停(team pause)来分配特定的角色，并检查气道管理的既定步骤，承认团队成员之间对既定流程的经验是不同的。

此外，危重症患者经常存在一些合并症，使得需要采取高级气道管理措施并使管理更为复杂。这些合并症包括但不限于：胃肠道出血，颅内压升高，心力衰竭，脓毒症休克，头、颈或胸部创伤。为了在危重症护理环境中安全地管理气道，必须针对患者制定个体化方案。由于气道结构改变，可能需要应用可视或纤维喉镜以改善气道的视野。神经系统损伤或血流动力学不稳定的患者往往对麻醉诱导药物更敏感，应慎重考虑适当的剂量。如果需要，应在床旁备有血管活性药和维持镇静的药物以便立即使用。肌松剂的使用已被证明与减少紧急插管操作并发症的发生率有关；然而，药物的选择应该根据患者的情况仔细考虑。琥珀酰胆碱虽然起效快、持续时间短，但对于挤压伤、严重烧伤、高钾血症、长期卧床或者完全或部分瘫痪的危重患者是禁忌的。一般来说，ICU 患者插管应始终被认为是一种潜在的困难气道情况，即使预计行常规气道管理，困难气道管理用品也应在床旁备用，做到需要时立即可用。

问题："气管导管套囊漏气，我不能给患者通气了！"

气管导管(ETT)套囊对保证需要机械通气的成人患者安全有效的正压通气和气道保护至关重要。然而，套囊很容易随着时间的推移出现问题。它是由一种很薄的材料(最常见的是聚氨酯)制成的，最初置入时可能会被患者的牙齿撕裂。套囊的持续充气取决于指示气囊(pilot balloon)和连接两者的管路的性能，通过指示气囊可以用充气注射器将套囊充气。

一些患者可能能够耐受在 ETT 套囊漏气的情况下正压通气效果的降低和 PEEP 丢失，但许多 ICU 插管的患者缺乏足够的肺功能储备，在这种情况下可能很快失代偿。在最初到达床

旁时,重要的是将 FiO_2 提高到 100% 以改善氧合并稳定患者以便有时间进行评估和排除故障。接下来,检查指示气囊是否充气。如果指示气囊压力高,可能是套囊过度充气并突出于声带上。在这种情况下,从指示气囊中抽出少量空气,并评估通气以发现漏气改善的证据(输出设定的潮气量或吸气压力的能力)。如果指示气囊压力低,向其中注入少量空气。如果这不能改善漏气或只有暂时的帮助,漏气可能是由于指示气囊损坏。接下来,恰当的做法是剪掉损坏的指示气囊,将一个 18G 或 20G 的套管针插入管路中,在针尾连接一个三通阀(图 20.1,见文末彩图)。这就允许空气被注入 ETT 套囊同时在三通阀关闭管路端时存储下来。这也是一个如果你到达后发现指示气囊不见了或严重损坏(被咬掉,被患者或实施者意外撕破,等等)时的好办法。

如果你不能通过改变指示气囊内的空气体积来解决漏气问题,很可能是套囊本身有损坏,在这种情况下,或者如果你只能暂时延缓漏气,那么下一步就是更换 ETT。

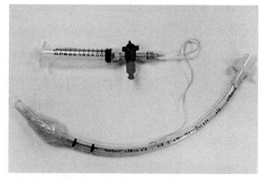

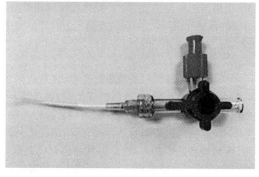

图 20.1 ETT 指示气囊不见了。将一个 20G 的套管针插入指示气囊管路的末端并用一个三通阀连接注射器,然后用注射器给套囊充气(上图)。关闭三通阀指示气囊管路端防止空气从套囊漏出(下图)

问题:"我需要给这个患者更换 ETT 或拔管,但我担心再插管困难。"

有几个策略可以增加你成功更换 ETT 的概率或者防止拔管失败和随后的再插管。在尝试拔管或更换 ETT 之前,有必要确保患者的临床状态已经得到优化。具体来说,如果计划拔管,应按照目前的护理标准,通过自主呼吸试验确认患者的肺部和神经肌肉是否达到了拔管的要求。这要求计算浅快呼吸指数(rapid shallow breathing index,RSBI),也被称为托宾指数(Tobin Index),已证实它可作为成功拔管的预测指标。该指数计算较为简单,即呼吸频率与潮气量的比值,潮气量以升为单位;RSBI<105 表示预测可以准备呼吸机脱机。另一种常见的拔管前评估是套囊漏气试验,计算在控制模式下 ETT 套囊充气和放气时呼出气量的差值除以 ETT 套囊充气时呼出气量的百分比。在一项研究中,大于 15.5% 的套囊漏气对再插管的预测阴性值为 96%;然而,套囊漏气小于 15.5% 的阳性预测值仅为 25%。因此,没有明显的套囊漏气并不一定妨碍拔管,但需要警惕可能会出现拔管后喘鸣或需要再插管。如果患者在其他临床方面表现稳定,可以考虑使用类固醇类激素,把拔管或换管时间暂时推迟数小时。最后,在进行拔管或换管前应彻底吸除气管导管内和口咽内的分泌物。

一旦患者状态得到改善,或者如果患者的临床状况需要更紧急的干预(例如,换管以避免持续漏气,无法氧合或通气,严重误吸的高风险),应制订立即换管的计划。如果患者是已知的非困难气道,简单的拔管和再插管可能是适宜的。对此需要警示的是,许多因素可能增加住院危重症患者插管的困难,包括血容量过多、肺功能储备减少、异常的患者体位和与 ETT 本身存在相关的咽喉部水肿。

对于一个已知困难气道的患者,或预测有困难再插管可能性的患者,应慎重考虑拔管后再插管的风险,其中一种降低风险的方法是使用交换导管。这些导管是长而可弯曲的塑料装置,可通过气管导管的管腔,可以是实心的,也可能是空心管腔以允许置入过程中输送氧气(以及在必要时进行喷射通气)。交换导管允许通过 Seldinger 技术进行气管导管的更换;也就是说,它们通过声带,起到支架的作用,并维持一条通往气管的通路引导新的气管导管通过。如果患者计划拔管,而不是更换 ETT,可以在拔管后将交换导管在气道内留置一段时间,以评估患者的呼吸功能;如果患者拔管失败,交换导管便已就位以利于再插管。虽然这种设备有助于避免气道完全失控,但由于它们可以滑出气管进入食管因而也不能完全确保插管成功。因此,在使用交换导管再插管时可能仍要考虑进行直接或间接(可视或纤支镜)喉镜检查以看见声门、舌和软组织的位置及关系。

纤支镜在高危拔管或换管时也很有用。虽然在这种情况下不能完全评估气道的开放程度,但经原位 ETT 的纤支镜检查可以提供是否存在声门上水肿或组织损伤的有用信息。此外,如果需要换管,支气管镜可以预装一根气管导管,前进至靠近原位 ETT 的位置,然后在拔出原导管后立即插入声带。选择一种尖端可弯曲的特殊气管导管可能是最合适的,以利于更容易地通过声带。

喉罩(laryngeal mask airway,LMA)也可以作为氧合和通气的临时手段。虽然 LMA 不经过声带,也不是一个长期的气道解决方案,但它可以减轻由于舌或上气道组织造成的气道梗阻。重要的是,插管型 LMA 有助于纤支镜进入喉部,在其引导下,气管导管可以前进通过声带进入气管。

虽然这些技术,特别是交换导管的使用,在大多数情况下都是成功的(在一项研究中成功率为 92%),但麻醉医师必须时刻做好再插管失败的准备。对于拔管后的喘鸣,气道内雾化消旋肾上腺素可能减少水肿。氦/氧混合气(heliox),一种氦氧混合物(氦含量高达 79%),用低密度的氦代替了空气中的氮气。这减少了气流通过高阻力声门的湍流,增加了肺部的氧运输。最后,麻醉医师必须随时准备遵循美国麻醉师协会的困难气道管理流程。如果上述技术不能保障患者的气道安全,可能需要紧急外科气道。

问题:"患者的气管造口器脱出,怎么办?"

"新气管造口术"指的是行气管造口术的造口尚未愈合(一般小于 1 周),如果造口装置不到位,造口很快就会闭合和塌陷。因此,在气管管腔不可见或摸不到的情况下,尝试重新置入脱出的气管造口装置是不可能成功的。反复尝试盲探再置入可能导致假腔产生和气道丧失;假腔通气可以导致广泛的皮下气肿、双侧气胸和心血管衰竭。

任何新气管造口器的脱出都应被视为紧急气道。如果患者存在自主呼吸而且患者能够维持充分的通气和氧合,通常会有时间与实施气管造口术的外科医师联系并寻求更换造口器的帮助。然而,考虑到临床情况快速恶化的可能性,紧急困难气道管理设备随手可及和床旁 ICU 人员随时援助是必要的。

如果气管造口器没有完全脱出,可利用引导芯塑型造口器后尝试再次置入(软化造口器尖端);即使操作进展顺利,仍需通过二氧化碳波形确认放置。如果气管不易显示,可以使用外科气管造口术工具包中的钳子探查气管造口部位,定位气管腔,并安全更换气管造口器。纤支镜也是一种用于显示气管腔的有用工具,并确保气管造口器再置入后位置正确。任何再置入后通气或吸引导管通过气管造口时遇到阻力都是形成假腔的标志(气管造口器在气管前软组织),应避免进一步尝试通过气管造口器通气,除非它可以再置入或由有资质的外科或重症科医师进行重置。

机械通气或其他危重症患者往往肺功能储备很少,患者气管造口器脱出及由此导致的通气和氧合不足很可能造成快速的血氧饱和度降低和/或血流动力学不稳定。在这种情况下,应采用球囊-面罩技术进行通气,并通过经口或经鼻气管插管,从上气道建立保护气道以稳定患者状态。

以上是一些通用规则,例外情况就是做过全喉切除术的患者。由于气管近端形成了气管造口,这些患者的口咽与气管之间不再有连接。因此,全喉切除术患者不能再从上气道插管。由于气管清晰可见并缝合在皮肤上,此类患者更换脱出的气管造口器没有形成假腔的风险。因此,在这些患者中脱出的气管造口器可以安全、快速地重新置入。

小结

麻醉医师经常会被呼叫去帮助处理 ICU 中困难气道的情况。为高危患者的复杂管理做好准备是很重要的。虽然这些情况可能较紧急,但通常有足够的时间来创建、沟通和实施针对患者具体需求的计划,并选择一种或多种工具来进行高风险气道管理。作为一名气道管理专家,麻醉医师必须能够在不熟悉的环境中给予冷静的指导,最大限度地保证患者的安全。

🏠 要点

- 如果漏气是由指示气囊或气囊管道损坏造成的,也许可以暂时稳定漏气的气管导管套囊。
- 当拔管患者有可疑再插管困难时,气管导管交换导管、喉罩和纤支镜可以作为有用的辅助工具。
- 气管造口器脱位应被视为紧急气道。
- 如果气管造口器脱出患者的气管不能直接看到,则应从上气道建立新的人工气道。

推荐读物

American Society of Anesthesiologists Task Force on Management of the Difficult Airway. Practice guidelines for management of the difficult airway: an updated report by the American Society of Anesthesiologists Task Force on Management of the Difficult Airway. *Anesthesiology*. 2003;98(5):1269–1277.

Cooper RM. Management of extubation of a patient following a prolonged period of mechanical ventilation. In: Hung O, Murphy MF. eds. *Management of the Difficult and Failed Airway*, 2ed. New York, NY: McGraw-Hill; 2012.

De Bast Y, De Backer D, Moraine JJ, et al. The cuff leak test to predict failure of tracheal extubation for laryngeal edema. *Intensive Care Med*. 2002;28(9):1267–1272.

Morris LL, Whitmer A, McIntosh E. Tracheostomy care and complications in the intensive care unit. *Crit Care Nurse*. 2013;33(5):18–30.

Mort TC. Continuous airway access for the difficult extubation: the efficacy of the airway exchange catheter. *Anesth Analg*. 2007;105(5):1357–1362.

Tobin MJ, Jubran A, Laghi F. Fighting the ventilator. In: Tobin MJ, ed. *Principles and Practice of Mechanical Ventilation*, 3ed. New York, NY: McGraw-Hill; 2013.

Tobin MJ, Laghi F. Extubation. In: Tobin MJ. ed. *Principles and Practice of Mechanical Ventilation*, 3ed.

New York, NY: McGraw-Hill; 2013.

White AC, Purcell E, Urguhart MB, et al. Accidental decannulation following placement of a tracheostomy tube. *Respir Care*. 2012;57(12):2019–2025.

Wilcox SR, Bittner EA, Elmer J, et al. Schmidt U Neuromuscular blocking agent administration for emergent tracheal intubation is associated with decreased prevalence of procedure-related complications. *Crit Care Med*. 2012;40(6):1808–1813.

Yang KL, Tobin MJ. A prospective study of indexes predicting the outcome of trials of weaning from mechanical ventilation. *N Engl J Med*. 1991;324(21):1445–1450.

第 21 章
Ludwig 咽颊炎(脓性颌下炎)患者的气道管理

Ludwig 咽颊炎(Ludwig's angina)是下颌、颏下或舌下组织的化脓性蜂窝织炎,也称为脓性颌下炎。Ludwig 咽颊炎常源自拔牙前或拔牙后下颌第二或第三磨牙脓肿,表现为口腔底部和气道的弥漫性肿胀。症状出现迅速,可能包括颈部红肿和疼痛、发热、寒战、乏力、耳痛、流涎、意识不清,最终导致气道塌陷,有些患者在齿龈上没有明显可见的脓肿。此病必须立即治疗,以防止感染扩散和随后气道水肿引起的窒息。

Ludwig 咽颊炎常由正常口腔菌群中的溶血性链球菌所致;但是也可能是需氧菌和厌氧菌联合形成的感染。口底的肿胀可能很广泛以至于舌体向上向后移位,堵塞口腔和口咽,如果不治疗,感染将会向下扩散至胸腔导致心包或肺脓肿,或出现全身感染中毒性休克。患者将会出现极度嗜睡、脱水、气短,需要立刻治疗。

Ludwig 咽颊炎患者的治疗取决于气道受累的程度。受累较少的患者仅需要切开引流、手术减压以及全程广谱抗生素。然而,为了了解感染的程度,治疗第一步是进行头颈部 CT 扫描,同时应获得详细的病史和体格检查资料,**麻醉团队应与外科团队联合起来制定综合的治疗方案**。处理 Ludwig 咽颊炎患者是相当复杂的,因为他/她可能不能讲话或张口度太小而不能切开和引流感染区域。张口困难以及气道水肿和舌体移位意味着潜在的严重麻醉风险和并发症。对任何 Ludwig 咽颊炎患者强烈推荐要有**明确的麻醉策略**以及备选预案。

麻醉医师应详细检查气道,评估所有常用的方法,包括 Mallampati 分级、张口度、头颈活动度、甲颏距离、是否缺齿等。另外,需要评估 Ludwig 咽颊炎患者气道水肿程度(不仅在临床上而且还要在影像学上)、吞咽能力、分泌物多少和舌体活动度。在 Ludwig 咽颊炎患者中舌体活动度是相当独特的考虑因素,因为病程本身会累及下颌下间隙,造成下颌下间隙水肿和变硬。这对于气道管理是很重要的,因为在常规喉镜操作时舌体被移至下颌下间隙。在 Ludwig 咽颊炎患者,如果该间隙消失或不能用,声带显露和随后的插管将非常困难。麻醉医师和外科医师只有按照核查清单仔细评估并制定明确的方案后才能进行后续处理。

Ludwig 咽颊炎患者的气道可能容易被麻醉医师忽视,因为在患者清醒和自主呼吸时气道似乎并不梗阻,但在麻醉诱导和神经麻痹后可能会出现戏剧性的变化。表面麻醉下检查清醒状态下的喉和气管可能没有益处,因为由于诱导后喉部肌张力下降,喉部解剖的可视性与患者清醒时相比将会显著降低。清醒 Ludwig 咽颊炎患者气道处于开放状态,但诱导后肌松剂则会使邻近气管的水肿组织松弛造成气道阻塞,甚至可能导致通气和/或插管困难。对此类患者,多次尝试插管或其他操作将尤为有害,因为会引起血液和分泌物在咽部积聚,在本已恶劣的环境中造成更严重的并发症。**基于以上原因,不建议对 Ludwig 咽颊炎患者行气道表面麻醉后的直接喉镜检查**。

对最轻度的 Ludwig 咽颊炎患者,常规诱导后传统的直接喉镜插管就足够了。如果采用了这种方式,推荐在术间备用紧急气道设备,在通气或插管比预计困难时使用。例如,如果咽喉部软组织塌陷造成困难,喉罩(LMA)比面罩通气更有效。然而,比紧急气道设备更重要的是,**诱导时术间要有一位有经验的可随时准备建立外科气道的外科医师,当通气和插管都不能进行时上场。**

对中度 Ludwig 咽颊炎患者,建立安全气道更安全的方式是进行清醒插管,患者保持清醒和自主呼吸直至气管导管放置到位。在清醒插管开始前,患者应被充分告知他/她将会经历什么以及他/她必须愿意并能够与麻醉医师合作以获得充分的气道表面麻醉。

可以使用各种方法克服喉反射并麻醉气道。声门上麻醉可以通过利多卡因的浸润纱布、漱口液或雾化器进行雾化表面麻醉。可行双侧喉上神经阻滞麻醉环甲肌并减弱舌根到声带的感觉。阻滞侧存在肿瘤以及注射部位有活动性感染则禁止进行喉上神经阻滞。由于这种阻滞是为了减少气道的感觉,所以只有当保持自主呼吸的益处大于快速序贯诱导/插管的风险时才应用于饱胃的患者。由于气管神经阻滞会有些不适,可以使用右美托咪定、苯二氮䓬类和/或阿片类药物抵消操作造成的应激。必须注意确保患者保持自主呼吸不会过度镇静。声门下麻醉也是必要的,经环甲膜注射 2% 利多卡因完成经气管神经阻滞。

一旦完成全气道麻醉,麻醉医师可进行插管。气管导管可借助纤支镜、直视插管工具、光棒(Shikani 光学探条或磨牙后插管喉镜)或插管型喉罩(Fastrach LMA 或使用 Aintree 探条和纤支镜)进入气管。必须注意避免气道设备与口腔和口咽部脓肿接触,预防脓性分泌物进入肺内。一旦插管成功并通过呼气末 CO_2 和听诊确认了 ETT 的位置,麻醉医师可以进行全麻诱导并开始外科操作。**在尝试清醒插管过程中,一位有经验的外科医师应在术间随时准备进行紧急气管切开术。**

需要记住的一点是,在考虑对 Ludwig 咽颊炎患者进行清醒插管时,气道表面麻醉本身可能是困难的。感染的喉部组织可能是酸性的,这意味着与正常局麻药相比有更大比例的离子化形式。由于只有非离子化局麻药才能穿过神经元细胞膜,局麻药的有效性将会降低,并且气道麻醉的效果不理想。

病情危重的 Ludwig 咽颊炎患者出现呼吸费力、流涎或张口受限,只能进行清醒气管切开术。不管表面看起来气道受累程度如何,一位有经验的外科医师应该始终在术间能随时准备进行紧急气管切开术。

手术结束后是否拔管取决于感染和目前水肿的程度。对于更严重的感染患者,必须进行及时的抗生素治疗以减轻肿胀,使拔管前气道不受影响。对于术前被归为“困难气道”的这类患者,应该做出保留气管导管的决定,并给予术后镇静。对于严重咽部、下颌间隙和舌部水肿的患者,应保留气管导管,直至确定自然气道可以维持通畅。Ludwig 咽颊炎患者术后数天内保留气管导管和维持机械通气直到符合拔管标准,这种情况很常见。

无论如何,如果术后在术间拔管或在 ICU 延迟拔管,应记录在 20cmH$_2$O 或更低的峰压下气管内导管周围漏气(套囊放气时)的情况。这有助于确定水肿已消退和拔管后气道仍是开放的。

在气管切开的患者,保留气管切开部位是必然的;然而,是继续机械通气还是允许自主呼吸取决于患者的既往史(例如是否存在肺部疾病、局部或全身感染等)。

在任何 Ludwig 咽颊炎案例中,必须一丝不苟地制订和执行最安全、最全面的麻醉与手术计划。全面了解“困难气道”流程以及与所有麻醉和手术团队的参与者密切合作是最重要的。迅速和全面的策略是能经受住 Ludwig 咽颊炎患者最危重情况挑战的关键。

⌂ 要点

- Ludwig 咽颊炎最常见于牙科操作后。最经典的场景是患者在傍晚或周末紧急呼叫牙科医师或牙髓病医师后被转诊到急诊部。这些都是真正的紧急气道。出于某种原因，往往是刚打完电话通知患者就被推进手术室了。
- 这些气道病例可能并发牙齿松动和脱落。牙列不良或最近的牙科操作是发生 Ludwig 咽颊炎的首要原因。
- 不要忽视气道基础。要评估舌体活动度、流涎和/或分泌物聚集以及吞咽能力。
- 你不会因为只是看着 Ludwig 咽颊炎患者而使其发生气道塌陷，**要记住第一次气道操作时必须有能力确保气道安全**。即使是最轻柔地"喷点局麻药迅速看一眼"也会使患者陷入或即将陷入气道塌陷的境地。在等待外科医师到达之前不要这样做！据编者了解，至少已经发生过一例由于"快速看一眼"导致的死亡事件。
- 由于这个原因，除非用于建立外科气道的人员在场和设备可用，有经验的麻醉医师才会开始保护气道。这通常意味着有一位经验丰富的外科医师确实在场，随时准备建立外科气道。
- 对于这些气道没有明确的技术。最好的技术就是取得外科医师合作和同意的传统技术，可以是谨慎操作的清醒气道或是麻醉气道。
- 编辑们已经处理了多个 Ludwig 咽颊炎案例。我们已经见过比我们预期的更严重或不太严重的气道。在一个案例中，直接喉镜插管失败，最终使用了喉罩处理（在 Glidescopes 出现之前几年）。在另一个案例中，气道严重受损，外科医师同意到场、刷手并打开他的气管切开术无菌包。编者们所见过的最糟糕的情况是，由于感染已经蔓延到胸腔入口，进行诱导时一名头颈外科医师和一名胸外科医师都被呼叫到场。
- 这些都是没有那么少见的"罕见"气道案例。几乎每个高年资麻醉医师都至少做过一个病例。把这个病例列在你的病例列表中，当你值班结束，坐到麻醉办公室时，向更有经验的临床医师请教。

推荐读物

Barash PG, Cullen BF, Stoelting RK. *Clinical Anesthesia* 4th ed. Philadelphia, PA; Lippincott Williams & Wilkins: 2001:1000–1001 http://www.nlm.nih.gov/medlineplus/ency/article/001047.htm

Stoelting RK, Dierdorf SF. *Anesthesia and Co-Existing Disease* 4th ed. Philadelphia, PA; C Churchill Livingstone: 2002:579.

第 22 章

喷射通气——如何充分运用这项奇特的通气技术并赢得同道们的钦佩

当喷射通气（jet ventilation，JV）在 20 世纪 70 年代中期被发明并引入市场时，许多我们现在认为绝对必要的安全应用的前提条件还没有出现。全凭静脉麻醉的现代组成部分，如丙泊酚和瑞芬太尼，还远远没有出现，偶尔与 JV 一起使用的氧化亚氮和挥发性麻醉剂是很难处理并极有可能污染环境空气的。气体交换的有效监测，如现在常规的脉搏血氧仪和二氧化碳波形图，也处于临床前发展的早期阶段。最初几代的喷射通气机缺乏控制气道压力（airway pressure,Paw)的方法,由此在气体突然喷入时要承担肺损伤的风险。此外,当时不能进行喷射气体的调节(加热和加湿),而且这一措施的重要性还没有得到充分认识。目前的 JV 技术,以及有效的监测设备和多种短效麻醉药物的选择,都使 JV 在特定适应证的安全应用成为可能。如果由熟悉设备及其安全应用的人员正确和规律地使用,这一技术的应用具有很高的效益/风险比。另外,在任何使用喷射通气的地方,必须保证有传统的麻醉呼吸机或至少有一个手控回路可供备用,两者均可作为传统通气和 JV(两个方向)之间的过渡设备,并且在 JV 不足以提供必要的气体交换时,也可用作后备支持技术。另一个重要的问题是 JV 需要经常练习。对于偶尔使用 JV 的不熟练的使用者,例如麻醉通气的新手或其他毫无技术经验的无关人员,不应该让他们操作。

JV 公认的适应证

- 上呼吸道的诊断和手术
- 声带的干预措施
- 气管的袖状切除
- 隆嵴附近的气管手术
- 气管梗阻的激光消融
- 肝肿瘤的射频、冰冻或热消融
- 异位心脏起搏点的消融

在气道手术中使用 JV 的适应证是合理的,因为对手术气道有更少的空间需求,从而为外科医师提供了更好的视野和路径,并且在某些情况下如果气道是开放的,应用 JV 仍然可行。对于本列表中的最后两个适应证,其理由是在高频 JV(频率大于 120 次/min)下,呼吸运动有限,靶器官的活动少于传统通气或自主呼吸。在这些情况下,JV 也可以通过常规的气管导管应用,但导管和喷射管之间的连接必须保持向大气开放,这样可以进行被动呼气。

氧合不足

在 JV 中偶尔会观察到氧合问题,这些问题通常以两种形式之一出现。氧饱和度的突然下降可能是急性气胸的结果。这应迅速证实并以胸腔引流治疗。氧饱和度的缓慢下降通常是由于通气不足或肺弥散功能受损。在这些病例中,患者通常合并有限制性阻塞性肺病以及肺活量的显著减少。完整的技术措施可以用来抵消氧饱和度的逐渐下降。首先,应该提高喷射气体中的氧浓度。如果没有达到预期的效果,可以提高驱动压(driving pressure,DP)。进一步改善氧合的措施可能包括延长吸气时间(inspiration duration,ID)、减少环境空气混杂[通过增加 O_2 流量,减弱文丘里效应(Venturi effect)]或从声门上转入更有效的声门下 JV。如果这些措施已经用尽,仍然没有达到足够的氧合,那么必须考虑使用间断传统通气或完全切换到正压通气。

二氧化碳排出不足

高碳酸血症可在显著的阻塞性肺病(obstructive lung disease,COPD)患者中观察到,通常是胸部顺应性较差的肥胖人群。避免 $PaCO_2$ 持续上升的可能措施包括增加 DP 直到可用的技术极限。DP 的上限仅根据气源的可用压力给出,通常在 55~65psi[①] 范围。在使用最大可用 DP

---

① 1psi≈6.895kPa。

通气同时 $PaCO_2$ 进一步升高的患者中,必须决定什么程度的高碳酸血症是可以接受的。一般来说,假设在手术结束时 $PaCO_2$ 增加到基线的 1.5 倍是可以接受的。在这一水平上,二氧化碳水平可以通过使用气管导管或喉罩,在间断或完全转换为传统通气方式下恢复正常。

气道压力增加

在 JV 中气道压力(Paw)主要是由设置的 DP 及其与患者的气道解剖的相互作用决定的。只要气体流出不存在障碍,Paw 可维持非常低的水平,一般在几毫米汞柱的大小。通气频率和吸气时间对 Paw 的直接影响不大,除非在极端情况下当气体体积发生显著变化时。此外,喷嘴(jet nozzle)的尺寸和形状以及气道的几何结构也是重要的影响因素。由于高 Paw 直接关系到肺膨胀和肺损伤的风险,因此需要对 Paw 进行连续测量,如果超过设定的压力极限,还需要自动停止通气。额外配备 Paw 监测的喷射通气机是最先进的、最理想的。通过连接多管腔喷射导管的专用线路,可连续测量 Paw 并显示为一条压力曲线指示吸气峰压(peak inspiratory pressure,PIP)、平均气道压(mean airway pressure,mPaw)和呼气末压(end expiratory pressure,EEP)。另外,压力过程是在喷射管路中同时测量的,但由于技术的限制,这只能在喷气时的短暂中断期间测量。为此,设置了另一个报警限度[暂停压力(pause pressure,PP)],在每个循环结束时,在下一个喷气释放前,其数值应下调。在声门下 JV 中,这种双 Paw 监测需要通过双腔喷射导管来应用完成。测量气管 Paw 与肺中不同部位的 Paw 不完全相同,但可以看作是合理的近似。这个值可以用来激活必要的警报并将 Paw 保持在设定的压力范围内。

喷射气体处理

长期使用未经处理(干燥和低温)的通气气体可能会对气管支气管黏膜造成损害。这可以包括暂时的黏膜纤毛清除功能障碍及随后感染的风险,也可能是危及生命的坏死性气管支气管炎。除通气时间外,黏膜损伤的其他诱发因素包括循环不稳定、对黏膜的物理压力和已存在的黏膜损伤,如吸烟患者。危险稍低但同样可视作不良结局的是,在未经处理 JV 期间可迅速发生低体温。仅在 15min 的未经处理的 JV 后,核心温度有可能下降高达 $2℃$。理想情况下,将离开喷嘴前的喷射气体加热到 $37℃$ 并增加至 100% 的相对湿度。没有加湿的加热喷射气体是无效的,因为干燥气体的导热能力大大降低,而且会使黏膜更加干燥。另外,不加热而将气体暴露在水里也不是一种有效的湿化方法,由此引起的气管内水浸润可能是有害的。这意味着除了最大化对喷射气体的调节之外,在技术上没有其他选择。两者都不能被认为是未经处理 JV 的最优应用;在任何情况下都应使用处理后的气体。

气体调节水平可以从 0 到 100% 逐步调节,不要与相对湿度的百分比混淆。现代化 JV 设备根据提供的气体量自动调整水量和加热能量。必须提醒使用者的是,应该总是在可允许的最大化条件水平下工作以确保 JV 的最好耐受。然而,高性能气体调节的一个缺点是呼出的水蒸气模糊了外科医师的激光显微镜。只有这种情况是小幅度降低气体调节的适当理由,以达到在一段有限的时间内避免视野模糊的程度。

🏠 要点

- JV 的适应证是有限的,但在这些特殊情况下它远优于传统的通气方法。
- JV 的工作场所必须有一个备用并能在必要时间断使用的常规通气系统。
- JV 与传统麻醉通气有很大的不同,因此需要足够的专业知识和常规练习。

■ 在 JV 期间,只适用全凭静脉麻醉。

■ JV 的安全应用需要有 Paw 测量和喷射气体处理(气体加热和湿化)。

推荐读物

Biro P. Jet ventilation for surgical interventions in the upper airway. *Anesthesiol Clin.* 2010;28:397–409.

Evans E, Biro P, Bedford N. Jet ventilation. Continuing education in anaesthesia. *Critical Care & Pain.* 2007;7:2–5.

第 23 章
高频喷射通气——来自费城的观点

高频喷射通气(high-frequency jet ventilation,HFJV)是一种与气管手术和 ARDS 相关的通气方式。虽然 HFJV 在 ICU 应用已经减少,但它仍然是喉部和气管手术的标准操作。HFJV 的一个新兴领域是减少干预期间如肺静脉隔离、射频消融术和外射束治疗(external beam therapy)治疗期间的呼吸运动伪影。虽然美国以外的读者可以使用 TwinStream(Carl Reiner,Vienna,AT)等其他设备,但 FDA 唯一批准的高频喷射通气机是 Monsoon(Acutronic Medical Systems,Fabrik Im Schifli,CH),本章讨论将参考该设备的性能。

物理原理

HFJV 采用与传统通气不同的物理原理来实现氧合和二氧化碳排出。喷射通气通常采用单向喷射;吸气是高速狭窄的圆柱状气体沿气道核心下行流动的结果;呼气是被动的,实际上是活塞流。这两股气流之间有一些混合,但大多数新鲜气体到达远端气道时不含 CO_2。这允许 CO_2 随小于解剖死腔的潮气量排出,被称为轴向弥散(axial dispersion)。这些小的呼吸一个接一个地叠加以增加肺容积,使之超过闭合容量。虽然通过监测气道内压力可以得到一些有用的信息,但通过形态监测胸腹腔体积,如呼吸感应容积描记法(respiratory inductance plethysmography,RIP)可以提供更多的信息。

临床应用及原理

如图 23.1(见文末彩图)所示,它显示了 RIP 胸部(蓝色)和腹部(红色)信号,信号来自呼气路径上的肺活量计,获取了从 HFJV(驱动压 20psi)过渡到压力控制通气(压力 18cmH_2O)5 个呼吸周期,随后 2 次大的人工呼吸,再回到 HFJV 的信号。

应该注意两个特点。第一,在停止通气后,胸腹部容积在大约 30s 内呈指数下降。通过建立另一种通气模式容积恢复,峰值吸气量是相似的。虽然图中没有显示,但 HFJV 期间回路压力约为 5cmH_2O,气管与麻醉机之间的压力梯度可以忽略不计。第二,HFJV 和传统通气的呼吸叠加的时间过程相似,12 次/min 经过 4 个呼吸周期与 120 次/min 经过 40 个呼吸周期。

当流出道通畅时,气道内压力不反映肺泡内压力,因为小气道压力梯度明显。这并不意味着没有必要监测气道内压力,它是探测流出道梗阻的关键。实际的问题是在使用喷射通气时,是否监测暂停压力(pause pressure,PP)或吸气峰压(peak inspiratory pressure,PIP)。PP 是在呼吸暂停期间测量的(因此得名),只需蓝色喷嘴软管,而 PIP 则需要增加红色喷嘴软管和第二个监测点。虽然该部位可能邻近喷气点(正如激光导管一样),但它永远不会接近喷气点。为什

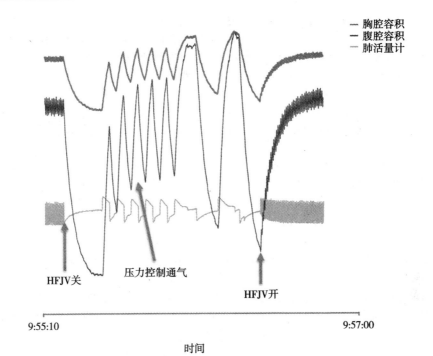

图 23.1　从 HFJV 过渡到压力循环通气再回到 HFJV。蓝线是胸腔容积,红线是腹腔容积,绿线是肺活量计流量(Jeff E. Mandel MD MS,unpublished data)

么说这很重要呢? 因为当气管狭窄时使用 HFJV,狭窄处可能存在明显的压力梯度,但这是可以根据 PP 能充分探测到的。

从图 23.1(见文末彩图)中还可以看出,肺容积受驱动压调节,很有可能将肺容积增加到足以达到肺的弹性极限。治疗高碳酸血症的正确方法可能不是增加驱动压,而是降低驱动压。此外,随着驱动压增加,胸内压增加可能导致心脏充盈受损和低血压。在断定患者不能使用 HFJV 通气之前,尝试降低驱动压。

CO_2 监测

HFJV 中 CO_2 排出的无创监测可以通过两种方法实现。HFJV 可以被中断(如图 23.1,见文末彩图),并通过麻醉机或利用 Monsoon 3 上的 $ETCO_2$ 模块进行几次潮气量呼吸。或者使用 Sentec 数字监测器(Sentec Inc,Fenton,MO)等仪器可提供连续经皮 CO_2 排出监测。

其他临床注意事项

采用 HFJV 进行喉气管手术是为了避免放置气管导管。随着减少呼吸动度的新产品的出现,放置气管导管或喉罩已成为常规,而将导管连接到麻醉回路提供了一种方便的方式过渡到传统通气,并允许使用热/湿交换(heat/moisture exchange,HME)过滤器来保持吸入湿度。然而,这将使整个麻醉机处于喷气的流出道中。Monsoon 的特征之一是能够将水引入吸入气中(因此得名),但在 HME 远端,过滤器很快就会被水充满并阻塞流出道。回路呼气阀失效,闭合可调压力限制(adjustable pressure limit,APL)阀,或正压释放阀失效,也会导致流出道阻塞。所有这些都将导致 Monsoon 持续压力报警并停止通气。由于喷气在这些故障点的远端,因此寻找问题的关键开始于检查喷气与患者的连接处,然后再返回到检查麻醉机。

　　HFJV 的另一个要点是喷气的几何形状对其效率至关重要。喷气应该通过一个狭窄的孔进行输送,这个孔必须对准气管。当喷气与气管长轴成 90° 时,喷气是完全无效的。即使是 5° 也会大大降低效率。这在同时使用硬支气管镜,如埃费-杜蒙支气管镜(Efer-Dumon Bronchoscope,Efer Endoscopy,La Ciotat,FR)等设备时就成为问题,因为很容易将喷气连接并旋转到支气管镜侧臂,如图 23.2(见文末彩图)所示。

　　总之,使用者经常发现由于正常监测模式不可用,HFJV 是一种令人畏惧的通气模式。有了对 HFJV 的物理和生理学的更全面的理解,我们就有可能适应这种通气模式,但我们绝不应该自满。

⌂ 要点

- 高频喷射通气是喉部和气管手术中标准的气道管理方式。麻醉医师应该能够适应并有效地使用。
- 喷射通气的吸气是通过沿气道向下的单向气流产生的。呼气是被动的。
- 即使单次潮气量小于死腔量,二氧化碳也能排出。叠加呼吸使肺容量增加超过闭合

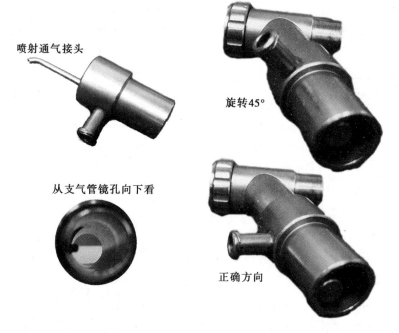

喷射通气接头

从支气管镜孔向下看

旋转45°

正确方向

图23.2　喷射通气接头与埃费-杜蒙支气管镜镜体的连接,说明喷射通气的喷嘴能够旋转到支气管镜长轴上。从左上逆时针依次为:HFJV 接头,从支气管镜孔向下看接头正确的方向,接头的正确连接,接头旋转 45°

气量。

■ 喷射通气的几何形状是至关重要的，它应尽可能精确地沿着气管长轴的方向。

推荐读物

Atkins JH, Mandel JE, Weinstein GS, et al. A pilot study of respiratory inductance plethysmography as a safe, noninvasive detector of jet ventilation under general anesthesia. *Anesth Analg*. 2010;111(5):1168–1175.

Atkins JH, Mirza N, Mandel JE. Case report: Respiratory inductance plethysmography as a monitor of ventilation during laser ablation and balloon dilatation of subglottic tracheal stenosis. *ORL J Otorhinolaryngol Relat Spec*. 2009;71(5):289–291.

Raiten J, Elkassabany N, Gao W, et al. Medical intelligence article: Novel uses of high frequency ventilation outside the operating room. *Anesth Analg*. 2011;112(5):1110–1113.

第 24 章
掌握环甲膜切开术

气道管理有一个明确的处理流程，通过手术来保证气道是这个流程的一部分（最后一步！）。建立外科入路操作通常在手术室进行，或在重症监护病房可控环境下对已插管患者进行。在过去，外科医师 7 天 24 小时无处不在，所以对于一个非外科医师来说，很少有必要在紧急情况下通过手术控制气道。然而，随着住院医师工作时间受到更多限制的情况出现，以及为了获得同样的收入需要做更多的病例，这使得外科医师比过去更加分散，更难找到。现在许多机构都设有可以覆盖多种类型或上门的夜间服务，因此，由外科医师操作以获得外科气道的时间可能会延迟。

环甲膜切开术是一种不同于传统气管造口术的建立外科气道的方法，它被许多外科医师认为是在许多不同情况下初次紧急外科气道管理的首选技术。环甲膜通常容易定位，且血管较少。环甲膜切开术后可以因为环状软骨炎，不幸导致声门下狭窄或声音改变后遗症，一般在 24~48 小时内完成改良的传统气管造口术，通常在第二或第三气管环（包括暴露和分离带状肌群及甲状腺峡部）进行。如果改用传统的气管造口术，长期的发病率是最低的。心脏方面的文献表明，在可控的情况下，计划好的环甲膜切开术后的气道并发症是最小的。在紧急情况下，如果计划要在 48 小时内终止有创气道，大多数耳鼻喉科医师不会将环甲膜切开术改为气管造口术。

成功进行环甲膜切开术最重要的一步是做出决定。第二个最重要的步骤是保持冷静，准备设备，并以一种可控的方式进行。作者的观点是，大多数麻醉医师都具备通过环甲膜切开术获得紧急外科气道的必要技术，即用于血管通路的 Seldinger 技术，虽然是另一种不同的解剖结构，但可以直接应用于建立紧急外科气道。尽管环甲膜切开术教学中经常教授 Seldinger 技术，但最近的一项研究指出，美国麻醉医师协会的网站上引用的研究（见推荐读物）证明，在由医学生使用常见商业套装的操作中，Seldinger 技术并没有像使用开放外科技术建立气道一样频繁应用。

气道外科医师进行紧急环甲膜切开术中所采用的步骤如下：

（1）站在床旁，使主利手指向头侧（例如，如果你是右利手，应站在患者左肩旁）。

（2）无需准备颈部；你将进入气道，一个干净的污染区域。

（3）触摸环甲膜，它位于环状软骨上方，甲状软骨下方。这是清醒气道操作中经气管注射利多卡因麻醉的确切部位。如果解剖结构复杂，无处不在的超声可用于识别环甲膜。

（4）需要 15 号刀片，虽然在紧急情况下任何手术刀片都可以。

（5）计划做一个 4cm 长的中线切口，并准备好拉钩以增强视野。

1）主利手从足侧向头侧移动，使用刀刃在正中线纵向切开 4cm，从表皮至环甲膜。

2）注意保持在正中线。粗大的甲状腺前静脉在正中线两侧走行，可以引起出血，彻底影响视野。

3）做一个宽大的切口。长切口更容易分离组织，将更易于看到气管。

（6）给刀刃足够的压力，两次就要达到环甲膜的深度。

（7）如果患者肥胖，要求一些牵开组织的器械。你需要两个（一侧一个）。直角拉钩、甲状腺拉钩或静脉拉钩都是合适的选择。

（8）一旦到达软骨水平，再次触诊环甲膜。

（9）找到环状软骨膜后，用手术刀垂直刺穿环状软骨。一旦进入气道，在气道内操作器械工具依次为手术刀、硬质吸引导管和气管导管。

（10）当听到空气从颈部进出的声音以及分泌物的蠕动声时，证明已进入气道。在操作此步骤时，注意不要让脸靠术野太近，以免被分泌物溅到。

（11）不移开刀片，把它旋转 90°，在每个方向上切 0.5cm 以扩大开口。

（12）在不移除刀片的情况下，向气管内插入一个硬质吸引器以吸除气管分泌物。取出刀片并将它从术野移开。向足侧吸引牵拉切口下缘。在放置气管导管之前，任何时候都不要将吸引导管从气道中取出。切口会关闭，而且由于咳嗽、出血和气管分泌物，你可能难以重新定位进入气道的位置。

（13）让助手将 6.0 号（内径 6.0mm）带套囊、管芯的气管内导管尖端弯曲至大约 75°~90°。

（14）使用空出来的主利手，向骶尾部方向弯曲着插入导管直到套囊到达切口下几厘米。

（15）取出管芯，根据标准麻醉方案，用适当的通气确认通入气流和 CO_2 排出是否良好——如经误入气管外的气管导管剧烈地通气，会造成皮下气肿，颈部解剖结构模糊，危及气道安全。

（16）**不要松开气管导管，直到它被缝合到位**。等外科医师缝合固定导管前可以先用胶带固定。使用 0 号丝线缝合固定可以让患者更舒适。纱布可以轻敷在伤口上。可以呼叫外科医师会诊来评估伤口是否需要闭合以及是否需要在手术室进行正式的气管切开术。通常可以使用相同的切口。

（17）在任何阶段遇到出血，都不要使用烧灼术。由于高浓度氧气的助燃作用，可能使气道及周围组织烧伤，使患者和手术室人员面临极大的风险。伤口可以用纱布或外科手术包扎。加压可以控制出血。

（18）不要顾虑切口的美观、导管进入气道的位置或同事们的议论。记住，这是一种救命的方法，瘢痕和气道永久性损伤的风险很小。瘢痕是可以修复的。气道并发症可以在 48 小时内由耳鼻喉科医师诊治，且发生率很低。你的同事肯定会对你表示敬意，因为他们知道麻醉医师进行环甲膜切开术代表了真正的紧急情况。

🏠 **要点**

- 记住，"otomy"的意思是切开或打开，"ostomy"的意思是切开并把它带到表面（切除）。环甲膜切开术（cricothyroidotomy）仅仅是指为了插入临时气道——通常是气管导管——而切开环甲膜。气管切开术（tracheotomy）和气管造口术（tracheostomy）有时可交替使用，但在最正确的用法中，气管切开术是制造气管气道的操作，而气管造口术是打开或在气管上开孔并使用相应的气道装置。

- 如果你是麻醉医师，你可以做环甲膜切开术！成功进行紧急环甲膜切开术最重要的两件事是首先要意识到并决定你需要做。然后要记住它与经气管的利多卡因注射是在相同的解剖位置上。
- 不同于经气管的利多卡因注射，它分两个步骤进行：首先在表面软组织上做一个纵向切口，从足部到头部切开大约 4cm。
- 当组织分开后，手术刀刀片纵向插入气道，然后旋转 90°。
- 然后在开口处插入一根硬质吸引导管。把它放在这个位置直到一个 6.0 号带套囊的气管内导管放入气道。在将气管导管放入气道之前，将其末端弯曲至 90°。使用标准技术来确认导管在气道内的位置及 CO_2 的排出。
- 不要松开气管导管，直到它被缝合到位。适当、适量地通气。
- 在紧急气道固定后，耳鼻喉科医师会在可行的情况下对切口和气道设备进行修正。瘢痕，甚至是气道的瘢痕，通常可以得到适当的处理。

推荐读物

Available from http://anesthesiology.pubs.asahq.org/article.aspx?articleid=2528137. Accessed May 19, 2017.

第 25 章
不要错误地认为气管切开术可以保证气道通畅

气管造口管在麻醉实践中普遍存在，了解它们可能出现的问题是很重要的。在医治使用这些设备的患者时应该考虑到一些并发症。除了下面列出的问题之外，你可能犯的第一个也是最大的错误就是把你的注意力从需要时刻警惕呼吸道这件事上移开。

1）导管的阻塞
2）异物嵌在气管造口管内
3）由于拔出气管造口管而导致气道丧失
4）出血
5）其他，非紧急并发症

气管导管阻塞

气管导管阻塞可能由多种不同的原因引起，包括分泌物、血块、肉芽肿组织或气管壁本身。最常见的原因之一是黏稠的分泌物阻塞管腔，分泌物通过蒸发逐渐失去水分，变得干燥黏稠。除非定期清洁导管，否则这些分泌物的积累可能导致小范围甚至完全的管腔阻塞。这是可以通过细心的护理和无菌操作预防，包括频繁清洁导管、使用湿化空气或氧气、使用可以取出内套管进行清洁的气管造口管、及时采取措施减少或停止出血，这样血块才不会积累在导管或气道里。

通常,气管黏膜受到侵蚀或刺激会导致轻微的气道出血,形成的血栓也会导致气管阻塞。另一个潜在的问题是气管造口管远端黏膜刺激导致气管内肉芽肿组织的形成,可能导致气管狭窄而出现梗阻症状。

气管造口管会由于各种原因导致术后即刻发生梗阻,包括导管移位或大小不合适,这可导致导管尖端抵住气管后壁产生球-阀效应(ball-valve effect)。

气管造口梗阻可表现为呼吸困难、呼吸功增加以及正压通气时吸气峰压升高。呼吸的声音可能会随着潮气量的减小而减小。患者自主呼吸气流通过阻塞的管腔会产生异常的吸气音和呼气音。用床旁的吸引导管通过气管导管进行吸引既可以用于诊断也可以用于治疗。梗阻可能会阻碍或阻止它进入气管。

气管造口管梗阻的干预取决于梗阻的严重程度。在病情缓和的情况下,用生理盐水冲洗和导管抽吸可以减少管腔分泌物的淤积并增加管腔的通畅性。取出内套管可以在保持通气的同时进行必要的清洗。如果通路建立良好且没有重新插入时丢失造口的危险,可以取出造口管,暂时放置替代物,将阻塞的造口管浸泡并清洗,直到管腔清洗干净为止。在病情进展较急的情况下,患者可能在怀疑梗阻前就表现为缺氧和高碳酸血症的濒死状态。试图用简易球囊-阀呼吸装置(bag-valve apparatus)辅助通气将产生高阻力和压力,以及潮气量不足。如果有内套管,将其取出可实现球囊复苏法(resuscitation bag)通气。尝试将一个吸引导管通过阻塞的导管可以支持诊断,但往往无法解决梗阻,因为导管将无法通过。如果气管造口管化脓则必须迅速取出气管造口管并更换干净的气管造口管,或者可能的话,可以从造口以上气道快速通气和/或插管以提供氧合和通气。

气管导管或气道内异物

进入气管导管的异物可能相对容易地卡在导管内,无论是无意还是有意放置,通常发生在尝试清洁气道时。软性物质,如植物性物质,会像黏液或凝块一样阻塞管腔,患者会有同样的表现。然而,试图用吸引导管或其他设备推动或取出异物,可能导致其进入远端通道,造成气管或支气管异物。有时异物会破裂,可以通过冲洗和吸引来排除;如果没有,可能需要用更有侵袭性的硬质或可弯曲支气管镜处理。

然而,当异物本身是坚硬的或牢固的,如棉签棒,它可能不会完全阻塞气道。尽管如此,这些东西很难取出来,而且在试图取出时,异物有被移入气道的风险,需要通过支气管镜取出。考虑到这些问题,最好是取出导管,必要时用另一根代替[如果气管造口通道不成熟,则从上方(经口、经鼻)管理气道],导管在患者体外时取出异物。如果异物滞留在气道内,但有足够的通气,可以将气管导管留在原位,进入手术室,在可控条件下将异物取出。

气管造口管拔除导致气道丧失

正在使用气管造口管的患者中,最令人担心的并发症之一是在气管造口管完全定型之前导管被意外地拔除。皮肤和气管之间的管道通常在5~7天内建立,在10天左右定型。早期拔除或变动气管造口管使患者容易出现这种潜在的危及生命的并发症。当气管造口定型时,更换导管通常并不困难。然而,当气管造口术刚刚实施后,通道尚未定型,而且当导管移开后通道可能不容易找到。当气管导管在术后无意中或有目的地被拔出时可能会发生气道丧失。因此,在最初更换或拔除导管的过程中要保持警惕。

在这种情况下,患者可能会出现呼吸困难、呼吸急促和低氧血症。如果导管明显在气道之外,诊断很简单,但在某些情况下,导管可能在皮肤下或在假腔里,而不在气道内。呼吸音会减少或消失,而失去开放的气道可能会导致危及生命的后果,因为更换导管可能会困难和操作延迟。当导管明显不在气道中,且没有备好可供再插入的通道时,应从造口以上气道进行管理,使用球囊-面罩通气或直接喉镜气管内插管。值得注意的是,一些气管造口患者由于气道解剖异常而进行气管造口手术,这将是一个严峻的挑战。还有一些人因为无法脱离机械通气而接受这种手术,对他们来说,通过喉部的传统路径插管应该困难较少。

面部创伤、手术切除喉部或造口漏气较多,可能会使面罩通气对那些做过气管造口术的患者无效。在任何这些情况下,使用面罩通过造口本身通气可能是一种可行的选择。应该使用一个小的儿童面罩,将其覆盖在造口上以尝试创造一个密闭区。

当需要更换导管时,必须有适当的气道管理和气管造口置入工具,包括比最初放置的导管型号小的导管和气管造口无菌包里的器械,如扩张器和拉钩等。此外,最好有耳鼻喉科医师的备选外科气道支持。仰卧位,颈部有一定程度的伸展,有助于打开呼吸气道并改善视野。如果存在气道造口缝合线,只要拉开就可以充分打开气管造口以置入导管。如果不能看到开口,尝试用手轻柔地探寻通道,成功后,应放置比原尺寸小一号的导管。如果不能看到或发现通道,其他选择包括放置探条(bougie)或使用纤支镜以发现气道。与任何气管造口相关的紧急情况一样,如果低氧血症或病情恶化不允许通过造口本身快速建立人工气道,则应经口到达气道并进行通气和气管插管。气管导管必须延伸到气管切口以下,套囊必须充分充气以密封气管,否则气体会通过造口漏出,导致通气不足。

有几个因素可能导致气管造口管更易脱出,包括最初导管位置不正确、导管大小不合适、导管固定不牢固、剧烈咳嗽以及颈部皮下脂肪组织丰富。

出血

出血可能发生在术中或术后即刻,与手术创伤或凝血状态异常导致渗出增加相关。这可能表现为明显的外部失血或从气管造口管咳出血性分泌物。如果失血严重,则可能因为低血容量引起心动过速和低血压。这种手术出血通常在手术后立即有所表现并会由手术团队处理。少量出血可采用压迫或填塞的方法治疗。如果失败,可能需要返回到手术室进行烧灼止血或血管结扎。

延迟出血可能是由于肉芽组织、吸引或更换气管导管造成的创伤、潜在肿瘤或炎症的进展以及瘘管的形成。气管造口术后出血的发生率约为3%,其中气管头臂动脉瘘约占10%。完全发育成熟的瘘管,一旦打开就会引起极度剧烈的出血,迅速危及生命。低血容量和血液流入气道都需要快速且积极的治疗。建议立即对气管造口套囊充气以填塞出血的动脉,这是一种在患者被紧急送往手术室进行明确的外科治疗之前的控制措施。如果这一措施无效,可以插入带套囊的气管导管,其尖端放置在出血点水平以下以阻止血液进入肺部。此外,移除气管造口管时应将手指牢牢压在出血部位以控制出血。当发生剧烈出血时,将患者置于可以引流血液并经常吸引的体位是很重要的。

气管造口出血的严重程度决定了干预措施和处理的紧迫性。严重出血需要返回手术室进行评估和控制。此外,可能需要进行容量复苏、血液制品或凝血制品输注,这取决于出血的原因和控制出血的速度。

慢性并发症

气管造口术后可能会发生一些不良事件,但不太需要紧急处理。长期留置气管造口管可能导致黏膜刺激、炎症、瘢痕和气管狭窄。气管创面的定植菌是很常见的,但偶尔会发生症状明显的感染。吞咽障碍在气管造口术后也是很常见的,这可能导致营养不良或胃内容物反流误吸而导致肺炎。粗细不合适的气管造口管会对气管后壁产生过大的压力,最终导致黏膜糜烂,甚至发展成气管食管瘘。

⌂ **要点**

- 当气管造口管急性梗阻时,取出内套管进行清洁并重建通畅的管腔,保持继续通气。
- 如果异物卡在气管造口管内且容易取出,在通气未受影响的情况下,可在床边将异物取出;否则,这种情况应该在手术室解决。
- 意外气管造口管脱管的处理取决于潜在造口通道的成熟度和开放性;如果没有明显可见(或可触及)的通道,应放弃重新置入造口管,而选择从造口以上气道水平经喉气管插管。
- 气管造口术后出血通常是少量的并只需在床边加压或包扎处理即可;然而,严重的出血,如从瘘管出血,需要肺保护、尝试紧急填塞并返回手术室进行外科止血。

推荐读物

Cole AG, Kerr JH. Paratracheal abscesses after tracheostomy. *Intensive Care Med*. 1983;9:345–347.

Dettelbach MA, Gross RD, Mahimann J, et al. Effect of the Passy-Muir valve on aspiration in patients with tracheostomy. *Head Neck*. 1995;14:297–302.

Durbin CG Jr. Early complications of tracheostomy. *Respir Care*. 2005;50:511–515.

Epstein SK. Late complications of tracheostomy. *Respir Care*. 2005;50:542–549.

Goldenburg K, Ari EG, Golz A. Tracheostomy complications: A retrospective review of 1130 cases. *Otolaryngol Head Neck Surg*. 2000;123:495–500.

Grant CA, Dempsey G, Harrison J, et al. Tracheo-innominate artery fistula after percutaneous tracheostomy: three case reports and a clinical review. *Br J Anaesth*. 2006;96:127–131.

Gross RD, Mahimann J, Grayhack JP. Physiologic effects of open and closed tracheostomy tubes on the pharyngeal swallow. *Ann Otol Rhinol Laryngol*. 2003;112:143–152.

Henrich DE, Blythe WR, Weissler MC, et al. Tracheotomy and the intensive care unit patient. *Laryngoscope*. 1997;107:844–847.

Krempl GA, Otto RA. Fracture at fenestration of synthetic tracheostomy tube resulting in a tracheobronchial airway foreign body. *Southern Med J*. 1999;92:526–528.

Lewarski JS. Long-term care of the patient with a tracheostomy. *Respir Care*. 2005;50:534–537.

Millar RC, Ketcham AS. Tracheotomy obstruction secondary to a T-adaptor. *Anesthesiology*. 1973;38:494–495.

Oliaro A, Rena O, Papalia P, et al. Surgical management of acquired non-malignant tracheo-esophageal fistulas. *J Cardiovasc Surg (Torino)*. 2001;42:257–260.

Rourke T, Tassone P, Clarke J. Emergency treatment of a hemorrhage from a tracheo-brachiocephalic fistula: A life-threatening complication of tracheostomy. *Eur J Emerg Med*. 2008;15:182–184.

Sarper A, Aynten A, Eser I, et al. Tracheal stenosis after tracheostomy or intubation: review with special regard to cause and management. *Tex Heart Inst J*. 2005;32:154–158.

Stauffer JL, Olson DE, Petty TL. Complications and consequences of endotracheal intubation and tracheotomy: A prospective study of 150 critically ill adult patients. *Am J Med*. 1981;70:65–76.

Straetmans J, Schlondorff G, Herzhoff G, et al. Complications of midline-open tracheotomy in adults. *Laryngoscope*. 2010;120:84–92.

Walvekar RR, Myers EN. Technique and complications of tracheostomy in adults. In: Myers EN, Johnson JT, eds. *Tracheotomy: Airway Management, Communications, and Swallowing*. 2nd ed. San Diego, CA: Plural Publishing; 2008:35–67.

第 26 章
理解氦的原理和特性,处理受累气道

一个 22 月龄的女婴食用瓜子时出现咳嗽,并很快开始喘息。她母亲在她背部拍击了几次并呼叫救护车。在急诊室,患儿清醒、警觉、前倾坐位并伴有明显的喘鸣、呼吸做功增加、频繁咳嗽和流涎。患儿迅速被送至手术室进行气道处理。当你到达时,患儿的生命体征为血压 119/76mmHg,呼吸频率为 66 次/min,心率 160 次/min,吸氧情况下脉搏氧饱和度 90%。胸部检查发现胸廓轻度凹陷和双侧喘鸣音。当等待耳鼻喉科医师时,患儿间歇性出现口周紫绀、反复咳嗽和恶化的喘鸣。你将如何管理该患者?

自从 1934 年氦气首次被用于上气道梗阻和哮喘恶化的治疗后,已被主张用于治疗多种不同呼吸疾病。

氦的物理特性

氦是无色、无臭、无味、惰性的单原子元素,除极端情况外均以气体形式存在。由于原子量低(4g/mol),氦气是除了氢气以外密度最低的气体;与氢气不同,它是不可燃的,因而医用更安全。氦气的低密度使得 CO_2 通过氧氦混合气弥散的速度是通过空气或氧气弥散速度的 5 倍。由于它的生物学惰性,氦气没有直接的药理学作用,也没有内在的支气管扩张或抗炎特性。出于同样的原因,即使是长时间使用也未发现毒性作用。

氦氧混合气

氦氧混合气(heliox)是氧气和氦气的混合。标准的氦氧混合气钢瓶含有 80:20 的氦氧混合气,尽管氦氧混合气的比例也可为 70:30 或 60:40。商用氦氧混合气装在 H 型的钢瓶中,含有约 1 200L 的气体,大约 2 200psi。如果接受氦/氧混合气治疗的患者需要额外的氧气,可限制氦气吸入的浓度。

氦氧混合气的液流物理特性

液体的流动性与它的两个内在特性相关:密度和黏滞度。氦的密度是 0.179g/L,比氧气或空气的密度少 70%~80%。黏滞度是液体的内在特性,会造成流动的阻力,高黏滞度液体不易流动。

在正常情况下,气流在呼吸道许多部分的流动大部分是有序的,被称为层流并遵从 Hagen-Poiseuille 定律。该定律表明,通过相同孔径直管的液体流量(Q)与压力差(ΔP)和管道半径(r)的 4 次方成正比,与气体的黏滞度(μ)和管道的长度(l)成反比:

$$\dot{Q}=\frac{\Delta P\pi r^4}{8\mu l}$$

注意层流是与黏滞度相关的,与密度无关,且与半径高度相关。由于氦、氧、空气的黏滞度相似,层流速度与密度无关,故氦在层流区域不起作用。

湍流在狭窄的气道中出现,并遵循另一种规律:

$$\dot{Q}=k\sqrt{\frac{\Delta P}{\rho}}$$

与层流不同,湍流是混乱且低效的。流量随压力差的平方根增加,故 4 倍压力仅增加 1 倍流量。降低密度(ρ)也会增加流量。在流速下降和/或气道阻力增加过程中,存在一个流动模式从层流转变为湍流的临界水平。这种流动类型(层流 vs. 湍流)被定义为 Reynolds 系数(Re):

$$Re=\frac{VD\rho}{\mu}$$

其中 V 代表气体的平均流速,D 代表气道直径,ρ 代表气体密度,μ 为气体的黏滞度。Reynold 系数是惯性力(密度依赖,与黏滞度无关)与黏滞力(黏滞度依赖,与密度无关)的比值。层流发生在低 Renolds 系数时($Re<2\,100$),黏滞力占优势,以平滑的持续液体运动为特征。湍流发生在高 Reynolds 系数时($Re>4\,000$),以惯性力为主,产生随机漩涡、涡流和其他流动波动。过渡流在两个值之间,具有两种流动形式的特性。

用氦代替氮气降低了混合气体密度和 Reynold 系数,使流动更接近于层流,提高了流动效率也降低了呼吸做功。当气流通过一个狭窄的孔口,例如水肿的声门时,根据伯努利方程(Bernoulli equation):

$$Q=(2\Delta P/\rho)^{1/2}$$

流速与气体密度成反比,就会出现极度湍流。因此,在使用氦气作为载入气体时,氦氧混合气可降低吸入气体的密度,即使气流为湍流也能提供更高的流量。这降低了气流阻力,增加了高阻力气道的整体流量,并将部分或全部湍流转化为层流。最终,氧流量增加,呼吸做功降低。

肺内气体流动形式取决于气道生理情况(如直径、解剖结构、分支和气道黏膜光滑性)和吸入气体成分。因为气体通过的横截面积较大,肺外周的气流主要为层流。相反,在更大的上呼吸道内的气流是湍流,流量相对较高而横截面积相对较小。气道内的气流特性也随吸入和呼出流量发生改变。在正常呼吸的情况下,从气管到第二级支气管,湍流过渡到层流。然而,在气道梗阻的患者,湍流随意出现且更为频繁,甚至是在低呼吸频率和低流量时也会出现。这将导致呼吸做功增加。在气道阻力增加的患者,给予氦氧混合气可降低气流阻力,减少呼吸做功。

管理

氦气弥散系数高,因此需要储存在特殊的密封罐中。为了获得足够的氦浓度(>50%)以取得最大收益,给药系统需要"对氦气进行密闭",因此,最有效的系统为密闭系统。该系统也是高流量的,以减少低氧气体的再呼吸,可以提供足够满足或超过患者的分钟通气量和吸气峰流量,并减少周围空气的稀释。用高流量氦氧混合气冲洗患者气道很昂贵而且浪费。因此,供气系统应包括储存罐和按需给药系统,将总流量和氦气需要量降至最低。

氦氧混合气可在自主呼吸的患者中使用,也可在有创机械通气(如气管插管)和无创机械通气中使用。氦氧混合气有益的呼吸效应包括降低跨肺压(以及呼吸做功)、增加潮气量、改善气体分布的同质性、改善 CO_2 排出以及改善雾化给药的输送。

在许多中心,氦氧混合气可能是向 ICU 或手术室输送医疗气体的管道的一部分。在手术室中,可以通过麻醉机上特定的氦氧混合气流量计和氧气滴定给药,假设流量计已经对这种混合物进行了校准。大的医学中心通常会将气道疾病患者安排在能够通过麻醉回路输送氦氧混合气的病房。在可以使用氦气管道供应的 ICU 环境中,呼吸治疗师通常将氦气调节器和混合器连接到氧气流量计上,并根据临床需要使用选定的混合气(注意,管道供应通常已经是 80:20 混合)。同样,从储气罐中使用氦气时,也应该使用合适的带氧气混合器的氦气调节器。

值得注意的是,以这种方式使用时可能需要转换计算输送给患者的总流量,因为当氧气流量计本身并没有校准氦气时,氧气流量计本身会低估二次输送有密度差的两种气体的实际体积。

可能的临床应用

- 上呼吸道梗阻
- 拔管后喘鸣
- 喉炎
- 细支气管炎
- 哮喘急性发作
- 慢性阻塞性肺病加重
- 肺功能测定

当在不同的临床试验中用于这些目的时,氦氧混合气疗法已被证明可以缓解喘鸣、降低呼吸功和减少呼吸窘迫,作为过渡治疗为明确的治疗起效争取时间;避免即将呼吸衰竭的患者插管;减少围手术期插管或再次插管的需要;并缩短支气管炎婴儿在围产期 ICU 的停留时间。值得注意的是,氦氧混合气特别适用于急症患者,因为它没有明显的血流动力学效应。

用于治疗上呼吸道梗阻和喘鸣

喘鸣是气流经过小孔产生的一种情况,低密度的氦氧混合气可以改善经过小孔的气流。儿科烧伤中心的文献有关儿童拔管后喘鸣的报告显示结局有所改善。

具体来说,这些研究提示当患儿表现出拔管后喘鸣音或胸廓凹陷体征时,早期接受氦氧混合气治疗比延迟氦氧混合气治疗的患者呼吸窘迫和再插管次数更少。虽然数据并没有确切地指出氦氧混合气可以常规用于这一情况,但肯定了它在处理急性上呼吸道梗阻方面的作用。

用于治疗上喉炎和细支气管炎

病毒性上呼吸道感染是儿童呼吸窘迫的常见原因,因为它们减少了气管支气管树长段的半径。然而,这类患者往往存在缺氧,因而无法接受氦氧混合气所需的低吸入氧浓度。目前,虽然氦氧混合气提供了一种治疗中到重度喉炎的替代疗法,但大多数资料并不推荐将其作为常规治疗。

用于治疗哮喘急性发作

氦氧混合气可有效治疗严重气流梗阻的患者。在症状出现 24 小时内使用氦氧混合气似乎获益最大,因为早期使用可减少呼吸困难、改善气体交换,尤其是在传统的治疗方案需要数小时才能发挥作用时(如类固醇)。氦氧混合气可作为避免插管的临时措施也是相对安全的治疗方案。通常,这一治疗的临床获益会快速显现。

用于治疗严重的 COPD

氦氧混合气可改善肺泡通气和气体转换(降低 $PaCO_2$)并减少插管需要。在需要插管但存在困难的病例中可以考虑使用氦氧混合气。但依据临床证据不推荐大规模使用氦氧混合气。

临床使用氦气的新途径

与稀有气体氙气不同,氦气不具有任何麻醉特性。然而,在动物模型和有限的人体试验中得到的结果显示,氦氧混合气在多个器官系统的效应具有潜在的临床应用价值。未来,它的效用可能不仅仅局限于对梗阻气流紊乱的管理。

使用氦氧混合气的风险

低氧血症/缺氧

输送的混和气体中氧气浓度有可能<21%。通过仅使用氧气浓度至少 20% 的氦氧混合气可以降低该风险。使用前应确认贮气钢瓶氦气和氧气的浓度。在气体出口方向使用氧分析仪监测可以避免低氧血症。已有在支气管肺发育不良和声门下狭窄病史的早产儿中使用氦氧混合气发生低氧血症的报道。这可能与继发于原发病的肺容量减少和肺内分流增加有关。

容量伤/气压伤

氦氧混合气流速比空气或氧气快。因此,当使用氧气或空气校准的流量计时,必须使用校正因子(取决于氦气浓度)来修正流量差异。氦气/氧气为 60:40 时氦氧混合气校正因子一般四舍五入为 1.4,70:30 时为 1.6,80:20 时为 1.8。因此,输送 80:20 氦氧混合气流量计读数为 10L/min 时,实际上输送量为 18L/min。如果供气系统的输送超过设定容量,有发生容量伤、气压伤或低碳酸血症的风险。这在非氦氧混合气专用密闭系统中,尤其值得关注。

雾化给药不足

雾化器中氦氧混合气的流量调节不当可导致向肺输送低于治疗剂量或超过预定水平的给药。

低体温

低体温与使用婴儿氦氧混合气给药罩箱相关。氦氧混合气导热性强,在气体温度<36℃尤其在长时间使用时有导致低体温的风险。对吸入气体充分加温加湿可以避免低体温。

🏠 要点

- 氦氧混合气(heliox)对上呼吸道梗阻的患者明确有效。
- 它能缓解喘鸣、降低呼吸功、减轻呼吸窘迫。我们已经看到一些关于使用氦氧混合气的令人相当惊喜的临床结果。
- 它能减少围手术期插管或再次插管的需求。
- 它能为其他的干预或治疗措施起效争取时间。
- 氦氧混合气必须通过专用的设备给药。如果你不知道,现在花点时间跟呼吸治疗师和医院药剂师谈谈,了解有哪些氦氧混合气资源可用以及你如何获得它们。在一个新的地方开始执业时一定要这样做。
- 需要确切的临床证据来阐明它的作用;然而,这种气体有广泛的应用可能,未来的研究需要进一步获得这种治疗的临床多样性。

推荐读物

Andrews L, Lynch M. Heliox in the treatment of chronic obstructive pulmonary disease. *Emerg Med J*. 2004;21(6):670–675.

Brown L, Sherwin T, Perez JE, et al. Heliox as a temporizing measure for pediatric foreign body aspiration. *Acad Emerg Med*. 2002;9:346–347.

Chevrolet JC. Helium oxygen mixtures in the intensive care unit. *Crit Care*. 2001;5(4):179–181.

Fink JB. Opportunities and risks of using heliox in your clinical practice. *Respir Care*. 2006;51(6): 651–660.

Gupta VK, Cheifetz IM. Heliox administration in the pediatric intensive care unit: an evidence-based review. *Pediatr Crit Care Med*. 2005;6(2):204–211.

Hess DR. Heliox and noninvasive positive-pressure ventilation: a role for heliox in exacerbations of chronic obstructive pulmonary disease? *Respir Care*. 2006;51(6):640–650.

Hess DR, Fink JB, Venkataraman ST, et al. The history and physics of heliox. *Respir Care*. 2006;51(6):608–612.

Myers TR. Use of heliox in children. *Respir Care*. 2006;51(6):619–631.

Rodeberg DA, Easter AJ, Washam MA, et al. Use of a helium-oxygen mixture in the treatment of postextubation stridor in pediatric patients with burns. *J Burn Care Rehabil*. 1995;16(5):476–480.

Smit KF, Oei GT, Brevoord D, et al. Helium induces preconditioning in human endothelium in vivo. *Anesthesiology*. 2013;118(1):95–104.

Venkataraman ST. Heliox during mechanical ventilation. *Respir Care*. 2006;51(6):632–639.

第二篇

液 体 通 路

第 27 章

绪　　论

　　安全有效地建立液体通路,并保持谨慎管理和时刻警惕,这是麻醉实践的基石之一。正如我们在本书其他地方所说的那样,这是我们每天起床上班的原因之一。

　　我们曾经有一位教师将静脉液体通路称为"生命线",仔细想想,这一描述再真实不过了。当您准备去翻转患者时,他会询问:"谁在关注着生命线?"这种简单的文字游戏为我们带来了持续而健康的警惕性和对患者液体通路的关注,直到今天我们仍是如此做的。

　　在更新这些章节时,我们涵盖了患者没有任何已有通路或者需由你来放置通路的工作内容。即使是从最"简单"的外周静脉注射开始管理病例,也需要医疗服务提供者集中精力,以便快速、安静、自信地进行治疗,并将不适感降到最低。当然,更高级的通路开放需要更多的技术技能和生理学知识。但是,无论多"高级"或多有创,每条通路都要求适当的位点选择,仔细的置管准备,安全有效的包扎或缝合,以及安全的使用。

　　在修订肺动脉(pulmonary artery,PA)导管相关章节时,我们首先相互交换意见,以了解这个侵入性操作的鼻祖今天是否仍然由麻醉医师来进行。因为我们是一个相当大的作者和编辑群体,所以我们收到了一系列意见,这些意见在某种程度上针对的是特定的医疗机构和手术类型。我们中的一些人不像以前那样频繁使用它们,和/或在使用其他心输出量测量方法的地方进行 PA 操作。而另一方面,PA 导管仍广泛用于心力衰竭和移植患者以及心血管重症监护室(cardiovascular intensive care unit,CVICU)。我们将在本章中对此进行更详细的讨论。

　　最后一点,我们提醒读者,即使患者对整个围手术期知之甚少,但静脉放置似乎是他们可以记住的东西,甚至能重述一些细节:由谁操作,那个人是否"知道自己在做什么"以及进行了多少次尝试。患者在回述之前静脉放置过程时,我们甚至时常听到"笨蛋"一词。尽全力获得并保持在导管放置方面的专业技能-希望您永远不会在患者、家属、外科医师甚至验尸官面前像个小丑。

第 28 章

牢记:开放静脉是给患者留下好印象的第一个机会

　　开放静脉是麻醉的重要组成部分,通路的建立和管理是麻醉医师的重要技能。实际上,几乎所有麻醉技术均需要某些程度的静脉(IV)通路,不管是全麻诱导、给药、液体复苏或是采血。

　　无论是给清醒的成人患者做全麻诱导、神经阻滞或清醒镇静前开放静脉,还是给吸入麻醉诱导后的患儿建立通路,麻醉医师都应具有熟练的技术和职业的安慰,这对于患者至关重要。

　　外周静脉置管是最具有挑战性的麻醉操作之一,尤其对初学者而言。**优化操作环境和开放外周静脉通路**有以下几个关键点:

- 自我介绍,告知患者接下来的操作。尤其是当作为医疗团队一员的你之前并未和患者见过面,而且只是在帮同事开放静脉时更应如此。您可以开放一条无痛且顺畅的静脉通路,但如果您轻率、急躁或粗暴,那么患者的体验将不那么良好。

■ 对某些患者而言,开始针刺的那一瞬间最不舒服,这也是他们最担心的部分。在尝试操作之前,请提前告知,以免使者受到惊吓。

■ 可以尝试在开始 IV 之前麻醉皮肤。比如用很小口径的穿刺针(29G 或胰岛素穿刺针)皮下注射利多卡因,局部麻醉乳膏(EMLA® 乳膏;利多卡因 2.5%;丙胺卡因 2.5%)或即时表麻皮肤冷喷雾(Pain Ease®)。

■ 选择对你和外科医师均方便的部位。例如,拟行右腕管减压术,不要在右手输液。合并糖尿病或严重下肢软组织病变的患者,选择足背输液应三思而后行。某些麻醉医师可能会这么做,但足病医师不建议这么做。

■ 使用止血带充盈静脉。其他增加静脉可见度的办法包括:肢体阻抗活动 20s,肢体下垂"悬"空,以及使用即热袋。为了避免阻断动脉血流,止血带不宜过紧。**谁绑上止血带,谁就负责松开——确保不忘记!**尤其是下肢或者已麻醉肢体,这些部位的止血带更容易被"忘记"。肢体坏死等严重并发症需要手术和康复治疗,这往往发生在不经意的把止血带遗忘在患者肢体上。

■ 输液管连接至静脉导管之前应充满液体,以避免空气进入患者的循环系统。这在心脏和儿科病例中尤其重要--即使微小的气泡也可能造成灾难性影响。

■ 穿刺前备好纱布、胶带和敷料在手边。你肯定不希望刚刚置好的静脉导管因为摸索辅助材料而脱出。尽可能请人协助。

■ 如果预估穿刺困难,可询问患者是否有推荐的穿刺部位。

■ 一次仅可有一个人进行穿刺!

■ 时刻警惕坐位患者的血管迷走神经反应。这更多见于最年轻、最健康的患者中。

　　创建好利于放置 IV 的环境后,下一个挑战是精准的实施和穿刺 IV。成功**留置外围 IV** 的技巧包括:

■ 进针足够深以保证导管在静脉内。导管内出现血液提示**针**已经刺破静脉壁,但是导管仍可能在静脉外。这在粗大静脉穿刺中尤其常见,因为针尖和导管尖端之间还有 2~3mm 的距离。

■ 对于浅表或"滚动"静脉,先刺破静脉附近的皮肤,然后以浅角度进入静脉。这有助于保持静脉的穿刺。

■ 给予患者值得信赖的信息。如果你告诉患者在让其他人试穿之前,你仅再穿刺一次,不要食言。

■ 不要贪婪,如果有人告诉你 16G 针导致的血肿可用 18G 针破解,这个经验之谈虽然听起来令人讨厌,但却是真实有效的。

■ 如果穿刺两次(或更多)仍不成功时,要意识到"今天我运气不好",不要不好意思请另一位麻醉医师进行静脉穿刺。

■ 穿刺成功后,有许多个性化方法固定静脉针,实际上这也曾是科学研究的题目。一项研究发现,"双 V 型"方法——两条胶带固定针的针座(hub)和针筒(barrel)——的效果很好(图28.1)。一般情况下,扁平的透明敷料比纱布敷料好。注意不要将输液管路环形缠绕在胳膊或手上,不要留下像"手提包拎带"一样过长的未固定输液管袢。

　　不常见但也几乎可以肯定的是,您会遇到似乎无法开放外周静脉的患者。普遍见于:化疗史、吸毒者和病态肥胖的患者。如果您想避免放置中心静脉管路(例如,快速门诊白内障或腕管手术),那么熟练使用超声引导下外周静脉置管可能会特别有用。**超声引导下外周静脉置管的技巧:**

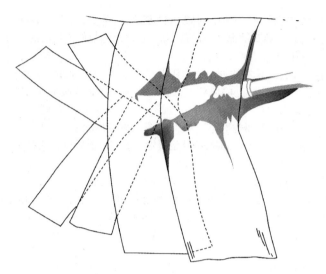

图 28.1 推荐的输液针固定方式(Modified by permission from Springer. Patel N,Smith CE,Pinchak AC,et al. Evaluation of different methods of securing intravenous catheters: measurement of forces during simulated accidental pullout. *Can J Anaesth*. 1995;42(6):504-510. Copyright © 1995 Canadian Anesthesiologists.)

■ 使用外形较小的超声探头[例如,25mm 的线性血管换能器(13~6MHz)或线性"曲棍球棍"探头]。

■ 沿着患者的手臂扫描,在短轴视图中寻找目标血管。通常可以在肘前窝和上臂内侧(臂深静脉)内找到。确定血管后,请扫描静脉走行。

■ 避免穿刺存在明显血栓负荷的血管(内腔呈现高回声和"阴云"征)。

■ 确定静脉深度,并确保使用长度足够的导管以达到并置入静脉。

■ 以 45 度角接近皮肤。穿刺静脉腔并在导管内看到"回血"后,松手并减小穿刺针角度。

■ 缓慢向头端移动超声波探头,每次 1mm,同时注意针尖在血管腔内前进。这将①预防刺穿静脉,②确保进针深度足够以置入导管穿刺针(图 28.2)。

■ 导管应易于置入无阻力。可以先从导管中抽血,再用盐水冲洗血管来进一步确认放置成功。

■ 注意:由于这些位置更深,因此通常很难判定 IV 是否渗液。确保 IV 冲洗通畅,关注患者是否有放置位置压迫或疼痛的主诉。

　　尽管常规麻醉下一条静脉通路即可,但有时需要多开放一些通路。一般在诱导后进行,因为既可避免患者不适,全麻的血管扩张作用又常使外周静脉更加明显。**开放第二条静脉的指征有:**

■ 有术中大量失血可能。尽管给药可通过小口径静脉通路,但是液体和血液制品的输注最好通过大口径的外周静脉进行,通常为 18G 或更粗。管路的直径越大,流动的阻力越小,补液就越快捷。永远记得术前与手术医师讨论预估失血量,如存疑,一定要小心! 同时,必须签署患者同意使用所有血液制品的知情同意书。

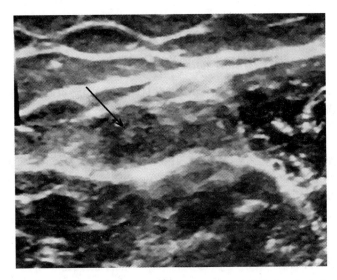

图 28.2 超声引导下外周静脉置管的图像。注意箭头所指为静脉血管内的穿刺针尖端

- 体位摆好后术中再开放新的静脉通路会比较困难。例如，双侧胳膊均被收至身旁，为防止术中一条静脉出故障，最好提前建立多一条静脉通路。
- 如果拟行持续输注。尽管并非完全必需，但有的医师偏爱使用专门的静脉进行恒速输注，这样单次注射液体和药物不会影响流速。

⌂ 要点

- 为清醒患者开放静脉时应自信和冷静。
- 记住外周静脉穿刺技能在休假两周后可能会变得略微生疏。
- 不要与患者争论他们的静脉——如果他们坚持自己穿刺困难，告诉他们你会使用给儿童穿刺的技术。
- 注意止血带！
- 扎止血带前活动肢体。
- 在尝试推进导管前，确保已进入静脉。
- 记住静脉开放是建立良好印象的开始，但也可能是导致不良印象的开端。

推荐读物

Frey AM, Schears GJ. Why are we stuck on tape and suture? A review of catheter securement devices. *J Infus Nurs*. 2006;29(1):34–38.

Palmer D. Fewer patients dislodged peripheral intravenous catheters with transparent dressings than with gauze dressings. *Evid Based Nurs*. 1998;1:81.

Patel N, Smith CE, Pinchak AC, et al. The influence of tape type and of skin preparation on the force required to dislodge angiocatheters. *Can J Anaesth*. 1994;41(8):738–741.

Patel N, Smith CE, Pinchak AC, et al. Evaluation of different methods of securing intravenous catheters: Measurement of forces during simulated accidental pullout. *Can J Anaesth*. 1995;42(6):504–510.

第 29 章
使用静脉输液前要触摸和检查

如果没有及时识别和妥善治疗,无意识的静脉(IV)渗透和外渗可能导致患者受伤和医疗诉讼。**外渗**是描述无意识的起疱剂(引起水疱的制剂)血管外泄漏的术语,而**渗透**是指非起疱剂物质。这些术语通常可以互换使用,在本讨论中将被称为渗透,除非专门讨论起疱剂溶液。

渗液的体征包括组织水肿、皮肤发烫或红斑,以及皮肤温度改变。患者可能主诉输液部位疼痛和发紧。常见渗液的部位包括手、前臂、肘窝。渗液多见于重症或肿瘤患者,主要是由于他们需要在一定时间内多次留置静脉通路和反复使用细胞毒性药物。极端年龄(新生儿和高龄)也是渗液的风险因素。新生儿血管细,皮肤不成熟;而老人的血管脆性大,皮肤下组织松弛。渗液的发生机制可能是压力相关或细胞激惹相关。每条静脉通路在输注任何液体或药物之前均需要仔细检查是否存在渗液。

围手术期补液的关注点

常用围手术期液体包括晶体液和胶体液。晶体液是水基溶液,通常含低分子量的盐(而非离子),而胶体液含有高分子量的蛋白或葡萄糖聚合物。药物和液体通常分为起疱剂或非起疱剂。起疱剂能直接引起组织损伤,包括放射性造影剂、某些离子盐、血管活性药和化疗药。起疱剂溶液外渗的损伤机制包括:血管收缩、改变渗透活性和 pH 值,或直接细胞损伤。胶体液渗出后通过改变渗透压,增加血管外液体含量,而低张液体渗出后增加细胞内液体转运可能导致细胞破裂。亚甲蓝和吲哚菁绿等染料的作用机制与低张盐类似。染料渗出后可导致皮肤着色,持续时间取决于染料从细胞外间隙重吸收的速度,通常为 12~24 小时。

术中监测

推荐在麻醉诱导前先触摸检查静脉穿刺部位。未察觉的液体和/或药物血管外渗时,清醒患者能感到疼痛。仅依赖液体输注通畅的判断不一定稳妥,尤其是老年人的皮下组织疏松,即使有渗液,输液速度依旧不慢。使用中心静脉导管,输液或给药前必须确认每个端口回吸有血。多孔导管如果无意间脱出一些,近端输注口则有可能不在目标血管内。必须对所有的中心静脉导管进行压力测定以确认置入静脉,而不是无意间的动脉置管。

如果术中肢体暴露在外,建议持续监测输液部位是否出现水肿或发烫。术前应摘下相应侧肢体的戒指等首饰,尤其是需要固定的上肢(收至身侧且覆盖巾单),或静脉输液的胳膊。为避免术中液体输注中断,必须全程监测输注位点。对于流速缓慢的通路,只有检查输液部位并排除血管外渗液的可能性,才能考虑使用"压力袋"。

后果

渗液的后果可分为压力相关性损伤和细胞激惹性损伤。压力相关性损伤引起动脉血供不足和/或静脉回流受阻,从而导致组织缺血。细胞激惹性损伤源自 pH 改变、血管收缩、渗透压改变和/或直接毒性。损伤的后果包括:骨筋膜间室综合征、组织坏死、溃疡和复杂性区域疼痛综合征(complex regional pain syndrome,CRPS)。围手术期要保持警惕,尤其是使用抗生素、血管收缩药、细胞毒药物、阳离子液体和渗透活性溶液(全胃肠外营养、高张右旋糖酐、钾、钙或碳酸氢盐)时。

治疗选择

一旦发现静脉输液外渗,应立即停止输注,并尝试回吸。抬高受累肢体,同时确保这种抬高不会影响肢体灌注(可放置脉搏氧饱和度来评价末梢灌注)。对非起疱剂类的渗液,热敷可以减轻疼痛和水肿。对起疱剂类的渗出,前 24 小时可冷敷,然后使用湿热敷,但要注意蜕皮。

某些起疱剂外渗后可给予特异性解毒剂。血管收缩药(苯肾上腺素、血管加压素、去甲肾上腺素、肾上腺素、多巴胺、多巴酚丁胺、亚甲蓝)血管外渗出后可皮内注射酚妥拉明(α 肾上腺素能拮抗剂)治疗。高渗性物质血管外渗(全胃肠外营养、氯化钙、氯化钾等)通常用皮内注射透明质酸酶治疗。许多化疗药物都有特异性解毒剂,用药者需知悉。组织灌洗和抽脂等有创性治疗有报道,但用的不多。必须严密监测损伤部位的硬化、组织坏死的可能征象,如果出现立即外科会诊。严重损伤可通过考虑有创治疗,如筋膜切开术、清创术、植皮术或截肢。

小结

静脉输液渗出和外渗虽然鲜见,但却是严重的围手术期并发症。医务工作者在使用静脉导管时应时刻保持警惕。一旦发生,应熟知治疗策略和解毒剂疗法(确保有效)。渗液后处理应包括对损伤部位和受累肢体的反复评估。教育所有围手术期工作人员有关静脉通路的安全操作,是减少上述并发症的最佳途径。

🏠 要点

- 了解哪些患者静脉渗液的风险较高——婴儿和儿童、老年人、重症患者和肿瘤患者。
- 使用静脉通路前应仔细查看和触诊——**不能依赖输液的速度来判定血管内置管的位置**。
- **不要随意加速**(比如注射器推注或使用加压袋)一条缓慢的输液通路——除非证实没有渗液。
- 损伤可分为压力相关性或细胞激惹性。熟练掌握医院针对渗出和外渗的政策和推荐治疗方法。
- 治疗选择从保守到有创,取决于渗出液的种类和损伤程度。
- 关于特异性解毒剂的信息可致电咨询医院药房。

推荐读物

Ford MD, Delaney KA, Ling LJ, et al, eds. *Clinical Toxicology*. Philadelphia, PA: WB Saunders; 2001.

Gault DT. Extravasation injuries. *Br J Plast Surg*. 1993;46:91–96.

Kumar RJ, Pegg SP, Kimble RM. Management of extravasation injuries. *ANZ J Surg*. 2001;71:285–289.

Kumar MM, Sprung J. The use of hyaluronidase to treat mannitol extravasation. *Anesth Analg*. 2003;97:1199–1200.

Longo DL, Fauci AS, Kasper DL, et al. *Harrison's Principles of Internal Medicine*. 18th ed. New York: McGraw-Hill; 2012.

Miller RD, Eriksson LI, Fleisher LA, et al., eds. *Miller's Anesthesia*. 7th ed. Philadelphia, PA: Elsevier Churchill Livingstone; 2010.

O'Hara JF Jr., Connors DF, Sprung J, et al. Upper extremity discoloration caused by subcutaneous indigo carmine injection. *Anesth Analg*. 1996;83(5):1126–1128.

Reynolds PM, MacLaren R, Mueller SW, et al. Management of extravasation injuries: A focused evaluation of noncytoxic medications. *Pharmacotherapy*. 2014;34(6):617–632.

Roberts JR, Hedges JR, eds. *Clinical Procedures in Emergency Medicine*. 6th ed. Philadelphia, PA: WB Saunders; 2014.

Schummer W, Schummer C, Bayer O, et al. Extravasation injury in the perioperative setting. *Anesth Analg*. 2005;100(3):722–727.

第 30 章
骨 内 通 路

骨内(IO)置针可以快速进入中央静脉循环进行容量复苏和药物治疗,已成为一种广泛使用的手段。骨内针置入髓腔中,作为静脉循环的入口,可输注液体、血液制品和药物,还可以获得实验室数据(血型和筛查,血红蛋白和基础生化,但不包括血液二氧化碳水平或血小板计数)。该技术被广泛用于无法通过传统方式(外周或中央静脉导管)快速建立足够血管内通路的紧急临床情况。骨内针的留置快捷,对紧急情况是一种有吸引力的选择。通常骨内针在院前环境中用于创伤/战斗患者(儿科和成人)、心搏骤停、败血性休克和癫痫持续状态。

穿刺针类型

骨内通路的穿刺针需要使用套管针或填塞器,以防止骨性碎片堵塞。并且必须足够坚固,在穿透坚硬的骨皮质进入髓腔时不会弯曲。市售的骨内针种类很多,尽管也可以用其他用途的穿刺针(例如,骨髓活检的穿刺针)。市售的骨内针可以手动放置,也可以用机械设备。手动放置设备包括:Jamshidi针(实际上是可用于骨内穿刺的骨髓活检针;Cardinal Health, McGraw Park, IL), Sur-Fast针和改良型Dieckmann(Cook IO)针(Cook Critical Care, Bloomington, IN)。这些设备均以带有手柄易于放置而著称。转动手柄同时施加压力,直到有落空感。然后取出针芯,回吸见到骨髓内的血性物质。快速给液流动顺畅。手动置针常用于小儿,因为成年患者需要更大的力量。

目前用于建立骨内通路的机械设备系统有三种:FAST-1、FAST Responder和FAST Tactical胸骨骨内系统(First Access for Shock Trauma system;Pyng Medical Corp, Vancouver, BC, Canada)用于胸骨内通路的建立;Big InjectionGun-BIG(WaisMed Ltd, Houston Tx)采用弹簧加压输注机制;EZ-IO® Intraosseous Vascular Access System(Teleflex Incorporated, Wayne, PA)则为电池驱动的输注系统。针组管径为15G,有三种长度可供选择:15mm(适用体重 3~39kg),25mm(3kg或以上)和45mm(40kg或以上,和/或深部组织)(图 30.1,见文末彩图)。临床上根据患者的解剖、体重和组织深度来选择合适的针组。这些针组的轴上都有黑色刻度,以协助穿刺入骨皮质之前选择合适的长度。穿刺针连接驱动器,从选定位点垂直进入直到触及骨质。尾端刻度(距塑料针座 5mm)仍仍可见,以指示足够的深度(如果没有使用更长穿刺针或其他穿刺点的指征)。打开驱动器同时轻微下压,直到阻力消失。然后取出针芯,回吸可见骨髓中产生血性物质。**无法从导管接头中抽出/回吸血液不一定意味穿刺不成功**。可以考虑冲洗后再回吸。顺畅的流速取决于骨内输注之前的快速冲液(注射器推注),并通过加压输液和给药(例如,输液泵或压力袋)。仅靠重力很难产生足够的流速。

穿刺位点

骨内针的穿刺位点有如下几处。对于清醒患者,穿刺前和补液前可使用局麻药,以减轻

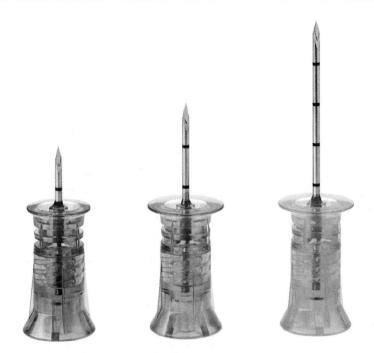

图 **30.1**　EZ-IO® 穿刺针。有三种长度可供选择：15mm（适用体重 3~39kg）、25mm（3kg 或以上）和 45mm（40kg 或以上，和/或深部组织）（Property of Teleflex Incorporated. Copyright © 2017 Teleflex Incorporated. All rights reserved.）

不适感，尽管这对于 EZ-IO 系统不是必需的。全程清洁/无菌。进针方向垂直于骨质平面。对于儿科患者，一些制造商建议穿刺针与生长板倾斜成角 10°~15°。最常用的穿刺点是胫骨近端前内侧骨平面，因为此处的皮质骨和上覆的皮肤和组织相对较薄。穿刺针从相对平坦的平面进入，向内侧到达胫骨粗隆［成人，粗隆内侧 2cm（距髌骨下方约 3cm 或 2 横指）］（图 30.2，见文末彩图）。

　　FAST 设备通过胸骨柄进针获得骨内通路，被广泛用于军事医疗体系。这些设备被批准用于成人和 12 岁以上青少年，并且是唯一可用于胸骨骨内通路的机械输注系统。这些设备需要手动加压，并将塑料套管牢固地插入胸骨内。插入全程不超过 1 分钟，即可将药物快速输送到中央循环系统中。使用注射器推注输液速度可达 250mL/min，应用压力套袋为 125mL/min，重力作用下则为 30~80mL/min。建议这些设备的使用时间不超过 24 小时。

　　肱骨近端是另一个骨内穿刺的常见位置。骨内针置入外科颈上方约 1cm 处的大结节中，进针方向成 45 度角，以避开骨骺板（图 30.3，见文末彩图）。操作过程中患者的手置于腹部，肘部内收。这样就自然的内旋肱骨，从而保护结节间沟。穿刺到位后一定要妥善固定手臂，否则肩峰可能会使骨内针移位。

　　其他置针位点包括：胫骨远端、股骨远端、桡骨、尺骨和髂骨。

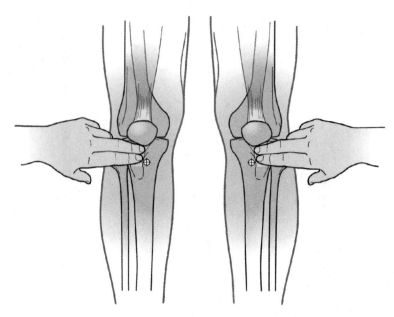

图 30.2　胫骨近端 IO 置入部位。胫骨近端的 IO 的置入部位是在胫骨粗隆内侧的前内侧平坦表面,距粗隆内侧 2cm,髌骨下缘远端 3cm(2 指宽)(Property of Teleflex Incorporated. Copyright © 2017 Teleflex Incorporated. All rights reserved.)

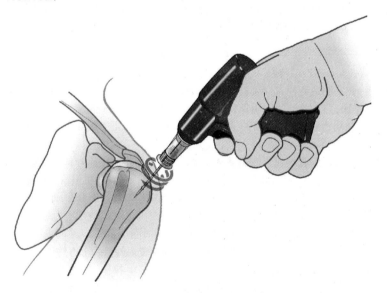

图 30.3　肱骨近端 IO 置入部位。IO 置入部位为外科颈上方约 1cm 处的大结节,与前平面成 45 度角,以避开骨骺板。患者的手应该置于腹部,肘部内收,以便内旋肱骨,保护结节间沟(Property of Teleflex Incorporated. Copyright © 2017 Teleflex Incorporated. All rights reserved.)

骨内置针的并发症

与任何有创操作一样,骨内置针可能导致一些潜在的并发症。尽可能全程无菌操作。然而通常骨内针留置是在不可控的院前环境中进行,因此严格无菌可能不切实际。在这种情况下,应使用覆盖革兰氏阳性细菌(例如金黄色葡萄球菌)的抗菌药物,以减少软组织感染或骨髓炎的概率。高渗溶液也与骨髓炎的发生有关。一旦临床情况允许,骨内通路应被外周或中央静脉通路取代,在美国境内要求不超过 24 小时,而某些国家则允许达 48 小时。另外,为了减少感染机会,骨内针不能留置在感染或烧伤的皮肤或组织上。

骨内针在使用过程中可能会移位,导致输液外渗入骨表面的软组织中。这种并发症导致了骨筋膜室综合征和组织坏死的报道,甚至在一些严重情况下,患者可能需要截肢。使用骨内针时,要经常检查置针部位,以确保没有输液肢体肿胀或其他穿刺针移位的征象。FAST 胸骨骨内系统较其他入路不太容易移位。而使用肱骨近端入路时,切记不要移动手臂,因为针可能会与肩峰接触而移位。如果骨内针穿透髓腔和后方骨皮质,也会发生液体外溢,因此置针时,只应有一次阻力消失或"砰"的声音。骨内针也不应置于骨折的长骨中,因为液体渗入骨折部位会干扰骨愈合或导致骨筋膜室综合征。既往 48 小时内有骨内针插入的骨头中也不宜再次置针,因为液体可能会从原穿刺点渗出。同样,多次穿刺失败的位置也不宜置针,因为失败的穿刺点也可能是无法识别的液体外渗出口途径。另一个严重并发症是医源性骨折。需要机械性助力的骨内针留置不宜用于合并病理性骨质状况的患者,比如成骨不全或严重骨质疏松症。骨内针留置过程请勿过分用力以免造成伤害。对于骨质有潜在问题的患者,EZ-IO 穿刺针输注系统可能是一种选择,因为它的穿刺过程用力最小,留置过程对骨性结构的破坏较小。

其他并发症源自失败的穿刺过程。根据患者体型选择正确适宜的穿刺针长度。仍有 10% 以上的操作者难以手动穿透骨膜来完成置针。插入过程中骨内针可能弯曲或折断。穿刺过程患者中会主诉疼痛,条件许可的情况下应尽量在穿刺点给予镇痛。其他并发症包括:导管弯曲或堵塞,皮肤擦伤以及难以移除骨内针装置。

🏠 **要点**

- 当传统的静脉通路不可获得时,可以在紧急情况下使用骨内针快速进入中央血管系统。
- 骨内通路可用于输注静脉输液、血液制品和药物。
- 骨内针最常置于胫骨近端,肱骨近端和胸骨。
- 骨内针感染不多见。全程无菌操作,一旦获得其他血管内通路即拔除,可以进一步预防这种罕见的并发症。
- 液体渗出是另一种严重的并发症,会导致骨筋膜室综合征和组织坏死。应经常检查骨内针插入部位,以确保不会发生外渗。
- 骨内针不应置入骨折未愈合的骨头中。
- 骨内针放置可能会削弱骨质,合并病理性(例如成骨不全)情况的患者应谨慎使用。

推荐读物

Atanda A Jr., Statter MB. Compartment syndrome of the leg after intraosseous infusion: guidelines for prevention, early detection, and treatment. *Am J Orthop (Belle Mead NJ)*. 2008;37: E198–E200.

Hallas P, Brabrand M, Folkestad L. Complication with intraosseous access: scandinavian users' experience. *West J Emerg Med*. 2013;14:440–443.

Luck RP, Haines C, Mull CC. Intraosseous access. *J Emerg Med*. 2010;39:468–475.

Miller LJ, Philbeck TE, Montez D, et al. A new study of intraosseous blood for laboratory analysis. *Arch Pathol Lab Med*. 2010;134:1253–1260.

Nutbeam T, Fergusson A. Intraosseous access in osteogenesis imperfecta (IO in OI). *Resuscitation*. 2009; 80:1442–1443.

Tobias JD, Ross AK. Intraosseous infusions: a review for the anesthesiologist with a focus on pediatric use. *Anesth Analg*. 2010;110:391–401.

Weiser G, Hoffmann Y, Galbraith R, et al. Current advances in intraosseous infusion – a systematic review. *Resuscitation*. 2012;83:20–26.

第 31 章
中心静脉置管:绝不能忽略基础

静脉通路是麻醉的关键组成部分,管路的建立和管理是麻醉从业者的重要技能。实际上,几乎所有的麻醉剂均需要一定程度的静脉通路,不管是全麻诱导、给药、液体复苏或是采血。

在中心静脉置管前,确保你已精通解剖学标志且有适当的技巧。这不是无伤害的操作,所以一定要权衡风险与受益,并在术前作为知情同意的一部分与患者讨论。中心静脉置管与某些并发症相关,包括:

■ 意外的动脉穿刺,导致假性动脉瘤或血肿
■ 气胸或血胸
■ 静脉空气栓塞
■ 感染和败血症
■ 心律失常

中心静脉置管的决策受很多因素影响。通常需要评估整体临床情况,尽可能提前与手术医师和重症监护医师讨论。中心静脉置管的一些指征包括:

■ 无法获得外周静脉通路。
■ 心搏骤停或危急(code)状态。此时最好选择股静脉,这样不会干扰胸外按压或气管插管。
■ 某些药物的输注。一般情况下,任何可以引起外周静脉直接损伤的药物都必须通过中心静脉给药,如3%的盐水。同样的,高浓度的血管收缩药如果从外周静脉给药会引起血管痉挛。与药房确认其他需要从中心静脉给予的药物。
■ 监测中心静脉压。尽管不被认为是测量容量状态的最精确方法,但可联合其他临床征象共同指导液体治疗。
■ 大量输血。如上所述,快速输液首选大口径的导管,但要记住导管**长度**也会影响流动阻力。例如,16G 短外周静脉导管的阻力比 16G 长中心静脉导管的小。为了大量快速输液,大口径的短导管,如 Cordis 或导管鞘是最佳选择。
■ 用于置入肺动脉导管。更推荐通过右侧颈内静脉或左侧锁骨下静脉置入导管鞘。
■ 术中静脉空气栓塞(venous air embolism,VAE)的风险高。熟悉静脉空气栓塞的临床体征和可能的高风险手术。除了取左侧卧位以外,用液体冲洗术野、增加吸入氧浓度(FiO_2)、停用氧化亚氮(N_2O)、通过中心静脉抽气均可能将空气从右心排出。在这种情况下,首选多腔导管。

中心静脉置管时需要**时刻**记住一些基本的事项:

■ 了解凝血异常、血小板减少症或其他置管的禁忌证(栓塞、存在心内起搏导线等)。

- 明智地选择穿刺部位。例如,对右侧气胸患者可选择右侧颈内静脉或锁骨下静脉以减少双侧气胸的风险。
- 颈内静脉或锁骨下静脉置管时,使患者处于头低脚高(Trendelenburg)位或至少为平卧位,可以将空气栓塞的风险降至最低。
- 建立无菌区域。研究显示,充分的无菌技术包括全身铺单,可显著降低感染风险。
- 熟悉你的辅助材料,开始操作前将它们提前备在手边。尽可能请有经验的护士协助。
- 在操作中注意患者的情况。铺单可让清醒患者感到焦虑,头低位可加剧端坐呼吸或胃反流。尽可能全程监测并吸氧。
- 永远控制好导丝!
- 确认是静脉置管(而不是动脉)。方法有几种,最准确的是经超声引导置管。然而当临床有需求而又没有设备辅助时,可以选择"血滴试验"(drop test)、换能压力描记或胸片。在确认位置正确之前不要使用该管路。
- 缝合并用无菌敷料覆盖。

推荐读物

Black SM, Chambers WA. *Essential Anatomy for Anesthesia*. New York: Churchill Livingstone; 1997: 37–70.

Pollard A, Johnson RV. Assessment of correct central venous line placement. *Anaesthesia*. 2002;57(12):1223.

Robinson JF, Robinson WA, Cohn A, et al. Perforation of the great vessels during central venous line placement. *Arch Intern Med*. 1995;155(11):1225–1228.

Stoelting RK, Miller RD. *Basics of Anesthesia*. 4th ed. New York: Churchill Livingstone; 2000:215–216.

第 32 章
通过使用现代工具避免与技术相关的中心静脉置管并发症

　　中心静脉置管是现代麻醉管理中的常规步骤。该技术要求谨慎,一丝不苟,即使是每日常规,麻醉医师也不能放松警惕沾沾自满。据美国食品药品监督管理局(FDA)估计,在每年放置的成千上万条中心静脉导管中,约有 10% 存在并发症,其中 52% 与从业者的技术有关。这些并发症每年给美国医疗保健系统造成的损失超过 10 亿美元。

　　在麻醉实践中,最常选择右颈内静脉插管。这是因为通向上腔静脉的路径相对笔直,与肺尖的距离更远(相对于左侧),并且右侧没有胸导管。任何入路的中心静脉置管术(包括右颈内静脉入路)均存在神经、血管或肺损伤的潜在风险。由于胸膜靠近锁骨下静脉,锁骨下入路增加了气胸的风险。另外,如果锁骨下动脉被刺穿,也不能直接按压止血。股静脉插管会增加感染的风险,但它却是快速输液的很好选择。也可以从周围血管系统插入中心导管,但是导管的长度限制了其在快速输液患者中的应用。

　　尽管感染约占导管并发症的 75%,但美国麻醉医师学会(ASA)的终审赔偿数据表明,放置过程中的技术性并发症最致命。气胸,导丝或导管栓塞,空气栓塞,液体或血液外渗入颈部,以及各种心源性和血管性损伤均可能发生。其中,直接动脉损伤和血管损伤导致的心脏填塞或胸腔积血/胸腔积液的死亡率最高(表 32.1)。

　　除了置管位点的选择,还可以通过超声引导技术并在接近血管时适当改变穿刺针角度以远离胸膜来降低气胸的风险。

- 插入导管的同时另一只手控制导丝持续后退直至完全退出,可以避免导丝栓塞。

表 32.1 并发症和死亡事故(1978—1989 年以及 1990 年以后)(单位:例)

并发症	1978—1989 年	1978—1989 年死亡事故	1990 年以后	1990 年以后死亡事故
心脏填塞	10	8	2	2
导丝或导管栓塞	10	0	0	0
血管损伤	16	9	16	7
胸腔积血	6	6	5	3
胸腔积液	3	1	1	1
颈动脉损伤	5	1	9	3
锁骨下动脉损伤	2	1	1	0
肺动脉破裂	4	4	1	1
气胸	7	1	3	0
空气栓塞	2	1	1	1
颈部输液外渗	0	0	3	1
总数	49	23	26	12

- 预防导管栓塞。任何时候都不要通过有斜切角的穿刺针后撤导管,这会剪切尖端。患者自主呼吸或穿刺点高于心脏水平时,要特别警惕空气栓塞。避免此类并发症的方法有:头低脚高位(Trendelenburg)(该体位还可以改善颈部血管的识别),用戴手套的手指堵住导管/引导器,置管前、后均回吸和冲洗,以清空导管内的空气。
- 避免液体或血液外渗的风险:置入引导器时的扩皮切口不要划伤被插管的静脉,牢固缝合导管以避免尖端滑动。
- 导管尖端位于右心房内或与上腔静脉壁成一定角度时,导管可以侵蚀并穿透薄壁心房或血管,会导致心脏填塞。通常在数小时或数天后发生。
- 最严重的直接血管损伤是不小心误将导管或扩张器套管直接插入动脉而误认为是静脉。

只有在适宜的中心静脉内妥善的放置引导器和导管,才能消除威胁生命的血管并发症。幸运的是,现代工具可以协助麻醉者正确放置导管并确认是静脉而不是动脉。脉搏强度或血液颜色等主观评估不是判定位置正确与否的可靠方法。这是因为它们的影响因素很多,例如血液氧饱和度或动脉/静脉压力。二维超声引导下静脉穿刺是避免插入并发症的最佳方法。美国医疗保健研究与质量管理局(Agency for Healthcare Research and Quality)2001 年发表的一篇综述显示:超声引导下中心静脉置管可以提高成功率,减少静脉穿刺次数,并降低整体通路相关并发症的数量。

确认正确置管的最佳方法分两步:第一步是在放置引导器之前先转换血管压力(确保它不是动脉波形),第二步是在术中或操作结束时拍胸片来确定导管正确。Jobes 等人对 1 021 条中心静脉通路进行的回顾性研究显示:在 43 例误穿动脉的病例中,有 5 例因疏忽未识别置入8.5F 导管,其中一名患者随后死亡。相反,在一项包含 1 284 条中心静脉通路的前瞻性研究中,所有患者穿刺后即换能查看波形,有 10 例未经识别的动脉穿刺被检测到,从而避免了动脉插管。

> **要点**

- 除了感染,大多数中心静脉导管并发症继发于操作技术。
- 减少中心静脉置管相关严重并发症的技术如上文所述。定期复习,不断在脑海中回顾和演习这些技术!
- 严格的无菌技术和避免混淆动静脉至关重要。
- 使用二维超声和压力换能器等现代工具已被证明可以减少危及生命的并发症的数量。
- 中心静脉置管操作时一定时刻谨记医学实践的首要原则:首先,不要使患者受到伤害!

推荐读物

Bowdle TA. Central line complications from the ASA Closed Claims Project. *ASA Newsletter*. 1996; 60(6):22–25.

Bowdle, TA. Central line complications from the ASA Closed Claims Project: An update. *ASA Newsletter*. 2002;66(6):11–12, 25.

Jobes DR, Schwartz AJ, Greenhow DE, et al. Safer jugular vein cannulation: Recognition of arterial puncture and preferential use of the external jugular route. *Anesthesiology*. 1983;59:353–355.

Rothschild JM. Ultrasound guidance of central vein catheterization. Evidence report/technology assessment, no. 43. Making health care safer. A critical analysis of patient safety practices. Agency for Healthcare Research and Quality Publication 10-E058. 2001:245–253.

第 33 章
肺动脉导管——仍有价值,谨慎使用

　　"我非常清楚关于我患病的报道是如何传播开的,我甚至听说某些权威机构说我已经死了。两三周前,我的堂兄 James Ross Clemens 在伦敦病的很重,但是他现在恢复了。我患病的报道起源于他的患病。**关于我死亡的报道太夸张了**。"

——马克·吐温

　　在更新本章第 2 版时,我们就当今麻醉实践中肺动脉导管(pulmonary artery catheter,PAC)的意义和用途进行了激烈的讨论。讨论是由 Xu 等人的一篇回顾性观察研究引发的。该研究回顾了 1 360 名接受冠状动脉旁路移植术(coronary artery bypass grafting,CABG)的中国患者,发现 PAC 放置与围手术期费用增加有关。作者进一步得出结论:"CABG 患者留置 PAC 没有明确的获益或风险征象。但是在 CABG 中使用 PAC 肯定更昂贵。也就是说,PAC 使用增加了成本却没有获益,因此 CABG 术中常规使用 PAC 则显得不合理。"

　　委婉地说,负责修订和编辑此版书的临床医师们都非常有经验,他们并不完全同意上述观点。例如,梅奥诊所(Mayo Clinic)和俄勒冈州健康与科学大学(Oregon Health and Science University)对几乎所有心脏外科手术患者都使用 PAC。当然,等待心脏移植的 1A 级患者必须有 PAC,通常留置时间也相当长。即使术中常规使用经食管超声心动图检查(transesophageal echocardiography,TEE),PAC 在术中和术后指导正性肌力药和升压药的滴定中仍然非常有用。PAC 还用于合并肺动脉高压和右心功能不全的 ICU 患者,也就是说,它是衰竭心脏围手术期诊疗的重要工具。在我们的讨论中有一个有趣的评论,往往那些最瞧不上 PAC 的围手术期临床医师会最先求助于 PAC,因为他们的心功能不佳的脓毒症患者在补液后仍不见好转。同样,我们俄亥俄州的朋友仍然在许多(并非全部)心脏外科手术中使用 PAC,并且发现它们的使用在某种程度上取决于外科医师。心血管麻醉医师学会(Society of Cardiovascular Anesthesiologists,SCA)最近的一项研究也支持此观点,该研究涵盖了北美、欧洲、亚洲、澳大利亚、新西兰和南美的 SCA 成员。受访者倾向于将 PAC 用于大多数心脏外科手术,结合 TEE 是最受赞誉且流行的血流动力学监测方法。该研究还指出:"对数据的亚组分析表明,地理位置、执业类型和外科医师的支持也在 PAC 的使用决策中发挥重要作用。"

因此,随着 PAC 的持续性广泛使用,让我们再次回顾一下基本原理。

Fegler 于 1954 年引入热稀释法来测量血流。上世纪 70 年代发明的流向介导的 PAC,使临床医师可以直接测量心腔内压。使用 PAC 收集的血流动力学数据被广泛用于诊断和协助指导手术室内、心脏导管实验室和重症监护室中的重症患者的药物治疗。如上所述,这些数据有助于区分心源性休克和非心源性休克,并同时指导液体、血管活性药物和正性肌力药物治疗的选择。只有临床医师充分了解 PAC 血流动力学数据的解读、使用及其局限性,患者才能充分获益。尽管尚未证明 PAC 能够改善预后,但专家依旧建议在充分评估潜在风险和获益后明智的使用 PAC(肺动脉导管共识大会,1997)。

PAC 的原理

PAC 长 100cm,带有近端和远端端口,可以测量血管内和心腔内压力,采血,输注血管活性药物、正性肌力药物和液体。尖端是热敏电阻。当把热敏电阻置于肺动脉的合适位置时,它能持续测量肺动脉内流经 PAC 尖端的血液温度。相对冷(冰点或室温)的流体通过 PAC 的近端端口注入右心房,会降低流经热敏电阻向远端进入肺循环的血液温度。以秒为单位绘制肺动脉温度随时间下降的关系生成热稀释曲线。积分曲线下面积,然后代入 Stewart-Hamilton 方程计算心输出量(CO):

$$CO= \left[V \times (T_b - T_i) \times K_1 \times K_2 \right] / \left[\int \Delta T_b(t)dt \right]$$

其中:V,注射量;T_b,血液温度;T_i,注射温度;K_1,密度因子;K_2,计算常数;$\int \Delta T_b(t)dt$,血液温度随时间的积分。计算常数与导管品牌特异相关,它包括的特异性变量有导管死腔,估计注射温度、注射速率、热交换和单位转换。CO 越大,温度随时间的变化就越小。将常数与正确的注射容量(5mL 或 10mL)和温度(冰点或室温)匹配至关重要。对该方程的剖析需涉及许多数据点,如果不够精准,将导致 CO 计算错误,从而误导诊断和治疗方法。

放置和风险

整体衡量放置 PAC 的风险和收益很重要。放置 PAC 不仅可以计算 CO,还可以直接测量肺动脉收缩压、舒张压、平均压和右心充盈压,以及间接测量左心室充盈压。图 33.1 描绘了 PAC 通过右心的正确路径。PAC 上的额外端口可以将血管活性药物和正性肌力药物直接输注到中央静脉循环中。

放置能够将 PAC 引入中央静脉循环的大口径导管会造成感染、气胸、血胸、穿刺点出血或输液断开点出血的风险。最常见的风险之一是 PAC 通过右心房和右心室漂浮到肺动脉时引发的心律失常。轻则是没有血流动力学后遗症的几次早搏,重则可能是使血压骤降的持续性心律不齐。如果心律不齐严重,应抽瘪球囊并立即将 PAC 拉回。既往合并左束支传导阻滞(left bundle branch block,LBBB)的患者可能会发生完全性心脏传导阻滞,这种情况虽然很少见,但却会导致血流动力学紧急情况,因此这类患者放置 PAC 的决策必须仔细权衡风险和收益。对拟行心脏手术的患者,一种选择是待胸骨切开后外科医师可以直视心脏时再置入 PAC。心脏手术中另一种严重的并发症即误将 PAC 缝合包裹。这可能发生在人工瓣膜放置或静脉拔管

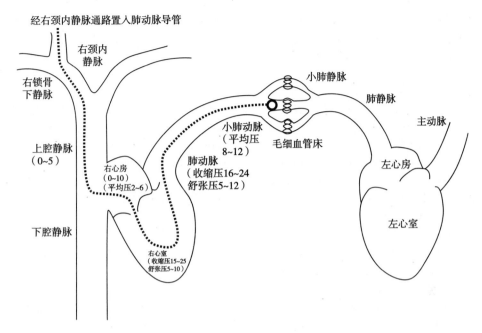

图 33.1　PAC 经过右心房和右心室进入肺动脉的路径。PCWP 与左房压的关系。正常压力以mmHg 计量

后缝合右心房时。因此心脏外科手术后必须检查 PAC 的自由活动度。最恶性的并发症是肺动脉破裂。虽然发生率很低仅为 0.2%,但其相关死亡率却高达 50%。93% 的病例发生在右肺动脉,通常影响右肺下叶或中叶分支。

管理中的错误

请记住:肺血流量测定是热稀释法。在正常情况下,肺血流量相当于全身血流量。心内分流、三尖瓣关闭不全(tricuspid regurgitation,TR)、心律不齐和快速输液会影响热稀释法测量CO 的准确性。左向右分流会使 CO 虚高,此时肺血流量等于体循环血流量加上左向右分流量。TR 也会影响 CO 的计量:一部分冷指示剂因反流而持续留存于右心房和右心室中,血液温度变化不明显,从而使热稀释法无效。心律失常影响每搏心输出量,从而产生不准确的 CO。

CO 计算的准确性很大程度上取决于操作员的一致性。由同一操作员至少采样三次测得的平均值最可靠,这消除了操作员之间的不一致,提高了 CO 计算的精确性。每次测定的平均测量次数会大大影响均数标准误(standard error of the mean,SEM),这是预测可重复性的基础。测定单次 CO 时,每次取三个测量值的均值计算出来的结果,其 SEM 变异度为 2%~5%,而仅取一个测量值时 CO 的 SEM 变异度可达 3%~9%。监测 CO 随时间的变化时,每次取三个测量值的均值计算出来的结果的变异度约为 15% 或更多。而如果每次仅取一个测量值测定 CO变异度可达 26% 或更多。因此计算 CO 时,应由同一操作员至少取三个测量值的平均值。

注射剂的条件:5mL 或 10mL,室温或更凉。这两种因素均被证实能产生准确和可重复的结果。容量和温度必须保持一致。注射容量的变化会改变计算结果:容量过多会错误地降低 CO,容量不足则会错误地升高 CO。注射应在 2~4 秒内稳定的进行。偏离该速率可能会改变与周围组织的热传递,降低计算常数的准确性。较快的注射速度可能会影响心动周期充盈量的测量。用于计算 CO 的测量应在呼气末期进行,因为那时基线肺动脉血液温度的波动性较小。

解读错误

如上文所述,在危重症学界,风险获益比对 PAC 使用决策的影响尚存争议。但它仍然是全球重症患者最常规的操作之一。三十多年来,PAC 主要通过热稀释法监测心功能,还可通过测量肺动脉阻塞压力(pulmonary artery occlusion pressure,PAOP)(即肺动脉楔压)来估计左室舒张末压(left-ventricular end-diastolic pressure,LVEDP)和左室舒张末容积(left-ventricular enddiastolic volume,LVEDV)。为重症患者测量 PAOP 和估算 LVEDP,有助于更准确地预测 CO,以应对液体挑战的变化。如果想用 PAOP 来准确反映 LVEDP 或 LVEDV,PAOP 描记必须有效、精确且正确解读。PAOP 必须准确反映 LVEDP;最重要的是,LVEDP 和 LVEDV 之间的关系必须是可预测的。

通常 LVEDP 和 LVEDV 的关系取决于心室顺应性,描记呈特征性的曲线图。在实际临床工作中,上文提到的“使用 PAOP 来准确反映 LVEDP 或 LVEDV”的标准不可能同时满足。此外,机械通气或呼气末气道正压等其他临床因素的存在可能会降低准确性。补液后 PAOP 的变化似乎更能代表良好的左心室顺应性,而不是左室充盈情况。但是 CO 的变化可能体现 Frank-Starling 曲线上左心室的位置。许多研究表明 PAOP 不能可靠或准确地反映 LVEDP 和 CO。

替代或补充技术

尽管从 PAC 获得的数据仍然是评估患者的金标准,但随着技术的进步,临床医师也有许多其他选择。对重症患者左心功能不全和心室前负荷状态的临床评估,PAC 的预测性不如 TEE。然而使用 TEE 评估心室功能、容量状态和 CO 时,要求大量的培训和经验,但这种培训和经验在重症监护室和手术室人员中并不普遍。此外,TEE 探头的放置还会带来创伤和食管穿孔等风险。医师们使用经胸超声心动图(transthoracic echocardiography,TTE)来评估容量,此技能很容易上手。未来使用 TTE 直接估测 LVEDV 和 CO 的潜力很大。

其他测量 CO 的方法也有其自身局限性。对大量失血患者使用食管多普勒可以优化每搏输出量,指导液体疗法,还可以缩短住院时间。通过积分随时间的主动脉血流速度,再乘以主动脉横截面积,得出每搏输出量,从而获得有关收缩力、前负荷和血管阻力的信息。此方法存在技术性局限。为了精准测量需要经常调整多普勒探头,每搏输出量的计算依赖于主动脉横截面为圆柱形且不会随时间变化。与其他方法相比多普勒的优势是无创,但是它的学习曲线是陡峭的,且仅能用于插管患者。

脉搏轮廓分析假设主动脉的弹性和阻抗保持恒定,并且动脉搏动的形状与每搏量成正比。为了确定主动脉的弹性和阻抗,前提是用指示剂稀释法来测算单次 CO。这样做的系统已经存在,已经通过验证,并且正在市场中慢慢出现。最可靠的系统往往最有创。例如,一种可靠的系统需要使用中心静脉和股动脉来进行最佳校准。一个对比五脉冲轮廓分析系统和热稀释法的综述发现:在血流动力学稳定的条件下准确性很好。但当血流动力学条件不稳定时,误差较高(45%)。对病情稳定的心衰患者,脉搏轮廓分析会高估 CO。类似地,使用左心室辅助设备等机械设备支持的患者,脉搏轮廓分析无意义。其他方法诸如胸腔生物阻抗、二氧化碳再呼吸和灌注替代物,不好用且临床意义不大。

表 33.1　影响心输出量(CO)准确性的相关变量

技术错误	测量错误结果	备注
输注速度太慢(>4s)	CO 不准确	
输注速度太快(<2s)	CO 不准确	
计算常数过高	CO 过高	使用冰点注射剂输注,却录入室温获得的计算常数
计算常数过低	CO 过低	使用室温注射剂输注,却录入冰点获得的计算常数
注射量过多	CO 过低	导管尖端温度变化过大
注射量不足	CO 过高	导管尖端温度变化太小
左向右分流	CO 偏高	肺循环血量>体循环血量
三尖瓣反流	CO 偏高	
心律失常	数值不精确	每搏的变化性太大

⌂ 要点

- 仔细权衡置入 PAC 的风险与要获得的数据的价值。
- 操作者的知识和经验会影响 CO 测量的可靠性。
- 由于测量之间存在差异,因此至少进行三次测量并取用平均值很重要。
- 输入正确的导管常数是获得有效 CO 测量值的关键。
- 操作员的一致性可提高 CO 测量的准确性。
- 知悉 PAOP 反映 LVEDV 的局限性很重要。
- 使用经食管或经胸超声心动图联合 CO 可以获得最全面的心血管信息。

推荐读物

American Society of Anesthesiologists Task Force on Pulmonary Artery Catheterization. Practice guidelines for pulmonary artery catheterization: an updated report by the American Society of Anesthesiologists Task Force on Pulmonary Artery Catheterization. *Anesthesiology*. 2003;99(4):988–1014.

Beaulieu Y, Marik PE. Bedside ultrasonography in the ICU: Part 1. *Chest*. 2005;128(2):881–895.

Boyd KD, Thomas SJ, Gold J, et al. A prospective study of complications of pulmonary artery catheterizations in 500 consecutive patients. *Chest*. 1983;84(3):245–249.

Cholley BP, Payen D. Noninvasive techniques for measurements of cardiac output. *Curr Opin Crit Care*. 2005;11(5):424–429.

Cigarroa RG, Lange RA, Williams RH, et al. Underestimation of cardiac output by thermodilution in patients with tricuspid regurgitation. *Am J Med*. 1989;86(4):417–420.

Elkayam U, Berkley R, Azen S, et al. Cardiac output by thermodilution technique. Effect of injectate's volume and temperature on accuracy and reproducibility in the critically III patient. *Chest*. 1983;84(4):418–422.

Fegler G. Measurement of cardiac output in anaesthetized animals by a thermodilution method. *Q J Exp Physiol Cogn Med Sci*. 1954;39(3):153–164.

Fontes ML, Bellows W, Ngo L, et al. Assessment of ventricular function in critically ill patients: limitations of pulmonary artery catheterization. Institutions of the McSPI Research Group. *J Cardiothorac Vasc Anesth*. 1999;13(5):521–527.

Ganz W, Donoso R, Marcus HS, et al. A new technique for measurement of cardiac output by thermodilution in man. *Am J Cardiol.* 1971;27(4):392–396.

Judge O, Ji F, Fleming N, et al. Current use of the pulmonary artery catheter in cardiac surgery: a survey study. *J Cardiothorac Vasc Anesth.* 2015;29(1):69–75. Available from https://escholarship.org/uc/item/0kj4m0vd.

Marik PE. Pulmonary artery catheterization and esophageal doppler monitoring in the ICU. *Chest.* 1999;116(4):1085–1091.

Nadeau S, Noble WH. Limitations of cardiac output measurements by thermodilution. *Can J Anaesth.* 1986;33(6):780–784.

Pulmonary Artery Catheter Consensus Conference: consensus statement. *Crit Care Med.* 1997;25(6):910–925.

Roth S, Fox H, Fuchs U, et al. Noninvasive pulse contour analysis for determination of cardiac output in patients with chronic heart failure. *Clin Res Cardiol.* 2018;107(5):395–404.

Schloglhofer T, Gilly H, Schima H. Semi-invasive measurement of cardiac output based on pulse contour: a review and analysis. *Can J Anaesth.* 2014;61(5):452–479.

Shah KB, Rao TL, Laughlin S, et al. A review of pulmonary artery catheterization in 6,245 patients. *Anesthesiology.* 1984;61(3):271–275.

Stetz CW, Miller RG, Kelly GE, et al. Reliability of the thermodilution method in the determination of cardiac output in clinical practice. *Am Rev Respir Dis.* 1982;126(6):1001–1004.

Summerhill EM, Baram M. Principles of pulmonary artery catheterization in the critically ill. *Lung.* 2005;183:209–219.

Swan HJ, Ganz W, Forrester J, et al. Catheterization of the heart in man with use of a flow-directed balloon-tipped catheter. *N Engl J Med.* 1970;283(9):447–451.

Vender JS, Franklin M. Hemodynamic assessment of the critically ill patient. *Int Anesthesiol Clin.* 2004;42(1):31–58.

Xu F, Wang Q, Zhang H, et al. Use of pulmonary artery catheter in coronary artery bypass graft. Costs and long-term outcomes. *PLoS One.* 2015;10(2):e0117610.

第 34 章
不要过度冲洗管路

麻醉医师是血管内通路留置和数据监测的专家,但对它们的常规管理和维持并不熟悉。有一个问题是:如何权衡冲洗管路避免血栓形成的必需性和过度冲洗后液体过量对患者造成的潜在危害性。下意识的动脉和静脉管路冲洗(尤其是术中比较忙碌的时候)很普遍,但却会导致严重并发症。而且,频繁进出手术室或重症监护病房(ICU)的患者通常自带留置针。如果麻醉医师制定计划并小心处置,这些留置针则可在手术室使用。

首先聊聊动脉置管。过度冲洗动脉管路可能会引起空气或血凝块进入中心动脉循环造成逆行性栓塞。证据显示从桡动脉到达锁骨下动脉和椎动脉交汇处平均仅需要 6.6mL 盐水。动脉导管系统持续冲洗的速度为 3mL/h,常为加有肝素的盐水,压力为 300mmHg。通过快速冲洗阀(flush valve)或注射器频繁冲洗管路可增加冲洗液的容量和速度,维持管路内无血。研究显示:冲洗速度过快、患者体型偏小(婴儿)和冲洗量增加,都会增加中心动脉循环中气泡栓塞的可能性。为了降低栓塞的风险,动脉管路应充分排气。冲洗袋的滴管应充满液体,以减少冲洗入空气的风险。应通过短时间打开冲洗阀来限制冲洗的量和速度。使用注射器冲洗时,应注意速度不能超过 1mL/s。注射端口(port)和注射器内均应该没有空气。

三通、动脉管路内或导管尖端的血凝块也可以导致栓塞。如果取血后管路未冲洗干净,在动脉管路内部、连接口或三通阀内可能形成小的血凝块。强力冲洗这些小血凝块可导致栓塞。这些栓塞可能进入中枢循环内或栓塞在外周引起组织缺血。应注意管路内是否形成小血块并避免强力冲洗。

下面继续谈谈静脉导管。中心静脉导管和透析预埋针装置在手术室和ICU人群中很常见。

未持续输注的管腔需要间歇冲洗以保持可用或在使用之前冲洗。每一条导管维持可用,就少一个装置需要被替换。与动脉导管一样,如果过度冲洗或未警惕排空回路和注射点的空气和血凝块,就存在栓塞的风险。留置管的感染严重且多发。严格无菌操作(也就是说,在冲洗或置管之前使用乙醇或洗必泰清洁操作位点)有助于降低这种风险。**冲洗之前应先回吸,丢弃管路内残留的陈旧血液**。这样做的原因包括:首先,如上文所言,没有理由将导管内血液瘀滞形成的血块冲入循环;其次,血液是良好的培养基,这种瘀滞的血液有细菌定植;最后,Groshong、Broviac 和 PICC 等留置导管内可能含有肝素,最好**不要**将含肝素的溶液冲到患者体内。大多数中心静脉导管装置的包装或导管上都会列出导管内死腔容量。通常,该死腔可用肝素冲洗液填充,这部分液体应该回抽并丢弃。

患者进入手术室有时会带有创植入且管路预埋皮下的特殊输液装置(用于长期输液、给药或营养支持),这些装置通过手术植入并在皮肤下隧道走行。Port-A-Cath、Q-Port 和 Infuse-A-Port 就属于这种,在静脉穿刺置管困难时,对麻醉医师很有帮助。然而,使用这些端口也有一些注意事项,要确保:

- 留置中心静脉导管的指征
- 导管是如何固定的
- 最后一次接入管路的使用时间
- 目前是否正在化疗
- 接口是否预留用于肠外营养,应该避免使用
- 如何接入管路

维持无菌很重要,包括使用无菌手套和用洗必泰清洁接口。触诊皮肤找到端口隔膜,一般位于设备的顶部或侧面。为避免损坏隔垫,可使用无芯针(通常是直角的 Huber 针)进入端口。将针推过隔膜,直到触及储液罐底部。回抽,弃掉残留血液,用生理盐水冲洗,然后覆盖无菌敷料。将针连接到输液器或扩展套件上,并根据机构操作规程进行冲洗。撤针前,先用肝素溶液冲洗端口(填满管腔和储液罐的最小容积)以保持通畅。

肝素使用要适量,因为过量肝素可能会导致无意的全身性抗凝。如果不确定端口是否可用以及如何撤针,请联系服务中心或按照指示操作。通常肿瘤科或化疗科工作人员会给一些建议。请记住,这些针和端口是为缓慢滴注设计的,不宜用于弹丸推注,因为化疗通常需要几个小时才能完成。它们看起来或者用起来不像正常的"诱导通路",因此在使用它们对患者进行诱导麻醉时必须谨慎。

留置导管可用于液体通路和血流动力学监测,是麻醉学中必要和有用的设备。然而,这些管路有可能出现并发症。了解正确的护理和使用方法将降低这些风险并改善围手术期患者护理。

> 🏠 **要点**
>
> - 从桡动脉到椎动脉的动脉树容量平均仅 6mL!
> - 切勿以大于 1mL/s 的速度或长时间手动"大力冲洗"动脉管路。如果看到中心静脉或动脉管路中存在气泡或血凝块,不要冲洗。
> - 切记:通常留置导管的管腔中有**相当量**的肝素——冲洗前一定回抽出来。
> - 连接埋入式输液港端口必须使用无芯针,以避免损伤储液罐的隔膜。

推荐读物

Brzeziski M, Luisetti T, London M. Radial artery cannulation: A comprehensive review of recent anatomic and physiologic investigations. *Anesth Analg*. 2009;109(6):1763–1781.

CDC Online. Basic infection control and prevention plan for outpatient oncology. 2011. Available from http://www.cdc.gov/HAI/settings/outpatient/basic-infection-control-prevention-plan-2011/index.html?s_cid=govD_PreventInfections_004

Hamilton S. Intravenous therapy. In: Nettina S, ed. *Lippincott Manual of Nursing Practice*. Philadelphia, PA: Lippincott Williams & Wilkins; 2013.

Lowenstein E, Little JW, Lo HH. Prevention of cerebral embolization from flushing radial-artery cannulas. *N Engl J Med*. 1971;285:1414–1415.

Murphy G, Szokol J, Marymont J, et al. Retrograde blood flow in the brachia and axillary arteries during routine radial arterial catheter flushing. *Anesthesiology*. 2006;105(3):492–497.

Pittiruti M, Bertoglio S, Scoppettuolo G, et al. Evidence-based criteria for the choice and the clinical use of the most appropriate lock solutions for central venous catheters (excluding dialysis catheters): a GAVeCeLT consensus. *J Vasc Access*. 2016;17(6):453–464.

Reich DL. Monitoring in Anesthesia and Perioperative Care. 1st ed. Cambridge: Cambridge University Press; 2011.

第 35 章
无意间的动脉内注射会引发严重损伤

意外动脉内注药所致医源性并发症的发生率约为 1/(3 440~56 000)。可能的后遗症从无到必须截肢的严重组织坏死。所有的麻醉医师应知悉麻醉中动脉内注药可能的危险因素、症状和体征、现有的治疗方法以及预防措施。常用麻醉药物及其意外动脉内注射的反应见表 35.1。

动脉内注射的危险因素

- 无法诉说注射部位疼痛的患者:接受全身麻醉、昏睡、神志改变以及年幼的儿科患者。
- 存在前臂血管解剖变异,导致导管置入动脉而非静脉。高位桡动脉(high-rising artery)是最常见的上肢动脉异常,发出表浅的分支(发生率 1%~14%)。该畸形使桡动脉终止于细弱的掌浅支,因此被错误地置管(图 35.1 左,见文末彩图)。另一种常见的解剖变异是前臂背侧浅动脉(antebrachial superficial dorsal artery)(发生率 1%)(图 35.1 右,见文末彩图)。该桡动脉在前臂分叉,食指和拇指间出现畸形的表浅分支。通常情况下,该分支在头静脉的终末支下方走行,恰好在桡骨茎突表面——而此处是最常用的静脉穿刺点(俗称"实习医师静脉")。通常,警惕的操作者会识别动脉置管:连接到静脉输液管时水流有搏动和/或搏动性血液逆流回静脉输液管。
- 高风险的解剖位置,动静脉位置很靠近。
  - 肘窝:导管置入肱动脉而非肘正中静脉。
  - 腹股沟:导管置入股动脉而非股静脉。
- 通过一些静脉管路的多个端口(port)进行多种输液(重症监护室的患者)。
- 其他因素:病态肥胖,皮肤颜色深,多次穿刺,在非最佳条件下操作(在手术室内和紧急情况下留置中心静脉通路,且没有超声引导),已有动脉或静脉预埋导管的患者需要紧急复苏(创伤或危急/紧急再次手术)。

表 35.1　常用麻醉药物动脉内注射的反应

药物	动脉内注射的反应
咪达唑仑	立即变色,但持续时间不长
异丙嗪,氯丙嗪	坏疽
硫喷妥钠	化学性动脉内膜炎,即刻动脉收缩,血栓形成,组织坏死,内皮细胞损伤
依托咪酯	无坏死的报道
氯胺酮	近端皮肤坏死
异丙酚	疼痛,皮肤充血,没有严重后遗症
利多卡因	用于治疗,没有副作用
青霉素	坏疽
头孢唑啉,头孢他啶	动脉痉挛,远端组织坏死
哌替啶	坏疽
芬太尼	上肢充血
碳酸氢钠	水肿,红斑,疼痛,组织坏死
甲氧氯普胺	变色,但持续时间不长
苯妥英钠	紫绀、指动脉闭塞、坏疽
阿曲库铵	显著缺血,但可完全恢复
罗库溴铵	上肢充血,毛细血管再灌注降低
琥珀胆碱	没有相关报道
维库溴铵	立即治疗无明显副作用
右旋糖酐溶液	坏疽
右美托咪定	无副作用报道
腺苷	一过性手指疼痛,充血,皮肤花斑
扑热息痛(对乙酰氨基酚)	手指疼痛,缺血,需要截肢的组织坏死
可卡因,氟硝西泮	动脉血栓形成和手指坏死
咪达唑仑和哌替啶(杜冷丁)	皮肤红疹和疼痛
异丙嗪	需要截肢的组织和手指坏死
肾上腺素	血管收缩,坏死
苯肾上腺素,琥珀酰胆碱和输注红细胞	输注手斑点形成
新斯的明和阿托品/格隆溴铵	无副反应报道
荧光剂和吲哚菁绿染料	手臂疼痛和一过性变色
氯化钙	无副反应报道 用于胰岛素瘤的局限化治疗
胃肠外营养	血栓形成

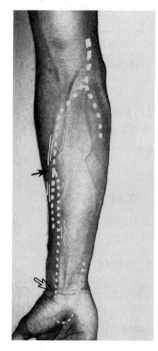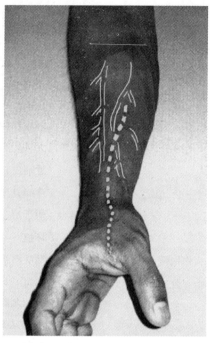

图35.1 前臂的血管变异。左:粗点线代表异常动脉。**空心箭头**:桡动脉的正常分支点;**实心箭头**:异常的高位桡动脉。右:粗点线代表异常的前臂背侧浅动脉。细实线表示经典静脉走行。异常的动脉走行与常用的静脉置管位置很近(Reprinted from Sen S,Chini EN,Brown MJ. Complications after unintentional intraarterial injection of drugs:risks, outcomes,and management strategies. *Mayo Clin Proc.* 2005;80(6): 783-795. Copyright © 2005 Mayo Foundation for Medical Education and Research. With permission.)

动脉置管的症状和体征

- 鲜红色的逆流和/或搏动性血液进入静脉导管内。但是,单从血液的颜色(暗红色或鲜红色)来判断置管位置(动脉还是静脉)可能被误导。
- 即使输液袋水平高于置管部位,血液依旧回流至静脉输液管内。
- "静脉"快速推注时,远端(如甲床)出现缺血体征(苍白)或皮肤花斑。
- 超出预期的注射痛。

病理生理

尽管动脉内注药导致后遗症的病理生理机制尚不明确,但仍可得出一些不容争辩的结论。

- 所有药物导致缺血的机制不尽相同:有些可出现结晶,机械性阻塞血流,而其他药物对内皮有直接毒性。

- 不论何种机制,血栓形成似乎是共同终点。

治疗选择

大多数治疗方案的目标是维持受累上肢的远端灌注。处理应基于以下原则:
- 立刻停用引起症状的药物
- 终止或逆转动脉痉挛
- 维持或重建远端肢体的血流
- 治疗任何血管损伤或缺血的后遗症(水肿、骨筋膜室综合征、感染、坏死、坏疽)
- 缓解症状

第一步:保留动脉导管。当发生意外动脉内注射时,第一个本能反应可能是拔除导管,但保留动脉导管有几点优势。应清除导管内残余药物,开放导管通向大气使血液外流,或通过注射器回抽。然后缓慢输入肝素盐水以维持导管通畅。保留动脉导管也能迅速将诊断和治疗药物传送到损伤部位,包括血管造影的造影剂。

第二步:明确潜在损伤的严重程度。某些临床指标与进行性组织损伤大致相关。Treiman等以 48 例动脉注药患者的症状和体征为基础,提出了"组织缺血评分"。0 分表示没有症状,以下 4 种症状(紫绀、肢体冰凉、毛细血管再充盈延迟、感觉缺失)每种加 1 分。评分在 2 分及以下的患者,92% 转归正常。评分高于 2 分者,仅有 41% 受累肢体转归正常;其他均出现组织坏死或永久性神经功能障碍。

第三步:启动抗凝。给予肝素是被广泛接受的初始治疗方法。关于首次推注剂量、部分活化凝血活酶时间(activated partial thromboplastin time,APTT)的适宜目标范围或治疗时间,均未达成共识,但比较谨慎的方法是给予首次负荷剂量后使部分活化凝血活酶时间达到正常值的 1.5~2.3 倍。当然,这也必须与术后出血的风险相权衡,还要考虑患者的病史、手术类型以及目前凝血状态。治疗时间要以症状缓解、血凝块溶解的血管造影证据或是否需要外科干预为指导。

第四步:缓解症状。血管交感张力增加、损伤部位远端水肿、肌肉损伤或强直性屈曲挛缩、温度超敏以及感觉异常均会导致持续性疼痛。很多病例报道都建议,镇痛药、抬高患肢、按摩和被动运动设备对治疗和恢复很关键。

第五步:其他干预。在完成前 4 步后,是否需要其他干预是重要的决策。以下干预措施具有不同程度的成功率:
- 注射局麻药:动脉内注射利多卡因来预防或治疗反射性血管痉挛。
- 肢端抗交感:星状神经节/腋路臂丛阻滞。
- 动脉扩张剂:钙通道阻滞剂(尼卡地平)。
- 血栓合成酶抑制剂:局部使用芦荟、甲硫咪唑和阿司匹林。
- 伊洛前列环素(iloprost):用于不同缺血情况的前列环素类似物。
- 动脉注射罂粟碱:通过增加细胞内环磷腺苷(cyclic adenosine monophosphate cAMP)水平,使血管平滑肌松弛。
- 动脉注射溶栓药物。
- 高压氧治疗。
- 糖皮质激素:任何涉及炎症的主要治疗。
- 最后,如果不小心放置了大口径动脉导管,拔除导管时长时间压迫也不足以止血,此时可能还需要外科手术修复动脉。

预防动脉内注射

- 在静脉置管时,了解风险并时刻警惕,尤其是在肘前或头静脉置管时,尤其是对高危患者。
- 检查上述动脉内置管的征象。
- 使用预留通路时要小心,并保持警惕。
- 静脉置管前触诊目标静脉。
- 止血带不要绑得过紧以免堵塞动脉血流。
- 去掉不必要的注射端口或三通阀。如果注射端口是必需的,尽可能靠近患者。
- 清晰标记所有动脉通路和注射端口。
- 用颜色分类通路和注射端口。
- 注射任何药物前,检查通路全程至置管部位。

Fikkers 等报道了一例有意的动脉插管,证明当静脉置管不成功时,这是等渗液体和某些特定药物的可行给药途径。但是,动脉给药存在明确的潜在性危害。即使有病例报告表明动脉内注射某些特定药物不会引起不良后遗症,我们也强烈警告这不等同于动脉给药足够安全的"证据",以证明有意从动脉通路给予本应用于静脉通路的药物的合理性。此外,由于超声引导放置外周或中心静脉通路以及骨内通路装置的使用越来越多,我们强烈反对把本应通过静脉通路给予的药物有意地送入动脉,除非在最极端的情况下。

人们已经认识到意外性动脉内注射的问题几十年,但这些情况仍在发生。与往常一样,最好的解决方案是预防和保持警惕。临床医师应了解动脉内注射的危险因素、相关的症状和体征、潜在的病理生理机制和现有的治疗选择,这将有助于降低发生率、减少诊断延误和并发症。

🏠 要点

- 置管时错将动脉当成静脉而没有识别或不小心将药物注入动脉通路,是动脉内给药的原因。
- 改进技术,确保动脉和静脉通路和/或三通阀标记清晰(比如,注射端口用红色或蓝色胶带),减少动脉端口的数目。
- 如果发生意外动脉内注药,不要拔除导管。
- 尽快开始治疗。
- 告知相关人员(手术医师,患者,法务等)所发生的事件。

推荐读物

Book LS, Herbst JJ. Intra-arterial infusions and intestinal necrosis in the rabbit: potential hazards of umbilical artery injections of ampicillin, glucose, and sodium bicarbonate. *Pediatrics*. 1980;65:1145–1149.

Charbel Issa P, Kruse K, Holz FG. Accidental intra-arterial antecubital injection of fluorescein and indocyanine green dyes. *Ophthalmic Surg Lasers Imaging*. 2011;42 Online.

Cohen SM. Accidental intra-arterial injection of drugs. *Lancet*. 1948;2:409–416.

Doppman JL, Chang R, Fraker DL, et al. Localization of insulinomas to regions of the pancreas by intra-arterial stimulation with calcium. *Ann Intern Med*. 1995;123:269–273. *Erratum in: Ann Intern Med*. 1995;123:734.

Fikkers BG, Wuis EW, Wijnen MH, et al. Intraarterial injection of anesthetic drugs. *Anesth Analg*. 2006;103(3):792–794.

Ghatak T, Samanta S. Accidental intra-arterial dexmedetomidine injection in postoperative ward. *Anaesth*

Intensive Care. 2013;41(3):431.

Ghouri AF, Mading W, Prabaker K. Accidental intraarterial drug injections via intravascular catheters placed on the dorsum of the hand. *Anesth Analg.* 2002;95(2):487–491.

Jain A, Sahni N, Banik S, et al. Accidental intra-arterial injection of neostigmine with glycopyrrolate or atropine for reversal of residual neuromuscular blockade: A report of two cases. *Anesth Analg.* 2012;115(1):210–211.

Joist A, Tibesku CO, Neuber M, et al. Gangrene of the fingers caused by accidental intra-arterial injection of diazepam. *Dtsch Med Wochenschr.* 1999;124(24):755–758.

Keene JR, Buckley KM, Small S, et al. Accidental intra-arterial injection: A case report, new treatment modalities, and a review of the literature. *J Oral Maxillofac Surg.* 2006;64(6):965–968.

Lake C, Beecroft CL. Extravasation injuries and accidental intra-arterial injection. *Critical Care & Pain.* 2010;10(4):109–113.

Lee JY, Choi JH, Yoon JH. Accidental intra-arterial injection of vecuronium: A case report. *Korean J Anesthesiol.* 2004;47(6):917–919.

Murphy EJ. Intra-arterial injection of metoclopramide, midazolam, propofol and pethidine. *Anaesth Intensive Care.* 2002;30:367–369.

Ohana E, Sheiner E, Gurman GM. Accidental intra-arterial injection of propofol. *Eur J Anaesthesiol.* 1999;16:569–570.

Patil MB, Patil SM. Accidental intra-arterial injection of adenosine in a child with supraventricular tachycardia. *Iran J Pediatr.* 2013;23(3):368–369.

Roberts JR, Krisanda TJ. Accidental intra-arterial injection of epinephrine treated with phentolamine. *Ann Emerg Med.* 1989;18:424–425.

Saad S, Horn J. Accidental intra-arterial injection of midazolam and pethidine during endoscopy: A reminder that a routine procedure can result in disaster. *Endoscopy.* 2007;39(Suppl 1):E198–E199.

Samanta S, Chakraborty N, Samanta S. Accidental intra-arterial injection of paracetamol: Different preparations, different results. *Eur J Anaesthesiol.* 2014;31(4):236–237.

Sen S, Chini EN, Brown MJ. Complications after unintentional intra-arterial injection of drugs: Risks, outcomes, and management strategies. *Mayo Clin Proc.* 2005;80:783–795.

Shenoi AN, Fortenberry JD, Kamat P. Accidental intra-arterial injection of propofol. *Pediatr Emerg Care.* 2014;30(2):136.

Simon RW, Pfammatter T, Amann-Vesti BR. Accidental intraarterial cocaine injection. *J Vasc Interv Radiol.* 2008;19(7):1124–1125.

Sivalingam P. Inadvertent cannulation of an aberrant radial artery and intra-arterial injection of midazolam. *Anaesth Intensive Care.* 1999;27:424–425.

Shukla A, Ghaffar Z, Joshi S. Inadvertent intra arterial injection of rocuronium: A case report. *The Internet Journal of Anesthesiology.* 2008;19(1).

ter Schure JM, de Vries TW. Accidental intra-arterial injection of adenosine in a patient with supraventricular tachycardia. *Cardiol Young.* 2011;21(5):601.

Treiman GS, Yellin AE, Weaver FA, et al. An effective treatment protocol for intraarterial drug injection. *J Vasc Surg.* 1990;12:456–465.

Wood SJ, Abrahams PH, Sanudo JR, et al. Bilateral superficial radial artery at the wrist associated with a radial origin of unilateral median artery. *J Anat.* 1996;189:691–693.

Zveibil FR, Monies-Chass I. Accidental intra-arterial injection of ketamine. *Anaesthesia.* 1976;31:1084–1085.

第 36 章

进行或计划透析的患者不要选择锁骨下静脉作为任何类型的中心静脉通路

　　现今美国每年约有 470 000 例血液透析患者,每年增加 4%~5%。糖尿病和高血压发生率的增加,肾移植资源的相对稀缺(美国每年仅 10 000 例),意味着透析仍是主流治疗手段。对于许多没有移植机会的患者而言,透析是持续一生的治疗。治疗时间长使得用于透析的关键性血管通路显得越发重要,因此血管通路的建立和维持是透析治疗中最重要的问题之一。

最理想的情况是,在透析前建立好永久性透析通路。主要有以下 3 种:天然动静脉瘘、动静脉桥和中心静脉导管。如果患者有其中之一且功能良好,而且手术不大,那就太好了。然后你要做的就是不做任何"干扰"通路的事,你和患者都平安无事。但有一种不常见的情况是:麻醉医师需要为肾衰竭患者紧急开放围手术期透析通路,或者正在或拟行透析患者接受大手术或进 ICU 前需要开放中心静脉通路。在这两种情况下,都必须尽可能不选择锁骨下静脉。

在第一种情况下,患者急需透析,需要通过经皮导管进行临时透析。作为患者重症监护治疗的一部分,麻醉医师通常会遇到这种情况。如果患者后期可能会继续长期透析,则必须确保临时通道不破坏脉管系统。临时经皮透析导管会严重损伤被置管的静脉,并且存在急性或延迟性静脉血栓形成或狭窄的高危风险。

临时性透析通路的首选部位是颈内静脉或股静脉——**而非锁骨下静脉**。在 2014 年的一篇综述中,Santoro 等人深入讨论了这些问题。颈内静脉更优是因为它相对粗大且表浅,超声(当然这是必须的)图像更清晰。颈内静脉直通上腔静脉和右心房,透析期间可实现高血流量。出血和感染的风险仅为中等。股静脉感染和血栓形成的风险更高,患者坐位时透析通路可能不能正常工作,但是置管时出血的风险较低。如非必须,应刻意避免锁骨下静脉。它位于锁骨后方,因此被认为盲探操作时出血、气胸和血栓形成的风险都较高。

例如,就留置透析导管后血栓形成/狭窄率而言,锁骨下静脉为 50%~70%,而颈内静脉为 0%~10%。锁骨下静脉阻塞的患者在 3 至 6 个月后可能会自发再通,也可以接受血管成形术和支架置入治疗,但静脉却永远不会完全恢复正常。请记住,永久性透析通路涉及动脉到静脉的连接,或者是瘘管(直接的动脉与静脉连接),或者是动脉和静脉之间的人工桥。鉴于较低的感染率和更好的患者舒适度,最长久且最成功的通路位于上肢。永久性透析通路使得大量血液流经上肢血管,该部位的成功和功能高度依赖于从穿刺点到右心房的充足静脉回流。静脉回流减少会引起严重的水肿,甚至危及肢体。

在第二种情况下,正在或拟行透析患者在围手术期需要建立中心静脉通道,上述同样适用。尽管使用较细的导管,例如肺动脉导管鞘管和三腔或单腔中心静脉导管,对锁骨下静脉的损伤风险会降低。但是基于相同的原因,仍应避免锁骨下静脉插管。请记住:锁骨下静脉血栓形成或狭窄(即使无明显临床症状)会损失同侧肢体所有可能的通路位点。

🏠 要点

- 许多肾衰患者没有机会接受肾移植,需要终身透析。
- 围手术期因透析或其他原因建立的临时通路,绝不能破坏上肢的脉管结构。
- 出于这些原因,放置导管(尤其是透析导管)首选颈内静脉。

推荐读物

Bander SJ, Schwab SJ. Central venous angioaccess for hemodialysis and its complications. *Semin Dial*. 1992;5:121–128.

Cimochowski GE, Worley E, Rutherford WE, et al. Superiority of the internal jugular over the subclavian access for temporary hemodialysis. *Nephron*. 1990;54:154–161.

Santoro D, Benedetto F, Mondello P, et al. Vascular access for hemodialysis: current perspectives. *Int J Nephrol Renovasc Dis*. 2014;7:281–294.

第 37 章
围手术期透析瘘管不可用请立即外科会诊——
这是严重的并发症

在美国,慢性肾功能不全/衰竭是发病和死亡的主要原因,且占比不断增加。绝大多数终末期肾病来源于两种并存病:糖尿病和高血压。慢性肾功能衰竭的最终结局是依赖血液透析维持肾功能。血液透析瘘管虽可改善患者的生活质量并延长寿命,但也存在相关并发症(表 37.1)。

血液透析瘘管

透析瘘管或透析端口是通过手术在肢体上建立自身动脉和静脉之间的通路。直接的动静脉通路称为自体动静脉瘘(arteriovenous fistulas, AVF)。聚四氟乙烯(PTFE)和其他材料(Dacron,聚氨酯)被用作动静脉间的连接介质,被称为人工透析通路动静脉桥(arteriovenous grafts, AVG)。动静脉瘘的通畅率是人工动静脉桥的 4 倍。常规用于每周 2~5 次的透析。维持透析瘘管功能良好是透析患者最具挑战的工作之一。多达 25% 的透析患者因血管通路问题住院,包括瘘管功能障碍或血栓形成。

事实上,在患者整个透析维持期,仅有 15% 的瘘管全程通畅且功能良好。绝大多数天然动静脉瘘在建立的前 3 年内是没有问题的,但人工 PTFE 桥通常仅能维持 1 年左右即告失败或形成血栓。

在采用多种措施治疗血栓和狭窄后,位于前臂的自体动静脉瘘第二次长期使用率为 7 年,位于上臂的为 3~5 年;而人工桥仅能维持 1 年。

动静脉瘘管功能丧失

在非急诊或门诊情况下,患者动静脉瘘功能丧失的主要原因是人工桥的静脉吻合口或自体动静脉瘘流出静脉的吻合口有血栓形成(表 37.2)。病理生理机制是吻合口部位出现血管内膜增生。未来的治疗方向是阻止吻合血管的内膜增生,采用的技术与药物洗脱心脏支架类似。

表 37.1　透析瘘管的并发症

- 血流动力学并发症——充血性心力衰竭
- 动脉窃血综合征
- 腕管综合征
- 感染
- 非炎性液体聚集——水肿,淋巴囊肿,血肿
- 动脉瘤,假性动脉瘤

表 37.2　动静脉瘘血栓形成的原因

- 低心排(低血压)——血压突然降低导致血小板聚集、沉积并最终导致血栓形成
- 动静脉瘘压力负荷过大(在同侧上肢测量血压)
- 高凝状态
- 进行性流入口狭窄
- 静脉流出口狭窄

在急诊环境中,尤其是围手术期,动静脉瘘血栓形成的主要原因是由低血压和/或低心排导致的血流缓慢。血压突然降低可导致血小板聚集、沉积并最终形成血栓。瘘管功能丧失的第二大原因是动静脉瘘上的外源性压力过大,通常由监测或体位引起。切记手术患者总处于高凝状态——这更易于发生血栓事件。

麻醉医师必须能够识别可疑动静脉瘘血栓形成的临床征象。开始麻醉**前**,明智的做法是尽可能全面地评估瘘管。记住,透析患者本人是关于瘘管病史的最好信息来源。

可疑动静脉瘘血栓形成的临床征象包括:

- 震颤消失。
- 搏动性增强(水冲脉)。
- 狭窄部位的直接触诊。
- 流入量不足,如自身供给动脉狭窄或邻近的锁骨下动脉或头臂动脉狭窄。
- 根据特定类型血液透析机的说明书确定是否存在高静脉压或低流量——确认手术前最后一次透析的治疗时间或滤出液体量是否存在问题。
- 同侧上肢水肿和/或侧支静脉通路提示可能中心静脉狭窄。

  同样的,麻醉期间也应密切注意动静脉瘘的护理。
- 维持正常血压——低血压可能导致血凝块形成和血栓形成。
- 维持心率——有症状的心动过缓可降低冠脉输出,并导致血栓形成。
- **不要**将无创血压袖带放在有动静脉瘘的上肢——加压可限制血液流入/出,并促进血栓形成。
- **不要**在有动静脉瘘的上肢进行静脉穿刺——局部凝血因素可能有利于血栓形成。如果选择置管位点有疑问,应在手术开始前与外科医师和/或血管外科医师协商。紧急情况下,可能需要在有瘘管的上肢进行穿刺——如果这样的话,要考虑到瘘管的功能可能会丧失,并提前做出预案。
- 在术中定期主动地感觉和记录震颤是否存在——震颤存在确认动静脉瘘功能正常。
- 为了将血压和心率的波动降至最低,允许的情况下考虑区域阻滞麻醉。
- 将患者送离 PACU 或 ICU 时,记录震颤的情况。
- 如果动静脉瘘的状态发生任何改变(通常是震颤消失),立即联系外科医师。

动静脉瘘血栓形成的治疗

不幸的是,围手术期透析通路血栓形成并不罕见。以往,动静脉瘘血栓的治疗是住院行血栓切除术。通常,手术治疗会牺牲一部分静脉流出道。

现在可选择的治疗方案有多种,依据患者的并存疾病、手术人员、影像学支持以及既往动静脉瘘治疗而不同(表 37.3)。通常,如果可能的话,尽量选择放射学介入治疗。患者有时可以直接从 PACU 进入介入中心。双腔 Shiley 管等其他透析通路也可作为替换性选择,立刻在术后放置。偶然情况下,治疗会被推迟至患者临床和血流动力学稳定后再进行。

表 37.3 治疗

• 溶栓	• 不使用血管成形术
• 使用血管成形术	• 手术血栓切除
• 不使用血管成形术	• 翻修
• 经皮血栓切除术	• 不翻修
• 使用血管成形术	

> ⌂ **要点**
>
> - 自身动静脉瘘较人工桥不太容易形成血栓。
> - 对患者而言,人工桥功能丧失是围手术期的严重事件。
> - 由低血压、低心排、外力压迫引起的血流缓慢是瘘管内血栓形成的最重要原因。如果有新建的或预留的透析瘘管,在使用异丙酚、拉贝洛尔或肼苯哒嗪降压前应仔细考虑。
> - 对血流动力学状态和摆放体位保持高度警惕。
> - 不要害怕与外科医师协商放置动脉和静脉管路的首选位置。
> - 定期检查震颤,如果震颤消失应立即通知手术医师。
> - 最后一点——轻触瘘管时你的感觉**不是**杂音——杂音的定义是当听诊器放置在动脉上时听到的异常声音。

推荐读物

Maya ID, Oser R, Saddekni S, et al. Vascular access stenosis: comparison of arteriovenous grafts and fistulas. *Am J Kidney Dis*. 2004;44(5):859–865.

Swedberg SH, Brown BG, Sigley R, et al. Intimal fibromuscular hyperplasia at the venous anastomosis of PTFE grafts in hemodialysis patients. Clinical, immunocytochemical, light and electron microscopic assessment. *Circulation*. 1989;80(6):1726–1736.

Zibari GB, Rohr MS, Landreneau MD, et al. Complications from permanent hemodialysis vascular access. *Surgery*. 1988;104(4):681–686.

第三篇

液体和复苏

第38章
绪　　论

电子记录提供了可以用于分析的大量数据,这些数据确认了受决策影响的结果的差异,人们在进行临床决策时可能存在事前考虑不周,事后亦未进行反思。本节将对选择液体和容量的背后的粗略专业知识进行细分,并为麻醉实践提供建议。

众所周知,血管内容量状态是前负荷的常见决定因素,也是重要的组成部分。容量超负荷可能会导致周围组织、大脑、肺血管系统甚至肠道水肿。在许多腹部手术中,限制肠水肿的方法已被证明可以减少术后的住院时间。然而血容量不足与急性肾损伤(acute kidney injury, AKI)有关,累积的 AKI 会导致慢性肾功能衰竭。因此术前允许饮用清流质可以提高许多患者的满意度和治疗效果——适当的液体容量是有益的。

当您选择合适容量的液体时,哪个患者应该接受晶体液或胶体液? 胶体液曾经非常流行——直到发现它们可引起血小板功能障碍和肾损伤。然后重新调整了淀粉的配方,继续阅读可以找到当前的证据。因此在许多医院中,静脉用液体是在药房储存的。

随后的章节将介绍常用静脉输液的所有细节——0.9%NaCl、乳酸林格液和勃脉力(醋酸林格液)的 pH 和钠含量。我们将介绍与血浆相比,"生理盐水"在许多方面并不生理。还会介绍高氯代谢性酸中毒的诱因,"强离子差异"(strong ion difference,SID)。通过 SID 进行的分析表明,虽然钙含量相同,但是 1g 氯化钙与 3g 葡萄糖酸钙具有显著差异。您可能永远不会再以相同的方式看一袋清澈的液体。

第39章
晶体液:不仅仅是一点盐

一名无家可归的人被发现在高温天反应迟钝,并被医护人员带到急诊室。他意识模糊,心动过速,并主诉腹痛。扫描显示气腹,将他转移到术前区域进行剖腹探查手术。在诱导前,他共接受 5L 0.9%NaCl,他的心动过速得到缓解。诱导后,您放置了动脉导管,血气显示 pH 为 7.0,PaCO$_2$ 35mmHg,Na$^+$ 149mEq/L,Cl$^-$ 120mEq/L,乳酸 4mEq/L。这种酸中毒的病因是什么?

晶体液无处不在而且价格便宜,但它们的成分差异很大,并且液体选择会显著影响患者的预后。目前使用两种类型的晶体,常用溶液为 0.9%NaCl,被称为生理盐水,而"平衡"盐溶液则用其他离子替代某些钠和氯离子,从而产生一种生理上更接近健康人血浆而不是海水的溶液。回想一下,无论您脱水多么严重,喝海水(约 3.5%NaCl)只会使您进一步脱水。表 39.1 列出了人体血浆和常用晶体溶液的组成和特性:0.9%NaCl、勃脉力(相当于 Normosol A)和乳酸林格液。

你问什么比盐水更好? 相对于我们的血浆,0.9%NaCl 略微高渗、高氯,pH 为 5.5,呈酸性,"正常"盐水非常不正常。大量输入 0.9%NaCl 会导致高氯性代谢性酸中毒,这是因为 0.9%NaCl 具有较大的强离子差(SID)。传统上,根据 Henderson-Hasselbach 方程,酸碱平衡和血液 pH 完

表 39.1　人血浆与用于人类静脉复苏的常见晶体液的组成和特性

组分	血浆	生理盐水	乳酸林格液	勃脉力
Na^+/(mEq/L)	135~145	154	130	140
K^+/(mEq/L)	4.0~5.0	0	4.5	5
Ca^{2+}/(mEq/L)	2.2~2.6	0	2.7	0
Mg^{2+}/(mEq/L)	1.0~2.0	0	0	1.5
Cl^-/(mEq/L)	95~110	154	109	98
醋酸盐/(mEq/L)	0	0	0	27
乳酸盐/(mEq/L)	0.8~1.8	0	28	0
葡萄糖酸盐/(mEq/L)	0	0	0	23
碳酸氢盐/(mEq/L)	23~26	0	0	0
渗透压/(mOsm/L)	291	308	280	294
pH	7.4	5.5	6.75	7.4
SID/(mEq/L)	24[a]	0	28	29[b]
价格/美元[c]	约 250	约 1.2	约 1.5	约 5

[a] 血浆的 SID 被认为是 24mEq/L，作为与平衡盐溶液比较的基本参数。与血浆相比，SID 大于 24mEq/L 的溶液相对呈碱性，而 SID 小于 24mEq/L 的溶液则会加重酸中毒。

[b] 醋酸盐和葡萄糖酸的平衡使勃脉力的有效 SID 约为 29mEq/L，远小于该溶液计算得到的 SID。

[c] 晶体液的价格来自网络平台，2017 年 11 月。

全归因于碳酸氢盐浓度。但是，斯图尔特方程更恰当地证明了生理溶液的 pH 取决于 SID、弱酸浓度（白蛋白和 PO_4^{3-}）和二氧化碳分压（PCO_2）。

$$SID=[Na^+]+[K^+]+[Ca^{2+}]+[Mg^{2+}]-[Cl^-]$$

通常血浆 SID 为 24mEq/L，是与平衡晶体溶液进行比较的基础。与血浆相比，SID>24mEq/L 的溶液相对呈碱性，而 SID<24mEq/L 的溶液会使酸中毒恶化。

乳酸林格液（Lactated Ringer，LR）用乳酸盐代替了某些氯化物，乳酸盐的 28mEq/L 就是 LR 具有 SID 为 28mEq/L 的原因。弱酸葡萄糖酸根和乙酸根离子起类似的作用，因此勃脉力的 pH 为 7.4，估计的有效 SID 为 30~40mEq/L。勃脉力的实际 SID 受弱阴离子之间复杂平衡的影响，但是 SID>24mEq/L 会将 pH 提高到 7.4。

几项研究评估了用 LR 稀释浓缩红细胞（packed red blood cells，pRBC）是否会导致血液凝结。回想一下，pRBC 存在于枸橼酸盐溶液中，枸橼酸盐与促进凝血级联反应所需的游离钙结合防止凝血。根据 3 项不同的研究，LR 中的钙（2.6mEq/L）不足以中和 pRBC 中存在的枸橼酸盐。但是，美国 FDA 的《血液制品信息通报》仍将用 LR 稀释血液制品列为绝对禁止。加拿大血液服务局也执行与 FDA 相同的规定。用 0.45%NaCl（半生理盐水）稀释 pRBC 将导致 RBC 裂解，将会输入大量的游离血红蛋白和钾。

哪种液体适用于高钾血症患者？与普遍的看法相反，0.9%NaCl 会增加钾浓度，而只有当患者患有低钾血症或同时患有高钾血症和碱中毒时，LR 和勃脉力才会增加血钾。回想一下，人体中绝大部分的钾在细胞内。当氢离子（H^+）进出细胞以维持细胞外 pH 时，钾离子进出相同的细胞以维持电中性。大多数高钾血症患者同时患有酸中毒,H^+向细胞内转移会导致K^+向血浆内转移。SID大于25mEq/L的平衡液会增加pH,并将K^+移回到细胞内。O'Malley等发现,与接受生理盐水的患者相比较,接受乳酸林格液的肾移植患者不太需要碳酸氢盐治疗,也不太可能发生高钾血症。

因此,如果平衡液是有益的,患者应该接受多少量比较合适?通过滴定心脏前负荷和血管内容量,调整系统性血管阻力和心肌收缩力,从而优化最终器官灌注的目标导向的液体治疗方案有效吗?用于优化前负荷的液体选择引入了内皮糖萼的概念,内皮糖萼是一层富含白蛋白和碳水化合物的结构,该结构层通过糖蛋白与毛细管表面结合。它是血管屏障的重要组成部分,其分解可增加血管通透性,并使血小板暴露于内皮成分,从而促进血凝块形成。高血容量稀释糖萼,导致水肿形成和异常凝块形成。因此,过多输注任何液体都会产生严重后果。尽管一些研究发现输注白蛋白或羟乙基淀粉可以保留或改善糖萼的厚度,但均未显示能持续改善患者预后。需要知道的是,虽然普通的5%白蛋白溶液可能有助于保存糖萼,但它们溶解于SID为0的NaCl中,这会加剧酸中毒。

证据

研究表明,在手术当天,与使用0.9%NaCl相比较,采用勃脉力进行液体治疗,并发症(感染、肾脏替代疗法、输血和酸中毒)的发生率较低。此外,使用氯化物限制性液体治疗策略可降低澳大利亚ICU患者的急性肾损伤(AKI)发生率,而不会改变院内死亡率、住院时间或ICU停留时间。从这些研究中,我们得出结论,**大量输注0.9%NaCl会对接受大容量复苏或有一系列并发症高风险的患者有害**。在不需要大容量复苏的相对健康的ASA Ⅰ级和Ⅱ级患者中,并没有很多比较平衡晶体液与0.9%NaCl的研究;液体选择对于接近等容量状态健康人的临床结局影响很小,甚至可能根本不存在。

由于平衡盐溶液中钠浓度低于血浆,因此平衡盐溶液具有低渗性,这对患有高钠血症的患者或接受高渗疗法治疗颅内高压的患者有害。

在乳酸清除率受损(脓毒症或肝功能不全)的患者使用较大剂量LR输注可导致乳酸水平升高。抽取血样时应小心,避免在LR输液附近抽血。每当进行大剂量的复苏时,都应定期进行实验室检查,发现可以治疗的电解质紊乱。灌注不足是乳酸水平升高的最常见病因。与灌注不足不同,由于使用LR而导致的乳酸水平升高无害,并且通常用于治疗灌注不足的方法(液体和正性肌力药物)不适用于这种类型的高乳酸血症。

平衡盐溶液的成本超过0.9%NaCl。勃脉力的成本约为0.9%NaCl的4倍,成本差异非常显著。但是,如果在急性复苏阶段,医师少进行一次明确患者是否出现酸中毒的血气分析,那么就可以很容易地收回成本。目前尚不清楚使用勃脉力或0.9%NaCl进行治疗从而减少已知成本的具有临床意义并发症的需治数(number needed to treat, NNT),因此难以计算成本效益比。

实践

实际上,对于肝和肾功能正常的成年人,输注高达40mL/kg的0.9%NaCl不会显著改变酸碱状态。对于合并疾病和引起酸中毒的活动性疾病的患者,尚无明确的输液量限制。除了成本高于NaCl,使用平衡盐溶液代替0.9%"异常"NaCl几乎没有任何害处。

在本章开始的小短文中,我们的患者接受了大量0.9%NaCl来治疗他的代谢性酸中毒。有人可能认为复苏是导致他酸中毒的原因。无论0.9%NaCl是否有益,都可以合理地得出结论,如果他使用同等容量的"平衡"盐溶液，其酸碱状态可能会更接近 7.4 的生理标准。证据表明，如果他接受了"平衡盐溶液"，也不太可能出现急性肾功能损伤。

> ### ⌂ 要点
>
> - 生理盐水不是血浆的生理匹配物！
> - 大量输入 0.9%NaCl 将导致高氯血症性代谢性酸中毒，并可能导致更糟的结果，特别是易感患者容易出现 AKI。
> - 对于外科和创伤患者的一线复苏液体，推荐使用平衡晶体溶液。
> - 大量晶体的使用将导致糖萼分解，导致水肿形成和凝血级联反应的异常激活。但是将 5% 白蛋白稀释在 0.9%NaCl 中，SID 为 0mEq/L。
> - 乳酸林格液含有少量的钙，当用于稀释 pRBC 时不足以引起凝血块形成。

推荐读物

Hoste EA, Maitland K, Brudney CS, et al; ADQI XII Investigators Group. Four phases of intravenous fluid therapy: A conceptual model. *Br J Anaesth*. 2014;113(5):740–747.

Lira A, Pinsky M. Choices in fluid type and volume during resuscitation: Impact on patient outcomes. *Ann Intensive Care*. 2014;4:38.

Myburgh JA, Mythen MG. Resuscitation Fluids. *New Eng J Med*. 2013;369(13):1243–1251.

O'Malley CM, Frumento RJ, Hardy MA, et al. A randomized, double-blind comparison of lactated Ringer's solution and 0.9% NaCl during renal transplantation. *Anesth Analg*. 2005;100(5):1518–1524.

Shaw AD, Bagshaw SM, Goldstein SL, et al. Major complications, mortality, and resource utilization after open abdominal surgery: 0.9% saline compared to Plasma-Lyte A. *Ann Surg*. 2012;255(5):821–829.

Story DA. Stewart Acid-Base: A simplified bedside approach. *Anesth Analg*. 2016;123(2):511–515.

第 40 章
高张盐：能解决溶液问题吗？

与超市饮料通道上的众多饮料类似，现在临床上有许多液体可供选择。什么液体最能满足患者的需要？在特定情况下，哪种液体更合适？应该输入的液体量是多少？尽管这些问题看起来很琐碎，但大多数住院医师的本能反应是，使用让他们觉得用起来最舒服的液体。让我们跳出生理盐水的范围，来讨论高张盐的临床应用。

75 年前，液体就已经成为入院前复苏的研究焦点。液体复苏过程中遇到的同样的临床问题仍然是现在研究的焦点。一直在寻找"理想"的液体，即价廉、可产生持久血流动力学效应、外周或肺水肿最少，且小剂量就有效的液体。

传统上，等张晶体液如乳酸林格液和生理盐水已被用于创伤患者一线治疗。尽管上述液体价廉、易于获得、无致敏性、非传染性、能有效恢复体液总量，但它们在血管内半衰期很短。"输液问题"的建议解决方案是增加传统复苏液体的渗透性。理论上，这可延长血管内半衰期，减少第三间隙的量。然后，"理想"液体的寻找集中于渗透性，因此，高张盐（加入或不加入胶体液）成为了研究的主要目标。

高张盐在创伤患者中已占有一席之地，它可用于继发于头部创伤的颅内压增高。重要的是，传统上甘露醇（渗透性利尿剂和脑动脉血管收缩剂）在此类患者人群中被作为一线用药，但它常与颅内高压反跳有关。现认为该效应是由于利尿剂没有辅以适当的液体治疗，导致血管内脱水和无法维持脑灌注压所致。高张盐成为了治疗的选择,因为它具备利尿和液体复苏双重作用。在战场,高张盐溶液被认为是生理盐水的替代品,因为高张盐体积更小,便于携带。

在创伤患者中应用高张盐的进一步研究显示它具有血管调节、免疫和神经化学效应(表40.1)。由于血管内容量增加,高张盐可升高血压和心输出量,也可以刺激促肾上腺皮质激素和可的松的释放。高张盐也可通过其血管扩张作用解除创伤性头部损伤后出现的血管痉挛。在分子水平,高张盐可通过减轻白细胞-内皮细胞相互作用改善微血管灌注。也有人认为,高张盐通过减轻损伤后细胞外钠和兴奋性神经递质的变化,在细菌性疾病中起保护作用。这些损伤后变化被认为可抑制淋巴细胞黏附和中性粒细胞附壁。

尽管临床上最常用的高张盐浓度为3%,但在临床试验中,浓度范围为1.7%~29.2%。尽管担心高张性的影响,但血清钠水平急性升高到155~160mEq对多数患者是无害的。然而过快纠正低钠血症会导致渗透性脱髓鞘和永久性脑损伤。

高张盐的另一临床问题是:与传统的复苏液体一样,用作复苏液体时,血流动力学改善的效果不持久(30~60分钟)。建议延长高张盐作用时间的方法包括延长输注时间、随后或同时输血或其他传统液体、在高张盐中加入6%右旋糖酐。尽管有呼声提议加用胶体,但现在还没有关于延长高张盐血流动力学效应的明确方案。

实际的情况是,高张盐与经典液体相比较,复苏的临床效应孰优孰劣尚不清楚,因为许多入院前研究只比较了单次冲击注射试验液体和对照液体治疗。另外,关于不同类型液体(包括高张盐加/不加胶体)复苏的临床反应存在误导性结论。可能是因为在比较两个或更多输液方案时改变了多个变量。

除在入院前和创伤患者使用高张盐外,还有几个已确定的用途,包括症状严重的低钠血症的治疗(<115~120mEq)和严重烧伤患者的液体治疗。高张盐非经典的用途有刺激排痰,已应用于肺囊性纤维化的患者。高张盐也可用于三环类抗抑郁药(tricyclic antidepressant,TCA)中毒的治疗。在TCA过量后,迅速发生灾难性的临床病情恶化。传统上采用碳酸氢钠逆转TCA的心脏毒性(心律失常),但高张盐也显示出同样的作用。另外,在TCA中毒导致的血流动力学不稳定时,高张盐对低血压的患者尤为有效。

最新研究在细胞和分子水平证实了高张盐的有益效应,高张盐在入院前和创伤患者中的应用得到越来越多的支持。高张盐已经成为了一种药物,而不仅仅是一种简单的液体,也需要更多关于它的最佳剂量和给药时机的研究。这将最终明确它的临床作用,澄清目前在创伤患者中有关临床疗效的错误结论。

表40.1 高张盐:除血浆容量扩张以外的效应

血管调节作用	通过血管扩张作用拮抗在创伤性脑损伤后的血管痉挛。减少白细胞-内皮细胞反应改善微血管灌注
免疫反应	高张盐可减轻损伤后细胞外钠的改变,而该反应被认为可抑制淋巴细胞黏附和中性粒细胞附壁
神经化学效应	高张盐可减少损伤后兴奋性神经递质的改变,这可刺激促肾上腺皮质激素和可的松的释放

要点

- 高张盐具有血管调节、免疫和神经化学作用——它可能更应被看作药物，而不是简单的液体。
- 烧伤、创伤、危重患者的复苏推动了高张盐的使用。向这些领域的专家学习来获得临床建议。
- 在最初的 24 小时内将血清钠的增加限制在 10mmol/L，最大血清钠为 155mEq。
- 浓度至少为 3% 的高渗盐水应通过中心静脉给药。如果无法做到这一点，可以通过末梢静脉注射安全地给予 1.5% 的盐水。

推荐读物

Barash PG, Cullen BF, Stoelting RK. *Clinical Anesthesia*. 4th ed. Philadelphia, PA: Lippincott Williams & Wilkins; 2001:177–179.

Gosling P. Salt of the earth or a drop in the ocean? A pathophysiological approach to fluid resuscitation. *Emerg Med J*. 2003;20:306–315.

Miller RD. *Miller's Anesthesia*. 6th ed. Philadelphia, PA:Churchill Livingstone; 2005:1785–1786, 1826.

Morgan GE, Mikhail S, Murray MJ. *Lange Clinical Anesthesiology*. 4th ed. New York: McGraw-Hill; 2006.

第 41 章
人工胶体液具有独特的性质及风险/受益比

在麻醉医师考虑使用胶体液，尤其是羟乙基淀粉产品时，他/她首先应理解围手术期液体治疗的基本知识。围手术期液体治疗包括补充已经存在的液体缺失、生理需要量和手术丢失量。

正常生理需要量（表 41.1）是身体维持足够的尿量、呼吸道或皮肤的丢失、胃肠道（gastrointestinal, GI）分泌而需要的量。因为这些丢失是低张的，这意味着丢失体液的渗透压比机体细胞的渗透压低。

多种不同原因会造成液体缺失。首先，绝大多数患者进入手术室时已经禁食 6 小时以上。对于平均 70kg 的男性患者，计算其损失为 110mL/h×6 或 660mL。对于很多胃肠道手术，患者

表 41.1　液体维持量的估计

体重/kg	速度/[mL/(kg·h)]
<10kg	4
10~20kg	2
>20kg 的每千克	1
液体估计计算	
例 1：100kg 的患者	
$(10×4)+(10×2)+(80×1)=140mL/h$	
例 2：23kg 的患儿	
$(10×4)+(10×2)+3=63mL/h$	

常需要术前肠道准备,这可能增加液体丢失 1~2L。出汗增加、发热时呼吸损失增加以及吸入非湿化气体,均可增加不显性失水。最后,患者有腹泻、呕吐、利尿或出血会导致液体丢失和电解质紊乱。准确估计这些液体缺失量非常困难,最近也有研究质疑这些估计液体丢失方法的准确性。

对于手术丢失量,麻醉医师应十分警惕,因为低估手术失血会导致灾难性的后果。最容易观察的是吸引器囊或纱布。4×4 的纱布可吸收 10mL 血液,完全浸湿的剖腹纱垫代表 100mL 失血量。另外应计算冲洗液,与外科团队间的良好沟通对于准确估计出血量非常重要。由于血液回收技术的使用增加,可能存在另一个吸引器囊。然而,粗略目测的血液丢失可能仅占真正血液丢失的 1/3。管道内、外科铺巾或地板上、手术医师/器械护士手术衣或手套上可能有很多的出血没有计算进来。一旦评估完外科失血量,当不使用血液制品时,补充这部分失血量较好的原则是 1∶3 的晶体液或 1∶1 的胶体液。这意味着如果失血量为 300mL 时,应该给予 900mL 的晶体液或 300mL 胶体液进行补充。

但是,如何决定使用晶体溶液还是胶体溶液,什么是胶体溶液呢?简而言之,胶体溶液是高分子量物质,可维持血管内容积。它们在血管内的维持时间为 3~6 个小时,是生理盐水或乳酸林格液等晶体溶液的 6 倍。使用胶体溶液的一些适应证是在血液制品可利用之前进行液体复苏或患有严重低白蛋白血症的患者。还必须考虑医疗场景,例如重症监护病房中的重症患者或手术中使用,后者是本章的重点,因为风险/收益情况有所不同。

有多种不同类型的胶体液。麻醉医师最熟悉的是白蛋白,有 5% 和 25% 两种溶液。白蛋白相对稳定,可以加热到 60℃ 持续 10 小时以去除人类免疫缺陷病毒(human immunodeficiency virus,HIV)、肝炎病毒等。白蛋白来自于捐献的血液,因此是最昂贵的溶液之一。最近,由于戊淀粉(pentastarch)和羟乙基淀粉(hetastarch)价格低廉,越来越流行。它们都是由糖分子链组成,而加入羟乙基可以减少降解。羟乙基淀粉的平均分子量是 450 000kD,可以加入 6% 的氯化钠(Hespan)或乳酸林格液(Hextend)(表 41.2)。

由于大分子羟乙基淀粉易隐蔽在网状内皮系统、肾脏、肝脏内,损伤网状内皮系统,虽然在临床上没有表现,但为此仍然研制出了分子量较小的戊淀粉。羟乙基淀粉和戊淀粉(NaCl 溶液)的对比见表 41.3。

在患有凝血病、体液超负荷、肾功能不全或进行心脏手术的患者中,多羟基淀粉具有相对禁忌证,并且会产生罕见的超敏反应。然而,最近的数据和管理机构仍然使关于羟乙基淀粉使

表 41.2　羟乙基淀粉氯化钠溶液(Hespan)与羟乙基淀粉平衡液(Hextend)

	HES/BS(Hextend)	HES/NS(Hespan)
HES(g/dL)	60	60
钠(mEq/L)	143	154
氯(mEq/L)	124	154
乳酸(mEq/L)	28	—
钙(mEq/L)	5	—
钾(mEq/L)	4	—
镁(mEq/L)	0.9	—
右旋糖(mg/L)	99	—

HES/BS,羟乙基淀粉平衡盐溶液;HES/NS,羟乙基淀粉氯化钠溶液。

表 41.3　羟乙基淀粉、戊淀粉和 tetrastarch

	羟乙基淀粉	戊淀粉	tetrastarch
PH	5.5	5	4~5.5
平均分子量	450 000	264 000	70 000~80 000
血管内半衰期	25.5h	2.5h	12.5h
清除	肾	肾	肾
凝血效应	PT、PTT、出血时间延长	PT、PTT、出血时间延长	PT、PTT、出血时间延长
肝效应	一过性淀粉酶增加,间接胆红素增加	一过性淀粉酶增加	一过性淀粉酶增加
最大剂量	15~20mL/kg,最大量 1L	15~20mL/kg,最大量 1L	20~50mL/kg

PT,prothrombin time 凝血酶原时间;PTT,部分凝血活酶时间;tetrastarch,羟乙基淀粉 130/0.4。

用的临床决策变得困难。与白蛋白制剂相比,羟乙基淀粉已被证明具有降低炎症反应的作用。但是,有证据表明,与白蛋白相比,应用 Hespan 可能损害凝血功能,尤其是在心脏手术中。这就引出了一个问题,即将羟乙基淀粉溶解于平衡盐(balanced salt,BS)溶液(即 Hextend)中是否可以避免这些凝血问题。还必须意识到,羟乙基淀粉氯化钠(HES/NS)溶液不是平衡盐溶液(类似于提供过量的生理盐水),会导致高氯代谢性酸中毒。在 2002 年 6 月,美国食品药品监督管理局(FDA)血液制品咨询委员会建议 HES/BS:①不应有出血的警告标签,②在药理上不同于 HES/NS,③等同于 5% 白蛋白,④优于 HES/NS。但是,2013 年 11 月,FDA 修改了安全警告,建议:①在肾功能不全、出现肾损伤早期征兆或严重肝病患者中避免使用羟乙基淀粉;②因出血风险增加,在可能需要心肺转流的开放性心脏手术的患者需要监测患者的凝血功能;③由于出血的风险,应在需要心肺转流患者的围手术期完全避免使用 HES/NS。

Gan 和同事们研究了行大型择期手术的 120 名患者,术中分别使用 HES/NS 或 HES/BS。表 41.4 比较了在需要输血的患者中上述液体的使用。HES 量、晶体量、浓缩红细胞量、新鲜冰冻血浆量、血小板或冷沉淀输注量、估计失血量,组间没有显著性差异。然而,在术中输血的患者

表 41.4　在需要输血的患者中 HES/NS 与 HES/BS 的对比

	HES/NS(N=25)	HES/BS(N=31)	P 值
心率/(次/min)	85	78	0.049
预计失血量/mL	2 516±1 856	1 560±99	0.02
浓缩红细胞/mL	1 516±1 397	1 040±639	
新鲜冰冻血浆/mL	288±697	73±202	
血小板/mL	83±205	7±38	
冷沉淀/mL	4±20	0	

HES/BS,羟乙基淀粉氯化钠溶液;HES/NS,羟乙基淀粉平衡液。

亚组中,平均心率和估计失血量存在显著差异。另外,还测量了血栓弹力图(thromboelastogram,TEG)的反应时间。使用≥20mL/kg HES/NS 的患者,基础值与手术结束时的反应时间有显著差异($P=0.01$)。使用 HES/BS 或<20mL/kg HES/NS 的患者反应时间没有显著改变。

Bennett-Guerro 和同事在一项包括 200 例冠状动脉旁路移植术和/或瓣膜性心脏病患者的研究中,比较了围手术期(术中和术后 24 小时)使用 5% 白蛋白、HES/NS 或 HES/BS 的影响。在 HES/BS 和白蛋白组间没有差别。但 HES/BS 与 HES/NS 组相比,输入浓缩红细胞和新鲜冰冻血浆的量,组间存在统计学差异(表 41.5);术后一周血肌酐水平也存在显著差异(表 41.3)。

Gillies 等的一项荟萃分析是关于与非淀粉溶液相比接受羟乙基淀粉的手术患者术后死亡和肾脏损伤发生率的临床研究。该分析包括 19 项研究和 1 567 名受试者,分析发现用于复苏时接受 HES 和对照液的受试者无统计学差异。此外,这些发现与接受心脏和非心脏手术患者的亚组分析一致。Martin 等人关于 tetrastarch 和急性肾损伤的结果相似。此外,Van der Linden 及其同事在一项包括 59 项随机试验的荟萃分析中发现,死亡率、失血量、肾替代疗法的使用或术后血清肌酐峰值均无差异。该结果也可能表明需要输血的患者百分比有所降低。

相比之下,Hand 及其同事对接受原位肝移植(orthotopic liver transplant,OLT)的患者完成了单中心回顾性研究。在 174 例接受 OLT 的患者中,50 例接受了 5% 白蛋白,25 例接受了 5% 白蛋白和 HES,99 例仅接受了 HES。在接受 HES 的患者中,OLT 后 7 天内急性肾损伤(AKI)的发生率显著增加。接受 HES 的患者发生 AKI 的可能性是接受 5% 白蛋白患者的三倍。

Skhirtladze 及其同事进行的一项研究显示,在心脏外科手术的围手术期中,有 240 名患者被随机分配接受 50mL/kg 5% 白蛋白、tetrastarch 或乳酸林格液(LR)治疗。组间的中位累积失血量没有差异。但是,接受白蛋白的人中有 62%、接受 HES 的人中有 64% 需要血液制品,而接受林格液的人中只有 35% 需要输血。总的来说 LR 组确实需要更多的液体。两种胶体溶液均会干扰血块形成和血块强度,并导致血清肌酐升高。

最后,表 41.6 还包括其他一些研究,这些研究支持 FDA 血液制品咨询委员会关于使用 HES/BS 的建议。但是,在重症监护环境中与 HES 溶液复苏相关的风险是否适用于普通外科人群仍然难以确定。

使用羟乙基淀粉产品时,应注意几种可能的不良反应:容量超负荷、肺水肿、充血性心力衰竭、过敏或类过敏反应(特别是对玉米过敏)、血液稀释、恶心/呕吐、周围水肿、下颌下腺和腮腺肿大、轻度流感样症状、头痛、肌肉疼痛和瘙痒。此外,当使用溶解于 NaCl 溶液的羟乙基淀粉时,已注意到因子Ⅷ的直接抑制、部分凝血活酶时间(aPTT)、凝血酶原时间(PT)、凝血和出血时间的延长,以及高氯血症性代谢性酸中毒的风险增加。

表 41.5 冠状动脉旁路移植术和/或瓣膜性心脏病患者

	5% 白蛋白	HES/NS	HES/BS
输入浓缩红细胞/U	2(0~2)	4(2~6)[a]	2(0~2)
输入新鲜冰冻血浆/mL	0(0~4)	3(0~6)[a]	0(0~4.5)
输入血小板/mL	0(0~6)	6(0~9)	0(0~6)
术前血清肌酐/(mg/dL)		1.0±0.3	1.0±0.2
术后血清肌酐/(mg/dL)		1.5±0.7[a]	0.9±0.2

[a] HES/NS 与 HES/BS 组间 $P<0.05$。

FFP,新鲜冰冻血浆;HES/NS,羟乙基淀粉氯化钠溶液;HES/BS,羟乙基淀粉平衡盐溶液。

表 41.6　5% 白蛋白、HES/NS、HES/BS 的比较

研究	产品	患者群体	结果
Petroni 等	HES/BS、5% 白蛋白/乳酸林格液	心脏手术围手术期患者（N=28）	胸部导管引流量、术前/术后红细胞压积或输血量没有差别
Gan 等	HES/BS、5% 白蛋白/盐水	泌尿生殖系手术围手术期患者（N=25）	PT、aPTT、Ⅷ因子、vWF 或血小板功能没有显著差异
RocheAM 等	HES/BS、HES/NS、乳林	体外 TEG 反应时间	75% 稀释的人体血液：HES/BS 稀释的血样与新鲜血液的反应时间相似；HES/NS 稀释的血样无法形成血凝块
Skhirtladze 等	白蛋白、HES、LR	心脏手术围手术期患者（N=240）	胸部导管引流量无差异；血制品使用增加、凝血时间延长、血凝块强度降低、肌酐增加

PT，凝血酶原时间；aPTT，部分活化凝血活酶时间；TEG，血栓弹力图；vWF，vonWillebrand 因子。

羟乙基淀粉产品以 500mL 袋装出售。给药的剂量和速率取决于临床情况以及患者的血流动力学指标。产品制造商建议在 24 小时内最多使用 20mL/kg 或 1 500mL 羟乙基淀粉产品，但是关于最大安全剂量的数据有限。

> ## 🏠 要点
>
> - 羟乙基淀粉是可在血管内存留 3~6 小时的胶体液。
> - 羟乙基淀粉可加入 6% 氯化钠（Hespan，HES/NS）或乳酸林格液（Hextend，HES/BS）。
> - 使用羟乙基淀粉的相对禁忌证包括，凝血病（即肝病和体外循环）、体液超负荷或肾功能不全，并可能产生过敏反应。
> - 重症监护患者与普通外科手术患者不同，使用羟乙基淀粉复苏的风险/获益情况有所不同。
> - 在 2002 年 6 月，美国 FDA 血液制品顾问委员建议 HES/BS 溶液：①无需标明出血警告，②药理学上与 HES/NS 不同，③与 5% 白蛋白相当，④优于 HES/NS。FDA 在 2013 年 11 月修订了安全警告，建议：①在肾功能不全、出现肾脏损伤早期征兆或严重肝病的患者中避免使用羟乙基淀粉；②因出血风险增加，在可能需要心肺转流的开放性心脏手术的患者需要监测患者的凝血功能；③由于出血的风险，在需要心肺转流患者的围手术期应完全避免使用 HES/NS。

推荐读物

Barash PG, Cullen BF, Stoelting RK. *Clinical Anesthesia*. 7th ed. Philadelphia, PA: Lippincott Williams & Wilkins; 2013.

Bennett-Guerrero E, Frumento RJ, Mets B, et al. Impact of normal saline based versus balanced-salt intravenous fluid replacement on clinical outcomes: A randomized blinded clinical trial. *Anesthesiology*. 2001;95:A147.

Bennett-Guerrero E, Manspeizer HE, Frumento RJ, et al. Impact of normal saline-based versus balanced salt fluid replacement on postoperative renal function: Randomized trial preliminary results. *Anesth Analg*. 2001;92:SCA129.

Boldt J, Schölhorn T, Mayer J, et al. The value of an albumin-based intravascular volume replacement strategy in elderly patients undergoing major abdominal surgery. *Anesth Analg*. 2006;103(1):191–199.

Faust RJ, Cucchiara RF, eds. *Anesthesiology Review*. 3rd ed. Churchill Livingstone; 2001.

Gan TJ, Bennett-Guerrero E, Phillips-Bute B, et al. Hextend, a physiologically balance plasma expander for large volume use in major surgery: A randomized phase III clinical trial. *Anesth Analg*. 1999;88:992–998.

Gan TJ, Wright D, Robertson C, et al. Randomized comparison of the coagulation profile when Hextend or 5% albumin is used for intraoperative fluid resuscitation. *Anesthesiology*. 2001;95:A193.

Hand WR, Whiteley JR, Epperson TI, et al. Hydroxyethyl starch and acute kidney injury in orthotopic liver transplantation: A single-center retrospective review. *Anesth Analg*. 2015;120(3):619–626.

Martin C, Jacob M, Vicaut E, et al. Effect of waxy maize-derived hydroxyethyl starch 130/0.4 on renal function in surgical patients. *Anesthesiology*. 2013;118(2):387–394 .

Morgan GE, Mikhail MS, Murray MJ. *Clinical Anesthesiology*. 5th ed. New York: Lange Medical Books/McGraw-Hill; 2013.

Niemi TT, Suojaranta-Ylinen RT, Kukkonen SI, et al. Gelatin and hydroxyethyl starch, but not albumin, impair hemostasis after cardiac surgery. *Anesth Analg*. 2006;102(4):998–1006.

Petroni KC, Green R, Birmingham S. Hextend is a safe alternative to 5% human albumin for patients undergoing elective cardiac surgery. *Anesthesiology*. 2001;95:A198.

Roche AM, Mythen MG, James MFM. Comparison of the coagulation effects of balanced electrolyte versus saline-based fluid haemodilution using TEG® in vitro. *Anesthesiology*. 2001;95:A199.

Skhirtladze K., Base EM, Lassnigg A, et al. Comparison of the effects of albumin 5%, hydroxyethyl starch 130/0.4 6%, and Ringer's lactate on blood loss and coagulation after cardiac surgery. *Br J Anaesth*. 2014; 112:255–264.

U.S. Food and Drug Administration. FDA Blood Products Advisory Committee. 13–14 June 2002. Bio-Time. Available from www.fda.gov/ohrms/dockets/ac/02/briefing/BPAC. 50802.doc. Accessed December 10, 2003.

U.S. Food and Drug Administration. FDA Safety Communication: Boxed Warning on Increased Mortality and Severe Renal Injury, and Additional Warning on Risk of Bleeding, for Use of Hydroxyethyl Starch Solutions in Some Settings. Revised 25 November 2013. Available from http://www.fda.gov/BiologicsBloodVaccines/SafetyAvailability/ucm358271.htm Accessed September 6, 2014.

U.S. Food and Drug Administration. Highlights of Prescribing Information. Available from http://www.fda.gov/downloads/biologicsbloodvaccines/bloodbloodproducts/approvedproducts/newdrugapplica-tionsndas/ucm083138.pdf. Accessed September 6, 2014.

Van Der Linden P, James M, Mythen M, et al. Safety of modern starches used during surgery. *Anesth Analg*. 2013;116:35–48.

Weiskopf RB. Equivalent efficacy of hydroxyethyl starch 130/0.4 and human serum albumin: If nothing is the same, is everything different? The importance of context in clinical trials and statistics. *Anesthesiology*. 2013;119:1249–1254.

Weiskopf RB. Hydroxyethyl starches: A tale of two contexts: the problem of knowledge. *Anesth Analg*. 2014;119:509–513.

第 42 章
不要使用中心静脉压指导液体复苏

在临床环境中,评估容量状态以及确定哪些患者可能是低血容量和需要大剂量补液是一项艰巨的任务。一些患者可能表现出明显的血容量不足迹象,如心动过速和低血压,并伴有身体其余部分的低灌注迹象,例如周围脉搏微弱、四肢厥冷、尿量减少或清醒时精神状态改变。然而,这些典型的体征和症状对于血容量不足并不总是准确的,在手术室中也不容易评估。例如,患者可能由于麻醉诱导时推注大量异丙酚而导致周围血管舒张,出现血压降低和心动过速,而不一定是因为血容量不足。同样,血容量过多也很难确定,至少在围手术期,过量输液与并发症增加有关。

在围手术期进行补液治疗的主要原因是通过增加每搏输出量(stroke volume,SV)(CO=SV×HR)来增加心输出量(cardiac output,CO)。虽然不一定总是可以直接监测 CO［例如,通过肺动脉导管(pulmonary artery catheter,PAC)或经食管超声心动图(transesophageal echocardiography,TEE)］,但我们经常把血压升高作为 CO 升高的标志。如果 CO(或 SV)随着液体冲击试验而增加(即,在 10~15 分钟内输入 500mL 晶体液,SV 升高 10%~15%),该患者被称为对容量有反应。如果 CO 没有增加,则患者对容量无反应,不应该继续输液治疗,因为可能引起不良反应。预测哪些患者血容量不足并对液体冲击试验有反应至关重要,但仍具有挑战性。

自 20 世纪 50 年代以来,临床医师就一直使用中心静脉压(central venous pressure,CVP)来衡量血管内容积状态和心脏"前负荷";但是,即使到了 20 世纪 70 年代,这种做法仍然受到质疑。思路是:如果 CVP 高,血管内容积高,患者不需要更多的心脏前负荷,而是需要血管加压药/正性肌力药来维持其血压或 CO;如果 CVP 低,则心脏血管内容积低,患者需要补液来支持其心输出量/血压。这是基于错误的假设,即右侧 CVP 不仅可以准确预测右心室(right ventricle,RV)前负荷,而且可以准确预测左心室(left ventricle,LV)前负荷。有许多因素会削弱 CVP 与左右心室容积之间的关系(表 42.1),从而使 CVP 不适合预测容量状态或容量反应性。

这已经在文献中得以证明。在具有里程碑意义的荟萃分析中,Mark 等人发现,在 24 项针对 800 例患者的研究中,在各种外科手术和医疗环境中,**CVP 与容量状态或预测容量反应性**

表 42.1　影响 CVP 与心内容积关系的因素

- 技术因素
  - 正确校正大气压(调零)
  - 参照校正点正确放置传感器(即胸骨角下方 5cm)
  - 患者体位的变化
- 分析因素
  - 在呼吸周期中进行测量的正确时机(即呼气末)
  - 在 c 波出现时进行测量(即,动脉收缩后、三尖瓣关闭之前)
- 心脏因素
  - 右室顺应性改变(例如,心衰、心梗)
  - 左室顺应性改变(例如,舒张功能障碍、脓毒症、心梗)
  - 瓣膜病(尤其是三尖瓣反流和狭窄)
- 胸内压变化
  - 正压通气
  - PEEP
  - 自主呼吸、用力呼气
- 肺动脉高压
- 静脉张力变化(例如,高肾上腺素状态)

CVP,中心静脉压;PEEP,呼气末正压。

之间没有关系。此外,他们还表明,通过输液治疗增加 CVP 同样无济于事。鉴于这些荟萃分析涵盖了 ICU 和围手术期的许多不同类型的患者,并且异质性较低,他们得出结论,"不应使用 CVP 做出有关输液管理的临床决策。"

这项荟萃分析于 2013 年进行了更新,涵盖了更多近期的研究以及计划的亚组分析,这些分析将手术室与 ICU 以及心脏与非心脏手术患者分开。这项荟萃分析包括 43 项针对 1 800 多名患者的研究,结果显示出相同的结果:"CVP 在很多情况下都无法预测患者的液体反应性。"确实,这项研究的异质性为零-所有纳入的研究均显示了相同的结果——CVP 无法预测容量反应性。技术因素、测量误差以及手术和重症疾病的生理和病理生理影响的相互作用共同使 CVP 预测液体反应性的可靠性"仅仅比抛硬币好"。这与目前对脓毒症的建议相反,脓毒症的建议主要是根据 Rivers 等人的重要研究,提倡进行液体复苏,目标是将 CVP 提高至 8~12mmHg(如果采用机械通气,则更高)。但是,必须注意的是,对照组和治疗组的 CVP 目标均相同,最后两组平均 CVP 非常相似:分别为 12mmHg 和 14mmHg。尽管具有统计意义,但在临床上可能并不重要。此外,即使在生理机能最接近健康患者的志愿者,CVP 也无法预测容量反应性。

这并不意味着放置中心静脉或监测 CVP 波形没有任何用处。对于静脉输液通道不足的患者、需要大容量复苏的患者、为了更安全地将药物输入中心静脉的患者,需要进行 PAC 或静脉起搏的患者,通常需要中心静脉。此外,CVP 波形可能会提醒临床医师心律不齐(例如在房颤中,a 波消失)、瓣膜问题(例如三尖瓣关闭不全的 c-v 高波)或急性右心衰竭。

如果不能或不应该使用 CVP 来预测患者的容量反应性或容量状态,并且心率、血压和尿量也不够准确,我们该用什么指标? 肺动脉导管(PAC)由于多种原因而失宠,其中一个原因是肺毛细血管楔压(pulmonary capillary wedge pressure,PCWP)和容量反应性之间缺乏关联。TEE 几乎只用于心脏外科手术人群,尽管已经开发出了更小、更自动化的探头。

血流动力学变量(例如脉压、收缩压和每搏量)的动态变化似乎最有可能预测容量反应性。对这些变化的生理学基础以及如何进行监测的全面讨论超出了本章的范畴。但是,它们都依赖于正压通气期间心内负荷条件的变化。收缩压和脉压的变化可以在带有动脉导管的患者的监护仪上手动测量,也可以基于相同原理使用其他手动或自动方法进行测量(表 42.2)。如果是自主呼吸的患者或有心律不齐,无法使用脉压变异率或类似的监护仪,那么被动抬高腿试验预测容量反应性的准确率要优于 CVP。

随着对容量反应性的监测和预测的改进,出现了另一个问题:仅仅因为患者对液体有反应,是否能判断他们需要液体? 例如,患者血压和心输出量尚充分,但根据脉压变异率,患者接受液体冲击治疗后,有很大的可能性会提高血压和心输出量,此时是否应该输液? 这个问题的

表 42.2 无创每搏量和心输出量测量的可选方法,以及它们在正压通气下的变异率

- 脉压变异率、收缩压变异率
- 经食管多普勒
- 脉搏轮廓分析
- 生物阻抗和生物电阻抗
- 脉搏体积描记波形分析
  - 脉搏变异率指数(Masimo Corporation,Irvine,CA)
- 下腔静脉直径(超声)

答案仍有待回答。但是，如果患者是低血压状态，并且容量反应性的动态指标（如表 42.2 所示）表明反应为阳性，此时判断患者为低容量状态要比基于 CVP 进行判断更加准确。

> **⌂ 要点**
>
> - CVP 在预测液体反应性方面表现不佳。
> - 围手术期不应使用 CVP 指导液体管理。
> - 收缩压变异率、脉压变异率或可用于评估这些动态指标的多个自动监测仪在预测患者是否会因液体冲击治疗而增加每搏量和心输出量方面表现更好。
> - 如果患者是自主呼吸状态，请考虑被动抬腿测试，该测试能够比 CVP 更准确地预测容量反应性。

推荐读物

Manoach S, Weingart SD, Charchaflieh J. The evolution and current use of invasive hemodynamic monitoring for predicting volume responsiveness during resuscitation, perioperative, and critical care. *J Clin Anesth*. 2012;24(3):242–250.

Marik PE, Baram M, Vahid B. Does central venous pressure predict fluid responsiveness? A systematic review of the literature and the tale of seven mares. *Chest*. 2008;134(1):172–178.

Marik PE, Cavallazzi R, Vasu T, et al. Dynamic changes in arterial waveform derived variables and fluid responsiveness in mechanically ventilated patients: A systemic review of the literature. *Crit Care Med*. 2009;37(9):2642–2647.

Marik PE, Monnet X, Teboul JL. Hemodynamic parameters to guide fluid therapy. *Ann Intensive Care*. 2011;1(1):1–9.

Marik PE, Cavallazzi R. Does the central venous pressure predict fluid responsiveness? An updated meta-analysis and a plea for some common sense. *Crit Care Med*. 2013;41(7):1774–1781.

Nahauraii RA, Rowell SE. Static measures of preload assessment. *Crit Care Clin*. 2006;26(2):295–305.

Osman D, Ridel C, Ray P, et al. Cardiac filling pressures are not appropriate to predict hemodynamic response to volume challenge. *Crit Care Med*. 2007;35(1):64–68.

Rivers E, Nguyen B, Havstad S, et al. Early goal–directed therapy in the treatment of severe sepsis and septic shock. *N Engl J Med*. 2001;345(19):1368–1377.

Tseng GS, Wall MH. Endpoints of resuscitation: What are they anyway? Semin Cardiothorac Vasc Anesth. 2014;18(4):352–362.

第四篇

输血医学

第 43 章
绪　论

纵观人类历史,尽管对血液的生理学及特性进行了数百年的研究,但其一直充满着神秘感。输血是美国医院里最常见的操作之一,但也是最容易被误解的。我们认为,这是因为血液和血液制品的使用相当复杂-它们是扩充容量的液体,同时也是救治危重且往往危及生命的生理性伤害的极其强大的工具,但有时也很危险。

澳大利亚输血医学专家 Robert Beal 博士的名言常被提及,"输血就像婚姻:不应轻率、未经考虑、随意或频繁得超出必要。"尽管如今血液供应比以往任何时候都更安全,但在考虑输血时仍然存在两种错误的极端思想:其一,因为血液是"天然的",所以没有任何风险;其二,则是基于 20 世纪 80 年代的 HIV 危机而对输血存在恐惧心理。然而,现实常介于两者之间。

尽管大多数学术中心和一些大型社区医院都有接受过输血医学培训的专家,但实情是大多数输血决策是由不同专业的临床医生在实践工作中做出的,这些专业人员接受的正规培训程度各不相同。最近的研究表明,不同专业的受训人员的输血医学知识严重不足,这表明需要进行更多的"在职"教育。

美国麻醉医师学会几年前在一份报道中指出,2011 年全美大约输注了 3 000 万单位的血液制品,其中大约一半是在手术室中输注的[①]。因此,麻醉医生是输血医学专家的主要合作伙伴,共同负责实施患者的血液管理和更安全的输血实践。以下各章提供了有关常见血液成分、基本血库预订以及输血实践中特殊注意事项的基础知识。

我们希望这些章节将揭开对麻醉学实践至关重要的输血医学的基本要素的秘密。我们也随时欢迎您提出问题、打电话和进行咨询,以讨论临床情况、所需的特定输血产品,甚至计划输血的时间。我们相信,输血医学和围手术期服务之间的紧密合作关系可以为患者提供最安全的输血。

第 44 章
志愿献血者应做的筛查实验

捐献的血液在被认为可以安全输血之前要经过一系列严格的测试。血液制品供应商执行的检测清单似乎在不断扩大,这使血液供应总体上更加安全,与输血相关的风险更低。血液检测包括对传染病的筛查,以及 ABO 血型筛查,Rh 血型筛查和红细胞抗体筛查。

问询和问卷

传染病筛查可通过两种方式完成。最初级的筛查是通过自我报告既往疾病以及生活或旅行史。自 2005 年 3 月以来,美国所有的献血者都必须完成一项名为"献血者病史调查表"的

---

① 　https://www.asahq.org/about-asa/newsroom/news-releases/2014/12/top-blood-transfusion-related-complication-more-common-than-previously-reported

冗长问卷。例如,询问献血者是否在最近的三天内进行过口腔手术(以消除口腔病原体引起的暂时性菌血症的可能性);或是否曾经历过某些血液传播的感染,例如疟疾或巴贝虫病(均为细胞内红细胞寄生虫);向他们询问高风险行为,例如性接触(男性与男性之间的性接触,接受有报酬的性行为,与高风险伴侣的性接触,性传播疾病的诊断),静脉注射毒品和被监禁,以评估是否存在血液传播/性传播疾病风险。他们还被问到在欧洲居住的情况,这可能会增加牛海绵状脑病的流行病学风险。测试的肯定答案可能会暂时或永久取消献血者的资格。

血清筛查

对传染病的血清测试包括 HIV-1 和 HIV-2、丙型肝炎(HCV)、乙型肝炎(HBV)、Ⅰ型和Ⅱ型人 T 淋巴细胞病毒(HTLV)、西尼罗河病毒和梅毒螺旋体(梅毒)。作为传染病的一种实验室标志物,也会检测丙氨酸氨基转移酶(ALT)。所有病毒最初都通过酶联免疫测定(ELISA、EIA)或化学发光免疫测定(ChLIA)进行测试。然后在两个单独的 ELISA 测试中重新检查最初为阳性结果的标本,如果随后的两个测试之一也为阳性,则将血液丢弃。只有当两者均为阴性时,才会从特殊检疫区取出血液,并进行进一步测试。一种新的血液检测方法始于 1999 年。核酸检测(NAT)用于筛查血液中是否存在 HIV、HCV 和西尼罗河病毒(自 2003 年起)。NAT 通过聚合酶链反应(PCR)或转录介导的扩增(TMA)完成。由于这两种都是相当昂贵的测试,因此最常见的 NAT 是在汇总样品采样中完成的。这涉及汇总多个捐赠血样,如果存在感染,其中所有单个捐赠血样将被分别检测。这种超灵敏的测定法可比其他形式的检测法平均提前 11 天检测出 HIV,与检测抗 HIV 抗体的 ELISA 和 Western blot 测试联用,已经将与输血有关的感染风险分别降低至 1/200 万(美国)、1/500 万(德国)及 1/1 000 万(加拿大)。使用 NAT 大大降低了美国的 HCV 感染率,从 1996 年的 1/10 万减少到 2005 年的 1/200 万。与使用 ELISA 筛选 HCV 抗体相比,NAT 将无法检测到感染的窗口期从平均 70 天减少到 8 到 10 天。

通过乙型肝炎表面抗原和核心抗原检测来筛查感染了 HBV 的血液。大约 60 天的潜伏期导致在供体库中存在大量未检测到的病毒,因此 HBV 感染风险仍然是所测试疾病中最高的-估计范围从 1/6 万到 1/27 万。HTLV-Ⅰ和-Ⅱ的筛查主要通过 ELISA 完成,并通过 Western印迹或 PCR 确认。HTLV 的最终感染率估计为 1/200 万。梅毒还可以通过不同实验室的血清学检测方法进行筛查,这些检测使用梅毒螺旋体的高度敏感的特异性抗原。尽管输血传播的梅毒在美国已经多年没有发生,但检测梅毒螺旋体主要作为高风险行为的标志物,这些高风险行为可能会增加罹患 HIV、HBV 和 HCV 的风险。最后,由于移植受体和免疫抑制人群,尤其是感染 HIV 的人群需要 CMV 阴性血液,因此仅在少数情况下才筛查巨细胞病毒(CMV)。2010 年,FDA 强制要求针对克氏锥虫(查加斯病)抗体进行 EIA 和/或 ChILA 测试。2016 年,针对寨卡病毒在加勒比海和美国南部的扩散以及其与小头畸形和宫内获得的出生缺陷的破坏性潜在关联,实施了寨卡病毒的 NAT。

血小板

室温下保存的血小板具有细菌污染的额外风险。因此,针对血小板单位进行的检测是强制性的,以排除可能受到的细菌污染。该测试可以通过培养,细菌盘检测技术(Pan Genera Detection,PGD)(检测抗原——革兰氏阳性细菌上的脂蛋白酸和革兰氏阴性细菌上的脂多糖)或使用小袋内的氧气浓度作为检测细菌耗氧量的方法来完成。由于这个原因,血小板也具有有限的保存期限。红细胞在某种程度上可以防止大多数细菌的生长,因为大多数细菌在冷藏时无法幸存。但是,嗜冷细菌,诸如小肠结肠炎耶尔森菌可以在冷藏条件下存活并达到感染水平。目前尚无针对这种罕见污染物的筛查。

血型和抗原检测

除了传染病原外,血型检测仍然至关重要,应使用抗 A 和抗 B 抗体对所有献血者进行 ABO 型筛查。另外,尚需对每个单位进行 D 抗原的检测。具有 D 抗原的人被称为 Rh 阳性者,而没有 D 抗原的人被称为 Rh 阴性者。通过超敏感的间接抗人球蛋白测试再次对每个类型为 D 阴性的单位进行检测,以排除"弱"或"部分"D 的可能性,从而确保在输注给 Rh 阴性受体的单位是 Rh 阴性的。各个医院的血库在分配输血单位进行输血之前,需要重新检查血型和 Rh 类型,因为标签错误或测试不当的输血单位可能导致灾难性甚至致命的后果。随后对部分但不是全部捐献的血液进行红细胞抗原筛查。这些抗原,除 D 抗原外还包括 Rh 系统的其余部分和较次要的抗原(例如 Duffy、Kell、Big E 和 Kidd)等。所有这些抗原均呈阴性的特殊单位将储备起来,用以输给已对这些抗原形成抗体的人群。在各个医院的血库中进行交叉配血,以确定浓缩的红细胞制品与输血接受者的相容性。将捐献的血液暴露于包含表面存在已知抗原的对照红细胞组成的抗体筛查系统中,就可以筛查出针对次要抗原的抗体成分。该抗体筛查排除了大多数临床上重要的抗体。具有已检测抗体的输血组分不能输注给含有对应抗原的受体,因为会引起严重的并发症。

了解和管理患者的焦虑

输血是麻醉学实践中的重要部分。许多重症患者的生命将取决于能否接受安全且正确管理的输血操作。为了让医生和患者都能做出明智的决定,了解血液管理的风险变得尤为重要。输血仍然是患者的焦虑之源,知道如何减轻患者的恐惧心理至关重要。围绕输血的大多数焦虑源于患者对感染传染病的恐惧,尽管风险低,但也不是零。对患者而言,可以理解的担心包括从"新兴"疾病中感染疾病的风险,例如莱姆病、埃希氏病或巴贝虫病;以及在当地已经确定的所有可能经输血传染的疾病。这些血液供应制品如果存在已知或可能的血液传播疾病且未经检测,可能使人衰弱或致命。目前已有针对巴贝虫的检测,尽管(在美国)尚无强制性要求,但已经在流行地区实施了一些检测。当讨论罹患这些疾病的风险(或未知疾病;成千上万的患者死于通过输血感染的 AIDS)时,有必要告诉患者自我报告措施从未被证明是防止血源性病原体传播的故障安全筛查程序。同样重要的是,要让患者相信,由于高度敏感的检测技术的出现,血液供应比以往任何时候都更加安全。

🏠 **要点**

- 筛查志愿献血者的血液始于"献血者病史调查表",这严格来说是一种"自我报告"工具,它试图间接筛查疟疾和巴贝虫病等血液传播疾病。为了达到真正的阳性诊断,这两种疾病都需要进行外周血涂片分析,而不是对捐献的血液进行该项分析。在康涅狄格州等莱姆病流行地区,已经确定,有一定比例的献血志愿者实际上是巴贝虫的无症状携带者。目前已经报道了与输血有关的该疾病的传播。
- 第一级血清学检测是通过 ELISA 进行的-旨在筛查病毒和螺旋体生物。
- NAT 通常在汇总的样品上进行,提高了血清学检测过程的灵敏度。
- 近年来,血液供应在安全性方面有所增加,但当然并不完全安全,在与患者讨论时,不应将风险描述到最低或"掩盖"。一个好的方法是同时讨论输血的相对风险及与贫血相关的重大围手术期事件(如视网膜缺血和视力丧失)的相对风险。当患者询问您关于筛查他们听说过或查阅过的特定病原体的信息,而您却不知道答案时,不要去猜测。告诉他们您不知道,筛查方案会不断更新,并可以致电输血医学服务部门进行确认,他们随时准备并乐于回答问题。

推荐读物

American Association of Blood Banks. *Standards for Blood Banks and Transfusion Services*. 31st ed. Bethesda, MD: American Association of Blood Banks; 2018.

Castro E. Chagas' disease: Lessons from routine donation testing. *Transfus Med*. 2009;19(1):16–23.

Chiavetta JA, Escobar M, Newman AM, et al. Incidence and estimated rates of residual risk for HIV, hepatitis C, hepatitis B and human T-cell lymphotropic viruses in blood donors in Canada, 1990–2000. *Can Med Assoc J*. 2003;169:767–773.

Dodd RY, Notari EP, Stramer SL. Current prevalence and incidence of infectious disease markers and estimated window-period risk in the American Red Cross blood donor population. *Transfusion*. 2002;42:975–979.

Ellingson KD, Sapiano MRP, Haass KA, et al. Cost projections for implementation of safety interventions to prevent transfusion-transmitted Zika virus infection in the United States. *Transfusion*. 2017;57;1625–1633.

Pealer LN, Marfin AA, Petersen LR, et al; West Nile Virus Transmission Investigation Team. Transmission of West Nile virus through blood transfusion in the United States in 2002. *N Engl J Med*. 2003;349:1236–1245.

Stramer SL, Glynn SA, Kleinman SH, et al. Detection of HIV-1 and HCV infections among antibody-negative blood donors by nucleic acid-amplification testing. *N Engl J Med*. 2004;351:760–768.

第 45 章
红细胞引物

　　浓缩红细胞(packed red blood cells, pRBC)是最常见的输血产品。仅在美国,2015 年就输注了近 1 200 万单位的 pRBC。不幸的是,输血实践差异很大,红细胞(RBC)输注通常是根据临床医生的习惯,而不是对公认参数的客观反应。RBC 输注的唯一正确用途是治疗症状性贫血或活动性出血,并提高携氧能力和氧向组织的输送。**RBC 绝不能单独用作容量扩充剂**。pRBC 输注的目标应该始终在优化临床结局与避免不必要的感染风险、非感染性输血并发症之间寻求平衡点。从患者安全和成本意识的角度出发,更加着重于患者血液管理,必须就pRBC 输注做出明智的决定。最近的文献试图阐明最佳实践并提供有关适当的 RBC 输注的实用指南。本章简要介绍了 RBC 产品正确使用的基础知识,以及相关风险的实用概述。

　　RBC 的主要产品是 pRBC,它由单个供体的全血捐献制备而成。pRBC 也可以通过分离捐献的方式收集,在离心过程从献血者的血液中选择性采集 RBC,同时将血小板和血浆回输到献血者体内。pRBC 的血细胞比容约为 55%~65%,其体积为 250~300mL,具体取决于最初收集的全血或分离 pRBC 体积。大多数 pRBC 单位均存储在添加剂溶液中,可使 pRBC 储存时间达到 42 天。通常,输注一个单位的全血或浓缩红细胞可使一个普通的成人血红蛋白升高 10g/L,血细胞比容升高 3%。按照体重计算,输注 10~15mL/kg 的浓缩红细胞使儿童的血红蛋白升高 20~30g/L,血细胞比容升高约 6%。除等渗盐水外,不得将其他溶液或药物通过输注pRBC 的通道或作为添加剂进行输注。高渗或低渗溶液可能会引起溶血,应避免在靠近输血部位使用。pRBC 也应通过 170~260μm 的血液过滤器输入,以清除输注血液单位内可能存在的任何颗粒物或成团的细胞。

储存在塑料袋中的 pRBC 会产生一种现象,称为"红细胞储存病变"。pRBC 通常在 1~6℃ 储存,其益处不仅在于会减慢代谢过程,同时还能创造出不利于大多数细菌生存的环境。添加剂储存液提供了能量来源(腺嘌呤)、抗凝剂和其他防腐剂,以使细胞保持活力并尽可能接近生理状态,提供长达 42 天的保质期。在储存过程中,由于细胞膜上的钠钾泵发生损害,导致红细胞内钾逐渐释放到上清液中。在 42 天内,上清液中的钾浓度呈线性增加,从大约 2mEq/L 增至 45mEq/L。肾功能正常的受血者通常可以很好地耐受这种相对少量的钾的流入;然而,对于患有肾功能衰竭的高钾血症患者以及对电解质转移敏感的新生儿可能产生问题。另外,RBC 从有利于携氧的双凹盘的形态皱缩成表面遍布突起的相对球形的棘突状细胞,这种形态的变化对于氧气的携带和运输而言是不利的。红细胞在储存过程中也会丢失 2,3-DPG。一旦进入输血受体的血液循环中,由储存引起的许多这些形态和生理变化将被迅速纠正。

可以根据临床需要进一步处理 pRBC。这些处理包括:

洗涤(有关更多详细信息,请参见第 53 章)

- 在输给极易发生高钾血症的患者之前,先去除上清液中的钾
- 从残留血浆中去除 IgA,以便输给含抗 IgA 的 IgA 缺陷型患者
- 去除对输血反复发生严重过敏反应,对抗组胺药和类固醇治疗无效的患者的残留血浆中的蛋白质过敏原

如第 53 章中所述,应谨慎使用洗涤血制品,因为这是一项耗时且劳动强度大的过程,可减少输血单位中 RBC 的数量并将保质期缩短至 24 小时。

辐照

- 通过杀死产品中的淋巴细胞来预防与输血相关性移植物抗宿主病(TA-GVHD)。用于某些免疫力极低的个体,例如血液系统恶性肿瘤、肉瘤以及可能进行骨髓移植的患者。

辐照必须在具有批准的辐照器的中心进行,其将产品的保质期缩短至 28 天或原来的过期时间(以较早者为准)。

去白细胞

- 去除 pRBC 单位中的大部分白细胞,从而降低了巨细胞病毒(CMV)传播,高热非溶血性输血反应和人白细胞抗原(HLA)同种免疫的风险。

值得注意的是,不再使用全血,因为成分疗法为血液成分的病理生理异常提供了更有针对性的疗法。血液成分具有更大的灵活性,尤其是在 ABO 相容性方面。例如,尽管 O 型血液是通用的 RBC 供体,但全血中包含的 O 型血浆可能导致 A 型或 B 型患者发生溶血。

pRBC 相关的感染性并发症

通常,pRBC 与其他血液制品一样具有固有的传染病风险。由于对许多病毒实施了高度敏感的核酸检测,窗口期显著减少,从输血中获得传染性疾病的总体风险非常低,如下所示:

- 人类免疫缺陷病毒:1/200 万次输血
- 乙型肝炎病毒:1/20 万次输血
- 丙型肝炎病毒:1/200 万次输血

此外,还对捐献的血液进行了 HTLV 1/2、西尼罗河病毒、寨卡病毒、美洲锥虫病(Chagas

disease)和梅毒的筛查。其他输血传播性感染包括奇昆古尼亚病毒、登革热病毒和巴贝虫病；但是，并没有在献血者身上进行这些感染原的测试。

非感染性并发症（输血反应除外）

除 ABO/Rh 外，RBC 在其表面还携带数百种其他抗原。暴露于外源 RBC 上的抗原可导致同种免疫或抗体的产生，这些抗体可引起新生儿溶血性疾病，并增加将来输血时寻找 pRBC 的难度。这在多次输血的患者(如镰状细胞贫血病)中尤其重要。多次输血也可能导致铁超负荷，因为单位血液中含有约 250mg 的铁。而人体每天只需要约 1mg 的铁来弥补生理损失。频繁输血引起的铁超负荷可导致肝脏和心脏损害。

尽管输血可以挽救生命，但医学文献中越来越多的共识认为，限制性输血策略的死亡率要低于自由输血策略。Carson JL 等人在 2012 年进行了一项里程碑式的研究。他们提出了有关红细胞输血的实用指南，并由 AABB(原美国血库协会)提供了数据支持。这项研究是针对评估 1950 年至 2011 年输血阈值的随机临床试验的系统性综述。该研究回顾了接受任何 pRBC 输血的患者比例以及使用的血制品单位数。在死亡率、心肺事件、凝血变化、器官衰竭、感染和住院时间等方面，作者仔细地研究了限制性输血策略的临床结局。这项研究包含了成千上万例因各种临床状况接受 pRBC 的患者，提出了新的输血推荐：有或没有心血管疾病的稳定住院患者采取限制性输注策略(70~80g/L)；考虑对症状性贫血或血红蛋白水平≤80g/L 的患者进行输血；血流动力学稳定的急性冠脉综合征患者根据临床判断是否输血。由于缺乏关于急性冠脉综合征患者输血阈值的数据，因此，没有基于证据的建议。

一般而言，尽管 pRBC 输血可以挽救生命，但人们对血液产品管理和输血实践结果分析的关注日益增加。美国食品药品监督管理局(FDA)认为血液既是生物制品又是药物。正如永远不会在未充分考虑预期的治疗效果、潜在的副作用、合并症以及风险/获益评估平衡试验的情况下开具药物处方一样，输血决策也应进行同样的审查。

🏠 要点

- pRBC 的唯一正确用法是治疗症状性贫血或活动性出血，以提高携氧能力。
- pRBC 的处理包括细胞洗涤、辐照和去白细胞。
- 输血决策应基于临床症状和实验室证据。
- pRBC 输血具有传染性(罕见)和非传染性风险，例如输血反应、同种免疫和铁超负荷。
- 当前基于证据的指南建议：
  - 在有或没有心血管疾病的稳定住院患者中采用限制性输注策略(70~80g/L)。
  - 症状性贫血或血红蛋白水平≤80g/L 的患者应考虑输血。
  - 血流动力学稳定的急性冠脉综合征患者根据临床判断是否输血。

推荐读物

Carson JL, Grossman BJ, Kleinman S, et al. Red blood cell transfusion: A clinical practice guideline from the AABB. *Ann Intern Med*. 2012;157(1):49–58.

Ellingson KD, Sapiano MRP, Haass KA, et al. Continued decline in blood collection and transfusion in the United States–2015. *Transfusion*. 2017;57:1588–1598.

Fung MK, Grossman BJ, Hillyer CD, et al, eds. *Technical Manual*. 18th ed. Bethesda, MD: AABB Press; 2014.

King KE, Gottschall J, eds. *Blood Transfusion Therapy: A Physician's Handbook*. Bethesda, MD: AABB Press; 2011:6–19.

Simon TL, McCullough J, Snyder EL, et al. *Rossi's Principles of Transfusion Medicine*. 5th ed. Hoboken, NJ: Wiley-Blackwell; 2016.

第 46 章
血型和筛查,还是血型和交叉配血?

输血是最常见的医院内操作之一,在美国每年估计要输注 3 000 万单位的血液制品。鉴于围手术期使用了大量的血液制品,麻醉医生和麻醉护士应熟悉正确的用血医嘱流程,以提高效率、减少不必要的费用并优化患者的医疗照护。围手术期用血医嘱的核心是做出获取血型和筛查结果、血型和交叉配血结果或根本不进行输血前测试的决定。

血型和筛查

血型和筛查(type and screen,T/S)包含两个单独的检测:"血型"确定在患者的红细胞(RBC)上表达了哪些 ABO 和 RhD 抗原,而"筛查"则检查患者的血清中是否存在非预期的非 ABO 抗体。

ABO 血型使用正向和反向过程确定。在正向分型中,患者的红细胞与可商购的抗 A 和抗 B 抗体混合,如果红细胞表面存在 A 或 B 抗原,抗体会与抗原反应并引起凝集。在反向分型中,将患者血浆添加到可商购的 A 型和 B 型红细胞中,再次寻找凝集现象。通过将抗 RhD 抗体与患者红细胞混合,以与正向分型相似的方式确定 RhD 血型。ABO 和 Rh 分型可以在 10~15 分钟内完成。

抗体筛查是针对意外抗体(非 ABO)的检测,其做法是将患者血浆与表达几乎所有临床上重要的非 ABO 抗原(能够引起溶血的抗原)的参考红细胞一起孵育,并观察凝集或溶血。根据所使用的技术不同,在 ABO/Rh 分型后,抗体筛查还需要 30~45 分钟。筛查结果阳性表明存在至少一种因先前的怀孕或输血(同种异体免疫)而产生的意外抗体(同种抗体)。

约有 5% 的患者出现抗体筛查阳性,并反射性触发额外测试以鉴定抗体特异性,这种测试可能很耗时。

一旦鉴定出抗体,寻找相容的红细胞也会很费时,而一旦成功定位红细胞,就需要进行血清学交叉配血以验证相容性(参见下文)。因此,尽管不一定是自动转换,但如果患者计划进行手术,一些血库可能会将 T/S 结果阳性者转换至血型和交叉配血(type and cross-match,T/C)环节以获得 1~2 个单位的血制品,从而避免延误手术。

交叉配血

交叉配血是接受输血的受体和供体红细胞之间的相容性检查,同时保留供体的红细胞单位用于输血。历史上,除紧急情况外,每个拟被用于输血的单位都要使用血清学技术进行体外交叉配血。血清学交叉配血涉及将受体血浆或血清与供体红细胞混合,需要额外 15~45 分钟才能完成。

方法学上的改进使人们认识到,抗体筛查阴性且无红细胞抗体既往史的患者不需要完全的交叉配血,因为其临床上真正漏检抗体的风险为 0.005%。在此类患者中,可以使用计算机化的相容性分析("电子交叉配血"),前提是患者有两种分别记录的 ABO/Rh 类型。由于无需进行样品的物理混合,执行计算机交叉配血的血库可在不到 5 分钟的时间内为合适患者提供相容的红细胞单位。由于大约 95% 的输血患者抗体筛查阴性,因此绝大多数患者可能都符合计算机交叉配血的条件。

优化围手术期用血医嘱

血液制品的过量预订会增加实验室、人员和库存成本,这些成本最终会转移到医院和患者身上。不必要的交叉配血会增加必须维持的血库库存(通常为 3 天),因为无法将预留的血制品单位分发给其他患者,使用前可能已过期。另一方面,手术当天输血前检测不充分会导致手术延误和取消。因此,理想情况下,应根据客观的患者和手术特定数据,将用血医嘱与输血的可能性进行匹配。

为了使用血医嘱标准化,Friedman 在 1970 年代制定了当时最完善的外科用血医嘱方案表(maximum surgical blood ordering schedule, MSBOS),其中列出了各种外科手术方式和相应的推荐用血医嘱方法。已经证明该方法减少了不必要的交叉配血,并提高了效率。自引入以来,基于本地血液使用数据,许多机构已经将 MSBOS 进行改进,以便更准确地预测输血需求。

尽管有其实用性,MSBOS 还是建议将交叉配血的次数设置为用于特定手术过程中输注血液单位中位数的两倍,这在许多情况下可能会过多。Palmer 等报道,按照 MSBOS 建议进行术前 T/C 的患者中只有 16% 实际上接受了术中输血。考虑到使用计算机交叉配血来发放输血单位的快速性,一种合理的方法是将符合条件的患者的交叉配血推迟到实际需要红细胞时。Lin 等指出使用这种方法可以显著减少不必要的交叉配血,并且周转时间增加最少(14 分钟 vs. 13 分钟)。一些中心已经将计算机交叉配血扩展到位于相关临床部门的电子远程血液分配系统-自动化及网络化血液存储、标记和分配系统,将血液发放时间减少到 1~2 分钟,并进一步减少了不必要的交叉配血。

即使是复杂精妙的、基于证据的 MSBOS 用血医嘱指南,也需要根据临床情况进行不断完善。可能需要考虑患者和手术特定的变量,例如术前血细胞比容、患者合并症、最低的血细胞比容、预期出血率以及药物使用情况(例如抗血小板药或抗血栓药)。

回想一下,计算机交叉配血不能用于抗体筛查阳性的患者或档案中没有第二种 ABO/Rh 血型的患者(一份"检测"样本)。因此,理想情况下,需要 T/S 的择期手术患者应进行入院前检查。在过去 90 天内未怀孕或输血的患者,在许多机构进行手术前 1 个月可进行 T/S。在过去 90 天内已怀孕或输血的患者,形成抗体的风险较高,因此有效 T/S 的时间窗限制为 72 小时。请注意,为了使入院前的 T/S 在手术当天保持有效,患者在采集样本时必须保留血库发出的唯一标识符(通常是手环)。如果可能,在手术前获得 T/S 可以通过提供足够的时间来筛查同种抗体并获得相容的红细胞来提高手术室工作效率,从而避免手术延迟或取消。此时还有一个额外的机会,用于在择期手术之前检测和优化术前贫血。

总而言之,对输血前测试和循证用血医嘱的透彻了解使麻醉团队能够提供最为安全和有效的患者护理。

🏠 **要点**

- 请记住,输血不只是"提供液体"。实际上,最好将其概念化为一种主动干预措施或操作,至少是一种昂贵和有创的措施。
- 血型和筛查可识别 ABO/RhD 血型并筛选非 ABO RBC 抗体。该检测通常需要 45~60 分钟才能完成。

- 血型和交叉配血可确保特定供体血液制品与受体血浆之间的相容性,并且可以在不到 5 分钟的时间内以电子方式完成,也可以通过物理混合(10~45 分钟)来完成。
- 只有那些档案中至少同时具有两种 ABO/RhD 血型,当前的抗体筛查阴性并且没有先前非 ABO 抗红细胞抗体记录的受体才有资格进行电子交叉配血。
- 相容红细胞的获取可能需要数小时至数天,这取决于与受血者拥有针对同种抗体的抗原在一般人群中的普遍程度。
- MSBOS 是减少术前不必要的用血医嘱的有用工具,但理想情况下应针对特定机构,并结合患者特定变量使用。
- 手术前进行的输血前测试有助于及时采集相容的血液制品,从而有助于减少手术延误和取消手术的概率。
- 在大多数情况下,术前血型和筛查就足够了,可以将交叉配血推迟到需要使用红细胞时。

推荐读物

Boisen ML, Collins RA, Yazer MH, et al. Pretransfusion testing and transfusion of uncrossmatched erythrocytes. *Anesthesiology*. 2014;122(1):191–195.

Frank SM, Oleyar MJ, Ness PM, et al. Reducing unnecessary preoperative blood orders and costs by implementing an updated institution-specific maximum surgical blood order schedule and a remote electronic blood release system. *Anesthesiology*. 2014;121(3):501–509.

Friedman BA, Oberman HA, Chadwick AR, et al. The maximum surgical blood order schedule and surgical blood use in the United States. *Transfusion*. 1976;16:380–387.

King KE, ed. *Blood Transfusion Therapy*. 11th ed. Bethesda, MD: AABB; 2014.

Lin DM, Goldfinger D, Lu Q, et al. Measuring trade-offs that matter: assessing the impact of a new electronic cross-match policy on the turnaround time and the cross-match workload efficiency. *Transfusion*. 2014;54:3075–3079.

McWilliams B, Yazer MH, Cramer J, et al. Incomplete pretransfusion testing leads to surgical delays. *Transfusion*. 2012;52:2139–2144.

Palmer T, Wahr JA, O'Reilly M, et al. Reducing unnecessary cross-matching: a patient-specific blood ordering system is more accurate in predicting who will receive a blood transfusion than the maximum blood ordering system. *Anesth Analg*. 2003;96:369–375.

第 47 章
特殊情况:抗体阳性患者

尽管临床医生通常出于输血目的考虑 ABO 和 Rh 血型,但实际上有近 600 种细胞血型抗原。这些血型中的大多数是以发现有抗原或已形成第一个针对抗原的抗体的患者命名的。在一般人群中,具有非 A 或 B 抗体的患者的比例约为 0.2%~2%,而估计有 14%~50% 的慢性输血的镰状细胞性贫血或地中海贫血患者中存在这种抗体。血型抗体增加了寻找相容输血单位的难度。我们无法预测哪些患者会形成针对红细胞抗原的抗体。一些患者可以在进行多次输血后未形成任何一种抗体,而一些患者则在有限的暴露后可能会形成多种抗体。对于具有红细胞抗体的患者,发现相容血液单位的可能性(换句话说,任何一个血液单位具有相容性的可能)的计算如下:

首先,确定针对患者抗体的抗原呈阴性的供体群体百分比(主要是白种人供体池):

$$抗原阴性 = 1 - 抗原患病率$$

然后,考虑每种抗原阴性的可能性并相乘。

例如,在具有抗 K 和抗 C 抗体的患者中:

K(Kell)阴性的可能性 = 1-0.09 = 0.91

C 阴性的可能性 = 1-0.68 = 0.32

K 和 C 阴性的可能性 = 0.91×0.32 = 0.29,即在供体池中有 29% 的概率找不到两种组合抗原。

假设该患者需要多个血液单位进行手术。您需要使用以下公式,将所需的单位数除以抗原阴性血液的发生率:

$$\frac{所需单位数}{(抗原 1 阴性的患病率)×(抗原 2 阴性的患病率)×(依此类推……)}$$

随着抗体数量的增加,该计算的复杂性也随之增加。分母中十进制格式的抗原阴性血液的发生率相乘。该计算提供了一个方法,即需要筛查多少浓缩红细胞(packed red blood cell,pRBC)单位才能找到给定数量的相容血液单位。假设抗 K 和抗 C 的患者需要 6 个单位的 pRBC:

6 个单位/(0.29) = 需要筛选大约 21 个单位的血液以找到 6 个相容单位。

血液供应商越来越多地将分子数据纳入抗原分析,以便能够在比传统血清学允许的更多单位上获得抗原类型。

一些患者有特殊需求,需要使用稀有献血者的血液。如果满足以下条件之一,则将献血者标记为稀有献血者:

1)对高患病率抗原呈阴性。在大多数人的红细胞表面存在高患病率抗原。高患病率抗原阴性的可能性大约为每 1 000 人中有 1 人。

2)对多种常见抗原呈阴性。一些患者形成针对多种红细胞抗原的抗体。这些人需要多种抗原阴性的血液,这大大降低了找到相容输血单位的可能性。

3)IgA 缺乏症(两次单独的测试时 IgA<0.05mg/dL)。IgA 缺陷且已形成的抗 IgA 抗体患者有发生严重过敏反应的风险。这些人需要缺乏 IgA 的血浆产品。虽然红细胞和血小板可以洗涤,血浆和冷沉淀则不能,所需血制品必须从 IgA 缺陷捐助者获得(更多信息,请参阅第 53 章)。

美国稀有血液捐助者登记系统是一个数据库,该数据库包含宾夕法尼亚州费城的美国红十字会维护的 50 000 多个活跃捐助者。用血需求被输入数据库,并与被认为是相容的捐助者进行配血。配血的产品可能是液体或冷冻的。冷冻产品带来了另一项挑战,因为冷冻产品需要在运输前进行大量加工,并且无法快速获得。如果没有相容的输血单位,则可能需要其他选择,例如招募已知的稀有捐助者、测试家庭成员、自体收集或开始国际搜索。稀有输血单位可能需要 72 个小时才能获得。尽管在稀有供体登记系统中可获得大量的表型,但在供体群体中尚未发现一些极其罕见的表型,因此对于具有这些极其罕见抗体的患者来说可能无法获得相匹配的血液。

除了获取稀有单位外,还有其他与使用有关的后勤挑战。一些稀有产品被冷冻以使其保质期为 10 年,在某些情况下甚至更长。红细胞在甘油中冷冻以保护其在冷冻过程中不被溶解。冷冻单位必须在使用前解冻和去甘油,而该过程必须在开放系统中进行,这会增加细菌污染的风险,因此该过程将这些产品的保存期缩短至 24 小时。如果不使用这些单位,则会浪费特别宝贵的资源。冷冻单位的存储袋破损的可能性也高得多,这也浪费了宝贵的资源。另外,从稀有血液献血者登记系统获得血液尚需额外的费用。根据 2013 年的数据,医院获得一个单位 pRBC 平均花费约为 220 美元。从稀有血液捐助者登记系统获得一个单位的 pRBC 可能需要平均支付 1 000 美元的额外费用。而从其他国家/地区获得的血液价格更高,每单位的额外费用从 2 000 美元到 2 800 美元不等。最后需要说明的是,长时间冷冻的单位可能没有进行同样严格的传染病检测,因为在冷冻时可能还没有进行该项检测的技术。从其他国家/地区进口的商品被美国监管机构认为是"未检测"。因此,从传染病的角度来看,输注这些单位会有一定的风险。

虽然我们已经广泛讨论了获取稀有血液的后勤工作,但在某些情况下,仍然无法获得完全抗原阴性的相容性血液。除了知道这是计算得出的溶血风险外,对预期结果的指导有限。通常,非 ABO 介导的溶血性输血反应的风险约为紧急输注 pRBC 的 0.1%。输血界在很大程度上已经摆脱了直接捐赠(来自患者家属)或自体捐赠(来自患者);只有极为罕见的表型不受此规则约束。具有罕见表型的患者可以考虑储备自己的血液以备将来使用。

准备进行外科手术时,麻醉医生必须评估患者的出血风险/潜在的 RBC 输血需求,并因此评估进行血型和筛查(T/S)、血型和交叉配血(T/C),或放弃将样品发送到血库的合理性。麻醉医生要注意的是,通常可以在 1 小时内完成 T/S 测定,这涉及确定患者的 ABO 血型、RhD 血型以及对患者进行临床上有意义的抗体筛查,这一点也很重要。

当检测到抗体时,则需要进行识别抗体和寻找合适的抗原阴性 RBC 单位的额外检测,这可能需要数小时甚至数天才能完成。为了帮助麻醉医生确定 T/S 及 T/C 是否合适,Friedman 等人在 20 世纪 70 年代初,根据手术类型,实施了 MSBOS,以使血液产品预订标准化。在注意到该方案最初发表后外科技术和科技(机器人、腹腔镜等)等方面取得了进步,Frank 等人对原来的方案进行了更新,并于 2013 年发布。如果预订了 T/S,麻醉医生必须认识到将有高达 2% 的患者将接受抗体筛查。美国病理学家学院(CAP)于 2003 年进行的一项研究表明,在 2% 筛查呈阳性的患者中,有 33% 的患者需要特殊和更长时间的努力来获取血液。研究建议内容包括,血库与麻醉医生之间的公开交流,以及血样进行 T/S 的时间和完成的相关政策,这不在本章讨论范围之内。如果检测到同种抗体,麻醉医生必须意识到,在患者需要用血时,无法获得相容 RBC 的风险很大。麻醉医生(和外科医生)需要确保在病例开始手术之前获取并检测患者的血样并及时预订输血制品,并在患者抗体筛查阳性的情况下直接与血库进行沟通。

> **🏠 要点**
>
> - 在一般人群中,非 ABO 抗体的发生率约为 0.2%~2%。
> - 血型抗体增加了找到相容的 pRBC 单位的难度。
> - 具有针对高患病率红细胞抗原的抗体、多种抗体或含抗 IgA 的 IgA 缺乏的患者可能需要美国稀有血液献血者登记系统的血液制品。
> - 获得稀有血液制品可能需要数天时间,并且需要提前计划。
> - 冷冻的稀有血液单位需要额外的处理、劳动强度大且成本很高。在解冻过程中,血液制品可能偶尔会被破坏。
> - 输注稀有血液单位需要血库和麻醉医生之间的协调。

推荐读物

Downes KA, Shulman IA. Pretransfusion testing practices in North America, 2005–2010: an analysis of the College of American Pathologists Interlaboratory Comparison Program J-survey data, 2005–2010.

Arch Pathol Lab Med. 2012;136(3):294–300.

Frank SM, Rothschild JA, Masear CG, et al. Optimizing preoperative blood ordering with data acquired from an anesthesia information management system. *Anesthesiology.* 2013;118(6):1286–1297.

Friedberg RC, Jones BA, Walsh MK; College of American Pathologists. Type and screen completion for scheduled surgical procedures. A College of American Pathologists Q-Probes study of 8941 type and screen tests in 108 institutions. *Arch Pathol Lab Med.* 2003;127(5):533–540.

Friedman BA, Oberman HA, Chadwick AR, et al. The maximum surgical blood order schedule and surgical blood use in the United States. *Transfusion.* 1976;16(4):380–387.

Fung YL, Tung JP, Minchinton RM, et al. Evidence behind the pathophysiology of TRALI. *Vox Sang.* 2011;101:29–29.

Meny GM, Flickinger C, Marcucci C. The American rare donor program. *J Crit Care.* 2013;28(1):110e9–110e18.

Saverimuttu J, Greenfield T, Rotenko I, et al. Implications for urgent transfusion of uncrossmatched blood in the emergency department: The prevalence of clinically significant red cell antibodies within different patient groups. *Emerg Med (Fremantle).* 2003;15(3):239–243.

Treml A, King KE. Red blood cell alloimmunization: lessons from sickle cell disease. *Transfusion.* 2013;53(4):692–695.

第 48 章
血浆（第一部分）——不仅仅是治疗 INR 异常

尽管存在许多血浆输注管理指南,但对这些指南的依从性很差。大多数指南建议在考虑血浆产品输注之前,凝血酶原时间(prothrombin time,PT)和/或部分凝血活酶时间(partial thromboplastin time,PTT)的临界值应大于正常值的 1.5 倍。不幸的是,新鲜冰冻血浆(fresh-frozen plasma,FFP)医嘱中超过一半被认为是不合适的。FFP 输注请求不合理的最常见原因是在没有临床相关出血的情况下去纠正延长的国际标准化比值(international normalized ratio,INR)。这本质上等同于治疗数字,而不是治疗患者。本章旨在消除与血浆输注相关的一些常见误解。

血浆使用

实际上,绝大多数血浆输注旨在补充获得性凝血病中的凝血因子,包括肝脏疾病、弥散性血管内凝血(disseminated intravascular coagulation,DIC)、华法林效应和稀释性凝血病。自大量输血方案问世以来,血浆使用量飞速增长,该方案中浓缩红细胞(pRBC)与血浆的比例为 1∶1。血浆使用还有一些不同寻常的原因,包括在血栓性血小板减少性紫癜的治疗性血浆交换中用作替代液,以及在罕见的遗传性出血性疾病中使用,而这种疾病没有纯化的浓缩因子(例如,V 因子和 XI 因子缺乏)。PT 和 INR 是最常用的评估凝血功能障碍的检测方法,但是,将这些结果解读为临床出血风险常常引起争议。INR 使用以下比率计算:

$$INR=(患者的 PT/健康受试者的平均 PT)^{ISI}$$

其中,ISI=国际敏感性指数,用于衡量凝血活酶的效力。

ISI 必须与实验室中使用的每批促凝血活酶试剂同步更新,否则在 INR 测定中可能会发生极为严重的错误计算。这种错误的计算可能导致对华法林剂量的不适当调整,进而可能导致华法林坏死和其他危险并发症。INR 最初是为了监测维生素 K 拮抗剂而开发的,但已适用于更广泛的"超适应证"用途,以测定各种原因引起的凝血病的严重程度。但是,许多研究表明,INR 并不是临床出血的准确预测指标。此外,术前血浆输注常常没有优势,因为它们既不能纠正延长的凝血实验室指标,也不能降低临床出血事件的发生率。除凝血试验外,还应考虑其他影响凝血病的因素,例如体温和血液 pH,尤其是在创伤情况下。纠正体温过低和酸中毒通常在改善止血方面具有显著的作用。

库存血浆产品的 INR 通常估计为 1.6,这意味着它不太可能用于校正 INR 的小幅升高(<1.7)。Holland 和 Brooks 开发了一个公式来预测每单位血浆输注后 INR 反应:

$$INR 变化 = 0.37(输血前 INR) - 0.47$$

多项研究表明,INR 在 1.2~2.0 范围内的患者并不增加进行侵入性诊断操作的出血风险。此外,大多数 INR 为 2.0 且无临床出血的维生素 K 拮抗剂使用患者可以口服或静脉注射维生素 K 进行充分逆转。Segal 和 Dzik 回顾了一项试验和 24 项观察性研究,这些研究关注了 INR 轻度升高的患者在进行常见侵袭性操作时出血的严重程度。这些操作包括支气管镜检查、中心静脉置管、股动脉造影、肝活检、肾活检、穿刺、胸腔穿刺和腰穿。尽管在入选研究的证据质量各不相同,但总体数据支持这样的结论,即 INR 升高不能预测围操作期出血。其他文献综述也得出了相同的结论。

血栓弹力图和 ROTEM

血栓弹力图(TEG)是一种黏弹性的止血试验,可用于测试凝血效率,并可帮助指导输血决策。该项实时检验技术已在心脏外科手术、创伤和肝移植中得到了最广泛的应用。TEG 提供了一些常规 PT/INR 凝血试验和活化部分凝血活酶时间(aPTT)无法具备的优势,因为它同时还评估了血小板功能、血凝块强度和纤溶作用。反应时间(R 值)表示从测试开始到血块首先开始形成的时间,是凝血因子活性的反映。延长的 R 值已被用作何时启动输血的指标。旋转血栓弹力测定法(rotational thromboelastometry,ROTEM)是 TEG 的一种变体,可以类似的方式使用。凝血时间是 ROTEM 的参数,与血浆输注需求相关。TEG 和 ROTEM 可以对凝血系统进行快速评估,但需要对员工进行专门培训才能提供一致的结果。

大量输血方案

大量输血有 3 个主要定义:①在 24 小时内替换一个血液量(这大致相当于使用>10 单位的 pRBC;②在 2 小时内替换一半的血液量;③出血速度>150mL/min。虽然所有这些均代表大量失血,但不同定义之间的出血速率差异很大。大量输血方案(massive transfusion protocols,MTP)起源于军队,在该系统内,凝血病可能是枪伤、弹片伤及挤压伤中的主要事件。因此,基本原理是在复苏时较早地使用血浆和凝血因子,其比例接近于全血替代治疗。大多数 MTP 通常接受 pRBC 与血浆的比例为 1∶1,并可能在后续输注中加入血小板和冷沉淀。全血替代疗法很早就已经不受欢迎,这在很大程度上是因为通用的 RBC 血型(O 型)不是通用的血浆血型(AB 型),因此输注 O 型的全血会同时输注含有天然存在的抗 A 和抗 B 抗体的血浆,可能造成溶血的风险。此外,由于添加剂溶液和不同血液成分分离后的不同存储特性,成分血制品、pRBC 和血浆具有更长的保存期限。合理使用血液还要求根据需要进行不同成分的替代治疗,例如为了携氧而使用 pRBC、血浆用于凝血因子替代,而血小板用于血小板减少/血小板病变。而且,多年来全血中血小板的功能也受到质疑。然而由于准备 MTP 所需 pRBC 与血浆比例为 1∶1 的输注套装需要耗费大量的后勤工作,人们对使用全血的兴趣再次上升。

某些医院可能会根据患者人数提供 MTP 的多种方案,例如,产科/妇科患者可能与创伤患者有不同的需求。下面显示了适用于小儿和成年外伤患者的 MTP 套装的样本重量表。

	第 1 袋	第 2、3、5、7 袋	第 4、6、8 袋
<10kg	1 单位浓缩红细胞 1 单位解冻血浆	1 单位浓缩红细胞 1 单位解冻血浆 1 单位随机血小板	1 单位浓缩红细胞 1 单位解冻血浆 1 单位随机血小板 1 单位冷沉淀
10~20kg	2 单位浓缩红细胞 1 单位解冻血浆	2 单位浓缩红细胞 2 单位解冻血浆 2 单位随机血小板	2 单位浓缩红细胞 2 单位解冻血浆 2 单位随机血小板 2~4 单位冷沉淀
20~49kg	6 单位浓缩红细胞 6 单位解冻血浆	6 单位浓缩红细胞 6 单位解冻血浆 1 个剂量血小板	4 单位浓缩红细胞 4 单位解冻血浆 1 个剂量血小板 1 单位冷沉淀
≥50kg	1 单位压积红 1 单位解冻血浆	1 单位浓缩红细胞 1 单位解冻血浆 1 个剂量血小板	1 单位压积红 1 单位解冻血浆 1 个剂量血小板 1 单位冷沉淀

MTP 的争议和问题

在非创伤情况下 MTP 是否适用于普通民众存在争议。军人患者通常是年轻健康的男性，而医院人群的特征是存在多种合并疾病，例如肥胖、糖尿病、高血压、高血脂或阻塞性肺疾患等。虽然创伤相关文献显示使用 MTP 可以提高生存率，但这些结果为回顾性，容易受到幸存者偏倚的影响。寿命更长的患者比早期死于损伤的患者接受了更多的血液制品。

MTP 通常是"推动式"的，其中血制品以成包或成批预订，并且实验室指标未用于指导治疗。这与"拉动式"策略（实验室数据或 TEG 指导特定血液产品的输血）不同。这导致向患者输注了他们实际上不需要的血制品的可能性，还存在容量超负荷、同种免疫和浪费未使用的剩余血液制品的可能性。

对于血型未知的患者，教科书始终规定使用 O 型阴性 pRBC 和 AB 型血浆。但是，由于这些资源的稀缺性，许多 MTP 都使用 O 型阳性 pRBC（假设 85% 的人口为 Rh 阳性），而 O 型阴性 pRBC 则为育龄妇女或已知抗 D 同种免疫的患者储存。此外，MTPs 曾经占 AB 血浆使用量的最大份额；然而，近年来发现，即使在血型未知的情况下，使用 A 型血浆同样具有安全性，因此现在 AB 型血浆的使用更具选择性。

由于需要快速准备 MTP 套装，许多血库会保存一包或两份已经融化的血浆，以使第一批 1∶1 套装（通常是 6 个 pRBC 和 6 个血浆单位）尽快交付。通常会在最后一个包装被取走后立即开始额外的套装准备，但由于 FFP 需要解冻（大约 20 分钟），发送时间可能会更长一些，随着放入解冻水浴中的冷冻单位数量的增加而增加。如果解冻的血浆单位超过所需，则可以将

FFP 重新标记为以下所述的解冻血浆(thawed plasma,TP)。但是,如果其他患者无法使用本产品,则通常会造成浪费。对于冷沉淀来说尤其如此,融化汇总后的保质期只有 4 小时,如果不用于 MTP 患者,通常会被浪费。在大量输血期间,手术室和血库之间需要保持良好的持续沟通,以最好地满足患者的需求,同时减少不必要的浪费。

指南有效吗?

尽管文献似乎引人注目,且相关指南容易获取,但指南的执行力不足,并且通常以"基于专家"的做法取代了"基于证据"的做法。减少输血是一个有意义的目标,不仅可以节省成本,而且还可以避免不必要的潜在感染风险,并减少诸如输血相关性急性肺损伤(transfusion-related acute lung injury,TRALI)、输血相关性循环超负荷(transfusion-associated circulatory overload,TACO)以及输血相关性免疫调节(transfusion-related immune modulation,TRIM)等事件。Tavares 等采取了一种 3 阶段方法来减少血浆输注。该小组以第一个三年为基准线;在接下来的三年中引入指南并开展教育;最终,在最后一个三年中将血浆输注限制为指南指征。在研究的基线期,他们发现所有预防性血浆输注请求中有>50% 是基于治疗 INR<2。教育阶段引入了一些指南,这些指南强调输注血浆对 INR<2 徒劳无益,并鼓励在时间和临床情况允许的情况下对服用华法林的患者使用维生素 K 进行逆转。该指南允许医生在以下情况下自行决定:INR>1.5 的腰穿患者以及活动性出血和可能的稀释性凝血病患者。在 3 年的执行阶段中,超出准则的要求被转交给血库的医疗主任,并根据具体情况进行评估,然后再发出或拒绝血浆。为期 9 年的研究结束时,血浆输注减少了 80%,出血事件或死亡率却并未增加。

已使用的另一种策略是将提供指南和教育的电子自适应警报纳入血液制品的计算机化医生医嘱记录(computerized physician order entry,CPOE)系统。这种方法似乎减少了,但不能消除血液制品医嘱不当的问题。由于下达医嘱的医生、警报疲劳以及照顾患者的时间压力,此类警报的效果可能非常有限。

血浆制品的类型

当临床上有输注血浆的指征时,有几种可用的产品。最常见的血浆产品是新鲜冰冻血浆(FFP)。但是,也可以使用采血后 24 小时内冷冻的血浆(PF24)、解冻血浆(TP)、溶剂处理的血浆和液体血浆(LP)。

FFP 是通过捐赠的全血制备而成,方法是将收集的全血单位离心以使红细胞沉淀下来。然后,使用称为血浆提取器的装置将富含血小板的血浆转移至一个无菌的互连的血液收集袋中,然后再次离心以沉淀血小板,而大部分血浆则可以转移到另一个袋中。在收集后的 8 小时内将 FFP 冷冻在低于或等于-18℃的温度下。FFP 也可以通过单采血液收集,在此过程中仅收集血浆,而将红细胞和血小板通过自动化设备回输到供者体内。

PF24 的制作方法与 FFP 几乎相同;但在收集后的 8 小时以上、24 小时以内进行冷冻。对于移动采血车而言,这是一个不错的选择,在这种情况下,采集的血液产品可能无法在允许 FFP 准备的时间范围内返回血液中心进行处理。PF24 的功能与 FFP 相似,但它包含的Ⅷ因子较少。尽管Ⅷ因子含量较低,通常仍在正常参考范围内。

FFP 和 PF24 均可在-18℃下保存 1 年。将 FFP 或 PF24 解冻后,除非重新标记为 TP,否则必须在 24 小时内使用。TP 最多可以再使用 4 天,总保质期为 5 天。Ⅷ因子和 V 因子在此解冻的存储过程中减少,但仍保持凝血因子活性的止血水平。

溶剂/洗涤剂处理过的血浆衍生自血浆的大汇总池,并经过溶剂/洗涤剂处理以灭活包膜病毒,在美国尚未广泛使用。LP 是另一种从未冷冻过的血浆衍生产品。该产品的保质期通常为 26 天。LP 从储存的第 7 天到第 14 天出现凝血因子的丢失,第 14 天后出现因冷诱导的某些因子的接触活化。LP 尚未像其他产品一样被广泛研究。该产品的潜在危害包括与活性白细胞输注相关的风险,例如与输血相关性移植物抗宿主疾病以及巨细胞病毒传播。正常情况下,冰冻血浆会杀死白细胞,使它们在输给受体时失活。去白细胞对该产品的作用尚不明悉,在美国血库中亦不能广泛获取 LP。

FFP、PF24、TP 或 LP 的典型单位包含 200~250mL 血浆,每 mL 包含约 1 个单位的凝血因子活性。从全血中收集的血浆量在很大程度上取决于献血者的血细胞比容。因此,不同单位的凝血因子含量可能会因容量而异。有趣的是,血管性血友病因子水平也因 ABO 血型而异,在 AB、B、A 型及 O 型中从最高到最低不等。O 型个体的血管性血友病因子水平比其他血型者低 30%。输注血浆不需交叉配血,但是必须提供 ABO 相容性单位进行输注。

血浆剂量

用于凝血因子替代治疗的血浆的合适剂量为 10~20mL/kg(成人通常为 4~6 个单位)。该剂量在输注后可将凝血因子立即提高 20% 或在可接受的止血范围内。但是,大多数血浆数量医嘱是基于"猜测"配血单位数,而不是计算适当的剂量。这通常会导致低估或高估用血量。

血浆的替代品

当发生由于华法林引起的 INR 升高而导致持续出血时,紧急逆转华法林作用最好用四因子凝血酶原复合物浓缩物(4-factor prothrombin complex concentrate,4-PCC)来完成。从理论上讲,4-PCC 应该优于三因子 PCC(3-PCC),因为两种产品都含有华法林抑制的所有凝血因子(Ⅱ、Ⅶ、Ⅸ 和 Ⅹ);但是,4-PCC 比 3-PCC 包含更多的 Ⅶ 因子。尽管存在理论上的差异,但文献中缺乏直接比较两者的研究。琼斯等进行了一项回顾性研究,入选近 150 名颅内出血、胃肠道出血或其他与血红蛋白显著下降有关的出血患者,比较 4-PCC 或 3-PCC 用于紧急逆转华法林的效果。随后,他们使用倾向评分匹配方法来调整组间的差异并使偏倚最小化。匹配后,评估了近 40 名患者。在 3-PCC 和 4-PCC 两组,在未匹配组(85.7% vs. 90.6%)和匹配组(84.2% vs. 92.1%)的分析中,主要结局指标即达到 INR ≤ 1.4 的成功率没有差异。当基线 INR>4.0 时,4-PCC 组达到目标 INR 的患者比例有显著差异(56.3% vs. 90.0%,P<0.02),说明 4-PCC 更有利。

小结

综上所述,血浆输注适用于正在出血或将要进行侵入性操作且多种凝血因子缺乏的患者,通常 INR>2.0。因肝脏疾病、DIC、伴或不伴有稀释性凝血病的大量出血的患者可进行血浆输注;但是,不仅要考虑 INR,还要考虑临床情况。绝对不应将血浆纯粹用作扩容剂,以避免暴露于传染病原体的风险。在这种情况下,白蛋白和其他基于胶体的产品是更合适的选择。考虑到循证文献,合理的血浆输注策略可以减少不必要的输血,并可能降低与血液制品输注相关的风险。就像 RBC 输注一样,人们越来越重视血液制品管理和输血实践的结果分析。美国食品药品监督管理局(FDA)将所有血液制品都视为生物制品和药物。执行输注血浆的决定时,也应给予与使用任何治疗药物相同的考虑。

⌂ **要点**

- 血浆经常被不适当地输注。
- 由于库存的血浆 INR 通常约为 1.6,因此不太可能通过输注库存血浆纠正轻度异常的 INR(INR<1.7)。
- 文献中的大量研究表明,大多数 INR<2.0 的患者发生临床出血的风险较低。
- 如果时间和临床情况允许,大多数使用维生素 K 拮抗剂的患者 INR 为 2.0 且无临床出血时,可以口服或静脉注射维生素 K 进行充分逆转,而无需血浆输注。
- 绝对不能将血浆纯粹用作扩容剂。
- TEG 和 ROTEM 可用于评估凝血参数并可指导输血。
- MTP 时使用了大量的院内血浆,目的是用 1 单位 pRBC 与 1 单位血浆的比例模拟接近全血的状态。当由于外伤或其他出血原因导致大量出血时可使用 MTP,以达到减少相关稀释性凝血病的目的。

推荐读物

Abdel-Wahab OI, Healy B, Dzik WH, et al. Effect of fresh frozen plasma transfusion on prothrombin time and bleeding in patients with mild coagulation abnormalities. *Transfusion*. 2006;46(8):1279–1285.

Dunbar NM, Yazer MH, Biomedical Excellence for Safer Transfusion (BEST) Collaborative and the STAT Study Investigators. Safety of Group A plasma in trauma: the STAT study. *Transfusion* 2017;57:1879–1884.

Holland LL, Brooks JP. Toward rational fresh frozen plasma transfusion. The effect of plasma transfusion on coagulation test results. *Am J Clin Pathol* 2006;126:133–139.

Jenkins PV, O'Donnell JS. ABO blood group determines plasma von Willebrand factor levels: a biologic function after all? *Transfusion*. 2006;46(10):1836–1844.

Jones GM, Erdman MJ, Smetana KS, et al. 3-factor versus 4-factor prothrombin complex concentrate for warfarin reversal in severe bleeding: A multicenter, retrospective, propensity-matched pilot study. *J Thromb Thrombolysis* 2016;42:19–26.

King KE (ed), et al. *Blood Transfusion Therapy: A Physician's Handbook*. Bethesda, MD: AABB Press; 2014: 21–24.

Sankarankutty A, Nascimento B, Teodoro da Luz L, et al. TEG and ROTEM in trauma: similar test but different results? *World J Emerg Surg* 2012;7(Suppl 1):S3.

Segal JB, Dzik WH. Paucity of studies to support that abnormal coagulation test results predict bleeding in the setting of invasive procedures: an evidence-based review. *Transfusion* 2005;45:1413–1425.

Tavares M, DiQuattro P, Nolette N, et al. Reduction in plasma transfusion after enforcement of transfusion guidelines. *Transfusion*. 2011;51:754–761.

Whiting D, DiNardo JA. TEG and ROTEM: Technology and clinical applications. *Am J Hematol* 2014; 89(2):228–232.

Yazer MH, Triulizi DJ, Reddy V, et al. Effectiveness of a real-time clinical decision support system for computerized physician order entry of plasma orders. *Transfusion* 2013;53:3120–3127.

第 49 章
血浆(第二部分)——这是血浆还是豌豆汤?

您正在全关节置换手术室中忙碌着,您的第二名患者是一名 52 岁的 Child C 级肝硬化患者,将接受全髋关节置换术后的翻修。术中,她需要输注 4 个单位的浓缩红细胞。外科医生要求您在置入新假体之前输注新鲜冰冻血浆。等血浆到达时,您注意到它明显是淡绿色。您拿起这份血浆并与另一份比较,并未发现两者有所区别。您开始询问您的麻醉同事是否会输注该血浆,他们都拒绝了。有人怀疑血浆可能带有传染性病原体,尤其是假单胞菌属。一位同事提到,他们已于上周将这种血浆退还给了血库。你会怎么做?

您输注了绿色血浆单位。**它不会给患者带来额外的风险。**

上面的临床小故事来源于实际事件。尽管输血医学服务机构保证这样做是安全的,但麻醉医生坚决拒绝输注这样血浆。他征求了多个围手术期医务人员的意见,他们赞成不使用血浆的决定。不幸的是,这种宝贵的资源最终被浪费了。

血浆的正常黄色是由黄色色素(如类胡萝卜素、血红蛋白和转铁蛋白)的存在引起的。关于"绿色血浆"的第一批报道出现在 20 世纪 60 年代的英国。绿色血浆在血库中的出现数量相当多,据估计在某些大型血液中心能占到 1%。

革兰氏阴性嗜冷细菌(如假单胞菌属)的污染在进入抗生素时代后的 20 年中逐渐减少,这不能解释绿色血浆单位数量的相对突然增加(图 49.1,见文末彩图)。

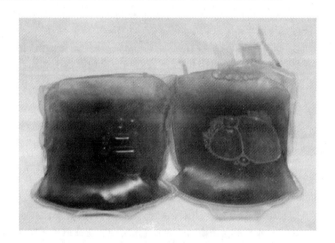

图 49.1　新鲜的冰冻血浆单位显示出可以安全输血的颜色可能存在很大差异。(Reprinted with permission from Elkassabany NM, Meny GM, Doria RR, et al. Green Plasma—Revisited. *Anesthesiology*. 2008;108(4):764-765. Copyright © 2008 the American Society of Anesthesiologists, Inc.)

早在 20 世纪 60 年代我们就已经知道,从长期存在类风湿性关节炎患者所获得的血清由于黄色色素减少而显得"不太黄"。但是,此时英国出现的数千份绿色血浆单位并非来自类风湿性关节炎患者,实际上这些血浆含有正常量的黄色色素。随后人们进行了流行病学和实验室研究,尤其是针对绿色色素。

很快,研究者将绿色血浆单位的捐助者队列确定为已婚年轻妇女。但他们没有发现绿色色素,而是分离出蓝色沉淀。随后他们将其鉴定为铜蓝蛋白。铜蓝蛋白是一种正常的血浆糖蛋白,可作为铜的载体。它也是一种急性期反应物,在类风湿性关节炎和高雌激素状态(例如怀孕和口服避孕药)中,铜蓝蛋白水平随铜水平的升高而升高。进一步的研究发现已经处理过的血浆单位中的铜蓝蛋白水平升高。另一项研究发现,在接受口服避孕药且血浆呈绿色的 15 位献血者中,铜蓝蛋白水平为正常高限或升高。口服避孕药在 20 世纪 60 年代才得到广泛使用,这被认为是绿色血浆单位突然增加的最可能原因。如图所示,实际血浆单位的供体被确定来自 27 岁健康女性,除了服用口服 5 年的避孕药史外,她没有接受其他药物治疗。另外,应该注意的是,采血技术在当时已经进步,在献血时溶血较少,因此血清中游离血红蛋白的黄色色素沉淀也较少。

现在绿色血浆在手术室内出现频率较低,因为女性献血者的血浆通常不再用于输血。这是由于输血相关性急性肺损伤(TRALI)优化策略所致,因为在怀孕期间往往会形成针对人白细胞抗原(HLA)的致病抗体。但在风湿性疾病的献血者中仍然偶尔发现绿色血浆。

在供体单位中很少见到的另一种血浆颜色变化是由于血脂过多而产生的灰白色调。高浓度的脂质和甘油三酯可能导致这种现象。捐献前高脂餐、高甘油三酯水平和吸烟可能会导致捐献血浆变得混浊。这些单位可能看起来很混浊,并引起输注者的关注。即使血脂本身不会改变产品的安全性或功效,混浊或呈乳状的血浆也常常会被丢弃。各血液中心关于接受或拒绝此类血浆单位的政策有所不同。

地区和医院输血医学人员通常使用美国红十字会发布的外观检查标准对血浆单位进行相应的外观检查。

麻醉医生和其他输注者应注意血液制品物理特性的可接受变化。他们应避免两种极端,即从拒绝输血,转至不咨询输血服务机构和/或不咨询与国家血库指南和标准有关的在线资源就输注血制品。

⌂ 要点

- 由于血浆中正常黄色色素的减少或其他色素的存在,血浆单位可能与"典型"的黄色外观不同。
- 麻醉医生有时会遇到具有明显绿色外观的血浆或血小板单位。由于存在铜蓝蛋白,这些单位显示为绿色,在服用口服避孕药的女性中铜蓝蛋白通常升高。
- 如今,由于 TRALI 优化策略已减少了女性献血者血浆的使用,因此在手术室内鲜见绿色血浆。然而,由于使用了来自女性供体的单采血小板,且血小板悬浮在血浆中。如果血浆变色,则血小板单位也会变色。
- 可以按照常规方案输注血浆。

推荐读物

Bedi R, Basu S, Kaur P, et al. Visual inspection of blood units, a necessary practice at blood centers. *Transfusion*. 2005;45(4):459–459.

Clemetson CA. Caeruloplasmin and green plasma. *Lancet*. 1968;2(7576):1037.

Elkassabany NM, Meny GM, Doria RR, et al. Green plasma—revisited. *Anesthesiology*. 2008;108(4): 764–765.

Mbahi M, Reddy V, Narvios A. Milky platelet concentrate: a second look. *Transfusion*. 2006;46(6): 877–877.

Peffer K, de Kort WL, Slot E, et al. Turbid plasma donations in whole blood donors: fat chance? *Transfusion*. 2011;51(6):1179–1187.

Shah KD, Wright V. Green colour in rheumatoid serum. *Ann Rheum Dis* 1968;27(2):151–155.

Swinburne K, Losowsky MS, Hall DA. Pigmentation of serum in rheumatoid arthritis. *Proc R Soc Med*. 1963;56:818–820.

Tovey LA, Lathe GH. Caeruloplasmin and green plasma in women taking oral contraceptives, in pregnant women, and in patients with rheumatoid arthritis. *Lancet*. 1968;2(7568):596–600.

Wolf P, Enlander D, Dalziel J, et al. Green plasma in blood donors. *N. Engl. J. Med*. 1969;281(4):205.

第50章
切记：红细胞和血浆制品的"万能"献血者是不同的

"通用"献血者的概念通常与红细胞输注相关。O型Rh阴性血的人被认为是红细胞输血的"通用"供体，因为他们的红细胞不具有A或B抗原或Rh抗原。因此，来自O型Rh阴性个体的红细胞缺乏受血者可能拥有（或形成）抗体的抗原。但是，您必须记住，除红细胞外，还有其他通常输注的血液成分，例如血浆。需要探讨的一个重要概念是，"通用"红细胞供体与"通用"血浆供体有何不同。

与取决于供体红细胞上存在哪些抗原的红细胞输注相容性不同，血浆输注相容性取决于供体血浆中存在哪些循环抗体。例如，O型Rh阳性供体仅具有Rh抗原的红细胞。由于假定过去暴露于A和B抗原，同一位患者的血浆也将同时包含抗A和抗B抗原。因此，由于供体抗体结合受体红细胞，所以向具有A、B或AB型血液的患者输注具有大量抗A和/或抗B抗体的O型血浆会导致输血反应。按照同样的原理，AB型供体将缺乏抗A和抗B抗体，因为这些抗原存在于它们自己的红细胞中。红细胞抗体的缺乏使AB血浆成为"通用"血浆。**对于血浆输注，已证明供体的Rh状态并不重要。**

不幸的是，"通用"AB型血浆的获取可能会阻碍其应用。可用的献血者人数很少，只有4%的美国人口拥有AB型血。近年来，随着新型大量输血方案的提出，在创伤患者的急性复苏中倡导红细胞与血浆输注的比率相等，对"通用"血浆的需求也有所增加。不幸的是，使该问题更加复杂的是21世纪初进行的研究，结果显示与使用AB血浆有关的输血相关性急性肺损伤（TRALI）的发生率高得令人无法接受。一个主要的影响因素是由于AB型供体不足，女性供体的血浆与男性供体的血浆合并在一起。已知女性因存在HLA和HNA抗体，产生白细胞同种免疫的风险要高得多，这在很大程度上是由于生育子女所致。这些HLA和HNA抗体与TRALI的发展有关。2007年，美国红十字会开始优先使用源自男性供体或未生育女性供体的血浆，这大大降低了与A、B和O型血浆输注相关的TRALI发生率。由于对这种"通用"血浆的高需求以及需要继续从已生育女性那里收集合适的供体血浆来满足这一需求，因此AB血浆输注相关的TRALI发生率并未降低。在急需血液制品的情况下，例如在创伤患者的复苏中，需要更安全、更容易获得的"通用"血浆。

最近的文献指出，由于缺乏安全的AB型血浆，A型血浆可作为创伤患者潜在的新型"通用"血浆。由于与不相容输血有关的输血反应的潜在增加，因此该策略引起争议，例如，B型血的患者接受A型血患者的血浆，后者可能具有较高的抗B滴度。当前，没有足够的数据来明确评价A型"通用"血浆的安全性。然而，似乎输血反应的风险很低，而且在急性病患者（如创伤患者）中也是如此；作为初期复苏的一部分，由于可以更快地输注血浆，这种风险被抵消，而且已被证明可以改善预后。

到目前为止，本章的重点是聚焦在患者的血型未知时使用的"通用"血液制品。但是，一旦可以确定患者的血型，重要的是要更换特定血型的血液产品（如果有）。多项研究表明，非特定血型输血使死亡率增加，罹患急性呼吸窘迫综合征（ARDS）和败血症的风险增加。上面描述了血浆相容性的基本原理，下表按优先顺序列出了可以将哪种血浆类型输给不同种血型的患者（表50.1）。

总之，"通用"红细胞供体与"通用"血浆供体明显不同。作为一种新的"通用"血浆，A型血浆的概念有可能扩大血浆的可用性，使需要输血的患者在进行血型和筛查检测之前得到

表 50.1 血浆输注的首选 ABO 选择顺序

受体 ABO 血型	供者 ABO 血型			
	第 1 选择	第 2 选择	第 3 选择	第 4 选择
O	O	A	B	AB
A	A	AB	B[a]	O[a]
B	B	AB	A[a]	O[a]
AB	AB	A[a]	B[a]	O[a]

[a] 表示不相容的血浆输注。

输血。如上所述,血浆输注面临着独特的问题,麻醉医生必须意识到这些问题,以便在与您医院的血库协商后迅速做出明智的输血决策。与输血一样,一旦完成血型和筛选检测,输血应从"通用"产品转移到特定血型的产品,以减少潜在的不相容性并发症。

🏠 **要点**

- "通用"红细胞和血浆供体的血型不同。
- O 型 RH 阴性的红细胞被认为是"通用的",因为它们缺乏 ABO 和 Rh 抗原。
- 由于供体血浆中缺乏抗 A 和抗 B 抗体,因此 AB 型被认为是"通用"血浆供体。
- 合适的 AB 型血浆供体的稀缺性导致 AB 型血浆输注相关 TRALI 的风险增加,这是因为使用的血浆从抗体滴度高于男性或未生育女性供体的经产母体中收集的。
- 在紧急需要血浆且无法获得 AB 型血浆的情况下,可以将抗 B 效价低的 A 型血液供体的血浆作为"通用"血浆进行输注。
- 一旦确定了患者的血型,就应使用特定血型的血液制品。
- 对于血浆输注,已证明供体的 Rh 状态几乎没有临床意义。

推荐读物

Eder AF, Dy BA, Perez JM, et al. The residual risk of transfusion-related acute lung injury at the American Red Cross (2008-2011): Limitation of a predominantly male-donor plasma mitigation strategy. *Transfusion*. 2013;53:1442–1449.

Inaba K, Branco BC, Rhee P, et al. Impact of ABO-identical vs ABO-compatible nonidentical plasma transfusion in trauma patients. *Arch Surg*. 2010;145(9):899–906.

Newfoundland and Labrador Provincial Blood Coordinating Program. Guidelines for Pre-Transfusion Testing (Type and Screen and Crossmatch). Version 1.0. St. John's, NL. Newfoundland and Labrador Provincial Blood Coordinating Program; 2011.

O'Shaughnessy DF, Atterbury C, Maggs PB, et al. Guidelines for the use of fresh-frozen plasma, cryoprecipitate and cryosupernatant. *Br J Haematol*. 2004;126:11–28.

Shanwell A, Andersson TM, Rostgaard K, et al. Post-transfusion mortality among recipients of ABO-compatible but non-identical plasma. *Vox Sang*. 2009;96:316–323.

Teixeira PGR, Inaba K, Shulman R, et al. Impact of plasma transfusion in massively transfused trauma patients. *J Trauma*. 2009;66(3):693–697.

Zielinski MD, Johnson PM, Jenkins D, et al. Emergency use of prethawed group A plasma in trauma patients. *J Trauma Acute Care Surg*. 2012;74(1):69–75.

第 51 章
血小板——通常是个谜!

　　用于输注的血小板有两种来源,分别来自捐赠的全血的单个单位,或者通过 1~2 个小时的细胞分离程序直接从献血者处获得。给定数量的血小板称为一个"单位",但该术语在临床实践和许多血小板输注指南中使用的非常不严谨。**一个单位血小板的确切数量是多少?** 当患者从血小板中受益时,我们应该给他们多少个"单位"? 此外,血小板输注会带来什么样的免疫反应? 本章的目的是为麻醉医生阐明血小板剂量的概念,因为麻醉医生通常直接下医嘱使用血小板。

　　实际上有 3 个不同类型的血小板单位。**全血血小板**指从一份捐献的全血中分离出的血小板。全血来源的单位中含有的血小板数量对于成年人来说太少,通常被制成合并或预合并的血小板。一份全血血小板有时可以用作一个小儿血小板剂量。储存在血库中的另一种血小板单位是**单采血小板**,是在 1~2 个小时的细胞分离过程中从单个供体中获取的血小板。这些单位被采集并直接输给患者。第三种血小板单位是合并的或预合并的血小板。通过将储存的全血来源的血小板合并在一起,在血库中制成合并的血小板单位,由于在开放的非无菌系统中发生细菌污染的风险增加,此类血小板必须在 4 小时内输注给患者。较新的输血医学技术可在封闭的无菌系统中将血小板"预混在一起",从而使产品具有整整 5 天的保质期。让我们更详细地审查这三种类型的血小板单位。

　　当血小板从捐献的全血的各种成分中分离时,它们被称为随机献血者血小板或全血血小板。通过离心将它们与全血单位中的其余成分分开,将其悬浮在 50~70mL 血浆中,并保存在血库中。全血来源的血小板至少含有 $55×10^9$ 个血小板,尽管大多数单位含有的血小板都比这个数量要多,通常为 $(100~250)×10^9$ 个血小板。这是术语"单位"问题的一部分,因为每个单位的血小板数量存在很大的差异,这主要是由于献血者的血小板数量差异很大。血库指南指出,至少 90% 的全血血小板单位必须包含至少 $55×10^9$ 血小板,但它们是通过测量血库生产的所有单位的子集的血小板计数来满足这一要求。换句话说,单个血小板单位没有记录血小板计数,因此,除了知道至少为 $55×10^9$,但也可能在 $(100~250)×10^9$,您永远不确定一个单位中有多少血小板。

　　通过将全血来源的血小板单位合并在一起,可以在血库中产生合并的血小板单位。可以根据特定患者的需要来生产合并的血小板单位,从而生产一袋包含足够数量具有期望治疗效果的血小板。现在,更常见的是将它们"预冷却"在一个封闭的无菌系统中,以实现完整的保质期。输注单个全血血小板单位通常不能充分增加患者的血小板计数以达到治疗效果,因此,合并的血小板单位会在血库中生产,并送至医院各层,由护理人员输给患者。通常,将 4~8 个单位的全血血小板合并在一起,以形成一个合并的血小板单位,从而达到每单位合并的血小板单位约含 $(300~600)×10^9$ 个血小板。

　　在 1~2 个小时的细胞分离程序中,从单个供体中收集一个单位的单采血小板。根据血库标准,每个单位至少包含 $300×10^9$ 个血小板。这些单位被存储在血库中并直接发放并输注,因为它们通常每单位含有足够数量的血小板以达到治疗作用。

　　现在已经描述了三种类型的血小板单位,我们准备讨论血小板剂量。在两种广泛的情况下给予血小板:控制出血(治疗性)和预防出血(预防性)。不幸的是,对于这两种情况,最佳血小板剂量均无明确定义。没有关于治疗性血小板剂量的具体指南,而对于预防性血小板剂量,现存的数据显示,所谓的"低"和"高"剂量对后续出血率的影响没有差异($110×10^9$

vs. 440×10^9 个血小板/m² 体表面积)。因此,当前针对治疗性和预防性指征的建议是输注单个单采血小板单位或等效的合并单位。预期的反应是将 70kg 体重的成人血小板计数增加 $(30\sim60) \times 10^9/L$。

通常基于血浆相容性而不是严格的 ABO 配血来选择血小板。ABO 抗原在血小板上的表达较弱,配血的血小板可能产生更有效的应答,尤其是在血浆中可能具有高滴度的抗 A 或 B 抗体的 O 型血患者。但是,实际上,直到认为患者对血小板输注无反应(血小板计数不像预想的那样增加)后,才需要进行特定血型的血小板输注。此外,血小板输注可能导致 HLA 同种免疫,对于将来可能需要骨髓或实体器官移植的患者,有使用去白细胞血小板的指征,从而最大程度地降低这种风险。许多大型医院已常规去除血液制品中的白细胞。去白细胞的产品也被认为是没有巨细胞病毒(CMV)风险的,因为 CMV 存在于白细胞中。

值得讨论的是急症或急诊手术中使用血小板抑制剂(阿司匹林或 ADP 受体抑制剂,例如氯吡格雷或替卡格雷)的患者。血小板输注已显示对这些患者的血小板聚集具有有益作用,但尚无具体的给药剂量指导,因为这种作用主要取决于血小板的类型(新鲜与储存)、输注量以及输注时循环系统中血小板抑制剂的浓度。

⌂ 要点

- 有三种不同的血小板"单位"。
- 全血来源的血小板单位:从捐献的全血各种成分中分离出的血小板(通常制成合并血小板,以产生足够的"剂量")。
- 合并的或预合并的血小板单位:合并在一起的全血血小板单位在血库中产生合并的血小板单位。
- 单采血小板单位:在 1~2 个小时的细胞分离过程中从单个供体中收集。
- 没有明确的血小板输注具体剂量。常见的做法是输注一个单位的单采血小板或等量的合并血小板(4~6 单位的全血血小板),然后检查是否有反应。

推荐读物

Hansson EC, Shams Hakimi C, Astrom-Olsson K, et al. Effects of ex vivo platelet supplementation on platelet aggregability in blood samples from patients treated with acetylsalicylic acid, clopidogrel, or ticagrelor. *Br J Anaesth*. 2014;112(3):570–575.

Kaufman RM, Djulbegovic B, Gernsheimer T, et al. Platelet transfusion: A clinical practice guideline from the AABB. *Ann Intern Med*. 2015;162(3):205–213.

King K. *Blood Transfusion Therapy*. 11th ed. Bethesda MD: AABB; 2014.

Kumar A, Mhaskar R, Grossman BJ, et al. Platelet transfusion: a systematic review of the clinical evidence. *Transfusion*. 2015;55(5):1116–1127.

Mastronardi C, Schubert P, Levin E, et al. Process improvement by eliminating mixing of whole blood units after an overnight hold prior to component production using the buffy coat method. *J Blood Transfus*. 2013;2013:154838.

Slichter SJ, Kaufman RM, Assmann SF, et al. Dose of prophylactic platelet transfusions and prevention of hemorrhage. *N Engl J Med*. 2010;362(7):600–613.

Spiess BD. Platelet transfusions: the science behind safety, risks and appropriate applications. *Best Pract Res Clin Anaesthesiol*. 2010;24:65–83.

Stroncek DF, Rebulla P. Platelet Transfusions. *Lancet*. 2007;370(9585):427–438.

Tanaka KA, Subramaniam K. Looking into the future of platelet transfusion in the presence of P2Y12 inhibitors. *Br J Anaesth*. 2014;112(5):780–784.

第52章
冷沉淀——血库中最容易被误解的血制品

冷沉淀的全称是冷沉淀抗溶血因子(cryoprecipitated antihemolytic factor, AHF),简称为"cryo"。该产品包装虽小,但却是最易被误解的一种血制品。许多人错误地认为它只是一种更浓缩的新鲜冰冻血浆(FFP),但这非常不准确。临床服务提供者和输血医学专家之间关于该产品的大多数对话都是围绕着这个误解展开的,临床服务提供者更倾向于为一些对容量过载敏感的患者使用包装较小的冷沉淀。但却很少有人意识到血浆实际上可能是用于补充凝血异常患者凝血因子(因子Ⅴ、Ⅷ)的更好来源。每 1 单位的冷沉淀是通过在 1~6℃解冻 1 单位的新鲜冰冻血浆制成的,一些血浆蛋白会在解冻过程中从溶液中沉淀出来。除去上清液,留下冷沉淀因子和约 10~15mL 血浆。血浆上清可作为血浆冷沉淀还原物,可用于治疗难治性血栓性血小板减少性紫癜,作为补充血栓前血管性血友病因子多聚体的血浆来源。虽然冷沉淀是经过新鲜冰冻血浆解冻后从血浆蛋白中沉淀提取,但它并不包含血浆中发现的**所有**凝血因子。正如一位输血医学专家所言,"它只是新鲜冰冻血浆的影子。"事实上,它只是因子Ⅷ:C(促凝血活性)、因子Ⅷ:vWF(血管性血友病因子)、纤维蛋白原和因子ⅩⅢ的良好来源。1 单位新鲜冰冻血浆每毫升含有大约 1 个国际单位(IU)的除纤维蛋白原以外的所有凝血因子,其中纤维蛋白原在大约 200~250mL 的标准单位中含有大约 400mg。每一单位的冷沉淀物只含有20%~30%的因子ⅩⅢ、40% 至 70% 的血管性血友病因子以及在原新鲜冰冻血浆单位中约 30%的纤维蛋白原。质量控制要求每单位冷沉淀至少含有 80~120 单位的因子Ⅷ、至少 150mg 的纤维蛋白原(实际上接近 250mg),以及原血浆单位中 20%~30% 的因子ⅩⅢ。它还含有原血浆单位中大约 40% 到 70% 的血管性血友病因子。每单位冷沉淀体积约为 10~15mL,可在−18℃或更低的温度下保存长达 1 年。由于小容积包装会带来使用上的不便和浪费,冷沉淀一般都是汇集为较大的单位,然后提供给临床使用者。为了满足有效的输血量,冷沉淀物通常是 5 到10 个单位汇集到一个较大的包装中。而解冻和混合冷沉淀通常需要 30 分钟左右。经解冻和混合的冷沉淀物的保质期只有 4 小时。如果产品没有用于预定的患者,该产品也不太可能用于另一个患者,所以经常会造成浪费。每单位冷沉淀的医院采购成本平均约为 40 美元,5 个单位的预装袋剂量平均约为 300 美元。若将人工和医院管理费用等间接成本计算到获得该产品的基本成本中,单个单位的冷沉淀要花费大约 80 美元,而一个预装袋冷沉淀大约为 430 美元。如果还需要将单个单位按需混合装袋,则会产生额外的成本。2017 年的医疗保险报销标准显示,每个冷沉淀物单位的报销标准为 53 美元,比机构的支出成本低约 27 美元。根据这位输血医学专家在一个中型学术中心的经验,医院的血库有大约 50 单位的 A 型、AB 型、B 型和O 型血的冷沉淀库存,以及预混冷冻的 5 单位一袋的共 20~30 单位库存 A 型、B 型和 O 型血冷沉淀。AB 型血的献血者通常保留血浆,很少从这些血液中进一步处理得到冷沉淀,使其更难获得。

冷沉淀的用途

冷沉淀的主要适应证是治疗先天性或获得性纤维蛋白原缺乏。冷沉淀是一种理想的纤维蛋白原来源。由 10 袋冷沉淀混合的 150mL 标准剂量冷沉淀可提供大约 2 500mg 纤维蛋白原,而要给予相同数量的纤维蛋白原,则需要 1L 以上的新鲜冰冻血浆。它常用于出血和/或血流动力学改变的情况,如心脏手术、创伤、肝脏移植或产科出血时,也可用于由弥散性血管内凝血(DIC)引起的低纤维蛋白原患者,弥散性血管内凝血可继发于许多原发疾病,如脓毒症、恶性肿瘤和羊水栓塞。因此,冷沉淀物在重症监护室中也会像在手术室中一样被频繁使用。纤维蛋白原是凝血级联反应中的关键成分,不仅参与纤维蛋白网的形成(在凝血酶和因子 XIII 的帮助下),还参与血小板的活化及其随后的聚集,使其成为影响凝血块稳定性的最重要的凝血蛋白。2007 年的一项研究检测了凝血标志物在产后出血中的变化,以预测出血的严重程度。研究显示,与非重度产后出血妇女相比,重度产后出血妇女的纤维蛋白原、因子 V、抗凝血酶活性、蛋白 C 抗原显著降低,凝血酶原时间延长。在多因素分析中,纤维蛋白原是评估严重产后出血的唯一标志物。产科大出血通常表现为低纤维蛋白原和剧烈纤溶,尤其是在紧急情况下,如胎盘早剥、前置胎盘、生殖道创伤和宫缩乏力。许多产科产后出血治疗方案包括使用冷沉淀,大多数输血医学专家建议在此类情况下尽早使用冷沉淀,尤其是担心出现弥散性血管内凝血的情况。大出血时,使用晶体液或胶体液复苏会使得纤维蛋白原耗竭加重。在创伤性凝血病中,军事损伤控制复苏的经验导致血浆输注与红细胞输注的比例增加。2008 年的一项战斗伤亡研究发现,纤维蛋白原与红细胞的输注高比例与出院存活率增高呈独立相关。因此,作者建议每 10 单位红细胞输注一袋 10 单位的冷沉淀,或每 2 单位红细胞至少输注 1 单位的新鲜冰冻血浆。如果采用 1:1 的血浆与红细胞比值,应充分补充纤维蛋白原和其他凝血因子;然而,冷沉淀可能包括在某些医院的大量输血方案(MTP)中,采用预定包装或根据血栓弹力图监测结果进行纠正。欧洲《严重创伤出血和凝血障碍的管理指南》建议在严重出血时,若血浆纤维蛋白原为 1.5~2g/L,无论采用何种输血策略,均应使用纤维蛋白原浓缩物或冷沉淀来补充纤维蛋白原。大量输血方案通常是"推动式",即预先确定的血制品直接输注给患者,而不考虑实验室值;或者是"拉动式",即血制品由实时 CBC、凝血值和 TEG 结果决定。"推动式"的治疗方案有时依赖于一些不是很明确的指标,如"渗出性出血",而不是基于证据的数据来指导输血治疗。冷沉淀可能是两种方案的一部分。不幸的是,包括冷沉淀在内的"推动式"大量输血方案通常会导致血制品的大量浪费,因为冷沉淀在解冻和混合后只有 4 小时的使用期限。如果冷沉淀不用于创伤患者,则不太可能用于其他患者,因为冷沉淀的适应证很少。此外,尽管在大量输血方案中需要 1 比 1 的压积红与血浆的单位比,但红细胞通常是先输注的,冷沉淀这类血浆制品常常滞后输注,易被遗忘。

在心脏手术方面,一项对 30 名接受主动脉手术的患者开展的小型研究中,对患者使用新鲜冰冻血浆,或用新鲜冰冻血浆和冷沉淀联合进行治疗,发现输注冷沉淀的患者失血量较少,所需的新鲜冰冻血浆较少。最近的一项回顾性研究观察了 3 000 多名接受心脏手术的患者,其中 50% 以上需要输血。作者使用倾向评分匹配法(22 个项目)来比较输血组和未输血组。对输血组,作者还比较了血液的类型和数量。作者的结论是输血,特别是冷沉淀,与 5 年死亡率的增加独立相关,这使得将广泛的、不加区分的大量输血方法应用于心脏手术的做法得以叫停。

肝病患者常因促凝血因子和抗凝血因子缺乏以及血小板减少而出现凝血功能失调。在一项小型研究中(n=17),肝病患者接受 4 个单位的新鲜冰冻血浆或 5 个单位的冷沉淀治疗。冷沉淀组确实改善了凝血功能,然而,新鲜冰冻血浆组在国际标准化比值和活化部分凝血活酶时间参数方面改善更大。此外,新鲜冰冻血浆组患者比冷沉淀组患者输注的血制品更少。冷沉淀作为纤维蛋白原的丰富来源常用于肝移植,然而,新鲜冰冻血浆由于同时含有促凝剂和抗凝剂,是肝移植患者的更好选择。在一项与大出血相关的低纤维蛋白原血症肝移植患者的研究中,作者发现术中输注冷沉淀与出现胆道并发症呈相关性。冷沉淀对透析或去氨加压素治疗失败的尿毒症患者也可能有用。

　　血浆来源的纤维蛋白原浓缩物是可获取的,并逐渐赢得临床医生的青睐;但并非所有医院都有这种产品。一些欧洲国家完全限制冷沉淀的使用,倾向更新的、提纯的、巴氏杀菌的纤维蛋白原浓缩物。一项比较纤维蛋白原浓缩物与冷沉淀物在出血患者中的疗效和安全性的系统综述发现,比较这两种疗法的证据匮乏,且现有证据也有失偏颇。根据现有的证据(尽管存在缺陷),研究人员发现两种产品在纤维蛋白原水平升高、红细胞输注减少或血栓栓塞并发症方面并无差异。

冷沉淀使用不当

　　过去,在凝血酶原复合物出现之前,人们会使用冷沉淀用于血友病 A 和血管性血友病;然而,随着越来越多病毒灭活后的,且经由美国食品药品监督管理局(FDA)批准的凝血酶原复合物出现后,除非该血制品不可用,否则不会使用冷沉淀。美国 FDA 公布的人类血液和血液成分使用通告中,仅将冷沉淀物列为二线疗法。人们会通过将冷沉淀与凝血酶(通常是来自牛)混合,来制备局部用的密封胶。但这种制剂可能会使患者产生牛 V 因子抗体,而这种抗体可引起临床出血并可能混淆凝血试验结果。近年来,已有商业生产的含有人凝血酶的纤维蛋白密封剂制剂(例如 Tisseel),它是"自制"密封胶的更好的替代品。在少数情况下,冷沉淀被用于脓毒症患者以取代纤维连接蛋白,而纤维连接蛋白被认为是巨噬细胞清除非细胞碎片的调理素。对照研究并没有显示出使用这种方法所带来的任何益处,且风险可能超过任何理论上的益处。

冷沉淀的剂量

　　除非输给新生儿或小婴儿,否则冷沉淀输注时不需做交叉配血或遵循 ABO 血型相容原则。这是因为冷沉淀内血浆的体积通常很小,不会引起成人溶血。

　　当用于替代因子Ⅷ时,冷沉淀物的剂量计算为:

$$冷沉淀的袋数 = \frac{[血浆量(mL) \times 所需Ⅷ因子增加量(\%)]/100}{80}$$

　　计算纤维蛋白原替代剂量:

$$冷沉淀的袋数 = \frac{[血浆量(mL) \times 所需纤维蛋白原增加量(\%)]/100}{250^*}$$

*250 作为分母是因为每单位冷沉淀含有大约 250mg 纤维蛋白原。

　　通常输注时很少按照以上公式进行,大多数的冷沉淀输注都是基于估计进行的。成人冷沉淀的经典剂量为 1 单位/5kg 体重,最高剂量为 10 单位(袋),以达到约 1g/L 的纤维蛋白原水平。儿童剂量为 1 单位/5~10kg 体重,或 5~10mL/kg。有关剂量的预期假设认为没有纤维蛋白原的持续消耗/损失来降低其作用。在存在消耗的情况下,可能需要更多的剂量。

⌂ 要点

- 冷沉淀只是新鲜冰冻血浆的"影子",并不是单纯的更浓缩版的血浆。
- 冷沉淀唯一合适的用途是治疗先天性或后天性纤维蛋白原缺乏症或因子ⅩⅢ缺乏症。
- 由于现在可以获得美国食品药品监督管理局批准的更好的产品,如凝血酶原复合物和局部纤维蛋白密封胶,因此将冷沉淀用于治疗血友病、血管性血友病或作为局部纤维蛋白蜜封胶的做法比较罕见。

- 大多数冷沉淀输注时起始剂量为 10 单位,以达到一个中等体重的成年人约 1g/L 的纤维蛋白原,但也可以按照更精确的计算输注。

- 冷沉淀物输注时不需做交叉配血或遵循 ABO 血型相容原则,因为其中血浆的体积很低,即使是不相容的单位也不会引起成人溶血。但是输血给新生儿或小婴儿时,需要遵循 ABO 血型相容原则。

推荐读物

Bandarenko N, ed. *Blood Transfusion Therapy: A Physician's Handbook*. 11th ed. Bethesda, MD: AABB Press; 2014:24–6, 56–7, 159–206.

Charbit B, Mandelbrot L, Samain E, et al. The decrease of fibrinogen is an early predictor of the severity of postpartum hemorrhage. *J Thromb Haemost*. 2007;5(2):266–273.

Droubatchevskaia N, Wong MP, Chipperfield KM, et al. Guidelines for cryoprecipitate transfusion. *BC Medical Journal*. 2007;49(8):441–445.

French CJ, Bellomo R, Angus P. Cryoprecipitate for the correction of coagulopathy associated with liver disease. *Anaesth Intensive Care*. 2003;31(4):357–361.

Jensen NH, Stensballe J, Afshari A. Comparing efficacy and safety of fibrinogen concentrate to cryoprecipitate in bleeding patients: a systematic review. *Acta Anaesthesiol Scand*. 2016;60(8):1033–1042.

Liu S, Fan JW, Wang XL, et al. Intraoperative cryoprecipitate transfusion and its association with the incidence of biliary complications after liver transplantation-a retrospective cohort study. *Plos One*. 2013; 8(5):e60727.

Mittermayr M, Streif W, Haas T, et al. Hemostatic changes after crystalloid or colloid fluid administration during major orthopedic surgery: the role of fibrinogen administration. *Anesth Analg*. 2007; 105(4):905–917, table of contents.

Nascimento B, Goodnough LT, Levy JH. Cryoprecipitate therapy. *Br J Anaesth* 2014;113(6): 922–934.

Petrides M, Stack G, eds. *Practical Guide to Transfusion Medicine* 2nd ed. Bethesda, MD: AABB Press; 2007:214–217, 306, 363, 392.

Shaw RE, Johnson CK, Ferrari G, et al. Blood transfusion in cardiac surgery does increase the risk of 5-year mortality: results from a contemporary series of 1714 propensity-matched patients. *Transfusion*. 2014;54(4):1106–1113.

Stinger HK, Spinella PC, Perkins JG, et al. The ratio of fibrinogen to red cells transfused affects survival in casualties receiving massive transfusions at an army combat support hospital. *J Trauma*. 2008;64 (2 Suppl):S79–S85; discussion S85.

Streiff MB, Ness PM. Acquired FV inhibitors: A needless iatrogenic complication of bovine thrombin exposure. *Transfusion*. 2002;42:18–26.

Tomita Y, Shimode N, Ide T, et al. Efficacy of cryoprecipitate transfusion for coagulopathy after cardio-pulmonary bypass in thoracic aortic surgery. *Masui*. 2011;60(7):830–834.

U.S. Food and Drug Administration (FDA). *Circular of Information for the Use of Human Blood and Blood Components*.

www.bbguy.org. Transfusion medicine education web site run by Joe Chaffin, MD.

第 53 章
易于混淆的洗涤血制品——这里能够提供一些帮助

人们对血液制品的洗涤误解很多。首先要澄清的是,只能对细胞产品(包装的红细胞和血小板)进行洗涤。细胞洗涤的目的是尽可能多地去除细胞悬液,包括血浆、抗凝剂和添加剂溶液。血浆和冷沉淀不能洗涤,因为它们是液体产品。

储存在塑料袋中的血液成分永远不像在体内循环的血液那样具有生理功能。在红细胞的保质期内，会出现一种被称为"红细胞储存损伤"的现象。红细胞无核无线粒体，因此不能利用氧气代谢能量，也不能产生蛋白质。然而，红细胞维持血红蛋白具有输送氧分子的构型，维持有利于通过小血管变形的细胞形态的过程确实需要能量。浓缩红细胞(pRBC)储存在 4℃，这会减缓代谢过程，最常见的储存溶液包含不同数量的能量源(腺嘌呤)、抗凝血剂和其他防腐剂，以保持细胞存活。最常用的添加液能使浓缩红细胞保质期长达 42 天。在贮藏过程中，红细胞代谢和形态发生变化。其中一个重要的变化是钠钾泵的损伤，导致细胞内钾离子释放出来游离于上清液中。保存在普通血液添加液中的上清液中的钾浓度在 42 天内从大约 2mEq/L 线性增加到 45mEq/L。换言之，由于红细胞的被动渗漏，储存的血液中的血浆钾浓度每天大约增加 1mEq/L。输注一个单位的红细胞通常导致向患者输送大约 10mEq/L 的钾。肾功能正常的患者一般不受这种少量钾输入的影响；然而，一些患者群体会有输血相关高钾血症的风险。由于新生儿不能从尿液中排出大量的钾，他们患输血相关高钾血症的风险会增加。为了降低这种风险，一般使用 7 天以内的血液。创伤患者同样也面临输血所致高钾血症的风险。值得注意的是，这些患者易患高钾血症(与输血无关)是由于挤压损伤导致肌肉破裂并释放钾、心输出量下降(因此肾小球滤过率降低)和低钙血症。急性或慢性肾功能不全患者由于不能排出尿液中过量的钾，细胞外钾负荷有增加的危险。即使在肾功能中度受损的患者中，这种保护机制也会减弱。

细胞类血液制品中包含不同体积的血浆。红细胞制品中含有的血浆体积最小，而血小板制品中含有的体积则更大。由于血浆中可能含有多种过敏原，对易发生过敏反应的患者而言是一个需要注意的问题。血浆中也含有正常的免疫球蛋白，这可能导致 IgA 缺乏的患者与针对 IgA 的抗体发生过敏反应。

在麻醉学实践中最常遇到的洗涤血制品的用途如下：

- 高钾血症和肾功能衰竭患者输血时，应该完全去除红细胞制品中的钾(对高钾血症的易感性更高)
- 预防 IgA 缺陷患者出现抗 IgA 抗体的过敏反应(如果来自 IgA 缺陷供者的血液不可用)
- 反复出现的严重过敏性输血反应，不能通过输血前使用抗组胺剂或类固醇治疗来预防
- 为新生儿同种免疫性血小板减少症患者采集的母体血小板

随着现今更多电子化医嘱系统的出现，洗涤产品可能作为取血医嘱的附加选项。有时人们会无意中要求采用洗涤过的血制品，或者曾经对输血科医生说，"因为洗过的血液比没洗过的血好。"

洗涤血制品的一些重要注意事项：

- 可使用血库中的特殊细胞洗涤仪器，用 1~2L 生理盐水洗涤细胞血液成分。
- 细胞洗涤需要在规定时间内密集完成，每单位大约需要 45 分钟。因此，水洗制品既不能迅速获得，也不可能获得大量的水洗制品。
- 并不是所有的血库都有细胞洗涤仪器，且可能不提供洗涤制品，或者可能需要使用劳动强度更大(且速度更慢)的人工流程，或者必须向血站预订洗涤后的血液，而这就会延长血制品交付时间，并提高费用。
- 洗涤后的 1 单位红细胞可能会导致输注后血红蛋白无法升高 10g/L，因为多达 20% 的红细胞在洗涤过程中丢失。
- 洗涤后的红细胞脆性增加，在输血产品中游离血红蛋白可能增加，而这对潜在溶血过程或肺动脉高压患者又是一个问题。

- 洗涤后的红细胞只有 24 小时的保质期。如果洗涤过的血制品没有用于预定的患者,它就不太可能用于另一个患者,经常会造成浪费。
- 一个洗涤过的血小板单位在这个过程中可能损失高达 33% 的血小板。血小板功能也受到不利影响(血小板活化),并可能导致反应不佳。

由于上述原因,如果非常担心高钾血症,且急需或大量用血,使用洗涤血制品并不可行。更好的解决办法可能是提供更新鲜的红细胞,即小于 14 天或小于 7 天的血液,或者使用其他方法来控制血钾。一般情况下,洗涤血制品的效用有限。在预订洗涤的血液制品时需深思熟虑,因为这样的血制品不一定更好,实际上在几个方面可能是更差的。肾小球滤过功能减退或外伤患者因损伤导致高钾血症,需要大容量输血,需要采取策略去除或转移细胞外钾。如果结合剂或利尿剂不能促进钾的清除,则应考虑肾脏替代治疗。

⌂ 要点

- 洗涤血制品以获得"更好"的血液并不总是像你所想的那样。
- 洗涤只能对细胞类血制品(红细胞和血小板)进行,并且会去除血浆、抗凝剂和添加剂溶液。
- 洗涤通常是为了减少细胞血液制品的钾负荷。它也适用于不太常见的免疫情况,例如存在抗-IgA 抗体的 IgA 缺陷个体。
- 血液制品的洗涤既费时又昂贵,而且并非普遍适用。
- 洗涤对红细胞也是有害的,这一点并不是人尽皆知。它会导致红细胞脆性增加,如果不立即输血,保质期会缩短到 24 小时左右。
- 洗涤对血小板产品也有明显的危害。洗涤会破坏产品中多达三分之一的血小板,并降低在洗涤过程中存活下来的血小板的功能。
- 尽量减少使用洗涤后的血液制品的医嘱,最好在咨询输血科医生后再下达医嘱。它不是应对如创伤所致高钾血症的独立解决方案。

推荐读物

Hornsey VS, MacDonald S, Drummond O, et al. In vitro properties of red cells prepared from half-strength citrate CPD/RAS-2 (Erythro-sol) donations in PL-146 plastic. *Transfus Med*. 2000;10(1):31–35.

Perkins RM, Aboudara MC, Abbott KC, et al. Resuscitative hyperkalemia in noncrush trauma: a prospective, observational study. *Clin J Am Soc Nephrol*. 2007;2(2):313–319.

Simon GE, Bove JR. The potassium load from blood transfusion. *Postgrad Med*. 1971;49(6):61–64.

Strauss RG. Data-driven blood banking practices for neonatal RBC transfusions. *Transfusion*. 2000;40(12):1528–1540.

第 54 章
这个 TEG 描图看起来像是罗夏墨迹——是该输血了吗?

一位 53 岁女性,右侧肾癌已浸润肝脏及下腔静脉,计划手术切除肿块。过去有重要意义的病史包括肥胖和与长期吸烟有关的慢性阻塞性肺病。麻醉计划是有足够的静脉通道,包括多通路的颈内静脉置管,以及有创动脉血压监测,目标导向治疗监测设备可以提供高级血流动力学参数监测。采用这种监测方法是由于手术预期时间长,且为开放的腹部手术,有可能大量失血。手术开始 2 小时后,外科医生通知你"台上正在出血",同时收缩压下降到 47mmHg,目标导向治疗监测设备显示心脏指数为 $1.1L/(min·m^2)$。在启动大量输血方案和一小时的 I 级快速输血系统和大量静脉注射血管收缩药后,血压和心脏指数已经稳定。外科医生报告说整个术野都有弥漫性渗出,并要求进行凝血化验。45 分钟前发出的那份凝血化验结果还没回报,但还是发了新的化验。你的主治医生要求同时进行血栓弹力图(TEG)分析。大约 10 分钟后,实验室打电话通知,刚刚发送的凝血化验样本不足,无法处理;此外,他们还告诉你,TEG 样本正在处理中,结果可以在手术室的电脑实时查看。当你看到 TEG 结果,你看到了一个简化的罗夏墨迹图(Rorschach blot)。这结果是好是坏?你如何分析 TEG 结果,这项技术到底有多可靠呢?

简介

外科凝血病常见于心脏、创伤和肝脏手术以及其他随时可能破坏止血功能的手术中。中心实验室的血液学和特殊凝血化验是评估凝血系统缺陷的重要支柱,但即使进行标准试管凝集试验(STAT),它的速度对于像前述的临床案例中描述的那样的紧急情况下依然太慢。进行血栓弹力图(TEG)是一个很好的方法,可以使用 TEG 检测来更快速地评估凝血异常患者需要如何恢复到正常的凝血范围;TEG 检测结果通常在样本开始处理后 15 分钟内就可以得到。快速 TEG 测定也可使用,但由于大多数文献是用标准 TEG 生成的,我们建议坚持使用标准 TEG 检测。本书包含一个心脏部分凝血疾病管理的单独章节,因此这一章的工作将主要集中在 TEG,而不是旋转血栓弹力测定法(ROTEM),有时被称为"欧洲 TEG",因为作者在 TEG 使用方面有着长期的临床经验,而在 ROTEM 中则没有。

关于 TEG/ROTEM,首先要知道的是,它们可以作为一种非常有用的辅助工具来确定患者为什么会出血,以及需要补充哪些血制品来纠正凝血障碍。有 6 个随机对照试验证明,TEG 指导的治疗方法(相对于仅靠医生的判断)更为优越,因为 TEG 组出血较少,同种异体血制品更少。同样要注意的是,同行评议的文献中有充分的记录,在没有实验室检查和/或 TEG/ROTEM 辅助的情况下治疗凝血异常患者会导致显著的过度输血。TEG 生成了许多不同的参数,这些参数都有一定的特异性和一定程度的重叠(我们希望你不会认为 TEG 相关事项是非常容易掌握的)。

TEG 样本的获取

TEG 样本的处理方式略有不同,这取决于它们的收集方式,只有两种方法。首先,也是我们实践中最常见的一种方法是,在确保消除管道中的整个死腔体积后,我们从动脉管中采集全血样本。TEG 样本也可以来自静脉管或直接静脉穿刺。当从直接静脉穿刺取血时,确保前几毫升血液被丢弃是很重要的,因为它们可能含有会加速凝血过程的组织因子,并最终影响结果(即,使凝血过程看起来比实际功能更好)。第二种样本处理方法是从动脉或静脉(如上所述)采集的样本,并将其添加到一个顶部为蓝色的试管中(含柠檬酸盐)。

非柠檬酸盐处理的全血样品转移到含有试剂高岭土的 1mL 小瓶中。高岭土,相当于陶土,可以增加带负电基质的表面积,从而激活接触活化途径,启动凝血级联反应。将全血和含有高岭土的小瓶轻轻倒置大约五次,然后用微量移液管准确地抽出 $360\mu L$ 的血液。重要的是不要剧烈摇晃高岭土小瓶,因为这将导致血小板的剪切应力激活,并可能再次影响观察结果的准确性。很遗憾,TEG 是一个非常敏感的分析,它的检测仪器存在一些用户界面问题,这些问题可能会导致结果混乱,这是您在使用时必须注意的情况。新版本的 TEG 仪器已经有效地消除了这些用户界面问题,如果你现在购买 TEG 检测仪器,我们推荐使用升级后的更新型号。ROTEM 也有一些用户界面问题会影响结果。通过让医院的中心实验室处理样本,也可以避免这些使用上的问题。然后将样本添加到 TEG 杯中。对于含有柠檬酸盐的样品,向高岭土小瓶中加入 1mL 血液,在轻轻搅拌后,向杯中加入 340μL 血液和 20μL 氯化钙,以中和柠檬酸盐。请注意,使用含柠檬酸盐试管处理方法的主要优点是样本不必马上处理(即它们可以在医院的试管储存系统中等待处理一段时间,而不是立即处理)。

一旦进入 TEG 杯,样本就被锁定在装置中。将 37℃的样品悬挂在一次性杯内,并将其放在一次性杯内加热。杯子以缓慢、精确的方式双向旋转,稍微偏离中心。旋转产生的双向性跟踪的镜像,有点像罗夏墨迹。一次性针头连接到悬挂在样品上方的非常敏感的张力丝上,可以检测到样品粘度的微小增加。这些粘度的增加在 x 轴上是随时间而变化的,在 y 轴上是代表凝块硬度的振幅。最后的结果是 TEG 图形,以及产生图形的相关数值。

快速观察 TEG 图形对经验丰富的临床医生来说意义重大,因为有许多与不同凝血异常相关的常见图形(图 54.1);然而,查看正常范围内的各种参数也有助于 TEG 初学者进行凝血病评估。遵循适当的样品处理方法后,构成 TEG 图形的第一个参数是"反应时间"或 R-时间(表 54.1)。R 时间是样本从液态血液到第一次检测凝血所需的时间长度(即检测样品粘度增加的时间)。

TEG 的参数

R-时间在很大程度上代表了构成内源性、外源性和共同途径的可溶性凝血蛋白的整体功

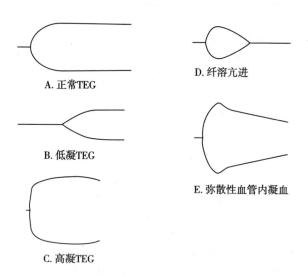

图 54.1 常见 TEG 图形

表 54.1 正常 TEG 参数

R-时间/min	K-时间/min	α 角/°	MA/mm	LY-30/%
4~9	1~3	59~74	55~74	0~8

能和/或水平。纤维蛋白原的水平和功能也会影响 R-时间。此外,抗凝剂如肝素、香豆素和直接凝血酶抑制剂将延长 R-时间,降低可溶性凝血蛋白水平或功能。相对低温的血液样本(例如 33℃)也会有较长的 R 时间,即使 TEG 会将样本加热到 37℃,但是升温过程不是瞬时完成的。

一般来说,当 R-时间超出正常范围时,临床医生会用新鲜冰冻血浆(FFP)治疗患者。FFP 的剂量取决于 R-时间的延长程度。例如,如果 R-时间是正常上限的两倍,并且患者有明显的临床出血,可以给予 2~4 单位的 FFP 并重复检测 TEG。

> **要点**:经常重复检测 TEG 是必要的,以确认凝血异常的治疗是否取得了进展。

或者,在 R-时间为正常上限的 3~4 倍或更高的情况下,临床中我们会给予 500 单位的凝血酶原复合物浓缩物(PCC),也被称为 KCENTRA(CSL-Behring),它基本上含有配比均衡的维生素 K 依赖性凝血因子(即因子 Ⅱ、Ⅶ、Ⅸ、Ⅹ、蛋白质 C、蛋白质 S)和少量抗凝血酶以及肝素。注意:这属于 PCC 的超说明书使用,因为经 FDA 批准 PCC 可用于逆转由于香豆素(如华法林)造成的患者出血。与 FFP 用于治疗较长的 R-时间一样,频繁检测 TEG 对于任何凝血异常的安全治疗是至关重要的。**此外,值得注意的是,仅用 FFP 纠正延长的 R-时间并没有什么错,除非你遇到了容量过载的情况,而如果患者持续出血,这种情况是不太可能发生的。**事实上,出血患者通常是低血压和低血容量。如果在 R-时间延长的情况下,已经超过正常值上限的几倍,并且没有 PCC 可用,或者 FFP 不能解决问题,那么此时超说明书使用 35μg/kg 的重组激活因子 Ⅶ(rFⅦa)通常会将 R-时间急剧缩短至正常值甚至低于正常值(即高凝状态)。

因为香豆素、普通肝素、低分子量肝素或直接凝血酶抑制剂可以延长 R-时间,因此了解心血管病患者正在使用什么药物治疗非常重要。使用普通肝素延长 R-时间的患者,单用鱼精蛋白可以使凝血状态正常化。类似地,口服抗因子 Ⅱa 抑制剂达比加群的患者可以单独用伊达鲁珠单抗(Praxbind,Boehringer Ingelheim)纠正。伊达鲁珠单抗的使用应咨询血液科医生,除非给药的临床医生对这种生物制剂的使用经验丰富。伊达鲁珠单抗不能有效中和静脉内直接凝血酶抑制剂,但 PCC 或 FFP 应有助于纠正凝血障碍。如果没有 PCC 可用,则 rFⅦa 的超说明书使用也可能有帮助,但血栓栓塞并发症的风险可能会增加。

关于 R-时间,最后要说的是,TEG 有两种不同类型的样本处理杯,一种是普通杯,另一种是肝素酶杯。肝素酶杯呈蓝色,含有少量来自革兰氏阴性杆菌的肝素酶。如果患者的 R-时间因肝素而延长,则含有肝素酶的样本将中和肝素并校正/缩短与肝素相关影响的 R-时间,除非样本中肝素含量超过 4 单位/mL。如果 TEG 样本没有肝素效应,则普通杯和蓝色杯的 R-时间相同。如果 R-时间因低分子肝素的存在而延长,那么鱼精蛋白只能部分纠正/中和抗凝作用。至少应该知道,在大多数情况下,可以认为 R-时间延长是需要通过新鲜冰冻血浆来治疗的,除非存在抗凝剂。

TEG 的第二个参数是 K-时间,即在 y 轴上升到 20mm 振幅所需的时间(表 54.1)。K-时间主要代表样本中纤维蛋白原的功能或水平,但也会受到低可溶性凝血蛋白水平或肝素或直接凝血酶抑制剂的影响(延长)。当出现临床显著出血时,当 K-时间延长超过正常范围时,考虑使用冷沉淀,因为它含有比 FFP 高很多的纤维蛋白原浓度。在 K-时间明显延长时,可以超说明书使用瓶装纤维蛋白原浓缩物(RiaSTAP,CSL-Behring),但必须缓慢(每瓶大约 6~10 分钟,大约含有 1 000mg),在给药前,最好根据体内已知的纤维蛋白原水平给予,可以使用制造商推荐的计算方法达到目标血浆纤维蛋白原水平,以避免血栓栓塞并发症。在临床实践中,我们的目标是在有临床意义的出血和 K-时间大于 1.8 分钟的患者中,使纤维蛋白原水平高于 2g/L。注意,每 5kg 体重 1 单位的冷沉淀可使纤维蛋白原增加约 1g/L。例如,要使 80kg 的患者从血浆纤维蛋白原浓度 1g/L 上升到 2g/L,就需要输注(80kg/5kg=16 单位的冷沉淀)。

TEG 的下一个参数是 α-角,它也代表纤维蛋白原功能/水平(表 54.1)。α-角是纤维蛋白积累速度的一个更好的指标,在临床实践中,我们忽略了这个参数,而只考虑 K-时间。如果血浆纤维蛋白原浓度很低,振幅永远不会达到 20mm,此时如果 α 角低于正常范围,则可以确定该诊断。对于低于正常范围的 α 角,可考虑使用冷沉淀或纤维蛋白原浓缩物。

TEG 的第四个参数是最大振幅(maximum amplitude,MA),其中 75% 与血小板功能(而不是血小板数)有关,25% 与纤维蛋白原水平有关。注意,血小板在体外(即在塑料杯反应容器中)的功能与体内不同。血液中血小板计数低于 50 000/mL 时,如果所有血小板功能正常,仍可能导致 MA 值正常。相反,即使存在与抗血小板药物(如 ADP 拮抗剂)作用有关的临床出血,如果血小板计数大于 200 000/mL,MA 值仍是正常的。这些药物不会在 TEG 上显示为 MA 降低。需要专门的血小板定位分析来评估 ADP 拮抗剂对 TEG 的影响。在这种临床情况下,我们给予血小板、纤维蛋白原和 DDAVP,剂量为 0.3μg/kg,以减轻 ADP 拮抗剂相关的出血。MA 对于识别与体外循环相关的血小板功能障碍非常有效。至少应该知道,MA 低于正常值范围时,应考虑给予血小板。

第五个 TEG 参数是 LY-30。LY-30 代表样本达到 MA 后血栓溶解的百分比,通常小于 8%(表 54.1)。对于高 LY-30 值,如果尚未使用抗纤维蛋白溶解剂(例如氨基己酸或氨甲环酸),则可考虑给药。

一些临床医生将考虑的最后一个参数是凝血指数(clotting index,CI),其范围从 −3.0 到 3.0。低 CI 表示低凝状态,较高值表示高凝状态。0 左右的值被视为正常值,需要注意的是,CI 值是 R-时间、K-时间、MA 和 LY-30 的综合表示。

TEG 图形及其缺点

图 54.1 显示了一些常见的 TEG 图形及其相关的凝血异常。熟悉这些图形可以部分避免记忆各种 TEG 参数的正常范围(就像你在笔记本上写的提示那样)。TEG 有一些缺点,与任何其他监测指标的缺点类似,因为其结果不应孤立于其他临床变量来解释。例如,常会出现患者正在出血、TEG 结果正常,而外科医生无法找到出血点的情况,在这种时候,你只需要鼓励外科医生更加努力地寻找出血点。根据我们的经验,纠正凝血问题从来没有像人们所希望的那样"干脆"。**我的解释如下:TEG 数值被纠正后,患者仍在渗血,只需再等 15 分钟左右,让出血"赶上"TEG 结果。**通常来讲,一旦凝血问题导致的出血得到充分治疗,对容量和血管收缩剂的持续需求将迅速减少,就像发现出血点并止血一样。

TEG 的另一个缺点是无法完全分离出纠正凝血问题所需的同种异体血液成分;这个问题与以下事实有关:不同的 TEG 参数测量值之间存在一些重叠。此外,处理显著低温的血样将导致 TEG 具有低凝状态,因为大多数凝血因子都以最佳温度和 pH 为基础发挥最佳作用。因此,当患者需要加温或纠正酸碱平衡时,这两个部分的紊乱都会使 TEG 表现出低凝状态。TEG 因不能揭示 ADP 拮抗剂相关的血小板功能障碍而臭名昭著,除非使用特殊的血小板定位试验(ROTEM 也是如此)。此外,如前所述,旧的 TEG 硬件有许多多用户界面问题,需要一些实践和关注才能克服。接受普通肝素或低分子肝素或直接凝血酶抑制剂治疗的患者的 R-时间、K-时间延长,MA 降低。

🏠 **要点**

- TEG/ROTEM 在确定患者为什么出血以及需要哪些血液成分或瓶装浓缩成分来纠正凝血障碍方面是非常有用的辅助手段。
- 同行评审的文献强烈支持使用中心实验室凝血检验和 TEG/ROTEM 驱动的算法来处理外科凝血障碍。
- TEG 样本可从动脉或静脉全血或柠檬酸盐处理后的静脉或动脉血的样本中取得。
- 当 TEG/ROTEM 样本直接从静脉穿刺中提取时,重要的是要确保最初几毫升血液被丢弃,因为它们可能包含加速凝血过程的组织因子,并影响最终结果。
- TEG 是一个非常敏感的测试,它存在一些用户界面问题,可能会影响结果。TEG 和 ROTEM 的更新版本在很大程度上消除了这些用户界面问题。
- 在大多数情况下,TEG/ROTEM 可以在不到 15 分钟的时间内对凝血紊乱提供有用的信息。快速 TEG 检测也是可用的,但大多数文献是用标准 TEG 检测生成的,所以我们建议坚持使用标准 TEG 检测。
- **要点**:经常重复 TEG 检测是必要的,以确定您是否取得了凝血治疗的进展。
- 当 TEG 的 R-时间延长时,可考虑使用新鲜冰冻血浆。
- 当 TEG 的 K-时间延长时,可考虑使用冷沉淀。
- 当 TEG 的 MA 低时,可考虑使用血小板。
- 不要忘记,普通肝素和低分子量肝素可以延长 R-时间和 K-时间,并降低 MA。
- 低体温患者(即低于 34℃)会出血,TEG 也可能异常。酸碱异常也会导致凝血障碍,TEG 可以检测到异常,但这些原因导致的 TEG 异常可能不需要使用血液制品进行治疗。

推荐读物

Avery EG. Massive post cardiopulmonary bypass related hemorrhage: a rational approach to management. *ASA Refresher Courses In Anesthesiology.* 2013;41(1):8–14.

Bolliger D, Seeberger MD, Tanaka KA. Principles and practice of thromboelastography in clinical coagulation management and transfusion practice. *Transfus Med Rev.* 2012;26(1):1–13.

Görlinger K, Dirkmann D, Hankee AA, et al. First-line therapy with coagulation factor concentrates combined with point-of-care coagulation testing is associated with decreased allogeneic blood transfusion is cardiovascular surgery: a retrospective, single–center cohort study. *Anesthesiology.* 2011;115(6):1179–1191.

Nuttall GA, Oliver WC, Santrach PJ, et al. Efficacy of a simple intraoperative transfusion algorithm for nonerythrocyte component utilization after cardiopulmonary bypass. *Anesthesiology.* 2001;94(5):773–781.

第 55 章
输 血 反 应

　　虽然血液制品的安全性比以往任何时候都好,但输血仍然存在固有的风险。输血反应的报道严重少于临床实际情况,并且可能存在认识不足。通常输血反应是一种排除诊断,在输血过程中,如果患者的临床状况发生任何重大变化,均应立即开始进一步调查。麻醉下的患者面临着更特殊的挑战,因为患者不能说出诸如背部/侧面疼痛等关键症状;但是,由于对生命体征和实验室参数的密切监测,应该很容易发现潜在的输血反应。一般来说,输血反应可根据临床症状和输血时间以多种方式分层。严重的反应包括:急性和迟发性溶血、过敏反应、输血相关性循环超负荷(TACO)、输血相关性急性肺损伤(TRALI)和细菌污染/败血症。临床意义较小的反应包括:过敏/过敏样反应、发热性非溶血性反应和低血压反应。输血反应的发生率如下:

常见反应:

荨麻疹——1%~3% 的输血患者

发热性非溶血性输血反应——可高达 1% 的输血患者,但随着减白血制品的广泛使用而减少

输血相关性循环超负荷(TACO)——<1% 的输血患者,更常见于有潜在心脏疾患的患者以及对液体输注更敏感的老年患者和婴儿

输血相关性急性肺损伤(TRALI)——<0.01%(可能存在少报,百分比可能不可靠)

少见反应:

过敏反应——1/(20 000~50 000)

急性溶血性输血反应(AHTR)——1/76 000,通常是由于笔误引起的 ABO 不匹配

败血症——血小板 1/50 000;红细胞 1/5 000 000

对输血反应进行分类的一种简便方法是,按照有无发热以及与输血有关的症状出现的时间,如下表所示。

治疗输血反应

一旦怀疑发生输血反应,临床团队应立即启动以下步骤:

1)停止输血,核实患者和血液制品的标识

2)使用生理盐水维持静脉通路(保持静脉通路开放)

3)根据下表对患者进行评估

4)向血库报告输血反应,将剩余的血液制品和导管连同适当的输血后样本一起发送。血库将:

    a. 对患者和产品信息进行文书检查

    b. 对输血后样本进行溶血检查

    c. 对输血后样本进行 DAT

    d. 如果怀疑有溶血,可能需要尿样

    e. 如果怀疑有细菌污染,可对该装置进行培养

    f. 输血科医生将评估反应并作出输血建议

发热反应

	诊断	病理生理改变	治疗/预防
急性			
急性溶血	发热,寒战,背/胁腹疼痛血红蛋白血症/血红蛋白血尿,出血,DIC	ABO 血型不相容的浓缩红细胞(通常是笔误),血浆中罕见的不相容抗体导致受体红细胞溶血	血压及容量支持处理 DIC注意输血前患者和血制品核对

续表

	诊断	病理生理改变	治疗/预防
发热,非溶血	发热(升高>1℃)寒战	输注单位存在细胞因子	退热药,严重寒战可采用哌替啶治疗 给予减白制品,输血前给予退热药
细菌性污染/败血症	迅速发生的高热,寒战,僵直,休克	血制品/输血部位或管路内存在细菌	败血症治疗——抗生素和压力支持。患者血液培养以及所输注的血制品培养 血液管理机构规定的血小板细菌检测新方法
输血相关急性肺损伤	呼吸窘迫,输血6小时内的急性肺损伤,新发肺叶/肺浸润,低氧血症,除外充血性心力衰竭	在血制品中存在抗HLA或抗HNA,或二次打击假说中肺小血管中性粒细胞聚集	支持性治疗,机械通气,仅使用男性血浆(见第55、58章)或在供体中筛查抗HLA/HNA
延迟(输血后>6小时)			
迟发性溶血	发热,贫血,输血后≥1周发生,直接抗人球蛋白试验(DAT)阳性	记忆反应,预先形成的抗体对再次暴露于攻击性抗原有反应	支持性治疗 识别抗体并在未来提供抗原阴性产品
输血相关性移植物抗宿主病	发热,腹泻,发红,血细胞减少,输血后≥1周发生	输入的T淋巴细胞攻击宿主组织,如GVHD加细胞减少	支持性治疗——该病通常是致命的,对某些高风险受血者的细胞产品进行辐照

HLA,人类白细胞抗原;HNA,人中性粒细胞抗原。

无热反应

	诊断	病理生理改变	治疗/预防
急性			
荨麻疹/超敏反应	荨麻疹(局部或弥散),瘙痒	IgE-介导的血制品过敏原反应(通常是血浆蛋白)	抗组胺药 对于反复发生者提前给予抗组胺药、糖皮质激素,对于严重的复发性反应,使用洗涤血液制品及上述措施

续表

	诊断	病理生理改变	治疗/预防
过敏反应	呼吸困难,缺氧,严重血管神经性水肿,休克,消化道症状	IgE-介导的过敏反应(很少被动获得)或选择性 IgA 缺陷患者的抗-IgA 反应	支持性治疗 检测抗-IgA 和可能的 IgA 缺乏 未来使用洗涤血液制品或不含 IgA 的血制品
低血压	输血期间单纯性低血压	血管紧张素转换酶抑制剂对缓激肽代谢的影响	停止输血,恢复通常很快 以后输血前考虑暂停使用 ACEI 类药物
输血相关性循环超负荷	输血期或输血后呼吸困难、缺氧、充血性心力衰竭、新发肺浸润、心功能不全	潜在的存在容量挑战的心脏病患者(尤其是老人和儿童)	利尿剂,减慢输血速度 关注出入量,对存在心脏病或对容量敏感的患者按需输血
延迟(输血后>6 小时)			
输血后紫癜	输血后>1 周无法解释的皮肤青紫,血小板下降	受体抗体导向的血小板抗原(通常为抗-HPA)	通常为自限性,少数病例可使用丙种球蛋白 未来输血采用抗原阴性血小板
铁过载	器官功能障碍,实验室检查铁增高	多次输血导致铁负荷增加	铁螯合剂 镰状红细胞患者考虑红细胞置换

HPA,人血小板抗原。

基于症状的输血反应鉴别诊断

症状体征	鉴别诊断
发热	潜在疾病 发热性非溶血性输血反应 急性溶血性输血反应 细菌污染/败血症或其他原因引起的败血症 输血相关性急性肺损伤(TRALI)
皮疹	荨麻疹/过敏性输血反应 药物反应 严重过敏反应
多器官功能衰竭或休克	急性溶血性输血反应 过敏反应 潜在疾病

续表

症状体征	鉴别诊断
溶血	急性或迟发性溶血性输血反应
	DIC
	免疫溶血——自身抗体,药物相关抗体
	潜在疾病
呼吸困难	输血相关性急性肺损伤
	输血相关性循环超负荷
	严重过敏反应
	充血性心力衰竭
	潜在疾病
低血压	输血相关性急性肺损伤
	急性溶血性输血反应
	细菌污染/败血症
	低血压性输血反应
	休克
高血压	输血相关性循环超负荷(TACO)

⌂ **要点**

- 输血期间患者临床状况的任何变化都应考虑输血反应。
- 一旦出现输血反应,应停止输血。
- 疑似输血反应应报告血库进行彻底评估。
- 大多数输血反应应采用支持性治疗。
- 根据病理生理学,有时可以采取预防措施来避免输血反应。

推荐读物

Bakdash S, Yazer M. What every physician should know about transfusion reactions. *CMAJ*. 2007; 177(2):141–147.

Fung MK, Grossman BJ, Hillyer CD, eds. *Technical Manual*. 18th ed. Bethesda, MD: AABB Press; 2014: 665–696.

Popovsky MA. *Transfusion Reactions*. 4th ed. Bethesda, MD: AABB Press; 2012.

www.bbguy.org

第56章
输 血 转 归

虽然输血可以挽救生命,但血液制品具有固有的风险,会显著影响医疗保健成本和患者的发病率/死亡率。许多最近的研究已经调查了自由和限制性输血策略的结果,并对限制性策略提供了合理的支持。然而,关于输血基本结果的文献仍然存在争议,早期研究存在缺陷,如缺乏对混杂因素的多变量分析。本章旨在提供当前输血结果文献的简要概述,重点关注高质量研究。

实践方式不同——输注浓缩红细胞的阈值

众所周知,不同医疗机构之间甚至同一机构的不同医生之间的输血方式差异很大。这种巨大差异并没有被仔细研究过。Frank 等人通过从麻醉信息系统收集的数据发现了血制品使用的多样性。这个信息系统记录了每一次手术的血红蛋白值、血制品输注以及自体血细胞回收的数据。研究人员评估了不同类型手术患者输血的血红蛋白阈值和输血目标。对于冠状动脉搭桥手术,不同医生之间几乎没有差异。然而对于 Whipple 手术,医生之间开始输血的血红蛋白阈值差异几乎为 20g/L(最低 78g/L,最高 96g/L)。对于后路腰椎融合术的结果显示,输血的血红蛋白阈值差异为 16g/L,但输血的血红蛋白目标在不同医生之间相似。不同医生间的新鲜冰冻血浆和血小板的使用有很大的差异(3~4 倍)。术中红细胞回收的使用在不同的医生之间也有很大的差异。

为什么要减少输血?

医院感染风险

虽然输血传播传染病的风险比以往任何时候都低,但一旦考虑到混杂变量,输血与医院感染的风险就增加了。这种风险的核心是输血相关性免疫调节(transfusion-related immune modulation,TRIM)。针对这一现象可能存在几种机制,包括:

1) 血制品中白细胞对受血者免疫反应的下调
2) 血液贮存过程中白细胞释放的可溶性生物反应调节剂
3) 可溶性人白细胞抗原(HLA)肽
4) 一种促炎机制,通过同种异体输血可导致术后器官功能障碍,从而易受感染

然而,FDA 在降低血中白细胞成分的使用方面,目前仍在"支持使用减白血和减白成分血制品、简化血制品机构获得制备减白血制品执照的流程,并协助减白血制品的储备,使之得到更广泛的应用"。一项对超过 8 500 名患者的试验的荟萃分析显示,与自由输血策略相比,限制性红细胞输注策略并没有降低整体医疗相关感染风险。然而,限制性策略与降低严重感染风险相关。需要更多的数据来真正评估输血患者的医院感染风险,因此需要进一步的研究(最好是随机对照试验)。

实际上,输血相关免疫调节唯一被充分证实的有益效果是,术前输血的患者能够提高肾移植存活率。许多移植中心会有目的地为肾移植名单上的患者输血,以发挥这种效果。

癌症复发

20 年前,有人提出异基因输血与癌症复发之间的关联。一些动物模型表明,在非白细胞减少的血液中,单核细胞的转化融合与癌症复发之间存在联系;然而,这些结果在人类身上还没有得到相同的结果。越来越多的研究通过广泛的多变量分析并随着时间的推移调整临床实践的进展,使这个理论在前列腺癌上被推翻。

Yeoh 和他的同事比较了接受输血和未输血的前列腺癌患者,并对手术年份、患者年龄、PSA 水平、肿瘤分期、Gleason 评分、新辅助化疗和使用的麻醉类型(神经阻滞 vs. 全身麻醉

vs. 全身麻醉+神经阻滞)进行校正,发现两组间无统计学意义的差异。这是较早校正通过神经阻滞减轻系统性阿片类药物潜在免疫抑制效应的研究之一。Chalfin 等人也对前列腺癌患者进行了类似的研究,除了麻醉类型和查尔森共病指数外,对上述因素进行了校正,结果表明输血和复发、癌症特异性死亡或总生存率没有关联。围绕其他肿瘤类型的文献仍然引发了很多争论,但没有得出结论。进一步的研究需要一项随机对照试验,在免疫原性更强的肿瘤中观察输注非减白血与减白血的对比。

心血管系统作用

在接受髋关节骨折手术的心血管患者中,输血阈值试验验证了这样一个假说:与限制性输血阈值血红蛋白<80g/L 相比,自由输血阈值血红蛋白 100g/L 将提高康复率、降低发病率和死亡率。这项研究发现在 60 天的随访中,两组死亡率、在没有人帮助的情况下无法行走的比率、住院急性心肌梗死(acute myocardial infarction, AMI)或不稳定心绞痛的发生率没有显著差异。心脏手术后输血需求试验发现,无论自由输血还是限制性输血策略,pRBC 输注量是 30 天临床并发症或死亡的独立危险因素。这项研究的结论是,在 30 天全因死亡率和严重发病率方面,限制性输血策略与自由输血策略相比并不逊色。

重症患者输血需求研究评估了在危重病护理中自由输血和限制输血策略的效果。这项对 800 多名患者进行的随机对照研究评估了进入重症监护病房后 30 天内各种原因的死亡率,发现限制性输血策略组的死亡率较低,具有统计学差异。在限制性输血策略中,住院期间、整个重症监护病房住院期间和 60 天的死亡率都较低。更引人注目的是,与自由输血策略组相比,限制性输血策略组在 30 天内死亡的比值比(即使校正了年龄、APACHE Ⅱ 评分、诊断和并存疾病)为 0.72($P=0.07$)。此外,心脏并发症和其他器官功能障碍的发生率更倾向于限制性输血策略。将血红蛋白浓度维持在 70~90g/L 之间可使输入的 pRBC 数量减少 50% 以上。

那么急性出血的患者怎么办? 在 2013 年发表的一项研究中,921 名严重急性上消化道出血患者被随机分为限制性输血策略(血红蛋白低于 70g/L 时输血)或自由输血策略(血红蛋白降至 90g/L 以下时输血)。毫不奇怪,限制组的患者更可能不接受输血(51%:14%)。有趣的是,限制组相对不太可能再出血(10%:16%),而限制组的不良事件也明显减少。限制性策略组 6 周生存率高于自由策略组。急性出血患者的护理是手术室和重症监护室经常遇到的挑战,本研究建议等到血红蛋白水平降至 7 以下时再输血是合适的。

红细胞同种异体免疫

红细胞含有数百种抗原。接触外来抗原可导致红细胞同种异体免疫。在多次输血的镰状细胞患者中,同种异体免疫率可能在 20%~50% 之间。与之相比,在所有接受输血的人中,这一比例为 2%~5%。在很大程度上,这些同种异体免疫的差异率可以解释为主要是白种人的供体和以非洲裔美国人为主的镰状细胞病患者之间红细胞抗原表达频率的差异。对于一般人群来说,虽然 2% 到 5% 的同种异体免疫率似乎很低,但在未来输血寻找匹配血源,以及育龄妇女发生新生儿溶血的风险方面,其后果是严重的。

血浆

大多数血浆输注用于治疗获得性出血性疾病。在实践中存在显著的变异性,通常血浆的输注仅基于凝血酶原时间(PT)和国际标准化比值(INR),而不是根据患者的临床表现。尽管大量研究表明,这些实验室值与实际出血风险相关性很低,但不加选择的凝血检测仍然很广泛。INR 小幅度升高(1.2~2.0)的患者在小手术中出血的风险不会增加。更糟糕的是,PT 和活化部分凝血活酶时间(aPTT)的假阳性率和假阴性率都很高,这可能导致不必要的手术延迟和更昂贵的检测费用。在 PT/INR 轻度升高时输注血浆,实验室指标通常不会产生可测量的变化。即使是服用维生素 K 拮抗剂 INR 大于 2.0 的患者,也可以通过维生素 K 疗法而不是输注血浆来实现充分逆转。许多研究表明接受 FFP 治疗的患者发生急性肺损伤的风险更大。进一步的调查发现其中一些病例是输血相关性急性肺损伤(TRALI)(见第 55 章),而 TRALI 缓解策略包括使用男性血浆,同时对于那些具有人类白细胞抗原(HLA)或人类中性粒细胞抗原(HNA)抗体的供体取消其捐血资格。这一策略极大地降低了 TRALI 的发生率,但由于受体因子和储存产品中的细胞因子可能通过不同的机制导致 TRALI,因此仍然存在一些残留风险。在这些没有临床出血的临界实验室参数病例中,输注新鲜冰冻血浆(FFP)的风险可能会超过输血的某些值得怀疑的益处。Tavares 等进行了一项为期 9 年的研究,分为三个研究阶段:①基线血浆使用;②软停(soft-stop)干预:针对看似不必要的血浆使用提出建议,但没有明显限制;③硬停(hard-stop)干预:拒绝不符合既定标准的请求。这项干预措施使 FFP 输注量减少了 80%,没有因缺乏 FFP 输注而导致的意外出血。

血小板

虽然对血小板输注结果的研究不如红细胞或血浆那样深入,但在血小板消耗性疾病(如血栓性血小板减少性紫癜(TTP)和肝素诱导的血小板减少症(HIT)中输注血小板已被证明与动脉血栓形成和住院死亡率相关。Goel 及其同事对美国全国住院患者样本进行了一项研究,评估了住院患者血小板输注方式及其与 5 年以上动静脉血栓形成、AMI、中风和死亡率的关系(校正年龄和性别)。在 TTP 和 HIT 中输注血小板与动脉血栓形成的概率和死亡率增加相关。TTP 患者输注血小板还与 AMI 有关。过去的研究在患者群体中显示了相互矛盾的结果,比如那些接受心胸外科手术的患者。2015 年,Kremke 等人对近 900 名接受冠状动脉旁路移植术(CABG)的患者进行的研究表明,在 CABG 时输注血小板与术后死亡率增加、住院期间心肌梗死、中风或需要重复冠状动脉血运重建无关。

所有血制品

由于敏感的传染病检测大大降低了病毒传播的风险,许多医生采用自由输血策略可能反映了一种错误的安全感,即血液制品比以往任何时候都"更安全"。这种漫不经心的态度忽略了一些不太明显但仍然相关的输血风险,如输血反应(见第 55 章)、免疫调节、医院感染增加的可能性以及同种免疫。

延长住院时间

Veenith 和他的同事进行了一项研究,研究围手术期输血是否是老年人死亡率和发病率的独立危险因素。这项研究评估了近 875 名 80 岁以上的心脏手术患者,发现他们在重症监护室和医院的住院时间与血液制品的使用量有显著的相关性。这项研究使用多变量 logistic 回归分析来考虑混杂变量。

更高的花费

在澳大利亚进行的一项研究表明,输血患者的平均住院费用是非输血组的 1.83 倍(在校正混杂因素——医院类型、患者年龄、性别、入院类型、出院类型、校正的按病种付费以及合并疾病后）。据估计，医院红细胞相关的总费用约占急性病患医院总开支的 8%。在这个成本控制的时代，实施循证输血可以更好地实施患者血液管理，对医院也有积极的影响。

献血量的减少

2015 年，仅在美国的急诊医院，就会输注 1 130 万个 pRBC 单位。自 2013 年以来，这几乎下降了 14%。在一个简单的供求规律中，献血中心正在相应地调整他们的库存分配，以免留下过剩的闲置库存。这带来了一些后勤方面的挑战，因为供需波动和大规模伤亡情况很容易耗尽一个地区的血液供应，特别是考虑到血库内的可用单位较少时。献血有自然的高峰和低谷，例如在夏季和节假日，由于出门旅行或家庭事物，定期献血者无法献血，导致献血量减少。飓风和暴风雪等恶劣天气也会影响献血者前往献血者中心的能力。有关献血者人口学特征的研究表明，大多数献血者年龄在 50 岁以上。这表明需要招募和保留青壮年和中年献血者。老龄化的献血者群体带来了额外的挑战，因为年长的献血者可能更容易出现医疗状况或开始服用导致献血者不合格的药物。美国的血液库存是基于志愿献血者的利他主义之上的。维持充足的血液供应取决于对宝贵资源的谨慎管理。

在适当的情况下输血是救命的。关于输血结果的文献引起了许多争论；然而，普遍的共识是明智地使用血液制品，并在可能的情况下避免输血，特别是在血液制品库存下降的情况下。

🏠 要点

- TRIM 仍然是一个值得关注的问题，它可能增加输注患者医院感染的风险。
- 限制性输血策略比更自由的输血方法具有非劣效或改善的结果。
- 住院输血可能会增加住院时间和费用。

推荐读物

Buddeberg F, Schimmer BB, Spahn DR. Transfusion-transmissible infections and transfusion related immunomodulation. *Best Pract Res Clin Anaesthesiol*. 2008;22(3):503–517.

Campbell-Lee SA, Kittles RA. Red blood cell alloimmunization in sickle cell disease: listen to your ancestors. *Transfus Med Hemother*. 2014;41(6):431–435.

Carson JL, Terrin ML, Noveck H, et al. Liberal or restrictive transfusion in high-risk patients after hip surgery. *N Engl J Med*. 2011;365:2453–2462.

Chalfin HJ, Frank SM, Feng Z, et al. Allogeneic versus autologous blood transfusion and survival after radical prostatectomy. *Transfusion*. 2014;54:2168–2174.

Ellingson KD, Sapiano MR, Haass KA. Continued decline in blood collection and transfusion in the United States 2013– 2015. *Transfusion*. 2017;57;1588–1598.

Frank SM, Savage WJ, Rothschild JA, et al. Variability in blood and blood component utilization as assessed by an anesthesia information management system. *Anesthesiology*. 2012;117:99–106.

Goel R, Ness PM, Takemoto CM, et al. Platelet transfusions in platelet consumptive disorders are associated with arterial thrombosis and in-hospital mortality. *Blood*. 2015;125(9):1470–1476.

Gunst MA, Minei JP. Transfusion of blood products and nosocomial infection in surgical patients *Curr Opin Crit Care*. 2007;13(4):428–432.

Hajjar LA, Vincent JL, Galas FR, et al. Transfusion requirements after cardiac surgery: The TRACS randomized controlled trial. *JAMA*. 2010;304:1559–1567.

Hebert PC, Wells G, Blajchman MA, et al. A multicenter, randomized, controlled clinical trial of transfusion requirements in critical care. Transfusion Requirements in Critical Care Investigators, Canadian Critical Care Trials Group. *N Engl J Med*. 1999;340:409–417.

Khan H, Belsher J, Yilmaz M, et al. Fresh frozen plasma and platelet transfusions are associated with development of acute lung injury in critically ill medical patients. *Chest.* 2007;131:1308–1314.

Kremke M, Hansen MK, Christensen S, et al. The association between platelet transfusion and adverse outcomes after coronary artery bypass surgery. *Eur J Cardiothorac Surg.* 2015;48(5):e102–e109.

Rosse WF, Gallagher D, Kinney TR, et al. Transfusion and alloimmunization in sickle cell disease: The Cooperative Study of Sickle Cell Disease. *Blood.* 1990;76(7):1431–1437.

Tavares M, DiQuattro P, Nolette N, et al. Reduction in plasma transfusion after enforcement of transfusion guidelines. *Transfusion.* 2011;51:754–761.

Vamvakas EC. Allogeneic blood transfusion and cancer recurrence: 20 years later (Editorial). *Transfusion.* 2014;54:2149–2153.

Vamvakas EC, Bordin JO, Blajchman MA. *Immunomodulatory and proinflammatory effects of allogeneic blood transfusion in rossi's principles of transfusion medicine.* In: Simon TL, Synder EL, Solheim BG, et al., eds. 4th ed. Bethesda, MD: AABB Press; 2009:699–717.

Veenith T, Sharples L, Gerrard C, et al. Survival and length of stay following blood transfusion in octogenarians following cardiac surgery. *Anaesthesia.* 2010;65:331–336.

Vichinsky EP. Current issues with blood transfusions in sickle cell disease. *Semin Hematol.* 2001;38(1):14–22.

Villanueva C, Colomo A, Bosch A, et al. Transfusion strategies for acute upper gastrointestinal bleeding. *N Engl J Med.* 2013;368(1):11–21.

Yazer MH, Waters JH. How do I implement a hospital-based blood management program? *Transfusion.* 2012;52:1640–1645.

Yeoh TZ, Scavonetto F, Weingarten TN, et al. Perioperative allogeneic nonleukoreduced blood transfusion and prostate cancer outcomes after radical prostatectomy. *Transfusion.* 2014;54:2175–2181.

第 57 章
定向献血通常不是一个好主意

定向献血是从被输血患者选择的献血者(通常是家人或朋友)那里采集血液。在 20 世纪 80 年代艾滋病毒流行的早期,定向献血受到了广泛欢迎,当时人们对血液安全的担忧增加了人们对这种做法的兴趣。有些人认为,来自家庭成员或朋友的血液会比普通库存的血液更安全。根据美国红十字会(ARC)的数据,定向献血比例近年来大幅下降,从 1995 年的 1.6% 下降到 2010 年的 0.12%,而且可能还会进一步下降。一半的定向献血的血型与接受者不相容,因此不可以用于个人(例如献血者是 A 型,输血者是 O 型)。尽管有些人可能仍然认为定向献血更安全,但没有证据表明定向献血比志愿者献血更安全。事实上,定向献血可能不太安全。志愿者的血液供应非常安全,尤其是在病毒性疾病传播的风险方面。

血制品安全

目前,病毒性疾病传播的估计风险概述如下:

HIV——1/2 000 000

HCV——1/2 000 000

HBV——1/205 000

在一项回顾 2005 年至 2010 年对美国红十字协会(ARC)定向献血的研究中,将定向献血的病毒标志物阳性率与志愿者、社区献血的阳性率进行了比较。从 2005 年到 2010 年,ARC 收集了超过 3 800 万份志愿献血和近 7 万份定向献血。志愿献血的 HIV、HCV、HBV 和 HTLV 的比率分别为每 10 万人中 2.9、32.3、12.4 和 2.5 人,而病毒标志物阳性率在定向献血中分别为每 10 万人中 7.2、93.0、40.1 和 18.6 人。2017 年发布的一份关于约 1 500 份父母献血、4 900 份非亲子定向献血和 17 000 多份社区献血的报告表明,父母献血中病毒标志物检测阳性率的中位数在首次献血者接近 9%,重复献血者为 1.26%。在非亲子献血者中,首次献血者的病毒标志物阳性比率为 1.09%,重复献血者的比率为 0%。在社区志愿献血者中,首次献血者的病毒标志物阳性比率为 2.95%,重复献血者的比率为 0.45%。因此,在这段时间内,首次父母献血的总传染病检测阳性率最高,首次非亲子和社区献血者的传染病风险明显高于各自的重复献血者。这些结果足以产生一个建议,即应当减少父母首次献血。虽然有人会认为父母永远不会做任何危及孩子的事情,但害怕审查、家庭压力和缺乏知识都会导致定向献血不当。根据我自己在输血医疗服务中的经验,我曾经遇到过这样一种情况:一个孩子的母亲给孩子的父亲施压,要求他献血。这名儿童被发现血红蛋白 S 阳性,表现出镰状细胞病的特征。对于儿童输血,大多数血库都会定期筛查血液中的血红蛋白 S,并提供血红蛋白 S 阴性血制品。孩子的父亲确实捐献了一个单位的血液,结果被发现是血红蛋白 S 阳性,因此孩子不能使用他的 pRBC。孩子的母亲很生气,因为父亲没有资格作为孩子的献血者。由于孩子的父母之间有争议的关系,父亲要求我参加他和他孩子母亲之间的电话会议,解释为什么他的血不能使用。经过适当的知情同意和伦理考虑,谈话得以进行,但看到这样一个非常困难的家庭情况令人很吃惊。

虽然定向献血的筛选方式与志愿者献血相同,但在"窗口期"约 4~7 天内,仍存在采血的低风险,因为此时病毒载量低于高度敏感的分子检测水平。因此,如果献血者在这段时间内进行了高危行为,但还没有意识到感染,这种血制品可以通过病毒检测,并输给受者。定向献血者也更可能是首次献血者,对献血者筛查不太熟悉。由于献血者知道供者问卷和用于筛查的传染病标志物检测,重复献血可提高血液安全性。病毒标志物检测反复阴性的献血者是献血最安全的选择。要求定向献血的患者也可能感到压力,要接受他们知道或怀疑有健康风险的定向献血者的血液制品。

反对定向献血的理由还包括对献血者的伤害。不幸的是,定向献血者可能更倾向于谎报他们的危险因素或医疗状况。这可能是由于害怕社会不认同,或是出于利他主义但不恰当的帮助愿望。如果献血者在献血当天感觉不舒服,或有身体状况/服用了应取消献血的药物,但仍然继续献血,则可能会出现对自身的伤害。如果这个献血者有轻微的菌血症,此人有可能捐献了一种受细菌污染的血液制品,这可能会导致受者出现败血症。在服用某些药物的情况下,如果血液输给孕妇,则有致畸的风险,或者在献血者捐献血小板产品时进行抗血小板治疗的情况下,血制品的有效性也会降低。另一个例子是有过男性对男性性接触的献血者,根据 FDA 的指导,最后一次接触 1 年后可以献血。如果那个人还没有"出柜"告知他的家人,他们可能不明白为什么他不能献血。尽管 FDA 给出了距离性接触的献血时间,这个人还是会感到压力。如果因为意外发现病毒标记物结果阳性而导致献血延后,家人/身边人给予的压力也可能危及定向献血者的病情保密。

血液中心需要收集定向献血的例外不多。其中一种情况是新生儿溶血病或新生儿同种免疫性血小板减少症,因母体循环中的抗体穿过胎盘,攻击了胎儿/婴儿系统中的红细胞或血小板,需要采集母体红细胞或血小板输给胎儿或婴儿用于治疗。其他罕见的例外情况是当患者具有高频抗原抗体或需要人类白细胞抗原(HLA)匹配的血制品时。在这种情况下,家庭成员可能是找到一个匹配供者的最佳机会,但也有例外。一些人认为,重复定向献血者的定期捐赠(前提是满足所有其他标准)可能是减少献血者暴露于特定患者的次数的一种方法,降低易发生此类并发症的患者的红细胞和 HLA 发生同种异体免疫的风险。最后一个考虑是,从伦理上讲,拒绝一个经常性的重复献血者提供定向献血的要求是很困难的。如果这个人愿意无私地帮助陌生人,为什么不让他们帮助所爱的人呢?

在开始定向献血之前,应与受血者讨论一些可能的实际后果。定向献血还有额外的费用,比普通血液制品贵 50%。如果血亲献血,必须对血液制品进行辐照,以保护受血者免受输血相关移植物抗宿主病(TA-GVHD)的侵袭,这是一种罕见的疾病,其主要致命的并发症是,受血者的免疫系统无法识别血制品中的淋巴细胞是外来的,并允许这些淋巴细胞植入骨髓。这些淋巴细胞攻击宿主组织,产生移植物抗宿主现象,导致骨髓再生障碍,同时皮肤和胃肠道受累,而且对骨髓移植后 GVHD 治疗无效。此外,定向献血需要特殊处理,例如应该将定向献血的血液与其他血制品隔离。如果定向受血者不再需要这些血液时,经过献血者同意,可以将该血制品放到总库存中。如果不能证明定向献血在治疗上是必要的,第三方付款人可能不会支付与定向献血相关的额外费用。

要知道仅仅因为患者的要求而提供定向献血,就好比是因为患者想要为病毒性疾病提供抗生素一样具有风险。输血医学界正试图利用循证医学实践来提供最安全和最有效的血液制品。根据现有数据,定向献血应保留给真正需要的医疗情况。

🏠 **要点**

- 社区捐献的血制品比以往任何时候都更安全。
- 定向献血被证明更频繁地检测出病毒性传染病标志物阳性。
- 首次献血者的病毒标志物检测阳性概率高于重复献血者。
- 定向献血会产生第三方支付者可能无法支付的额外费用。
- 定向献血应限于真正的医疗需要。

推荐读物

Dorsey KA, Moritz ED, Steele WR, et al. A comparison of human immunodeficiency virus, hepatitis C virus, hepatitis B virus, and human T-lymphotrophic virus marker rates for directed versus volunteer blood donations to the American Red Cross during 2005 to 2010. *Transfusion*. 2013;53:1250–1256.

Goldfinger D. Controversies in transfusion medicine: directed blood donations–pro. *Transfusion*. 1989;29:70–74.

Jacquot C, Seo A, Miller PM, et al. Parental versus non-parental-directed donation: an 11-year experience of infectious disease testing at a pediatric tertiary care blood donor center. *Transfusion*. 2017;57: 2799–2803.

Page PL. Controversies in transfusion medicine. Directed blood donations: con. *Transfusion*. 1989;29: 65–70.

第 58 章
并非所有输血后发生的急性肺损伤都是
输血相关性急性肺损伤

输血相关性急性肺损伤(TRALI)对麻醉医生和输血医学专家提出了不同的挑战。一个专业的试验结束可能只是另一个专业试验的开始。对于麻醉医生来说,TRALI 似乎是一种罕见的并发症,它只与自己管理的患者有关;例如,我们在手术室多久处理一次充满泡沫的气管插管? 如果真的发生了,你只要处理气管插管和患者。相反,对于输血医学专业人士来说,这是一个前哨事件,它引发了一系列必须采取的步骤,以防止对其他潜在的受血者造成伤害。几项研究表明输血反应存在漏报,据估计,临床医生仅向血库报告了 14% 可能的 TRALI 病例。未能报告的 TRALI 会导致其他患者出现输注相关献血者血制品的后续反应。在这一章,我们概述了症状、病理生理学和正确的报告 TRALI 的程序。

　　2004 年 4 月,一次国际共识会议制定了 TRALI 的定义,至今仍在使用。TRALI 被定义为一种新的急性肺损伤(acute lung injury,ALI),其特征是输血后 6 小时内出现症状,这比气管插管内充满泡沫要轻微的多。症状包括严重缺氧和呼吸困难,影像学上有新的肺浸润。认识到有 ALI 风险的患者经常接受输血,专家组提出了两个层次的定义:TRALI 和可能的 TRALI。当与 ALI 的可能风险因素存在明确的时间关系时,使用可能的 TRALI,而 TRALI 是与 ALI 的潜在风险因素没有时间关系的 ALI。与 TRALI 相关的肺水肿是非心源性的,必须对液体的摄入和输出进行仔细评估,以排除充血性心力衰竭(congestive heart failure,CHF)或输血后 CHF,此为输血相关性循环超负荷(TACO)。比较输血前和输血后的胸部 X 线片是有帮助的;然而,TACO 和 TRALI 的临床和放射学表现似乎相似。因此,超声心动图和脑尿钠肽(brain natriuretic peptide,BNP)可能有助于鉴别静水压性和渗透性肺水肿。在危重患者中,区分这两种疾病尤其困难,因为危重患者通常有多种合并疾病,以及导致水肿的毛细血管通透性增加的疾病状态(如败血症)。诊断只能通过对利尿剂等治疗的反应(或缺乏反应)来确定。只能在此基础上作出检测献血者和受血者血液免疫相容性的决定。重要的是要认识到,诊断 TRALI 需要确定输血前不存在导致 ALI 的因素。接下来的临床评估旨在揭示新的 ALI 是否与输血有关,或者是否有其他因素。

　　TRALI 通常表现为心动过速、发热(升高 1~2℃)、发绀和低血压。CHF/TACO 患者还可能出现新的肺浸润,但由于血管容量增加更可能发生高血压,而在 TRALI 经常观察到低血压。与其他形式的 ALI 相比,TRALI 独特的病理生理学对献血者管理有着重要的意义。目前的假设是 TRALI 是由抗体介导的过程,主要是献血者血浆中抗人白细胞抗原(HLA)或人中性粒细胞抗原(HNA)的抗体引起的,或是二次打击过程,其中原有疾病加上非抗体因子(non-antibody factors,NAF)引发呼吸爆发。在第一个假设中,可以通过检测献血者中的 HLA 和/或 HNA 抗体以及检测受血者的 HLA/HNA 类型来调查病因。如果存在抗体-抗原匹配,TRALI 可能是患者出现症状的原因,对于献血者应该无限期推迟献血。由于女性在怀孕期间更容易形成这种抗体,孕期女性被排除在血浆献血者之外,且捐献辐照单采血小板前应接受抗 HLA/HNA 抗体的筛查。这一过程进一步限制了已经稀少的 AB 血浆的可用性。这些策略在一定程度上减轻了 TRALI 风险,但仍然存在一些例外。在二次打击假说模型中,人们认为除了抗体以外的生物介质会导致 ALI。首先是患者的临床状况,可能是肺损伤的基础,脓毒症、创伤、恶性肿瘤和术后状态都可能是第一次打击。第二个打击将是生物物质引起肺血管内皮细胞活化和中性粒细胞隔离。这些物质包括脂类、细胞因子和内毒素。

　　不管其潜在机制如何,所有可疑的 TRALI 病例都应报告血库进行进一步调查。输血医学服务机构宁可调查那些最终不是 TRALI 的病例,也不愿漏掉可能危及其他受血者的 TRALI 相关献血者。当怀疑 TRALI 时,应提交输血反应报告。医院政策应该规定收集并送至血库的指定样本。一般来说通常是一个 EDTA 管(紫帽)和一个促凝管(红帽),以便血库能够重复 ABO/Rh 交叉匹配和 DAT 的确认。将标本与输血前的标本进行比较,观察溶血情况。执行文书检查以确保所有标识符匹配。可能需要额外的样本来全面调查 TRALI。全面的临床病史收集、评估摄入和排出量是至关重要的第一步。所有接近患者出现症状时的血液制品都必须作为可能的病原体进行调查,尤其是血浆含量高的产品。如果在献血者体内发现了 HLA/HNA 抗体,所有的共同成分(来自同一次全血献血或单采献血)都会被隔离并丢弃,以保护其他患者。

虽然 TRALI 是一种临床诊断,但对于输血服务、献血者管理和未来受血者的安全有重要意义。

> 🏠 **要点**
>
> - 并不是所有输血后的 ALI 都是 TRALI。
> - 关于 TRALI 的病理生理学有两种假说:抗体介导的假说和非抗体介导的"二次打击"假说。
> - 应始终向输血医学服务中心报告可疑的 TRALI。
> - 怀疑 TRALI 病例的献血者必须无限期推迟献血,以保护其他潜在的受血者。

推荐读物

Clifford L, Jia Q, Subramanian A, et al. Characterizing the epidemiology of postoperative transfusion-related acute lung injury. *Anesthesiology*. 2015;122:12–20.

Gajic O, Gropper MA, Hubmayr RD. Pulmonary edema after transfusion: how to differentiate transfusion-associated circulatory overload from transfusion-related acute lung injury. *Crit Care Med*. 2006;34(5): S109–S113.

Kleinman S, Caulfield T, Chan P, et al. Toward an understanding of transfusion-related acute lung injury: statement of a consensus panel. *Transfusion*. 2004;44:1774–1789.

Popovsky MA, ed. *Transfusion Reactions*. 4th ed. Bethesda, MD:AABB Press;2012.

Skeate RC, Eastlund T. Distinguishing between transfusion related acute lung injury and transfusion associated circulatory overload. *Curr Opin Hematol*. 2007;14(6):682–687.

Toy P, Popovsky MA, Abraham E, et al. Transfusion-related acute lung injury: definition and review. *Crit Care Med*. 2005;33:721–726.

Tung JP, Minchinton RM, Fraser JF, et al. Evidence behind the pathophysiology of TRALI. *ISBT Science Series*. 2011;6:416–421.

第 59 章
无 血 医 学

部分特殊信仰群体患者不接受最常见的血液制品,如全血、浓缩红细胞(pRBC)、血浆、血小板(PLT)或粒细胞,但**重要的是要意识到每个患者个体都要自己做出决定**。大多数人不接受预先采集的自体血,但可能接受术中持续循环的回收血液(因为它与身体相邻,而不是暂时储存在袋子里)。许多人也会接受分离的血液制品,如白蛋白、冷沉淀和凝血因子。考虑到受环境影响,一些医生会在家属和相关人员离开后,重新确认患者的意愿,以确保他们真的不愿接受输血。重要的是要与患者本人就其输血意愿进行深入讨论,签署知情同意书,而不要因为患者的信仰就直接假定他/她拒绝输血。

临床医生很可能会遇到拒绝输血的患者,而且随着人口的老龄化和病情加重,这些患者将呈现复杂的病史和进行侵入性手术的需要。对于这类患者,至今还没有一个既定的指导方针,明确哪些治疗方法是必要的。围绕这一问题,再加上患者血液管理的倡议,导致许多大型机构创建了"无血医学"(bloodless medicine)项目。虽然无血医学的发展可能是出于照顾特殊患者群体的需要,但宗教原因并不是减少输血的唯一动机。有证据表明,自体输血(autologous blood transfusion,ABT)可能是独立于贫血的不良结局的危险因素。除了与不良结果相关的经济负担外,与 ABT 相关的巨大成本不仅包括血液成分的成本,还包括筛查、验证和编目的成本,这增加了(大量)直接成本。

目前,有关接受无血医学患者与对照组临床结局的研究非常少,因此,关于围手术期无血管理的最终"答案"还没有出现。然而,大多数研究表明接受无血医学的患者与接受 ABT 治疗的患者有相似的结局。最近一项针对心脏手术患者的研究显示,无血医学组因出血而再次手术的心肌梗死发生率较低,机械通气时间、ICU 护理时间、总住院时间以及 1 年生存率也较低。不幸的是,各种机构采用的无血医学策略并没有标准化。然而,几乎所有的无血医学都寻求降低风险、改善预后和降低所有患者的成本。为了达到这些目标,必须制定术前、术中(麻醉和外科技术)和术后的计划。

无血医学的术前管理策略

准备接受无血医学的患者应至少在手术前 1 个月确定,以便有时间进行术前计划。第一步是识别、评估和治疗先天性贫血并优化红细胞生成。在缺铁的情况下,建议营养科会诊,补充铁(口服或静脉注射)和维生素 C 帮助铁的吸收。未得到控制的贫血是择期手术的禁忌证,应该在血红蛋白得到优化后才考虑安排手术。术前计划的另一个要素是通过获得关于出血风险的全面病史来减少失血。仔细审查药物至关重要,尤其是抗血小板药物和抗凝剂。限制饮酒、停止或改变某些药物和补充剂的剂量有助于促进凝血和血小板功能的平衡。加用药物和补充剂如抗纤溶药(氨己酸或氨甲环酸)、去氨加压素、促红细胞生成素、血管加压素或维生素 K 可以治疗出血、增加凝血因子和优化内皮功能。较少采用白介素-11 和粒细胞集落刺激因子(G-CSF)分别维持血小板和白细胞计数。

无血医学的术中管理策略

术中计划主要通过特殊的麻醉技术和外科技术实现,使用血液保存技术、严格的止血措施和避免凝血异常来最大限度地减少失血。

麻醉技术

优化心排血量、通气和氧合是术中患者血液管理的关键因素。为了限制或避免输血,可积极进行静脉输液扩容。根据不同的场景,选择晶体或胶体液。有些不接受输血的患者能够接受通过细胞保存/术中血液回收的自体血。也可实施如术中控制性降压或低体温实现减少出血。应用急性等容性血液稀释(acute normovolemic hemodilution,ANH)技术,在预期失血过多的情况下,在手术前储存 2~4 个单位的全血。这些血容量被胶体或晶体所代替,这样可以降低出血血液的血红蛋白/红细胞压积。当出血速度减慢或停止时,再将患者自己的血液重新输注。一些患者不接受 ANH,因为血液是体外储存的,在手术过程中不连续循环,这种情况需要单独讨论。

外科技术

许多外科技术被认为是节省血液的。以下列出了几种:

电凝:烧灼并止血。

冷冻消融:用液氮冷冻癌组织或异常组织,切断血液供应并取出组织。

激光手术:靶向激光束精确切割或破坏组织,对周围结构的损伤最小。

伽马刀:无创性的脑部手术,包括精确的放射剂量。

特殊手术刀,如超声刀和微波刀凝血:使用超声波或微波能切割组织和封闭血管。

机器人辅助手术:一种微创技术,外科医生使用机械手臂协助实施复杂的手术,特别是在较小的解剖封闭区域。

局部止血剂和密封剂:标准外科技术和电灼术的辅助。包括激活血小板和外源性通路的材料,并为血栓提供支架。有的吸收水分,将止血因子聚集在出血部位或物理性填塞出血血管。还包括生物活性剂,可以加强止血,如凝血酶和纤维蛋白。

所有这些技术都尽量减少对血管的损伤,以更好地控制机械性出血源。

无血医学的术后管理策略

术后管理策略的中心思想是维持在患者血液管理的前几个阶段所取得的成果。管理贫血和持续优化红细胞生成是很重要的,处理出血、维持止血和凝血以及警惕可能导致贫血的药物不良反应。识别和处理术后感染对避免贫血也是至关重要的。

虽然无血医学一般认为主要是为了部分不接受输血的患者服务,但作为患者血液管理计划的一部分,这些概念和技术正在获得更广泛的认可,可以降低输血风险、更好地管理稀缺的血液资源,并降低医疗成本。

🏠 要点

- 无血医学项目主要是为了满足那些因宗教原因拒绝输血的患者的需要。
- 一般患者对无血医学的兴趣也在逐渐增加。
- 无血医学项目实施多模式策略,在手术前优化血红蛋白和止血,并在医疗干预之前、之中和之后限制失血。
- 事先计划是必要的。
- 如果你觉得自己在任何无血手术或输血问题上不确定,无论患者是否有特殊宗教背景,不要犹豫,立刻咨询你所在机构的伦理和法律部门。
- 有数据显示,无血医学在住院时间、并发症、护理费用与愿意接受自体输血的患者相比,水平相当或更好。

推荐读物

Frank SM, Wick EC, Dezern AE, et al. Risk-adjusted clinical outcomes in patients enrolled in a bloodless program. *Transfusion*. 2014;54(10 Pt 2):2668–2677.

Koch CG, Li L, Duncan AI, et al. Morbidity and mortality risk associated with red blood cell and blood-component transfusion in isolated coronary artery bypass grafting. *Crit Care Med*. 2006;34(6):1608–1616.

Resar LM, Frank SM. Bloodless medicine: what to do when you can't transfuse. *Hematology Am Soc Hematol Educ Program*. 2014;2014(1):553–558.

Resar LM, Wick EC, Almasri TN, et al. Bloodless medicine: current strategies and emerging treatment paradigms. *Transfusion*. 2016;56(10):2637–2647.

Vamvakas EC. Reasons for moving toward a patient-centric paradigm of clinical transfusion medicine practice. *Transfusion*. 2013;53(4):888–901.

第 60 章
拒绝输血患者相关的伦理问题

对于拒绝输血患者进行输血的话题应该在更广泛的医学伦理背景下进行讨论。在这一讨论中,医学伦理有两个方面很重要:知情同意和放弃生命复苏(do not resuscitate,DNR)。正常告知患者他们的治疗计划,只要他们有能力做出医疗决定,他们就有权利拒绝任何治疗。由于部分患者的宗教背景,他们拒绝输血或使用某些血液制品。由于其他患者同样有权利拒绝输血,因此与其争论拒绝输血的原因是不恰当的。如果他们有决定能力,那他们就有权拒绝输血治疗。

判断患者能否做出医疗决定,并了解他们拒绝的究竟是什么非常重要。有些患者愿意接受回输自己的血液,或输注一些血液成分,如新鲜冰冻血浆。不要仅因为患者的宗教背景就认为他一定拒绝输血。确保患者没有受到强迫也很重要,因为家人或相关人员在场,会有意或无意地给患者压力,所以最好与患者单独谈话。在获得知情同意时,要明确指出,患者不一定会因拒绝输血而死亡,他们可能会罹患中风、心肌梗死或出现其他器官损伤。因此,患者需要了解,如果拒绝输血,他可能会在麻醉苏醒后发现自己的身体出现了永久性损害。

所有参与治疗的医疗人员必须理解患者的意愿,并达成一致意见。有些外科医生拒绝为拒绝输血的患者进行手术。手术的类型、手术的紧迫性和失血的可能性都很重要。

参与的护士必须同意这个治疗计划。不论麻醉医生给患者使用或不使用血液制品,如果患者死亡或出现其他贫血相关的不良后果,治疗小组的所有成员都将共同分担这种在某种意义上可以避免的痛苦。

围手术期通常暂停 DNR,因为输血或血液制品通常是复苏的一部分。在大多数罹患某些终末期疾病的患者病历中都有 DNR 医嘱。当这些患者需要行姑息手术或其他原因需要做手术时,一般都会同意在围手术期取消 DNR。他们可能需要气道管理或使用复苏药物来维持术中适当的生命体征。术后则可恢复 DNR。

另一方面,拒绝输血的患者可能愿意接受除输血外任何形式的复苏。如果他们想拒绝给孩子或年迈的父母输血,情况可能会更加复杂。因此,他们或任何其他患者拒绝围手术期输血在某种程度上与医院的围手术期复苏程序是相矛盾的。

如果麻醉医生治疗这类患者时感到不适,这很正常。我们被迫同意我们并不赞同的事情。我们要放任患者出血直到死亡,却不能使用为组织供氧甚至有助于止血的红细胞、血小板或新鲜冰冻血浆。医护人员可能认为他们为患者牺牲了自己的信念或其他根深蒂固的道德信仰,事实上的确如此。患者的信仰优先于医生的信仰,因为违背患者意愿的治疗是不允许的。

然而,并不能说因为患者不愿意接受输血而拒绝麻醉患者的医护人员一定是做错了。在某些情况下,患者如果不输血显然不可能存活。如果可能的话,医护人员应该另找一个愿意遵从患者意愿的麻醉医生。有时麻醉医生不得不决定,是在不输血的情况下实施麻醉并尽力保持患者处于良好状态的职责重要,还是个人的信念或道德信仰重要。

最后,我们讨论一下无法做出医疗决策的拒绝输血患者,其中包括无意识的患者、无能力做出判断的患者和儿童。其中一些患者可能有文件声明可以接受什么样的治疗,例如生前预嘱(living will)。一些患者钱包中装有卡片声明拒绝输血。但是如果找不到这样的文件,鉴于其信仰的多样性,应认为允许输血。对于儿童,法律上还有争议(www.virtualmentor.org)。如果是择期手术,最好咨询伦理委员会和医院的律师。

拒绝输血患者的管理策略——基本三步法

1) 最大限度地减少失血
- 应考虑分期实施复杂的手术,以便患者在手术间隔期恢复身体
- 首先采用损伤控制性手术尽量减少出血,然后再做确定性治疗

- 尽量减少抽血
- 尽量避免抗凝药和抗血小板药
- 考虑输注重组因子Ⅶa,改善止血
- 使用外科止血设备,如电凝术、超声手术刀和止血带
- 使用药物,如可以封闭血管的纤维蛋白胶和抗纤溶剂
- 考虑使用某些技术,如等容血液稀释、控制性低血压和血液回收装置

2) 促进造血
- 对于择期手术,使用重组人促红细胞生成素促进网织红细胞和正常母细胞的生成
- 静脉注射足够的铁、叶酸和维生素 B_{12}

3) 稳定和替代治疗
- 当怀疑出血时,尽早采取果断的干预措施迅速控制失血
- 吸氧,积极补充丢失的液体,改善氧气输送
- 早期治疗凝血异常
- 在某些情况下,考虑血液替代品,如戊二醛交联的人血红蛋白多聚体(PolyHeme)和聚乙二醇修饰的人血红蛋白 Hemospan(仍在临床试验中)

⌂ 要点

- 关于拒绝输血患者的讨论,源自知情同意和 DNR 的医学伦理问题。
- 不要与拒绝输血患者讨论拒绝血液或血液制品的原因。
- 不要仅因为患者的宗教背景就认为他一定拒绝输血。
- 永远在私密的场合与拒绝输血患者谈话。
- 麻醉和手术团队可能有不同程度的不适,但是需要接受这种情况,因为避免这种冲突是不可能的。
- 无意识、无能力者和小儿患者属于特殊情况,需咨询伦理和法律工作人员。

推荐读物

Rogers DM, Crookston KP. The approach to the patient who refuses blood transfusion. *Transfusion*. 2006;46(9):1471–1477.

第五篇

药　物

第 61 章
绪　论

在麻醉实践中,生理学和药理学对麻醉医师来说是"小菜一碟"。虽然你通常无法控制你经常面对的生理和病理变化,但你对所使用的药物有"相对"的控制。"相对"是指,在某种意义上,你一旦给药,也并不总是能完全控制治疗结果。在 1994 年,在美国每年估计有 106 000 人在医院死于药物不良反应(Lazarou et al.)。这些死亡归因于正确用药导致的不良结局。

药物不良反应并不是药物导致死亡的唯一途径。用药错误也可能导致死亡(错误的药物、剂量、给药方式等)。2013 年,在美国估计有 251 454 人死于医疗事故(Makary et al.)。虽然并非所有的医疗事故都是用药错误,但用药错误是一个重要的组成部分。考虑到这些不良后果的规模,药物使用可能成为美国仅次于心脏病和癌症的第三大死亡原因。不幸的是,在美国疾病控制中心列出的十大死亡原因中,并没有药物导致的死亡。虽然对以上估测存在争议,但人们对于药物使用可能导致的问题和不良结果几乎没有异议。

药物问题主要有两种类型,预期的和非预期的。非预期的反应通常是高敏反应,而预期的不良反应是临床医师已知的。头孢唑林可以为两者提供一个很好的例子。如果一位没有已知药物过敏的患者使用头孢唑林并出现过敏反应,这是非预期的药物不良反应。然而,如果患者佩戴了过敏腕带并将头孢菌素列为过敏药物,此时患者使用头孢唑林出现过敏反应,这是可预期的不良反应;在这种情况下,这是一个医疗错误。

并非所有可预期的不良反应都是由于上述例子中的医疗错误造成。许多不良反应是临床实践中常见的一部分。众所周知,氢吗啡酮可诱发呼吸抑制。虽然这是已知风险,但正确使用药物可以降低这一风险,不仅要考虑药物的药效学,还要考虑患者因素(年龄、体重、病理学等)以及药物的药代动力学(吸收、分布、代谢和排泄)。

预防这些预期不良效应的主要方法是教育。医疗人员清楚地知道该用哪种药物以及药物如何起作用是很重要的。关于药物会出什么问题以及如何解决这些问题也同样重要。本章节中这一部分病例由临床医师提供,包含许多麻醉药理学方面的要点。虽然临床工作中所面对的患者的生理状况可能不太理想,但在给药前能够预料到药物相关的问题,可能是目前能做到的预防不良结局的最佳手段。

推荐读物

Lazarou J, Pomeranz BH, Corey PN. Incidence of adverse drug reactions in hospitalized patients: A meta-analysis of prospective studies. *JAMA*. 1998;279:1200–1205.
Makary MA, Daniel M. Medical error-the third leading cause of death in the US. *BMJ*. 2016;353:i2139.

第 62 章
刚刚发生了什么!? 你需要知道的用药错误

你进到手术间,为今天的患者做准备。你有点累,因为前两天熬夜了。而且你迟到了一会儿,正赶着准时做完准备工作。(毕竟,你和 Marcucci 医师一起工作,她是一个坚持准时开始的人!)麻醉诱导给药后,你在给患者做面罩通气时,你看到心率逐渐减慢至停搏。刚才发生了什么! 不应该是这样的! 在本章中,我们将讨论错误用药的问题。我们将讨论错误用药的发生频率、发生错误的类型、发生的原因以及如何预防。

简介

"麻醉是唯一一个通常由单独一人(麻醉医师或麻醉助理)开药、配药、给药和记录的专业,这些过程没有任何其他医护人员来检查或监控。"鉴于我们使用的许多药物都是高风险的,对患者潜在的威胁显而易见。

要想正确地用药,必须在正确的时间,以正确的剂量和浓度,通过正确的途径,给正确的患者正确的药物,同时还必须正确记录。因此有以下定义:

- 药物错误——不恰当的药物、剂量、浓度、标签、用药时间、给药方式或接受药物的患者。
- 药物不良反应——在正确剂量和正确用药后发生的有害意外反应。
- 药物不良事件——药物相关的医疗干预对患者造成的损伤(包括药物错误和药物不良反应)。

用药错误是麻醉领域的问题吗?

1978 年,JB Cooper 发表了一篇具有里程碑意义的论文。该论文分析了麻醉过程中发生的危机事件,并从中查找导致危机事件的原因和影响因素。危机事件被定义为导致不良结果的事件或"未遂事件"。其中,19% 的危机事件是药物使用错误导致。药物使用错误是导致严重事件的三大主要原因之一。那么你来猜一下,有多少比例的麻醉医师会承认因用药错误而导致患者损伤? 为了回答这个问题,1995 年在新西兰进行了一项调查。答案是:12.5% 参与调查的麻醉医师报告说,他们曾因给药错误而导致了患者损伤。

麻醉中的用药错误有多常见?

用药错误的发生率取决于你对用药错误定义的严格程度以及观察员或报告员。在南非、西雅图和新西兰进行的三项不同的前瞻性研究中,自报给药错误(每名患者)的发生率分别为 0.36%、0.68% 和 0.75%。因此,根据这些数据,如果你每天做 4 例麻醉,每周工作 5 天,每年工作 46 周(约 920 例),估计每年会有 3~7 例用药错误。2016 年,Nanji 等人进行了一项研究,让经过培训的观察者观察药物准备、使用及记录的整个过程。他们对用药正确的定义更为严格(例如,所有注射器的标签及药物缩写完整,记录及时,以及医疗人员对血流动力学变化的反应及时)。该研究观察到所有用药的错误率为 4%。虽然其中 20.9% 的错误几乎没有潜在危害,但 33.3% 的错误可导致药物不良事件,另外 45.8% 的错误潜在对患者造成伤害的可能性。数据不容乐观!

如何鉴别药物?

鉴别药物的正确方法是阅读药瓶、注射器或输液袋上的名称。然而,也有一些次要的线索(我们都很常用)可能会导致错误,例如注射器或药瓶的大小和形状、注射器或药瓶的位置、标签的颜色编码、药瓶顶部等等。我们会习惯性地使用特定大小的注射器抽取药物,并以特定的方式进行摆放。我知道我用 10mL 注射器配制了麻黄素,并且把它放在了特定位置。当我需要使用麻黄素的时候,我知道该去哪里拿。但是如果有人让你休息一下,然后移动了注射器怎么办? 你会经常检查标签以确保你拿的是正确的注射器吗?

配置和使用药物的正确方法是什么?

当你准备配制一种药物时,先读一下药瓶的名称。如果你的注射器上有标签,请将注射器标签与药瓶标签进行比对。如果注射器还没有贴上标签,请立即贴上标签再进行下一个操作。

当你准备给药时,一定要知道该药物的作用,正常的剂量范围,可能的过敏反应以及潜在的副作用。拿起注射器,读标签,确认正确的注射点,酒精擦拭注射点。当你把注射器连接到注射点的时候,再读一遍标签! 你要知道你给药的速度,然后注药,最后再看一遍标签。这个过程听起来有点多余,但这给了你最后一次停止药物进入患者体内的机会!

哪些问题容易导致用药错误?

- 外观相似的包装和标签(一个顶部为白色的玻璃药瓶看起来像另一个顶部为白色的玻璃药瓶!)。
- 相似的名字[如,Brevital(美索比妥)/Brevibloc(艾司洛尔),epinephrine(肾上腺素)/ephedrine(麻黄碱),dobutamine(多巴酚丁胺)/dopamine(多巴胺)]。
- 供应商的变化可能导致药瓶外观不同。这无意之中导致药物外观相似,而以前这并不是一个问题。
- 在药物彼此邻近存放的情况下,外观相似的药物有可能被相邻存放,甚至药瓶可能会被放进错误的储存位置。
- 浓度不同。我们有多种不同浓度的药物。氯胺酮有 10mg/mL、50mg/mL 和 100mg/mL。肾上腺素可以从输液袋中抽取(在我们这里是 16μg/mL),也可以将药瓶中的 1mg 药液稀释到 10mL(100μg/mL),我们还可以看到 10mL 注射器中的 1mg/mL 的 1mg 肾上腺素原液。局麻药也有不同的浓度。医院有时对同一种药物有不同的输注配方,例如,“标准”浓度肾上腺素输注和“浓缩”肾上腺素输注。肝素是另一种具有多种浓度的药物。当使用浓缩肝素而不是肝素“冲洗”时,肝素浓度错误可能导致新生儿死亡。

有哪些环境因素和医务人员因素容易导致用药错误?

环境因素:光线不好时可导致药物识别困难。嘈杂的环境会影响沟通。早晨换班时,住院医师们通常站在手术室内互相聊天。这种分心会导致错误。

医务人员因素:疲劳的医务人员可能会疏忽大意导致错误。我们在职业生涯中,使用了大量不同的药物。如果你不完全了解药物的正确用法、剂量和潜在的不良后果,你可能会遇到问题。如果你不完全了解患者的病史和过敏史,你可能会使用不适合该患者的药物。

快速及重复给药时的用药错误:在一例大手术或长时间手术麻醉中,配制几十瓶药物并不罕见。我们在手术室遇到过持续心脏停搏的病例,在持续一个小时的抢救过程中,主治医师和两名住院医师使用了数百个注射器。

错误类型

药品错误分为以下几种类型:

- 标签错误:从错误的药瓶或输液袋中抽取药物,因此注射器上的标签不正确。
- 注射器/输液袋错误:注射器或输液标签正确,但标签阅读错误,导致错误使用注射器或输液袋。
- 剂量错误。
- 使用方法错误。
- 注射途径错误。
- 药物选择错误。
- 遗漏:未给药。
- 重复给药:给予了额外剂量。
- 违背用药规范。

我们的数据显示,最常见的错误中注射器错误占 31%,剂量错误占 26%,标签错误占 12%,给药途径错误占 12%,药物选择错误占 10%。

ASA 终审赔偿案件

我们在 ASA 终审赔偿数据库查看用药错误时发现,最常见的容易出现问题的药物是琥珀酰胆碱。由于在给予诱导药物之前注射琥珀酰胆碱或是无意中在患者清醒时输注琥珀酰胆碱,导致 12 例患者知晓。另外有 5 例患者有明确的或可能存在假性胆碱酯酶缺乏症,使用琥珀酰胆碱后导致神经肌肉阻滞时间延长。此外,2 例截瘫患者和 1 例格林-巴利综合征患者用药后出现高钾性心脏骤停。

另一种容易出现问题的药物是肾上腺素。肾上腺素错误用药非常危险。17 例与错误使用肾上腺素相关的病例中,有 11 例死亡或出现严重并发症;有 6 例由于混淆了安瓿,误将肾上腺素用作预期药物。肾上腺素常被误认为麻黄碱、催产素、肼屈嗪等药物。

> 病例

现在我们将回顾一些发生用药错误的病例。这些都是真实的案例(稍加修改)。其中一些病例较为久远,反映了当时用药的情况。让我们看看从这些案例中能学到什么。

病例1: 一位 82 岁女性患者,患有冠心病和高血压,拟行主动脉瘤-双侧股动脉旁路移植术。全麻诱导采用芬太尼 100μg,依托咪酯 6mg 和琥珀酰胆碱 100mg。随后出现血压和心率迅速下降。患者心脏停搏。血压下降初期间断推注 400μg 的去氧肾上腺素,随后给予麻黄碱 50mg 和肾上腺素 160μg。患者心跳骤停后立即启动心肺复苏,行气管插管,注射肾上腺素 1mg。30~40 秒后,患者恢复窦性心律,呈现高血压。**用药错误是什么?**

答案: 在麻醉准备时,住院医师将艾司洛尔误认为是依托咪酯。当时,每种药物都保存在 10mL 的玻璃药瓶里。艾司洛尔是用来配制输液的,所以浓度是 250mg/mL。这意味着患者诱导时使用的是艾司洛尔 750mg。所以这是一个标签错误。诱因:药瓶外观相似,医师注意力不集中。

病例2: 一位 21 岁女性患者于凌晨 1 点左右在硬膜外麻醉下行剖腹产手术。胎儿娩出后,给予 1g 头孢唑林和 20 单位催产素(添加到静脉输液袋中)。不久,患者主诉气短,并很快进展为呼吸停止。随即对患者实施面罩通气,给予硫喷妥钠 300mg 和琥珀酰胆碱 100mg 诱导后行气管插管。手术结束时,给予拮抗剂并拔出气管插管。**用药错误是什么?**

答案: 本例误将维库溴铵当作头孢唑林。两个药瓶外观相似,都有白色瓶盖。住院医师拿错了药瓶,并抽错了药物。虽然患者没有出现不良反应,但她痛苦地知晓了整个事件经过——她在清醒状态下被麻痹了。所以这是一个标签错误。诱因:外观相似的药瓶存放在一起,疲劳,医师注意力不集中。

病例 3：一位 35 岁男性患者行腰椎间盘切除术。患者在进入手术室前静注咪达唑仑 2mg。到达手术室时，患者不只是镇静状态，而是窒息。迅速对患者进行面罩通气和气管插管。**用药错误是什么？**

　　答案：本例误将罗库溴铵当作咪达唑仑。住院医师将罗库溴铵抽入贴有咪达唑仑标签的注射器中——因此患者在转移至手术室前接受了罗库溴铵 20mg 静注。这是一个标签错误。

病例 4：一位 23 岁女性患者在硬膜外麻醉下行剖腹产术。胎儿娩出后，患者心率降至 50 次/min，血压为 84/38mmHg。给予阿托品 0.8mg（几乎没有改善），然后给予麻黄碱 10mg。患者出现呼吸暂停，血压测不出，脉搏也无法触及。心电图显示心动过缓伴宽大畸形波形。予患者气管插管，并开始胸外按压，并给予肾上腺素 500μg。血压随即恢复。手术结束时，患者未立即醒来，于是带气管插管转移至外科重症监护室。在外科重症监护室，患者最初存在神志异常，但在 2 天后恢复，并最终彻底康复出院。**用药错误是什么？**

　　答案：本例误将琥珀酰胆碱当作麻黄素。患者低血压和心动过缓，给予琥珀酰胆碱 20mg，而不是计划中的麻黄碱 10mg。这里的错误类型是注射器错误。诱因：两个 10mL 注射器并排放置，疲劳和注意力不集中。

病例 5：一位 50 岁女性患者在全身麻醉下行颈椎间盘切除融合术，过程顺利。手术结束时，给予拮抗剂并拔出气管插管。在 PACU，45 分钟内患者的心率逐渐下降，随即出现心跳骤停。在短暂的胸外按压之后，心电图示心跳恢复，心率在 40 次/min 左右。给予患者阿托品注射，患者在 PACU 监护了数小时。**用药错误是什么？**

　　答案：本例由于格隆溴铵剂量不足导致。患者接受了格隆溴铵 0.5mg 和新斯的明 5.0mg，格隆溴铵的剂量不足以对抗新斯的明降低心率的作用。错误类型是剂量错误。

　　其他剂量错误的例子：注射泵程序错误，基于体重计算的儿童用药剂量错误，由于知识缺乏而导致的剂量错误。许多术中知晓是由于麻醉用药剂量不足引起。

病例 6：一位 60 岁男性患者行冠状动脉搭桥术。手术过程顺利。术后 4 小时拔管。第二天早上，一名护士冲洗了一条在出手术室前已封住的静脉输液管。几分钟后，患者呼吸暂停。紧急行面罩通气，再次气管插管。几个小时后，患者再次拔管。**用药错误是什么？**

　　答案：患者在手术室接受罗库溴铵滴注。手术结束时，断开滴注通路，于静脉通路延长管末端加盖封堵。然而，这条通路并未冲洗。第二天冲洗静脉通路时，管道中残留的罗库溴铵被冲入患者体内。所以，本例错误为未能正确用药。

　　不当用药有很多种。上述病例为管路未及时冲洗导致。不当用药也可以是给药速度**太快**，如将本应该输注的药物进行推注，或者输注泵速度设置错误。因此，我们会看到因为输钾速度设置错误导致的心跳骤停以及因为胰岛素滴注错误导致的低血糖。当然，我们治疗过由于万古霉素推注而导致的红人综合征。另一种不当用药是在**错误的时间**用药。围手术期使用抗生素是一个很好的例子。我们知道在手术开始前一小时内给药是最有效的。因此，给药太早或太晚都会导致药效打折扣，增加围手术期伤口感染率。抗生素也必须定时追加以维持足够的血药浓度。

病例 7：你被要求评估一个硬膜外麻醉下分娩的患者。硬膜外麻醉效果似乎不太理想。你检查了硬膜外输注系统（用药为稀释的布比卡因/芬太尼混合液），发现它实际上连接到了外周静脉通路。**用药错误是什么？**

　　答案：显然，此例是用药部位错误。我们已经看到硬膜外输注系统被连接到外周静脉，并且也已经听过很多药物被错误地输注到了硬膜外腔，包括镁剂、硫喷妥钠、维库溴铵、琥珀酰胆碱、肾上腺素和催产素。为了减少这些类型的错误，许多医院试图**改进输注系统**以防止进一步的错误。例如，我们现在使用无孔、带黄色条纹的输注管路来进行硬膜外和外周神经阻滞的输注。此外,许多医院使用不同类型的输液泵进行硬膜外输注,而之前的标准做法是使用静脉泵进行硬膜外输注。

病例 8:你在手术开始前给患者输注了头孢唑林。患者很快出现皮肤潮红、低血压,并出现支气管痉挛。再次查阅病历,你发现患者对头孢菌素过敏。**用药错误是什么?**

答案:本例的错误是药物选择错误。除了给患者使用他们过敏的药物外,另一个例子是给已知患有假性胆碱酯酶缺乏症的患者使用琥珀酰胆碱,或者给恶性高热高危的患者使用触发恶性高热的药物。这些错误的发生要么是因为对患者既往病史了解不充分,要么是知识匮乏,要么只是疲劳。

病例 9:你从一瓶 100mL 的丙泊酚中抽取 20mL 丙泊酚。诱导后你再次从该瓶中抽出 20mL 丙泊酚。现在瓶中还有 60mL,你决定留给下一个患者用。为什么不呢? 让我们努力为医院省点钱吧! **这里有错误吗?**

答案:这违反了执业安全准则。事实上,已经有多起乙肝和丙肝的病例可以追溯到重复使用无意中被污染的药瓶或注射器。例如,2002 年俄克拉荷马州卫生部调查了一起群发丙型肝炎病毒(HCV)感染事件,并将其追溯到一家疼痛诊所。结果发现一名医师在门诊期间经常重复使用针头和注射器。同一根针头和注射器被用于注射 3 种镇静药物(咪达唑仑、芬太尼和丙泊酚),最多曾用于依次就诊的 24 名患者。最终 100 例肝炎病例被追溯到这家诊所。自 2001 年以来,由于基础的感染控制措施不到位,美国超过 150 000 例患者被告知可能暴露于乙型肝炎病毒(HBV)、HCV 和 HIV。为此,疾病控制中心发起了一项公共卫生活动,以提高患者和医疗从业者对安全注射的认识。现在,我们中的大多数人都会对上述做法感到难堪,并为自己遵守安全注射流程而自鸣得意。但是请问,你在注药前总是用酒精擦拭注射口吗?

我们如何减少用药错误的发生率?

为了减少用药错误的发生率,我们推荐了多种策略。其中很多是基于专家意见,而不是随机对照试验。让我们来看看其中一部分建议。

安全用药培训:任何培训麻醉科住院医师、麻醉助理或麻醉护师学生的部门都应接受某种形式的关于正确用药和避免用药错误的正规培训。

注射器贴上标签:这是一个常识,所有的注射器和输液袋都应该贴上标签。除非你把药物抽入注射器后立即给药,但要记住,有些医院和某些麻醉医师认为这种做法不够严谨。正确的标签包括药物名称、浓度和单位。如果你看到注射器内有药液但没贴标签,扔掉它。这也是联合委员会(JCAHO)的工作。当他们巡视手术室时,他们要看到所有的注射器都贴上了标签。人们往往懒得给丙泊酚贴标签,认为它是唯一看起来像牛奶的药物。但是你还是要给它贴上标签,因为这是正确的做法。我们现在也有丁酸氯维地平,外观与丙泊酚相同。

阅读标签:最重要的建议是强制自己阅读每一个注射器,药瓶和输液的标签。养成做双重核查的习惯——当你拿起注射器的时候要阅读标签,当你准备给药的时候再阅读一次。

如果可能的话,药物应该预充于注射器中:许多麻醉药品都可以预充于贴有标签的注射器中。这种方法避免了注射器标签不当的问题,并为麻醉医师节约了术前准备时间。该方法的缺点是成本增加。

注射器标签应按照国际标准按组进行颜色编码:注射器标签通常按颜色分组。例如,蓝色标签表示阿片类药物;荧光红,神经肌肉阻断剂;黄色,诱导药物;橙色,镇静剂;紫色,缩血管药物;绿色,抗胆碱能药物。当你在桌面上寻找某一药物时,这种颜色编码有助于你迅速将目标缩小到可能的注射器上。这样做的缺点是,如果你没有正确阅读标签,你仍然有可能用错药物,但它将是同一类药物。此外，许多错误的发生是因为麻醉医师根本没看到或没阅读标签，而只是拿起了大小差不多的注射器。

药物存放一致：理想情况下，手术室的药物存放设置应尽可能一致。当你进行麻醉前准备时，一致性使你更容易找到药物。但是，不要让这种一致性导致懈怠——你仍然需要阅读药瓶的标签，因为药瓶可能会放错位置。

移除危险药物：有些药物和液体可能不需要在每一间手术室都存放。例如，30mL装肾上腺素、氯化钾、1L袋装无菌水、无剂量单位包装的西他卡因喷雾等曾经放置在我们所有的手术间，现在都已经被移除。

在抽药或给药前，标签应双人核对：这项建议是Jensen在2004年提出的。虽然这有助于防止药物使用错误，但常规用于所有麻醉药物准备时会严重影响我们的工作流程。另一种选择是条形码扫描。许多医院在手术室使用药物分配柜——选择一名患者，然后扫描每个药瓶，这样就可以完成收费并且药房可以跟踪库存。当你扫描药物时，检查屏幕上弹出的药物名称。

神经肌肉阻滞剂问题：神经肌肉阻滞药物在错误使用时尤其危险。有一些策略已经被用来减少这些错误。例如，制造商通常会在瓶盖上贴上警告信息。一些医院在药瓶上贴上吸塑包装警告标签，额外增加一层安全措施。另一个医院范围内的策略是限制肌松剂的存放地点。它们需要存放在手术室、重症监护室和急诊室，但它们可能不需要存放在病房的普通药房。

药物生产问题：药品生产商想出了不同的包装方法以减少用药错误。肝素现在有不同的注射器和包装，以避免肝素冲洗与更高浓度的肝素相混淆。用于输液的艾司洛尔现在是包装在配置好的输液袋中，而不是2 500mg药瓶中。

在质量改进会议/并发症和死亡讨论会议上审查用药错误：当出现用药错误时，应在全科会议上讨论，以便使该事件成为所有人的经验教训。此外，应该花些时间关注哪些系统问题可能导致了该事件的发生（例如，硬膜外输注系统中的注射口就是一个应该解决的问题）。如果可以确定系统问题，那么改进系统可能有助于防止将来的用药错误（例如，切换到无端口硬膜外管）。

技术进步：现在许多输液泵都内置了药物库，并对输液速度设置了上限和下限。一些研究人员提倡在准备注射器时使用条形码扫描来生成正确的注射器标签和条形码，并在给药前进行扫描，以减少注射器错误。互联网和手机/平板电脑的应用程序使得药物剂量、代谢和副作用等信息更易获取。

小结

药物准备和使用规范化需要强制执行。不要让你的一天像这样开始：

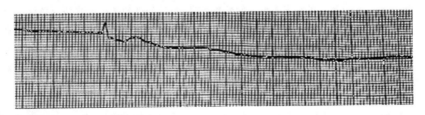

🏠 **要点**

- 要想正确地用药，必须在正确的时间，以正确的剂量和浓度，通过正确的途径，给正确的患者正确的药物。

- 我们工作的一个主要特点是以安全和精确的方式使用强效的药物和危险的药物。这是我们的工作。不幸的是,在我们的职业生涯中,我们都会犯用药错误。我们的目的是通过学习合理的药物使用技术并强制执行,以减少用药错误的发生率并降低用药错误的严重性。
- 最常见的用药错误的原因包括注射器拿取错误,注射器标签错误,以及用药剂量错误(注射错误或输注泵设置错误)。
- 当发生用药错误时,试着评估发生错误的原因,查看是否是系统问题导致——系统问题是可以改进的。

推荐读物

Bowdle A, Kruger C, Grieve R, et al. A prospective study of 6709 anesthetics in Seattle. *Anesthesiology*. 2003;99:A1358.

Cooper JB, Newbower RS, Long CD, et al. Preventable anesthesia mishaps: a study of human factors. *Anesthesiology*. 1978;49(6):399–406.

Cooper L, Nossaman B. Medication errors in anesthesia: A review. *Int Anesthesiol Clin*. 2013;51(1):1–12.

Jensen LS, Merry AF, Webster CS, et al. Evidence-based strategies for preventing drug administration errors during anesthesia. *Anesthesia*. 2004;59:493–504.

Kothari D, Gupta S, Sharma C, et al. Medication error in anesthesia and critical care: A cause for concern. *Indian J Anesth*. 2010;54(3):187–192.

Llewellyn RL, Gordon PC, Wheatcroft D, et al. Drug administration errors: a prospective survey from three South African teaching hospitals. *Anaesth Intensive Care*. 2009;37(1):93–98.

Merry A, Anderson B. Medication errors–new approaches to prevention. *Pediatric Anesthesia*. 2011;21;743–753.

Nanji K, Patel A, Shaikh S, et al. Evaluation of perioperative medication errors and adverse drug events. *Anesthesiology*. 2016;124(1):25–34.

Webster CS, Merry AF, Larsson L, et al. The frequency and nature of drug administration error during anesthesia. *Anaesth Intensive Care*. 2001;29:494–500.

第 63 章
确保你了解超说明书用药相关的医疗与法律方面的复杂问题

设想一下这个场景:你的一名 5 岁健康患儿刚刚从历时 30 分钟的常规 PE 管放置术麻醉中苏醒。她可以自主呼吸,生命体征平稳。当你离开手术室时,她开始不安、尖叫、拍打平车并且难以安慰。考虑一下你对她突发谵妄的处理方案,你所知道的是她没有静脉通路。你立刻经鼻给予右美托咪定 1μg/kg。她开始安静下来,你庆幸她不会再对她自己构成威胁。她的父母安下心来,麻醉后监护室(PACU)的护士可以更有效地护理他们的新患者,你开始不受干扰地准备下一个患者。这是成功而且安全的处理,不是吗? 也许是,但是美国食品药品监督管理局(FDA)制定的药品包装内的说明书并没有提及经鼻给予右美托咪定这种用法。

麻醉实践很大程度上就是应用药理学的技巧。对于麻醉医师来说,确定适应证并正确给予某种特定药物很重要,同样,能够联合使用药物甚至用创新的方法使用药物也很重要。为达到这一目的,最负责任也是最安全的方法是掌握 FDA 制定的药物说明(drug label),然后尽量把这些指南应用于临床实践中。如果在官方规定的治疗范围以外使用某种药物,就认为是超说明书用药(off-label)。

FDA 在药物的开发、研究、安全性、市场推广和药品说明方面做了很多规定。药品说明是药品适应证、剂量、年龄限制等临床试验数据的概要。因此,为了获得一种药物特殊用法的批准,必须有循证数据支持。显然,我们无法预测患者人群的每个细节。所以根据医学文献,在剂量、给药途径、适应证、方案或患者人群方面,药物的使用经常超出药物说明上列出的指南。这种现象有多普遍呢? 资料表明23%的处方是超说明书用药。在小儿麻醉中,超过70%的麻醉用药为超说明书用药。这一趋势并不一定有坏处,但是反映出 FDA 缺乏良好对照的研究数据(还没有做相关研究或者是没有经济动力去发掘新的适应证,如腰麻使用等比重布比卡因)。如果超说明书用药发现有副作用,将被列入药品说明的禁忌证、警告或慎用条目中。

根据 FDA 的规定,"一旦某种产品被批准上市,医师可以将其处方用于批准的药品说明以外的治疗方案或人群。市售药物有效的新用途最开始通常是偶然观察到的和在治疗中发现的"。FDA 没有试图限制医师的超说明书用药,认识到这一点很重要,《医师案头参考资料》(Physicians' Desk Reference,PDR)也认同这种用法。有趣的是,PDR 的出版商还出版了一本《超说明书用药指导》。所以,现在已经承认了这种用法在患者治疗中所占的重要地位。目前,在美国医师使用一种药物时,没有伦理上和法律上的义务向患者讲解 FDA 的相关规定。然而,医师有责任掌握药品说明的细节,包括药理学、毒理学和化学(缓冲剂、保存剂、抗氧化剂以及与其他药物的不相容性)。

麻醉医师必须考虑到易被起诉的不利医疗环境。尽管没有良好对照(well-controlled)和循证数据,药品生产商、FDA 和 PDR 都认识到在临床上可以观察到许多药物的安全有效的用法。但是,法庭和法官拥有最终权利,决定医师是否具有超说明书用药(例如加巴喷丁和自杀的风险)的能力和责任。为了证明是超说明书用药的责任,患者必须证明麻醉医师在治疗方面失职,没有达到法律规定的治疗标准,同时失职造成了伤害。然而,与超说明书用药有关的伤害,可能最终还是开处方者的责任。

虽然药品生产商推销产品的超说明书用法是违法的,但最近针对制药企业的高额诉讼表明推广超说明书用法是一种常见做法。Insys Therapeutics 公司向俄勒冈州支付了 110 万美元的罚款,并向新罕布什尔州支付了 290 万美元的罚款,原因是该公司积极推销阿片类药物 Subsys 的超说明书用法。强生公司为利培酮、帕潘立酮和奈西立肽的超说明书用法推广支付了惊人的 13.91 亿美元罚款。医药代表讨论药物的超说明书用法也是非法的,这些信息应该从医学文献中获得,尽管最近联邦上诉法院(Federal Court of Appeals)的案件已经逐渐削弱了这些限制。最终是否采用药物的超说明书用法是由具体的某一位医师根据某一患者的具体情况来决定的。

在这一点上,你可能希望制药公司能进行更多的临床试验,这样你就不需要在注册适应证外使用这些药物了。申请 FDA 批准新的适应证需要 200 万美元。为了"抵消"这一成本以及所涉及的重大风险,药物应用于新的适应证时,Waxman-Hatch 法案允许 FDA 给予这种药物市场独有权——如同最近才发明的新药一样。这使得制药公司能够对使用了几十年的药物进行现代安全性研究并获得对该药品定价的授权。这就是为什么现在血管加压素在美国只有 Endo International Plc 公司的品牌 Vasostrict 在销售,其价格比之前超说明书应用且"研究较少"的药物上涨了 10 倍。其他例子包括秋水仙碱(Colcrys)和新斯的明(Bloxiverz)。

麻醉医师在注册适应证以外使用药物是一种常见且广为认可的做法。超说明书用法应基于当前的医学文献,并且基于没有 FDA 已批准的更好的药物可用的情况。另外,应考虑到这种药物的法律问题。对于主要是在医院中使用药物的麻醉医师,明智的做法是入院时即通过文献教育和告知患者而取得知情同意书。表 63.1 描述了 8 种药物的已注册和超说明书应用。

表63.1　8种药物的用法（已注册和超说明书应用）

	丙泊酚	芬太尼	布比卡因	可乐定	氯胺酮	右美托咪定	舒芬太尼	加巴喷丁
简介	丙泊酚是带酚基的静脉全麻药。该药现在使用的都是丙泊酚,阿片类药物,苯二氮䓬类药物,芳基环己胺或者咪唑类静脉麻醉药都不相关	与中枢神经系统的特异受体结合;提高痛感阈;改变疼痛感受;抑制疼痛上传通路	降低神经细胞膜对钠离子的通透性,抑制去极化,从而抑制神经冲动的产生和传导	通过激动脑干中的α₂肾上腺能受体激活抑制性神经元,减少CNS发出的交感冲动;降低PVR,肾血管阻力、心率和血压。作用于脊髓突触前、接头后α₂肾上腺素受体,抑制疼痛信号传导,用于硬膜外镇痛	阻断神经元突触后NMDA受体。直接作用于皮质和边缘系统。促进内源性儿茶酚胺的释放,维持的血压和心率。减少多突触的脊髓反射	选择性α₂受体激动剂,抑制脑干去甲肾上腺素能神经元活性。增加腹外侧视前核抑制性GABA神经元	与CNS中的阿片受体结合开放钾离子通道并抑制钙离子通道;提高痛阈;改变疼痛感受;抑制疼痛上传通路;短效镇痛剂	作用机制不详;与其他抗惊厥药特性相似;结构与GABA相似

续表

	丙泊酚	芬太尼	布比卡因	可乐定	氯胺酮	右美托咪定	舒芬太尼	加巴喷丁
已批准的用法	住院或非住院患者(年龄≥3岁)手术麻醉诱导;住院或非住院患者(年龄>2个月)手术麻醉维持;成人诊断性操作监测下镇静性操作的诱导和维持;ICU中气管插管机械通气的患者躁动	注射:镇静、减轻疼痛、术前用药,全麻或局麻辅助用药。经皮:治疗中到重度慢性疼痛。经黏膜:治疗癌痛爆发痛。小手术的镇静;镇痛:针对1~12岁儿童;大于12岁儿童参考成人剂量。持续镇静;镇痛:针对1~12岁儿童;针对≥2岁的儿童(阿片类药物耐受的患者)。经皮:参考成人剂量	局麻:浸润:0.25%局部浸润;最大剂量:175mg。骶管阻滞(不含防腐剂):0.25%防腐剂或0.5% 15~30mL。硬膜外阻滞(与骶管阻滞不同;不含防腐剂):外周神经阻滞:0.25%或0.5% 5mL;最大量:400mg/dL。交感神经阻滞:球后麻醉:腰麻:不含防腐剂的0.75%布比卡因溶于8.25%的葡萄糖	治疗急性高血压、高血压。治疗疼痛:硬膜外输注:初始剂量30μg/h;滴定到疼痛缓解或出现副作用;剂量大于40μg/h的使用经验很少;椎管内阿片治疗时应作为辅助用药。慎用于围手术期,产科或产后的硬膜外镇痛,因为可能导致心动过缓或低血压。儿童ADHD	全麻诱导与维持;镇静;镇痛;镇痛。	ICU气管插管/镇静状态患者的镇静(<24小时)。非气管插管患者术前或术中镇静	诱导时0.1~0.5μg/kg,必要时追加0.1~0.5μg/kg。儿童:2~12岁,诱导0.1~0.25μg/kg;维持1~2μg/kg(总量)	作为辅助用药,用于大于12岁患者的部分性发作(伴或不伴继发的全身性发作)。3~12岁儿童部分性发作的辅助用药;治疗成人带状疱疹后遗神经痛

续表

	丙泊酚	芬太尼	布比卡因	可乐定	氯胺酮	右美托咪定	舒芬太尼	加巴喷丁
超说明书的用法	术后止吐;顽固性震颤性谵妄(病例报告);患儿监测下麻醉	硬膜外或鞘内使用。小于2岁的儿童	等比重的鞘内注射。小于12岁的儿童患者	儿童苏醒时谵妄。海洛因或尼古丁的戒断症状;严重疼痛;痛经;与痛经相关的血管收缩症状;酒精依赖;预防偏头痛;青光眼的病相关的腹泻;冲动控制障碍;ADHD;氯氮平诱发的流涎	产妇。小于16岁的儿童	患儿术中镇静。ICU中气管插管/镇静的患儿。躁动。经鼻给药	鞘内注射	慢性疼痛。双相情感障碍。社交恐惧症。术后疼痛

ADHD.注意缺陷多动障碍;CNS,中枢神经系统;ICU,重症监护室;PVR,肺血管阻力。

🏠 要点

- 你真的看过你使用的所有药物的 FDA 标签吗？如果没有，你应该立即去看。

- 药物超说明书使用已被广泛接受，并且极为普遍。甚至 FDA 的标签本身也承认了药物超说明书的使用。

- FDA 本身并不阻止医师在注册适应证外使用药物。根据 FDA 的说法，"一旦一种药物被批准上市，医师就可以将其用于未包含在批准适应证中的治疗方案或患者群体中。已上市药物的有效新用途通常通过偶然观察和治疗干预而首次发现。"

- 目前，在美国，医师没有义务告知患者处方药是否是在药物注册适应证内使用[1]。

- 与注册适应证以外用药有关的法律义务和责任有些复杂。归根结底，注册适应证以外用药对患者造成的伤害由开具处方的医师负责。

- 药品生产商及其销售代表不得推销或讨论药品的超说明书使用，尽管法院并未严格遵守这些法律要求。

- 制药公司可以对从未得到正式批准的老药进行研究，获得市场独有权，并可以将药品价格提高数倍；例如，血管加压素、新斯的明。

推荐读物

Babhair SA, Tariq M, Abdullah, ME. Comparison of intravenous and nasal bioavailability of clonidine in rodents. *Res Commun Chem Pathol Pharmacol*. 1990;67(2):241–248.

Barnett M. The new pill pushers: Big Pharma warily watches lawsuit over "off-label" prescription drug marketing. *USNews.com*. 26;2004.

Chang NS, Simone AF, Schultheis LW. From the FDA: What's in a label? A guide for the anesthesia practitioner. *Anesthesiology*. 2005;103(1):179–185.

Donnelly AJ, Baughman VL, Gonzales JP, et al. *Anesthesiology and Critical Care Drug Handbook*. 6th ed. Hudson, OH:Lexi-Comp;2004.

Pringle E. Off-label prescribing of prescription drugs: Pfizer embroiled in massive lawsuit over off-label use of Neurontin. *Health*. 2006. Available from www.onlinejournal.com/artman/publish/article_860.shtml.

Robertson C, Kesselheim AS. Regulating off-label promotion – A critical test. *NEJM*. 2016;375(24):2313–2315.

Smith MC, Williamson J, Yaster M, et al. Off-label use of medications in children undergoing sedation and anesthesia. *Anesth Analg*. 2012;115(5):1148–1154.

Tesoro S, Mezzetti D, Marchesini L, et al. Clonidine treatment for agitation in children after sevoflurane anesthesia. *Anesth Analg*. 2005;101(6):1619–1622.

Thornton RG. Defending claims related to prescribing drugs or using medical devices. *Proc (Bayl Univ Med Cent)*. 2002;15(1):102–104.

Washington Post examines how many off-label uses for Rx drugs are not based on solid evidence. Available from www.medicalnewstoday.com/medicalnews.php?newsid=43904. Accessed May, 2006.

---

[1]　译者注：在中国，如果医生确有必要超说明书用药，必须充分告知患者超说明书用药的原因及可能出现的危险，并由患者或其家属签署知情同意书。

第 64 章
高危患者非心脏手术围手术期使用 β 受体阻滞剂——新数据,新建议

高危患者非心脏手术发生围手术期心血管不良事件(perioperative adverse cardiovascular events, PACE)相对比较常见。这些事件增加了包括死亡在内的严重并发症的发生率,明显增加医疗花费。有一些相对简单的方法可以对这些患者进行风险分级,包括 Goldman 原始心脏风险指数和修订的李氏心脏风险指数(revised cardiac risk index, rCRI)。然而,能够有效降低围手术期心血管不良事件发生率和相关发病率和死亡率的干预方法极少。上述风险分级方法是基于临床病史和症状提出的。此外,一些无创检查,心脏导管检查以及对某些患者来说,还需要继续进行冠脉重建,围手术期严密监测等,都被认为是降低心血管不良事件发生率的手段。在现有的药物干预治疗中,围手术期使用 β 受体阻滞剂被认为是安全、有效以及相对廉价的降低非心脏手术心血管不良事件发生率的方法。然而最近的证据开始质疑围手术期使用 β 受体阻滞剂的安全性。

尽管有大量的研究结果证实使用 β 受体阻滞剂可有效降低非心脏手术后心血管不良事件发生率,尤其对于高危手术患者,但许多最近的研究表明总体死亡率并没有下降,甚至有些研究显示死亡率增加——主要原因是在手术前开始使用 β 受体阻滞剂导致脑卒中。哪些患者适宜围手术期使用 β 受体阻滞剂? 是否有患者会在这项治疗中受到损伤? 选用哪种 β 受体阻滞剂是否重要? 应该多早开始 β 受体阻滞剂治疗?

围手术期研究结果

最早报道围手术期使用 β 受体阻滞剂有益处的是 Mangano 等人的一项使用阿替洛尔的随机对照临床试验。该研究中,围手术期短期使用阿替洛尔与术后 2 年发病率和死亡率降低有关。自该研究发表以来,又有多项研究对不同 β 受体阻滞剂的不同剂量进行了观察。其中多数研究认为围手术期使用 β 受体阻滞剂与预后改善有关。Lindenauer 进行了大规模回顾性分析,对 122 338 位非心脏手术围手术期使用 β 受体阻滞剂的患者进行了评估,结果发现患者基础健康状况与是否能从治疗中获益有显著相关性。使用修正的心脏风险指数(rCRI)评估患者风险,如果患者无或仅有轻微心血管风险(rCRI 指数为 0 或 1),那么使用 β 受体阻滞剂不会获益甚至可能恶化预后。然而,如果患者 rCRI 指数为 2、3 或 4 时,可从 β 受体阻滞剂治疗中获益(住院期间死亡发生率优势比小于 1)。更令人兴奋的是,rCRI 指数越高,β 受体阻滞剂降低风险的作用就越明显。

最近的研究结果

关于围手术期 β 受体阻滞剂的使用,近期更有力的多项研究一致表明,使用 β 受体阻滞剂会降低围手术期不良心血管事件发生率;然而,对于是否能降低总死亡率仍存有争议,DECREASE 试验和 POISE 试验这两项最大的研究显示了矛盾的结论。DECREASE 试验报告了围手术期不良心血管事件的相对风险降低了 60% 到 95%,全因死亡的相对风险为 0.42(95%CI 0.15~1.22)。不幸的是,伊拉斯谟大学(Erasmus University)的调查委员会发现,DECREASE 试验数据收集不合理,很多病例中包含捏造数据,这些数据可能导致可疑的结果。这些数据还没有正式被撤回,因此在讨论围手术期 β-受体阻滞剂的使用时会经常被引用,但

是在使用这些数据得出结论时要谨慎。

　　另一方面,POISE 试验显示,围手术期使用 β 受体阻滞剂后,全因死亡率增加,相对风险为 1.33(95%CI 1.03~1.73)。尽管这项研究确实显示了围手术期不良心血管事件发生率降低,但脑卒中、低血压和心动过缓的发生率增加,在降低死亡率方面的获益被抵消。然而,POISE 试验面临的主要争议是在手术前 1 天内开始使用大剂量、长效、非特异性 β 受体阻滞剂(大剂量美托洛尔)。

　　在排除了有争议且占主导地位的 DECREASE 试验和 POISE 试验后,Wijeysundera 比较了其他大多数关于围手术期 β 受体阻滞剂的研究数据,结果发现这些研究一致表明围手术期心血管不良事件降低。然而,与 POISE 试验一样,脑卒中、低血压和心动过缓的风险仍然增加,全因死亡相对危险为 1.17(95%CI 0.70~1.94)。然而,这些研究证据等级较低,同时并未评估高选择性 β-1 受体阻滞剂的效果或在术前 1 天以上启动治疗的效果。在非心脏手术前 1 天之内开始使用 β 受体阻滞剂时,以卒中、低血压和心动过缓为代价的心脏预后改善趋势并不明显。有必要进行强有力的研究,评估使用高选择性 β-1 受体阻滞剂对死亡率的获益。这些阻滞剂应在围手术期早期就开始使用,并调整剂量以降低围手术期脑卒中、低血压和心动过缓的风险。对各种药物的图表回顾研究发现,阿替洛尔脑卒中发生率低于美托洛尔。这归因于阿替洛尔比美托洛尔具有更高的 β1∶β2 特异性和更长的半衰期。

专家指南(Task Force Guidelines)

　　美国心脏病学会/美国心脏协会(ACC/AHA)实践指南专责小组最近发布了一份 2014 年更新的针对围手术期 β 受体阻滞剂使用的指南,总结如下:

　　Ⅰ类推荐(推荐):

　　1)"长期服用 β 受体阻滞剂的患者应继续使用 β 受体阻滞剂(证据等级 B)。"Teichert 等人有研究表明,围手术期突然停用 β 受体阻滞剂与术后 30 天内心肌梗死的风险较高相关,相对危险度为 2.7(95%CI 1.07~5.59)。其他多项研究也显示出类似的趋势。我们建议,除非必要,应避免围手术期停用 β 受体阻滞剂,并且应调整剂量,在达到目标心率的同时避免低血压。

　　Ⅱa类推荐(合理考虑):

　　1)"术后 β 受体阻滞剂的应用应以临床情况为指导,而不依赖于起始用药时间(证据等级 B)。"当出现严重低血压、心动过缓或出血时,应根据临床判断调整剂量或暂时停用 β 受体阻滞剂。

　　Ⅱb类推荐(可合理考虑):

　　1)"对于术前风险分层测试中发现的中度或高危心肌缺血患者,开始应用围手术期 β 受体阻滞剂可能是合理的(证据等级 C)。"由于心血管风险高而决定使用 β 受体阻滞剂应与脑卒中或其他禁忌证的风险进行权衡。

　　2)"对于有三个及以上 rCRI 危险因素的患者,术前开始使用 β 受体阻滞剂可能是合理的(证据等级 B)。"有三个及以上 rCRI 危险因素的患者似乎也能从围手术期 β 受体阻滞剂治疗中获益。如前所述,应考虑脑卒中的风险及其他使用 β 受体阻滞剂的禁忌证。

　　3)"对于具有长期使用 β 受体阻滞剂强烈指征但无其他 rCRI 危险因素的患者,围手术期应用 β 受体阻滞剂以降低围手术期风险,其获益是不确定的(证据等级 B)。"如果有长期使用的指征,且没有其他 rCRI 危险因素,那么在手术后尽快开始 β 受体阻滞剂治疗可能是更好的选择。

　　4)"对于开始接受 β 受体阻滞剂治疗的患者,为评估安全性和耐受性,在术前提前足够长

时间开始使用 β 受体阻滞剂可能是合理的,最好是在手术前 1 天以上(证据等级 B)。"在手术前 2~7 天开始使用 β 受体阻滞剂可能更为可取。

Ⅲ类推荐(不推荐):

1)"β 受体阻滞剂治疗不应在手术当天开始(证据等级 B)。"在手术前 1 天内开始使用 β 受体阻滞剂,尤其是初次使用患者使用大剂量、长效药物,对患者造成伤害的风险最高。

有些患者在接受手术时但未能计划开始围手术期 β 受体阻滞剂治疗。或者,尽管患者开始了 β 受体阻滞剂治疗,其心率仍明显高于心内科会诊时建议的心率。麻醉医师应该怎么做?因为每个临床场景都是独一无二的,所以答案并不是唯一的。最好的解决方法是与外科医师和患者讨论手术的紧迫性和延迟手术的可能性,以便优化 β 受体阻滞剂治疗效果。如果决定继续手术,必须考虑以下两种情况:不使用 β-受体阻滞剂治疗,可能导致心血管风险增加;而开始 β-受体阻滞剂治疗或增加用药剂量,可能导致脑卒中、低血压和心动过缓风险增加。另一种方法是使用短效 β 受体阻滞剂,如艾司洛尔,可以减少气管插管、手术刺激和麻醉苏醒时的肾上腺素能反应。不同于长效 β 受体阻滞剂,由于短效药物消除半衰期很短,刺激消失后患者发生低血压的风险可能会降低。2011 年,Savio 发表了一篇关于围手术期使用艾司洛尔的安全性和有效性的系统综述,并得出结论:调整艾司洛尔剂量以达到血流动力学终点(避免低血压),可减少心肌缺血,对非心脏手术患者提供安全有效的保护。

🏠 要点

- 非心脏手术围手术期心血管事件很常见,而且是严重并发症和死亡的一个主要原因。
- 大多数证据表明,β 受体阻滞剂在降低非心脏手术围手术期心血管事件方面是有效的,特别是对于高危患者;然而,这些获益应该与增加的脑卒中、低血压和心动过缓的风险进行权衡。
- ACC/AHA 指南中唯一的 Ⅰ 类推荐是,如果患者长期服用 β 受体阻滞剂,则围手术期应继续服用 β 受体阻滞剂。
- 唯一的Ⅲ类推荐是不要在手术当天开始使用 β 受体阻滞剂,这可能是有害的。
- 需要更多的研究来对围手术期 β-受体阻滞剂治疗进行评估,特别是在围手术期更早开始的高选择性 β-1 受体阻滞剂治疗。
- 替代手术当天启动长效 β 受体阻滞剂治疗的方法是使用短效 β 受体阻滞剂,如艾司洛尔,在手术应激过程中保护心脏,减少心肌缺血。

推荐读物

Auerbach AD, Goldman L. Beta-blockers and reduction of cardiac events in non-cardiac surgery: scientific review. *JAMA*. 2002;87:1435–1444.

Devereaux PJ, Yusuf S, Yang H, et al. How strong is the evidence for the use of perioperative beta-blockers in non-cardiac surgery? Systematic review and meta-analysis of randomized controlled trials. *Br Med J*. 2005;331:313—321.

Devereaux PJ, Yang H, Yusuf S, et al. Effects of extended-release metoprolol succinate in patients undergoing non-cardiac surgery (POISE trial): a randomized controlled trial. *Lancet*. 2008;371:1839–1847.

Erasmus MC Follow-up Investigation Committee. Investigation into possible violation of scientific integrity: Report summary. November 16, 2011.

Erasmus MC Follow-up Investigation Committee. Report on the 2012 follow-up investigation of possible breaches of academic integrity. September 30, 2012.

Fleisher LA, Fleischmann KE, Auerbach AD, et al. 2014 ACC/AHA guideline on perioperative cardio-vascular evaluation and management of patients undergoing noncardiac surgery: a report of the American College of Cardiology/American Heart Association Task Force on Practice Guidelines. *Circulation*. 2014;130(24):2215–2245.

American College of Cardiology Foundation/American Heart Association Task Force on Practice Guidelines; American Society of Echocardiography; American Society of Nuclear Cardiology, et al. 2009 ACCF/AHA focused update on perioperative beta blockade. *J Am Coll Cardiol*. 2009;53(22): 2102–2128.

Goldman L, Caldera DL, Nussbaum SR, et al. Multifactorial index of cardiac risk in non-cardiac surgical procedures. *N Engl J Med*. 1977;297:845–850.

Lee TH, Marcantonio ER, Mangione CM, et al. Derivation and prospective validation of a simple index for prediction of cardiac risk of major non-cardiac surgery. *Circulation*. 1999;100:1043–1049.

Lindenauer PK, Pekow P, Wang K, et al. Perioperative beta-blocker therapy and mortality after major non-cardiac surgery. *N Engl J Med*. 2005;353:349–361.

Mangano DT, Layug EL, Wallace A, et al. Effect of atenolol on mortality and cardiovascular morbidity after non-cardiac surgery. Multicenter Study of Perioperative Ischemia Research Group. *N Engl J Med*. 1996;335:1713–1720.

McGory ML, Maggard MA, Ko CY. A meta-analysis of perioperative beta-blockade: What is the actual risk reduction? *Surgery*. 2005;138:171–179.

Poldermans D, Boersma E, Bax JJ, et al. The effect of bisoprolol on perioperative mortality and myocardial infarction in high-risk patients undergoing vascular surgery. *N Engl J Med*. 1999;341:1789–1794.

Poldermans D, Devereaux PJ. The experts debate: perioperative beta-blockade for noncardiac surgery–proven safe or not? *Cleve Clin J Med*. 2009;76 Suppl 4:S84–S92.

Yu SK, Tait G, Karkouti K, et al. The safety of perioperative esmolol: a systematic review and meta-analysis of randomized controlled trials. *Anesth Analg*. 2011;112:267–281.

Wallace A, Layug B, Tateo I, et al. Prophylactic atenolol reduces postoperative myocardial ischemia. *Anesthesiology*. 1998;88:7–17.

Wijeysundera DN, Duncan D, Nkonde-Price C, et al. Perioperative beta blockade in noncardiac surgery: A systematic review for the 2014 ACC/AHA guideline on perioperative cardiovascular evaluation and management of patients undergoing noncardiac surgery. *J Am Coll Cardiol*. 2014;64(22): 2406–2425.

第 65 章
在围手术期,我应该停止还是继续使用血管紧张素受体阻滞剂?

一般来说,术前是否停用有心血管作用的药物取决于对两个危险因素的综合考虑,分别是这类药物与麻醉药物之间不良相互作用和停药后的血流动力学及神经体液改变导致的并发症。

适应证

作用于肾素血管紧张素系统的药物,如血管紧张素转换酶抑制剂(angiotensin-converting enzyme inhibitors,ACEI)和血管紧张素 Ⅱ 受体 Ⅰ 型拮抗剂(angiotensin Ⅱ receptor subtype 1 antagonists,ARA),同时也叫做血管紧张素受体阻滞剂(angiotensin receptor blockers,ARB),经常用于治疗高血压、充血性心力衰竭和糖尿病肾病。这些药物通过以下几种机制参与调节动脉血压:交感神经阻滞、α_1肾上腺素受体反应性下降、抑制缓激肽(bradykinin)(促进血管舒张)的降解及抑制血管紧张素Ⅱ与受体结合。ACEI/ARA 的一些主要优点是控制血压、抗心肌缺血以及被认为与降压特性无关的末端器官保护作用。

围手术期指南

2014 年 ACC/AHA 围手术期指南建议长期服用 β 受体阻滞剂,α_2 肾上腺素受体激动剂

（如可乐定）和钙通道阻滞剂的患者围手术期继续服用以上药物。ACEI/ARA 治疗虽然被广泛应用，但关于围手术期用药处理的研究并不多，相关证据大多局限于观察性研究。2014 年 ACC/AHA 围手术期指南指出，"在围手术期继续使用 ACEI/ARA 是合理的"。这些建议是基于在编写指南时，尚无证据表明围手术期继续使用 ACEI/ARA 可能导致心血管疾病发病率和死亡率增加。与已经发表的其他关注非麻醉患者心血管事件的指南不同，对麻醉患者的管理必须考虑到，如果术前不停药，则术中会经常出现顽固性低血压，这可能会导致不良后果。在过去的几年里，越来越多的证据表明，围手术期停用 ACEI/ARA 可能是合理的，因为持续使用 ACEI/ARA 可引起难治性低血压，导致心血管不良事件。最初建议术前停用 ACEI/ARA 是基于一些案例报道，报道中出现术中顽固性低血压，采用液体治疗或静脉注射麻黄碱或去氧肾上腺素等常见升压措施均无效。一些观察研究表明，与术前一晚停药相比，手术日早晨继续服用 ACEI/ARA 者麻醉诱导后低血压发生率增加（图 65.1）。最近发表的一项大型前瞻性队列研究（VISION）证明，在非心脏手术前 24 小时停用 ACEI/ARB 可降低术后全因死亡、脑卒中或心肌损伤的综合发生率。这项研究基于庞大的患者队列，虽然不是随机试验，但它为围手术期停用 ACEI/ARB 是有益的提供了进一步有力的证据。

围手术期是否应不中断治疗？

有支持者认为，在围手术期 ACEI/ARB 治疗应该是不中断的。这一观点基于早期的实验

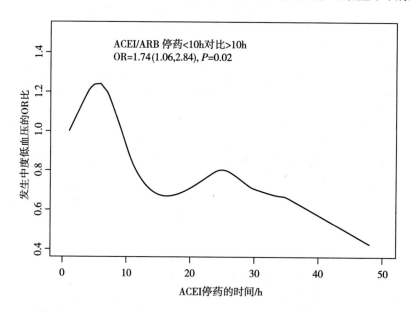

图 65.1　停用 ACEI/ARA 后不同时间发生中度低血压的可能性。麻醉诱导后，Comfere 等人发现 54% 的患者出现中度低血压。尽管术前 1 天停用 ACEI/ARA 的患者仍会发生低血压，但是术前停用药物 10 小时以上即可显著减少低血压发生的可能性（Reprinted with permission from Comfere T, Sprung J, Kumar MM, et al. Angiotensin system inhibitors in a general surgical population. *Anesth Analg* 2005；100（3）：636-644. Copyright. 2005 International Anesthesia Research Society）

室研究和观察性临床研究,这些研究表明围手术期使用 ACEI/ARA 可能有好处,特别是在心脏手术中可以减少缺血相关心肌细胞损伤,改善体外循环患者的肾血流量和肌酐清除率。肾脏保护机制被认为是通过抑制 ACEI/ARA 介导的体外循环相关肾血管收缩,增加肾血流量和肾小球滤过率。目前研究对于 ACEI/ARA 的肾脏保护作用结论并不一致,并且已发表的荟萃分析结果并未显示获益。相比之下,越来越多的证据表明 ACEI/ARB 可能会干扰肾脏的自我调节。慢性肾脏病患者[eGFR<60mL/(min·1.73m^2)]和肾功能正常的患者接受 ACEI/ARB 治疗后,如果出现低血容量和低血压,则有发生急性肾损伤的风险,这可能发生在术前未停用 ACEI/ARA 的患者中。

最后一次用药的时间

Comfere 等人的一项观察研究表明,最后一次 ACEI/ARA 用药的时间是决定诱导后低血压发生频率的主要因素。在麻醉诱导后的前 30 分钟内,最后一次使用 ACEI/ARA 的时间在 10 小时以内的患者与 10 小时以上的患者相比,中度低血压的发生率更高(图 65.1)。这些结果可以用 ACEI/ARA 的消除半衰期来解释(表 65.1)。最后一次给药和麻醉诱导之间间隔

表 65.1 ACEI/ARA 的消除半衰期

药物	活性代谢产物	半衰期/h
ACEI 类		
贝那普利(Benazeprilat)	苯扎普利	约 11
卡托普利		约 2
依那普利	Enalaprilat	约 11
福辛普利	Fosinoprilat	约 12
赖诺普利(Lisinopril)		约 12
培哚普利(Perindopril)	Perindoprilat	
昆普利尔(Quinapril)	Quinaprilat	约 2
雷米普利	Ramiprilat	9~18
佐芬普利(Zofenopril)	Zofenoprilat	约 36
ARA 类		
奥美沙坦阿齐沙坦酯(Azilsartan edoxomil)	阿齐沙坦(Azilsartan)	约 11
坎替沙坦(Candesartan)		5.1~10.5
依普罗沙坦(Eprosartan)		约 20
厄贝沙坦		11~15
氯沙坦	E-3174	6~9
奥美沙坦甲氧肟酯(Olmesartan medoxomil)	Olmesartan	约 13
替米沙坦		约 24
缬沙坦		6~9

Modified with permission from Comfere T, Sprung J, Kumar MM, et al. Angiotensin system inhibitors in a general surgicalpopulation. *Anesth Analg.* 2005;100(3):636-644. Copyright . 2005 International Anesthesia Research Society.

10小时,这10小时相当于ACEI/ARA的平均半衰期,足以降低麻醉诱导后低血压的发生率。在人类中,大多数ACEI通过肾小球滤过或肾小管分泌被肾脏清除。肾功能不全可能对某些ACEI的半衰期产生实质性影响,慢性肾功能衰竭时ACEI的药代动力学改变可能是一个潜在的危险;因此,对于肾功能不全的患者,可以考虑手术前停药10小时以上。

血管加压素或加压素类似物(如特利加压素)已被提倡用于ACEI/ARA患者出现的对其他治疗措施无效的低血压(通常用法为静脉推注1~2单位血管加压素)。其他常用于ACEI/ARA患者全麻诱导后低血压治疗的方法为输注强效缩血管药物,如去甲肾上腺素和肾上腺素。

一些临床医师在围手术期继续使用ACEI/ARA,原因是担心术后不可控制的反跳性高血压。多项研究已经表明,在手术当天停用ACEI和ARA不会显著增加术前或术后高血压的发生率。根据本章作者的经验,对于术前未使用常规剂量ACEI/ARA的患者,静脉注射拉贝洛尔、肼屈嗪或依那普利可有效治疗术后高血压。

🏠 要点

- 术前不停用ACEI/ARA,术中会出现顽固性低血压,常规治疗无效。
- 长期服用ACEI/ARA做全麻的患者,麻醉前10小时内服用这些药物是麻醉诱导后发生中度低血压的独立危险因素。
- 最近一项大型前瞻性队列研究表明,在非心脏手术患者中,术前24小时停用ACEI/ARB可降低术后全因死亡、脑卒中或心肌损伤的综合发生率。
- 对低血压易诱发并发症的患者(如严重的主动脉狭窄或心血管疾病)应考虑术前停用ACEI/ARA。

推荐读物

Behnia R, Molteni A, Igic R. Angiotensin-converting enzyme inhibitors: mechanisms of action and implications in anesthesia practice. *Curr Pharm Des*. 2003;9:763–776.

Comfere T, Sprung J, Kumar MM, et al. Angiotensin system inhibitors in a general surgical population. *Anesth Analg*. 2005;100:636–644.

Drenger B, Fontes ML, Miao Y, Patterns of use of perioperative angiotensin-converting enzyme inhibitors in coronary artery bypass graft surgery with cardiopulmonary bypass, effects on in-hospital morbidity and mortality. *Circulation*. 2012;126:261–269.

Fleisher LA, Fleischmann KE, Auerbach AD, et al. 2014 ACC/AHA guideline on perioperative cardiovascular evaluation and management of patients undergoing noncardiac surgery: a report of the American College of Cardiology/American Heart Association Task Force on practice guidelines. American College of Cardiology; American Heart Association. *J Am Coll Cardiol*. 2014;64:e77–137.

Rosenman DJ, McDonald FS, Ebbert JO, et al. Clinical consequences of withholding versus administering renin-angiotensin-aldosterone system antagonists in the preoperative period. *J Hosp Med*. 2008; 3:319–325.

Roshanov P, Rochwerg B, Patel A, et al. Withholding versus continuing angiotensin-converting enzyme inhibitors or angiotensin II receptor blockers before noncardiac surgery. *Anesthesiology*. 2017;126: 16–27.

Turan A, You J, Shiba A, et al. Angiotensin converting enzyme inhibitors are not associated with respiratory complications or mortality after noncardiac surgery. *Anesth Analg*. 2012;114:552–560.

Twersky R, Goel V, Narayan P, et al. The risk of hypertension after preoperative discontinuation of angiotensin-converting enzyme inhibitors or angiotensin receptor antagonists in ambulatory and same-day admission patients. *Anesth Analg*. 2014;118:938–944.

第 66 章
择期手术或血管内造影检查前停用
二甲双胍以减少乳酸酸中毒

二甲双胍（metformin）是胰岛素增敏剂，已经有超过 50 年的使用历史。二甲双胍是世界上最常用的口服降糖药物。其化学成分为双胍类。它的主要作用是增加外周对糖的利用率并减少肝糖原的释放。在超重的 2 型糖尿病患者中，使用二甲双胍可降低心血管和糖尿病相关的死亡率，是适合这类患者的口服降糖药。二甲双胍也适用于治疗多囊卵巢综合征的胰岛素抵抗。二甲双胍由肾排出，半衰期 4~9 小时。二甲双胍的商品制剂有格华止（Glucophage）、盐酸二甲双胍缓释胶囊（Glucophage XR）、盐酸二甲双胍缓释片（Glumetza，Fortamet）和盐酸二甲双胍口服液（Riomet）。二甲双胍也是以下复方药的成分：康宝莱、Actoplus Met、Glucovance、Metaglip、PrandiMet 和 Avandamet。

乳酸酸中毒

乳酸酸中毒是 B 型（非缺氧型）高阴离子间隙酸中毒。乳酸由无氧糖酵解产生，发展到乳酸酸中毒需要乳酸产生过多、降解减少或二者皆有。二甲双胍血药浓度高时，会通过解偶联氧化糖酵解，促使细胞机制向无氧代谢方向发展，进而导致严重的难治性乳酸酸中毒。

与二甲双胍相关的乳酸酸中毒罕见，但死亡率高达 50%。非住院患者长期使用发生的概率为每年 1/(1 000~30 000)。然而，急性起病的患者风险更大，因为这类患者可能有一过性或持续性的肾功能不全，进而引起药物蓄积，血药浓度升高。因此，做手术或使用放射性碘造影剂（用于血管造影和 CT 扫描血管内造影）时必须停用二甲双胍。服用二甲双胍的患者发生乳酸酸中毒的其他诱因包括高龄、脱水、肝脏疾病、充血性心衰、长期酗酒或大量饮酒、组织低灌注性休克（感染性、心源性等）和缺氧。

指南

对既往 347 项研究进行的 Cochrane 回顾发现，在手术当天接受二甲双胍治疗且肾功能正常的患者，并无证据证明乳酸酸中毒的风险增加。尽管如此，对于手术患者及接受造影剂的患者，**指南始终推荐在手术当天停用二甲双胍**。一般来说，内分泌专家建议，二甲双胍在手术或使用造影剂当天最多停用 24 小时。英国糖尿病联合会的指南中建议手术当天短期空腹的患者（少吃一顿饭）继续服用二甲双胍。接受放射检查的患者使用二甲双胍的时机存在争议。对于 GFR<60mL/min 的患者，二甲双胍应至少停用 48 小时，使用造影剂 48 小时后且仅肾功能稳定后（肌酐水平较基线增加<25%）才能继续服用二甲双胍。对于肾功能正常和/或接受小剂量造影剂（<100mL 静脉造影剂）的患者，可能不需要停用二甲双胍或进行任何额外的检查。此外，手术患者在恢复使用二甲双胍前应首先恢复进食。

🏠 要点

- 二甲双胍是世界上最常用的口服降糖药。它是一种双胍类化合物，具有增加外周血糖利用率和减少肝糖原释放的作用。半衰期中等，由肾排出。
- 二甲双胍适用于超重的 2 型糖尿病患者和某些胰岛素抵抗患者。

- 围手术期急性肾损伤可升高血浆二甲双胍水平,高二甲双胍血药浓度可通过解偶联氧化糖酵解作用产生严重的难治性乳酸酸中毒。
- 二甲双胍诱导的乳酸酸中毒非常罕见,但可致命,死亡率高达 50%。
- 许多研究并未证明肾功能正常的患者在手术当天使用二甲双胍后并发症或死亡率增加。但是,请记住,患者在围手术期可能会出现肾功能减退。
- 指南一般建议在手术当天停用二甲双胍。

推荐读物

Baerlocher MO, Asch M, Myers A. Metformin and intravenous contrast. *CMAJ*. 2013;185(1):E78.

Bailey CJ, Turner RC. Metformin. *N Engl J Med*. 1996;334:574–579.

Brown JB, Pedula MS, Barzilay J, et al. Lactic acidosis rates in type 2 diabetes. *Diabetes Care*. 1998;21:1659–1663.

DeFronzo R, Fleming GA, Chen K, et al. Metformin-associated lactic acidosis: Current perspectives on causes and risk. *Metabolism*. 2016;65:20–29.

Dhatariya K, Levy N, Kilvert A, et al; Joint British Diabetes Societies. NHS diabetes guideline for the perioperative management of the adult patient with diabetes. *Diabet Med*. 2012;29:420–433.

Nisbet JC, Sturtevant JM, Prins JB. Metformin and serious adverse effects. *Med J Aust*. 2004;180:53–54

Salpeter S, Greyber E, Pasternak G, et al. Risk of fatal and nonfatal lactic acidosis with metformin use in type 2 diabetes mellitus (Review). *Cochrane Database Syst Rev*. 2010;(4):CD002967.

Stacul F, van der Molen AJ, Reimer P, et al; Contrast Media Safety Committee of European Society of Urogenital Radiology (ESUR). Contrast induced nephropathy: updated ESUR Contrast Media Safety Committee guidelines. *Eur Radiol*. 2011;21(12):2527–2541.

Sudhakaran S, Surani SR. Guidelines for perioperative management of the diabetic patient. *Surg Res Pract*. 2015;2015:284063.

第 67 章

围手术期是否应该使用类固醇?

皮质类固醇药物常用于围手术期,适应证包括预防术后恶心呕吐(postoperative nausea and vomiting,PONV)、治疗气道水肿、诱导免疫抑制和对抗肾上腺功能抑制的"应激剂量"。尽管使用广泛,但皮质类固醇有众所周知的副作用,包括高血糖、免疫抑制、高血压、潜在伤口感染风险和伤口愈合延迟。麻醉医师在使用这些药物时应了解相关影响。

高血糖

大多数皮质类固醇药物都具有刺激糖异生的糖皮质激素特性,并且抑制胰岛素介导的葡萄糖摄取,导致高血糖。长期使用皮质类固醇会引起糖耐量受损,甚至导致糖尿病。围手术期使用皮质类固醇通常仅限于单次剂量,例如预防 PONV。一项大型荟萃分析发现,单次剂量就足以提高血糖水平,并持续6~12 个小时。当然,这种血糖水平通常是中度升高,临床意义不大。所有患者的血糖加权平均值升高 20mg/dL,除外糖尿病患者后为 14mg/dL。

地塞米松是最常用的皮质类固醇,经常用于预防 PONV。剂量范围为 4~10mg。地塞米松本身可降低 PONV 的发生,与其他止吐药物合用时具有协同作用,如 5-HT$_3$ 受体拮抗剂(如昂丹司琼、格拉司琼)和丁基苯酚(如氟哌利多、氟哌啶醇)。当与其他止吐药联合使用时,4mg 剂量即可,同时不会引起显著高血糖。然而,对脆弱的糖尿病患者或血糖控制不佳的糖尿病患者预防 PONV 时应慎用地塞米松。

伤口愈合和感染

皮质类固醇具有免疫抑制作用,长期服用类固醇的患者可能会增加机会性感染的风险,如卡式肺孢子虫肺炎。对于器官移植患者,要根据医师的使用习惯而定,使用皮质类固醇的一个适应证是可降低同种异体移植排斥反应。另一方面,这一特性引起了人们的担忧,即围手术期使用皮质类固醇可能会增加外科感染的风险。手术患者中,长期采用类固醇治疗的患者伤口并发症发生率升高 2~5 倍。幸运的是,荟萃分析尚无证据表明围手术期使用皮质类固醇会增加心脏手术和非心脏手术的伤口感染。一项大型前瞻性研究将开胸心脏手术患者随机分配至地塞米松组和安慰剂组,结果发现两组伤口感染率相似,甚至地塞米松组肺炎发生率更低。然而,反复使用类固醇可能导致风险增加。例如,接受复杂心脏手术的儿童使用类固醇的时间越长,伤口感染率越高。

类固醇撤药

应激的生理反应之一是肾上腺分泌的糖皮质激素(皮质醇)增多。在正常情况下,皮质醇水平通过下丘脑-垂体-肾上腺(HPA)轴进行严格调节。已知有多种疾病会干扰皮质醇的调节。三种内分泌腺中任意一种腺体功能减弱(如自身免疫性肾上腺炎或艾迪生病)均会导致肾上腺功能不全、皮质醇分泌不足。外源性糖皮质激素通过抑制 HPA 轴降低促肾上腺皮质激素释放激素和垂体促肾上腺皮质激素的分泌,从而抑制皮质醇的产生。长期使用外源性糖皮质激素可导致肾上腺萎缩和持续性肾上腺功能不全(停止糖皮质激素治疗后,这种影响可能持续6~12 个月)。在这种情况下,患者可能无法在应激时产生足够的皮质醇,从而导致肾上腺危象,危及生命。全麻状态下患者可能表现为顽固性低血压、低血糖、发热和电解质异常(低钠血症、高钾血症和高钙血症)。清醒的患者可能出现嗜睡、意识障碍或癫痫发作。

为了避免肾上腺危象,这类患者可能需要在手术中或其他应激状态下补充糖皮质激素。传统上,根据早期相关研究,在手术当天应分次按"应激剂量"补充 300mg 皮质醇当量。常见的治疗方案是三次静脉注射各给予 100mg 氢化可的松(在手术开始前、手术中和手术结束时,或每 8 小时一次)。目前证据表明肾上腺应激反应的皮质醇当量为 50mg(小手术的应激反应)到 100mg(大手术的应激反应)。基于这一新的研究结果,人们提倡围手术期补充小剂量的"应激剂量"。

对 HPA 轴抑制的逐渐认识,使得围手术期需要补充糖皮质激素的适应证范围逐渐缩窄。若患者每天口服 5mg 强的松(或同等剂量),则不认为其 HPA 轴受到抑制(除非诊断为原发性肾上腺功能不全),围手术期维持每日剂量即可。每天服用超过 20mg 强的松的患者应被视为HPA 轴受到抑制,在中等手术或大型手术中可能需要补充皮质类固醇。在大手术中服用中剂量或在低风险手术中服用大剂量激素的处理取决于临床情况。患者应继续维持每日剂量,但是补充剂量需要由麻醉医师决定。然而,对于过去 12 个月内使用过类固醇药物的患者,若出现顽固性低血压,应考虑补充糖皮质激素。

其他并发症

高血压是慢性皮质类固醇治疗的副作用,但单次剂量也可能导致高血压。这可能是多种因素综合作用的结果,包括血容量、血管张力和心输出量的增加。单次给药后,失眠、亢奋和精神错乱等急性精神状态变化很少见。儿童胶质母细胞瘤患者使用皮质类固醇可能会降低生存率,原因可能是因为血糖水平升高。皮质类固醇可能会影响具有可疑恶性肿瘤患者的病理诊断的准确性,最终影响肿瘤的诊断、分期和/或治疗。理想的情况下,这些患者的皮质类固醇应用应该推迟到活检后。

> 🏠 **要点**
>
> - 地塞米松通常用于预防 PONV,当与其他止吐药联合使用时,给予4mg即可。
> - 临床上使用糖皮质激素通常会出现短暂的高血糖,但并无显著临床意义。然而,在脆弱的糖尿病患者或高血糖患者中使用这些药物时应谨慎。
> - 证据表明单次使用类固醇不会增加伤口感染的风险。
> - 目前认为传统的"应激剂量"类固醇替代治疗方案(300mg皮质醇当量)药物剂量过多,低剂量类固醇可能就足够。
> - 围手术期补充"应激剂量"的方案可能仅限于每天服用高剂量皮质醇(相当于20mg强的松)的患者接受大手术或长时间手术时使用。然而,12个月内使用过类固醇患者出现难治性低血压时应考虑肾上腺功能不全。
> - 某些肿瘤患者应避免使用皮质类固醇,包括胶质母细胞瘤患者和在行诊断性活检的患者。

推荐读物

Borenstein SH, Gerstle T, Malkin D, et al. The effects of prebiopsy corticosteroid treatment on the diagnosis of mediastinal lymphoma. *J Pediatr Surg*. 2000;35(6):973–976.

Cappabianca G, Rotunno C, de Luca Tupputi Schinosa L, et al. Protective effects of steroids in cardiac surgery: a meta-analysis of randomized double-blind trials. *J Cardiothorac Vasc Anesth*. 2011;25(1):156–165.

Dieleman JM, Nierich AP, Rosseel PM, et al; Dexamethasone for Cardiac Surgery (DECS) Study Group. Intraoperative high-dose dexamethasone for cardiac surgery: a randomized controlled trial. *JAMA*. 2012;308(17):1761–1767.

Mastropietro CW, Barrett R, Davalos MC, et al. Cumulative corticosteroid exposure and infection risk after complex pediatric cardiac surgery. *Ann Thorac Surg*. 2013;95(6):2133–2139.

Pitter KL, Tamagno I, Alikhanyan K, et al. Corticosteroids compromise survival in glioblastoma. *Brain*. 2016;139(Pt 5):1458–1471.

第68章
警惕肠道准备

机械性肠道准备(mechanical bowel preparation,MBP)常用于结肠镜和择期结直肠手术。目的是清除结肠内固体粪便物质,以使结肠镜视野更清晰。术前肠道准备和联合口服抗生素可减少手术部位感染、吻合口漏和结直肠术后肠梗阻。其他可能需要肠道准备的手术包括一些腹部和盆腔手术。机械性肠道准备的禁忌证包括完全性肠梗阻和游离穿孔(free perforation)。

过去曾使用蓖麻油(castor oil)、番泻叶(senna)、比沙可啶(bisacodyl)、枸橼酸镁(magnesium citrate)、磷酸钠(sodium phosphate)等与少渣饮食联合进行肠道准备。还曾用大量等渗溶液经胃管做全肠道灌洗。然而,这种方法的副作用包括电解质异常、腹胀、恶心和呕吐。甘露醇、山梨醇和乳果糖也曾被用于肠道灌洗,但是如果电刀点燃这些冲洗液经细菌发酵产生的气体,则会造成术中灾难性的爆炸。

现在除了少渣饮食，最受推荐的用于肠道准备的药物是全量聚乙二醇（polyethylene glycol，PEG）和低容量的聚乙二醇配方液。聚乙二醇是一种不可吸收的聚合物，与电解质溶液共同用于肠道准备时，由于聚乙二醇的电解质溶液是等渗的，能够将溶液中的电解质保留在结肠中，通常不会出现明显的液体和电解质紊乱。使用全量聚乙二醇进行肠道准备时，如果不采用分次给药方案，则患者需要一次饮用全部4L溶液。为了提高患者耐受性和依从性，经常需要分次用药。一半聚乙二醇在手术前一天晚上服用，另一半通常在手术前5小时服用。低容量方案通常为2L，可在聚乙二醇溶液中添加比沙可啶（bisacodyl）（半乳糖等）或抗坏血酸（MoviPrep）。根据产品的不同，一些低容量配方可以按照晚上和早上分次给药。总的来说，腹胀、恶心和呕吐是聚乙二醇药物最常见的不良反应。聚乙二醇电解质溶液也会发生心律失常，虽然很少见，但高危心血管患者（如心肌病、QT间期延长等）应考虑其潜在风险。

有时也会使用高渗性药物如枸橼酸镁（magnesium citrate）、磷酸钠（sodium phosphate）。因为容量相对较小，患者的耐受性更好。这些药物可将组织液渗透入肠道，腹部绞痛、恶心和呕吐是常见的不良反应。高渗药物可引起水样泻。因此引起液体负平衡，并导致低血容量，麻醉诱导时如果没有补足液体，低血容量尤为明显。相比之下，聚乙二醇不会影响液体平衡，此时肠道既不吸收又不分泌水和电解质。因此，患者在麻醉诱导期间通常不会出现血流动力学不稳定。因此，使用高渗物更易出现问题，尤其是对血管内容量变化更为敏感的患者。此外，高渗药物会导致电解质异常。其他能够改变电解质和容量的药物（如利尿剂）可能会加重容量和电解质失衡。对电解质和容量改变敏感的患者（如肾功能不全、心力衰竭）行肠道准备时，应避免使用这类药物。同时也建议，对于这些患者避免使用其他高渗药物如硫酸钠和苦味酸钠（sodium picosulfate）。

除了机械性肠道准备外，择期结直肠手术的肠道准备通常包括口服抗生素和静脉注射抗生素。感染是导致结直肠术后并发症和死亡的主要原因。最常见的感染并发症包括伤口感染、腹腔或盆腔脓肿以及吻合口漏。致病微生物是典型的内源性大肠菌群，包括脆弱拟杆菌（Bacteroides fragilis）和大肠杆菌（Escherichia coli）以及梭状芽孢杆菌（Clostridia）、克雷伯菌（Klebsiella）、变形杆菌（Proteus）和假单胞菌（Pseudoman species）。围手术期合理应用抗生素的目标包括减少粪便残渣和结肠中的细菌数量，并使组织内药物浓度达到治疗水平以应对可能发生的污染。

最常用的联合用药方案是新霉素联合红霉素或者甲硝唑。目前尚不明确术前仅使用口服抗生素而不进行肠道准备是否有临床获益。因此，口服抗生素通常在手术前一天与肠道准备一起使用。虽然一些口服抗生素在肠道吸收并不好，但红霉素在口服后可明显被吸收。

该用药方案可能出现的问题是预期之外的药物相互作用。红霉素可以通过两种不同的作用机制提高很多药物的血药浓度。第一，红霉素可以有效抑制肠道和肝脏中最重要的细胞色素P450酶CYP3A4。因此，众多CYP3A4底物的代谢被抑制，血药浓度升高。使用抗生素时，应考虑被抑制药物的治疗指数或潜在的药物毒性。第二，红霉素抑制P-糖蛋白转运体（P-glycoprotein transporter）的排出功能，导致P-糖蛋白（P-glycoprotein）的底物如环孢霉素、地高辛和吗啡等血药浓度升高。另外，红霉素和甲硝唑均与QT间期延长有关，因此对于存在QT延长病理改变的患者或当与其他可导致QT延长的药物合用时风险可能会增加。

对于静脉预防用药，外科医师通常使用第二代头孢菌素（头孢替坦、头孢西丁）或头孢唑林加甲硝唑，它们对结肠需氧菌和厌氧菌都有抑制作用。静脉预防用药在手术切皮前1小时内输注，在切口缝合后停止。根据手术时间、肾功能和药物种类，手术中可能需要再次使用抗生素。术后 24 小时后继续进行预防用药并无额外获益,反而导致副作用、细菌耐药性和艰难梭菌性结肠炎的风险增加。

> 🏠 **要点**
>
> - 记住机械性肠道准备不仅用于结直肠手术;询问所有做内脏手术的患者是否做了肠道准备。
> - 聚乙二醇(PEG)及其他高渗性药物均可能导致电解质及容量改变。
> - 尽管抗生素使用时间很短,但也应考虑到药物之间潜在的相互作用。
> - 根据手术时间、肾功能和药物种类,手术中可能需要再次使用抗生素。

推荐读物

A-Rahim YI, Falchuk M. Bowel preparation for colonoscopy and flexible sigmoidoscopy in adults. Up To Date. Version 40.0. From https://www.uptodate.com/contents/bowel-preparation-before-colonoscopy-in-adults. Accessed November 3, 2018.

Cohen O, Saar N, Swartzon M, et al. First report of metronidazole-induced QT interval prolongation. *Int J Antimicrob Agents*. 2008;31(2):180–181.

Guo D, Cai Y, Chai D, et al. The cardiotoxicity of macrolides: a systematic review. *Pharmazie*. 2010;65(9):631–640.

Kiran RP, Murray AC, Chiuzan C, et al. Combined preoperative mechanical bowel preparation with oral antibiotics significantly reduces surgical site infection, anastomotic leak, and ileus after colorectal surgery. *Ann Surg*. 2015;262(3):416–425

Ongom PA, Kijjambu SC. Antibiotic Prophylaxis in colorectal surgery: Evolving trends. *J Mol Pharm Org Process Res*. 2013;1:109.

Rodriguez-Bigas MA. Overview of colon resection. Up To Date. Version 16.0. From https://search.yahoo.com/yhs/search?hspart=pty&hsimp=yhs-pty_speedtest&param2=69ef4d37-37fa-4a21-a83a-6d92b-4c21e8f&param3=speedtest_~US~appfocus1&param4=d-lp0-bb8~Chrome~Rodriguez-Bigas+MA.+Overview+of+colon+resection.+Up+To+Date.+Version+16.0.~AFCA557C2E491DE30-E0D9BBE38091F56&param1=20180318&p=Rodriguez-Bigas+MA.+Overview+of+colon+resection.+Up+To+Date.+Version+16.0.&type=admk. Accessed November 3, 2018.

Tan HL, Leiw QY, Loo S, et al. Severe hyperphosphatemia and associated electrolyte and metabolic derangement following the administration of sodium phosphate for bowel preparation. *Anaesthesia*. 2002;57:478–483.

Zhou SF. Drugs behave as substrates, inhibitors and inducers of human cytochrome P450 3A4. *Curr Drug Metab*. 2008;9(4):310–322.

第 69 章
什么药物需要缓慢注射?

　　静脉给药的速度经常被忽略,并可能导致灾难性的后果。药品包装中含有给药方法的说明书,但麻醉医师经常拿不到说明书,而且说明书中所列的也不总适用于麻醉患者。对于某些特殊静脉用药,我们通常依靠药剂师为我们提供重要信息。然而作为麻醉医师,我们经常在没有药房干预的情况下准备药物和用药。本章的目的是回顾需要缓慢给药和需特别注意的常用药物。本章并不是针对给药剂量,也绝不是包罗万象,我们的目的是涵盖不合理用药概率高的常用药。

　　以下药物用于静脉时**必须缓慢给药**:苯妥英(phenytoin)、鱼精蛋白(protamine)、万古霉素

(vancomycin)、氯化钾（potassium chloride）、克林霉素（clindamycin）、胸腺球蛋白（thymoglobulin）、呋塞米（furosemide）、庆大霉素（gentamicin）、催产素（oxytocin），以及赖氨酸类似物，如氨基己酸（aminocaproic acid）和氨甲环酸（tranexamic acid）。快速推注地塞米松与血流动力学不稳定无关，但相当大比例的患者会经历严重的会阴灼痛和瘙痒。

苯妥英（Dilantin）

苯妥英是神经和心脏抑制剂，是术中使用的最危险的药物之一。对于癫痫状态，静脉给药的最大速度是 50mg/min［儿童为 1~3mg/(kg·min)，最多 50mg/min］。因为在手术室中一般是预防性用药，建议对麻醉的患者更缓慢地输注苯妥英（如最快 10~20mg/min）。高龄和有心血管疾病的患者也应该较缓慢地给药。如果快速静脉输注苯妥英，有可能出现心跳骤停和心血管衰竭，但更常见的是低血压、心动过缓和心律失常。这些副作用可能与溶剂［丙二醇（propylene glycol）］有关，使用磷苯妥英（fosphenytoin）可以尽量减少副作用。低白蛋白血症和罹患肝病的患者也必须调整剂量。建议用生理盐水稀释苯妥英到 1~10mg/mL，用输液泵给药。该药外渗会引起严重的软组织损伤，因此建议通过大口径静脉导管从大静脉给药。确保给药前后都用生理盐水冲洗管路。该药物可以与其他液体伍用（piggybacked），但有其他药物存在时很有可能沉淀，因此应使用 0.22μm 的过滤器。

鱼精蛋白

心脏和血管手术的麻醉中经常用鱼精蛋白来拮抗肝素的抗凝作用。缓慢给予鱼精蛋白，10 分钟内不超过 50mg。如果静推鱼精蛋白，可能出现严重低血压、心动过缓、肺动脉高压和过敏反应。使用胰岛素的糖尿病患者、对鱼过敏的患者、做过输精管切除术的患者和之前使用过鱼精蛋白的患者发生严重反应的风险增加。鱼精蛋白并不一定要稀释使用。

万古霉素

给予万古霉素的速度不超过 10mg/min，并且应该用输液泵给药。可能出现"红人"综合征（"Red man" syndrome）（面部和身体上的红斑），如果出现这种情况应减慢输液速度。据报道，快速静脉输注万古霉素会导致低血压，极罕见的情况下会出现心跳骤停。如果万古霉素外渗，会引起软组织损伤。可能的话，从大口径导管或中心静脉导管给药。

钾

如果血清钾浓度上升太快可能出现心律失常。一般来说，最快给药速度为 40mEq/h。给药前应有心电图监测。该药对血管有刺激性，所以最好从大口径导管给药。如果不是稀释溶液的包装，必须稀释后再使用。

克林霉素

使用克林霉素前必须稀释到 18mg/mL 以下才能使用。不要静推克林霉素，可能引起严重低血压。以不超过 30mg/min 的速度，10~60 分钟输完。在给药部位可能引起血栓性静脉炎。

胸腺球蛋白

胸腺球蛋白（淋巴细胞免疫球蛋白或兔抗胸腺细胞球蛋白）经常用于很可能发生排斥反应的肾移植患者。用 0.22μm 的过滤器给药，为了减少发热和/或寒战，首次剂量至少在 6 小时以上给完。已知有高血压的副作用,但术中还要注意可能有低血压。最好从中心静脉或其他高流量的静脉给药,减少血栓形成或血栓性静脉炎的风险。可以提前给予皮质类固醇、对乙酰氨基酚(泰诺)和/或抗组胺药来减少副作用。

呋塞米(Lasix)

呋塞米应在 1~2 分钟以上缓慢给完。如果给予大剂量的话,不超过 4mg/min。曾有报道,静脉输注呋塞米后出现急性低血压和突发心跳骤停。耳毒性与快速静脉给药有关。肾功能不全、同时使用其他耳毒性药物和过量使用增加发生耳毒性的风险。

庆大霉素

庆大霉素治疗窗窄,选择给药剂量很有挑战性。肾功能不全时调整剂量尤为重要。一般来说,氨基糖苷有耳毒性和肾毒性。毒性与剂量和治疗时间有关。有报道给予氨基糖苷后会出现低血压,因此建议将庆大霉素稀释并缓慢给药。庆大霉素可以加强神经肌肉阻滞。

催产素(缩宫素)(Pitocin)

对产妇来说,催产素有很多用途。产科医师使用催产素来诱导分娩,在剖宫产和出血的紧急情况下,麻醉医师也经常被要求使用该药。用 0.9% 生理盐水或乳酸林格液稀释催产素,缓慢给药。快速给药可能引起产妇心律失常和/或高血压。也有可能发生子宫极度活跃,表现为子宫高张力、强直性收缩,甚至子宫破裂。注意催产素有抗利尿作用,可能导致水中毒,造成痉挛、昏迷或死亡。

地塞米松

地塞米松在围手术期有多种适应证,包括治疗术后恶心呕吐。地塞米松经静脉推注后可引起严重的会阴疼痛和瘙痒,尤其是女性患者。具体机制尚不清楚。将地塞米松用 50mL 生理盐水稀释,在 5~10 分钟内缓慢给药。一项研究表明,采用芬太尼(1.0μg/kg)预处理也有助于改善这些症状。

赖氨酸类似物

赖氨酸类似物,例如氨基己酸和氨甲环酸,在纤维蛋白溶解导致出血时,用于加强止血。如果快速静脉推注,这些药物可导致低血压。应缓慢给药,时间应该在 10 分钟以上。

在手术室使用静脉药物避免出现常见错误的重要提示

- 以下静脉用药必须使用过滤器:所有血制品——浓缩红细胞、血小板、新鲜冰冻血浆、冷沉淀物(cryoprecipitate)等。
- 给药时需稀释的血管收缩药及推荐稀释浓度:去氧肾上腺素(100μg/mL)、麻黄素(5mg/mL)和肾上腺素(非心跳骤停时,10μg/mL 和 100μg/mL)。
- 认真地给所有药物贴好标签!

⌂ **要点**

- 麻醉医师最重要的任务之一是精确地使用危险药物——不仅要使用正确的剂量,还要以恰当的速度给药。

- 某些药物快速给药会出现致命的后果。
- 不要听神经外科医师说应该以什么样的速度输注苯妥英——自己要知道给药速度的限制,确保不要超过这个界限。如果外科医师坚持不输完苯妥英他们就无法继续做手术,那么建议他们可能不得不调整一下对手术进度的期望,但不要加快输注苯妥英的速度。编者自己非常清楚有好几例患者都是因为过快输注苯妥英出现了致命的后果,其中一例葬送了当事麻醉医师的职业生涯。
- 鱼精蛋白用于心脏患者,经常从中心静脉通路给药,有创监测允许密切观察血流动力学变化。更危险的是外周血管手术结束后,外科医师要求给 50mg 鱼精蛋白,这时已经过了高危时期(放置和去除阻断钳)。主要是因为患者"有渗血",所以要求给鱼精蛋白,这样外科医师才能缝合。这时麻醉医师经常被要求从外周静脉给鱼精蛋白。
- 控制输注氯化钾速度的关键是使用输液泵(不仅是在输液管路的水止上贴一个胶带)。
  - 即使是用于治疗术后恶心呕吐剂量的地塞米松,如果不用 50mL 生理盐水稀释并缓慢给药 5~10 分钟,也可能会引起严重的会阴疼痛和瘙痒。芬太尼预处理也有助于缓解症状。
  - 慢。务必小心谨慎地使用静脉注射药物。除非你对药物或其他静脉注射药物非常熟悉,你应该认真考虑给药速率,是否应该稀释(生理盐水 vs. 5% 葡萄糖溶液),以及是否需要过滤器。

推荐读物

Byerly WG, Horton MW. IV administration of phenytoin. *J Gen Intern Med*. 1990;5(5):456.

Isaac R. Tranexamic acid for IV infusion following major haemorrhagic trauma. Available from http://kids.bch.nhs.uk/wp-content/uploads/2013/08/tranexamic_acid_monograph_v1_-_jan_2013.pdf Accessed October 23, 2017.

Rewari V, Garg R, Trikha A, et al. Fentanyl pretreatment for alleviation of perineal symptoms following preoperative administration of intravenous dexamethasone sodium phosphate–a prospective, randomized, double blind, placebo controlled study. *Middle East J Anaesthesiol*. 2010;20(6):803–808.

Seifert HA, Jobes DR, Ten Have T, et al. Adverse effects after protamine administration following cardiopulmonary bypass in infants and children. *Anesth Analg*. 2003;97(2):383–389.

Singh M, Sharma CS, Rautela RS, et al. Intravenous dexamethasone causes perineal pain and pruritus. *J Anesthe Clinic Res*. 2011;S1:001.

第70章
用好氯胺酮

1970年,氯胺酮合成8年后在美国投入临床使用。开始都认为氯胺酮是"理想"的麻醉药,能够产生遗忘、镇痛、活动消失和意识消失。但是广泛使用后没多久,就有许多报道提及患者麻醉苏醒时有幻觉并且能清楚地回忆梦境。"苏醒反应"这一发现使很多临床医师都避免常规使用氯胺酮。但是氯胺酮仍然是麻醉医师的一个重要工具,因为它几乎是个万能药,能够从任何途径给药,根据不同剂量提供镇痛、镇静或全麻。

最初,氯胺酮不仅是麻醉药,同时也是用于心脏手术、创伤、分娩镇痛和烧伤患者换药的镇痛药。氯胺酮和其他麻醉药不同之处在于它可产生麻醉分离状态,这使脑内的高级中枢感觉不到听觉、视觉或疼痛刺激。氯胺酮提供剂量相关的意识消失和显著的镇痛作用。患者睁着眼睛，反射也存在，但这时角膜反射、咳嗽和吞咽反射没有保护作用。另外患者有顺行性遗忘，回忆不起外科手术的情况。氯胺酮分子量小、脂溶性高而且 pKa 接近生理 pH，所以能迅速穿过血脑屏障，起效快。静脉给药后，30 秒起效，60 秒达到作用高峰。常规诱导剂量（1~2mg/kg）的作用时间仅为 10~15 分钟。药物的血浆水平需维持在 0.7~2.2μg/mL 才有麻醉和遗忘作用，0.5μg/mL 时能够唤醒。尽管氯胺酮的麻醉作用时间短，但是它的镇痛效果持续时间要长得多，血浆水平只需 0.1μg/mL 就有镇痛作用。

氯胺酮与 N-甲基-D-天门冬氨酸（NMDA）受体、阿片受体、尼古丁受体、毒蕈碱受体和钙通道受体之间都有相互作用。氯胺酮对 NMDA 受体的拮抗作用，产生了它的大部分效应，包括镇痛、遗忘以及精神病样（psychomimetic）的副作用。它对中枢和脊髓的阿片受体都有作用，μ-受体与镇痛作用相关，κ-受体与精神病样作用相关。在更广的层面上，氯胺酮抑制丘脑皮质通路，兴奋边缘系统。

氯胺酮对呼吸和循环系统的作用与其他麻醉药不同。除非迅速推注较大的剂量，否则氯胺酮不会抑制呼吸，CO_2 反应仍维持在正常或接近正常水平。氯胺酮在呼吸系统主要的优势是能引起明显的支气管扩张，与吸入性麻醉药的程度相同。因此对于哮喘的患者，氯胺酮是很好的诱导药，甚至可以用于顽固的哮喘持续状态。

与其他麻醉药不同，氯胺酮不会抑制循环系统。用氯胺酮诱导会增加心率、血压和心输出量。产生这种心血管效应的机制是交感神经兴奋，以及抑制神经元内外对儿茶酚胺的摄取。氯胺酮是通过间接刺激产生这些作用，对于儿茶酚胺耗竭的患者，氯胺酮会产生相反的作用，因为它也有直接的心肌抑制作用，只是正常情况下被它的交感活性掩盖了。氯胺酮对心脏的作用使心脏氧耗增加，所以不适用于缺血性心脏病的患者。肺动脉高压的患者也不宜使用氯胺酮，因为氯胺酮引起的肺循环的阻力增加大于体循环的阻力增加。

对很多患者来说，用氯胺酮诱导都是有益的，尤其是 ASA4 级合并呼吸和心脏功能不全的患者（除心肌缺血外）。氯胺酮的支气管舒张作用使它对严重的支气管痉挛患者特别有效。氯胺酮的另一个适应证是低血容量或心脏病导致的血流动力学失代偿，包括败血症、创伤、心包填塞和缩窄性心包炎这样的诊断。唯一受限制的是如果这类患者儿茶酚胺已经耗竭，氯胺酮的直接心肌抑制作用即可显现出来。心包填塞时，氯胺酮的益处在于通过交感神经兴奋作用维持心率和右房充盈压。需要频繁实施短小手术的患者，如烧伤患者换药时可以用氯胺酮做镇静药，因为亚麻醉剂量就能提供良好的镇痛和迅速恢复正常功能。氯胺酮可以用作区域麻醉的辅助用药，用于阻滞前镇静，或者帮助已经有疼痛的患者摆体位。最主要的优点是充分镇痛而没有呼吸抑制或低血压。因为这些特性，氯胺酮在急诊、战区、病员聚集（entrapment）和高海拔麻醉中很有用处。

麻醉医师在手术室外的很多地方提供麻醉，氯胺酮在这些患者的管理中起着重要作用。它在急诊科特别有用，因为它没有呼吸和心脏抑制，而且可以肌内注射。对于骨折移位需要缝合的不合作或好斗的患者，氯胺酮和咪唑安定联合肌内注射可以提供极好的镇静作用。它还可以在急诊气道管理中发挥作用，因为你可以在患者充分镇静且保留自主呼吸的情况下行气管插管。

小儿是另一类受益于氯胺酮的患者。对于不合作的小儿患者，可以肌内注射氯胺酮（4~6mg/kg）来做麻醉诱导。神经肌肉异常的儿童使用氯胺酮作为麻醉维持药物也有好处，因为这些儿童发生恶性高热的风险增加，需要避免使用吸入性麻醉药。先天性心脏病导致右向左分流的患儿做心脏手术时，用氯胺酮诱导效果很好，它能增加体循环血管阻力，不会逆转分流的方向。最后，氯胺酮用于小儿镇静也很有效，它能产生镇痛和镇静，同时并发症的发生概率很小。与成人相比，儿童苏醒反应要少见得多。

关于氯胺酮更多的争议是它能否用于神经外科的患者。之前曾认为氯胺酮会增加颅内压和脑血流，因此禁用于有颅内高压风险的患者。但是，最近的研究表明，如果将氯胺酮与苯二氮䓬类药物合用，并且保持二氧化碳正常（normocapnea），颅内压不会升高，因此氯胺酮可能在神经外科手术中发挥作用。另外，氯胺酮对 NMDA 受体的阻滞可能有神经保护作用，因为它能够减少脑缺血后的细胞破坏和坏死。氯胺酮在神经外科手术中的作用还未明确，进一步的研究会确定它的用途。

最近，氯胺酮的镇痛作用受到很多关注，被用作术后急性疼痛和慢性疼痛治疗的辅助用药，包括神经病理性疼痛和顽固性癌痛。氯胺酮的镇痛作用有几种机制。最主要的机制是 NMDA 受体拮抗，抑制疼痛传导到大脑更高级的中枢。通过拮抗 NMDA，氯胺酮也可预防短期应用阿片类药物产生的耐药性和阿片类药物诱发的痛觉过敏，还可阻止"兴奋性上扬（windup）"现象，该现象是反复持续刺激 C-纤维使背角活性增强产生的。有证据表明氯胺酮也可直接作用于脑和脊髓中的阿片受体，这也与它的镇痛作用有关。

用作术后镇痛时，可以在切皮前、切皮后给予氯胺酮，或者将氯胺酮作为术后镇痛方案的一部分。氯胺酮的亚麻醉剂量（0.1~0.3mg/kg）能产生镇痛作用，首次给予诱导剂量后，其镇痛作用能持续几个小时。超前镇痛（pre-emptive analgesia）的目的是通过阻断伤害性通路来减轻术后疼痛。疼痛的记忆和"兴奋性上扬"与 NMDA 受体有关，所以作为 NMDA 受体拮抗剂的氯胺酮能够阻止大量疼痛传入冲动到达大脑。但是目前对于氯胺酮超前镇痛的有效性以及氯胺酮能否减少术后阿片类药物总需要量仍有争议。如果术中给氯胺酮的话，持续输注比诱导时单次注射的镇痛效果要好得多。管理过很多镇静病例的麻醉医师认为，联合输注氯胺酮和低到中等剂量丙泊酚（有时俗称为"P-K 麻醉"）在很多外科手术中效果都很好。术后将氯胺酮加到患者自控镇痛（PCA）中［1~2μg/(kg·h)］能降低吗啡的总需要量，同时也能减少副作用。

氯胺酮已作为局部麻醉药的佐剂用于硬膜外阻滞或骶管阻滞，与仅使用局部麻醉药相比，以这种形式接受氯胺酮的患者术后需要的阿片类药物更少。然而，外消旋氯胺酮含有防腐剂，且防腐剂苯乙溴铵（benzethonium chloride）可能具有神经毒性。S(+)-氯胺酮独立的立体异构体，不含防腐剂，已经显示出用于椎管内麻醉的可能性。FDA 刚刚批准了艾司氯胺酮（esketamine）。在欧洲，S(+)-氯胺酮越来越受欢迎，是更有效的麻醉药，苏醒更快，苏醒反应发生率更低。

氯胺酮的最新作用似乎是在精神病学领域，而不是麻醉领域。它已被用于治疗严重抑郁症和双相情感障碍，可以单独用药或与电休克治疗联合使用。用于治疗抑郁症的氯胺酮鼻喷雾剂现已上市。

虽然氯胺酮有很多优点，但是没有药物是没有副作用的。氯胺酮的副作用众人皆知，因此医师可能会犹豫是否要使用这种药。氯胺酮的苏醒反应包括视觉、听觉和本体感觉方面的错觉，可能引起患者恐惧或兴奋。氯胺酮用于镇静也是如此。一位注册麻醉护师向本书分享了一则临床轶事：麻醉医师使用包括氯胺酮的麻醉药物进行诱导，当患者逐渐失去意识时，手术室的一名工作人员提起那天早晨他在院子里杀死了一条大黑蛇。患者苏醒时说他做了一个很逼真而且非常令人不愉快的关于黑蛇的"梦"。现在这位麻醉医师在给予氯胺酮之前都利用暗示的积极作用——她告诉患者他们可能会做很生动的梦，让他们想像他们喜欢的东西或者非常令人愉快的"色彩鲜明的地方"——如阳光明媚的热带海滩或者绚烂的秋季植物。她还要求在诱导时避免大的噪音或闲谈。

　　现在人们已经清楚地认识到联合使用苯二氮䓬类药物能降低苏醒反应的风险,事实上所有医师使用氯胺酮时事先都会给予苯二氮䓬类药物,几乎都选用咪达唑仑。注射氯胺酮前,咪达唑仑的用量取决于麻醉医师,但大多数麻醉医师将给予能产生中等镇静且不产生呼吸抑制的剂量。本书的一位编辑最近在一家社区医院的急诊室行踝关节复位时,使用了氯胺酮,但没有使用苯二氮䓬类药物。这次经历并不愉快。在氯胺酮镇静作用中苏醒的过程就像是穿过一个布满哈哈镜的娱乐室,如果患者不能从专业层面上理解为什么自己会"裹着块红布在扭曲的空间里蹒跚而行",那么苏醒时的前几分钟他会非常痛苦。

　　一些患者使用氯胺酮后会产生大量唾液,无气道保护时可能发生喉痉挛和误吸。建议对这类患者提前给予抗唾液分泌的药物,如格隆溴铵(glycopyrrolate)。应避免使用阿托品,因为它可能增加苏醒时谵妄的风险。然而,如果将氯胺酮合理地用于合适的患者,对很多患者以及很多操作来讲都将是有益的。

🏠 要点

- 尽管曾有一段时间氯胺酮"不受欢迎",但事实上它是一种很有价值的药物,每个麻醉医师都应该熟悉它,并且能轻松地使用它。
- 可以通过很多途径给药,并作用于很多受体。可用于镇静、遗忘、麻醉和减轻疼痛。
- 时间短刺激强的手术或操作需要镇静/麻醉时,尤其要考虑使用氯胺酮,如换药、治疗烧伤或移除克氏针(K-wires)。
- 全麻和镇静时都是有效的辅助用药。
- 积极处理可能的副作用,尤其是幻觉——事前与患者沟通并安慰患者,常规给予苯二氮䓬类药物,保证麻醉环境安静。向患者保证幻觉是短暂的,并且她会一直处于监护下。
- 氯胺酮的禁忌证:
  - 颅内压升高
  - 开放性眼部损伤——氯胺酮增加眼内压
  - 作为唯一的麻醉药用于缺血性心脏病患者
  - 动脉血管瘤——不希望动脉血压突然出现变化
  - 精神异常,如精神分裂症
  - 既往使用氯胺酮或苯环己哌啶产生过副作用
  - 可能有其他原因引起术后谵妄——震颤性谵妄、脑外伤
- 增加谵妄风险的因素:
  - 年龄>16岁
  - 剂量>2mg/kg
  - 既往存在人格问题

推荐读物

Kohrs R, Durieux ME. Ketamine: teaching an old dog new tricks. *Anesth Analg*. 1998;87:1186–1193.

Lin C, Durieux ME. Ketamine and kids: an update. *Paediatr Anaesth*. 2005;15:91–97.

Miller RD, ed. *Miller's Anesthesia*. 6th ed. Philadelphia, PA: Churchill Livingstone; 2005.

White PF. The changing role of non-opioid analgesic techniques in the management of postoperative pain. *Anesth Analg*. 2005;101(5 Suppl):S5–S22.

第71章
全凭静脉麻醉——把它做好所需要掌握的知识

全凭静脉麻醉(total intravenous anesthesia, TIVA)在现代麻醉实践中逐渐被广泛接受。无论是改善神经认知预后,减少环境污染,使用高频喷射通气,改善鼻窦手术中的视野,亦或一系列其他原因,总之麻醉医师越来越积极地接受这项技术。假设读者已经明确了需要使用TIVA,本章的目的是解释麻醉药物使用的一些要点。

有几个方面需要掌握:

1) 药代动力学
2) 药效学
3) 输注系统

药代动力学

深入了解吸入麻醉剂的药代动力学固然有用,但因为以下原因,吸入麻醉剂的使用更加简单。在诱导和维持过程中蒸发器设置的浓度是肺泡浓度的上限,从体内消除完全依赖通气,监测肺泡浓度可了解整个过程。静脉麻醉药注射时的血药浓度远远超过预期血药浓度,药物消除依赖代谢清除,而我们并不能在床旁对药物浓度进行实时监测。幸运的是,在实验室中可以测定所有临床相关药物,从而有可能建立药代动力学模型。这些模型并不完美,但可以使我们有更好的临床见解。我们将使用几个已知的模型来探讨是什么使TIVA良好(或较差)地用于临床。

大多数麻醉药物可以用两室或三室模型来描述:一个中央室和一到两个外周室。从药代动力学来讲,没有必要给这些间室进行解剖命名,仅以快和慢来描述足矣。这些间室相当于是储存池,通过药物再分布储存药物,但不是药物作用的部位。我们通常再添加一个效应部位、一个体积可以忽略不计的间室和一个时间常数,用来解释观察到的峰值效应时间。这并不是真正意义上的的解剖间室,只是方便建立模型。麻醉药物在以下三个重要方面各不相同:

1) 峰值效应时间
2) 再分布
3) 消除

峰值效应时间

短时间达到峰值效应意味该麻醉药是非常好的诱导药物。麻醉医师喜欢在"臂-脑时间"内起效的药物,因为我们喜欢把注射器拿在手上,好像我们能感觉到中枢神经系统对我们拇指的反压力。采用TIVA时,药物由输注泵进行输注。如图71.1(见文末彩图)所示,通过调控输注速度有可能使两种不同的药物同时达到作用峰值。如果我们想将丙泊酚的起效时间(峰效时间96秒)与舒芬太尼(峰效时间5分钟)相匹配,那么在4分钟内输注丙泊酚131mg,随后以307μg/(kg·min)的速度输注,就可以达到这个目的。尽管我们可以通过过量用药(同时要处理过量用药的后果)来缩短达到特定临床效果的时间,但我们不能用泵来缩短药物达到峰值的时间。使用峰值效应时间相似的药物组合(如咪达唑仑+芬太尼、丙泊酚+瑞芬太尼)可以简化问题。

再分布

大多数药物在一次推注后会再分布到外周室。高度再分配的药物在单次推注后作用时间

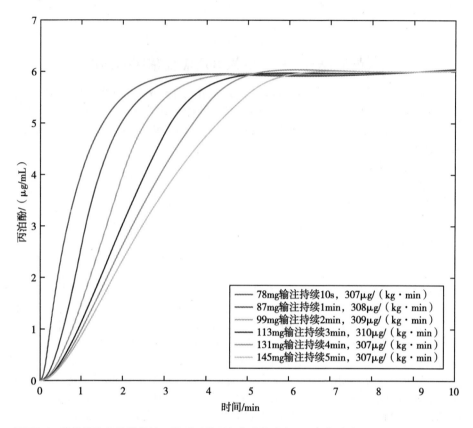

图 71.1 模拟推注和持续输注丙泊酚时作用部位药物浓度。设置靶浓度 6μg/mL，推注时间为 10 秒钟至 5 分钟

很短。如果想要维持稳定的作用效果，考虑到再分配的问题，我们就必须注射负荷剂量以填充外周室，这样药物持续输注时才能维持恒定的血浆浓度。外周室的时间常数也是一个问题；时间常数越长，输注负荷剂量的时间越长。此外，我们还可能有多个不同时间常数的外周室。如图 71.2（见文末彩图）（左图）所示。在左图中，似乎所有药物在 90 分钟后都进入稳态。右图显示瑞芬太尼和阿芬太尼在 2 到 8 小时内保持稳态，而丙泊酚和舒芬太尼的血药浓度缓慢上升。芬太尼在 6 小时内随时间呈线性增加（即使持续输注 2 天也是如此）。虽然我们可以在诱导期间使用注射泵输注负荷量来调控外周室的填充并避免用药过量，但与芬太尼等药物相比，瑞芬太尼等药物几乎不需要任何努力就可以获得稳定的控制。

有时有必要加深 TIVA 麻醉，特别是手术刺激增强时，常见的反应是抓起丙泊酚的注射器进行推注。不要这样做的原因有两个。首先，同时增加丙泊酚和瑞芬太尼的用量可以更好地解决镇痛不足的问题。其次，平稳过渡到新的效应点浓度所需的药量通常少于从 20mL 注射器中直接推注的药量。如图 71.2（见文末彩图）（右图）所示。我们可以确定在维持 1 小时后，使丙泊酚和瑞芬太尼的效应点浓度增加 10% 所需的剂量。这些剂量都非常小。以输注速率的增量表示，它们分别代表 7.6 分钟和 7 分钟的增量。因此，如果我们输注丙泊酚的速度为 50μg/(kg·min)，并希望将速度更改为 60μg/(kg·min)［增量为 10μg/(kg·min)］，那么 76μg/kg

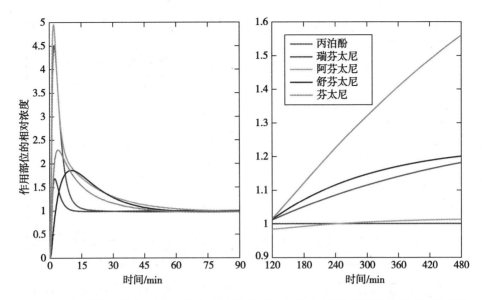

图71.2　左:模拟丙泊酚、瑞芬太尼、阿芬太尼、舒芬太尼和芬太尼作用部位的相对浓度,给药方式为推注负荷剂量然后持续输注,以提供稳定的维持阶段。右:持续输注丙泊酚和瑞芬太尼1小时后,给予小剂量负荷量并增加输注速度,使作用部位浓度增加10%,同时避免药物使用过量

的剂量就足够了。若患者体重为70kg,那么剂量就是5.3mg。手推剂量通常会超过这个数值的4到8倍,用药显著超量。在这个超量用药期间,我们不知道新的输注速度是否解决了问题;只能等待10分钟后才能知道结果。

清除

　　当持续输注接近稳态时,外周室与血浆药物浓度达到平衡。外周室填充的药物必须扩散回血浆中,以进行代谢清除。双指数消除曲线的形状随着药物在外周室的填充而变化。这种形状很难用一个数字来描述,于是有了持续输注即时半衰期(context-sensitive half-life)的概念。药物输注背景(context)是时间加权的给药历史,而不是输注时间。半衰期是效应点浓度下降50%所需的时间,并且浓度下降50%能够达到临床目标才可以。因此,任何简单的公式说"在给药期间把药物下调X%"都可能是错误的。如图71.3(见文末彩图)所示。根据图71.2(见文末彩图)所示的输液序列,我们在30分钟到6小时之间的不同时间点停止输液,并确定效应点浓度下降50%所需的时间,如左图所示。右图为半衰期与输注持续时间的关系图。我们可以看到芬太尼等药物不适合长时间输注,因为半衰期随着输注时间呈线性增加(2天后接近5小时的渐近线)。相反,瑞芬太尼几乎没有输注背景敏感性(context sensitivity),丙泊酚的输注背景敏感性远低于阿芬太尼和舒芬太尼。只有在停药后的整个手术过程中,药物浓度始终高于防止对手术刺激的反应所需要的浓度时,才能在预计手术结束前停止输注背景敏感性药物。我们将在下一节进一步研究这个问题。

药效学

　　理解吸入麻醉剂的药效学很简单,因为在人群中MAC几乎没有变化。静脉用药则不是这样;使用者意识消失和静止不动的效应点浓度在人群中有相当大的变异性。如图71.4(见文

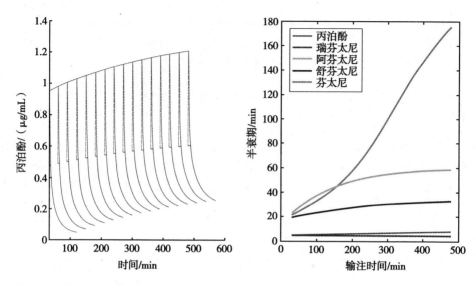

图 71.3 左图:不同输注时间停药后,作用部位丙泊酚浓度变化轨迹。垂直虚线表示下降 50%。水平红线的长度是半衰期。右图:某些药物的半衰期与输注时间

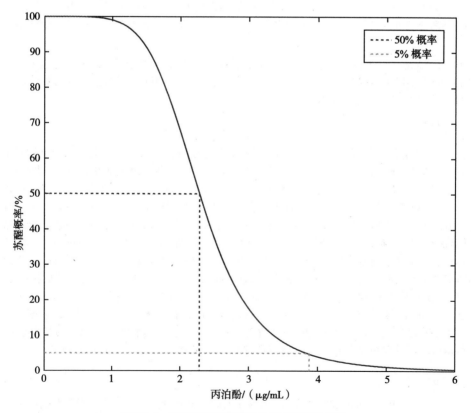

图 71.4 苏醒概率与丙泊酚效应点浓度的关系

末彩图)所示,该图描述了丙泊酚浓度从 6μg/mL 降至 0 时患者苏醒的概率。我们很快就看到了上一节提出的问题——如果我们想要确信在停止输注丙泊酚 20 分钟后,很少有患者会醒过来,那么把丙泊酚的效应点浓度设为 3.8μg/mL 是不可能实现这一点的,因为 5% 的人已经醒了。另一方面,假如我们知道特定的患者是中位患者,让效应点浓度略高于 2.3μg/mL 是一个很好的策略,因为在停止输注后患者可以很快苏醒。我们已经在模拟演示中证明了这种方法。

　　另一个重要作用是药物协同效应。对于作用于不同位点的药物,我们可以描述一种药物对另一种药物具有恒定临床疗效的代替线。如图 71.5(见文末彩图)所示。蓝线由可使 50% 的患者在麻醉中苏醒的丙泊酚和阿芬太尼浓度组合而成;红线由可使 50% 的患者在手术刺激下出现体动的丙泊酚和阿芬太尼的浓度组合组成。假如我们正在处理的是中位患者,如果我们有足够的阿片类药物,那么丙泊酚达到 2.3μg/mL 时可使患者不动。与丙泊酚相比,阿片类药物的半衰期越短,我们就越能利用这种协同效应来缩短苏醒时间。如果我们在使用丙泊酚时合用芬太尼,芬太尼延长苏醒时间抵消丙泊酚减量缩短苏醒时间之前,我们不能增加太多芬太尼;但如果使用瑞芬太尼,则可以大量加用,并显著加速苏醒。Vuyk 在一项设计巧妙的研究中描述了这一点。

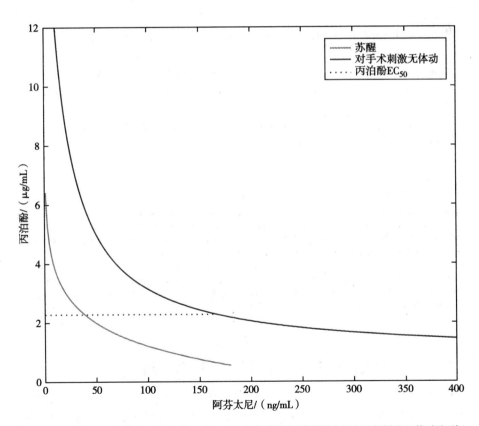

图71.5　丙泊酚和阿芬太尼联合应用时,50% 患者出现苏醒(蓝线)或对手术刺激无体动(红线)的等效线

输注系统

TIVA 需要使用输液泵和管路系统。这些系统可能会在输注过程中导致误差。特别是，大多数输液泵在初始输注过程中表现不佳，因为所有机械元件都处于紧张状态，尤其是注射器泵。如果需要准确评估药物的初始负荷量，最好使用泵对系统进行部分预充，而不是将完全预充好的注射器和管路系统放入泵中，然后按下启动键。更完整的关于输液泵问题的描述可以在作者的一篇文章中找到。

公共容量是药物在进入人体之前必须通过的液体体积。当输注多种药物或通过载体输注系统（carrier flow）给药时，药物输注的任何改变都因穿过死腔的时间而延迟。当任何一种进入公共容量的药物输注速率发生变化时，所有药物的输注速率都会出现短暂的双相变化。公共容量越大，这种效应的持续时间就越长。Lovich 和 Peterfreund 的一篇文章对这个问题进行了很好地描述。要注意的几个要点包括避免多个药物输注混合的位置和静脉之间存在任何体积，避免高浓度药物，以及避免在公共输液通路中使用载体通路（carrier lines）[①]。

🏠 **要点**

- 全凭静脉麻醉与传统麻醉的不同之处在于，麻醉的启动、维持和终止需要对药代动力学和药效学有一定的了解。
- 考虑到药物特性的巨大差异，要制定适用于所有患者的简单规则并非易事。
- 在最佳输液速率附近很小的范围内，TIVA 可以非常稳定；但"与操纵杆搏斗"时（航空术语），它可能相当不稳定。
- 最好考虑 5 分钟，而不是指望药物在短于峰值效果的时间内起作用。希望本章将有助于避免 TIVA 中的一些常见错误。

推荐读物

Lovich MA, Peterfreund RA. Drug flow through clinical infusion systems: How modeling of the common-volume helps explain clinical events. *Pharm Technol Hosp Pharm*. 2017;2:49–61.

Mandel JE, Sarraf E. The variability of response to propofol is reduced when a clinical observation is incorporated in the control: a simulation study. *Anesth Analg*. 2012;114:1221–1229.

Mandel JE. Understanding infusion pumps. *Anesth Analg*. 2017;126(4):1186–1189 (in press).

Vuyk J, Mertens MJ, Olofsen E, et al. Propofol anesthesia and rational opioid selection: determination of optimal EC50-EC95 propofol-opioid concentrations that assure adequate anesthesia and a rapid return of consciousness. *Anesthesiology*. 1997;87:1549–1562.

第 72 章
右美托咪定：有"免费午餐"这么一回事么？

镇静催眠药和镇痛药（苯二氮䓬类、丙泊酚和阿片类药物）构成了完整的麻醉，能够保证手术室和重症监护室（ICU）患者的舒适和安全。α₂-肾上腺素能受体激动剂具有镇静、镇痛、

---

① 译者注：载体通路是指持续输注不含任何药物的液体的通路。药物连接至此通路，随液体一起输入体内。

抗交感作用,已经广泛用于围手术期和重症监护的治疗。

什么是右美托咪定?

右美托咪定(Precedex™;Abbott Labs,Abbott Park,IL,USA)是选择性 α_2-肾上腺素能受体激动剂,其对 α_2-肾上腺素能受体与 α_1-肾上腺素能受体的特异性为 1 622∶1。与其他 α_2-肾上腺素能受体激动剂相比,右美托咪定对 α_2-肾上腺素能受体的特异性是可乐定的 8 倍,并且半衰期更短(静脉注射右美托咪定时为 2 小时,口服可乐定为 8~12 小时)。

右美托咪定是怎样发挥作用的?

右美托咪定兴奋脑干蓝斑中的 α_2-肾上腺素能受体产生镇静作用。兴奋中枢和外周神经系统中的 α_2-肾上腺素能受体还可产生镇痛作用。右美托咪定通过中枢和外周机制还可产生抗交感作用。静脉给药后,右美托咪定很快再分布,分布半衰期为 6 分钟,清除半衰期为 2 小时。静脉输注右美托咪定 24 小时,剂量为 0.2~0.7μg/(kg·h)时为线性动力学(linear kinetic)。94%右美托咪定与蛋白质结合,几乎完全经肝生物转化为无活性的代谢物,然后经尿排泄。

右美托咪定的潜在优点

以治疗剂量持续输注时,右美托咪定产生镇静作用(患者可以被唤醒),提供直接的镇痛作用,与其他镇静和镇痛药物产生协同作用,并且对呼吸系统抑制很小。右美托咪定没有药物间药代动力学或细胞色素酶 P450 酶的相互作用。

并发症/禁忌证

低血压和心动过缓是右美托咪定最常见的不良反应。即使是已经接受移植心脏的患者也会出现心率减慢。由于 α_2-肾上腺素能激动剂的作用是抑制交感,因此应慎用于既往有严重心动过缓疾病的患者或需要保持交感神经张力以维持血流动力学稳定的患者。无论是志愿者参加的初步研究中,还是在右美托咪定与其他兴奋迷走神经的药物/刺激联合使用期间,以及在大剂量使用时,都有与右美托咪定注射有关的心动过缓和窦性停搏的病例报道。在 1 例使用右美托咪定进行镇静的病例报道中,1 位儿童患者在经鼻使用大剂量(2μg/kg)药物后出现持续性心动过缓。高血压与血浆中高水平的右美托咪定有关,例如在快速输注负荷量或静脉推注期间,右美托咪定通过激活突触后 α_2-肾上腺素能受体引起外周血管收缩。

但是近期的临床试验提示患者使用适当剂量的右美托咪定,做手术时心率和血压更容易控制。肝肾功能受损的患者应考虑减量。右美托咪定禁用于已知对该药过敏的患者,不过到目前为止还没有相关报道。

FDA 批准的使用方法

1999 年经美国食品药品监督管理局(FDA)批准,右美托咪定可用于重症监护室中接受气管插管行机械通气的成年患者的镇静。右美托咪定应持续输注且不能超过 24 小时。2008 年,增加了用于非插管患者手术前和手术中镇静的适应证。

如何使用右美托咪定

右美托咪定的包装为 2mL 的小瓶,100μg/mL(总共 200μg),应该用 48mL 蒸馏水或生理盐水稀释到 4μg/mL。建议负荷剂量 1μg/kg,10~20 分钟给完,维持剂量 0.2~0.7μg/(kg·h),滴定到目标镇静深度。

右美托咪定的临床应用

重症监护室 因为右美托咪定不通过阿片受体产生镇静和镇痛,不抑制呼吸,所以在重症监护室被用于镇静。它与低血压和心动过缓有关,可以用补液治疗,降低输注速度,极少情况下需停药。拔除气管导管前没必要停用右美托咪定。右美托咪定的应用不限于ICU,阐述该药围手术期有效性的文献日益增多。

手术室 对于做心脏和血管手术的患者来说,与输注安慰剂或丙泊酚相比,输注右美托咪定血流动力学更稳定。越来越多的研究表明,右美托咪定用于这些手术可以降低死亡率。右美托咪定似乎能减轻喉镜、插管和手术应激诱发的交感肾上腺反应。它能增强很多术中使用的麻醉药的麻醉作用。右美托咪定这种节省麻醉药的效应可以使患者从麻醉中更快地恢复。对于存在术后呼吸抑制或呼吸道阻塞的高风险患者,如病态肥胖患者,右美托咪定也可用作麻醉辅助药物,其减少阿片类药物用量的作用特别有效。同样,在处理困难气道时,右美托咪定可以作为单独的镇静药和表面麻醉合用完成清醒纤支镜引导气管插管。在监测下麻醉(monitored anesthesia care,MAC)中右美托咪定也是辅助用药。一些研究表明右美托咪定在清醒开颅术中可以有效地发挥作用,甚至在小手术中可以单独作为麻醉药使用。

儿童 右美托咪定在治疗苏醒谵妄方面受到特别的关注,苏醒谵妄在儿童从全麻中恢复时很常见。围手术期使用右美托咪啶已被证明可以减少苏醒谵妄的发生率,同时也是有效的治疗药物。研究发现,持续输注和推注负荷剂量两种方案均未显著延长拔管时间或麻醉后恢复室停留时间。该药物的非静脉给药方式(肌内注射、经鼻腔给药、口服)也在这一人群中进行了研究。右美托咪啶也已经成为儿科ICU镇静的可行选择,如同用于成年患者一样。这就避免了长时间使用丙泊酚镇静,将"丙泊酚输注综合征"的可能性降至最低。有趣的是,它可能够减轻麻醉药的潜在神经毒性,尽管这方面的研究仍处于初步阶段。右美托咪啶目前没有被FDA批准用于儿科人群。

临床争议

如上所述,很多研究者已经证明右美托咪定有许多超说明书适应证。而一些研究也指出应谨慎使用右美托咪定。Ebert和他的助手证明右美托咪定有促迷走作用,它可以增强压力感受器对苯肾上腺素的反应,保留压力感受器对硝普钠的反应。在Ingersoll-Weng等报道的病例中,右美托咪定的这种"促迷走"作用可能是某个病例中的成年患者心跳骤停的原因之一,该患者是在胸段硬膜外麻醉下接受胸骨切开术,术前使用了吡啶斯的明(pyridostigmine)。Patel等人最近报道的病例强化了这一观点。

苏醒延迟是右美托咪定的一个问题。Jalowiecki和同事不建议将右美托咪定单独用作镇静药,可能会导致血流动力学不稳定和苏醒时间延长。Koroglu和同事进行了一项研究,在儿童做核磁共振成像时采用右美托咪定进行镇静,结果发现与丙泊酚相比,右美托咪定可导致苏醒延迟。

阿片类药物和右美托咪定有明显的协同作用。因此,已经使用了阿片类药物的患者,在使用右美托咪定时应谨慎,这样可能延长苏醒时间。有病例报道输注右美托咪啶后患者多尿,因为右美托咪啶会降低抗利尿激素的敏感性及释放。有报道称,患者在长期输注后出现戒断症状,包括躁动、恶心/呕吐和心动过速/高血压。从实际应用来说,使用右美托咪定可能很麻烦,因为需要给负荷剂量,并持续输注。

目前,FDA 只批准将右美托咪定用于 ICU 中监护状态下机械通气的成年患者以及非插管患者的围手术期镇静。需要做大规模的前瞻性临床试验来进一步阐明并确定右美托咪定超说明书使用的有效性。

△ 要点

- 右美托咪定,一种选择性 α_2-肾上腺素能受体激动剂,具有抑制交感的特性,可直接提供镇静和镇痛,减少其他镇静/镇痛药物的使用,无呼吸抑制。
- 建议右美托咪定的负荷剂量为 $1\mu g/kg$,$10\sim20$ 分钟给完,维持剂量 $0.2\sim0.7\mu g/(kg\cdot h)$,总用药时间不超过 24 小时。
- 目前已批准将右美托咪定用于 ICU 中气管插管和机械通气的成年患者,以及非插管患者的围手术期镇静。然而,在其他情况下右美托咪定也显示出有效性。

推荐读物

Aantaa R, Jalonen J. Perioperative use of alpha2-adrenoceptor agonists and the cardiac patient. *Eur J Anaesthesiol*. 2006;23:361–372.

Anttila M, Penttila J, Helminen A, et al. Bioavailability of dexmedetomidine after extravascular doses in healthy subjects. *Br J Clin Pharmacol*. 2003;56:691–693.

Blaudszun G, Lysakowski C, Elia N, et al. Effect of perioperative systemic a2 agonists on postoperative morphine consumpion and pain intensity: systematic review and meta-analysis of randomized controlled trials. *Anesthesiology*. 2012;116:1312–1322.

Canpolat DG, Esmaoglu A, Tosun Z, et al. Ketamine-propofol vs ketamine-dexmedetomidine combinations in pediatric patients undergoing burn dressing changes. *J Burn Care Res*. 2012;33:718–722.

Coursin DB, Coursin DB, Maccioli GA. Dexmedetomidine. *Curr Opin Crit Care*. 2001;7:221–226.

Ebert TJ, Hall JE, Barney JA, et al. The effect of increasing plasma concentrations of dexmedetomidine in humans. *Anesthesiology*. 2000;93:382–394.

Grant SA, Breslin DS, MacLeod DB, et al. Dexmedetomidine infusion for sedation during fiberoptic intubation: a report of three cases. *J Clin Anesth*. 2004;16:124–126.

Greening A, Mathews L, Blair J. Apparent dexmedetomidine-induced polyuric syndrome in an achondroplastic patient undergoing posterior spinal fusion. *Anesth Analg*. 2011;113:1381–1383.

Hall JE, Uhrich TD, Barney JA, et al. Sedative, amnestic, and analgesic properties of small-dose dexmedetomidine infusions. *Anesth Analg*. 2000;90:699–705.

Hofer RE, Sprung J, Sarr MG, et al. Anesthesia for a patient with morbid obesity using dexmedetomidine without narcotics. *Can J Anaesth*. 2005;52:176–180.

Ingersoll-Weng E, Manecke GR Jr, Thistlewaite PA. Dexmedetomidine and cardiac arrest. *Anesthesiology*. 2004;100:738–739.

Jalowiecki P, Rudner R, Gonciarz M, et al. Sole use of dexmedetomidine has limited utility for conscious sedation during outpatient colonoscopy. *Anesthesiology*. 2005;103:269–273.

Ji F, Li Z, Nguyen H, et al. Perioperative dexmedetomidine improves outcomes of cardiac surgery. *Circulation*. 2013;127:1576–1584.

Jooste EH, Muhly WT, Ibinson JW, et al. Acute hemodynamic changes after rapid intravenous bolus dosing of dexmedetomidine in pediatric heart transplant patients undergoing routine cardiac catheterization. *Anesth Analg*. 2010;111:1490–1496.

Jorden VS, Pousman RM, Sanford MM, et al. Dexmedetomidine overdose in the perioperative setting. *Ann Pharmacother*. 2004;38:803–807.

Koroglu A, Teksan H, Sagir O, et al. A comparison of the sedative, hemodynamic, and respiratory effects of dexmedetomidine and propofol in children undergoing magnetic resonance imaging. *Anesth Analg*. 2006;103:63–67.

Patel VJ, Ahmed SS, Nitu ME, et al. Vasovagal syncope and severe bradycardia following intranasal dexmedetomidine for pediatric procedural sedation. *Paediatr Anaesth*. 2014;24:446–448.

Ramsay MA, Luterman DL. Dexmedetomidine as a total intravenous anesthetic agent. *Anesthesiology*. 2004;101:787–790.

Sanders RD, Xu J, Shu Y, et al. Dexmedetomine attenuates isoflurane-induced neurocognitive impairment in neonatal rats. *Anesthesiology*. 2009;110:1077–1085.

Shukry M, Clyde MC, Kalarickal PL, et al. Does dexmedetomidine prevent emergence delirium in children after sevoflurane-based general anesthesia? *Paediatr Anaesth*. 2005;15:1098–1104.

Tobias JD, Berkenbosch JW. Sedation during mechanical ventilation in infants and children: dexmedetomidine versus midazolam. *South Med J*. 2004;97:451–455.

http://www.accessdata.fda.gov/drugsatfda_docs/label/2013/021038s022lbl.pdf

第 73 章
在紧急状况下考虑使用氯普鲁卡因——
起效快且全身毒性低的局麻药

2-氯普鲁卡因是一种酯类局麻药,具有起效快,治疗窗(有效浓度与产生毒性的浓度之间差距)大,毒性风险低的特点。在常用的局麻药中,它的作用时间最短。1951 年的一篇文章最早描述了使用氯普鲁卡因成功实施区域麻醉和脊神经阻滞,随后被广泛使用。尽管它最初被是用于腰麻,但由于担心直接注入鞘内的毒性,2-氯普鲁卡因主要在硬膜外分娩镇痛这种需要快速麻醉的情况中得到应用。

化学结构

局麻药分为酯类或酰胺类。所有的局麻药由三部分组成:亲脂性苯环、中间键和亲水性基团。酯类局麻药的中间键是酯键,酰胺类局麻药的中间键是酰胺键。2-氯普鲁卡因是一种酯类局麻药。我们可以通过查看英文通用名称来确定局部麻醉剂是酯还是酰胺。酰胺类局麻药的单词拼写中含有两个"i",而酯类只有一个"i"。

临床药理学

和所有的局麻药一样,氯普鲁卡因通过阻滞钠通道抑制神经冲动的产生和传播。作为酯类,氯普鲁卡因被血浆胆碱酯酶代谢为乙醇和对氨基苯甲酸。氯普鲁卡因比普鲁卡因和丁卡因的代谢快得多,所以全身毒性较低。体外研究显示,2-氯普鲁卡因的血浆半衰期在女性为 25 秒,在新生儿为 43 秒。肝病、子痫前期或假性胆碱酯酶缺乏症等疾病都能延长 2-氯普鲁卡因的作用时间,增加毒性。还记得若干年前你所学过的地布卡因值吗? 在这里会用到这个概念。纯合子非典型血浆胆碱酯酶患者的地布卡因值较低(20 到 30),因此氯普鲁卡因中毒的风险增加。

所有的局麻药都是由解离和非解离的混合物组成的。非解离形式是穿透神经鞘的部分;然而,一旦进入神经鞘,一些局部麻醉剂会转换回解离形式,与钠通道结合。一般来说,可用的非解离药物越多,起效越快。但氯普鲁卡因是个例外。它具有最高的 pKa,因此几乎完全以解离形式存在。**那么它是怎么这么快起效的呢?** 其起效快是因为其毒性低。由于 2-氯普鲁卡因的系统毒性较低,可使用非常高的浓度(通常为 3%);因此,大量分子的沉积会产生扩散梯度,从而克服高 pKa。

关于药物毒性的争议

在 20 世纪 80 年代,学术界出现了多篇文章,描述了动物和人类鞘内给予 2-氯普鲁卡因后的严重神经后遗症(如永久性瘫痪、感觉障碍、脊髓前动脉综合征、马尾综合征和蛛网膜下腔炎)。当时尚不清楚病因是局部麻醉剂还是亚硫酸氢钠防腐剂。2004 年发表在《麻醉学》(*Anesthesiology*)上的一项关于大鼠的研究得出结论,这种毒性是由氯普鲁卡因引起的。然而,大鼠模型的适用性一直受到质疑,因为分解有毒亚硫酸盐的酶在大鼠体内的浓度是人类的10~20 倍。因此,毒性的病因究竟是氯普鲁卡因还是亚硫酸氢钠防腐剂仍然存在争议。不管怎样,目前大多数氯普鲁卡因溶液都不含防腐剂。

临床应用

鞘内使用 如前所述,鞘内注射氯普鲁卡因在麻醉界已经有几十年没有使用了。最近,有研究报道了鞘内注射 2-氯普鲁卡因的安全性。这些研究表明,氯普鲁卡因可产生类似利多卡因或布比卡因的可靠阻滞,运动恢复时间更短,模拟放电时间更短,与利多卡因相比,出现短暂神经综合征的风险更低。有趣的是,人们发现肾上腺素不应该添加到鞘内注射的氯普鲁卡因中,因为大多数患者都发生"流感样综合征"。总之,鞘内氯普鲁卡因远未达到常规使用标准,但有越来越多的证据表明,它可能是未来门诊手术的可选择麻醉剂。

硬膜外使用 氯普鲁卡因因其毒性低、起效快,多年来一直被用作紧急剖腹产的硬膜外麻醉药物。氯普鲁卡因在这种紧急情况下是理想的局麻药,因为它起效快,母体毒性低,在胎儿窘迫(一般指胎儿酸中毒)的情况下对胎儿的毒性低。一项研究表明,与利多卡因和布比卡因不同,氯普鲁卡因不会离子俘获。离子俘获是指由于胎儿 pH 通常低于母体 pH,有毒局部麻醉剂会以离子形式被"困"于胎儿循环,导致胎儿体内的浓度升高。当患者在硬膜外分娩时,我们通常使用 15mL 2-氯普鲁卡因溶液(3%)用于硬膜外分娩镇痛,在剖宫产时使用 20mL 2-氯普鲁卡因(3%)溶液作为初始剂量在硬膜外腔给药,使阻滞平面达到 T4 水平。氯普鲁卡因作用时间短,仅 30~50 分钟。有时需要反复给药。还应注意,氯普鲁卡因可影响硬膜外腔给药的其他药物的有效性。氯普鲁卡因给药可能导致随后经硬膜外给予芬太尼、布比卡因和吗啡的疗效下降。

局部使用。尽管不是"处方适应证用药(on-label)",2-氯普鲁卡因可以为切皮提供快速的表面麻醉,甚至在区域阻滞不充分的情况下用于帮助避免剖产腹时使用全身麻醉。这就是所谓的"喷洒阻滞(splash block)",即在剖腹产时将氯普鲁卡因注入腹腔,以方便术中急性疼痛的治疗。由于子宫周围常有开放的静脉通道,可以快速全身吸收,因此这种方法还没有被证明是安全的;然而,由于氯普鲁卡因在血浆中的快速清除,因此它理论上是安全的。目前正在进行一项研究,以确定使用这种喷洒阻滞时母体血浆中氯普鲁卡因的浓度。

🏠 要点

- 氯普鲁卡因是一种酯类局部麻醉剂,血浆半衰期很短,全身毒性的可能性很低。
- 氯普鲁卡因起效快,在需要硬膜外麻醉快速起效的情况下,如紧急剖腹产,是理想的选择。
- 尽管 pKa 很高(非解离形式的分子比例很低),但起效很快,因为可以在非常高的浓度下安全施用。氯普鲁卡因在硬膜外应用安全指数非常好,而且起效快,接近于鞘内使用。
- 使用氯普鲁卡因腰麻并不是常规做法,但学术界有兴趣尝试将鞘内注射氯普鲁卡因用于门诊手术。

■ 外阴侧切修补术需要短效的麻醉时,用氯普鲁卡因作为硬膜外麻醉的补充很有效。

■ "喷洒阻滞"是指将氯普鲁卡因直接用于手术伤口。这是一种由本书的许多作者和编辑所传授和使用的技术,主要用于产科急诊和其他需要密集表面麻醉的情况。有研究正在进行这种麻醉方式的药物动力学和安全性研究。

推荐读物

Corke BC, Carlson CG, Dettbarn WD. The influence of 2-chloroprocaine on the subsequent analgesic potency of bupivacaine. *Anesthesiology*. 1984;60:25–27.

Foldes FF, McNall PG. 2-Chloroprocaine: a new local anesthetic agent. *Anesthesiology*. 1952;13:287–296.

Gissen AJ, Datta S, Lambert DL. The chloroprocaine controversy: is chloroprocaine neurotoxic?. *Regional Anesth*. 1984;9:135–145.

Kouri ME, Kopacz DJ. Spinal 2-chloroprocaine: a comparison with lidocaine in volunteers. *Anesth Analg*. 2004;98:75–80.

Philipson EH, Kuhnert BR, Syracuse CD. Fetal acidosis, 2-chloroprocaine, and epidural anesthesia for caesarean section. *Am J Obstet Gynecol*. 1985;151(3):322–324.

Smith KN, Kopacz DJ, McDonald SB. Spinal 2-chloroprocaine: a dose-ranging study and the effect of added epinephrine. *Anesth Analg*. 2004;98:81–88.

Taniguchi M, Bollen AW, Drasner K. Sodium bisulfite: scapegoat for chloroprocaine neurotoxicity? *Anesthesiology*. 2004;100(1):85–91.

Wang BC, Hillman DE, Spielholz NI, et al. Chronic neurological deficits and Nesacaine-CE—an effect of the anesthetic, 2-chloroprocaine, or the antioxidant, sodium bisulfite? *Anesth Analg*. 1984;63:445–447.

Yoos JR, Kopacz DJ. Spinal 2-chloroprocaine: a comparison with small-dose bupivacaine in volunteers. *Anesth Analg*. 2005;100:566–572.

第 74 章
用碳酸氢盐做局麻药的缓冲剂,尤其是做皮肤浸润时

局麻药通过直接抑制钠电流,可逆地阻滞沿神经轴突和其他可兴奋细胞膜传导的冲动。临床使用的局麻药包括一个脂溶性的苯环,通过酰胺或酯键与胺基连接。局麻药为弱碱(pKa 7.6~9)。这类药物难溶于水,因此市场上销售的通常是酸性的盐酸盐溶液(pH 3~6)。在这种形式下,局麻药主要以水溶性更好的阳离子形式存在。这一过程很容易逆转,不带电荷(中性)的碱基和共轭酸按 Henderson-Hasselbach 公式达到平衡:

$$log \frac{[解离形式]}{非解离形式} = pKa - pH$$

药物形态的比例取决于溶液的 pH 和 pKa 或特定药物的解离常数。解离常数(pKa)代表分子的离子状态和中性碱基数量相等时的 pH。大多数局麻药 pKa 都在 7.6~9 之间,所以在体液的生理 pH 下,大部分都是解离的阳离子形式。

虽然局部麻醉药的药代动力学和药效学行为的主要方面已经阐明,但我们对其作用的理解还不完整。看来解离态和非解离态的局部麻醉剂分别扮演着重要的角色。局部注射到组织后,药物以中性形式通过富含脂质的细胞膜扩散。由于局部麻醉剂的最终靶点是钠通道的细胞内部分,非解离态增强了亲脂性,从而使药物进入细胞内,从而可能导致起效更快,药效增强。最后,一旦进入细胞即解离,通过增加局部麻醉剂在开放或失活状态下对钠通道靶点的亲和力,促进其与局部麻醉剂的结合。

利 多 卡 因

$pKa=7.9$

非解离态(共轭碱)
见于 pH>7.9
更具亲脂性
快速透过细胞膜

解离态(共轭酸)
见于 pH<7.9
更易溶于水
增加对钠通道的亲和力

这幅图可能过于简单化,局部注射后发生的事件可能涉及扩散过程中的反复解离化和非解离化以及与膜和钠通道的相互作用。大量证据表明,局部 pH 对这些事件有重要影响。

局麻药中加入缓冲剂可以缩短起效时间

储存溶液中含有解离化形式的局部麻醉剂的比例要大得多,因为 pH 通常明显低于 pKa。用碳酸氢钠提高局麻药载体溶液的 pH,有利于形成中性碱形式以便于沿轴突膜扩散。

据报道,局部麻醉溶液中加入碳酸氢钠可以缩短传导阻滞的起效时间。有些研究显示碱化布比卡因或利多卡因溶液可以加速臂丛和硬膜外阻滞的起效时间,但另外一些研究不能得出相同结果。此外,有数据表明,如果溶液中不加入肾上腺素,利多卡因碱化可缩短周围神经阻滞的持续时间,但不同试验之间的结果也不一致。

缓冲局麻药可以减轻注射痛

局部麻醉剂在注射时会引起疼痛,这是由于市售制剂通常为酸性。生理 pH 在 7.35 至 7.45 之间,利多卡因储存溶液的 pH 可低至 3.5。加入碳酸氢盐以增加溶液的 pH,可以显著改善注射时的不适感。

已经开展并发表了大量的研究,比较了利多卡因原药的局部注射及其碱化制剂。不幸的是,虽然许多试验报道注射后疼痛有显著改善,但结果并不一致。

Cochrane 协作网对 23 个平行组和交叉随机对照试验的荟萃分析显示,使用缓冲利多卡因疼痛评分显著降低,且患者偏好(缓冲利多卡因)增加。文章还表明,当使用含有预混合肾上腺素的碱化溶液时,疼痛强度会大大降低,储备制剂的 pH 通常较低。

然而,作者注意到不同研究的结果之间存在显著差异。此外,在使用总分 10 分的疼痛强度量表的交叉研究中,疼痛的平均减少量仅在 -0.95 单位和 -1.98 单位之间,这就提出了这些结果的临床意义的问题(95% 置信区间分别为 -1.42 至 -0.49 和 -2.62 至 -1.34)。

许多已发表的试验的主要缺点是掩盖分组信息困难,以及一位患者进行一次注射或在交叉型研究设计中进行连续注射,这些可能会显著影响观察结果。需要更巧妙的试验设计,例如同时进行注射,来解决这些问题,但也可能更难实施。

尽管注射痛是短暂的,但如果患者需要在一处多次注射,或需要重复局麻操作,则很可能从药物碱化中获益。这种做法可以改善患者的舒适度,并可能避免使用镇静剂和抗紧张焦虑的药物,以及有助于避免在小手术使用全身麻醉。

然而,尽管无缓冲溶液中高浓度的氢离子常常被认为是最有可能的罪魁祸首,但皮肤浸润时疼痛的原因可能更复杂,除了 pH 外,还取决于其他因素。例如普鲁卡因(pH 4.3)比利多卡因(pH6.3)的酸性更强,但是引起的疼痛更小。另外,碳酸氢钠改变局麻药解离态与非解离态之间的平衡,有利于局麻药形成非解离态,从而发挥减轻疼痛的作用。非解离态的局麻药弥散得更快,可以抑制疼痛的传导,因此阻止了伤害性刺激的充分感知。

缓冲利多卡因的稳定性

人们可能会担心缓冲利多卡因溶液由于对光降解的敏感性增加和更容易沉淀,这可能会缩短其保质期,但现有证据在很大程度上反驳了这些观点。根据对储存在塑料注射器中的缓冲利多卡因进行分析得出的保守估计,化学稳定性将维持长达 1 个月。然而,也有数据表明,即使在室温下,在光照下储存在玻璃瓶中的溶液,其稳定性也可长达 3 个月。两组实验均未发现沉淀或变色。贮存期间,pH 保持稳定或略有增加。

然而,值得注意的是,肾上腺素在预混合溶液中降解得更快。含肾上腺素溶液的推荐保质期仅为缓冲后 1 周。

如何制备皮肤浸润用的缓冲利多卡因溶液

在 9mL 1% 或 2% 普通盐酸利多卡因溶液中,以 1mEq/mL 的浓度添加 1mL 8.4% 碳酸氢钠。

🏠 **要点**

- 局麻药是弱碱,难溶于水。为增加稳定性,延长保质期,市场上销售的为酸性溶液。
- 用碳酸氢盐溶液缓冲,增加中性(非解离)状态的比例,中性状态可穿过富含脂质的中性细胞膜,然后转为解离状态作用于钠通道。
- 一些(不是全部)研究显示缓冲局部麻醉药可以缩短臂丛和硬膜外阻滞的起效时间。
- 利多卡因储备溶液的缓冲作用可显著(尽管只有中度)减轻注射时的疼痛,更受患者欢迎。皮肤浸润麻醉时几乎没有理由不使用缓冲局部麻醉剂。记住,在任何情况下,你都不希望对患者说"这位先生,这里扎一小针,会有点痛"。

推荐读物

Barash PG. *Clinical Anesthesia*. 7th ed. Philadelphia, PA: Lippincott Williams & Wilkins; 2013:561–581.

Cepeda MS, Tzortzopoulou A, Thackrey M, et al. Adjusting the pH of lidocaine for reducing pain on injection. *Cochrane Database Syst Rev*. 2010(12):CD006581.

Donnelly RF. Stability of buffered lidocaine in glass vials. *Can J Hosp Pharm*. 2011;64(4):289–290.

Frank SG, Lalonde DH. How acidic is the lidocaine we are injecting, and how much bicarbonate should we add? *Can J Plast Surg*. 2012;20(2):71–73.

Katzung BG. *Basic & Clinical Pharmacology*. 13th ed. New York, NY: McGraw-Hill Professional; 2014:440–454.

Miller RD, ed. *Miller's Anesthesia*. 8th ed. Philadelphia, PA: Elsevier Health Sciences; 2014:1028–1054.

Pascuet E, Donnelly RF, Garceau D, et al. Buffered lidocaine hydrochloride solution with and without epinephrine: stability in polypropylene syringes. *Can J Hosp Pharm*. 2009;62(5):375–380.

Pérez-Isidoro R, Sierra-Valdez FJ, Ruiz-Suárez JC. Anesthetic diffusion through lipid membranes depends on the protonation rate. *Sci Rep*. 2014;4:7534.

第75章
琥珀酰胆碱的方方面面——仍是一种有用的麻醉辅助物

一名喜欢猎奇的18岁的年轻人因全身50%以上的三度烧伤就诊于创伤治疗室。他为了"增强效力"而混合了烟花和汽油,结果酿成悲剧。烧伤涉及面部及颈部,生命体征目前平稳,但他的声音听起来有些奇怪,并且主诉呼吸困难。目前的决定是立即控制他的气道,这时有人给你一支琥珀酰胆碱。在目前的情况下,你认为使用琥珀酰胆碱进行诱导插管是安全的吗?在这个病例中,琥珀酰胆碱的禁忌证是什么?为什么?

简介

作为一名麻醉医师,我们可能会认为自己有点像⋯⋯蝙蝠侠。不一定是因为我们拥有上帝般的体格,悲剧式的背景故事,或是喜欢洞穴里闲逛,而是因为我们有似乎无穷无尽的各种各样的小器具和小玩意儿(几乎)适用于各种情况。我们现在真正需要的是一个像蝙蝠侠的腰带一样方便的实用皮带,让我们的一切小工具井然有序。让我们停下来想象一下:你的喉镜皮套里装有一系列好用的Mac喉镜片(对喜欢用Miller喉镜片的朋友们说声抱歉)、一个小袋子装多余的电极片,以及各种各样的抽好药的注射器整齐地排放好,触手可及。现在,在麻醉-蝙蝠侠-实用腰带这个主题设定下,我们不得不说,在我们腰带上的所有药物中,神经肌肉阻滞药物将与蝙蝠镖和蝙蝠绳等武器放在一起。

神经肌肉阻滞剂的分类

根据作用机制,神经肌肉阻滞剂(neuromuscular blockers,NMB)大体分为两类:非去极化NMB(任何药物名称中有-curium或-curonium)和去极化NMB,临床应用中只有一种,即琥珀酰胆碱(又名sux)。

这些是考试常见的知识点,因为琥珀酰胆碱是一种很好的药物,它基本上是安全的,并且可以在棘手的情况下拯救生命。但是,它也有一些特点需要麻醉医师掌握。我们将在本章中讨论最重要的特点,但首先我们需要深入研究琥珀酰胆碱的作用。

神经肌肉接头与骨骼肌收缩

为了了解琥珀酰胆碱是如何工作的,我们需要讨论神经肌肉接头(neuromuscular junction,NMJ)和肌肉收缩的生理学。回忆一下,NMJ是神经系统和肌肉纤维之间的连接点。它由神经纤维末端和被称为运动终板的肌肉纤维膜的特有的一部分组成。在神经末梢内部是含有乙酰胆碱的小泡,在运动终板上20nm的间隙中有数百万个烟碱乙酰胆碱受体。这些受体实际上是一个配体门控离子通道,由五个名为α(两个)、β、δ和ε的亚单位组成。但实际上只有α亚单位起作用,因为只有它们真正与乙酰胆碱分子结合。琥珀酰胆碱的作用方式是这样的:第一步:运动神经受到刺激,一个电信号通过电压门控的钠通道沿着轴突传递到末梢。第二步:电压门控钙通道打开(响应上述电信号),让钙离子冲进来。第三步:钙离子与那些含有乙酰胆碱的小泡相互作用,使它们与质膜融合。第四步:乙酰胆碱分子被倾倒到突触间隙中,并通过间隙扩散到运动终板。第五步:一个乙酰胆碱分子与乙酰胆碱受体中的每个α亚单位结合(记住有两个α亚单位)。这种结合导致受体的构象改变,从而打开离子通道,使钠和钙流入细胞(而钾离子外流),从而导致局部膜去极化。第六步:乙酰胆碱被乙酰胆碱酯酶快速代谢。第七步：一旦足够多的受体被激活,终板去极化足以激活附近的电压门控钠通道。第八步：一个连锁反应接踵而至：电压门控钠通道打开,钠进一步去极化膜,从而打开更多的电压门控钠通道,等等。第九步：膜去极化波向下进入 T 小管,触发肌质网钙释放。第 10 步：细胞内钙与肌钙蛋白相互作用,促进肌动蛋白和肌球蛋白之间的交叉桥形成,最终导致肌肉收缩。

那么 NMB 在过程中的位置是什么呢? 去极化和非去极化 NMB 都作用于乙酰胆碱受体。非去极化肌松剂作为竞争性拮抗剂,阻止乙酰胆碱与受体结合,进而阻止离子通道的开放。另一方面,琥珀酰胆碱是一种竞争性激动剂。换句话说,它激活受体,打开离子通道,导致无序的去极化。

琥珀酰胆碱的作用机制

琥珀酰胆碱的主要作用机制(Ⅰ 相阻滞)是由于它的结构,本质上是两个乙酰胆碱分子端到端通过醋酸甲基基团连接。它与乙酰胆碱受体结合导致钠和钙内流,但由于它不被乙酰胆碱酯酶分解,琥珀酰胆碱黏附在乙酰胆碱受体上导致长时间去极化。换言之,膜去极化导致收缩,但琥珀酰胆碱不能足够快地脱离受体,从而阻止进一步的激活或收缩。最终琥珀酰胆碱从受体分离并扩散到 NMJ,在那里它最终被丁基胆碱酯酶分解(又名血浆胆碱酯酶,也被称为假性胆碱酯酶)。我们应该注意到,琥珀酰胆碱的作用终止是由于其扩散远离 NMJ,而不是由于(非常有效的)丁酰胆碱酯酶活性。

但这还不是全部。在使用高剂量琥珀酰胆碱时(通过单次大剂量、重复给药或甚至持续输注)会发生 Ⅱ 相阻滞。Ⅱ 相阻滞是一种没有人能很好理解的现象,但考官们喜欢围绕这个提出问题。基本上,Ⅱ 相阻滞是指膜复极,但(由于某些不清楚的原因)它不能对乙酰胆碱作出反应,不仅导致长时间的运动阻滞,而且在肌松监测时还表现为四个成串刺激和强直刺激的衰减(类似于非去极化阻滞所见)。乙酰胆碱酯酶抑制剂如新斯的明可以拮抗 Ⅱ 相阻滞;然而,关于是否应该用新斯的明逆转 Ⅱ 相阻滞还是让它自然消退还有一些争论。我们被教导说,对患者来说,让药物自然失效是最安全的,我们相信大多数同事都会这么做。

现在我们讨论的是作用时间延长的话题,即丁酰胆碱酯酶缺乏症。这种酶的缺乏可能是由于生成减少,特别是在肝病、老年或怀孕的情况下;也可能是由于一个或两个等位基因的点突变。缺乏症通常是在患者接受琥珀酰胆碱(或米库氯铵,或酯类局部麻醉剂)后发现的。但是,可以通过静脉注射地布卡因来检测。地布卡因抑制正常的丁酰胆碱酯酶,允许计算地布卡因值。一个有两个正常等位基因的个体会有较高的地布卡因值(70~80)和对琥珀酰胆碱的正常反应。一个杂合子个体的地布卡因值为 50~60,他们对琥珀酰胆碱的反应将延长50%~100%(20~30 分钟)。突变纯合子个体的地布卡因值为 20~30,琥珀酰胆碱的持续时间为4~8 小时(这类患者可能会出现苏醒延迟,在 PACU 滞留)。

琥珀酰胆碱的适应证

琥珀酰胆碱的主要优势在于它的起效非常迅速(30~60 秒),它可以提供完善的肌松效果,而且作用持续时间短(不到 10 分钟)。这使得这种药物非常适合各种情况。琥珀酰胆碱最明确的适应证是一些特殊的气道指征,即在诱导时出现反流和/或误吸的高风险情况下,快速序贯插管。对于需要气管插管且需要肌松的短小手术,或长时间神经肌肉阻滞是禁忌的病例(例如,便于诱发电位监测),也非常理想。琥珀酰胆碱在因严重喉痉挛需要在手术室内紧急再插管的情况下也可以说是一个救星。但是,请记住,如果你用新斯的明逆转了患者的非去极化NMB,然后不得不给他琥珀酰胆碱来处理拔管后的紧急气道问题,在这种情况下琥珀酰胆碱作用时间并不短。

与此相关的是,舒更葡糖钠可逆转非去极化肌松作用,在它出现之前,使用琥珀酰胆碱输注是一些麻醉医师获得良好的肌松且停药后快速恢复而采用的一种方法。重要的是要知道,持续使用琥珀酰胆碱滴注可以在多达33%的个体中促成Ⅱ相阻滞。在这种情况下,最好避免使用新斯的明,即使它会拮抗Ⅱ相阻滞,因为它会使神经肌肉生理学复杂化,并造成肌肉阻滞反弹。所以,如果你的患者有Ⅱ相阻滞,最好的方法就是让它慢慢消失,这是通过TOF监测来完成的,目标是观察到四个强烈的肌肉收缩。舒更葡糖钠诞生后,我们很可能不会再看到太多的持续滴注琥珀酰胆碱了(尽管我确信只要琥珀酰胆碱滴注对患者没有造成Ⅱ相阻滞,它的性价比更高),但使用方法需要向有经验的同事请教。

琥珀酰胆碱的另一个好处是,在紧急情况下,它可以通过肌内注射。例如,在我们的医疗机构,我们偶尔会遇到进入手术室准备手术的患者建立静脉通路困难。当我们找不到静脉,而他们拒绝开放骨髓腔通路或中心静脉时,我们会先常规监护,然后吸入七氟烷,再建立静脉通路。但是,如果患者在这种情况下出现支气管痉挛或喉痉挛,4mg/kg的琥珀酰胆碱肌内注射可在大约2.5分钟内提供完善的肌松,虽然可能会出现Ⅱ相阻滞,但我们认为与严重的情况如支气管痉挛和/或喉痉挛且没有静脉通路相比,这无伤大雅。即使这不是你个人或在你的医院发生的情况,你仍然需要知道肌内注射琥珀酰胆碱的用法。因为如果患者的静脉输液被拔出,而你又必须重新插管的时候,这是你最好的选择。在做每例使用肌松剂和插入气道工具的麻醉时,琥珀酰胆碱都应触手可及,因为喉痉挛对患者来说是非常危险的。一位睿智的麻醉医师曾经说过:"你可能在每200个病例中才会遇到需要紧急给予琥珀酰胆碱的情况一次,但当你需要它时,你只需要它,而且是马上就要。"

另一位睿智的麻醉医师曾经说过,"用琥珀酰胆碱杀死一个充分预充氧的人是很困难的"。如果你不用心阅读这一章节的话,这是可能发生的,但是使用琥珀酰胆碱(平均约50%的患者)更常见的是讨厌的肌肉疼痛,它们可能非常麻烦,也可能使用后持续存在(长达一周)。但琥珀酰胆碱救了他们的命,帮助他们远离危险,我们仍然认为这种肌肉痛的副作用值得忍受。也就是说,在我们看来,肌肉疼痛的高发生率可能是在常规情况下不选择使用琥珀酰胆碱作为一线肌松剂的最佳理由,尤其是当我们现在有舒更葡糖钠可供使用时。然而,在常规的、一线的琥珀酰胆碱的使用上肯定会有一些变化,所以,如果你刚开始使用,要多跟别人学习它的用法。最后,不要忘记它在电休克治疗中的好处,它可以防止全身癫痫发作和对患者的潜在伤害。

琥珀酰胆碱对心血管系统的影响

琥珀酰胆碱不仅作用于神经肌肉接头处的烟碱型乙酰胆碱受体,而且作用于自主神经系统中的毒蕈碱受体。对于成年人,这会导致儿茶酚胺释放增加,并造成心动过速;然而,这通常会被其他诱导剂如丙泊酚的血流动力学效应所减弱。对于婴儿和幼儿(请记住,儿童不是小号的成人),琥珀酰胆碱作用于他们不成熟的交感系统会导致心动过缓(这是儿童除了在紧急情况下应避免使用琥珀酰胆碱的众多原因之一)。

琥珀酰胆碱对骨骼肌的影响

琥珀酰胆碱与乙酰胆碱受体结合时出现的无序放电,临床表现为肌肉纤颤。这些纤颤实际上可以通过小剂量的非去极化神经肌肉阻滞剂如罗库溴铵"预处理"来预防;然而,在这种情况下,应将琥珀酰胆碱的给药剂量增加到1.5mg/kg,以确保肌肉完全松弛。接受琥珀酰胆碱治疗的患者术后也有肌痛。人们认为这是由于肌肉的自发收缩引起，但似乎并非如此，因为罗库溴铵的预处理不能预防肌痛。琥珀酰胆碱还可以引起颅内压和眼压升高，这在某些神经外科手术(有脑疝风险)和眼科手术(尤其是在处理眼球破裂时)时是禁忌证。应用琥珀酰胆碱后，胃内压也会升高。有人会认为这会阻碍其在快速顺序插管中的应用，但事实证明，不仅使用非去极化神经肌肉阻滞剂预处理可以防止胃内压升高，而且琥珀酰胆碱本身也会增加食管下括约肌张力。所以使用琥珀酰胆碱不会增加诱导时反流的风险。

高钾血症与琥珀酰胆碱

毫无疑问，高钾血症是与琥珀酰胆碱有关的最著名的并发症。钾的升高(通常在$0.5\sim1mEq/L$之间)是由于琥珀酰胆碱对乙酰胆碱受体的作用。在琥珀酰胆碱与受体结合时，钠和钙流入肌纤维，而钾则泄漏出去。对健康的患者来说，这不是什么大问题。一些麻醉医师会避免在慢性或终末期肾病患者中使用琥珀酰胆碱。然而，只要术前钾离子水平在合理范围内，使用琥珀酰胆碱是可以接受的，因为肾功能不全不会导致血清钾的增加超过健康患者。

严重甚至危及生命的高钾血症可发生在去神经损伤的患者身上。在去神经损伤的情况下，我们可以看到接头外乙酰胆碱受体的增殖。现在，我不完全确定这是否在生理学上是正确的，但是我想象一个肌肉纤维坐在那里，想知道所有的乙酰胆碱去了哪里，并抛出额外的受体备用。结果是，这些接头外受体不仅增加了对琥珀酰胆碱的敏感性，而且显著增加了排入循环的钾量。

目前所知接头外受体增殖的特殊情况包括严重的三度烧伤；几种神经疾病，包括脊髓损伤和瘫痪、严重脑卒中、多发性硬化症、肌营养不良、格林-巴利综合征、破伤风和严重的帕金森病；严重的危重病(长时间感染和长时间卧床)；甚至是巨大的创伤(闭合性头部损伤或失血性休克)。有趣的是，琥珀酰胆碱并不是脑瘫患者的禁忌证(尽管接头外乙酰胆碱受体增加，但钾的释放程度与健康患者没有区别)。

乙酰胆碱受体增殖的时间进程在最初48小时内很小，7~10天后达到高峰。这对你来说意味着，当你在创伤处理室(或创伤发生48小时以内)必须给三度烧伤的患者插管时，琥珀酰胆碱并不是禁忌证(当然在必须使用肌松剂的情况下)。

肌营养不良与琥珀酰胆碱

当我们在讨论神经系统疾病和使用琥珀酰胆碱之间的关系时，我们应该花一些时间来讨论肌营养不良(muscular dystrophies，MD)。进行性假肥大性肌营养不良(Duchenne muscular dystrophy，DMD；又称迪谢内肌营养不良)是最常见的类型。它是由一个肌营养不良蛋白基因缺失引起的，该基因是在X染色体上发现的，通常影响4岁以上的男性。贝克肌营养不良症(Becker muscular dystrophy，BMD)是一种严重程度较轻的变异，由一种突变引起(同样在X染色体上)，该突变导致肌营养不良蛋白基因被截短和残留部分功能。其结果是进行性肌肉萎缩，导致平衡不良、行走困难或无力、呼吸窘迫和心肌病。

在MD患者中使用琥珀酰胆碱会导致严重的、危及生命的高钾血症(包括心律失常)，原因有很多。第一个是已经讨论过的接头外乙酰胆碱受体的上调，此外琥珀酰胆碱在这类人群会导致严重的横纹肌溶解症。它的机制更复杂，因为MD的症状直到4岁(DMD)或7~8岁(BMD)才会出现。由于这种延迟，在儿科人群中应避免常规使用琥珀酰胆碱。最后，肌营养不良和恶性高热之间存在相关性。

恶性高热与琥珀酰胆碱

恶性高热（malignant hyperthermia，MH）——一个你们大多数人（希望）在临床实践中永远不会经历的事情。你可能还记得MH是由ryanodine受体基因突变引起的。这种突变通常是无症状的，直到患者接触到触发剂，诸如挥发性麻醉剂（氟烷、七氟醚、地氟醚等）和琥珀酰胆碱。我不会详细介绍MH，但要记住的关键是，前面提到的触发剂会导致肌细胞大量释放钙，导致肌肉收缩。长时间的收缩消耗了ATP的储存，导致高代谢状态，进而导致乳酸酸中毒、耗氧量增加、产热、严重的高碳酸血症和相应的呼吸性酸中毒。所有这些的临床结果是严重的高热、呼吸急促、心动过速、呼吸窘迫、肌肉强直(尤其是咬肌痉挛)和横纹肌溶解。值得指出的是，虽然咬肌痉挛是MH的早期症状，但它不是MH的病理学特征。更令人困惑的是，咬肌痉挛是琥珀酰胆碱给药的结果，在儿童患者中更常见（这是儿童患者避免常规使用琥珀酰胆碱的另一个原因）。

MH通常以常染色体显性遗传，它与高钾血症和低钾周期性瘫痪以及中枢性核心疾病和King Denborough综合征（两种极为罕见的肌肉综合征，你可能只会在书本上看到）有关。因此，在使用琥珀酰胆碱之前，必须详细询问个人史及家族史（特别是询问先前使用过的麻醉剂的情况）。

肌病与琥珀酰胆碱

各地的考官们另一个最喜欢问的问题在于重症肌无力（myasthenia gravis，MG）和兰伯特-伊顿肌无力综合征（Lambert-Eaton myasthenia syndrome，LEMS）和神经肌肉阻滞药物（特别是琥珀酰胆碱）之间的关系。

MG是一种自身免疫性疾病，其特征是抗体阻断/破坏NMJ中烟碱乙酰胆碱受体。MG患者通常表现为动眼肌肉无力、面部无力和球麻痹，这些症状在一天中会恶化，对新斯的明和吡啶斯的明等乙酰胆碱酯酶抑制剂反应良好。由于MG患者的功能性乙酰胆碱受体较少，他们对琥珀酰胆碱的敏感性较低（对非去极化剂更敏感）。

LEMS是一种自身免疫性疾病，它攻击NMJ突触前电压门控钙通道，它可以防止乙酰胆碱的释放。这些患者通常表现为近端肌肉无力，这些症状在一天中会逐渐有所改善。它也经常与小细胞肺癌相关。LEMS患者对琥珀酰胆碱和非去极化剂的敏感性均增加。

*作者吹牛时刻：我上医学院一年级的时候诊断了一个家庭成员患有这种疾病。白天他什么也做不了，因为虚弱和疲劳，但他晚上会出去跳舞。大家都认为他懒，假装生病。但是，在几轮血浆置换和静脉注射丙种球蛋白（IVIG）之后，他的症状显著改善，白天也能够从父母家的沙发上爬起来，关掉蝙蝠侠电影，去上班。

🏠 **要点**

- 琥珀酰胆碱是一种有用且基本安全的去极化神经肌肉阻断剂。
- 琥珀酰胆碱在日常工作中非常实用。
- 琥珀酰胆碱使用后的Ⅰ相阻滞会自行消退，通常不会超过10分钟（除非患者有假性胆碱酯酶缺乏症）。
- 琥珀酰胆碱的Ⅱ相阻滞可以用新斯的明拮抗，但也可以让它自行消退，而且可能更安全，因为使用新斯的明会造成肌肉阻滞反弹的风险。

- 纯合子假性胆碱酯酶缺乏者可能需要4~8小时以恢复正常的神经肌肉功能。
- 琥珀酰胆碱主要用于成人，有助于快速建立人工气道。虽然它可以用在儿童身上，但只在紧急情况下使用，因为可能对儿童不安全。如果用于儿童，需要进行预处理，以避免心动过缓。
- 使用琥珀酰胆碱可导致血清钾的短暂升高，在某些情况下可能危及生命，如长期卧床、在三度烧伤24~48小时后使用、存在肌肉萎缩、破伤风、高钾血症、肾功能不全、去神经损伤、脊髓损伤、瘫痪和一些神经系统疾病（多发性硬化症、格林-巴利综合征、严重帕金森病）。
- 琥珀酰胆碱可以4mg/kg的剂量肌内注射，起效相当迅速（约2.5分钟），但要注意可能会发生Ⅱ相阻滞。
- 鉴于舒更葡糖钠现在可用，在所有择期病例中常规使用琥珀酰胆碱并不是一个好主意，因为肌痛的高发生频率和持续性。
- 肌营养不良患者应严格避免使用琥珀酰胆碱，因为它可能导致危及生命的高钾血症。
- 琥珀酰胆碱是已知的MH触发剂。
- 咬肌痉挛是MH的早期症状，但不是MH的病理学特征。
- 重症肌无力患者对琥珀酰胆碱不太敏感，对非去极化神经肌肉阻滞剂更敏感。
- 兰伯特-伊顿肌无力综合征患者对琥珀酰胆碱和非去极化神经肌肉阻滞剂的敏感性均增加。
- 琥珀酰胆碱是参加各种麻醉学考试前必备的知识点。即使琥珀酰胆碱并不是你日常使用最熟悉的药物，在每次考试前，都要花点时间把琥珀酰胆碱的生理学和药理学事实牢记在心。
- 但重要的不仅仅是考试——琥珀酰胆碱首先出现在20世纪50年代，在几十年中，临床中已经被数十万甚至数百万的麻醉医师所使用。如果你曾经试图向任何一个"质疑你"的人证明你的临床判断和决定是正确的，那么你最好知道你为什么要给或者为什么不给这一药剂。当提到琥珀酰胆碱时，缺乏知识、意识或经验并不应该是你的作答。

推荐读物

Donati F, Bevan DR.Neuromuscular blocking agents: Chapter 16. In: Barash PG, Cullen BF, Stoelting RK, eds. *Clinical Anesthesia*. 5th ed. Lippincott Williams and Williams. 2005:421.

Neuromuscular Blockers and Reversal Drugs: Chapter 19. *Pharmacology and Physiology for Anesthesia*. In: Hemmings HC Jr, Egan TD, eds. Saunders; 2013:325.

第76章
警惕肌松拮抗不完全

一名80岁女性，肥胖、合并COPD的患者在气管插管全麻下进行急诊剖腹探查。手术结束时，你将如何拮抗她的肌松剂？你怎么知道她什么时候可以拔管？

简介

神经肌肉阻滞（NMB）在全身麻醉中起着关键作用，它有助于插管和手术过程中的通气，使手术部位的肌肉松弛,并防止了手术过程中患者的不必要体动。因此,NMB 有助于改善手术条件,降低手术并发症的风险。然而,这是以手术结束时 NMB 拮抗不充分的风险为代价的。

神经肌肉阻断剂(neuromuscular blocking agents,NMBA)根据其作用机制分为去极化和非去极化两类。本章将专门讨论与非去极化肌松剂的相关的问题。

非去极化肌松药的作用机制

首先我们需要了解正常神经肌肉传导的生理:当神经冲动到达神经末梢时,含有乙酰胆碱(ACh)的囊泡被释放到神经肌肉接头(NMJ)。其中一些乙酰胆碱分子会与 NMJ 远端的乙酰胆碱受体结合并激活肌肉收缩。同时,乙酰胆碱酯酶开始分解乙酰胆碱。

非去极化 NMBA 作为突触后乙酰胆碱受体的竞争性拮抗剂。它们与乙酰胆碱结合在同一受体亚单位上,但不会引导致肌肉激活的构象变化。此外,非去极化 NMBA 还抑制神经末梢突触前乙酰胆碱受体,从而影响乙酰胆碱的再利用。非去极化 NMBA 可根据其基本化学结构分为氨基甾体(如罗库溴铵、维库溴铵、潘库溴铵)或苄基异喹啉(如阿曲库铵、顺式阿曲库铵、米库氯铵)化合物。

手术中如何对神经肌肉阻滞进行监测?

在全身麻醉期间,神经肌肉监测的理由有四个方面:①确定插管和手术过程中的肌松深度,②确定手术结束时是否可以开始肌松剂的拮抗,③确定使用的拮抗剂的剂量,④测定拮抗后呼吸肌功能恢复情况。在手术过程中,有定量和定性的方法来监测肌松的程度。(在麻醉恢复期间,也有些临床评估是常用的。这在以后的内容中再做讨论。)

为了监测肌松的程度,最常用的测量方法是四个成串电刺激(train-of-four,TOF)比值。我们用外周神经刺激器发出四个超最大刺激(间隔 0.5 秒),并测量或观察反应。这个测试是基于连续刺激会耗尽乙酰胆碱的概念。定量设备分析诱发的肌肉收缩或由此产生的肌肉动作电位。定性评估是我们对观察到的现象做出的最佳猜测评估。首先,我们观察四个刺激后的抽搐次数(我们称之为抽搐计数)。如果出现四次抽搐,则将第四次抽搐反应与第一次抽搐反应进行比较,并计算出 0 到 1 的比率。这就是所谓的 TOF 比值。

你可以大致判断如下:TOF 刺激后,**深度肌松**将有 0 抽搐。**中度肌松**会出现 1~3 次抽搐。**轻度肌松**将有 4 次抽搐,与第 1 次抽搐相比,第 4 次抽搐强度会有明显的衰减(相当于 TOF 比0.1~0.4)。最轻微的肌松时第四次抽搐强度衰减很少或不衰减(相当于 TOF 比率 0.4~0.9)。

除此之外,在临床使用中还有其他的刺激方式,如双短强直刺激或强直刺激后抽搐计数。然而,TOF 比值最常用于指导拮抗剂的剂量。

如何进行肌松拮抗?

如前所述,非去极化肌松药通过在 NMJ 与乙酰胆碱竞争而起作用,从而阻断神经肌肉传递。肌肉功能的恢复是通过这些药物的逐渐弥散、代谢和再分布来实现的。NMJ 的恢复需要时间。那么,我们如何加速神经肌肉传导的恢复呢? 一般来说,有两种方法可以做到这一点。传统的方法是给一种增加 NMJ 处乙酰胆碱浓度的药物,从而降低该部位 NMBA 的相对浓度。相对较新的方法是使用一种实际上能从循环中去除 NMBA 的药物。

我们如何提高 NMJ 的乙酰胆碱浓度? 我们可以通过可逆地抑制负责分解乙酰胆碱的酶(胆碱酯酶)来实现这一点。这些药物因此被称为胆碱酯酶抑制剂。最常用的药物是新斯的明。腾喜龙是另一种同类药物。

我们如何将 NMBA 从血液中移除？目前，我们有一种药物可以使用。舒更葡糖钠在血浆中包裹甾体型 NMBA。它与罗库溴铵一起使用效果最好，但也适用于维库溴铵。它产生了一种强烈的弥散梯度，使得 NMBA 分子从 NMJ 弥散回血浆，在血浆发生进一步的包裹。被包裹的分子由肾脏排泄。通过从 NMJ 中去除 NMBA，这种拮抗剂促进了神经和肌肉之间的正常神经肌肉传导的恢复。

我们如何定义神经肌肉阻滞后的充分恢复？

总的来说，残余 NMB 是通过定量神经肌肉监测来确定的。然而，在每天的工作中，我们大多数人都在使用定性的神经肌肉评估，肉眼评估 TOF 以后的反应。直到 20 世纪 90 年代初，TOF 比值小于 0.7 被认为是肌肉恢复不充分，研究表明，接受 NMBA 治疗的患者在 TOF 比小于 0.7 时肺功能受损。在 20 世纪 90 年代中期，这个重要的阈值被重新评估，来自清醒患者和临床研究的新证据支持使用 0.9 的比值作为一个更准确和更安全的充分恢复指标。所以确保安全拔管的指标应该是——TOF 比值大于 0.9。

肌松拮抗不完全的发生率是多少？

多个研究者调查了肌松拮抗不完全的发生率，定义为到达 PACU 时 TOF 小于 0.9 的发生率。研究显示，肌松拮抗不完全的发生率高达 30%~60%。一个大型荟萃分析计算出，中效肌松药和长效肌松药（如潘库溴铵）的肌松拮抗不完全发生率分别为 41% 和 72%。这些数据的来源都是使用胆碱酯酶抑制剂作为拮抗剂。

肌松拮抗不完全的临床意义是什么？

并不是每一个有肌松残余的患者都会发生临床不良后果。健康的患者有很好的肺部生理储备，能够代偿肌松残余带来的通气不足。然而，那些年龄极大或极小的患者，或者患有慢性阻塞性肺病、病态肥胖或患有阻塞性睡眠呼吸暂停的患者，会有更高的并发症风险。不良事件往往与呼吸有关。

呼吸系统问题包括气道阻塞、氧合和通气不足。咽部肌肉的协调性受损和食管上括约肌张力降低损害了吞咽能力，增加误吸的风险。一项对近 700 名接受腹部、妇科和骨科手术的患者进行的研究发现，在 PACU 中有肌松残余的患者术后肺部并发症的风险高 3.5 倍。

清醒的患者如果伴有肌松残余会出现令人不快的肌肉无力症状。然而，许多患者仍会受到残余麻醉剂或阿片类药物的镇静作用影响，可能不会意识到他们的肌肉无力。

肌松拮抗不完全的另一个后果是 PACU 停留时间延长。例如，一项研究发现，TOF 比值小于 0.9 的患者在恢复室的时间平均延长 80 分钟。

哪些人群肌松拮抗不完全风险更高？

关于哪些人群发生肌松拮抗不完全的风险更高，数据有限。有一些数据表明，老年人、肥胖和合并肝、肾功能不全的患者发生肌松拮抗不完全的风险更高。

有几种情况下患者对非去极化药物更敏感。重症肌无力患者在 NMJ 有抗乙酰胆碱受体的抗体。这会导致功能性乙酰胆碱受体的降低和对非去极化肌松药更敏感。兰伯特-伊顿肌无力综合征是一种与小细胞癌相关的副肿瘤性自身免疫性疾病。针对钙通道的抗体导致 NMJ 处乙酰胆碱释放减少。这些患者对非去极化肌松药也很敏感。

此外，有一些药物可以增强 NMB。吸入麻醉剂、氨基糖苷类抗生素、丹曲林、镁剂、利多卡因和锂剂都是可以增强神经肌肉阻滞作用的药物。此外,还有一些生理条件可以减缓 NMBA 代谢或引起拮抗问题,例如低温、酸中毒、低钾血症。

另一种需要考虑的药物相互作用是在一个病例中不同 NMBA 之间切换的结果。药物作用的持续时间可能变得不可预测,而且可以延长。例如,如果最初使用潘库溴铵,此后使用的维库溴铵阻滞的持续时间比预期的要长。这很有可能是因为先给的药是更大剂量的长效药物。因此,当给予小剂量维库溴铵维持肌松时,大部分受体仍被潘库溴铵占据。第二个问题是米库氯铵与其他肌松药的联合用药。(米库氯铵在美国已不再使用,但仍在全球范围内使用。)如果潘库溴铵、维库溴铵或阿曲库铵在米库氯铵之前给药,则米库氯铵阻滞的持续时间可以显著延长。由于米库氯铵是由血浆胆碱酯酶代谢的,这些 NMDA 抑制胆碱酯酶,导致米库氯铵从血浆中的清除时间延长。当不同类的 NMDA 合用时,会发生第三种交互作用。当氨基甾体类和苄基异喹啉类合用时(如美托库林和潘库溴铵,筒箭毒碱和潘库溴铵、顺式阿曲库铵、维库溴铵或罗库溴胺)会产生协同作用,是因为不同种类结构结合到乙酰胆碱受体的不同亚单位。

关于神经肌肉监测还需知道什么?

最准确地测定 TOF 的方法是使用一种能够进行定量评估的装置,称为神经肌肉监测仪。有几种方法比较常用,包括加速度描记法、运动描记法或肌电描记法。这些装置的使用已经被证明可以减少残余 NMB,肌肉无力的迹象,以及气管拔管后的不良呼吸事件。不幸的是,临床应用有多种障碍,如简便性、复杂性、安装时间和成本。

这就引出了定性的评估。如前所述,我们使用外周神经刺激器,发送四个脉冲,进行抽搐计数,如果出现四个抽搐,则进行 TOF 比率评估。然而,问题是大多数临床医师无法仔细区分 TOF 比率在 0.4 和 0.9 之间的情况。所以,我们只能猜测。

有些监测部位比其他部位好。最佳部位可能是尺神经。周围神经刺激器电极放在尺神经上检测拇指运动(拇内收肌激活)。膈肌和上气道肌的恢复先于拇内收肌的恢复,因此拇指肌肉的恢复保证了所有呼吸肌的充分恢复。另一种常用的评估方法是刺激支配眼部肌肉的面神经。然而,这些肌肉的恢复与膈肌的恢复相对应,但与上气道肌肉的恢复无关。因此,这可能导致患者在带管时有足够的潮气量,但在拔管后出现阻塞或有误吸的风险。

另一个要考虑的问题是电极的正确放置。为了达到最大的抽搐高度,黑色(负)电极应置于腕部附近尺神经的远端,而正极则置于尺神经的近心端位置。尽量避免将电极放在直接刺激肌肉的区域或者远离神经的区域。

神经肌肉阻滞的临床评估如何?

许多临床医师(>50%)仍将临床评估作为评估 NMB 恢复充分的唯一评估手段。这些测试包括 5 秒的持续抬头和握力评估。或者,适当的潮气量(5mL/kg)和吸气负压被用作肌松充分拮抗的指标。然而,这并不是 TOF 大于 0.9 的可靠指标。例如,一些研究表明,尽管许多患者能保持 5 秒的抬头动作,但 TOF 比值<0.50。或者,你可能有一个患者肌松拮抗很完全,但因镇静程度太深而不能配合完成指令。因此,临床试验对残留 NMB 不是很敏感。这些临床试验的敏感性只有 20% 或更低。因此,患者可能在带管时有足够的潮气量,然而在拔管后上气道阻塞。

总之,临床评估提供了有用的信息,但不应被视为评估 NMB 恢复充分性的可靠方法。因此,需要神经刺激器帮助判断。

让我们谈谈新斯的明——老生常谈

新斯的明最早是在 1931 年合成的,在 20 世纪 50 年代,在筒箭毒碱开始用作肌肉松弛剂之后,开始在麻醉界常规使用。几十年来,它一直是我们拮抗 NMB 的常规用药。它为我们提供了很好的肌松拮抗作用,但并不完美。

除骨骼肌以外,新斯的明还抑制其他部位的乙酰胆碱酯酶。心肺毒蕈碱作用包括心动过缓、偶有窦性停搏、支气管痉挛和支气管分泌物增多。胃肠道影响包括增加胃肠蠕动导致胃肠痉挛和恶心。流涎是一个显著的副作用。这些有害的毒蕈碱副作用可以通过同时使用抗胆碱药如格隆溴铵来减少。

新斯的明有封顶效应,一旦 100% 的酶被抑制,它的作用就到了极限。因此,第二次给药不会加速恢复,除非没有给予完全拮抗剂量。如果全剂量不能充分恢复患者的 NMB,临床医师可以选择继续监测患者并维持镇静,直到出现自主恢复或使用舒更葡糖钠。

新斯的明是一种慢效药。一项对美国和欧洲的麻醉医师的调查问卷表明要完全拮抗肌松药的作用,可能需要 5 分钟才能完全起效。然而,这显然是不真实的,它需要 10 分钟或更长时间。如果 TOF 的计数是 3 或 4 次,10 分钟就足够了。

然而,在 TOF 计数为 1~2 时,罗库溴铵的中位恢复时间(到 TOF 之比为 0.9)为 49 分钟,范围为 13~146 分钟。恢复时间也受麻醉类型的影响,与吸入麻醉相比,丙泊酚麻醉下的恢复时间明显更快。在气管拔管前给予新斯的明是一种不好的做法,会导致肌松拮抗不充分,并增加恢复期呼吸问题的发生率。

为什么新斯的明是一种慢效药?新斯的明给药后到胆碱酯酶抑制峰值大约需要 7~11 分钟。这将增加 NMJ 处的乙酰胆碱,但乙酰胆碱仍必须与存在的 NMBA 分子竞争。如果存在大量浓度的 NMBA,乙酰胆碱的增加可能不足以竞争和逆转阻滞。进一步的功能恢复将取决于代谢和肌肉松弛剂的消除。这将取决于药物的半衰期和给药的总剂量。因此,当 TOF 计数为 0 或 1 时,这些是您必须处理的问题。

如果在神经肌肉完全恢复后使用新斯的明,它有可能产生神经肌肉无力。只有当你使用大剂量的新斯的明:0.05~0.07mg/kg 时,这种可能性才存在。如果你使用神经刺激器不能显示出衰减,此时你想拮抗肌松作用,所需的剂量只有 0.02~0.03mg/kg。在这些剂量下,新斯的明不会引起患者肌肉无力感。

新斯的明给药策略

所有肌肉松弛剂的拮抗药应用应基于神经肌肉监测。再次,定量监测 TOF 比率最好,但至少使用定性监测。新斯的明剂量范围为 0.02~0.07mg/kg,成人的最大剂量为 5mg。

- 深度 NMB(定义为 TOF 计数 0~1,伴有或不伴有强直后抽搐):应延迟使用新斯的明逆转,直到出现进一步的自发恢复。
- 中度 NMB(定义为 TOF 计数为 2~4 或 TOF 比值小于 0.4):可以用 0.05~0.07mg/kg 的剂量逆转。
- 轻度 NMB(定义为 TOF 计数为 4,无明显的触觉或视觉衰减,或 TOF 定量比值为 0.4~0.9):可以用 0.02~0.03mg/kg 的较小剂量逆转。

如果 TOF 比值为 0.9 或更高,理论上没有必要进行药物拮抗。然而,我们必须记住,大多数临床医师不能区分 TOF 比值在 0.4 到 0.9 之间的情况。因此,即使您的 TOF 比值没有明显的衰减,您仍应使用低剂量的新斯的明(0.02mg/kg 是安全的)。

抗胆碱能药物也应在新斯的明之前或与新斯的明一起使用。通常,每 1mg 新斯的明使用格隆溴铵 0.2mg,因为这些药物具有相似的起效时间和持续时间。

让我们谈谈舒更葡糖钠(Sugamadex)——肌松拮抗界的一颗新星

舒更葡糖钠自 2008 年开始在欧洲使用,并于 2015 年获批在美国使用。由于 FDA 希望获得更多关于其潜在过敏反应的数据,美国的审批工作出现了一些延误。它具有革命性,因为它是第一种选择性肌松剂结合药物。

如前所述,舒更葡糖钠将罗库溴铵或维库溴铵在血浆中包裹。这将导致这些阻断剂从神经肌肉接头处迅速清除,并迅速恢复正常的神经肌肉传递。当剂量适当时,一般在 2~3 分钟内拮抗所有级别的神经肌肉阻滞。这与新斯的明可能需要的时间形成鲜明对比,特别是在中度阻滞的情况下。

使用舒更葡糖钠后仍有可能出现肌松残余。然而,如果适当的基于体重的策略结合神经肌肉监测作为指导,发病率接近 0。

与新斯的明相比,舒更葡糖钠可以拮抗更深层次的 NMB。你可以在 TOF 计数为 0 或 1 时使用,这在新斯的明是不可能的,甚至可以在插管后立即给药以拮抗罗库溴铵的作用。

如果逆转不完全,有些患者出现呼吸并发症的风险会增加。如果患者患有阻塞性肺病、睡眠呼吸暂停、重症肌无力或呼吸储备减少的多种原因之一,这种药物可能比新斯的明提供更大的安全范围。

有些外科手术需要在手术结束前持续深度肌松。舒更葡糖钠给了我们一个选择:保持深度阻滞,然后当外科医师把头伸到头架这边宣布手术结束时,仍然可以进行拮抗。

由于舒更葡糖钠几乎没有毒蕈碱样副作用,因此不需要与格隆溴铵一起使用。这可能对那些你想避免心动过速的患者有好处,比如那些有严重主动脉瓣狭窄或冠心病的患者。

使用舒更葡糖钠的注意事项

舒更葡糖钠可与口服避孕药结合,育龄妇女在接触舒更葡糖钠后 1 周内应使用其他避孕方法。

舒更葡糖钠对异喹啉类 NMBA(即阿曲库铵或顺式阿曲库铵)没有亲和力。因为它不能结合这些药物,所以不能对抗它们的阻滞。

舒更葡糖钠主要由肾脏排出。因此,严重肾功能不全(肌酐清除率<30mL/min)或肾功能衰竭的患者不宜使用。它似乎可以通过透析去除,但没有足够的数据来证实这种情况下的安全性。

舒更葡糖钠对儿童患者、孕妇和哺乳期母亲的安全性和有效性尚未确定。

在舒更葡糖钠给药后,给予甾体 NMBA 药前需要最短的等待时间。你可以选择使用不同类的药物(琥珀酰胆碱、顺式阿曲库铵、阿曲库铵),或大剂量罗库溴铵。如果在给拮抗药后 5 分钟之内,你可以使用 1.2mg/kg 罗库溴铵,但预期阻滞起效较慢。如果已经至少 4 小时,你可以使用标准剂量(0.6mg/kg)。但是,如果患者有轻度到中度肾损害时,这种剂量可能不起作用,因为舒更葡糖钠清除会减慢。在这种情况下,你可能需要使用 1.2mg/kg 罗库溴铵剂量来获得有效的阻滞。在用 16mg/kg 舒更葡糖钠逆转罗库溴铵后再给罗库溴铵或维库溴铵,建议等待24 小时。

舒更葡糖钠的使用剂量

舒更葡糖钠的给药剂量基于 TOF 监测。计算时使用实际体重。2mg/kg 是目前建议的最小剂量：

- 深度 NMB：如果 TOF 计数为 0，有强直后抽搐或 TOF 计数为 1，则给予 4mg/kg。
- 轻度至中度 NMB：如果 TOF 计数为 2~4，则给予 2mg/kg。
- 如果需要在插管后立即逆转罗库溴铵的插管剂量，给药 16mg/kg。

总结——如何避免术后肌松残余

- 总有一天，我们都将使用某种定量神经肌肉监测仪。但在那之前，我们最好使用定性的神经刺激仪监测肌松程度。
- 在手术期间使用 TOF 评估来滴定所使用的 NMBA。尽量避免完全的抽搐抑制。
- 手术结束时，使用 TOF 评估计划拮抗策略。如果可能，不要在手术结束时使用面神经进行评估。我们知道有很多手术中手臂会被约束起来，不能用来监测抽搐，唯一的办法就是在手术中使用面神经。然而，在手术结束后，手臂可以被释放出来，尺神经可以用来进行更准确地评估。
- 当 TOF 计数为 0 或 1 时，使用舒更葡糖钠来拮抗。新斯的明不能拮抗这种深度的阻滞。如果没有舒更葡糖钠，那么你必须等到 TOF 计数至少为 2 时，才能使用新斯的明进行拮抗。
- 如果 TOF 计数为 2，您可以使用新斯的明或舒更葡糖钠，但要认识到舒更葡糖钠会在 2 到 3 分钟内逆转肌松，而新斯的明可能需要 30 分钟以上。如果你正在使用新斯的明，不要因时间压力导致你在患者还没有准备好时进行气管拔管。
- 如果 TOF 计数为 3 或 4，则可以合理使用新斯的明或舒更葡糖钠。
- 主观评估中任何肉眼可见的衰减都是不充分的恢复，表明 TOF 比小于 0.4。如果在使用神经刺激器进行定性评估时没有肉眼可见的衰减，仍应进行肌松拮抗(0.02mg/kg 或 0.03mg/kg)，因为人眼无法区分 TOF 比值是否在 0.4~0.9 之间或大于 0.9。
- 普通临床医师不知道 NMBA 会持续多久。别轻易认为已经给药很久了，而且最初的剂量肯定已经消失了。使用神经刺激器，并计划给予至少最低剂量(0.02mg/kg)。
- 在逆转后使用 TOF 来评估逆转的充分性。你可以用于临床试验但不要依赖它们。
- 如果你使用新斯的明，尽管看起来 TOF 没有衰减，但患者仍然"软弱无力"，这时可以使用舒更葡糖钠 2mg/kg 拮抗残余肌松。对于拔管后梗阻的患者，我们也通过给予舒更葡糖钠来避免再插管。

⌂ 要点

- 定量测量 TOF 比值和神经肌肉阻滞恢复是金标准。如果不可用，则应进行定性评估。
- 应使用周围神经刺激器通过刺激尺神经监测拇内收肌功能。
- 使用 TOF 监测指导术中追加肌松药用量，计划拮抗策略，并在拔管前评估逆转程度。
- 舒更葡糖钠是逆转深度或中度神经肌肉阻滞的最佳选择。新斯的明或舒更葡糖钠均可用于逆转轻度阻滞。

推荐读物

Baillard C, Clec'h C, Catineau J, et al. Postoperative residual neuromuscular block: a survey of management. *Br J Anaesth*. 2005;95(5):622–626.

Brull SJ, Kopman AF. Current status of neuromuscular reversal and monitoring: Challenges and opportunities. *Anesthesiology*. 2017;126(1):173–190.

Brull SJ, Murphy GS. Residual neuromuscular block: lessons unlearned. Part II: methods to reduce the risk of residual weakness. *Anesth Analg*. 2010;111(1):129–140.

Murphy GS, Brull SJ. Residual neuromuscular block: lessons unlearned. Part I: definitions, incidence, and adverse physiologic effects of residual neuromuscular block. *Anesth Analg*. 2010;111(1):120–128.

Naguib M, Kopman AF, Ensor JE. Neuromuscular monitoring and postoperative residual curarisation: a meta-analysis. *Br J Anaesth*. 2007;98(3):302–316.

Naguib M, Kopman AF, Lien CA, et al. A survey of current management of neuromuscular block in the United States and Europe. *Anesth Analg*. 2010;111(1):110–119.

第 77 章
阿片类药物的转换——只记住表格是不够的

阿片类镇痛药通常用于围手术期急性疼痛的治疗,包括手术期间和术后。然而,近年来,人们把重点放在重新评估阿片类的使用和遏制过度用药上。在许多情况下,患者因急性疼痛使用阿片类药物,尽管急性疼痛已缓解,但仍继续采用最初的阿片类药物治疗。目前,阿片类药物治疗慢性非癌痛有一定争议,因为没有证据支持这种做法。有证据表明,长期使用阿片类药物可能会导致比益处更多的不良反应和负面后果。美国在国家和州一级制定了指导方针和法律,以限制手术后开出的阿片数量。一般来说,这要求医师在最短的时间内使用最少的阿片类药物。在许多情况下,阿片类药物处方的建议或规定时限不应超过 7 天,尽管期限可能因执业地点而异。如果疼痛持续超过预期的缓解时间,那么患者应该接受全面的重新评估,并考虑转诊给专家。尽管大多数麻醉医师不会在住院治疗领域之外开具阿片类药物处方或提出建议,但重要的是要认识到在除了在处理急性疼痛之外的情况下,阿片类药使用的"大局观"。

麻醉医师每天的工作主要是治疗疼痛,经常使用阿片类镇痛药,因此应该牢牢地掌握疼痛管理。在围手术期治疗疼痛可能会遇到特殊的挑战,因禁食禁饮状态、持续的急性疾病过程和器官功能障碍可能会改变药物的剂量和药物种类的选择。产生镇痛作用所需的阿片类药物剂量具有显著的个体内和个体间差异性。差异性可能是由于阿片受体的个体化、吸收和清除的差异、阿片药理学的差异、同时用药和遗传因素造成的。由于围手术期的各种因素,也可能需要改变阿片类药物的给药途径或者药物种类。基于上述原因,如果没有参照点,阿片类药物的转换可能是一项艰巨的任务。

阿片类药物转换表可以作为一种工具来提供一些指导,但不能仅仅依赖表格。临床医师可能会假设阿片类转换表是基于可靠的循证医学证据,但事实并非如此。阿片类药物转换表大多来源于专家意见或急性非癌痛患者的单剂量研究,而非严谨的科学研究。阿片类药物转换表必须结合临床判断和对患者个体的全面考虑。

阿片类药物可以通过所有可能的途径给药:局部、经皮、经黏膜、口服、直肠和肠外(皮下、肌内或静脉注射)。它们与中枢和外周神经系统中的 μ 型、δ 型和 Kappa 型阿片受体结合,引起镇痛和某些不良副作用。阿片对 μ 受体的亲和力是决定药物效力的一个因素。这些受体中的许多都位于脊髓背角的第 Ⅱ 层(胶质细胞)。(这是一个经常出现在考试中的知识点!)阿片类药物表(表 77.1)可用于不同阿片类药物和给药途径间的转换。

围手术期阿片类药物的转换

阿片类药物常用于治疗术中和术后疼痛。最常见的止痛药是间断静脉给药(静脉注射)或通过静脉输液泵直接给药[静脉自控镇痛(IV-patient-controlled analgesia,IV-PCA)]。

表 77.1 阿片类药物镇痛指导

	口服/mg	肠外给药/mg	持续时间/h	达峰时间/h	半衰期/h
吗啡	30	10	3~6(O)	1~2(O)	1.5~2
			3~4(P)	0.5~1(P)	
氢吗啡酮	7.5	1.5	3~6(O)	1~2(O)	2~3
			3~4(P)	0.5~1(P)	
缓释羟考酮	20	—	8~12	3~4	4~6
羟考酮	20	—	3~6	1~2	2~3
氢可待因	30	—	4~8	1~2	3.5~4.5
美沙酮	10[a]	5[a]	4~6	1~2	15~30
	2~4[b]	2~4[b]			
左啡诺	4[a]	2[a]	6~8	1~2(O)	12~16
	1[b]	1[b]		0.5~1(P)	
芬太尼	—	0.1	1~2	<10min	1.5~6
氧吗啡酮	15	1	4~6(O)	1.5~3(O)	NA
			3~4(P)	0.5~1(P)	
可待因	200	130	4~6		3
哌替啶	300	75	2~4		3~4

[a] 用于急性疼痛管理。
[b] 用于慢性疼痛管理。
NA,不适用;O,口服;P,肠外。

IV-PCA 只需要患者按一个按钮,即可将指定量的药物输送到静脉输液管中。一旦开泵,PCA泵会有一个设定好的"锁定"期,这是一个预定的时间,在这个时间内不能给予进一步的需求量(锁定间隔)。医师也可以设定 1 小时给药最大总药量,作为额外的安全线。表 77.2 描述了阿片类药物未耐受患者的常用 IV-PCA 方案。此外,持续输注模式可以添加到程序中,以提供指定剂量的背景量。背景量通常不用于阿片类药物未耐受的患者,但对阿片类药物耐受的患者可能有帮助。患有慢性疼痛急性发作或癌症相关疼痛的患者可能需要一个背景量以达到满

表 77.2 阿片类药物未耐受的成人急性疼痛常用静脉自控镇痛方案

药物 (常用标准浓度)	常用起始 剂量	常用单次 剂量	常用初始锁定 时间/min	常用锁定时间 范围/min
吗啡/(0.1mg/mL)	1.0mg	0.5~2.5mg	10	6~10
氢吗啡酮/(0.2mg/dL)	0.2mg	0.05~0.4mg	10	6~10
芬太尼/(10μg/mL)	10μg	10~50μg	6	6~8

From American Pain Society. In: Ashbum MA, Lipman AG, Carr D, Rubingh C, eds. *Principles of Analgesic Use in the Treatment of Acute Pain and Cancer Pain*. 5th ed. Glenview, IL: American Pain Society; 2003: 13-41.

意的疼痛控制。不论是哪类患者,都应谨慎使用背景量,并应密切监测。对于使用背景量输注的患者,应考虑使用连续脉搏氧饱和度或连续呼气末二氧化碳波形图进行监测。

围手术期许多不同的情况下,需要进行阿片类药物的转换。一些正在接受手术的患者已经在服用阿片类药物来治疗他们的慢性疼痛。在计划 IV-PCA 方案时,需要考虑这些药物。IV-PCA 在任何不能使用口服镇痛药的情况中都是有益的,它提供更快的滴定效果和更好的患者满意度。在计算任何替代阿片类药物的新剂量之前,建议留意目前阿片类药物 12~24 小时的平均使用量。可以通过回顾术后每日阿片类药物的需求来获得重要的信息,以了解疼痛药物的使用趋势。手术后,预计阿片类药物的需求量每天都会减少,直到得到缓解。如果剂量保持不变或正在增加,可能需要对患者进行进一步的评估。

持续或恶化的疼痛可能表明有其他情况发生,在这种情况下,应重新评估患者,因为可能存在炎症/感染性或神经性病因学。

简化转换

让我们看一个例子:Jones 女士服用羟考酮 ER 30mg 每日两次,吗啡 IR 15mg 每日四次。因为患者不能再口服药物,因此咨询疼痛服务中心以获得 PCA 建议。她因慢性背痛急性发作入院,可能需要手术治疗,正等待进一步的评估和检查。现在,让我们一步一步来计算:

- 计算每日吗啡当量:
  - 羟考酮与吗啡的比率为 1∶1.5(即,每 1mg 羟考酮,需要 1.5mg 吗啡)。
  - 这位患者总共服用 60mg 羟考酮 ER 和 60mg 吗啡 IR。因羟考酮 60mg 相当于吗啡 90mg,所以每日吗啡总等效剂量为:90+60=150mg。
- 下一步,从口服转为静脉注射:
  - 吗啡口服与肠外给药的换算比例为 3∶1(即,每口服 3mg 吗啡,需要静脉注射 1mg 吗啡)。
  - 因此,150mg 除以 3=每天需要静脉注射吗啡 50mg。
  - 每天静脉注射 50mg 吗啡除以 24 小时→每小时注射 2mg 吗啡。

对于目前正在接受阿片类药物治疗(即至少 5 天)的患者,建议将总剂量比基线使用量增加 25% 至 50%,用于治疗中度至重度术后疼痛。后续 PCA 只能在五个半衰期之后进行。因此,上述患者脊柱手术后疼痛的治疗需要大约每小时静脉注射吗啡 2.5~3mg。这一剂量的一半可以安全地作为背景量输注给药,其余的作为追加负荷剂量,并有适当的锁定间隔。由于术后疼痛的潜在来源可能会得到纠正,因此可以考虑调整剂量以减少每日需求。对于那些短期服用阿片类药物(即治疗少于 5 天)的患者,在增加剂量治疗术后疼痛时,建议仅增加 10%~20%。

从一种阿片类药物切换到另一种阿片类药物时,对目前处方的阿片类药物存在的耐受性在切换时可能不适用于新的阿片类药物,这一概念被称为**不完全交叉耐受**。这个问题相关的一个例子是,当你需要从一种提供足够镇痛效果但产生不可接受的副作用(恶心、瘙痒等)的阿片类药物转换为另一种阿片类药物。在这种情况下,需要将新阿片类药物的总剂量减少 25%~50%,以补偿不完全交叉耐受并避免药物过量。(但是,如果先前的疼痛控制不充分,那么你可能不需要减少那么多剂量。)同样,这一剂量的一半可以作为背景量,其余的作为追加剂量。重要的是要明白,由于个体间的巨大差异,"一刀切"的方法会导致医师和患者都不满意。治疗开始后,应定期进行疼痛评估,并相应地微调治疗方案。

芬太尼贴片是一个独特的问题,通常在围手术期使用两种方法之一进行管理。贴片可以被摘除或者继续使用,这两种策略都是合理的。摘除或保留贴片都有相应的问题需要注意。如果继续使用贴片,患者体温升高或术中使用取暖设备,则贴片的加热可能导致药物的输送量改变,通常超过预期。继续贴片的一个优点是,它可以抵消 PCA 的背景量。如果停止使用贴片,可能需要 17 小时或更长时间才能使血清芬太尼浓度降低 50%。芬太尼贴片停用后第一天必须考虑它的持续效应。

长效或有延续效应的阿片类药物,如芬太尼贴片,不应考虑用于治疗急性疼痛。如果您选择开始使用芬太尼贴片,制造商提供的参考资料是一个很好的参考。该参考包括基于每日口服吗啡的推荐芬太尼剂量(表 77.3)。然而,当使用这个表从芬太尼转换回口服吗啡等效物时要小心,因为它推荐的是一个吗啡剂量范围。例如,接受 50μg/h 芬太尼透皮贴片的患者对应的口服吗啡剂量为 135~224mg/d(平均值为 180mg/d)。如前所述,该范围可用于转换为任何其他阿片类药物或途径。保守的做法是使用这个范围的下限,然后根据患者的反应进一步调整剂量。或者,临床医师可以选择使用范围的平均值(本例中为 180mg)。50μg/h 芬太尼透皮贴片转换为静脉吗啡 PCA 相当于吗啡 60mg/d。当从芬太尼贴片换成口服吗啡时,另一个常用的策略是使用以下转换:口服吗啡 2mg 相当于 1μg/h 的芬太尼透皮给药。芬太尼贴片与其他阿片进行转换的差异性是一个很好的例子,说明为什么阿片类药物转换表不是绝对可靠的,而且药物剂量可能因患者不同而有所不同,取决于患者具有的独特因素。

阿片类药物从静脉注射到口服的转化

将肠外阿片类药物转换为口服制剂也基于类似的原则,但可能会遇到某些独特的问题。通常是在患者出院时由外科团队要求进行转换计算的。任何带来高估的转换计算都可能给患者带来不必要的副作用。必须对医院的外科团队进行宣教,这些步骤应在患者出院前至少 24~48 小时开始,这段时间通常足以评估患者对新治疗方案的反应。这些版本的基本指南如图 77.1 所示。对于急性疼痛的治疗,一般应避免使用长效和缓释制剂,尤其是对阿片类药物未耐受的患者。随着导致疼痛的损伤(手术伤口)的愈合,患者将使用更少的短效药物,并应尽快减量至停止。另一方面,更积极地转换和升级可能适合用于癌症疼痛。在这些情况下,适合使用长效和缓释阿片类药物。

表 77.3　每日口服吗啡剂量为基础转换为芬太尼经皮给药的初始剂量

口服 24 小时吗啡剂量/(mg/d)	芬太尼透皮剂量/(μg/h)
60~134	25
135~224	50
225~314	75
315~404	100
405~494	125
495~584	150
585~674	175
675~764	200
765~854	225
855~944	250
945~1 034	275
1 035~1 124	300

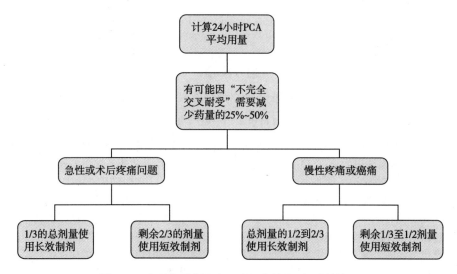

图 77.1　肠外阿片剂量和口服阿片剂量之间的转换

🏠 **要点**

- 围手术期使用阿片类药物以充分治疗疼痛是合适的,但应以最低剂量使用,并在必要的最短时间内使用。
- 阿片类药物转换表可作为参考,但并非"一刀切"。
- 避免使用长效或缓释类阿片治疗急性疼痛。
- 这些转换的安全性可通过最初接受剂量范围保守的一侧(下限),然后根据患者的反应调整剂量。
- 如有疑问,应始终谨慎行事,并经常重新评估疼痛程度控制情况。
- 医师还应准备好识别和管理任何可能的副作用或必要时在疗程中添加辅助药物。

推荐读物

American Pain Society. In: Ashbum MA, Lipman AG, Carr D, Rubingh C, eds. *Principles of Analgesic Use in the Treatment of Acute Pain and Cancer Pain.* 5th ed. Glenview, IL: American Pain Society; 2003: 13–41.

Bruera E, Belzile M, Pituskin E, et al. Randomized, double-blind, cross-over trial comparing safety and efficacy of oral controlled-release oxycodone with controlled-release morphine in patients with cancer pain. *J Clin Oncol.* 1998;16(10):3222–3229.

Fine PG, Portenoy RK. Overview of clinical pharmacology. *A Clinical Guide to Opioid Analgesia.* Minneapolis, MN: McGraw-Hill Companies; 2004:16–27.

Grass, JA. Patient controlled analgesia. *Anesth Analg.* 2005;101:544–561.

Houde R. Wallenstein S, Beaver W. Evaluation of analgesics in patients with cancer pain. In: Lasagna L, ed. *International Encyclopedia of Pharmacology and Therapeutics, Section 6, Clinical Pharmacology.* Vol. 1. Oxford, UK: Pergamon Press; 1966:59–98.

Pasternak GW. Incomplete cross tolerance and multiple mu opioid peptide receptors. *Trends Pharmacol Sci.* 2001;22(2):67–70.

Stein C, Rosow CE. Receptor ligands and opiate narcotics. In: Evers AS, Maze M, eds. *Anesthetic Pharmacology: Physiological Principles and Clinical Practice*. Churchill Livingstone/Elsevier; 2004.

第 78 章

并非所有患者都是因为疼痛——阿片类药物依赖患者围手术期疼痛管理

在过去的几十年里,医学界对慢性疼痛的认识和治疗发生了巨大的变化。治疗疼痛的新药研发,对疼痛认识的提高,以及越来越多的文献证明阿片类药物长期用于疼痛是安全的(Porter and Jick,Portenoy),这些进展将阿片类药物的使用推上了舆论的风口浪尖,更有人称之为"阿片危机"。药物方面继奥施康定之后,美施康定在 20 世纪 80 年代后期上市。随后在 90 年代中期美国疼痛学会提出了"疼痛是第五生命体征"的理念,因为人们认识到正确评估和治疗疼痛的重要性。努力确保我们的患者不遭受痛苦是一个很好的想法,但是随之也会产生一些意想不到的后果。这些年来,根据患者出院后调查评估而进行的相应的疼痛治疗提高了治疗费用,但这些变化并没有改善疼痛管理的质量,反而增加了阿片类药物处方和阿片相关死亡。(2017 年,氢可酮/对乙酰氨基酚是美国最受欢迎的处方药!）在我所工作的俄亥俄州,非故意药物过量是导致外因相关死亡的主要原因(这一类别还包括致命坠落、车祸、溺水和凶杀)。我们州的一些问题已经通过阿片类药物处方的立法、阿片类药物指南以及要求使用受控处方报告系统得以遏制。然而仍然不能妥善管理所有服用海洛因等非法街头毒品的患者。

由于上述原因,麻醉医师极有可能遇到正在服用某种阿片类药物(处方或非处方/非法)的患者。此外,越来越多的患者有滥用史,或者持续服用丁丙诺啡/纳洛酮("Suboxone")或纳曲酮等药物治疗,这可能需要在围手术期进行专门的管理。缺乏相关用药知识,加上对阿片类药物剂量要求的不确定性,以及对患者和家属可能不切实际的期望,无疑使这些病例具有挑战性。许多患者期望他们的疼痛应该是 0/10(无论是急性还是慢性),认为止痛药等同于阿片类药物,这两者都是不正确的。患者和护理团队一起设定目标,调整期望,制定护理计划,这有助于达成共识。通过了解慢性阿片类药物耐受患者围手术期护理相关的一些基本原则,可以从容处理这些困难的情况。

术前评估

对那些规律服用阿片类药物的患者,麻醉评估应首先了解这些背景并制定明确的计划。麻醉医师通过术前访视进行详尽的医学评估,简述术后疼痛管理计划,并建议可行的治疗方案。应详细了解患者阿片类药物和辅助药物剂量。在与任何患者面谈期间,麻醉医师必须保持一种和蔼可亲和不带偏见的态度。与患者交谈的一个好方法是,你不是来评判患者的,而是收集尽可能多的信息,以便顺利地处理患者的围手术期疼痛。服用高剂量美沙酮或三环类抗抑郁药物的患者应考虑进行心电图检查,因为这些药物有时会导致 QT 间期延长。QT 间期延长患者易发生室性心动过速、室颤或尖端扭转性室性心动过速,手术前必须要筛查出来。另一个问题是阿片类药物对胃肠道的影响。有些患者会出现胃排空延迟或胃食管反流病,这在理论上可能会增加全麻诱导和插管时误吸的风险。服用非法药物的患者可能患有高血压和扩张型心肌病、肝炎和艾滋病毒等传染病,静脉穿刺也可能存在困难。

应与患者进行详细讨论,以解决其焦虑和恐惧。患者通常担心手术后剧烈疼痛,这种心态往往来源于他们以前的经历。讨论应当包括麻醉方式的选择。只要有可能,应向患者推荐并解释区域阻滞麻醉技术。还应该提醒患者继续他们的止痛方案,包括在手术当天服用正常的早晨剂量,以防止出现阿片类药物戒断症状或药量不足。

麻醉管理

应建议患者在手术当天提早到达。在对患者进行评估后,应给予适当的术前药物或术前镇痛。口服对乙酰氨基酚(1g 术前 1~2 小时口服)几乎适用于所有患者(严重的肝病除外)。只要没有手术或医学禁忌证,也应考虑使用非甾体抗炎药(NSAID)(如塞来昔布)。另一个策略是在术前 1~2 小时口服 600mg 加巴喷丁。应再次与患者详细讨论麻醉计划,只要可行,应优先考虑区域阻滞麻醉。

区域阻滞技术已经被应用到几乎所有的身体部位。作为一个极端的例子,我们曾用椎管内注射局麻药和阿片类药物治疗急慢性面部和眼部疼痛。在一些病例中,我们有一些多节段腰椎手术患者因为复发的高风险而必须维持性纳曲酮治疗,他们的术后疼痛通过使用零阿片的非麻醉性镇痛药和硬膜外局部麻醉来处理。区域阻滞麻醉几乎没有解剖学上的限制,但是放置导管或敷料覆盖某些区域可能会带来某些不便。有时可能需要综合考虑急慢性疼痛方案以及使用透视引导导管放置。

在全身麻醉中,可在切皮前滴定长效阿片类氢吗啡酮。氯胺酮是一种 NMDA 受体拮抗剂,在阿片依赖患者术后镇痛效果好,并减少这些患者阿片类药物的使用。常用的氯胺酮方案包括在切皮前静脉注射 0.5mg/kg,然后以 5μg/(kg·min)的速度输注。(在注射泵上设置的简单方法是将 50mg 氯胺酮与 50mL 生理盐水混合)。可乐定和右美托咪定(α_2-肾上腺素能激动剂)也有类似的作用。如果术前未口服对乙酰氨基酚,考虑直肠或静脉注射 1g 对乙酰氨基酚。如果术前未给塞来昔布,可考虑静脉注射酮咯酸(15~30mg)。术前用药需要和外科医师讨论,因为对于有些手术,这些可能是禁忌(骨折和脊柱融合),同时还要考虑用药对术中出血的影响。同时也应强烈建议术者在切口用长效局部麻醉药浸润麻醉。

阿片依赖患者的术中麻醉用药的需求可能比类似手术中普通患者高出 50%~300%。理想全身麻醉的患者苏醒,是快速的肌张力恢复,和自主通气恢复。拔管前可根据患者情况调整阿片类药物,保证呼吸频率在 12~14 次/min。

有报道称,当患者身上敷上一条温热的毯子时,芬太尼贴片会释放过量的芬太尼。加热透皮贴片可以提高芬太尼的给药率。另外,避免在最近取下芬太尼贴片的部位放置取暖装置,因为你同样可以看到皮肤上芬太尼"仓库"的吸收增加。只要贴片部位与热源隔离,并且患者的体温不超过正常值,温毯仍可使用。

术后疼痛管理

这些患者术后疼痛管理可能很困难(除非使用区域阻滞)。而且术中阿片类药物的使用量无助于估计术后阿片类药物的需求。连续的局部神经阻滞技术对这些患者来说肯定是有用的。如果使用硬膜外镇痛技术,则应使用局部麻醉药复合阿片类药物。作为局部神经阻滞辅助的静脉自控镇痛(IV-PCA),只需要一个合适的单次追加剂量,可以不设背景量。当区域阻滞技术不可行时,静脉注射 PCA(背景量和适当较高的单次追加剂量)应被视为第二选择。在开 PCA 药物处方时,应考虑患者术前阿片类药物的使用总量。第 75 章讨论了这些阿片类药物口服与静脉注射的效价转换。阿片依赖患者术后阿片类药物需求量预计将比阿片未耐受患者增加 2 到 4 倍。无论是在硬膜外还是在静脉应用阿片类药物,患者都应该在术后恢复室留观,以便观察是否存在过度镇静或者呼吸抑制,并随时根据监测数据来调整镇痛方案。术后应继续使用对乙酰氨基酚和非甾体抗炎药。理想情况下,急性或慢性疼痛的患者都可以根据医院的各自流程接受治疗。

患者如何接受维持治疗?

如前所述,越来越多的患者接受维持治疗来治疗阿片类药物成瘾/依赖并防止复发。经典的治疗方法包括丁丙诺啡("Subutex")或复合丁丙诺啡和纳洛酮("Suboxone")的产品。丁丙诺啡是一种半合成的部分 μ 受体激动剂,它与 μ 阿片受体亲和力很高,解离缓慢。由于丁丙诺啡在肝脏代谢(首过效应)效率很高,口服丁丙诺啡效价非常低,通常采用经皮或舌下给药。纳洛酮是一种纯阿片类拮抗剂,舌下给药时不会被吸收,但经鼻吸入或注射时可能会出现急性戒断症状,所以丁丙诺啡/纳洛酮组合被用来防止丁丙诺啡舌下片剂错误用药(鼻吸、注射、咀嚼)。由于丁丙诺啡对 μ 受体有很高的亲和力,小剂量的阿片类药物不会产生正常的预期镇痛作用。必要时可以使用大剂量的阿片类药物在受体水平上"对抗"丁丙诺啡产生的影响。

对于接受维持治疗的患者有几种管理策略,在安排择期手术时,提前确认这些患者并制定周密的计划是很重要的。通常需要与患者、手术团队和成瘾医学专家进行讨论。对于小手术患者可以继续他们的维持药物。在其他情况下,他们的维持药物剂量可能会增加或改变,以控制疼痛。对于更大的手术,丁丙诺啡/纳洛酮可在 3~5 天前停用,并用阿片类激动剂桥接,以防止出现戒断症状。即使是阿片类药物成瘾复发的风险很高的患者,如果结合非阿片类药物以及区域麻醉进行积极的疼痛管理,仍有可能在整个围手术期继续维持治疗。重新开始维持治疗通常由处方医师决定。在紧急情况下,建议使用多模式镇痛和区域阻滞。如果区域阻滞不可行,大剂量的阿片类静脉注射可能是必要的,以控制患者的疼痛。在这种情况下,应考虑连续脉搏氧饱和度监测。

如何对待以前依赖阿片类药物或成瘾的患者呢?

你将面对那些曾经对阿片类药物上瘾或阿片类药物依赖、不再服用阿片类药物,但仍然有潜在再次上瘾或依赖的患者(更令人害怕!)。这种潜在性确实有更高的风险,而且很难量化。你会在媒体上看到一些关于这些曾有毒瘾的患者故事,他们虽已戒毒,但在外科治疗后又复吸或出现服药过量的情况。

如果这些患者中有一个需要行急诊手术,那么遵循前面描述的方法通常是合理的,即在可能的情况下使用区域阻滞麻醉技术、多模式镇痛技术和阿片类药物。(假设他们没有接受丁丙诺啡或类似药物的维持治疗。)然而,这些患者将受益于对慢性疼痛和/或药物成瘾方面专家的密切随访。对这些患者不能只祝他们好运然后放任不管。

如果这些患者因为将要进行手术治疗而进行术前评估,那么就有更多的时间来准备,获得专家的意见,并与患者就疼痛控制选项(风险、益处和替代方案)进行一些坦率的讨论。讨论范围可以扩大到包括疼痛和成瘾医学专家的意见(寻求专家的帮助并不丢脸!)。如果患者允许,家庭参与可能会有帮助,他们可以在术后加强对患者的护理。

在许多情况下,对于这些患者来说出院后是危险时期,尤其是在患者出院后继续服用阿片类药物的情况下。治疗疼痛处方应当限制为最低剂量和最短的时间。在某些情况下,有滥用史的患者所使用的阿片类药物应当在特定的机构(康复或专业护理)内保存和管理,而不是由患者自己管理。另一个策略是让一个和患者住在一起的指定人员控制并按处方给药。如果术后阿片类药物的疗程延长,建议由专家密切随访,并经常对疼痛进行重新评估,同时还应签订管制药物协议、管制药物药房报告,以及尿检(检查是否存在处方药和/或是否存在非法或非处方药)。

　　我有很好的处理复杂性区域疼痛综合征(complex regional pain syndrome,CRPS)患者的案例。在他们确诊后,我会告诉所有患者,如果他们计划进行进一步的手术,我们应该在手术前讨论疼痛管理的护理计划。对于这些患者,我通常会推荐多模式镇痛和椎管内麻醉,加或不加阿片类药物。如果预计有较长疗程,可以放置一个隧道导管(会留几个星期到几个月,以便康复,但置管处每周都需要检查)。我为我的 CRPS 患者所采用的整体护理计划可用于任何患者,如果患者希望,可以不使用阿片类药物。疼痛治疗是选择性的,患者有权拒绝。镇痛治疗者应当解决两种临床情况的平衡:一种是没有人死于疼痛(只是可能有这种感觉)。另一个事实是,拒绝疼痛治疗可能会影响患者术后活动、行动和康复的能力,并可能会诱发心动过速、高血压和导致围手术期应激激素的大量增加(这可能会导致患者死亡)。毕竟我们每天都要做的一件事就是衡量风险与收益比率。

> ### 🏠 要点
>
> - 阿片依赖患者的围手术期疼痛管理具有挑战性。
> - 术前访视肯定会有助于解决许多问题,包括患者的担忧。
> - 术前或超前镇痛是减少术后疼痛的重要步骤,可以有效减少阿片类药物的实际需求。
> - 只要可能,术中和术后应使用区域神经阻滞技术。
> - 对乙酰氨基酚、非甾体抗炎药、氯胺酮和 α_2-肾上腺素能激动剂等辅助药物也有助于减少这一特殊人群对阿片类药物的需求。
> - 急性和慢性疼痛管理团队以及成瘾专家的密切随访保证了阿片类药物依赖患者的最佳术后护理。

推荐读物

Brill S, Ginosar Y, Davidson EM. Perioperative management of chronic pain patients with opioid dependency. *Curr Opin Anaesthesiol.* 2006;19(3):325–331.

Carroll IR, Angst MS, Clark JD. Management of perioperative pain in patients chronically consuming opioids. *Reg Anesth Pain Med.* 2004;29(6):576–591.

Chen KY, Chen L, Mao J. Buprenorphine-naloxone therapy in pain management. *Anesthesiology.* 2014;120(5):1262–1274.

Hadi I, Morley-Forster PK, Dain S, et al. Brief review: perioperative management of the patient with chronic non–cancer pain. *Can J Anaesth.* 2006;53(12):1190–1199.

Rozen D, Grass GW. Perioperative and intraoperative pain and anesthetic care of the chronic pain and cancer pain patient receiving chronic opioid therapy. *Pain Pract.* 2005;5(1):18–32.

第 79 章
患者自控镇痛的基础输注模式的利与弊

　　患者自控镇痛(patient-controlled analgesia,PCA)是急慢性疼痛的核心注药方式管理模式。Sechzer 于 1971 年发表了第一篇关于用机器小剂量递增分次给药的安全性及有效性的文章。从那以后,这种新式镇痛药输注系统随着不断改良被广泛采用。其基本药理基础是镇痛药必须达到一定血药浓度才能发挥镇痛作用。达到镇痛效果的最低药物浓度为最小有效镇痛浓度(MEAC)。持续镇痛需维持血药浓度高于 MEAC。间断口服或肌注几乎不可能维持稳定的血药浓度,会出现峰浓度相关的副作用,和血药浓度减低后造成的镇痛不足(图 79.1)。这种药物浓度的变化可通过间断小剂量静注或持续输注避免。

根据这些原则,常使用高度精密的微处理器控制单位(如:PCA 仪器)静脉输注阿片类药物治疗多种急性和慢性疼痛。这种机器常兼容多种注药模式:

1)**仅按需求给药模式(Demand-Only Mode,DOM):** 最常用。患者可根据需求自控给予一定剂量(需求量)的药物。

2)**持续联合需求模式(Continuous Plus Demand Mode,CDM):** 在需求剂量基础上,附加一个每小时固定基础(或背景)静脉输注剂量。

3)**变速输注联合需求模式(Variable-Rate Infusion Plus Demand Mode,VID):** 在需求剂量的基础上,预设时间点来改变、开始或停止持续输注速度。

4)**变速反馈输注联合需求模式(Variable-Rate Feedback Infusion Plus Demand Mode,VFID):** 根据患者已使用药量由 PCA 机器的微处理器调节基础输注速率。

鉴于 PCA 在术后镇痛中的广泛应用,每一位麻醉医师都应该精确理解上述模式的特点。虽然术后镇痛的标准 PCA 指南(表 79.1)已制定,但关于基础输注还有很多不确定因素。热衷使用基础输注的医师认为它能提高患者满意度,因为 CDM 中需求次数少于 DOM。如图79.2 所示,持续静脉输注阿片类药物似乎能维持一定血药浓度且在较少需求次数下更易达到MEAC。但实际上这种推算过于简单,没有考虑到影响药代动力学的诸多变量。比如,达到MEAC 的血药浓度存在个体差异。安全镇痛窗口是指达到有效镇痛而且无任何副作用的血药浓度范围(图 79.1 中的阴影区域),安全镇痛窗显著的个体差异使计算更加复杂。老年人及一

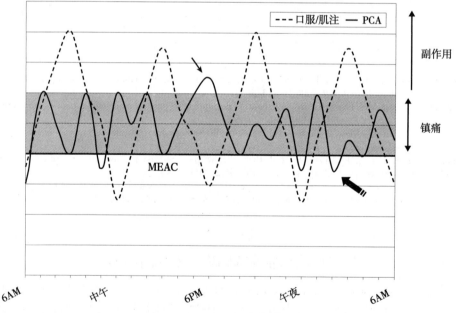

图 79.1　传统口服或肌注阿片类药物与应用患者自控镇痛(PCA)时全身药物浓度(y 轴)的对比。粗黑线代表最小有效镇痛浓度(MEAC),阴影区域代表镇痛窗。血浆药物浓度高于镇痛窗(细箭头)会发生临床副作用,而低于镇痛窗(粗箭头)则镇痛不足

表 79.1　对比静脉 PCA 仅需要量与持续复合需要量的相关试验

研究者，时间	研究方法类型	结果
Guler, 2004	随机对照试验 60 名择期行 CABG 手术成年患者 静脉吗啡 PCA：DOM vs. CDM 随访：术后 24 小时	两组镇静评分类似 CDM 组有： ✓ 第 1 小时 VRS 评分明显降低 ✓ 累积吗啡用量更大 ✓ 无低氧血症或高血压
Dal, 2003	随机双盲试验 35 名择期行心内直视手术的成年患者 静脉吗啡 PCA：DOM vs. CDM 随访：术后 44 小时	✓ DOM 组 44 小时内吗啡用量小（$P=0.000\,6$） ✓ 两组 VAS 评分、血药浓度和副反应无显著差异
Russell, 1993	对照试验 62 名行妇科手术患者 静脉吗啡 PCA：DOM vs. CDM（1mg/h） 随访：术后 24 小时的 VAS 和 SpO_2	✓ CDM 组吗啡使用量明显增加 ✓ 两组疼痛评分相似 ✓ 两组术后缺氧程度无区别
Paker, 1992	随机对照试验 156 名行择期子宫切除术成年女性患者 静脉吗啡 PCA：DOM vs. CDM （POD 0——1mg/h 持续输注，POD 1~2——夜间输注，10pm-8am）	✓ 夜间睡眠或休息舒适性无改善 ✓ 两组的患者需求次数，额外冲击剂量，阿片类应用以及恢复参数相似 ✓ CDM 组有 6 个程式错误；另外 3 名患者因低氧血症中断治疗

CABG，冠状动脉旁路移植术；PCA，患者自控镇痛；DOM，仅按需求给药模式；CDM，持续复合需求模式；VRS，语言分级评分；VAS，视觉模拟评分；SpO_2，脉搏氧饱和度。

些特殊人群的镇痛窗相对较窄，因此基础输注可能会增加副作用发生的频率。

　　已经有多个研究证实，在镇痛患者特别是那些阿片类药物未耐受的患者中，基础输注方式会没有效果或者伴随很多风险（表 79.2）。Guler 等人在术后疼痛环境中使用 CDM 技术可以显著改善疼痛评分，但大多数其他研究都未能复制这些结果。在许多研究中，即使有类似的镇痛反应，CDM 组阿片类药物的消耗量也高于 DOM 组。此外，有很多研究证实，低剂量持续夜间输液（VID 模式）未能对患者睡眠或舒适度有任何改善（表 79.2）。CDM 技术在这些研究中没有显示出严重副作用发生率的显著增加。相比之下，其他研究和病例系列经常将额外的背景阿片类药物输注与各种副作用联系起来。这些值得注意的并发症包括呼吸抑制和较高的程序错误率。

　　尽管有这些风险，一些学者仍推荐持续基础输注用于阿片类耐受患者并在临床实际工

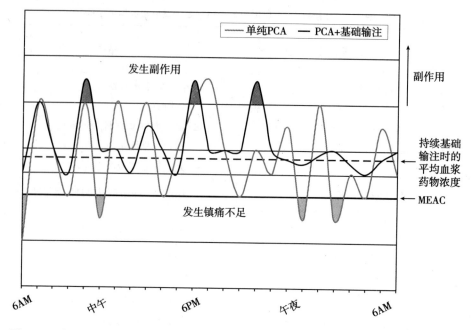

图 79.2 患者自控镇痛（PCA）系统输注阿片类药物时优化基础输注。理想情况下，持续基础输注使血浆药物浓度更接近或超过最小有效镇痛浓度（MEAC）（虚线），这可能减少用以维持镇痛窗的需求剂量以及镇痛不满意时间。很明显，发生临床相关副作用的可能性也增加了

表 79.2 成年阿片未耐受患者急性疼痛静脉阿片类药物自控镇痛指南

药物 （常规标准浓度）	常用初始 计量	常用单次 剂量	常用初始锁定 时间/min	常用锁定时间 范围/min
吗啡（1.0mg/mL）	1.0mg	0.5~2.5mg	10	6~10
氢吗啡酮（0.2mg/dL）	0.2mg	0.05~0.4mg	10	6~10
芬太尼（10μg/mL）	10μg	10~50μg	6	6~8

From American Pain Society. *Principles of Analgesic Use in the Treatment of Acute Pain and Cancer Pain.* 5th ed. Glenview, Ill.: American Pain Society; 2003; 20.

作中应用到癌痛患者身上。对一些特殊人格特征和神经性疾病患者这也是非常有用的工具。PCA 的一个重要前提是患者愿意并能够在适宜的时间自控给予需求剂量，外控个性（external locus of control）、重度抑郁和无学习能力的患者常不能很好控制需求剂量（demand doses），如合并帕金森和运动神经元等神经疾病患者很难准确按压控制按钮。对这些患者小剂量基础输注缓慢滴定能改善镇痛效果。所有患者使用基础输注模式时都要格外小心。静脉 PCA 会额外增加呼吸抑制的危险因素包括：年龄>70 岁，心、肺、肝、肾功能不全，肥胖，呼吸睡眠暂停（可疑或确诊），长期应用中枢神经系统镇静剂，以及胸部和上腹部手术史，这类患者应尽量避免使用基础量输注。

PCA 的理念是根据患者的要求给药。它适用于多种给药方式，如经皮、皮下、口腔黏膜、

硬膜外[患者自控硬膜外镇痛（patient-controlled epidural analgesia，PCEA）]、蛛网膜下腔和区域神经[患者自控区域镇痛（patient-controlled regional analgesia，PCRA）]。虽然本章重点讲述的是静脉 PCA 的基础输注，但上述其他给药方式的注意点也基本相同。总之，与持续输注相比，以按需注药模式（demand bolus）给予局麻药复合阿片类药物（PCEA 和单纯 PCRA）能达到类似镇痛效果，且患者满意度更高。这种模式也并不需要护理人员和急性疼痛治疗组人员很多的干预。但是，按需注药复合小剂量持续基础输注能减少镇痛药总消耗量而达到类似的镇痛效果。因此，建议 PCEA 和 PCRA 时复合小剂量基础输注能优化镇痛效果。

🏠 要点

- PCA 广泛用于增强急、慢性疼痛治疗的效果。
- 与间断肌注或口服相比，PCA 复合 DOM 总体来说能增强镇痛效果而不增加副反应。
- 对普通（阿片未耐受）的患者，背景量或基础输注会增加用量而不能改善镇痛效果。
- 对阿片耐受、特定复杂人格特征、神经肌肉疾病以及癌痛患者，基础输注很有效。

推荐读物

Dal D, Kanbak M, Caglar M, et al. A background infusion of morphine does not enhance postoperative analgesia after cardiac surgery. *Can J Anaesth*. 2003;50(5):476–479.

Grass JA. Patient-controlled analgesia. *Anesth Analg*. 2005;101(5 suppl):S44–S61.

Guler T, Unlugenc H, Gundogan Z, et al. A background infusion of morphine enhances patient-controlled analgesia after cardiac surgery. *Can J Anaesth*. 2004;51(7):718–722.

Hagle ME, Lehr VT, Brubakken K, et al. Respiratory depression in adult patients with intravenous patient-controlled analgesia. *Orthop Nurs*. 2004;23(1):18–27.

Notcutt WG, Morgan RJ. Introducing patient-controlled analgesia for postoperative pain control into a district general hospital. *Anaesthesia*. 1990;45(5):401–406.

Parker RK, Holtmann B, White PF. Effects of a nighttime opioid infusion with PCA therapy on patient comfort and analgesic requirements after abdominal hysterectomy. *Anesthesiology*. 1992;76(3):362–367.

Russell AW, Owen H, Ilsley AH, et al. Background infusion with patient-controlled analgesia: Effect on postoperative oxyhaemoglobin saturation and pain control. *Anaesth Intensive Care*. 1993;21(2):174–179.

Schug SA, Torrie JJ. Safety assessment of postoperative pain management by an acute pain service. *Pain*. 1993;55(3):387–391.

Sechzer PH. Studies in pain with the analgesic-demand system. *Anesth Analg*. 1971;50(1):1–10.

第 80 章
酮咯酸的应用需要与外科团队沟通，并参考各种建议

"在麻醉医师和外科医师的斗争中，输的总是患者。"

又是一个阳光明媚的早晨。我们正在完成第一台择期腹腔镜泌尿外科手术，这时我收到了手术室计划表。当我到达手术室时，我听到我们著名的泌尿科医师对我的住院医师吼叫。显然，这个对患者富有同情心的住院医师使用了酮咯酸（痛力克，30mg 静脉注射）作为术后镇痛药物，而我们的外科朋友坚信这会导致肾功能衰竭或术后出血。我试着避开他所谓的经验逻辑，用我的科学数据说服他，然而结果只是继续的争吵。我们为"正义"而战的最终结果是泌尿科同事宣布："我的任何患者都不再用痛力克。"目前，酮咯酸可能是导致麻醉医师与外科医师关系紧张的主要原因之一，本章将对此进行简要讨论。

基础药理学

酮咯酸三甲胺(商品名痛力克)是吡咯酸类非甾体抗炎药(NSAID)的一员。它可用于静脉(IV)或肌内注射(IM),有 15mg/mL 和 30mg/mL(60mg/2mL)剂型,也有口服的片剂(10mg)。它是一种抑制前列腺素合成的外周作用镇痛剂。该药不具有镇静作用,在围手术期是一种很好的药物。口服、肌内注射或静脉注射的生物利用度为 100%,经口镇痛的峰值时间为 2~3 小时,肠道外给药到达峰值时间为 1~2 小时。酮咯酸具有高度的蛋白质结合性,通过羟基化和螯合作用在肝脏代谢,最终通过肾脏清除(60% 的代谢产物,40% 的母体药物)。它的半衰期约为 5~6 小时。药物半衰期在老年人和肾功能损害患者中延长且不可预测,与肌酐清除率相关性较差。在轻中度肝功能不全时,其药代动力学相对不变。静脉注射酮咯酸 30mg 的镇痛效果与静脉注射吗啡 4mg 相似,但肌内注射相同剂量相当于肌内注射 6~8mg 吗啡。当与阿片类药物一起用于术后疼痛管理时,酮咯酸减少了阿片类药物的需求,降低了阿片类药物潜在的副作用。

适应证和用法

术后疼痛

目前,酮咯酸用于术后中重度疼痛的短期(≤5 天)治疗。它可以单次给药或多次按需给药,最长可用 5 天。其常用剂量分布如表 80.1 所示。几十年来,30mg 酮咯酸是成人的标准剂量。这很可能是因为它最初被指定为 IM 使用,并且常规给药 30mg。制造商提供的药代动力学说明中提示,静脉注射 15mg 与肌内注射 30mg,可获得相似的血浆峰值水平。酮咯酸和其他非甾体抗炎药一样,在药理学上药具有相对的镇痛封顶效应。镇痛作用并不能随剂量增加而增强,但不良反应仍与剂量有关。最近的研究证实了这一药理上限理论。例如,Motov 及其同事在 2017 年进行的一项研究显示,在急诊室,静脉注射 10mg、15mg 和 30mg 的酮咯酸对急

表 80.1　围手术期酮咯酸的推荐剂量

给药对象	肌注(IM)		静脉(IV)		口服[a](PO)
	计划单次给药	计划多次给药	计划单次给药	计划多次给药	
2~16 岁	1mg/kg 极量=30mg	不推荐	0.5mg/kg 极量=15mg	不推荐	不推荐
年龄>16 岁且<65 岁且体重≥50kg	60mg	30mg 每 6 小时一次 极量=120mg	15~30mg	30mg 每 6 小时一次 极量=120mg	首次给药 2 粒,之后每 4~6 小时 1 粒 极量=40mg/d
年龄≥65 岁或体重<50kg或肾功能不全	30mg	15mg/kg 每 6 小时 极量=60mg	7.5~15mg	15mg/kg 每 6 小时 极量=60mg	首次给药 1 粒,之后每 4~6 小时 1 粒 极量=40mg/d

[a] 仅推荐作为 IM 或 IV 酮咯酸治疗的持续治疗。

性疼痛有类似的镇痛效果。在另一项研究中，Dutchen 等人统计脊柱手术患者术后疼痛处理结果，静脉注射酮咯酸 30mg 的效果并不优于 15mg。建议静脉注射酮咯酸时间至少 15 秒，而肌注必须缓慢并且注入肌肉深部。酮咯酸起效时间约为 30 分钟。两种给药途径的峰值效应在 1~2 小时内出现，临床效果持续 4~6 小时。应避免在同一注射器中混合注射吗啡、哌替啶、异丙嗪或羟嗪以免发生沉淀。

静脉区域麻醉（Bier 阻滞）

利多卡因和酮咯酸（20mg）联合应用于手腕手术 Bier 阻滞，术后镇痛效果显著，术后首次镇痛要求间隔延长。Singh 等人的另一项研究，用 0.3mg/kg 酮咯酸与利多卡因用于上臂静脉区域阻滞麻醉和酮咯酸 0.15mg/kg，效果良好。有趣的是，两例病例的报告还描述了使用酮咯酸/利多卡因治疗 Bier 阻滞可以完全缓解儿童复杂区域疼痛综合征。

关节周围注射"鸡尾酒"疗法

局部浸润性镇痛（local infiltrative analgesia，LIA）被认为可以显著提高全关节置换术（如全膝关节置换术）的成功率和"耐受性"，作为多模式疼痛管理策略的一个组成部分。经典的 LIA 鸡尾酒疗法是用 30mg 的酮咯酸、罗哌卡因、肾上腺素和可乐定在生理盐水中配制成 100mL 溶液。LIA 混合物用一根 22G 的针头注入股骨和胫骨的骨膜、后囊和关节切开处。

并发症和问题

尽管酮咯酸有这些优点，临床应用还是存在很多问题，包括已经证明的并发症，以及本章题目所说的临床医师之间的从没停止过的争论。

酮咯酸的相关副作用和绝对禁忌证详见表 80.2。前列腺素在维持血小板功能和肾灌注方面有着积极的作用。而酮咯酸强大的抑制前列腺素合成作用可能会损伤这两项生理功能。还有证据表明酮咯酸会影响骨骼的生长，所以一些外科医师不喜欢在脊柱融合或骨折手术中应用。应用治疗剂量抗凝药物的患者也应避免使用（也包括预防性小剂量肝素治疗患者）。大型手术以及有出血风险的手术前也避免使用。应当知道，酮咯酸增加的出血风险无法用常规的检验（例如血小板计数、凝血酶原时间、部分活化凝血酶原时间）发现。另外，对有肾功能损害的患者应该格外小心，因为酮咯酸会造成剂量相关的前列腺素合成减少，可能会导致急性肾衰竭，特别是原有肝肾功能不全、脱水、心衰，同时使用利尿剂、血管紧张素转换酶抑制剂或者血管紧张素受体拮抗剂，以及高龄的患者。正因为这些风险，我们的外科同事才会对酮咯酸的使用有各种各样的担心。

即使有这些令人担忧的问题，酮咯酸已被无数研究证明是相对安全的。虽然美国的 FDA 对于心脏手术后非甾体抗炎药的应用提出了"黑框警告"，Oliveri 等在一项 2014 年的研究认为，酮咯酸在心外手术后选择性的应用有很好的效果，并可以期待在未来的研究中发挥更好的作用（注意：现阶段我们并不推荐您无视 FDA 的警告）。近期一项荟萃分析显示，NSAID 会引起术前肾功能正常患者术后无临床意义的一过性肾功能下降。因此笔者结论：对于肾功能正常的患者，无需因为担心术后肾功能问题而停用 NSAID。酮咯酸对大型腹部手术、骨科、妇科或腔镜手术后疼痛均有效。应用酮咯酸能减少阿片类药物剂量 25%~50%，同时也相应减少副作用，增快胃肠道功能恢复，缩短住院时间。虽然有很多扁桃体摘除术儿童应用酮咯酸会增加术中及术后出血的病例报道，但成人却无类似报道。而且，Chan 和 Parikh 在 2014 年有不同的发现和结论："酮咯酸可以安全应用于儿童，但是相对于成人，酮咯酸会增加儿童患者出血风险

表80.2 酮咯酸使用中的常见问题

相关副作用	禁忌证
头痛(17%)	活动性溃疡
恶心(12%)	近期消化道出血或穿孔
嗜睡或眩晕(各6%~7%)	溃疡病或消化道出血史
消化不良(12%)	进行性肾功能不全
腹痛(13%)	因容量不足导致的肾功能衰竭
消化性溃疡	可疑或确诊的脑血管出血
消化道出血和/或穿孔	易出血体质
血小板功能抑制	止血不完善
过敏反应:气道痉挛甚至过敏性休克	高危出血
急性肾功能不全	大型外科手术前预防用药
间质性肾炎	术中出血严重时
肾病综合征	对酮咯酸过敏史
水钠储溜和水肿(4%)	对阿司匹林或其他非甾体类抗炎药过敏史
少尿,血肌酐和血尿素氮升高	反复应用阿司匹林或其他非甾体类抗炎药
肝酶升高	椎管内或硬膜外用药
	孕期或分娩时

约5倍。"酮咯酸的确在一定程度上会延长出血时间,但其对手术部位的出血作用可能不明确。只要严格遵守应用指南,这些风险均可减到最小。

麻醉医师应用酮咯酸前必须知晓其相关问题。丰富的知识有助于给我们和外科医师之间的"酮咯酸对话"带来和谐气氛。教科书永远不会教我们处理这些问题的交流技巧。从患者长远利益出发,有必要与外科医师进行一场正式交流,帮助他们了解酮咯酸的优势。

要点

- 氨基丁三醇酮咯酸属于非选择性NSAID,可以胃肠外或口服给药,适用于中、重度术后疼痛,治疗应短于5天。
- 酮咯酸可以作为联合用药,参与静脉区域阻滞麻醉(Bier阻滞)和关节手术鸡尾酒局部浸润性镇痛。
- 30mg静脉酮咯酸的镇痛效能相当于4mg静脉吗啡,但恶心的发生率却明显低于吗啡。
- 酮咯酸的成人用量是15mg,老年人的用量是7.5~10mg。
- 酮咯酸禁忌证包括有消化系统溃疡病史、出血性疾病、重度肾功能损害的患者,以及因血容量不足导致肾功能衰竭、大型手术前和止血不确切的患者。
- 酮咯酸术后镇痛的安全性及有效性已被证实。
- 从患者的利益出发,麻醉医师与外科医师达成应用酮咯酸共识更能创造和谐愉快的气氛。最近手术人员常规的在术前短暂小憩加交流成为手术室新的文化,给大家提供了很好的机会交流包括酮咯酸在内的各种临床问题。

推荐读物

Bourne MH. Analgesics for orthopedic postoperative pain. *Am J Orthop.* 2004;33(3):128–135.

Chan DK, Parikh SR. Perioperative ketorolac increases post-tonsillectomy hemorrhage in adults but not children. *Laryngoscope.* 2014;124(8):1789–1793.

Dalury DF. A state-of-the-art pain protocol for total knee replacement. *Arthroplasty Today.* 2016;2(1):23–25.

DeAndrade JR, Maslanka M, Maneatis T, et al. The use of ketorolac in the management of postoperative pain. *Orthopedics.* 1994;17(2):157–166.

Duttchen KM, Lo A, Walker A, et al. Intraoperative ketorolac dose of 15 mg versus the standard 30 mg on early postoperative pain after spine surgery: A randomized, blinded, non-inferiority trial. *J Clin Anesth.* 2017;41:11–15.

Eger EI, White PF, Bogetz MS. Clinical and economic factors important to anaesthetic choice for day-case surgery. *Pharmacoeconomics.* 2000;7(3):245–262.

Gillis JC, Brogden RN. Ketorolac: a reappraisal of its pharmacodynamic and pharmacokinetic properties and therapeutic use in pain management. *Drugs.* 1997;53(1):139–188.

Lee A, Cooper MC, Craig JC, et al. Effects of nonsteroidal anti-inflammatory drugs on post-operative renal function in normal adults. *Cochrane Database Syst Rev.* 2001;2:CD002765.

Maslin B, Lipana L, Roth B, et al. Safety considerations in the use of ketorolac for postoperative pain. *Curr Drug Saf.* 2017;12(1):67–73.

Motov S, Yasavolian M, Likourezos A, et al. Comparison of intravenous ketorolac at three single-dose regimens for treating acute pain in the emergency department: a randomized controlled trial. *Ann Emerg Med.* 2017;70(2):177–184.

Oliveri L, Jerzewski K, Kulik A. Black box warning: is ketorolac safe for use after cardiac surgery? *J Cardiothorac Vasc Anesth.* 2014;28(2):274–279.

Rivera JJ, Villecco DJ, Dehner BK, et al. The efficacy of ketorolac as an adjunct to the Bier block for controlling postoperative pain following nontraumatic hand and wrist surgery. *AANA J.* 2008;76(5):341–345.

Singh R, Bhagwat A, Bhadoria P, et al. Forearm IVRA, using 0.5% lidocaine in a dose of 1.5 mg/kg with ketorolac 0.15 mg/kg for hand and wrist surgeries. *Minerva Anesthesiol.* 2010;76(2):109–114.

Suresh S, Wheeler M, Patel A. Case series: IV regional anesthesia with ketorolac and lidocaine: is it effective for the management of complex regional pain syndrome 1 in children and adolescents? *Anesth Analg.* 2003;96(3):694–695.

http://www.sciencedirect.com/science/article/pii/s2352344116000066

第 81 章
专题 1:先天性疼痛迟钝患者需要麻醉药和术后阿片类药物吗?

遗传性感觉和自主神经病

遗传性感觉和自主神经病(hereditary sensory and autonomic neuropathy, HSAN)是一种先天对疼痛低敏的罕见遗传病,特征是不同程度的感觉缺失,包括伤害感受性低敏、其他类型的感觉缺失以及不同程度的自主神经功能障碍。感觉缺失,尤其是痛觉缺失的患者容易自伤,需要频繁的手术治疗(图 81.1)。关于这类患者是否需要术中麻醉和术后镇痛及其用量问题,目前知之甚少。而且各种自主神经功能障碍使这些患者围手术期麻醉并发症的风险也相对增加。

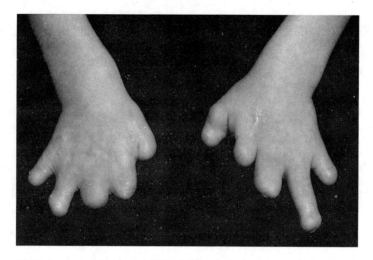

图 81.1 一名患有 II 型遗传性感觉和自主神经病（HSAN）的 12 岁男孩双手伤残情况。这种自残可见于所有类型的隐性遗传 HSAN 患者，原因包括：痛觉缺失、无视创伤、过度手术以及人格淡漠（Reprinted with permission from Weingarten TN, Sprung J, Ackerman JD, et al. Anesthesia and patients with congenital hyposensitivity to pain. *Anesthesiology*.2006；105（2）：338-345.Copyright © 2006 American Society of Anesthesiologists, Inc.）

先天性疼痛低敏的分类

Dyck 等人将先天性疼痛低敏分为 5 种类型的 HSAN（I～V）。每种 HSAN 分型中都可能有不同程度的感觉缺失，有些患者可能还有不同程度的痛觉。HSAN 分类主要是根据遗传模式、临床表现、自主神经系统异常程度、感觉神经纤维缺失或退化以及分子遗传学异常的特异性：

- HSAN I：唯一的常染色体异常性疾病。起病较晚；腿部感觉缺失较手部严重；感觉缺失较自主神经功能障碍病变严重。
- HSAN II：患者上、下肢对疼痛均不敏感。多有触觉障碍，少数人躯干感觉正常。相关自主神经功能障碍可能包括发作性高热和吞咽困难。
- HSAN III：也称为 Riley-Day 综合征或家族性自主神经异常，多发于阿什肯纳兹犹太人。典型表现为婴幼儿期显著的自主神经功能异常（因为反复呕吐导致喂养困难、发育障碍、与高血压或低血压相关的温度和血管张力调节不良），反复肺部感染，周围性痛觉和温度觉丧失，振动觉消失。
- HSAN IV：合并无汗症的先天性对疼痛不敏感，特征为对浅表和深部内脏痛不敏感，轻、中度精神发育迟滞，由于不能出汗（汗腺无神经支配）而反复发作体温过高。
- HSAN V：不合并无汗症的先天性疼痛迟钝。与 HSAN IV 类似，同时合并细小有髓鞘感觉神经纤维（Aδ 纤维）的选择性缺失，这种纤维神经主要是分辨疼痛尖锐程度和精细定位以及刺痛。这些患者对触觉、振动觉和温度刺激感受一般正常。

麻醉与遗传性感觉和自主神经病变

关于 HSAN 患者是否需要术中镇痛目前尚无统一意见。一些患者有触觉过敏（tactile hyperesthesia），一些则可能部分保留了痛觉，因此大多数报道文献都采用标准浓度的吸入麻醉药。另外，麻醉药能够确保患儿在手术中合作与制动，尤其是那些伴有精神发育迟滞的儿童。HSAN 患者的最佳麻醉剂量尚未确定。目前主要根据患者的血流动力学反应调节吸入麻醉药的浓度。Layman 报道了一篇病例：一名 30 岁男性 HSAN 患者双下肢截肢手术时仅需深度镇静，而无需任何阿片类药物或全麻。

许多报道都记录 HSAN Ⅳ 患者术后仅需最小量或不需要阿片类药物，围手术期也没有应用阿片类药物的指征。他们用药可能仅仅是因为麻醉医师习惯于麻醉时给予阿片类药物镇痛。这种"无意识行为（automatism）"的原因可能是麻醉医师很少遇到 HSAN 患者，还有就是几乎没有关于这类患者对阿片类药物需求的信息和建议。另外，一些患者可能部分保留了对伤害性刺激的感觉，另外一些则保留了对机械性刺激、温度的感受，因此可以感受到术中某些方面的强烈刺激。

尽管 HSAN 患者的痛觉降低，但这些患者的麻醉用药通常与疼痛感觉正常的患者相似。术后，这些患者几乎没有疼痛，大多数不需要阿片类药物治疗。

围手术期体温管理

除了对疼痛低敏，HSAN 患者不同程度的自主神经功能障碍也可能影响麻醉。麻醉的一个重要要素是抑制自主神经反射。HSAN Ⅳ 患者合并无汗症，自主调节日常体温存在困难。一项研究指出，约 20% 患者在 3 岁以内死于体温过高。因此围手术期体温调节问题值得关注，对这类患者的持续体温监测很重要。目前仅有 1 例 HSAN 患者术中高体温的报道，大多数可通过调节环境温度来维持患者体温正常。阿托品通过抑制汗腺分泌会导致健康儿童体温升高。但由于 HSAN Ⅳ 患儿的汗腺缺乏神经支配，因此不会因为应用阿托品而导致体温过高。值得注意的是，恶性高热与 HSAN Ⅳ 无关，二者导致体温过高的基因机制完全不同。所有与恶性高热相关的促发因素（琥珀酰胆碱、卤化物等）用于 HSAN 患者均无任何并发症。

围手术期预防误吸

先天性疼痛迟钝的患者，无论其禁食水时间持续多久，都应被视为"饱胃"，因为他们同时存在自主神经系统异常。HSAN 患者的麻醉可能会因反流和随后的误吸而产生严重的并发症。这容易发生于无气道保护（喉罩气道）的患者。因此，对于每例 HSAN 患者，应采用快速序贯诱导麻醉下气管内插管。

⌂ 要点

- 关于 HSAN Ⅱ、Ⅳ、Ⅴ 患者麻醉的安全管理经验尚不足。到目前为止，麻醉还未对 HSAN 患者造成任何明显副作用。
- 尽管严重的 HSAN 患者可以在不麻醉下进行大手术，但大多数病例报道中这些患者均接受了标准剂量的麻醉。
- 在 HSAN 患者的麻醉中，制动、抑制自主神经反射、抗焦虑、镇静等因素与镇痛同等重要。

■ 即使是在大型手术后,HSAN Ⅱ、Ⅳ、Ⅴ患者一般也不需术后阿片类药物镇痛。
■ 这类疾病需要视为围手术期反流误吸的高危因素,需要相应准备。

推荐读物

Dyck PJ. Inherited neuronal degeneration and atrophy affecting peripheral motor, sensory, and autonomic neurons. In: Dyck PJ, Thomas PK, Lambert EH, eds. *Peripheral Neuropathy*. Vol 2. Philadelphia, PA: WB Saunders; 1975:825–867.

Hilz MJ. Assessment and evaluation of hereditary sensory and autonomic neuropathies with autonomic and neurophysiological examinations. *Clin Auton Res*. 2002;12(Suppl 1):I33–I43.

Karkashan EM, Joharji HS, Al-Harbi NN. Congenital insensitivity to pain in four related Saudi families. *Pediatr Dermatol*. 2002;19:333–335.

Kawata K, Nishitaneno K, Kemi C, et al. Anesthesia in congenital analgesia [Japanese]. *Masui*. 1975;24:820–824.

Klein CJ, Dyck PJ. HSANs: clinical features, pathologic classification, and molecular genetics. In: Dyck PJ, Thomas PK, eds. *Peripheral Neuropathy*. 4th ed. Philadelphia, PA: Elsevier/Saunders; 2005:1809–1844.

Layman PR. Anaesthesia for congenital analgesia: a case report. *Anaesthesia*. 1986;41:395–397.

Malan MD, Crago RR. Anaesthetic considerations in idiopathic orthostatic hypotension and the Shy-Drager syndrome. *Can Anaesth Soc J*. 1979;26:322–327.

Mori S, Yamashita S, Takasaki M. Anesthesia for a child with congenital sensory neuropathy with anhydrosis [Japanese]. *Masui*. 1998;47:356–358.

Nolano M, Crisci C, Santoro L, et al. Absent innervation of skin and sweat glands in congenital insensitivity to pain with anhidrosis. *Clin Neurophysiol*. 2000;111:1596–1601.

Okuda K, Arai T, Miwa T, et al. Anaesthetic management of children with congenital insensitivity to pain with anhidrosis. *Paediatr Anaesth*. 2000;10:545–548.

Rosemberg S, Marie SK, Kliemann S. Congenital insensitivity to pain with anhidrosis (hereditary sensory and autonomic neuropathy type IV). *Pediatr Neurol*. 1994;11:50–56.

Rozentsveig V, Katz A, Weksler N, et al. The anaesthetic management of patients with congenital insensitivity to pain with anhidrosis. *Paediatr Anaesth*. 2004;14:344–348.

Sweeney BP, Jones S, Langford RM. Anaesthesia in dysautonomia: further complications. *Anaesthesia*. 1985;40:783–786.

Tomioka T, Awaya Y, Nihei K, et al. Anesthesia for patients with congenital insensitivity to pain and anhidrosis: a questionnaire study in Japan. *Anesth Analg*. 2002;94:271–274.

Yoshitake S, Matsumoto K, Miyagawa A, et al. Anesthetic consideration of a patient with congenital insensitivity to pain with anhidrosis [Japanese]. *Masui*. 1993;42:1233–1236.

Zlotnik A, Gruenbaum SE, Rozet I, et al. Risk of aspiration during anesthesia in patients with congenital insensitivity to pain with anhidrosis: case reports and review of the literature. *J Anesth*. 2010;24:778–782.

第82章
专题2:饮食和慢性疼痛有关系吗? 一些常识性建议

当我在社区讲解健康饮食时,我的博士生导师常说:"一切都要节制,除了深色蔬菜。"这句谚语让我想起了关于营养学的几个普遍接受的真理:①人类的饮食丰富多样;②任何一种东西吃得太多或太少都会对健康造成危害;③美国人的饮食通常缺乏那些被认为最有营养的食物,尤其是深色的蔬菜。事实上,西方饮食已被公认为有促炎作用(定义并不明确,但主要饮食特点是过量摄入饱和脂肪酸、欧米茄-6脂肪酸、红肉和加工肉、钠、加工过的碳水化合物,缺乏蔬菜、豆类、鱼类和全谷类食品)。这种饮食模式导致了美国人中高血压、高脂血症、糖尿病和肥胖症的高发。但这样的饮食与慢性疼痛之间是否有联系呢?

目前并没有关于成年人饮食结构与慢性疼痛之间的关系明确结论。这主要是由于这两个研究领域的复杂性。孤立的研究营养对疼痛的影响就会忽略营养-营养相互作用和整个饮食综合影响的重要性。另一方面，在研究结束后，在研究背景下所设计的饮食变化通常不会持续。而且，这些研究大多无法确定最有效的饮食成分。慢性疼痛有很多种，病因也各不相同，这使得重点放在特定的条件和饮食上研究无法概括结果。肥胖和减肥是混淆的因素，在统计分析中可能很难梳理出来。尽管如此，鉴于炎症和慢性疼痛障碍之间的已知关系，可以做出可能合理的生物学解释，即食用促炎性饮食可能会导致人群容易发生并持续存在慢性疼痛。事实上，最近一项对小鼠喂食的研究显示，与食用标准食物的小鼠比较，食用全西方饮食的小鼠虽然体重相似，但炎症细胞因子增加，痛觉超敏持续时间延长，炎症性慢性疼痛环境下痛觉过敏持续时间延长。

也许在饮食中摄入消炎和/或减少促炎性食物可以给疼痛患者的镇痛带来益处。例如，与典型的西方饮食相比，无麸质、生酮、地中海、素食的饮食模式通常能提供更多的抗炎食物。研究经常显示，在喂食类似食物的动物体内，循环炎性细胞因子减少。然而，这些饮食模式对人类疼痛和疼痛状况的影响是混合的。此外，研究设计、疼痛结果，以及这些研究中饮食成分的变化如此之大，以至于很少能准确的进行荟萃分析。例如，对类风湿性关节炎的素食者和绝对素食者进行了研究，某些患者的疼痛和关节肿胀能够得到缓解。由于数据的异质性，Cochrane综述无法对这些研究进行荟萃分析。该综述的结论是，现有的饮食控制治疗疼痛的研究至少存在中度偏差，治疗效果仍不清楚，治疗组的高脱落率令人担忧。

对于慢性疼痛患者的饮食习惯，我们应该给他们什么建议？小心谨慎，精益求精，微量营养素缺乏和过量当然应该考虑、评估和解决(如果存在的话)。大多数微量营养素缺乏症在美国很少见，随着饮食质量、生活方式质量和食品安全性的提高，风险降低。一般来说，微量营养素缺乏不会仅仅表现为孤立的疼痛综合征。当有维生素的缺乏时会出现相应的症状，如钴胺素(潜在的疼痛性麻木/四肢刺痛)、硫胺素(肌肉痉挛、下肢感觉异常、灼痛、腹痛)、镁(肌肉痉挛、肌肉酸痛)、维生素 D(骨痛、肌肉酸痛)和铁(不安腿、舌头酸痛)。

如果向患者推荐膳食补充剂，请记住，在美国，补充剂是由食品和药物管理局(FDA)按照"食品"来管理的(译者注：在中国的管理与此类似)。膳食补充剂制造行业不受药品生产同样严格的标准的约束。他们的网站声明："食品和药物管理局无权在膳食补充剂产品上市前对其安全性和有效性进行审查。"补充剂制造商必须遵守食品和药物管理局关于标签的规定和现行的生产规范，但无需对其主张或生产实践进行独立核实。在许多情况下，例如独立的消费者测试实验室分析，甚至是研究生分析补充剂的个人经验，补充剂并不包含标签上声称的内容。此外，潜在的过敏原污染如小麦、面筋、花生也是常见的。推荐经美国药典公约(USP)、美国国家卫生基金会(NSF)、自然产品协会(NPA)和国际鱼油标准计划(IFOS)等第三方认证的补充剂，可能会增加一定程度的安全性。还要提防虚假宣传，例如带有"USP"字样的产品标签与带有 USP 官方认证印章的产品不同。

与缺乏相比，过量摄入微量营养素也会引起各种疼痛。过多的维生素 A 和 D 以及过量的钙会导致肌肉、关节和/或骨骼疼痛，这些过量可能是由于过量摄入补充剂和某些食物，或药物-补充剂相互作用引起的。

对于一个特定的疼痛诊断，尝试一些已发表研究中建议的饮食改变或补充剂可能是有益的。不幸的是，这些研究中的许多结果喜忧参半，都是回顾性的结果，不具有概括性，没有给出具体的饮食干预细节，需要饮食学家/营养学家十分细致的支持，或者是不可持续的。令人乐观的方面很少有研究认为饮食的改变会对人体造成伤害。量身定制饮食干预措施的例子包括：

- 慢性头痛——尝试增加 ω-3,同时减少 ω-6 脂肪酸。
- 纤维肌痛——可考虑尝试无麸质、素食或纯素饮食。
- 偏头痛——避免饮食诱因;考虑低脂或纯素饮食;尝试营养师制定的生酮饮食;可使用小白菊来预防。
- 非特异性头痛——避免食用阿斯巴甜代糖、谷氨酸钠和摄入过量的咖啡因。
- 骨关节炎——超重或肥胖患者应考虑结合运动和低卡路里饮食计划。
- 类风湿性关节炎——考虑无麸质、素食或纯素饮食。

对于上述许多情况,患者可能会怀疑饮食成分对他们的疼痛有影响,或者可能想确定触发因素(例如偏头痛)。由饮食学家或营养师指导的剔除饮食法很有可能是一种彻底、有效的确定激发患者(偏头疼)诱因的方法。

最后,也许最重要的是,全面的饮食质量的改善可能对所有慢性疼痛患者有益。即使缺乏具体能够减缓疼痛直接的证据,也应当建议患者减少不健康饮食从而减少体内炎症,理论上可以减缓疼痛和改善精力。此外,保持健康饮食可以改善血压,降低多种慢性病的罹患风险和心血管疾病死亡的风险。虽然主要目标是健康的饮食习惯,但改善饮食质量通常会对肥胖和超重患者产生减肥的有利副作用,即使不计算饮食的热量。

患者可以选择任何一种健康饮食模式(例如地中海式、控制高血压的饮食方式或自定义),也可以创建自己的饮食模式。应重点减少加工食品/谷物、饱和脂肪酸、欧米伽-6 脂肪酸、加工肉和红肉,同时增加绿叶和彩色蔬菜、坚果、高色素水果(如浆果)、全谷类、脂质鱼、豆类、坚果和橄榄油。有许多免费的、高质量的在线资源可供帮助。应该向患者强调的是,在大多数研究中,饮食习惯的改变要维持数周到数月,才能实现益处。应时刻提醒患者,健康饮食的目标是一个终生的健康饮食习惯。虽然这种习惯转变可能很困难,但一旦确立,这些饮食模式就很容易维持。患者可以独立地开始改变饮食,但最好是让他们与饮食专家或营养师一起进行初步的饮食评估、教育、规划,并确保不会出现新的微量或大量元素养分缺乏症。

有些患者会要求吃一些被认为是"抗炎"的特殊补充剂。在动物模型和一些人体研究中,这些补充剂可能会减少炎症细胞因子,包括欧米伽-3 脂肪酸[例如二十二碳六烯酸(DHA)和二十碳五烯酸(EPA)]、葡萄籽提取物、人参和绿茶提取物。有益的天然食物(wholefoods)包括鲑鱼、大比目鱼、金枪鱼和鳟鱼(DHA 和 EPA),深绿色蔬菜(纤维、植物化学物质),橙色、黄色或红色蔬菜(类胡萝卜素),洋葱、大蒜、生姜和姜黄,绿茶,黑巧克力和红酒(要适量)。

这一切听起来既美味又健康,那么为什么饮食改变还是很困难呢? 我们知道食物,或是进食本身,可以使人感到安慰,暂时分散注意力或减轻疼痛。当我们伸手去吃"舒适食品"时,我们很少去寻找胡萝卜来咀嚼,而是渴望高脂肪、高糖和/或高盐的零食。饮食调节情绪与疼痛之间有着明显的联系,一些人吃得更多,而另一些人则限制摄入量。在一项对肥胖慢性疼痛患者饮食行为的定性研究中,焦点小组揭示了疼痛引发享乐性饥饿,进食以缓解疼痛,以及在疼痛时对高糖、高脂肪和高热量食物会格外偏好。抑郁或情绪低落也在饮食偏好和进食欲望中起作用。与无痛同龄人相比,有疼痛症状的大学生有不健康的饮食行为。更大的疼痛灾难与不健康或情绪化的饮食行为有关。通过心理咨询帮助患者调整对疼痛的情绪反应也可以改善饮食习惯。最后一个障碍是花费。高质量、营养丰富的饮食模式可能比高热量的饮食模式更昂贵(或者需要更多的精力去计划和购买)。患者的低收入会限制他们对饮食结构的改善需求。

让患者随着时间的推移改善饮食习惯的最佳方案尚不明确,但有一些技术方面的数据可能会有所帮助。最近的一项荟萃回归分析检测肥胖受试者饮食和体育活动的行为改变技术。

最能预测短期和长期干预效果的两种技术是设定行为改变目标和监测新行为。对 2 型糖尿病患者饮食和体育活动行为改变技术的单独评估表明,构建干预措施,让可信的专家提供干预措施的关键组成部分(例如,由营养师讨论营养问题)。将这些因素纳入临床计划可能有助于慢性疼痛患者做出有益的饮食习惯改变。希望在适当的支持下,患者能够将健康饮食融入更健康的生活方式,最终能起到减轻疼痛的作用。

🏠 要点

- 西方(美国)饮食可能会产生一种促进慢性疼痛的内部炎症环境。
- 偏重于抗炎食物的饮食模式可能会降低慢性疼痛发生的风险和慢性疼痛严重程度。虽然这一理论还缺乏公认的证据支持。
- 健康的饮食模式可以针对个别患者量身定制,带来多种、长期的健康益处,即使目标不是减肥。
- 膳食补充剂不受药物那样严格的质量标准的约束。补充剂生产商被要求在标签上如实书写,但消费群体经常发现还有明显不准确的地方。考虑推荐第三方合法认证的补充剂。
- 行为改变是困难的,尤其是对于那些可能因为饮食行为导致慢性疼痛的患者。包括疼痛心理学家和饮食专家/营养师在内的多学科团队参与可能是有益的。

推荐读物

Cradock K. OLaighin G, Finucane F, et al. Behaviour change techniques targeting both diet and physical activity in type 2 diabetes: a systematic review and meta-analysis. *Int J Behav Nutr Phys Act*. 2017;14:18–35.

Emami A, Woodcock A, Swanson H, et al. Distress tolerance is linked to unhealthy eating through pain catastrophizing. *Appetite*. 2016;107;454–459.

Janke E, Jones E, Hopkins C, et al. Catastrophizing and anxiety sensitivity mediate the relationship between persistent pain and emotional eating. *Appetite*. 2016;103:64–71.

Janke E, Kozak A. "The more pain I have, the more I want to eat": obesity in the context of chronic pain. *Obesity*. 2012;20:2027–2034.

National Institutes of Health. Nutrient Recommendations: Dietary Reference Intakes (DRI). https://ods.od.nih.gov/Health_Information/Dietary_Reference_Intakes.aspx. Accessed July 2017.

Samdal G, Eide G, Barth T, et al. Effective behaviour change techniques for physical activity and healthy eating in overweight and obese adults; systematic review and meta-regression analysis. *Int J Behav Nutr Phys Act*. 2017;14:42–56.

Schwingshacki L, Hoffman G. Diet quality as assessed by the Healthy Eating Index, the Alternate Healthy Eating Index, the Dietary Approaches to Stop Hypertension score, and health outcomes: a systematic review and meta-analysis of cohort studies. *J Acad Nutr Diet*. 2015;115(5):780–800.

Sofi F, Cesari F, Abbate R, et al. Adherence to Mediterranean diet and health status: meta-analysis. *BMJ*. 2008;337:a1344.

Totsch S, Waite M, Sorge E. Chapter 15: Dietary influence on pain via the immune system. In progress in molecular biology and translational science. In: Price T, Dussor G, eds. *Molecular and Cell Biology of Pain*. Vol. 131., San Diego: Elsevier; 2015:435–469.

Totsch S, Waite M, Tomkovich A, et al. Total Western Diet alters mechanical and thermal sensitivity and prolongs hypersensitivity following complete Freund's adjuvant in mice. *J Pain*. 2016;17(1):119–125.

United States Department of Agriculture. ChooseMyPlate. https://www.choosemyplate.gov/. Accessed July 2017.

United States Food & Drug Administration. Dietary Supplements. https://www.fda.gov/food/dietary-supplements. Accessed July 2017.

第83章
治疗围手术期急性高血压——克利夫兰团队的经验分享

　　一位46岁的病态肥胖男性进行择期巨大腹壁疝修补术及腹壁重建手术。他的病史包括轻度肾功能不全和多发皮肤真菌感染。术前准备室的生命体征如下：心率82次/min，律齐，呼吸19次/min，血压187/112mmHg，血氧饱和度96%(吸空气)。患者对服用什么和不服用什么降压药感到困惑，所以他今天和昨天都没有服用。复查他的药物清单显示他正在服用氨氯地平、美托洛尔和赖诺普利。您的麻醉住院医师建议使用无创振荡/近红外手环血压监测，并不需要留置动脉导管，因为术后他不需要去重症监护室。然而，您的住院医师不确定什么样的血压范围适合这个患者。您将如何选择一个安全合适的血压范围？您将首选何种降压疗法？

急性高血压管理的药理学

　　如果你就职于一家俄亥俄州的三级医院，你可以使用无创振荡/近红外指套血压监测系统。你可以和你的住院医师讨论监测手段，然而在其他地方(比如匹兹堡或波特兰)，这个患者会接受动脉置管监测血压，并在术后返回重症监护室，这也无可厚非。在上述案例中，你在克利夫兰医学中心，你的专业临床小组使用这个设备很方便地监测每搏血压，并可以提供包括心脏指数和每搏指数等高级别的血流动力学指标。该系统还可以在预计会有较大的液体出入的大型手术中指导优化液体管理。维持心脏指数≥3.0L/(min·m²)(正常范围为2.2~4.0)，或每搏指数≥35mL/m²(正常范围为33~47)，将有助于确保所有重要器官都能获得充足的氧供。然而，足够的血流或心脏指数不能保证适当的灌注压。在这种情况下，在我们医院(不适用于所有医院)，将使用脑血氧饱和度监测，以确保在心脏指数良好的情况下血压足够高，能够维持脑氧平衡(这样我们不必担心我们的患者血压过低)。记住一定要用脑血氧饱和度监测来获得患者在麻醉恢复室吸空气的脑氧饱和度基线，低于既定基线20%或更多的去饱和度被认为是应当引起注意的，你的目标是避免接近这一饱和度水平。**重要提示**：当脑血氧饱和度随着血压的变化而上下波动时，说明患者的血压超过或者临近脑自动调节的下限，此时脑部血流完全依赖血压水平，因此您的工作是增加脑灌注压并将脑氧饱和度恢复到基线水平。一旦你为患者确定了一个合适的血压范围，你就应该在患者高血压开始"选择你的武器"去对抗患者持续的高血压。

降压药(血管扩张剂)——理想的药物

　　急性高血压在围手术期极为常见，甚至有些术前没有诊断出慢性高血压的患者中也存在，原因是多方面的。一旦你确定所观察到的高血压与焦虑、疼痛、高碳酸血症、监测错误或麻醉过浅无关，那么就应该静脉注射抗高血压药物了。在选择药物之前，请记住，除了少数患者外，围手术期急性高血压最终与交感神经兴奋有关，后者导致血管收缩以及心脏收缩力和心率增加，尽管在许多接受β受体阻滞剂治疗的患者中，我们可能只看到全身血管阻力的增加。计算血压最简单的公式为：

$$平均动脉压(MAP)=心输出量(CO)×全身血管阻力(SVR)$$

　　在控制MAP的两个变量中，一个易于测定(即SVR)，另一个不易测定(即CO)。因此，使用对动脉血管具有高选择性的扩张剂来有效治疗急性围手术期高血压更具有临床意义，临床对比试验数据充分证实了这一概念。

　　理想的药物应该是具有动脉选择性的，半衰期短(即当你不再需要它时，它的作用会很快消退),副作用很少,不会快速耐受,代谢不太依赖器官功能(即对于肾脏和/或肝脏功能障碍的患者很方便),可以静脉注射,与其他药物的相互作用最小,而且经济实惠。

钙通道阻滞剂,但不是所有钙通道阻滞剂

这是因为并不是所有的钙通道阻滞剂都是一样的,甚至合成途径都完全不同。我们将钙通道阻滞剂分为两类,它们具有不同的结构和作用。首先应当知道,钙通道阻滞剂通常在两种情况下使用:降低 SVR 和治疗室上性心动过速(supraventricular tachycardia,SVT)。用于降低 SVR 的钙通道阻滞剂是二氢吡啶类药物,作用于平滑肌。用于治疗 SVT 的钙通道阻滞剂是苯烷基胺类药物,如维拉帕米,它们对平滑肌的作用很小,但有很强的房室结效应。我们将在下面讨论所有这些药物,从二氢吡啶类药物开始。

钙通道阻滞剂:二氢吡啶类 L 型

在我们的临床实践中,治疗急性围手术期高血压的首选药物是二氢吡啶类药物。这类药物通过选择性阻断动脉平滑肌中的 L 型钙通道(仅在肺动脉和全身动脉)发挥作用。它们是以吡啶分子为基础结构。这类药物包括你很早在医学院学习时学到的、被最广泛认可的药物,包括氨氯地平、非洛地平、硝苯地平和尼卡地平。这些药物通过选择性作用于动脉导致全身和肺血管阻力降低,从而增加心脏指数;与其他类别的钙通道阻滞剂不同的是,它们在临床剂量下没有负性肌力作用。

临床上有两种形式的二氢吡啶。第一种是氯维地平,它是第三代二氢吡啶,一种超短效二氢吡啶钙离子通道阻滞剂,说明书的半衰期约为 60 秒,因为它是由非特异性组织和血浆酯酶代谢的。氯维地平以非体重依赖的方式给药,并与丙泊酚在相同的大豆卵磷脂乳液中制备,因此它与丙泊酚一样不溶于水溶液。由于其超短的半衰期,如果开始输注氯维地平并以适当的速率滴注,则不需静脉快速推注。值得注意的是,一些围手术期的研究表明,氯维地平达到血压下降目标的平均时间约为 5~6 分钟;静脉快速推注氯维地平被认为是指征外用药,但有报道临床应用过。与所有的血管活性剂一样,最好在专用静脉内给药,以避免意外的弹丸注射;它与大多数晶体和白蛋白为基础的胶体溶液相容。注意,与输注任何血管活性药物一样,确保其在近端的静脉导管输注,以避免在给药后药物起效的滞后。

氯维地平静脉泵注的初始剂量是 1~2mg/h,之后每 90 秒可以将剂量翻倍,直到接近目标血压后,再每间隔 3~5 分钟增加 1~2mg/h 的剂量来精确控制血压。围手术期患者的平均剂量在 6~8mg/h 之间。此外,在围手术期研究中,达到目标血压控制的平均时间约为 5 分钟。氯维地平的常用剂量通常不超过 14mg/h,根据我们的经验,超过这个剂量也很难更好地控制血压;因此,如果氯维地平的剂量超过 14mg/h,并且没有达到目标血压,则考虑添加第二种药物,如艾司洛尔。氯维地平的临床效果维持时间并不能直接反映其半衰期,因为尽管 90% 的药物在停药后 1 分钟内从循环中排出,但 L 型钙通道的恢复需要更长的时间,血管张力基本上在 5 到 8 分钟内恢复。在使用氯维地平时,由于其效果很容易预测,没有绝对的必要监测有创动脉压,尽管有创动脉压确实是用来监测围手术期有高血压患者的常用手段。

氯维地平的代谢不依赖于肾或肝。与丙泊酚类似,氯维地平不能用于对大豆或卵磷脂过敏的患者,必须用无菌技术处理,并且没有活性代谢产物。氯维地平的成本与静脉滴注尼卡地平相似,尼卡地平是一种长效的二氢吡啶钙离子通道拮抗剂(半衰期为 12~14 小时),可在肝脏代谢。由于尼卡地平的药效学机制与氯维地平相同,且半衰期较长,因此更常用于神经外科患者,这些患者往往需要较长时间的静脉注射药物,治疗与脑水肿以及相关生理反应相关的高血

压。如果不使用快速推注，尼卡地平可能会需要较长时间才能控制血压，尽管静脉快速推注使用该药是超说明书的，但在围手术期临床医师经常这样用药。尼卡地平在 0.2~1.0mg 范围内的快速推注剂量导致的血压降低一般是在安全范围内的；在持续静脉输注的情况下，可能需要从 1~15mg/h（3mg/h 是常见剂量）来达到目标血压。尼卡地平的快速滴定法可参见说明书。从氯维地平的开发研究和尼卡地平的长期临床应用的直接经验来看，两种静脉二氢吡啶似乎都有 5%~8% 的"不完全应答"率，这意味着如果说明书建议的剂量不能达到目标血压控制，则可能需要第二类静脉注射降压药。最后，一项大型对比研究明确表明，围手术期使用静脉二氢吡啶类药物在调定和维持血压目标方面优于下面要介绍的硝基血管扩张剂。

硝基血管扩张剂（一氧化氮供体）

硝基血管扩张剂仍然很受欢迎，而且在临床中广泛使用。与二氢吡啶相比，它们是治疗急性围手术期高血压的有效选择。这类药物包括静脉注射硝普钠（sodium nitroprusside，SNP）和硝酸甘油。它们都是通过提供一氧化氮分子来实现血管扩张的。它们都是前药，必须通过不同的机制激活，这解释了为什么它们具有不同的最大血管扩张效力。硝普钠的半衰期很短（约 2~3 分钟），其依赖于正常的肝肾功能来完全代谢；它作用于所有血管平滑肌，包括体循环和肺循环的动静脉血管。考虑到它同时影响到前负荷和后负荷，在血压管理期间很容易产生意外的严重血压降低（尤其是当患者的容量不足时），这就需要在使用该药物时进行剂量滴定，并在出现严重低血压时及时使用血管收缩药物，以达到并维持目标血压。众所周知，这种药物还可以通过打开组织微血管床增加肺内分流，引起全身性缺氧。此外，每个硝普钠分子在释放一个一氧化氮分子的同时一定会释放 5 个氰化物分子到循环中，后者可能进一步损伤患者的肾和/或肝功能。

硝普钠通常用法是静脉持续输注，但也存在超说明书使用的静脉弹丸注射用法。硝普钠具有潜在的毒性和昂贵的价格，之前在 1 000 美元/瓶左右，直到最近才有所下降。事实上，对于我们来说，围手术期最好能够使用其他药品来替代硝普钠。如果实在没有，用药过程中必须要非常小心硝普钠的累积效应和潜在毒性，这些危险往往与用药剂量、持续时间和消除药物（肾脏和肝脏）的能力密切相关。严格控制硝普钠的剂量和浓度，在输液一定要避免无意中快速推注给药，并做好药理学上纠正血压过度反应的准备，这在过去被称为"坐过山车"。所以如果你有二氢吡啶，我们建议现在是时候停止围手术期使用硝普钠了，真的。

但是，别着急，关于硝普钠还有最后一点。在这一章的准备过程中，一位编辑给我们发了一封电子邮件，介绍她之前经常在血管手术中使用小剂量硝普钠治疗急性但严重的高血压，例如颈动脉内膜切除术。浓度为 10μg/mL 的硝普钠，每次注射 1mL 就可以达到降压的目的，没有成千也有几百个这样的病例了。这种情况下怎么替换掉硝普钠呢？我们的回答如下：的确，如果你超过 30 岁，你要么是自己这么做的，要么是有人告诉过你。很多人都是这样使用硝普钠的……直到价格从 7.80 美元/瓶涨到 1 000 美元/瓶。硝普钠的价格现在有所降低，但仍然非常高。你可以打电话给你的医院药房，询问硝普钠的平均批发价格是多少，然后将其与你正在考虑的其他药物进行比较。氯维地平和尼卡地平也可以快速推注方式注射，每小瓶/袋售价约为 65 美元。几年前，我的一个同事和宾州大学的一位同事做了唯一的关于氯维地平的快速推注方式的研究。氯维地平并不需要单次注射，因为它的半衰期实际上是 20 秒左右（说明书上说大约 1 分钟，但 90 秒后达到稳定状态）。硝普钠只有在肾脏和肝脏良好的患者中才能有效代谢。我们认为这是一种药理学上是有害而且价格昂贵的药物。虽然制造商已经开始降低该药在美国一些市场的成本，价格为 300 美元/瓶，我们认为这仍然难以接受。如上所述，硝普钠的降压效果很难预测,因为它会影响动脉和静脉张力,从而在降低心脏前负荷的同时降低后负荷,从而经常会导致血压下降幅度过大,特别是在心室僵硬的患者中。在与氯维地平和尼卡地平的对决中,硝普钠因为效果难以预测这一劣势,会逐渐被时代淘汰,原因就是这么简单明了。我们承认,它总是能很好地降低血压,但下降的幅度太不可预测。

是的,我们在心脏科病房中用氯维地平确实是需要用注射器来抽药,但在实际应用中并没有节省多少时间,因为它通过快速推注在45秒左右的时间就可以起效,滴注的时间也一样。1mL 500μg/mL 的氯维地平可以使 SBP 平均下降 38mmHg,而 250μg 的氯维地平一次给药可以使血压平均下降 18mmHg。同样,如果你以 4mg/h 或 6mg/h 的速度开始滴注,当你开始看到效果时就把它停掉,这将与快速推注的效果几乎相同。

硝酸甘油也通过提供一氧化氮分子来起到舒张血管的作用。硝酸甘油主要作用是扩张静脉平滑肌,对动脉平滑肌的影响小得多。虽然硝酸甘油是一种有效的治疗心肌缺血药物,但作为一种治疗高血压药还是无法与二氢吡啶媲美的。它通过降低心脏前负荷降低血压,所以在许多情况下,很难滴定调控动脉血压,尤其是对于那些"依赖于前负荷"的心室顺应性下降的患者。用硝酸甘油来控制血压有点像在前轮胎上系一根绳子,使劲拉,试图让车通过 S 弯;然而使用方向盘控制要容易得多,所以静脉注射二氢吡啶吧。试试看,你会喜欢的。

β 和 α 阻滞剂

另一类常用的血压控制药物是 β-阻滞剂和复合 α-β-阻滞剂。这些药物有不同的效果,取决于它们对 β、α 或 α/β 的选择性。虽然 β 受体阻滞剂是门诊治疗慢性高血压的常用选择,但如果在围手术期使用,为把血压控制在目标范围内调整药物剂量过程中,很容易发生药物过量或者心动过缓的副作用。因为 MAP=CO×SVR,与 SVR 相比,通过调节心输出量控制血压更加困难。正如人们所料,它们的主要作用机制是降低心脏的变时和变力状态,从而降低心输出量,最终降低血压。

对肾脏球旁器官的 β-1 阻断,从而降低肾素、血管紧张素和醛固酮可以有继发性降压作用。β-1 特异性阻滞剂的半衰期不同,包括美托洛尔(半衰期 3~4 小时)、阿替洛尔(半衰期 6~7 小时)和艾司洛尔(半衰期 9 分钟),所有这些都已在围手术期使用。美托洛尔和阿替洛尔的半衰期较长,一般不作为围手术期应用的首选。然而,对于心率储备充足的二氢吡啶降压效果不满意的患者,艾司洛尔可以作为一种很好的辅助降压药,也就是说,可以维持血压在严格范围内,更加突出了二氢吡啶的优点。艾司洛尔的输注剂量通常为 50~250μg/(kg·min),可以加或不加用 100~600μg/kg 的负荷剂量(2 分钟内)。但如果艾司洛尔与二氢吡啶配合使用,则可能不需要负荷剂量。对于有足够心率储备的持续性围手术期高血压患者,静脉注射美托洛尔和阿替洛尔是有效的。美托洛尔和阿替洛尔均以 1~2mg 的增量缓慢滴定给药,两次剂量之间最好至少间隔 5 分钟,以免过量或引起不必要的心动过缓。

围手术期最常用的静脉 α 及 β 阻滞剂是拉贝洛尔(半衰期 4~6 小时),它以 7∶1 的比率优先阻断 β 受体而不是 α 受体。正因为拉贝洛尔主要是一种 β 受体阻滞剂,围手术期心动过缓以及其较长的半衰期会限制其使用。对于有持续性围手术期高血压的患者,需要在出室前停药,并平稳的离开 PACU 时,这是一个很好的选择。拉贝洛尔通常以 5~10mg 的剂量一次给药,每次间隔 5 分钟,以避免过度反应和心动过缓。

α₂ 受体激动剂

可乐定是一种作用于中枢神经系统 α₂ 受体的激动剂,可降低中枢神经系统的交感神经兴奋性,在大多数情况下,并非围手术期静脉注射抗高血压药物的最佳选择(半衰期为 5~25 小时)。静脉注射可乐定 0.15~0.5mg 的剂量会导致严重的低血压和心动过缓,尤其是在接受利尿剂治疗的患者中。对于门诊已经接受口服可乐定治疗的高血压患者,可乐定在围手术期可能会有一定作用。临床上可用低剂量贴剂作为辅助用药,并且除了稳定血液动力学外,在其他方面也有疗效。对于不按计划口服可乐定导致血压迅速升高的患者,小剂量间隔最少 10 分钟分次给予静脉滴注可乐定会有良好的反应。**但是我们建议你避免大剂量的静脉注射可乐定来控制急性术中高血压,后果会和愤怒的獾一样完全失去控制。**

静脉抗高血压药

至于在围手术期使用静脉抗高血压药,我们只是略知一二,但必须提到肼屈嗪。没有人会明确的给出这种药物的半衰期(但请放心,半衰期肯定是在几个小时的范围内),因为这似乎取决于血液中与该药物结合的蛋白的数量,你可以把这归因于我们并不推荐使用肼屈嗪的原因之一。就作用机制而言,确切的肼屈嗪作用机制尚不清楚,但可能涉及血管一氧化氮增加或 ATP 敏感性钾通道参与的超极化。很奇怪,反复使用这种药物可能与系统性红斑狼疮的发展有关,我们不希望在围手术期出现这种情况。你可能很少看见有人用这种药,但请注意,各位,因为我们认为医学委员会药理学还是会有遇到涉及肼屈嗪(或普鲁卡因酰胺)和 SLE 的问题的。围手术期静脉注射肼屈嗪可能与 100 多种常用的其他药物发生不良反应也是肼屈嗪禁忌证之一。

菲诺多泮是一种静脉注射多巴胺-1 特异性激动剂,可诱导利钠排尿,并已用于治疗高血压,但与已建立的围手术期抗高血压药物(如二氢吡啶类)的对比研究非常缺乏。在所有的围手术期,它可能并不具有肾保护功能,但这个问题仍然没有定论,而且已经争论很长一段时间了。我们不建议围手术期使用菲诺多泮治疗急性高血压,因为缺乏相关对照研究。

酚妥拉明是一种外周 α 受体阻滞剂,并不是围手术期静脉注射抗高血压药物的常用药物,主要是因为它存在严重低血压的相关风险;然而,它在嗜铬细胞瘤患者的管理中确实占有一席之地(遗憾的是,这一章没有讨论这个话题)。记住,在治疗嗜铬细胞瘤时,你需要先扩张血管,然后再使用 β 受体阻滞剂,而不是像在主动脉夹层动脉瘤患者为降低对血管剪应力,而在扩张血管之前先给予 β 受体阻滞剂。但除此之外,我们建议避免在手术中使用这种药物。

依那普利是一种血管紧张素转换酶抑制剂,可以降低血管紧张素 Ⅱ 增加的 SVR。然而,由于急性高血压通常与交感神经功能紊乱有关,我们不建议在围手术期使用这种药物。由于其作用机制完全不适合,因此在围手术期缺乏与该药相关的对比研究也就不足为奇了。除非患者因为血管紧张素转换酶抑制剂的停药而发生高血压。

另一种可能在围手术期使用的药物是静脉注射地尔硫䓬(半衰期 3.4 小时),一种通过降低动脉血管张力和心肌去极化速度起作用的苯并硫氮䓬类药物。围手术期使用这种药物是不推荐的或不常见的,除非患者作为门诊患者接受治疗,并且在术前停药,导致反跳性血压过高。在这种情况下,二氢吡啶仍然是快速控制血压的有效选择。有些临床医师可能会使用这种药物来控制进展期伴有快速室率房颤患者的心率。对于严重肝功能损害、肾功能损害的患者,应严格避免使用;而在接受利福平治疗的患者中,使用地尔硫䓬可能会出现心动过缓和心律失常。

最后一个介绍的抗高血压药物是苯烷基胺钙通道阻滞剂静脉维拉帕米(终末期半衰期为 2~5 小时)。维拉帕米既有扩张动脉平滑肌的作用,又有负性肌力。通常每隔 5 分钟给药,每次 5~10mg。对于已有充血性心力衰竭或存在发生风险的患者应避免使用,因为它可能诱发或加重这种情况。因为与拉贝洛尔一样,它的作用机制是双重的,它对血压产生的影响难以预测,除非临床医师对这种药物有丰富的经验,否则不建议在血压管理中定期使用。

⌂ **要点**

- 对于终末器官功能储备有限的较复杂的患者,我们克利夫兰医学中心通常强烈考虑使用无创目标导向治疗血压装置(例如近红外指套)用于指导液体治疗,同时使用脑氧饱和度监测,以维持重要器官的灌注和有效的平均动脉压。如果您无法使用这些辅助监测手段,或者您的麻醉计划中没有包括它们,请参阅围手术期部分的第136章,该章专门介绍如何为您的患者选择有效的血压范围。
- 记住 MAP 是 CO×SVR 的乘积,SVR 是可精确滴定调控的变量。
- 理想的围手术期抗高血压药物是一种选择性靶向作用于体循环动脉血管张力的药物,起效快,易于精确滴定,半衰期短,其他药物相互作用最小,代谢对器官功能的依赖性较小。在许多急性围手术期高血压患者中短效二氢吡啶是首选药剂。
- β、α 和复合 α/β 阻滞剂可作为急性围手术期治疗高血压的有用辅助剂,但对心率储备有限或容易发生充血性心力衰竭/恶化的患者慎用这些药物。
- 硝基血管扩张剂(如硝普钠和硝酸甘油)在精确控制急性围手术期高血压方面效果很差;它们的有效性因其缺乏体循环动脉血管选择性以及设定适当的目标血压范围后,经常会有药物过量或者不足的情况发生。每个曾经使用过这些药物的人绝对都经历过这种情况。
- 避免在急性围手术期高血压治疗中使用静脉滴注可乐定作为首选降压药,除非长期服用可乐定的患者在围手术期因为停药血压发生反跳。
- 有几种药物可以作为治疗围手术期高血压的辅助选择。我们建议在大多数临床情况下避免使用这些药物,而使用二氢吡啶类药物,因为缺乏这些药物的对比临床试验数据,这些药物包括维拉帕米、地尔硫草、肼拉嗪、菲诺多泮和酚妥拉明。
- 围手术期酚妥拉明仍被选择性地用于嗜铬细胞瘤患者的治疗,但我们认为二氢吡啶类药物在这种情况下也会起到很好的作用,因为血压变化的病理学相关的机制最终是交感神经刺激。

推荐读物

Aronson S, Dyke CM, Stierer KA, et al. The ECLIPSE Trials: Comparative studies of clevidipine to nitroglycerin, sodium nitroprusside, and nicardipine for acute hypertension treatment in cardiac surgery patients. *Anes Analg* 2008;107(4):1110–1121.

Avery EG, Brennan K, Aggarwal S, et al. The SPRINT Trial – Initial Clinical Evaluation of Bolus Clevidipine for Rapid Blood Pressure Management in Cardiac Surgery Patients. (Abstract# SCA36) 2010 Society of Cardiovascular Anesthesiologists Annual Meeting. New Orleans, LA.

Cheung AT. Exploring and optimum intra-postoperative management strategy for acute hypertension in the cardiac surgery patient. *J Card Surg*. 2006;21(Supp S1):S8–S14.

Salgado DR, Silva E, Vincent JL. Control of hypertension in the critically ill: a pathophysiological approach. *Ann Intensive Care*. 2013;3(1):17.

第 84 章
血管活性药——让你心跳加速

一名 72 岁的女性因腹痛、平滑肌瘤持续出血而接受经腹全子宫切除术。既往病史有高血压、2 型糖尿病、血脂异常和外周血管疾病。在进行术前评估时，患者表示在凌晨 5 点服用了处方降压药，包括阿替洛尔、氨氯地平和赖诺普利。患者目前一天下午 5 点开始禁食水。入室生命体征如下：心率 65 次/min（律齐），呼吸 14 次/min，血压 137/65mmHg，SpO$_2$ 为 98%（吸空气）。最近的一次心脏检查发现她的左心室射血分数中度降低，为 40%，并伴有多个冠状动脉严重阻塞，但患者表示"我从来没有过胸痛"，因此拒绝接受手术干预。麻醉诱导后，患者血压立即下降到 61/22mmHg，并且在两个 ECG 导联（Ⅲ 和 V4）上发现了弥漫性 ST 段抬高。发生了什么？如果发生了该临床情况你应当采取什么措施？

围手术期通常会发生低血压，与很多因素有关。其中最常见的包括脱水、出血、机械性静脉回流受阻，以及药物引起的交感神经抑制。因此，在选出在特定临床情况下使用的最佳药物前，了解血管收缩剂/正性肌力药的各种特性，有助于做出明智的决定。请始终牢记，血压与心输出量（CO）和全身血管阻力（SVR）都相关，因此您必须做出临床判断患者是否需要增加动脉张力，或增加心输出量，还是两者都需要。

去氧肾上腺素——α$_1$ 受体直接激动剂

对于大多数麻醉工作者而言，"首选"血管收缩剂常指去氧肾上腺素（半衰期 5 分钟），因其单纯的 α$_1$ 受体激动剂作用而常作为首选用药，这意味着它既收缩全身系统血管，也收缩肺动静脉。在大多数临床情况下，无论低血压的原因如何，去氧肾上腺素都会导致可预测的静脉容量减少以及全身血管和肺动脉张力增加。请注意，它最初会收缩静脉循环，从而导致心脏前负荷短暂增加，因此可能增加心输出量和血压。但是，如果继续使用去氧肾上腺素，静脉血管收缩作用会限制心脏前负荷，并且增加心脏后负荷，可能会显著降低心脏输出量；若心脏储备收缩功能受限或容量明显不足的患者，其增加血压的能力有有限。此外，去氧肾上腺素的使用会随着血压的增加而出现心率轻度的反射性下降。

去氧肾上腺素的静脉推注剂量通常为 40~200μg，输注速度为 10~200μg/min。当剂量增加至 250~300μg/min 来维持血压时，您应考虑采用其他升压策略，例如进行容量管理、"紧急经食管超声心动图"或有创监测进行更深入的血流动力学评估。就有创监测而言，肺动脉漂浮导管不是必须的。可以考虑动脉置管，并使用改良换能器，该换能器可以通过分析动脉波形提供有关每搏量和心输出量的信息以及其他参数。市售的设备包括但不限于外部校准的锂稀释系统（LiDCO，LiDCO Group plc，London，England）或根据特定患者人口统计学信息自动校准的系统（FloTrac，Edwards Lifesciences，Irvine，CA）。还可以使用其他设备，并且鼓励读者总结这些设备的使用经验，因为它们在不同的临床环境中都有各自的优缺点。在更具挑战性的临床情况下结合使用这些血流动力学参数，可以非常有效地指导体液平衡和恢复重要器官灌注。在低血压对去氧肾上腺素无反应的情况下，可能需要进行容量管理或者同时使用正性肌力药。外周静脉使用去氧肾上腺素的安全浓度是 40~100μg/mL。更大浓度的去氧肾上腺素需要使用中心静脉通路。

麻黄碱——通过释放去甲肾上腺素间接作用于 β$_1$ 受体

围手术期最受欢迎的用药排名第二的是静脉注射麻黄碱（半衰期<1 小时，但皮下或肌内

给药时长达 6 小时)。尽管麻黄碱具有较长的半衰期,但其升压的临床效果似乎仅持续 5~15 分钟。麻黄碱升压主要是通过刺激神经末梢释放去甲肾上腺素(norepinephrine,NE)来增加心脏心肌收缩力和变时性状态。因此,其升压的主要能力来源于心输出量的增加,而不是血管收缩。实际上,给药后 NE 从神经末梢释放导致动脉血管舒张和全身血管阻力下降。在短时间间隔(例如 5~10 分钟)重复使用麻黄碱的情况下,随着神经末梢的 NE 储备耗竭,你会发现麻黄碱快速耐受。

麻黄碱常用单次静脉剂量为 5~25mg,或 10~50mg 皮下或肌内注射。经外周静脉或皮下注射时的安全浓度为 5mg/mL。心脏储备受限的患者需要单次推注用药升压时,麻黄碱是比去氧肾上腺素更好的选择。但由于上面提到的原因,不能靠重复使用来维持升压效果。这就是说,这将为您腾出时间来配置其他正性肌力药(如多巴胺),而不是像去氧肾上腺素这样的直接血管收缩剂来压榨心脏已经有限的储备功能。

多巴胺——多巴胺受体激动剂以及其他受体激动剂

围手术期用药中多巴胺是另一个有吸引力的选择,其特点是能够升压,而不会对全身血管阻力产生孤立的影响。多巴胺(半衰期 2 分钟)是人体中一种自然产生的儿茶酚胺,作用于心肌 β-肾上腺素受体,根据使用剂量不同,产生升压和增加心排等作用。多巴胺还会使神经末梢释放 NE,从而增加全身血管阻力。

在低剂量输注率[$0.5~2\mu g/(kg\cdot min)$]下,多巴胺主要通过激活多巴胺受体起效,扩张肾脏血管、肠系膜血管和脑内血管床。在这个剂量范围内,尿量也会增加。因此,虽然低剂量时它可能增加心输出量,但也可能降低血压。在中等剂量[$2~10\mu g/(kg\cdot min)$]下,多巴胺将刺激心肌 β_1 受体,导致观察到的心脏变时性和变力性状态的增加(即心输出量增加),进而产生升压效果。请注意,虽然中等剂量时加快了心脏的窦性心律,但快速性心律失常并不常见。大剂量多巴胺[$10~20\mu g/(kg\cdot min)$],同时作用于 β_1 受体和 α_1 受体,虽然升压效果显著,但因其增加了心脏后负荷,从而限制了其增加心输出量的效果。多巴胺剂量超过 $20\mu g/(kg\cdot min)$ 时,骨骼肌外周血管深度收缩可能有肢体缺血的风险,因此应避免。外周静脉应用多巴胺标准安全浓度为 400mg/250mL。

多巴酚丁胺——β₁ 受体激动剂

多巴酚丁胺(半衰期为 2 分钟,与多巴胺相同)主要通过激活 β_1 受体产生的正性肌力和改变心率而起作用,可用于患有心脏代偿失调(例如代偿性充血性心力衰竭)的患者。应密切监测血压,因为多巴酚丁胺对外周 α 和 β_2 受体有少量活性而对血压的影响比较多变,因此使用后也可能发生低血压。但是,SVR 的下降可以提高多巴酚丁胺增加心输出量的能力。但是,需要警惕的就是对于 SVR 已有降低的患者(例如败血症患者)使用多巴酚丁胺。由于多巴酚丁胺的 β_2 活性,这些患者的低血压可能会加重。与此药物相关的 β_1 受体激活也可导致患者易于发生快速性心律失常,例如心房颤动,但比多巴胺发生率低。它通常以 $5~20\mu g/(kg\cdot min)$ 的剂量使用,外周静脉应用多巴酚丁胺的标准安全浓度为 1~5mg/mL。

是时候换档了……

如果我们尝试了柔和的药物(去氧肾上腺素、麻黄碱、多巴胺和多巴酚丁胺——血管收缩剂/正性肌力药物中的童子军),得到了一个不满意的效果,那我们必须拉出重型枪炮——NE、肾上腺素、血管加压素和亚甲蓝。这些是血管收缩剂药柜中的海豹突击队。

去甲肾上腺素(重酒石酸去甲肾上腺素)——混合 $\alpha_1 \gg \beta_1$ 激动剂

去甲肾上腺素(NE)(半衰期1分钟)是交感神经系统(sympathetic nervous system, SNS)的内源性主要递质。它作用于系统的所有 α 受体,也具有一些 β 受体作用。它内源性释放到SNS 的神经节后突触中的量极少。在这个突触中,在被重新激活到节后神经末梢之前,它的活动时间极其有限和短暂。NE 也在血液中释放,并通过刺激肾上腺髓质,和肾上腺素一起发挥内源性作用(释放的递质中 NE 仅占20%)。当以这种方式释放时,NE 的半衰期更长,并且对血压升高有更广泛的影响。正是这种自然产生的释放途径使我们现在可以使用它来支持大脑和冠状动脉的灌注。现在我们需要一杆"大枪",到了必须放置中心静脉通路的时候了。尽管可以通过外围静脉注射给予 NE,但首选途径是通过中心静脉,因为其使用过程中可能出现与外渗相关的坏死。"是的,他活了下来,但他看起来像《行尸走肉》里的临时演员!"大剂量 NE即使在中心静脉使用,也可能引起肢端缺血(一声叹息!)。一些患者也可引起心动过缓和心律不齐,但这并不常见。常见的是血管张力大幅增加,遍布各处,包括肺血管系统、肾脏、胃肠道以及前面提到的四肢。这可能会导致酸中毒、潜在的心输出量减少、右心衰竭增加、急性肾损伤,以及肠缺血(我们说过,这确实是一杆大枪)。

由于其半衰期短,传统上将 NE 滴注使用。浓度通常为 4mg/250mL(16μg/mL)或 8mg/250mL(32μg/mL);这些浓度因机构而异,因此请检查您的药袋标签。剂量单位也可变;一些医院的NE 剂量为 μg/(kg·min)[0.01~3μg/(kg·min)],而其他医院的剂量为 μg/min(2~20μg/min)。由于 NE 是一种非常有效的升压药,因此它已成为重症监护室和手术室中特别是对于心脏病患者的常用工具。就像我们说的那样,这是最强大的枪支之一,虽然不是最强的枪支,但通常可以有效地为您提供所需的升压支持。重要的是要记住,相对于肾上腺素,NE 是一种更强的 α_1激动剂。但是,这两种药物在 β_1 受体上都是等价的。

肾上腺素——混合 $\alpha_1 < \beta_1$ 和 β_2 激动剂

肾上腺素(epinephrine,又名 adrenalin)是另一种内源性儿茶酚胺,产生于肾上腺,是人类对压力的"战斗或逃跑"反应的一部分。肾上腺素(半衰期约11分钟)激动 β_1 和 β_2 受体的效果强于激动 α_1 受体,因此产生不明显的全身血管阻力增加。因此,在临床上,该药通过其对 β_1受体的作用,引起正性肌力性和变时性反应,用于改善心输出量。由于其激动 β_2 受体的能力,也可将其通过雾化吸入或静脉输注来治疗支气管痉挛。它几乎是治疗过敏性反应和心脏骤停或急性、严重心脏代偿失调的"首选药物"。

剂量根据临床情况而有所不同。当用于增加心输出量时,给药范围为 0.01~0.1μg/(kg·min),但在某些临床情况下,可能需要高达 0.5μg/(kg·min)的剂量。另外,对于将肾上腺素(和其他药物)滴定至合适的支持水平时仍存在的持续性低血压,可以采用静脉推注剂量,剂量范围是 5~50μg。出于这个原因,我们中的许多人被教导要为任何可能出现血流动力学低的病例准备"大大小小的"肾上腺素注射器。通常是一支 10mL 的 100μg/mL 浓度的肾上腺素,和一支 10mL 的浓度为 10μg/mL 肾上腺素注射器。对于过敏反应的治疗,通常初始静脉推注500~1 000μg,同时以 0.05~0.1μg/(kg·min)(或更高)的速度输注。静脉注射肾上腺素用于治疗支气管痉挛的剂量通常较低,为 0.01μg/(kg·min)。

最后,在您最黑暗的临床经历中,可能会使用所谓的"超级肾上腺素",即浓度为 1mg/mL的肾上腺素。这是针对那些 0.5μg/(kg·min)剂量不足以维持血流动力学的"特殊患者"的。浓缩的制剂允许的推注剂量为 0.5~10mg。通常,这些患者如果没有立即进行机械支持治疗(左心室辅助装置或静脉动脉体外膜氧合)或在急性、严重出血的情况下进行积极的容量复苏的话,将无法生存。

肾上腺素的缺点是快速性心律失常和高血压。切记,可以在紧要关头通过气管导管内应用(2~2.5mg 稀释至 10mL 生理盐水中),肌内或皮下注射(两种途径使用剂量均为 1mg/10mL 浓度的药液使用 0.3mg 至 0.5mg)。

加压素(又名抗利尿激素、精氨酸加压素)

如果我们考虑使用血管加压素(半衰期为 10~20 分钟),则很可能会遇到越来越多的不良反应。加压素(在临床战壕中称为 "vaso")是一种抗利尿激素类似物,最初被证明可用于尿崩症的治疗。现已发现其在治疗败血症和血管舒张性休克状态(如心肺搭桥后血管麻痹)中起作用。成品制剂浓度为 20U/mL,而后不同机构单位稀释到使用浓度,例如 40U/250mL(0.16U/mL)或 20U/250mL(0.08U/mL)。药物浓度的巨大变化是由于影响某些非专利药的药品价格快速上涨(加压素涨了 10 倍)。治疗血管麻痹的剂量从 0.03U/min 开始,最高达到 0.1U/min,然而许多医师不会给予超过 0.06U/min 的剂量。一些实践是以 U/h 为使用单位的(3~9U/h)。手术室中常见的另一种用法是按需单次剂量推注,就像去氧肾上腺素(这属于超说明书用药,但电影《捉鬼敢死队》中的核加速器质子包也是如此)。在这种情况下,取一支 20U/mL 的药物,然后稀释到 1U/mL。然后一次推注 1U 或多个单位(取决病情)。加压素的好处是它利用精氨酸加压素受体来发挥作用,因此即使我们已经"使用"了所有交感神经系统受体,它也很有帮助。我们仍然需要一个中心静脉通路,因为它具有与 NE 相同的外渗风险。好处是它对肺血管没有影响,并且是右心衰竭血压支持的首选药物。这种情况必须通过周围血管张力的大幅增加来缓解,这可能会导致与 NE 类似的副作用(即《行尸走肉》综合征)。尽管如此,由于加压素使用了不同的受体来起作用,因此它仍然是一种有用的药物。请记住,加压素的剂量有点像电灯开关,因为它不需要经常被滴定(即以 0.03 或 0.06U/min 的速度打开,然后忘记它,直到患者看起来血压过高然后再将其关闭)。

亚甲蓝(为什么我的尿液是绿色的?)

还记得我们刚才所说的关于不受控制的核加速器的话(超说明书用药)吗?我们现在就已经妥妥地处于这种困境。如果您的患者到达这一境地,那很糟糕,我们的意思是说横穿河流会险象环生。亚甲蓝说明书标明仅用于治疗高铁血红蛋白血症,其作为血管加压素使用时则截然不同。自 2004 年以来,文献中仅对体外循环(cardiopulmonary bypass,CPB)后血管麻痹的情况下使用亚甲蓝进行了介绍。介绍了两种给药方法。第一个是在 20~60 分钟内一次推注 1.5 到 2mg/kg 的剂量。第二个在推注剂量后以 0.5~1mg/(kg·min)输注。目前尚无临床试验证明上述给药方案的有效性。亚甲蓝具有与前面提到的 NE 和加压素相同的外渗风险。它还会在几乎每个器官系统中引起从轻度到重度的各种其他副作用和躯体症状。但是,如果我们要用亚甲蓝来治疗 CPB 后的血管麻痹,幸运的是,患者处于麻醉状态并插着管。另一个大问题是 5-羟色胺综合征,如果给予服用特定 5-羟色胺再摄取抑制剂、NE 再摄取抑制剂或单胺氧化酶抑制剂的患者亚甲蓝治疗,这确实会发生。因此,当在体外循环或类似的血管麻痹状态中,亚甲蓝是麻醉医师的最后选择。如果你没有其他办法让你的患者离开手术台,你就使用它。

⌂ **要点**

- 首先，也是最重要的是考虑您在使用升压药时正在做什么。监护仪上的数字较高是您对患者生理功能进行控制的副产品，而不是目标本身。选择治疗方法时，无论是直接给药或通过液体给药，还是两者兼有，你必须始终将血压与系统血管阻力和心输出量这两个变量紧密联系在一起。

- 静脉应用去氧肾上腺素是我们的一线日常药物。它是大多数麻醉医师的"首选"药物，它几乎是一种纯 α_1 激动剂，一招鲜吃遍天。去氧肾上腺素最初增加静脉张力(静脉容量减少)，暂时增加心脏的前负荷和心输出量，但也会影响肺动脉和全身动脉血管并增加其张力。这是一种很好的药物，但是如果您给的剂量越来越大，剂量大得夸张，则需要重新评估患者并弄清楚患者还需要哪些手段来支持其血流动力学。一般来说，容量复苏和有创血压监测需要很快跟进。

- 麻黄碱是增加血压的有用药物，其作用主要是通过刺激神经末梢释放去甲肾上腺素，导致心脏的正性肌力和心率增加。因此，其增加血压的主要能力来自心输出量的增加，而不是血管收缩。我们重复一遍，麻黄碱间接增加了血压。它不是血管收缩剂。它作用于 β_1 受体以刺激心脏。血压升高归因于心输出量增加。重复剂量会引起耐药和药物作用减弱，因为目标神经末梢的 NE 耗尽。如果书写板上有耐药问题，答案为"麻黄碱"。

- 多巴胺是一种天然存在的儿茶酚胺，根据剂量的不同，会产生多种作用。通常，多巴胺的目标用途是作用于心肌中的 β 肾上腺素以增加心输出量和血压。它还将导致 NE 释放并增加 SVR。这些是考试中无处不在的主题，因此仔细学习上面的段落和以下的总结。多巴胺是一种更复杂的药物，因为它对多巴胺能受体的作用最终取决于剂量范围。在 0.5~2μg/(kg·min) 的较低剂量下，多巴胺将选择性扩张各种血管床并产生利尿；因此在该剂量范围内可能会降低血压。在 2~10μg/(kg·min) 的中等剂量下，它将刺激儿茶酚胺的释放，这会刺激心脏的 β 受体(正性肌力和心率作用)以及周围的 α 受体。中等剂量可通过增加心输出量和 SVR 有效提高血压。在 10~20μg/(kg·min) 的更高剂量下，多巴胺将继续具有促进心输出量的 β 效应，但也具有更强的由 α 诱导的血管收缩效应，可减少观察到的心输出量升高。还应注意，在高剂量范围内可能导致严重的血管收缩，可能导致周围组织缺血。

- 多巴酚丁胺是一种主要的正性肌力药物，通过刺激 β_1 受体来增加心输出量发挥作用，通常用于失代偿性充血性心力衰竭的治疗。多巴酚丁胺还具有一些外周 β_2 效应，可导致低血压。在败血性休克患者(即那些已经血管扩张的患者)中谨慎使用多巴酚丁胺，并注意由于其 β_1 激动剂的作用，它的使用可能与快速性心律失常相关。

- 去甲肾上腺素是大枪中的第一个选择。它也是内源性儿茶酚胺，具有巨大的 α 受体效应和较小的 β_1 激动效应。请注意，与肾上腺素相比，该药物具有等效的 β_1 效应，但其 α_1 效应远比肾上腺素更有效。它通常要求中心静脉通路，因为外渗是一个重大问题。预计肾脏、肺部、胃肠道和四肢的血管张力会有明显的甚至是显著的增强。这种药物有效，但会有很多并发症和副作用，因此必须非常小心地观察和滴定。在较高的剂量范围内，如果没有足够的心输出量，则严重的全身性血管收缩会引起周围缺血(即我们所说的行尸走肉综合征)。

- 肾上腺素与去甲肾上腺素一样，是混合的 β 和 α 激动剂。但是，它的 β_1 和 β_2 效果比其

α_1 效果更明显。该药通常用于过敏性休克和心源性休克的治疗。在非常低的剂量下，它可能是支气管痉挛的有效治疗方法。以"超级肾上腺素"（即 1mg/mL 的肾上腺素）的形式在 1~10mg 的大剂量推注时，它可以作为短期桥梁治疗来维持低血容量或心源性休克期间的重要器官灌注，所以当您真的处于血流动力学紧要关头时，考虑它。我们的一位临床导师曾经说过："您每 100 例病例可能只需要使用一次紧急肾上腺素，但是当您需要时，您只需要它，只有它，而且马上就要。因此，您的肾上腺素注射器需要提前准备好，做清楚标记，并放在麻醉车上专用区域备用。"

- 肾上腺素是另一种升压药，其作用取决于剂量，所以在准备考试的时候，你需要为这种药物准备一张额外的学习卡。当然，不要忘记这是可以通过气管导管进行给药的药物之一。
- 血管加压素在适应证外用于严重循环性休克，如 CPB 后血管麻痹。这种药物的使用是针对高级临床威胁的，特别是当你需要一种药物，它的增压作用涉及不同的受体（主要是血管中的精氨酸加压素受体，而不是交感神经系统受体）时。简而言之，加压素是低 SVR 的另一种治疗选择，低 SVR 是由于加压素在加压素受体上的特殊作用，导致 SVR 和血压增加（如果心输出量保持不变）。
- 加压素通常用于表现出血管麻痹的心脏外科手术或低张力脓毒症患者。值得注意的是，由于肺动脉血管中没有血管加压素受体，它是维持右心衰重要器官灌注的有效治疗方法。过度使用加压素而心输出量不足也可引起血管深度收缩从而导致终末器官缺血。
- 亚甲蓝被许多麻醉学家称为"拼死一搏"，用于治疗严重的血管麻痹，根据我们的经验，其疗效充其量也只是暂时的。我们将其使用于那些患有严重难治性血管麻痹并从推荐推注剂量开始的患者。如果我们从推注中看到了效果，我们认为开始滴注是有意义的。否则，您可能需要为患者祈祷。它的使用可能与 5-羟色胺综合征有关，因此应严格避免将其用于服用特定 5-羟色胺再摄取抑制剂、去甲肾上腺素再摄取抑制剂和单胺氧化酶抑制剂的患者。

推荐读物

Levin RL, Degrange MA, Bruno GF, et al. Methylene blue reduces mortality and morbidity in vasoplegic patients after cardiac surgery. *Ann Thorac Surg*. 2004;77(2):496–499.

Zimmerman J, Cahalan M. Vasopressors and inotropes: Chapter 22. In: Hemmings HC, Egan TD, eds. *Pharmacology and Physiology for Anesthesia*. Philadelphia, PA: Elsevier Saunders; 2013:390–404.

第 85 章
米力农——对肾脏不友好的药瓶里的主动脉球囊反搏泵

一名 68 岁的男性患有缺血性心肌病，伴有严重的二尖瓣功能性反流，现接受体外循环（CPB）下冠状动脉血管重建术及二尖瓣修补手术。除严重的动脉粥样硬化，该患者其他的既往病史也都有重要意义，包括全心衰（左心室射血分数为 25%）、高血压、高脂血症、肾功能不全 3 期（肾小球滤过率 30~59mL/min）。据悉，该患者的降主动脉病变特别严重，病历记录为 V 级（活动性粥样硬化斑块）。外科医师计划进行冠状动脉旁路移植术搭 5 根血管桥，二尖瓣瓣环成形术，以及带有 GOR-TEX 腱索的左心室乳头肌成形术，阻止乳头肌进一步移位来延长修复后的二尖瓣的寿命。尽管我们的诱导药物（芬太尼、咪达唑仑和丙泊酚）可能引起交感神经抑制,但以 10μg/(kg·min) 的剂量静脉预防性应用多巴胺,可改善/维持正性肌力、心率和全身血管阻力,这会使患者的麻醉诱导非常平稳。你一路走到了 CPB 的建立,对这个棘手问题的处理感到非常满意,然后开始进行思考:"现在还会发生什么问题? 我今天要把他们都解决掉!" 好了,在 CPB 进行了 4 个小时后,术中经食管超声心动图(TEE)检查发现严重的双室收缩异常,肺动脉压力比基线升高了 30%,并且系统血压(MAP 50mmHg)和全身血管阻力(500dynes·s·cm⁻⁵)低到无法接受,而脑血氧饱和度仪显示双侧饱和度下降到临界值(低于基线25%+)。CPB 下尿量良好约为 2mL/(kg·h)。你下一步计划是什么? 您是否准备脱离药物联盟转而考虑机械支持? 是否有另一种方法可以更好地处理该患者的临床情况?

米力农临床应用的全面总结

心脏手术室外的麻醉临床医师很少会接触到米力农。该药物仅用于心脏了无生机的患者(例如我们临床病例中的那位 CPB 艰难地进行了 4 个小时的患者)。它可显著改善心肌收缩力、心脏指数和舒张功能,因此赢得了"药瓶里的主动脉球囊反搏泵"的绰号。因为没有"免费午餐"之类的东西,所以你必须牢记,伴随这些治疗效应还会带来其他一些问题,其中最显著的是系统性血管舒张,当给予全负荷量的米力农并持续输注,必然需要应用血管收缩剂,尤其是实施麻醉的患者。它可增加心脏指数,与其引起的全身血管阻力下降有部分关系。因此会观察到与单纯使用米力农相比,增加应用血管收缩剂(即心脏后负荷增加)后临床获益会降低。在许多接受米力农治疗的清醒(即非麻醉状态下的)心力衰竭患者中,他们无需添加静脉血管收缩剂就可以耐受药物,因为他们不受挥发性麻醉药和静脉麻醉药的影响。此外,许多心脏病专家在治疗 ICU 内清醒的心力衰竭患者时,不给予米力农负荷量,只是让其血药浓度在 6~12 个小时内上升到稳定状态,让机体有时间代偿因米力农引起的后负荷下降。

在我们的病例中描述的紧急情况下,如果不给予负荷量,我们没有足够的时间让米力农血药浓度缓慢上升。许多临床医师会尝试在不给负荷量的情况下使用米力农,或在患者耐受的情况下逐渐增加负荷量,常同时应用另一种具有 β 和 α 肾上腺素能的药物,如肾上腺素或去甲肾上腺素。例如,在克利夫兰医学中心,我们在部分旁路手术时检查心肌的收缩功能,以评估全心收缩功能,如果评估为严重抑制,在通过 TEE 检查双室收缩功能时,我们将给予25%~100% 的适当的米力农负荷量,同时以 0.5μg/(kg·min) 的中等剂量开始输注米力农。为了有效应对不可避免的血管舒张,您需要再好好考虑一下。如果血管舒张程度较轻,则适量的肾上腺素或去甲肾上腺素(例如,0.025~0.05μg/(kg·min))足以将全身血管阻力保持在正常范围(即 800~1 200dynes·s·cm⁻⁵)。如在我们的临床病例中所见,血管舒张更为严重,并可能与长时间 CPB 运行过程中过度释放炎症介质(如具有血管舒张特性的缓激肽)有关,那就可能需要更高剂量的去甲肾上腺素[如 0.1μg/(kg·min) 以上]。另一种情况是,如果右心室收缩衰竭是一个主要问题,那么就应该开始努力通过血管加压素来减少米力农相关的全身血管舒张,因为肺动脉循环中没有血管加压素受体。这使米力农能够在降低右心后负荷的同时提高右心室的正性肌力和改善舒张功能。确实,如第 241 章所述,米力农、血管加压素和吸入性一氧化氮(或吸入依前列醇)的药物组合被用于治疗右心衰竭。有一些文献支持将吸入米力农用于治疗肺动脉高压和/或右心衰竭,这可能会减轻静脉使用时所见的一些全身血管舒张。围手术期静脉注射米力农也可用于特异性治疗肺动脉高压,但这并不是我们的实际常规操作,因为我们可以使用吸入一氧化氮,这是一种针对性治疗孤立的肺动脉高压的疗法。

最后,与临床使用米力农有关的一些想法是,在肾功能不全的患者中,米力农血药浓度会更高,因此剂量应更为保守,这将稍后在本章讨论。此外,对于像我们临床病例中描述的严重主动脉粥样硬化疾病患者,米力农可作为主动脉内球囊反搏泵的一个很好的替代,因为使用主动脉球囊反搏泵(intra-aortic balloon pump,IABP)将使患者面临更高的下游血栓栓塞并发症风险。最后,联合使用的 β 受体激动药通过 β 受体激活增加 cAMP,而抑制磷酸二酯酶Ⅲ阻止其分解,所以联合用药是有利的。

米力农:作用机制

米力农是心脏和血管平滑肌中磷酸二酯酶Ⅲ同工酶的选择性抑制剂。米力农取代了氨力农,后者是另一种磷酸二酯酶抑制剂,常常导致药物诱导性血小板减少。米力农对磷酸二酯酶的抑制作用导致 cAMP 水平升高,进而增加心肌的收缩力,增加收缩和舒张的速度(即主动舒张性),刺激血管舒张。这导致心输出量增加和肺楔压或肺血管阻力降低。无需过度改变心率或增加心肌耗氧量即可获得这些血液动力学变化。在临床上,联合使用 β 受体激动药可通过 β 受体激活增加 cAMP,而抑制磷酸二酯酶Ⅲ阻止其分解,所以联合用药是有利的。

米力农:适应证

米力农在充血性心力衰竭患者中的应用研究最为充分。尽管需要使用利尿剂治疗,但它似乎对急性非缺血性心肌病(包括 Takotsubo 心肌病)的非低血压患者非常有效。这些患者得益于收缩力增强和后负荷减少。另外,米力农增强舒张功能的能力是被认可的。治疗时间应持续 48~72 小时;但是,等待心脏移植或从病毒性、围产期或特发性心肌病中恢复的患者可能需要静脉注射米力农数周至数月。迄今为止,尚无研究支持其更长时间的使用。长期口服米力农与死亡率增加相关。

米力农:使用剂量

肾功能正常的患者的推荐剂量为 $50\mu g/kg$ 推注,然后以 $0.375{\sim}0.75\mu g/(kg\cdot min)$ 的速度持续输注。根据临床情况,应在 10 分钟或更长时间内缓慢给予米力农的负荷剂量。还应注意,一些心脏科医师会对肾功能不全的患者使用低至 $0.2\mu g/(kg\cdot min)$ 的维持剂量。由于米力农主要通过肾脏排泄,因此肾功能不全患者的使用剂量,应根据体表面积进行相应调整(CrCl 表示肌酐清除率):

- CrCl 50mL/$(min\cdot 1.73m^2)$:方案 $0.43\mu g/(kg\cdot min)$
- CrCl 40mL/$(min\cdot 1.73m^2)$:方案 $0.38\mu g/(kg\cdot min)$
- CrCl 30mL/$(min\cdot 1.73m^2)$:方案 $0.33\mu g/(kg\cdot min)$
- CrCl 20mL/$(min\cdot 1.73m^2)$:方案 $0.28\mu g/(kg\cdot min)$
- CrCl 10mL/$(min\cdot 1.73m^2)$:方案 $0.23\mu g/(kg\cdot min)$
- CrCl 05mL/$(min\cdot 1.73m^2)$:方案 $0.2\mu g/(kg\cdot min)$

开始治疗后 5~15 分钟内,血流动力学立即改善。米力农的平均半衰期约为 2.4 小时,以 $0.50\mu g/(kg\cdot min)$ 持续输注,患者的血浆浓度在 6~12 小时内达到稳态(200ng/mL)。米力农半衰期的影响在临床上很重要,因为与其他许多常用的正性肌力药物(如肾上腺素)不同,其药物作用不会迅速消退。与通过持续输注达到稳态相似,可以预测到米力农的临床疗效可能需要 6~12 个小时才能完全消退。

米力农:使用中的注意事项

米力农缩短了房室结传导时间,可提高室上性心律失常患者的心室反应率(可达 3.8%)。

有报道称高达 12% 的患者发生室性心律失常(室性异搏、持续性和非持续性室性心动过速)。威胁生命的室性心律失常似乎与存在其他潜在因素有关,例如之前存在的心律失常和/或代谢异常。肾功能不全的患者必须格外小心。最近一项关于米力农对连续静脉-静脉血液透析(continuous veno-venous hemo dialysis,CVVHD)患者中的药代动力学的研究显示,9 名患者中有 6 名发生致命性室性心律失常。这些患者为少尿状态(<400mL/24h),血清肌酐>2.0mg/dL。所有患者均接受 0.25μg/(kg·min) 的米力农,平均稳态浓度为 845ng/mL,是肾功能正常患者的 4 倍。米力农的高蛋白亲和力和尿排泄减少可能是造成这种高浓度的原因,从而导致室性心律失常的发生率增加。

最后我们还要指出,当然,您必须始终将血容量视为“米力农方程”的一部分,因为如上所述,由该药物引起的血管舒张会加剧低血容量患者的血流动力学问题。米力农被认为是一种强心剂似乎是一个基本概念,但我们向读者指出,这可能会使对药物不太熟悉的临床医师认为,该药物本身将完全改善血流动力学状态。

我们希望在某些临床情况下使用米力农是“死马当活马医”,只是我们的“死马”是垂死的心肌。在一段时间内,它可能会改善功能,但如果你一直用米力农刺激它,心脏会衰竭并引发恶性心律失常。接受米力农治疗的患者出现恶性心律失常可能预示着需要“高级机械循环支持”,即所谓“左心室辅助装置”或“动静脉体外膜氧合”,这是 ICU 护士不是很喜欢听到的词汇……在您宣布这个坏消息之前,最好给 ICU 团队送点好吃的!

🏠 要点

- 米力农是一种磷酸二酯酶抑制剂,主要作用于心脏和血管平滑肌。它的作用是通过增加肌力和减少心脏后负荷(降低肺和全身动脉阻力)来增加心输出量,并增强舒张功能(lusitropy),最终使它赢得了“药瓶里的 IABP”的绰号。
- 米力农可以静脉注射 48~72 小时,但是对于等待心脏移植或从病毒性、围产期或特发性心肌病中恢复的患者,可以继续治疗数周至数月。它的平均半衰期为 2.4 小时——不能像大多数正性肌力药一样药效迅速消退,因为其更长的半衰期,意味着停止输注后它需要长达 6~12 个小时,临床作用才能完全消失。
- 使用米力农负荷量,特别是麻醉状态的患者,会导致明显的全身性低血压,这通常需要使用某种血管收缩剂或联合应用正性肌力药/血管收缩剂。使用吸入米力农重点治疗肺动脉高压可能会降低静脉使用米力农所致的全身血管舒张作用。
- 肾衰竭患者必须谨慎使用,因为它有可能导致超治疗量的血药浓度,并伴有危及生命的心律失常。
- 接受米力农治疗的患者发生恶性心律失常可能表明需要机械循环支持。
- 对于肾功能不全的患者,必须在一定范围内调整米力农的使用剂量。
- 对于患有严重主动脉粥样硬化疾病且血栓栓塞并发症风险增加的患者,米力农(药瓶中的 IABP)可以替代真正的主动脉内球囊反搏泵。

推荐读物

Mrozek S, Srairi M, Marhar F, et al. Successful treatment of inverted takotsubo cardiomyopathy after severe traumatic brain injury with milrinone after dobutamine failure. *Heart Lung*. 2016;45(5):406–408.

Taniguchi T, Shibata K, Saito S, et al. Pharmacokinetics of milrinone in patients with congestive heart failure during continuous venovenous hemofiltration. *Intensive Care Med*. 2000;26(8):1089–1093.

Tariq S. Aronow WS. Use of inotropic agents in treatment of systolic heart failure. *Int J Mol Sci.* 2015;16(12):29060–29068.

Wang H, Gong M, Zhou B, et al. Comparison of inhaled and intravenous milrinone in patients with pulmonary hypertension undergoing mitral valve surgery. *Adv Ther.* 2009;26(4):462–468.

第 86 章
胺碘酮和替代抗心律失常药——心房心室颤动治疗的双刃剑

　　一名有前列腺癌病史的 68 岁男性将进行机器人辅助前列腺切除术。既往病史有重要意义，包括二尖瓣脱垂合并中度二尖瓣关闭不全、中到重度左心房扩张、轻度肺动脉高压、全身性高血压、病态肥胖，以及发现阵发性心房颤动 1 年。患者不清楚自己房颤具体的患病时间，并注意到他的日常生活中没有活动受限，但他承认日常剧烈活动较少，常久坐。他日常服用的药物包括美托洛尔、氨氯地平和低剂量阿司匹林。医生鼓励他开始抗凝治疗，但他由于没有症状而拒绝这样做。在手术室中，他的基本生命体征如下：体温 36.6℃，心率 68 次/min（律齐），呼吸 17 次/min，血压 146/86mmHg，血氧饱和度为 96%（吸空气）。他在手术当天早上接术前指示服用了所有的高血压药物。他对麻醉诱导耐受良好，过程中血压低至 89/47mmHg，静脉给予 10mg 麻黄碱反应良好。术野操作及二氧化碳气腹维持约 45 分钟时，手术刺激没有改变，但该患者本来一直平稳的心律，此时突然增加至 150 次/min（律不齐）。心电图显示患者发生了快速型心房颤动（房颤）。血压为 66/34mmHg，氧饱和度为 99%，FiO_2 为 0.7。外科医师注意到腹膜组织呈暗灰色。为稳定患者状况，你第一步要做什么？心脏复律有作用吗？该治疗可能带来哪些风险？在这种情况下可能需要使用什么药物治疗？药物疗法对药物相互作用是否有影响？

胺碘酮和替代抗心律失常药物的全面总结

　　像胺碘酮这样的药物以及其他抗心律失常药物确实是药物治疗中的双刃剑，几乎所有这些药物都**可以终止也可以导致心律失常**。像房颤这样的常见心律失常，有很多治疗方法，包括药物、同步电复律、经皮单极射频消融（radio frequency ablation，RFA）、开胸双极 RFA 和微创胸腔镜双极 RFA。麻醉医师通常使用药物或同步复律来治疗急性房颤的相关问题，而在需要更多治疗选择时考虑 RFA。全面的药物选择当然是很好的临床决策基础。然而，大多数麻醉医师只有较少的抗心律失常药物培训和使用经验。**因此，我们需要了解最常用、最有效的抗心律失常药物，而较少使用的药物则交给我们的心脏电生理学同事来处理。胺碘酮是一种广泛抗心律失常药物，本章将主要关注它以及其他一些有助于房颤治疗的药物。**如果我们来俯瞰全局，我们必须提醒读者，胺碘酮已出现在高级心脏生命支持（advanced cardiac life support，ACLS）流程中，我们强烈建议"全能型"麻醉医师和麻醉护理者应该能够自在、自信地使用它。不幸的是，统计发现临床对胺碘酮的需求并不常见，大多数麻醉医师通常不会使用这种药物，除非他们正在抢救一个濒危患者。

　　在继续讨论胺碘酮和类似药物之前，我们要强调一个与房颤相关的重要临床征象-心房的血液瘀滞增加。左心耳血流速度较低，会使患有房颤的患者面临全身性血栓栓塞并发症的风险。从临床的角度来看，这可以归结为，任何时候我们使用电疗法治疗房颤或其他类型心律不齐，都存在血栓栓塞事件的风险。也就是说，我们只能在以下两种临床情况下使用电疗法：①我们确定患者已接受抗凝治疗约 4~6 周，因此左心耳存在血栓的概率极低，或②患者的血流动力学状态不佳，无法等待确定左心耳中是否存在血栓，并且我们更担心发生脑卒中/缺氧因此我们接受血栓栓塞性卒中风险选择继续进行电复律。在血流动力学稳定处于临界状态且有可用资源的情况下,开始进行药物治疗是有意义的,同时安排有资质的临床医师对左心耳进行 STAT 食管超声心动图检查,例如,由 NBE 认证的高级心脏麻醉医师或 NBE 认证的心脏病专家。

就我们临床病例中的患者而言,他可能已有血栓(即,他不知道自己何时患有房颤且未进行抗凝治疗),因此我们建议避免立即使用同步心脏复律,并通过开始使用全身性血管收缩剂(例如去氧肾上腺素)进行治疗,来改善器官灌注。如果用药有效果,那么我们将取得 STAT TEE(如果可能)来评估管理左心耳血栓。如果 TEE 未见血栓且血流动力学仍然不稳定,则同步心脏复律值得一试,特别是如果同时使用了 β 受体阻滞剂来抑制心室率。如果无法立即实施 TEE,我们将静脉推注艾司洛尔以控制心室率,这可以稳定血流动力学并避免胺碘酮的副作用(例如低血压)。如果短效的 β_1 特异性阻滞剂(艾司洛尔)有效,那么我们将使用长效 β_1 特异性阻滞剂(如美托洛尔)以维持心室率。此时,最好检查动脉血气查看电解质,以确保电解质正常,并确保 $PaCO_2$ 并没有因二氧化碳气腹而异常升高。如果血流动力学保持稳定,则可以完成手术。患者可在转入 PACU 后进行心脏相关会诊。有很多种方法可以给猫剥皮(即使每个人都知道狗是人类最好的朋友,我们也不主张对猫采取任何有害的行动),所以这只是解决这一临床难题的其中一种方法!

房颤以及胺碘酮的基础知识

心房颤动是 ICU 和心胸外科围手术期常见的心律失常。主要的治疗方法是控制心室率,β-受体阻滞剂是一线用药。在涉及严重血流动力学恶化的更紧急的临床情况下,应立即进行同步直流电复律。然而,通常首先使用心律转复药物,例如胺碘酮。胺碘酮是一种复杂的抗心律失常药物(主要为Ⅲ类),它至少具有其他三种 Vaughn-Williams 类抗心律失常药物的某些特性。胺碘酮通常被用于治疗和预防持续性房性和室性快速型心律失常,尽管美国食品药品监督管理局(FDA)批准胺碘酮仅用于治疗室性心律失常。它是少数几个可以安全用于充血性心力衰竭患者的药物之一。胺碘酮的禁忌证包括伴有明显窦性心动过缓或晕厥的严重窦房结功能障碍、二度或三度心脏传导阻滞、已知对胺碘酮过敏、心源性休克,以及可能患有严重慢性肺部疾病。

胺碘酮具有高脂溶性,在体内广泛分布,并且高度集中在许多组织中,尤其是在肝和肺中。经过变换(30%~50%)和缓慢的胃肠(GI)吸收后,胺碘酮被非常缓慢地消除,其半衰期约为 25~110 天。口服给药后起效延迟,除非使用大负荷量,否则几个月内可能都无法达到药物血药浓度稳态。值得注意的是,当给予多个负荷剂量的胺碘酮时,例如,在 1~2 小时内,静脉注射 150mg 胺碘酮 4~6 次,大约 2 周后可能有出现急性呼吸窘迫综合征(ARDS)的重大风险。胺碘酮经过广泛的肝代谢,变成具有药理活性的代谢产物去乙基胺碘酮(DEA)。胺碘酮不通过肾脏排泄,而是通过泪腺、皮肤和胆道排泄。胺碘酮和 DEA 都不可透析排出。

胺碘酮既是抗心律失常药物又是有效的血管扩张剂。胺碘酮通过延长所有心肌(包括旁路)的动作电位持续时间,延长了有效不应期(Ⅲ类活性)。它还具有强大的 Ⅰ 类抗心律失常作用,可通过在高刺激频率下抑制失活的钠通道来发挥作用。胺碘酮可减慢窦房结的第 4 期去极化以及通过房室结的传导。它还抑制 Ca^{2+} 内流(Ⅳ类活性)以及 K^+ 外流。胺碘酮非竞争性地阻断 α 和 β 肾上腺素能受体(Ⅱ类活性);这种作用是 β 受体阻滞剂对竞争性受体抑制作用的补充。因此,快速给予胺碘酮可引起与 β 肾上腺素作用有关的心动过缓和低血压。合并用药时,这些副作用应放在"监测列表"的首位。

其他显著的急性影响包括低钾血症以及与多种药物(如香豆素和地高辛)的相互作用(见下文),以及极少发生的尖端扭转型室速。大剂量存在肺毒性的风险,从肺炎开始(即在某些极端病例中的 ARDS 样综合征),并导致肺纤维化。受胺碘酮治疗影响的其他器官系统包括甲状腺(甲状腺功能减退或甲状腺功能亢进)、中枢神经系统(近端肌肉无力,周围神经病变和神经系统症状)和胃肠道(恶心发生率为 25%,肝酶升高),并且可能引起睾丸功能障碍、角膜色素沉着、光敏性暗灰色或浅蓝色的皮肤色泽改变。

替代胺碘酮治疗房颤的药物选择取决于患者的心脏病史,因为左室收缩功能降低的患者特别容易受到某些抗心律失常药物的促心律失常作用的影响。一些常用的替代品包括伊布利特、多非利特和索他洛尔。在使用这些药物之前,应充分向心脏电生理学家进行咨询。

伊布利特通过抑制延迟性整流钾电流(delayed rectifier potassium current, Ikr)和选择性增强内向性慢速钠电流(slow inward sodium current)来延长复极时间。单次或重复静脉输注能有效终止房颤和房扑。在房颤心脏转复方面与胺碘酮一样有效。在心衰、心动过缓、非白种人、女性、为了治疗房扑而不是房颤的患者中,导致尖端扭转型室性心动过速的促心律失常作用的发生率更高。这种风险在给药过程中或给药后短时间内(1 小时内)发生率最高,并且在给药后很快就减弱,因为伊布利特的半衰期短(2~12 小时)。开始给药后监测患者至少 4 小时。

多非利特延长动作电位和校正 QT 间期(QTC)的作用与浓度相关。多非利特仅仅是通过抑制延迟性整流钾电流 Ikr 的快速部分来发挥作用。根据一项荟萃分析(meta-analysis),更有力的证据证明,应用多非利特迅速转复房颤优于之后使用多非利特维持。可以用于心脏功能下降的患者,但是开始用药的最初 3 天仍需要持续远程监测,因为它像伊布利特一样也有促心律失常的风险。维持血清钾浓度和镁浓度正常、用药前调整肾功能、用药后根据 QTC 减量(理想的 QTC 基础值<0.429 秒),可以降低发生尖端扭转型室性心动过速的风险。使用多非利特的医院和处方者都要经过专门的培训。

索他洛尔兼有 Ⅱ 类和 Ⅲ 类抗心律失常药物的特点,对很多心律失常都有作用,会产生明显的心动过缓或者延长 QT 间期。在众多适应证中,索他洛尔最常用于房颤转复后维持窦性心律和降低快速性室性心律失常。尽管能够预防快速性心律失常,索他洛尔(和其他抗心律失常药一样)也有促心律失常作用,这是因为它能明显延长 QT 间期。因此开始用药时应密切监测患者。在一些机构中,门诊患者被收治入院后开始口服索他洛尔治疗。索他洛尔禁用于肌酐清除率下降(<40mL/min)和哮喘的患者。应避免用于严重传导功能缺陷、支气管痉挛疾病或者有明显促心律失常危险的患者。

与胺碘酮相关的药物间相互作用

胺碘酮是细胞色素 P450(CYP)酶的广泛抑制剂。在最近出版的药物间相互作用(drug-drug interactions, DDI)手册和参考书籍《围手术期药物与药物相互作用的案例研究》(Springer, 2015)中,它被指出是临床相关 DDI 中最"活跃"的 40 种药物之一。胺碘酮代谢为去乙基胺碘酮,它本身是 CYP 2D6 的显著抑制剂。负荷量或短暂使用胺碘酮不会发生酶抑制,但由于 CYP 酶的抑制通常发生在几天内,这可能在围手术期后期有重要的影响。在上述参考书籍中,作者详细介绍了几个教学"案例"中胺碘酮与阿米替林、美托洛尔(CYP 2D6 底物)、华法林和地高辛相互作用的具体药理学。胺碘酮还与各种其他治疗药物(例如苯妥英、氟卡尼和环孢霉素)具有药代动力学相互作用。最后,为了结束我们关于 DDI 的简短讨论,我们想补充一点在治疗这些患者的恶心呕吐时关于 QT 间期的考虑。这些钾阻断剂(尤其是索他洛尔、伊布利特、多非利特)引起尖端扭转型室速的风险可能会被其他可引起 QT 延长的药物(例如氟哌利多、昂丹司琼)提高,当发生这种药物诱导的尖端扭转型室速时,可考虑用镁剂治疗。

小结

这些抗心律失常药物的使用必须在有适当资源的临床环境中进行,以处理用药并发症。具体来说,这些药物只能在有紧急复苏设备(例如急救药物车、气道设备、除颤器和起搏装置)以及经过适当培训的人员(麻醉医师、重症监护医师或心脏病专家)使用这些设备的护理环境中使用。

🏠 要点

- 胺碘酮和其他抗心律失常药是心脏药物治疗的双刃剑,因为它们既可以治疗也可以导致心律失常。因此,必须始终在充分了解其风险和优点的情况下使用它们。
- 房颤是一种常见的围手术期心律失常,尤其是心胸外科手术患者或诊断为阵发性房颤的患者中;房颤治疗的主要手段是控制心室率。
- 围手术期房颤通常使用药物治疗,因为同步心脏复律的使用可能使患者处于血栓栓塞事件的风险中。
- 如果药物治疗不能使患者稳定,并且由于血流动力学状态不佳而被评估有发生脑卒中的风险,则可能需要同步心脏复律。
- 如果可能,在房颤同步心脏复律之前应由有资质的临床医师进行紧急 TEE,以排除左心耳血栓并降低卒中风险。
- 胺碘酮可用于将房颤或心室颤动(室颤)转化为规整节律。当我们在手术室或其他非正式场合教学时,我们会说胺碘酮用于室颤通常是一种非常"心脏疾病情况"。例如,我们个人最常用的胺碘酮是在患者仍在使用 CPB 的情况下,开放主动脉后,心脏除颤后反复室颤。
- 胺碘酮的已知副作用包括:心动过缓、低血压、低钾血症、尖端扭转型室速、剂量依赖性肺毒性、肺纤维化、甲状腺功能减退、甲状腺功能亢进、近端肌肉无力、周围神经病变和神经系统症状、恶心、肝酶升高、睾丸功能不全、角膜色素沉着、光敏性暗灰色或浅蓝色的皮肤色泽改变。
- 另一个副作用:胺碘酮可在某些情况下使除颤阈值升高,使心脏除颤变得更困难。但是,由于它可以稳定节律,因此在与患病的心脏打交道时,我们不必为此担心太多。如果心脏重复室颤,我们要检查所有可能的因素(酸碱平衡、电解质、冠状动脉灌注压力和温度),并继续予胺碘酮直至心脏恢复正常。在某些情况下,由于我们要处理的心脏是有疾病的,因此会需要建立机械支持,例如主动脉内球囊反搏泵。
- 胺碘酮的禁忌证包括伴有明显窦性心动过缓或晕厥的严重窦房结功能障碍、二度或三度心传导阻滞、已知对胺碘酮过敏、心源性休克,以及可能患有严重慢性肺部疾病。
- 由于该药物的肺部沉积及其已知的肺毒性,胺碘酮静脉大剂量多次给药会导致延迟发生的 ARDS 综合征。
- 胺碘酮是细胞色素 P450 酶的广泛抑制剂。因此它在代谢上非常活跃,并与多种药物有相互作用,包括香豆素、地高辛、美托洛尔、苯妥英、阿米替林和环孢素。
- 使用依非替尼、多非利特或索他洛尔治疗房颤时,应当向有经验并有资格使用这些药物的心脏病专家进行咨询。

推荐读物

Marcucci C, Hutchens MP, Witter ED, et al. *A Case Approach to Perioperative Drug-Drug Interactions*. New York, NY: Springer; 2015:317–319, 615–617, 631–635, 669–672.

Mehraein F. A Review on Amiodarone as an Antiarrhythmic Drug. *Abnormal Heart Rhythms*. 2015. INTECH (Open Access Textbooks). DOI: 10.5772/60418. Last accessed 10.8.2017. https://www.intechopen.com/books/abnormal-heart-rhythms/a-review-on-amiodarone-as-an-antiarrhythmic-drug

Miller MR, McNamara RL, Segal JB, et al. Efficacy of agents for pharmacologic conversion of atrial fibrillation and subsequent maintenance of sinus rhythm: A meta-analysis of clinical trials. *J Fam Pract*. 2000;49(11):1033–1046.

Opie LH, Gersh BJ. *Drugs for the Heart*. 6th ed. Philadelphia, PA: Elsevier;2005:218–274.

第 87 章
昂丹司琼是一款伟大的药物，我们都在用，但要注意会引起头痛和 QT 间期延长

昂丹司琼(Zofran)是一种 5-羟色胺(5-hydroxytryptamine,5-HT) 3 型受体拮抗剂,在 20 世纪 80 年代中期开始临床使用。它是目前临床实践中使用最广泛的止吐剂之一,以对抗术后恶心呕吐(PONV)这令人苦恼的症状。美国现有的四种 5-HT$_3$ 拮抗药物是昂丹司琼(Zofran)、格拉司琼(Kytril)、多拉司琼(Anzemet)和帕洛诺司琼(Aloxi)。这些 5-HT$_3$ 受体拮抗剂是最有效的止吐药物。每个 5-HT$_3$ 拮抗剂在结构和代谢特征上不同,但所有四种药物在有效性、价格和副作用特征上都相似。

血清素药理学和止吐效果

血清素(sertotonin)或者 5-羟色胺(5-HT)是从色氨酸衍生出来的神经递质。体内的 5-HT 影响心血管系统、呼吸系统和胃肠道系统,血管收缩是典型的血管反应。因此,5-HT 拮抗剂会引起血管舒张。在胃肠道系统中,大多数血清素受体是 5-HT 型。化疗和术后肠嗜铬细胞释放血清素产生强烈刺激导致呕吐。释放的这些血清素通过 5-HT$_3$ 受体刺激迷走神经传入纤维,激活脑干中的呕吐中枢(化学受体触发带)。因此血清素受体拮抗剂可以减轻呕吐并引起血管舒张。

其他适应证

最近发表的信息表明,在局部静脉麻醉(IVRA),也被称为 Bier 阻滞中,昂丹司琼具有辅助作用。目前在我们机构中还没有使用这种技术,但它是一个有趣的想法。它寻求利用昂丹司琼的抗炎和麻醉作用以及对抗血清素在异常疼痛过程中的传递作用。一些研究还表明,昂丹司琼可以显著减轻丙泊酚和罗库溴铵的注射痛。

总体安全性概况

5-HT$_3$ 拮抗剂的副作用相对较少,与前几代止吐药如吩噻嗪类相比,被认为有很大的进步。它们在多巴胺受体上几乎没有活性。它们不会有镇静作用及锥体外系副作用。昂丹司琼由肝细胞色素(CYP)P450 酶家族代谢,是 CYP1A、CYP3A 和 CYP2D6 的底物。它也不是 CYP450 的抑制剂或诱导剂。在日常用药中,这意味着昂丹司琼不会"扰乱"(即增加或减少)其合用药物的血药浓度。相反,它更有可能成为药物相互作用的"受害者",其自身的药物代

谢模式和血药浓度受到抑制或增强。

虽然 5-HT₃ 拮抗剂(包括昂丹司琼)通常耐受性良好,但经常使用这种药物的临床医师应该注意一些相关的副作用。

头痛

最常见的副作用是头痛,使用剂量为预防化疗后呕吐的患者,头痛发生率为 10% 至 20%。用于预防术后恶心和呕吐的剂量较低,此类患者的头痛发生率为 10%。特别是在儿童中,有个人或家族偏头痛病史的人在化疗止吐时会增加与昂丹司琼相关的偏头痛的风险。

在偏头痛的治疗中可以看到 5-HT₃ 受体、血管舒张和血管收缩的相互作用。偏头痛的治疗通常使用 5-羟色胺激动剂来阻断引起头痛的血管舒张。例如舒马普坦琥珀酸酯(Imitrex)是一种 5-HT₁ 激动剂,可引起血管收缩。由于 5-HT₃ 拮抗剂会引起血管舒张,因此在易患偏头痛的患者(尤其是儿童)中应慎重使用它们。

有趣的是,已经有人提出,对并非主要由血管舒张机制引起的头痛,昂丹司琼可能具有改善作用。一项近期的双盲、随机、安慰剂对照研究表明,在椎管内麻醉下接受剖宫产的妇女,用 0.15mg/kg 的昂丹司琼与生理盐水进行预处理可使硬膜穿刺后头痛的发生率显著降低。

心电图作用效果-QTc 延长

昂丹司琼可阻断心脏组织中的钠和钾通道。人们早已认识到,昂丹司琼和其他 5HT₃ 拮抗剂与多种 ECG 改变有关。其中,QTc 间期的延长值得关注,而且为剂量依赖。2012 年,美国 FDA 发布警告,禁止单次使用 32mg 剂量,并通知公众正在从药品标签中删除对该剂量的批准。最近完成的一项研究表明,该剂量可能会引起临床相关的 QT 延长,从而导致尖端扭转型室速。该警告没有更改每 3 小时 0.15mg/kg 的低剂量使用建议。与昂丹司琼相关的 QT 延长导致尖端扭转型室速的发生率,许多研究尚未发现有统计学意义的增加。重要的是要记住,这些研究通常涉及健康的志愿者,并不包含延长 QT 间期的多种复合因素。FDA 报告进一步指出:"昂丹司琼可能导致 QT 延长的风险的患者包括先天性长 QT 综合征、充血性心力衰竭、心律失常或服用延长 QT 间期的药物。"有许多延长 QT 间期的药物-一些常见的药物包括丙泊酚、七氟醚、胺碘酮、环丙沙星、可卡因、氟哌利多、法莫替丁、兰索拉唑、奥美拉唑、美沙酮、哌拉西林/他唑巴坦(Zosyn)、利托那韦、他克莫司、他莫昔芬和精神类药物如阿米替林、阿立哌唑、氯氮平和锂剂。

此外,在存在明显的电解质异常(例如低钾血症或低镁血症)的情况下,即使剂量较低,也应谨慎使用昂丹司琼,尤其是有症状的患者。

⌂ 要点

- 昂丹司琼在日常使用中是围手术期的止吐药,是一种 5-HT₃ 拮抗剂。
- 化疗和术后最强烈的致吐刺激是胃肠道嗜铬细胞释放的 5-羟色胺。
- 在胃肠道系统中,大多数 5-羟色胺受体是 5-HT₃ 亚型。
- 5-羟色胺具有多种全身作用。最典型的血管反应是血管收缩。
- 在局部静脉麻醉(Bier 阻滞)中,使用昂丹司琼作为辅助麻醉剂可增强利多卡因的麻醉作用并减轻止血带疼痛。
- 有研究表明,昂丹司琼可减轻丙泊酚和罗库溴铵的注射疼痛。

- 昂丹司琼是 CYP1A、CYP3A 和 CYP2D6 的底物。它似乎并不是细胞色素 P450 肝酶家族的诱导剂或抑制剂。
- 5-HT₃ 拮抗剂通常具有相对较少的副作用。但是，麻醉工作者应注意 5-HT₃ 受体与血管舒张的相互作用，因为它在偏头痛型头痛的发病机制中，特别是在儿童中起着重要作用。
- 临床医师应意识到，昂丹司琼与 QT 间期延长和尖端扭转型室速有关，并且已经有相关报道。对于电解质失衡，先天性长 QT 综合征等先天性心脏病患者，以及与其他延长 QT 的药物合用时，应谨慎用药。

推荐读物

American Society of Health System Pharmacists. ASHP therapeutic guidelines on the pharmacologic management of nausea and vomiting in adult and pediatric patients receiving chemotherapy or radiation therapy or undergoing surgery. *Am J Health Syst Pharm*. 1999;56(8):729–764.

Badeaux J, Bonanno L, Au H. Effectiveness of ondansetron as an adjunct to lidocaine intravenous regional anesthesia on tourniquet pain and postoperative pain in patients undergoing elective hand surgery: a systematic review protocol. *JBI Database System Rev Implement Rep*. 2015;13(1):27–38.

Fattahi Z, Hadavi SM, Sahmeddini MA. Effect of ondansetron on post-dural puncture headache (PDPH) in parturients undergoing cesarean section: a double-blind randomized placebo-controlled study. *J Anesth*. 2015;29(5):702–707.

Khan RB. Migraine-type headaches in children receiving chemotherapy and ondansetron. *J Child Neurol*. 2002;17(11):857–858.

Ondansetron hydrochloride. In: Nissen D, ed. *Mosby's Drug Consult*. 13th ed. St. Louis: Mosby; 2003.

Sethi P, Treece J, Pai V, et al. Long QT syndrome unveiled by a fatal combination of medications and electrolyte abnormalities. *Cureus*. 2017;9(8):e1581.

U.S. Department of Health and Human Services. FDA Drug Safety Communication: New information regarding QT prolongation with ondansetron (Zofran). https://www.fda.gov/Drugs/DrugSafety/ucm310190.htm

第 88 章
浅谈氟哌啶醇在围手术期的应用

作为心理咨询医师，我经常被问到围手术期使用氟哌啶醇（Haldol）的情况。氟哌啶醇是一种相当简单直接的药物，已经在临床上使用了数十年。尽管如此，仍然有一些困惑之处。

氟哌啶醇是一种丁酰苯化合物，被称为"典型"抗精神病药。它研发于 1958 年，被世界卫生组织（WHO）视为公共卫生的基本药物之一。它可以通过口服、静脉或肌内途径给药。通常还提供长效剂型（Haldol Decanoate）以确保治疗依从性。有时通俗的称其为"主要镇定剂"。

基础药理和药代动力学

氟哌啶醇是多巴胺受体拮抗剂。由于强效阻断多巴胺亚型 2（dopamine subtype 2，D-2）受体，因此可有效抑制躁动。但是，与其他一些典型的抗精神病药不同，氟哌啶醇对毒蕈碱和 α₁ 受体的抑制作用小得多，从而较少引起抗胆碱能症状和体位性低血压。这种相对单纯的突触后受体占用特性使氟哌啶醇成为解决痴呆和精神错乱患者躁动的有用选择。尽管氟哌啶醇与大多数其他抗精神病药物相比具有更长的 QT 间期延长的趋势（更多信息在下文中），但这些优点解释了氟哌啶醇是必要时给药（PRN）基础上最常用的抗精神病药物。

风险和副作用

首先，与所有有意义的 D-2 拮抗剂一样，氟哌啶醇可产生明显的锥体外系症状（extrapyramidal symptoms, EPS）。EPS 的急性形式包括帕金森症、急性肌张力障碍反应和静坐不能。前两种疾病可以通过添加抗胆碱能药物如苯托品（Cogentin）或苯海拉明（Benadryl）来解决，但这样做却丧失了氟哌啶醇的低抗胆碱能的优点。通过使用 β 受体阻滞剂（最著名的是普萘洛尔）可以最好地解决静坐不能。EPS 的主要亚急性形式是迟发性运动障碍，其特征是舞蹈样手足徐动症。这种综合征往往仅在长期使用高剂量氟哌啶醇时才会出现，因此与麻醉实施者没有直接关系。EPS 通常是剂量依赖性的，因此明智的给药剂量通常可以避免这些问题。

其次，与其他丁苯酮一样，氟哌啶醇可以有意义地增加 QT 间期。氟哌啶醇的包装说明书中有黑框警告，提示其可能致心律失常。可以写一整本书专门讨论 QT 延长的细微差别，但只要说氟哌啶醇在这方面具有中等能力就可以了。因此，在提供氟哌啶醇时，应谨慎检查患者用药方案中的其他药物，以确保氟哌啶醇不会与其他 QT 延长剂产生协同作用（药效学药物相互作用），密切监测电解质，并采取其他合理措施解决这一潜在问题。幸运的是，通过使用心电图和/或心脏监测，可以快速解决有关患者是否可以安全耐受氟哌啶醇的问题。只要 QT 处于 500ms 的舒适状态，就不会有问题。考虑到静脉注射氟哌啶醇产生 QT 延长的可能性更大，因此认为在用药期间需要对所有接受静脉注射氟哌啶醇的患者进行远程监护，这是标准护理原则。

药代动力学

在药代动力学方面，氟哌啶醇主要通过细胞色素 P450 3A4 和尚未鉴定的 II 期酶代谢，而 P450 2D6 和 1A2 则具有辅助作用。这些多种代谢途径意味着只有酶促泛抑制剂，例如氟西汀（Prozac），才可能有意义地增加氟哌啶醇的血液水平，从而增加患者出现 EPS 和其他副作用的可能性。但是，一种或多种酶的酶促诱导剂（1A2 吸烟，1A2、3A4 和 II 期的卡马西平；3A4 和 II 期的苯妥英等）可以有意义地降低氟哌啶醇的水平，可能降低疗效。氟哌啶醇的代谢产物之一是相对有效的 2D6 抑制剂，氟哌啶醇也是 P-糖蛋白抑制剂，但是从实际临床角度来看，氟哌啶醇很少是导致其他药物血药浓度升高的药代动力学"罪魁祸首"。

麻醉医师应用氟哌啶醇的临床要点

麻醉医师将在围手术期以两种方式之一"遇到"氟哌啶醇——在术前用药方案中作为长期用药，或在急性躁动时以一次或多次 PRN 剂量给药。我要传达的最重要的信息是，如果您牢记基本药理学，特别是药代动力学，那么这两种情况都是相对简单的。氟哌啶醇不是单胺氧化酶抑制剂（monoamine oxidase inhibitors, MAOI）或锂之类的可能在围手术期引起严重发病的精神活性药物之一。它遭受某种文化误解。它起源于心理药理学的"黑暗时代"，在早期并不总是与苯扎托品（Cogentin）一起使用。我收到了许多麻醉医师（包括 Cathy Marcucci）打来的电话，其中涉及药效或药代动力学的相互作用。由于我认为自己目前是名誉麻醉医师，因此在这里给出一些有用的提示。

氟哌啶醇常规剂量的患者：假设您正在查看患者，然后坐下单击打开电子图表，那么在给患者的药物清单上弹出的第一件事就是氟哌啶醇，每晚 10mg 口服。

关于氟哌啶醇，您有什么想问自己的？

1）为什么要对患者的行为失控和/或精神病进行治疗？他们有精神分裂症诊断吗？如果

确实如此,则请记住该严重疾病的一些临床后果,例如阻塞性睡眠呼吸暂停的高发率,不良的自我护理等等。

2) 患者是否具有民事行为能力和理解判断力? 请记住,这两个概念不一样! 民事行为能力是法律上的认定,即患者通常具有处理自己事务的潜在能力,而理解判断力与权衡风险和收益以及做出与特定医疗保健选择有关的理性决定的特定能力有关。民事行为能力是由法官决定的,在法官没有做出其他决定之前,默认所有人都是具有完全民事行为能力。理解判断力是由临床医师确定的,并且取决于对每个决定所下的判断;没有真正的默认模式。

3) 什么是 QT 间期? 患者是否正在服用其他延长 QT 的药物? 如果患者开始使用胺碘酮等药物,您会知道氟哌啶醇对 QT 间期的作用吗?

4) 患者是否习惯了氟哌啶醇的镇静作用? 毕竟,这种药物是"主要镇静剂"之一。由于它具有镇静作用,通常在晚上服用-氟哌啶醇以及围手术期麻醉药和阿片类药物的协同镇静作用可能是什么?

5) 氟哌啶醇会影响其他任何重要围手术期药物的血药浓度吗? 不会。与其说氟哌啶醇是肇事者,倒不如说它是药物相互作用中的受害者。

6) 假设患者没有出现镇静作用,是否应在整个围手术期继续以常规剂量继续使用氟哌啶醇? 是的。

7) 漏服药物有问题吗? 没有。

接受氟哌啶醇 PRN 治疗的住院患者:现在,让我们看看您正在重症监护病房工作或进行住院患者术前评估,您发现该患者已接受多次氟哌啶醇 PRN 给药。或者您正在写医嘱,您认为患者可能需要 PRN 给药。你的想法是什么?

1) 该患者已经接受氟哌啶醇常规治疗剂量了吗? 如果是这样,应研究急性躁动和/或精神错乱的病因。以笔者个人经验,一位紧急入院且应用氟哌啶醇常规剂量治疗的患者,对额外的 PRN 氟哌啶醇治疗一般不会产生快速反应。

2) 您的患者正在发生酒精或其他中枢神经系统抑制剂戒断吗? 如果是这样,则必须立即治疗该戒断反应,而不要使用氟哌啶醇。

3) 这是否代表存在创伤后应激障碍的症状或症状加重? 如果是这样,我通常会通过口服、肌内注射或静脉注射苯二氮䓬类药物,通常为劳拉西泮 0.5~2mg。PTSD 是一种焦虑症,可以通过抗焦虑药来更好的治疗,而非抗精神病药。

4) 患者的年龄? 对于年轻人,氟哌啶醇通过口服、肌内注射或静脉给药的剂量最高为5mg。对于 65 岁以上的成年人,氟哌啶醇的典型剂量为 2mg。在老年人中,氟哌啶醇的 PRN 剂量更低,为 0.25~1mg。值得注意的是,氟哌啶醇的黑框警告部分显示为"接受抗精神病药治疗的老年痴呆症相关精神病患者的死亡风险增加。"氟哌啶醇的致心律失常潜在风险意味着,对比大多数其他抗精神病药,该警告更明显指向氟哌啶醇。但是,此警告确实与长期和持续用药有关,通常是常规剂量,而不是相对偶尔的 PRN 剂量。

5) 氟哌啶醇以小剂量 PRN 给药时,通常不会延长 QT 间期或产生抗胆碱能症状。

6) 如果您的患者一天需要服用超过两次 PRN 剂量的氟哌啶醇,那么就该打电话给您的朋友,精神科医师。

7) 请记住,每当您为精神错乱的患者开药时,您都有可能使他们已经改变的心理状态更加模糊。在短期内,患者的行为失控或将减轻,但潜在的精神错乱将无法通过这种方法解决,甚至可能会加剧。

> 🏠 **要点**
>
> - 精神科药物对围手术期管理者仍然是个谜。
> - 氟哌啶醇是仍在广泛使用的第一代抗精神病药。
> - 使用氟哌啶醇作为常规药物的患者应引起临床重视,是否患有精神分裂症或其他主要精神病。
> - 在术前,用药列表中存在氟哌啶醇,就要注意患者的理解认知能力以及其 QT 间期。
> - 对于发生急性行为失控的患者,甚至是临床情况复杂的患者,氟哌啶醇通常可以安全地 PRN 给药。剂量应根据年龄进行调整。

推荐读物

Douglas PH, Block PC. Corrected QT interval prolongation associated with intravenous haloperidol in acute coronary syndromes. *Catheter Cardiovasc Interv.* 2000;50(3):352–355.

Kudo S, Ishikawa T. Pharmacokinetics of haloperidol: an update. *Clin Pharmacokinet.* 1999;37(6):435–456.

O'Brien JM, Rockwood RP, Suh KI. Haloperidol-induced torsade de pointes. *Ann Pharmacother.* 1999;33(10):1046–1050.

第 89 章
记住,不是所有蓝色化合物都是一样的

有许多蓝色染料化合物,每一种都有很多用途。它们的用途包括食品染色、材料染色、防腐剂、组织染色、化学反应指示剂和处理水族馆中生病的生物。蓝色染料还用于人类疾病的诊断和治疗。这些染料包括亚甲蓝(methylene blue)、专利蓝(patent blue)、异舒泛蓝(isosulfan blue)和靛胭脂(indigo carmine)。这些物质虽然都是蓝色的,但它们是截然不同的化合物,特性、用途和副作用都不同。

亚甲蓝

亚甲蓝可用于多种临床情况。它主要是用作慢性高铁血红蛋白血症(例如发生于氨苯砜(dapsone)治疗时)和急性高铁血红蛋白血症(例如 20% 苯佐卡因口腔局部喷雾剂导致)的解毒剂。它是 NADPH-高铁血红蛋白还原酶的辅因子,低浓度时促进高铁血红蛋白(血红蛋白的三价铁形式)降解为血红蛋白。推荐剂量为静脉给予 1~2mg/kg。如果症状不缓解,1 小时以后可以重复给这个剂量。

亚甲蓝还是乳腺癌前哨淋巴结的示踪剂,与传统使用的其他蓝色染料同样有效,副作用却更少。它过去用于泌尿系统抗菌剂和治疗氰化物中毒,尽管此类情况已不再建议应用。但仍是羟钴胺中毒的首选解毒剂。

由于亚甲蓝可以抑制单胺氧化酶,因此与能增加 5-羟色胺的药物同时使用时,可能会引起 5-羟色胺综合征。这些药物包括但不限于选择性 5-羟色胺再摄取抑制剂(selective serotonin reuptake inhibitors,SSRI)、5-羟色胺去甲肾上腺素再摄取抑制剂(serotonin norepinephrine reuptake inhibitors,SNRI)和单胺氧化酶抑制剂(MAOI)。厂商说明书中同时提供了黑框警告。亚甲蓝可能产生的其他不良反应包括胸痛、头痛、意识模糊、头晕、发汗、贫血、皮肤尿液以及粪便颜色改变、恶心、呕吐、腹痛和膀胱刺激征。

另一个不良反应是血压升高。尽管在某些情况下可能不必要,但亚甲蓝已被"超说明书"应用于治疗血管麻痹症。亚甲蓝似乎可以抑制环鸟苷酸,导致血管收缩并改善由多种炎症介质引起的难治性低血压。

血氧仪会将亚甲蓝误识别为低氧血症,所以应用亚甲蓝会导致脉搏氧饱和度读数一过性下降。在手术室内,有时麻醉工作人员把它当作指示染料或"标记物"来指示特殊的情况,如加入了琥珀胆碱的输液袋,或者作为肉眼判断气管导管套囊漏的指示剂。但是注意,这样使用亚甲蓝要慎重,它的副作用很大。

专利蓝

对于人类,专利蓝主要是用于淋巴管造影术和前哨淋巴结活检。确认肿瘤后,将染料注射到肿瘤和瘤周组织中。然后染料被引流该区域的淋巴管吸收。最先吸收染料的淋巴结就是前哨淋巴结。然后活检该淋巴结并检查是否为恶性。该信息用来分期、决定是否需要更广泛的淋巴结清扫以及是否需要做其他辅助治疗。这种方式在乳腺癌中最常用,也用于其他癌症,如黑色素瘤、子宫内膜癌和结肠癌。在前哨淋巴结活检发展之前,乳腺癌常规进行根治性淋巴结清扫。专利蓝也可以和放射性标记物合用,作为确定前哨淋巴结的替代方法。

专利蓝的副作用是使用者的主要顾虑。用于人类时曾引起严重过敏反应,而且在某些国家如美国限制使用。另外,长期使用较大剂量的专利蓝会人为使脉搏氧饱和度读数下降,可能因为专利蓝是皮下注射,而亚甲蓝却是血管内注射。

异舒泛蓝

异舒泛蓝是专利蓝的 2,5-二磺基苯(disulfophenyl)异构体,也用于肿瘤标记和前哨淋巴结活检的淋巴管造影。

尽管一般认为异舒泛蓝比专利蓝更安全,但是也曾发生过一系列过敏反应,从轻微的荨麻疹到严重的过敏反应。这些反应更可能发生在有哮喘或其他过敏史的人身上,建议在给药后至少监测患者 60min。术前预防可以降低严重程度,但不会降低这些反应的发生率。异舒泛蓝和专利蓝相似,都会引起短暂的脉搏氧饱和度读数下降。请勿将其与局部麻醉药混合在同一注射器中,这会立即导致沉淀。

靛胭脂

靛胭脂以原型经肾排泄。排泄相对较快,给药后 5~10 分钟就能看到蓝色的尿液。在更高级的方法出现以前,靛胭脂曾用于检测肾脏,排除梗阻。目前,它用于膀胱镜检中定位输尿管开口、检查膀胱输尿管吻合以及术中确定是否切断了输尿管。通常静脉一次给予 5mL 靛胭脂。

这种化合物副作用相对较少。曾报道有轻微的血压升高。靛胭脂会引起短暂的脉搏氧饱和度读数下降。

吲哚菁绿

尽管名称不同,吲哚菁绿经常和蓝色染料归为一类。对于人类,吲哚菁绿最常用于眼部手术,尤其是黄斑孔和白内障手术。如果手术结束时不彻底清除的话对眼睛有毒性。利用它的组织毒性,与红外线合用对结肠癌细胞进行光-氧化破坏。它的吸收特性也能用来辅助测定血容量和心输出量。如果静脉注射,吲哚菁绿也会引起短暂的脉搏氧饱和度读数下降。

FDA 公共卫生建议!

2003 年 9 月,美国 FDA 发布了公共健康报告(Pulic Health Advisory)["黑盒子警告(Black Box Warning)"],反对用蓝色染料染色肠饲来检测肺误吸。尽管这种方法已经使用了 30 年左右,但是在此之前 FDA 没有调查过这种方法。报告尤其关注食用亮蓝(FD&C Blue No.1),它在食物、化妆品和药品中的浓度要低得多。这种化合物也称为蓝色一号(Blue #1)和 Steri-Blue。蓝色一号有一过性副作用,包括皮肤、尿、粪便、血浆变色、顽固性低血压、代谢性酸中毒和死亡。最敏感的患者人群是重症患者和那些肠道通透性增加的患者(例如败血症、创伤、烧伤、炎性肠病的患者)。严重副作用的确切原因还不知道,但是已知蓝色一号有线粒体毒性,会引起严重的代谢性酸中毒。最后,FDA 声明其他蓝色染料如亚甲蓝和食用靛蓝(FD&C Blue No.2)(靛胭脂)可能有相似的毒性,甚至比蓝色一号毒性更大,它们不是合适的替代物。一些医院有经验的药剂师现在建议如果可能接触到胃肠道的话,不要使用以上提到的蓝色染料。

🏠 要点

- 这些化合物都是蓝色的,但是有很多种不同的性质。
- 大多数蓝色化合物会影响脉搏氧饱和度读数。
- 亚甲蓝具有很大的副作用(例如高血压)和药物间相互作用(例如 SSRI)。
- 专利蓝会导致人体严重过敏反应。
- 通过术前预防可减少异舒泛蓝反应的严重性。
- 靛胭脂相对副作用小。
- 眼部手术后必须彻底冲洗掉吲哚菁绿。
- 蓝色化合物不能用做肠饲的标记物。

推荐读物

Acheson D, ed. FDA Public Health Advisory: Reports of blue discoloration and death in patients receiving enteral feedings tinted with the dye, FD&C Blue No. 1. September 29, 2003.

Braunwald E, ed. *Harrison's Principles of Internal Medicine*. 15th ed. New York: McGraw-Hill; 2001:2612.

Cheng S, Yang T, Ho J, et al. Ocular toxicity of intravitreal indocyanine green. *J Ocul Pharmacol Ther.* 2005;21:85–93.

Crisci A, Young M, Murphy B, et al. Ureteral reimplantation for inadvertent ureteral injury during radical perineal prostatectomy. *Urology.* 2003;62:941.

Eldrageely K, Vargas M, Khalkhali I, et al. Sentinel lymph node mapping of breast cancer: A case-control study of methylene blue tracer compared to isosulfan blue. *Am Surg.* 2004;70:872–875.

Miller R, ed. *Miller's Anesthesia*. 6th ed. Philadelphia, PA: Elsevier Churchill Livingstone; 2004:1450–1452.

Montgomery L, Thorne A, Van Zee K, et al. Isosulfan blue dye reactions during sentinel lymph node mapping for breast cancer. *Anesth Analg.* 2002;95:385–388.

Morgan G, ed. *Clinical Anesthesiology*. 3rd ed. New York: McGraw-Hill; 2002:110, 227–228, 238.

O'Neil M, ed. *The Merck Index*. 13th ed. Whitehouse Station, New Jersey: Merck; 2001:6085, 4973, 4988, 9080.

Raut C, Hunt K, Akins J, et al. Incidence of anaphylactoid reactions to isosulfan blue dye during breast carcinoma lymphatic mapping in patients treated with preoperative prophylaxis: Results of a surgical prospective clinical practice protocol. *Cancer.* 2005;104:692–699.

Rodier J, Routiot T, Mignotte H, et al. Lymphatic mapping and sentinel node biopsy of operable breast cancer. *World J Surg.* 2000;10:1220–1225.

Rosenbaum HK, Gillman PK. Patient safety and methylene blue-associated severe serotonin toxicity. *A*

Case Rep. 2016;7(1):1.

Schneider F, Lutun P, Hasselmann M, et al. Methylene blue increases systemic vascular resistance in human septic shock. *Intensive Care Med.* 1992;18:309–311.

Stawicki SP, Sims C, Sarani B, et al. Methylene blue and vasoplegia: who, when, and how? *Mini Rev Med Chem.* 2008;8(5):472–490.

Vokach-Brodsky L, Jeffrey S, Lemmens H, et al. Isosulfan blue affects pulse oximetry. *Anesthesiology.* 2000;93:1002–1003.

Waters G, Geisinger K, Garske D, et al. Sentinel lymph node mapping for carcinoma of the colon: a pilot study. *Am Surg.* 2000;66:943–945.

第 90 章
应用可乐定的注意事项

　　临床上可乐定(clonidine)最初用于减轻鼻充血,然后用作中枢性降压药,现在则越来越多地发挥它的麻醉作用。自应用以来就已经知道 α_2 激动剂具有镇静作用。实际上,鼻内给予一次可乐定后,一名志愿者曾睡了一整天。20 世纪 60 年代末期的人类和动物试验表明,吸入性麻醉药与 α_2 受体激动剂如可乐定同用时,最低肺泡有效浓度(minimum alveolar concentration, MAC)明显下降。多年以来,α 受体激动剂都被兽医当作局麻药使用,只是在近期才用于人类。1984 年 Tamsen 和 Gordh 在动物试验中证明可乐定的胃肠外制剂可以安全地用于硬膜外腔后,将它用于两名患者。从此,人们开展了大量研究探索可乐定作为镇痛药的安全性和临床上的益处;然而美国 FDA 只批准将可乐定用于治疗高血压和癌症疼痛。可乐定在欧洲更受欢迎,但是在美国也将可乐定用于很多超说明书适应证。在右美托咪定发展时,有人猜测可乐定将不再用于临床,不再引起研究者的兴趣。然而,文献继续为临床医师提供各种临床情况下可乐定的剂量和疗效的最新信息。

化学性质/药理学

　　可乐定,一种咪唑啉,是部分 α_2 肾上腺素受体激动剂,主要作用在突触前,抑制延髓中的孤束核释放去甲肾上腺素。可乐定不是高选择性地作用在 α 受体,其 α_2 受体和 α_1 受体选择性比例接近 200∶1。右美托咪定的选择性约为 1 600∶1。而且可乐定还能作用于脑、肾和胰腺的非肾上腺素能咪唑啉受体。α_2 肾上腺素能受体通过 G-蛋白发挥作用,有 4 种亚型,都能激活定义明确的细胞内级联反应。最初认为可乐定主要作用在髓质中的突触前受体发挥作用,现在知道它直接作用于脊髓中的节前交感神经元,也通过突触前和突触后机制作用于脊髓背角。

生理效应

　　可乐定的主要作用是抗交感神经,但是可能因为它和许多不同的受体结合,除了抗高血压作用外还有许多其他作用,如镇静、抗焦虑、镇痛和其他麻醉药的辅助用药。可乐定会减少中枢交感兴奋流出,降低动脉压。低剂量时,可乐定对中枢神经系统(CNS)有抗焦虑作用,但是更大剂量时反而有致焦虑作用,并引起高血压,更像是 α_1 活性的结果。除了使分钟通气量小幅下降之外,对呼吸系统几乎没有影响。兴奋胰腺 β 细胞的 α_2 受体,对胰岛素释放有短暂抑制作用,还未证明对临床状况有影响。可乐定对麻醉的抗唾液分泌效应有增强作用。有意或无意地可乐定过量使用会导致长时间的心动过缓和中枢神经系统抑制,但通常不会致命,甚至不会产生严重毒性。

剂量/作用时间

可乐定的高脂溶性使它在口服后能够迅速完全的吸收。小于 50% 经肝代谢为无活性的代谢物,剩余的药物以原型经肾排出。口服时,1~1.5h 达血浆峰值。硬膜外注射 150μg 后迅速通过血脑屏障,清除半衰期为 30 分钟。一般来说,约 1~2h 达到血流动力学作用的高峰,持续近 6~8h。无论哪种给药途径,20min 内产生剂量依赖的镇静作用。这些作用可持续 4~6h。

可乐定的剂量信息如下所示:

治疗高血压:

口服(成人): 最初,每天两次,每次 0.1mg PO;增加 0.1~0.2mg/d PO,直至达到预期效果(通常剂量范围:0.2~0.6mg/d PO)。

儿童: 最初,5~10μg/(kg·d),每 8 到 12 小时分次 PO。剂量逐渐(每 5~7 天)增加至 5~25μg/(kg·d),每 6 小时分次 PO。最大剂量为 0.9mg/d。

透皮(仅限成人): 最初,在上臂或躯干的无毛皮肤的完整区域贴一片(剂量 0.1mg/d),每 7 天一次。每 1~2 周调整剂量。

神经疼痛的控制

成人: 最初,通过硬膜外联合阿片类镇痛药连续输注,每小时 30μg。剂量滴定调整基于疼痛缓解程度和不良事件发生率,最高速率为 40μg/h。在临床试验中,硬膜外可乐定的推注剂量为 100~900μg/次。鞘内注射可乐定的剂量为 25~40μg/h(600~960μg/d),用于治疗慢性疼痛患者。

小儿麻醉用法

术前口服(4μg/kg),可降低术中麻醉药物用量和术后阿片类药物的用量。

硬膜外或骶部的用药剂量为 1~2μg/kg,然后可以 0.05~0.33μg/(kg·h)输注。经硬膜外给药可能引起镇静和低血压。

区域麻醉

剂量为 0.5μg/kg 或更大,用于臂丛神经阻滞、球周和球后阻滞以及静脉区域麻醉,可增强局部麻醉药效果并延长阻滞时间。

膝关节镜检查患者的关节腔内注射 150μg,可增强术后镇痛效果。1.5μg/kg 或更高剂量的应用,会增加血液动力学改变,如心动过缓和低血压。

降压和心血管作用

高血压患者对可乐定的降压反应通常比正常血压患者的血压下降幅度更大。尽管可乐定降低了心率,但似乎对压力感受器反射几乎没有影响,因此,与其他降压药相比,体位性低血压和严重心动过缓的发生频率更低。研究人员表示,术前静脉注射最低剂量 4μg/kg 可乐定可减轻直接喉镜的应激反应。虽然一些研究表明,低剂量可乐定在减少围手术期心脏缺血方面可能有好处,但 POISE-2 试验确定"在非心脏手术患者中低剂量可乐定不会降低死亡或非致命性心肌梗死的发生率;但是,确实增加了临床上严重的低血压和非致死性心脏骤停的风险"。Tosh 等人在 2017 年进行的一项研究,证实口服可乐定在全静脉麻醉(TIVA)期间减弱了氯胺酮的血流动力学反应。我们个人已经发现,在对患者进行颈动脉内膜切除术时使用了小剂量可乐定贴片,可以使术中和术后血流动力学更加平稳。但是,围手术期临床医师应始终牢记,快速停用可乐定会引发高血压危象,因此在整个围手术期都应给予可乐定。

镇静 / 麻醉用量减少

尽管可乐定不单独作为麻醉药使用,但是在很多研究中都作为术前用药。对于儿童特别有效。和苯二氮䓬类比较时,可乐定产生的镇静状态近似于睡眠,而不是遗忘,就像其兄弟右美托咪定一样。要求患者完成某项指令时更容易被唤醒。可乐定也能有效的抗焦虑。用可乐定作试验时氟烷的 MAC 下降 50%。临床上已广泛证实可乐定对其他吸入性麻醉药的这一效应。其他研究表明可以降低阿片类药物、苯二氮䓬类、巴比妥和丙泊酚的需要量。

镇痛

口服、硬膜外、鞘内注射和胃肠外应用可乐定都会产生镇痛作用并增强其他药物的作用,从而增强运动和感觉阻滞。相应地,大多数病例中副作用会减少。硬膜外给药最常见,一些研究表明治疗术后急性疼痛时,硬膜外应用可乐定是注射阿片类药物和局麻药的有效辅助用药,甚至可完全替代阿片类药物。研究还表明骨科术后镇痛时,硬膜外使用可乐定比静脉使用更有效。鞘内注射可乐定与硬膜外注射相比没有额外优势,因为鞘内注射时没有额外的镇痛效果,而且低血压的发生率更高。然而,最近的研究已经证实即使与其他鞘内辅助剂相比,鞘内可乐定也具有一定的镇痛作用。例如,2017 年的一项研究表明,在 2.5mL 高比重布比卡因中添加 $50\mu g$ 可乐定与相同芬太尼剂量中添加的 $25\mu g$ 芬太尼相比,下肢骨科手术中的镇静作用、首次使用止痛药的时间、感觉和运动阻滞的持续时间方面,可乐定效果都更好。荟萃分析得出结论,鞘内可乐定可改善镇痛效果,而不会影响新生儿动脉 pH 或 Apgar 评分。

可乐定也可广泛用作区域麻醉的辅助手段,小剂量可延长周围神经阻滞的持续时间,但确实存在延长运动阻滞的风险。近年来,关于可乐定在切口局部浸润试验中的使用已有一些数据积累。例如,将可乐定添加到布比卡因中,在切口区域做局部浸润封闭,可以在后路脊柱外科手术中获得更好、更长的术后镇痛效果。可乐定也已被证明具有作为局部麻醉药浸润的佐剂的功效,并且可以延长会阴切开术后的镇痛时间。

使用可乐定治疗慢性疼痛有几个好处,包括避免对长期用药产生依赖或上瘾的患者使用阿片类药物。可乐定在美国被批准用于治疗顽固性癌症疼痛。

其他用途

其他超说明书用药对于麻醉医师来说特别有趣。可乐定能够减轻术后恶心和呕吐,有效地抗唾液分泌。一些研究表明在治疗术后寒战时,可乐定能够有效地替代哌替啶。据报道,眼科手术时使用可乐定降低眼内压。也使用可乐定来治疗有躁狂症状的多动儿童。可乐定也用于治疗阿片类药物、苯二氮䓬类药物和酒精的戒断症状,也用于戒烟。

副作用 / 禁忌证

可乐定的副作用使它在麻醉中成为有效的辅助药物。常见的副作用通常是围手术期易于见到的,包括口干和镇静。突然停用可乐定可能产生戒断症状,可能导致恶心、失眠、头痛和多动。突然停药严重时可能产生明显的高血压和心动过速。如前所述,在临床剂量范围内可乐定是轻度的呼吸抑制剂,没有显示出可能造成阿片类药物诱导的呼吸抑制。据报道,过量使用可乐定时呼吸抑制作用更明显。大剂量使用时,激动 α_1 的作用会引起焦虑,这限制了它作为镇静剂的作用。最近的一项回顾性研究发现,故意过量服用可乐定可导致长时间的心动过缓和中枢神经系统抑制,但无致命性或严重的全身毒性。但是,有一个病例报告指出,一位年轻患者使用一种含 0.2% 可乐定的特殊合剂止痛膏治疗广泛的神经病变后,血清可乐定水平严重升高,伴有精神状态改变、心动过缓、高血压和蛛网膜下腔出血。

尽管已经很明确鞘内或硬膜外使用可乐定没有神经毒性,但是可能导致低血压,故不建议将这些给药方法用于孕妇。当口服给药时,其在妊娠中的安全性尚未确定。对于未怀孕的患者,可乐定没有绝对禁忌证,应避免用于围手术期低血容量、自发性心动过缓、房室传导阻滞或 P-R 间期延长的患者。

🏠 要点

- 可乐定除了抗高血压作用外,对麻醉医师来说也是很有用的药物。
- 可乐定是有效的镇静剂,尤其是用于小儿麻醉。
- 尽管可乐定不能作为独立的麻醉药使用,但它能降低硬膜外、鞘内和外周神经阻滞的局麻药用量。
- 可乐定已批准用于治疗癌痛,并在其他慢性疼痛综合征的治疗中作为佐剂。它也用于治疗阿片类药物和尼古丁戒断。
- 可乐定还有抗唾液分泌、止吐和减轻术后寒战的作用。
- 当使用推荐剂量时,可乐定几乎没有副作用和禁忌证。尽管毒理学家,复方药剂师和慢性疼痛临床医师应注意,有传闻称使用外用可乐定治疗神经性疼痛具有潜在毒性。

推荐读物

Abdel Hay J, Kobaiter-Maarrawi S, Tabet P, et al. Bupivacaine field Block with clonidine for postoperative pain control in posterior spine approaches: a randomized double-blind trial. *Neurosurgery*. 2018;82(6):790–798.

Bergendahl H, Lonnqvist PA, Eksborg S. Clonidine in paediatric anaesthesia: review of the literature and comparison with benzodiazepines for premedication. *Acta Anaesthesiol Scand*. 2006;50(2):135–143.

Bhatia U, Soni P, Khilji U, et al. Clonidine as an adjuvant to lignocaine infiltration for prolongation of analgesia after episiotomy. *Anesth Essays Res*. 2017;11(3):651–655.

Brislin RP. Pediatric acute pain management. *Anesthesiol Clin North America*. 2005;23(4):789–814.

Devereaux PJ, Sessler DI, Leslie K, et al. Clonidine in patients undergoing noncardiac surgery. *N Engl J Med*. 2014;370:1504–1513.

Eisenach JC, De Rock M. Klimscha W. Alpha sub 2-adrenergic agonists for regional anesthesia: a clinical review of clonidine (1984-1995). *Anesthesiology*. 1996;85(3):655–674.

Habib AS. Role of anesthetic adjuncts in post operative pain management. *Anesthesiol Clin North America*. 2005;23(1):85–107.

Isbister GK, Heppell SP, Page CB, et al. Adult clonidine overdose: prolonged bradycardia and central nervous system depression, but not severe toxicity. *Clin Toxicol (Phila)*. 2017;55(3):187–192.

Khan ZP, Ferguson CN, Jones RM. Alpha-2 and imidazoline receptor agonists. *Anaesthesia*. 1999;54(2):146–165.

Miller RD. *Millers Anesthesia*. 6th ed. 2005;650–651.

Nigam S, Rastogi S, Tyagi A, et al. A comparative study for the analgesic efficacy and safety profile of fentanyl versus clonidine as an adjuvant to epidural ropivacaine 0.75% in lower abdominal surgeries. *Anesth Essays Res*. 2017;11(3):692–696.

Pomerleau AC, Gooden CE, Fantz CR, et al. Dermal exposure to a compounded pain cream resulting in severely elevated clonidine concentration. *J Med Toxicol*. 2014;10(1):61–64.

Routray SS, Raut K, Pradhan A, et al. Comparison of intrathecal clonidine and fentanyl as adjuvant to hyperbaric bupivacaine in subarachnoid block for lower limb orthopedic surgery. *Anesth Essays Res*. 2017;11(3):589–593.

Tosh P, Rajan S, Puthenveettil N, et al. Oral clonidine premedication attenuates hemodynamic responses of ketamine during total intravenous anesthesia. *Anesth Essays Res*. 2017;11(3):617–620.

第91章
心理综合征入门:5-羟色胺综合征与抗精神病药恶性综合征

一名寄宿于当地教会的64岁男子在其房间被发现晕倒在地,既往病史不详,被诊断患有硬膜下血肿(subdural hematoma,SDH)。他神志不清,这一表现与SDH的大小不符。实验室检查示BUN和肌酐升高,分别为63mg/dL和3.1mg/dL。尿液药物滥用筛查(UDAS)呈阴性。他检查示心动过速和高血压,体温为39℃。根据他的神经系统检查,计划为其行开颅硬膜下血肿清除术。尽管诱导使用的是依托咪酯并补充了大量的晶体液,但他的血压始终不稳定。

重症监护小组和外科医师正在将患者的症状归因于他的SDH。神经心理学病史不清(无家可归者的特征)的患者可能会对"基本"的伤害(例如SDH)表现出奇怪的反应。案发后,社工发现该患者正在服用别人的药物。但是这些药物是治疗什么疾病的?你的诊断是什么?将如何治疗呢?

潜在的药物作用可能会加剧潜在的病理学或导致诊断不当,尤其是在精神状态改变的患者中。因此,5-羟色胺综合征(serotonin syndrome,SS)或抗精神病药恶性综合征(neuroleptic malignant syndrome,NMS)必须作为围手术期诊断困难和病情变化迅猛的患者的鉴别诊断,特别是当患者表现出震颤、阵挛、躁动和自主神经不稳定时,见表91.1。不幸的是,我们发现两种临床情况的生理、病因和病程存在很大的不确定性。名称甚至有很大的混淆和误用!例如,在讨论多巴胺替代药物突然停用的可能风险时,在2017年一家主流医学期刊错误地使用了"恶性高热(malignant hyperthermia,MH)"一词,而不是"抗精神病药恶性综合征(NMS)"。

表91.1 5-羟色胺综合征和抗精神病药恶性综合征的比较

	5-羟色胺综合征(SS)	抗精神病药恶性综合征(NMS)
症状发作	24小时内	数天到数周
神经肌肉反应性	过度(肌阵挛、震颤)	延迟(反射迟钝、僵硬)
涉及受体	5-羟色胺激动剂	多巴胺阻滞剂

首先要记住的是,这些精神病综合征均未明确确定会增加MH的风险,反之亦然。MH主要发生在遗传了骨骼肌中ryanodine受体(RyR)突变的患者身上,与中枢神经系统(CNS)中多巴胺受体或过度5-羟色胺活性无关。NMS和MH之间存在相似临床特征,需要提高警惕,但迄今为止的研究还没有确定两者之间的牢固联系。

5-羟色胺综合征

■ 可为良性,也可威胁生命,起效快
■ 经典教学症状是三联征(图91.1):
  ● 精神状态变化:焦虑,定向障碍,谵妄,躁动不安

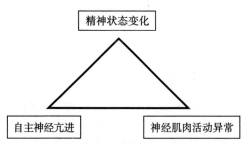

图91.1 5-羟色胺综合征三联征

- 自主神经亢进:心动过速,发汗,体温升高,高血压,呕吐,腹泻
- 神经肌肉活动亢进:反射亢进,肌阵挛(主要是下肢,但不完全是下肢),双侧 Babinski 征,震颤,肌肉僵硬
- 由于激活了 5-HT$_{1A}$ 和 5-HT$_{2A}$ 受体,CNS 中的 5-羟色胺活性过高(图 91.2)

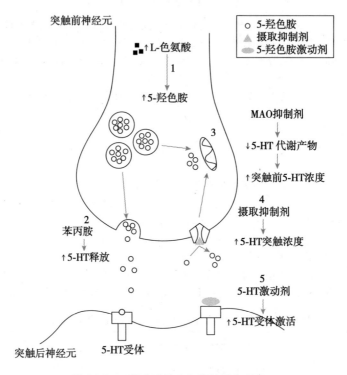

图 91.2 5-羟色胺综合征的神经生理学

- 根据病史,临床症状,生命体征和身体检查进行诊断
- 涉及的药物包括:选择性 5-羟色胺再摄取抑制剂(SSRI),选择性 5-羟色胺和去甲肾上腺素再摄取抑制剂(SNRI),安非他酮,曲唑酮,三环抗抑郁药(tricyclic antidepressants,TCA),昂丹司琼,甲氧氯普胺,苯丙胺,可卡因,MDMA,左旋多巴、单胺氧化酶抑制剂(MAOI),曲坦类,丁螺环酮,芬太尼,锂剂
- 治疗包括:停用所有 5-羟色胺药物(考虑半衰期),苯二氮䓬类镇静药物,支持性护理(高血压和高热治疗),以及在重症监护室中密切观察。可以考虑使用 5-羟色胺拮抗剂(赛庚啶),但疗效不佳

抗精神病药恶性综合征

- 危及生命的紧急情况(死亡率 10%~20%)
- 病理生理学尚未完全阐明——一种理论是下丘脑和黑质纹状体途径中的多巴胺受体受阻
- 临床症状涉及:精神状态变化(躁动不安),僵硬,自主神经失调(心动过速、不稳定的血压、呼吸急促),以及发烧(几天至几周内会逐渐发烧)

- 根据服用抗精神病药的病史、高度的临床怀疑、临床症状和 CK 升高来进行诊断
- 相关药物：
  - 抗精神病药：氟哌啶醇，氟奋乃静，氯丙嗪
  - 非典型抗精神病药：氯氮平，利培酮，奥氮平
  - 止吐药：甲氧氯普胺，异丙嗪
  - 帕金森病患者停用多巴胺能药物
- 治疗：停止使用激动剂，支持治疗，苯二氮䓬，丹曲林，以及溴隐亭

5-羟色胺综合征和其他围手术期药物

　　文献报道了许多围手术期 5-羟色胺中毒/综合征的病例。文献中提出的第一点是，在进行术前评估时，使用 5-羟色胺药物的患者需要保持高度警惕和高度怀疑。例如，一份报告描述了一位使用曲马多、曲唑酮和度洛西汀治疗的患者接受了全结肠切除术。该患者的配偶说，该患者在手术前 4 个月曾出现偶尔潮红、发烧和发汗，但麻醉医师未进行任何进一步的调查或检查。在手术室中值得注意的是，外科反复请求给予肌肉松弛剂和麻醉苏醒延迟。术后病程中值得注意的是，发生了心动过速、眼球震颤以及明显的上下肢肌肉强直。当患者试图抓取物体时，他表现出发汗、潮红、激动的面具面容，咂嘴，不受控制的舌头运动以及节律性肌阵挛活动。该患者计划外返回 ICU，紧急行大脑的影像学检查。如果他能在术前进行更严密的监测并调整 5-羟色胺能药物，这是本来可以避免的。

　　关于 SS，芬太尼和亚甲蓝尤其值得一提。芬太尼是一种合成的苯基哌啶，通过与 μ 受体结合产生镇痛作用。但是，它也是一种 5-HT$_{1A}$ 激动剂，有助于 5-羟色胺释放。此外，它还是弱的 5-羟色胺再摄取抑制剂，这是增加突触内 5-羟色胺水平的第二种机制。单独用药的话不认为它是 5-羟色胺综合征（SS）的重要危险因素（尽管至少有一个病例报告记录了这种罕见的发生），但是当芬太尼用于接受 5-羟色胺能药物治疗的患者时，需要保持警惕，即使芬太尼用量为标准围手术期剂量。

　　使用精神科药物的患者在使用亚甲蓝后发生 SS 的报道很多。请记住，亚甲蓝常用作标记染料，也可用于治疗高铁血红蛋白症和低血压性休克。亚甲蓝的化学名称是 3,7-双(二甲氨基)吩噻嗪-5-翁氯化物。它与三环抗抑郁药有关，并作用于一氧化氮-环 GMP 途径，并且是有效的单胺氧化酶抑制剂，尤其是 MAO-A。

　　亚甲蓝作为 5-羟色胺能药物单一用药时，通常不被认为是 SS 的重要危险因素。但是，与任何其他 5-羟色胺药物联合使用会增加风险。因此，围手术期医师必须对 5-羟色胺药物保持警惕，并始终将 SS 纳入鉴别诊断决策树中。请记住，5-羟色胺药物的列表包括 SSRI（例如氟西汀、帕罗西汀和依他普仑）和 SNRI（例如文拉法辛和度洛西汀）以及“轻度”5-羟色胺药物，例如美沙酮、曲马多、哌替啶、静脉和经皮芬太尼制剂。复杂的是，同一药物类别中的不同药物使患者产生 5-羟色胺中毒风险不同。但是，FDA 已就亚甲蓝和 5-羟色胺能药物的联合使用发出警告，并建议在计划术中使用亚甲蓝之前，应停用所有 5-羟色胺能药物。2015 年 6 月《麻醉患者安全基金会》上发表的一篇关于亚甲蓝和 5-羟色胺毒性风险的综述文章建议，在没有明显肝脏损伤的情况下，大多数 5-羟色胺能药物和药物代谢物应有 2 周的洗脱期。该报告指出，在风险-效益比可以保证的危及生命的情况下，可给予亚甲蓝，如心肺转流后血管麻痹、高铁红蛋白血症和氰化物中毒，并在最后一剂亚甲蓝后 24 小时监测中枢神经系统症状。

Hunter 5-羟色胺毒性诊断标准

从历史上看,SS 的诊断是由经验丰富的心理药理学家或医学毒理学家进行的。但是,旨在积极治疗抑郁症和疼痛综合征的公共卫生倡议要求更多的临床医师能够做出临床诊断,特别是在没有 5-羟色胺毒性的确诊性实验室测试或病理诊断成像的情况下。目前最容易使用且最广泛接受的标准是在澳大利亚制定的"Hunter 5-羟色胺毒性诊断标准"。该标准基于该综合征最容易识别的特征之一,即骨骼受累,包括震颤、静坐不能,自发的、可诱发眼阵挛。与经验最丰富的专家和专业的毒理学家相比,即使没有经验的临床医师也可使用"Hunter 标准",其敏感性和特异性分别约为 85% 和 95%。

为了满足"Hunter 标准",患者必须服用过 5-羟色胺剂或药物并表现出以下其中一项:

- 自发性阵挛
- 诱导性阵挛伴躁动或发汗
- 眼球阵挛伴躁动或发汗
- 反射亢进的震颤
- 高张力状态,温度升高(高于 38℃),并伴有眼球阵挛或诱导性阵挛

围手术期抗精神病药恶性综合征的探讨

如麻醉文献所述,抗精神病药恶性综合征(NMS)在术前和术后均可见。例如,有报道称,在冠状动脉搭桥术前停用抗帕金森药物后发生 NMS。请记住,在精神病学领域,有临床医师和研究人员将 NMS 定义为一种极端的帕金森危象。这是基于 NMS 和帕金森综合征有相似之处,当突然停止多巴胺药物发生的,事实上,NMS 激发药物是多巴胺受体拮抗剂,而多巴胺能激动剂是有效的治疗药物。

在服用抗精神病药物的患者中,NMS 的其他易患因素包括营养不良和/或脱水,压力应激以及使用额外的镇静药物(包括氟哌啶醇),所有这些当然都在围手术期频繁发生,特别是那些由于精神疾病而导致医疗风险基线水平升高和潜在健康状况不佳的复杂患者。

那么,抗精神病药物恶性综合征的确切机制是什么? 它与恶性高热有什么关系吗?

在我们对 NMS 进行思考时,所面临的部分问题是其病理生理学是复杂的,多因素的,仍未完全阐明,并且 NMS 的发病和发生方式的多样性意味着它可能是一个综合征。当然,更让人困惑的是,它是一种罕见的疾病,它与许多其他综合征相仿,许多其他病理学疾病也与之相仿。实际上,直到 1988 年,NMS 在学术文献中还被称为"多巴胺依赖性恶性高热"。

已经确定的是,NMS 的主要诱因是多巴胺受体阻滞,而"标准"病因是抗精神病药,例如氟哌啶醇、氟奋乃静或氯丙嗪。黑质纹状体、下丘脑和皮质/边缘系统的 D_2 多巴胺能活性突然降低,部分解释了患者僵硬、体温过高和精神状态变化的表现。在采用稳定的抗精神病药物剂量治疗方案的患者,围手术期发生 NMS 的案例也有报道,例如在双侧全髋置换术或创伤和烧伤病房发现的 NMS。还没有完全理解如何以及为什么在 NMS 症状中出现潜伏期,以及为什么在重复施用相同或相似的多巴胺激动药物后 NMS 可能不会复发。实际上,大多数 NMS 患者能够在治疗的后续阶段耐受抗精神病药。

但是,现在认为骨骼肌系统和从肌质网释放的钙在 NMS 的发展中也起着一定的作用,这是与恶性高热(MH)发生"交叉混淆"的地方。有人认为,抗精神病药可以引起肌质网钙释放

增加,从而导致肌肉衰竭、僵直和体温过高。更让人困惑的是,在两种情况下都可使用丹曲林治疗。

NMS 和 MH 是否分别是其他综合征的危险因素,这一问题长期困扰着临床医师。对于麻醉医师来说,真正的问题是,发生 NMS 的患者在麻醉过程中是否会增加 MH 的风险。由于这些都是罕见病,所以没有大样本的病例报道。然而,1995 年 Keck 等发表的综述,回顾了 1980 年以来发表的研究,包括 MNS 和 MH 的临床特征、危险因素、实验室评估和总结以及动物模型。他们得出结论:"来自这些研究的数据表明,尽管 NMS 和 MH 在临床上相似,但在药理上却截然不同,这意味着触发剂之间不太可能发生交叉反应。"几名研究人员对已知的 NMS 患者进行了体外骨骼肌咖啡因收缩试验,以寻找对 MH 的易感性,发现结果要么是阴性,要么是不一致和不确定的。例如,在 1987 年一项小型的肌肉收缩试验研究中,每个研究组中有 6 名患者,Caroff 等人得出的结论是,7 名 NMS 患者中有 5 名可被诊断为 MH 易感,这是由于对 1%~3% 的氟烷反应产生的肌肉挛缩大于 0.7g。但是其他作者不同意。2000 年,Adnet 等人对 8 名 NMS、10 名易患 MH 的患者和 10 名对照患者进行了类似的体外氟烷-咖啡因收缩试验。该研究团队将所有 8 名 NMS 受试者定义为 MH 不敏感。NMS 患者和对照患者的暴露反应与 MH 易感患者相同,但存在显著差异。他们总结说:"这些结果并不表明 NMS 与 MH 之间存在关联。" 这支持了 Krivosic-Horber 等人之前的研究结果,即 6 例 NMS 患者对 MH 易感性为阴性(5 例),或对 MH 易感性为模棱两可(1 例)。这些作者在 1994 年的一项更大的研究中集体证实了他们的发现,该研究对 32 名确诊的 NMS 患者进行了肌肉挛缩试验,发现 29 名患者是 MH 不敏感的,3 名患者是 MH 可疑的,没有人被分类为 MH 易感。他们总结到:"这些发现证明了 NMS 和 MH 之间没有任何联系。因此,有 NMS 病史的患者不太可能有患 MH 的风险,对于这些患者的麻醉不需要采取特殊措施来预防 MH。"

遗传和流行病学数据似乎也令人放心。1996 年的一项研究不支持 NMS 与 RYR1 基因突变之间的关联,而 RYR1 基因突变与大量 MH 病例相关。几位研究者报告说,已知的 MH 触发剂已安全地麻醉了 NMS 患者及其遗传相关家庭。无论是在 NMS 的急性期还是缓解期,NMS 患者经常接受电休克治疗(ECT),并且已经安全地使用了琥珀酰胆碱。由于 MH 是一种常染色体显性遗传的疾病,因此它有家族高发性。如果将 NMS 和 MH 的病理生理学联系起来,我们可以预期在 NMS 患者的家庭中 MH 的发病率会增加,但目前还没有观察到这一点。尽管如此,虽然未能成功证明 NMS 与 MH 之间存在直接联系,但仍有研究者试图将 NMS 概念化为 MH 的一种神经源性形式。

在我们自己的实践和教学中,我们会仔细记录 NMS 的病史,就像我们对待任何一个有潜在生命危险和不甚了解其临床事件的患者一样。我们还根据用药记录对那些有 NMS 风险的患者进行了标注。通常,如果 NMS 的诊断规范且正确记录,我们不会为了要进行咖啡因收缩试验而推迟必要的手术。如果风险/收益比要求使用这些标准麻醉药和/或琥珀酰胆碱,我们也不认为 NMS 是这些药物(会导致 MH)的绝对或相对禁忌证。至关重要的是,应将 NMS 的病史清楚地传达给术后护理团队,因为围手术期常常发生药物治疗方案中断和停止,尤其是精神药物和安定药物。这是 NMS 患者面临的真正风险所在。

⌂ **要点**

- 麻醉医师和其他围手术期临床医师必须对 5-羟色胺综合征(SS)和抗精神病药恶性综合征(NMS)保持持续警惕。如果患者表现出阵挛、僵直、震颤、激动和自主神经不稳定,应怀疑此临床诊断。

- SS 与恶性高热（MH）没有生化关系！

- SS 的发生是由于 5-羟色胺活性过剩，通常是由于存在两种或多种 5-羟色胺激动剂或 5-羟色胺再摄取阻滞剂。它发生速度更快，其特征是神经肌肉反应过度活跃，例如震颤和阵挛。

- 已经接受 5-羟色胺能药物治疗的患者围手术期发生 SS 的报道有很多。芬太尼在某些情况下也牵涉其中。但是，使用亚甲蓝会带来更大的 SS 风险，由于它是已知的 MAO 抑制剂和 5-羟色胺药物，因此有必要仔细考虑风险和收益。通常不认为 SS 对 MH 构成风险，反之亦然。

- 围手术期临床医师应熟悉"Hunter 5-羟色胺毒性诊断标准"。这些标准包括使用 5-羟色胺药物后发生的阵挛、躁动、发汗、震颤和体温升高。

- NMS 的病理生理机制与 MH 不相关。NMS 通常发生在中枢神经系统 D_2 多巴胺能活动突然减少或改变后。MH 通常是由骨骼肌受体的一种或多种类型的遗传缺陷变异引起的。

- NMS 和 MH 具有某些临床特征，并且都可用丹曲林治疗。

- 20 世纪 80 年代的报告表明，在因果关系和交叉危险因素方面，NMS 和 MH 之间存在联系。然而，随后对确诊 NMS 患者进行的一系列咖啡因-卤素收缩试验未证明 MH 敏感性增加。

- 对于所有有严重临床病史或风险的患者（包括 NMS），都应谨慎麻醉。但是，目前尚无令人信服的证据表明，如果在麻醉计划中要求使用触发 MH 的药物，必须避免使用。

推荐读物

Adnet P, Lestavel P, Krivosic-Horber R. Neuroleptic malignant syndrome. *Br J Anaesth*. 2000;85(1): 129–135.

Adnet PJ, Krivosic-Horber RM, Adamantidis MM, et al. The association between the neuroleptic malignant syndrome and malignant hyperthermia. *Acta Anaesthesiol Scand*. 1989;33(8):676–680.

Bello N, Adnet P, Saulnier F, et al. [Lack of sensitivity to per-anesthetic malignant hyperthermia in 32 patients who developed neuroleptic malignant syndrome]. *Ann Fr Anesth Reanim*. 1994;13(5): 663–668.

Boyer EW, Shannon M. The serotonin syndrome. *N Engl J Med*. 2005;352(11):1112–1120.

Caroff SN, Mann SC, Lazarus A. Neuroleptic malignant syndrome. *Arch Gen Psychiatry*. 1987;44(9): 838–840.

Caroff SN, Rosenberg H, Fletcher JE, et al. Malignant hyperthermia susceptibility in neuroleptic malignant syndrome. *Anesthesiology*. 1987;67(1):20–25.

Caroff SN, Rosenberg H, Mann SC, et al. Neuroleptic malignant syndrome in the perioperative setting. *Am J Anesthesiol*. 2001;28:387–393.

Caroff SN. Neuroleptic malignant syndrome. In: Mann SC, Caroff SN, Keck PE Jr, Lazarus A, eds. *Neuroleptic Malignant Syndrome and Related Conditions* 2nd ed. Washington, DC: American Psychiatric Publishing Inc; 2003; 1–44.

Geiduschek J, Cohen SA, Khan A, et al. Repeated anesthesia for a patient with neuroleptic malignant syndrome. *Anesthesiology*. 1988;68(1):134–137.

Gragnani A, Cezillo MV, Oliveira AF, et al. Neuroleptic malignant syndrome in trauma patient. *Burns*. 2015;41(6):1147–1151.

Graudins A, Stearman A, Chan B. Treatment of the serotonin syndrome with cyproheptadine. *J Emerg Med*. 1998;16(4):615–619.

Greenier E, Lukyanova V, Reede L. Serotonin syndrome: fentanyl and selective serotonin reuptake inhibitor interactions. *AANA J*. 2014;82(5):340–345.

Gurrera RJ. Is neuroleptic malignant syndrome a neurogenic form of malignant hyperthermia? *Clin Neuropharmacol*. 2002;25(4):183–193.

Halim U, Ajwani S, Lovell M. Neuroleptic malignant syndrome following bilateral cemented total hip replacements. *Bull Hosp Jt Dis (2013)*. 2017;75(4):286–288.

Hermesh H, Aizenberg D, Lapidot M, et al. Risk of malignant hyperthermia among patients with neuroleptic malignant syndrome and their families. *Am J Psychiatry*. 1988;145(11):1431–1434.

Hermesh H, Aizenberg D, Lapidot M, et al. The relationship between malignant hyperthermia and neuroleptic malignant syndrome. *Anesthesiology*. 1989;70(1):171–173.

https://veteriankey.com/serotonin-syndrome/

Keck PE Jr, Caroff SN, McElroy SL. Neuroleptic malignant syndrome and malignant hyperthermia: end of a controversy? *J Neuropsychiatry Clin Neurosci*. 1995;7(2):135–144.

Kotera A, Kouzuma S, Miyazaki N, et al. [Perioperative management of neuroleptic malignant syndrome in a schizophrenic patient scheduled to undergo operation for bowel obstruction]. *Masui*. 2011;60(3):373–376.

Krivosic-Horber R, Adnet P, Guevart E, et al. Neuroleptic malignant syndrome and malignant hyperthermia. In vitro comparison with halothane and caffeine contracture tests. *Br J Anaesth*. 1987;59(12):1554–1556.

Litman RS. Confusing terminology—Neuroleptic malignant syndrome vs malignant hyperthermia. *JAMA Neurology*. 2017;74(8):1012–1013.

Mills KC. Serotonin syndrome. A clinical update. *Crit Care Clin*. 1997;13(4):763–783.

Miyatake R, Iwahashi K, Matsushita M, et al. No association between the neuroleptic malignant syndrome and mutations in the RYR1 gene associated malignant hyperthermia. *J Neurol Sci*. 1996;143(1–2):161–165.

Modi S, Dharaiya D, Schultz L, et al. Neuroleptic malignant syndrome: complications, outcomes, and mortality. *Neurocrit Care*. 2016;24(1):97–103.

Rang ST, Field J, Irving C. Serotonin toxicity caused by an interaction between fentanyl and paroxetine. *Can J Anaesth*. 2008;55(8):521–525.

Salguero B, Stevens G, Kinniry P. Serotonin syndrome caused by fentanyl without other serotonergic agents. *Chest*. 2016;150(4):460A.

Stotz M, Thümmler D, Schürch M, et al. Fulminant neuroleptic malignant syndrome after perioperative withdrawal of antiParkinsonian medication. *Br J Anaesth*. 2004;93(6):868–871.

Strawn JR, Keck PE Jr, Caroff SN. Neuroleptic malignant syndrome. *Am J Psychiatry*. 2007;164(6):870–876.

Truong DD, Sczesni B, Fahn S, et al. [Neuroleptic malignant syndrome (dopamine-dependent malignant hyperthermia). 4 different cases]. *Nervenarzt*. 1988;59(2):103–109.

第 92 章
了解药物相互作用是麻醉工作者现在所必需的知识，我们可以为您提供帮助

　　1984年，Libby Zion 案让药物间相互作用(DDI)进入了公众视野。Zion 女士是一名大学生，在被两名住院医师收治并接受治疗后不久，死于心脏骤停，两名住院医师的主治医师通过电话批准了他们的医嘱。医学界和普通民众中的大多数人都认为此案标志着居民工作时间改革的开始。有时被遗忘的是，几乎可以肯定，关键的 DDI 导致了她的死亡——长期服用苯乙肼(单胺氧化酶抑制剂)的患者接受了一定剂量的哌替啶。

　　尽管有 Libby Zion 案，但 DDI 在 20 世纪 90 年代初一直是临床医学中一个基本上被忽视的话题。当时发生了几件事。首先，大量同时服用三环类抗抑郁药和氟西汀(Prozac)或帕罗西汀(Paxil)的患者开始出现尖端扭转性心律失常，这在文献中已得到充分报道。其次，医学博士 Evan Kharasch 发表了有关"麻醉药物 DDI"最早的、开创性的著作，该著作引用并详细介

绍了细胞色素 P450(CYP 450)酶家族的基础科学。这些论文仍然与我们今天的临床实践相关。

　　不幸的是,此后多年 DDI 一直只是精神科医师和内科医师关注的话题,其他医学领域通常认为这是一个不值得的麻烦。但是,这种看法正在改变。麻醉医师最近开始认识到 DDI 对手术和围手术期的发病率和死亡率存在潜在的深远影响。例如,芬太尼/利托那韦、咪达唑仑/卡马西平和罗哌卡因/氟西汀共同给药可导致具有严重临床后遗症的 DDI。这些并发症可能会带来不便,有时还会导致高发病率甚至死亡。安全且认真负责的麻醉医师需要卷起袖子并应对这一临床问题。

　　幸运的是,最近出版了一本关于这个主题的综合教科书《围手术期药物相互作用案例研究》。尽管我们可能被认为存在偏见,但本书是一本信息和资源的宝库,旨在帮助忙碌的麻醉临床医师应对复杂患者因复杂用药方案而产生 DDI 的困扰。无论您是想更广泛地掌握该主题,还是想开始探索特定的药物相互作用,本文都将在解决 DDI 的过程中提供宝贵的帮助。最重要的是,这本书的收益和版税将永久地提供给麻醉教育和研究基金会。

⌂ 要点

- 毒品之间的相互作用并不是新事物! DDI 知识库是每个麻醉临床医师现在都应该努力掌握的知识。
- 我们建议回顾从 20 世纪 90 年代至今,Evan Kharasch 博士在细胞色素 P450 系统和药物间相互作用方面的开创性著作。并且,我们还建议您进一步阅读全面的 DDI 书籍!

推荐读物

Appleby M, Mbewu A, Clarke B. Fluoxetine and ventricular torsade—is there a link? *Int J Cardiol*. 1995;49(2):178–180.

Gadel S, Friedel C, Kharasch ED. Differences in methadone metabolism by CYP2B6 variants. *Drug Metab Dispos*. 2015;43(7):994–1001.

Kharasch ED, Armstrong AS, Gunn K, et al. Clinical sevoflurane metabolism and disposition. II. The role of cytochrome P450 2E1 in fluoride and hexafluoroisopropanol formation. *Anesthesiology*. 1995;82(6):1379–1388.

Kharasch ED, Regina KJ, Blood J, et al. Methadone pharmacogenetics: CYP2B6 polymorphisms determine plasma concentrations, clearance, and metabolism. *Anesthesiology*. 2015;123(5):1142–1153.

Marcucci C, Hutchens MP, Wittwer ED, Weingarten TN, Sprung J, Nicholson WT, Lalwani K, Metro DG, Dull RO, Swide CE, Seagull FJ, Kirsch JR, Sandson NB, eds. *A Case Approach to Perioperative Drug-Drug Interactions*. Springer, 2016.

Michalets EL, Smith LK, Van Tassel ED. Torsade de pointes resulting from the addition of droperidol to an existing cytochrome P450 drug interaction. *Ann Pharmacother*. 1998;32(7–8):761–765.

Rao LK, Flaker AM, Friedel CC, et al. Role of cytochrome P4502B6 polymorphisms in ketamine metabolism and clearance. *Anesthesiology*. 2016;125(6):1103–1112.

第 93 章
与围手术期临床医师有关的细胞色素 P450 药物相互作用的六种模式

　　正如我们在第 92 章中所述,我们强烈地感觉到,在围手术期潜在的药物间相互作用(DDI)方面,麻醉学界处于独特的地位,可以引领其他围手术期临床医师了解相关信息。麻醉医师有责任从基础知识开始,逐步学习围手术期相关的 DDI。请记住,DDI 有许多类型,包括药效学和药代动力学,而且这些分类也有亚群。然而,围手术期 DDI 的一个重要药代动力学亚群涉及主要存在于肝微粒体中的细胞色素 P450 酶介导的药物。这些酶主要负责药物的 I 期代谢。此类 DDI 与临床上麻醉工作者相关的其他 DDI 有所区别,例如围手术期药物间相互作用导致 5-羟色胺综合征或静脉输注管路中沉淀,或舒更葡糖和口服避孕药之间的 DDI。

因此,换句话说,围手术期 DDI 是一个"宇宙",而涉及细胞色素(CYP)450 系统的 DDI 则是其中相对大和重要的"星系"之一。观察这个 DDI 星系时,最重要的是了解 CYP450 酶,以及哪些药物可以作为这些 CYP450 酶的底物、诱导剂和抑制剂。但是当涉及 DDI 时,顺序也很重要! 底物、抑制剂和诱导剂组合的时间顺序对潜在 DDI 的检测及临床结果具有重要意义。DDI 有六种基本的时间顺序模式。

模式 1:将酶的抑制剂添加到其底物中

这种模式通常导致底物水平的增加。这是最容易检测到的 DDI 模式之一。如果底物的治疗指数低,如果不进行相应处理(例如密切检查血药浓度或在预判到此相互作用的情况下降低底物剂量),可能会导致中毒。

示例:华法林中添加复方新诺明(*TMP/SMX*)

华法林是一种 CYP2C9 底物,而 TMP/SMX(Bactrim)是一种 2C9 抑制剂。TMP/SMX 的添加会损害 2C9 代谢华法林的能力,从而导致国际标准化比率(INR)升高。临床医师在术前评估可能会遇到这种特殊的相互作用。例如,假设你有一个 65 岁的女性患者,她因下肢深静脉血栓形成的病史正在服用华法林,同时她一直在经历反复的尿路感染。当将胺碘酮(也是 CYP2C9 抑制剂)加入华法林患者的用药方案时,可能会出现潜在的抑制剂添加到底物 DDI 的例子,这种情况可能发生在 ICU 中。

模式 2:将酶的底物添加到抑制剂中

如果底物根据指南治疗方案(不考虑抑制剂的存在)进行滴定并且治疗指数较低,这种给药模式就会产生临床问题。但如果将底物滴定至特定的血药浓度或达到治疗效果,或预判到有抑制剂存在,那么毒性和/或过度药物效应就不太可能出现。

示例:将咪达唑仑添加到地尔硫䓬中

咪达唑仑为 CYP3A4 底物,是我们最常用的口服和静脉内药物之一。地尔硫䓬是一种常用的降压药,它恰好是 3A4 的抑制剂。据报道,标准剂量咪达唑仑与地尔硫䓬合用时,会增加咪达唑仑的水平,从而延长镇静作用,并延迟拔管的时间。

模式 3:将酶的诱导剂添加到底物中

这种模式通常会导致底物水平的降低。这也是一个相当容易检测的模式。底物水平的降低可能导致底物失效,除非在预判到这种药物相互作用,增加底物剂量从而升高其血药浓度。

示例:炔雌醇口服避孕药中添加圣约翰草(贯叶连翘)

圣约翰草(St. John's wort,SJW)是一种草本补充剂,通常被认为具有抗抑郁作用。市售的圣约翰草提取物含有不同数量的几种化合物,包括金丝桃素。金丝桃素是 CYP3A4 和 CYP2C9 的诱导剂。许多口服避孕药均含有炔雌醇和黄体酮成分,两者均主要通过 3A4 代谢。圣约翰草提取物的金丝桃素含量低于 1%,不太可能导致意外怀孕。但是,许多商业 SJW 产品都含有高达 5% 的金丝桃素,可能对不了解潜在 DDI 的患者和护理人员构成风险。另一个向底物添加诱导剂的例子是向美沙酮添加诱导剂,如利福平。这种情况可能发生在疼痛诊所。

模式 4:将酶的底物添加到诱导剂中

如果不考虑 DDI,这种模式可能会导致底物的药物作用降低。如果没有考虑到诱导剂而仍按照指南剂量用药,可能会导致底物无效。如果是将底物滴定至特定的血药浓度或达到某种临床效果,或考虑到存在诱导剂,则给药可能是有效的。

示例:维库溴铵被添加到苯妥英中

维库溴铵的代谢主要在肝脏中由肝微粒体转化为 3-去乙酰基维库溴铵。仅约 25% 维库溴铵在肾脏代谢。关于苯妥英和许多其他抗癫痫药对 CYP450 系统的诱导作用已经有很多详细报道。长期服用苯妥英会导致多种肝微粒体酶的泛诱导。因此,长期服用苯妥英的患者,使用维库溴铵可能会增加非去极化神经肌肉阻滞剂的清除率,这可能是由于多种酶的底物-诱导剂相互作用所致。

模式 5:抑制的逆转

合用底物和抑制剂并达到平衡,然后停止应用抑制剂。这时正常酶活性的恢复,通常导致底物水平降低和代谢物形成增加。这可能导致底物失效,除非预判到了这种抑制逆转作用而增加底物剂量,从而升高血药浓度。

示例:与强的松合用情况下停用氟康唑

这是可能发生在 ICU 的情况。氟康唑(一种 3A4 抑制剂)和泼尼松(一种 3A4 底物)已经以适当的剂量稳定地共同给药,从而产生了适当的泼尼松血药浓度和临床疗效。停用氟康唑,会终止对 3A4 的抑制作用。然后,泼尼松被 3A4 的代谢增加,从而导致泼尼松血药浓度显著降低,在一个已知的案例中发生了艾迪生病危象。

模式 6:诱导的逆转

一种酶的底物和诱导剂共同应用并达到平衡,然后停用诱导剂。这导致可用酶的量减少,导致底物水平增加和代谢物形成减少。如果底物具有低治疗指数,则这可能导致底物毒性,除非在预判到诱导逆转的情况下,降低底物剂量从而降低血药浓度。诱导的逆转通常是一个 1~3 周的渐进过程,但是当诱导剂为香烟时,通常可以在 1 周内发生。

示例:使用氯氮平状态下停止吸烟

香烟是 CYP1A2 诱导剂。氯氮平(Clozaril)是治疗难治性精神分裂症的重要药物。它主要是 1A2 的底物。不幸的是,吸烟在精神分裂症人群中非常普遍。考虑一个精神分裂症患者的情况,该患者是吸烟者,一直稳定服用氯氮平并且其剂量与血药浓度已调整至临床疗效。如果此患者因接受外科手术或外伤治疗而突然强行停止吸烟,香烟对其 1A2 的诱导将突然停止。这将导致氯氮平的代谢下降,从而导致氯氮平血药浓度升高,可能达到中毒剂量甚至引发癫痫。

请记住,如果底物是前体,则这些临床作用会逆转!

前体需要从无活性的母体化合物代谢为活性的代谢产物以达到临床疗效。当所讨论的底物是前体(氢可酮、曲马多、环磷酰胺等)时,上述 DDI 模式的临床顾虑就会反过来。让我们更仔细地研究一下。在上述模式 1 示例中(将一种酶的抑制剂添加到其底物中),华法林是底物,而复方新诺明是抑制剂。当使用华法林的患者合用复方新诺明时,华法林的代谢会受到损害,从而导致过度和意外的抗凝作用。换句话说,临床关注点是"毒性"。但是,如果底物是镇痛药(例如氢可酮),则需要通过 CYP2D6 代谢为其活性形式,即氢吗啡酮。如果接受氢可酮治疗的患者加用 2D6 抑制剂(如利托那韦或奎尼丁),则前体药物将不会代谢成其活性形式,临床结果是疗效下降,而不是毒性。类似地,模式 3 所关注的是底物如果是前体,那么我们将担心的是药物毒性,而不是药效的丧失,以此类推。

🏠 要点

- 相互作用的药物添加到用药方案中的顺序会影响潜在 DDI 的检测及临床结果。
- 不同的模式包括:将(同一种酶的)抑制剂添加到底物中,将底物添加到抑制剂中,将诱导物添加到底物中,将底物添加到诱导物中,抑制的逆转和诱导的逆转。
- 模式 1 和 3 最容易检测,模式 2 和 4 稍难,模式 5 和 6 最难检测。
- 对于模式 5 和 6(分别是抑制和诱导的逆转),通过 DDI 软件或电子病历程序不太可能辅助检测这些 DDI。只有对这种范例有一个全面的了解,才能为这些模式的受害者提供可靠的保护!
- 如果所讨论的底物是前体(需要经过代谢转变为药理活性形式),则 DDI 的临床作用会逆转。

推荐读物

Ahonen J, Olkkola KT, Salmenperä M, et al. Effect of diltiazem on midazolam and alfentanil disposition in patients undergoing coronary artery bypass grafting. *Anesthesiology*. 1996;85(6):1246–1252.

Alloul K, Whalley DG, Shutway F, et al. Pharmacokinetic origin of carbamazepine-induced resistance to vecuronium neuromuscular blockade in anesthetized patients. *Anesthesiology*. 1996;84(2):330–339.

Dresser GK, Spence JD, Bailey DG. Pharmacokinetic-pharmacodynamic consequences and clinical relevance of cytochrome P450 3A4 inhibition. *Clin Pharmacokinet*. 2000;38(1):41–57.

Eiermann B, Engel G, Johansson I, et al. The involvement of CYP1A2 and CYP3A4 in the metabolism of clozapine. *Br J Clin Pharmacol*. 1997;44(5):439–446.

Ernst E. Second thoughts about safety of St John's wort. *Lancet*. 1999 Dec 11;354(9195):2014-6. Erratum in: Lancet 2000 Feb 12;355(9203):580.

Glasheen JJ, Fugit RV, Prochazka AV. The risk of overcoagulation with antibiotic use in outpatients on stable warfarin regimens. *J Gen Intern Med*. 2005;20(7):653–656.

Gray HS, Slater RM, Pollard BJ. The effect of acutely administered phenytoin on vecuronium-induced neuromuscular blockade. *Anaesthesia*. 1989;44(5):379–381.

Kaufman JM, Fauver HE Jr. Potentiation of warfarin by trimethoprim-sulfamethoxazole. *Urology*. 1980;16(6):601–603.

Pirttiaho HI, Sotaniemi EA, Pelkonen RO, et al. Hepatic blood flow and drug metabolism in patients on enzyme-inducing anticonvulsants. *Eur J Clin Pharmacol*. 1982;22(5):441–445.

Schwab M, Klotz U. Pharmacokinetic considerations in the treatment of inflammatory bowel disease. *Clin Pharmacokinet*. 2001;40(10):723–751.

Schwarz UI, Büschel B, Kirch W. Unwanted pregnancy on self-medication with St John's wort despite hormonal contraception. *Br J Clin Pharmacol*. 2003;55(1):112–113.

Sutton D, Butler AM, Nadin L, et al. Role of CYP3A4 in human hepatic diltiazem N-demethylation: inhibition of CYP3A4 activity by oxidized diltiazem metabolites. *J Pharmacol Exp Ther*. 1997;282(1):294–300.

Tiao GM, Martin J, Weber FL, et al. Addisonian crisis in a liver transplant patient due to fluconazole withdrawal. *Clin Transplant*. 1999;13(1 pt 1):62–64.

Wen X, Wang JS, Backman JT, et al. Trimethoprim and sulfamethoxazole are selective inhibitors of CYP2C8 and CYP2C9, respectively. *Drug Metab Dispos*. 2002;30(6):631–635.

Zullino DF, Delessert D, Eap CB, et al. Tobacco and cannabis smoking cessation can lead to intoxication with clozapine or olanzapine. *Int Clin Psychopharmacol*. 2002;17(3):141–143.

第 94 章
不要用小说打发时间,除非你已经掌握了这些基本的药物间相互作用

手术间隙空闲之余,你决定下楼到自助餐厅吃午餐。在那儿,你遇到了医学院的一位朋友,她在医院繁忙的内科诊所工作。她讲述了一个局部麻醉和镇静下行足踝手术的患者,术后数小时内过度镇静,超过了 PACU 的预期停留时间,她问你关于此病例的原因你有何想法或参考。她的患者是一名 64 岁的男性,身体健康,除了维生素补充剂外没有其他长期服用的药物。她表示,患者决定"搞清真相"并"想做些检查",并寻求她的帮助。你跟她想说些什么?

我们一般不提倡死记硬背大量的药物相互作用(DDI)表。不过,在你开始掌握关于围手术期 DDI 的更广泛的内容时,掌握有关最重要 DDI 的少量信息还是很方便的。你还必须能够回答一些基本问题! 我们整理了以下注释以供快速参考,并作为您进一步研究的起点。请记住,如果你想让你的患者和你自己摆脱围手术期 DDI 的困扰,并为有"麻醉问题"的同事提供支持,这些信息是必要的,但还远远不够。

正如我们在第 93 章中提到的那样,将麻醉医师可能遇到的全部潜在 DDI 看作一个整体是有帮助的,整个体系中包括两个亚领域:药效学和药代动力学。就像宇宙中有星系,星系中有太阳系。

药代动力学领域中一个非常重要的"星系"涉及由细胞色素 P450 酶介导的 DDI,这些酶主要但并非仅存在于肝细胞中。细胞色素 P450 系统参与 I 期(氧化)代谢。如果您打算将与围手术期 DDI 有关的任何事情记在脑中,我们恭敬地建议您从下面的细胞色素 P450 系统的关键点开始。一些人表现出了这些酶的基因变异,极大地改变了药物的代谢。通常,基因分型是为了阐明某一特定药物治疗方案不耐受或无效的病因。

以下是主要的 CYP450 酶:

细胞色素 P450 1A2:仅在肝脏中发现,约占 CYP450 主要酶代谢的 10%~15%。迄今已鉴定出的具有至少 15 个等位基因的高度多态性酶和单点突变可引起酶表达的变异。临床上重要的 DDI 可能难以预测,因为基于种族因素以及食物、吸烟和药物对酶的诱导或抑制作用,个体之间的酶表达差异可能高达 40 倍。

这是一种受食物影响显著的酶,1A2 是由芸苔属蔬菜(羽衣甘蓝、花椰菜、西蓝花、青菜、抱子甘蓝、卷心菜),烧焦的肉和葡萄汁诱导的。该酶被伞形科蔬菜(胡萝卜、芹菜、欧芹)、咖啡因和葡萄柚汁抑制。

烟草对 CYP1A2 的诱导作用强而迅速。

细胞色素 P450 3A4:这种酶是围手术期医师必须要知道的知识。它是 CYP450 系统的"主力军"。这种酶在内源性和外源性生物化学物质的 I 期生物转化中占大多数。据估计,它在目前服用的补充剂和药物的 50%~70% 的代谢中起着主要或少数的作用。如果由于遗传变异性而强烈抑制或缺乏其他 P450 位点的酶促作用,它也可以作为一种"备用"酶。不存在 3A4 代谢不良者(没有它,人就会死),而且 3A4 遗传多态性也很少。但是,基于种族、文化、年龄、性别和饮食因素以及是否有肝脏和肠道疾病,不同人的代谢效率存在 10~30 倍的差异。

CYP3A4 有许多底物、诱导剂和抑制剂。许多常用的镇痛和镇静药物都是 CYP3A4 底物。这些药物包括咪达唑仑、氯胺酮、芬太尼、阿芬太尼、舒芬太尼、美沙酮、丁丙诺啡和大多数局部麻醉药。其他 3A4 底物包括钙通道阻滞剂、许多他汀类药物、类固醇、三环类抗抑郁药、抗精

神病药、大环内酯类抗生素和卡马西平。

CYP3A4 诱导剂包括利托那韦、多种抗惊厥药、利福平和圣约翰草(SJW)。

CYP3A4 抑制剂包括"唑"类抗真菌药,例如酮康唑和伊曲康唑,某些选择性 5-羟色胺再摄取抑制剂(SSRI)和一些喹诺酮类抗生素。葡萄柚汁是一种有效的肠道 CYP3A4 抑制剂,因此一些医院的食谱中不允许使用它。

细胞色素 P450 2B6: 约 2%~ 10% 的 CYP450 系统在肝脏、肺、肾和肠中被发现。这种酶的重要性只是刚刚被完全了解。表达和诱导能力因年龄和种族而高度不同。由于它被认为是丙泊酚的主要代谢酶,因此它在麻醉中起着越来越重要的作用。当以亚麻醉剂量应用时,它还会代谢氯胺酮。CYP2B6 是美沙酮代谢的主要介质。这是一个文献中关于 CYP 酶值得关注的新研究。

CYP2C9:代谢多种麻醉药物,包括丙泊酚(占总代谢的 30%~50%)、氯胺酮(30%~40%)、地西泮(5%~10%)和氟烷(10%~20%)。

CYP2C9 代谢止痛药物,包括塞来昔布、氢吗啡酮和几种 NSAID,包括布洛芬、吲哚美辛、萘普生和双氯芬酸。它还会代谢许多重要的围手术期药物,例如巴比妥酸盐(也是诱导酶)、华法林、卡维地洛、格列本脲、格列吡嗪、血管紧张素受体Ⅱ拮抗剂和舍曲林。

2C9 的诱导剂包括我们的老朋友泛诱导剂苯妥英和卡马西平。

CYP2C9 抑制剂包括胺碘酮、氟康唑和磺胺甲噁唑。

个体之间的 CYP2C9 可能有 10 倍的差异——这是一种可以进行基因分型以确定剂量参数的酶之一,例如,确定对华法林的明显过度反应(2C9 酶活性不足导致华法林 S-对映体代谢低于预期从而产生过度的药物作用)。

CYP2C19:另一种 CYP 酶,其特征在于遗传多态性,导致代谢物贫乏和广泛。大约 5% 的白种人,5% 的非洲人和 20% 的亚洲人被认为有 2C19 缺乏活性。在麻醉剂的代谢中并未引起注意,但是会代谢其他重要的围手术期药物,例如氯吡格雷、质子泵抑制剂以及几种抗抑郁药和抗惊厥药。

2C19 的抑制剂包括奥美拉唑、西咪替丁、利托那韦、氟伏沙明和异烟肼。

2C19 的诱导剂包括苯妥英、卡马西平和利福平。

细胞色素 P450 2D6: 约占人体 CYP450 酶的 2%~5%,但代谢当前药物的 25%。由于遗传多态性,表型差异很大——患者可能是不良代谢者(无 CYP2D6 功能)、中度代谢者、广泛代谢者(正常 2D6 功能)或超快速代谢者(2D6 功能增加)。种族是 2D6 变异性的一个因素。高加索人(5%~10%)和 2% 的中国患者是不良代谢者。在某些亚洲人口中,代谢的降低可能高达50%。可能表现出超快代谢的人群是非洲人(占人口的 30%)和白种人(占人口的 1%~2%)。Roche Amplichip 分析 2D6 和 2C19 的多态性。目前,这项技术主要用于精神病患者,例如,当考虑调整利培酮的剂量时。

没有已知的 2D6 诱导剂。

2D6 代谢的围手术期常用药物是阿片类药物(曲马多、氢可酮、可待因),但值得一提的是,这些都是关于该酶的前体。母体药物仅是适度有效的镇痛药,并且需要代谢转化为明显更有效的镇痛药代谢物。示例:CYP2D6 将可待因转换为吗啡。2D6 的变异限制了不良代谢者对可待因的反应,但非洲人可能是快速代谢者,并会立即做出强烈反应。其他围手术期的药物是β 受体阻滞剂、一些抗心律失常药、三环类抗抑郁药和几种抗精神病药。2D6 的抑制剂是几种SSRI、利托那韦、安非他酮、奎尼丁和白毛莨。

细胞色素 P450 2E1: 存在于肝细胞中,对解毒很重要。它参与乙醇、异氟烷、七氟醚、地氟烷、恩氟烷和氟烷的部分代谢。具有相当大的遗传变异性,在乙醇介导的肝损害和乙醇介导的其他药物代谢中的变化方面,已变得越来越重要。

诱导剂是乙醇、烟草和异烟肼。没错-乙醇会诱导乙醇的解毒。

术中药物的细胞色素 P450 代谢概述

吸入麻醉药: 在肝脏中被 2E1 代谢。我们人类代谢了 10%~20% 的氟烷,0.2% 的异氟烷,并且不代谢氧化亚氮。大约 3% 的七氟醚代谢为两种肾脏毒素——六氟异丙醇和无机氟化物,但其量并不显著。施用剂量的地氟醚中只有 0.02% 被代谢,主要是三氟乙酸。

丙泊酚: 在肝脏和肝外部位被 CYP2B6 代谢,CYP2C9 代谢约 30%~50%。

氯胺酮: 在麻醉剂量下被 CYP3A4 代谢,在亚麻醉剂量下也被 CYP2B6 代谢。

咪达唑仑: 经 CYP3A4 代谢,与 3A4 诱导剂如卡马西平和苯妥英合用时,镇静作用减弱。当与 3A4 抑制剂(如地尔硫䓬、伊曲康唑和白毛茛)合用时,镇静作用会增强。

芬太尼: 被 3A4 代谢。

可待因: 一种前体,需要 2D6 代谢为吗啡以达到止痛效果。

美沙酮: 主要由 CYP3A4 代谢,但也被 2B6 和 2D6 代谢。

局部麻醉药: 罗哌卡因、利多卡因和甲哌卡因被 1A2 和 3A4 代谢。布比卡因被 3A4、2D6 和 2C19 代谢。

维库溴铵: 通过 CYP 肝酶进行多因素代谢,并在肾脏中代谢。与细胞色素 P450 泛诱导剂苯妥英和卡马西平合用时,代谢会增强。

罗库溴铵: 通过 CYP 肝酶的多因素代谢,与泛诱导剂苯妥英和卡马西平合用时,也表现出增强的代谢。

注意: 吗啡和氢吗啡酮的代谢主要由 UGT2B7 引起。UGT 酶是细胞色素 P450 系统的"第一表亲",参与 2 期共轭代谢。吗啡也可通过 P-糖蛋白转运系统消除。

那么,你会告诉你医学院的朋友什么呢? 这是你发给她的电子邮件:

示范病例

嗨,Carol,在这种情况下,患者通常会用到丙泊酚、咪达唑仑、芬太尼,甚至有时会加一点氯胺酮。镇静药通常是细胞色素 P450(CYP)1A2 和 3A4 的底物。根据基因、年龄、文化等因素,这两种酶的基因表达都可能有 20~30 倍的变异性。您是否还收到我寄给您的《围手术期药物相互作用案例研究》? 如果是,请参阅第 37 和 41 页。如果您真的想测试一下患者是否患有某种疾病,是某种酶的"低表达者",您可以化验这些酶。尽管价格可能有些昂贵,而且我认为保险不会支付费用。这涉及到个体患者的基因组医学……有许多厂商可进行这项测试。

下一步是检查患者是否正在使用 CYP1A2 或 CYP3A4 抑制剂。对于 CYP1A2,我们认为有意义的抑制剂是环丙沙星、葡萄柚汁和氟伏沙明。还有咖啡因——这可能是一个很大的因素——它是一种 CYP1A2 底物,但是通过每天喝几杯就会产生有意义的竞争性抑制,特别是如果患者是基因的低表达者。对于 CYP3A4,抑制剂为酮康唑、氟西汀、氟康唑、红霉素和克拉霉素,因此请检查患者是否正在使用抗生素。另外,由于某些 SSRI 是 3A4 抑制剂,还要确认他目前是否正在接受抑郁症治疗。关于 DDI 的这本书涉及许多案例,请看第七部分和第九部分。我会问他喝了多少葡萄柚汁,患者是否自己服用任何草药或补剂,或者是否一直在疯狂地吃胡萝卜和芹菜。

⌂ 要点

- 掌握围手术期 DDI 最重要的方法之一是掌握基本的 CYP450 酶,它与我们最常用的药物有关。
- CYP1A2 代谢利多卡因、罗哌卡因和甲哌卡因。在诱导和抑制方面,这都是显著受饮食影响的酶之一。烟草是强力的 1A2 诱导剂。
- CYP3A4 是细胞色素 P450 系统的主力军。它代谢咪达唑仑、氯胺酮、芬太尼、阿芬太尼、舒芬太尼、美沙酮,以及大多数局部麻醉药,包括罗哌卡因、利多卡因、甲哌卡因和布比卡因。
- CYP2B6 代谢丙泊酚,主要在肝脏中代谢,也可以在肝外部位代谢。
- CYP2C9 还影响许多围手术期麻醉药物的代谢,包括丙泊酚、氯胺酮、地西泮和氟烷。它是进行基因分型以确定剂量参数的酶之一。胺碘酮可抑制 2C9 并延长氯胺酮的半衰期。
- CYP2D6 代谢一些阿片类药物(曲马多、可待因、氢可酮)和布比卡因。它具有巨大的遗传多态性,患者人群中存在 2D6 的不良代谢者到超快速代谢者。没有已知的诱导剂。
- CYP2E1 代谢卤代烷,3% 的七氟醚和少量的地氟醚。

推荐读物

Blake CM, Kharasch ED, Schwab M, et al. A meta-analysis of CYP2D6 metabolizer phenotype and metoprolol pharmacokinetics. *Clin Pharmacol Ther*. 2013;94(3):394–399.

Court MH, Duan SX, Hesse LM, et al. Cytochrome P-450 2B6 is responsible for interindividual variability of propofol hydroxylation by human liver microsomes. *Anesthesiology*. 2001;94(1):110–119.

Crews KR, Gaedigk A, Dunnenberger HM, et al. Clinical pharmacogenetics implementation consortium guidelines for cytochrome P450 2D6 genotype and codeine therapy: 2014 update. *Clin Pharmacol Ther*. 2014;95(4):376–382.

Dresser GK, Spence JD, Bailey DG. Pharmacokinetic-pharmacodynamic consequences and clinical relevance of cytochrome P450 3A4 inhibition. *Clin Pharmacokinet*. 2000;38(1):41–57.

Kharasch ED, Thummel KE. Human alfentanil metabolism by cytochrome P450 3A3/4. An explanation for the interindividual variability in alfentanil clearance? *Anesth Analg*. 1993;76(5):1033–1039.

Kharasch ED, Thummel KE. Identification of cytochrome P450 2E1 as the predominant enzyme catalyzing human liver microsomal defluorination of sevoflurane, isoflurane, and methoxyflurane. *Anesthesiology*. 1993;79(4):795–807.

Labroo RB, Paine MF, Thummel KE, et al. Fentanyl metabolism by human hepatic and intestinal cytochrome P450 3A4: implications for interindividual variability in disposition, efficacy, and drug interactions. *Drug Metab Dispos*. 1997;25(9):1072–1080.

Marcucci C, Hutchens MP, Wittwer ED, Weingarten TN, Sprung J, Nicholson WT, Lalwani K, Metro DG, Dull RO, Swide CE, Seagull FJ, Kirsch JR, Sandson NB, eds. *A Case Approach to Perioperative Drug-Drug Interactions*. New York: Springer Science & Business Media; 2015.

Paine MF, Khalighi M, Fisher JM, et al. Characterization of interintestinal and intraintestinal variations in human CYP3A-dependent metabolism. *J Pharmacol Exp Ther*. 1997;283(3):1552–1562.

Rao LK, Flaker AM, Friedel CC, et al. Role of cytochrome P4502B6 polymorphisms in ketamine metabolism and clearance. *Anesthesiology*. 2016;125(6):1103–1112.

Sandson NB. *Drug-Drug Interaction Primer: A Compendium of Case Vignettes for the Practicing Clinician*. Arlington: American Psychiatric Publishing, Inc.; 2007.

Turpeinen M, Raunio H, Pelkonen O. The functional role of CYP2B6 in human drug metabolism: substrates and inhibitors in vitro, in vivo and in silico. *Curr Drug Metab*. 2006;7(7):705–714.

Wang B, Wang J, Huang SQ, et al. Genetic polymorphism of the human cytochrome P450 2C9 gene and its clinical significance. *Curr Drug Metab*. 2009;10(7):781–834.

Wang B, Yang LP, Zhang XZ, et al. New insights into the structural characteristics and functional relevance of the human cytochrome P450 2D6 enzyme. *Drug Metab Rev*. 2009;41(4):573–643.

Wang B, Zhou SF. Synthetic and natural compounds that interact with human cytochrome P450 1A2 and implications in drug development. *Curr Med Chem*. 2009;16(31):4066–4218.

第95章
药物相互作用和P-糖蛋白泵——对地高辛患者保持警惕

在当今的医疗环境下,麻醉医师必须做好成为围手术期用药专家的准备。这包括对常用药物的全面了解(还有很多其他的任务),其中包含给药途径、剂量和药物消除的特性,而不是仅限于了解手术室内所用的药物。药代动力学研究经常集中在代谢和排泄问题上,但是随着P-糖蛋白转运泵的重要性逐渐显现出来,提示我们药物的吸收和分布也同样重要。

转运蛋白的生理学

P-糖蛋白转运泵(P-glycoprotein transporter)是一种依赖ATP的泵,它能够从细胞内受保护的区域排出多种化合物(底物)。例如,P-糖蛋白沿小肠腔排列,当P-糖蛋白底物沿浓度梯度被吸收进小肠细胞的细胞液里面后,P-糖蛋白转运泵将这种药物从小肠细胞中排出回到肠腔。因为这一过程是逆浓度梯度运输药物,所以需要ATP。P-糖蛋白也沿血脑屏障排列,是尽量减少异物进入中枢神经系统的成分之一。P-糖蛋白底物从血管内弥散到血脑屏障毛细血管内皮细胞的胞液中,但随后P-糖蛋白转运泵再把它排出到血管中,和在小肠中的作用相似。

P-糖蛋白转运蛋白的底物和抑制剂

P-糖蛋白转运蛋白与细胞色素P450 3A4存在许多共同底物。重要的P-糖蛋白底物包括卡马西平、皮质类固醇、环孢素、地塞米松、地高辛、奎尼丁、地尔硫䓬、吗啡、昂丹司琼、苯妥英、利培酮、他克莫司和三环类抗抑郁药。确定这些和其他P-糖蛋白底物的剂量探索研究已经包含了P-糖蛋白的效应。

许多化合物能够抑制P-糖蛋白的作用。因此P-糖蛋白抑制剂会减少小肠细胞向肠腔中排出P-糖蛋白底物。这一过程的净作用是,同样的剂量下,有P-糖蛋白抑制剂存在时,机体对P-糖蛋白底物的吸收更多。同样,P-糖蛋白底物的血药浓度相同时,有P-糖蛋白抑制剂存在时,有更多的底物可以穿过血脑屏障进入中枢神经系统。在这些情况下,应注意可能产生生药物毒性。重要的P-糖蛋白抑制剂包括阿伐他汀、红霉素、氟西汀、利多卡因、洛伐他汀、咪达唑仑、奥美拉唑、普萘洛尔、辛伐他汀、三环类抗抑郁药和维拉帕米。例如,有报道说地高辛和许多P-糖蛋白抑制剂同时给药时,如阿伐他汀、氟西汀、维拉帕米等,确实会提高地高辛的血药浓度。已知几种常见的果汁可抑制P-糖蛋白,包括葡萄柚汁、苹果汁和橙汁。

P-糖蛋白转运蛋白的诱导剂

有一小部分化合物会诱导P-糖蛋白转运泵的生成。当诱导剂使P-糖蛋白转运泵数量增多时,将导致转运泵对底物的作用增强。因此,P-糖蛋白诱导剂会使P-糖蛋白底物血药浓度下降，由体循环进入中枢神经系统的底物减少。在这些情况下，应注意药效可能下降。重要的 P-糖蛋白诱导剂包括阿司匹林、利福平、圣约翰草（贯叶连翘）和曲唑酮。现在已经确认将地高辛与利福平和/或圣约翰草同时给药将降低地高辛的血药浓度。

以上列出了一部分已知的 P-糖蛋白底物、抑制剂和诱导剂，每个月都会发现有更多的药物与这一转运系统有关。当患者服用治疗指数低的 P-糖蛋白底物时，如地高辛或他克莫司，在合并使用、加用或停用 P-糖蛋白抑制剂或诱导剂时要谨慎。已知的 P-糖蛋白底物、抑制剂和诱导剂列表可以在 www.mhc.com/Cytochromes 上找到。

⌂ 要点

- 当今的麻醉医师必须在原有的基本麻醉药物知识的基础上扩展知识面。
- P-糖蛋白转运泵是依赖 ATP 的泵，与很多围手术期使用的重要药物的吸收和分布有关。
- 麻醉医师感兴趣的 P-糖蛋白转运体的底物是地高辛、吗啡和昂丹司琼。
- P-糖蛋白转运泵既有诱导剂（圣约翰草和阿司匹林），又有抑制剂（咪达唑仑、果汁）。
- 当患者使用治疗窗口较窄的药物（例如地高辛）时，请注意 P-糖蛋白泵抑制剂和诱导剂的合用。

推荐读物

Marcucci C, Hutchens MP, Wittwer ED, Weingarten TN, Sprung J, Nicholson WT, Lalwani K, Metro DG, Dull,RO, Swide CE, Seagull FJ, Kirsch JR, Sandson NB, eds. *A Case Approach to Perioperative Drug-Drug Interactions*. New York: Springer; 2015:67–72.

Cozza KL, Armstrong SC, Oesterheld JR. *Drug Interaction Principles for Medical Practice: Cytochrome P450s, UGTs, P-Glycoproteins*. Washington, DC: American Psychiatric Publishing; 2003:45–55.

Jaffrezou JP, Chen G, Duran GE, et al. Inhibition of lysosomal acid sphingomyelinase by agents which reverse multidrug resistance. *Biochim Biophys Acta*. 1995;1266(1):1–8.

Weiss J, Dormann SM, Martin-Facklam M, et al. Inhibition of P-glycoprotein by newer antidepressants. *J Pharmacol Exp Ther*. 2003;305(1):197–204.

第 96 章
你能说出六个涉及口服避孕药的围手术期药物间相互作用吗？读完这章你就可以了！

口服避孕药

口服避孕药（oral contraceptives，OC）和非口服形式的激素避孕药在我们的接诊人群中无处不在，在发达国家，日常多达 28% 的女性都服用避孕药。OC 已经发展了好几代。但是，它们都含有炔雌醇和/或黄体酮成分。

OC 以多种方式"参与"临床上有意义的药代动力学药物间相互作用（DDI）。例如，它们在几种细胞色素 P450 介导的 I 期药物相互作用中充当底物和抑制剂。在 II 期代谢中，它们还作为尿苷 5'-二磷酸葡萄糖醛基转移酶（UGT）的上调因子（诱导剂），并最终参与临床相关的结合相互作用。

1）**OC 作为细胞色素 P450 底物**：这是与门诊和住院患者相关的，需要了解的重要药物间相互作用。请记住,CYP450 酶系统(大部分,但并不是全部在肝脏中)负责大部分 I 期(氧化)代谢。CYP3A4 是 P450 家族中的主要酶之一。OC 中的炔雌醇和黄体酮类化合物均主要由 CYP3A4 代谢,即 OC 是 CYP3A4 的底物。

- 当在患者的院前用药方案中添加 3A4 诱导剂时,可能会出现"门诊"DDI。如果服用 OC 的患者随后开了苯妥英、卡马西平、利福平等药物或圣约翰草等草药补充剂,可能会发生这种诱导。临床关注的是,患者可能在接受手术、疼痛控制或在重症监护室治疗时,并没有意识到自己已经有意外怀孕的风险。**以下是 DDI 的摘要:**
  - **相互作用类型:**药代动力学(第一阶段代谢)
  - **底物:**口服避孕药
  - **酶:**CYP3A4
  - **诱导剂:**苯妥英、卡马西平或圣约翰草
  - **临床作用:**术前可能丧失该药物的避孕药效,并可能意外怀孕
- **如果给门诊服用 OC 的患者服用阿瑞匹坦,则有可能产生"住院"DDI。阿瑞匹坦**是围手术期使用的止吐药,它也是 CYP3A4 的底物,并且是弱 3A4 抑制剂和稍强的 3A4 诱导剂。阿瑞匹坦的包装说明书(校订版)建议,即使是接受 3 天的阿瑞匹坦疗程,也应在使用阿瑞匹坦后和最后一次围手术期用药后 28 天内使用替代避孕方法。
  - **总结:**
    - **相互作用类型:**药代动力学(第一阶段代谢)
    - **底物:**口服避孕药
    - **酶:**CYP3A4
    - **诱导剂:**阿瑞匹坦
    - **临床作用:**术后可能会失去避孕作用,并可能意外怀孕。

2) OC 作为细胞色素 P450 抑制剂:记住,OC 也是 CYP1A2 和 CYP2C19 的抑制剂。

- 氯氮平是一种重要的非典型门诊抗精神病药物,特别是难治性精神病患者。不幸的是,它带有 5 个黑框警告,因此毒性是一个大问题。它通过 CYP1A2 和 2C19 代谢。OC 是 CYP1A2 和 2C19 抑制剂。
  - **总结:**
    - **相互作用类型:**药代动力学(第一阶段代谢)
    - **底物:**氯氮平
    - **酶:**CYP1A2 和 2C19
    - **抑制剂:**口服避孕药
    - **临床作用:**氯氮平代谢下降导致氯氮平中毒(可能发生癫痫发作和其他中枢神经系统毒性、心脏毒性和粒细胞缺乏症)
- 局部麻醉药罗哌卡因、利多卡因、甲哌卡因由 1A2(以及 CYP3A4)代谢。OC 是 CYP1A2 抑制剂。因此,如果一个口服 OC 的年轻女性发生了无法解释的神经阻滞恢复延迟,可以考虑"住院"期间的药物间相互作用。
  - **相互作用类型:**可能为药代动力学(第一阶段代谢)
  - **底物:**局部麻醉药,布比卡因除外
  - **酶:**CYP1A2

- **抑制剂**:口服避孕药
- **临床作用**:可能会降低局部麻醉代谢并延长阻滞时间?

3) OC 作为 UGT 的"上调剂"(诱导剂):拉莫三嗪是一种抗癫痫药,也用于治疗双相情感障碍。它的代谢有些复杂,因为它通常被 UGT1A4 代谢(请记住,UGT 系统是 II 期或共轭代谢的主力酶系统)。炔雌醇似乎会诱导 UGT1A4 的产生增加,从而导致拉莫三嗪的清除率增加,并增加癫痫发作的风险。

- **总结**:
- **相互作用类型**:药代动力学(第二阶段代谢)
- **底物**:拉莫三嗪
- **酶**:UGT1A4
- **诱导剂**:口服避孕药
- **临床作用**:由于降低拉莫三嗪的药效可能引起癫痫发作

4) OC 在结合反应中起作用:这些发生在给予舒更葡糖时。舒更葡糖(布瑞亭)的包装说明书中指出,体外结合研究表明舒更葡糖可能与孕激素结合,舒更葡糖的推注剂量相当于漏服一次或多次 OC。它要求患者在使用舒更葡糖后 **7 天**内使用其他非激素避孕或备用避孕方法。

如果患者使用非口服激素避孕药,也需要补充避孕措施。

- **总结**:
- **相互作用类型**:药代动力学(分布)
- **相互作用药物**:口服避孕药和舒更葡糖
- **临床效果**:术后避孕效果下降和意外怀孕

医疗机构采取各种方式对围手术期接受阿瑞匹坦或舒更葡糖的门诊 OC 或非口服激素避孕的患者进行教育和保护。例如,在匹兹堡大学医学中心(University of Pittsburgh Medical Center)建立了电子健康记录,以便在患者的出院说明中记录可能会使患者的 OC 无效的药物使用情况。图 96.1 示网上可获取的密西根大学卫生系统的患者信息表示例(http://www.med.umich.edu/1libr/Anesthesiology/BCPInteractionsSugammadexAndAprepitant.pdf)。

因此,让我们将这种围手术期 OC DDI 情况转换为最简洁通俗的形式:

■ 我们建议围手术期医师应注意以下 6 种 OC DDI 情况。这 6 种药物中有 3 种会在术前或术后导致 OC 疗效丧失和意外怀孕的可能性(如 CYP3A4 诱导剂、阿瑞匹坦和舒更葡糖)。其中两种可能通过癫痫发作、精神不稳定或心脏毒性(氯氮平和拉莫三嗪)增加围手术期不稳定的风险。第六种可能导致局部麻醉毒性增加。

■ 其中 3 种是患者"入院即存在"的情况,而其他三种情况是"与麻醉有关"。

■ 所有 3 种"入院即存在"的药物间相互作用都是代谢相关的-首先,患者在手术前几周服用了药物或补充剂,通过 P450 3A4 酶诱导了 OC 的代谢。她的意外怀孕风险增加。

■ 在第二个院前代谢 DDI 中,患者使用 OC 会通过 UGT1A4 上调拉莫三嗪的代谢,所以她的拉莫三嗪血药浓度可能在亚治疗水平,这可能会增加围手术期的神经精神风险。

■ 在第三种院前代谢 DDI 中,服用氯氮的患者在平时使用 OC 可能在不知不觉中提高了氯氮平的水平,并使她面临氯氮平中毒的危险。

■ "麻醉剂引起的" DDI 的第一个也是代谢性的-如果患者接受阿瑞匹坦,即麻醉医师已在术中或 PACU 给予了 CYP3A4 诱导剂。需要补充避孕 28 天。

■ 麻醉相关的第二个 DDI:由于罗哌卡因、利多卡因和甲哌卡因被 CYP1A2 部分代谢,而 OC

HEALTH SYSTEM
UNIVERSITY OF MICHIGAN

避孕药与舒更葡糖(布瑞亭)和/或阿瑞匹坦(意美)的药物相互作用：女性手术患者的信息提示

在您接受_____操作或手术期间

您会接受降低避孕药效力的药物。如果您正在服用任何种类的避孕药(节育药),那么您需要知道以下信息：

☐ 舒更葡糖(布瑞亭)是一种有助于加速手术患者苏醒的麻醉药物。
  舒更葡糖可能降低您所用避孕药(节育药)的效力长达 7 天。
  ○ 操作或手术后 7 天内请采用备用节育措施
  ○ 在此期间请继续服用避孕药

☐ 阿瑞匹坦(意美)是一种预防恶心的药物。阿瑞匹坦可能降低您所用避孕药(节育药)的效力长达 28 天。
  ○ 操作或手术后 28 天内请采用备用节育措施
  ○ 在此期间请继续服用避孕药

一些避孕药的示例：
- 口服避孕药(节育药)
- 注射避孕药(节育针)
- 植入式避孕药(植入皮下或子宫内的小塑料棒或节育器)
- 避孕贴(贴于皮肤的小的粘性贴片)
- 阴道环(置入阴道的软质塑料环)

一些备用节育措施：
- 男性避孕套
- 女性避孕套
- 女性阴隔膜
- 女性宫颈帽和避孕用海绵
- 禁欲(无性生活)

从哪里可以得到更多有关备用节育措施的信息？
- 如果您有任何问题或顾虑,请联系您的医师或药师。
- 查阅 FDA 节育指南：http://www.fda.gov/ForConsumers/Byaudience/ForWomen/FreePublications/ucm313215.htm

麻醉科
避孕药与舒更葡糖(Bridion®)和/或阿瑞匹坦(Emend®)的药物相互作用：女性手术患者的信息提示

图 96.1　密歇根大学关于避孕药与舒更葡糖(布瑞亭)和/或阿瑞匹坦(意美)的药物相互作用：女性手术患者的信息提示。© The Regents of the University of Michigan. Used with Permission. For questions contact Michigan Medicine,Patient Education and Health Literacy Program(PEHL). http://careguides.med.umich.edu

是 1A2 抑制剂,因此局麻药的代谢可能下降。

- 第三个与麻醉相关的 OC DDI 不是代谢相关,而是结合相互作用,如果患者接受舒更葡糖(布瑞亭)会出现。需要补充避孕药 7 天。
- OC 与门诊 3A4 诱导剂(苯妥英、卡马西平、利福平、SJW 等)联合用药:在许多医学中心,对所有育龄妇女常规进行妊娠筛查。但是,对上述患者要特别警惕。
- 在门诊患者中同时使用 OC 和氯氮平:警惕氯氮平中毒的迹象,如果临床高度怀疑,应考虑进行精神科咨询和/或检查血清氯氮平水平。
- 门诊患者同时服用炔雌醇和拉莫三嗪:考虑术前精神病或神经病学咨询和/或检查拉莫三嗪水平,特别是如果患者有独立的手术相关癫痫风险。
- 门诊患者口服 OC、麻醉医师给予了阿瑞匹坦-指导患者使用补充避孕药 28 天。
- 门诊患者口服 OC、麻醉医师给予了舒更葡糖-指导患者使用补充避孕药 7 天。

🏠 要点

- 如果你将持续为服用 OC 和非口服激素避孕的患者提供医疗服务。若患者不知自己已经怀孕,有几种不同的方法可确保您不会为其提供麻醉。包括询问患者"您是否有可能怀孕?",以及获得手术当天的妊娠试验结果。但是,如果存在代谢相关的 DDI,患者对怀孕和医疗状况的认知可靠性可能会降低。
- OC 的炔雌醇成分的代谢可能由诱导 CYP3A4 的药物和补充剂(包括苯妥英、卡马西平、利福平和圣约翰草)影响,从而增加了意外怀孕的风险。
- 炔炔雌醇成分本身可能会诱导拉莫三嗪的代谢,拉莫三嗪是精神科门诊一种重要的药物。
- OC 可能会影响氯氮平的代谢(通过抑制 CYP2C19 和 CYP1A2)和某些局部麻醉药的代谢。
- 止吐药阿瑞匹坦也是 CYP3A4 诱导剂。围手术期使用该药物需要患者使用备用避孕计划 28 天。
- 舒更葡糖的 DDI 将降低门诊 OC 的功效。在围手术期使用的患者需要使用 7 天备用避孕计划。
- 如果你能回答关于这些药物相互作用的问题,而这些问题的详细程度要超过患者出院或信息表上的内容,不是很好吗?

推荐读物

Christensen J, Petrenaite V, Atterman J, et al. Oral contraceptives induce lamotrigine metabolism: evidence from a double-blind, placebo-controlled trial. *Epilepsia*. 2007;48(3):484–489.

https://www.accessdata.fda.gov/drugsatfda_docs/label/2015/022225lbl.pdf. Last accessed March 7, 2018.

https://www.merck.com/product/usa/pi_circulars/e/emend/emend_pi.pdf. Last accessed March 7, 2018.

http://www.med.umich.edu/1libr/Anesthesiology/BCPInteractionsSugammadexAndAprepitant.pdf. Last accessed March 7, 2018.

Sandson NB, Cozza KL, Armstrong SC, et al. Clozapine case series. *Psychosomatics*. 2007;48(2):170–175.

Schwarz UI, Büschel B, Kirch W. Unwanted pregnancy on self-medication with St John's wort despite hormonal contraception. *Br J Clin Pharmacol*. 2003;55(1):112–113.

Shelepova T, Nafziger AN, Victory J, et al. Effect of a triphasic oral contraceptive on drug-metaboliz-ing enzyme activity as measured by the validated Cooperstown 5+1 cocktail. *J Clin Pharmacol.* 2005;45(12):1413–1421.

Wegner I, Edelbroek PM, Bulk S, et al. Lamotrigine kinetics within the menstrual cycle, after menopause, and with oral contraceptives. *Neurology.* 2009;73(17):1388–1393.

第 97 章
真希望我们能早点知道——手术室内
5-羟色胺综合征一例

您的患者是一名 60 岁的男性,因头皮鳞状细胞癌在全身麻醉下行前哨淋巴结活检术。他的门诊用药包括氨氯地平、氢氯噻嗪和氟西汀 20mg/d。常规的丙泊酚/芬太尼诱导后,术中用地氟醚维持麻醉。诱导后 10 分钟,在头皮中央术野区域共注射 1% 亚甲蓝 0.7mL。诱导后 30 分钟,患者出现全身癫痫样发作的表现并持续 20 秒。几分钟后患者再次发作。反复应用咪达唑仑对癫痫发作没有效果。患者一共发作了 10 次,每次持续 10~20s。掀开手术无菌单后,会发现患者明显的癫痫发作表现为肌阵挛性活动,起源于下肢,患者还表现为双侧下肢强直。这个患者怎么了?

答:该患者在门诊长期使用氟西汀治疗,在术中应用芬太尼和亚甲蓝后,出现了与 5-羟色胺综合征相符的肌阵挛。

主要的抗抑郁药增加了血清素(5-羟色胺)的活性。神经突触中释放的 5-羟色胺主要通过两种机制被清除,即重新摄取到突触前神经元中以及通过外部线粒体单胺氧化酶(MAO)进行代谢(图 97.1,见文末彩图)。具有 5-羟色胺再摄取抑制活性或单胺氧化酶抑制(MAOI)活性的抗抑郁药,可增加突触间隙中 5-羟色胺的浓度,从而增加神经传导。5-羟色胺浓度过高可能导致 5-羟色胺综合征。

选择性 5-羟色胺再摄取抑制剂的代谢

选择性 5-羟色胺再摄取抑制剂(SSRI)与 5-羟色胺综合征有关。SSRI、氟西汀的代谢涉及几种肝细胞色素 CYPP450 同工酶(图 97.1,见文末彩图,图片下半部分)。具体地说,CYP2D6、CYP2C9、CYP2C19 和 CYP3A4 参与氟西汀甲基化成活性代谢物 R-和 S-诺氟西汀。长期给药后,氟西汀和 S-,R-诺氟西汀均具有降低自身代谢清除的能力,氟西汀和诺氟西汀也是有效的 CYP2D6 抑制剂,同时诺氟西汀还抑制 CYP3A4。在 SSRI 中,帕罗西汀是最有效的抑制剂,其后依次是氟西汀、舍曲林、西酞普兰和氟伏沙明。因此,长时间的 SSRI 治疗会抑制肝 CYP2D6 同工酶;这可以在药理学上将一个正常的代谢物转化为一个不良代谢类似物,其净效应可能比预期的血浆 SSRI 浓度要高。

注意亚甲蓝的药理作用

亚甲蓝是一种吩噻嗪衍生物,术中常用于甲状旁腺、前哨淋巴结定位、高铁血红蛋白血症和血管扩张性休克的治疗。亚甲蓝以竞争性方式抑制 MAO-A,接受 SSRI、5-羟色胺-去甲肾上腺素-选择性抑制剂(SNRI)和三环抗抑郁药的患者中,发生 5-羟色胺综合征与之相关。

药物间相互作用:亚甲蓝和 SSRI

当使用 5-羟色胺能抗抑郁药的患者使用亚甲蓝时,应仔细考虑潜在的毒性。目前有报道

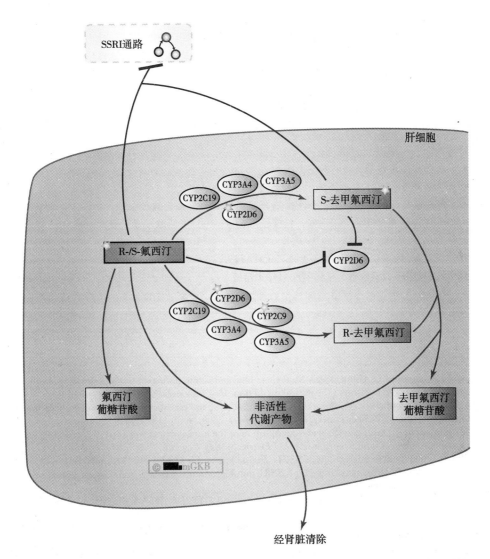

图 97.1　选择性 5-羟色胺再摄取抑制剂（SSRI）氟西汀的代谢途径（图片下半部分）和突触间隙裂口中过量的 5-羟色胺（5-HT）导致 5-羟色胺综合征发展的示意图（图片上半部分）。几种同工酶参与氟西汀向 R-或 S-诺氟西汀的代谢。与 R-去氟西汀相比，S-去氟西汀的 5-羟色胺再摄取潜力高 20 倍。红线表示氟西汀，R-或 S-去氟西汀或我们患者使用的其他药物（鱼油、艾美拉唑）对特定同工酶的抑制作用。使用氟西汀和亚甲蓝使突触裂隙中的 5-羟色胺超负荷。芬太尼具有独立的 5-羟色胺能特性，可能包括促进突触前神经元释放 5-羟色胺（黑色箭头），以及抑制突触裂隙引起的微量 5-羟色胺再摄取（红线）（Modified with permission from PharmGKB and Stanford University）

称服用 SSRI 的患者使用亚甲蓝后发生 5-羟色胺中毒。5-羟色胺综合征最普遍的表现是意识模糊,躁动,言语异常,肌张力增加伴强直,反射亢进和下肢阵挛。

当考虑使用亚甲蓝时,应停止使用 SSRI,停药时间取决于 SSRI 的药代动力学特征。例如,氟西汀及其活性代谢产物诺氟西汀的半衰期分别为 2~6 天和 7~15 天,比氟伏沙明(15~26 小时)、帕罗西汀(21 小时)、舍曲林(26 小时)和西酞普兰(33 小时)长得多。氟西汀超长的半衰期需要长达 5 周的时间才能完全消除此药物。因此,尽管已停用氟西汀,但在此期间使用具有 MAO 抑制潜力的药物仍可导致 5-羟色胺综合征。

> 🏠 **要点**
>
> - 5-羟色胺类抗抑郁药是临床常见处方。
> - 亚甲蓝是 MAOI。
> - 5-羟色胺类抗抑郁药与术中亚甲蓝联用可能会导致 5-羟色胺综合征。
> - 如果考虑使用亚甲蓝,则应在手术前停用 SSRI,停药时间取决于所使用的抗抑郁药的半衰期。
> - 美国 FDA 建议大多数含血清素的抗精神病药应在亚甲蓝治疗之前停药至少 2 周,而对于氟西汀(半衰期较长),应提前 5 周停止治疗。
> - 5-羟色胺综合征是有可能威胁生命的并发症。因此,最重要的是要知道哪种药物可以引起它。

推荐读物

Ramsay RR, Dunford C, Gillman PK. Methylene blue and serotonin toxicity: inhibition of monoamine oxidase A (MAO A) confirms a theoretical prediction. *Br J Pharmacol.* 2007;152(6):946–951.

Margolis JM, O'Donnell JP, Mankowski DC, et al. (R)-, (S)-, and racemic fluoxetine N-demethylation by human cytochrome P450 enzymes. *Drug Metab Dispos.* 2000;28(10):1187–1191.

Ring BJ, Eckstein JA, Gillespie JS, et al. Identification of the human cytochromes p450 responsible for in vitro formation of R- and S-norfluoxetine. *J Pharmacol Exp Ther* 2001;297(3):1044–1050.

Brosen K. Differences in interactions of SSRIs. *Int clin psychopharmacol.* 1998;13 Suppl 5:S45–S47.

Gury C, Cousin F. [Pharmacokinetics of SSRI antidepressants: half-life and clinical applicability]. *Encephale.* 1999;25(4):470–476.

Torkamani A. Selective serotonin reuptake inhibitors and CYP2D6. In: Windle ML, Buehler B eds. *Medscape Drug Reference.* 2014.

Rowley M, Riutort K, Shapiro D, et al. Methylene blue–associated serotonin syndrome: a 'green' encephalopathy after parathyroidectomy. *Neurocrit Care.* 2009;11(1):88–93.

Food and Drug Administration. *FDA Drug Safety Communication: Serious CNS reactions possible when methylene blue is given to patients taking certain psychiatric medications. U.S. Food and Drug Administration.* Silver Spring, MD: U.S. Department of Health and Human Services; 2011.

Bach KK, Lindsay FW, Berg LS, et al. Prolonged postoperative disorientation after methylene blue infusion during parathyroidectomy. *Anesth Analg.* 2004;99(5):1573–1574.

Heritier Barras AC, Walder B, Seeck M. Serotonin syndrome following Methylene Blue infusion: a rare complication of antidepressant therapy. *J Neurol Neurosurg Psychiatry.* 2010;81(12):1412–1413.

Kartha SS, Chacko CE, Bumpous JM, et al. Toxic metabolic encephalopathy after parathyroidectomy with methylene blue localization. *Otolaryngol Head Neck Surg.* 2006;135(5):765–768.

Khan MA, North AP, Chadwick DR. Prolonged postoperative altered mental status after methylene blue infusion during parathyroidectomy: a case report and review of the literature. *Ann R Coll Surg Engl.* 2007;89(2):W9–W11.

Khavandi A, Whitaker J, Gonna H. Serotonin toxicity precipitated by concomitant use of citalopram and methylene blue. *Med J Aust*. 2008;189(9):534–535.

Marken PA, Munro JS. Selecting a selective serotonin reuptake inhibitor: Clinically important distinguishing features. *Prim Care Companion J Clin Psychiatry*. 2000;2(6):205–210.

第六篇

设　备

第98章

绪　论

"你有没有试着把它关掉重新启动？"

——IT技术支持电话的自动回复。

虽然这种一刀切的解决设备问题的方法因其操作简单具有一定的吸引力，但它不应该成为手术室中设备出现问题时的首选解决方案。与出现紧急情况后迅速做出反应相比，我们的患者往往是在我们对紧急情况的发生做好预防工作的情况下能得到更好的护理，这一点在处理设备问题和故障时尤为明显。有一点我们应该知道：在围手术期，以"关机重启试试看能否解决问题"的态度关闭任何一件设备都可能会带来其他的危险，所以如果可能的话，应该尽量避免这样做！

我们大多数人都不会对血压袖带、脉搏氧饱和度或注射器泵给予更多的关注。相反，当我们专注于患者的治疗时，我们往往认为我们的设备是靠得住的。然而，我们在手术室内所做的临床决策以及我们所采取的治疗措施是否得当，往往依赖于我们设备信息的准确性。这种依赖是有道理的，因为我们的设备可以将患者复杂的生理状态转换成数字、声音、图像和图形表达出来，我们便可以据此而做出决定。诚然，我们的设备很发达，可校准，而且很少会出现故障，但这并不意味着它永远不会坏，也不意味着它的输出总是准确可靠的。

除了预防问题的步骤外，我们还需要学习和掌握问题发生时的基本故障排除步骤。你可以在这些章节中查找你所需要的信息，以便有效地防止或修复设备所出现的问题。当你不确定如何处理问题时，除了从同事那里得到帮助外，这些章节也可以给你提供有用的帮助。要利用你周围那些能提供帮助的人！

有一点还应该认识到，并不是所有的问题都是由设备故障造成的，我们自己也可能是导致错误发生的根源。当遇到问题时，我们应该评估一下我们对设备及其输出信号的理解和掌握程度。必要时我们需要换一种思维方式。后退一步，要考虑到问题发生的所有可能性，并向你的同事、麻醉技术人员和生物医学工程人员寻求帮助。

然后，剩下要关注的就是复杂而精巧的人体本身了。

第99章

脉搏氧饱和度：让我们一起复习一下

脉搏氧饱和度是当今围手术期医学中一种非常重要的监测手段。它可以对氧合状态进行动态监测，并可以快速识别缺氧的发生以及对治疗效果进行实时评估。这种监测手段的优点包括无创、使用普遍、便携以及操作简便等。然而，研究显示包括医生在内的许多医务工作者对脉搏氧饱和度测量结果的解读及局限性都缺乏了解。

脉搏氧饱和度的测量依据有3项原理。第一，每种物质都有其独特的吸收光谱。与脱氧血红蛋白相比，氧合血红蛋白的吸收光谱是不同的。脉搏氧饱和度监测仪的两个发光二极管（LED）分别在红色到近红外范围内发射不同的特定波长的光，由一个光感受器测量穿过组织后的光线;第二项原理是基于朗伯-比尔定律(Lambert-Beer law),该定律指出,光通过透明的非吸收溶剂时的吸收与溶质的浓度以及光在该溶剂中传播的路径的长度成正比;第三项也就是最后一项原理指出,动脉血发出的搏动信号相对独立于组织中静脉血发出的非搏动信号。脉搏氧饱和度监测仪通过测量每秒钟数百次发射的光波,可以从组织、静脉血和非搏动动脉血成份发出的没有变化的信号中区分出变化的、搏动的动脉血成分。因此,占全部信号 1%~5% 的搏动或者说是变化的成份可以通过删除静态成份而被分离出来。

准确性

脉搏氧饱和度(或 SpO$_2$)数值的确定是通过对健康志愿者的氧饱和度曲线校正获得的。脉搏氧饱和度数值的测量是通过比较体外实验室联合血氧测定仪测得正常氧合和诱发缺氧时的数值得出的。研究时诱发缺氧的程度是受限制的,在这些志愿者中诱发缺氧获得动脉血氧饱和度约为 75%~80%。因此,低于这一水平的波形是通过推测而得出的。对于外周动脉氧饱和度,大多数制造商均报道测得的 SpO$_2$ 在 70%~100% 之间时其准确率的误差范围不会超过 ±2%,而 SpO$_2$ 如果在 50%~70% 之间,则其准确率的误差范围大约为 ±3%。对于低于 50% 时饱和度的准确率目前还没有相关的报道。这一结论得到了几项回顾性研究结果的支持,这些研究均通过比较 SaO$_2$ 和 SpO$_2$ 之间的相关性而验证了 SpO$_2$ 的准确性。SaO$_2$ 在 75% 时代表 PaO$_2$ 在 44mmHg 水平,但在这种比较低的水平时准确率有所下降并没有任何临床意义。

在肺泡氧供改变和 SpO$_2$ 水平发生改变之间会有一定的延迟。总的来说,手指探头(24~35 秒)与耳垂探头(10~20 秒)相比要慢一些。改变通气设置以改善氧合需要一些时间才能使肺泡氧浓度上升,并且含有较高氧含量的血液运送到脉搏氧饱和度探头所在的位置,信号还需要经过处理后才能在监护仪上显示出 SpO$_2$ 的数值。所以临床医生应该给他们为了改善脉搏氧饱合度的数值做出的干预措施留出足够的时间。

局限性:信号伪影和光学干涉

脉搏氧饱和度最大的局限性可分为两类:一类来源于光学信号的伪影,另一类则是由光学干扰而导致。脉搏氧饱和度的大多数问题源于信号伪影。信号伪影可由错误的信号源或信号/噪声比较低造成。不幸的是,血氧计上存在尖锐的搏动波形并不能保证信号准确且无伪影。

假信号源包括检测到未传输光(环境光或光分流)和非动脉源的交替或脉动信号。因为光是潜在的最大干扰源,设计师将 LED 和光电探测器活动分为三个感应周期,这样每秒便可进行数百个循环。在这三个周期中,有两个周期使用 LED 发出的两个不同波长的光波。而在第 3 个周期中,两个 LED 均不工作,光电探测器只测量周围环境的光。然后用 LED 发光周期光电控测器所测得的数值减去第 3 个周期所测得的周围环境光的数值。尽管如此,周围环境光还可能会产生干扰,产生干扰的来源包括荧光、手术灯、纤维光导设备以及日光。一个简单的解决办法就是给探头配备一个不透明的遮光罩。当 LED 发出的光不经过动脉血管床而直接被光电探测器接收的话,则会产生光短路。这种情况通常会发生于探测器没有放到位或没有使用恰当的感测器(如手指感测器放到耳朵上)。非动脉来源的变化信号通常是由于患者体动而导致探头发生移动产生的,产生所谓的运动干扰。寒战、心肺复苏、反复咳嗽以及呼吸机周期性变化都是运动干扰的常见原因。

目前使用的多数脉搏氧饱和度监测仪都是应用复杂的算法来区别信号伪影(噪声)和实际信号,并只能接受某个特定的信号/噪声比值。然而,有时噪声也会被处理并以信号的形式呈现。信号-噪声比值的降低可能是由于没有脉搏或脉搏较弱造成的,原因包括低血压、低血容量、低体温、外周血管疾病、医源性因素如无创血压监测袖带充气以及使用血管收缩药物等。当脉搏搏动较弱时,旧型号的监测仪可能会探测不到信号,而更敏感的新型监测仪则可以检测到较弱的信号,但可能会误判为较低的饱和度。

光干扰可能会影响脉搏氧饱和度的测定值。血液中的几种物质对脉搏氧饱和度可产生光干扰。这些物质可以吸收脉搏氧饱和度监测仪所使用的红色和近红外线之间的光波。碳氧血红蛋白(COHb)和高铁血红蛋白(MetHb)是最显著的假性吸收物。使用传统的双波长脉搏氧饱合度监测仪进行测定时,碳氧血红蛋白在红色光波范围内表现得很像氧合血红蛋白(oxyHb),而在红外范围内几乎没有影响。因此,此方法所测得的 SpO_2 的净效应使得对真正的氧饱和度的测定数值产生了高估(即碳氧血红蛋白存在时 SpO_2 出现高值)。当高铁血红蛋白水平上升时,由于高铁血红蛋白对脱氧血红蛋白和氧合血红蛋白吸收光波的影响都很大,使得经脉搏氧饱和度监测仪计算后得出的相对吸收比接近1。当比值为1时,校正后的氧饱和度在85%左右,导致对真正氧饱和度的低估(出现低值)。由于高铁血红蛋白和碳氧血红蛋白等其他血红蛋白状态的存在,许多较新的设备通常会使用其他的波长来提高准确度。

静脉用染料可导致假性脉搏氧数值过低。注射染料 30~45 秒后 SpO_2 即可发生改变,通常在 3 分钟内即可恢复到假性基础值。亚甲兰可导致假性 SpO_2 的显著下降的假象。有报道显示,在给患者使用 5mL 亚甲兰后 SpO_2 下降至 1%。但静脉使用靛青绿和靛卡红并不会使氧饱和度明显下降。使用这些染料导致氧饱和度下降的假象在多波长联合测氧仪中也可见到。

皮肤色素沉着也可影响脉搏氧饱和度。深色皮肤患者出现信号检测失败的情况更为常见,因为光线穿透深色皮肤较为困难。染指甲油也可能影响到读值的准确性,蓝色或黑色指甲油更容易产生读值不准。

临床应用

在大多数情况下,正常的 SpO_2 数值代表患者处于正常的氧合状态。而 SpO_2 低值则提示需要进一步寻找原因。不幸的是,SpO_2 降低是一个特异性极低的结果。假设数值是准确的,那么所有氧供的影响因素,包括复苏的基本方面都应被考虑在内。医生必须确保气道是安全通畅的;气道梗阻、气管插管误入食管,甚至是插管过深都可能导致明显的低氧或缺氧。医生必须确保患者有足够的通气量、吸入氧浓度、正常的循环功能状态以及组织灌注。在多数情况下可通过检查患者、供氧装置及其他监测指标从而快速达到上述目的。

在一些特定的状况下,明确 SpO_2 降低的原因可能比较困难。根据临床实际情况,医生除了考虑上述内容外,还要考虑肺不张、气胸、低心排和贫血等原因。这时就需要检查患者,并通过听诊来确认通气正常。必要时还需要胸部 X 线或其他辅助手段如超声心动图等来协助诊断。少数情况下,测量动脉血气的酸碱度及二氧化碳分压($PaCO_2$)水平,也是帮助确定低氧分压(PaO_2)的有效手段。

脉搏氧饱和度是测量监测部位动脉血氧浓度的一种监测方法。从指尖获得的正常数值并不代表有足够的氧运送到其他组织。一个稳定但较低的 PaO_2 值可能提示存在一些潜在的问题,但正常的 SpO_2 则可能掩盖了这些问题。充足的器官和组织灌注同时需要有足够的灌注压和血流量来保证足够的氧供。止血带或动脉栓塞会使远端的组织或器官出现明显的缺血性损伤。SaO_2 和 PaO_2 之间呈曲线关系。SpO_2 数值在 95% 或更低时,可以根据 SpO_2 有效地推测 PaO_2 的数值。当 SpO_2 达到最高值(99% 或 100%)时,则无法推断 PaO_2 的数值。当 SpO_2 为 100% 时,PaO_2 数值可能在 150~600mmHg 范围内。当 PaO_2 在较高的范围内有下降趋势,或没有达到预期数值时,使用 SpO_2 推测 PaO_2 是不可靠的。比如,在呼吸暂停发作期间,PaO_2 水平下降；但是，相应的 SpO_2 数值变化可能会延迟，等到显示时留给您的反应时间已经很有限了。其他的监测方法如二氧化碳波形图或呼吸暂停报警等通常会较早地提出警示。

　　在氧饱和度监测仪不能监测到脉搏时，应首先考虑是否出现了心肺方面的问题。如果是手指探头导致的问题，那么改变探头监测部位可能会解决问题。有时使用耳垂探头比指尖探头会产生更好的信号。研究显示耳垂对血管舒缩的改变不如指腹或指甲床那么明显，因此血管收缩对其影响相对较弱。还可以考虑使用的有前额探头和鼻探头。其他的解决方法包括表面使用硝酸甘油、局部加热或按摩。使用手指神经阻滞或经同侧桡动脉注入血管舒张药物也被证明是有效的解决办法而且没有明显的全身反应，但很多人会认为这是比较极端的措施。将探测器放在血压袖带的同侧上肢也可在袖带充气时产生错误的低值，应尽可能避免。

🏠 要点

- 脉搏氧饱和度监测的是氧合状态，而不是通气情况。
- 脉搏氧饱和度是应用普遍、无创而且可靠的一种监测设备，它可以早期提示人为观察所无法察觉的缺氧。
- 脉搏氧饱和度利用氧合血红蛋白和脱氧血红蛋白对光吸收率不同的原理来估计氧饱和度。
- 了解脉搏氧饱和度的物理特点和技术缺陷对其合理使用十分重要。需考虑的主要方面包括准确性、反应时间、低灌注或"低脉搏"问题以及由于运动干扰带来的问题。

推荐读物

Aoyagi T. Pulse oximetry: its invention, theory, and future. *J Anesth*. 2003;17(4):259–266.

Costarino AT, Davis DA, Keon TO. Falsely normal saturation reading with pulse oximeter. *Anesthesiology*. 1987;67(5):830–831.

Hinkelbein J, Genzwuerker HV, Fiedler F. Detection of a systolic pressure threshold for reliable readings in pulse oximetry. *Resuscitation*. 2005;64(3):315–319.

Kelleher JF. Pulse oximetry. *J Clin Monit*. 1989;5(1):37–62.

Scheller MS, Unger RJ, Kelner MJ. Effects of intravenously administered dyes on pulse oximetry readings. *Anesthesiology*. 1986;65(5):550–552.

Sinex JE. Pulse oximetry: principles and limitations. *Am J Emerg Med*. 1999;17(1):59–66.

Soubani AO. Noninvasive monitoring of oxygen and carbon dioxide. *Am J Emerg Med*. 2001;19(2):141–146.

Tremper KK, Barker SJ. Pulse oximetry. *Anesthesiology*. 1989;70(1):98–108.

Volgyesi GA, Spahr-Schopfer I. Does skin pigmentation affect the accuracy of pulse oximetry? An in vitro study. *Anesthesiology*. 1991;75:A406.

Shah A. Shelley KH. Is pulse oximetry an essential tool or just another distraction? The role of the pulse oximeter in modern anesthesia care. *J Clin Monit Comput*. 2013;27(3):235–242.

第 100 章
呼气末二氧化碳监测不只用来证明"气管插管在气道内"

　　麻醉医生经常会使用二氧化碳监测来明确气管插管到位，排除食管插管的可能性。然而，二氧化碳监测仪所显示的 $ETCO_2$ 水平和描记的二氧化碳图形同样可以提示很多血流动力学和呼吸方面的问题。麻醉医生应该了解可以引起动脉-呼气末 CO_2 梯度增加的诸多情况。

二氧化碳监测的回顾

最常用的二氧化碳监测仪是红外线吸收型。分析过程可以在监测仪内或是呼吸机环路内进行。第一种情况是通过一根细管采集气道气体到监测仪。第二种是在呼吸环路上连接一个连接管,应用红外线吸收原理直接测量气流中 CO_2 浓度。第二种方法的反应时间较快,而且解决了第一种方法中细管易被阻塞和水蒸气凝聚的问题。但是这种方法不被普遍接受,因为它增加了气管插管连接部的重量,而且事实上外置感测器在使用中更容易受到损伤。

二氧化碳测定仪和二氧化碳波形图的比较

二氧化碳测定仪是测量呼气末 CO_2 分压的数值。二氧化碳波形图是显示呼吸周期中 CO_2 分压随时间瞬时变化的图形,用 CO_2 波形来表示这种关系。测量呼气末 CO_2($ETCO_2$)最简单的用途就是观察 $PaCO_2$ 水平的变化。尽管 $ETCO_2$ 可能会低于实际 $PaCO_2$ 水平,但在没有明显死腔效应的前提下,$PaCO_2$ 水平的改变可以镜像反映 $ETCO_2$ 水平的变化,并且可以对这种改变进行持续监测。这在调整分钟通气量以及 $PaCO_2$ 水平时尤其重要。

监测仪产生的 CO_2 波形除了给出 $ETCO_2$ 数值以外还可以提供更多的信息。

正常二氧化碳波形图

机械死腔和解剖死腔导致呼出气体起始阶段的 CO_2 水平为0(Ⅰ期,图 100.1)。随着呼气的延续,肺泡呼出气体被感知,二氧化碳图形迅速上升(Ⅱ期)。Ⅲ期也称为平台期,机械死腔和解剖死腔内的气体已被呼出,检测到的气体为肺泡内气体。如果所有这些肺泡气都得到血液灌注,那么这个 CO_2 水平就是"理想"的肺泡气体的水平,因为它非常接近 $PaCO_2$ 的水平。但是,平台期所测得的 CO_2 水平比 $PaCO_2$ 水平低,这是因为所测的气体是与 CO_2 数值为0的未充分灌注的肺泡气(肺泡死腔)的混合气体。这意味着肺泡死腔较小的患者其 $ETCO_2$ 数值接近 $PaCO_2$ 水平;但是,当肺泡死腔增大时(如肺气肿),与 $PaCO_2$ 相比 $ETCO_2$ 将有所降低。呼气末和动脉 CO_2 水平差别取决于肺泡死腔的大小,机械或解剖死腔的改变并不会影响这一差别。

影响肺泡死腔的因素

表 100.1 列出了影响肺泡死腔的因素。

通气-灌注失衡导致动脉-呼气末 CO_2 梯度增加,研究显示病态肥胖患者(体重指数 $>40kg/m^2$)以及侧卧位接受麻醉的患者其幅度增加更明显。还有报道显示老年患者、美国麻醉

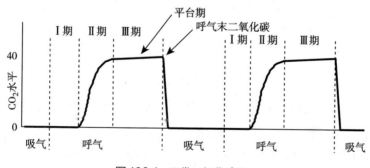

图 100.1 正常二氧化碳图

表 100.1　影响肺泡死腔的因素

因素	效果
重力作用对肺泡灌注的影响	重力使靠下的肺脏灌注增加。靠上的肺脏 V/Q 比值增加，即死腔增加
肺栓塞	血栓、气栓、脂肪或羊水栓塞降低通气肺泡的灌注产生死腔
对无灌注气腔进行通气	肺气肿、肺大疱患者发生肺泡损伤
毛细血管前血流阻塞	导致缺氧性肺血管收缩
潮气量和 PEEP	潮气量和 PEEP 过度增加导致肺泡死腔增加

V/Q，通气/灌注；PEEP，呼气末正压。

医师协会(ASA)生理状态分级系统评分较高的患者、血流动力学不稳定的患者也存在梯度增大的现象。

二氧化碳波形幅度降低

气体交换需要有通气和循环两个条件。二氧化碳波形幅度明显下降或消失提示通气环路断开或呼吸机出现故障、心跳骤停或心排血量下降、巨大肺栓塞、气管插管脱出、位置不佳或梗阻。因此，二氧化碳图形可能是致命性事件或并发症的第一警示。已结案的麻醉不良事件索赔项目回顾表明，自从将脉搏氧饱和度和呼气末二氧化碳监测列入常规监测以来，由麻醉操作失误所致损伤的严重性有所下降，麻醉的安全性也得到了提升。

呼气末 CO_2 监测可以在心肺复苏(CPR)过程中通过提供有用的临床信息来指导治疗。$ETCO_2$ 的水平可以提示 CPR 的有效性，还可以首先提供自主循环恢复的证据。

在使用肢体止血带时，释放到循环中的 CO_2 有所减少，因此 $ETCO_2$ 下降。低温也可引起 $ETCO_2$ 下降。

$ETCO_2$ 水平上升

严重高代谢状态最早的表现可能就是 $ETCO_2$ 水平上升，反映了 $PaCO_2$ 上升，如恶性高热、甲状腺危象或严重感染。静脉输注碳酸氢钠导致 CO_2 产生增加并在数分钟后便可监测到变化。其他引起 $ETCO_2$ 水平上升的原因包括松肢体止血带、较大动脉或静脉阻断钳松开后血流恢复以及腹腔镜手术中发生静脉 CO_2 栓塞。

PEEP 的影响

动脉-呼气末 CO_2 分压($Pa\text{-}ETCO_2$)梯度对于机械通气的患者来说可能是 PEEP 使用是否处于理想水平的一个指标。随着 PEEP 的增加，气体交换单元被最大限度地利用，因此肺通气更均匀，甚至二氧化碳波形的第 Ⅱ 期会缩短，$Pa\text{-}ETCO_2$ 梯度会下降。过度增加 PEEP 会使肺泡过度扩张以及血流重新分布，导致肺泡死腔增加，从而增加 $Pa\text{-}ETCO_2$ 梯度。

支气管痉挛

二氧化碳波形的第 Ⅱ 期反映支气管肺单元的排空；随着交换单元中的气体逐渐排空到解剖死腔中，波形开始出现上升。如果由于肺通气不均匀使得肺单元时间常数不同，二氧化碳波形在第Ⅱ期表现为缓慢上升(图100.2)。如果第Ⅱ期上升极其缓慢则可能会无法到达平台期即第Ⅲ期,导致Pa-ET CO_2梯度增大。这种现象可见于阻塞性气道疾病患者,如哮喘或慢性阻塞性肺脏疾病。二氧化碳波形转变为这种图形时提示$ETCO_2$不再是反映$PaCO_2$的可靠指标了。

动脉-呼气末二氧化碳分压差为负值

$ETCO_2$数值超过$PaCO_2$可见于如下情况:
- 低频率、高潮气量通气的健康患者
- 妊娠妇女
- 婴幼儿
- 近期进行过心肺转流的患者
- 正在进行或新近进行过体育锻炼的患者

呼吸周期中肺泡内CO_2分压水平是变化的,吸气末最低,呼气末最高。时间常数较大的肺泡从开放过渡到呼气末时可以呼出较高CO_2分压水平的肺泡气体,尤其是V/Q比值较低的肺泡。这可以被看作是二氧化碳波形的第Ⅳ期,在这个阶段CO_2分压有一个二次升高(图100.3)。其数值可能比$PaCO_2$水平更高,$PaCO_2$是在循环系统以及注射器中混合后的平均水平。

CO_2复吸入后的变化

基线升高大于0提示呼出气体复吸入,可能的原因包括碱石灰过期、麻醉回路中的阀门故障或使用重复吸入呼吸系统[如MaplesonA、B、C或D(Bain),或E回路]而没有充足的新鲜气流量。

二氧化碳波形的其他变化

肌松剂药效消退过程中可能会产生较小的呼吸运动,导致波形平台期出现切迹,这被称为"箭毒切迹"(图100.4)。

在呼气末期,当呼气气流减少到低值的过程中,心脏收缩可以改变胸廓内容量且足以将气体从麻醉机环路吸引至气道中。这种心脏搏动所引起的二氧化碳波形的改变在平台期末表现为与心率相匹配的规律切迹(见图100.5)。如果呼气期延长的话,这种振动还可能持续到曲线的下降支。

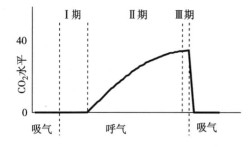

图100.2 支气管痉挛时的二氧化碳描记图

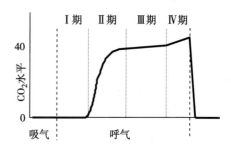

图100.3 PCO_2平台期中第Ⅳ期二次上升阶段

　　理想情况下,动脉监测系统的固有频率应大于24~30Hz。如果测量到的压力波的频率接近系统的固有频率,系统会因输入波形的过度放大而产生共振并使测量结果失真。这可以造成高估收缩压达25%,低估舒张压达10%左右(平均血压不受影响)。适当的阻尼可以抵消这一现象,并可以补偿动脉监测系统中的低固有频率。

　　固有频率和阻尼参数之间的这种相互作用可能导致几个问题。过度阻尼会降低频率响应,从而导致低估收缩压和高估舒张压(表102.1和图102.1B)。阻尼不足(特别是在心率较快时)可能会导致过度共振并高估收缩压,低估舒张压,由多种原因引起(表102.1)。阻尼不足还可能导致示踪器上出现额外的细微的非生理性压力波(图102.1C箭头)。随着时间的推移,动力响应也可能出现缓慢退化(固有频率降低或阻尼系数增加),从而导致过度阻尼。好在这个问题可以通过定期手动冲洗测压管道来解决。

　　系统内的问题导致测量不准确通常是由于机械连接部件(即导管、泵管或旋塞)造成的。要防止这些机械故障,应遵循以下几个步骤:

- 选择合适大小的动脉留置针(桡动脉或肱动脉插管20G,股动脉插管18G)。
- 通过使用较短的(最大长度为1.2m)、适当粗细(内径1.5~3.0mm)和坚硬的管材来优化测量系统的频率响应。
- 尽量减少传感器管路中旋塞的使用。保持测压管道各个部位没有气泡和凝块。避免管路打结。
- 如果动脉血压过低:
  - 尝试冲洗管路。
  - 保持整个测压管道连接系统持续使用1~3mL/h的生理盐水进行冲洗,以防止血块形成。
  - 确保动脉管道的冲洗系统压力足够且功能正常。
- 如果动脉血压出现共振:
  - 使用共振超调消除器(市面上可以买到的增加阻尼的产品)。
  - 暂时在系统中加入一个小气泡(一定要在测量完成后立即将其抽吸)。用小注射器(1mL)气泡(0.1~0.2mL空气)推入传感器旋塞处,作为阻尼器。这有助于"纠正"对实际血压的错误读数,但这是一种有争议的技术,并不是所有的专家都推荐使用。
- 使用具有更高固有频率响应的换能器系统(即较短的换能器管路和较粗的换能器管路直径)。

表102.1　动脉测压管阻尼过强或过弱导致的误差及其原因

条件	产生的误差	原因
阻尼过高	收缩压读数降低 舒张压读数升高	导管打折或弯曲 测压管连接部位松动 测压管内有空气 测压管或动脉留置针内有血凝块 测压管没有及时冲洗 测压管路中使用过多的旋塞
阻尼过低	收缩压读数升高 舒张压读数降低	测压管路过长(>1.4m) 测压管路内径过小(<1.5mm) 与血管内径不匹配的大号动脉留置针 使用硬度不够的测压管

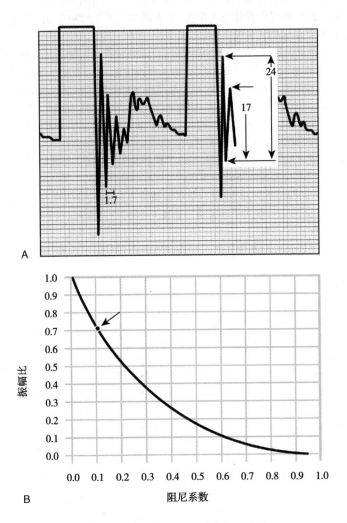

图 102.2 用快速冲刷试验测定固有频率和阻尼系数的临床应用。A:两个快速冲洗的方波干扰了一个被以 25mm/s 的速度记录在标准 1mm 网格纸上的动脉压力波形。通过测量相邻振荡峰的一个周期(1.7mm)来确定固有频率。阻尼系数是通过测量相邻振荡峰的高度(17mm 和 24mm)来确定的。通过这些测量,可以计算出 14.7Hz 的固有频率(1 周/1.7mm× 25mm/s= 14.7 周/秒)和 0.71 的振幅比。B:振幅比对应的阻尼系数为 0.11,表明过阻尼(最优阻尼系统的阻尼系数为 0.6~0.7)(From Mark JB. *Atlas of Cardiovascular Monitoring*. 1st ed. New York:Churchill Livingstone;1998:112-113. Used with permission.)

■ 将动脉测压系统对大气压调零,以提供测压参考点。通常,换能器放置于右心房或腋中线水平。对于坐着的患者,一些专家建议将换能器放置在大脑水平(耳垂处)。定期核查零点并确定是否有漂移。每当测量的血压"超出预期范围"时,要快速验证传感器高度是否正确,然后检查传感器是否已调零(将换能器与大气相通中,查看基线是否为零;无需等待数字读数为"零"来确认合适的零点)。每次患者位置改变后,重新调整传感器高度。

麻醉医师通常无法控制监测系统中的固有频率和阻尼系数。此外,临床工作中有时需要较长的延长管或额外的旋塞以用于采血和冲洗。在这些情况下,快速冲刷测试(如图 102.2 所示)是确定系统性能参数的一种方便的床边方法。阻尼系数可以如图 102.2 的图例所述来确定。

在临床实践中,如果有两个不同的血压读数(例如,无创和有创,左臂和右臂)和/或两种不同的波形(例如,股动脉和桡动脉),可能很难区分哪个压力数值更准确。远端脉冲放大现象会影响动脉波形的形态和细节,通常可以提供重要的诊断信息。简而言之,来自不同部位的压力波形会有不同的形态。这种差异是由于血管树的物理特性造成的——具体地说,就是阻抗和谐波共振。随着动脉压力波向外周传递,动脉波形的上升支会变得陡峭,收缩期峰值增大,重波切迹出现较晚,舒张期波形更加突出,舒张期末压降低。这会导致更高的收缩压、更低的舒张压和更宽的脉压。然而,尽管有这些差异,尽管平均动脉压远端存在脉冲放大,但在中心与外周读到的平均动脉压应该是相关的。此外,外周测量的血压(即桡动脉)和更接近中心测量的血压(即股动脉或主动脉)之间的实质性差异在特定条件下可能暂时存在,如在停止体外循环之后。最终,无论测量结果怎样,都必须依靠临床判断。通常情况下,还是要"相信"所测得的一些有可能导致不良预后的血压数据(例如严重主动脉狭窄患者的低血压)。

在手术过程中,如果发生明显的低血压,应执行以下步骤。但应该首先考虑到是发生了真正的低血压,而不是立即假设这个血压数值可能不准:

1) **寻找其他可能与真正的低血压伴行的临床指征:**

- 持续出血
- 腹腔镜/胸腔镜充气或其他操作阻碍静脉回流
- 机械性(外科操作)静脉回流受压
- 外周动脉搏动明显减弱
- 心动过速——是对低血压的代偿性反应
- 心电图的改变(例如心房颤动/扑动、室性心动过速、室上性心动过速、严重心动过缓、心肌缺血指征)
- 先前可靠的脉搏氧饱和度波形的消失
- 如果已置入肺动脉导管,伴随有肺动脉压的降低(如果考虑对鱼精蛋白等药物的反应,则肺动脉压严重升高)
- 出现荨麻疹、发热、支气管痉挛或其他过敏或类过敏反应
- 呼气末二氧化碳突然减少(表明心输出量减少和肺血管灌注不足)
- 毛细血管再充盈减慢(>2~3 秒),这可以在特定手术患者的任何方便接触到的体表部位上进行检查

2) **用包括无创血压袖带在内的其他方式来验证有创动脉血压监测到的低血压。**如果存在较大差异:

- 确认测压系统线路没有打结,测压管中的旋塞没有指向关闭的状态,被测压的肢体没有挤压。
- 立即确认传感器位置是否正确。传感器低于零点位置时会导致血压读数升高,

反之亦然。此误差的大小等于两者之间的垂直距离所产生的静水压差（1mmHg=1.3cmH$_2$O）。

3）确认传感器"调零"。旋转旋塞通向空气,确保监护仪屏幕上压力示波线重叠于零基线上,并且压力数值显示为零。如果压力不等于零,则电路的换能器出现基线漂移,必须对系统进行重新校零。

4）复查所有系统部件（电源插头、松动附件等）的完整性。

除治疗低血压患者外,麻醉医师在执行上述步骤之前或同时应考虑以下事项：

- 通知外科医生并中断手术进程,直到发现问题（假设没有明显的出血源）。在极端情况下,如果可能的话要求外科医生触诊腹部或胸部血管搏动。
- 不要立即认为低血压是由于过阻尼造成的或读数是错误的,因为"过阻尼波形"和/或"错误的血压读数"实际上可能是真正的低血压。
- 需要注意的是,一侧肢体严重的"低血压"可能是由于严重的外周血管疾病（锁骨下动脉狭窄、主动脉夹层等）所造成,对于这类患者,在决定使用哪侧肢体进行有创动脉置管之前,应该通过测量无创血压的方法来进行评估。

🏠 要点

- 测量系统围绕一个固有频率振荡,当频率接近时,两者之间会产生共振并放大被测波形。阻尼可以抵消这一点,但请注意,各种因素都可能导致阻尼不足或阻尼过大。
- 系统中导致测量不准确的问题通常是由于机械连接组件的问题造成的。
- 从不同部位的动脉同时记录的压力波形将具有不同的形态。这种差异是由于血管树的物理特性造成的——具体地说,就是阻抗和谐波共振。
- 从中心和外周动脉测得的平均动脉压的数值应该大致相同。
- 如果血压测量值突然下降,不要认为是过阻尼波形所导致的假性低血压,一定要首先排除是发生了真正的低血压。

推荐读物

Faust RJ, ed. *Anesthesiology Review*. New York: Churchill Livingstone; 2002.
Mark JB, Slaughter TF. Cardiovascular monitoring. In: Miller RD, ed. *Miller's Anesthesia*. 6th ed. Philadelphia, PA: Churchill Livingstone; 2005:1265–1362.

第103章
为何、如何、何时做脑功能的监测

对于许多执业麻醉医师来说,麻醉过程中对脑功能进行监测似乎有点小题大做——当然,大脑是麻醉药的靶器官,但事实上,人们对麻醉药如何导致意识消失却知之甚少。尽管如此,脑功能监测仪为麻醉医师提供了各种脑生理参数的信息,包括脑电图、局部脑氧饱和度和脑血流,在一定情况下这些信息对于改善患者的预后是有帮助的。然而,术中脑功能监测的使用有两点需要注意。首先,也是最重要的一点是,目前可用的脑功能监测仪**不能直接测定或评估患者的术中知晓**。其次,脑功能监测仪的临床价值还没有完全确定,是否应该在临床工作中常规使用还有待商榷。

我们先来讨论一下关于术中知晓的问题。目前,评估术中知晓最确切的方法是在术后询问患者关于明确的围手术期事件的相关问题。据报道,每 1 000 例全身麻醉病例中就有 1~2例会出现术中知晓,它与创伤后应激障碍(PTSD)高度相关。美国麻醉医师协会(ASA)终审赔偿项目报告显示,因术中知晓发生的赔偿占赔偿总量的 2%。发生术中知晓的患者大多数是女性,ASA 分级为 1~2 级,通常小于 60 岁,接受择期手术。这与之前报道的易发生于创伤手术、剖宫产和心脏手术等高危人群相矛盾。其发生大多与麻醉剂不足、设备故障或不当操作、静脉渗漏及用药错误有关。有些被患者称为"知晓"的事件事实上是发生在镇静麻醉中。这说明麻醉医师和患者之间的沟通不到位或不准确。患者的期望与他们的感受之间的差异可能会导致患者的痛苦并产生后续的心理疾患。然而,使用脑功能监测并不能可靠地消除这一并发症的发生。

什么是"麻醉深度"脑功能监护仪?

传统上,麻醉深度是通过测量挥发性或吸入性麻醉药的呼气末浓度或结合其他受麻醉影响的生理参数来确定的。这些参数包括血压、心率、自主运动、瞳孔反应、眼睑反射、出汗和流泪。自 1996 年以来,利用经过处理的脑电图监测麻醉深度的设备已用于临床。目前市场上有 7 种设备,包括 BIS(Covidien,Boulder,CO;这是 FDA 批准的第一种设备)、SedLine(Massimo Corp,Irvine,CA)、E-Entropy(GE Healthcare,Wauwatosa,WI)、NarcoTrend(NarcoTrend-Gruppe,Hanover,Germany)、大脑状态指数监护仪(Daneter-Goalwick,Odense,Denmark)、NeuroSense(Neurowave Systems Inc,Cleveland,OH)和 aepEX(Medical Device Management Ltd,Essex,UK)。所有这些监护仪都使用特定算法测量处理过的脑电图(electroencephalogram,EEG),并生成无量纲指数,通常从 0(零电位差 EEG)到 100(清醒),或者 A(清醒)到 F(极深度催眠)(NarcoTrend)。术中推荐值一般为 40~60 或 D0~D2(NarcoTrend)。关于处理算法的更多信息可参阅参考文献。

获益及局限性

一项包含了 36 项随机对照研究的 Cochrane 综述得出结论,与使用临床体征来判断麻醉深度相比,以 BIS 为指标进行麻醉管理可以降低高危患者术中知晓的风险。然而,与通过呼气末麻醉气体监测来指导麻醉管理的方法相比,基于 BIS 的管理并无明显优势。作者还发现,以BIS 指导麻醉管理可以通过减少麻醉剂的用量和缩短术后麻醉恢复时间而改善麻醉效果。

早期脑功能监测的研究结果存在较大差异,主要是因为研究设计存在缺陷,如低效能、个体间存在差异、缺乏统一的方案等。此外,由于脑电采集或指标显示的延迟,或因为存在影响脑电图的一些特殊的临床状况(体温过低、低血糖、高龄、癫痫发作、脑缺血),导致这些监测并不总能反映患者的临床实际情况。最重要的是,麻醉对大脑功能及监测指标的影响,意识与无意识之间的过渡,伤害性和抗伤害性之间的平衡等这些问题,目前还没有很好的解释。

目前指南

2006 年,美国麻醉医师协会发表了一份关于意识的实践报告。该报告强调了术前识别危险因素、遵守诱导前的检查流程以确认静脉通路正常、设备功能完好的重要性,并建议使用多种方式来监测麻醉深度及脑功能。该报告确认,全身麻醉并不需要常规监测脑功能,应该根据选定的患者的具体情况来决定是否使用它。一旦报道发生了术中知晓,那么与患者交谈,讨论可能的原因并提供心理支持是至关重要的。

2012 年,英国国家健康与临床优化研究所发布了"麻醉深度监护仪"的使用指南。他们建议,对于存在术中知晓或过深麻醉可能的这样一些患者,可以将基于脑电图的麻醉深度监护仪作为全身麻醉期间的一种选择。他们还建议在接受全静脉麻醉的患者中考虑使用脑电监测,因为无法测量吸入麻醉药的呼气末浓度。指南指出,有大量阿片类或酒精使用史、因气道问题需要较长时间插管、有术中知晓病史、需要使用肌肉松弛剂、高龄以及心脏功能储备差的患者,出现术中知晓的风险会增加。

尽管目前指南中还没有正式提出,但越来越多的研究表明,术中"BIS 值"较低的患者发生术后认知功能障碍的风险更高。因此,对于已存在认知功能障碍高危因素的患者,如老年患者,有数据支持围手术期应进行 BIS 监测,并将其目标范围定在 50~60,而不是 40。

我们的经验

如上所述,术中脑功能监测的使用取决于临床管理的需要和病例的特殊性。作者和编辑有很多脑功能监测方面的使用经验。对于存在"术中知晓高危风险"的患者,我们会常规使用脑功能监测。

我们还对从心血管角度来看不耐受麻醉的老年患者和似乎需要大量麻醉的高血压患者进行术中脑功能监测——换句话说,为了帮助"理清"生理学——你是为了治疗麻醉需求增加或减少的可能性而进行麻醉,还是为了应对心血管系统预先存在的生理学和病理学而进行麻醉?

但我们也会在患者有脑缺血风险的情况下使用脑功能监测,例如在全静脉麻醉(TIVA)下的脊髓手术以及其他"专科病例"。例如,神经外科亚专业组的麻醉医师发现,使用 BIS 监测对通过立体脑电图(stereoelectroencephalogram,SEEG)监测下行肿瘤切除术的患者非常有帮助。SEEG 是用深部电极获得的,用于提示"语言区域"及其附近的癫痫病灶。SEEG 信号对麻醉药物高度敏感,应避免使用 GABA 激动剂(苯二氮䓬类和异丙酚)。使用低浓度(约 0.5MAC)的七氟烷是合理的。由于这些患者平时使用抗癫痫药物,因此他们存在术中知晓的风险。当BIS 值提示有可能出现术中知晓时可以考虑增加七氟烷的吸入浓度。

我们通常在麻醉开始时就应用脑功能监测,如果我们感觉到确实对我们的麻醉管理有帮助,那么在整个麻醉管理过程中我们都将会参考它所提供的数据,以便更加优化我们的麻醉管理。

未来?

最近针对意识现象所进行的神经机制的研究表明,所有麻醉药作用于机体导致的意识丧失的共同途径在于大脑顶叶和额叶区域之间的连接丧失。脑电图分析的最新进展或许可以提供连接意识及其反应性的相关监测,但这些技术非常复杂,尚不能满足临床常规使用。

新一代的监测指标试图测量麻醉的抗伤害性成分,而这些成分本身在大脑监测指标中尚不能被很好地反映出来。结合诸如自主神经反应、肌电图变异性、人口统计学数据以及存在的手术刺激等参数,可能会进一步改善麻醉期间的意识评估。

🏠 **要点**

- 术中知晓是麻醉过程中一种罕见但非常严重的并发症。
- 术中知晓的危险因素包括:

    a. 有阿片类或酒精滥用史

    b. 困难气道或插管时间长

    c. 既往有术中知晓的病史

    d. 使用肌肉松弛剂

    e. ASA 分级Ⅳ ~ Ⅴ级

    f. 术中血流动力学不稳定

    g. 全凭静脉麻醉

- 术前评估重点是确定术中知晓的危险因素,检查静脉通路及设备是否工作正常,并使用多种方式监测麻醉深度。
- 脑功能监测不是全身麻醉的常规监测。决定是否使用它应该在个案的基础上考虑患者和手术的风险等因素。
- 基于脑电图的脑功能监测可以减少术中知晓的发生率,改善短期预后,降低成本。然而,大量研究的结果之间存在着很大差异。
- 一旦报告发生了术中知晓,应与患者沟通可能存在的原因,提供心理支持是至关重要的。

推荐读物

Grocott HP, Davie S, Fedorow C. Monitoring of brain function in anesthesia and intensive care. *Curr Opin Anesthesiol*. 2010;23(6):759–764.

Kent CD, Mashour GA, Metzger NA, et al. Psychological impact of unexpected explicit recall oif events occurring during surgery performed under sedation, regional anaesthesia, and general anaesthesia: data from the Anesthesia Awareness Registry. *Brit J Anaesth*. 2013;110(3):381–387.

Kent CD. Awareness during general anesthesia: ASA Closed Claims Database and Anesthesia Awareness Registry. *ASA Newsletter*. 2010;74(2):14–16.

Marchant N, Sanders R, Sleigh J, et al. How electroencephalography serves the anesthesiologist. *Clinical EEG Neuroscience*. 2014;45(1):22–32.

Mukamel EA, Pirondini E, Babadi B, et al. A transition in brain state during propofol-induced unconsciousness. *J Neurosci*. 2014;34(3):839–845.

Musizza B, Ribaric S. Monitoring the depth of anaesthesia. *Sensors (Basel)*. 2010;10(12):10896–10935.

NICE diagnostics guidance 6. Depth of anaesthesia monitors – Bispectral Index (BIS), E-Entropy and Narcotrend – Compact M. *National Institute for Health and Clinical Excellence*. 2012.

Punjasawadwong Y, Phongchiewboon A, Bunchungmongkol N. Bispectral index for improving anaesthetic delivery and postoperative recovery (Review). *Cochrane Database Syst Rev*. 2014;(6):CD003843.

Schneider G, Jordan D, Schwarz G, et al. Monitoring depth of anesthesia utilizing a combination of electroencephalographic and standard measures. *Anesthesiology*. 2014;120(4):819–828.

Shepherd J, Jones J, Frampton G, et al. Clinical effectiveness and cost-effectiveness of depth of anaesthesia monitoring (E-Entropy, Bispectral Index and Narcotrend): a systematic review and economic evaluation. *Health Technol Assess*. 2013;17(34):1–264.

Siddiqi N, Harrison JK, Clegg A, et al. Interventions for preventing delirium in hospitalized non-ICU patients. *Cochrane Database Syst Rev*. 2016;3:CD005563.

The American Society of Anesthesiologists Task Force on Intraoperative Awareness. Practice advisory for intraoperative awareness and brain function monitoring. *Anesthesiology*. 2006;104(4):847–864.

Whitlock EL, Torres BA, Lin N, et al. Postoperative delirium in a substudy of cardiothoracic surgical patients in the BAG-RECALL clinical trial. *Anesth Anal*. 2014;118(4):809–817.

第104章
使用加温设备给患者升温时，应严格按照
厂家推荐的方法使用

对患者进行保温必须首先要了解正常的体温调节和监测标准。

人体体温调节机制使人体核心温度维持在37℃左右，正常波动范围仅0.2℃（昼夜节律及月经的影响会使体温变化达1℃之多）。体温控制系统通过精细的反馈环路来调节。温度感受器分布广泛，通过神经纤维传导冲动到中枢神经，更准确说是下丘脑，它是初级温度调节控制中心。体温升高会刺激下丘脑传出冲动，使皮肤血管扩张和出汗。体温降低则相反，刺激下丘脑传出冲动使血管收缩、寒颤，在婴儿还会产生非寒颤产热。总体来说，维持正常体温最重要的机制是自主行为。然而麻醉后的患者显然失去了穿衣、盖毯子或调节控温等自主行为能力，使他们失去了抵抗低体温最重要的防御机制。

很久以前人们就意识到体温异常时会引起代谢功能障碍，而且区域阻滞和全身麻醉都会损害体温调节机制。这一点在美国麻醉医师协会制定的麻醉基本监测标准中也有所反映，这个标准指出"在所有麻醉中，应持续监测患者的氧合、通气、循环和体温"，而且"当预期或怀疑体温出现有显著临床意义的变化时，应监测每名接受麻醉的患者的体温。"

核心体温监测部位包括鼓膜、肺动脉、鼻咽部以及食管远端。膀胱是否是准确测量核心体温的部位取决于尿量。在尿量大时，可以在膀胱监测核心体温；然而，当尿量小时，膀胱测温反映的可能是外周体温。

低体温的并发症

研究显示围手术期低体温可能会增加外科伤口感染、术中失血、输血需求、心肌缺血以及心律失常等并发症的发生率。美国心脏学院和美国心脏病协会出版的围手术期指南中也强调了心脏风险。低体温还会降低麻醉药的代谢并延长在麻醉恢复室的停留时间。术后寒冷和寒颤的感觉十分令人不快，有些患者甚至认为比手术产生的不适还要痛苦。

低体温的病理生理及生理学特性

围手术期低体温通常发生在患者处于相对低温的环境中同时又失去自主体温调节能力的情况下。

患者体温与手术室环境温度的差异驱使热量从患者转移到周围环境。热量传递有4种方式：辐射、对流、蒸发和传导，都在手术患者丧失热量的过程中发挥作用，其中辐射的方式起最主要作用。

全身麻醉和区域阻滞麻醉都会损害患者的体温调节功能。全身麻醉抑制体温调节作用是剂量依赖性的。冷反应阈值明显降低，热反应阈值略有升高。麻醉使上述阈值范围从0.2℃增加到2~4℃。麻醉初始阶段主要是通过血管扩张将中心的热量快速重新分布到外周。在此后的2~4小时，核心温度以缓慢的速度下降，主要原因是热量丢失超过代谢产热。神经阻滞麻醉通过阻断感觉和神经传导干扰了温度调节机制，导致血管扩张的同时，没有诱发任何代偿机制。因此，由麻醉导致的体温调节功能障碍和不利的温度环境共同导致手术患者的热量丢失以及低体温。

预防低体温

　　所有参与手术的医护人员都有责任预防患者在围手术期发生低体温,无论是术前准备区还是手术室都应该维持一个适当的室温。患者转入及转出手术室时都需要将室温保持在正常舒适的范围。可以在消毒铺巾后以及使用保温设备后适当地降低室温,以使医护人员感到舒适。但一定要记住,手术室温度是导致热量丧失的最重要因素。

　　除了调节环境温度以外,还可以使用加温设备来预防低体温的发生。只有不到 10% 的代谢产热是通过呼吸道丢失的。因此,对吸入气体进行主动加热和湿化对核心体温的维持影响程度较小。还应考虑输入液体的温度,因为静脉输液和血制品的温度不能超过体温太多,所以不可能使用液体加热设备来主动使患者升温。然而,当需要大量补液时,需要加热所输入的液体以防止热量丢失。防止皮肤热量丢失也是必要的,使用毯子等被动隔离措施可以满足小手术的保温要求。较复杂的手术需要使用充气垫或循环水加热设备主动进行体表加热。

在预防低体温时要防止对患者造成损伤

　　使用加温设备时,一定要按照厂家说明来进行操作。使用不当可导致过热甚至烫伤。对于存在外周血管疾病或其他导致明显的循环障碍的区域,尤其是血管钳阻断血流的区域,应避免使用气垫加热。这些加热设备只能使用合适的而且是特殊的毯子。加热后的输出气流不能用于其他用途,因为有报道说使用不当可对患者造成损伤。此外,手术室加温设备必须设置在一个安全的温度。当使用已加热的液体包装或毯子辅助摆体位时都有可能发生烫伤。使用这些物体支撑患者时会减少接触部位的血液灌注,从而在通常情况下认为是比较安全的温度在这种情况下也会导致烫伤。所有手术室在使用加热设备时都应严格遵从一个方案,以保证维持安全的温度。对美国麻醉医师协会非公开发表的数据库进行分析发现,静脉输液袋或输液瓶是手术室内导致烫伤的最常见原因;其次是使用加热设备,如加温垫和加温毯。记住所有加热设备对不能感觉到过度热量的麻醉状态的患者都有可能引起损伤。

🏠 要点

- 区域阻滞麻醉和全身麻醉都会损伤患者的体温调节能力。
- 低体温会对患者造成损伤,表现在凝血功能受损,感染发生率增加以及增加心脏应激。
- 采用恰当的措施,患者在围手术期可以保持体温正常。
- 加温设备使用不当会导致热损伤。
- 不要用加温后的袋装晶体液给患者加温。

推荐读物

American Society of Anesthesiologists. *Standards for Basic Anesthetic Monitoring*. Amended October 20, 2010. Available at: www.asahq.org

Fleisher LA, Fleischmann KE, Auerbach AD, et al. 2014 ACC/AHA Guideline on Perioperative Cardiovascular Evaluation and Managmenet of Patients Undergoing Noncardiac Surgery: A Report of the American College of Cardiology/American Heart Association Task Force on Practice Guidelines. Available at the American College of Cardiology web site: http://content.onlinejacc.org/article.aspx?articleid=1893784

Kressin KA, Posner KL, Lee LA, et al. Burn injury in the OR: a closed claims analysis. *Anesthesiology*. 2004;101:A-1282.

Sessler DI. Mild perioperative hypothermia. *N Eng J Med.* 1997;339(24):1730–1737.

Sessler, DI. Temperature regulation and monitoring. In: Miller RD, ed. *Miller's Anesthesia.* 7th ed. Elsevier Churchill Livingstone, 2010;1533–1556.

Wass CT. Thermoregulation and perioperative hypothermia. In Murray MJ, Harrision BA, Mueller JT, et al., eds. *Anesthesiology Review.* 4th ed. Elsevier Saunders; 2015;385–386.

第 105 章
经食管超声心动图：禁忌证、并发症和误读

随着患者病情复杂程度和心脏并发症的增加,术中经食管超声心动图(TEE)的使用变得越来越普遍。虽然 TEE 在心脏手术中使用的有效性已得到证实,但仔细考虑探头放置的禁忌证是非常必要的,因为可能会引起致命的并发症。在评估了相对风险和获益后,可以在几分钟内完成对心包积液、左心室(LV)功能、充盈程度及瓣膜情况的评估,而这些信息对术中管理极有帮助。由美国麻醉医师协会/心血管麻醉医师协会(ASA/SCA)联合编写的围手术期经食管超声心动图实践指南(见推荐读物)为拓宽对临床医师的 TEE 培训提供了一个很好的起点。此外,在解读实时图像时,有几个误区需要注意,这些误区可能会导致麻醉医师得出错误的结论,并错误地指导临床诊疗,从而导致严重后果。

探头放置

在考虑患者是否适合放置 TEE 探头时,首先评估绝对和相对禁忌证。**TEE 的绝对禁忌证包括患者拒绝、食管梗阻、未修补的气管食管瘘、内脏穿孔、食管病变和上消化道活动性出血。**相对禁忌证要根据据患者存在的问题,评估风险/获益比来做出决定。这些疾病包括颈椎疾病、头颈部或胸部放疗史、凝血障碍和吞咽异常等。在评估了这些禁忌证之后,除非出现紧急情况,否则应该在手术前正式通知患者要进行此项操作。对于复杂的患者,也要考虑事先征得同意,因为如果他们在术中出现了紧急情况,再去征求已被麻醉的患者的意见难度极大,甚至变得不可能。

在放置探头时,请注意缓慢推进探头并保持中线方向。颌骨前移和头部倾斜可能会有助于探头通过食管;轻微的前屈也可能有帮助。注意在此过程中不要伤到牙齿,不要试图将探头强行突破任何阻力。记住,就像任何侵入性手术一样,定位和技巧比用蛮力更重要。如果探头穿破食管,可能会导致致命性的纵隔炎。由于食管附近有许多重要的结构,穿孔是每个麻醉医师都应该尽力避免的并发症,需要将探头充分润滑并进行精确定位,同时还需要丰富的临床经验。在操作前的沟通过程中,应尽可能地跟患者交代这些风险,当然在危及生命的紧急情况时这个步骤可以省略。

在放置探头后,应注意在不使用探头时要"冻结"图像。因为超声波探头使用非常高的频率来实现良好的组织分辨率和穿透性,而水分子的振动会产生热量。这种热量可能会对邻近组织造成潜在的热损伤。当冻结图像时,探头不会产生声波,因此周围组织也不会产生热量。我们建议将图像冻结,而不是完全关闭机器,因为许多机器需要几分钟才能加载,这可能会导致在急性血流动力学不稳定的情况下延迟诊断。

图像判读

一旦探头成功插入食管,在解读图像时有几个误区需要避免。超声图像与超声波从物体反射所需的时间和反射的强度有关。许多变量会对信号产生影响,包括介质密度、组织类型、

测量角度、信号频率和处理范围。彩色多普勒可以用来评估心脏瓣膜反流,但重要的是要了解影响测量值的基本超声原理。多普勒频移指的是探测到的发射与接收声波的频率变化,它与运动物体(血流)的相对速度有关。还有一点很重要,此多普勒频移是基于操作员设置的线性轴进行测量的,如果该轴与喷出的血液方向有夹角,多普勒频移可能会表现出一个假性降低,从而导致操作员低估血液的速度。这可以通过确保多普勒轴与血流方向完全平行来避免。但同时也会受到超声波束从探头传播到物体再回到探头这个过程中所经过的介质的影响。例如,图像质量不佳可能是由于食管或胃中空气过多,因为超声波不能很好地在空气中传播。在放置探头前应放置胃管和吸引器来改善这个状态,减轻由于空气过多造成的对图象质量的影响。

由于后期处理的复杂性,超声图像可以通过多种方式进行优化以查看感兴趣的结构。如果操作员不熟悉机器,可能会导致无法捕捉到合适的图像。每种设备都需要熟悉,但随着技术的发展,会逐渐变得更加方便直观。许多超声波机器都配有专门的软件包,帮助在特定的临床环境下进行图像解读。这些机器通常可以存储已链接到特定患者的超声图像,并允许将这些图像输出到电子病历中,用于临床诊疗以及质量跟踪。

术中左室功能评估和容量评估是 TEE 的一个关键优势,因为它提供了持续的可视化图象。在获取回波图像时,重要的是要考虑探头相对于左室轴的位置。当成像平面与左室腔轴倾斜时,会发生低估,从而使腔体图像看起来比现实中的要小。这导致左心室容积的人为低量化,从而潜在低估了左心室功能。在量化每搏输出量之前,尝试对整个左心室进行成像,以确定获得每搏量测量的最佳成像平面,并避免缩短。这通常是在标准的食管中部四腔图像中完成。

正常解剖变异

在评估心脏解剖时,有几种正常变异是需要考虑的重要因素。腔静脉瓣的胚胎残留物可见于右心房和下腔静脉交界处,呈线形结构,可能被误认为血栓或赘生物。其他可能引起识别争议的结构包括右心室的界嵴和节制索(moderator band)。界嵴是一条肌脊,从右心房和上腔静脉交界处伸入右心房,通向下腔静脉,在食管中双腔静脉切面最容易看到。此外,另一个名为 Chiari Network 的胚胎残留物可能看起来像腔静脉瓣膜上可移动的丝网状结构一样。另一种可能被误解为血栓的正常结构是"Coumadin 嵴",这是一种在左心耳和左上肺静脉连接处形成的正常结构。需要注意的是,血栓通常是均匀的,边界清晰,结构呈椭圆形或球形。

黏液瘤是最常见的心内肿瘤,通常发生在房间隔,可能累及卵圆窝。房间隔有时也可能发生脂肪瘤变并发育成典型的"哑铃"造型。房间隔的位置固定,有助于将其与典型的可移动的球形或卵圆形黏液瘤区分开来。尽管与黏液瘤相比,血栓通常具有层状外观,但依然很难将它们区别开来。此外,黏液瘤通常带蒂,也可以做为区分的依据。鉴于这种情况的临床不确定性,通常会使用肝素进行溶栓。通过间断进行 TEE 检查可以发现,如果是血栓则会被逐渐溶解,而黏液瘤不会受到全身肝素化的影响。

⌂ 要点

- 在放置 TEE 探头时要小心-温柔而均匀的推进,并时刻防范穿孔的风险。
- 对于术中可能受益于 TEE 的全身状态不稳定或潜在不稳定的患者,请考虑事先征得同意。
- 检查瓣膜反流时请注意左心室功能的"透视缩短"概念和多普勒频移原则。
- 请记住,有几种正常的解剖变异可能被误解为心内病理性改变。

推荐读物

American Society of Anesthesiologists and Society of Cardiovascular Anesthesiologists Task Force on Transesophageal Echocardiography. Practice guidelines for perioperative transesophageal echocardiography. An updated report by the American Society of Anesthesiologists and the Society of Cardiovascular Anesthesiologists Task Force on Transesophageal Echocardiography. *Anesthesiology*. 2010; 112(5):1084–1096.

Otto S. *Textbook of Clinical Echocardiography*. 5th ed. Saunders; 2013.

Reeves ST, Finley AC, Skubas NJ, et al. Basic perioperative transesophageal echocardiography examination: A consensus statement of the American Society of Echocardiography and the Society of Cardiovascular Anesthesiologists. *J Am Soc Echocardiogr*. 2013;26(5):443–456.

Savage and Aronson. *Comprehensive Textbook of Periopeative TEE*. 2nd ed. Philadelphia, PA: LWW&W; 2010.

第 106 章
清除废气有益于医务人员但要小心可能对患者造成的伤害

为什么要清除麻醉废气？自专科成立之初,麻醉医师就面临着将挥发性麻醉药相关风险最小化的挑战。人们知道乙醚和环丙烷会导致爆炸,从 20 世纪 60 年代起,还有人提出吸入麻醉药可能引起致突变、致癌和致畸等严重问题。由于挥发性麻醉药可能在临床实践中仍然普遍存在,所以麻醉工作者必须注意以下问题:目前废气排放实践背后的历史;国家职业安全与健康联合会(NIOSH)推荐的微量气体水平的建议限值;致畸的真正风险;清除系统的结构,包括接口开放还是关闭,气体排放是主动还是被动;废气的暴露源以及清除系统阻塞的风险。

长期暴露于废气

在 20 世纪 60 年代,很多研究调查了麻醉废气慢性暴露的风险,但是得出了相互矛盾的结果。一项人体研究发现,女性麻醉医生自然流产的发生率增高,且一项动物研究发现,高浓度的氧化亚氮可以导致下一代的骨骼畸形。随后的一些研究普遍认为:麻醉废气可能对麻醉医师造成健康的负面影响。在 20 世纪 70 年代,NIOSH 推荐应当清除麻醉废气并制定了可接受的废气标准(表 106.1)。然而在 20 世纪 80 和 90 年代的前瞻性流行病学研究表明,在清除系统将可挥发的麻醉废气减少到很低的浓度时,并没有发现废气对健康造成的负面影响。此外,健康风险与短期临床暴露于强挥发性药物(如手术期间患者吸入的异氟烷或七氟烷)无关。

表 106.1 国家职业安全与健康研究所对麻醉气体使用的建议(1977)

麻醉气体	最大浓度/PPM
单独使用	
卤族制剂	2
氧化亚氮	25
联合使用卤族制剂与氧化亚氮	
卤族制剂	0.5
氧化亚氮	25

Adapted from U.S. Department of Health, Education, and Welfare. *Criteria for a Recommended Standard: Occupational Exposure to Waste Anesthetic Gases and Vapors*. Washington, DC: U.S. Department of Health, Education, and Welfare; 1977.

对氧化亚氮暴露的实验室研究显示可引起动物生殖系统异常；然而，在有废气清除系统的临床环境工作的人员不存在上述问题。值得注意的是 NIOSH 在 1977 年向职业安全与健康管理机构（OSHA）传达了他们的推荐措施。从那以后，OSHA 并没有为普及这些标准做出必要的努力，但是他们发布了关于废气的技术指导。医疗组织准入联合委员会（TJC）推荐每台麻醉机都应配有清除废气系统并应进行相应的监测。在当今的美国，如果没有废气清除系统，麻醉医生不会被要求做吸入性麻醉——联合委员会不会允许这样做。他们甚至需要为分娩镇痛时使用的氧化亚氮提供清除措施。

废气清除系统

麻醉医师可以使用几种方法来降低手术室环境内麻醉气体的浓度。这些方法包括确保麻醉面罩紧闭，将废气迅速冲入废气系统而不要使其进入房间，在每台麻醉结束时关闭新鲜气流，尽可能地使用带套囊的气管内插管。另外，应当定时对麻醉机的高压和低压系统进行漏气检测。最为重要的就是废气清除系统一定要功能正常。

一个废气清除系统有 5 个组成部分（图 106.1），包括气体收集组件、气体传送系统、气体清除接口（开放或关闭）、气体排放集合管和气体排放组件（主动或被动）。患者没有利用的多余废气通过通气减压阀门或调节压力限制（adjustable pressure limiting, APL）阀门进行收集。收集起来的废气通过短的不能折叠的硬管输送到清除接口。如果由于管道阻塞而引起输送受阻，可能导致患者气压性损伤，因为这部分位于压力减低调节装置的近端。

清除接口分两种，开放式和闭合式。开放式系统没有阀门并且必须经过一个过滤罐再排入大气。从传输管而来的气体自过滤罐底部输入并进行储存。这种方法可以避免系统内部产

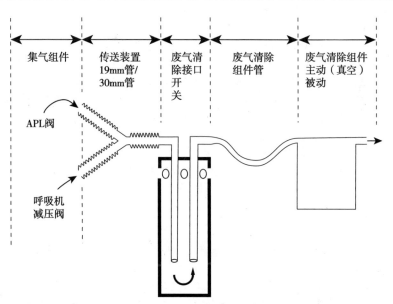

图 106.1　清除系统的组成部分。APL, 调节压力限制阀门（Reproduced with permission from Barash PG, Cullen BF, Stoelting RK, eds. *Clinical Anesthesia*. 5th ed. Philadelphia, PA: Lippincott Williams & Wilkins; 2006: 589.）

生过低或过高的压力。然而对于主动排放废气集合装置(中央真空)来说,必须确定的是在过滤罐内贮存的废气不会泄露至房间内。贮存罐必须有足够的空间来处理流速和冲击力不同的各种气流。有些开放式系统需要通过真空控制阀门来手动调节真空器。

闭合式的清除接口使用了阀门来控制与大气相通。必须通过一个正压安全阀门来保护系统免受远端过高压力的影响。如果在清除接口和废气排放集合管之间存在梗阻,正压安全阀门将会打开并与室内气体相通。如果闭合式清除接口使用被动的气体排放集合管,只需一个正压安全阀门就可以。在这种设计中如果压力本身可以使气体向排放集合管移动,那么过滤罐和负压减低阀门都不是必需的。

使用主动(如中心真空)气体排放集合管时,闭合式清除接口必须使用负压安全阀门。这主要是为了避免系统在必要时吸入房间气体时产生过大的负压。同时需要储存袋来储存通气循环中的多余气体。真空控制阀门可进行随时调节以防止储存袋填充不足或过度填充。可以看到储存袋随呼气充盈,随吸气回缩。

气体排放管路将废气输送到排放集合管。这种管路的外观应当不同于呼吸支持系统的软管,而且不能被折弯。这种管道应当设计在比较高的位置以避免麻醉机或其他装置对它的碾压。气体排放集合管将气体输送到门外远离人群或远离进气口的地方。排放集合管可以使用导管中央真空系统或风控系统,如排气扇或鼓风机来将气体排出。

避免不良事件

麻醉医师如果理解废气清除系统的工作原理就能够避免一些不良事件的发生。尽管微量的麻醉气体不会对健康造成影响,还是应当仔细检查废气清除系统以确保连接紧密、管路通畅。如图 106.1 所标注,废气清除系统使用的是 19mm 或 30mm 的管路,与呼吸支持系统的15mm 和 22mm 管路很容易区别。但尽管这样,连接错误还是时有发生。如果需要使用适配器或胶带进行连接,一定要提示麻醉医师存在出现连接错误的可能性。

可以采取一些措施来减少出错的机会。在全麻结束后常需要使用纯氧来将多余的麻醉气体冲入排放系统。挥发罐应当使用键控的填充装置装满,并且连接处应当确保紧密。使用低气体流量也会减少废气,使用局部麻醉和静脉麻醉技术也是如此。然而,在选择麻醉技术时,尽量减少废气不应影响临床选择。

可以肯定的是,所有的麻醉机或多或少会有一些泄漏。应该每天进行检测并进行定期维护,以确保将麻醉机的泄漏程度降至最低。室内的通风系统也应当定期检测并且由设备科进行检修。废气应当排放到大气中而不能排放到院内的其他房间,那样会使其他人员暴露于有毒气体之中并且可能导致火灾(如机房)。

🏠 要点

- 短期接触未经清除的挥发性麻醉剂或长时间接触已经处理后残留的微量挥发性麻醉剂均不会对健康造成危害。
- 当废气清除装置工作时,接触氧化亚氮未表明会增加生殖系统危害。
- 麻醉医师可以采取多种方法来减少微量麻醉废气的暴露,如检查废气排放系统以确保连接无误并排除阻塞。
- 废气排放系统可以保护医务工作者,但如果系统功能异常则可能对患者造成损伤,包括压力性损伤或负压性损伤。

推荐读物

Barash PG, Cullen BF, Stoelting RK, eds. *Clinical Anesthesia*. 5th ed. Philadelphia, PA: Lippincott Williams & Wilkins; 2006.

Dorsch JA, Dorsch SE. *Understanding Anesthesia Equipment*. 5th ed. Philadelphia, PA: Lippincott Williams & Wilkins; 2008.

Fink BR, Shepard TH, Blandau RJ. Teratogenic activity of nitrous oxide. *Nature*. 1967;214:146–148.

McGregor D. Occupational exposure to trace concentrations of waste anesthetic gases. *Mayo Clin Proc*. 2000;75:273–277.

National Institute for Occupational Safety and Health. *Occupational Exposure to Waste Anesthetic Gases and Vapors: Criteria for a Recommended Standard*. Cincinnati, OH: US Department of Health, Education, and Welfare, Public Health Service, Center for Disease Control, National Institute for Occupational Safety and Health; 1977. Publication DHEW (NIOSH);77–140.

第 107 章
二氧化碳吸收器可以节约并湿化气体，但存在潜在风险

麻醉回路的主要目的是提供一种安全有效的装置，以输送氧气和麻醉气体并去除二氧化碳（CO_2）。如果只提供新鲜气体，为了避免患者复吸入二氧化碳，需要使气流量达到患者每分钟通气量（minute ventilation，MV）的 2.5 倍。如果患者的 MV 为 6L/min，就可能需要新鲜气体 15L/min。而使用二氧化碳吸收器时，新鲜气体流量为 500mL/min 或更低流量就可以避免二氧化碳的复吸入。

吸收器的基础管理

目前常用的二氧化碳吸收剂包括钠石灰、钡石灰、钙石灰和非腐蚀性石灰。这些吸收剂都包含氢氧基作为其有效成分。这些吸收剂的主要反应物（除了氢氧化钡石灰）是氢氧化钙。由于它反应速度慢，需要其他成分使其反应增速。

吸收器中钠石灰的反应：

1) $CO_2 + H_2O \longrightarrow H_2CO_3$（快速）

2) $H_2CO_3 + 2NaOH$（或者 KOH）$\longrightarrow Na_2CO_3$（或 K_2CO_3）$+ 2H_2O +$ 能量（快速）

3) Na_2CO_3（或 K_2CO_3）$+ Ca(OH)_2 \longrightarrow CaCO_3 + 2NaOH$（或 KOH）（慢速）

二氧化碳吸收罐通常放置于麻醉呼吸回路的呼气支上，位于通气安全阀门和调节压力限制阀门（APL）的远端。因此在清除二氧化碳之前，呼出气体优先进入清除系统。新鲜气体流量越低，吸收剂的消耗越快。

由于呼出的气流是单向的，大多数反应首先发生在二氧化碳吸收罐的近端。当反应持续进行时，吸收罐内的吸附剂 pH 发生变化，指示剂从白色变为蓝色。一般情况下，近端吸附剂颜色变化要早于远端吸附剂。当其吸附剂效能不足而无法清除低流量通气模式下的二氧化碳时，远端吸附剂颜色开始发生变化。这时就应当更换吸附剂或者使用高流量通气模式。

具有腐蚀性的液体和残留物可以在吸收罐的底部和远端的管道内聚积。为了避免气流阻塞，需要按照麻醉机使用说明书上提供的方案进行定期排水及维护。

机械故障

短路（二氧化碳不被吸收）常发生于气流通过吸附剂时，气体取道低阻力区域，即形成所谓的短路或孔道。气体通过这些孔道但并没有进行二氧化碳的吸收，因此，一旦形成了孔道则

吸附剂会变得十分低效。更糟糕的是,当吸附剂被耗尽或者形成短路时会导致二氧化碳的复吸入,这对患者而言是有危险的。

短路或孔道的产生与吸附剂颗粒的大小有关。气体通过颗粒的阻力与颗粒大小呈反比,就是说颗粒越大在回路内产生的阻力就越小。同时,大的颗粒会减少与气流的总接触面积,降低反应面积也就意味着降低了吸收二氧化碳的能力。最常用的二氧化碳吸收颗粒的大小是4~8目。"目"表示一英寸长度(约 2.5cm)内的筛孔数目。

并非所有的二氧化碳复吸入都与二氧化碳吸附剂的耗竭有关。吸入和呼出阀门发生故障保持在开放状态也可以导致二氧化碳的复吸入。另外呼吸管路的连接错误也会导致复吸入的发生。

二氧化碳吸收罐放置不严密可以引起泄漏。泄漏可能是由于放置吸收罐位置不当或碱石灰颗粒嵌在封口处所致。购买装好吸附剂的吸收罐可能比较昂贵,但可以降低这种风险。不正确地充填碱石灰也会阻塞气流。有报道使用含吸附剂的吸收罐,常常因为使用前没有拆掉外包装膜而导致吸收罐故障。

不良化学反应

二氧化碳吸附剂内的氢氧化物是有腐蚀性的,在皮肤接触或吸入时可造成组织损伤。所以在处理这些物质时,无论是新的还是用过的都应该小心,避免飞溅或外流。在移动或更换吸收罐时应当戴手套和护目镜。

除了吸收二氧化碳的功能外,这些强碱还可以分解或降解某些强效吸入麻醉剂。不同的吸入麻醉剂其分解产物也不同。七氟烷降解后产生一种有潜在肾毒性的化合物 A〔2,2-二氟-1-(三氟甲基)乙烯醚〕。用 2L/min 或更大的新鲜气流可以减少这种反应的发生。在二氧化碳吸附剂脱水的情况下,异氟烷和地氟烷可以被分解形成一氧化碳(CO),已有与之相关的一氧化碳中毒的病例报道。

脱水是分解的重要组成部分,随着二氧化碳吸附剂内含水量的降低,麻醉剂与吸附剂的反应会增强。吸附剂的完全干燥需要在室温下暴露于干燥气体数小时,例如,暴露于 5L/min 流量的新鲜气体中需要 24 小时。

除了一氧化碳和化合物 A 外,吸入麻醉药物与干燥的二氧化碳吸附剂反应还可以产生易燃的有机复合物,例如七氟烷,反应副产物包括甲醇和甲醛。另外,这些反应是产热的。产热反应和可燃分解产物的结合可以加速整个循环达到发生自燃的界值。自燃反应可能消耗大量麻醉气体而导致维持麻醉出现问题。

吸收剂的干燥程度和随之产生的一氧化碳不能通过常规的麻醉监测装置来检测。通常吸附剂在效能耗尽时会变为蓝紫色,但在干燥状态时不会发生这种变化。对于全麻状态下的患者诊断一氧化碳中毒通常比较困难,神志不清、恶心、呼吸急促及头晕等症状在麻醉苏醒期也有可能发生。脉搏 CO 饱合度监测能够测量一氧化碳的饱和度,但是其在手术室内的有效性还没有被证实。

有专家建议吸附剂的温度变化可能预示着一些潜在致命危险的发生,故认为监测吸附剂的温度变化可能是意义的。这种监测可以实现,如在每一个吸收罐的中心放置一个温度计并将吸收罐的边缘用橡胶带密封。然而以多高的温度做为预测危险事件发生的信号目前还不明确,因为在正常使用时吸附剂的温度也会升高。

尽管二氧化碳波形图并不是监测吸附剂耗竭的可靠方法,但吸入期二氧化碳基线升高确实可以提示吸附剂耗竭或干燥。

目前吸附剂的厂商已经对产品进行了开发,不同的产品干燥程度不同,只产生少量或不产生复合物 A 及 CO。同时这些产品仅产生极少的热量并且很少吸收挥发性麻醉剂。麻醉患者安全基金会提出了有关二氧化碳吸附剂的使用建议并推荐在医院和科室层面执行:"为防止二氧化碳吸附剂干燥,应当选择传统的二氧化碳吸附剂,吸附剂干燥时可以降解麻醉气体"。基金会还进一步建议,使用一些简单的步骤可能是获益的,包括不使用麻醉机时应关闭气流,定期更换吸附剂,如果吸附剂长时间暴露于新鲜气体时应定期更换等。

> ### 🏠 要点
>
> - 二氧化碳吸附器使麻醉气体的使用变得安全、经济。
> - 麻醉机必须定期检修防止气流的泄漏和阻塞。
> - 麻醉气体的降解,尤其是七氟烷,能够产生有毒气体和一氧化碳。
> - 干燥的二氧化碳吸附剂容易产生不良反应。
> - 降解反应会产生热量,在一定条件下可能引起手术室火灾。

推荐读物

Barash PG, Cullen BF, Stoelting RK, eds. *Clinical Anesthesia*. 4th ed. Philadelphia, PA: Lippincott Williams & Wilkins; 2001.

Baum JA, Woehlck HJ. Interaction of inhalational anesthetics with CO_2 absorbents. *Best Pract Res Clin Anaesthesiol*. 2003;17(1):63–76.

Berry PD, Sessler DL, Larson MD. Severe carbon monoxide poisoning during desflurane anesthesia. *Anesthesiology*. 1999;90(2):613–616.

Fatheree RS, Leighton BL. Acute respiratory distress syndrome after an exothermic baralyme-sevoflurane reaction. *Anesthesiology*. 2004;101(2):521–533.

Woehlck H. Sleeping with uncertainty: anesthetics and desiccated absorbent. *Anesthesiology*. 2004;101(2): 276–278.

Wu J, Previte J, Adler E, et al. Spontaneous ignition, explosion and fire with sevoflurane and barium hydroxide lime. *Anesthesiology*. 2004;101(2):534–537.

第 108 章
静脉输液泵:保持正常工作状态

在医院内,药物和液体可通过各种途径输注入人体,包括经静脉、胃、硬膜外以及鞘内给药等。使用最普遍的是经静脉途径,因此本章我们的讨论将以此为重点。药物和液体经静脉输注的三个基本原理是重力作用、蠕动推进(输液泵)和活塞推进(注射泵)。输液泵和注射泵是精确可靠地控制药物输注速率的设备。尽管在准确性、可靠性和实用性方面有了实质性的改进,但静脉给药仍然存在一些问题。给药错误发生太过频繁,经常会导致患者发生低血压、低血糖、呼吸骤停和其他相关药物不良事件(adverse drug eventsADE),严重威胁患者健康和安全。**从 2005 年到 2009 年的 5 年间,FDA 收到了大约 56 000 份与使用输液泵相关的不良事件报告。**这些事件中,大多数与输液泵的不当使用有关。

早期的设备质量主要集中在确保实现恒定、准确的速率上。为了减少发生操作错误的可能性,后来的泵在设计上考虑了对人的因素和用户界面的关注。这些泵的纠错能力有限,安全性在很大程度上取决于用户对细节的关注。最新的设备融入了计算机技术,允许使用越来越复杂的操作。同时也增加了使用的复杂性,导致了设置、编程和操作上的困难。通过良好的设计和正确的使用,这些"智能"泵可以减少错误的发生。然而,输液泵只是复杂的药物输送系统的一部分,系统的任何部分都可能出现错误。在这些设备中使用计算机技术意味着它们可以与这个更广泛的系统中的元素进行互动,从而具有更大的潜力来减少错误并提高药物输送的安全性。

重力作用

依靠重力作用的设备通过计数水滴来估算输液速度。除了简单的液体管理之外,这些方法已经很少使用了,这里将不做深入讨论。影响重力驱动输液的因素有很多。流量依赖于静水压力,流量会随着液体的减少或输液袋所处高度的改变而改变。没有警报或其他功能提醒医护注意输注中可能存在的问题或错误。静脉输液袋可能会在不被注意到的情况下流空,并需要在继续输液前排空输液管路中的空气。在开放多个静脉通路的情况下,一定要明确管路和液体之间的对应关系,否则会产生连接错误,导致输注速度不合理,特别是对于高风险药物的输注,如氯化钾等,可能会造成灾难性的后果。可以通过在每一条液体通路上贴标签的方法来降低这种风险。虽然这种输液方式使用方便,但需要加强监控以减少出错的可能性。

输液泵

目前的输液泵使用蠕动推进方法来产生液体流动,并且在编程中可以加入多种不同的单位,如 mL/h 或 $\mu g/(kg \cdot min)$。直线蠕动泵使用钳状突起将静脉输液管顺序压缩,从而使液体向前移动。旋转蠕动泵使用滚轮构造压缩管道的方式,将液体输送至患者。蠕动装置主要用于从瓶子或袋子中输注药物和液体。它们可以同时泵注 4 路输液。使用该装置必须用与之相匹配的管路。然而,当连接或断开这些设备的过程中,仍有可能发生药物的意外输注。联合委员会要求在泵的设计中将防止自由流动作为其国家患者安全目标的一部分。为了解决这个问题,制造商通常会设计一种机制,如果从泵上拆下输液套装,管路会自动阻塞。在插入或拔出泵管时,静脉输液管路上的手动调节器(如夹子)也应完全关闭。

注射泵

注射泵使用螺杆和活塞推进柱塞进入注射器的针筒中。它们的工作原理是将注射器装入配套的组件中,通过螺杆的旋转推进推动柱塞进入针筒。螺杆旋转得越快,柱塞进针筒的速度就越快。这种泵往往比标准的蠕动泵体积更小重量更轻。

现在的注射泵可以通过编程对速率进行调控。可以被编程的参数包括患者的体重和药物浓度。为确保实际流速与设定流速匹配,编程时必须核定注射器的品牌及型号。这些装置中大多数都有传感器连接到针管固定装置上,可以检测到注射器的尺寸。传感器可以防止 10mL 的注射器被误认为 20mL 的注射器。尽管如此,不同制造商生产的相同体积的注射器之间的口径差异太小,以至于设备无法准确区分。如果实际品牌和编程认定品牌之间存在不匹配,则这种差异可能达到 5%~10%。

在设置注射泵时,使用不当会导致问题。注射器的安装不当可能会导致启动延迟或无法启动输注。未能正确固定注射器可能会导致注射器的整体移动,而非推动柱塞进入注射器中。管路连接不紧密可能会导致药物泄漏,从而使药物无法到达患者体内。当注射程序启动时,若机械系统没有完全响应,就会发生不恰当的输注或启动延迟,特别是在注射器尺寸较大和流量较低的情况下最为明显。儿科患者由于经常使用低流量(<10mL/h)输注,这种情况更易发生。

在流速较快的情况下,启动延迟不会造成太大的问题。通常有几个因素可以导致启动延迟的发生,如注射器和泵之间匹配不好、泵内齿轮啮合等。注射泵组件的内部顺应性以及注射器和管子的顺应性也会有影响,但程度较小。使用低顺应性的注射器和管道材料将降低这些影响。管路中的气泡和反虹吸阀或其他阻力元件也可能导致启动延迟。使用泵的清洗功能也可以启动泵,但不能用于患者的静脉输注。手动推进柱塞不能完全启动系统,因为螺杆-活塞连接处可能会有一些松动。

即使正确启动和编程,也有可能出现错误。管路阻塞的情况被清除后,由于管路内积聚的压力,导致解除阻塞后高压力下引起的输注错误。如果注射泵和重力输液装置使用同一条输液管路,则可能导致注射泵控制的液体输注动力学发生改变。使用机械顺应性低和硬质的输液管路将降低系统顺应性,提高输液的准确性和一致性。使用较小的注射器可以减少阻塞报警时间,并最大限度减少浪费。注射器泵故障的其他原因包括错误的编程、设备处于关闭状态、夹闭管路以及电池耗尽(而不是使用交流电源)等。

原则及思考

必须正确设置和操作输液泵及注射泵。液体与管路的连接要正确并保持无菌。必须仔细检查药物及其浓度,以确保与输入泵内的内容及显示的数值相符。仔细检查液路(包括所有连接)可以帮助提早发现液路阻塞及由于渗漏造成的意外输注误差。通常情况下,泵功能不正常会导致输入到患者体内的剂量不正确。在设置泵的参数和排除异常情况时,一定要对患者的状态保持高度警觉。在管路、泵及接入输液管的位置处贴上标签可以减少出错。药物的输注管接入处应该尽可能靠近输液管的远端,这样可以缩短进入血管的距离,并由此而降低药物进入机体的延迟。

制造商已经开发出包含各种安全功能的“智能”泵,这些功能似乎可以使药物输送更安全。这些功能中最重要的可能是药品资料库,其中列出了与这些泵匹配使用的药物。药品库可以允许多种药物编入程序,这些药物可以针对不同的临床部门和领域(例如手术室与重症监护病房)以及不同的人群(儿童与成人患者)。这些资料库促进了标准化浓度和剂量方案的使用。药物资料库通常包括药物名称、溶剂、浓度、测量单位和剂量方案。这些资料库还包括剂量或输注速率的下限和上限。输注泵可以被设定一些弹性限制,当剂量或速率高于或低于设定范围时会发出警报,并要求用户确定泵的编程是否正确。然后,用户可以决定是取消警报还是重新编程。刚性限制是无法更改的,在这种情况下只能重新编程或完全取消输注才能继续进行。刚性限制处理起来很棘手,会导致延迟甚至放弃使用该药物库。用户也可以通过选择不包含上述安全设置的基本输液模式做为变通方法。ECRI研究所是一个患者安全组织,前身为急救研究所,它认为没有这些安全功能的泵是不能被使用的。

“智能”泵可能存在与传统输液泵相同的问题。这些设备的使用仍然取决于用户要正确使用键盘上的按钮。用户可能会意外地两次按下同一个键,或者误把零键当成小数点键使用。并不是所有的错误都可以通过“智能”泵来避免,特别是当设定值是在输入泵的剂量允许范围内。应该保持必要的警觉,需要不断更新认识才能正确地对泵进行编程。在启动泵工作或对输注速度进行调整之后,必须验证泵的实际工作情况是否与预期结果匹配。但是,有些显示器屏幕不易识别,可能与界面设计不佳、屏幕尺寸较小、屏幕对比度较差以及字体或样式较小等有关。在完成设定容积的输送后或检测到管路中有空气后,泵可以自动停止。排除管路中的空气很重要,这样可以避免泵发生故障及静脉空气栓塞的可能。在进行排气或管路减压时,应当将管路从患者身上断开,以避免不恰当的给药。多条管路输注可能会带来特殊的问题。如果它们都连接到同一条输液线路上,必须要保证合理的药物配伍。同时要将这些管路合理安排,排列整齐,以防止可能发生的阻塞、断线和管理错误等。

　　"智能"泵技术还可能产生其他错误模式,例如与包含大量可选择药物的复杂药库相关的错误模式。这些泵的操作相对复杂,一些用户会选择跳过。药库的条目中可能存在错误,包括未输入药库中的药物,以及在药库中发生选择错误的可能性。对"智能"泵进行编程涉及一个比较复杂的菜单层级,医疗工作中常常可能倾向于使用快捷方式或其他便捷的方法,从而较容易发生错误。可以在不加纠正的情况下清除错误。警报经常由于工作繁重或报警疲劳而被忽略。此外,药品库通常包括"通用符"设置,以允许对当前不在库中的药品进行管理。在这些情况下,通常没有剂量限制;由此可见,"智能"泵提高药物输送安全性的能力是有限的。有些故障是"智能"泵无法检测到的。例如,如果泵注的药品发生了错误,设备就无法感知。但是,条形码药物管理和清晰的药品标签可以减少此类错误的发生。"智能"泵可以与中央服务器实时通信,并与计算机化的医嘱录入和电子病历集成在一起。"智能"泵中使用的技术允许输注泵存储有关泵使用、输液详情及错误日志的数据。然而,编译后的信息通常不会实时提供给用户,除非及时提供反馈,否则很可能会再次出现错误。

　　泵报警提醒用户存在问题,需要用户注意。但是,无论报警条件如何,报警通常都会发出相同的声音,因此可能不会明确提示问题的发生原因。警报的重要性通常是不清楚的,警报被关闭、对报警设置限制或完全被忽略的情况并不少见。频繁的报警会让人失去警惕。过于宽泛的报警设置可能不利于问题的发现。阻塞流量报警可能是最有用的报警类型。但是否能及时报警取决于系统的顺应性。与其他类型的输液泵相比,注射泵的使用时间通常更长。如果管路阻塞没有及时发现,不仅会中断药物的输送,而且一旦解除阻塞,极有可能导致药物短时间的过量输注。

🏠 要点

- 在使用输液泵之前要接受正规的培训。
- 大体来讲,蠕动泵的用途相对更加广泛,而注射泵在某些情况下使用起来相对比较简单。
- 仔细安装、设置,并且在每个药物和输液管路上标记清楚。
- 在开始输液之前,确认装置安装无误,输液没有受阻。
- 将输液泵安装在输液架上。
- 尽可能使用标准化浓度,以避免在给泵编程和换药或注射器时出现错误。
- "智能"泵可以减少用药差错的可能性;然而,仍有必要保持警惕,以避免发生错误。

推荐读物

Brady JL. First, do no harm: Making infusion pumps safer. *Biomed Instrum Technol.* 2010;44:372–380.

Breland BD. Continuous quality improvement using intelligent infusion pump data analysis. *Am J Health-Syst Pharm.* 2010;67:1446–1455.

Husch M, Sullivan C, Rooney D, et al. Insights from the sharp end of intravenous medication errors: implications for infusion pump technology. *Qual Saf Health Care.* 2005;14:80–86.

Leape LL. "Smart pumps: A cautionary tale of human factors engineering. *Crit Care Med.* 2005;33:679–680.

Levine WC, Vernest KA. Infusion pumps. In: Ehrenworth J, Eisenkraft JG, eds. *Anesthesia Equipment: Principles and Applications.* 2nd ed. Philadelphia, PA: Elsevier Saunders; 2013:377–392.

Murphy RS, Wilcox SJ. The link between intravenous multiple pump flow errors and infusion system mechanical compliance. *Anest Analg.* 2010;110:1297–1302.

Neff SB, Neff TA, Gerber S, et al. Flow rate, syringe size and architecture are critical to start-up performance of syringe pumps. *Eur J Anaesthesiol*. 2007;24:602–608.

Sanborn MD, Moody ML, Harder KA, et al. Second consensus development conference on the safety of intravenous drug delivery systems-2008. *Am J Health-Syst Pharm*. 2009;66:185–192.

Scanlon M. The role of "smart" infusion pumps in patient safety. *Pediatr Clin N Am*. 2012;59:1257–1267.

Schraagen JM, Verhoeven F. Methods for studying medical device technology and practitioner cognition: The case of user-interface issues with infusion pumps. *J Biomed Inform*. 2013;46:181–195.

Skledar SJ, Niccolai CS, Schilling D, et al. Quality-improvement analytics for intravenous infusion pumps. *Am J Health-Syst Pharm*. 2013;70:680–686.

第 109 章
不要将纤维支气管镜带进磁共振室

在过去的几十年里,磁共振成像(magnetic resonance imaging,MRI)被越来越多地用于复杂病情的诊断,由于扫描时间长及患者舒适度的需求,许多患者要求镇静。有些患者一般状况差,实施镇静有一定的风险,这就要求麻醉医师要具有相当的专业水准。我们将总结处于 MRI 扫描仪中的患者安全护理的关键要素,讨论处于扫描仪中与处于手术室内这两种情况下的主要环境区别,并探讨如何在这种环境下提供优质的麻醉。

金属物体出现在 MRI 检查室具有危险性,有可能危及到患者的生命。此外,检查室的环境设备与传统手术室环境有很大不同,这也会给麻醉医师实施麻醉带来不便。而且,随着手术室外患者对镇静需求的增加,麻醉医师更有可能在 MRI 扫描时遇到紧急情况,并就患者安全问题接受咨询。

磁共振磁场的强度是地球磁场强度的数千倍,要时刻牢记磁场始终处于"开启"状态,这一点非常重要。MRI 磁场强度以特斯拉为测量单位,1 特斯拉等于 10 000 高斯。地球的磁场大约是 0.5 高斯,普通冰箱的磁场是 10 高斯。而临床 MRI 扫描仪的强度从 1 特斯拉到 5 特斯拉不等。磁共振成像的工作原理是在患者周围产生一个强大的磁场,激发氢原子,氢原子发出独特的能量频率,然后由扫描仪测量。机器则可能通过氢原子返回平衡状态的不同速率来检测组织的对比度。

磁共振仪工作时产生的声音可以超过 85 分贝。当靠近 MRI 时,应该对患者和检查者的听力进行保护。嘈杂的环境可能会使扫描期间工作人员与患者之间的沟通变得困难。嘈杂的环境也会让人很难听到麻醉和监测设备上的警报;因此,必须要提高警惕。

金属和磁共振

就磁共振成像机器而言,只包含两种金属:铁磁性金属和非铁磁性金属。铁磁性金属包括铁、钴和镍,当它们暴露在磁场中时就会变得有磁性。非铁磁性金属包括铝、钛、黄铜和铜。不锈钢可能是铁磁性也可能是非铁磁性,这取决于合金中所使用金属的特定组合。不管金属的分类如何,都无法通过肉眼检测得知金属是铁磁性的还是非铁磁性的。如果存在疑问,可以用一块小磁铁来测试金属,以确定它们对磁共振扫描仪是否安全。建议所有的金属在证明不是铁磁性之前都应视为铁磁性。

只有与 MRI 兼容的设备才能带入磁共振室。通常,这类设备会在设备的显眼位置贴有标签。一旦进入磁共振成像系统,磁场就会开启,磁场强度会随着磁体的移动而呈指数增长。任何铁磁性物体都可能突然被磁化并吸引到磁共振扫描仪上,变成一个试图与磁场贴合的弹丸。在互联网上可以查到许多鲜活的例子。所以一定要注意,当包括氧气罐在内的铁磁性物体被拉进磁共振扫描仪时,是会导致患者死亡的。

考虑到对患者和工作人员的重大潜在危险,需要麻醉医师与 MRI 技术人员合作,以确认患者体内没有任何铁磁性植入物,包括弹片和多种植入物,这是至关重要的。需要知道的是,电话和寻呼机等金属物体也会对医护及患者构成危险。许多磁共振成套设备都包括 X 射线设备,可以快速验证患者体内没有金属物体。尤其重要的是确认心脏(起搏器、瓣膜、支架)、眼睛(弹片)或大脑(动脉瘤夹、脑深部刺激器)等重要结构周围没有金属物体。在紧急情况下,操作员可以熄灭磁体,这可能会完全或部分关闭磁场。在把患者送进磁共振扫描仪之前,一定要仔细排除。

麻醉设备

麻醉机必须经过改造才能在磁场中安全运行。这些改进包括将铁磁性部件减少到机器总重量的 2% 以下。麻醉医师在使用之前,应该充分了解这些变化并熟练掌握其操作。

除了对麻醉机进行改造外,所有其他在 MRI 套件中使用的麻醉设备都必须是安全的。药物输注泵也必须经过特殊改造,并且可能有一个不同于通常在手术室使用的接口。麻醉医师必须熟悉这些不同之处。美国麻醉医师协会(ASA)要求在麻醉过程中必须使用监护仪,尽管这些设备可能与手术室中所使用的有所不同。例如,遥测导线不能盘绕在患者身上,而是要将导线笔直放置以避免对磁场的任何干扰。一些 MRI 套间包括无线遥测导联,这些导联可能会受到信号中断的干扰,并可能与患者的基线 EKG 不一致。此外,这些监测仪可能以一种不熟悉的格式显示信息,可能会延迟对重要生命体征变化的识别。我们建议麻醉医师在使用之前应先熟悉它们。

气道和应急管理

我们建议将接受全身麻醉的患者在 MRI 设备外进行诱导,在那里可以自由、安全地使用任何必要的气道设备。磁共振室可以使用喉罩(laryngeal mask airway,LMA)和专门设计的 MR 兼容喉镜,而其他更先进的气道设备则不能。这对于已知或怀疑有困难气道的患者尤其重要。将包括传统喉镜、视频喉镜和纤维光学喉镜在内的气道设备带入 MRI 检查室是不安全的。如果在 MRI 扫描过程中出现气道紧急情况,并且需要使用非 MR 兼容设备来解决问题时,应迅速将患者移出 MRI 检查室。

麻醉医师应该意识到,在 MRI 扫描期间,气道设备通常是无法进入的——扫描空间很小、很窄,而机器通常比较大。这种情况下在头端管理气道几乎是不可能的。因此一定要在开始扫描前解决好患者的气道问题,如果有辅助通气装置,良好的固定是非常重要的。虽然扫描可以中断,但在开始成像之前,患者应该尽可能稳定下来。此外,麻醉医师应该考虑哪些位置对监测患者最有利——可能有几个不同的位置提供不同类型的视觉信息。

在发生心血管意外的情况下,必须迅速将患者移出扫描仪才能使用除颤器,因为在 MRI 检查室使用除颤仪是不安全的。应该熟悉医院相关部门所制定的磁共振扫描仪使用应急预案。建议在将患者带入 MRI 扫描仪之前要启动监测设备,并了解最方便得到的急救车的位置。

仔细观察 MRI 检查完成后患者的反应。根据镇静程度的不同,有些患者可能需要在麻醉后恢复室(PACU)进行进一步的观察,等待完全恢复。PACU 有可能与 MRI 检查室距离较远,因此在转运患者的过程中需要进行生命体征监测。

> ⌂ **要点**
>
> - 避免 MRI 检查室内的所有铁磁性物体,包括植入物、弹片或个人物品。记住对患者、自身和所有进入房间的工作人员进行筛查。
> - 在磁共振扫描前对可能发生的紧急情况做好准备。将除颤仪和气道设备等急救设备带入 MRI 检查室是不安全的。
> - MRI 检查室所用的监护设备可能与手术室通常使用的设备不同。在使用之前,请先熟悉它们。
> - 知道如何在紧急情况下熄灭或关闭 MRI 的磁场。
> - 更详细的问题,请咨询 ASA 关于 MRI 安全性的实践建议。

推荐读物

Gooden CK, Dilos B. Anesthesia for magnetic resonance imaging. *Int Anesthesiol Clin*. 2003;41(2):29–37.

Hall WA, Liu H, Martin AJ, et al. Safety, efficacy and functionality of high-field strength interventional magnetic resonance imaging for neurosurgery. *Neurosurgery*. 2000;46(3):632–642; discussion641–642.

Kempen PM. Rethinking anesthesia care during MRI. ASA Newsletter May 2005. Available at http://www.asahq.org/Newsletters/2005/05-05/lte05_05.html

Practice advisory on anesthetic care for magnetic resonance imaging: a report by the Society of Anesthesiologists Task Force on Anesthetic Care for Magnetic Resonance Imaging. *Anesthesiology*. 2009;110(3):459–479.

Reddy U, White MJ, Wilson SR. Anaesthesia for magnetic resonance imaging. *Contin Educ Anaesth Crit Care Pain*. 2012:1–5.

Schmitz B, Nimsky C, Wendel G, et al. Anesthesia during high-field intraoperative magnetic resonance imaging experience with 80 consecutive cases. *J Neurosurg Anesthesiol*. 2003;15(3):255–262.

Wetzel RC. Don't confuse the anesthetic with the anesthesiologist. *Anesth Analg*. 2006;103(4):859–862.

第 110 章
了解手术室电路和线路隔离监视器

简单地说,线路隔离监视器(line isolation monitor,LIM)是指在手术室内当一种隔离电源被转换为接地电源时,通过声光报警来降低电击风险的设备。

在手术室内用电对患者和工作人员都会有一些风险。100mA 的电流有可能对患者产生电击效果或引起心室颤动(室颤)。在有装置置入大血管或心脏的情况下(例如,通过中心静脉导管、肺动脉导管或外部起搏器导线),50~100μA 范围内的电流也有可能引起室颤。防止电击的发生就是要确保患者和工作人员本身不要处于电流的环路之中。可以看出,使用不接地电源是实现这一目标的重要方法。

基本电气术语

为了理解这种现象是如何发生的,有必要了解直流(DC)和交流(AC)电源之间的区别、电阻和阻抗之间的区别以及电容的概念。

直流电是指在不变的电压下,电流保持恒定的状态。电阻(R)一词用于描述电压(V)和电流(I)之间的关系,并由欧姆定律定义,$V=IR$。电池就是直流电的一个很好的例子,其电压和输出的电流不随时间而变。交流电是指随时间变化的电压和电流。电力公司提供的电流就是这种类型,其交流电频率通常是 60Hz(周/秒)的正弦波。电容器的定义是由绝缘体隔开的两个导体。虽然有称为"电容器"的特殊电器元件,但实际上任何两个被空气(或任何其他绝缘体)隔开的导体都会有电容。对直流电来说,电容器就是一种开放回路,在两个导体之间没有电流能流过;其本质上是一种自然电阻。相反,交流电可以通过电容器。交流电路使用术语"阻抗"(Z)来代替电阻,但欧姆定律仍然适用。电容器所呈现出的阻抗与电容和频率成反比。电容和/或频率越大,电容器的阻抗就越小。

接地电源系统

了解 LIM 如何降低电击风险的第一步是了解接地电源和隔离(非接地)电源之间的区别。电力公司以接地系统的形式提供电流给家庭和其他建筑物(图 110.1)。电流通过"火"线输送给用户。再通过"零"线返回电力公司,"地"线将电器与地面连接。例如,大多数家庭实际上都有一根接入地下的金属管,用来建立地面连接。在接地系统中,零线和地线经常绑定在一起。

隔离电源系统

相比之下,隔离电源,比如手术室中的电源,通过两条线向设备供电,这两条线被称为"导线 1"和"导线 2"。还有一根地线,但它既没有连接到导线 1 号,也没有连接到导线 2 号,所以没有电流通过地线(图 110.2)。

为了更好地理解这一点,有必要认识到"电"的一个重要特性。"电"必须有完整的电路才能产生电流。换句话说,必须存在一条不间断的路径,使电流能回到它的起始点。我们可以设想一下,如果电路(开放电路)中断会发生什么:电流流动会导致断口处电荷的积累,而电荷之间会产生排斥,阻止电流的进一步流动。因此只有当电路完整时,电流才会继续流动。因此,电流必须返回其起始点才能形成闭合回路。

因此,任何导电或携带电流的物品,包括人体在内,都必须有两个不同的点与电路连结。例如,如果一个人能以某种方式漂浮在空气中,即使触摸到火线也不会受到电击。然而,当一个人站在地面上或与地面接触时(在接地系统中),其中的一个连接就已经被建立。如果此时再接触到火线,闭合回路就会建立起来,电流就会通过人体流向地面,然后再从地面流到零线,最后回到电流的起始端。此时人体已成为电路的一个组成部分,会受到电流的冲击。也就是说:

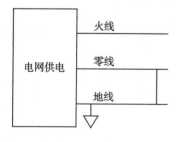

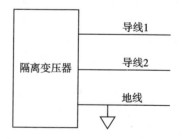

图 110.1 接地电源的示意图,显示从电力公司输送电力的火线,以及零线和地线的物理连接。任何接触到火线的人都会成为电路的一部分,电流会通过人体到达地面,再通过零线返回到电力公司

图 110.2 不接地(隔离)电源的示意图,显示了隔离变压器提供的导线 1 与导线 2,将电力输送到电气设备,以及一个没有连接到导线 1 或导线 2 的接地导体。在正常的工作过程中,任何接触到导线 1 或导线 2 的人都不会成为电路的一部分,因为地面与任一导线都不相通

只要有"故障"(连接到电路)存在,就可以导致一个人受到电击。因为人体已经与地面建立了连接。

对于隔离电源系统来说,存在着不同的情况。尽管这个人仍然站在地面上,地面不再与导线 1 或导线 2 有物理连接。因此,站在地面上的人可以安全地触摸导线 1 或导线 2,而不会有电击的风险。这种情况下不可能通过人体建立闭合回路。只有当人体同时接触导线 1 和导线 2 时,电流通路才会建立。由此可见,在隔离电源的情况下,需要两个故障同时发生才能产生电击。也就是说,必须具备两个接触点才能导致电击。意味着额外增加了一重安全保障,这也是在手术室中使用隔离电源的一个原因。另外一个说法是,患者本不应该与地面连接或接触,但由于很难确保患者完全不与地面接触,所以手术室本身通过使用隔离(不接地)电源做到与地面的"断开"。

隔离电源系统向接地系统的转换

隔离电源转换成接地电源主要有两种机制。一,接入的是一台有故障的设备;该设备的内部导线(很可能是零线)与地面之间存在某种不应该的连接,导致系统接地。二,如果隔离电源连接过多的设备,由此产生的漏电积累(即导线 1 与地之间或导线 2 与地之间的阻抗降低)足以使系统接地。

手术室中有许多电容来源,因此存在漏电。不仅有大量的电器设备,而且每根电源线上的导线在每根载流线和地线之间也有一定的电容。因此,插入和使用的设备越多,总电容就越大,阻抗就越低,泄漏就越大。正是由于所有这些导体之间的电容造成的泄漏(被定义为"电容耦合"),可能将隔离电源转换为接地电源。

当隔离电源系统转换为接地电源时,只需要一个故障(与带电导线接触)就会受到电击,因此与使用隔离电源(提供两层保护)相比安全性较差。尽管电源已经接地,但正在使用的设备仍在继续运行,没有任何迹象表明这种变化已经发生。当隔离电源转换为接地系统时,线路隔离监视器就可能监测到并提醒我们。

线路隔离监视器

线路隔离监视器(LIM)检测由电容性"耦合"产生的阻抗,并将其显示为发生故障时可能的电流。例如,有人接触到两条导线之一,一旦阻抗降至相当于 2mA 泄漏电流的水平,老款的 LIM 就会发出报警。由于每台设备可能有高达 100μA 的泄漏,而且考虑到设备数量的增加,老款的 LIM 报警过于频繁,目前的型号设置为 5mA 报警,依然可以保持很好的安全性。

最后并且最重要的问题是如何应对 LIM 报警。知道 LIM 可能会报警是因为有太多的设备插入了墙壁电源,或者某些设备存在接地故障,这就定义了对报警的响应。从最后插电的设备开始,逐一拔下,直到 LIM 不再报警。

有几种方法可以判断是存在一个有故障的设备,还是由于插入了过多的设备。假设有一件设备插上电源后,LIM 开始报警。当插头被拔下时,警报器就会停止,这表明该设备就是那件问题设备,目前还不清楚这项产品是否有故障。如果它有接地故障,与 LIM 相关的仪表上的变化幅度将非常明显,而如果只是多了一个设备,电流变化的幅度将小得多,约为 100μA。或者,可以将有问题的设备带到另一个手术室(没被使用),并将其插入电源。如果它确实有故障,那就会警报。此时,应将此设备送去维修。

重要的是要了解 LIM 不能针对所有用电相关事件提供保护。例如,微电击事件发生在远低于 LIM 警报极限的电流水平。它也不能防止由于使用接电外科设备(Bovie)而造成的事故,特别是那些涉及分散电极的设备。这种涂有凝胶的垫子通常被称为"负极板"。它不会使患者接地;相反,它为手持式外科电极(Bovie)的电流回流提供了一条大面积、低阻抗的通道。这样,它可以防止接电外科器械产生的高频电流通过心电图电极或患者与手术台之间的接触点等途径离开身体,返回到电流发生器,从而将与电有关的烧伤风险降至最低。

> **要点**
>
> - 电压、电流和电阻(或阻抗)遵守欧姆定律。
> - 诱发室颤所需的冲击电流大小约为 100mA 数量级。
> - 为了将触电的风险降到最低,患者不应该接触地面。为确保这一点,整个手术室通过使用隔离电源与地面隔离。
> - LIM 报警器的激活并不意味着发生了电击;相反,它意味着手术室中的隔离电源系统已经以某种方式转换为接地系统,再次出现故障可能会伤害到人体。
> - 报警启动后,从警报启动前插入的最后一台设备开始,按顺序拔下设备插头。如果它有接地故障,在修复之前请不要使用。
> - LIM 不能防止微电击。
> - 接电手术器械的分散电极被称为负极板。它不会让患者与地面隔离。但它为电流返回到接电外科器械提供了一条低阻抗通道,从而降低了烧伤的风险。

推荐读物

Bernstein MS. Isolated power and line isolation monitors. *Biomed Instrum Technol*. 1990;24(3):221–223.

Bruner JMR, Leonard PF. *Electricity, Safety and the Patient*. Chicago: Year Book Medical Publishers; 1989.

Helfman SM, Berry AJ. Review of electrical safety and electrosurgery in the operating room. *Am J of Anes*. 1999;26:313–320.

Hopps JA. Shock hazards in operating rooms and patient care areas. *Anesthesiology*. 1969;31(2):142–155.

Litt L, Ehrenworth J. Electrical safety in the operating room: Important old wine, disguised new bottles. *Anest Analg*. 1994;78(3):417–419.

Nielsen R. Possible causes of alarming… Line isolation monitors. *Biomed Instrum Technol*. 2004;38(4): 288–289.

第 111 章
在术间使用手机——有这些问题

随着越来越复杂的电子医疗设备和通信技术的应用,现代医疗环境也在不断发生变化。同样,智能手机、平板电脑和其他无线设备在美国和世界各地都无处不在。正因为这种趋势,很多医院现在使用手机做为沟通交流及协助进行医疗决策的工具。有研究报告指出,移动电话可以通过早期通知化验结果和图像来改善患者的医疗护理水平。另一些报告则显示,与寻呼机相比,由于通信延迟而造成的医疗事故或伤害减少了。然而,麻醉医师必须考虑到在手术室使用手机有可能造成患者管理的安全隐患。可能的风险与手机细菌定植造成的交叉污染和感染、过度噪声和分心、保密性受损(例如,在医院使用手机摄像头,或公开讨论令人困惑的问题)有关,甚至当手机在供氧设备附近充电时也会有火灾隐患。然而,主要危险与医疗设备的电磁干扰有关,这是本章的重点。

电磁干扰的原理

无线电波可以在电路中产生电流,有些电路就是为这个目的而设计的(如天线),它是使用无线电波作为通讯信号的基础。然而,无线电波有时会在医疗设备电路中产生额外的电流,从而造成干扰,这种现象被称为电磁干扰(electromagnetic interference,EMI)。手机是通过专用无线电波频率工作的,所以即使医学装置也是通过无线电波来接收信息的,也不容易被错误发射的手机传入信号所干扰。相反,手机的无线电波会通过在电路中感应电流而产生干扰,而这些电路根本就不是被设计来接收无线电波的。

三个因素决定无线设备是否会引起医疗设备的电磁干扰:距离、功率和防护。干扰的风险随距离的增加而降低,随传输功率的增加而增加。手机的发射功率与它从信号塔接收到的信号强度成反比。手机在收到强烈信号时,会减少输出,以节省电池寿命;在接收到微弱信号时,会增加输出,以确保接收更加可靠,就象在医院地下室或手术室这些地方。重要的是,当手机铃声响起时,电源输出总是处于最大功率并一直保持,直到被接听、拒绝或转为语音信息。

医疗设备的设计特点可以降低对 EMI 的易感性。根据国际标准的规定,几乎所有的现代制造商都使用导电外壳屏蔽设备。其他设备,如必须接收电子信号或无线电信号的遥测设备,则依靠滤波机制来防止手机和其他杂散频率的干扰。

电磁干扰对医疗设备的影响

大量的报告记录了手机的使用对医疗设备所造成的干扰。这促使美国和欧洲的大多数医疗机构颁布法令,限制在特定的患者护理区域使用手机。最常受电磁干扰影响的设备是心电图(ECG)仪和其他重症监护室的监护仪,它们可能导致信号噪声增加、基线移动,甚至系统崩溃。一项研究还展示了电磁干扰对自动体外除颤器(automated external defibrillators,AED)的影响,显示了附近手机使用所造成的屏幕显示的扭曲及对语音指令执行的干扰。不过,AED在任何时候都不会因为电磁干扰而不能提供或不正确地提供除颤电击。

呼吸机、输液泵、超声探头、麻醉机、透析机和心肺转流机等易受 EMI 的影响。在机械通气机(呼吸机)方面,影响包括改变读数、改变操作(包括改变频率、潮气量和呼气末正压)、不适当地触发警报和关机。一部手机发出的电磁干扰,使得呼吸机停止工作,最终导致一名依赖呼吸机的患者死亡。另一起死亡与在注射泵附近使用手机引起肾上腺素快速输注有关,注射泵的治疗设定速率被重新编程为 999mL/h。

EMI 对心内植入设备的影响相对要小。有报道手机可引起永久性起搏器起搏过快或过慢,但从未在手机与起搏器距离超过 2cm 的情况下发生过。同样,新型的包含电磁滤波器的起搏器也不会受到 EMI 的影响。附近使用手机产生的 EMI 对植入性心脏电复律-除颤器也没有影响;但是,有报道一家书店的防盗扫描器产生的 EMI 导致植入性心脏复律-除颤器产生了意外的电击事件。

电磁干扰的危险

尽管有证据表明,近距离使用手机会对医疗设备产生电磁干扰,但临床相关风险难以量化。许多研究报道 EMI 的发生率在 4%~60%,但这些研究都缺乏检验流程或监测设备的严格标准。较老的医疗设备加上模拟型移动电话会增加 EMI 的可能性。所有主要的移动电话运营商都停止了模拟移动电话服务,转而支持提供更强功能的数字信号,如短信和数据服务。然而,尚不清楚这些高频信号是否能降低 EMI 的风险。新型的医疗设备也得益于改进的射频屏蔽和过滤技术,使受 EMI 影响的可能性下降了很多。

在病区使用移动电话的支持者认为,许多报道认为 EMI 的影响(如心电图信号噪音和不适当的呼吸机警报)是令人讨厌的,但并没有最终改变患者的转归。确定是 EMI 妨碍了数据的解释或改变了患者的治疗情况在临床中仅见于 4% 或更少的设备。一项研究发现,当手机和医疗设备之间的距离在 1m 以上时,这个比例不到 1%。另一项关于医院环境内使用手机的报告发现,所进行 300 例测试中没有发生有临床意义的重要干扰。研究中,手机是以"常见方式"使用的,但作者并没有详细给出手机和被测试的医疗设备之间的距离。而且,这份报告来自单一医疗机构(梅奥诊所),其医疗设备相对较新,可能不太容易受到干扰。

监管及标准化

目前,美国 FDA 在评估医疗器械审批时使用国际电工委员会(International Electrotechnical Commission)制定的电磁干扰易损性标准。符合这些标准的设备只有在 50cm 或更小的距离时才容易受到电磁干扰。这种做法从 1998 年开始实施,这有助于理解为什么较新的设备对 EMI 更有抵抗力。但是,任何医疗设备即使不满足这些法律上的规定和标准,也并不妨碍该设备获得批准使用。

紧急医疗研究所(Emergency Care Research Institute,ECRI)是一家著名的私立医院咨询机构,它发布了关于在医院使用移动电话的准则。ERCI 在 2006 年的最新报告中建议医疗保健机构制定个性化的政策,以平衡干扰风险和潜在利益。在重症监护病房和急诊室等高度仪器化的地区,仍然不鼓励患者和访客使用手机。虽然医院可能会考虑允许临床工作人员更广泛地使用手机,但在使用手机时,必须与医疗设备保持至少 1m——最好是更远的距离。此 ECRI 报告还提供了几种替代技术,以方便供应商之间的通信。

🏠 要点

- 使用手机产生的 EMI 对医疗设备具有影响已成为众所周知的问题,并可对患者造成伤害。
- 手机与设备之间的距离越小,发生 EMI 的风险越大;建议与医疗设备的最小距离为 1m。
- 同样,在附近使用手机造成电磁干扰的风险随着手机功率输出的增加而增加;手机在振铃时的功率输出最大,并保持在满功率水平,直到电话被应答。
- 为了提供尽可能安全的照护,麻醉医师应该意识到在附近使用手机引起的电磁干扰,特别是使用较旧的医疗设备时,并应将其作为设备故障的可能原因。

推荐读物

Emergency Care Research Institute. Cell phones and electromagnetic interference revisited. *Health Devices*. 2006;35(12):449–456.

Fung HT, Kam CW, Yau HH. A follow-up study of electromagnetic interference of cellular phones on electronic medical equipment in the emergency department. *Emerg Med (Fremantle)*. 2002;14(3): 315–319.

Kanz KG, Kay MV, Biberthaler P, et al. Effect of digital cellular phones on tachyarrhythmia analysis of automated external defibrillators. *Eur J Emerg Med*. 2004;11(2):75–80.

Klein AA, Djaiani GN. Mobile phones in the hospital: past, present, and future. *Anaesthesia*. 2003;58(4):353–357.

Lawrentschuk N, Bolton DM. Mobile phone interference with medical equipment and its clinical relevance: a systematic review. *Med J Aust.* 2004;181(3):145–149.

Morrissey JJ, Swicord M, Balzano Q. Characterization of electromagnetic interference of medical devices in the hospital due to cell phones. *Health Phys.* 2002;82(1):45–51.

Morrissey JJ. Mobile phones in the hospital: improved mobile communication and mitigation of EMI concerns can lead to an overall benefit to healthcare. *Health Phys.* 2004;87(1):82–88.

Shaw CI, Kacmarek RM, Hampton RL, et al. Cellular phone interference with the operation of mechanical ventilators. *Crit Care Med.* 2004;32(4):928–931.

Soto RG, Chu LF, Goldman JM, et al. Communication in critical care environments: Mobile telephones improve patient care. *Anesth Analg.* 2006;102(2):535–541.

Tri JL, Severson RP, Firl AR, et al. Cellular telephone interference with medical equipment. *Mayo Clin Proc.* 2005;80(10):1286–1290.

Tri JL, Severson RP, Hyberger LK, et al. Use of cellular telephones in the hospital environment. *Mayo Clin Proc.* 2007;82(3):282–285.

Trigano A, Blandeau O, Dale C, et al. Reliability of electromagnetic filters of cardiac pacemakers tested by cellular telephone ringing. *Heart Rhythm.* 2005;2(8):837–841.

Visvanathan A, Gibb AP, Brady RR. Increasing clinical presence of mobile communication technology: avoiding the pitfalls. *Telemed J E Health.* 2011;17(8):656–661.

Wallin MK, Marve T, Hakansson PK. Modern wireless telecommunication technologies and their electromagnetic compatibility with life-supporting equipment. *Anesth Analg.* 2005;101(5):1393–1400.

第 112 章
不要让止血带造成额外的伤害

一位明智的麻醉医师曾经开玩笑地说，止血带的使用需要一个自己的麻醉计划——讨论风险和获益、充气（相当于诱导？）、维持、放气（相当于苏醒？）和松止血带后（相当于术后？）疼痛管理。这话有一定道理。

在四肢手术中，止血带经常被用于减少失血，并通过保持手术区域的无血液状态来改善手术条件。为了给患者提供优质的医疗服务，麻醉医师必须对止血带使用的各个方面保持警觉。外科医生需要告知患者手术中会使用止血带，同时应在知情同意书中提及应用止血带的计划。对于这一点，同样需要麻醉医师与患者单独进行沟通，尤其是当需要通过区域阻滞麻醉来缓解应用止血带引起的疼痛时。

在使用止血带之前，通常需要用 Esmarch 绷带缠绕肢体进行驱血。其他可用于驱血的方法还有：抬高肢体 5 分钟（上、下肢抬高角度分别为 90° 和 45°）。止血带长度应超过肢体周径 7~15cm，并且应放在最大周径处。止血带下的衬垫要避免有明显的皱褶。

各个机构使用止血带的协议和指南各有不同。例如，外科技术联盟建议上肢手术时止血带压力应高于收缩压 50mmHg，下肢手术时则应高于收缩压 100mmHg。多数作者认为使用止血带的安全时限为上肢 60 分钟下肢 90 分钟。再灌注时间为 15 分钟。WaKai 等建议在实践中使用高于肢体闭塞压力 50~75mmHg 的袖带压力，超过 2 小时后应再灌注 30 分钟。手术前应遵循各自机构的规程，而且手术和麻醉团队应讨论并达成一致。

关于止血带应用所引起的不良后果有相当多的文献报道。虽然与使用止血带相关的生理变化已被证实，但很少引起长期的功能障碍。动物模型表明袖套充气间隔<2 小时是安全的，尽管袖套压力的阈值还不清楚。袖带压力<300mmHg，很少引起远期功能障碍。

肌肉反应

可以预见，使用止血带会影响肌肉组织。在止血带充气过程中，急性缺血和加压联合作用导致微血管通透性增加。充气后数分钟内即发生细胞缺血缺氧。**缺血细胞释放乳酸、溶菌酶、肌红蛋白、蛋白水解酶和组胺、白介素、血小板激活因子和氧自由基等炎性介质。**所有这些物质都会在松止血带后瞬间重新分布到全身循环中,并引起明显的血管扩张和低血压。此外,止血带远端静脉淤滞造成大量 CO_2 及包括钾离子(可导致心律失常)在内的代谢产物蓄积。松止血带后,再灌注充血会导致骨筋膜室综合征、横纹肌溶解症及止血带后综合征,表现为僵硬、苍白、无力等。

神经反应

上止血带 30 分钟后,由于轴索缺氧可能会导致神经传导中断。文献报道,止血带使用后可出现从单纯的感觉异常到瘫痪等各种神经损伤。止血带边缘处的神经最容易受到损伤,因为这里的压力最大。**桡神经是止血带导致的最常见的神经损伤部位,其次是尺神经和正中神经。**止血带所致上肢神经损伤的总发生率为 1/11 000。下肢手术中,坐骨神经最易受累,神经损伤发生率为 1/250 000。上肢使用 Esmarch 绷带驱血可增加神经损伤的发生率,因为这样可产生高达 1 000mmHg 的压力。

使用止血带经常会产生疼痛或不适的感觉,特别是在清醒的患者。患者可能感知不到切皮或手术疼痛,但会诉远端肢体剧痛或烧灼痛。传导速度较慢的无髓鞘 C 神经纤维介导这种疼痛。正常情况下,来自快速传导的有髓鞘 A 纤维传导的疼痛冲动会抑制 C 纤维的传导,但这些快速传导的神经对压力更加敏感,因此更早地被阻断,使得 C 纤维的传导失去抑制。

麻醉医师必须处理手术中止血带引起的疼痛。因为在上止血带 30 分钟后患者有可能开始感觉疼痛,他会认为"阻滞失效了"。镇静可能有帮助,但使用止血带引起的疼痛对阿片类药物或镇静剂的反应个体差异较大。

使用长效麻醉药物进行神经阻滞被认为可以有效避免止血带引起的疼痛。对于上肢手术,可以使用 10mL 局麻药(通常为利多卡因和布比卡因等量混合溶液)做"环形"神经封闭或肌皮神经阻滞。下肢止血带可采用椎管内或其他局部神经阻滞的方法。需要注意的是,对使用止血带的患者进行肢体感觉阻滞平面测定时应使用触觉替代针刺检查。与传导针刺痛的神经纤维的阻滞相比,传导触觉的神经纤维其阻滞起效更慢,消退得更快。可考虑合并使用肾上腺素、吗啡和可乐定,因为这些药物可以增加感觉神经阻滞的效果。

心血管反应

止血带充气和放气可引起明显的血容量变化。一侧下肢被驱血后上止血带可导致循环血容量增加 15%,从而增加肺动脉、中心静脉和体循环动脉压力。对于严重静脉曲张或左室顺应性差的患者,这种反应更为明显。全麻患者在袖带充气后,由于循环血量增加,会表现出血压高,心率快。加深麻醉不一定能有效解决这个问题,必要时需要使用血管活性药物,但建议使用血管活性药物时要慎重,因为松止血带引起的血流动力学变化与上止血带时的反应正好相反。各级麻醉医师都要对血流动力学的变化做好应对。如果上止血带时必须使用降压药,最好使用短效药物。

血液学改变

血栓形成是使用止血带的一个潜在并发症。然而,关于使用止血带是否确实增加了深静脉血栓和后续肺栓塞的发生,目前的研究还没有定论。**但使用经食管超声的几项研究证实,全膝关节置换的患者在松止血带后几乎 100% 出现右心房血栓。**无论是否使用过止血带,大多数下肢手术都很容易形成血栓,但使用止血带的风险更高且形成的栓子更大,引起的血流动力学变化更明显。镰状细胞疾病是使用止血带的相对禁忌证,因为理论上止血带远端缺氧和酸性环境有发生血管阻塞危象的可能性。然而,几项研究显示,如果体温正常、二氧化碳水平正常、氧合正常而且正确驱血的话,止血带也可以安全地用于这类患者。

药代动力学影响

止血带充气和放气还可以改变药代动力学。在充气前给予的药物可能被隔离在肢体中,但其临床意义还不是很清楚。抗生素应在止血带充气前 5 分钟给予以保证手术部位有足够的血药浓度。分布容积大的药物,如芬太尼和咪达唑仑,在充气后给予会延长作用时程,在老年患者尤其明显。

🔷 要点

- 止血带使用间隔时间<2 小时与长期发病率增加无关。
- 如果手术时间预计>2 小时,则应提前计划再灌注间隔时间,并征得手术和麻醉团队的同意。
- 止血带压力<300mmHg 与长期发病率无关。
- 止血带疼痛可能很严重,但可以通过感觉神经阻滞来缓解。

推荐读物

Blaisdell FW. The pathophysiology of skeletal muscle ischemia and the reperfusion syndrome: a review. *Cardiovasc Surg*. 2002;10(6):620–630.

Fitzgibbons P, DiGiovanni C, Hares S, et al. Safe tourniquet use: A review of the evidence. *J Am Acad Orthop Surg*. 2012;20(5):310–319.

Gielen MJ, Stienstra R. Tourniquet hypertension and its prevention: a review. *Reg Anesth Pain Med*. 1991;16(4):191–194.

Kam PC, Kavanagh R, Young FE, et al. The arterial tourniquet: pathophysiological consequences and anaesthetic implications. *Anaesthesia*. 2001;56(6):534–545.

Wakai A, Winter DC, Street JT, et al. Pneumatic tourniquets in extremity surgery. *J Am Acad Orthop Surg*. 2001;9(5):345–351.

第七篇

围 手 术 期

第113章

绪 论

围手术期可能突发各种各样的挑战,因此本篇是非常引人入胜的章节,不仅仅局限于某个重要的主题,而将涵盖围手术期的方方面面。

有些围手术期的挑战非常常见,但仍有一些值得警惕的细节。例如,现在美国大多数患者合并有阻塞性睡眠呼吸暂停(obstructive sleep apnea,OSA),或罹患此病的风险极高,因此我们在手术室内经常遇到此类患者。尽管 OSA 非常常见,我们不要忘记 OSA 是一种能够显著升高围手术期相关并发症的合并疾病。更为严峻的一个挑战是 OSA 患者能否在全麻后安全出院回家? 关于这个问题每个医院都有不同的工作流程,作者所在的医院里,合并 OSA 的患者在给予最后一剂静脉阿片类药物后至少观察 90 分钟,如果未发生呼吸道梗阻或低氧合才能出院回家。我们还制定了关于处理患者刺青及手术室播放音乐的相关流程。

其他我们涉及的围手术期问题虽有多年来的证据支持,但有时仍会有疏漏的地方;由此,我想探讨如下问题:围手术期戒烟、手卫生、避免残余肌松以及利用 CVP 指导液体复苏。至此,大部分读者也许都熟知这些问题,但我想这些新修订的内容对于那些抱有"也许我可以保护患者肾脏"想法的人来说,可以提供新的视角。

如今,许多严重的不良事件罕有发生,对患者来说是幸运的,但对于想要强化知识和技能的医生来说是不幸的。此外,一些疾病种类及并存疾病并不常见。因此这一部分中几个章节可以作为有效的快速指引——例如,有关精神分裂的章节(第 123 章)、有关眼科手术的章节(第 145 章)以及有关患者体位的新章节(第 127~133 章)。

这个部分涵盖了一系列围手术期/术中的内容,希望借此帮助我们温故知新,时刻保持警醒。

第114章

电子病历的问题

在医疗行业内电子病历(electronic health record,EHR)的施行旨在改善医疗质量、减少医疗开销和提升患者医疗安全。EHR 的优势在于,能够将成百上千的患者数据分类汇总成一个全面且随时随地可访问的数据库。对于我们麻醉大夫来说,电子麻醉单最大的好处是能够随时回顾之前的麻醉情况,包括气道和输液情况、应用的抗生素及其他信息。目前世界范围内越来越多的医生、护士和医疗工作者应用 EHR,从而更好地为患者提供医疗服务。EHR 内置的医疗决策系统可以向医护人员预警潜在的致命风险事件,防止医疗事故发生,比如潜在的用药错误、危急值报警及识别应做的实验室检查。然而,2011 年美国医学研究所(Institute of Medicine,IOM)发布了 EHR 医疗信息安全报告,强调了与使用 EHR 相关的挑战和内置的错误分类。总的来说,IOM 对电子病历系统评分为 C+,建议和强调为了防止发生临床不良事件需要关注上述问题。本章节将关注急诊和手术室内应用 EHR 的负面和计划外事件,同时强调可用于维护 EHR 功能并让患者受益的方法。

　　了解 EHR 缺点的最佳地点是重症监护室(ICU)。在入住 ICU 期间,患者平均每天产生超过 1 400 个数据,而这个数据每年以 5% 的速度继续增加。如果一个 ICU 收治 14 个患者,每个患者平均入住 4 天,医护人员每天将平均收集超过 75 000 个数据。负责管理患者的医生必须能够高效地浏览和整合数据,形成患者疾病走向的趋势并在短时间内做出一系列临床决策。目前,市面上大部分 EHR 系统缺乏分析患者连续数据的能力。此外,这些系统对于终端用户来说难以学习掌握,且缺乏有序的用户界面来展示复杂数据,不利于做出临床决策。这一点在调查中得到充分的证实,低于 20% 的用户觉得 EHR 系统易于掌握,低于 40% 的用户对系统感到满意。这就导致医护人员无法将收集来的数据输入界面,从而降低了护理患者的质量。造成这个结果的另一个原因是,美国的市面上有近 350 个 EHR 系统,每个系统的界面都不一样,医护人员在工作中很可能需要掌握不同的操作系统。因此,EHR 系统必须具备为所有医务人员高效地提供有效数据的功能,这样才能全面应用于不同类型的医疗卫生系统。

　　由于 EHR 系统在采集和记录数据方面与监护仪紧密相连,在没有医务人员干预下就可以自动获取数据并记录在病历上。在麻醉方面,自动化的麻醉信息管理系统(Anesthesia Information Management System, AIMS)可以捕获数据并保存至易于访问的电子病历,不需要医生的参与。然而,在手术室,关注的焦点是患者,但是自动获取患者数据的 EHR 系统也许是提升医疗服务质量的绊脚石。例如,信息获取失败(系统不再获取数据或数据不准确)、需要人工记录(医生仍需亲自录入数据,失去了自动系统的便利),或是记录时间不准确,这将导致医生在照护患者和录入数据之间来回奔波。上述原因将导致医生偏离自己的工作流程,极易出错。而这些错误的记录在未来可能成为诉讼的证据。因此,了解 EHR 系统的功能和局限性、制定遇到数据获取失败时的有效方法极其重要。

　　无论在麻醉过程中或重症监护室,医生能够同时浏览 EHR 众多数据是有益的,但却可能产生可获得性偏倚。在做医疗决策时,适当时间内数据可视化会影响医生精确诊疗的能力。诊疗方案的质量与数据的完整性、准确性和可信度息息相关。数据集可能追踪本不存在的或目前对患者而言无关紧要的症状,临床医生可能受到呈现数据的影响。诊疗团队的每个人都有自己独特的 EHR 相关工作流程,这就使情况变得更加复杂。因此,不同的学科(如不同科室的医生)和专业(如护士和医生)对数据的认知存在显著差异。为了预防可获得性偏倚且仅显示医生所需的数据,诊疗团队的每个人都必须清楚 EHR 系统是如何展示数据的。

　　无论是否是医生要求提供的,系统能够展示大量数据,因此医生必须清楚地知道每个患者的临床报警数量也是成比例增长的。EHR 系统致力于提升患者安全,内置了能够供医生回顾的提示患者潜在致命或重要征象的报警系统。这些报警建立在健康人群标准的基础上,所以对于病史无特殊且缺乏临床数据的健康人,这些报警对临床相关异常具有更高的特异性和实用性。然而在 ICU 或手术室内,急性或慢性疾病患者非常多,每天的患者可以产生成千上万的异常数据,日复一日地被标记,“警报疲劳”这个概念变得日益明显。尽管报警系统在大多数情况下是有效的,但因为缺乏前后联系,且无法分辨急性或慢性改变;因此,留给医生的任务就是在慢性疾病状态中忽略报警信息。所以,对于“重度报警”的患者,系统数据识别的问题会导致医生在大量慢性疾病产生的报警中无法识别隐藏在其中的紧急情况,从而出错。为了减少警报疲劳,EHR 系统必须能够综合患者前后的化验结果,从使用者角度设计报警系统,为每一个患者设立个性化的报警界值,进而减少警报疲劳。之后医生就可以根据自己的医疗环境性质个性化建立可执行的报警阈值。

　　一个患者的病历不仅包括客观的化验检查结果,还有医生写的病程记录。随着 EHR 的广泛应用,病程记录成为了医生获取患者信息的重要来源。通过 EHR,主观性资料(Subjective)、客观性资料(Objective)、病情评价(Assessment)和治疗方案(Plan)即SOAP病历成为了传达患者信息的统一方式。SOAP病历的结构一直未变,但内容和质量却发生了天翻地覆的变化,显著地影响了医生之间的沟通。SOAP内容过于详尽,甚至冗余(其他类型的病程也是如此),妨碍了关于病情沟通的有效性。通常,医生会用一致且固定的模板来复制粘贴之前的信息,这样一来,内容没有及时更新会出现医疗过错,或重复记录医疗服务内容出现重复收费,进而导致医疗诉讼。同样的,这些患者病历的"草稿"版本(最终版本之前的版本)经常包含有错误信息,如果遭遇诉讼对医生不利。因此作为医生,必须谨慎对待每个患者的图表和文档,从而最大程度地减少此类错误。

总之,当前的EHR系统对信息丰富的患者记录进行分类,是传统纸质病历的电子版本。但是,由于EHR的应用存在诸多问题,且患者的数据大幅增加,电子病历(即如今市场上的EHR系统)仍不能为患者提供最优质的服务。为了克服当前EHR系统的障碍,我们必须了解现有EHR系统用于临床上的局限性,并提出新的方法来解决相关问题。

🏠 要点

- 数据碎片/数据过载:平均每个ICU/手术室患者可以产生成千上万个数据。使用EHR中的趋势图功能对数据进行绘制可以简化决策过程。
- 可获得性偏倚:尽管轻松访问多个数据库可以支持医生的决策,却可能无法证实你的判断。由于认知的局限性,仅分析所需数据可以减少误差。
- 警报疲劳:EHR系统不能参考之前的检查结果分析患者的疾病并发出警报。我们必须意识到警报疲劳的存在,积极配合医院相关病历信息技术部门制定出适合当前医疗环境的报警系统。
- 病历书写捷径:"剪切粘贴"和"病程草稿"可造成广泛的医疗错误,并因记录不严谨成为被诉讼的理由。医生可以采用时间戳记录自己完成的病程,采用通用/快捷方式进行记录,而不是复制粘贴患者不同日期或其他患者的病程内容。另一个问题是医院的电子系统网络经常出现卡顿或冻结等问题,因此在系统无法使用却依然要进行诊疗的情况下,仍然需要保持书写纸质病历的能力。
- 改进系统:与医院病历信息技术部门配合建立上报系统,解决患者诊疗期间EHR的使用问题。为了确保各医院EHR系统的顺利运行,可以创建并应用标准形式和方案改进电子病案系统。

推荐读物

Cammarata BJ, Thomas BJ. Technology's escalating impact on perioperative care: Clinical compliance, and medicolegal considerations. *APSF Newsletter*. 2014;29(1):3–5.

Institute of Medicine. *Health IT and Patient Safety: Building Safer Systems for Better Care*. Washington, DC: The National Academies Press; 2012.

第115章
手卫生！历史、人为因素及对患者的益处

我们经常听到这句话:"洗手！"。手卫生包括用水和肥皂洗手、用含乙醇的洗手液、凝胶或泡沫来清洁双手,是控感最为重要的组成部分。**但是大部分医生,尤其是麻醉医生经常忽视**

手卫生。Noakes 和 Pittet 等人的研究显示仅有 40% 的医生能够做到手卫生（范围 5%~81%），而 Koff 等人在 2009 年发现麻醉医生在手术室内的达标率甚至更低。1999 年 El Mikatti 等的研究调查了英国的麻醉医师，发现仅有 36% 的医师在不同患者之间洗手。本章中，我们将会讨论手卫生作为控感措施的证据、各类手卫生产品的特点、阻碍执行手卫生的因素，以及改善现状的方法。

早在麻醉学兴起时，手卫生是控感首要手段的理念被第一次提出。1847 年，匈牙利的产科医生 Ignaz Semmelweis 对维也纳一家由医学生和医生就职的医院里产妇死亡率高达 5% 到 15% 心生不解，很可能是由于产褥期感染，而在这家医院不远处有一个诊所，供职的是助产士及其学生，产妇的死亡率仅有 2%。两者之间的主要差别在于医生及医学生通常每天先开始尸检（包括死于产后感染的患者），紧接着去产房帮助产妇分娩。尽管细菌学在几年后才兴起，Semmelweis 认为医生和医学生在解剖室和产房之间应该用含氯溶液洗手，此举成功地将产后感染发生率降至 2%。在此之后，Semmelweis 意识到感染患者可以传染非感染患者，并建立了不同患者间应该用含氯溶液洗手的习惯。同时，他宣称含氯溶液比肥皂和水更为有效。不幸的是，他的创新并没有被广泛采纳，原因众多，包括研究成果发表慢、无法理解手卫生的有效性（细菌学）、无法说服医疗工作者采纳此法以及同事们不愿意接受自身是疾病的传播媒介。

手卫生为什么重要？为何有效？因为皮肤上的细菌不能被完全清除（Boyce and Pittet，2002）。这些常居菌定植在皮肤较深的皱褶中，很难清除，但通常不致病。暂居菌寄居在皮肤的表层，容易清除，通常是致病菌，是大多数医疗相关感染（healthcare-associated infections，HCAI）的来源。在照顾患者过程中，接触患者或污染物体表面会导致医生皮肤受到污染。即便是无创操作，例如连接监护设备，都会使暂居菌如克雷伯菌形成 100~1 000 个菌落（Casewell and Phillips，1977）。通过污染物体表面传染的致病菌通常是抗干燥能力极强的葡萄球菌和肠球菌。尽管没有研究证实手部污染可以实际传染给患者，但继 Semmelweis 后，大量研究证明，实施手卫生或严格执行手卫生后 HCAI 的发生率明显降低（Boyce and Pittet，2002）。

执行手卫生可选择的产品有很多。通常肥皂和水（无法杀菌）减少手部感染的效力是最低的（Ehrenkranz and Alfonso，1991）。尽管肥皂的清洁作用和洗手的机械摩擦有部分效果，但细菌载量没有明显减少。然而对于清除可见的污染物、H1N1 流感病毒以及产生孢子的微生物如艰难梭菌、炭疽杆菌，肥皂和水是最为有效的方式（Boyce and Pittet 2004）。医院里可以有效杀菌的清洁用品包括三氯生、三氯卡班、氯二甲苯酚、碘酒和氯己定。肥皂刷手会导致皮肤干燥敏感，反而成为增加细菌载量的危险因素。

氯己定是一种阳离子双胍类杀菌剂，能够破坏细胞质膜，进而使细胞内容物沉淀（Boyce and Pittet，2002）。它对革兰氏阳性细菌和亲脂病毒有效，对革兰氏阴性细菌和真菌的作用稍弱，对结核分枝杆菌基本无效。它在皮肤上有很强的持久性。最近有报告证实了免疫球蛋白 E 介导的氯己定过敏反应（Sivathasan and Goodfellow，2011）。氯己定广泛存在于医疗和生活用品中，包括湿巾、中心静脉导管涂层、牙膏、漱口水、隐形眼镜清洁剂和食品防腐剂，因此发生潜在的致敏是很常见的。

碘和碘伏（带有聚合物载体的碘）穿透细胞壁，破坏蛋白质合成和细胞膜功能（Boyce and Pittet，2002）。它们对革兰氏阳性菌、革兰氏阴性菌和一些芽孢形成菌（包括梭状芽孢杆菌和芽孢杆菌）都有杀菌作用，但对孢子不起作用。它们还具有抗分枝杆菌、病毒和真菌的活性。但它们的持久性一般比较差。它们比其他常用消毒剂更容易引发接触性皮炎，对这类外用药物过敏是很常见的。碘伏通常比碘酊引起的副作用少。

以乙醇为基础的漂洗液、凝胶和泡沫可使蛋白质变性，并具有杀菌抗菌活性（Boyce and

Pittet, 2002)。含有 60%~95% 乙醇的水基消毒液对革兰氏阳性和革兰氏阴性细菌、亲脂性病毒(如单纯疱疹病毒、人类免疫缺陷病毒、流感、呼吸道合胞病毒和痘苗病毒)以及乙型肝炎和丙型肝炎病毒均有效。与低剂量的其他制剂如氯己定、季铵化合物或三氯生联合使用可延长作用时间。对以乙醇为基础的产品,足量(3mL)和足时(30 秒)使用,消毒效果最好。虽然使用含乙醇的产品比用肥皂和水对皮肤的刺激性要小,但重复使用会在手上积累可能会刺激皮肤的残留物,因此建议定期用肥皂和水清洗。

虽然医院已经制定并颁发了许多的手卫生指南,依从性却非常低。Tait 和 Tuttle(1995)的研究显示,在治疗认为携带 HIV 或 HBV 的患者时,95% 的医疗工作者会洗手,而同样的患者,但不清楚 HIV 或 HBV 情况时,只有 58% 的医疗工作者洗手。这意味着医疗工作者明白手部卫生对预防疾病传播的重要性,但是在常规接触中没有重视这种重要性。麻醉医师手卫生率低的一个原因可能与 CDC 针对医务工作者的指南现在已经过时有关,该指南强调进入患者房间之前和离开患者房间后的手卫生。遵循这一建议的麻醉医师执行手卫生的频率低于每小时一次,这与麻醉医师手卫生行为的观察研究是一致的(Koff et al., 2009)。最近,世界卫生组织(WHO)开展了一项运动,强调手卫生的"5 个时刻"(图 115.1,见文末彩图)。该运动强调在每次接触患者或其周围环境前后进行手卫生的必要性(Sax et al., 2007)。

根据接触患者或其周围环境前后手卫生的指南,麻醉医师应该平均多久在手术室进行手卫生?虽然这个问题还没有被直接研究,但对 ICU 护士手卫生的观察性研究表明,在患者护理期间,大约每小时 20 次(Boyce and Pittet, 2002)。在手术室里,麻醉医师频繁接触患者需要频繁的手卫生,大概相当于 ICU 护士的水平。不充分的手卫生增加了环境污染和患者交叉污染的风险。Loftus 等人 2008 年的一项调查显示,工作区域的细菌污染在不同患者之间增加约 100 个菌落/表面积,而这种菌落的增加将导致静脉输液旋塞污染的风险增加了近五倍。输液旋塞可以被多种微生物污染,包括耐甲氧西林金黄色葡萄球菌(MRSA)和抗万古霉素肠球菌。

Koff 等(2009)进行了一项前后比照研究,评估了教育和使用乙醇凝胶配给装置的效果,该装置每小时 6 次通过声音提醒进行手卫生。手卫生频率从每小时<0.5 次增加到每小时 7~9 次。虽然没有测量手卫生机会,且每次手卫生也不一定与五个时刻中的任何一个一致,增加的手卫生率显著降低了工作区域污染、旋塞污染(降低 75%)和 HCAI。该小组最近的研究表明,麻醉医师的手是患者之间交叉污染的一个来源(Loftus et al., 2015)。电脑键盘、电话和听诊器是交叉污染的另一个环境来源(Fukada et al., 2008)。好的手卫生习惯可以减少环境污染。麻醉医师使用抗菌湿巾对设备和表面进行常规清洁,对于减少患者护理造成的污染也有一定作用,特别是在诱导后。

麻醉医师传播细菌污染是很常见的,这是医院内感染的一个潜在来源,基本上是可以预防的。麻醉医师频繁的手卫生对患者的预后有直接和积极的影响。我们怎样才能鼓励麻醉医师把这些数据放在心上,并将其应用于日常的患者护理中呢?虽然教育、监督和反馈很重要,但是扫清手卫生的障碍是一种潜在的影响很大的方法。

执行手卫生的障碍包括皮肤刺激和对皮肤刺激的恐惧、使用不便、时间、缺乏规范的知识以及医护人员的接受度。遵守手部卫生指南通常会随着指定洗手次数的增加、工作量的增加和人员配备的减少而减少。大家普遍认为以乙醇为基础的制剂更容易产生皮肤刺激,但最近的几项试验表明,与抗菌或非抗菌肥皂相比,含有润肤剂的乙醇类洗手液对皮肤刺激更小,接受性更好。皮肤刺激性可以通过使用手套相容的乳液或护肤霜来减少。在一项研究中,一天两次使用护肤霜可以增加 50% 的手卫生频率(Boyce and Pittet, 2002)。因此,在麻醉车上提供皮肤保护剂可能会增加手部卫生依从性。乙醇基凝胶和泡沫解决了使用方便性的问题,因为

5个清洁手的时刻

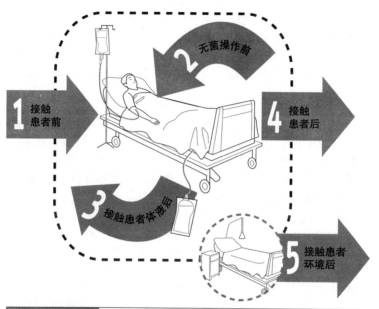

		什么时候？ 准备接触患者前你需要洗手
1	**接触患者前**	什么时候？ 准备接触患者前你需要洗手 为什么？ 防止患者接触你手上有害的细菌
2	**无菌操作前**	时间？ 进行无菌操作前洗手 原因？ 防止有害的细菌进入到患者体内，包括患者自身的细菌
3	**接触患者体液后**	时间？ 暴露于患者体液后立即洗手（包括摘除手套后） 原因？ 保护自身和医疗环境不被患者的有害细菌感染
4	**接触患者后**	时间？ 接触患者和其周围环境后，离开前应洗手 原因？ 保护自身和医疗环境不被患者的有害细菌感染
5	**接触患者环境后**	时间？ 接触患者周围环境中任何物品或家具后，离开前应洗手， 即便没有接触患者 原因？ 保护自身和医疗环境不被患者的有害细菌感染

WHO acknowledges the Hôpitaux Universitaires de Genève (HUG),
in particular the members of the Infection Control Programme, for their active participation in developing this material.

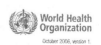

October 2006, version 1.

图 115.1　世界卫生组织——5 个清洁手的时刻（Reprinted with permission from World Health Organization. My 5 moments for hand hygiene.）

分装器可以是口袋大小的,可以放在麻醉车上或其他方便的地方。以乙醇为基础的产品也比去洗手池洗手所需的时间减少了约75%。同时为了去除血液和其他体液等颗粒物质、护理艰难梭状芽胞杆菌患者以及在使用5~10次乙醇制剂之后,必须提供肥皂和水。大多数麻醉后监护室(PACU)和许多重症监护室(ICU)的开放式布局似乎也降低了手卫生依从性。Pittet 等人2003年发现,只有19.6%的医护人员在接收新患者到PACU时正确洗手。

一些医护人员将手套视为手卫生的替代品。可是,戴手套无法取代手卫生。接触患者后手套会被污染,就像手一样。在每次操作后,包括开放输液通路、气管插管和区域阻滞麻醉,或与患者接触后,应立即取下或更换手套。虽然手套提供个人保护,但它们不能防止细菌在与患者接触期间传播到医护人员手上(Boyce and Pittet,2002)。因此,脱下手套后也应立即洗手。在工作的关键时间点(例如,固定气道),平衡手卫生与密切关注患者这两者是极其富有挑战性的。双层手套和为受污染的设备提供方便的位置被认为是有效的方法(Mecham and Hopf,2011;Birnbach et al.,2015)。

尽管不能替代手卫生,手套仍是控制感染和个人预防血液和体液污染的重要组成部分。麻醉医生认为丧失触觉是手套使用的障碍。Tiefenthaler 等人(2006)的研究表明,无论是标准的一次性防护手套还是无菌外科手套,用纤维丝压指尖方法测试指尖上的触摸敏感度都会降低,而两点辨别能力没有显著差异。

Kopka 等人(2005)检查了一次性使用的防护手套、标准无菌外科手套和超薄外科手套的皮肤压力感。他们发现标准防护手套和外科手套之间没有显著差异,但在使用超薄的外科手套时触觉有所改善。虽然这些研究可能支持戴手套会降低触觉敏感度,然而大约10%接受手术的患者可能感染有传染性病毒或 MRSA,而使用手套可以抵御高达98%的血液传播病原体,这一发现加强了常规使用手套的观点。美国疾病控制与预防中心(CDC)和美国麻醉医师协会(ASA)对此的建议是明确的,职业安全与健康管理局(Occupational Safety and Health Administration,OSHA)要求将手套作为其标准预防措施的一部分。

小结

麻醉医师的手具备减少 HCAI 的能力。医疗机构应在整个围手术期环境中方便、快速地提供基于乙醇或肥皂和水的手卫生选择。麻醉医师在患者诊疗时应遵循手卫生的五个时刻(图 115.1,见文末彩图)。表 115.1 总结了 CDC 关于手卫生的建议。表 115.2 总结了 ASA 手卫生指南。

表 115.1 CDC 建议需要洗手的操作

1) 直接接触患者前消毒(decontaminate)双手
2) 戴手套插中心静脉导管前消毒双手
3) 插入留置尿管、外周血管导管或其他不需手术操作的有创设备前消毒双手
4) 接触患者完整的皮肤后消毒双手(如摸脉搏或量血压、或者抬患者时)
5) 接触体液或排泄物、黏膜、破损的皮肤以及伤口敷料后消毒双手,即使看起来手并不脏
6) 护理患者时,如果从污染的部位挪到清洁的部位要消毒双手
7) 接触离患者很近的固定物体(包括医疗设备)后要消毒双手
8) 摘手套后要消毒双手
9) 餐前便后,用无抗菌作用的肥皂和水或有抗菌作用的肥皂和水洗手

表 115.2　ASA 手部卫生建议摘要

1）当可见血液或体液污染时用肥皂洗手

2）无明显污染时使用乙醇擦手

3）不鼓励在手术室佩戴人造指甲

4）如果没有碎裂或剥落,可涂指甲油

5）手术刷手前应取下戒指

6）手卫生指征包括:

- 接触患者前后
- 戴无菌手套前
- 接触体液、不完整的皮肤、黏膜和伤口敷料后
- 当双手接触了身体的污染区,随后将接触到洁净区
- 在接触患者附近的高接触环境表面后
- 在脱下手套后
- 进食前
- 使用洗手间后

7）无论何时接触血液、体液、黏膜、不完整的皮肤或其他潜在的传染性物质,都应戴上手套

8）不应重复使用手套

🏠 要点

- CDC、WHO 和 ASA 建议,在接触患者及其环境的前后,或是可能接触同一患者的两个部位时,必须要洗手。
- 乙醇洗手液、肥皂和水以及手套在围手术期的手卫生中均占有一席之地。便利性、可用性、舒适性和潜在的病原体决定了在特定情况下的选择。
- 麻醉医师通过手卫生可能影响患者预后。现在是时候改变观念并思索如何在自身实践中实施方便、有效的手卫生了。
- 虽然使用手套可以降低触觉敏感度,使用手套的好处远超过这一担忧。但请记住,手套不能代替手卫生!
- 妈妈的教导是对的:要洗手! 即便你不知道患者是否感染了。

推荐读物

American Society of Anesthesiologists. *Recommendations For Infection Control for the Practice of Anesthesiology*. 3rd ed. Park Ridge, IL: American Society of Anesthesiologists. Available from file:///Users/hh/Documents/Manuscripts/Hand%20Hygience%20chapter/recommendations-for-infection-control-for-the-practice-of-anesthesiology-(1).pdf.

Asai T, Masuzawa M, Shingu K. Education, in addition to a thin material, encourages anaesthetists to wear gloves. *Acta Anaesthesiol Scand*. 2006;50:260–261.

Asai T, Matsumoto S, Shingu K. Incidence of blood-borne infectious micro-organisms: would you still not wear gloves? *Anaesthesia*. 2000;55:591–592.

Birnbach DJ, Rosen LF, Fitzpatrick M, et al. Double gloves: a randomized trial to evaluate a simple strategy to reduce contamination in the operating room. *Anesth Analg*. 2015;120:848–852.

Boyce JM, Pittet D, Healthcare Infection Control Practices Advisory Committee; HICPAC/SHEA/

APIC/IDSA Hand Hygiene Task Force. Guideline for hand hygiene in health-care settings. Recommendations of the healthcare infection control practices advisory committee and the HIPAC/SHEA/APIC/IDSA hand hygiene task force. *Am J Infect Control*. 2002;30:S1–S46. Available from http://www.cdc.gov/mmwr/PDF/rr/rr5116.pdf.

Casewell M, Phillips I. Hands as route of transmission for Klebsiella species. *Br Med J*. 1977;2:1315–1317.

el Mikatti N, Dillon P, Healy TE. Hygienic practices of consultant anaesthetists: a survey in the north-west region of the UK. *Anaesthesia*. 1999;54:13–18.

Ehrenkranz NJ, Alfonso BC. Failure of bland soap handwash to prevent hand transfer of patient bacteria to urethral catheters. *Infect Control Hosp Epidemiol*. 1991;12:654–662.

Fukada T, Iwakiri H, Ozaki M.. Anaesthetists' role in computer keyboard contamination in an operating room. *J Hosp Infect*. 2008;70(2):148–153.

Grayson ML, Melvani S, Druce J, et al. Efficacy of soap and water and alcohol-based hand-rub preparations against live H1N1 influenza virus on the hands of human volunteers. *Clin Infect Dis*. 2009; 48(3):285–291.

Koff MD, Loftus RW, Burchman CC, et al. Reduction in intraoperative bacterial contamination of peripheral intravenous tubing through the use of a novel device. *Anesthesiology*. 2009;110:978–985.

Kopka A, Crawford JM, Broome IJ. Anaesthetists should wear gloves—touch sensitivity is improved with a new type of thin gloves. *Acta Anaesthesiol Scand*. 2005;49:459–462.

Kristensen MS, Sloth E, Jensen TK. Relationship between anesthetic procedure and contact of anesthesia personnel with patient body fluids. *Anesthesiology*. 1990;73:619–624.

Loftus RW, Koff MD, Birnbach DJ. The dynamics and implications of bacterial transmission events arising from the anesthesia work area. *Anesth Analg*. 2015;120:853–860.

Loftus RW, Koff MD, Brown JR, et al. The dynamics of Enterococcus transmission from bacterial reservoirs commonly encountered by anesthesia providers. *Anesth Analg*. 2014;120(4):827–836.

Loftus RW, Koff MD, Burchman CC, et al. Transmission of pathogenic bacterial organisms in the anesthesia work area. *Anesthesiology*. 2008;109:399–407.

Loftus RW, Muffly MK, Brown JR, et al. Hand contamination of anesthesia providers is an important risk factor for intraoperative bacterial transmission. *Anesth Analg*. 2011;112(1):98–105.

Mecham E, Hopf HW. A proposal to minimize work area contamination during induction. *Anesthesiology*. 2011;116:712.

Noakes TD, Borresen J, Hew-Butler T, et al. Semmelweis and the aetiology of puerperal sepsis 160 years on: an historical review. *Epidemiol Infect*. 2007;136(1):1–9.

Oughton MT, Loo VG, Dendukuri N, et al. Hand hygiene with soap and water is superior to alcohol rub and antiseptic wipes for removal of Clostridium difficile. *Infect Control Hosp Epidemiol*. 2009;30(10): 939–944.

Pittet D, Simon A, Hugonnet S, et al. Hand hygiene among physicians: performance, beliefs, and perceptions. *Ann Intern Med*. 2004;141(1):1–8.

Pittet D, Stephan F, Hugonnet S, et al. Hand-cleansing during postanesthesia care. *Anesthesiology*. 2003;99:530–535.

Sax H, Allegranzi B, Uçkay I, et al. 'My five moments for hand hygiene': A user-centered design approach to understand, train, monitor and report hand hygiene. *J Hosp Infect*. 2007;67:9–21.

Sivathasan N, Goodfellow PB. Skin cleansers: The risks of chlorhexidine. *J Clin Pharmacol*. 2011;51:785–786.

Tait AR, Tuttle DB. Preventing perioperative transmission of infection: a survey of anesthesiology practice. *Anesth Analg*. 1995;80:764–769.

Tiefenthaler W, Gimpl S, Wechselberger G, et al. Touch sensitivity with sterile standard surgical gloves and single-use protective gloves. *Anaesthesia*. 2006;61:959–961.

第 116 章

诱导和苏醒时的简单错误还在不断发生

对于飞行员来说,成功飞行最关键的时刻是起飞和降落。麻醉也是如此——最关键的时刻出现在全身麻醉的诱导和苏醒时。就像飞行员有一份飞行前核查表,成功的麻醉医师也有一份重要项目的核对表,在每次诱导之前都会对这些核对表进行审查,以避免在这些关键时刻可能出现的常见错误。可以预防的麻醉事故通常是由于不熟悉麻醉设备和没有检查麻醉功能是否正常工作造成的。

诱导

虽然有很多这样的清单,我所在的医院通过应用以下标记符,帮助准备人员确认麻醉机和其他设备的正常运行。

S——吸引器(Suction)

O——氧气(Oxygen)

A——气道(Airway)

P——正压通气(Positive-pressure ventilation)

M——药物(Medications)

M——监护仪(Monitors)

S 代表吸引器,这可能是成功诱导所必需的最简易也是最常被忽视的设备。虽然使用频率低,但对于有呕吐和胃内容物误吸风险的患者来说非常重要。应该打开吸引器,其尖端和吸力(-200~$-125cmH_2O$)应适当。如果你检查了吸引器,但随后因某种原因离开了手术室,则必须在诱导前再次检查。

O 代表氧气。应检查麻醉机,确认氧气从墙壁出口输送,而且氧气和空气流量表工作正常。应该备有第二个氧气来源,通常是通过位于麻醉机后部的辅助氧气瓶来实现的。应打开阀门并检查压力,以确保氧气已装满,随时可供紧急使用。

A 代表气道设备。喉镜手柄应连接到镜片上,检查光源是否正常工作。如果不亮,则可能需要更换电池或灯泡。应该备有不同尺寸的喉镜片,包括直喉镜片和弯喉镜片。尽管术前进行了完善的气道评估,但许多困难气道是在诱导后才发现的。其他气道设备,如用于面罩通气的口咽和鼻咽通气道,应该触手可及。对于未料到的喉镜暴露困难,Eschmann(或 Bougie)管芯是一种有用的气道工具。还应备好各种喉罩。美国麻醉医师协会(ASA)的紧急气道处理流程中提到了用于困难气道的其他装置都应备好保持可用状态,且麻醉医师应该熟悉它们的用法,包括创建外科气道所需的用品。在"无法插管且无法通气"的临床急救中,准备工作至关重要。

P 代表正压通气。未能检查麻醉机的潜在故障是麻醉事故的重要原因。麻醉机应进行泄漏测试,确定能够可靠地进行正压通气。许多新型机器都有自动泄漏测试,只需几分钟,无需人工测试。在许多老式机器中,可以通过将呼吸机开关切换到球囊位置,关闭限压阀或 APL 阀(也称为"弹出"阀),并在 Y 形接口处封堵回路,然后用快速充氧按钮将球囊和回路填充到 30mmHg 的水平来完成快速泄漏测试。保持恒压无泄漏是一种快速可靠的测试,可确保正压通气。

M 代表药物。诱导药应用无菌注射器配制。为了防止关键药物掉到地上、患者用药量大,或是插管困难导致诱导过程延长,应该抽取双份的关键药物。**千万不要用掉在地上的任何东西**。多剂量药瓶在进针前应用乙醇消毒。记得在取下新药瓶上的防尘盖后清洁橡胶塞,因为这个盖子不能保证无菌。每次给药都要使用新的无菌注射器。大多数诱导药物和肌肉松弛剂在注射器中 24 小时内都是稳定的,但超过这一时间段就不鼓励使用了,因为细菌污染的风险会增加。例外的情况包括丙泊酚,无菌药瓶打开后应该在 6 小时内使用。应该准备好针对意外但常见事件(如低血压)的急救药物,其中许多急救药物(如阿托品、利多卡因和肾上腺素)现在都是注射器预充剂型,当紧急情况出现时,可以很快拿到并给药。其他关键药物,如麻黄素和苯肾上腺素应该备在手边。许多麻醉医师也认为琥珀酰胆碱是快速治疗喉痉挛的急救药物。

M 代表监护仪。标准的 ASA 监护项目包括血压、脉搏氧饱和度、二氧化碳波形和体温,是每例全身麻醉的基础监测标准。另一项诱导期间的关键监测是肌颤搐监测。在使用非去极化神经肌肉阻滞剂时,监测肌颤搐能够确定理想的插管条件。

苏醒

可以用一张类似的清单来避免全身麻醉苏醒过程中常见的问题。

再说一次,**手边备好吸引器可以防止拔管过程中出现的许多问题**。苏醒期间出现喉痉挛最常见的原因之一就是分泌物聚集在声带处。无论是否计划拔管,全麻结束时患者的转运都应备好氧气。检查氧气瓶,确保其有足够的氧气用于转运。一个 1 000psig 的钢瓶是半满的,装有大约 330L 氧气。如果以 6L/min 的速度使用,这些氧气能持续 55 分钟。

拔管后,应准备好包括面罩和口咽通气道的气道设备。将插管患者送到重症监护室(ICU)时,应携带喉镜和气管插管,以备气管插管意外脱出时紧急重新插管。正压通气可以通过便携式呼吸回路实现。转运患者的常见正压通气设备包括 Jackson Rees 回路(Mapleson A 类)和加压给氧气囊(Ambu 袋)。

药物,包括晶体液,对于将插管患者运送到 ICU 尤为关键。镇静药和肌松药都很重要。循环不稳定的患者应使用升压药和专用的静脉输液(IV)。患者也可能需要 β-受体阻滞剂或其他降血压治疗,或是需要麻醉性镇痛药治疗手术疼痛。

再次强调,如果给了患者肌松药并计划拔管,为了避免持续的神经肌肉阻滞,肌松监测对于气道的恢复至关重要。它可以提示你是否需要肌松拮抗剂,以及拮抗剂的有效性。这有助于确保患者醒来后肌力恢复和气道安全。

最后要做到的一点是:**知道你患者的名字**。安全完成这些关键任务需要技巧。知道患者的名字是围手术期医生所需专业精神的一部分。

> ⌂ **要点**
>
> ■ 吸引器、吸引器、吸引器!
> ■ 时刻备好多种喉镜。
> ■ 关键的诱导药物抽两份——至少包括诱导药和琥珀酰胆碱(如果没有禁忌)。
> ■ 不要从地上捡任何东西,然后用在患者身上。
> ■ 记住,在某种意义上,苏醒是诱导的反过程。在此阶段,准备好关键的物品设备同样重要。

推荐读物

Armstrong-Brown A, Devitt JH, Kurrek M, et al. Inadequate preanesthesia equipment checks in a simulator. *Can J Anaesth*. 2000;47(10):974–979.

Hart EM, Owen H. Errors and omissions in anesthesia: a pilot study using a pilot's checklist. *Anesth Analg*. 2005;101:246–250.

第 117 章
戒烟(第一部分)——任何时候都是戒烟的好时机

麻醉医师在工作中经常遇到吸烟的外科患者。尽管在过去几十年里,公共卫生在降低吸烟率方面取得了重大进展,但美国仍有 15% 的成年人吸烟。据估计,每年有 1 000 万吸烟者接受手术。吸烟导致生理上的显著改变,增加了围手术期发生肺部、心血管和伤口并发症的风险。围手术期戒烟对患者的健康既有即刻的好处,也有长期的获益。麻醉医师作为围手术期医生,在帮助患者戒烟接受手术方面扮演着重要的角色。

吸烟会增加围手术期并发症

长期暴露在香烟烟雾中是冠心病和血管疾病的主要危险因素。通过增加心率、血压和心肌收缩力,吸烟可迅速增加心肌耗氧量。尼古丁兴奋交感神经系统。一氧化碳使氧合血红蛋白解离曲线左移,干扰氧的释放。因此,术前近期吸烟可能会增加急性心血管疾病的风险。

吸烟也是肺部疾病的一个主要原因。吸烟会导致肺部的炎症状态,并导致结构损伤和肺功能下降。在围手术期,吸烟是肺部并发症的危险因素,包括支气管痉挛和肺炎。儿童接触二手烟与上呼吸道并发症有关。

吸烟导致组织氧合受损,并影响成纤维细胞和免疫细胞的功能。因此,吸烟者更有可能经历术后伤口相关的并发症,包括裂开和感染。吸烟还会损害骨骼和韧带的愈合。

一项对 2014 年发表的 107 项研究的荟萃分析显示,与不吸烟者相比,吸烟者伤口相关并发症的相对风险为 2.15(95% 可信区间为 1.87~2.49),肺部并发症的相对风险为 1.73(1.35~2.23),转入 ICU 的相对风险为 1.60(1.14~2.25)。研究还发现,与从不吸烟的人相比,目前吸烟的人在术后第一年的医疗费用显著增加。

任何时候都是戒烟的好时机

戒烟可以降低围手术期的风险。身体从吸烟的可逆影响中恢复所需的时间各不相同。目前的证据表明,手术前可能需要几个月的戒烟才能最大限度地减少肺部并发症。**然而,短暂的戒烟反而增加肺部并发症的风险这一说法不是真的**。这种说法源于对早期出版物的曲解,现在已被揭穿。也没有证据支持戒烟会导致咳嗽和痰液产生短暂增加。因为许多烟雾成分的半衰期都很短,**即使是短暂戒烟也可能对外科患者有益**。例如,在停止吸烟的 12 小时内,一氧化碳水平会迅速下降。随着氧供的改善和心肌耗氧量的减少,急性缺血的风险也可能迅速降低。戒烟 12 小时后,最大运动量显著提高。由于组织氧合的显著改善,我们有充分的理由相信,即使是围手术期的短暂戒烟也会减少伤口并发症。即使患者自述在手术当天早上抽了最后一支烟,也应该建议他或她至少在手术的第一周停止吸烟,利于伤口愈合。

手术是戒烟的"教育时刻",可以激励患者改变自己的行为。接受大手术可以将自发戒烟率提高两倍。研究还表明,尼古丁戒断在围手术期不一定发生。因此,手术是永久戒烟的绝佳时机。在手术前几周进行干预可以有效地在手术时戒烟,并增加长期戒烟率。最近的一项荟萃分析得出结论,强化干预(定义为至少在手术前 4 周开始多次面对面咨询,通常包括药物治疗)降低了术后并发症(风险比 0.42,95%,可信区间 0.27~0.65)。

麻醉医师如何帮助戒烟？

麻醉医师应该始终询问手术患者的吸烟状况，并建议他们在手术前后尽可能长时间地戒烟。尼古丁依赖的治疗包括药物治疗和行为干预。尼古丁替代疗法（nicotine replacement therapy，NRT）在促进戒烟方面是有效的，在美国已被批准安全地用于手术患者和心血管疾病患者。电子烟作为 NRT 的一种形式，对于计划手术的患者来说是可行的，也是可以接受的。其他药物治疗包括安非他酮和伐尼克兰，这两种药物都能有效帮助患者戒烟，而且在围手术期是安全的。行为咨询需要特殊的技能和时间，这是麻醉医师无法做到的。但麻醉医师可以给患者推荐所在医院提供的治疗组或电话戒烟热线，为吸烟者提供低成本或免费的治疗和随访。

> 🏠 **要点**
>
> - 吸烟的危害清单很长，且是多方面的——围手术期吸烟会危害心脏、肺、血管、自主神经功能和伤口愈合状态。
> - 烟雾里有许多半衰期很短的成分——即使是 12 小时的戒烟也会让你的患者受益。戒烟的全部好处将持续几个月。
> - 近期戒烟并不会导致气道反应性增加，咳嗽和痰液产生增加——这一旧信息已经被揭穿。
> - 做你个人能做的一切合理的事情，让你的科室尽其所能鼓励患者实现围手术期戒烟。用这一章培训你的术前评估人员——文献、正式咨询、私密聊天和药物——这些都是值得考虑的，都是为了你的吸烟患者的最佳利益。戒烟值得你花额外的时间和精力去尝试。

推荐读物

ASA: http://www.asahq.org/patientEducation/smoking_cessationProvider.htm

Nolan MB, Warner DO. Perioperative tobacco use treatments: putting them into practice. *BMJ*. 2017;358:j3340.

Shi Y, Warner DO. Surgery as a teachable moment for smoking cessation. *Anesthesiology*. 2010;112:102–107.

Thomsen T, Villebro N, Moller AM. Interventions for preoperative smoking cessation. *Cochrane Database Syst Rev*. 2014;3:CD002294.

Warner DO. Perioperative abstinence from cigarettes: physiologic and clinical consequences. *Anesthesiology*. 2006;104:356–367.

第 118 章

戒烟（第二部分）——理解对 CYP1A2 药物代谢（尤其是 R-华法林）的作用后就会明白，戒烟对患者大有裨益

不幸的是，这么多前来接受手术的患者继续吸烟——据估计，在接受手术的各种患者队列中，至少有三分之一（可能接近一半）是吸烟者。正如第 117 章所讨论的，戒烟对术前患者的好处是巨大的，包括快速降低手术并发症的总体发生率，其中有心血管并发症、呼吸系统并发症和伤口并发症。戒烟还可以改善某些类型外科手术的预后，如泌尿外科、整形外科和骨科手术。许多研究人员和临床医生为此开发和部署了各种各样的战略和战术，但并不完全成功。

因此，患者通常会在手术前被建议戒烟，甚至可能被给予尼古丁贴片或其他药物作为治疗。

当然,一些患者在手术前 4~6 周达到了推荐的戒烟目标,但到目前为止,更多的患者直到手术前一天甚至早上才停止吸烟("不,我不吸烟,我两小时前就戒烟了")。需要记住的是,围手术期任何程度的戒烟都对患者有益,特别是对肺和心血管系统。这包括血液中一氧化碳水平的降低,以及氧-血红蛋白解离曲线的右移和组织氧合的增加。**然而,麻醉医师必须了解戒烟的意想不到的后果——与明显收益对应的是,吸入烟草中的多环芳烃是细胞素 P450 1A2 酶的强诱导剂,是细胞素 P450 2E1 的中等诱导剂,也是一些尚未很好表征的 II 相酶的诱导剂。突然戒烟可能会导致血液水平的改变和/或各种药物对器官的影响,可能会给患者带来不便甚至伤害。**

只有吸入烟草才能起到酶诱导剂的作用。水烟或水烟管并未显示影响 P450 的活性,而"传统方法吸入"的大麻会诱导 CYP1A2(记住,大麻类物质本身也会抑制一些 P450 酶)。它不是尼古丁成分,而是多环芳香族碳氢化合物,必须通过吸入才能诱导代谢酶,所以酶诱导不会发生在尼古丁鼻吸剂或电子烟、贴片、口香糖,甚至咀嚼烟草中。P4501A2 酶会催化一些在围手术期具有临床意义的底物的代谢。这些药物包括环苯扎林、氟卡尼、普萘洛尔、茶碱和 R-华法林(表 118.1)。在戒烟后的几天里,由于酶诱导的逆转,P450 1A2 的可获得性降低,进而降低了这些 1A2 底物的代谢清除率,导致药物底物血液水平显著升高。这些底物水平的增加可能会产生明显的毒性(例如使用茶碱),使围手术期管理复杂化。在服用华法林的患者中,曾有因戒烟而导致出血增加的病例。突然引入 P450 1A2 抑制剂,如咖啡因、西咪替丁、炔雌醇和许多氟喹诺酮类药物,可以模仿戒烟的效果(表 118.1)。1A2 的其他诱导物(除吸烟外)包括卡马西平、利福平和莫达非尼(表 118.1)。

虽然吸烟对 P450 2E1 的诱导作用不如 1A2,戒烟仍可导致代谢降低,血液中显著的细胞色素 P450 2E1 底物水平升高,包括吸入麻醉剂"氟烷"。

意识到突然戒烟引起的药代动力学问题可以帮助细心的临床医生避免围手术期可能产生的药物毒性。

表 118.1　与细胞色素 P450 1A2 相互作用的药物

1A2 底物	1A2 抑制剂	1A2 诱导剂
咖啡因		
氯氮平	咖啡因	卡马西平
环苯扎林	西咪替丁	莫达非尼
氟卡尼	环丙沙星	利福平
氟佛沙明	炔雌醇	烟草(吸入)
氟哌啶醇	氟佛沙明	
美西律	西柚汁	
奥氮平	美西律	
普萘洛尔	诺氟沙星	
他克林	氧氟沙星	
茶碱	噻氯匹定	
R-华法林		

🏠 **要点**

■ 对于大多数前来接受手术的吸烟者来说,围手术期的特点是突然戒烟。

■ 吸入烟草中的多环芳烃是 P450 1A2 酶的强诱导剂,是 P450 2E1 的中等诱导剂,也是一些尚未完全确定的Ⅱ相酶的诱导剂。

■ 突然戒烟可能会引起血液水平的改变(增加)和/或各种药物对器官的影响。P450 1A2 的底物如环苯扎林、氟卡尼、普萘洛尔、茶碱和 R-华法林的血浆浓度可能会急剧升高,进而产生毒性。华法林可能是最值得关注的。如果你现在还不习惯浏览吸烟者的药物清单来寻找 CYP1A2 诱导剂和底物,至少你应该从服用华法林的患者开始尝试。再重复一遍:酶底物是 R-华法林,酶诱导剂是任何类型燃烧的烟草。当患者停止吸烟时,你正在移除一种酶诱导剂,它会降低包括华法林在内的某些药物的代谢,这可能会导致过度抗凝。

■ 出院后重新开始吸烟会重新诱导 P450 1A2,导致 1A2 底物清除增加,血液水平相应降低。在重新开始吸烟后的几天里,戒烟后减少的 1A2 底物剂量需要增加到原来的水平。

推荐读物

Desai HD, Seabolt J, Jann MW. Smoking in patients receiving psychotropic medications: A pharmacokinetic perspective. *CNS Drugs.* 2001;15(6):469–494.

Evans M, Lewis GM. Increase in international normalized ratio after smoking cessation in a patient receiving warfarin. *Pharmacotherapy.* 2005;25(11):1656–1659.

Kroon L. Drug interactions and smoking: Raising awareness for acute and critical care providers. *Crit Care Nurs Clin North Am.* 2006;18(1):53–62.

Lee BL, Benowitz NL, Jacob P 3rd. Cigarette abstinence, nicotine gum, and theophylline disposition. *Ann Intern Med.* 1987;106(4):553–555.

Yılmaz Sxenay Go ru cu, Llerena Adrián, De Andrés Fernando, et al. Water pipe (Shisha, Hookah, Arghile)l Smoking on CYP1A2 and CYP2A6 Phenotypes as Measured by Caffeine Urine Test. *OMICS A Journal of Integrative Biology.* 2017;21(3):177–182.

Zevin S, Benowitz NL. Drug interactions with tobacco smoking: An update. *Clin Pharmacokinet.* 1999; 36(6):425–438.

第 119 章
飞去梅奥做手术? 谨防血栓栓塞风险

长途航空旅行导致长时间制动易使患者发生深静脉血栓(deep vein thrombosis,DVT)和静脉血栓栓塞(venous thromboembolism,VTE)。长途飞行 8 小时或更长时间会增加血栓形成的风险,在这类旅行者中,高达 10% 的人会出现无症状的 DVT。与大手术相关的长时间制动和高凝状态可能会增加这种风险。因此,长途跋涉去做手术的患者可能是围手术期 VTE 的高危人群。事实上,在梅奥诊所的一项大型回顾性研究中,术前旅行超过 5 000 公里的患者比短途旅行的患者有更高的围手术期 VTE 发生率(≈30 倍)。在这项研究中,吸烟者和 ASA 分级较高的患者更易发生 VTE。长途飞行后的 VTE 在出行后 8 周可被识别,但发病率最高的是在出行后 2 周内。应该注意的是,在长途汽车、公交车和火车旅行后,VTE 的风险也有类似的增加。因此,所有围手术期医生都应该意识到这一风险,时刻准备识别 DVT 和肺栓塞(pulmonary embolism,PE)的细微迹象和症状,避免灾难性的围手术期并发症。

目前认为长途航空旅行通过以下几种机制增加 VTE 的风险:长期相对静止不动(也称为"经济舱综合征"),尤其是坐在不邻近过道的座位;座位边缘压迫腘静脉导致静脉回流受阻;暴露在低压、低湿度空气中;旅行疲劳;高凝状态(即使是暴露在模拟飞机舱环境中的健康志愿者也能看到);以及可能因旅途中液体摄入量减少或过量饮酒导致脱水,这些都可能是额外的危险因素。表 119.1 显示了航空旅行特有的其他风险因素。

VTE 的发病率和死亡率主要归咎于肺栓塞,幸运的是,这种疾病的发病率很低,每百万名飞行超过 8 小时的患者中有 1.65 人发病,而在飞行超过 12 小时后每百万人中有 4.8 人发病。

表 119.1　静脉血栓栓塞症的危险因素和航空旅行者特有的其他危险因素

静脉血栓栓塞症的危险因素
年龄
老年,40 岁后风险增加
体重
BMI>30kg/m^2
药物
服用口服避孕药或行激素替代治疗的女性
内外科疾病
既往静脉血栓栓塞,或深静脉血栓形成或肺栓塞
静脉曲张
内科疾病(充血性心力衰竭、慢性阻塞性肺病、卒中伴瘫痪或轻瘫、肺炎)
怀孕至产后 6 周
癌症活跃期或癌症化疗期
中心静脉导管植入
血栓形成障碍,包括V因子莱顿突变、凝血酶原 *G20210A* 基因突变、蛋白 C 和 S 缺陷、抗凝血酶缺陷、抗磷脂综合征或Ⅷ因子水平升高
近期卧床超过 3 天
近期石膏制动或接受大手术(在飞行前 12 周内,需要全身或区域麻醉)
近 3 个月内创伤(或发生任何压迫静脉的事件,如血肿或骨折)
航空旅行者特有的其他危险因素
身高
身高 165cm 以下
身高 185cm 以上
飞行时间
单次长途飞行超过 8~10 小时
多次长途飞行的人至少 4 小时(风险可持续至飞行后 8 周)
短时间内任意时长的频繁飞行(即数天或 3 周)

因为临床表现通常是非特异性的,PE 在围手术期有时很难诊断,临床表现包括呼吸困难、胸骨后疼痛、晕厥、心动过速,甚至心律失常,以及先前存在的充血性心力衰竭的恶化。胸膜型胸痛和咯血只有在肺梗死时才会出现。体格检查可发现下肢水肿,这是由于大静脉血栓导致静脉回流受阻所致。

大多数情况下心电图会发生改变,尽管这种异常通常微小和具有非特异性。胸前导联 T 波倒置("前壁缺血表现")是大面积 PE 最常见的表现。可观察到心动过速和右心室劳损的体征(电轴右偏、P 波高尖和 ST-T 段异常)。当同时看到 I 导联 S 波、III 导联 Q 波和 T 波倒置时,提示发生 PE。这种"S1、Q3、T3"模式对大面积和非大面积 PE 的敏感性约为 50%。

动脉血气分析通常显示动脉低氧血症,伴有肺泡-动脉 O_2 分压差增加和呼吸性碱中毒。D-二聚体对诊断肺栓塞具有高灵敏度(>95%),因此 D-二聚体可能是术前筛查疑似 VTE 患者的一种有效方法。然而,由于 D-二聚体水平在术后会有很大的波动,在没有并存证据的情况下,这项检测在术后短期内用处不大。DVT 或 VTE 的确诊只能通过多普勒超声、静脉血管造影、计算机断层扫描或肺血管造影(仅限 PE)来完成。对于出现上述任何体征或症状的患者,特别是 VTE 发生率更高的长途旅行者,都应该进行这些确诊检查。

手术前长途旅行(尤其是由海外而来)的患者应被告知围手术期血栓并发症风险增加的可能性。根据长途旅行者的分层风险和预防措施见表 119.2 和 119.3。所有旅行者均应建议适当活动防止腿部血液瘀积,包括在座位上活动和站起来走路。虽然水化在预防血栓形成中的作用还不清楚,但是喝水会促进旅行者去厕所,相当于腿部活动。还有一些可能适用于高危旅行者的预防建议(表 119.3)。对于那些已经在服用抗凝剂(如华法林)并在治疗范围内的患者,不需要进一步的预防。

表 119.2 危险因素

低风险	高风险	极高风险
激素替代治疗	静脉血栓栓塞家族史	既往静脉血栓栓塞史,除非是
肥胖(BMI>30)	怀孕或产后	那些由明确的诱发事件导致
肉眼可见(且棘手的)静脉曲张	年龄超过 60 岁	的,而此诱发事件已结束
炎性肠病	近期接受手术或肢体制	
年龄超过 40 岁	动(如石膏固定)	
近期腿部外伤	近期卒中	
	易栓症	

表 119.3 根据血栓栓塞风险分级的预防策略

低风险	高风险	极高风险
坐位或行走时腿部活动	所有低风险措施 + 穿着	所有低风险措施 + 标准剂量的低分
保持腿部直立	外科弹力袜	子肝素单次皮下注射
避免脱水		预防剂量旅行前 2~4 小时静脉注射
穿着弹力袜		避免服用安眠药

由于 VTE 有时在围手术期很难诊断且其潜在的发病率很高,上述人群在围手术期应当严密监护。原因不明的低氧血症、腿部肿胀和心电图异常都是长途旅行人群接受手术时值得警惕的征象。

⌂ 要点

- VTE 在长途航空旅行者中并不少见——询问你的患者他们是如何前往医院的,尤其当你是在三级医院时。
- VTE 在年龄较大、ASA 评级较高、肥胖和吸烟的患者中更为常见。
- 在术前即刻检查你的患者是否有 VTE 的迹象。
- 在手术前一天开车旅行超过 800km 的患者可能也需要考虑 VTE 的风险。

推荐读物

Adi Y, Bayliss S, Rouse A, et al. The association between air travel and deep vein thrombosis: systematic review & meta-analysis. *BMC Cardiovasc Disord.* 2004;4:7.

Barash PG, Cullen BF, Stoelting RK, eds. *Clinical Anesthesia.* 4th ed. Philadelphia, PA: Lippincott Williams & Wilkins; 2001.

Bartholomew JR, Schaffer JL, McCormick GF. Air travel and venous thromboembolism: Minimizing the risk. *Cleve Clin J Med.* 2011;78(2):111–120.

Belcaro G, Cesarone MR, Shah SS, et al. Prevention of edema, flight microangiopathy and venous thrombosis in long flights with elastic stockings. A randomized trial: The LONFLIT 4 Concorde Edema-SSL Study. *Angiology.* 2002;53(6):635–645.

Bendz B, Rostrup M, Sevre K, et al. Association between acute hypobaric hypoxia and activation of coagulation in human beings. *Lancet.* 2000;356(9242):1657–1658.

Ferrari E, Imbert A, Chevalier T, et al. The ECG in pulmonary embolism: predictive value of negative T waves in precordial leads: 80 case reports. *Chest.* 1997;111(3):537–543.

Gajic O, Sprung J, Hall BA, et al. Fatal acute pulmonary embolism in a patient with pelvic lipomatosis after surgery performed after transatlantic airplane travel. *Anesth Analg.* 2004;99(4):1032–1034.

Gajic O, Warner DO, Decker PA, et al. Long-haul air travel before major surgery: A prescription for thromboembolism? *Mayo Clin Proc.* 2005;80(6):728–731.

Geerts WH, Bergqvist D, Pineo GF, et al. Prevention of venous thromboembolism: American College of Chest Physicians evidence-based clinical practice guidelines (8th edition). *Chest.* 2008;133(6 Suppl):381S–453S.

Kuipers S, Cannegieter SC, Middeldorp S, et al. The absolute risk of venous thrombosis after air travel: A cohort study of 8,755 employees in international organisations. *PLoS Med.* 2007;4(9):1508–1514.

Lippi G, Veraldi GF, Fraccaroli M, et al. Variation of plasma D-dimer following surgery: implications for prediction of postoperative venous thromboembolism. *Clin Exp Med.* 2001;1(3):161–164.

Stein PD, Hull RD, Patel KC, et al. D-dimer for the exclusion of acute venous thrombosis and pulmonary embolism: a systematic review. *Ann Intern Med.* 2004;140(8):589–602.

第 120 章
可疑心脏病患者术前进行负荷试验的作用

虽然负荷试验在术前心脏风险分层中非常有用,但它是有缺陷的。

非心脏手术可能导致以下几种严重的心脏并发症,包括缺血性事件、心律失常(包括缓慢性和快速性心律失常)以及心力衰竭。尽管负荷试验可以让我们对个人心律失常和心力衰竭的倾向有一定的了解,它的作用却是有限的。总体上,它的主要用途是诊断临床上有意义的冠状动脉疾病(coronary artery disease,CAD)。由于手术中最严重的心脏并发症——心肌梗死(myocardial infarction,MI),伴随着心肌的永久性丧失从而导致功能的丧失——是由CAD引起的,因此负荷试验受到了广泛的关注。

运动负荷试验诊断冠心病的敏感性和特异性因疾病的严重程度而异。表120.1给出了所有研究中不同病变程度的平均结果。

由此可见,这项测试在严重的CAD中更有用。正是在这些患者中,提前干预(不管是否手术)可以提高生存率。请记住,一项试验的敏感性越高,那么当试验结果为阴性时,对排除诊断就越有用。当检测呈阳性时,还可以进行特异性更高的检测协助诊断。用负荷试验对手术患者进行风险分层的主要目的是通过阴性结果排除严重的冠心病患者。但令人困惑的是,许多统计数据都是在与对照组比较的条件下在专科医院完成的。根据研究对象不同,负荷试验的准确性可能要差得多。在几项针对普通患者的社区医院研究中,敏感度事实上更差(<50%)。

CAD的后测似然高度依赖于前测似然。如果负荷试验前CAD的可能性很低或很高,则试验很难提供有效的信息。70岁高血压性糖尿病伴典型心绞痛患者的阴性试验结果无助于排除冠心病的诊断。有人认为本试验降低了严重三支血管病变或左主干病变的统计概率,但可以区分出一种核扫描假阴性的表现,即整体缺血,通常是由严重的左主干狭窄引起的。

不过,尽管冠心病的严重程度与手术发病率和死亡率普遍相关,它并不能准确预测急性冠脉综合征(acute coronary syndromes,ACS),包括不稳定型心绞痛、非ST段抬高性心肌梗死(non-ST-segment elevation myocardial infarctions,NSTEMI)和ST段抬高性心肌梗死(ST-segment elevation myocardial infarction,STEMI)。应该记住的是,由于斑块导致血管造影狭窄≤50%的患者发生ACS的可能性与狭窄>50%的患者相同。这是由几个因素造成的。决定斑块不稳定性的主要因素不是狭窄的严重程度。虽然斑块的物理体积起了一定的作用,但其他因素,如斑块上纤维帽的侵蚀也是重要因素。体液成分和细胞成分所致血管炎症是导致纤维帽变薄、侵蚀并最终破裂的主要原因,这是ACS的直接原因。因此,负荷试验是不精确指标,不能精确预测ACS!负荷试验在预测冠状动脉狭窄超过70%时更为准确,因为在这种情况下体力负荷更容易产生血流受限性缺血,从而诱发心绞痛。

药物负荷试验的敏感性和特异性仅略低于运动试验,因此上述分析对药物试验同样适用。药物负荷试验和运动负荷试验技术的主要缺点是没有与运动能力评估相关的临床信息,而这其实是相当有意义的信息。在许多应用负荷试验的研究中,唯一最好的单变量预测指标是被检查者无症状运动的时间长短,在一项研究中认为这甚至优于冠脉造影显示的冠脉血管解剖。

表120.1 不同病变程度的平均结果

	灵敏度/%	特异度/%
CAD 单支病变	68	77
CAD 多支病变	81	66
CAD 三支病变/左主干病变	86	53

CAD,冠心病。

⌂ **要点**

- 虽然负荷试验产生了一些有价值的解剖学和生理学数据,但不能单独作为非心脏手术中心脏风险的预测指标。
- 个人风险需要综合考虑许多因素。手术本身的风险和紧急程度是两个重要的问题。此外,在围手术期明智地使用 β-受体阻滞剂这样简单的干预措施已被证明可以降低某些高危患者的发病率和死亡率。
- 由经验丰富的临床医生进行风险评估,通过结合详尽的病史和体格检查获得的临床数据,确定冠心病的传统危险因素、日常活动耐量、左心室功能分析、适当辅以冠心病的无创和有创检测,应被视为术前评估的"金标准"。

推荐读物

Boersma E, Poldermans D, Bax JJ, et al. Predictors of cardiac events after major vascular surgery: role of clinical characteristics, dobutamine echocardiography, and beta-blocker therapy. *JAMA*. 2001;285(14): 1865–1873.

Camp AD, Garvin PJ, Hoff J, et al. Prognostic value of intravenous dipyridamole thallium imaging in patients with diabetes mellitus considered for renal transplantation. *Am J Cardiol*. 1990;65(22): 1459–1463.

Eagle KA, Brundage BH, Chaitman BR, et al. Guidelines for perioperative cardiovascular evaluation for noncardiac surgery: report of the American College of Cardiology/American Heart Association Task Force on Practice Guidelines (Committee on Perioperative Cardiovascular Evaluation for Noncardiac Surgery). *J Am Coll Cardiol*. 1996;27(4):910–948.

Lee TH, Marcantonio ER, Mangione CM, et al. Derivation and prospective validation of a simple index for prediction of cardiac risk of major noncardiac surgery. *Circulation*. 1999;100(10):1043–1049.

Mark DB, Hlatky MA, Harrell FE Jr, et al. Exercise treadmill score for predicting prognosis in coronary artery disease. *Ann Intern Med*. 1987;106(6):793–800.

第 121 章
肌钙蛋白阳性并不一定总是意味着心肌梗死——新的高敏感性检测能帮助解决这个问题吗?

　　急症患者术前评估的一个常见情况是发现肌钙蛋白呈阳性。尽管这通常被解释为心肌缺血的征象,但可能是也可能不是这种原因。在某些情况下肌钙蛋白阳性而不存在心肌梗死(MI),这些患者的围手术期处理措施与急性 MI 截然不同。肌钙蛋白 I、T 和 C 与肌动蛋白和肌球蛋白形成复合物,控制心肌和骨骼肌的收缩。心脏肌钙蛋白的一小部分在胞质内,其余在肌质内。虽然心肌和骨骼肌具有相同的肌钙蛋白 C 异构体,但肌钙蛋白 I 和 T 与骨骼肌的异构体明显不同。

肌钙蛋白检测

　　自 2000 年以来,国际公认的心肌梗死定义为肌钙蛋白阳性、逐渐升高至高于正常,随后下降,同时伴有 MI 的临床证据(特征性心电图改变或心肌缺血症状)。在引入这一定义的 3 年内,急诊科诊断急性 MI 的发病率增加了近200%。显然,肌钙蛋白是诊断心肌缺血的敏感工具,但这种敏感性也带来了一些问题。由于这项检测具有一定的临床价值,导致大量诊断试验市场化,使这项检测比刚引入临床时有了长足进步;但是心肌肌钙蛋白的早期检测特异性较低。由于现有多种肌钙蛋白检查技术,这意味着不同医院的临床实验室必须设定自己的正常值,而且还需将这些数值与当地参考值联系起来解释。不同机构的正常值上限相差一个数量级,这并非罕见。

早期肌钙蛋白检查的特异性较低,使用这项检查来评估患者是否发生 MI 时,给急诊科医生带来困惑。尽管新的检测方法更具特异性,除了急性 MI 外,仍有其他疾病可以升高血液中心肌肌钙蛋白 T 和 I 的水平。熟悉这些可以防止令人尴尬的错误、并发症和不必要的手术取消。

在过去的 5 年里,一种高灵敏度的心肌肌钙蛋白(hs-cTnT)检测方法在欧洲应用,但直到 2017 年初才被批准在美国使用。虽然这种检测方法还没有普遍使用,但它的应用无疑会变得更加广泛。在疑似急性 MI 的病例中,它改善了总体诊断的准确性。阴性结果具有很高的阴性预测值,出现胸痛症状后第一次抽血如果检测值非常低,可以排除 MI。当然,敏感度的提高也伴随着特异性的下降。特异性增加可以缩短急性冠脉综合征(acute coronary syndrome, ACS)、稳定性冠状动脉疾病和心力衰竭从症状出现到入院的时间间隔,具有重要的临床意义。

肾衰竭

慢性肾衰竭患者是一大类无急性心肌缺血或梗死的情况下肌钙蛋白升高的群体。通过较新的检测方法,高达 50% 的无急性心肌缺血的慢性肾衰竭患者(根据临床表现和心电图)肌钙蛋白 T 升高。在这一人群中,肌钙蛋白 T 比肌钙蛋白 I 升高的可能性更大,这使得人们猜测肌钙蛋白 I 更具特异性;然而,这种猜测没有证据支持。这一发现的机制尚不清楚。肌钙蛋白是由网状内皮系统清除的大分子,而非肾脏,且肌钙蛋白水平与肌酐、血尿素氮(BUN)或磷酸钙产物无关。大多数证据认为肌钙蛋白来自心脏,无论是临床上无症状的微梗死、心力衰竭引起的心肌劳损,还是肾衰竭引起的肌钙蛋白分子表达的改变。尽管如此,已知的是,即使没有活动性心肌梗死或冠状动脉造影证实,肾衰竭患者肌钙蛋白阳性也是中长期死亡率的危险因素。此外,死亡率的增加来自全因死亡率,而不仅仅是心源性死亡。这一发现的围手术期影响尚不清楚,但和处于急性心肌梗死期间接受手术患者的处理肯定不同。

其他疾病或状态

没有急性 MI 证据的情况下肌钙蛋白升高的其他疾病和状态包括充血性心力衰竭(CHF)、左心室肥厚、室上性心动过速、肺栓塞(PE)、心脏手术、心脏创伤、电除颤和电复律、脓毒症、蛛网膜下腔出血、使用可卡因、使用甲基苯丙胺和长跑,这绝不是清单的全部。这些事件的共同点是心肌细胞的直接氧化应激或明显的坏死和凋亡——而不是阻塞冠状动脉大的分支。除了马拉松比赛之外,所有这些事件都有可能对心脏产生持久的影响,在 PE、CHF 和脓毒症的情况下,研究表明肌钙蛋白升高提示预后较差。

临床情景——心肌肌钙蛋白与超敏心肌肌钙蛋白的比较

所以,除非你的患者最近跑过马拉松或进行过心脏复律,如果肌钙蛋白呈阳性,这可能是一个不好的征兆。但是患者有 MI 吗? 肌钙蛋白诊断 MI 需要肌钙蛋白的特征性上升和下降,这通常要经历 24 小时的过程,因此需要连续测量数值变化,一般每 8 小时抽一次血。诊断还需要其他证据:ST 段改变、新发 Q 波或缺血症状。肌钙蛋白阳性并出现特征动态时程变化,以及心电图改变或缺血症状的患者可以认为出现了急性 MI。这类患者的围手术期风险非常高,除了最关键的紧急手术干预外,其他所有的手术都应该推迟。慢性肾衰竭和慢性肌钙蛋白升高的患者,或者肌钙蛋白升高但没有新的心肌缺血证据的危重患者,可能并非急性MI。虽然肌钙蛋白阳性在这种情况下提示不良的中长期预后,但它的围手术期风险与急性活动性 MI 的风险等级不同。

超敏心肌肌钙蛋白检测运用的情况略有不同。在以色列进行了一项大型的回顾性研究。该研究的目的是评估复杂内科住院患者 hs-cTn 水平升高和动态改变的频率。

该研究共检测了 5 696 例住院患者的 Hs-cTnT,61.6% 的患者血清 Hs-cTnT 水平高于 99百分位数(≥13ng/L)。在 24% 的住院患者中,观察到 50% 或更高的相对变化。然而,在hs-cTnT 水平升高的患者中,新诊断的 ACS 仅占 6.1%。Hs-cTnT 最大值>100ng/L,但不能动态变化,可区分 ACS 和非 ACS(阳性和阴性预测值分别是 12% 和 96%)。令研究人员感兴趣的是,无论最终诊断如何,患者 hs-cTnT 水平位于第 99 个百分位数左右是 30d 死亡率的强有力预测指标。

要点

- 急性 MI 患者心肌肌钙蛋白升高。
- 心肌肌钙蛋白升高存在于除 MI 以外的其他疾病状态。
- 慢性肾衰竭患者通常肌钙蛋白升高,但没有其他急性心肌梗死的证据。
- 肌钙蛋白诊断 MI 通常需要变化趋势和心肌缺血的临床证据。
- HS-cTnT 检测最近被批准在美国使用。它有几个优点,包括如果第一次抽血的水平非常低,那么它就有很强的阴性预测值。与非 ACS 相比,该检测对 ACS 的特异性较低。
- 肌钙蛋白是诊断急性 MI 的首选生物标志物,但必须结合临床。
- 我们建议您密切关注 hs-cTnT 文献。目前,hs-cTnT 检测的数据缺乏明确的结果研究,但美国的心脏病学家热切期待这项技术的批准,而且随着临床医学发展,几乎可以肯定,这项技术将变得更加常见。这将使患者和几个医学专科受益,包括我们和心脏病专家,他们会诊时间的很大一部分花在肌钙蛋白升高的价值和意义上。

推荐读物

Babuin L, Jaffe AS. Troponin: the biomarker of choice for the detection of cardiac injury. *Can Med Assoc J.* 2005;173(10):1191–1202.

Jeremias A, Gibson MC. Narrative review: alternative causes for elevated cardiac troponin levels when acute coronary syndromes are excluded. *Ann Intern Med.* 2005;142(9):786–791.

Kanderian AS, Francis GS. Cardiac troponins and chronic kidney disease. *Kidney Int.* 2006;69(7): 1112–1114.

Neale T. First high-sensitivity troponin assay finally comes to the United States. Available from https://www.tctmd.com/news/first-high-sensitivity-troponin-assay-finally-comes-united-states. Published January 24, 2017. Accessed October 22, 2017.

Stein GY, Alon D, Korenfeld R, et al. Clinical implications of high-sensitivity cardiac troponin measurements in hospitalized medical patients. *PLoS One.* 2015;10(1):e0117162.

Xu RY, Zhu XF, Yang Y, et al. High-sensitive cardiac troponin T. *J Geriatr Cardiol.* 2013;10(1):102–109.

第 122 章
术前抗焦虑：不仅仅是 2mg 咪达唑仑

1846 年 10 月 16 日 William Thomas Green Morton 在以太穹顶（Ether Dome）第一次见到他的患者 Gilbert Abbott，他迟到了。Robert Hinckley 描绘了一个令人焦虑的环境——患者被固定在椅子上，在满是外科医生的大厅里成为关注的焦点。如果有 2mg 咪达唑仑，Gilbert Abbott 可能会感觉好得多；但给上咪达唑仑也许他那时就无法在手术结束后告诉现场观众：手术是无痛的。根据历史记录，他的围手术期体验令他感到满意，虽然完全没有术前给药或麻醉前访视。然而，不论是 Gilbert Abbott 还是现代患者，术前焦虑对患者满意度、诊疗和生理都有影响。术前焦虑是很常见的——保守地说是 25%，在一些研究中高达 80%。患者的顾虑包括术后疼痛、丧失工作能力和死亡。术前焦虑与胃排空延迟、术中心率和麻药需求量增加以及术后疼痛评分增加相关。

近况

目前尚不清楚对大多数患者来说减少围手术期焦虑采用何种术前策略是最有效的。根据 1997 年的一项调查，大多数美国麻醉医师将抗焦虑药物作为这种疗法的一部分，但存在地域、患者年龄和医院规模差异。文献中目前没有达成共识，所做的研究数量很多，差异很大。但可以明确的是，患者在手术前焦虑增加，而麻醉医师的干预可以减少这种焦虑。

1963 年进行了一项经常被引用的研究，该研究声称麻醉访视比戊巴比妥预用药更有效，但这项研究在方法学上是有缺陷的。最焦虑的患者（那些和医师交流超过指定时间的患者）被排除在研究之外，只出现在试验的访视中。研究中没有基线焦虑水平（住院前），也没有客观的测量指标。所有患者在评估前都接受了肌内注射阿托品，除了接受研究药物治疗，患者并不知道自己是研究的一部分，而且不太可能像调查人员声称的那样，研究者不清楚患者是否接受了戊巴比妥治疗。关于术前用药和术前抗焦虑的文献都有类似的方法学问题（所幸都签署了知情同意书）。然而，至少有一项精心设计的研究表明，麻醉医师的访视发挥着重要作用。在 1977 年英国进行的一项研究中，Leigh 等人使用客观的心理测量问卷评估术前焦虑作为基线水平，分别在不干预、患者接受麻醉术前访视，或浏览一本 10 页的麻醉手册后，再次评估焦虑水平。所有患者术前焦虑程度均高于正常水平。术前访视在降低焦虑方面明显比麻醉手册或不干预更有效。

基本原则

虽然术前访视的内容和语气并未经过客观地评估，医患交流的几个基本原则是适用的。对于清醒、有行为能力的患者来说，没有比医患交流更紧张的情况，而且患者是第一次见到医生。必须认真对待患者的担忧和焦虑。尽管其中一些担忧可能看起来微不足道或不寻常，但它们在患者的脑海中是最重要的，需要以同情心来解决。这些担忧的其中一个是担心术中知晓。

麻醉医师知道术中知晓是一个极其罕见的事件，它几乎从来不是完全的知晓，而且它与某些特定的情况和麻醉药的种类有关。外行人无法接触到这种知识，他们可能接触到的唯一信息渠道（可能是电视节目或杂志文章）塑造了这样一群人，即 100% 的受试者（"受害者"或"幸存者"）遭受最极端的术中知晓，并因此受伤或致残。鼓励患者相信一个未知的、新的医生，而不是他们信任和熟悉的信息渠道是一个挑战。这一过程是任何药物都无法替代的，必须认真关注患者,赢得他们的信任,并明确表示确保他们的安全和舒适是麻醉医师的核心工作。实际上,由于术前用药产生的遗忘作用,患者术后可能不再记得谈话内容。

患者关注点

认真对待患者关注点的义务并不仅限于术前准备。在前往手术室的途中,患者经常表达不愿在家人或朋友面前祖露的担忧。这些"走廊担忧"可能会因环境而被忽视,但对于患者来说,这像是他们"最后的愿望",因为他们知道即将接受麻醉诱导。如果有必要,患者应该暂停进入手术室,直至消除这些恐惧。在手术室诱导前的忙碌嘈杂中,患者可能会再次表现出由于寒冷、监测设备(例如,血压袖带绷紧)或面罩产生的幽闭恐惧症带来的恐惧或不适。有些人会对"麻醉下举止失礼"或摘掉假牙产生焦虑。同样,必须认真对待这些担忧。每个麻醉医师最终都会形成自己的风格,事实上认真对待患者的担忧可能比缓解不适的效果更好。告诉患者马上可以盖上温暖的毯子,允许患者拿着自己的面罩,告诉他们血压袖带是导致他们手臂不适的原因,而且不舒适的感觉会消失的。在诱导开始之前询问患者,医生可以通过做哪些事情让他们更舒适,然后告诉他们你准备麻醉了,他们配合得很好。在诱导过程中与父母接触的儿童可能会有较少的焦虑,尽管至少有一项研究表明,接受麻醉前药物治疗的小儿患者和那些在诱导过程中有父母在场的小儿患者之间没有区别。这可能是人群的因素,有父母在场时,一些孩子比其他孩子受益更大。

药物干预

虽然麻醉师在场是减少术前焦虑的一个重要因素,许多其他措施也是有用的。最常见的是术前用药。咪达唑仑之所以被广泛使用,是因为它相对来说是短效药物,具有遗忘和抗焦虑的作用,并且可以给儿童口服。此外,咪达唑仑似乎可以降低恶心和呕吐的风险,降低血压,改善术后疼痛,并提高患者满意度。其他苯二氮䓬类药物也可应用,但它们作为术前用药的特点不同。劳拉西泮有一个特别的缺点,就是产生长时间(长达 24 小时)的认知功能障碍,这在老年人中最常见。两项研究显示,术前接受地西泮的患者术后疼痛评分增加。许多其他种类的药物也用于术前缓解焦虑。可乐定和右美托咪啶已被证明可以降低术后疼痛评分以及术中心率和血压。抗胆碱类药物、丁酰苯类药物、阿片类药物、巴比妥类药物、抗组胺药物和抗癫痫药物都被用来缓解术前焦虑,各有特定的作用。

非药物干预

最后,还有许多其他非药物的术前干预可以减轻患者的焦虑。据报道,对于儿童来说,视频游戏、视频眼镜,甚至是身着小丑服装的麻醉医师,都能减轻焦虑。不过,这些干预措施还没有在成年人身上进行研究。无论是患者自己选择的音乐,还是"舒缓"性质的音乐,都被证明可以减少患者自述的术前焦虑,以及术中脑电双频指数(bispectral index scores,BIS)和麻药剂量。与焦虑相关的身体变化,如血浆儿茶酚胺水平和血压,不会因音乐而改变,但肯定不会有什么坏处。

双耳节拍是当两个频率相近的声音分别呈现给每只耳朵时,在脑干产生的明显声音(并在大脑中被感知)。这些双耳节拍是听觉脑干感应,如果受到刺激(例如,通过嵌入音乐),可以对脑电图活动和唤醒产生不同的影响。一些研究表明,双耳节拍诱导的与放松相关的脑波状态(如 δ 波)可以减少围手术期的焦虑。这种方法没有明显的风险,除了可能会错过如上所述药物抗焦虑的其他(可能)益处。催眠和冥想也能够减少术前焦虑,但这些方法如何影响术中或术后康复尚不清楚。可以想象,这种非药物干预可能更适合于有常见药物(如苯二氮䓬类药物)并发症风险的患者,例如,老年人谵妄或门诊患者滞留 PACU。然而,这一点还有待研究。

针灸

目前研究最多的非药物治疗术前焦虑的方法可能是针灸及其各种形式(针压、电针刺等)。对针灸文献的全面回顾超出了本章的范围,但总的来说,设计良好、对照良好的研究在针灸实践中是有困难的,因为要让患者和医生双盲具有挑战性(尽管不是不可能!)。在对主观结果(即疼痛、恶心)进行严格对照的研究中,一个共同的问题是,针放在哪里(是否在所谓的经络上)、针是否破皮,甚至是否使用针(做得好的空白组)都无关紧要。然而,这些精心设计的研究确实表明,假针灸和真针灸都比没有治疗(有时是标准治疗)效果更好——这表明针灸的效果和安慰剂效果一样好,或者起到安慰剂的作用。虽然在围手术期常见的主观情况——疼痛、恶心和焦虑——特别容易受到安慰剂效应的影响,但这种效应是真实的,可能是强大的,不应被忽视!针灸的风险相对最小(尽管不是无风险的),这可能使其成为术前抗焦虑药物的理想替代品或补充。

小结

当然对患者来说,手术前焦虑是围手术期经历的一个重要组成部分。有许多有效的干预措施可以减轻这种焦虑,从而提高患者满意度。其中最重要的是麻醉医师富有同情心,能理解患者。许多药物可用来加强医生咨询的抗焦虑效果,而其他干预措施,如音乐、催眠/冥想或父母陪伴在儿童身边可能也有帮助。

> ⌂ **要点**
>
> - 术前焦虑是常见的,也是令患者苦恼的。
> - 术前焦虑可能会对术中产生有害的生理影响。
> - 必须认真对待患者的担忧,并以同情心加以安抚。
> - 麻醉医师术前访视是减轻焦虑的有效方法。
> - 术前用药、音乐、催眠、冥想和其他干预措施都能有效降低术前焦虑。

推荐读物

Egbert LD, Battit G, Turndorf H, et al. The value of the preoperative visit by an anesthetist. A study of doctor–patient rapport. *JAMA*. 1963;185(7):553–555.

Ganidagli S, Cengiz M, Yanik M, et al. The effect of music on preoperative sedation and the bispectral index. *Anesth Analg*. 2005;101(1):103–106.

Hidalgo MP, Auzani JA, Rumpel LC, et al. The clinical effect of small oral clonidine doses on perioperative outcomes in patients undergoing abdominal hysterectomy. *Anesth Analg*. 2005;100(3):795–802.

Kain ZN, Mayes LC, Caramico LA, et al. Parental presence during induction of anesthesia. A randomized controlled trial. *Anesthesiology*. 1996;84(5):1060–1067.

Leigh JM, Walker J, Janaganathan P. Effect of preoperative anaesthetic visit on anxiety. *Br Med J*. 1977; 2(6093):987–989.

Moyers JR, Vincent CM. Preoperative medication. In: Barash PG, Cullen BF, Stoelting RK, eds. *Clinical Anesthesia*. Philadelphia, PA: Lippincott Williams & Wilkins; 1997:551–565.

Wang SM, Kulkarni L, Dolev J, et al. Music and preoperative anxiety: A randomized, controlled study. *Anesth Analg*. 2002;94(6):1489–1494.

Williams OA. Patient knowledge of operative care. *J R Soc Med*. 1993;86(6):328–331.

第 123 章

精神分裂症是一种毁灭性的精神和内科疾病——此类患者的围手术期风险远超过年龄相仿的对照组

精神分裂症是困扰人类的最令人费解、可怕和致命的疾病之一。它发生在大约 1% 的成年患者群体中。精神分裂症的特征是精神病症状(妄想、幻觉和思维障碍)的加剧,以及社会经济和整体健康状况的持续下降。精神分裂症主要用药物治疗。抗精神病药物涉及许多种化学物质,大部分都能够阻断多巴胺-2 受体。电休克治疗(electroconvulsive therapy,ECT;又称电抽搐治疗)不是一种主要的治疗方式,所以你通常不会在 ECT 病房里看到精神分裂症患者,而是在手术室、烧伤病房和其他重症监护病房看到此类患者。具有讽刺意味的是,急性疾病有时会对患者的精神状态起到"重组"影响。因此,你可能会在一长串合并症中看到精神分裂症的诊断,但患者似乎是理性的,是"可沟通的"。针对这一点,不能过高估计患者真实病情,也不要低估他或她的围手术期风险,而且要记住,精神分裂症是一种定义和诊断标准明确的疾病,它不是一个包罗万象或排他性的诊断。如果精神分裂症的诊断出现在患者的病史中,通常是确有道理的。

术前危险因素和评估

大量证据表明,精神分裂症患者受到各种医疗难题的困扰和折磨。其中一部分源于与精神分裂症相关的基因异常。其他问题包括缺乏对自我护理的关注和医疗随访不连贯,这是由前额叶功能低下/阴性症状引起的,这些实际上是精神分裂症纵向发病率的绝大部分原因。精神分裂症患者往往存在危害健康的生活行为,包括服用药物和/或围手术期指导的依从性差、吸烟、饮食摄入不足以及滥用药物和乙醇。使用抗精神病药物引起的代谢综合征也可能是导致内科合并症患病率更高的原因之一。综上所述,这些医疗问题显著增加了精神分裂症患者的手术风险。

据估计,精神分裂症患者的预期寿命比年龄相仿的对照组短 20%。另一项研究发现,精神分裂症患者的心脏、慢性阻塞性肺病、高血压和糖尿病的患病率增加。一些研究表明,高血糖及糖尿病、高脂血症、高胆固醇血症和肥胖发病率升高是这种疾病的内在相关特征。阻塞性睡眠呼吸暂停在精神分裂症患者中尤为普遍。只有精神分裂症患者忽视自己的病情时,这些问题带来的手术风险才会增加。与一般人群相比,对这类患者的代谢异常较少进行医疗干预。因此,此类患者进展为严重的心脏、肺和肾脏病变的可能性更大,增加了手术风险。

精神/阳性症状(妄想、幻觉和思维障碍),以及精神分裂症阴性症状的交互被动性,很可能影响精神分裂症患者签署麻醉知情同意书的能力。例如,如果一名精神分裂症患者拒绝签署麻醉同意,因为他认为实施麻醉是一个聪明的骗局,在此期间植入监测设备才是麻醉医师真正的目的,然后这种偏执妄想将剥夺这个人同意或拒绝麻醉的能力,他需要授权委托人。精神分裂症患者清楚地向麻醉医师展示了在其他情况可能不会遇到的关于知情同意的"曲线球"。精神病学会诊对处理此种问题非常有帮助,但值得一提的是,决定麻醉知情同意能力的四个核心要素与非精神分裂症患者完全相同。这四个核心要素是:①具备选择的能力;②理解相关信息的能力;③能够评估现状和不同选择产生的后果;④理智处理信息的能力。

术中管理

通常认为精神分裂症患者在麻醉期间发生有害事件的风险增加,如低血压和低体温。据我们所知,目前还没有确凿的实践指南指导哪种麻醉药物更好。然而,最近日本的一篇文章指出,使用氯胺酮、丙泊酚和芬太尼作为麻醉药可以最大程度减少术后精神障碍。这篇文章还表明,采用局麻药行硬膜外麻醉能最大程度上降低精神分裂症患者术后肠梗阻的风险。

术后危险因素和管理

精神分裂症患者术后精神障碍、肠梗阻和血栓栓塞的风险增加。这些术后并发症的原因是多方面的,但可能是由于皮质醇、去甲肾上腺素和细胞因子水平升高所致。精神分裂症患者的痛阈高于预期,这可能会为术后疼痛管理带来困难。

抗精神病药物

虽然抗精神病药物在精神分裂症的治疗中是必不可少的,但这些药物中的绝大多数都与产生代谢和内科疾病有关。因此,这些药物反而会增加精神分裂症本身带来的风险。此外,抗精神病药物通常会延长 QT 间期,增加恶性心律失常风险,包括尖端扭转性心律失常。噻唑嗪和哌咪清作为极易延长 QT 间期的药物,治疗指数较低。哌咪清与尖端扭转性室速有如此强烈的联系,以至我们认为除非绝对必要,否则任何人都不应该服用它。非典型抗精神病药物氯氮平,通常用于难治性精神分裂症患者,与心肌炎以及癫痫阈值的显著降低有关。

综上所述,尽管看起来可能违反直觉或与精神分裂症的核心症状无关,在评估这一患者群体的手术风险时,牢记他们合并广泛的内科疾病是十分重要的。

⌂ 要点

- 除了明显的精神健康问题外,精神分裂症患者的内科疾病状态也值得密切关注。
- 精神分裂症患者围手术期风险的增加是多因素的。
- 术前风险包括糖尿病、吸烟、不良饮食、药物治疗不规范、肥胖和高血压。
- 请注意,睡眠呼吸暂停在精神分裂症患者中尤其普遍。插播一则笔者的轶事:当六人间从现代精神病院的布局中消失时,每个人(无论是患者还是工作人员)都松了一口气。在过去,同一间病房内住着六个高大的男性精神分裂症患者不是一件稀罕事,由于服用非典型抗精神病药物他们都重了 13.62kg,所有人都患有不同程度的睡眠呼吸暂停,且相互干扰睡眠,这让所有人都不能好好休息。
- 评估精神分裂症患者的能力与非精神分裂症完全相同。然而,请记住,这可能需要额外的时间,以及联络精神科会诊。
- 术中风险包括低血压和低体温。
- 术后风险包括谵妄和肠梗阻。
- 抗精神病药物会产生许多严重的药物副作用和药物相互作用,其中最重要的是 QT 间期延长和/或尖端扭转型室速。

推荐读物

Allison DB, Casey DE. Antipsychotic-induced weight gain: A review of the literature. *J Clin Psychiatry*. 2001;62(suppl 7):22–31.

Marcucci C, Hutchens MP, Wittwer ED, et al. eds. *A Case Approach to Perioperative Drug-Drug Interactions*. New York: Springer; 2015.

Copeland LA, Zeber JE, Pugh MJ, et al. Postoperative complications in the seriously mentally ill: A systematic review of the literature. *Ann Surg*. 2008;248(1):31–38.

Covell NH, Jackson CT, Weissman EM. Health monitoring for patients who have schizophrenia. Summary of the Mount Sinai Conference recommendations. *Postgrad Med*. (Special Report) 2006:20–26.

Glassman AH, Bigger JT Jr. Antipsychotic drugs: Prolonged QTc interval, torsade de pointes, and sudden death. *Am J Psychiatry*. 2001;158(11):1774–1782.

Kudoh A. [Preoperative assessment, preparation and prospect of prognosis in schizophrenic patients]. *Masui*. 2010;59(9):1105–1115.

Lambert TJ, Velakoulis D, Pantelis C. Medical comorbidity in schizophrenia. *Med J Aust*. 2003;178(suppl): S67–S70.

Winkelman JW. Schizophrenia, obesity, and obstructive sleep apnea. *J Clin Psychiatry*. 2001;62(1):8–11.

第 124 章
如何处理文身和身上的饰品

文身已经变得越来越普遍,在美国 18~29 岁的成年人中,多达 40% 的人身上有文身。戴戒指和耳饰有很长的历史,但现在饰品也经常出现在身体某些新奇的位置上。因此,对有文身、穿孔和身体饰品的患者管理是麻醉医师的共同问题,特别是在俄勒冈州的波特兰,以及其他许多有着活跃修饰身体文化的地方。然而,这类数据非常罕见,对这些患者的管理也没有明确共识。在这里,我们提出了一些关于此类患者的问题,并给出了建议。

文身

文身的过程是用针在真皮层进行永久性的色素沉积。普通颜料含有无机物,如钛、铬、镉、铁、重金属或其他化合物,或有机物质,如炭黑、聚合物或有机染料。麻醉医师通常无法推断出某个文身的化学成分,因为文身墨水制造商通常认为他们的配方是专利,而且一些文身可能是由非专业人士使用非商业性染料制成的,含有可能随着 MRI 暴露而加热的金属颗粒。颜料通常还与墨水载体结合,如乙醇,有助于分散颜料。

文身后,身体对文身墨水产生很强的免疫反应。墨水被局部巨噬细胞吞噬,并可在区域淋巴结中找到,在某些情况下类似于黑色素瘤的外观。近期文身(小于 4 周)存在持续的炎症反应,常见局部感染。

虽然文身有许多潜在的健康问题,从麻醉医师的角度来看,最主要的问题是在文身部位穿刺是否安全,尤其是在硬膜外穿刺过程。穿刺的风险包括皮肤穿芯和建立皮下隧道。皮肤穿芯是指用硬膜外穿刺针或腰麻针在进针过程中会剪切掉一部分皮肤,将其上附着的物质带到深层结构中。值得注意的是,硬膜外穿刺 Tuohy 针中的管芯并不能消除皮肤穿芯的风险。建立皮下隧道是指通过针或导管建立从皮肤到深层结构之间的隧道,这最终可能成为外来物质或微生物的迁移路径。这两种机制中的任何一种都可以将炎性物质或感染性物质引入敏感结构,如硬膜外间隙或其他深层结构。

我们找不到任何在文身上进行硬膜外穿刺引发神经系统并发症的病例报告,相反,我们却能够找到几个硬膜外穿刺未引发并发症的病例报告;同时,我们在 PubMed 上搜索发现了两种不同语言的 11 篇文章,讨论了将墨水成分带到椎管内间隙理论上存在风险。不论如何,在文身上进行硬膜外穿刺理论上存在神经并发症的风险,因此我们的建议如下:

- 知情同意应包括在皮肤文身上行椎管内穿刺理论上存在风险的讨论,这一讨论应被记录在案。
- 应避免在近期的文身(<2 周)皮肤处行椎管内穿刺。
- 不管文身时间长短,都要仔细检查皮肤是否存在感染或炎症,因为文身可能会掩盖其中的一些迹象。
- 如果可能,避免在有墨水的区域穿刺。这可能需要使用旁正中入路或寻求其他间隙。如果谨慎操作,也可以牵拉皮肤使文身移位。
- 如果不可能避免在有墨水的区域穿刺,在穿刺之前可以用手术刀划破皮肤,或者用另一根针穿刺皮肤,因为这样可以最大限度地减少针尖切割皮肤,将墨水成分带到椎管内的风险。

穿孔和饰品

除了手指和耳朵,饰品的常见位置包括眉毛、鼻子、脸颊、嘴唇、舌头、乳头、肚脐和生殖器,也可以放在皮下。在常规的体格检查中,其中一些部位并不容易看到,因此在采集病史时必须涉及这个问题。对于智力障碍的患者,你的体格检查应该包括检查穿孔和饰品。

饰品可能引起潜在的围手术期并发症包括:

- 饰品脱落并丢失在患者体内(例如,舌环脱落导致误吸)。
- 饰品卡在手术设备上(如戒指卡在手术台上,舌环卡在喉镜片上等),导致患者受到伤害。
- 使用电凝或 MRI 检查时存在强烈的电磁场,可能会导致金属饰品发热甚至产生火花,从而伤害患者。此外,铁质饰品在 MRI 检查中会飞出去。
- 饰品可能会在 CT 扫描或其他 X 线检查过程中产生伪影。
- 患者摆放体位时饰品受压可能会导致身体局部压伤。
- 在气管插管过程中,气道周围的饰品可能会导致出血,妨碍插管,也可能发生肿胀或牙齿损伤。
- 在围手术期,饰品可能会移位或丢失在某处。
- 在给生殖器穿孔的患者进行导尿时,可能发生泌尿系统损伤。有此类穿孔时,使用较小号的尿管或术前排尿可能有帮助。

避免这些并发症的最简单方法就是取下饰品。然而,一些患者会因为多种原因拒绝在手术前摘除身上的饰品,包括宗教或情感上的原因,或者担心孔洞闭合。又或者,他们可能会声称自己身上的饰品摘不掉。

原位保留饰品的风险需要与手术的收益相平衡。在这种情况下,一些医生会取消择期手术,而另一些医生则会继续手术。如果决定继续手术,有关的知情同意必须仔细地讨论穿孔和配饰所造成的危险。

摘掉身上的饰品可以是很简单的一件事,也可能非常困难。在极端情况下,饰品商或医护人员可能需要剪掉饰品的一部分。让患者自己摘除饰品通常是最安全的选择,因为患者通常更熟悉个人饰品的摘除方法。如果患者智力障碍或患者不能自行移除饰品,则应由接受过如何摘除和存放饰品培训的医生完成。值得注意的是,对于担心孔洞闭合的患者,一些麻醉医师主张置入绝缘的导管,固定好防止移位(见下文)。

有关穿孔的术前管理总结如下:

- 在你的术前病史和体格检查中加入患者目前穿孔的情况。

- 在知情同意书中包括关于穿孔带来的围手术期风险的讨论。请记住，即使在摘除饰品之后，患者仍然有一些风险，比如穿孔不通畅、感染、受伤和皮肤破损。
- 请患者自己摘下饰品。一般来说患者自己最清楚怎样摘下饰品最简单。不要觉得你熟悉所有的穿孔，因为不恰当地摘除可能会对患者或医生双方造成伤害。如果可能的话，参加有关穿孔管理的正式培训。
- 皮下饰品可能不能移除，除非切除或穿刺活检。
- 如果饰品无法取出，而麻醉医师仍然希望继续手术，通常的做法是用胶带覆盖饰品，以尽量减少饰品卡在其他物品上或因使用电凝而发热的风险。然而，这种做法缺乏证据支持。
- 舌头等富含血管部位的穿孔往往会以最快的速度失去通畅性，可能需要固定器。可以根据医生的判断，尝试保持穿孔的通畅性。方法包括患者在手术前用塑料或硅胶固定器替换金属饰品，或者在紧急情况下，可以将一段静脉输液管路或硬膜外导管插入穿孔处，然后用缝合线穿过导管，将导管从线上取下，用线打结。缝合线可以作为重新佩戴原饰品的导线。
- 除非麻醉医师受过专门的培训，不应尝试强行移除饰品，包括切割饰品。
- 尊重患者对穿孔、身体艺术或配饰的潜在情感依恋。

🏠 要点

- 你在实践中肯定会遇到文身和穿孔。如果你是一名年轻的临床医生，现在开始制定你自己的实践范例。多请教高年资医生，你会发现有各种各样的经历，从未见过"饰品并发症"，到见过患者因为拒绝摘掉结婚戒指而几乎失去一根手指。本书的作者和编辑采取过各种各样的预防措施，甚至在我们之间也是如此，从"保守"到"自由"各不一样。
- 与你的术前门诊合作，建立与身上饰品相关的术前指导。尊重患者的饰品依赖，并利用这一点向患者强调，他们的饰品在家里或与候诊室的家人在一起是最安全的。
- 然而，有时宗教饰品是个例外，比如患者希望在手术期间佩戴的 St. Christopher 勋章。在这种情况下，与患者共同找到一种方法，使他们能够与宗教信仰保持"联系"，无论是身体上的还是象征上的，同时将风险降至最低。例如本书某位编辑曾治疗的一位患者，在一次手术中，他的脸、脖子和躯干将被覆盖，并且远离麻醉医师，因为脖子上没有佩戴宗教徽章项链，他感到非常痛苦。然而，他同意把徽章缝在一个宽大、柔软、有弹性的针织发带上，我们把这个发带放在患者一只手臂上，这样我们可以接触并看到它，外科医生也乐于为我们缝合，以便确保手术的进行。
- 确保你和外科医生对饰品持统一的看法。在进入手术室之前，你不希望在这些问题上发生冲突。我们注意到，随着经验的增加，外科医生有时会固执地要求移除所有的饰品，特别是软组织和整形外科医生。
- 患者不能摘下的饰品比他们不想摘下的饰品更成问题，特别是当戒指或手镯变得太小的时候。
- 利用肥皂摘除麻醉状态下患者的戒指时一定要谨慎。我们经常这样做，通常也是有效的，但要记住，镇静下或全身麻醉的患者不能告诉你，在你试图摘下她结婚戒指时，她的手指关节都快被扯脱臼了。这真实发生在本书一位编辑的妹妹身上，她的关节疼痛和功能障碍持续了几年。
- 一定要权衡风险和收益，尤其是文身。我们当中没有人想把一条外周静脉通路放置到遍布五颜六色文身的胳膊上，但是这种方式给患者带来的危险显然要小于中心静脉导管。同样,没有人会选择给腰部有巨大文身的患者行硬膜外麻醉,但你必须在这与产妇不使用硬膜外麻醉之间进行权衡,因为产妇可能真的需要使用硬膜外麻醉,以避免其他更严重、更现实的并发症和风险。

■ 定期查阅文献,了解与文身和身上饰品有关的病例报告和并发症。再次,多与你的同事沟通——在本章作者执业的波特兰,每天都要面对这些问题。

■ 一如既往应用常识,尊重他人,积极沟通!

推荐读物

Delaisse J, Varada S, Au SC, et al. Peri-operative management of the patient with body piercings. *J Dermatolog Clin Res*. 2014. Available on: https://www.jscimedcentral.com/Dermatology/dermatology-2-1009.pdf

Douglas MJ, Swenerton JE. Epidural anesthesia in three parturients with lumbar tattoos: A review of possible implications. *Can J Anaesth*. 2002;49(10):1057–1060.

Dunn D. Body Art and the perioperative process. *AORN J*. 2016;104(4):326–340.e4.

Mercier FJ, Bonnet MP. Tattooing and various piercing: Anaesthetic considerations. *Curr Opin Anaesthesiol*. 2009;22(3):436–441.

Raynaud L, Mercier FJ, Auroy Y, et al. [Epidural anaesthesia and lumbar tattoo: What to do?]. *Ann Fr Anesth Reanim*. 2006;25(1):71–73.

Welliver D, Welliver M, Carroll T, et al. Lumbar epidural catheter placement in the presence of low back tattoos: A review of the safety concerns. *AANA J*. 2010;78(3):197–201.

第 125 章
阻塞性睡眠呼吸暂停比我们预想的更常见——管理这些患者需要小心谨慎

阻塞性睡眠呼吸暂停(obstructive sleep apnea,OSA)是一种以睡眠时反复出现的部分或完全上呼吸道梗阻为特征的慢性疾病。呼吸时断时续导致氧饱和度降低、睡眠碎片化和白天困倦。OSA 与广泛的病理生理改变有关,并被重新认定为各种疾病的主要病因,如心血管异常(高血压、心律失常和冠心病)、卒中、自主神经功能障碍和代谢综合征。OSA 在临床上被定义为呼吸暂停≥10 秒,而呼吸动力正常。而低通气定义为气流量中度减少或气流量减少>50%,伴随氧饱和度与基线相比下降>3%。多导睡眠图可监测平均每小时睡眠呼吸暂停和低通气的次数,用于计算评估 OSA 严重程度的呼吸暂停低通气指数。

流行病学

OSA 在成年人中的确切发病率尚不清楚。此前人们认为这一比例在 5%~10% 之间,但最近的一项研究显示,四分之一的美国成年人具有 OSA 高危因素。这一事实说明全身麻醉患者中出现未诊断 OSA 的可能性增加。

危险因素

OSA 最明显的危险因素是上呼吸道狭窄。最常见的病因包括先天性气道异常(如 Pierre-Robin 综合征、面中部发育不良)、腺样体和扁桃体肥大(尤其是儿童)、巨舌症(如唐氏综合征)和悬雍垂体积增加。其他重要的危险因素还有肥胖(BMI>30kg/m²)、鼻息肉、鼻中隔偏曲和慢性鼻炎。男性颈围>43.18cm 和女性颈围>40.64cm 也是 OSA 的危险因素。肥胖本身就可能导致 OSA,或者会使先前存在的 OSA 恶化。在成年人中,男女患病比例为 2∶1,但这一比例不适用于儿童或绝经后的女性。在 65 岁以上的女性中,患 OSA 的风险增加了三倍。OSA 的其他易感因素包括 OSA 家族史、吸烟、饮酒和服用安定镇静剂。

病理学

OSA 患者的上呼吸道容积小,且容易塌陷。在呼气末,当组织压力超过气道内压力时,气道完全塌陷的风险就会增加。影像学检查(计算机断层扫描、磁共振或透视)已证明最主要的塌陷区域为腭咽部。反复呼吸暂停会导致间歇性低氧血症、高碳酸血症和睡眠碎片化,并继发交感神经张力增加。OSA 是心血管疾病发病率和死亡率的独立危险因素。一个看似合理的解释是继发于交替缺氧/复氧的氧化应激增加。氧化应激引起全身炎症反应,激活内皮细胞、白细胞和血小板,最终导致早期的动脉粥样硬化征象。OSA 是导致全身高血压、左心室肥厚、肺动脉高压伴右心室衰竭和充血性心力衰竭、心律失常、缺血性心脏病和卒中的主要原因之一。

睡眠碎片化会导致慢性疲劳和白天过度嗜睡,这会显著增加机动车事故、记忆障碍、焦虑和抑郁的风险。

诊断

OSA 的诊断依据是病史、临床表现、体格检查和睡眠检查(多导睡眠图)。OSA 的典型症状是打鼾,白天过度困倦,以及在睡眠中出现呼吸暂停。通常,OSA 患者是一名男性,60 岁以上,肥胖,脖子短粗。诊断 OSA 的"金标准"仍然是多导睡眠图或在睡眠实验室进行夜间睡眠监测。精确的测量需要使用计算机对 12 个生理信号(表 125.1)进行自动睡眠分析。

表 125.1　多导睡眠图所需的信号(低通气和呼吸暂停事件与快速动眼睡眠唤醒、氧合血红蛋白去氧化、可能的心律失常及高血压有关)

功能	信号	OSA 反应
睡眠	脑电图(EEG)	觉醒
	眼电图(EOG)	快速动眼睡眠(REM)
	肌电图(EMG)	颏下肌张力降低
呼吸	口鼻气流	气流减少或停止
	胸廓和腹部活动	呼吸功增加
	氧饱和度	氧饱和度下降
	呼气末 CO_2	呼吸暂停后呼气末 CO_2 增加
心血管	心电图(EKG)	呼吸暂停导致心动过缓,继之心动过速,循环往替
		其他心律失常
	血压	可能升高,源于 OSA 对心血管系统的影响
运动	胫骨肌肌电图	肢体活动
体位	体位	与 OSA 发作的关系
行为	视频、音频	打鼾,呓语,呼吸暂停事件,运动障碍,抽搐

表 125.2　AHI 指数和 OSA 的分级

OSA 分级	成人 AHI	儿童 AHI
无	0~5	0
轻度 OSA	6~20	1~5
中度 OSA	21~40	6~10
重度 OSA	>40	>10

分析的最终结果是呼吸暂停低通气指数（apnea-hypopnea index，AHI），即总睡眠时间中每小时发生呼吸暂停和低通气事件的总数。基于 AHI，将 OSA 根据严重程度分层，如表 125.2 所示。

治疗

OSA 的主要治疗方法是在睡眠期间通过紧实的鼻罩或面罩进行持续气道正压通气（continuous positive airway pressure，CPAP）。CPAP 治疗指征为 AHI>10 伴症状或 AHI>30（不管有无症状）。这项技术已经被证明在防止气道塌陷和改善睡眠呼吸方面是有效的。CPAP 疗法可以改善注意力、警觉性、神经认知功能和情绪。CPAP 对心血管预后有良好的效果，但需要患者严格遵从治疗。增加湿化、双相气道正压（bi-level positive airway pressure，BiPAP）和气道正压自动滴定已被尝试改善顺应性和患者舒适性。下颌复位矫治器是治疗轻度 OSA（AHI 5~15）的一种简单无创的替代治疗方法，适用于不能耐受 CPAP 的患者。其作用机制类似于下颌复位。手术适用于严重 OSA 或对 CPAP 效果不好的患者。任何外科手术的主要目的都是扩大上呼吸道。腺样体切除术、扁桃体切除术、鼻息肉切除术、鼻中隔成形术、悬雍垂腭咽成形术、上颌骨前移和舌骨扩张术都是用来减轻 OSA 症状的外科手术。如果这些手术都不成功，且梗阻严重，最后一个选择是气管切开术。作为辅助治疗，减肥、体位治疗、局部应用软组织润滑剂、使用乙酰唑胺增强呼吸动力以补偿缺氧引起的代谢性酸中毒可能是有帮助的。最近，OSA 患者围手术期应用高流量鼻导管（high-flow nasal cannula，HFNC）被证明在手术进行中到深度静脉镇静和全麻术后管理中是有益的。已证明患者应用 HFNC 耐受性良好，操作简单，在预防缺氧和气道梗阻方面非常有用。

预后

睡眠呼吸暂停的自然病程尚未研究透彻，但随着心血管并发症的增加，死亡率逐步升高，尤其是在中年人群中。CPAP、手术和节食可以改善预后，降低心血管并发症的死亡风险。我们还想提醒读者，麻醉终审赔偿项目保留了 OSA 死亡和紧急事件登记，此项目是由该组织和麻醉与睡眠医学学会共同建立的。病例提交截至 2016 年 12 月 31 日，目前正在进行分析，用于①确定监测项目，②增加对 OSA 不良事件发生方式和原因的了解，以及③如何构建前瞻性研究，用来评估和制定 OSA 患者管理的最佳策略。

麻醉相关注意事项

2005 年 10 月，美国麻醉医师协会（ASA）制定了 OSA 患者围手术期管理指南，该指南于 2014 年 11 月更新。该指南应被视为每位麻醉医师的必读内容。

术前评估

根据睡眠研究的结果(AHI),确诊为重度 OSA 的患者应按照 ASA 的指南进行管理(表 125.1)。此外,应对所有手术患者进行 OSA 的危险因素评估。有多种筛查方法可用,例如柏林问卷,它已被证明对 OSA 筛查具有较高的特异性和敏感性。柏林问卷主要关注打鼾、呼吸暂停、疲劳、高血压和体重指数(BMI)。

ASA 提出了两种模式,一种用于识别和评估 OSA,另一种用作评分系统(表 125.3 和 125.4),用于预测并存多种危险因素时发生 OSA 的可能性。ASA 模式需要临床验证,并需要临床证据支持它有利于 OSA 围手术期管理的事实。

经评估患者存在 OSA 高风险和/或拟接受大手术且可能需要大剂量阿片类药物行术后疼痛的患者,建议推迟择期手术,直到对其 OSA 进行进一步的评估和适当的处理。

表 125.3　ASA 推荐的诊断和评估 OSA 的示例

提示 OSA 的临床症状和体征

1. 体格检查的易发因素	BMI>35kg/m² (年龄和性别的第 95 位百分数) 颈围>43cm(男性);或>41cm(女性) 影响气道的头面部异常 鼻腔解剖学异常引起阻塞 扁桃体肥大达到或接近中线
2. 睡眠时明显的气道梗阻病史	打鼾(声音洪亮,关门后仍可听到) 频繁打鼾 睡眠中可观察到呼吸暂停 因窒息感从睡眠中苏醒 睡眠中频繁苏醒 睡眠时间歇性说话 家长发现小儿睡眠不安、呼吸困难或睡眠时呼吸费力
3. 嗜睡	睡眠看似足够,却频发嗜睡或疲倦 没有外界干扰时快速入睡 家长或老师发现小儿日间瞌睡、容易分心、暴躁易怒或难以专注 小儿在晨起时难以被唤醒

如果患者有上述两种或两种以上的体征或症状,很有可能存在 OSA。

睡眠监测结果

OSA 分级	成人 AHI	儿童 AHI
无	0~5	0
轻度 OSA	6~20	1~5
中度 OSA	21~40	6~10
重度 OSA	>40	>10

AHI,呼吸暂停低通气指数;ASA,美国麻醉医师协会;;BMI,体重指数;OSA,阻塞性睡眠呼吸暂停综合征。

表 125.4 ASA 提出的 OSA 评分系统

A:根据睡眠监测或缺乏睡眠监测时基于临床指征的睡眠呼吸暂停严重程度;评分(0~3)		无	0
		轻度	1
		中度	2
		重度	3
B:手术和麻醉分级;评分(0~3)	局麻或不使用镇静药物的外周神经阻滞麻醉下行表浅手术		0
	中度镇静或全麻下行表浅手术		1
	腰麻或硬膜外麻醉(最多中度镇静)下行外周手术		1
	全麻下外周手术		2
	中度镇静下行气道手术		2
	全麻下行大手术		3
	全麻下行气道手术		3
C:术后应用阿片类药物;评分(0~3)	完全不用		0
	低剂量口服阿片类药物		1
	大剂量口服、注射或神经阻滞时应用阿片类药物		3

围手术期风险评估:整体评分=A 部分评分加上 B 或 C 部分的最高评分;评分范围 0~6。达到 4 分意味着 OSA 患者围手术期风险增加;达到 5 或 6 分意味着 OSA 患者围手术期风险显著增加。

ASA,美国麻醉医师协会;OSA,阻塞性睡眠呼吸暂停综合征。

在 OSA 手术患者的术前评估过程中,进行详尽的病史和体格检查可以了解所有合并症或既往与麻醉相关的并发症,并记录患者的 CPAP/BiPAP 设置是至关重要的。还应该确保患者的呼吸设备可以在术后使用。

术前应避免使用镇静类和镇痛类药物,因为这会增加呼吸抑制的敏感度。在手术和麻醉开始之前,上呼吸道肌肉松弛可能会导致灾难性的影响。重要的是,不要低估这些患者面罩通气和/或插管可能存在的困难,并记住在进行全身麻醉之前要有一个明确的气道管理计划。

术中管理

针对 OSA 患者麻醉团队应考虑存在困难气道的可能并应该提前为这种可能性做好准备。

一般来说,尽量使用区域麻醉,而不是全身麻醉。有安全气道的全身麻醉比有自主呼吸和无安全气道的监测下麻醉(MAC)更好。全身麻醉最好选择短效麻醉药。

在监护方面,常规的无创监测,如脉搏血氧饱和度、呼气末二氧化碳分压、心电图(EKG)和血压是至关重要的,特别是对于在 MAC 下保留自主呼吸的患者。

待患者完全清醒,肌松完全恢复时,在半卧位下拔管。

术后管理

术后管理的主要目标是通过吸氧和 CPAP/BiPAP 支持维持氧合和气道通畅。对于已经在接受这些治疗的患者或高危患者来说尤其如此。

通过区域阻滞技术如连续神经阻滞、椎旁阻滞或硬膜外持续镇痛是术后镇痛的最佳选择,既能保证完善的镇痛,对呼吸肌的影响也最小。在适当的情况下,应用区域阻滞最好不使用阿片类药物。应尽可能使用非甾体抗炎药或其他辅助用药,以减少对阿片类药物的需求。使用无背景量的患者自控镇痛(PCA)优于常规或按需使用阿片类药物。随时备好阿片类药物拮抗剂用来抢救发生呼吸并发症的 OSA 患者。避免仰卧位,最好采用侧卧、俯卧或坐位。

持续监测氧合、呼吸、血压和心率是必要的,因为可能会出现严重的并发症,如高血压、心律失常、缺氧和气道梗阻,后者可能需要紧急重新插管。研究表明,OSA 患者的全因死亡率和围手术期心肺并发症都增加了 2~3 倍。CPAP 的使用只在回顾性研究中有所涉及,因为干预患者居家治疗方案存在伦理问题,因此研究结果各不一样。在一些研究中,CPAP 能降低 1/3 死亡风险,但在其他研究中,并无统计学意义。一项研究对极有可能不是 OSA 的患者接受腹部手术后进行了 CPAP 治疗,发现 CPAP 减少了术后的心肺并发症。其他研究还表明,突然停止 CPAP 会使血压平均增加 10mmHg,但不会通过改变内皮细胞功能导致心肌或肾灌注的变化。

出院标准

除了 PACU 常规使用的离室标准外,OSA 患者在睡觉呼吸空气条件下应该能够维持充足的氧合,没有低氧血症或在睡觉时无严重的气道梗阻。OSA 患者应比非 OSA 患者至少多观察 3 小时,以确保达到所需的离室标准。在 PACU 期间出现过低氧血症或严重气道梗阻的 OSA 患者需要延长 7 小时的观察期(在这种情况下,ASA 指南推荐的平均时间),并在此后进行最详尽的评估(在这种情况下,许多麻醉医师只需确保术后床位)。轻度 OSA 患者在局部或区域麻醉下接受了小手术(表浅整形手术、眼科手术和表浅骨科手术)后,可以在手术日出院。中度 OSA 和中度合并症的患者接受中等风险手术(不包括腹部、颌面部、胸部或颅内手术),应在普通外科病房住院。重度 OSA 患者需要居家进行 CPAP 治疗和/或接受过重大外科手术,应将其送往监护病房或 ICU,直到发生呼吸道并发症的危险解除。一些研究发现重度 OSA 患者持续 CPAP 与围手术期并发症的减少有一定的相关性,但在其他研究中并未得出上述结论。

门诊手术

针对 OSA 患者的门诊手术一直存在争议。根据 Sabers 等人的研究,OSA 的存在不会增加门诊手术后再次入院的风险。然而,许多当天出院的门诊手术麻醉医师并不认同这一观点,因此一些门诊手术中心的做法是拒绝 OSA 患者(有时甚至是疑似 OSA 患者)。必须对每个患者进行风险评估,因为有大量未诊断的 OSA 病例(表 125.5)。

儿童 OSA 的特点

儿童 OSA 的高峰期是学龄前,男女比例相当。常见的原因是扁桃体肥大、肥胖和颅面畸形。通常患有 OSA 的儿童存在生长迟缓、多动障碍、发育迟缓或注意力不集中。白天过度嗜睡在

表 125.5　围手术期高危 OSA 患者门诊手术安全管理的建议

手术/麻醉种类	建议
表浅手术/局麻或区域麻醉	同意
表浅手术/全身麻醉	中立
气道手术(如悬雍垂颚咽成形术)	反对
3 岁以下小儿行扁桃体切除术	反对
3 岁以上小儿行扁桃体切除术	中立
小型骨科手术/局麻或区域麻醉	同意
小型骨科手术/局麻或全身麻醉	中立
妇科腹腔镜手术	中立
腹腔镜手术,腹部手术	反对
碎石手术	同意

Reprinted with permission from American Society of Anesthesiologists. Practice guidelines for the perioperative management of patients with obstructive sleep apnea. *Anesthesiology*. 2006;104(5):1087. Copyright © 2006 American Society of Anesthesiologists, Inc.

OSA 儿童中并不常见。睡眠研究显示正常的睡眠图形和<50% 的皮质觉醒伴呼吸暂停,但结果应根据儿童年龄进行划分(表 125.1)。治疗主要是外科手术(扁桃体切除术),并根据需要使用 CPAP。

　　OSA 儿童的麻醉管理包括不使用术前镇静剂和呼吸抑制剂,要考虑可能存在困难气道。全身麻醉采用吸入麻醉剂诱导。应用口咽通气道和 CPAP 有助于改善气道通畅性和面罩通气。术中和术后应用止涎(抗胆碱能)药是有益的。拔管前应避免使用肌松剂或确保其效果能完全恢复。阿片类药物的剂量应酌减,最好使用短效、不会蓄积的药物。OSA 患儿术后即刻发生气道梗阻的发生率较高,尤其是行扁桃体切除术的患儿。由于梗阻后负压性肺水肿需要重新插管和机械通气的风险增加,患有中度到重度 OSA 的儿童应该在手术后住院。

⌂ 要点

- 打鼾、日间嗜睡、呼吸暂停且 AHI>5 是 OSA 的诊断标准。
- 在缺乏睡眠监测结果的情况下,只要存在危险因素,就要高度怀疑 OSA 的诊断。
- 术前避免使用苯二氮䓬类药物或阿片类药物。
- 只要适用尽量选择区域麻醉,或是有安全气道(气管内插管,或是有争议的喉罩)的全身麻醉。
- 当患者清醒且肌松完全恢复后,半卧位下拔管。
- 吸氧,CPAP 可用可不用,并监测血氧饱和度。
- 避免仰卧位。
- 使用其他镇痛类药物,减少阿片类药物的需求。
- 成人患者达到呼吸室内空气时的基线氧饱和度,且无外界刺激时没有发生低氧血症或严重气道梗阻风险时即可出院。
- 中重度 OSA 患儿需术后住院观察。

推荐读物

American Academy of Sleep Medicine Task Force. Sleep related breathing disorders in adults: recommendations for syndrome definition and measurement techniques in clinical research. The report of an American Academy of SleepMedicine Task Force. *Sleep.* 1999;22(5):667–689.

American Society of Anesthesiologists. Practice guidelines for the perioperative management of patients with obstructive sleep apnea. *Anesthesiology.* 2014;120(2):1–19.

Bandla P, Brooks LJ, Trimarchi T, et al. Obstructive sleep apnea syndrome in children. *Anesthesiol Clin North America.* 2005;23(3):535–549.

Cielo CM, Silvestre J, Paliga JT, et al. Utility of screening for obstructive sleep apnea syndrome in children with craniofacial disorders. *Plast Reconstr Surg.* 2014;134(3):434e–441e.

Cortuk M, Kiraz K, Sonmezler A, et al. Perioperative evaluation for the patients with obstructive sleep apnea. *Tuberk Toraks.* 2015;63(1):53–59.

Fava C, Montagnana M, Favaloro EJ, et al. Obstructive sleep apnea syndrome and cardiovascular diseases. *Semin Thromb Hemost.* 2011;37(3): 280–297.

Hiestand MD, Britz P, Goldman M, et al. Prevalence of symptoms and risk of sleep apnea in the US population. Results from the National Sleep Foundation Sleep in America 2005 Poll. *Chest.* 2006;130(3):780–786.

Netzer NC, Stoohs RA, Netzer CM, et al. Using the Berlin Questionnaire to identify patients at risk for the sleep apnea syndrome. *Ann Intern Med.* 1999;131(7):485–491.

Sabers C, Plevak DJ, Schroeder DR, et al. The diagnosis of obstructive sleep apnea as a risk factor for unanticipated admissions in outpatient surgery. *Anesth Analg.* 2003;96(5):1328–1335.

Suzuki YJ, Jain V, Park AM, et al. Oxidative stress and oxidant signaling in obstructive sleep apnea and associated cardiovascular diseases. *Free Radic Biol Med.* 2006;40(10):1683–1692.

第 126 章
对于拟行手术的重症患者，不要羞于借用 ICU 的设备、药物和人员

一名 46 岁的炼油厂男性工人躯干部遭到爆炸性烧伤。在烧伤 ICU 住院的最初一周，他出现了急性肺损伤，需要通过体外膜肺氧合（ECMO）来治疗顽固性低氧血症。呼吸机模式为气道压力释放通气（APRV）。他的呼吸衰竭、容量超负荷状态和肺挫伤导致肺动脉高压，需要吸入一氧化氮治疗。用肺动脉热稀释导管监测心输出量和肺动脉压。你的烧伤外科同事预约手术进行清创焦痂。协助您转运的麻醉技师问："针对这个病例您在手术室里需要什么设备？"

麻醉医师大部分时间都是在管理接受择期手术且病情稳定的患者。不过，我们在手术室内也会遇到危重患者。危重症管理的某些方面对麻醉医生来说是临床常规操作，例如呼吸机设置和血管活性药物的滴定，但对 ICU 患者管理的其他方面可能不太熟悉。本章的目的是强调 ICU 中使用的一些可能对危重患者和外伤患者术中管理有效的药物、设备和人员。

肺动脉扩张剂

吸入一氧化氮、前列环素和伊洛前列素是用于治疗心胸手术后或严重急性肺损伤患者出现肺动脉高压和右心衰的药物。吸入一氧化氮（iNO）作为一种持续的吸入给药，而前列环素既可以通过中心静脉给药，也可以持续雾化给药。伊洛前列素的独特之处在于它通过雾化器间歇给药。吸入一氧化氮的初始剂量为 40ppm，迅速下降到 20ppm，继之氧合和通气的改善达到 5ppm 的剂量，然后以 1ppm 的速度慢慢减量，直到停药。前列环素的初始剂量是持续吸入 25~50ng/(kg·min)。与 iNO 一样，前列环素以半量开始减量，但不需要在结束时缓慢停药。

术中继续使用这些药物是很重要的,因为突然停止使用任何一种药物都可能引发一系列副作用,包括缺氧(由于通气-血流比值减少)和反跳性肺动脉高压。出于同样的原因,术中快速滴定应谨慎进行。

因为前列环素和一氧化氮输送系统必须随患者在手术室和 ICU 之间转运,所以最简单的解决方案就是使用 ICU 的呼吸机。相比之下,伊洛前列素雾化器可以连接到呼吸回路,但它需要与沙丁胺醇接口不同的适配器。或者,吸入性伊洛前列素治疗可以安排在患者转运之前,这样就不需要在 ICU 外进行影像学检查或手术转运过程中用药。

小心严重的潜在副作用!一氧化氮可以引起高铁血红蛋白血症。一氧化氮和前列腺素可以改善右心输出量,因此在左心室收缩功能不全时会引起肺水肿。前列环素与血小板减少症有关。众所周知,这三种吸入性药物都能抑制血小板聚集。由于黏膜血管扩张,任何吸入的血管扩张剂都能引起支气管收缩,而吸入血管扩张剂治疗剂量较高时,可发生全身血管扩张。

抗生素和免疫抑制剂

合并脓毒症的危重患者需要使用一系列抗生素治疗。抗生素需要高于杀菌或抑菌阈值的恒定血浆浓度才能有效。一旦剂量没有给足,血药浓度的下降可能导致细菌抗药性或无法控制感染。在开始手术之前,一定要与 ICU 医师核实,患者是否需要服用重要的药物。同样的考虑也适用于器官移植受者的免疫抑制剂。

临时起搏器

在心脏手术期间,临时起搏器导线连接在心外膜上。如果在体外循环结束时发现严重的心动过缓,或者在手术过程中传导系统受损,可能需要安装临时起搏器。心外膜起搏导联是临时使用的(几小时到几天)。使用有效内源性起搏的心外膜导联患者,如果需要多次前往手术室,仍有发生心动过缓或高度心脏传导阻滞的风险。在将植入心外膜起搏导联的患者送到手术室之前,一定要确定植入起搏器的原因,以及患者是否起搏器依赖。你要确保你知道临时起搏器的设置,以及内源性传导系统的频率和节律。

ICU 呼吸机

ICU 呼吸机几乎完全采用基于活塞的机械通气模式。活塞式设计的优点是提供更准确的潮气量,但对于肺顺应性降低的患者(如急性肺损伤或肺水肿患者),应用风箱驱动的呼吸机(通常用于手术室)是有一定难度的。此外,老式手术室呼吸机可能无法产生足够的分钟通气量来预防严重的高碳酸血症和呼吸性酸中毒。当你计划给僵硬肺的患者麻醉时,不要忘记选择将 ICU 呼吸机带到手术室,因为僵硬的肺组织很容易膨胀不全,导致分流增加和低氧血症。

在转接到麻醉机的过程中,一定要注意 ICU 呼吸机的参数设置。重症患者合并呼吸衰竭的标准管理是应用生理潮气量(6~8mL/kg 预测体重)和相对较高水平的呼气末正压(PEEP)。临床试验证实小潮气量能使肺损伤的患者受益,接受胸科手术和腹内大手术的患者均受益于肺保护性通气策略。因此,在 ICU 患者需要在围手术期进行机械通气时,应该衡量限制平台压和潮气量的利与弊。

严重肺损伤的患者可能需要急救呼吸机模式,如气道压力释放通气、高频振荡通气或静脉-静脉体外膜肺氧合——统称为急救策略——而麻醉呼吸机无法提供。在这种情况下,问问自己,手术是应该推迟到肺损伤改善、呼吸机设置改为常规模式,还是应该在 ICU 进行手术? 在极少数情况下,需要将具备这些高级呼吸机模式或 ECMO 回路的呼吸机运送到手术室。

气道压力释放通气通过维持长时间较高的平均气道压,避免肺泡塌陷,同时仍允许患者进行自主通气。请注意,有大量死腔通气的患者可能在高压相时通过自主呼吸获得大量的肺泡通气量。注意看患者是否在高压相的状态下呼吸,以及 ICU 呼吸机的总分钟通气量是多少。如果患者需要使用肌松剂,失去自主通气可能会导致分钟通气量大幅减少。麻醉期间需要增加潮气量或呼吸频率才能维持可接受的二氧化碳水平。

ICU 人员

呼吸治疗师

运送和管理需要急救呼吸机模式或吸入肺血管扩张剂的患者极具挑战性。虽然医师可能熟悉治疗方法,但是额外的设备使运输和术中管理变得更加复杂。此时,在运输过程中以及可能术中的某一段时间内有一名呼吸治疗师在场会非常有帮助。呼吸治疗师在气道用药和改变 ICU 呼吸机上的设置方面训练有素。有了他们保驾护航,你就可以把更多的精力放在危重病的复苏上,而不是关注 ICU 呼吸机的警报器和按键。

心室辅助装置协调员

我们注意到越来越多的患者接受了治疗心力衰竭的心室辅助装置(ventricular assist devices, VAD)。鉴于这一增长,所有麻醉医师都应该熟悉 VAD 对临床麻醉的影响。由于有多个 VAD 制造商,VAD 参数的调整和故障排除很复杂。机械心脏支持的医院有 VAD 协调员随叫随到,可以确保临时或永久 VAD 支持患者的安全转运。当房间里的其他人必须将注意力集中在复苏和手术上时,如果 VAD 需要调整,VAD 协调员在手术室中是无法取代的。请记住,依赖 VAD 获得大部分心输出量的患者可能脉压很低或没有脉压,从而导致自动血压袖带读数不准确,脉搏血氧饱和度波形不佳。在这种情况下,测量无创血压推荐的技术是使用血管多普勒探头和手动血压袖带。释放袖带时在肱动脉中检测到的第一个血流就是平均动脉压。

肺塌陷

转运时如果需要将气管内插管与 ICU 通风口断开,并重新连接到呼吸回路上,而且患者一直需要 PEEP 来维持充足的氧合(由于肺部僵硬),在进入手术室或返回 ICU 时需要进行肺复张。进行肺复张的一种方法是使用手动通气,将气道压力在 $40cmH_2O$ 保持 40 秒。在呼吸机上,潮气量和 PEEP 可以增加几分钟,然后慢慢降低到正常的设置。

🏠 要点

- 麻醉医师对危重患者的管理可以产生深远的影响。当 ICU 和手术室的管理无缝衔接时,患者最为受益。因此,要非常仔细地关注 ICU 诊疗方案的关键细节,从而对患者的临床预后产生积极影响,虽然这种影响可能不会立即在手术室中展现。
- 多花一点时间了解 ICU 医护名单,确保患者所需要的 ICU 设备、药物和人员可以随时参与术中管理,这可能会预防高难度病例管理中出现严重问题。

推荐读物

Celebi S, Koener O, Menda F, et al. The pulmonary and hemodynamic effects of two different recruitment maneuvers after cardiac surgery. *Anesth Analg.* 2007;104(2):384–390.

Griffiths MJ, Evans TW. Inhaled nitric oxide therapy in adults. *N Engl J Med.* 2005;353(25):2683–2695.

Liu LL, Aldrich JM, Shimabukuro DW, et al. Special article: Rescue therapies for acute hypoxemic respiratory failure. *Anesth Analg.* 2010;111(3):693–702.

第 127 章
摆放体位的门道

问题

　　首先,让我们从这个话题开始,用一种一厢情愿的思维——如果总是能在中立或"自然"的体位对患者进行手术,那不是很好吗? 但是,有时外科医生希望改变甚至采用极端的体位,远远偏离对患者最安全的体位。虽然整个手术团队负责患者的体位,但实际甚至法律上的事实是,麻醉团队是"最负责任的"。毕竟,我们是那些造成患者无意识和麻木状态的人,这些都阻碍了患者认识到体位的问题并通过远离伤害而纠正它。

　　在"体位摆放"责任中,必须考虑到患者的解剖结构和生理特点、基本生理学和合并疾病,以及体位摆放和手术操作时发生的扰动。还需要了解各种体位装置和设备的正确使用。

　　从存在主义的角度来看,为什么"摆体位"的工作如此关键? 主要原因在于,从根本上讲,我们从事的工作就是预防疼痛! 而急性和慢性体位损伤都可能是非常痛苦的。我们易于考虑软组织损伤、角膜擦伤、血管压迫和神经压迫或牵张等急性问题,但不要忘记可能存在长期问题,如慢性疼痛、神经病变、神经再生疼痛以及**可怕**和毁灭性的并发症——视力丧失。我们发现,面部、手臂、手以及生殖器的体位损伤对于患者和我们来说都是特别艰难和痛苦的并发症。

　　从法律和经济角度考虑,体位损伤也是极其痛苦的。美国麻醉医师协会的终审赔偿项目,即从责任保险公司结案的医疗事故索赔档案中获得的不良麻醉事件数据库,1999 年对该数据的审查发现了大量因围手术期周围神经损伤的索赔案件。最常见的受累神经是尺神经(占项目所有赔偿的 4.5%)。其中一些损伤可能继发于臂丛神经阻滞,但 85% 发生在接受全身麻醉的患者身上。其次最常见的神经损伤是臂丛神经(占所有赔偿的 3.3%),其中约 75% 发生在全身麻醉患者中。赔偿还涉及坐骨神经/腓神经、正中神经、桡神经和股神经。数据库中还存在其他体位相关损伤——包括视力丧失和坐位肩关节手术后的神经损伤。

经验教训

　　我们有幸在培训早期就接受了一些关于患者体位的有益指导,这些"体位哲学"的经验教训多年来一直伴随着我们。

　　下面是一些关于您应该如何思考和处理患者体位的建议。

　　(1) **第一原则:记住有原发和继发体位损伤并发症**。原发体位损伤包括扭转、弯曲、重力、压力损伤、挤压和体位设备使用不当造成的实际组织损伤。继发性体位损伤是由非自然和长期体位或翻转的生理后果导致的,例如长时间沙滩椅体位对脑灌注的有害影响。在任何情况下,我们必须时刻保持警惕,防止体位损伤。

（2）**谈谈术语**：摆体位有不同的组成部分。"移动"是最简单的——通常是通过提起床单或使用滚动装置将患者从一张床滑动到另一张床的过程。从仰卧位到俯卧位的纯横向运动。然后是"翻身"——患者从仰卧位变为侧卧位或俯卧位（或在手术结束时恢复仰卧位）的过程。翻身俯卧通常包括锁定推车，然后放在手术台上的特殊体位架或胸垫上。接下来可能会发生各种手术床上操作——如屈曲、伸展、倾斜等。最后，还有"旋转"——将整个手术床沿其轴线旋转，使得最接近麻醉机的不是头部，而是患者一侧甚至是足部。这些操作均有可能造成患者损伤或气道和血管通路移位。

（3）**检查**：每次完成其中一项操作时，应检查患者的体位。这到底是什么意思？头颈部和脊柱应该是对齐和中立的。手臂不应过度外展，有牵拉臂丛神经造成损伤的危险。乳房和生殖器不得被卡住或挤压。应该在可能的受压部位放置软垫。不能压迫腋窝。

（4）**准备翻身**：翻身是摆体位中最复杂的部分，正确的准备会产生很大的不同。当翻转患者时，用胶带固定管路（静脉管路和动脉管路），确保不会形成松散的"挎包提手"或袢。放置导线和衬垫，可以减少患者翻身后的整理工作。要有足够的工作人员进行翻身——每侧至少一人，床脚一人，床头有麻醉团队成员。我们负责在翻身过程中管理头颈部和气道。在翻身过程中，如果另一人来观察手臂和动静脉管路是有帮助的。在翻转前断开大多数监视器。我们通常喜欢在翻身前将麻醉回路与气道断开，降低气管导管拔出的风险。

（5）**翻身**：有很多不同的翻身方式，只要遵照流程认真完成，它们都起作用。我们的做法是，将患者设想为在空间中的一个信封（如果你愿意，可以是一个卷饼形状的包裹），并试着把所有东西作为一个整体。当从仰卧转向俯卧时，靠近床侧手臂上的管路和监测设备作为身体可以旋转的轴。处理头部和颈部的人发号施令。头颈部应与脊柱保持轴向一致。控制手臂和腿，使其不会扭转、扭曲或跌落。此时地心引力不是我们的朋友。翻身完成后，连接气道、重新检查气管插管位置，并重新连接其余的监测仪。如果监测电极移位，请勿重复使用或重新粘贴，只需更换新的监测电极。

（6）**气道问题**：当然，最重要的"线路"是氧气管，即气道装置或气管插管。在放置气道工具后，您必须确保其不会因体位变化而改变。您可以想象，当患者俯卧位时，流出大量口水、固定气管内导管的胶带被浸湿、呼吸回路受压，以及气管内导管位置不良的情景。处理这个问题有很多技巧。您可以给予患者格隆溴铵 0.2mg IV，减少口水分泌。您可以使用安息香或 Mastisol® 来更好地固定胶带。一些执业医师将无菌透明敷料贴在胶带上可以保持干燥。您也可以双层覆盖并用胶带和系绳固定。系绳的好处是它不会松开和脱落，但是如果颈部需要消毒时，不能使用系绳。接下来，翻身后重新连接回路并验证呼吸音后，确定回路得到支撑或固定，从而不会牵拉气管导管；气道回路的长度要能够满足手术台位于手术室内的任何位置；预留可以吸引和检查气道的通道。

好了，现在我们来谈谈一些紧急气道的场景。您应该知道，在发生这种情况之前，如果患者在翻身期间意外脱管，您将做什么。最好的方法是快速仰卧并重新固定气道。如果手术正在进行且患者在俯卧位脱管的情况如何？您将无法立即翻动患者——外科医生将不得不做一些事情来覆盖切口，并且必须将一张床带入手术室用来翻身。业界有一些传奇麻醉医师的故事，他们从地板向上为俯卧的脱管患者重新插管——这是约翰霍普金斯医院著名的真实案例中——但您可不想成为一个传奇。如果您需要在翻身前尝试充氧和通气，更简单的替代方法是放置 LMA 喉罩。

（7）**设备问题**：您必须真正了解如何使用体位设备，包括支架、橇、扶手板、扶手和手术台本身。由于存在患者-设备接触面，很容易发生体位损伤。例如，压力点和拉伸损伤。一个典型的例子是脚蹬卡压导致的腓神经麻痹。另一方面,当你翻动患者或为患者摆放体位时,记得调整传感器的高度,才能获得准确的血压读数。此外,当你升高或降低患者时,检查所有设备。我们曾经看到一个病例,一个患者被垂直抬起,但他的手被卡在梅奥支架下,这导致他的拇指和食指皮肤坏死——对那间手术室里的每个人来说都不是一个快乐的日子。

(8)**沙袋:**这些无处不在的"患者体位装置"经常用于手术室的体位摆放中,最常用于将患者固定在侧卧位进行骨科、胸外科和泌尿外科手术。如何使用? 患者开始仰卧在沙袋上,然后转向侧卧位。柔性沙袋围绕患者塑形,将抽吸装置连接到沙袋上,沙袋就变成刚性结构。有时,在胸外科手术中,作为其摆放体位的一部分,外科医生会屈曲手术床。此时,应在将袋子放在抽吸装置上之前进行手术床操作。手术结束后,去除沙袋吸引,它会再次变得柔软灵活。应用沙袋的注意事项包括,沙袋的位置不应过高,以免压迫腋窝;通常使用腋垫,但如果沙袋已充分将胸壁抬离床,则不一定要使用腋垫;压力点有可能导致损伤。在髋关节置换术中报告了健侧股外侧皮神经损伤(感觉异常性股痛)(继发于髂前上棘压迫)。我们也看到了由于沙袋压迫肱骨后外侧的神经而导致健侧桡神经损伤。

(9)**检查:**在患者体位摆放后,但在手术准备开始前,向后退一步,从各个角度做一个快速的从头到脚的扫视。患者看起来是否舒适并尽可能保持"中立"? 您能想象自己在手术期间处于这样的位置吗? 请记住,要考虑偏离中立位解剖位置的程度和患者维持该体位的时间。如果需要进行任何调整,现在就是调整体位的时间。利用您的社交能力与外科医生沟通来实现调整体位的目的。还应确保所有肢体牢固固定,且不会从指定部位掉落。一旦铺好手术单,要处理这些问题就困难得多。

(10)**旋转:**外科医生将经常要求旋转手术台。经常使用90°旋转——这样麻醉团队可以很好地接近身体的一侧,并且离头部不太远。一些外科医生要求手术台旋转180°,以便不受限制地接近头部和颈部。这对我们来说可能是有问题的,因为现在你只能接触到脚部。与您的外科医生商量,看看他们是否能够承受165°~170°的旋转。尽量保留一条手臂和一条腿的通路,这样你就可以在不完全移位和干扰外科医生的情况下,在需要的时候,开放额外的外周静脉、动脉通路,甚至股动脉通路。您不想让您唯一有效的静脉通路位于远离你的手,或是内收到体侧,并被铺巾覆盖。

(11)**管路:**在计划静脉和动脉通路的位置时,尽量牢记当患者处于最终体位时,您最容易接触的肢体是什么。如果可能的话,让你接触到的肢体上建立动脉通路和最佳静脉通路是值得的。在摆体位前放置一个备用静脉通路也不是一个坏主意。在翻身时它可能会被覆盖住,但如果需要,之后可以拿来使用。

(12)**极端情况:**非常瘦的患者可能更容易发生压点损伤,并且需要更多的体位垫——因为他们没有内在的缓冲结构。肥胖患者可能需要特殊的手术台,即大体重患者的专用手术台。您需要更多帮助才能安全摆放这些患者。(安全是指患者和工作人员都安全!)可能需要与外科医生讨论计划中的俯卧位是否可以改为侧卧位。由于体重过大,肥胖患者还需要额外的体位垫。有报道肥胖患者在长期头低脚高位后出现臂丛神经损伤,这些患者往往使用肩托防止患者从手术台上滑落。当手臂后部垫料不足时,这些损伤也可见于仰卧位肥胖患者,头高脚低位可能进一步增强损伤风险。老年患者也可能更容易发生压点损伤,需要充分的垫料。我们已经看到,皮肤菲薄的老年人在翻身和移动时皮肤会撕裂。(在某些情况下,我们在移动前用保护性棉卷或纱布包裹手臂。)还要留意有关节炎的颈部和肩部,它们的活动范围已与往日不同。您可以在术前访视期间检查活动范围,并模拟他们在手术过程中的位置,确定患者是否可以耐受手术需要的体位。

（13）**记录**：在整个手术过程中，必须检查并记录患者的体位。需要记录在初始翻身或摆体位时为避免体位相关并发症而采取的措施。这一点怎么强调都不为过。由于解剖学和生理后遗症，即使采取了一切预防措施，仍可能出现体位相关损伤。你做的"一切都对"，但仍然有并发症。全面的记录可以防止这些情况成为医疗事故。我们还被告知，应尽可能每 15min 对患者进行一次检查，并在麻醉记录中进行记录。

要点

- 假设您对安全摆放体位和将体位并发症和损伤风险降至最低方面负有主要责任。
- 体位损伤和并发症非常痛苦，患者很难处理。您必须给予这些临床问题最大程度的关注。
- 患者进入手术室后你就需要开始计划如何翻身和/或摆放体位。这包括规划监视器、动静脉通道和电极导线的放置。当可以快速完成且对患者的风险很小时，考虑开放额外的静脉通路。你可能偶尔只需要它一次，但如果你确实需要它，你不会后悔自己的选择。
- 在翻动患者时，想象他是一个包装整齐的捆绑包，将整个捆绑包作为一个整体。特别注意穿过患者边界的任何东西。您必须防止设备元件和身体部位在转动或重新摆放操作中被拖拽、扭转或过度拉伸。
- 某些人，如专门指定的麻醉人员，必须承担头部、颈部和气道的主要责任。它从正确固定开始，然后断开连接、安全翻动并重新连接气道。这包括确定 ETT 在翻转后仍在您想要的位置。
- 在手术准备开始之前，花点时间仔细检查最终"翻身"或摆放患者的情况。
- 如果要旋转手术台以便于外科医师接近手术部位，应协商少旋转几度，越接近 90° 越好，以便于可以随时接触患者的手、臂、臂板和腿。
- 处理在体重和年龄方面有极端情况的患者时应特别小心。
- 记录初始体位安全检查以及尽可能进行术中体位检查！

推荐读物

Barash PG, Cullen BF, Stoelting RK. *Clinical Anaesthesia*. 4th ed. Philadelphia, PA: Lippincott Williams & Wilkins; 2017; 809–817.

Brunette KE, Hutchinson DO, Ismail H. Bilateral brachial plexopathy following laparoscopic bariatric surgery. *Anaesth Intensive Care*. 2005;33(6):812–815.

Cheney FW, Domino KB, Caplan RA, et al. Nerve injury associated with anesthesia: A closed claims analysis. *Anesthesiology*. 1999;90(4):1062–1069.

Miller R, Eriksson L, Fleisher L, et al. *Miller's Anesthesia*. 4th ed. Philadelphia, PA: Elsevier Saunders; 2014; 1241–1249.

Miller RD, Pardo M. *Basics of Anesthesia*. 6th ed. Philadelphia, PA: Elsevier Saunders; 2011; 300–314.

O'Connor D, Radcliffe J. Patient positioning in anesthesia. *Anaesth Intensive Care*. 2015;16(11):543–547.

Thomas J. Post-operative brachial plexus neuropraxia: A less recognised complication of combined plastic and laparoscopic surgeries. *Indian J Plast Surg*. 2014;47(3):460–464.

Weier CA, Jones LC, Hungerford MW. Meralgia paresthetica of the contralateral leg after total hip arthroplasty. *Orthopedics*. 2010;33(4); DOI: 10.3928/01477447-20100225-24.

第128章
仰卧位——并发症仍可能发生

手术室日程安排为"仰卧位"。起初,大多数麻醉医师会很高兴看到这种中立-躺卧位。几乎所有的麻醉都是从患者处于仰卧位时开始的。如果患者在诱导后保持该体位,那么与重新摆体位相关的工作和风险极小。不摆动肢体意味着肢体不会过度伸展或牵拉,也不需要为防止压点损伤缺血的部位放置过大的体位垫。在这个体位,可以轻松地连接静脉管路和放置有创监测。最重要的是,气道通畅。仰卧位对身体及其系统产生的应变和压力最小,尽管手术类型最终决定患者体位,但仰卧位是许多外科手术的最佳体位。

尽管如此,仍存在与仰卧位相关的并发症!麻醉医师了解这些非常重要。在某些情况下,风险是由于特定的患者状况而产生的,比如我们在本章中提及的痉挛状态或接受截肢后的患者。然而,在大多数情况下,风险是由患者生理功能和体位的特定效应相互作用导致的,例如病态肥胖个体的通气挑战,难以实现最佳麻醉管理。或者,存在可能导致患者发病和不良结局的特定并发症,例如神经或眼部损伤。麻醉医师应采用各种策略将这些风险降至最低。

患者体位的一般注意事项

重要的是,在对患者进行摆体位时,不应将其置于清醒时不能或无法实现的位置。例如,由于关节炎导致上肢活动范围受限的患者不应将肢体置于正常活动范围以外的位置。在术前评估期间,应与患者明确由于疼痛、骨折、关节炎或其他可能导致活动范围受限的情况。

麻醉计划应涉及手术室团队的所有成员,并**共同负责**患者的移动和体位。这包括患者,因为在患者移到手术台上之后,他们可以在麻醉诱导之前参与体位的摆放。在这过程中,他们可以用语言表达自己的舒适体位。这将有助于降低体位相关并发症的风险,并增加无损伤结局的可能性。

患者麻醉后,应适当使压力点、颈部、脊柱和其他关节保持中立位。肢体位置不应伸展超过可接受的限度,肢体应牢固固定,以确保不会在术中从手术台跌落。在膝下垫一个枕头可以减轻腰部劳损和患者发生背痛的可能性,尤其是已经存在背部不适的患者中。如果在诱导前完成,患者可以提供关于枕头减轻背痛程度的反馈。如果在手术过程中是陡峭的头低脚高位、头高脚低位或倾斜床,应进行预评估以确保患者完全固定,并且在手术过程中不会滑动。

以下检查表是评价给予麻醉时患者正确体位(包括仰卧位!)和安全性的有用工具。

体位检查表

1)**气道**。气管导管通畅性或位置(包括深度)无变化。重新检查二氧化碳波形图,以便形成波形示踪。

2)**静脉输液管路和有创监护仪**。检查静脉管路的通畅性、静脉滴速和动脉波形不应受影响(例如:手臂内收)。

3)**眼睛**。紧闭和保护。不要急于执行该步骤。

4)**神经血管**。保护易损区域,避免过度伸展/外展。

5)**电缆、导管和电极**。不得紧压到皮肤上(例如,从患者下方或从面部上方经过)。

6)**检查**。如有可能,应保持风险区域可供检查。

生理变化相关并发症

仰卧位与许多生理变化相关,可影响麻醉管理,使其更加复杂,并可能导致不良结局。呼吸和心血管系统可能发生需要特别关注的变化。

呼吸系统

仰卧位时,腹内内容物和膈肌向头侧移位,压迫邻近肺组织。功能残气量(functional residual capacity,FRC)随着从直立位到仰卧位的变化而降低。这在麻醉患者中加剧,当患者肥胖时更是如此。小气道开始塌陷,导致闭合能力下降。健康患者的自主呼吸具有正常的潮气量,通常高于闭合能力,其小气道保持开放,以便进行气体交换。这种功能随着身体年龄的增长而变化:到 45 岁时,正常的潮气呼吸在仰卧位时引起一些气道塌陷,到 65 岁时,在直立位时发生塌陷。随着功能残气量的减少,闭合容量可能超过 FRC,这可能导致通气-灌注(V/Q)不匹配和随后的低氧血症。面临这一风险的人群包括老年人(闭合容量较高)和肥胖或妊娠患者(FRC 已降低)。呼气末正压(PEEP)可缓和这作用。

肥胖患者仰卧位和腹腔镜手术期间的正压通气与肺顺应性降低相关。这需要更大的吸气压来提供足够的潮气量。头低脚高位显著加剧了这些影响。此外,由于通气不足,这些患者的 PCO_2 升高风险增加。仰卧位和全身麻醉可降低 FRC。腹腔镜手术和头低脚高位导致的气腹可使膈肌向头侧移动,进一步降低 FRC,可能降至小于闭合容量的值。这会引起气道塌陷、肺不张(肥胖患者更是如此,因为胸壁重量和腹部脂肪量对肺顺应性的负面影响)、V/Q 比失调、潜在低氧血症和高碳酸血症。使用 PEEP 可提高术中 FRC,减少低氧血症,也可能有助于减少术后肺不张。然而,PEEP 可以减少心输出量,特别是在气腹中,因此,也需要谨慎使用。

心血管系统

从直立位变为仰卧位会导致静脉回流增加,这与下肢血液重新分布到中心循环有关。前负荷的增加,心输出量增加,同时伴随心率、每搏输出量(SV)和收缩力的反射性降低。这些变化是通过迷走神经和舌咽神经的主动脉和颈动脉压力感受器介导的。

身体试图维持稳定的血压,但实现这一点的机制随着全身麻醉、椎管内麻醉或 PEEP 的增加而改变。麻醉对心血管系统的影响会导致体循环血管阻力(systemic vascular resistance,SVR)降低,减少回心血量。补偿血流动力学变化的机制被破坏,导致血压更不稳定。

将患者置于头低脚高位或头高脚低位对平卧和全身麻醉时的体循环血压有明显的影响,比清醒和自主呼吸患者更甚。清醒和麻醉患者的头低脚高位导致肺动脉压(PAP)、中心静脉压(CVP)和肺毛细血管楔压(PCWP)升高,这些变化在心脏储备功能下降的患者中的耐受性可能较差。相反,麻醉状态下头高脚低位的患者由于头部和心脏之间的静水压差而面临灌注减少的风险。头部高于心脏的垂直高度每相差 13cm,头部的平均动脉压将下降 10mmHg。

产妇需要特别注意,因为仰卧位妊娠子宫可引起主动脉、下腔静脉压迫,导致仰卧位低血压综合征和子宫胎盘功能不全。应尽一切努力不使她处于真正的仰卧位;为了维持胎盘灌注,通常左外侧倾斜 15°~30° 足以防止下腔静脉(IVC)受压并维持胎盘灌注。重要的是要记住,当使用倾斜位置时,产妇必须固定在手术台上,以防止坠床和受伤。

特定并发症

仰卧位与许多潜在不良结局和患者发病率相关,其中最显著的是周围神经损伤、眼睛的损伤和皮肤相关问题。

外周神经

虽然神经损伤并不常见，但其占所有终审赔偿的16%，是ASA终审赔偿研究数据库中第二大类不良后果。内外压迫、牵拉、缺血、直接创伤和直接神经撕裂均可导致神经损伤。尽管神经损伤的机制并不清楚，但它们通常是可以通过适当的体位和填充保护来预防的。尺神经和臂丛神经如果体位不正确，通常会造成损伤；但是，任何周围神经都可能受到压迫或牵拉损伤。

尺神经

尺神经是最常见的损伤神经，占周围神经损伤的28%。过去，尺神经病变被认为是由于肘关节错位和神经受压所致。更多因素包括：手臂旋前可能导致神经受到直接外部压力，肘关节极度屈曲可使尺神经处于危险之中。其他因素，包括男性（男性与女性相比肘部脂肪含量较低）、住院时间延长、肘部解剖变异以及体型消瘦或肥胖，也可能增加总体风险。此外，预先存在的亚临床压迫可使尺神经更易受到损伤。与非心脏手术相比，心脏手术后尺神经损伤也更常见。

为尽量减少尺神经损伤的风险，手臂应收拢在患者一侧，拇指朝上，或外展小于90°。外展位前臂旋后对尺神经施加的压力最小，降低了压迫相关损伤的风险。垫料有助于防止尺神经穿过肘管时直接受压。应避免肘关节屈曲大于90°，例如，当手臂紧紧地交叉在胸部时。

臂丛神经

为降低仰卧位臂丛神经损伤的风险，手臂不应置于外展、伸展或外旋的极端状态。手臂外展不能超过90°，限制神经丛的牵张或压迫，可以避免臂丛神经损伤。应避免手臂外旋和后移，头部应保持中立位。头颈部偏向一侧可能会牵拉到对侧的臂丛神经。

头部

头部应放置在柔软、低矮的圆形泡沫块或凝胶头枕上，以尽量减少对枕部区域的压力。头部重量应放在枕头上，不要无支撑地悬挂在手术台上方，避免颈部过度伸展。如果可能，头部应保持在中间位置。在长时间的手术过程中，由于头后部的压力可能会发生脱发。每30min重新调整一次头部位置可防止这种情况发生。

皮肤

灌注减少会导致组织缺血和随后的皮肤组织分解。仰卧位期间关注的压力区域包括枕骨、肘关节、骶骨、小腿和足跟。仔细填充保护所有压力点是预防压疮的关键。凝胶垫或脚踝支撑，将脚后跟抬离桌子，可以消除压力点。手臂不得包裹过紧，以防止静脉管路或监测设备对皮肤造成压力。移动到手术台时可能发生床单起皱，尤其是对于肥胖患者。应尽一切努力抚平患者下方的床单褶皱，否则可能发生循环受损和压疮。普通手术室床垫是覆盖尼龙或乙烯树脂的泡沫；凝胶床垫是理想的替代品。然而，研究结果并没有提供关于哪种类型最适合预防术中皮肤损伤和压疮的明确答案。在购买手术台时，需要考虑的最重要安全因素是床垫和均匀分布身体压力的能力，以防止循环障碍和骨突起处的压疮。定期减压操作可能有助于预防皮肤问题。

眼睛

　　眼部损伤不常见,但可能导致严重并发症。仰卧位最常见的损伤类型是角膜擦伤,部分可能是因为全身麻醉时流泪减少而发生。如何保护角膜和眼球免受擦伤或损伤尚无严格的指南;但是人们普遍认为胶带帮助眼睛闭合会有所帮助。使用润滑剂可进一步降低擦伤风险;然而,这在许多研究中心并不是常规做法。通常,润滑剂的使用是个人偏好。涂有润滑剂的塑料角膜保护器,通常由外科医生放入眼睑下,是一种有效和安全的保护方法,并在手术结束时易于取出。在一些手术中,如果眼睛在手术区域内,外科医生会缝合闭合的眼睛。如果眼睑不能用胶带固定或以其他方式保护,则至少需要使用眼部润滑剂;这种简单的干预可能有助于避免角膜擦伤。为了降低直接压迫眼睛的风险,还可以在患者的眼睛上放置护目镜,同时仔细注意骨性眼窝和鼻梁。通常,管路和监测电线会越过面部;这不仅是病例开始时的问题,也是整个手术过程中的问题。即使是在简短的手术中,也要频繁检查患者的眼睛、耳朵和鼻子,确保面部没有受压或可能的创伤。

> ⌂ **要点**
>
> - 安全体位需要参与患者外科手术的所有团队成员之间的计划和良好沟通。
> - 为了实现安全的体位摆放,在外科手术开始和结束时,需要足够数量细心和充分知情的人员。
> - 了解与体位相关的生理变化有助于预测和预防潜在问题。
> - 每次更换体位后,应固定所有设备并重新检查。
> - 有时并发症直到术后数天才变得明显。

推荐读物

Barash P, Cullen BF, Stoelting RK, et al., eds. Patient positioning and potential injuries. *Handbook of Clinical Anesthesia*. Philadelphia, PA: LWW; 2013; 434–440.

Hansen JE, Botney R. Safe patient positioning. In: Young VL, Botney R eds. *Patient Safety in Plastic Surgery*. St. Louis, MO: Quality Medical Publishing, Inc; 2009; 511–549.

Martin JT, Warner MA. *Positioning in Anesthesia and Surgery*. 3rd ed. Philadelphia, PA: WB Saunders; 1997.

Prielipp RC, Morell RC, Butterworth J. Ulnar nerve injury and perioperative arm positioning. *Anesthesiol Clin North America*. 2002;20(3):589–603.

第 129 章
横向思考——手术中如何将患者安全置于侧卧位

　　患者男,88 岁,有高血压、病态肥胖、阻塞性睡眠呼吸暂停病史,因右髋部骨折就诊,拟行半髋关节置换术。外科医生计划侧卧位有利于暴露术野。侧位手术应选择何种麻醉方式? 侧卧位的麻醉影响和潜在风险是什么? 您应该有哪些现成的侧卧位设备?

　　侧卧位常用于优化多种类型手术的术野暴露,包括髋关节、肺和肾手术。下面我们将讨论在计划侧卧位和进行外科手术时需要考虑的一些重要事项。

　　当计划取侧卧位时,可以采用全身或椎管内麻醉技术。麻醉选择通常取决于手术类型。对于髋部骨折患者,全身或椎管内麻醉均适用,而接受开胸术的患者将接受全身麻醉。腰麻的理想情况是由经验丰富的外科医生在约 2~3 小时内进行常规手术。例如,在作者所在机构,初次全髋关节手术可以在 2 小时内完成。另一方面,存在手术时间不可预测的情况,如骨科创伤的急诊手术,尤其是有住院医师工作时。对于长时间且不可预测的手术,仅使用全身麻醉剂通常是最简单和最安全的。您可以控制气道,如果需要可以更容易地放置额外的静脉、中心或动脉管路。如果在这种情况下需要椎管内麻醉技术,则应放置导管,例如硬膜外或蛛网膜下腔/硬膜外(combined spinal/epidural,CSE)联合麻醉。

在考虑椎管内麻醉时,您还需要考虑诸如患者是否能够耐受该体位以及镇静状态下气道会是什么样子等问题。如果患者有气道阻塞的高风险,那么您必须与患者讨论他们是否愿意更清醒。如果患者喜欢无意识状态,那么也许放置气管插管并控制气道更安全。

如果您计划对处于侧卧位的患者进行全身麻醉,如果是气道良好的健康患者的简短手术,则可以放置 LMA。但是,对于绝大多数病例,我们倾向于使用气管插管。气道已固定-您无需担心 LMA 移位并阻塞气道。

另一个需要思考的问题是如何处理以下情况:手术比计划的时间长,但是蛛网膜下腔麻醉效果在消退。你得有个辅助麻醉计划!作者的偏好是首先尝试转为全静脉麻醉(如丙泊酚/氯胺酮),让患者自主呼吸(鼻咽通气道有帮助)。如果不成功,您可以选择尝试在侧卧位放置直接喉镜或 LMA。作者的经验是,在侧卧位放置 LMA 要容易得多。不要等待太长时间来实施辅助麻醉计划,也不要告诉患者在外科医生完成髋关节置换术时"坚持忍受",这简直是不可接受的。如果手术处于完成阶段,应鼓励外科医生尽可能使用局部麻醉剂。

有多种体位相关损伤可能发生在侧卧位。**根据我们的经验,患者对任何类型的围手术期损伤尤其敏感——他们到手术室来解决问题,而不是从手术室出来时又出现新问题。**例如,健侧的桡神经可以在上臂后外侧因包裹肱骨而受压。尺神经可在肘内上髁处受压。压迫也可损伤健侧臂丛神经。健侧腓神经容易受到腓骨头压迫。眼睛和耳朵、乳房/男性生殖器可能容易受到压迫损伤。在长期侧卧位病例中,健侧眶周组织以及唇和面部可能发生显著水肿,尤其是如果给予大量静脉液体或如果床也位于头低脚高位(低头)。

谨记你需要特别关注转向侧卧位的过程。首先,确保所有的导线都是自由的和到位的,这样它们不会在侧卧时被拉出。所有的面部穿孔装饰物都应该提前去除,没有例外。麻醉医师负责在侧卧过程中管理头部、颈部和气道。我们的做法是在侧卧过程中断开回路与气管插管的连接,以防止回路上的障碍使患者意外脱管。通常情况下,患者首先向侧方旋转,然后第二次抬起铺上"腋垫"(腋窝卷)。将腋垫置于胸部尾侧至腋窝下,防止臂丛神经和腋动脉受压。为此,通常使用包裹的 1L 静脉输液袋或卷毯。确保腋垫没有直接接触腋窝,方法是使腋窝皮肤和卷筒之间有 1~2 指宽的距离。可触及脉搏或良好的脉搏氧饱和度波形将确认下位臂腋动脉未受压。

患者侧向旋转后,下位手臂通常放置在托臂板上。手臂应垫高,以防止肘部尺神经受压。上位臂应类似下位臂,使用手臂固定装置或安全的毯子堆叠支撑。在我们的实践中,我们通常倾向于使用手臂固定设备。这便于接触每个手臂,以便观察静脉通路部位,如果需要,此时可以开始增加更多的管路,同时也最大限度地减少了下位手臂的重量。如果使用了一叠毛毯,则在堆叠太高而不是太短的一侧容易出问题。另外,上位腋窝可能会因上臂在胸部的垂直和横向(角度太锐利)牵拉而受压。我们被教导将患者外侧的手臂可视化为握住大沙滩球的位置——手臂在腋窝和肩部应该形成一个自然温和的圆形姿势,肘部应该只是轻微屈曲。手臂定位后,确保手臂固定装置和患者皮肤之间没有压力点,并且所有静脉管路功能正常。

头部应保持中立位,通常需要两块或多块垫枕,以保持头颈部与脊柱一致。泡沫"甜甜圈"

枕头有助于防止压迫耳朵和下位的眼睛。(视网膜中央动脉阻塞是俯卧位病例的已知并发症,但也有少数在侧卧位时发生的病例报道。)据了解,侧卧位患者发生眼角膜擦伤的概率更高,所以通常需要使用眼睛润滑剂,并用胶带或透明敷料帮助闭合眼睛。通常在小腿之间放一个枕头,不应在髋、膝或踝处过度伸展。最后,一个快速的从头到脚的检查是有用的,以确保眼睛、耳朵、乳房和生殖器不被压缩或挤压。颈部处于中立位,不侧向屈曲,骨性突起被衬垫。应使用安全带或稳定装置(如沙袋)以保持患者稳定。如果患者采用了腰麻,我们通常会在摆体位过程中保持患者清醒。患者侧卧后,我们将与他们一起检查,以确保手臂、肩部和颈部均感觉舒适。在患者证实这一点后,就可以开始使用丙泊酚了。

在侧卧位手术期间,上位和下位手臂之间的无创血压(noninvasive blood pressure,NIBP)袖带值不同。与放置在心脏水平的传感器测量的动脉压相比,下位臂测量的压力将高约10~15mmHg,而上位臂将低 10~15mmHg。肺生理改变确实发生在侧卧位。上位肺接受过度通气,下位肺经历过度肺灌注。幸运的是,通气-灌注失调在临床上并不严重,除非患者有严重的肺功能受损和/或正在接受单肺通气。

当患者从仰卧位移动到侧卧位时,气管插管存在移位风险——这可能导致支气管插管或脱管。从仰卧位变为侧卧位后,通过胸部听诊确认双侧呼吸音是宝贵的经验。对于使用双腔插管或支气管封堵的胸外科手术,我们强烈建议在从仰卧位移动到侧卧位后使用光导纤维支气管镜再次确认正确的气管插管位置。

在移到侧卧位之前,更容易放置外周静脉管路和动脉管路。这些管路也可在侧卧位放置,但部位和入路有限。临床医生必须根据自己的临床判断来决定在体位变动前应开放哪些管路。中心静脉通路应始终在患者翻身前进行。有时,下位的手臂可能隐藏在一叠垫枕下。请注意,如果静脉管路流动缓慢,可能不仅仅是受压或位置改变,而是静脉外渗,过多的液体外渗可导致骨筋膜室综合征。

🏠 要点

- 在决定侧卧位患者采用区域或全身麻醉时,确定拟采用的区域麻醉可以维持手术的持续时间,并且患者可以耐受该体位。
- 在将患者置于侧卧位之前,确保您有适当的装置:腋垫(腋窝卷)、非依赖性手臂支撑、泡沫"甜甜圈"枕头、用于颈部支撑的额外毛毯/枕头。
- 请记住,侧卧位的手术病例实际上是两次移动——第一次是 90 度旋转,第二次是抬起患者放置腋垫。
- 在侧卧过程中,检查颈部是否中立,以及是否存在已知神经过度压缩或拉伸风险。下位手臂上的动脉导管或脉搏氧饱和度可以帮助您警惕腋动脉压迫。
- 确保侧卧后下位臂上的监测设备和管路正常工作。
- 了解使用 NIBP 在下位和上位臂中可能获得的血压差异。
- 当从仰卧位移动到侧卧位时,注意气管插管(ETT/DLT/支气管球囊)移位的可能性,一定要再三检查。

推荐读物

Cassorla L, Lee J. Patient positioning and anesthesia. In: Miller RD, ed. *Miller's Anesthesia*. 7th ed. Philadelphia, PA: Churchill Livingstone; 2010: 1151–1170.

Lawson NW, Meyer DJ Jr. Lateral positions. In: Martin JT, Warner MA, eds. *Positioning in Anesthesiology and Surgery*. 3rd ed. Philadelphia, PA: WB Saunders; 1997:127–152.

McCaul CL, Harney D, Ryan M, et al. Airway management in the lateral position: A randomized controlled trial. *Anesth Analg*. 2005;101(4):1221–1225.

第 130 章
脊柱患者的体位摆放

  脊柱手术所需要的被动体位使患者承受除手术本身外更大的风险。这些风险包括对眼、耳、鼻、乳腺、阴茎、肢端以及外周神经部位的损伤,可能还不止这些。外周神经损伤已被公认为麻醉并发症,是第二大类麻醉操作失误,占医疗诉讼的 16%。通过适当摆放体位和监测以减少对外周神经的潜在损伤是极其重要的。

  监测躯体感觉诱发电位(somatosensory evoked potentials,SSEP)是脊柱手术中的常用监测手段(75%),在美国的大多数医疗机构(94%)都可进行。SSEP 除了能监测脊髓功能,还可以监测脊柱手术中是否发生外周神经损伤,如传导波幅减小或信号潜伏期延长等传导改变被认为即将发生上肢神经损伤。由麻醉医生改变患者上肢体位经常会改善 SSEP 信号,并使其恢复至基础值。逆转体位相关 SSEP 改变可以影响即将发生的神经损伤并防止术后发生外周神经损伤。

  俯卧位对患者来说是个有风险的体位。注意保护气道通畅非常重要,因为在俯卧位想要重新建立人工气道十分困难。尽管我们必须时时刻刻对眼睛的保护提高警惕,但是这个体位本身还需要关注一些其他的问题。如果手术涉及颈椎,应使用眼药膏并使用胶带让眼睛闭合;术中使用的消毒液如果直接接触到眼睛会导致角膜损伤。此外,必须确定眼、耳、鼻没有直接受压,压力会导致器官功能丧失和/或损毁外观的缺血性损伤。出于同样的原因,在摆放胸垫时,要注意女性的乳腺和男性的外生殖器不要受到任何压力。

  外科体位和麻醉相关的患者四肢神经损伤的机制目前了解的还不是很清楚。外周神经损伤可能是由于直接损伤引起,或更常见是由神经内毛细血管缺血引起。外周神经受压或被牵拉超过原始长度的 15% 都可导致外周神经损伤。糖尿病、高血压和尿毒症都是已知可影响外周神经功能并更容易受到神经损伤的疾病;长时间低血压和贫血等术中情况也会进一步促进缺血性损伤。最后,有些手术体位本身就会增加神经损伤的发生率。在脊柱手术中通过 SSEP 改变诊断的上肢外周神经损伤的总体发生率>6%。

  尺神经和臂丛神经是这类手术最常见的被损伤的神经结构。增加尺神经损伤风险的因素包括性别、消瘦或肥胖的患者以及住院时间超过 14 天的患者。臂丛神经损伤的影响因素包括使用肩托、俯卧头低位以及如肌间沟和腋路臂丛神经阻滞等一些局部麻醉技术。

  脊柱手术通常使用 5 种体位:仰卧位,手臂外展;仰卧位,手臂内收;侧卧位;俯卧位"超人"姿势;俯卧位,手臂内收。俯卧位"超人"姿势和侧卧位被认为是上肢神经损伤的高危体位,尤其是当手术时间较长时。下面讲述的是减少这些体位损伤的技巧。

  脊柱手术在仰卧位手臂外展时上肢神经损伤的发生率为 3.2%。应避免肩部外展>90 度,否则可引起臂丛神经过度牵拉。尤其是在前臂向下时,还可能发生内上髁直接压迫尺神经的现象。将前臂向上放或置于中立位可减轻肘关节对尺神经的压迫。肘关节还应该用软垫垫起以进一步保护神经不被压迫。通过适当使用体位垫,可以避免肱骨桡神经沟内的桡神经直接受压。应避免过度伸展肘关节,因为这可能使正中神经受到牵拉。患者的头颈部应保持在正中线上。头颈部偏向一侧可能会牵拉到对侧的臂丛神经。

脊柱手术在仰卧位手臂内收时上肢神经损伤的发生率为 1.8%。内收的上肢应摆放于中立位,以减轻对尺神经的压迫。应在肘关节垫软垫以进一步保护尺神经。外科医师常用肩带将肩部向下拉并固定,有利于脊柱侧位的放射显影,但这可能会压迫到臂丛神经。应尽可能缩短使用肩带的时间。头颈部应保持在正中线。应避免将患者前臂放在下腹部,因为肘关节过度屈曲会同时牵拉和压迫尺神经。

对麻醉医师来说侧卧位是一种有挑战性的体位。脊柱手术在侧卧位时上肢神经损伤的发生率为 7.5%。臂丛神经受压是最常见的神经损伤机制。下侧的臂丛可能被压在锁骨和第一肋之间,还可能被压在肱骨头上。肥胖患者和头低位患者由于压力增大所以风险更高。应使用胸部滚轴使下侧胸壁抬高以减少受压的可能性。胸部滚轴不应放在腋窝,而应放在侧上胸壁处,目的是防止腋窝内容物受压。下侧上肢应在肘部垫软垫,并维持旋后位以避免尺神经受压。为减少臂丛神经牵拉的可能性,上下侧上肢外展的程度不能超过 90 度。要避免肘关节过度屈曲或伸展。上侧前臂的肘部也要垫起,要避免肩部的侧旋。患者的头颈部要保持在中线中立位,不能过度屈曲或伸展。

俯卧"超人"位是另一个有挑战性的体位,其上肢神经损伤的发生率相对较高(7%)。对臂丛神经的牵拉是最常见的损伤机制。同样,要避免肩部外展超过 90°,患者的头颈部要保持在中线中立位。肘部要垫起,前壁和手要放在中立位。要避免或尽量减少患者在头低倾斜位。胸部滚轴的压力不应直接施加在肩部或锁骨,因为这样可能会压迫臂丛神经,尤其是肥胖的患者。对女性患者,要检查胸部滚轴的位置以确保不会对乳腺组织造成缺血性损伤。对男性患者,要确定下肢滚轴的位置以确保对外生殖器没有直接的压迫。

俯卧位手臂内收的体位与俯卧"超人"位和侧卧位相比风险稍低。脊柱手术在俯卧位手臂内收时上肢神经损伤的发生率为 2.1%。尤其要注意按照前述摆放头颈部的位置。前臂应置于中位。应尽量减少使用有利于颈椎侧位放射显影的肩带。肘部垫上垫子以避免托手架的压迫。对胸部滚轴直接压迫的考虑同俯卧"超人"位。

关注细节是我们这个专业能在患者生命安全管理方面独占鳌头的原因之一。当管理脊柱手术麻醉时,一定要将摆体位和监测作为一个整体来看待,同时妥善协调处理。

🏠 要点

- 俯卧位对患者来说是存在危险的体位,要注意避免对眼、耳、鼻、乳腺、阴茎、四肢末端和周围神经的损伤。
- 脊柱手术中可以使用躯体感觉诱发电位来监测并防止外周神经损伤。
- 脊柱手术使用侧卧位和俯卧"超人"位有较高的神经损伤发生率。
- 应避免肩部外展超过 90°,因为这样可牵拉并损伤臂丛神经。
- 应避免过度屈曲肘部,这样会牵拉和压迫尺神经。
- 应避免过度伸展肘部,否则会牵拉正中神经。
- 将前臂旋后位最安全,因为这样会减少对尺神经的压迫;中立位是第二安全的选择。
- 适当的体位垫保护可减少桡神经在桡神经沟内的压力。

推荐读物

Caplan RA. Will we ever understand perioperative neuropathy? A fresh approach offers hope and insight. *Anesthesiology*. 1999;91(2):335–336.

Edgcombe H, Carter K, Yarrow S. Anaesthesia in the prone position. *Br J Anaesth*. 2008;100(2):165–183.

Kamel IR, Drum ET, Koch SA, et al. The use of somatosensory evoked potentials to determine the relationship between patient positioning and impending upper extremity nerve injury during spine surgery: A retrospective analysis. *Anesth Analg*. 2006;102(5):1538–1542.

Kroll DA, Caplan RA, Posner K, et al. Nerve injury associated with anesthesia. *Anesthesiology*. 1990; 73(2):202–207.

Lawson NW, Meyer DJ Jr. Lateral positions. In: Martin JT, Warner MA, eds. *Positioning in Anesthesiology and Surgery*. 3rd ed. Philadelphia, PA: WB Saunders; 1997:127–152.

Martin JT. The ventral decubitus (prone) positions. In: Martin JT, Warner MA, eds. *Positioning in Anesthesiology and Surgery*. Philadelphia, PA: WB Saunders; 1997:155–195.

Prielipp RC, Morell RC, Walker FO, et al. Ulnar nerve pressure: Influence of arm position and relationship to somatosensory evoked potentials. *Anesthesiology*. 1999;91(2):345–354.

Schwartz DM, Drummond DS, Hahn M, et al. Prevention of positional brachial plexopathy during surgical correction of scoliosis. *J Spinal Disord*. 2000;13(2):178–182.

Welch MB, Brummett CM, Welch TD, et al. Perioperative peripheral nerve injuries: A retrospective study of 380,680 cases during a 10-year period at a single institution. *Anesthesiology*. 2009;111(3):490–497.

第 131 章

坐好并放松——坐位在肩部和 脑部手术中的注意事项

坐位(沙滩椅体位)最常用于肩关节手术,尤其是关节镜手术。与侧卧位相比,该体位具有几个手术优势:降低了臂丛神经牵拉性神经病变和神经血管并发症的发生率;缩短了手术时间;更广的无血术野区和减少失血量;从前面和后面更好地进入肩部;外科医生可做更多的生理性手臂运动;更容易转为开放手术。还具有麻醉优势,包括:更好地接近气道、面部和胸部;较低的气道压力和改善膈肌偏移,提高通气能力;增加肺活量和功能残气量(FRC);更好地接近四肢;眼睛、面部和气道组织肿胀的风险也较低。

坐位时,手臂受重力向尾侧牵拉,肩部肌肉受到牵拉可导致臂丛神经和其他神经血管结构伸展。因此,必须支撑手臂,同时避免对肘部尺侧区域(神经损伤的常见部位)施加压力。这可以通过使用手臂支架完成,或者可以将手臂固定在患者的腹部上。髋关节应屈曲 45°~60°,膝关节应屈曲 30°左右,以减少对坐骨神经的牵张;但应避免膝关节过度屈曲,以防止腹部受压。确保不压迫腓总神经,这也是常见的损伤。足部应有支撑和衬垫,避免过度跖屈。

坐位肩关节手术可在全身或区域阻滞麻醉下或者复合这两种麻醉方式完成。患者坐位时与水平面呈 30°~90° 角,使用专用面罩或纱布或胶带包裹,将头部稳定在头枕上。一些麻醉医师更喜欢使用气管插管保护气道,但是,如果外科医生不需要神经肌肉阻滞且患者是合适的人选,则可以使用声门上气道进行许多肩关节手术。

坐位时发生一些血流动力学变化,主要是由于静脉在靠近床的身体组织中聚集。肺、体循环血管阻力增加,而静脉回流、心输出量和脑灌注压(cerebral perfusion pressure,CPP)下降,可出现低血压。由于上肺灌注减少,低血容量也可导致 V/Q 失调。有报道称,在区域阻滞的局麻药中加入肾上腺素,出现了低血压心动过缓事件,被认为是由 Bezold-Jarisch 反射引起的。

CPP 降低可导致灾难性的并发症,包括脑缺血、视网膜缺血和脊髓损伤。为了获得无血术野和改善关节镜的可视化,外科医生可能要求控制性低血压,这其实会增加灌注不足的风险。许多专家和组织建议,为了避免脑部低灌注,应该保持收缩压(SBP)>90mmHg 和平均动脉压(MAP)>70mmHg。理想情况下,SBP 和 MAP 应维持在基线值的 20% 以内。

有几种策略可将脑灌注不足的风险降至最低。首先,大多数专家建议关注 CPP 和 MAP

之间的差异,因为头部相对于心脏每抬高 1.25cm,局部动脉压降低约 1mmHg。这种差异在坐位时变得相当显著,尤其是如果将血压袖带放置在腿部。逐渐递增体位、静脉输液和血管加压药可降低低血压发作的严重程度并保持脑氧合,而弹力袜和主动腿部加压装置有助于维持静脉回流。一项研究表明,在肩关节镜手术期间,无需进行控制性低血压,只要增加 PEEP($5cmH_2O$)就可减少术野出血量并提高外科医生满意度。维持呼气末 CO_2 在 40~42mmHg 范围(与 30~32mmHg 相比)可提供更好的脑血流量和氧合。脑氧饱和度测定可能适用于高风险患者,可以识别脑灌注不足。极高风险患者可能仅从无全身麻醉的区域麻醉中获益,这样可以更好地保留脑的自主调节功能。

在涉及颈椎后部和颅后窝的神经外科手术期间,也可采用坐位,但不常用。由于手术暴露改善和手术中出血量减少,外科医生可能更喜欢这种体位而不是俯卧位。头部通常用连接在手术台上的 3 针头部固定器固定在适当位置。最好将框架固定在床的后部(而不是支撑患者大腿的部分)。这可以使床头在发生静脉空气栓塞(VAE)、严重低血压或心搏骤停等特殊情况时迅速变平。

为使术野充分暴露,可能需要屈曲颈椎。应避免颈椎过度屈曲或旋转,因为它会阻碍动脉血流(导致大脑灌注不足)以及静脉血流(导致大脑静脉充血)。颈部屈曲/伸展极端情况可损害脊髓自主调节功能,尤其是当伴随血流动力学参数降低时,已报告出现了脊髓梗死和四肢瘫痪。颈椎过度屈曲还可导致气管插管在咽部阻塞或打折,并对舌部施加明显压力引起肿胀。在成人中,应尽量保持下颌骨与胸骨之间至少 2 指宽(2~3cm)的距离。如果使用经食管超声心动图(TEE)进行空气栓塞监测,应特别谨慎,因为食管探头会增加压迫喉部结构和舌头的可能性。同样,应避免使用大号口腔通气道或牙垫。

如上所述,坐位可能导致心输出量和脑灌注减少。在神经外科手术过程中,大多数麻醉医师倾向于将动脉压传感器定位在外耳道(Willis 环)水平,以更准确地反映真实 CPP。手术操作颅神经或脑干时可能发生的心律失常(心动过缓、心动过速、PVC、心搏停止)可能对坐位心输出量有过大的影响。

将手术野抬高至心脏以上可使硬脑膜窦压力降低 10mmHg。这些硬脑膜静脉窦因其骨性附着而不能塌陷,所以 VAE 风险是一个持续受关注的问题。如果进入了足够的空气,可能发生心律失常、氧饱和度下降、肺动脉高压、循环衰竭,甚至心搏骤停。如果存在心内分流(例如卵圆孔未闭),即使是少量静脉空气也可能造成反常栓塞,导致卒中或心肌梗死。通常避免使用氧化亚氮,因为它会增加血管内气泡的大小(但在接受颅后窝手术的患者中,尚未显示其会恶化围手术期发病率)。一些医疗中心在考虑神经系统手术的坐位之前会进行超声心动图筛查。在手术室,使用 TEE 或经胸超声早期检测混合空气可降低 VAE 的发生率和严重程度,建议放置中心静脉导管,可以在 VAE 时从右心抽吸大量空气。

⌂ 要点

- 坐位手术对麻醉医师和外科医生有优势,但如不采取预防措施,可发生患者损伤。
- 为避免脊髓或神经损伤,避免颈部过度屈曲/伸展/旋转,确保手臂得到适当支撑,并采取措施防止尺神经和腓神经受压。
- 坐位心输出量和 CPP 减少可能会导致严重的血流动力学和神经系统后遗症。了解无创血压袖带测量和 CPP 之间的差异。
- 在护理脑灌注不足风险极高的患者时,脑氧饱和度监测和/或仅区域麻醉剂可能有帮助。

■ VAE 可发生在坐位开颅术期间,应避免用于反常栓塞高风险的患者。做好监测和处理术中 VAE 的准备。

推荐读物

Cassorla L, Lee J. Patient positioning and associated risks. In: Miller RD, ed. *Miller's Anesthesia*. 8th ed. Philadelphia, PA: Elsevier; 2015: 1240–1265.

Ersoy A, Çakırgöz M, Ervatan Z, et al. Effects of positive end-expiratory pressure on arthroscopic shoulder surgery under general anesthesia. *Acta Orthop Traumatol Turc*. 2016;50(1):82–88.

Laflam A, Joshi B, Brady K, et al. Shoulder surgery in the beach chair position is associated with diminished cerebral autoregulation but no differences in postoperative cognition or brain injury biomarker levels compared with supine positioning: The anesthesia patient safety foundation beach chair study. *Anesth Analg*. 2015;120(1):176–185.

Larsen SL, Lyngeraa TS, Maschmann CP, et al. Cardiovascular consequence of reclining vs. sitting beach-chair body position for induction of anesthesia. *Front Physiol*. 2014;5:187.

Mannava S, Jinnah AH, Plate JF, et al. Basic shoulder arthroscopy: Beach chair patient positioning. *Arthrosc Tech*. 2016;5(4):e731–e735.

Rains DD, Rooke GA, Wahl CJ. Pathomechanisms and complications related to patient positioning and anesthesia during shoulder arthroscopy. *Arthroscopy*. 2011;27(4):532–541.

Schlichter RA, Smith DS. Anesthetic management for posterior fossa surgery. In: Cottrell JE, Patel P, Warner DS, eds. *Cottrell and Patel's Neuroanesthesia*. 6th ed. Edinburgh: Elsevier; 2017: 210.

第 132 章
脑瘫和其他痉挛性疾病患者摆放
体位时需要特别留意

　　一例 18 岁脑瘫伴膝关节和髋关节挛缩女性患者要在麻醉状态下接受 MRI 检查。昨天 MRI 技术员见到了患者,但他们不确定如何将患者置于 MRI 台上。麻醉会诊中有一条注释要求肌松,以便"可以伸直患者的挛缩关节进行成像。"这是一个合理的要求吗?您该怎么做?

　　体位对于预防术后疼痛和神经系统并发症非常重要。在过去的几章中,您已经学会了如何进行体位摆放以便于手术,同时尽量减少生理干扰和神经损伤的机会。现在我们要把它提到一个新的高度。脑瘫(cerebral palsy,CP)患者存在肌肉骨骼缺陷,使他们成为最容易发生体位相关疼痛和损伤的患者。

　　虽然脑瘫的定义尚未正式达成一致,但大多数医生认为它是一种与中枢神经病理生理学相关的非进展性运动功能障碍的疾病,在生命早期就持续存在。脑瘫是儿童严重运动障碍的最常见原因。虽然早期研究指出病因是围产期窒息,但最近估测仅有 6% 的脑瘫患者是由围产期缺氧造成。脑瘫的发病率估计在(2~2.5)∶1 000 之间。

　　根据脑损伤的面积,脑瘫有不同类型。最常见的脑瘫的类型是痉挛型,这是由于大脑的病变。痉挛型脑瘫患者通常智力正常。痉挛性脑瘫患者的兴奋性和抑制性神经冲动之间存在不平衡。人们认为这种不平衡(由于缺乏来自大脑的抑制性信号)导致兴奋性冲动相对过量,肌肉过度兴奋以及持续收缩的状态。随着时间的推移,肌肉持续收缩状态引起的纤维化导致永久性短缩,从而限制了活动范围。其他类型的脑瘫包括运动障碍型脑瘫(涉及基底神经节损伤)和共济失调型脑瘫(涉及小脑损伤),也有包括多种形式特征的脑瘫混合形式。在本章中,我们重点关注痉挛性脑瘫,因为它是导致大多数体位问题的挛缩。

如果本章中有一个教训值得记住,那就是脑瘫患者应该处于一个舒适的姿势,这样可以最大限度地降低肌张力。如果可能的话,让患者清醒时将自己放在手术台上,这样你就可以看到什么是自然姿势和中立姿势。考虑让护理人员在房间内进行初始体位摆放,以减少患者恐惧。患者自然会将自己放置在一个皮肤、肌肉和骨损伤机会最小的体位;然而,由于表面差异,这可能无法避免皮肤损伤。请注意,脑瘫患者的中立姿势可能会导致关节不对称放置。没关系,患者睡着后,医生可以对体位进行微小调整。全身麻醉和肌肉松弛可以促进完成最终体位;然而,记住伸展一个无法伸展的关节是不明智的,这可能导致永久性肌肉、神经和骨损伤。脑瘫患者需要体位支持,而非脑瘫患者则不需要,这意味着脑瘫患者需使用额外的枕头、缓冲垫和辅助支撑结构。与所有患者一样,四肢不应悬挂在自身重量下,而应采用支撑结构来支撑它们。

脑瘫患者的肌肉骨骼系统发育不全,骨质减少,尤其是下肢。这使他们在低能量情况下就容易发生骨折,或因通常不会造成损伤的伤害而受伤。超过四分之一的脑瘫患者在成年前发生骨折,其中许多骨折发生在体位改变或转运过程中。由于这些损伤发生在通常预期不会导致损伤的伤害过程中,导致许多诊断被延迟。换句话说,您可能会在摆体位过程中在患者不知情的情况下造成骨折。请记住,肌松将消除痉挛相关的关节限制,但不会消除挛缩(由于肌肉和肌腱的永久性缩短)。同样,暴力摆体位是不可取的。

对于脑瘫患者,髋关节的体位值得特别关注。正如我们之前讨论的,脑瘫患者通常有异常步态、坐姿、肌肉紧张和痉挛,导致关节负荷异常。骨骼在压力引导下发生重塑,导致骨赘形成、骨变形和骨关节炎。髋关节在脑瘫中特别容易脱位,因为肌肉痉挛导致股骨头的应力不均匀。这将应力集中在股骨头的上外侧部分,使股骨头的其余部分相对不受负荷,容易与髋臼分离。在成人和儿童脑瘫患者中均记录了转运过程中的髋关节半脱位或脱位。脑瘫患者的术前访视应包括关于既往髋关节脱位的问题。为了防止髋关节脱位,在转运和在手术室台上摆放体位时,必须特别注意支撑髋关节和骨盆。

脑瘫患者易发生皮肤损伤并发症。患者常有代谢紊乱,也常有皮肤薄、血管化不良、皮下脂肪层薄、收缩肌纤维少。这会导致皮肤撕裂、压疮和肌肉坏死。需要仔细关注常见的压力点,以帮助降低皮肤损伤的概率。所有患者需要填充的常见区域包括耳朵、肘部、臀部、膝盖、脚后跟、头部后部以及管路或引流管进入患者体内的任何区域,例如 G 管按钮部位。此外,每个脑瘫患者都有额外的容易发生皮肤损伤的区域,这些区域是由他们特定的挛缩模式造成的。这些区域在摆体位时通常很明显。在长时间手术过程中,间歇性按摩(如可能,重新摆放体位)对于改善相关区域的循环是有帮助的。

低体温是脑瘫患者围手术期最常见的不良事件。脑瘫患者容易发生体温过低,因为他们在中枢神经系统受损时通常缺乏肌肉和脂肪,这可能导致体温调节异常。低温具有许多有害的副作用,例如伤口感染率增加、神经肌肉阻滞时间延长、苏醒延迟、术后寒战和围手术期失血量潜在增加。在对脑瘫患者进行体位摆放时,应始终谨记预防低体温。这可以通过使用对流加温毯、加热的静脉输液、气体加湿和控制手术室温度来实现。

最后,值得注意的是,手术结束后脑瘫患者的体位摆放问题并没有消失。在 PACU、ICU、普通病房,患者体位同样重要,因为患者通常会在这些地点停留更多时间。在术后提供充分的镇痛对脑瘫患者至关重要。无效镇痛可导致肌肉痉挛、疼痛恶化、进一步活动受限和皮肤损伤风险升高。由于脑瘫患者的沟通可能很困难,连续疼痛方案可能优于按需方案。观察患者镇痛不充分的行为学指标非常重要。区域阻滞麻醉已被安全使用,但请记住,局部麻醉通常也意味着较少的活动度,这可能容易导致皮肤坏死。

推荐读物

Albright AL. Spastic cerebral palsy. *CNS Drugs*. 1995;4(l):17–27.

Carter DR, Tse B. The pathogenesis of osteoarthritis in cerebral palsy. *Dev Med Child Neurol*. 2009;51 Suppl 4:79–83. http://doi.org/10.1111/j.1469-8749.2009.03435.x

Gormley ME Jr. Treatment of neuromuscular and musculoskeletal problems in cerebral palsy. *Pediatr Rehabil*. 2001;4(1):5–16. http://doi.org/10.1080/13638490151068393

Presedo A, Dabney KW, Miller F. Fractures in patients with cerebral palsy. *J Pediatr Orthop*. 2007; 27(2):147–153.

Prosser DP, Sharma N. Cerebral palsy and anaesthesia. Continuing Education in Anaesthesia Critical Care & Pain. *BJA Educ*. 2010;10(3):72–76.

Wass CT, Warner ME, Worrell GA, et al. Effect of general anesthesia in patients with cerebral palsy at the turn of the new millennium: A population-based study evaluating perioperative outcome and brief overview of anesthetic implications of this coexisting disease. *J Child Neurol*. 2012;27(7): 859–866.

第 133 章
已截肢患者的体位摆放需要额外关注

在美国有超过 200 万人患有肢体丧失,在外科手术中,护理既往截肢患者非常常见。所有麻醉医师照护截肢患者时需要格外小心,避免体位损伤。请注意,接受部分截肢的肢体在肌肉骨骼结构、皮肤完整性以及躯体和自主神经支配方面发生了细微但实实在在的变化。对侧肢体也存在风险,必须注意其体位摆放。

截肢会影响到同侧以及对侧的近端关节。比如,由于一侧下肢截肢后对侧下肢承担的体重增加,所以对侧髋关节发生骨关节炎的现象十分普遍。在膝上截肢的同侧下肢,可以表现为由于长期制动(多数时间是坐位)导致的屈曲挛缩和失去远端股骨内收肌的牵引导致的髋关节外展挛缩。在膝下截肢的同侧下肢,由于活动受限和缺乏股四头肌牵引的力量导致膝关节屈曲挛缩。这即使在相对年轻和活跃的患者也十分常见,因此也使这类患者在涉及膝关节伸展的任何体位都更容易受到损伤,例如最常见的仰卧位。大腿远端下垫软垫有助于膝关节屈曲并保护截肢残端皮肤的完整性。

所有类型的截肢都可见在截肢部位皮下组织的纤维化,并因张力增加和血流减少导致缝合部位皮肤有一定损伤风险。在很多截肢患者,导致截肢的基础疾病(糖尿病或血管疾病)使残肢的皮肤即使没有截肢也有较大风险发生皮肤损伤。即使是因为创伤导致截肢的患者也可能由于并发的皮肤疾病如接触性皮炎和疣状增生导致皮肤损伤的发生率增加。存在残肢皮肤损伤或溃疡的患者在摆体位时要注意避免由于压力导致皮肤损伤进一步加重。躯体和自主神经系统的受累可导致截肢的患者产生多种高敏和慢性疼痛症状,包括烧灼痛和幻肢痛。因此,体位损伤也可导致令患者极为痛苦的慢性疼痛急性发作。

上肢缺失较少见——上肢与下肢截肢的比例是1∶4。然而，上肢截肢患者的体位可能比下肢截肢患者更复杂。支撑垫料必须与接触的上肢保持平衡，以便术中监测。上肢残肢可有较少的肌肉和皮肤保护神经，应特别注意神经保护是适当的。对于高位肘上或前位（手臂、肩胛骨和锁骨均被切除）截肢患者，侧卧位或俯卧位的手术体位尤其具有挑战性。

现在已知痛觉包括大脑皮质对神经系统传入信息的加工处理。各种疼痛和精神情绪因素间还有很多复杂的相互影响。截肢患者对他们截肢的经历有不同的心理"防御"表现，如有的复员军人会像喝咖啡一样平常地说"我的腿是在××年被枪打掉的"，而有的患者会小心翼翼地防备关于残肢的话题。刚接受截肢的患者还容易发生抑郁。术前要问患者肢体是否存在疼痛并和他们讨论摆体位的具体计划。这可以缓解他们的焦虑，是防止疼痛的良好开端。在术后检查时，还应检查常见疼痛类型是否发生了改变。

⌂ 要点

- 新一代战争创伤患者将出现在平民和军队医院中，其中有很大比例患者存在一个或一个以上肢体截肢。
- 要留意骨骼肌肉结构、皮肤和神经支配的改变。
- 膝上截肢可产生髋关节屈曲和外展挛缩，这需要摆体位时有针对性地进行保护。
- 膝下截肢可导致膝关节屈曲挛缩。
- 上肢截肢比下肢截肢更少见，但体位摆放更复杂。
- 皮下组织纤维化使缝合部位皮肤张力增加、血运下降。
- 体位损伤可导致截肢患者慢性疼痛急性发作。
- 可能的话，在麻醉诱导前让患者参与摆体位的过程。

推荐读物

Bryant PR, Pandian G. Acquired limb deficiencies in children and young adults. *Arch Phys Med Rehab*. 2001;82(3 suppl 1):S3–S8.

McAnelly RD, Faulkner VW. Lower limb prostheses. In: Braddom, RL, ed. *Physical Medicine and Rehabilitation*, Philadelphia, PA: WB Saunders; 1996:289–320.

Pandian G, Huang ME, Duffy DA. Perioperative mangement in acquired limb deficiencies. *Arch Phys Med Rehab*. 2001;82(3 suppl 1):S9–S16.

Wikoff, EK. Preprosthetic management. *Phys Med Rehab: State Art Rev*. 1994;8(1):61–72.

第 134 章
避免手术室内火灾

手术室火灾可能发生在远离患者的地方，患者身上或更糟糕的，就在患者体内。每个火灾地点都有相应的后果和后续管理。紧急护理研究所（ECRI）估计，在美国，2012年美国外科手术火灾的年发病率为200~245起，低于2009年报告的550~650起。在报告的火灾中，76%发生在门诊中，81%为患者接受监测麻醉护理的病例。34%的手术火灾发生在气道中，28%在头部或面部，38%在患者身上或内部的其他部位。对工作人员或患者造成伤害的火灾应该是永远不会发生的事件，因为只要采取适当的预防策略，火灾是完全可以避免的，然而在美国每个工作日都会发生一起火灾。本章将让您了解火灾风险以及如何避免。

我们都听说过火的三联征：氧化剂、燃料和火源。但是手术室里通常有哪些疑犯？氧气是手术室中最常见的氧化剂，ASA 终审赔偿数据库中 95% 的火灾都是由氧气引起的。开放的氧气源（例如，鼻导管、简单面罩）是外科火灾氧化剂的主要来源。**请记住，笑气并不好笑，氧化亚氮几乎和氧气一样助燃。**燃料是维持火灾的可燃材料。手术室中的常见燃料包括消毒液——即含 2% 氯己定的 70% 异丙醇溶液，手术单以及覆盖物、敷料、毛发、麻醉设备和其他设备。要知道，乙醇基的消毒溶液在皮肤上可快速干燥，但在毛发或铺巾下则需要更多时间干燥。其他各种物质（包括骨水泥）很少被报道引起烧伤。肠道气体既非常腐臭，又高度易燃。点火源是启动火灾或爆炸过程的任何能量来源（明火、火花、静电和热表面）。**咖啡因是麻醉工作者的能量来源，但不会点燃。**手术室内的点火源包括电外科设备（Electrosurgical Units）、手术激光器、光纤灯、或设备中的钻、除颤器、CO_2 吸收器（七氟烷和脱水碱石灰）或短路。在 ECRI 的报告中，58% 的火灾涉及 ESU，38% 涉及光纤线，3% 涉及激光。当手术室内存在氧化剂、燃料和火源时，应进行患者手术火灾风险评估。

风险评估

应在各种情况下评估每名患者的手术室火灾风险。该评估应由整个围手术期团队（包括外科医生、麻醉医师和护理人员）共同完成，并可纳入术前三方核查过程。现在已经开发了一种简单的工具来督促这一过程——"Silverstein 火灾风险评估表"（表 134.1）。该表主要检查您是否在术野附近提供了自由氧气，以及您是否使用了可能点燃氧气的能量源。回答这三个问题，并为每个"是"回答加 1 分：

3 分（满分 3 分）表示该手术具有较高的手术火灾风险。2 分表示中等风险。如果仅满足一个条件或不满足任何条件，则认为操作风险较低。该风险评估将指导操作应采取哪些预防措施。

预防措施

适当采取预防措施是避免手术火灾的关键，不同手术室团队之间的沟通是第一道防线。火灾三联征及其组成部分可以分解为哪个团队成员影响最大。麻醉医师控制氧化剂，而外科医生有点火源，护理主要影响燃料。然而，团队的所有成员都在尽可能减少火灾三联征方面扮演着至关重要的角色。基于"Silverstein 火灾风险评估"的低至中等手术火灾风险程序，应遵循标准火灾预防措施。这些预防措施包括将氧气限制在维持患者氧合的最低 FiO_2（理想情况下 30%）。如果使用开放的氧气输送系统，将氧气流量限制在维持充分氧合所需的尽可能低的水平。**无论氧气流量多低，纯氧都会在铺巾下积累，单次接触电外科设备就会点燃高浓度氧气并产生火灾。**麻醉机出口处的氧流量控制装置允许麻醉医师限制吸入的氧气浓度。铺巾下的吸引管将吸入室内空气，并将氧气浓度稀释至与通过吸引的流速成正比的程度。简而言之，在这

表 134.1　Silverstein 火灾风险评估表

手术切口是否位于剑突上方？
是否有开放的氧气来源，包括鼻导管或简单的面罩？
是否有可用的点火源，如 ESU、激光、光纤光源等？
每个问题的答案为"是"，即计 1 分。　　　　　　　　　　　　　总分：

种情况下有很多变量,确定局部氧浓度并不容易;任何过去用吸引导管清除高流量氧气的人都应该意识到,仅仅因为没有火灾,并不意味着你正处于一种安全状态或者你的下一个病例不会发生火灾。值得注意的是,如果在将点火源引入手术区域之前,FiO_2 大于 30%,外科医生应等待3~5 分钟,以便适当释放积聚的氧气。您可以使用二氧化碳采样管对此类区域进行简单采样,以确定局部氧气水平。此外,消毒液应充分干燥(至少 3min 或按照制造商的建议),铺巾的配置应使氧化剂不会累积,点火源应通过储存在适当的手柄中并远离手术燃料来保护,激光手术时要使用含金属丝的加强气管导管——尽管没有气管导管是能够防激光火灾的。在高风险外科火灾手术中,除避免开放的氧气输送系统外,还应采用标准的火灾预防措施:避免使用氧化亚氮,确保准备了装有盐水的注射器和水盆,用生理盐水填充气管插管套囊,使用湿海绵,如果可能的话,避免使用电刀,如果以上措施不可行,可使用替代电刀的器械,如双极电刀或超声刀。与单极电刀相比,双极电刀需要更少的能量和更少的电流泄漏,使火灾发生的可能性更小但并非完全杜绝——没有什么是不可能的。根据定义,4 类激光能够传递可以点燃火灾的足够能量,包括 CO_2 和 YAG 激光;3 类激光不能点燃。任何使用激光的机构均应配备能够解决您担忧的激光安全专员。

手术着火管理

当火灾发生时,每个团队成员在最大限度地减少伤害或完全消除伤害方面都起着至关重要的作用。手术室内远离患者的火灾需要激活应急响应系统。应使用二氧化碳灭火器。水灭火器会损坏手术室设备,并产生更多的火花,可能会点燃更多的火灾——你糟糕的一天更加凄惨。首字母缩写 RACE 的原则是火灾管理初始步骤的指南。

快速灭火(RACE)

Remove 把患者从火源中**移开**

Activate **激活**报警系统

Confine 在患者被疏散后,应**限制**手术室的门

Extinguish **灭火**

工作人员应熟悉医用气体供应阀门的位置,限制氧化剂进入大火灾中。

如果患者身上着火,应该用水浇湿外科铺巾并迅速扑灭。**重要的是在水平方向上移除铺巾,使之远离患者气道,防止氧化剂混合**。麻醉医师应中止供氧并让患者吸入空气,直到火灾熄灭。如果火灾发生在患者气道内,麻醉医师应立即拔出气管内插管,并关闭流向麻醉回路的所有气流。完成这两件事的顺序一直是一个有争议的话题,取出气管插管(ETT)和关闭气体流量的先后顺序应由麻醉医师根据起火时物品的接近程度来决定——如果 ETT 在您触手可及之处而您够不到气体流量计,您应在关闭气体之前拔出 ETT,反之亦然。然后应将生理盐水或任何液体倒入患者气道。最好在从患者体内取出气管内导管之前将生理盐水倒入燃烧的气管导管中,但应根据获得液体所需的时间进行权衡。重新评估患者气道将允许麻醉医师验证气道火灾已经熄灭,然后继续术后火灾的管理,准备将火灾受害者送至美国烧伤协会烧伤中心。

术后火灾管理

在确定火灾已经熄灭后,建立通气和氧合至关重要。面罩通气应以患者能耐受的最低 FiO_2 恢复,尽量减少氧化剂,直到建立安全气道或手术完成。在大火灾中可能需要进行支气管

镜检查,评估起火对肺和气道的结构性损伤。然而,文献中描述的抗生素和类固醇并没有被普遍采用。

如果患者符合下述要求,应考虑入住 ABA 烧伤中心:吸入性损伤的证据,>10% 总体表面积的全层烧伤,累及眼、耳、手、足或会阴的烧伤可能导致外观功能障碍,化学或电烧伤。

🏠 **要点**

- 虽然罕见且可预防,但在美国,手术室火灾每天都会发生,因此预防火灾并做好预防准备是非常重要的。而手术室火灾是你在职业生涯中应该会碰到的,本书大部分编者至少见过一次。火灾都是在一瞬间发生的,笔者曾经目睹一名外科医生把自己的手术衣点着了。
- 火灾三元素分别是:氧化剂、燃料和点火源。
- 沟通对于降低手术室着火风险至关重要。
- 用"Silverstein 火灾风险评估表"评估点火源是否靠近氧气供应。
- 应根据手术开始时确定的手术着火风险采取预防措施。
- 考虑使用氧气混合器输送设定氧气浓度不超过 30% 的气体;即使以低流速给氧,氧气也可能聚积在铺巾下并造成火灾。
- 在气道起火的情况下,以最快速度拔出气管导管和关闭新鲜气流。
- 应使用生理盐水浸湿外科铺巾、气道和气道工具(ETT 或 LMA),并尽快清除手术燃料。
- 一旦火灾熄灭,应重新建立通气和氧合。
- 术后火灾管理可能包括支气管镜检查和送往烧伤中心。任何气道着火的患者都应在烧伤中心接受治疗。

推荐读物

Apfelbaum JL, Caplan RA, Barker SJ, et al. Practice advisory for the prevention and management of operating room fires: An updated report by the American Society of Anesthesiologists Task Force on Operating Room Fires. *Anesthesiology*. 2013;118(2):271–290.

Clarke JR, Bruley ME. Surgical fires: Trends associated with prevention efforts. *Pa Patient Saf Advis*. 2012;9:130.

Hart SR, Yajnik A, Ashford J, et al. Operating room fire safety. *Ochsner J*. 2011;11(1):37–42.

Mathias JM. Scoring fire risk for surgical patients. *OR Manager*. 2006;22(1):19–20.

Mehta SP, Bhananker SM, Posner KL, et al. Operating room fires: A closed claims analysis. *Anesthesiology*. 2013;118(5):1133–1139.

Roy S, Smith LP. What does it take to start an oropharyngeal fire? Oxygen requirements to start fires in the operating room. *Int J Pediatr Otorhinolaryngol*. 2011;75(2):227–230.

Surgical fire prevention. *ECRI Institute*. https://www.ecri.org/Accident_Investigation/Pages/Surgical-Fire-Prevention.aspx. Accessed October 28, 2017.

第 135 章
恶性高热:如果你看到温度上升,那么它已经发生了

恶性高热(malignant hyperthermia, MH)是以不可控制的骨骼肌高代谢状态为特征的临床综合征。它最早由 Denborough 和 Lovell 在 1960 年提出,通常由吸入麻醉药和去极化肌松药

琥珀酰胆碱在遗传敏感的个体"诱发"。MH 是由于斯里兰卡肉桂咸受体(RYR-1)功能异常导致的骨骼肌细胞不可控制地释放钙离子。临床上可以通过对肌肉活检样本进行咖啡因-氟烷收缩试验或遗传学检查来明确诊断。咖啡因-氟烷试验非常敏感,但属于有创检查并且价格昂贵(约 800 美元)。遗传学检查是对已知 *RYR-1* 基因突变位点进行检查,通过抽血即可检测,比较方便。尽管后者敏感性不是很高,但特异性较好而且相对便宜(约 200 美元)。

由于 MH 是一种"丛集性"疾病,所以很难预测 MH 易感患者在整体人群中所占的比例。然而,根据一位美国恶性高热协会(MHAUS)的官员透露,在 2005 年美国共有 12 例确诊的 MH 病例,另有 10 例可疑病例。

MH 可发生于麻醉的任何时间或在术后即刻。当患者需使用可能诱发 MH 的药物时,应常规询问患者是否有可疑 MH 的家族史("你家里是否有人在麻醉中有危险的情况或对麻醉有不寻常的反应?"等)。尽管这不是一个常见病,但它是麻醉操作中的一个重要问题——即使麻醉医生是第一次遇到这种疾病,他也应从医学/法律角度来识别并治疗 MH。

可能发生 MH 最相关的提示信息是呼气末二氧化碳水平显著升高。呼气末 CO_2 可能在数分钟(也可能数小时)内增长 2 倍甚至 3 倍。另一个早期表现为咬肌紧张,随后发生心动过速、心律失常、血压不稳或上升、紫绀和瘀斑、肌红蛋白尿以及呼吸急促。全身肌肉强直是 MH 的特异性体征,在没有使用肌松药时可见四肢、腹肌和胸壁肌肉强直。呼吸性和代谢性酸中毒提示暴发性 MH,随后通常出现体温上升,但这已经是后期的表现了。体温可以迅速上升并可以超过 43℃。此时,还可发生横纹肌溶解和弥散性血管内凝血(DIC)。死亡原因通常是继发于酸中毒或高钾血症的心搏骤停。在丹曲林时代,MH 的死亡率不超过 10%。

急性 MH 的治疗

- 呼叫帮助! 拿到丹曲林!
- 停止使用吸入麻醉药和琥珀酰胆碱。
- 使用大流量纯氧过度通气。
- 静脉注射丹曲林 2.5mg/kg。MH 症状未控制前可重复使用。
- 建立两条较粗的外周静脉通路和动脉测压通路。
- 血气分析指导下用碳酸氢钠纠正酸中毒。
- 使用静脉输注冷盐水、鼻胃灌洗、灌肠和体表降温等方法积极给患者降温。体温降至 38℃ 时停止降温措施。
- 通过过度通气、碳酸氢钠、含胰岛素葡萄糖液体等方法治疗高血钾。致命的高血钾应使用钙剂治疗。
- 心律失常可通过酸中毒和高血钾的治疗而好转,否则可使用适当的抗心律失常药物,钙离子通道拮抗剂除外。
- 连续监测呼气末 CO_2、动脉血气(ABG)、血钾和其他电解质、尿量以及国际标准化比值 (INR)/凝血酶原时间(PT)。
- 通过输液和/或使用利尿剂确保尿量至少在 2mL/(kg·h) 以上。可以考虑使用中心静脉压监测或肺动脉压监测来指导输液。
- 拨打 MH 热线。

急性 MH 的后续治疗

- 在重症监护病房(ICU)观察至少 24 小时,因为有可能会复发。

- 在急性发作后的 24~48 小时,每 4~6 小时静脉给予丹曲林 1mg/kg。
- 复查动脉血气、血肌酐、血钾、凝血分析、尿肌红蛋白和体温,直至恢复正常。CK 可能会持续升高达 2 周。
- 向 MHAUS 登记处汇报,并让患者到 MHAUS 随诊咨询。

MH 抢救车中应储备哪些物品

MHAUS 对于需要在 MH 抢救车中储备哪些物品有很详细的要求。除了标准美国麻醉医师协会(ASA)推荐的监测外,所有可以进行全身麻醉的场所都应张贴治疗 MH 的方案,持续监测呼气末二氧化碳、血氧饱和度和中心体温的方法以及积极给患者降温的方法。所有进行全身麻醉的场所都应随手可及以下处理和治疗恶性高热的物品:

药品

1) 注射用丹曲林钠:36 支(在使用时每支药品用 60mL 无菌注射用水稀释)。使用常规的丹曲林时,混合药物可能需要 15~20min。2014 年 FDA 批准了一种新的丹曲林钠(Ryanodex)注射液,提供 250mg 一次性使用的小瓶。该制剂有可能减少 MH 危象期间制备和给予正确剂量丹曲林所需的时间。

2) 用来稀释丹曲林的无菌注射用水(无抑菌剂):1 000mL×2。

3) 碳酸氢钠(8.4%):50mL×5。

4) 呋塞米 40mg/支×4。

5) 50% 右旋糖酐:50mL/支×2。

6) 氯化钙(10%):10mL/支×2。

7) 常规胰岛素 100U/mL×1(冷藏)。

8) 注射用利多卡因,100mg/5mL 或 100mg/10mL 预充注射器(×3)。胺碘酮有时也需要。当治疗因 MH 引起的心脏功能紊乱时应遵循美国心脏协会(AHA)制定的高级心血管生命支持(ACLS)流程。

一般设备

1) 用来稀释丹曲林的注射器(60mL×5)。

2) 微创静脉输液附加针×2 和多孔移液设备×2(用来稀释丹曲林)。订购信息可拨打 MHAUS 的热线。

3) 套管针:16G、18G、20G、22G 和 24G 各 4 根,用来建立静脉和动脉通路。

4) 鼻胃管:适用于患者人群的型号。

5) 输液泵。

6) 带注射器活塞的灌洗设备(×1):用于鼻胃灌洗。

7) Toomey 灌洗注射器(60mL×2):用于鼻胃灌洗。

8) 微量静脉泵(×1)。

监测设备

1) 食管或其他中心体温监测探头。

2) 中心静脉压(CVP)监测套装(适用于患者人群的型号)。

3) 动脉和静脉测压所用的换能器。

护理用品

1) 最少 3 000mL 冷藏的冰盐水溶液。

2) 无菌消毒的大单(以便于快速铺盖伤口)。

3) 三向灌洗福氏(Foley)尿管(适合患者的型号)。

4) 尿量测量器×1。

5) 带活塞的灌洗器。

6) 存放冰块用的大号透明塑料袋×4。

7) 存放冰块用的小号透明塑料袋×4。

8) 存放冰块用的桶。

实验室检查所需物品

1) 用于血气分析的注射器(3mL)×6。

2) 采血管(每项应有 2 个儿童试管和 2 个成人试管),用于检查:① CK、肌红蛋白、SMA19 (LDH、电解质、甲状腺功能检查);②用于检查 PT/PTT、纤维蛋白原、纤维蛋白裂解产物;③全血细胞计数(CBC)、血小板;④血气针(乳酸水平)。

3) 用来检测肌红蛋白水平的尿杯。尿色变深提示需要肾保护治疗,除非是离心或沉淀后的尿液呈现有上清液,其尿色改变是由于尿液中的红细胞造成的。

4) 尿液试纸:测定血红蛋白。

表格

1) 实验室检查申请单:ABG 申请单×6;血液学检查申请单×2;生化检查×2;凝血检查×2;尿液检查×2;医嘱单×2。

2) 麻醉异常代谢反应汇报单(可从 MH 登记处获得)。

3) 会诊单,如果需要,可以请其他医生进行会诊。

为 MH 易感患者准备麻醉机

- 确保挥发器在"OFF"(关闭)位。
- 有些医生建议更换 CO_2 吸附剂。
- 用 15L/min O_2 经呼吸器"冲洗"环路至少 20~40 分钟。考虑到设计和制造的差异,应考虑制造商建议的最小冲洗时间。
- 使用新的、一次性的呼吸环路和呼吸囊。
- 使用呼气分析仪确保回路中没有吸入麻醉药气体。
- 考虑从手术室中取出琥珀酰胆碱,尤其是在更换人员时(如,替换休息或一天结束时交接班)。

联系方式

- MH 热线:1-800-644-9737 或 1-315-363-7079(美国以外)。
- MHAUS 的北美 MH 登记处可以登记特异家族和患者的信息。登记处位于匹兹堡大学儿童医院内。详见 www.mhreg.org 或拨打 1-888-274-7899。
- MHAUS 在 www.mhaus.org 上为患者和医务工作者提供教育课程和技术信息。他们通常不进行其他国家的病例登记,但是全世界各区域都可以进行求助。

⌂ 要点

■ 以上所有!

推荐读物

American Society of Anesthesiologists. *A. Practice of Anesthesia for Infants and Children*. 3rd ed. Philadelphia, PA: WB Saunders; 2001. website. www.asahq.org.Coté.
Denborough MA, Lovell RRH. Anaesthetic deaths in a family. *Lancet*. 1960;2:45–46.
Malignant Hyperthermia Association of the United States website. www.mhaus.org.

第136章
传统的围手术期基础血压控制

一例66岁男性患者,有重度跛行、外周动脉血管疾病、高血压、慢性肾功能不全(肾小球滤过率27mL/min)、血脂异常、2型糖尿病和慢性腰痛,择期行双侧下肢动脉血管造影术,计划进行球囊扩张血管成形术和支架植入术。因为他有慢性背痛,不能在清醒镇静麻醉下静卧接受手术。随着气道固定,全麻诱导安全实施后,观察到他的血压为141/65mmHg,心率为67次/min(窦性心律),SpO_2 为99%(FiO_2 0.4)。他的术前血压为172/89mmHg,他在手术当天早晨按照指示服用了所有降压药。您应该使他保持血压在哪个水平,如果在手术过程中他的血压过高、过低或两者都有,您需要担心什么?

21世纪的血压控制

我们花了相当多的时间来编写这一章。在我们讨论各机构的做法以及我们对未来围手术期血压管理标准的预测时,不停地交换电子邮件进行讨论。我们并没有在每一点上达成完全的共识! 但我们也曾像玩笑说,控制围手术期的血压就像是做一份普通的千层面,用几种简单的材料就能做出一道菜,而这道菜的分量似乎不止是这些原料看上去那么简单。同样,血压的基本"成分"在医学院很容易被教导和学习——当然是心脏的正性肌力状态、血管系统的状态和容量状态。但这些生理因素可以结合到围手术期管理挑战中,这些挑战比你想象的要多。

因此,麻醉医师必须警惕血压控制简单直接的心态。我们必须问自己——我们是否真正了解围手术期哪些血压目标是合适的? 我们是否像希望的那样成功地管理患者的血压? 我们都有那些血压不稳定的如过山车般的日子。我们都非常不喜欢这种感觉,也为之感到沮丧。在大多数情况下,我们继续使用来自基础科学生理学课程的稍微先进一点但仍然是基本的原则,以确定个体患者在围手术期的理想血压范围。例如,我们的目标是平均动脉压(MAP)为70mmHg,或MAP为50~150mmHg,以保持在脑自动调节范围内,或手术当天的基线血压,或如果患者患有高血压,则比基线血压低20%。但我们现在知道,围手术期血压控制的这些基本概念只是基础。我们现在也有大量同行评审文献支持围手术期血压控制不佳的概念,即使是在手术室的几个小时内,也会对术后发病率和死亡率产生显著影响,包括神经认知功能障碍、肾损伤、心肌梗死和卒中。此外,目标导向治疗几乎适用于所有类型的外科患者,实际上,有效的血压管理只是优化围手术期管理的一个重要方面。因此,我们绝不能自满于认为血压管理是一个令人愉快和轻松的话题,因为它绝对不是。

世界很大,但血压管理就那么些

即使你有幸碰到一个认真的高血压患者,他会向你展示记录了每日血压读数的电子表格,并附上彩色图表和详细的药量清单(不要期待这样的患者走进你的手术室),你也必须考虑到确定最佳围手术期血压范围的挑战仍然不是那么简单。全身麻醉伴随着不同程度的交感神经阻断以及在更复杂的手术中遇到的体温、酸碱度、血容量以及血流动力学改变,这将挑战身体自动调节机制和生理反应的有效性。对于一个器官储备有限的患者,例如本章开篇案例里面的血管病变,我们当然不想让他的肾功能,或任何其他器官的功能更糟。如上所述,围手术期血压控制不佳与围手术期发病率和死亡率增加密切相关,正是由于这些原因,我们个人提倡在器官储备有限的患者中使用高级参数监测,正如我们在第 137 章中将会深入讨论的。

然而,你应该做什么? 并不是每个机构和/或麻醉科都有相同的设备,更不用说相同的临床实践、专业知识、分析、意见和 ICU 管理理念。并且更令人困惑的是,对已发表的围手术期血压控制的文献的回顾充满了相互矛盾的信息。但你必须做一些事情——你面前有一个患者,你要想方设法地维持患者内在的心血管状态和器官灌注状态。你确实想控制血压,因为你不想让血压来控制你。

因此,我们最终决定将我们的集体经验放在一起,并制定一种方法,给您在遇到像我们这样的患者思考血压管理时提供参考。这些建议适用于不同环境下的各种临床医生:

1) 对于收缩压>180mmHg 和/或舒张压>120mmHg 且伴有明确的终末器官损害证据(例如,心肌缺血、急性充血性心力衰竭、新的急性肾损伤证据、视力变化、新的脑病理学改变)的患者,这是高血压急症的定义,应取消非急症病例,并立即将患者转诊至住院治疗。

2) 在第 1 点详述的相同血压但无明确终末器官损害证据的患者中,这是高血压紧迫状态的定义(如果抗焦虑治疗未改善血压)。这些患者的收缩压或平均动脉压应缓慢降低 20%~25%(30~60min),并在围手术期维持该目标,同时密切监测神经缺血的体征和症状。

3) 在不符合高血压急症/紧迫状态标准的高血压患者中(即收缩压大于 140mmHg 和/或舒张压大于 80mmHg 的患者),将收缩压降低 20%,并在围手术期维持该目标。

最后,我们管理的患者中确实有许多是年轻的,具有足够的器官储备功能,接受择期非复杂手术,液体输入最小(例如膝关节镜),仅表现为相对轻度的血压升高。在这种情况下,不用考虑复杂的监测方式,使用现代的加速康复技术对患者进行管理,包括允许患者在手术前 2 小时内饮用含碳水化合物的清饮,使用多模式镇痛以减少麻醉药剂量,以及早期胃肠道恢复(即在麻醉恢复室为患者提供清淡饮食)。术前禁食水可造成血管内容量收缩,导致显著的体循环动脉血管收缩和高血压,这些患者可能对谨慎的静脉补液治疗反应良好。对扩容无反应的患者可采用上文第 3 点详述的方法进行管理。

🏠 **要点**

- 围手术期高血压是麻醉临床医生常遇到的问题,最近的文献表明,在手术前后即使是数小时的错误处理也可能造成严重的生理后果/结局(例如,分水岭卒中或心肌缺血)。
- 仅针对 ≥70mmHg 的平均动脉压,可能不是管理围手术期高血压的合适策略。
- 因上述第 1 点定义的高血压急症而接受择期手术的个体应取消手术,并转诊接受住院治疗。
- 对于患有高血压急症或不太严重高血压(详见第 2 点和第 3 点)且接受手术的充分抗焦虑的个体,应通过扩容(怀疑显著容量收缩)或给予抗高血压药将其收缩压降低约 20%。

推荐读物

Ameloot K, Palmers PJ, Malbrain ML. The accuracy of noninvasive cardiac output and pressure measure-
ments with finger cuff: A concise review. *Curr Opin Crit Care.* 2015;21(3):232–239.

Aronson S, Dyke CM, Levy JH, et al. Does perioperative systolic blood pressure variability predict mortality
after cardiac surgery? An exploratory analysis of the ECLIPSE trials. *Anes Analg.* 2011;113(1):19–30.

Ono M, Brady K, Easley B, et al. Duration and magnitude of blood pressure below cerebral autoregulation
threshold during cardiopulmonary bypass is associated with major organ morbidity and operative mor-
tality. *J Thorac Cardiovasc Surg.* 2014;147(1):483–489.

Salmasi V, Maheshwari K, Yang D, et al. Relationship between intraoperative hypotension, defined by
either reduction from baseline or absolute thresholds, and acute kidney and myocardial injury after
noncardiac surgery: A retrospective cohort analysis. *Anesthesiology.* 2017;126(1):47–65.

第 137 章
有关血压管理技术的一些其他思考：
所信、所做和所思

在第 136 章中，我们回顾了围手术期血压控制的基本原理和目标。但问题是，管理患者是
一个有广泛临床实践、专业知识、分析和意见的领域。在我们热烈的编辑讨论中，很明显，并不
是每个机构都配备相同的设备并且随时可用，即使相同的设备在不同的机构使用情况也不同，
甚至同一机构中不同亚专业麻醉医师的意见和具体实践也各不相同。医生们不断发展他们的
理念及实践，然后再回归初心。当然，术后 ICU 管理理念也有差异，这对患者的管理产生了连
锁反应，贯穿于整个围手术期。

在作者所在机构中，脑氧饱和度监测与无创振荡红外血压技术一起使用为围手术期维
持重要器官灌注提供了最佳方法，并且所有这些方法都不会在患者身上产生任何有创伤口。
我们当然意识到，有许多临床医生没有或不使用这些技术进行血压管理，这些人依赖于第 136
章中讨论的传统指标，例如以基线平均/收缩压/舒张压为目标，无心动过速，黏膜湿润度和观
察尿量，以确定重要器官是否充分灌注以及容量状态是否最佳。然而，在我们的临床实践和学
术工作中，我们专注于超越传统的度量指标，朝着开发和提升精确性度量标准的方向发展。在
我们这个世界的角落，我们的口号是：当比较这两种不同的围手术期血压管理方法时，它们的
竞争非常激烈！就像《摩登原始人》碰到了《杰森一家》[①]！

第 136 章举例的患者是一名 66 岁的男性，患有高血压、糖尿病、血管疾病和糖尿病。**我们
将如何管理该患者？**我们对这种具有挑战性但常见的临床情况的麻醉计划包括脑血氧仪和无
创血压监测仪，可提供逐搏血压数据以及心功能数据。我们认为脑血氧仪在保护大脑氧平衡
方面具有最高效用，多项随机对照试验和观察性研究（见下文讨论）已经证明了这一点，因为
在各种手术环境中，术后神经认知功能障碍的发生率显著降低。把大脑想象成"煤矿里的金
丝雀"，因为大脑相应地消耗更多的氧气，并且对缺血的耐受能力有限，如果你保护大脑的氧平
衡，那么其他器官应该也没问题了。在全身麻醉期间，大脑应具有较低的脑代谢率，如果患者
睡眠时摄取更多的氧气，与患者清醒时在大脑中进行长时间的精神思维相反，它不应增加氧的
摄取。脑血氧计如果显示患者局部饱和度（rSO$_2$）值低于基础值，说明脑氧摄取增加（注意，低
于基线 15%~20% 被视为显著去饱和，低于 25% 被视为临界去饱和）。脑氧饱和度降低通常预

---

① 译注：《摩登原始人》和《杰森一家》均为在美国非常受欢迎的长篇家庭喜剧动画片。

示脑氧供减少,低血压或低于脑自动调节下限的相对低血压只是一种可能性,而其他可能包括缺氧、低碳酸血症、低血容量、低心输出量和贫血等。脑血氧计是确定脑自动调节下限的有效方法,已被充分证实是全身麻醉期间的变化目标。例如,如果患者的平均动脉压(MAP)在基线时为 80mmHg,在麻醉期间,您将 MAP 保持在 80mmHg,但观察到双侧大脑氧饱和度比患者基线低 15%~20% 或更多,则您知道头部的氧供减少。如果将 MAP 升高至 90mmHg 可解决去饱和问题,则我们知道患者的脑血流为压力依赖性,并且低于脑自动调节的下限。我们可以通过将两个黏性近红外传感器贴应用于患者前额来代替复杂和繁琐的经颅多普勒监测,无创完成所有这些操作;在同行评议的文献中,脑氧饱和度测定得到了很好的验证。

虽然脑血氧计是确定重要器官灌注和维持氧平衡的重要工具,但我们也应考虑另一种无创选择,如 ClearSight® 监测仪(Edwards Lifesciences,Irvine,CA)。这种无创手指血压袖带结合了近红外技术和手指动脉的振荡操作,以产生用动脉导管获得的逐搏动脉波形。在大约 10 秒分析构建的动脉波形后,在大多数临床条件下该监测仪还将很快产生准确的心脏指数/输出量、每搏输出量、每搏输出量变异度和全身血管阻力参数。此外,这些心功能参数每分钟更新数次,为临床医生连续提供最新的血流动力学信息。适当使用这些参数不仅可以维持足够的组织氧供,还可以在围手术期提供最佳液体管理的方法——围手术期争议较多的另一个领域。有文献报道,复苏不足和液体超负荷可能导致围手术期并发症发生率增加,已证实其造成了显著的经济后果。

围手术期高血压的管理仍然是临床医生面临的挑战,在额外的大规模随机对照试验完成之前,管理方法将不尽相同。我们认为重要的一些研究在下面的关键要点中进行了讨论。

最后,仍有疑虑的读者应该回顾下面引用的研究,这些研究证明脑血氧计如何在大多数接受心脏手术的患者中准确找到脑自动调节的下限,以及心脏手术患者血压低于脑自动调节下限的临床影响(即急性肾损伤和死亡率增加)。

声明:Avery 博士(本章第一作者)是 Medtronic 临床使用 NIRS 脑血氧测量的教育顾问;他提供有偿的点对点教育以及讲座。Avery 博士获得了 Medtronic 的研究经费支持,用于研究者发起的诊疗流程,该流程评价了脑血氧测量在胸外科手术中的应用。

🏠 要点

- 我们认为脑血氧计和先进的血流动力学参数监测仪指套为临床医生提供了一种新的围手术期血压管理方法,使医生可以应用这些设备和技术。
- 在我们的实践中,该技术提供了高度准确的血压信息以及心脏指数和每搏输出量指数,并且可能是在围手术期找到安全血压范围的最佳方法。
- 利用大脑的额叶作为"煤矿里的金丝雀",可以为身体提供最佳的终末器官保护。脑氧饱和度低于基线 15%~20% 或更多地低于其既定的清醒基线,表明血压过低,应升高平均动脉压(例如,血管内容量扩张、使用血管收缩剂或正性肌力药物),以逆转任何观察到的脑去饱和。
- 以下是 Avery 博士的个人意见:首先,我完全明白没有多少麻醉医师像心脏麻醉那样使用脑血氧测量仪。其次,我强烈希望在讨论或辩论脑氧饱和度监测的任何方面时首先声明我有直接或间接利益相关。也就是说,我觉得研究这种技术、教授它并在我的实践中使用它(包括经常在心脏手术之外使用)给了我一个独特的视角。我推荐使用脑血氧饱和度,并希望麻醉界的其他同仁能尽快赶上。我确实认识到,目前这不是一种普遍的看法。我非常尊重那些不使用这项技术但也非常尊重和信任我的同事,他们是这项技术的早期支持者,相信它有能力在没有经颅多普勒的情况下帮助找到脑血流自动调节的下限。当我开始使用这些技术时,我自己意识到,即使使用近红外光谱(NIRS)数据,如果你想每次都得到正确的结果,你仍然需要知道流向器官的流量和血压。我想将近红外脑氧饱和度监测的方法与先进的无创血流动力学监测仪相结合作为确保最佳终末器官灌注和适当维持血管内容量状态的完美方法。

- 在"推荐读物"部分,我们纳入了证明 NIRS 可有效减少心脏手术患者神经认知功能障碍的前瞻性随机对照试验的信息。当然,神经认知功能障碍是心脏手术的常见并发症,也是一种昂贵的并发症。我们还建议您关注 John Murkin 的工作,他的研究中显示了心脏手术患者的并发症减少,其 ICU 住院时间缩短。Andrea Casati 的前瞻性随机对照试验论文涵盖了腹部大手术,在本研究中,对随机接受开放性 NIRS 监测并据此使用干预措施的患者,其简易精神状态检查评分是有利的。Casati 的研究还显示了 PACU 和住院时间均显著缩短。

推荐读物

Ameloot K, Palmers PJ, Malbrain ML. The accuracy of noninvasive cardiac output and pressure measurements with finger cuff: A concise review. *Curr Opin Crit Care*. 2015;21(3):232–239.

Casati A, Fanelli G, Pietropaioli P, et al. Continuous monitoring of cerebral oxygen saturation in elderly patients undergoing major abdominal surgery minimizes brain exposure to potential hypoxia. *Anesth Analg*. 2005;101(3):740–747.

Colak Z, Borojevic M, Bogovic A, et al. Influence of intraoperative cerebral oximetry monitoring on neurocognitive function after coronary artery bypass surgery: A randomized, prospective study. *Eur J of Cardiothor Surg*. 2015;47(3):447–454.

Joshi B, Ono M, Brown C, et al. Predicting the limits of cerebral autoregulation during cardiopulmonary bypass. *Anesth Analg*. 2012;114(3):503–510.

Mohandas BS, Jagadessh AM, Vikram SB. Impact of monitoring cerebral oxygen saturation on the outcome of patients undergoing open heart surgery. *Ann Card Anesth*. 2013;16(2):102–106.

Murkin JM, Adams SJ, Novick RJ, et al. Monitoring brain oxygen saturation during cardiac surgery: A randomized, prospective study. *Anesth Analg*. 2007;104(1):51–58.

Ono M, Arnaoutakis G, Fine DM, et al. Blood pressure excursions below the cerebral autoregulation threshold during cardiac surgery are associated with acute kidney injury. *Crit Care Med*. 2013;41(2):464–471.

Ono M, Brady K, Easley B, et al. Duration and magnitude of blood pressure below cerebral autoregulation threshold during cardiopulmonary bypass is associated with major organ morbidity and operative mortality. *J Thorac Cardiovasc Surg*. 2014;147(1):483–489.

第 138 章
保护肾脏,而不是"尿量"

在麻醉学的理论中,大量的或至少是正常生理性的术中尿量(urine output, UOP)对于术后肾功能的良好转归十分重要。共识指南指出,术中容量管理应基于低血容量的客观指标,并且应避免液体过量,因为即使没有造成明显的并发症也是有害的。尽管术中肾功能的最佳监测指标是尿量,但是只有在不能进行其他监测时才是正确的。不应将不良监测仪得出的错误数据与其他良好数据(如呼气末二氧化碳分压)混淆。尿量常作为衡量血容量不足的指标,但不一定是客观的。本章重点介绍麻醉医师必须慎重使用少尿作为血容量不足体征的情况。不幸的是,术中少尿的鉴别诊断不仅仅是低血容量。

对因意外急性肾损伤(由于脓毒症、心肾综合征或围手术期肾毒素)所致的术中少尿患者,如果在未监测中心静脉压的情况下进行大剂量容量复苏,可能会导致血管内容量过载却未能纠正少尿。在这些患者中,过度容量复苏也会导致心力衰竭和肺水肿。在少尿但是生理正常的患者输入大量液体试图纠正推测出来的容量不足,可能实际上是导尿管打结或术野未察觉的尿道损伤。在第一种情况下,延迟诊断导尿管打结和容量复苏会导致膀胱过度扩张,并最终导致梗阻性肾衰竭;在第二种情况下,肾功能可能不会受损。

经常观察到腹腔镜手术患者术中尿量比预计的少。在这些患者中积极的容量复苏可能或不能增加他们的尿量。这种情况下,等量体液或轻度的高容量即可保证适当的血压(因为胸内压增加会减少回心血量)。但尿量减少是否反映肾功能受损呢?早期的腹腔镜专家认为——气腹可压迫肾静脉和肾皮质,从而导致少尿和最终的肾损伤。现在已经有足够的证据证明还有其他原因。在多个动物模型实验中,预计 15mmHg 或以下的气腹(多数腹腔镜手术气腹的上限为 15mmHg)可减少尿量,但是有关肾功能的超声、病理或化学指示物检查均未显示显著的变化。在人体也评估了该问题。随着腹腔镜胃转流手术的发展,Nguyen 等报道了 100 余例患者的肾脏生理,他们被随机分到腹腔镜组或开腹胃转流术组。尽管腹腔镜手术组手术时间较长,术中尿量比开腹组低 64%,但术后尿素氮、肌酐、抗利尿激素、醛固酮或肾素水平都没有显著改变,强烈提示气腹引起的尿量减少是可逆的非损伤性生理改变。

同样,腹腔镜供肾切除术提供了一个研究气腹对保留肾和移植肾(处于应激状态)影响的机会。Hawasli 等研究了两个不同水平(10mmHg 和 15mmHg)气腹对保留肾和供肾的影响。他们发现两组间尿量或其他肾功能指标没有差别。重要的是,不论取肾时血压高或低,移植肾功能同样正常。在供体肾切除术时,术中尿量可通过输液、高容量、利尿剂来控制;因此在该群体中不太可能评估相对少尿,但研究显示腹腔镜供体手术同种异体移植肾的功能与开腹手术相同。

腹腔镜手术不是相对少尿可能无害的唯一实例。进行头颈部根治手术的患者术中也出现相对少尿。Priano 等研究了"干"或"湿"复苏策略在术前肾功能正常的头颈部手术患者的效果,他们发现超过 1L/h 的容量产生 1.3mL/(kg·h) 的尿量;而半量复苏时尿量显著减少[0.4mL/(kg·h)]。两组术中和术后的血流动力学正常,术后肾功能也正常。

麻醉学的信条是"大量的尿液",然而,也存在例外。这是因为"正常"的尿量仅为瞬间肾功能的二线监测指标,类似于手术医师根据血液的颜色来估计氧合是否充足。新的技术,如连续肾脏超声、近红外区域血氧测定有望改善术中肾功能监测。同时,我们必须以智慧、老道、怀疑的态度使用监测手段。

⌂ 要点

- 尿量并不是肾功能监测的良好指标,但它是我们在手术室内具有的唯一指标。
- 腹腔镜手术患者术中尿量少,但术后肾功能没有损害。
- 头颈部根治手术的患者术中尿量少,但术后肾功能没有受到影响。

推荐读物

Feldheiser A, Aziz O, Baldini C, et al. Enhanced recovery after surgery (ERAS) for gastrointestinal surgery, part 2: Consensus statement for anaesthesia practice. *Acta Anesth Scand*. 2015;60(3):289–334.

Hawasli A, Oh H, Schervish E, et al. The effect of pneumoperitoneum on kidney function in laparoscopic donor nephrectomy. *Am Surg.* 2003;69(4):300–303; discussion 303.

Nguyen NT, Perez RV, Fleming N, et al. Effect of prolonged pneumoperitoneum on intraoperative urine output during laparoscopic gastric bypass. *J Am Coll Surg.* 2002;195(4):476–483.

Priano LL, Smith JD, Cohen JI, et al. Intravenous fluid administration and urine output during radical neck surgery. *Head Neck.* 1993;15(3):208–215.

第 139 章
避免死亡率为 70% 的并发症:围手术期要尽一切可能防止发生肾衰竭

术后发生急性肾衰竭极其常见,并可能产生难以预料的后果。在高危人群中这一并发症的发生率高达 25%。在需要重症监护以及肾脏替代治疗的患者中,多项研究反复证明了这一并发症的死亡率>70%。尽管如此,在围手术期复苏治疗过程中人们头脑中往往只关注到心和肺脏的治疗及预后。假如一个病人的结局是是缓慢地走向死亡或终生透析,那么尽早拔除气管插管是一种解脱,是一种牺牲巨大的解脱。尽管人们对此进行了数十年的研究,但对围手术期急性肾衰竭的危险因素、发病机制、预防以及治疗方法仍知之甚少。有多种方法被用于预防和治疗急性肾衰竭,但可靠的研究结果很少。目前有几种方法可行,但由于急性肾衰竭的破坏性极大,所以迫使麻醉医生只使用最擅长的一些方法。

围手术期肾衰竭最有可能的危险因素是术前存在肾功能不全、血肌酐升高,或肌酐清除率下降,或术前诊断为肾功能不全,这些都可以显著增加术后发生肾衰竭的发生率。术前心衰和合并糖尿病也是显著易患因素,因为这也是会导致横纹肌溶解症、暴发性肝衰、腹腔间室综合征和感染的急性并发症。心肺转流或主动脉钳夹(任何主动脉钳夹操作,不仅仅是肾上主动脉钳夹)相关外科操作也会增加急性肾衰竭的发生率。使用有肾毒性的放射造影剂和并存外科疾病的诊疗(包括化疗、氨基糖苷类药物、非甾体抗炎药)等有可能进一步增加急性肾衰竭的发生率。

用来预防急性肾衰竭的麻醉管理简繁不一。可能的话,术前停止使用有肾脏毒性的药物。对存在风险的患者术前一定不能使用非甾体抗炎药来改善镇痛。持续 2 个小时以上的操作要插福氏尿管。在插尿管时要确保有尿液流入尿管,否则引起的尿道梗阻会导致肾衰竭。

现在已不再有每小时尿量的固定"目标";现在的目的是积极地监测尿量,如果减少的话应及时干预—增加肾脏灌注压、补液,并及时告知外科医生。必要时进行中心静脉压力(CVP)监测,虽然并不会评估容量状态或容量反应性,但高 CVP(即>8mmHg)可能会阻碍微循环血流,尤其是在肾脏,可能需要干预。在麻醉计划中避免使用有肾毒性的药物:酮咯酸、右旋糖酐及氨基糖苷类药物。低灌注可明确引起围手术期肾衰竭;在高危患者中,维持灌注压是首要任务。这是什么意思? 有一些证据支持血压正常的患者 MAP 应保持在 60mmHg 以上。慢性高血压患者,由于肾自主调节功能的改变,可能需要更高的压力。如果患者血压在较低水平则需要直接动脉血压监测,必要时使用血管活性药物治疗低血压。

围手术期没有药物有广泛的肾保护作用。尽管有人认为小剂量多巴胺有效,但多项研究均证明其对减少透析需求或降低死亡率无效。使用多巴胺可发生心动过速,这对合并冠心病患者有害,并可增加围手术期房颤的发生率。甘露醇是主动脉钳夹手术中常用的药物;然而,研究结果显示应尽量少用。在肾移植手术中适当地使用甘露醇可以有效地预防急性肾衰竭的发生。尽管使用呋塞米来增加尿量十分普遍,但30年来的研究显示呋塞米可引起急性肾衰竭,尤其应避免用于手术室内低灌注的患者。其他术中使用有肾保护作用的药物包括心房利尿钠肽、N-乙酰半胱氨酸和非诺多泮。这些药物在一些小型研究中都被证实有效,但尚未被大样本研究重复证实,提示每种药物在某一特殊人群有效,至于哪种药物适用于哪类患者目前还不清楚。2005 年 Gandhi 等人的一项有意义的研究显示心脏外科手术中高血糖与术后发生肾衰竭(定义为肌酐升高一倍,血肌酐 $>2mg/dL$ 或 $176.8\mu moI/L$,或新发透析需求)有显著相关性。在重症监护病房内使用强化胰岛素治疗可减少透析需求,而且糖尿病是已知的发生肾衰竭的危险因素,结合这些研究结果提示术中胰岛素治疗可能存在肾脏保护作用。

> ⌂ **要点**
>
> - 尽管麻醉医生在手术室内见不到急性肾衰竭的发生,但这确实是对患者发病率和死亡率影响巨大的一项麻醉转归。由于我们不常规检查患者的 BUN 和血肌酐,所以要记住我们仅能见到急性少尿性肾衰竭。
> - 严谨的麻醉医生一定会考虑麻醉计划对肾脏的影响。要注意识别由于术前合并疾病或药物治疗而存在发生急性肾衰竭风险的患者。
> - 维持足够的循环血容量和灌注压,尽一切可能避免使用有肾脏毒性药物。
> - 对糖尿病患者要考虑严格控制术中血糖。
> - 最后,如果你认为患者术后有发生肾衰竭的危险,应及时与外科医生沟通,因为术后早期识别和治疗可以改善预后。

推荐读物

Gandhi GY, Nuttall GA, Abel MD, et al. Intraoperative hyperglycemia and perioperative outcomes in cardiac surgery patients. *Mayo Clin Proc*. 2005;80(7):862–866.

Jarnberg PO. Renal protection strategies in the perioperative period. *Best Pract Res Clin Anaesthesiol*. 2004;18(4):645–660.

Levy EM, Viscoli CM, Horwitz RI. The effect of acute renal failure on mortality. A cohort analysis. *JAMA*. 1996;275(19):1489–1494.

Mahon P, Shorten G. Perioperative acute renal failure. *Curr Opin Anaesthesiol*. 2006;19(3):332–338.

Metnitz PG, Krenn CG, Steltzer H, et al. Effect of acute renal failure requiring renal replacement therapy on outcome in critically ill patients. *Crit Care Med*. 2002;30(9):2051–2058.

第 140 章
对于低体温患者,不要使用尿量作为容量状态的指标

低体温的定义为临床患者中心体温低于 35℃,可根据体温、临床表现和对特殊器官的生理影响分为四级(见表 140.1)。

低体温最终会影响到包括肾脏的所有器官。肾脏对低温的反应十分迅速,并依不同低温级别表现不同。首先,外周血管收缩导致相对中心血容量增加,表现为尿量增加。这种反应被称为"冷利尿",甚至可见于轻到中度低体温。这种现象的发病机制是多因素的,并可由于体温导致的血管容量改变导致心输出量和肾血流增加。其他重要因素还包括下丘脑对抗利尿激素(antidiuretic hormone,ADH)释放抑制和继发的肾小管重吸收减少。这些反应在体温接近 35℃时即开始出现,到中度低温时更加明显,肾血流下降和肾小球滤过率下降(在 27~30℃时下降 50%)可能会导致肾衰竭。

表 140.1 低体温的分级

等级	中心体温	特点
轻度	32~35℃	增加代谢率,高血压,心动过速,寒颤,冷利尿,中枢神经兴奋性增加,高凝
中度	28~32℃	心输出量下降,低通气,中枢神经抑制,房性心律失常,氧耗下降(25%~50%)
重度	22~28℃	低血压和心动过缓加重,室性心律失常,心室颤动,脑血流下降,反射消失,延髓反射消失,氧耗下降(<基础值的50%)
极重度	<22℃	心搏停止,脑电图冲动抑制

即使患者使用大量利尿药(通常产生稀释尿,渗透压<300mOsm/L,比重<1.003),由于肾小管功能异常,肾脏也无法排除含氮废物。这时有可能发生高钠、高氯、高钾血症等电解质紊乱,但并不常见,随着低温持续时间延长和/或严重程度加重则更容易出现。大量饮酒和溺水可加重"冷利尿",这通常并发低体温,并因抑制 ADH 分泌促进不正常的利尿。

在为低体温患者液体管理做临床决策时,牢记这种现象的病理生理学十分重要。"冷利尿"会明显增加尿量并导致低血容量,随着复温中心温度上升后周围血管张力改变可进一步加重低血容量。如果忽视或低估这种现象,则会因为低血压进一步加重电解质紊乱,使肾前性负荷增加。

要严密监测血容量变化,以避免这种"生理上不正常的"肾脏反应带来的并发症。首先,应假设患者处于严重脱水状态。反复测量电解质和血细胞比容有助于指导液体治疗和纠正电解质紊乱,并有助于脱水状态的监测。尽管在电解质紊乱时进行中心静脉置管可增加心脏激惹和心律失常的发生率,但仍要考虑进行中心静脉置管,因为这有利于更安全的补充电解质和快速补充血容量。还要考虑进行有创动脉血压监测,以利于实验室检查以及评估补液的反应。

⌂ 要点

- 肾脏对低温的反应从不适当的利尿(冷利尿)到急性肾损伤。
- 冷利尿甚至可见于轻到中度低体温的患者。
- 这种现象的发病机制是多因素的,包括心输出量的改变、器官灌注的改变和 ADH 的抑制。
- 饮酒和溺水可加重冷利尿。
- 要假定低温患者处于严重脱水的状态——考虑建立中心静脉通路和有创动脉血压监测。

推荐读物

Auerbach PS. *Wilderness Medicine*. 4th ed. Philadelphia, PA: Mosby; 2001:135–155.

Irwin RS, Rippe JM, eds. *Irwin and Rippe's Intensive Care Medicine*. 5th ed. Philadelphia, PA: Lippincott Williams & Wilkins; 2003:751–755.

Morgan ML. Mechanism of cold diuresis in the rat. *Am J Physiol*. 1983;244(2):F210–F216.

第 141 章

围手术期高血糖与不良临床转归有关，因此糖尿病和非糖尿病患者围手术期高血糖都应考虑胰岛素治疗

围手术期高血糖明显与不良临床结局相关，包括外科手术部位感染、肺炎、血管内装置感染、败血症、急性肾衰竭、输注血制品、心脏手术后认知功能障碍的发生率增加和死亡率上升。高血糖导致不良临床结局的潜在机制被认为是通过多种途径介导的：中性粒细胞和单核细胞功能异常、内皮细胞功能异常、单核细胞产生白介素-6（IL-6）和肿瘤坏死因子-α（TNF-α）、血小板活性增加和纤维蛋白原及血管性假性血友病因子（von Willebrand factor）增多。胰岛素治疗除对血糖状态的影响外，还可增加一氧化氮水平，抑制游离脂肪酸，降低炎性细胞因子水平。

麻醉医师应警惕糖尿病和非糖尿病患者围手术期的血糖管理。有许多指南建议围手术期血糖的目标。**现认为糖尿病患者择期手术前应将糖化血红蛋白（HbA1C）低于 7%，这在针对不同患者人群的多项回顾性研究中得到证实。**2009 年美国临床内分泌学家协会（AACE）和美国糖尿病协会（ADA）推荐危重患者的目标血糖水平在 140~180mg/dL（7.8~10mmol/L）之间。对于非 ICU 环境中的患者，AACE/ADA 建议接受胰岛素治疗的患者空腹血糖低于 7.8mmol/L，随机血糖低于 10mmol/L。门诊麻醉学会（SAMBA）建议术中血糖水平低于 10mmol/L，同时承认大多数术中血糖控制研究集中于心脏手术患者。他们还指出，麻醉医师也应考虑其他因素，如手术持续时间、外科手术的侵入性、麻醉技术的类型和恢复经口进食的预期时间以及常规抗糖尿病治疗。

为了达到这些目标，AACE/ADA 建议对重症患者或接受大手术的患者连续静脉输注胰岛素。另一方面，SC 速效胰岛素应给予非重症患者和接受门诊手术或短期手术（手术室时间少于 4 小时）的患者。

常用的输注剂量是 1mL 晶体液中含 1U 常规胰岛素（100U 常规胰岛素溶于 100mL 0.9% 生理盐水中），和其他液体一同输注。应使用 20mL 胰岛素溶液预先冲洗输液管路，使管路对胰岛素的吸附达到饱和状态。**首先检测血糖的基础值**，如果基础值不在目标血糖范围内，则应缓慢输注胰岛素。在手术室中开始给予胰岛素的简便算法是血糖除以 100，然后四舍五入得到最接近的 0.5U 的数值，就是单次给药的剂量和输注速度。对于 SC 注射，一个有用的方法是"1 500 规则"（对于常规胰岛素），其提供了每单位胰岛素的血糖预期降低值——1 500 除以每日胰岛素总剂量，以确定 1U 胰岛素的血糖水平预期降低值。例如，在每日需要 50U 胰岛素的患者中，预计每单位胰岛素可使血糖水平降低约 30mg/dL（即 1 500/50）。血糖稳定之前至少每小时检测一次，确定它在预期的治疗范围内。严格控制血糖可能会增加低血糖的风险（低于 70mg/dL）；因此必须密切监测血糖。

⌂ 要点

- 转归研究已经表明围手术期高血糖与不良事件相关。
- 麻醉医师负责围手术期血糖控制。
- 已证明在围手术期给予胰岛素治疗可改善临床结局。
- 考虑在危重病和非危重病患者，*血糖>180mg/dL（10mmol/L）则开始治疗，目标维持范围为 140~180mg/dL（7.8~10mmol/L）*。

■ 目前,血糖控制的主要手段包括在重症患者或接受大手术的患者中使用胰岛素输注。

■ 在非 ICU 患者和门诊患者中,首选 SC 速效胰岛素。

推荐读物

Atkins JH, Smith DS. A review of perioperative glucose control in the neurosurgical population. *J Diabetes Sci Technol.* 2009;3(6):1352–1364.

Dronge AS, Perkal MF, Kancir S, et al. Long-term glycemic control and postoperative infectious complications. *Arch Surg.* 2006;141(4):375–380; discussion 380.

Duggan EW, Carlson K, Umpierrez GE. Perioperative hyperglycemia management: An update. *Anesthesiology.* 2017;126(3):547–560.

Halkos ME, Lattouf OM, Puskas JD, et al. Elevated preoperative hemoglobin A1c level is associated with reduced long-term survival after coronary artery bypass surgery. *Ann Thorac Surg.* 2008;86(5):1431–1437.

Joshi GP, Chung F, Vann MA, et al. Society for Ambulatory Anesthesia consensus statement on perioperative blood glucose management in diabetic patients undergoing ambulatory surgery. *Anesth Analg.* 2010;111(6):1378–1387.

Moghissi ES, Korytkowski MT, DiNardo M, et al. American Association of Clinical Endocrinologists and American Diabetes Association consensus statement on inpatient glycemic control. *Diabetes Care.* 2009;32(6):1119–1131.

第 142 章
记住,在围手术期至少有 7 种方法可以治疗高钾血症

高钾血症是指血清钾浓度高于 5~5.5mmol/L。高钾血症的临床表现很少。在清醒的患者中,有时会出现自下肢向头侧进展的严重肌无力,通常不累及颅神经和呼吸肌。在全麻患者中,首发异常表现为心电图改变,以 T 波高尖为起始,逐渐出现 QT 间期缩短,进行性 PR 间期延长以及 QRS 时程延长。P 波可能会消失,最终出现宽大的复杂室性心动过速,逐渐进展至室性停搏。高钾血症还可引起包括束支传导阻滞和房室(AV)传导阻滞等广泛的心脏传导阻滞。高钾血症的表现取决于血钾升高的速度—慢性高钾血症患者对此耐受性更好。高钾血症的心电图表现还受并存疾病状态影响,如低钙血症、酸中毒和低钠血症。

高钾血症的发病机制

尽管高钾血症有多种发病机制(表 142.1),但主要有 3 条明显的途径:①在围手术期任一时刻发生的钾清除障碍,几乎都是肾衰竭引起的;②由于用药失误或大量输入库存血导致急性钾负荷增加;③钾离子从细胞内间隙转移到细胞外间隙。最后一种情况发生于使用琥珀酰胆碱的时候,尤其是用于烧伤或截瘫的患者,还可见于因合并使用药物(螺内酯/β 受体阻滞剂)或如糖尿病酸中毒等明显生理紊乱时使用通气和/或酸碱平衡调整时出现血钾的改变。在细胞水平,高钾血症会影响神经肌肉传导,从而产生骨骼肌和心肌异常。神经肌肉传导取决于细胞膜的兴奋性。细胞外钾离子浓度升高会使细胞膜去极化,使细胞变得更容易兴奋,较小的刺激即可产生动作电位。兴奋性过度最终会使钠通道失活,导致心脏传导异常和肌肉收缩无力。

高钾血症的治疗

Cochrane 系统回顾数据库是一个有价值的参考资源,上面列出了高钾血症紧急处理的推荐方法。目前的研究数据显示静脉给予胰岛素和葡萄糖复合雾化 β-肾上腺受体激动剂比任

表 142.1　引起高钾血症的原因

由于肾脏排钾障碍引起高钾血症的情况	由于钾离子转移到细胞外引起 高钾血症的情况
获得性低肾素性醛固酮减少症	横纹肌溶解症、烧伤或创伤引起的组
艾迪生病	织损伤
先天性肾上腺增生（隐性或常染色体显性遗传）	家族性高钾性周期性瘫痪
盐皮质激素缺乏症	高渗状态（如糖尿病控制不佳,输注葡
原发性低肾素性醛固酮减少症	萄糖）
假性醛固酮减少症	胰岛素缺乏或抵抗
肾功能不全或衰竭	肿瘤溶解综合征
系统性红斑狼疮	
Ⅳ型肾小管性酸中毒	

何治疗方法单独使用都更有效。

钙剂

钙能稳定心肌细胞并直接拮抗由高钾引起的过度兴奋。静脉使用钙剂应持续 2~3 分钟以上,在几分钟内开始起效,使用剂量为 500mg~1g,在 5 分钟后可重复使用。钙剂不能与碳酸氢盐同时使用,因为碳酸氢钙会沉淀。使用地高辛的患者对高钙血症的毒性更敏感,所以钙剂应慎用于这类患者。

胰岛素和葡萄糖

胰岛素通过增加骨骼肌内钠/钾 ATP 酶泵作用,促使钾离子转移到细胞内。首次给予 10U 胰岛素加入 50% 葡萄糖 50mL,随后持续输注葡萄糖,可以有效降低血清钾或者可使用 50% 葡萄糖 50mL 快速诱发高胰岛素血症。

碳酸氢钠

碳酸氢钠可增加血 pH,通过 H^+/K^+ 交换,促使 H^+ 从细胞内释放。为保持细胞膜呈电中性,相应的钾离子转移到细胞内从而使血钾降低。Ngugi 等人证实输注碳酸氢钠可以在 30 分钟以后降低血清钾的浓度为 (0.47 ± 0.31) mmol/L。此外,碳酸氢盐降低血清钾的机制不清。然而,唯一有安慰剂对照的研究（Allon）发现碳酸氢钠与安慰剂相比未能明显降低血清钾水平。

β-肾上腺受体激动剂

β-肾上腺受体激动剂可在使用 30 分钟后有效降低血清钾,降低效果呈剂量依赖性。 Allon 等人认为雾化沙丁胺醇 20mg 即可降低血钾。静脉使用或雾化吸入沙丁胺醇对于降低血钾的效果似乎没有差别。无论使用哪种方式给药,进一步降低血钾需要在 120 分钟后再次使用沙丁胺醇。值得注意的是,如果没有 $β_2$-肾上腺受体激动剂的话,可以利用肾上腺素的混合 β 受体激动作用来降低血钾。但是,对 α 受体的激动作用可以使钾离子从细胞内释放,这点在肾衰竭患者尤其明显。

袢或噻嗪类利尿剂

袢利尿剂通过增加钠离子排出导致利尿作用,在此过程中通过激活 Na^+/K^+ 交换导致钾离子排出。袢利尿剂对于轻度肾功能障碍的患者可能有效,因为袢利尿剂的封顶剂量很高,意味着它们具有剂量依赖性作用。静脉使用呋塞米的效果取决于患者的肾功能、呋塞米使用史以及脱水状态等许多术中因素。使用利尿剂来降低血钾需要频繁血电解质检查、患者症状以及预期血钾水平作为指导。

阳离子交换树脂

口服聚磺苯乙烯或作为缓泻剂灌肠可以在胃肠道内结合钾离子并释放钠离子。口服剂量为 15~30g 加入 20% 山梨醇溶液中。灌肠剂量通常为 50g 树脂溶于 50mL 70% 山梨醇和 100~150mL 自来水中。这个剂量可以使血钾降低 0.5~1mg/L。对于肾衰竭的患者,树脂降低血钾的效果欠佳。特殊用药途径和起效缓慢使得树脂不适合作为术中高血钾的应急措施。

透析

当出现严重高钾血症而保守治疗无效时,或患者出现大面积组织损伤以至于保守治疗降血钾的速度无法与钾离子从细胞内转移出来的速度匹配时,可以在围手术期(包括在手术室内!)进行透析。增加透析时的血流量可以排出更多的钾离子。

血制品

尽管血制品不是治疗高血钾的方法,但当出现大量出血时尤其合并肾功能不全时,麻醉医生应要求血库提供新近采集血和/或"洗涤"红细胞以尽量减少外源性输入钾量。

🏠 **要点**

- 了解常发生高钾血症的情况——误用"琥珀酰胆碱"、挤压伤、器官移植或缺血肢体再灌注以及使用螺内酯和 β 受体阻滞剂。
- 如患者围手术期新出现束支传导阻滞或房室传导阻滞应考虑是否存在高钾血症。
- 钙剂可以稳定心肌细胞膜,但在使用地高辛的患者要慎用。
- 其他利用 Na^+/K^+ 和 H^+/K^+ 交换的治疗可使钾离子转移到细胞内。
- 要求血库发送 5 天内的浓缩红细胞或洗涤红细胞。
- 对严重或顽固性病例,可以考虑透析治疗。

推荐读物

Allon M, Dunlay R, Copkney C. Nebulized albuterol for acute hyperkalemia in patients on hemodialysis. *Ann Intern Med*. 1989;110(6):426–429.

Allon M, Shanklin N. Effect of albuterol treatment on subsequent dialytic potassium removal. *Am J Kidney Dis*. 1995;26(4):607–613.

Allon M, Shanklin N. Effect of bicarbonate administration on plasma potassium in dialysis patients: Interactions with insulin and albuterol. *Am J Kidney Dis*. 1996;28(4):508–514.

Bashour T, Hsu I, Gorfinkel HJ, et al. Atrioventricular and intraventricular conduction in hyperkalemia. *Am J Cardiol*. 1975;35(2):199–203.

Berne RM, Levy MN. *Cardiovascular Physiology*. 4th ed. St. Louis, MO: Mosby; 1981.

Costello-Boerrigter LC, Boerrigter G, Burnett JC Jr. Revisiting salt and water retention: New diuretics, aquaretics, and natriuretics. *Med Clin North Am*. 2003;87(2):475–491.

Ferrannini E, Taddei S, Santoro D, et al. Independent stimulation of glucose metabolism and Na$^+$-K$^+$ exchange by insulin in the human forearm. *Am J Physiol*. 1988;255(6 Pt 1):E953–E958.

Fraley DS, Adler S. Correction of hyperkalemia by bicarbonate despite constant blood pH. *Kidney Int*. 1977;12(5):354–360.

Freeman SJ, Fale AD. Muscular paralysis and ventilatory failure caused by hyperkalaemia. *Br J Anaesth*. 1993;70(2):226–227.

Gruy-Kapral C, Emmett M, Santa Ana CA, et al. Effect of single dose resin-cathartic therapy on serum potassium concentration in patients with end-stage renal disease. *J Am Soc Nephrol*. 1998;9(10):1924–1930.

Gutzwiller JP, Schneditz D, Huber AR, et al. Increasing blood flow increases kt/V(urea) and potassium removal but fails to improve phosphate removal. *Clin Nephrol*. 2003;59(2):130–136.

Livingstone IR, Cumming WJ. Hyperkalaemic paralysis resembling Guillain-Barre syndrome. *Lancet*. 1979;2(8149):963–964.

Mahoney BA, Smith WA, Lo DS, et al. Emergency interventions for hyperkalaemia. *Cochrane Database Syst Rev*. 2005;(2):CD003235.

McClure RJ, Prasad VK, Brocklebank JT. Treatment of hyperkalaemia using intravenous and nebulised salbutamol. *Arch Dis Child*. 1994;70(2):126–128.

Ngugi NN, McLigeyo SO, Kayima JK. Treatment of hyperkalaemia by altering the transcellular gradient in patients with renal failure: Effect of various therapeutic approaches. *East Afr Med J*. 1997;74(8):503–509.

Weiner ID, Wingo CS. Hyperkalemia: A potential silent killer. *J Am Soc Nephrol*. 1998;9(8):1535–1543.

Zehnder C, Gutzwiller JP, Huber A, et al. Low-potassium and glucose-free dialysis maintains urea but enhances potassium removal. *Nephrol Dial Transplant*. 2001;16(1):78–84.

第 143 章
腹腔镜手术中:镜头置入、二氧化碳充气腹以及垂直体位时警惕风险以及生理反应

　　腹腔镜手术给麻醉医生带来几个难题,这是少数几个外科手术开刀时即可引起致命性后果的操作之一。这类手术还涉及腹内 CO_2 充气,也通常需要极端的患者体位(头低脚高位、头高脚低位),两者均有广泛的生理后遗症。仔细的术前评估以确定腹腔注气和倾斜体位是否合适以及倾斜程度,再加上细致的术中管理计划,对于确保患者成功和安全的手术结局至关重要。

　　手术开始前,麻醉医生应首先确认进入腹腔的方法。现今外科医生都逐渐放弃 Veress 气腹针技术,这需要从两侧把脐周皮肤提起,用穿刺针盲穿至腹腔内,随后接套管针(trochar)。这种技术可偶然发生致命性的主动脉和肠管损伤。目前比较常用的是 Hassan 隧道技术,腹部小切口后直视下放入最需要置入的腹腔镜器材,气腹后在镜头直视下放入穿刺器。

　　尽量亲自观察放入套管针的过程。多次尝试放置套管针和/或充气时无法达到目标压力不一定意味着存在困难,尤其是采用 Hassan 隧道技术。穿刺器通常带有一种保护锁功能,可以使锐利的部分穿出保护鞘,外科医生将其重置,使其在穿刺过程中顺利穿过腹壁各层。在 Hassan 套管周围可能出现漏气的情况,外科医生可能要用保护膜来包裹套管周围来维持密闭状态。一般来说,放置套管针应该是十分顺利的,不应该反复费力放置。

　　当然,腹腔或者盆腔内充入气体(通常是 CO_2)可以提高术野的观察状况,但这可以导致患者的一些生理学改变,这正是我们所关心的。CO_2 可溶性高,能迅速吸收入血,会导致可预见的血气改变和高碳酸血症。一定要时刻牢记,气腹引起的生理学变化以及高碳酸血症可以影响多个系统并且相当复杂。

此外,允许外科医生在气腹后最大限度地观察术野的垂直(头向下或头向上)体位也会造成显著的生理后果。头低脚高位(头低位)会产生影响心血管、呼吸和脑血管系统的变化,而头高脚低位(头高位)对这些系统具有相反的作用。

对心血管系统的影响

潜在的心血管反应是充气时和充气后即刻发生的最明显的变化之一,这需要备齐多种抢救药品。高碳酸血症和相关的酸中毒会直接引起心脏抑制和周围血管扩张,进一步导致低血压。然而,高碳酸血症还可促发强烈的交感反射并升高血浆儿茶酚胺水平从而中和了抑制作用,导致高碳酸血症伴有高动力循环状态,引起心动过速、心输出量增加、心肌收缩力增加和体循环血压上升。这些改变可能会增加心肌氧耗,对已知或可疑冠心病患者则需要适当的干预措施。

心律失常在腹腔镜手术过程中很常见。高碳酸血症、酸中毒以及相关的儿茶酚胺增多会使心肌敏感化,并诱发多种心律失常。气腹引起的迷走神经反射可诱发心动过缓,甚至心跳停搏。最后,腹腔内压力增加会抑制静脉回流,导致心输出量降低和低血压;这时需要调节血管内容量使静脉回流恢复正常并维持正常的心输出量。

同样,过度反 Trendelenburg 体位(头高脚低位)可能形成静脉血池,从而导致低血压。在低血容量或血流受限病变(主动脉瓣狭窄、冠状动脉/脑血管闭塞性疾病)患者中,体位性低血压可导致脑和心肌缺血。对于脑血流受限病变的患者,应强烈考虑有创动脉管路,并将其放置在 Willis 环水平(耳水平),以监测脑灌注压。与之相反,由于心脏充盈增加,在头低脚高位后经常会出现严重高血压,从而增加静脉回流、每搏输出量和血压。再加上气腹后负荷增加,对于那些已经存在充血性心力衰竭的患者来说,可能无法很好地耐受血压升高,因为增加的后负荷会对心脏产生更大的能量需求。

对颅内压的影响

由于在腹腔镜手术中极少直接监测颅内压力(intracranial pressure,ICP),所以充气对颅内压的影响很容易被忽视。

CO_2 是通过诱导脑血管扩张来调节脑血流量的重要调节因子。$PaCO_2$ 在 20~100mmHg 之间可线性引起脑血流量增加。ICP 是反映脑实体、脑脊液和脑血流量共同功能的参数。尽管脑血流和 ICP 之间的关系很复杂,但基本上认为 $PaCO_2$ 的增加会导致 ICP 增加。在没有直接监测 ICP 时,应谨慎地考虑到 CO_2 高于正常值时会增加 ICP。上级医生经常会听到这样的提问,"我们可以允许 CO_2 到多高的程度?"合理的回答是腹腔镜手术中可接受的 $PaCO_2$ 的高限与 ICP 升高水平直接相关。因此当一位患者仅能承受中度 ICP 升高时,他也仅能耐受中度的 $PaCO_2$ 升高。

此外,已知长期陡峭的头低脚高位可诱发颅高压和水肿,并升高 ICP。头高脚低位具有相反的作用,可能通过改善脑脊液和头颈部静脉引流来降低 ICP。颅内病变伴有 ICP 升高相关风险的患者可能不适合头低脚高位。

对肺脏的影响

因为 CO_2 充气过程中腹腔内压力升高会对肺脏有显著的影响,所以气腹现已被认为是气管插管的强烈适应证。膈肌上移使患者易发生被动或主动食管反流,导致肺不张,降低功能残气量(FRC),产生肺内分流、通气/血流(V/Q)失衡以及缺氧。$PaCO_2$ 水平进一步升高还可能促使患者自主呼吸的恢复。想要纠正这些变化,需要使用较大剂量的肌松药,调节机械通气的呼吸频率、潮气量、吸气流速、弥补肺容量重复吸入的部分。此外,麻醉医生还应时刻警惕是否有因气胸引起的气道阻力增加,可见于邻近膈肌的腹腔镜手术(如胃底折叠术)。

过度头低脚高位通过进一步使膈肌向头侧移位,增强了气腹时观察到的呼吸干扰,加剧了 V/Q 失调,并且增加了误吸风险,所有这些都会导致低氧血症。气管导管支气管内移位和拔管失败也多见于头低位。事实上,在长时间头低脚高位后,术后保留气管导管可能是必要的。

对软组织的影响

长时间腹腔镜操作患者发生皮下气肿并不少见。由于 CO_2 可溶性很高,所以长时间手术中会有大量气体蓄积在身体组织内。因此,长时间进行腹腔镜手术的患者在气管拔管时要尤其小心并根据患者个人具体情况考虑。大多数患者可以在术毕进行拔管,但有几个问题会影响到这一进程。直视可见或通过触诊(患者皮下触诊有握雪感)发现明确的头颈部皮下气肿就是问题之一,需要在术后维持气管插管以防止气道梗阻直到组织内蓄积的气体被排除。同样,时刻要警惕皮下气肿有可能是气胸的表现之一。此外,老年患者和/或并存肺脏疾病的患者可能不能耐受拔管后高 $PaCO_2$ 引起的分钟通气量增大,存在较大再插管的风险。

关于气腹和高碳酸血症管理的最后一点是对合并疾病的患者、存在 CO_2 清除容量下降的患者(如合并慢性阻塞性肺病的患者)和有急性心肺系统疾病的患者的管理,强烈推荐建立动脉测压通道以及时了解血流动力学变化和方便血气分析。

⌂ 要点

- 亲自观察套管针置入的过程——确定外科医生使用 Hassan 技术进入腹腔。我们已经看过数千个简单的套管针放置,但是我们也看到过外科医生意外戳到股静脉并穿透肠管。因此,需始终牢记,可以说"顺利"放置套管针,但从来没有"常规"放置套管针。
- 气腹和高碳酸血症的生理学影响比较复杂,可导致明显的心血管、颅内压和肺脏的变化。
- 对每一位患者都应仔细检查胸部和颈部是否存在明显的皮下气肿——触诊皮肤可有握雪感。皮下气肿可能提示有明显临床症状的气胸或预示气管拔管失败。
- 围手术期与手术团队就倾斜体位的生理影响进行沟通是确保手术有效和安全的关键。

推荐读物

Gutt CN, Oniu T, Mehrabi A, et al. Circulatory and respiratory complications of carbon dioxide insufflation. *Dig Surg*. 2004;21(2):95–105.

Kalmar AF, Foubert L, Hendrickx JF, et al. Influence of steep Trendelenburg position and CO(2) pneumoperitoneum on cardiovascular, cerebrovascular, and respiratory homeostasis during robotic prostatectomy. *Br J Anaesth*. 2010;104(4):433–439.

Miller R, ed. *Miller's Anesthesia*. 6th ed. Philadelphia, PA: Elsevier Churchill Livingstone; 2004: 2286–2299.

第 144 章
这可能是高铁血红蛋白血症？

一位 39 岁病态肥胖的男性患者拟行开腹胃短路手术。这位患者有阻塞性睡眠呼吸暂停的病史，夜间需要使用持续正压通气，无已知药物过敏史。麻醉计划是清醒状态下纤维支气管镜引导行气管插管全身麻醉。在进入手术室 20 分钟前，使用 4% 利多卡因进行气道雾化治疗。入室后使用西他卡因(含苯佐卡因 14%、丁卡因 2%、氨基苯甲酸丁酯 2%)喷雾喷洒咽后壁。

用 3mL 2% 利多卡因进行环甲膜穿刺阻滞。清醒下顺利完成经鼻纤维支气管镜引导下气管插管。插管 15 分钟后，患者吸纯氧情况下出现脉搏氧饱和度进行性下降至 90%。外科医生切皮后声称术野的血色"深如巧克力"。抽取动脉血时也发现血色如巧克力色。有人提出可能存在高铁血红蛋白血症。动脉血样送去检查动脉血气和高铁血红蛋白水平。由于实验室的一些技术问题，在处理动脉血气血样时耽搁了一些时间。此时，决定根据经验使用亚甲蓝进行治疗；于是 70mg 亚甲蓝用 50mL 生理盐水稀释后缓慢静注(超过 10 分钟)。第一滴药注入时脉搏氧读数为 88%，随后读数进行性上升达 90% 以上。给药完毕 10 分钟后，吸纯氧下脉搏氧读数稳定在 99%。术毕，患者顺利脱机拔管，几天后出院回家。术后第一天测得的 MHb 水平为 24.6%。

麻醉医生在准备清醒纤维支气管镜(简称纤支镜)引导下气管插管或纤支镜检查时常会使用局麻药麻醉气道和咽部。使用局麻药的一个罕见但有严重毒性作用的并发症为高铁血红蛋白血症。麻醉医生应了解高铁血红蛋白血症的病理生理学、临床表现、诊断以及治疗方法，以防止和/或处理潜在的问题。

在上述病例中，患者吸 100% 氧气时出现动脉氧饱和度下降至 90%。脉搏氧饱和度(SpO_2)数值下降的鉴别诊断包括：脉搏氧测量干扰、低氧血症、异常血红蛋白变异、硫化血红蛋白血症和高铁血红蛋白血症。脉搏氧饱和度是通过测量两个二极管发出光波的吸收程度计算得出的。一个二极管发出 660nm(红)波长的光波，另一个发出 940nm(近红外)波长的光波。已知脉搏氧饱和度可能因上肢运动、周围光线、灌注差和注入靛卡红和亚甲蓝等染料而受到干扰。

低氧血症是低 SpO_2 最重要的诱因，并需要紧急处理。低氧血症可能是因为缺氧、低通气、分流、通气/血流比例失调、混合静脉血中氧分压下降以及较少见的弥散异常引起的。对于 SpO_2 低的患者应立即逐一排查上述因素。在这个病例中，患者采用 100% 氧气进行机械通气。气管插管经纤支镜引导、听诊和呼气末 CO_2 证实无误。经鼻气管插管已被吸引证实无分泌物阻塞并且检查过呼吸回路没有打折，新发弥散功能障碍也不太可能。

高铁血红蛋白血症

发生 SpO_2 降低时，只有排除了最常见和最严重的原因后才能考虑高铁血红蛋白血症的可能性。高铁血红蛋白(MHb)是血红蛋白的氧化形式，MHb 的铁成分是三价铁离子(Fe^{3+})，而不是二价铁(Fe^{2+})。MHb 与氧结合后不稳定，因此减少了血液的携氧能力。此外，MHb 使氧离曲线左移，阻碍了血红素向组织中释放氧。高铁血红蛋白血症明显升高使患者处于一种功能性贫血状态。

高铁血红蛋白的形成和还原

生理情况下，在血红蛋白与 MHb 之间有一个稳定的平衡状态。每天有 0.5%~3% 的血红蛋白主动氧化为 MHb。通过持续还原机制(增加一个电子),MHb 水平保持在 2% 以下。MHb 还原为亚铁血红蛋白的主要机制是通过烟酰胺腺嘌呤二核苷酸-细胞色素 b5 还原酶途径。MHb 还原的另一个还原酶途径是通过 NADPH-MHb 还原酶介导的。这种途径是通过磷酸己糖途径中的葡萄糖-6-磷酸脱氢酶产生电子,这需要亚甲蓝和/或核黄素发挥作用。其他可还原 MHb 的次要途径包括抗坏血酸、还原型谷胱甘肽、还原型四氢叶酸、半胱氨酸、β-巯基乙胺、3-羟基氨基苯甲酸和 3-羟基犬尿氨酸。

高铁血红蛋白血症的病因

严重的高铁血红蛋白血症是由于血红蛋白氧化和还原失衡导致的。高铁血红蛋白血症的病因可以归纳为遗传性和获得性。遗传性病因比较少见,包括血红蛋白 M 和细胞色素 b5 缺乏。

血红蛋白 M 是血红蛋白的一种变异,是正常血红蛋白的一个氨基酸被替换,产生抗还原的结果,通过常染色体显性遗传。含有这种血红蛋白的患者通常表现为长期紫绀病史和阳性家族史。

NADH-细胞色素 b5 还原酶缺乏是高铁血红蛋白血症的另一个遗传性病因。这种酶缺乏是通过常染色体隐性遗传,可分为两种类型。第一类 NADH-细胞色素 b5 还原酶缺乏仅限于红细胞可溶形式。紫绀通常是唯一的临床症状,而且有这种酶缺陷的患者通常未接受过治疗。第二类酶缺陷包括可溶形式和结合形式。与第一类相比,第二类酶缺乏的患者可能会进展出现严重的神经症状并且难以治疗。

获得性高铁血红蛋白血症的病因比遗传性病因更为常见,主要是药物导致的。已知可引起高铁血红蛋白血症的药物包括抗疟药(氯喹、伯氨喹)、硝酸酯或硝酸盐类、硝普钠、吸入氧化亚氮、磺胺类药物、非那吡啶、盐酸化物和包括丙胺卡因、苯佐卡因、利多卡因在内的局部麻醉药。

症状和体征

MHb 最常见的体征为紫绀。此外,还发现高铁血红蛋白血症患者的血液呈巧克力样褐色。在这个病例中外科医生所述血液颜色就是这样,而且麻醉医生在抽取动脉血气时也发现血液呈"巧克力"色。

诊断

高铁血红蛋白血症的诊断需要联合-血氧测量仪。这种仪器是一种可以发出至少 4 种波长光波的分光光度计,因此可以测量 4 种血红蛋白:血红蛋白、氧合血红蛋白、碳氧血红蛋白和高铁血红蛋白。应抽取动脉血气送实验室检查,并特别要求使用这种仪器检测高铁血红蛋白的水平。

治疗

不是所有高铁血红蛋白血症都需要治疗。MHb 水平<30% 通常会在 15~20 小时以后自动分解并没有严重后果。那些 MHb 水平较高的患者或无法耐受 MHb 症状的患者可以使用亚甲蓝治疗。推荐使用亚甲蓝的剂量为 1mg/kg 缓慢静注超过 5 分钟,如果首剂治疗效果欠佳,可以在 1 小时后重复使用。亚甲蓝可加快 NADPH-MHb 还原酶的作用速度,这也是体内 MHb 还原的一条途径。

　　亚甲蓝是 NADPH 依赖高铁血红蛋白血症还原时电子的接受体，而在正常情况下并不存在这样一个电子接受体。因为使用亚甲蓝治疗依赖 NADPH 作为电子供体，所以必须通过葡萄糖-6-磷酸脱氢酶(G-6-P-D)途径得到足够的 NADPH。因此，亚甲蓝治疗需要患者存在完整的戊糖磷酸途径以产生可以发挥作用的 NADPH。

　　基于上述原因，亚甲蓝治疗不适用于 G-6-P-D 缺乏的患者。事实上，对这类患者给予亚甲蓝会加重高铁血红蛋白血症并导致溶血，因为高浓度亚甲蓝可以作为氧化剂。有 G-6-P-D 缺乏的患者，可以通过注射抗坏血酸和维生素 B_2 治疗。最后，对于难治性或病情危及生命的患者，可能需要使用血液置换或高压氧仓来治疗。

🏠 要点

- 麻醉医生应意识到使用局部麻醉药可以引起获得性高铁血红蛋白血症的并发症。
- 患者气道表面麻醉以备纤支镜气管插管是最容易发生局麻药毒性反应和高铁血红蛋白血症的时刻，并已被胃肠道文献中的多个病例报道所证实，如胃十二指肠内镜检查前口腔黏膜使用西他卡因喷雾表面麻醉后发生了高铁血红蛋白血症。
- 此外，在心脏病相关文献中也有高铁血红蛋白血症的病例报道，进行经食管超声心动前使用西他卡因喷雾也曾出现高铁血红蛋白血症。
- 对患者存在高铁血红蛋白血症的早期识别和治疗有助于预防不良预后的发生，并可避免进行一些可能增加并发症的干预措施。

推荐读物

Barker SJ, Tremper KK, Hyatt J. Effects of methemoglobinemia on pulse oximetry and mixed venous oximetry. *Anesthesiology*. 1989;70(1):112–117.

Collins JF. Methemoglobinemia as a complication of 20% benzocaine spray for endoscopy. *Gastroenterology*. 1990;98(1):211–213.

Douglas WW, Fairbanks VF. Methemoglobinemia induced by a topical anesthetic spray (Cetacaine). *Chest*. 1977;71(5):587–591.

Fincher ME, Campbell HT. Methemoglobinemia and hemolytic anemia after phenazopyridine hydrochloride (Pyridium) administration in end-stage renal disease. *South Med J*. 1989;82(3):372–374.

Hurford WE, Kratz A. Case records of the Massachusetts General Hospital. Weekly clinicopathological exercises. Case 23–2004. A 50-year-old woman with low oxygen saturation. *N Engl J Med*. 2004;351(4):380–387.

Jaffe ER. Enzymopenic hereditary methemoglobinemia: A clinical/biochemical classification. *Blood Cells*. 1986;12(1):81–90.

Kahn NA, Kruse JA. Methemoglobinemia induced by topical anesthesia: A case report and review. *Am J Med Sci*. 1999;318(6):415–418.

Sandza JG Jr, Roberts RW, Shaw RC, et al. Symptomatic methemoglobinemia with a commonly used topical anesthetic, Cetacaine. *Ann Thorac Surg*. 1980;30(2):187–190.

Vessely MB, Zitsch RP 3rd. Topical anesthetic-induced methemoglobinemia: A case report and review of the literature. *Otolaryngol Head Neck Surg*. 1993;108(6):763–767.

Wright RO, Lewander WJ, Woolf AD. Methemoglobinemia: Etiology, pharmacology, and clinical management. *Ann Emerg Med*. 1999;34(5):646–656.

Yubisui T. [Methemoglobin reductases in erythrocytes]. *Seikagaku*. 1982;54(11):1233–1254.

第 145 章
眼科手术室——这是最轻松的日子还是最艰难的日子？不管怎样，警醒是关键！

当麻醉医生进行眼科手术麻醉时，他们可能特别投入或特别无聊。这个过程可能非常困难，也可能是最简单的麻醉之一。整个围手术期保持警惕是成功的关键！

在眼内或眼周围可进行各种各样的手术。当然，在选择麻醉方法时，每种方法都有自己的风险和问题。个别患者还存在自己的医学问题，这使得制定麻醉计划更加复杂。在眼科手术中，外科医生、患者和麻醉医生之间良好的沟通或许对患者满意度、患者安全和手术成功至关重要，这在其他手术类型中可能是不存在的。

管理期望

当患者首次被告知需要手术时，最初的询问之一是该手术将如何进行？在此初始时刻，外科医生为麻醉的成功定下了基调。不幸的是，在这个临床工作忙碌紧张的时代，外科医生没有太多时间充分讨论麻醉。最好的回答是能够保证患者感到舒适并且不会感到任何疼痛。当眼科医生知道可以在监测麻醉（monitored anesthesia care）下进行手术时，应将其转告给患者，这样他一开始就知道他将不会接受全身麻醉。大多数视光中心都有简短的视频介绍手术过程，并介绍患者的麻醉计划。看到这些的患者可以放心，他们没有什么区别，他们的情况正常，这是以前做过很多次的手术。**绝不应该告诉患者他们什么也不会记住。**这只会使麻醉医生陷入被动，并使患者对手术经历感到非常失望。

当然，患者去看其初级保健医生给予手术"许可"的日子已经一去不复返了。如今，大多数中心都拥有自己训练有素的术前人员，他们可以帮助整理和收集数据，麻醉医生可据此做出有关患者麻醉管理的决策。这些术前访视，无论是通过电话还是当面访视，都可为患者提供宝贵的机会从而进一步讨论对手术日的期望。在这里，患者会被告知术前禁食水（nothing per os，NPO）的要求并且需要有成人陪伴安全回家。在这里，患者会了解手术过程，与手术团队建立联系，并且有完善的系统在保障手术安全。最后，患者会收到有关麻醉计划和预期的另一则简要说明。

在手术当天，患者到达并最终能够与他们的麻醉医生交流。在这次交流中，麻醉医生所做的不只是从患者那里收集数据进行麻醉评估。他们正在对患者进行判断。该患者是否可以耐受平卧位手术？该患者是否能保持静止？该患者在麻醉期间是否会引起任何麻烦？如果眼科医生最初的计划与麻醉医生对患者的判断之间存在差异，那么应该就如何最好地进行麻醉展开讨论。当计划进行 MAC 麻醉时，应告知患者他们将保持清醒，并可能听到其眼科医生讲话，或者听到一些背景轻音乐。他们可能会感觉到眼球移动或轻微的压力，但任何时候患者都不应该感到疼痛。如果患者感到疼痛，应立即告知眼科和麻醉医生。他们将共同采取措施，使患者感到舒适。**麻醉医生在眼科手术麻醉中犯下最常见的错误之一是没有告知患者他们会醒着并知道其手术过程。**

麻醉类型

外用

白内障是迄今为止在局部麻醉下进行的最常见的手术。实际上，如果患者很配合，可以在诊所中完成这类手术。眼科医生在眼睛上滴几滴麻醉药,并且能够在患者舒适而清醒的情况下进行手术。如果患者感到任何不适,则眼科医生可能会在眼睛上增加其他麻醉药,结膜下注入局部麻醉药或进行区域阻滞。麻醉医生,与眼科医生合作,可以给患者静脉辅助应用抗焦虑药和/或一些阿片类药物。镇静过深并非目标,因为会使患者无法合作。一个配合的患者能够通过看向指定方向来协助眼科医生,从而帮助眼科医生及其自身获得良好的结局。在任何时候都可能需要紧急转为全身麻醉。应该讨论该应急计划,并要求备好所有的物品。尽管少见,其他手术操作也可以在局部麻醉下进行。

局部麻醉期间保持警惕性很重要,因为紧急情况的发生只是一瞬间,此时需要麻醉医生立刻进行干预。诸如握住患者的手之类的简单操作对使患者感到舒适和受到良好照顾很有帮助。

区域阻滞

这些麻醉阻滞通常由手术医生进行,因为他们接受了处理可能发生的并发症的培训,尽管在某些中心,麻醉医生已经接受了必要的培训。众所周知,球后阻滞由于获得了出色的手术麻醉效果并可阻滞眼球运动而应用广泛。如今,其他类型的阻滞变得越来越流行,因为有些人认为它们对患者的危害更小。其中值得注意的是眼球筋膜囊下阻滞,人们认为实施该阻滞时,球后出血和麻醉药进入中枢神经系统(CNS)的风险较小。但是,它不能可靠地阻滞眼球运动,也不能避免患者在手术过程中眨眼。

为了使患者满意并为阻滞提供更稳定的条件,许多手术医生在进行阻滞之前要求给予患者镇静。镇静方法因中心而异。一些中心使用小剂量的甲氧西他汀,另一些仅使用苯二氮䓬类药物,还有一些则将苯二氮䓬类与一些短效阿片类药物联合使用。**请注意,在未应用其他镇静剂而单独使用丙泊酚时,它与患者行阻滞期间打喷嚏相关。**

一旦实施了阻滞,就可以让患者在手术开始前变得更加理解和合作。在一些时候,患者会完全意识到手术过程,但因为进行了阻滞他不会感到任何不适。如果患者有疼痛,则手术和麻醉医生都需要采取措施以减轻其疼痛。

当患者的眼睛对手术刺激麻木,但仍然能意识到周围的刺激时,一个常见的问题是患者会不断地说话。当患者说话时,会使手术医生分心,并且患者的头会移动。此时应告知患者在手术过程中除了报告不适感外,不要谈论其他不必要的事情,这对于获得令人满意的手术经历至关重要。

忘记患者是清醒的,而在手术室中进行不恰当的谈话也会导致问题。切记提醒那些在手术室里的人患者是清醒的。让手术医生偶尔询问患者的状况,除了确保患者的舒适度外,还有一些其他的获益。首先,它提醒患者他们是计划保持清醒的;其次,它提醒手术室里的人注意他们的对话;最后,在不干扰手术医生的时候进行询问使得患者回答问题时不会干扰手术医生的操作。

全身麻醉

不久前,几乎所有的眼科手术都是在全身麻醉下进行的。如今,越来越多的手术在患者清醒并实施阻滞下进行。在临床实践中发生这种转变的原因有以下几个:拥有更先进的手术技术,医生适应了患者保持清醒状态,或患者听说自己所认识的其他人用过这种技术。无论原因是什么,麻醉医生仍然必须在眼科手术中做好进行全身麻醉的准备。

为什么要避免全身麻醉?通常,这是为了让患者满意。当患者在无需全身麻醉的情况下进行手术时,往往会感觉更好并且更满意。此后,他们不再那么昏昏沉沉,不那么恶心,可以吃一顿美餐,并且更容易更快地回到他们的日常工作。手术医生通常倾向于避免使用全身麻醉,以避免增加手术开始前和手术结束后占用手术室的时间。另外,他们不希望患者感到不舒服,因为全麻会大大增加眼压和术后并发症的可能性。当今,眼科手术往往在门诊手术中心进行,在那里,快速的周转和患者的高满意度是最重要的。因此,大多数眼科手术都是在 MAC/阻滞麻醉下进行的。

选择麻醉方法时,必须考虑手术的位置。如果患者正在三级医院进行手术,那么几乎所有患者都可以视为候选人。但是,如果患者在门诊手术中心进行手术,则必须明智地选择全身麻醉。尽管眼科手术总体上来说风险较低,但是某些患者由于其医学问题和生理功能而可能对自己和视光中心产生一定的风险。因此,建议在手术日前对患者的麻醉计划进行筛查。例如,如果没有术后通气设备,对氧气依赖患者进行全身麻醉是否合适？ 每个视光中心必须根据自己的能力对其患者进行合适的看护。

如果确定患者不适合进行 MAC 麻醉,并且确定全身麻醉是获得良好结局的最安全的途径,则麻醉医生必须决定使用气管插管或声门上气道装置进行手术。一方面,气管导管可以很好地固定气道,如果需要,可以使用肌松剂和更高的气道正压。另一方面,声门上气道可以降低压力,从而降低患者在放置气道时和苏醒时的眼压(intraocular pressure,IOP)。假设有一位患者正在全麻下接受视网膜手术,手术医生已做了很大的努力,但患者苏醒时因置入了气管插管而出现呛咳,则眼内出血的风险增加,而使用声门上气道则可大大减少呛咳。这就是许多视光中心使用声门上气道的比例比人们预期的要大的原因。

术后进程

手术结束后,患者起身准备回家时,麻醉医生简短的随访有助于提高患者满意度。快速地打个招呼,评估情况如何并给予积极评价,有助于患者意识到刚刚发生的事情是顺利的。在没有疼痛和恶心的情况下做了眼科手术,并在几分钟后可以足够好地吃东西,是一件令人惊喜的事情。

警惕性

无论选择哪种麻醉方案,保持警惕都是关键。患者对手术的满意度从他们进入外科医生办公室进行咨询的那一天开始。然后所说的话对患者如何看待他们手术的成功非常重要。收集所有相关的数据,并简明扼要地提供数据,可以帮助麻醉医生制定出一个保障手术安全和患者预后的麻醉计划。

大多数眼科手术可以在不使患者完全无意识的情况下完成,这反过来又会带来更好的患者结局和满意度。然而,如果全身麻醉是必要的,人们必须考虑到全身麻醉的后果,如果可能的话,尽量减少潜在的危险。

眼科手术的其他考虑

当患者出现眼球破裂时,人们一直认为应该避免使用琥珀酰胆碱,因为它会升高眼压,进而导致眼内容物进一步挤压。但是,**在你努力治疗患者的同时要将患者作为一个整体考虑**。使用琥珀酰胆碱使 IOP 增加 5~12mmHg 数分钟可能比因大剂量非去极化神经肌肉阻滞剂而延长插管时间更有益。或者,对于一个可能插管困难、面罩通气困难、眼球完全萎缩的患者,使用琥珀酰胆碱可能是最明智的选择。幸运的是,有了新型药物,非去极化神经肌肉阻滞剂的肌松作用可被快速安全地逆转,进一步减少了对琥珀酰胆碱的需求。

如果你选择使用非去极化神经肌肉阻滞剂,请留出足够的时间让它充分阻断受体。如果患者咳嗽会使他们的眼压升高 50mmHg 或更多,将破坏避免使用琥珀酰胆碱的善意。

记住,球后阻滞有风险,包括刺伤眼球、引起球后血肿或局麻药进入中枢神经系统。对于前两种情况,麻醉医生无能为力。然而,如果局麻药进入中枢神经系统,麻醉医生的职责就是保证充分的心肺功能。可能有必要迅速采取行动,确保呼吸道通畅,并治疗任何心律失常或血压紊乱。此外,在球后阻滞期间,由于眼心反射,患者可能会出现心动过缓。值得庆幸的是,这几乎总是一过性的,除了停止手术操作之外,没有什么可做的。然而,麻醉医生必须保持警惕,并准备好在需要时采取行动。

记住,既往接受过玻璃体切除手术的患者可能会在眼睛里注入气体作为治疗的一部分。这些患者禁忌使用笑气,因为它极大地扩大了气体空间,使眼压升高到对视网膜无灌注的程度。如果麻醉医生不确定是否进行了注气操作,需要询问手术医生患者是否做过注气操作,或者完全避免使用笑气。

当患者在手术中被蒙着脸,且他们醒着的时候,他们需要新鲜空气流通。麻醉医生应该问问患者,他们是否需要氧气,或者是否可以让空气流通。虽然大多数眼科手术没有燃烧的风险,但作为麻醉医生,我们管理氧气,因此应该始终考虑氧气的需求。通常情况下,尽可能降低 FiO_2 有助于防止存在燃烧风险情况下的火灾。在眼科手术中,这些通常发生在经常使用烧灼术的眼整形病例中。应时刻注意火灾风险!

🏠 **要点**

- 记住,如果一切顺利,眼科手术室只是一天中的一小部分! 你必须时刻记住,眼科医生的手术是在中枢神经系统的直接延伸部位上进行的。不要把你最没有经验的人放在那里,并认为你可以把大部分注意力放在你的另一个房间里。
- 与你的患者仔细沟通,以满足他或她的期望。询问患者是否有眼外伤或其他眼部"恐惧症"病史。
- 提醒你的患者在手术过程中尽量减少交谈,除非必要时就眼部疼痛、咳嗽等问题进行交流。同时提醒工作人员尽量减少闲聊。此外,我们还发现,有时患者能很好地忍受手术中的"眼睛"部分,但双手会不安分,因为他们经常是相当清醒和警觉的。这可能相当令人苦恼。我们有时会卷起一条小的手术铺巾,让他们轻轻握住,让他们的手有事情做。
- 球后阻滞有风险,其中一些可能相当严重。你需要保持警惕,准备好治疗阻滞失误引起的癫痫和心血管并发症。
- 此外,准备好治疗心动过缓的药物,并警惕对眼球的牵拉和操作。不要在眼科手术室里看书!
- 大多数(如果不是全部的话)白内障和其他眼科手术患者若在清醒状态下进行手术都需要通风。尽可能使用空气,否则需将氧气浓度降至最低。永远不要忘记或忽视火灾的可能性。记住,如果真的发生火灾,它会正好发生在患者面部水平。

推荐读物

Ahn ES, Mills DM, Meyer DR, et al. Sneezing reflex associated with intravenous sedation and periocular anesthetic injection. *Am J Ophthalmol.* 2008;146(1):31–35.

Katz J, Feldman MA, Bass EB, et al. Injectable versus topical anesthesia for cataract surgery: Patient perceptions of pain and side effects. The study of medical testing for cataract surgery study team. *Ophthalmology*. 2000;107(11):2054–2060.

Kong KL, Khan J. Ophthalmic patients on antithrombotic drugs: A review and guide to perioperative management. *Br J Ophthalmol*. 2015;99(8):1025–1030.

Morley AM, Jazayeri F, Ali S, et al. Factors prompting sneezing in intravenously sedated patients receiving local anesthetic injections to the eyelids. *Ophthalmology*. 2009;117(5):1032–1036.

Vann MA, Ogunnaike BO, Joshi G. Sedation and anesthesia care for ophthalmologic surgery during local/regional anesthesia. *Anesthesiology*. 2007;107(3):502–508.

第 146 章
"我的眼睛疼！"麻醉后角膜损伤的预防、诊断和治疗

　　一位有甲状腺功能亢进症病史的 60 岁男性刚刚接受了 4 小时的机器人辅助根治性前列腺切除术，现在正在 PACU 苏醒。患者清醒以后，主诉左眼刺激和疼痛。一位同事对患者进行了评估，说："患者在 PACU 主诉眼睛刺激，未见任何可导致角膜擦伤的手术事件记录，事件很可能发生在 PACU，请咨询眼科。"你同意这种说法吗？你如何评估这位患者？

介绍

　　角膜是覆盖在眼睛前部的透明状物。角膜最外层是上皮，这种上皮可以通过各种方式受到损伤，包括创伤、暴露和化学刺激，结果导致角膜上皮出现破损。有一种趋势是将所有这些机制归类在一起，并使用通用术语"角膜擦伤"来描述任何一种上皮破损的原因。然而，这是有误导性的。因为围手术期角膜上皮损伤最常见的原因可能不是创伤，而是暴露和干燥。刺激或损伤也可能累及球结膜（眼睛"白色部分"上的结膜）。

损伤机制

　　角膜擦伤：角膜上皮可因直接创伤或摩擦而受损。人们担心的经典场景是患者从麻醉中醒来，并揉着他或她的眼睛，手指上的脉氧仪可以戳进眼睛。气道管理可能是一段充满创伤的时期——从面罩和手指到悬挂的听诊器和胸牌。

　　暴露性角膜病变：在正常情况下，泪膜可以滋养和润滑角膜，帮助提高视力，保护角膜免受细菌入侵。由于暴露和干燥造成泪膜破坏可能会导致上皮破损。通常情况下，有几个因素有助于维持泪液的充分分布，包括正常的泪水产生、完好无损的眨眼反射，以及在睡眠和眨眼时完全闭合眼皮。当患者处于全身麻醉状态时，这些保护机制会受到损害。例如，基础泪液产量约为正常的 25%。在全身麻醉下，59% 的患者无法完全闭眼（拉格眼病）（清醒患者的这一比例为 4.6%）；无法眨眼，且角膜反射消失。另一个因素是，患者在恢复期或在手术室镇静时，经常会通过面罩暴露于高流量的氧气中。暴露性角膜病变对于在 ICU 的插管和镇静患者也是要面临的问题。

　　化学性角膜病变：各种化学物质对内皮细胞都有毒性。在手术室里，最需要担心的化学物质是消毒液。在使用的消毒液中，含有 4% 氯己定的产品似乎是有毒性的，应避免在眼睛周围使用。

发生率

　　角膜损伤的发生率取决于患者和手术危险因素，以及使用的预防性护理的类型。总体而

言,如果不使用预防性护理(如润滑剂和胶带),发病率为 10%~30%。有了润滑剂和眼罩,发病率下降到 0.05%~0.15%。因此,在一家每年做 25 000 例手术的大型中心,预计每年会发生 10~30 例角膜损伤。

危险因素

患者相关危险因素:一般来说,如果患者易患干眼症或既往存在损伤的情况,那么他们发生角膜损伤的风险更高。例如,50 岁以上的患者和干燥综合征患者的泪液产量往往较少。眼球突出(甲亢继发的眼球突出或突眼症)或面瘫的患者可能有闭眼不全,也有患者因使用隐形眼镜而反复出现糜烂。

手术相关危险因素:涉及头部和颈部的手术似乎增加了角膜损伤的风险,这要么是由于防腐剂的化学刺激,要么是由于直接创伤。另一个危险因素似乎是发生结膜水肿。结膜的隆起可能会造成眼带松动,导致结膜外露。严重的结膜水肿可见于多种情况下,例如:①患者接受了大量静脉输液,②俯卧位,③侧卧位患者位于下方的眼睛,以及④Trendelenburg 体位。在这些体位上持续的时间越长,出现问题的可能性就越大。一般来说,当超过 90 分钟时,角膜损伤的风险似乎更高。例如,据报道,长时间的腹腔镜或机器人辅助下前列腺切除术(通常在 Trendelenburg 体位下进行)有更高的相关角膜损伤发生率。

预防角膜损伤

预防角膜损伤的关键是保持眼睑完全闭合。胶带通常用来封闭眼睛,但也可以使用无菌透明静脉敷料。如果在眼睛附近使用 4% 的氯己定溶液,那么一定要用透明的静脉敷料来封闭眼睛。眼膏或眼用凝胶也被普遍用于角膜润滑,并且似乎有一些额外的保护作用。对于没有患者或手术相关风险因素的病例,单独使用胶带可能就足够了。然而,如果存在任何危险因素,则建议使用润滑剂。

角膜润滑的选择

眼膏(含有凡士林和矿物油)通常用于角膜润滑。然而,关于它们的使用存在一些争议,因为在一些研究中,>50% 的患者主诉视力模糊和眼睛刺激。另一方面,研究也证实了使用眼膏可以降低角膜擦伤的发生率。为了降低眼睛刺激的风险,应该使用不含防腐剂的眼膏,并且要限量使用。合适的剂量是 1cm 左右长的带状(基本上是你能接受的最小剂量)。患者不想用润滑剂覆盖整个眼球。

软膏的替代品是甲基纤维素凝胶。这些似乎没有软膏那样对眼睛有刺激作用,但它们在眼睛中的半衰期要短得多。这些药物最适用于有干眼等危险因素且手术时间较短(<90min)的患者。

你真的需要眼科会诊吗?

如果你在 PACU 中为每一个眼睛受刺激的患者都去请眼科医生,你将会面临沮丧的患者和治疗的延误。毕竟,有多少 PACU 能做到有一位眼科医生随时可以为患者看病呢? 作为替代,你可以与当地的眼科医生合作,制定评估、治疗、随访和记录的方案。角膜擦伤的诊断实际上相对简单。你也可以的! 如果你不确定,你可以随时咨询同事。有一种特殊情况除外,那就是如果有任何失明的迹象,这就要求立即进行咨询。这种并发症称为术后视力丧失,可能继发于缺血性视神经病变或视网膜中央动脉阻塞。

诊断

角膜损伤通常在 PACU 被诊断出来。一旦患者从麻醉中完全苏醒过来,他/她就会出现以下症状,如:

- 眼睛刺激、瘙痒或疼痛
- 眼睛发红
- 视力模糊
- 异物感
- 光敏感
- 流泪

要评估患者,首先要检查眼睛,排除异物、睫毛等。检查瞳孔对光反射是否正常也是一个很好的做法,以帮助排除更严重的情况。如果瞳孔对光反射异常,咨询眼科。

为了做出角膜损伤的诊断,用无菌盐水浸湿荧光素染料试纸,拉下下眼皮,然后将试纸接触到下方的凹陷。在患者眨眼使染料扩散后,如果存在角膜损伤,钴蓝光会将角膜损伤显示为绿色线条、斑点或斑块。当为干燥损伤时,染料经常会出现在角膜上的一条线上,那里的眼睑没有完全闭合。为了实现这一诊断过程,可以准备一套角膜擦伤试剂盒,并将其储存在 PACU 中一个方便的位置(图 146.1)。

另一种技术是在眼睛里滴一滴丙卡因眼部局麻药,如果疼痛迅速完全缓解,就可以诊断角膜损伤。盐酸丙卡因溶液是一种快速起效的酯类局部麻醉药,其诱导的麻醉持续时间约为10~20 分钟。

如有疑问,或者如果症状没有像预期的那样迅速改善,最好还是去看眼科。由于化学原因造成的损伤可能会更严重,也应该转诊到眼科。

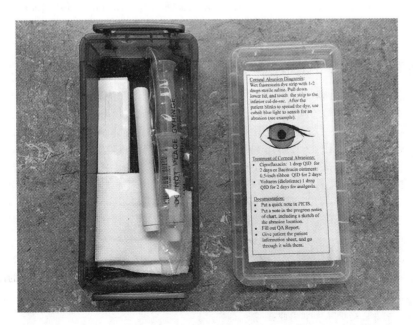

图 146.1　角膜擦伤套装,配有荧光素染料条、钴蓝光、无菌生理盐水和说明书

诊断和治疗

角膜擦伤通常愈合很快,通常在损伤后 24~48 小时内愈合。预防性应用抗生素是用来在愈合时防止感染的。滴剂或药膏都可以使用,但患者对滴剂的耐受性可能更好。一些示例治疗方案包括:环丙沙星 1 滴,每日 4 次,连用 2 天;红霉素软膏,每日 3 次,连用 2 天;或杆菌肽软膏,每日 4 次,连用 2 天。

外用非甾体抗炎药可用于止痛。例如,双氯芬酸 1 滴,每日 4 次,连用 2 天。

护理支持

眼罩曾经被广泛使用,但现在不再推荐了。冷敷可持续 24~48h,以减轻术后水肿。建议休息眼睛(例如:不要阅读或做可能会干扰再上皮化的大量眼球运动)。如果患者有明显的畏光症状,为了舒适建议他们避开光线或佩戴太阳镜。术后 7 天内应避免戴隐形眼镜。

随访

由于大多数围手术期角膜损伤都继发于干燥,它们应该能顺利愈合,眼科随访可能不是必要的。然而,有些患者出现并发症的风险更高,则应进行随访:

- 如果在 24h 内没有改善,或者在 48h 内才完全缓解
- 如果为已知的眼外伤导致的角膜擦伤
- 如果视力恶化

记录

当你在 PACU 中对可能发生角膜损伤的患者进行检查后,其荧光素检查的结果(包括损伤图)和提供的治疗应记录在病历中。许多部门也将跟踪这些事件作为其质量改进项目的一部分。患者应该得到一份总结上述信息的“角膜磨损信息表”:①详细说明诊断是什么,②治疗是什么,③护理支持,以及④他们应该在何时寻找眼科随访。

能做些什么来降低角膜损伤的发生率?

梅奥诊所麻醉科的研究人员进行了一项行为改善研究,以了解他们如何影响围手术期角膜损伤发生率。大多数角膜损伤是由于角膜暴露(也就是眼皮没有完全用胶带封住)。因此,他们制定了一项教育计划,建议使用保护眼膏和适当的眼贴技术(在诱导过程中及时使用眼带,并确保眼皮完全闭上)。然而,单纯的教育并不能显著降低角膜损伤率,真正起作用的是当损伤发生时通知团队成员,并接受与角膜损伤预防措施的教育。换句话说,损伤引发了持续的教育,这对于具有大量轮转培训人员的学术性实践机构尤其重要。通过实时将结果与相关教育相结合,他们证明可以得到显著而持续的临床改善。角膜损伤的发生率从基线的每 1 000 例手术中的 1.51 例下降到研究结束时的每 1 000 例手术中的 0.47 例。

⌂ 要点

- 当有人给你打电话说患者有眼部不适时,要承担起问题的责任,并尽快去看患者。它可能是一件小事,但也可能是一件大事。
- 接受全身麻醉的患者有角膜损伤的风险。

- 麻醉过程中角膜损伤最常见的原因是暴露和干燥。创伤和化学损伤是不太常见的原因。
- 患者和手术相关危险因素都会增加角膜损伤的概率。
- 当进行适当的润滑和眼部包扎时,角膜擦伤的发生率会降低。
- 与当地眼科医生合作制定治疗方案。

推荐读物

Bever GJ, Brodie FL, Hwang DG. Corneal injury from presurgical chlorhexidine skin preparation. *World Neurosurg*. 2016;96:610.e1–610.e4.

Grover VK, Kumar KV, Sharma S, et al. Comparison of methods of eye protection under general anaesthesia. *Can J Anaesth*. 1998;45(6):575–577.

Kan KM, Brown SE, Gainsburg DM. Ocular complications in robotic-assisted prostatectomy: a review of pathophysiology and prevention. *Minerva Anestesiol*. 2015;81(5):557–566.

Lichter JR, Marr LB, Schilling DE, et al. A Department-of-Anesthesiology-based management protocol for perioperative corneal abrasions. *Clin Ophthalmol*. 2015;9:1689–1695.

Liss MA, Skarecky D, Morales B, et al. Preventing perioperative complications of robotic-assisted radical prostatectomy. *Urology*. 2013;81(2):319–323.

Martin DP, Weingarten TN, Gunn PW, et al. Performance improvement system and postoperative corneal injuries: Incidence and risk factors. *Anesthesiology*. 2009;111(2):320–326.

Segal KL, Fleischut PM, Kim C, et al. Evaluation and treatment of perioperative corneal abrasions. *J Ophthalmol*. 2014;901901.

Siffring PA, Poulton TJ. Prevention of ophthalmic complications during general anesthesia. *Anesthesiology*. 1987;66(4):569–570.

White E, Crosse M. The aetiology and prevention of peri-operative corneal abrasions. *Anaesthesia*. 1998;53(2):157–161.

第 147 章
要认识到院内患者转运是围手术期最危险的阶段之一

一名 45 岁的女性,有焦虑史和静脉注射药物滥用史,因心内膜炎、脓毒症和由此导致的心力衰竭而住院。她患上了需要高呼气末正压和长时间气管插管的 ARDS,而且还依赖稳定的小剂量去甲肾上腺素泵注。已联系麻醉医生陪同患者从重症监护室到手术室行气管切开术。在运送这位患者之前,必须考虑哪些镇静、通气/氧合和血流动力学管理方面的问题?

院内转运

危重患者从医院的一个地方转运到另一个地方会增加不良事件的风险,并导致显著的发病率。麻醉医生经常参与转运危重患者往返手术室及其他提供麻醉服务的地点(如诊断和介入部门)。

重要的是,麻醉医生要预见转运过程中可能遇到的潜在问题,并准备好转运过程中可能需要的必要药物和设备。虽然本章的重点是转运危重患者,但根据定义,常规麻醉后从手术室转运到 PACU,也是一种转运到重症监护病房的过程,讨论的许多相同的原则仍然适用。

院内转运的风险

危重患者需要频繁,甚至每分钟进行评估和干预,以维持生理平衡的稳定。在转运 ICU 患者之前,必须做出的第一个决定是,是否需要立即转运,或者患者在转运之前是否应该或可以进一步优化。一些医疗保健服务系统已经根据血流动力学稳定的持续时间和转运的必要性对院内转运(intrahospital transport)的适宜性提出了建议。离开 ICU 环境不仅会使患者面临错过计划干预治疗的风险[例如错过计划的药物治疗或呼吸疗护(pulmonary hygiene)],而且还可能在医院的新位置造成或加剧疾病状态,因为在那里无法随时获得快速、挽救生命的诊断和干预措施。转运本身会导致生理紊乱,这是由于通气的改变、气道或输液设备的中断,甚至是简单地翻转或移动患者。

与从未进行过院内转运的 ICU 患者相比,根据公认的疾病严重程度评分,需要转运出 ICU 的患者通常"病情更重"。虽然没有确凿的证据表明院内转运与死亡率的增加有关,**但被转运的患者在转运过程中和转运后发生不良事件的频率更高**,这往往导致需要额外的干预措施,并显著延长 ICU 的住院时间。然而,目前还不确定这些发现是否反映了这样一个事实,即那些需要院内转运的患者在转运前的总体疾病严重程度评分更高,这可能可以单独解释他们更高的并发症发生率和更长的住院时间。具体报道的与院内转运相关的并发症包括以下几项。

神经系统并发症

- **镇静不足**——镇静不足会使患者存在自我损伤、自行拔管、通气或氧合困难、血压和颅内压异常升高的风险。使用肌松药可能会连续数小时影响患者的神经系统检查。
- **过度镇静**——没有建立高级气道的患者如果出现过度镇静(例如未插管的患者接受 MRI 检查)会造成一种情况,即必须在非优化的环境里进行紧急气道管理。
- **颅内压紊乱**——颅内压的改变可能是由于床头的重新摆放或外置的脑脊液引流管,或低/过度通气。

肺部并发症

- **呼吸机相关性肺炎**(ventilator-associated pneumonia,VAP)——在一些研究中,经历院内转运的患者被报道有更高的 VAP 发生率,可能是由于插入的气管导管周围的声门上分泌物渗漏或发展为肺不张。
- **气胸**——气压伤可能发生在气囊通气过程中,尤其是在通气技术欠佳的情况下。
- **过度/低通气和/或氧合**——一些研究观察到院内转运后持续至少 24 小时的 $PaCO_2$ 或 PaO_2 改变。

心血管并发症

- **血流动力学不稳定**——转运可能是刺激的来源,体位的改变往往会导致血流动力学的改变。治疗低血压所需的液体或血管收缩剂可能无法立即得到。
- **出血或血栓形成**——由于抗凝药监测或滴定中断。
- **肺栓塞**——患者体位的改变可能导致不稳定凝块的活动。
- 无意中破坏了血管通路。

其他并发症

- **高钠血症**——由于高危患者失去频繁的电解质和液体监测和/或纠正。
- **高/低血糖**——由于进食或胰岛素计划中断导致。
- **错过了 ICU 的用药和治疗(呼吸和/或物理治疗)。**
- 错过或延误了诊断。

避免常见错误：转运患者的注意事项

1) 决定是否应该转运患者（即，转运过程是否会改变患者的治疗或预后？）。在转运患者之前，能不能对其进行优化？该过程是否可以在床旁进行？

2) 准备好在患者"醒来"，变得烦躁或咬住气管导管的情况下给予额外的镇静。

3) 转运过程中保持气道通畅。（患者或医务人员）意外拔管的后果是什么？在转运插管患者之前，考虑使用抢救气道设备，如牙垫、正压面罩、LMA 或喉镜。

4) 转运途中带充足的氧气。一些通气系统（如 Jackson-Rees 袋式呼吸机）依赖新鲜氧气。根据经验，一个充满氧气的钢瓶以 10L/min 的流量将提供大约 1 小时的氧气供给。

5) 制定通气策略。Ambu 型气囊、Mapleson 回路（如 Jackson-Rees）和移动式呼吸机都是可选的。记录呼吸机的设置，特别是患有 ARDS 或需要高 PEEP 的患者，并在转运过程中使用接近先前设置的通气策略。需要注意的是，除非安装了 PEEP 阀门，否则 Ambu 气囊不能提供 PEEP，虽然 Jackson-Rees 可以提供 PEEP，但它也需要持续的氧流，并有更高的气压伤风险。

6) 维持必要的输液，并可以用来推注升压药和镇静药。

7) 做好管理高级心血管生命支持（ACLS）的准备。

8) 转运时选择合适的监护仪。确保输液泵、监护仪、呼吸机和起搏器的电池电量充足。

9) 规划路线，配备适当人员。转运应该总是需要另一个有能力提供所需的任何级别护理的人员。医学生很乐意和你一起进行转运，但不能代替训练有素的麻醉医生。

10) 在所有适当团队成员在场的情况下获取并提交交接报告。

对于危重患者，从医院的一个地方到另一个地方的转运是发病风险增加的一段时间。麻醉医生有机会降低这种风险，因为他们通常是转运过程中负责任的人，如果他们预料到问题并做好相应的准备，他们就有能力处理大多数可能导致立即危及生命的紧急情况。

⌂ 要点

- 首先要认识到这样做的必要性，这样才能保证患者在转运过程中的安全。

- 对于麻醉医生来说，能够安全有效转运患者的技术与气道管理和动静脉穿刺技术同样重要。

- 编辑们几乎见到了你能想到的转运过程中的每一个复杂情况。包括脱管的患者、不慎使用加压药和硝普钠、动脉导管断开、大口径中心静脉通路断开、肺动脉导管脱位和心搏骤停。

- 如果人手允许，我们建议将特定的任务分配给每个转运组成员。一个人为患者控制呼吸，确保他/她不会脱管。另一个人负责看管点滴、输液杆和泵，并备好必要的应急药品等。

- 确保你手边备好一个输液通畅的给药通路。我们通常会通过在患者的枕头上绑上三通来建立这样的通道，以便在床头的两个人都可以使用。

- 预先画好并将你认为转运途中可能需要的任何药品贴上标签。你永远不会想要在走廊里停下来准备药品。

- 当在走廊转运和将患者置于手术台上的时候，记得在动脉管路的塞子上贴上一条红色胶带。因为你希望能够很快辨别出哪个是静脉通路，哪个是动脉通路。

- 在考虑到手术急迫性的同时，尽可能小心和缓慢地、安全地完成这项工作。保持冷静，保持沟通！

推荐读物

Beckmann U, Gillies DM, Berenholtz SM, et al. Incidents relating to the intra-hospital transfer of critically ill patients: An analysis of the reports submitted to the Australian Incident Monitoring Study in Intensive Care. *Intensive Care Med.* 2004;30(8):1579–1585.

Day D. Keeping patients safe during intrahospital transport. *Critical Care Nurse.* 2010;30(4):18–32, quiz 33.

Fanara B, Manzon C, Barbot O, et al. Recommendations for the intra-hospital transport of critically ill patients. *Critical Care.* 2010;14(3):R87.

Parmentier-Decrucq E, Poissy J, Favory R, et al. Adverse events during intrahospital transport of critically ill patients: incidence and risk factors. *Ann Intensive Care.* 2013;3(1):10.

Schwebel C, Clec'h C, Magne S, et al; OUTCOMEREA Study Group. Safety of intrahospital transport in ventilated critically ill patients: A multicenter cohort study. *Crit Care Med.* 2013;41(8):1919–1928.

Voigt LP, Pastores SM, Raoof ND, et al. Intrahospital transport of critically ill patients: Outcomes, timing, and patterns. *J Intensive Care Med.* 2009;24(2):108–115.

第 148 章
在 PACU 找出高碳酸血症情况，记住，脉搏氧饱和度在正常范围并不能确保患者通气充足

"全球变暖并不是二氧化碳浓度升高的唯一负面影响。"

呼吸并发症是麻醉后恢复室（postanesthesia care unit，PACU）的常见事件——多达 7% 的患者在 PACU 中需要某种形式的上呼吸道支持。尽管脉搏氧饱和度监测提供了很好的动脉血氧饱和度监测，但是麻醉中存在这样的事实，即接受氧气供给的患者由于通气不足而导致动脉血氧饱和度降低是一个较晚的表现。高碳酸血症的生理表现确实是千变万化的，虽然患者清醒时对中枢神经系统的影响非常明显，但这些发现和其他征象可能被围手术期周围环境的改变所掩盖。高碳酸血症既是呼吸骤停的结果，也是呼吸骤停的原因，如果及时发现，在 PACU 患者中通常很容易逆转。

二氧化碳（CO_2）是一种无味、无色、重于空气的气体，除了氧气和水，它可能是医学上最普遍的药物。麻醉医生通常会调整血液中的 CO_2 含量以达到生理目标。它是三羧酸循环中碳水化合物降解产生能量的内源性副产物。虽然对 CO_2 影响的生理学研究始于启蒙运动时期，但在古代，人们从生物与 CO_2 浓度升高的洞穴之间意外（有时是故意的）的致命接触中就了解了 CO_2 的毒性作用。事实上，CO_2 本身就是一种全身麻醉药，目前它被用于实验动物的安乐死和屠宰前的家畜镇静。20 世纪 60 年代，猴子和猫呼吸 50∶50 的 CO_2 和氧气的实验表明，脑电图在最初激活后减慢到等电位。与传统吸入麻醉药的作用机制不同，CO_2 麻醉的作用机制被认为是局部诱发的脑酸中毒。在 1967 年发表的一篇非常精妙的论文中，Eisele 等人测量出，50% 的实验狗对外科手术刺激无反应的 $PaCO_2$ 为 222mmHg；本质上，这就是狗的 CO_2 最低肺泡有效浓度（MAC）。氧气中含有 30% 的 CO_2 通过面罩给人吸入会产生麻醉效果，但会在嘴里产生一种难闻的酸性味道，并让人感到焦虑和呼吸困难。当 $PaCO_2$ 上升到 90mmHg 以上时，人就会昏迷，最终失去意识。

除了对意识的影响外，CO_2 无论是外源性还是内源性，都具有重要的生理效应。高碳酸血症会增加脑血流量，从而增加颅内压。然而，CO_2 是一种肺血管收缩剂，在水平升高时会导致可预见的肺动脉压升高。由于玻尔效应，高碳酸血症降低了血红蛋白对氧气的亲和力。CO_2 水平的升高也会引起全身性高血压，原因包括心输出量增加和小动脉血管收缩。升高的

$PaCO_2$ 会导致心律失常,特别是在吸入氟烷的情况下。高钾血症可由细胞贮存的钾释放引起,当 $PaCO_2$ 非常高时,肾小球滤过率会因传入小动脉血管收缩而降低。有趣的是,对文献的简要回顾显示,多个 $PaCO_2$ 水平超过 200mmHg 的病例,这些患者(主要是儿童)处于昏迷或昏睡,但在无低氧血症时可恢复,且无永久性损伤。

在围手术期经常会遇到有异常生命体征的意识恍惚(或焦虑)患者。虽然这些异常通常是由麻醉药残留、疼痛或药物引起的,但它们也有可能是由高碳酸血症引起。由于 PACU 中拔管的患者通常不会在监护仪上显示他们的呼气末二氧化碳,因此临床医生需要根据临床数据怀疑和诊断高碳酸血症。PACU 的患者有两个常见的原因导致高碳酸血症。首先,他们几乎都接受了抑制呼吸动力的药物,因此他们经常处于通气不足的状态。其次,随着患者从麻醉中苏醒,他们的基础代谢率会增加,因此,他们可能会增加 CO_2 的产生,从而增加了通气不足的相对影响。寒战会增加这种影响,就像躁动和发热一样。恶性高热导致 CO_2 产生持续增加,但通常会出现其他全身症状。

虽然呼吸频率降低是通气不足的一种机制,用胸围固定带的患者亦可能出现通气不足,他们只能快速和小幅呼吸(呼吸浅快)。患有阻塞性睡眠呼吸暂停或麻醉后气道梗阻的患者可能呼吸频率正常,但仅在呼吸周期中的很短时间内输送气体,引起肺泡通气量降低。**不管原因如何,临床医生必须高度警惕术后患者发生高碳酸血症。由于它经常导致终末器官功能障碍,因此必须迅速给予治疗。**对阿片类药物引起呼吸驱动减弱的患者,应静脉注射纳洛酮 $40\mu g$,每 1~2 分钟一次,直至呼吸频率和意识水平提高为止。阿片类药物引起的呼吸暂停或紧急呼吸暂停的患者,必须进行球囊-面罩手控呼吸,还应该考虑静脉注射更大剂量的纳洛酮(最大单次剂量为 $400\mu g$)。阻塞性睡眠呼吸暂停的患者应用无创通气可能有益。胸围固定的患者可能是最具挑战性的;他们的高碳酸血症可反常地通过注射阿片类药物得到改善。临床医生在治疗之前必须对这种病因有信心,最终,这些患者可能从区域镇痛中获益最多。一如既往,如果气道控制出现紧急情况时应尽早考虑气管插管和机械通气是最明确的治疗方法。

CO_2 是一种影响术后患者生理和护理的强效药物。无论病因如何,临床医生必须高度警惕高碳酸血症的发生。由于它经常导致终末器官功能障碍,必须迅速诊断和治疗,以防止出现颅内高压、神志不清、昏睡、昏迷、呼吸骤停和死亡等严重的生理后果。

🏠 要点

- PACU 的呼吸事件很常见。
- PACU 里的患者发生高碳酸血症的风险很高。
- 高碳酸血症的初始症状可能被其他围手术期情况所掩盖。
- CO_2 是一种全身麻醉药,当 $PaCO_2$ 水平超过 90mmHg 时,就会出现意识丧失。
- CO_2 是一种能影响颅内压、血流动力学、氧转运、肾功能和其他生理参数的强效药物。

推荐读物

Eisele JH, Eger EI 2nd, Muallem M. Narcotic properties of carbon dioxide in the dog. *Anesthesiology*. 1967;28(5):856–865.

Fu ES, Downs JB, Schweiger JW, et al. Supplemental oxygen impairs detection of hypoventilation by pulse goniometry. *Chest*. 2004;126(5):1552–1558.

Goldstein B, Shannon DC, Todres ID. Supercarbia in children: Clinical course and outcome. *Crit Care Med*. 1990;18(2):166–168.

Hines R, Barash PG, Watrous G, et al. Complications occurring in the postanesthesia care unit: a survey. *Anesth Analg*. 1992;74(4):503–509.

Leake CB, Waters RM. The anesthetic properties of carbon dioxide. *J Pharmacol Exp Ther*. 1928;3:280–281.

Meyer JS, Gotoh F, Tazaki Y. CO2 narcosis. An experimental study. *Neurology*. 1961;11:524–537.

第 149 章
再复习一遍：在 PACU 如何避免残余肌松

非去极化神经肌肉阻滞剂（neuromuscular blocking drugs，NMBD）是麻醉医生工具箱中的主要药物。这些药物有很多好处，包括便于气管插管、优化操作条件以及保护患者在手术的关键阶段免受肢体运动造成的伤害。虽然在手术室可能需要肌肉松弛，但残存的肌松作用可能会在术后导致严重的并发症。接受非去极化 NMBD 的患者必须谨慎处理，以确保在拔管前神经肌肉功能完全恢复。

残余肌松是如何表现出来的？为什么它很重要？

神经肌肉功能完全恢复的患者能够正常呼吸，咳嗽，用完整的气道反射保护气道，保持上气道通畅和吞咽。残余肌松表现为大量的临床症状和体征，可导致各种并发症。在麻醉后恢复室（postanesthesia care unit，PACU）中出现神经肌肉阻滞的症状包括咽部肌肉无力，吞咽功能障碍，吸气气流受限，上呼吸道容量减少和缺氧性通气动力受损。已有各种相关不良事件的报道，包括低氧血症、高碳酸血症、气道梗阻、误吸、肺部并发症，如肺不张或肺炎，以及需要紧急再次插管，这可能导致在 PACU 停留时间延长和/或预料外转入 ICU。神经肌肉功能恢复不完全的患者最常见的主诉是全身无力、视力障碍，如复视或视力模糊，以及说话困难。即使在没有客观临床体征的情况下，这些主观症状也会让患者非常痛苦。

大多数麻醉医生报告说，他们从未见过术后残余肌松的病例，但研究表明，高达 64% 的患者到达 PACU 时存在一定程度的肌松残留。这种认识不足是由于缺乏适当的监测和存在掩盖诊断的混杂变量，如阿片类药物的使用，残留的吸入或静脉麻醉药，体温过低和电解质紊乱。

如何才能降低 PACU 中残余肌松的发生率？

目前还没有一种简单、可靠、易于获得，同时具有高敏感性和高特异性的检测方法来评估神经肌肉功能。此外，目前在美国可获得的逆转药物的效能受到天花板效应的限制。这些药物的最大疗效还取决于合适的剂量和给药时机。在有更好的监测仪和逆转药物之前，必须采用多种策略来降低非去极化 NMBD 给药后肌松残余的风险。目前，美国麻醉医师协会（ASA）还没有关于推荐使用和逆转这些药物的指南。

合理使用神经肌肉阻滞药物

仔细考虑非去极化 NMBD 的使用方式，可以将肌松残余等不良反应降至最低。首先，确定非去极化 NMBD 是否完全必要。在没有非去极化 NMBD 的情况下，患者能否安全地完成手术？如果对患者和手术合适，可以考虑使用无肌松的喉罩插管。如果没有禁忌证，琥珀酰胆碱可能是帮助短小手术气管插管的一个可行的选择。避免使用非去极化 NMBD 大大降低了 PACU 中肌力弱的风险。

如果气管插管需要使用非去极化 NMBD，请选择中效药物，如罗库溴铵或维库溴铵，而非长效泮库溴铵，因为前者可导致较少的肌松残余和相关并发症。接下来，确定是否需要重复给予 NMBD 来维持肌肉松弛。外科医生是否需要肌肉完全松弛才能安全有效地进行手术？只要保持深度麻醉，使用足够的阿片类药物，并使用适当的呼吸机设置，就有可能优化手术条件。

当整个手术过程中都需要保持肌肉松弛时，使用周围神经刺激器来确定非去极化 NMBD 的恢复间期。很少情况下需要保持零颤搐；待出现 2~3 次（不超过 4 次）颤搐再重复给药可减少用药总量，利于更快逆转，并可能降低术后肌松残余的风险。（下面将更详细地讨论周围神经刺激器和颤搐。）

非去极化 NMBD 给药的目标应该是满足手术需求，维护患者在手术室的安全，而不是超出临床需求过量使用。

神经肌肉阻滞的评估

有两种常用的方法来评估患者围手术期的神经肌肉功能：临床测试和神经肌肉监测。

临床测试

为了确定患者是否可拔管，通常会让患者抬头 5 秒或攥手以评估握力。如果患者能够听从指令并"通过"这些测试，则被认为可以拔管。大多数美国麻醉医生认为，抬头试验足以预测神经肌肉功能的恢复。不幸的是，数据显示，这些测试非常不可靠，对检测肌松残余也不敏感。在手术室拔管前轻松"通过"这些临床测试的患者，可能在进入 PACU 时出现严重的肌松残余。虽然这些测试不敏感，但它们是相对特异的；如果患者"未能通过"测试，它们几乎肯定会有显著的肌松残余。因此，这些临床测试可以帮助识别但不能排除肌松残余。

神经肌肉监测

神经肌肉监测并非 ASA 要求的常规监测。不足为奇，美国的大多数麻醉医生并不经常使用它们。神经肌肉监测分为定性和定量两类。

定性监测

周围神经刺激器用于获得神经肌肉阻滞的定性或主观测量。这些设备电刺激周围神经（通常是尺神经），而临床医生则以视觉或触觉的方式评估（拇指的）运动反应。神经刺激器上的一种常用模式被称为"四个成串"（train-of-four，TOF）刺激，即连续给予四个刺激。第四次运动反应（"颤搐"）的高度或强度除以第一次颤搐的高度或强度，得到四个成串刺激的比值（train-of-four ratio，TOFR）。发生衰减时，第四次颤搐的高度小于第一次颤搐的高度。随着衰减的增加，TOFR 降低，这对应着神经肌肉阻滞的程度更大。当第四次颤搐的高度等于或接近等于第一次颤搐的高度（TOFR≥0.9，或无衰减），则认为神经肌肉功能已完全恢复。在 TOFR≥0.9 之前，患者不应该拔管，否则他们将面临前面讨论的残余肌松体征和症状的风险。不幸的是，当 TOFR>0.4 时，即使是有经验的临床医生也不能发现衰减。如果使用这些定性方法，临床医生可能会认为患者已经完全恢复了神经肌肉功能（即没有监测到衰减），可以安全地拔管，而实际上，他们可能会有严重的残余肌松（TOFR 在 0.4~0.8 之间）。

定量监测

通过定量的方法测定 TOFR，该设备本身测量对周围神经刺激的运动反应，并提供 TOFR 数值。这些设备中最常见的两种是基于机械肌电图（mechanomyography，MMG）和加速肌电图

(acceleromyography，AMG)的。MMG 设备主要用于研究，而 AMG 设备可用于临床。研究表明，与定性方法相比，使用定量方法监测神经肌肉功能可降低 PACU 中残余肌松体征和症状的发生率。AMG 监测有一些局限性。因为它们监测的是刺激后肌肉或手指的加速运动，所以在清醒的、自主活动的患者(即 PACU 中的患者)中，它们可能是不准确和不可靠的。此外，这些设备易碎，很容易破碎，需要特殊培训。只有 20% 的麻醉医生可以在他们的医院使用定量监测。作者鼓励麻醉医生提供这些类型的监测，因为它们已经被证明优于神经肌肉阻滞其他形式的临床评估。对于那些发生残余肌松并发症的高危患者，例如合并神经肌肉疾病、延髓功能障碍、困难气道或严重肺部疾病的患者，最重要的可能是拔管前的神经肌肉功能的定量评估。

拮抗剂

非去极化 NMBD 的作用时间存在很大的变异性，插管剂量的罗库溴铵或维库溴铵可持续 1~4 小时。在缺乏定量监测显示神经肌肉功能完全恢复(TOFR≥0.9)的情况下，应使用乙酰胆碱酯酶抑制剂来拮抗非去极化 NMBDₛ 的作用。在非去极化 NMBDₛ 后常规使用拮抗剂可以降低残余肌松的发生率。适当的拮抗时机也至关重要。这些药物可能需要 15~20 分钟才能完全起效，所以应该在拔管前给药。拮抗剂具有天花板效应，因此最好在 TOF 刺激的颤搐次数最大时进行拮抗(4/4)。

小结

在获得更好的神经肌肉监测设备和拮抗剂之前，可能不能完全消除术后残余肌松。目前，当务之急是设计一个旨在降低残余肌松风险的麻醉方案。通过深思熟虑后使用神经肌肉阻滞剂和拮抗剂，以及使用适当的定量神经肌肉监测设备来评估神经肌肉功能，这种潜在的严重并发症的发生率可以大大降低。

> ⌂ **要点**
>
> - 残余肌松是一种常见和严重的患者安全问题，通常表现为咽肌、上呼吸道和全身无力以及视力障碍。
> - 残余肌松可导致在 PACU 中发生多种并发症，如低氧血症、高碳酸血症、误吸，在 PACU 停留时间延长，需要再次插管以及计划外转入 ICU。
> - 不存在完美的神经肌肉功能监测，也不存在完美的拮抗剂。因此，麻醉医生必须使用所有可用的工具来降低残余肌松的风险。
> - 慎用非去极化神经肌肉阻滞剂。在适当的时候避免或尽量减少这些药物的使用。选择中效而非长效 NMBD。
> - 监测每个接受非去极化 NMBD 的患者的神经肌肉功能。如果可能，使用定量方法(如 AMG)，特别是对于发生残余肌松并发症的高危患者。如果无法进行定量的方法，可以用定性的方法(周围神经刺激)来评估神经肌肉的恢复。
> - 临床测试，如抬头和握力，不能排除残余肌松，但可以与神经肌肉监测一起使用，以帮助诊断残留的无力。
> - 考虑给每个接受非去极化 NMBD 的患者使用拮抗剂(乙酰胆碱酯酶抑制剂)。在拔管前至少 15~20 分钟使用足够剂量的拮抗剂，并且最好是在出现 4/4 颤搐的情况下使用。

推荐读物

Brull SJ, Murphy GS. Residual neuromuscular block: lessons unlearned. Part II: Methods to reduce the risk of residual weakness. *Anesth Analg.* 2010;111(1):129–140.

Kumar GV, Nair AP, Murthy HS, et al. Residual neuromuscular blockade affects postoperative pulmonary function. *Anesthesiology.* 2012;117(6):1234–1244.

Murphy GS, Brull SJ. Residual neuromuscular block: lessons unlearned. Part I: Definitions, incidence, and adverse physiologic effects of residual neuromuscular blockade. *Anesth Analg.* 2010;111(1):120–128.

Murphy GS, Szokol JW, Avram MJ, et al. Intraoperative acceleromyography monitoring reduces symptoms of muscle weakness and improves quality of recovery in early post-operative period. *Anesth Analg.* 2011;115(5):946–954.

Murphy GS, Szokol JW, Avram MJ, et al. Postoperative residual neuromuscular blockade is associated with impaired clinical recovery. *Anesth Analg.* 2013;117(1):133–141.

Murphy GS, Szokol JW, Marymont JH, et al. Residual neuromuscular blockade and critical respiratory events in the postanesthesia care unit. *Anesth Analg.* 2008;107(1):130–137.

Naguid M, Kopman AF, Lien CA, et al. A survey of current management of neuromuscular block in the United States and Europe. *Anesth Analg.* 2010;111(1):110–119.

Plaud B, Debaene B, Donati F, et al. Residual paralysis after emergence from anesthesia. *Anesthesiology.* 2010;112(4):1013–1022.

第 150 章
与重症监护医生进行最好的交接以改善患者预后

在美国，每年大约有 4 000 万名患者接受手术并转移到麻醉后恢复室（postanesthesia care unit，PACU）或重症监护病房（intensive care unit，ICU）进行康复。患者接受复杂的麻醉后，将患者转运至 ICU 并进行照护交接是结束病例前的最后一个关键要素。由于大量信息要传递给 ICU 团队并可能因此造成认知疲劳，在 ICU 转交患者过程中很容易出现交流失败，包括信息传递不完整或不准确。2008 年的一项研究使用六西格玛方法发现了安全交接的 3 个障碍：①参与的临床医生不一致；②交接内容和流程的标准化不一致；③中断和干扰的存在。本章中，我们提出了几种在 ICU 交接过程中改善患者安全性和预后的策略。

采用标准化的交接工具

纸质核对表是很有用的认知辅助工具，可确保全面高效地传递信息。这些理想的交接工具由交接双方审查及认可，并对其质量不断评估，是目前文献研究都广泛推荐的交接工具。接收团队通过完善而有组织的方法，可以更好地了解和准备紧急患者的护理问题。在手术过程平稳期间即可开始填写表格或核对表，可以确保在充分准备的情况下交接过程平稳。研究表明，使用交接工具可持续提高数据传输的有效性和效率，并提高移交方的满意度。

对交接过程进行优先排序

ICU 是交接交流失败的高危环境，我们建议将交接过程作为患者护理的关键步骤优先处理。为了保证充分的专注性，在交接前要完成紧急医嘱、任务、记录和改变药物滴速。预估术后可能立即出现的问题，并做出计划。尽量减少非关键问题或其他患者的干扰。**为此，我们建议采用"无菌驾驶舱"的方式，即在交接过程中只针对患者进行讨论。**在交接前收集患者的所有相关信息，并确保相关信息触手可及，可能包括最新的实验室检查、术前超声心动图、术中实验室检查、液体出入量和用药情况以及当前的点滴设置。一次只能有一个移交人员发言。研究表明,中断会迅速降低移交质量。

召集整个团队

开始移交前,你要确保所有团队成员都在场,包括:ICU医生、护士和呼吸治疗师(如果需要),可以最大限度地直接传递信息。通过使用适当的患者标识说明(姓名、年龄、性别和手术名称)介绍你自己和患者,从而使所有团队成员参与讨论。

不断改进交接流程

通过审核交接流程方法可以确保安全有效的交接,并让发言者和听众都参与进来。交接标准化达到了联合委员会的安全目标,并为实习人员提供有效且明确沟通技巧的培训。

避免误区

导致低质量交接的常见误区包括:信息传递不完全,缺乏一致性,注意力分散,以及临床任务执行效率低下。现已证明在PACU和ICU中沟通不良会影响患者预后,但沟通不良也是可以通过采用交流标准化和交接工具最容易避免的问题之一。通过规范和简化信息传递,接收团队对患者和潜在的术后问题有了更深入的了解。

小结

有许多因素有助于成功、安全、高效地交接患者。我们建议使用标准化的交接工具,确定优先顺序的流程,召集整个团队,并不断改进流程。请记住,交接护理是患者护理的关键要素,而麻醉医生在传达术前和术中的重要信息方面发挥关键作用,这将影响后续护理的提供。

⌂ 要点

- 在ICU中完成彻底、有效的患者交接的第一步是理解这样做的重要性。
- 可以使用六西格玛方法对ICU交接进行分析。这些研究表明,安全交接的障碍包括参与的临床医生不一致,交接内容和流程的标准化不一致以及中断和干扰的发生。
- 当你还在手术室时就可以启动交接预热。部分资深麻醉医生偶尔会在手术结束前一小时左右,在我们开始将患者"打包"运送之前打电话给ICU,特别是手术时间长、难度大,或者有非计划内的术后插管的患者。本章节的一位编辑,如果遇到晚上或者ICU主治医师不在医院的情况,就会给主治医师打电话,告知病例的特殊性。
- 进入ICU后,安排好交接的优先顺序。只专注于你面前的患者。不要接受或询问关于下一个患者的问题。
- 交接时召集所有医疗和护理人员。不要玩"电话游戏",也不要让信息因反复传递而失真。

推荐读物

Arora VM. Communication failures in patient sign out and suggestions for improvement – a critical incident analysis. *Qual Saf Health Care*. 2005;14(6):401–407.

Coiera E. The science of interruption. *BMJ Qual Saf*. 2012;21(5):357–360.

Mistry K, Jaggers J, Lodge A, et al. Using Six Sigma® methodology to improve handoff communication in high-risk patients. In: Henriksen K, Battles JB, Keyes MA, Grady ML, eds. *Advances in Patient Safety: New Directions and Alternative Approaches*. Rockville (MD): Agency for Healthcare Research and Quality (US); 2008.

Patient Safety. New directions and alternative approaches. Rockville, MD: Agency for Healthcare Research and Quality, 2008.

Segall N, Bonifacio AS, Schroeder RA, et al. Can we make postoperative patient handovers safer? A systematic review of the literature. *Anesth Analg*. 2012;115(1):102–115.

第 151 章
不要错过超声检查——哪些 ICU 技术对麻醉医生有帮助？

引言

超声是辅助诊断和指导治疗的基本工具,它的使用极大地提高了许多常见侵入性手术的安全性和有效性。本章讨论了重症监护病房(Intensive care unit,ICU)中常用的三种超声技术,也是麻醉医师特别感兴趣的技术:①肺部超声,②心脏超声,③困难血管通路的超声。

肺部超声

超声波会被空气散射和衰减。因此,正常的肺脏很难用超声成像,但充满液体或被液体包围的肺相对容易成像。

超声可以很容易地评估胸膜腔气胸。评估胸膜时,将超声探头放在患者胸部前方的两根肋骨之间(在屏幕上,肋骨在探头两侧均显示为两个暗影)。胸膜在没有病变的情况下,表现为肋骨深处闪闪发亮的回声线,在吸气和呼气时会来回滑动。二维(2D)超声或 M 模式可以评估这种"肺滑动"。M 模式显示了与一条线相交的结构在一段时间内的移动情况。在呼吸过程中出现和消失的肺滑动区域称为"肺点",表示气胸的边缘正在进出视野。仰卧位患者出现肺滑动对前部气胸的阴性预测值为 100%。但是,肺滑动消失不是气胸的特有体征,因为任何减少空气流动的情况都可能导致这种现象。

超声也可以检测胸腔积液。将探头放在患者腋后线的两根肋骨之间,嘱患者仰卧位或侧卧位,此时自由流动的积液会流向低处。当存在积液时,由于其回声低,积液在超声上呈暗色。积液深处常可见包括肺实质在内的相邻结构。根据积液的回声性质、间隔的存在与否以及质量体积,收集有关积液性质的其他信息。

最后,超声可以评估肺实质。超声下与胸膜线平行且深度相等的水平线,称为"A 线"。"A 线"是胸膜信号经回声并反射到超声换能器出现的伪影(图 151.1,见文末彩图)。当 A 线存在且有肺滑动时,高度提示肺充气正常。当 A 线存在且无肺滑动时,诊断隐匿性气胸的敏感性为 95%,特异性为 94%。因此,A 线可以用来评估肺实质以及帮助排除气胸。

当由于肺水肿或合并症使肺部充满空气的空间充满液体时,A 线将被 B 线代替(图 151.1,见文末彩图)。B 线是指垂直于胸膜线的平面上从胸膜线辐射到超声屏幕的边缘。B 线也被称为"彗尾伪影"(B 线很少出现时)或"肺火箭影"(B 线较多出现时)。虽然 B 线表示充斥着空间的空气占主导地位,但 B 线的外观或类型与患者的总体容量状态之间没有明确的相关性。

聚焦心脏超声

经胸聚焦心脏超声检查(cardiac ultrasound examination,CUE)可用于评估血流动力学不稳

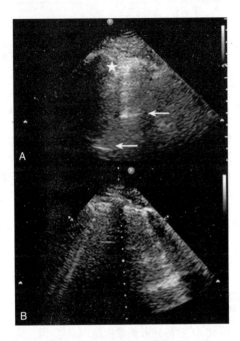

图 151.1　A：箭头示肺超声的 A 线。注意用 ★ 标注的胸膜弧度。B：箭头示肺超声的 B 线。注意 B 线是与胸膜相垂直的，而且 B 线区域内没有 A 线

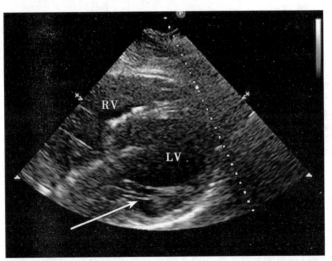

图 151.2　经胸聚焦心脏超声检查，剑突下视图。注意，此患者置入了经皮左室辅助装置（箭头所示）（Impella；Abiomed，Danvers，MA，USA）

定的患者。虽然经食管超声心动图在术中具有很多明显的优势，但 CUE 的优势在于它是非侵入性的，快速且安全，无论清醒患者或全麻患者都很容易操作。当胸腔有空气时（例如，心脏手术或胸部手术后），或者手术部位、引流管或绷带遮盖声窗时，CUE 的应用受限。

　　CUE 由 4 个主要的超声心动图窗口组成：①胸骨旁短轴，②胸骨旁长轴，③心尖四腔，

④剑突下。每个视图都是互补的,并可以提供心脏功能的有价值的信息(图 151.2,见文末彩图)。

经大量实践,CUE 可用于:①识别心包或胸腔积液;②评估左、右心室功能;③评估所有瓣膜异常;以及④评估血管内容量状态。CUE 不能取代全面的超声心动图评估。

困难血管通路的超声

与标志性技术相比,使用超声进行颈内静脉或股静脉穿刺置管更安全,更有效,因此成为了许多机构的标准护理。超声技术的优点包括可视化观察目标,避免邻近结构损伤,如动脉、神经和器官(即肺尖)。与其他超声引导操作一样,在放置探头之前先确定体表解剖标志。通常取短轴或横截面图识别目标血管和相邻结构。之后,评估目标血管的深度,以确保准确和安全的针头轨迹。针尖进入目标血管时应可视化;一旦进入静脉,则使用 Seldinger 或改良Seldinger 技术平行置管。最后,使用超声波评估导丝的位置和走向,避免对邻近结构的损伤,并评估是否发生术后气胸(如上所述)。

超声引导下锁骨下静脉穿刺置管虽不常用,但也是可实现的。最近的一项研究表明,与标志性技术相比,超声技术的成功率更高,置管成功的时间更短,并发症发生率更低。在锁骨中线附近获得锁骨下静脉的短轴切面。之后,将探头向外侧和头侧稍微移动(此时探头的一部分可能会与锁骨接触或重叠),直到同时获得锁骨下静脉和锁骨下动脉的最佳图像(图 151.3,见文末彩图),胸膜显示为血管下方一条明亮的回声线。静脉的可压缩性和动脉的搏动性应显而易见。使用长针以 30°~45° 的角度刺入皮肤。轻轻移动或摆动针头有利于可视化其轨迹。进入静脉后,按照上述颈内静脉入路的步骤完成操作。

最后,超声技术是外周静脉置管的有用辅助工具。一旦识别出静脉,并在短轴或长轴视图中对其成像,然后在超声实时引导下将血管导管置入血管内。若体表标志性技术失败,超声引导技术可增加置管成功的可能性。

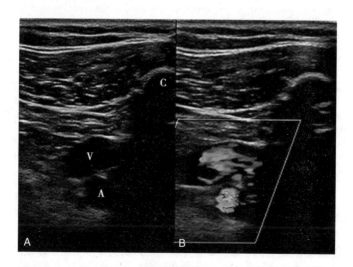

图 151.3　A:超声显影锁骨下血管。锁骨下静脉位于锁骨下动脉上方。锁骨位于屏幕右上角,可以通过回声影和其下方的阴影识别。
B:采用颜色血流多普勒识别静脉(上方)和动脉(下方)相反的血流方向

小结

超声是一种安全、多功能、便携且极其有用的辅助工具,可用于辅助诊断和指导治疗干预。麻醉科医生应该针对进行上述超声技术适应证熟练地使用超声技术。

⌂ 要点

- 聚焦肺部超声可用于评估气胸、肺水肿、肺实变和心包积液。
- 聚焦心脏超声可用于评估和管理血流动力学不稳定的患者。
- 超声是一种非侵入性的便携技术,可以提高许多侵入性操作的安全性和有效性。
- 虽然比超声引导下颈内静脉或股静脉穿刺置管少见,但超声引导下锁骨下静脉穿刺置管是可行的,而且与体表标志性技术相比,可能会改善预后。

推荐读物

Egan G, Healy D, O'Neill H, et al. Ultrasound guidance for difficult peripheral venous access: systematic review and meta-analysis. *Emerg Med J.* 2013;30(7):521–526.

Fragou M, Gravvanis A, Dimitriou V, et al. Real-time ultrasound-guided subclavian vein cannulation versus the landmark method in critical care patients: a prospective randomized study. *Crit Care Med.* 2011;39(7):1607–1612.

Karakitsos D, Labropoulos N, De Groot E, et al. Real-time ultrasound-guided catheterisation of the internal jugular vein: a prospective comparison with the landmark technique in critical care patients. *Crit Care.* 2006;10(6):R162.

Lichtenstein DA, Menu Y. A bedside ultrasound sign ruling out pneumothorax in the critically ill. Lung sliding. *Chest.* 1995;108(5):1345–1348.

Lichtenstein DA, Mezière GA, Lagoueyte JF, et al. A-lines and B-lines: lung ultrasound as a bedside tool for predicting pulmonary artery occlusion pressure in the critically ill. *Chest.* 2009;136(4): 1014–1020.

Manasia AR, Nagaraj HM, Kodali RB, et al. Feasibility and potential clinical utility of goal-directed transthoracic echocardiography performed by noncardiologist intensivists using a small hand-carried device (SonoHeart) in critically ill patients. *J Cardiothorac Vasc Anesth.* 2005;19(2):155–159.

Mayo PH, Beaulieu Y, Doelken P, et al. American College of Chest Physicians/La Société de Réanimation de Langue Française statement on competence in critical care ultrasonography. *Chest.* 2009;135(4):1050–1060.

Miller AH, Roth BA, Mills TJ, et al. Ultrasound guidance versus the landmark technique for the placement of central venous catheters in the emergency department. *Acad Emerg Med.* 2002;9(8):800–805.

Oropello JM, Manasia AR, Goldman M. Chapter 6. Goal-directed echocardiography in the ICU. In: Levitov A, Mayo PH, Slonim AD, eds. *Critical Care Ultrasonography.* New York: McGraw-Hill; 2009.

Slama M, Novara A, Safavian A, et al. Improvement of internal jugular vein cannulation using an ultrasound-guided technique. *Intensive Care Med.* 1997;23(8):916–919.

第 152 章
不要忽视围手术期针灸的潜力

正如本书曾提及的,随着围手术期内临床医生和麻醉医生努力缩短住院时间,提高患者安全性,控制成本和改善围手术期结局,补充替代医学(complementary and alternative medicine, CAM)越来越受欢迎。CAM 有很多类型,包括针灸、芳香疗法、生物反馈、按摩疗法和草药。其中,针灸给围手术期医疗服务人员带来很大希望,但仍然存在一个核心问题——它能帮助我们实现提高围手术期服务整体水平这一目标吗? 相信它可以! 我们倡导在围手术期临床护理和疼痛临床治疗中采用和纳入针灸疗法。例如,俄勒冈健康与科学大学(Oregon Health and Science University,OHSU)麻醉和围手术期医学系招募了 6 名经验丰富的针灸师,其中包括一名照顾住院患者的麻醉医生。OSHU 的 6 名针灸师都有住院针灸的资格,并且在住院部进行轮转。目前,联邦医疗保险不报销住院患者的针灸治疗,但是会支付针灸师不错的费用补偿。另有部分经验丰富的针灸师从事门诊治疗和疼痛治疗工作。大多数 OHSU 的麻醉医生也拥有治疗术后恶心呕吐的针灸资格证书。

针灸与其起源的传统中医的哲学和实践性质不同,自古以来都不是同质的。这个模式在亚洲已有数千年的历史,并且一直沿用至今。随着几个世纪的传承,亚洲地区的针灸技术在地域、文化和哲学方面都存在着显著差异。20 世纪中国的飞速发展更放大了这一差距。如今,如果您住在中国大中型城市,那么您接受的中医治疗是一种综合体,包括针灸和“西医”的诊断和治疗措施。

针灸培训——注册针灸师与医学针灸师

1990 年代后期,世界卫生组织(World Health Organization,WHO)和世界针灸学会联合会(World Federation of Acupuncture and Moxibustion Societies,WFAS)发布了《针灸基础培训和安全的 WHO 和 WFAS 指南》。该指南可以在线查询,指南依据前期教育和拟申请的针灸执业类别,建议了针灸培训的教学和操作的最低要求。指南制定了 4 个分类:

第一类:没有接受过医学训练的人。(针对有执照的针灸师)=2 000 小时。

第二类:仅想从事针灸治疗的医生。(很少见,因为此类医生不会使用西医专业的任何传统疗法或技术)=1 500 小时。

第三类:在自身医学专业外辅修针灸的医生。(99% 的医学针灸师)=不少于 200 小时。

第四类:专攻针灸治疗的医疗保健人员。(例如,适用于针灸排毒专业的护士或社会工作者)=时间和要求因专业和用途而异。

但是,以上分类和建议没有法律约束力。在美国,针灸教育和培训的具体法律规定由每个州分别确定。大多数州都有基于以上指导方针的法律规定,但也有一些不同之处。

美国医学针灸委员会(the American Board for Medical Acupuncture,ABMA)提出了医学针灸师的国家委员会认证标准,美国国家针灸及东方医学认证委员会(National Certification Commission for Acupuncture and Oriental Medicine,NCCAOM)也提出了执业针灸师的认证标准。美国各州在各自的许可要求中也采用了这些标准。

ABMA 将医学针灸学定义为:

■ “医学针灸学是一门医学学科,其核心知识包括将不同传统的针灸与现代生物医学实践相结合。”

■ “针灸师医生是指在生物医学实践中获得与针灸相关的专业知识和经验的人。”

一般来说,国家针灸委员会认证要求,美国医生针灸师必须持有美国或加拿大的医学博士或硕士学位,并获得医学专业的委员会认证。他们必须完成 ABMA 规定的 300 小时的系统针灸治疗教育,达到教学和临床操作的结合。在完成教学培训后,他们必须具有两年的临床针灸经验,并具有至少以两种针灸治疗方式进行 500 例临床针灸治疗的病例。然后,他们必须通过一项类似执业针灸师进行的 NCCAOM 考试。

围手术期针灸的疗效

尽管在确定实践指南之前仍有许多工作要做,但关于针灸在围手术期和疼痛诊疗中功效的研究越来越多。在本书第 153 章,我们使用 P6 穴位介绍了针灸在预防和改善术后恶心呕吐方面的应用。此外还有一些有趣的工作,研究针灸作为临床医生的保健方式的作用。

术前优化

俄罗斯医学文献最近报道了一种有趣的针灸用法,将针灸用于术前颈动脉内膜切除术。一项小型研究发现,"针灸治疗可使大多数患有严重头臂动脉狭窄的患者脑血流动力学储备增加。在治疗方案中加入针灸治疗,可以提高颈动脉内膜切除术的术前准备质量及其耐受性。"

同样,针灸在心脏手术中似乎也有潜在的应用。Yang 等人在 2010 年《胸外科年鉴》(*Annals of Thoracic Surgery*)上的一项研究发现,电针(electroacupuncture)预处理可以减轻接受心脏瓣膜置换术的成年患者的心脏再灌注损伤。该研究将 60 名患者随机分为电针预处理组和对照组。干预组在术前连续 5 天进行电针针灸双侧内关穴、列缺穴、云门穴,每日 1 次,每次 30 分钟,连续 5 天。在再灌注后 6 小时、12 小时和 24 小时,干预组血清心肌肌钙蛋白 I 水平明显低于对照组。在主动脉阻断后 6 小时、12 小时和 24 小时,干预组血清肌钙蛋白释放也降低。电针预处理还降低了重症监护病房监护 12 小时、24 小时和 48 小时的肌力抑制评分,缩短了重症监护病房的停留时间。

当然,关于针灸对术前抗焦虑药疗效的研究仍在继续。例如,Attias 等人 2016 年的一项研究发现,针灸与药物治疗共同作用比单独使用药物效果好。

术后镇痛

2017 年的一项研究发现,与只接受药物治疗的对照组相比,针灸对扁桃体切除术后吞咽痛有疗效。该研究中,针灸操作由一名研究人员负责,他在设计研究时已经了解了干预组的具体穴位。

人们对减轻全膝关节置换术后疼痛的非药物疗法非常感兴趣。Tedesco 等人在 2017 年发表于《美国医学会杂志外科学》(*JAMA Surgery*)上的一项荟萃分析回顾并分析了几种治疗方式,包括持续被动运动、术前锻炼、冷冻治疗、电疗和针灸。只有电疗法和针灸可以显著改善术后疼痛。中等程度的证据表明,针灸可以延长首次使用阿片类药物的时间,而低确定性的证据表明,针灸可以减轻术后第二天的疼痛视觉模拟评分。据报道,电针可以减轻疝修补术后的疼痛,降低术后应激激素水平和焦虑。

2014 年,Ntritsou 等人的一项研究观察了 75 例术中和术后电针复合曲马多和氯胺酮治疗前列腺切除术患者的术后疼痛。这项随机双盲研究,让参与者在关腹时和拔管后分别接受曲马多和氯胺酮或曲马朵、氯胺酮复合针灸治疗。干预组在关闭腹壁时在 LI4 处以及拔管后立即在 ST36 和 LI4 处进行电针刺激。针灸组的疼痛评分较低,在术后 45 分钟时的镇痛需求减少,术后皮质醇水平降低。

慢性疼痛

最全面的针灸系统综述中,Vickers 等人(2012)在随机对照研究中分析了近 18 000 名患者的数据。他们证明了针灸可以改善慢性头痛、颈背痛、骨关节炎和肩痛。进一步的证据表明,安慰剂/假针灸和针灸疗法之间存在显著差异。与接受假针灸的患者相比,接受针灸的患者疼痛减轻,预后差异较小。Vickers 等人的最新研究(2018)发现,治疗后 1 年疼痛的改善平均减少 15%。

本章的一位作者(Scott Mist)最近报道了一项关于纤维肌痛女性的群体针灸与群体教育

的随机对照试验结果。虽然这是一项初步研究,但与教育组相比,针灸组的总体症状(43%)、疼痛(45%)和疲劳(33%)有所改善。他还发现,该干预是安全且耐受良好的。VAS 等人(2016)对干预组行 10 周以上的个体化治疗得到了类似的效果(减少了 41% 的疼痛)。

当用于颞下颌关节紊乱病(temporomandibular disorders,TMD)时,有证据表明针灸在降低 TMD 疼痛强度方面比安慰剂更有效。Fernandes 等人(2017)和 Ritenbaugh 等人(2008)发现针灸治疗 3 个月后平均疼痛减少 32%。后续研究,Elder 等人(2012 年)证明,尽管减少药物剂量不是研究重点,也从未与参与者讨论药量,但是该研究的参与者显著减少了镇痛药的使用。

医务工作者的健康

2018 年 3 月,Buchanan 等人报道了依据针对情感创伤的已发布方案对医疗工作者进行为期 16 周的 5 次耳部针灸系列治疗。参与者报告焦虑状态和特质焦虑均显著减少,且工作投入度增加。

一项针对 10 名医学生的小型研究报告,针灸治疗后考前焦虑有所缓减。

安全性

总体而言,针灸是一种安全的治疗方法。Witt 等人提供了迄今为止最好的安全性研究(2009)。2009 年,一项针对 200 000 名平均接受 10.2 次治疗的患者的前瞻性观察研究报告称,8.6% 的患者报告了至少一次不良事件。最常见的不良反应是出血或淤青。临床操作中,拔针时常伴有轻微出血或局部瘀伤。针刺时疼痛也是一种常见现象(2%)。最严重的不良反应是针头扎入太深引起的气胸和感染。气胸的发生率尚未得到很好的确定,但 Witt 等人的 2 例病例报告和 Kim 等人(2016)的一项源于韩国的大型回顾性研究报道,针灸后气胸的发病率估计为 0.001%。相比之下,每 10 万名男性中有 7 人会发生自发性气胸,每 10 万名女性中有 1 人会发生自发性气胸。Rodgers-Fischi 等人和 2017 年 Witt 等人报道,针灸后感染率约为 0.014%,且所有病例均可迅速治愈。鉴于研究中的针灸师平均仅接受了 140 小时的培训,远远少于执业针灸师所接受的培训,以上原因对安全性评估而言非常有趣且重要。

🏠 要点

- 针灸是一种古老的治疗方式,起源于中医实践中的一种治疗方式。
- 围手术期针灸应用的研究越来越多,但是仍需更多的此类研究。
- 已有研究表明,针灸可以为接受血管和心脏手术的患者提供显著的术前生理优化。
- 针灸可能是治疗术前焦虑症的可行方法。
- 据报道,针灸可降低疼痛评分、镇痛补救药用量以及术后皮质醇水平。
- 至少一项研究表明,术前电针治疗可以改善心脏瓣膜置换术患者的围手术期参数,如肌钙蛋白水平和正性肌力药评分,还可以缩短重症监护病房的住院时间。
- 关于针灸在慢性疼痛(如纤维肌痛、颞下颌关节紊乱、腰背颈痛、骨关节炎和肩痛)中的使用和疗效有新的数据发布。
- 针灸是一种非常安全的治疗方法,最常见的不良反应是淤青、出血和穿刺痛。
- 建议麻醉医师利用一切机会获得针灸培训和资格证书,并将这一非常有前景的治疗方式纳入围手术期治疗中。

推荐读物

Acar HV. Acupuncture and related techniques during perioperative period: A literature review. *Complement Ther Med*. 2016;29:48–55.

Attias S, Keinan Boker L, Arnon Z, et al. Effectiveness of integrating individualized and generic complementary medicine treatments with standard care versus standard care alone for reducing preoperative anxiety. *J Clin Anesth*. 2016;29:54–64.

Buchanan TM, Reilly PM, Vafides C, et al. Reducing anxiety and improving engagement in health care providers through an auricular acupuncture intervention. *Dimens Crit Care Nurs*. 2018;37(2):87–96.

Dalamagka M, Mavrommatis C, Grosomanidis V, et al. Postoperative analgesia after low-frequency electroacupuncture as adjunctive treatment in inguinal hernia surgery with abdominal wall mesh reconstruction. *Acupunct Med*. 2015;33(5):360–367.

Dingemann J, Plewig B, Baumann I, et al. Acupuncture in posttonsillectomy pain: A prospective, double-blinded, randomized, controlled trial. *HNO*. 2017;65(Suppl 1):73–79.

Elder C, Ritenbaugh C, Aickin M, et al. Reductions in pain medication use associated with traditional Chinese medicine for chronic pain. *Perm J*. 2012;16(3):18–23.

Fernandes AC, Duarte Moura DM, Da Silva LGD, et al. Acupuncture in temporomandibular disorder myofascial pain treatment: A systematic review. *J Oral Facial Pain Headache*. 2017;31(3):225–232.

http://apps.who.int/iris/bitstream/10665/66007/1/WHO_EDM_TRM_99.1.pdf

http://www.nccaom.org.

https://www.insights-for-acupuncturists.com/medical-acupuncture.html

Kim MR, Shin JS, Lee J, et al. Safety of acupuncture and pharmacopuncture in 80,523 musculoskeletal disorder patients: A retrospective review of internal safety inspection and electronic medical records. *Medicine (Baltimore)*. 2016;95(18):e3635.

Klausenitz C, Hesse T, Hacker H, et al. Auricular acupuncture for pre-exam anxiety in medical students: a prospective observational pilot investigation. *Acupunct Med*. 2016;34(2):90–94.

Mist SD, Jones KD. Randomized controlled trial of acupuncture for women with fibromyalgia: Group acupuncture with traditional chinese medicine diagnosis-based point selection. *Pain Med*. 2018;19(9):1862–1871.

Ntritsou V, Mavrommatis C, Kostoglou C, et al. Effect of perioperative electroacupuncture as an adjunctive therapy on postoperative analgesia with tramadol and ketamine in prostatectomy: a randomised sham-controlled single-blind trial. *Acupunct Med*. 2014;32(3):215–222.

Ritenbaugh C, Hammerschlag R, Calabrese C, et al. A pilot whole systems clinical trial of traditional Chinese medicine and naturopathic medicine for the treatment of temporomandibular disorders. *J Altern Complement Med*. 2008;14(5):475–487.

Rodgers-Fischi P, Vyas KS, Davenport D, et al. Trends in the management of spontaneous pneumothorax: A single center experience. *W V Med J*. 2017;113(2):30–35.

Tedesco D, Gori D, Desai KR, et al. Drug-free interventions to reduce pain or opioid consumption after total knee arthroplasty: A systematic review and meta-analysis. *JAMA Surg*. 2017;152(10):e172872.

Vas J, Santos-Rey K, Navarro-Pablo R, et al. Acupuncture for fibromyalgia in primary care: a randomised controlled trial. *Acupunct Med*. 2016;34(4):257–266.

Vickers AJ, Cronin AM, Maschino AC, et al; Acupuncture Trialists' Collaboration. Acupuncture for chronic pain: Individual patient data meta-analysis. *Arch Intern Med*. 2012;172(19):1444–1453.

Vickers AJ, Vertosick EA, Lewith G, et al. Acupuncture Trialists' Collaboration. Acupuncture for Chronic Pain: Update of an Individual Patient Data Meta-Analysis. *J Pain*. 2018;19(5):455–474.

Witt CM, Pach D, Brinkhaus B, et al. Safety of acupuncture: Results of a prospective observational study with 229,230 patients and introduction of a medical information and consent form. *Forsch Komplementmed*. 2009;16(2):91–97.

Yang L, Yang J, Wang Q, et al. Cardioprotective effects of electroacupuncture pretreatment on patients undergoing heart valve replacement surgery: a randomized controlled trial. *Ann Thorac Surg*. 2010;89(3):781–786.

第 153 章
考虑将针灸作为预防和治疗术后恶心呕吐的辅助方法

很遗憾,术后恶心呕吐(PONV)仍然是麻醉后常见的副作用,尽管使用了新型的镇吐药物和短效麻醉剂及阿片类药物仍经常发生。PONV 是引起患者不满的两大原因之一(另外一个原因当然是疼痛)。PONV 的发生率在该并发症的高危人群中接近 70%,在普通人群中约为30%。当然术后恶心呕吐是自限性疾病,但它可引起其他严重并发症,包括脱水、伤口裂开、误吸和电解质紊乱等。PONV 增加了医疗费用,因为在麻醉后监护室(PACU)内每次呕吐发作都将使离开 PACU 的时间推迟约 20 分钟。

以下是 PONV 的高危因素:

1) **患者因素**:女性、不吸烟、脱水状态、既往有 PONV 病史;

2) **手术相关因素**:耳鼻喉手术、腹腔内手术、腹腔镜手术、斜视矫正术、颅内手术、妇产科手术。手术时间每延长 30 分钟,发生 PONV 的基础风险增加 60%。任何需大量补液的手术都会导致胃肠道水肿,增加 PONV 的发生率。

3) **麻醉相关因素**:吸入麻醉剂、笑气、新斯的明(2.5mg 以上)和长效阿片类药物。

目前,预防和治疗 PONV 的最常用方法包括保证充分补液但不能过量;避免导致 PONV的各种危险因素;使用药物,如甲氧氯普安、地塞米松、$5HT_3$ 拮抗剂。**针灸是一种辅助治疗方法,在治疗和预防 PONV 方面已显示出很好的疗效**。1997 年美国国立卫生院针灸发展共识小组(National Institutes of Health Consensus Development Panel on acpuncture)回顾分析了随机对照研究获得的证据,得出如下结论:有明确证据显示针灸对治疗术后、化疗后恶心呕吐有效,可能对妊娠呕吐有效。

现在,美国每年花费约 270 亿美元用于辅助和替代医学。早在 1997 年的统计报告已经显示,在辅助和替代医学门诊就诊的人数与主流医学就诊人数之比为 12:1,针灸只是诸多辅助

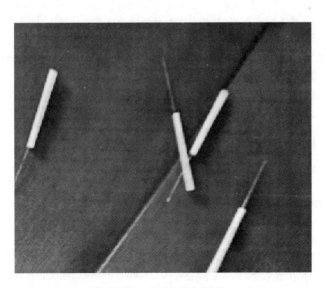

图 153.1　针灸用不锈钢针

和替代医学中最为人熟知的一种。西方"标准"医学技术与东方特别是中国的针灸治疗之间正在进行整合,现在西方医学体系已经逐渐认识到这一整合的必要性。

简要回顾一下,针灸通过刺激穴位起作用。针灸学有 14 条经络与内部脏器相对应,经络上共有 365 个穴位。针灸是将纤细的、一次性的不锈钢针刺入选定的针灸部位。针灸所用针的长度从数毫米到数厘米,直径从几毫米到几十毫米。2.5cm(1 英寸)和 3.8cm(1.5)英寸是美国最常用的长度。美国用的针绝大多数是不锈钢质地;然而也有针为铜、金、银质地。进针后通过对针的刺激产生一种特殊的感觉称为得气,但是针灸界一直在讨论在 P6 点引出得气的必要性和技术。刺激通常通过手法捻转或电刺激完成,但是也可用激光或艾灸。艾灸通过点燃很细的药草为针的游离末端提供温和的热量。选用何种刺激技术取决于治疗师的经验和喜好及患者的病情。在个人操作过程中没有绝对的规则,即在刺激 P6 点时必须引起得气。针灸手法是在施针时对针的操作,包括提拉、扭曲、捻转或多种方法相结合。这是传统的针灸方法,也是临床最常用的方法。

电针灸(electroacupuncture,EA)是将电脉冲发生器与针灸针相连,使用电脉冲刺激穴位的方法实现。EA 似乎更稳定,产生的效果更具有可重复性,比手法针灸更有效。EA 的操作过程是正常方式进针,手法操作得气后将电极与针相连,产生持续的刺激。使用电刺激的好处在于不需要长时间手法操作,通过持续刺激缩短整体治疗时间,能够更好地控制刺激的频率。

就在 20 年前,还很少有数据从"西方"生理学和病理生理学的角度来定义针灸的作用机制。如今绝对不再是这种情况,因为关于手动针灸和 EA 机制的报道越来越多。例如,Ruixin Zhang 等人在 2014 年发表的重要综述总结了针灸对持续性疼痛的影响。他们总结了目前的研究:

"过去十年,EA 治疗持续性组织损伤(炎症)、神经损伤(神经病理性)、癌症和内脏疼痛的作用机制的临床前研究有所增加。这些研究表明,EA 在健康和疼痛状态下激活神经系统的方式不同,可以缓解感觉性和情感性炎症性疼痛,并且在 2~10Hz 时相比 100Hz 能更有效地抑制炎症性和神经性疼痛。电针通过外周、脊柱和脊髓等机制激活多种生物活性化学物质,从而起到止痛作用。其中包括阿片类药物(可降低外周伤害感受器的敏感性并减少外周和脊髓中的促炎细胞因子),以及血清素和去甲肾上腺素(可降低脊髓的 N-甲基-d-天冬氨酸受体亚基 GluN1 的磷酸化)。另有研究表明,电针与低剂量的传统止痛药相结合,可有效控制疼痛,可预防使人衰弱的药物副作用。"

针灸还可以减少胃酸分泌并促进胃肠蠕动。以前认为纳洛酮可以逆转镇痛作用,然而目前有几项研究表明,低剂量纳洛酮实际上可以提高针灸止痛的功效。

许多研究表明,针灸 P6 穴位可有效缓解术后恶心、化疗和妊娠相关的恶心呕吐。P6 穴位按压也被证明有止吐作用,已有大量文献报道 P6 穴位按压可治疗妊娠相关的恶心和呕吐。这是中医专门用来治疗呕吐的穴位。

内关穴或 P6 穴位于前臂掌侧心包经络,腕部折痕以远 2 寸,皮下约 1~1.5cm 处。它位于桡侧腕屈肌和掌长肌肌腱间(图 153.2)。寸是指中医的计量单位。寸是成比例的距离,而不是绝对测量单位,一寸大约等于中指中间节段的距离。但是,对于接受西医培训的临床医生来说,确定的位置是桡侧腕屈肌和掌长肌肌腱之间的腕褶与肘褶间距六分之一处。

针灸预防 PONV 比针灸治疗 PONV 更有效,预防 PONV 需要放置双侧 P6 针。麻醉诱导后立即以无菌方式进针,并放置 15~30 分钟。如果患者的体位或手术时机不允许,可以在术后恢复室进行针灸治疗。然后,可以行手动针灸或电刺激针灸。临床中,如果诊断腹胀或术前计划适宜,应该在术前先对 ST36 和 SP6 进行针灸。如果没有,我们建议将重点放在适当的治疗方法上,包括 PC6。穴位按摩也可以通过"防晕带"来施加,这种方法的功效与针灸不同;但是,

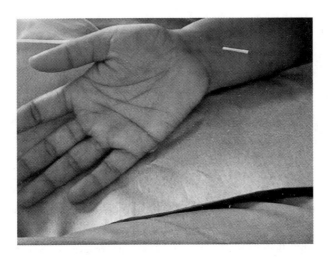

图 153.2 P6 穴位

放置容易且不需要专业培训。

以往对儿童扁桃体切除术患者的研究报告表明,针灸不能成功预防或治疗 PONV。这些研究仅使用了单侧 P6 点,然而在腕部上方 2 寸的 P6 确切位置没有统一性。最近,Moen 等人对 120 名扁桃体切除术患者进行了一项随机双盲研究,结果与上述观点相矛盾。他认为针刺双侧 P6、CV13 具有与地塞米松相似的止吐作用。第二项研究发现,术中针灸 P6 穴 20 分钟与没有接受术中针灸的对照组患者相比有明显的止吐作用。最重要的是,2016 年发表在《喉镜》杂志上的一项荟萃分析回顾了 8 篇文章,发现与对照组相比,P6 针灸使术后恶心呕吐发生率明显降低,风险比为 0.77。Dundee 做了一系列关于成年患者的精密研究,包括前瞻性、随机、假对照试验。这些研究为针灸治疗 PONV 的疗效提供了可靠的证据,在 100 多名患者中,针灸作为止吐药物使用的辅助手段,在仅使用止吐药物不能充分控制化疗引起的恶心呕吐的情况下,对 PONV 进行了治疗。一项分配隐藏、假对照和谨慎盲法的随机对照试验,研究了 104 例接受化疗的乳腺癌患者,发现电针能有效地控制患者术后呕吐。最近的一项 593 名早孕妇女单盲研究发现,仅在 P6 针灸就能显著减少恶心。到目前为止,除针灸部位的局部酸痛之外,尚未见任何其他副作用。

P6 穴位按摩或针灸预防 PONV 的机制尚不完全清楚。由于 P6 点位于正中神经附近,因此推断刺激该点可以释放神经递质,从而使化学触发感受区(chemo trigger receptor zone,CTZ)脱敏,从而预防恶心呕吐。然而,CTZ 一旦敏化就很难脱敏。因此,对于 PONV 的预防,最好是在麻醉诱导后苏醒前进行针灸。

由于其解剖学的可及性和预防 PONV 的有效性,我们认为这种针灸操作可以向所有有需求的患者提供。我们的编辑所在的机构之一(俄勒冈州健康与科学学院),管理部门向所有提出需求的职工提供培训和监督服务。教职员工拥有有限的针灸特许权用于治疗和预防 PONV。

⌂ 要点

- 针灸是一种副作用小的预防和治疗术后恶心呕吐的辅助手段。其对 PONV 的预防效果优于对 PONV 的治疗效果。

- 目前普遍认为,针灸 P6 穴位对成人患者和儿童扁桃体切除患者都有止吐作用。
- 可采用手法、电刺激或指压方法针灸双侧 P6 穴位。
- 可以在麻醉诱导前后或在 PACU 期间放置针头。
- 指压或针灸 P6 穴位的作用机制尚不完全清楚。
- 有些医生已经发现"防晕带"(针灸)的好处,即"防晕带"可由护士实施。
- 考虑、询问或请求针对治疗 PONV 的 P6 针灸治疗的培训、监督和有限特许权(如果您的机构提供此类服务)。

推荐读物

Al-Sadi M, Newman B, Julious SA. Acupuncture in the prevention of postoperative nausea and vomiting. *Anaesthesia*. 1997;52:658–661.

Anonymous. NIH consensus development panel on Acupuncture. *JAMA*. 1998;280:1518–1524.

Carlsson CP, Axemo P, Bodin A, et al. Manual acupuncture reduces hyperemesis gravidarum: A placebo-controlled, randomized, single-blind, crossover study. *J Pain Symptom Manage*. 2000;20: 273–279.

Carroll NV, Miederhoff PA, Cox FM, et al. Costs incurred by outpatient surgical centers in managing postoperative nausea and vomiting. *J Clin Anesth*. 1994;6:364–369.

Clement-Jones V, McLoughlin L, Tomlin S, et al. Increased beta-endorphin but not metenkephalin levels in human cerebrospinal fluid after acupuncture stimulation for recurrent pain. *Lancet*. 1980;2: 946–948.

Flake ZA, Scalley RD, Bailey AG. Practical selection of antiemetics. *Am Fam Physician*. 2004;69: 1169–1174.

Gan TJ. Postoperative nausea and vomiting: Can it be eliminated? *JAMA*. 2002;287(10):1233–1236.

Han JS. Acupuncture and endorphins. *Neurosci Lett*. 2004;361:258–261.

Ho RT, Jawan B, Fung ST, et al. Electro-acupuncture and postoperative emesis. *Anaesthesia*. 1990;45: 327–329.

Jewell D, Young G. Interventions for nausea and vomiting in early pregnancy. *Cochrane Database Syst Rev*. 2003;4:CD000145.

Lewis IH, Pryn SJ, Reynolds PI, et al. Effect of P6 acupressure on postoperative vomiting in children undergoing outpatient strabismus correction. *Br J Anaesth*. 1991;67:73–78.

Moeen SM. Could acupuncture be an adequate alternative to dexamethasone in pediatric tonsillectomy? *Paediatr Anaesth*. 2016;26(8):807–814. doi: 10.1111/pan.12933. Epub 2016 Jun 22.

Ouyang H, Chen JD. Therapeutic roles of acupuncture in functional gastrointestinal disorders. *Aliment Pharmacol Ther*. 2004;20:831–841.

Özmert S, Salman N, Sever F, et al. Acupuncture as an antiemetic in children who underwent ade-noidectomy and/or tonsillectomy. *Turk J Anaesthesiol Reanim*. 2016;44(1):7–12. doi: 10.5152/TJAR. 2016.05902. Epub 2016 Feb 1.

Roscoe JA, Matteson SE. Acupressure and acustimulation bands for control of nausea: a brief review. *Am J Obstet Gynecol*. 2002;186:S244–S247.

Ruixin Zhang, Lixing Lao, Ke Ren, and Brian M. Berman. Mechanisms of acupuncture-electroacupuncture on persistent pain. *Anesthesiology*. 2014;120(2):482–503. doi: 10.1097/ALN.0000000000000101

Shenkman Z, Holzman RS, Kim C, et al. Acupressure—acupuncture antiemetic prophylaxis in children undergoing tonsillectomy. *Anesthesiology*. 1999;90:1311–1316.

Shin HC, Kim JS, Lee SK, et al. The effect of acupuncture on postoperative nausea and vomiting after pediatric tonsillectomy: A meta-analysis and systematic review. *Laryngoscope*. 2016;126(8):1761–1767. doi: 10.1002/lary.25883. Epub 2016 Feb 10.

Yentis SM, Bissonnette B. P6 acupuncture and postoperative vomiting after tonsillectomy in children. *Br J Anaesth*. 1991;67:779–780.

第 154 章
不要给心搏骤停患者升温，除非他们快要死于出血

2005 年，美国心脏协会将低温治疗（therapeutic hypothermia，TH）纳入院外心搏骤停的高级生命支持治疗建议。TH 是指体温低于正常生理功能所需的温度，降至 32~34℃。TH 可以通过表面或血管内冷却实现，某些特殊情况下也可以通过体外循环实现。2002 年发表的早期研究显示，院外心搏骤停后 6 小时内接受 TH 治疗后自主循环恢复的患者神经系统结局和存活率显著改善。对照组患者没有专门针对体温控制的干预措施，因此可能导致存活率下降和神经系统结局较差。

但是，最近一项多中心随机对照研究对这些方案提出了质疑，该研究对比分析了体温 33℃ 与 36℃ 的状态，结果显示没有差异。该研究表明，避免高温可能比降低体温更为重要。"温度管理"可能比"低温治疗"更合适，其需要将温度控制在正常生理温度以下，但在传统 TH 范围以上。

低温治疗如何提供神经保护作用？

TH 保护大脑和改善生存质量的机制很复杂，目前尚不清楚。发热会加剧患者脑缺血和细胞损伤后的继发损伤，反之低体温可抑制该作用。据推测，TH 通过抑制免疫炎症反应、抑制神经元凋亡、减弱氧化/还原反应以及神经元细胞代谢来提供神经保护。

抑制免疫反应和炎症　心搏骤停时脑血流灌注不足会导致脑损伤。内皮细胞、星形胶质细胞和小胶质细胞会大量生成促炎分子，例如白介素 1、白介素 6、白介素 8、肿瘤坏死因子和转化生长因子 β。这些分子与白细胞对损伤部位的趋化作用、巨噬细胞的吞噬作用以及补体系统的激活有关。以上途径会加重神经元损伤。动物模型研究表明，TH 可抑制此类因子的产生。

抑制细胞凋亡　TH 可能在细胞凋亡的早期阶段保护细胞。在低灌注状态下，受损细胞进行细胞凋亡的程序性死亡。小鼠模型证实，33℃ 的低温治疗可将形态学检测到的神经细胞凋亡减少 50%~70%。

减少自由基生成　随着自主循环恢复，再灌注会产生氧自由基（过氧化物、过氧化氢、羟基自由基和过氧亚硝酸盐），从而加重脑细胞和其他器官的"再灌注损伤"。这些带电分子导致细胞膜完整性丧失、蛋白质降解、DNA 损伤，最终导致细胞死亡。尤其在大脑，自由基会破坏血脑屏障，导致脑水肿、颅内压升高和中枢神经系统功能障碍。当温度较低时，自由基的数量会显著减少。

降低脑代谢　脑损伤后的应激期，大脑新陈代谢会增加，进一步导致氧气需求量、消耗量和二氧化碳产量增加。较高的需氧量会增加脑血流量、颅内压和脑水肿。TH 可降低脑代谢。核心体温每下降 1℃，细胞代谢就会降低 5%~7%。

低温治疗的潜在并发症

凝血障碍。体温低于 35℃ 会导致血小板功能障碍，低于 33℃ 会导致血小板数量下降和凝血级联反应紊乱。TH 引起的抗凝作用有利于神经保护，但也增加了出血风险。启动 TH 前，要特别注意心搏骤停时正在大出血或正在接受手术的患者。对于高危患者，进行 TH 之前，应先考虑进行手术或药物干预来控制出血。同理，针对该患者群体更应行目标温度管理。

感染 与 TH 相关的感染风险增加仍存在争议。有人推测,TH 可能会抑制宿主对感染的反应,增加临床诊断和治疗难度,从而增加感染风险。侵入性治疗,例如中心静脉置管,机械通气以及 TH 诱导的影响术后愈合的皮肤血管收缩,都会增加感染的风险。将 TH 控制在 24 小时内,全身检查寻找可疑感染源,控制患者降温至 36℃而不是 33℃,可最大限度地降低感染风险。由于进行 TH 或目标温度管理(targeted temperature management,TTM)时诊断感染很困难,对高危患者应该降低细菌培养的阈值并积极开始经验性抗生素治疗。预防导管相关感染、协助患者变换体位更换压力点等措施可以很好降低医院获得性感染的风险。

心律失常 低温可导致心脏起搏细胞放电减少、动作电位持续时间延长,以及心肌的传导减弱,从而导致心动过缓。当心动过缓造成心输出量显著降低时,则应通过体外起搏(经静脉或经皮)或变时性药物来提高心率。TH 期间心动过速最常见的原因是镇静不足或寒战。使用镇静药和止痛药防治寒战的等血容量患者中,低温可增强心肌收缩力。除心动过缓外,心电图改变还包括 PR 间期延长、QRS 波增宽以及出现 Osborne 波(J 波或驼峰波常见于肢体导联和胸前导联,其高度与体温降低程度呈正比)。在 TH 期间,对抗心律失常药物和心脏除颤的反应可能会降低。

寒战 人体通过多种体温调节机制严格调节核心体温。寒冷时的自主神经反射包括寒战和动静脉分流血管收缩。寒战会增加心肌和整体的耗氧量、细胞新陈代谢、呼吸功和心率。心肌病患者,心肌需氧量和耗氧量的增加会进一步增加心脏事件的风险。在 TH 期间可使用适当的镇静、镇痛和肌松缓解寒战。结合临床,可考虑使用芬太尼、哌替啶、右美托咪啶、异丙酚、镁剂和可乐定等药物。

胰岛素抵抗 低温期间,胰腺分泌的胰岛素量和对胰岛素的敏感性均降低。在重症患者中,这一生理应激会导致高血糖。而重症患者并发高血糖与败血症、呼吸衰竭、多发性神经病、急性肾损伤和伤口愈合不良等不良结局相关。高血糖的不良反应是由于直接葡萄糖毒性、线粒体呼吸障碍、巨噬细胞和中性粒细胞功能受损以及内皮功能障碍引起的。因此,TH 期间可能需要更高剂量的胰岛素。同时,复温期间胰岛素敏感性和分泌增加,在此期间医护团队需要保持警惕,以避免反弹性低血糖。

电解质异常 体温过低与肾小管功能障碍、电解质排泄增加和电解质的细胞内移动有关。已有报道出现低镁、低钾和低磷酸盐的情况。镁具有神经保护作用,低磷血症会增加感染风险,低钾血症可能导致血流动力学相关的严重心律失常。复温期间电解质存在复位过程,高钾血症的风险可能导致潜在致命性的心律失常。

🏠 要点

- TH 可改善心搏骤停后的神经系统转归和生存率。TH 的神经保护作用通过抑制免疫炎症反应,抑制神经元凋亡,最大限度地减少氧化/还原反应和降低神经细胞代谢来实现的。
- 减轻 TH 或 TTM 不良反应的可控风险因素。
- 心搏骤停后患者应权衡 TH 的益处和风险。如果没有禁忌证,应在心搏骤停后采用目标体温管理。
- 保持电解质在正常范围的低限,避免过度治疗低钾血症。缓慢复温而不是快速复温,这样可以预防潜在的致命的反跳性高钾血症。
- TH 可以通过抑制宿主对感染的反应、增加临床医生及时发现和诊断感染的障碍、使用有创导管和机械通气以及延缓伤口愈合而增加感染风险。

- 对于活动性出血患者或有凝血障碍的患者，在使用 TH 之前要权衡其益处和风险，并考虑手术或药物治疗出血。
- 根据需要使用阿片类药物、镇静药和麻醉药，可以减少治疗期间的寒战。

推荐读物

Kuchena A, Merkel MJ, Hutchens MP. Post cardiac arrest temperature management: Infectious risks. *Curr Opin Crit Care*. 2014;20(5):507–515.

MacLaren R, Gallagher J, Shin J, et al. Assessment of adverse events and predictors of neurological recovery after therapeutic hypothermia. *Ann Pharmacother*. 2014;48(1):17–25.

Moore EM, Nichol AD, Bernard SA, et al. Therapeutic hypothermia: Benefits, mechanisms and potential clinical applications in neurological, cardiac and kidney injury. *Injury*. 2011;42(9):843–854.

Nielsen N, Wetterslev J, Cronberg T, et al. Targeted temperature management at 33°C versus 36°C after cardiac arrest. *N Engl J Med*. 2013;369(23):2197–2206.

Polderman KH. Mechanisms of action, physiological effects, and complications of hypothermia. *Crit Care Med*. 2009;37(7 Suppl):S186–S202.

第 155 章
如何处理针刺伤

　　1991 年，美国职业安全与卫生管理局（Occupational Safety and Health Administration, OSHA）颁布了联邦法规第 29 章"血源性病原体标准"，其中第 1910.1030 部分用以保护员工免受血液传播疾病的侵袭。针刺伤是导致医疗机构中血液疾病传播的主要原因之一。据 OSHA 估计，美国每年有 80 万名医护工作者遭受针刺伤，其中护士针刺伤最为频繁。麻醉医生在针刺伤方面特殊的职业风险数据仍然有限。Greene 等人的一项多中心研究报道，每 1 000 例麻醉管理会发生 1.35 例污染针头刺伤事件，每 1 000 小时的麻醉管理会发生 0.54 例污染针头刺伤事件。

　　医疗机构中的针刺伤与多达 20 种血源性病原体的传播有关，但最致病的是人类免疫缺陷病毒（human immunodeficiency virus, HIV）、丙型肝炎病毒（hepatitis C virus, HCV）和乙型肝炎病毒（hepatitis C virus, HBV）。尽管医院上报针刺伤的流程已很好的普及，而且暴露后对医务工作者的预防措施和医疗随访也很完善，但有研究表明目前仍存在上报不全的问题。据报道，有 60%~95% 的在职员工漏报针刺伤。住院医生和主治医生针刺伤及经皮损伤上报率分别为 29% 和 19%。调查问卷显示，麻醉科住院医师和主治医师也存在严重的漏报现象。在美国，只有 45% 的麻醉医生因针刺伤而寻求治疗。针刺伤会对个人造成损伤和潜在的致命性损伤，而且漏报这些损伤还将产生继发效应，即妨碍对疾病传播率的准确计算。

发生针刺伤的常见情景

　　在针尖暴露的任一时刻都有可能发生针刺伤。针头的设计和做工显著提高了其使用安全性，但是这些改进仅仅是预防发生针刺伤的一个环节。安全装置的结构特征包括内置安全装置如针鞘、可回缩针头、安全套管内嵌装置以及无针静脉输液系统。大多数麻醉医生发生的污染针头的针刺伤是可以预防的。

　　然而，尽管有这些先进的技术，意外性针刺伤仍不断发生。这些针刺伤最常见于一些特定场合：

- 使用后的清理期间（如开始静脉输液和静脉切开）
- 利器处理不当时
- 针头插回针帽时
- 处理已置入患者体内的针头时
- 使用中或使用后将针头或利器传递给另一名医务工作者时
- 处理或传递标本时
- 碰撞到利器或碰撞到正在处理利器的医务工作者时
- 复杂操作期间

　　有些针刺伤属于"高危事件"，包括空心针、血液污染的针以及充满血液的针造成的针刺伤。麻醉工作者尤其易发生上述高危情况。预防此类针刺伤的措施是在处理利器的过程中提高警惕。多数针刺伤与使用下列利器有关，包括与注射器连接的针头、缝合针、空心针、静脉套管针的管芯以及硬膜外针。一项多中心研究报道，59%的针刺伤、68%的空心针针刺伤和78%的高危经皮污染性损伤是可以避免的。

人类免疫缺陷病毒

　　在美国，经皮接触 HIV 感染的血液后将 HIV 传染给医务工作者的发生率大约为 0.3%。传染率根据患者群体血清阳性率而变化。麻醉医师在 1 年中因职业原因接触 HIV 而被感染的发生率在 0.000 13%~0.3%，而工作 30 年的发生率为 0.003 8%~0.94%。

　　多种因素与增加针刺伤传播 HIV 发生率有关，包括大量输血增加暴露机会，使用较粗的静脉针（针号小于 18 号），深部损伤，明显被患者血迹污染的装置，在向有传染病患者置入静脉针的过程中暴露于污染血液，或在获得性免疫缺陷综合征（acquired immunodeficiency syndrome, AIDS）终末期患者的治疗中有暴露于污染血液的现象。受伤医务工作者的免疫状态对决定疾病传播发生率也起到一定的作用。

　　原发性或急性 HIV 感染的症状通常是非典型性的，类似于流感样症状，可以在初次接触后的几天或几周内发生。症状通常包括发热、皮疹、全身不适、咽炎、淋巴结肿大和头痛。部分人群感染 HIV 后会出现严重的症状，也有部分人群感染后没有任何症状。鉴于临床症状的非特异性，诊断 HIV 感染的唯一可靠的方法是抗体检测，即使用 FDA 批准的可检测 HIV-1 抗体、HIV-2 抗体和 HIV-1 p24 抗原的抗原/抗体组合免疫测定法。如果第一步显示为阴性，则无需进一步测试。

　　有研究表明，在动物模型中，暴露后紧急预防治疗可以降低疾病传播的概率。动物模型中，影响传播率的因素包括病毒载量、暴露与治疗开始的间隔、治疗持续时间以及抗逆转录病毒治疗方案的选择。目前在人体的相关实验结果还远远不够详细。由美国疾病控制与预防中心（CDC）进行的一项针对医务工作者的回顾性病例对照研究发现，使用叠氮胸苷可以使暴露后 HIV 感染的发生率降低 81%。目前，越来越多的多重药物治疗被认为更加有效。根据 CDC 的数据，自 1999 年来，美国未出现职业接触后感染 HIV 的报告。目前暴露后的预防性治疗方案包括至少 3 种抗逆转录病毒药物：雷特格韦 400mg，每天两次；替诺福韦 DF 300mg，每天一次；恩曲他滨 200mg，每天一次。尽管预防性化疗可以提供好处，但这并不意味着没有风险或没有副作用发生。副作用包括恶心、腹泻、头痛等轻度症状，也可能发生中性粒细胞减少、神经病变、肝毒性等严重症状。与过去使用的 HIV 预防药物相比，目前的新药（尤其是雷特格韦、替诺福韦和恩曲他滨）更安全且副作用更小。如果感染源患者呈 HIV 阳性，则可能需要选择其他方案,但只能与专家咨询结合。HIV 治疗由于耐药性而变得复杂,必须根据临床病史和感染源患者的病情仔细制定药物治疗方案。

乙型肝炎病毒

HBV 与 HIV 相比更容易通过针刺伤进行传播。根据传染源患者体内 HBV 抗原的状态和传染源患者的传染性不同,HBV 的传染率在 2%~40%。在过去的 20 年,由于医务工作者普遍接种乙型肝炎疫苗,乙型肝炎的传染率显著下降。影响传染率的因素包括患者乙型肝炎表面抗原滴度、感染程度以及与传染源患者血液接触的程度。

乙型肝炎免疫力可用书面资料证明,包括接受三剂疫苗史和第三针注射后抗体阳性滴度。某些情况下,为了产生抗体阳性滴度,会建议进行第二次三剂疫苗接种。接种后乙型肝炎免疫力可持续 10~31 年,具体取决于接种者的免疫反应和给药年龄。另外,尽管乙型肝炎表面抗体可能在体内衰减,但是由于乙型肝炎免疫是 B 细胞介导的,因此在完成三剂疫苗后产生的阳性滴度可以确保乙型肝炎免疫。影响乙型肝炎免疫有效性的因素很多,包括免疫力低、肥胖、高龄、吸烟史、疫苗储存不当和疫苗接种不当。针刺伤或其他意外后,应立即评估所有医务工作者的免疫力。

感染 HBV 的人有 1/3~1/2 会出现急性乙型肝炎感染的症状,包括黄疸、发热、恶心以及腹痛。大多数急性感染均会治愈,但有 5%~10% 的感染患者会发展为慢性乙型肝炎。慢性乙型肝炎患者中有 1/5 的人会发展为肝硬化,而有 6% 的慢性 HBV 感染患者最终会死于肝癌。

暴露后使用 HBV 免疫球蛋白和 HBV 疫苗可有效预防 90% 以上病毒传播。暴露后使用 HBV 免疫球蛋白和 HBV 疫苗预防主要根据暴露的医务工作者的免疫接种史、对先前疫苗的免疫反应以及血清抗 HBsAb 滴度。HBV 免疫球蛋白需暴露后 7 天内给药,如果推迟治疗疗效可能会下降。同时应给予 HBV 疫苗。

初次接种疫苗的最后一针接种后 1~2 个月,应对接种了 HBV 疫苗的医务工作者进行检测,以评估其免疫力。如果同时注射免疫球蛋白,免疫检测需推迟到 4~6 个月后。

乙型肝炎病毒暴露后进行适当的预防治疗,则不太可能感染。如果医务工作者感染了乙型肝炎并且转变为慢性,可以通过直接作用的抗病毒药获得有效治疗。推荐读物部分列出了美国肝病研究协会(American Association for the Study of Liver Diseases,AASLD)网站最新的治疗方案。

丙型肝炎病毒

丙型肝炎的传播率目前尚不清楚,但是医务工作者的 HCV 患病率比普通人群略高。在具有职业性接触血液病史(例如有针刺伤史)的医护人员中,HCV 急性感染的年发生率约为 2%~4%。根据患者人群 HCV 血清阳性率不同,每年麻醉医生因职业暴露感染 HCV 的 1 年概率为 0.000 84%~0.21%,工作 30 年的概率为 0.025%~6.12%。在美国,每年大约有 5.18 位麻醉工作者感染 HCV。意外经皮接触 HCV 使血清抗 HCV 转为阳性的概率为 1.8%,主要是由于使用空针被传染。

急性丙型肝炎感染的症状包括发热、黄疸、不适,乃至暴发性肝衰竭。许多患者在急性期是无症状的。有些患者表现为转氨酶升高。有 75%~85% 的急性丙型肝炎患者会转变为慢性肝炎,仅有一小部分慢性肝炎患者会发展为肝硬化或肝癌。由于丙型肝炎症状的非特异性,需要进行 HCV 抗体检测以明确诊断。

与 HIV 和 HBV 不同,目前没有疫苗可以预防 HCV,在接触后也没有推荐的预防性治疗措施。但是,多种直接作用的抗病毒药的开发和使用,以及评估肝脏状况的新型非侵入性技术(Fibroscan)改变了丙型肝炎的治疗方式。根据患者基因型和肝病状况进行个体化治疗。新型直接作用抗病毒药,例如雷迪帕韦/索非布韦(Harvoni)和索非布韦/维帕他韦(Epclusa),具有全基因覆盖性,每天用药一次,且显著降低副作用的特点(参阅表155.1。)

如果医务工作者疑似接触了HCV,CDC建议可以采用以下两种可能方案。两种方案都需要进行初步筛查,以检测医务工作者的基线状态。HCV抗体筛查后,如果结果是阴性,则假定该医务工作者的初始丙型肝炎状态为阴性。暴露后3周或更长时间,行HCV RNA PCR(病毒载量)测试。

另一种方法是在暴露后4个月时进行HCV抗体检测,并且仅需在HCV抗体筛查为阳性时才需行HCV RNA PCR(病毒载量)检测。暴露后4个月时HCV抗体阴性也表示未发生感染(参阅表155.2。)

如果基线状态HCV抗体筛查结果为阳性,必须行确诊性HCV RNA PCR(病毒载量)以确定诊断。如果确定医务工作者感染HCV(在与工作有关的接触之前),必须确定其基因型和病毒载量。医护人员可能感染了其他不同类型的HCV基因型。如果3周后复查[包括HCV RNA PCR(病毒载量)和基因型确定],先前存在HCV感染的医务工作者也会感染与特定工作暴露相关的新型HCV基因型,其治疗应针对该个体进行个性化处理。

表155.1 治疗HCV的直接作用抗病毒药

分类	支持因子(基因型)	作用机制	抵御屏障
NS3/4A 蛋白酶抑制剂	格拉瑞韦(grazoprevir)(1,4) paritaprevir/利托那韦(ritonavir)(1,4) 西咪匹韦(simeprevir)(1,4)	阻断蛋白酶活性位点	中到高度
NS5A 抑制剂	达卡他韦(daclatasvir)(1~6) 艾尔巴韦(elbasvir)(1,4) 雷迪帕韦(ledipasvir)(1,4,5,6) 奥比他韦(ombitasvir)(1,4) 维帕他韦(velpatasvir)(1~6)	阻断病毒复制复合体、粒子装配和释放	低到中度
NS5B 核酸抑制剂	索非布韦(sofosbuvir)(1~6)	阻断NS5B活动位点;抑制RNA延伸	高
NS5B 非核酸抑制剂	达塞布韦(dasabuvir)(1)	阻断NS5B变构位点;引起构象变化	低

注:新型药物(2016年和2017年发布)覆盖了所有1~6基因型,并且属于联合药物[雷迪帕韦/索非布韦(Harvoni)和索非布韦/维帕他韦(Epclusa)]。

Derived from Perales C, Quer J, Gregori J, et al. Resistance and hepatitis C virus to inhibitors: Complexity and clinical implications. *Viruses*. 2015;7(11):5746-5766; Poordad F, Dieterick D. Treating hepatitis C: Current standard of care andemerging direct acting antiviral agents. *J Viral Hepat*. 2012;19(7):449-464.

表 155.2　HCV RNA PCR（病毒载量）检测

检测结果	说明	进一步方案
HCV 抗体阴性	没有 HCV 抗体检出	可报告样品为 HCV 抗体阴性。无需采取进一步措施。如果检测患者对结果存疑，可进行 HCV RNA 检测[a]
HCV 抗体阳性	假定 HCV 感染	多次结果阳性提示处于 HCV 感染、已治愈的既往 HCV 感染或 HCV 抗体生物学假阳性 进一步行 HCV RNA 检测判断当前感染状态
HCV 抗体阳性 HCV RNA 检出	目前处于 HCV 感染	给予受检者适当咨询，并联系受检者进行护理和治疗[b]
HCV 抗体阳性 HCV RNA 未检出	目前没有 HCV 感染	一般无需采取进一步措施 如果需要区分 HCV 真阳性和生物学假阳性，并且样品在初始测试中多次阳性，采用另一种 HVC 抗体测定法检测。 某些情况下需要 HCV RNA 检测和适当的咨询[c]

[a] 如果无法进行 HCV RNA 检测且受试者没有免疫功能低下，可行 HCV 抗体的后续检测以证明血清转化。如果受试者免疫功能低下，可考虑行 HCV RNA 检测。

[b] 建议开始抗病毒治疗前，对后续的血液样本复查 HCV RNA 检测，以确认 HCV RNA 阳性。

[c] 包括受试者过去 6 个月内疑似接触过 HCV，或者有 HCV 感染的临床症状，或者对血液样品的处理或存储存疑。

　　暴露后 6 个月内，人体可能会自发清除急性丙型肝炎感染，因此暴露后 6 个月内检测 HCV RNA 阳性的人应在 ≥6 个月时复检以确定感染状况。HCV RNA 检测结果呈阳性的所有 HCV 当前感染患者均应由具有肝病严重程度评估和 HCV 治疗专业知识的执业医生进行评估。

　　可通过 AASLD 网站（https://www.aasld.org/publications/practice-guidelines-0）获得当前治疗/实践指南。治疗方案的选择和持续时间取决于 HCV 的基因型、患者的临床情况和治疗史。

医务人员潜在丙型肝炎病毒（HCV）暴露后处理流程

推荐检测及随访

长期以来，病毒性肝炎暴露一直被认为是卫生保健人员的一种职业风险，此前已为丙型肝炎病毒（HCV）职业暴露后的处理制定了建议。该处理流程基于当前的实验室指南[1]，更新了2001年医务人员丙型肝炎病毒检测流程[2]。正如2001年MMWR关于对职业暴露于血液和其他体液的医务人员的管理[2]所概述的那样，不建议对丙型肝炎进行暴露后预防（PEP）。

检测HCV RNA[a]的来源。如果来源是HCV RNA阳性，或者如果HCV感染状态未知，请遵循以下流程。针刺或锐器伤暴露于HCV阳性血液后，感染HCV的风险约为1.8%[2]。如果医务人员确实被感染，请遵循AASLD/IDSA指南（www.hcvguidelines.org）来处理和治疗丙型肝炎。

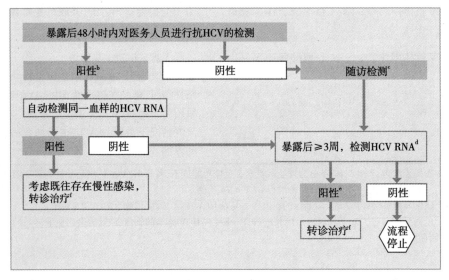

ᵃ 如果不能检测 HCV RNA 来源，则检测 HCV 抗体(抗-HCV),并筛查暴露于抗-HCV 阳性来源的 HCW。请注意,急性感染者可能会检测出 HCV RNA 呈阳性,但抗-HCV 呈阴性。

ᵇ 在一个 HCV 感染率低(1%)的全国代表性人群样本中,22% 的抗-HCV 阳性结果被确定为假阳性。另有 10% 的人在确诊试验中有不确定的结果;大多数可能是假阳性。在检测抗-HCV 筛查阳性而随后 HCV RNA 阴性的亚组人群中,50% 的抗-HCV 检测是假阳性。

ᶜ 大于等于 6 个月的抗-HCV 检测,如果阳性,则自动检测同一血样的 HCV RNA。

ᵈ 当筛查 HCV 抗体阳性且没有已知持续暴露风险的个人时,采用目前美国 FDA 批准的检测方法(血清样本的所有检测下限均为<100IU/mL)[4],HCV RNA 检测单项阳性被认为足够排除慢性HCV 感染的可能性。HCVRNA 在暴露后的 3 周内即可被检测到,即使抗体仍未被检测到。出现急性 HCV 感染症状(如黄疸)的个人可以提前至 3 周内进行检测,但如果呈阴性,则需要在≥3周后重新检测。

U.S. Department of Health and Human Services
Centers for Disease
Control and Prevention

Continued on next page

急性感染的自发清除可能在暴露后 6 个月发生,因此暴露后 6 个月内 HCVRNA 检测呈阳性的个人应在≥6 个月时再次检测,以确定感染状态。

ᵉ 所有因 HCV RNA 检测结果阳性而被认定目前存在 HCV 感染的患者都应该由具有评估肝病严重程度和 HCV 治疗专业能力的医生进行评估。丙型肝炎治疗指南可在 www.hcvguidelines.org 上找到,且随着新疗法的出现,治疗指南也在快速更新。

ᶠ急性感染的自发清除可能在暴露后 6 个月发生,因此暴露后 6 个月内 HCV RNA 检测呈阳性的个人应在≥6 个月时再次检测,以确定感染状态。

References

[1] CDC. Testing for HCV infection: An update of guidance for clinicians and laboratorians. *MMWR Morb Mortal Wkly Rep.* 2013; 62(18): 362–365

[2] U.S. Public Health Service. Updated U.S. Public Health Service Guidelines for the management of occupational exposures to HBV, HCV, and HIV and recommendations for postexposure prophylaxis *MMWR Recomm Rep.* 2001; 50 (RR-11): 1–52.

[3] Moorman A, Drobenuic J, Kamili S. Prevalence of false-positive hepatitis C antibody results, National Health and Nutrition Examination Study (NHANES) 2007-2012. *J Clin Virol.* 2017; 89: 1–4.

[4] FDA Executive Summary, Prepared for the March 21-22, 2018 meeting on the Reclassification of HIV and HCV Diagnostic Devices Joint Panel Meeting of the Blood Products Advisory Committee and the Microbiology Devices Panel of the Medical Devices Advisory Committee. Table 3: FDA Approved HCV RNA Tests for the Detection of HCV RNA in HCV Antibody Positive Individuals, Table 4: FDA Approved HCV RNA Tests for the Quantitation of HCV in Anti-HCV Positive Individuals. Available from https://www.fda.gov/downloads/AdvisoryCommittees/CommitteesMeetingMaterials/BloodVaccinesandOtherBiologics/BloodProductsAdvisoryCommittee/UCM598744.pdf Accessed April 27, 2018.

> ⌂ **要点**
>
> - 针刺伤使医务工作者可能感染一些血行传播并可能导致致命性疾病的病原体。这些病原体中最主要的 3 种是 HIV、HBV 和 HCV。
> - 安全装置技术和设计的进步使针刺伤的发生率大大降低。医生,尤其是住院医师存在针刺伤严重漏报。未上报的针刺伤可能会造成严重的个人后果,同时干扰疾病传播率和血清转阳率的精确计算。
> - 目前已经可以有效治疗 HBV 和 HCV,但是 HIV 仍需要终身治疗。
> - 预防是避免针刺伤的最佳方法。避免危险的行为,例如重装针头、传递标本,注意正确的处理锐器,避免使用不安全的针头及锐器(如果有内置安全控件的替代品)。
> - 牢记针刺伤要上报。及时评估和处理血液和暴露体液,可改善医务工作者的临床结局。

推荐读物

American Association for the Study of Liver Diseases. Available from https://www.aasld.org/about-aasld/news/new-aasld-guidelines-treatment-chronic-hepatitis-b. Accessed November 2, 2017.

American Association for the Study of Liver Diseases. Available from https://www.aasld.org/publications/practice-guidelines-0. Accessed November 2, 2017.

Berry AJ. The use of needles in the practice of anaesthesiology and the effect of a needleless intravenous administration system. *Anesth Analg.* 1993;76(5):1114–1119.

Bloodborne Pathogen Standard, Title 29 Code of Federal Regulations, Part 1910.1030.

Cardo DM, Culver DH, Ciesielski CA, et al. A case-control study of HIV seroconversion in health care workers after percutaneous exposure. Centers for Disease Control and Prevention Needlestick Surveillance Group. *N Engl J Med.* 1997;337(21):1485–1490.

Centers for Disease Control (CDC). Summary report for blood and body fluid exposure data collected from participating healthcare facilities (June 1995 through December 2007). *NaSH-CDC.* 2011. Available from https://www.cdc.gov/nhsn/PDFs/NaSH/NaSH-Report-6-2011.pdf.

Centers for Disease Control and Prevention (CDC). Available from https://www.cdc.gov/hepatitis/hbv/index.htm. Accessed November 2, 2017.

Centers for Disease Control and Prevention (CDC). Testing for HCV infection: An update of guidance for clinicians and laboratorians. *MMWR Morb Mortal Wkly Rep.* 2013;62(18):362–365.

Centers for Disease Control and Prevention (CDC). Surveillance of occupationally acquired HIV in healthcare personnel as of December 2010 (updated May 20, 2011). Available from https://www.cdc.gov/hai/organisms/hiv/surveillance-occupationally-acquired-hiv-aids.html. Accessed November 1, 2017.

Centers for Disease Control and Prevention (CDC). Viral hepatitis: Hepatitis C information. Available from https://www.cdc.gov/hepatitis/hcv/index.htm. Accessed November 2, 2017.

Centers for Disease Control and Prevention Stacks (CDC Stacks). Laboratory testing for the diagnosis of HIV infection: Updated recommendations. Available from http://dx.doi.org/10.15620/cdc.23447. Published June 27, 2014. Accessed November 2, 2017.

Centers for Disease Control. Summary report for blood and body fluid exposure data collected from participating healthcare facilities (June 1995 through December 2007). *NaSH-CDC* 2011. Available from https://www.cdc.gov/nhsn/PDFs/NaSH/NaSH-Report-6-2011.pdf

Diprose P, Deakin CD, Smedley J. Ignorance of post-exposure prophylaxis guidelines following HIV needlestick injury may increase the risk of seroconversion. *Br J Anaesth.* 2000;84(6):767–770.

Gara N, Abdalla A, Rivera E, et al. Durability of antibody response against Hepatitis B virus in healthcare workers vaccinated as adults. *Clin Infect Dis.* 2015;60(4):505–513.

Gerberding J. Clinical practice. Occupational exposure to HIV in health care settings. *N Engl J Med.* 2003;348(9):826–833.

Greene ES. Percutaneous injuries in anesthesia personnel. *Anesth Analg.* 1996;82(2):273–278.

Greene ES. Multi-center study of contaminated percutaneous injuries in anaesthesia personnel. *Anaesthe-*

siology. 1998;89(6):1362–1372.

Kuhar DT, Henderson DK, Struble KA, et al; US Public Health Service Working Group. Updated U.S. Public Health Service guidelines for the management of occupational exposures to HIV and recommendations for post exposure prophylaxis. *Infect Control Hosp Epidemiol*. 2013;34(9):875–892.

Occupational Health and Safety Administration. How to prevent needlestick injuries: Answers to some important questions. Available from https://www.osha.gov/Publications/osha3161.pdf. Accessed October 29, 2017.

Perales C, Quer J, Gregori J, et al. Resistance and hepatitis C virus to inhibitors: Complexity and clinical implications. *Viruses*. 2015;7(11):5746–5766.

Poordad F, Dieterick D. Treating hepatitis C: Current standard of care and emerging direct acting antiviral agents. *J Viral Hepat*. 2012;19(7):449–464.

Schillie S, Murphy TV, Sawyer M, et al; Centers for Disease Control and Prevention (CDC). CDC guidance for evaluating health-care personnel for hepatitis B virus protection and for administering post exposure management. *MMWR Recomm Rep*. 2013;62(RR-10):1–19.

第八篇

区 域 麻 醉

第 156 章

绪　论

对于区域麻醉来说,这是一个令人兴奋的时代。超声引导的应用使我们能够开发和掌握新的方法。我们有能力通过提供更好的镇痛、减少镇痛药的使用及其副作用来改善患者的护理。但是,获益的背后隐藏着潜在的风险、副作用和并发症。实施区域麻醉技术是有趣而有益的,但是如果您不知道风险和如何应对,就不应该使用这些技术。因为尽管区域麻醉可以提供令人满意的效果,但是其潜在的并发症可能是灾难性的。在接下来的章节中,多位作者将努力为您的区域麻醉之旅指明道路,您将了解如何改进技术、避开陷阱和处理并发症。

区域阻滞未来要走向哪里呢? 我们需要继续开发阻滞和镇痛策略,以尽量减少副作用、完善早期活动和物理治疗的外科目标。只单纯提供镇痛是不够的,我们需要努力以不造成降低行动能力、损害呼吸、引起尿潴留或任何其他损害患者的方式来提供这种镇痛治疗。举例如下:在全膝关节置换术中使用收肌管阻滞代替股神经阻滞,以更好地保留股四头肌的功能。腋神经和肩胛上神经联合阻滞替代肌间沟臂丛阻滞用于肩部手术正在研究当中,因为这种联合阻滞不像肌间沟阻滞那样有膈神经功能障碍的风险。长效局部麻醉药(如脂质体布比卡因)的效用、安全性和适用性还有待进一步研究。另一个需要关注的问题是新型抗凝剂的不断发展,这些药物应用期间进行椎管内阻滞的安全性尚未确定。

我们希望您喜欢以下章节,并希望这些内容有助于指导和改进您的日常临床实践。

第 157 章

区域麻醉的并发症:了解这些并发症之前,请勿持针操作

简介

区域麻醉可以缓解疼痛而使患者感到高兴,可以缩短住院时间而使患者和医院管理者都感到高兴。区域麻醉技术的发展可以为许多不同的手术和疾病提供安全的镇痛,这些技术常应用于有多种合并症的患者,因此增加了并发症的风险和严重程度。本章讨论其中一些风险以及如何使其降到最低。

感染

区域麻醉虽然是微创的,但仍然是有创的! 任何时候穿刺针穿过真皮层都有感染的风险。如果留置周围神经导管,风险会进一步增加,因为此时有一个通道绕过了皮肤的保护屏障。当针头穿过受污染的皮肤或感染组织时,会发生感染。神经阻滞导管可被皮肤菌群或血液播散定植,导致局部感染或脓肿。硬膜外脓肿特别麻烦,会导致严重的并发症或死亡。

- 感染的易感因素:
  - 免疫功能受损状态
    - 免疫抑制

- ○ 激素应用
- ○ 糖尿病
- ○ 败血症或并存感染
- 使用时间过长
- 未使用无菌技术
- 避免感染的技术：
  - 穿刺部位消毒——让氯己定干燥
  - 无菌技术
  - 无菌封闭敷料
- 避免或减少肉眼可见感染的技术：
  - 限制导管使用时间或应用皮下隧道（或两者）。
  - 避免导管穿过感染部位。
  - 败血症患者在留置有创管路或神经阻滞导管前给予一剂抗生素。相关研究表明，置管前开始应用抗生素可使感染菌血症的风险降至基线水平。因此，应仔细权衡此技术的利弊，确保在操作开始 1 小时内给予适当的抗生素。
  - 缩短更换药袋时管路断开时间。每一次为了更换药袋而断开管路系统，都有可能造成对局麻药的污染——应当限制此类导致感染的机会。
  - 每天随访患者，观察患者是否存在感染的体征，包括红肿、溢脓、穿刺部位压痛、发热。
- 感染的治疗：
  - 如果怀疑存在感染，应拔除导管。拔除导管通常可以避免或治疗感染，除非患者的免疫功能受损。
  - 确保给予患者适当的抗生素。
  - 继续随访患者以确保感染得到控制。
  - 怀疑硬膜外脓肿时，诊断和治疗必须迅速及时，以免出现永久性神经损伤。

出血

很多外周神经的走行都邻近大血管（例如腋窝、锁骨下、锁骨上、股、腘窝、坐骨）。很多穿刺位置较深，难以或无法直接压迫止血（例如硬膜外、蛛网膜下腔、经典椎旁、锁骨下、锁骨上、腰丛）。由于硬膜外腔内有大量静脉丛，硬膜外麻醉或蛛网膜下腔麻醉很容易导致出血。固定、封闭的硬膜外腔隙内不断扩大的血肿会导致脊髓压迫和瘫痪。

- 避免出血的技术：
  - 阻滞操作过程中，保持连续回抽。
  - 如果您精通超声技术，可以在进针过程中实时看到血管以避免误穿，并且使局麻药注射定位更加精确。
  - 获取详细的病史以确定患者是否在术前使用抗凝剂。还要与外科医生讨论是否有术后应用抗凝剂的计划。
  - 美国区域麻醉和疼痛医学学会（American society of regional anesthesia and pain medicine，ASRA）对术前或术后使用抗凝剂的患者应用椎管内阻滞的安全性提出了建议。目前已经出版了三个版本，第四版正在筹备中。椎管内阻滞和深部外周神经阻滞应遵循这些建议。这些建议汇总在表 157.1 中。这些指南定期更新，可在 ASRA 网站方便获取。第三版 ASRA 指南不包括对最近上市的许多新型抗凝药物的建议。尽管第四版的工作仍在

表 157.1 ASRA 指南摘要

肝素

- 5 000U 皮下注射 bid:不是区域麻醉禁忌证
- >10 000U/d 皮下注射:风险尚不明确;某些患者可能有凝血酶原时间(PT)延长[检查活化凝血时间(ACT)可能有指导意义]
- 肝素使用时间>4 天:检查血小板计数排除肝素诱导的血小板减少症
- 术中静注肝素:穿刺后 1h 开始应用肝素
- 拔除导管:最后一剂或持续输注停止后 2~4h,并且检查 ACT 或者部分活化凝血活酶时间(APTT);然后拔除导管;拔管后 1h 方可再次应用肝素

低分子量肝素(LMWH)

- 术前预防剂量:最后一剂(依诺肝素 30mg q12h 或 40mg 皮下 qd)后等待 10~12h
- 术前治疗剂量:最后一剂(依诺肝素 1mg/kg q12 或 1.5mg/kg qd)后等待 24h
- 术后预防剂量 bid:首次用药于术后 24 小时后;在开始用药前拔除硬膜外导管;首剂在拔除硬膜外导管后至少 2 小时
- 术后预防剂量 qd:首次用药于术后 6~8 小时;第二剂于 24 小时后;拔除导管应在用药后 10~12 小时以后,且在下一次用药前至少 2 小时;这样拔除导管的时间窗约为 10h

华法林

- 术前:操作前停药 4~5 天,检测国际标准化比值(INR);INR≤1.4 可接受
- 术后华法林:INR<1.5 时可以拔管;如果 INR 为 1.5~3 应谨慎拔管,如果同时应用抗血小板或其他抗凝药物则禁止拔管;如果 INR>3,需经常检查神经功能,停用华法林

抗血小板药物

- 非甾体抗炎药(NSAID):不是椎管内阻滞的禁忌证
- 氯吡格雷(clopidogrel,Plavix):需停药 7 天(如果血小板功能正常,5 天也可以接受)
- 噻氯匹定(ticlopidine,Ticlid):需停药 14 天
- GP Ⅱ b/Ⅲ a 受体拮抗剂[阿昔单抗(abciximab,ReoPro)]:需停药 48 小时;埃替非巴肽(eptifibatide,Integrilin)或替罗非班(tirofiban,Aggrastat)需停药 8 小时

Horlocker TT,Wedel DJ,Rowlingson JC,et al. Regional anesthesia in the patient receiving antithrombotic or thrombolytic therapy:American Society of Regional Anesthesia and Pain Medicine evidence-based guideline(third edition). *Reg Anesth Pain Med*,2010;35(1):64-101.
本表格为作者参考以上文献所作的总结。

  继续,ASRA 已经公布了其中一些药物在椎管内阻滞或导管拔除前后的时间间隔建议草案(见表 157.2)。
- 对于凝血功能正常的患者,出血很少引起临床并发症。

神经损伤

  根据报道,区域麻醉后神经损伤的发生率为 0.04%~5%。大多数表现为持续不超过 1 周的感觉异常。引起神经损伤的更常见因素实际上与区域麻醉药无关,但是它们在同一时间发生。神经损伤可能由手术牵拉或创伤、使用牵开器、止血带压力过高或应用时间过长所致。导致张力、牵拉或压迫的体位不当可发生于手术室或术后。石膏和绷带过紧也会导致压迫问题。虽

表 157.2　ASAR 对新型抗凝剂的初步建议

药物	穿刺、置管、拔管前/天	穿刺、置管、拔管后/天
达比加群酯	5	6
阿哌沙班	5	6
利伐沙班	3	6
普拉格雷	7~10	6
替格瑞洛	5~7	6

这些初步建议公布在ASAR官网:https://www.asra.com/advisory-guidelines/article/1/anticoagulation-3rd-edition

然神经损伤常首先归咎于应用区域麻醉药,但只有仔细调查才会发现真正的原因。

理论上认为,区域阻滞损伤神经有以下途径:针头切割神经;神经内注射可机械性破坏神经;高压力的神经内注射可引起缺血;添加剂如肾上腺素可引起血管强烈收缩;最后,药液的神经毒性可损伤神经。

避免神经损伤的技术:

- 避免在深度镇静和全麻状态下操作。如果患者不能明确说明是否在注射时出现疼痛或感觉异常,对操作者而言就失去了安全监测。(但是,小儿麻醉同道对此有不同看法:阻滞期间小儿的扭动可增加损伤的风险,因此在深度镇静或者全身麻醉下进行小儿区域麻醉技术是一种常见的做法。)
- 按照同样的逻辑,避免使用"补救"或补充阻滞,因为患者感受异常疼痛的能力已经减弱。
  - 如果在注药过程中患者出现疼痛应立即停止注药。神经内注射可引起神经支配区域的疼痛。
- 尽管没有足够的数据证明神经内注射会有更大的风险,大多数专家建议避免此类操作。Bigeleisen 医生相信小剂量的神经内注射是安全的,以至于他在自己身上实践过!但是,我们应避免寻找异感或在超声引导下将穿刺针置入神经内,安全才是第一位的!
- 当肌肉抽搐阈电流小于 0.2mA 时避免注药。(肌肉抽搐阈电流是指当神经刺激器输出下调时,肌肉收缩消失时的电流。)由于电流强度与距离的平方成正比,人们普遍认为避免针尖置于 0.2mA 以下电流可产生运动反应的位置,从而防止神经内注射。但是,要知道阈电流大于 0.2mA 并不能保证安全。在一项动物实验中,穿刺针被有意置于神经内,结果显示阈电流可以远远高于 0.2mA,从而打破了这个长期以来的信条。
- 使用短斜面/钝针。广泛认为这样可以减少切割神经的可能性。
- 低压注射。如果注射时有阻力,可能针头位于神经内。注射压力监测仪有售,供更加严谨科学的麻醉医师使用。
- 牢记所有局麻药的神经毒性随着药物浓度增加而增加。如果发生神经内注射,局麻药浓度越高,潜在的神经损害越严重。
- 使用超声引导。超声显示神经和穿刺针可以降低定位不佳造成的风险。要认识到超声引导并不是完美的。能看见穿刺针是很常见的,但是不一定能看见针尖。如果超声探头和穿刺针不是完全平行的,针尖可能在平面外。最好注射少量局麻药(0.5mL 或更少)来确认针尖的位置。(当然,是在回抽后。)

过敏反应

局部麻醉药的过敏反应极为罕见。酯类局麻药水解为对氨基苯甲酸(para-aminobenzoic,

PABA),后者可引起过敏。患者有时会对防腐剂如对羟基苯甲酸甲酯(代谢成 PABA)或焦亚硫酸盐过敏。如果患者对一类局麻药有真正的过敏反应,通常使用另一类药物是安全的(最好是不含防腐剂的)。另一个需要注意的常见情况是在牙科诊所的反应。有些患者认为他们有过敏反应,但实际上他们是由于局麻药中的肾上腺素而引起心动过速。当患者陈述他们有局麻药过敏时,获得详细的病史是很重要的。

引起其他神经的阻滞

由于我们经常在阻滞时注射大量的局麻药,局麻药有可能扩散到附近的其他神经。最典型的例子是肌间沟阻滞,局麻药可扩散至膈神经(引起半侧膈肌麻痹)、喉返神经(引起声音嘶哑)和交感神经链(引起霍纳综合征)。呼吸储备不良或合并对侧喉返神经麻痹的患者对这些并发症的耐受性很差。神经轴索旁阻滞(例如肌间沟、椎旁或腰丛阻滞)时局麻药的硬膜外扩散也可引起并发症。此外,腹股沟疝手术时的区域阻滞可造成股神经阻滞。

血管内注药和局麻药中毒

这一并发症及其治疗见第 168 章。

实施区域麻醉必须准备的仪器设备

- 气道设备:喉镜、气管导管、吸引器、储气囊、面罩、氧气源。在没有这些设备的情况下,不能对患者进行术前神经阻滞!
- 急救药物:肾上腺素、阿托品、丙泊酚、琥珀酰胆碱、苯二氮䓬类。
- 20% 脂肪乳(Intralipid)100mL,特别是使用布比卡因时。

🏠 **要点**

- 区域麻醉时始终应用无菌操作。严禁将神经轴索穿刺针经过感染部位。对脓毒症患者要谨慎放置任何类型的导管。
- 了解 ASRA 关于正在抗凝治疗的患者行区域麻醉的指南。(或者,至少知道去哪里查找指南!)
- 避免有意的寻找异感和神经内注药。使用低浓度局麻药,低压力注药。
- 了解所进行神经阻滞的常见不良反应。
- 时刻准备应对局麻药中毒。

推荐读物

Ben-David B. Complications of peripheral blockade. *Anesthesiol Clin North America*. 2002;20(3):695–707.

Bigeleisen PE. Nerve puncture and apparent intraneural injection during ultrasound–guided axillary block does not invariably result in neurologic injury. *Anesthesiology*. 2006;105(4):779–783.

Finucane BT. *Complications of Regional Anesthesia*. Churchill Livingstone; 1999.

Horlocker TT, Wedel DJ, Rowlingson JC, et al. Regional anesthesia in the patient receiving antithrombotic or thrombolytic therapy: American Society of Regional Anesthesia and Pain Medicine evidence-based guidelines (Third Edition). *Reg Anesth Pain Med*. 2010;35(1):64–101.

Neal JM, Barrington MJ, Brull R, et al. The second ASRA practice advisory on neurologic complications associated with regional anesthesia and pain medicine: Executive summary 2015. *Reg Anesth Pain Med*. 2015;40(5):401–430.

Practice advisory for the prevention, diagnosis, and management of infectious complications associated with neuraxial techniques: An updated report by the American Society of Anesthesiologists Task Force on infectious complications associated with neuraxial techniques and the American Society of Regional Anesthesia and Pain Medicine. *Anesthesiology*. 2017;126(4):585–601.

第 158 章
区域麻醉前核查

在围手术期,术前核查已成为护理的标准。在暂停复杂和动态的患者护理过程中,结合检查表的情况下,操作前核查已被证实可以明显减少错误和提高患者的安全性。此外,联合委员会授权制定了一项通用方案,重点是操作前核对、手术部位标记和最后暂停确认。这种"暂停"必须在器械即将置入身体或皮肤的完整性即将被破坏前立即执行。我们要认识到,错误部位的阻滞是一个"绝不事件"——它永远不应该发生。同时也要意识到,事情一旦开始出错,往往会越错越深。

当进行区域神经阻滞时,麻醉医师确认在正确的患者、应用正确的药物、进行正确的操作是至关重要的。其他需要考虑的重要内容包括:是否合并既往神经缺陷,是否使用抗凝剂和抗血小板药,以及是否需要镇静。检查列表应以系统的方式使用,从通过两种不同方法(例如,患者和腕带)识别患者到最后的暂停确认,贯穿整个阻滞的准备过程。如果患者在不同时间或不同部位接受多次阻滞,则每一次都需要单独的暂停核查。最后,实施的暂停核查应记录在病历中。

在一些情况下,麻醉医师对患者和手术部位进行初步确认。

- 外科医生通常会为他以前遇到的熟识患者提供医疗服务。然而,在过度强调效率的当今医疗环境中,麻醉医师可能没有太多的时间熟悉患者,他/她可能会遇到需要在骨科医师到达之前为一位阿尔茨海默病患者进行神经阻滞的情况。因此,麻醉医师将负责根据自己的检查和查阅病历进行部位标记。

- 我们应该认识到,错误部位的神经阻滞很容易导致手术人员作准备的一侧与外科医生手术侧不符的情况。

错误的手术部位可能导致的诉讼通常会涉及围手术期护理团队的所有成员。

阻滞操作前核对清单的建议内容

患者身份证明	抗凝和抗血小板用药
过敏史	设备/托盘/超声
禁食状况	贴标签的药品和溶液
外科手术	体位和无菌预防措施
特殊的阻滞和技术	监测、吸氧和静脉通路
知情同意	镇静方案
正确的部位和侧别	抢救设备和药物

暂停核查的建议脚本

"全体注意! 都面向我。"

"这位是(患者姓名),我已经和患者核实过了并核查了患者的腕带。我们将进行(阻滞类型)区域麻醉,正确的侧别/部位已经标记。"

"请确认核对清单是否已完成。"(复述清单项目)

"紧急情况发生时,抢救物资随时可用(确认),下面我分配具体分工……"(分配角色任务)

"其他人还有问题或疑虑吗?"

最坏的情况发生时该怎么办?

在作者所在城市,自从制定操作前检查清单以来,我们还没有遇到过部位错误的情况。但是,如果你真的面临了这样一个糟糕的情况呢?作为我们部门和机构的医生主管,以下是我们自己会做的,也是我们会指导我们的员工去做的:

1)接受你犯的错误,这些行为基本上在法律上是不可辩护的。不要试图大事化小或隐瞒这些错误。你必须直面这个问题并接受后果。

2)上报风险管理部门和部门领导,包括院长。

3)开始评估立即进行临床护理和阻滞正确部位是否安全。在常规使用超声引导下阻滞之前,我们经常使用最大剂量的局麻药进行阻滞。近来,在最大剂量指南建议下可能仍有空间在正确的部位重复进行阻滞。不要超过指南所建议的局麻药最大剂量。

4)如果你认为不能立即重新进行阻滞,那么只能等第一次阻滞的作用消退,这通常需要几个小时。为了患者的康复服务,我们仍然会尽一切可能在当天完成手术。对于许多患者来说,要处理好他们所有的个人问题(例如,请假、安排宠物寄宿、照顾孩子等)确实很难。因此,如果你犯了一个错误,导致浪费了患者的所有努力,患者可能会更加愤怒。这可能需要外科医生重新安排手术,手术室也会下班更晚。但是,如果你确实需要重新安排或延长手术室工作时间,那就做吧。

5)手术后,当所有镇静或全身麻醉作用消退后,向患者/家属道歉。

6)充分参与协议的修订和启动,审查过程以确保此类事件不再发生。

7)意识到你的领导将出面与风险管理小组合作,与患者/家属协商以达成经济和解、避免法律诉讼。

⌂ 要点

- 联合委员会已经声明错误部位阻滞是一个"绝不事件",操作前暂停以确认正确的患者和阻滞部位是防止这类错误的安全检查。
- 区域麻醉阻滞小组应该始终在暂停期间采用通用的方案或核对清单。
- 操作团队的所有成员(如有可能,包括患者)都必须参与进来,以确保对下一步的操作达成一致意见。
- 辅助工作人员应有权保留操作相关设备或托盘,直至清单核对完成。

推荐读物

ASRA. Timeout app. Available from https://www.asra.com/page/150/asra-apps. Accessed July 22, 2017.

Barrington MJ, Uda Y, Pattulo SJ, et al. Wrong-site regional anesthesia: review and recommendations for prevention? *Curr Opin Anesthesiol*. 2015;28(6):670–684.

Mulroy MF, Weller RS, Liguori GA. A checklist for performing regional nerve blocks. *Reg Anesth Pain Med*. 2014;39(3):195–199.

Universal Protocol. Available from http://www.jointcommission.org/standards_information/up.aspx. Accessed July 22, 2017.

第 159 章
氯己定:灭菌……以及引起患者过敏?

　　68 岁的男性患者,既往慢性心力衰竭病史,行腰椎椎板切除术。在看似常规的诱导后,注射了大量血管加压药和液体才使其收缩压与年龄相匹配。床旁超声心动图显示心脏充盈和收缩正常。病因是什么呢?

　　氯己定是一种外用阳离子双胍己烷,对革兰氏阴性和革兰氏阳性细菌(包括多重耐药菌)、生物膜、真菌和一些病毒具有强大的抗微生物性能。在生理 pH 下,氯己定盐解离,释放的阳离子与细菌膜结合而破坏其稳定性。其活性至少持续 48 小时,使之成为首选的消毒剂。高浓度时杀菌(杀灭细菌),低浓度时抑菌(抑制细菌繁殖)。氯己定的抗微生物功效已被公认,并已列入世界卫生组织的基本药物清单。

　　由于其功效已被证实,在过去 30 年里,含有氯己定的医疗保健和家用产品数量急剧增加。现在它包含在一些中心导管、尿管、皮肤消毒制剂、乳膏/药膏、漱口水、洗发水和沐浴露中(表159.1)。许多患者完全不知道自己在家中已接触氯己定。在常规麻醉护理中,氯己定通常用于椎管内阻滞以及动脉和中心静脉置管之前的皮肤消毒。氯己定通常优于聚维酮碘,因为随机对照试验显示,使用氯己定后皮肤菌群的导管定植率降低。

超敏反应

　　1984 年报道了第一例氯己定导致的过敏反应。虽然不如围手术期对肌松剂或抗生素过敏那么常见,但在围手术期 IgE 介导的过敏反应中,氯己定可能占 5% 以上(表 159.2)。此外,

表 159.1　含有氯己定的常见产品

中心静脉导管	隐形眼镜清洗液
导尿管	漱口水
外科皮肤制剂	牙膏
外科敷料和纱布	乳膏/软膏
手用凝胶	痤疮产品
润滑凝胶	沐浴露
避孕用品	洗发水
眼用凝胶	化妆品

表 159.2　术中过敏的常见原因

肌松剂	61.9%	氯己定	5.2%
抗生素	14.5%	催眠药	2.6%
乳胶	9.2%	鱼精蛋白	2.6%

一些专家认为,随着氯己定在卫生保健和家庭中的使用量增加,氯己定过敏在医护人员和患者中的发生率将同步增加。FDA 记录了 52 例氯己定引起的严重过敏反应;从 2017 年开始,已要求非处方氯己定产品制造商在药品事实标签上添加过敏警告。

氯己定可引起多种超敏反应,从轻度接触性皮炎到危及生命的过敏反应。过敏反应是由 I 型 IgE 介导的超敏反应。IgE 一旦形成,与肥大细胞和嗜碱粒细胞的表面受体结合,立即释放组胺、类胰蛋白酶和其他炎症介质。

相反,接触性皮炎是IV型细胞介导的迟发性超敏反应。症状出现通常延迟 48~72 小时,需要 T 细胞活化和增殖。值得注意的是,在一些病例报告中,有明确的IV型接触性皮炎病史的患者氯己定斑贴试验阳性,随后出现了过敏反应。很少有过敏原会同时诱发两种类型的过敏反应。因此,临床医生必须认识到,即使轻度的接触性皮炎也有可能导致严重的I型超敏反应。

危险因素

一些研究表明,老年男性诊断为氯己定过敏的可能性更大,但是围手术期发生的氯己定过敏患者更多为女性。特应性是否为氯己定过敏的危险因素尚有争议。一些文章引证特应性患者对氯己定的迟发型超敏反应的发生率增高。另一方面,大多数氯己定过敏的病例报告中明显没有特异性。大多数真正 IgE 介导的氯己定过敏患者在之前的接触中都有轻度皮肤反应。接受泌尿外科手术的患者风险可能增加。据推测,氯己定可能容易通过膀胱和尿道黏膜摄入血。绝大多数氯己定致过敏反应的病例报告是由于置入尿管时应用的氯己定润滑剂和氯己定包覆的中心静脉导管(CVC)。第三种最常见的与过敏反应相关的接触途径是表面应用。

诊断

氯己定致过敏反应的患者通常表现为红斑皮疹或荨麻疹、低血压和心动过速。值得注意的是,支气管痉挛似乎很少发生。对氯己定包覆 CVC 的过敏反应可能很难诊断,特别是当低血压是主要特征时,可能被误认为是麻醉引起的血管扩张或中心静脉置管的并发症。诊断延迟也可能使复苏抢救复杂化,使临床情况更严重,延长复苏时间和需要重症监护治疗。相反,IV型超敏反应的临床表现要温和得多。典型的患者有明显的皮肤表现,特征是红斑和小水泡,后者可能破裂或结痂。

如果怀疑氯己定引发了过敏反应,应在发生后 1~2 小时内测定血清类胰蛋白酶水平,并在24 小时复查以确认是否缓解并建立基线。类胰蛋白酶升高的幅度已被证明与平均动脉压的下降相关,其阳性预测值为 93%。也可以测定氯己定血清特异性 IgE,其特异性几乎为 100%。

处理方法

过敏反应的初步处理包括去除过敏原、积极的液体复苏和肾上腺素治疗。H_1 和 H_2 拮抗剂、支气管扩张剂和类固醇可以酌情使用。如疑似I型氯己定反应,FDA 建议临床医生使用其他消毒剂,如聚维酮碘、乙醇、苯扎氯铵、苄索氯铵或对氯甲苯酚。此外,患者应该转诊给过敏专家进行皮肤点刺试验。共识指南建议皮肤试验应在过敏反应发生后 3~7 个月内进行。对氯己定有迟发型超敏反应或接触性皮炎的患者应进行过敏原皮肤贴片试验。此类评估至关重要,因为不仅可以确诊,而且可以排除其他制剂或药物引起的过敏反应,并可以为未来的其他麻醉操作提供建议。(见表 159.3)

表 159.3　术中过敏的处理建议

1. 去除可疑过敏原
2. 求助
3. 维持气道通畅,纯氧吸入
4. 快速静脉输液、改变患者体位以维持最佳前负荷
5. 肌注肾上腺素 0.2~0.5mg,或静注 10~100μg(可重复)
6. 病情稳定后,考虑静注苯海拉明 50~100mg、雷尼替丁 50mg、支气管扩张药、甲泼尼龙 125mg
7. 抽血测血清类胰蛋白酶水平
8. 转诊给精通药物过敏试验的过敏专家

⌂ 要点

- 医疗保健人员应该认识到氯己定是一个潜在的过敏原,因为现在很多医疗器械上都有这种物质。
- 虽然氯己定过敏反应的最初表现可能是轻微的接触性皮炎,但确实具有致命危险。
- 接触氯己定后出现荨麻疹、潮红或低血压的患者应在 1 小时内检测血清类胰蛋白酶水平,然后转至过敏专科医师进行皮肤点刺和贴片试验。
- 诊断为氯己定过敏的患者应予警惕鉴别。

推荐读物

American Society of Anesthesiologists Task Force on infectious complications associated with neuraxial techniques. Practice advisory for the prevention, diagnosis, and management of infectious complications associated with neuraxial techniques: A report by the American Society of Anesthesiologists Task Force on infectious complications associated with neuraxial techniques. *Anesthesiology*. 2010;112(3):530–545.

Antunes J, Kochuyt AM, Ceuppens JL. Perioperative allergic reactions: Experience in a Flemish referral centre. *Allergol Immunopathol (Madr)*. 2014;42(4):348–354.

Ewan PW, Dugue P, Mirakian R, et al. BSACI guidelines for the investigation of suspected anaphylaxis during general anaesthesia. *Clin Exp Allergy*. 2010;40(1):15–31.

Garvey LH, Kroigaard M, Poulsen LK, et al. IgE-mediated allergy to chlorhexidine. *J Allergy Clin Immunol*. 2007;120(2):409–415.

Nagendran V, Wicking J, Ekbote A, et al. IgE-mediated chlorhexidine allergy: A new occupational hazard? *Occup Med (Lond)*. 2009;59(4):270–272.

Odedra KM, Farooque S. Chlorhexidine: An unrecognised cause of anaphylaxis. *Postgrad Med J*. 2014;90(1070):709–714.

Sharp G, Green S, Rose M. Chlorhexidine-induced anaphylaxis in surgical patients: A review of the literature. *ANZ J Surg*. 2016;86(4):237–243.

Silvestri DL, McEnery-Stonelake M. Chlorhexidine: Uses and adverse reactions. *Dermatitis*. 2013;24(3):112–118.

第 160 章
什么是正确的臂丛阻滞?

在上肢手术中行臂丛阻滞具有重要价值。饱胃的患者避免全麻不是很好吗? 为阿片类耐受的患者缓解长期的疼痛如何? 让你的患者尽快离开恢复室,减少疼痛和恶心,从而提早出院呢? 听起来不错,对吧! 臂丛阻滞有几种不同的入路,因其基础解剖不同,每种都有不同的阻滞范围,潜在的副作用和并发症也不同。一旦你了解所有这些,就能更好地将正确的阻滞应用于正确的手术和正确的患者。

解剖——路线图

臂丛通常由 5 根、3 干、6 股、3 束和终末支组成。神经根是 C5~C8 和 T1 脊神经的前支,从椎间孔穿出后走行于前、中斜角肌之间。斜角肌起于颈椎横突的前、后结节,止于第一肋。肌筋膜在臂丛周围形成一个鞘,在锁骨下方和第一肋上方朝向腋窝走行。锁骨下动脉也在臂丛内侧越过第一肋并更名为腋动脉,随臂丛(在同一鞘内)到达腋窝。

在鞘内,C5 和 C6 神经根合成臂丛上干;C7 神经根形成中干;C8 和 T1 神经根合成下干。这些都发生于斜角肌之间,到达第一肋之前。在第一肋的侧缘,每个干分成前后两股。在锁骨下平面,分支重新组合成束。当臂丛到达腋窝时,终末支已形成。

这是典型的解剖描述,但实际上有很多潜在的解剖变异。例如,有时 C4 和 T2 也会参与臂丛的形成,有时神经根位于前斜角肌内。

那么,我们能用这些信息做些什么呢? 因为臂丛周围有鞘包裹,我们可以在不同的位置进入鞘内注射局麻药。阻滞的效果取决于鞘内有哪些神经、哪些神经已离开以及局麻药在目标神经周围的扩散程度。锁骨下动脉和腋动脉是识别臂丛的重要标志。

肌间沟阻滞——秉持正路

肌间沟阻滞(interscalene block,ISB)是最近端的臂丛阻滞。局麻药注入前、中斜角肌之间鞘内,通常位于 C6 水平。局麻药一般可以扩散至 C5、C6 和 C7(或上、中干),但 C8 和 T1 扩散效果不确切。另外的好处是局麻药也向上扩散到颈丛的下根(C3,4),这是锁骨上神经的起源。这样除了臂丛阻滞外,肩顶部皮区(颈丛"披肩")也获得良好的覆盖。综合看来 ISB 在肩、锁骨和肱骨近端手术中的效果非常好。对于 C8-T1 分布区(臂内侧和前臂内侧,以及尺神经支配区域)的手术并非良好选择。

当进行超声引导下 ISB 时,我们通常会寻找典型的"信号灯"图像。在前、中斜角肌的肌腹之间可见三个圆形的低回声结构相互叠加。这三个结构通常为 C5 和分开的 C6 神经根。为了找到这个信号灯图像,通常将超声探头置于锁骨上方,找到锁骨下动脉和臂丛之后向上追踪臂丛,直至找到想要的图像。

目前 ISB 确实存在副作用和并发症。正常的副作用(由于局麻药扩散到附近的结构)包括膈神经阻滞(高达 100%!)、声音嘶哑(<5%)和霍纳综合征(高达 75%)。我们通常会提醒患者,深呼吸时可能会有一些困难、瞳孔可能会缩小,这些现象会随着局麻药作用消退而消失。并发症(由于穿刺针位置不当)包括气胸、血管内注药、长期神经损伤、硬膜外或鞘内注射,这些相对罕见。

经典 ISB 的主要缺点是潜在的膈神经阻滞。必须判断患者是否能够耐受 25% 的肺功能下降。如果不能,最好考虑其他阻滞方法或者改良阻滞技术。

锁骨上阻滞——始终超越

锁骨上阻滞(supraclavicular block,SCB)是在锁骨上方进针,目标在臂丛和锁骨下动脉越过第一肋处。因此,该技术是在干的远端或股的近端水平阻滞臂丛。当使用超声引导时,会发现臂丛的神经表现为一团低回声的圆圈结构(像一串葡萄),聚集在锁骨下动脉的前外侧。由于此处的神经排列紧密、相对容易识别,阻滞后可对上臂、肘、前臂和手部提供优良的麻醉。因此,一些麻醉医生将 SCB 称为"手臂的蛛网膜下腔麻醉"。这种阻滞也用于肩部手术。缺点是颈丛支配皮区的阻滞效果可能不像 ISB 那样可靠,有时需要额外的颈浅丛阻滞。

SCB 有一些副作用和并发症与 ISB 相同。在应用超声之前,气胸的发生率高达 5%,这使得许多麻醉医生望而却步。超声引导广泛应用之后,气胸的发生率几乎降到了零。膈神经阻滞(高达 65%)以及霍纳综合征也会发生。因此,在呼吸功能储备不全的患者应谨慎应用此种阻滞。

锁骨下臂丛神经阻滞——崭露头角

锁骨下阻滞(infraclavicular block,ICB)通常在喙突内侧、锁骨下方进行,是对臂丛各束的阻滞。超声下可见臂丛的 3 个束环绕着腋动脉。应用单点注药的一些早期入路会使桡神经阻滞不全;但是,两点或三点注药时可解决这个问题,可见局麻药包绕所有的束。与 SCB 一样,ICB 对上臂、肘、前臂和手部也有优良的麻醉作用。

锁骨下入路的一大优点是膈神经阻滞的发生率接近于零。使用喙突入路和超声引导时,气胸的风险也接近于零。

腋路臂丛神经阻滞——俯首前行

腋路阻滞(axillary block,AXB)在腋窝进行,是对臂丛终末支的阻滞。在此处,桡神经、正中神经和尺神经位于腋动脉周围的臂丛鞘内。更具体地说,三根神经都位于动脉周围大约 120° 的区域内——桡神经位于动脉后方,正中神经位于前上方,尺神经位于前下方。肌皮神经在哪呢?肌皮神经通常已经从鞘内穿出,走行于喙肱肌内,与臂丛的其他分支距离不等。如果用超声从近端向远端扫查,将会看到椭圆形的肌皮神经游离在臂丛之外的其他部分。

在超声应用之前,单次注射技术经常导致桡神经和肌皮神经阻滞不全。此现象在解剖上可以得到解释,因为桡神经隐藏在动脉的深处,而肌皮神经不在鞘内。所以,解决办法是至少在三个地方注药——动脉表面(阻滞正中神经和尺神经)、动脉下方(阻滞桡神经),以及肌肉内(阻滞肌皮神经)。可以应用神经刺激仪或通过经动脉技术(找到动脉,穿透后注射一些局麻药,穿刺针拔出动脉后注射更多局麻药)来完成。现在,在超声引导下,通常采用动脉周围技术。在动脉后注药以阻滞桡神经,然后在动脉前注药以阻滞正中神经和尺神经。正中神经和尺神经常在超声下可见,而桡神经更难看到。为了完善阻滞,通常需要辨别肌皮神经并注药。

因为这是对臂丛远端神经的阻滞,主要适用于肘部、前臂和手部的手术。

未被阻滞的区域

即使是操作完美、效果完善的臂丛阻滞也不能覆盖腋窝和近端上臂内侧!这不是阻滞失败,而是解剖造成的!该区域由第二肋间神经(T2)的分支肋间臂神经支配。偶尔有一些肩部手术的切口可能会涉及这个区域。此外,使用上臂止血带时也可压迫这一区域,导致止血带疼痛。在腋窝皱褶处的皮下线形注射局麻药通常可以阻断肋间臂神经,局麻药的大部分位于腋动脉上方。

如上所述,颈浅丛支配肩顶的皮肤。如果选择的阻滞方法不能覆盖这个区域,可以通过以下两种方法补救:沿胸锁乳突肌后缘行颈浅丛阻滞;或者在锁骨上方的皮下线形注射局麻药与锁骨平行,以阻滞锁骨上神经分支。

肩关节镜检查中后侧入口是另一个不能被充分阻滞的区域。此区域可能由肋间神经支配而非颈丛。通常需要外科医生在此注射局麻药。

综合汇总

我们已经讨论了4种臂丛阻滞入路。如何决定采用何种阻滞? 下面是一些需要考虑的问题:

- 肩部手术最可靠的阻滞是肌间沟阻滞(ISB)。
- 肱骨近端骨折可在 ISB 或锁骨上阻滞(SCB)下完成。
- 肘部以下手术可在 SCB、锁骨下阻滞(ICB)或 AXB 下完成。
- 患者已有的伤情可能有助于决定采用何种阻滞。如果患者不能外展手臂,或有高位石膏或夹板,可能很难行 AXB。
- 患者的体型、已有的中心静脉导管、瘢痕等可能不适合采用某一入路或使操作困难。
- 如果患者有严重的 COPD、睡眠呼吸暂停或任何其他呼吸储备不良的风险,锁骨水平以下的阻滞优于锁骨水平以上的阻滞(假设这些阻滞都能提供充分的阻滞范围)。
- 每个人都有自己偏好的阻滞!

何时应该避免或延期进行阻滞?

某些情况下,最好避免或延期进行阻滞。其中有些取决于与你合作的外科医生的偏好,有些则取决于患者的情况。

- 一些手术本身存在神经损伤的风险。外科医生经常希望在术后探查并记录神经功能,然后再进行阻滞。例如,肱骨中段骨折有桡神经损伤的风险。尺神经移位有加重尺神经麻痹的风险。臂丛直接在骨折的锁骨下走行。此类病例都要与外科医生沟通讨论。
- 既往对侧膈神经麻痹者禁止行锁骨水平以上的阻滞,会有膈肌功能完全丧失的风险!
- 虽然长期的神经损伤罕见,诸如感觉异常和感觉障碍的短期表现更为常见。例如,Borgeat 收集了单次或连续的 ISB 数据,发现感觉异常或感觉障碍的发生率在阻滞后 10 天达 14%,1 个月达 7.9%,3 个月达 3.9%。有些患者及其依赖其手部功能(例如钢琴家、眼科医生),进行任何阻滞前都需要向患者告知风险。

🏠 **要点**

- ISB 可以为肩部和上臂手术提供完善的镇痛,但是 C8 和 T1 支配的皮区可能阻滞不完善。当使用传统技术时,膈神经阻滞发生率高达 100%。
- SCB 可以为上臂、肘部、前臂和手部提供可靠的麻醉。可用于肩部手术,但必须单独阻滞颈浅丛。膈神经阻滞也是需要关注的问题。
- ICB 的阻滞范围与 SCB 相似,但是膈神经阻滞的发生率几乎为零。
- 只要成功阻滞所有 4 支终末分支,AXB 可以为手部、前臂和肘部提供完善的麻醉。

推荐读物

Borgeat A, Ekatodramis G, Kalberer F, et al. Acute and nonacute complications associated with interscalene block and shoulder surgery: A prospective study. *Anesthesiology*. 2001;95(4):875–880.

Franco CD, Williams JM. Ultrasound-guided interscalene block: Reevaluation of the "Stoplight" sign and clinical implications. *Reg Anesth Pain Med*. 2016;41(4):452–459.

Hadzic A, Vloka J, eds. *New York School of Regional Anesthesia – Peripheral Nerve Blocks*. Available from http://www.nysora.com. Accessed August 14, 2017.

Neal JM, Gerancher JC, Hebl JR, et al. Upper extremity regional anesthesia: Essentials of our current understanding, 2008. *Reg Anesth Pain Med*. 2009;34(2):134–170.

Schroeder LE, Horlocker TT, Schroeder DR. The efficacy of axillary block for surgical procedures about the elbow. *Anesth Analg*. 1996;83(4):747–751.

第 161 章
获得正确的超声图像

教材上的图片和专家的操作视频让阻滞看起来很简单,是吧?你是否曾因你的超声图像不像你记忆中的理想图像而感到沮丧?掌握了一些超声波控制和探头操作的知识,你也可以获得完美的超声图像,使阻滞看起来容易!

超声探头的选择

获得正确超声图像的第一步是选择阻滞所需的最佳超声探头。大多数阻滞应用高频线阵探头。高频对应于短波长,从而产生高分辨率。分辨率越高,区分两个相邻结构的能力就越强。因此,使用高频线阵探头最有可能将神经与其周围的血管、肌肉和筋膜层区分开。以最高分辨率观察神经,尤其是神经边缘,可有助于降低神经内注药的可能性。

实现高分辨率要付出代价——深度。高频声波穿透组织不如低频声波力深。因此,高频线阵探头对深部目标神经的成像效果不佳。幸运的是,大部分进行神经阻滞的身体部位相对表浅,因此高频探头可用于大多数神经阻滞。然而,某些特定的神经阻滞通常需要使用低频凸阵探头,以便看到足够深的阻滞目标。例如,凸阵探头更常用于经臀和臀下入路坐骨神经阻滞、椎管内超声和椎旁超声阻滞。对于任何部位的神经阻滞,如果患者肥胖并且已经调节至高频线阵探头的最大深度,不要忘记切换为凸阵探头试试。利用凸阵探头,可以将阴暗模糊的图像变得清晰。

超声控制

选对了探头后,再介绍一下超声机器上的按钮。为了获取最佳图像需要了解的 3 个最重要控件是:深度、增益和焦区。

深度按钮或旋钮控制与皮肤之间的最大距离,超声机器会处理这段距离内的图像。对于较深的阻滞部位(例如锁骨下或收肌管阻滞)或软组织较厚的患者(例如健身或肥胖者),需要首先在超声机器上设置较大深度以定位目标结构。对于某些阻滞,例如腘窝坐骨神经阻滞,从深部扫查可以看到标志性结构(即腘动脉),从而帮助定位更表浅的神经目标。一旦找到了目标阻滞部位,可以减浅深度直至仅看见目标和需要避开的附近结构(例如锁骨上阻滞时的胸膜)。

增益是指超声机器对返回的超声波进行放大的程度。这意味着增益越高、图像越亮。因为超声波传播得越深,就会越衰减(散射、吸收等),深层结构返回超声探头的信号越弱。与浅层结构相比,深层结构所返回的较弱的声波更需要放大。在大多数机器中,较深结构的增益(即远场增益)比较浅结构的增益(即近场增益)设置得更高,称为时间增益补偿。如果很难看到深层结构,请确认远场增益设置高于近场增益。如果设置正确,远场的图像仍然是黑色的,只需提高远场增益,直到结构变亮并可见。增益带来的另一个问题是整个图像可能太暗或太亮。这两个问题都会减弱超声波辨别结构的能力。在这种情况下,只需同时调整所有的近场增益和远场增益。除了不同数量的调节近场到远场增益的旋钮外,许多机器都有一个总增益旋钮来达到这一目的。

焦区是指超声束最佳聚焦的深度,提供最高的横向分辨率。这意味着,如果阻滞目标与焦区在相同深度,将获得最好的图像!有些机器有手动控制焦区的单独刻度盘,其他机器在深度设置中内置了焦区。在这些机器中,只要确保找到目标,然后减小深度设置,以便只有目标及其相邻结构可见。深度设置过深会使探头的焦区比目标更深。在一些最新的机器中,焦区还可以通过一个简单的按钮来控制,这个按钮将聚焦功能和其他更为复杂的功能整合一体,可以识别正常和肥胖患者。只需点击一个按钮即可帮助优化深层结构的图像。

探头操纵

好的,现在已经有了最好的探头,知道了所有正确的按钮。利用解剖标志的知识,用探头扫描并寻找容易用超声看到的定位结构。这类定位标志的例子包括:锁骨下动脉用于锁骨上臂丛阻滞,大转子用于经臀坐骨神经阻滞。首先确定这些标志可以帮助我们建立一个空间框架,然后可以从中识别出更精细的神经或筋膜目标。但是只有解剖学知识还不足以获得最好的超声图像,优化图像还需要对超声探头的放置和移动有更加细微的处理。

获得正确的超声图像最重要的步骤之一,是了解当超声垂直于目标结构时,可以获得最优图像。当超声束以垂直横截面触及目标神经时,更多的超声波返回至探头,目标图像显示得尽可能明亮和清晰。相反,当超声束以一定角度触及神经时,许多超声波发生偏转而不能返回至探头。因此无法轻易将神经与周围组织区分开。这种基于超声束与目标结构接触的角度而改变图像的现象称为各向异性。股神经阻滞和腘窝坐骨神经阻滞常与各向异性有关。这两支神经在阻滞部位都不与皮肤平行走行。如果将探头完全垂直于皮肤,可能看不到预期的图像。但如果倾斜探头,将会使超声束倾斜,最终使其完全垂直于神经。例如,在腘窝坐骨神经阻滞中,当倾斜探头使超声束更向足底部倾斜时,会看到神经变得越来越亮。倾斜探头过程中一旦找到最优的图像,则在阻滞过程中向近端/远端或内侧/外侧移动探头时,尽量固定这一倾斜角度。

如果对比超声新手和超声专家,很快就会发现他们的差别。新手经常相对静止地握持探头,或者胡乱移动探头。专家则懂得动态扫查的重要性,就是指沿着目标神经的走行平滑地移动探头,通常是近端-远端方向。在探头移动过程中可以识别静态下难以观察的结构位置和边界。静态图像上的细微结构(如神经分支、肌肉的模糊边缘)在动态扫查中可以变得清晰可见。所以,不要吝啬耦合剂的使用,阻滞部位周围区域的扫查有助于真正了解所有相关的结构。

在进针前已经获得正确的超声图像,但是进针之后却不能获得良好的穿刺针图像,很令人沮丧吧!下次可以尝试摇动探头。摇动或倾斜探头是指用探头的一侧用力按压。摇动时,探头施加于皮肤的压力不均匀。探头一端压下皮肤更深,而另一端以最小的压力接触皮肤。这种左右摇摆运动与视野在同一平面内,所以不会扭曲神经的图像。如果探头摇动的方向使超声束更垂直于穿刺针,则更多超声波会被反射回探头,就能得到理想的穿刺针图像。

还有一些其他方法有助于更好的穿刺针显像。规划进针部位以获得更浅的进针角度,即离探头几厘米远进针。为了避免陡直的进针路径,应尽量使穿刺针与探头表面平行,使超声束更垂直于穿刺针。也可使用回声针,其针体上的小槽口可以更好地将超声波反射回探头。不要忘了"水定位",即注射少量液体(生理盐水或 5% 葡萄糖)使针尖定位更明显。显示在屏幕上的液性不仅有助于识别针尖的位置,用液体环绕针尖实际上还有助于超声产生更清晰的穿刺针图像。

有时候,唯一阻碍获得高质量超声图像的是你用探头施加的压力。试着增加压力,看看是否可以提高神经图像质量。但是不要忘了在进针前释放压力,以确保没有将穿刺路径中的静脉压瘪。

最后,将目标区域放在屏幕正中。还记得焦区吗?分辨率最佳的这个区域出现于屏幕正中。因此,当目标位于超声屏幕中心时,图像质量通常是最高的。这个简单的技巧可以把模糊的神经边缘变成清晰的高回声边缘。

🏠 要点

- 对于大多数阻滞和患者,高频线阵探头可以提供最佳、最详细的目标图像。
- 在寻找目标结构时,从深视野开始,找到目标后将视野变浅。
- 确保远场增益高于近场增益以补偿超声波的衰减,有助于增加深层结构的亮度。
- 倾斜超声探头使超声波垂直横穿神经,使神经最亮。
- 滑动探头进行近端-远端和/或内侧-外侧的动态扫查以辨别细微结构。
- 当进针较为陡直而无法获得正确图像时,摇动探头将其一端压得比另一端更深,使其与穿刺针更平行。

有了这些提示,超声图像将会看起来不像旧电视上的静态图像,而更像是人体解剖的靓丽超声图像!

推荐读物

Brull R, Macfarlane AJ, Tse CC. Practical knobology for ultrasound-guided regional anesthesia. *Reg Anesth Pain Med*. 2010;35(2 Suppl):S68–S73.

Ng A, Swanevelder J. Resolution in ultrasound imaging. *Continuing Education in Anaesthesia, Critical Care & Pain*. 2011;11(5):186–192.

Sites BD, Brull R, Chan VW, et al. Artifacts and pitfall errors associated with ultrasound-guided regional anesthesia. Part I: Understanding the basic principles of ultrasound physics and machine operations. *Reg Anesth Pain Med*. 2007;32(5):412–418.

Sites BD, Brull R, Chan VW, et al. Artifacts and pitfall errors associated with ultrasound-guided regional anesthesia. Part II: A pictorial approach to understanding and avoidance. *Reg Anesth Pain Med*. 2007;32(5):419–433.

第 162 章
肌间沟神经阻滞——避免发生紫绀

一名 50 岁男性患者即将行关节镜下左肩袖修复术。该患者身高 6 英尺 3 英寸(约 1.9 米),体重 380 磅(约 172kg),吸烟 20 余年。既往有高血压、高脂血症和痛风病史,且正在治疗过程中。他未被正式诊断为睡眠呼吸暂停综合征,但他夫人反映其打鼾严重。那么,肌间沟神经阻滞对此患者来说是好的镇痛方式吗?肌间沟神经阻滞对呼吸系统的潜在影响到底有哪些呢?

　　肌间沟神经阻滞是肩部手术中常用的镇痛方式。这是为什么呢?原因体现在两方面:肌间沟神经阻滞相对容易进行操作,通常镇痛效果非常好。**肩部皮肤的神经支配分为两部分,即肩顶部的颈丛(颈丛披肩)和上臂皮肤的臂丛。**臂丛神经支配肩部的所有骨骼和肌肉组织。颈丛由C1~C4神经根组成,臂丛由C5~T1神经根组成(存在一定的解剖学变异)。这些神经根被前斜角肌与中斜角肌之间的筋膜鞘包裹,筋膜鞘从横突向下一直延伸到腋窝。因此,在C5~C6进行经典的肌间沟神经阻滞时,局麻药向上扩散至颈丛,向下扩散至臂丛,产生的结果是:镇痛效果好,麻醉性镇痛药的需求更少,恶心更少,恢复室停留时间更短,因疼痛或恶心而入院者更少。患者、外科医生和医院管理者皆大欢喜。

并发症

　　肌间沟神经阻滞确实存在副作用与并发症。正常的副作用(由于局麻药扩散到附近组织结构)包括膈神经阻滞(高达100%)、声音嘶哑(<5%)与霍纳综合征(Horner's syndrome)(高达75%)。并发症(由于穿刺不当引起)包括气胸、血管内注射、神经损伤以及硬膜外或者鞘内注射。下面重点讨论能引起呼吸问题者,即膈神经阻滞、气胸、硬膜外或鞘内注射。

　　您可能认为气胸风险是个大问题,但它不是,只要您够小心谨慎。在过去,在C6水平进行阻滞时,我们通过触摸肌间沟和应用神经刺激仪而远离突入颈部的肺尖。锁骨上神经阻滞是另一回事,因为气胸发生率为1%~5%。现在,几乎人人都使用超声,虽然能看到肌肉和神经结构很好,但我们经常会在颈部下方更靠近肺部的地方进行阻滞。所以,越靠近颈部下方,越要必须看见穿刺针。有少数超声引导下肌间沟阻滞引起气胸的病例报告,但发生率很低,在一项研究(Marhofer)中为1/509,在其他注册的临床研究中未见报道。

　　鞘内注射呢?鞘内注射极其罕见,都是在超声前时代报道的,那时医生们用穿刺针深入地盲探以寻找异感,或者使用神经刺激仪寻找颤搐反应。应用了超声技术后,应该不再靠近脑脊液。但是,也有一些病例报告称肌间沟导管穿过了硬膜(那真是太糟糕了!)

　　硬膜外扩散呢?这是一个有趣的故事。您会认为很难将神经阻滞针送入硬膜外,您的看法非常正确。但是你猜怎么着,在我们医院已经发生过2次硬膜外注射(大约25年间)。这些患者被阻滞的手臂先是麻木,随后患者的另一侧手臂也开始麻木。患者很快出现呼吸困难,但血流动力学稳定。患者被麻醉诱导和气管插管,手术继续进行。手术结束时拔除气管导管,硬膜外扩散明显恢复,术侧处于完全阻滞的状态。一个奥地利的研究小组也有类似经历,并做了尸体研究来调查。他们在超声引导下将造影剂在C5~C6处注入臂丛神经鞘。他们以增量的方式注射,每次注射后都进行CT扫描。5例尸体中有4例可见造影剂扩散到同侧硬膜外腔,其中2例扩散到对侧硬膜外腔!他们随后在患者中进行了验证,并进行了MRI成像。注射了5mL或20mL局麻药与造影剂的混合液,发现每组有13%患者扩散到同侧硬膜外腔。所以我们现在知道,当进行局麻药注射时,药物不仅能进入臂丛神经鞘内,还会沿着神经根进入椎旁间隙,某些患者甚至能进入硬膜外腔。这在临床上的意义似乎不大,但在极少数情况下,局麻药扩散到对侧硬膜外腔会造成麻烦。

膈神经阻滞

　　现在我们讨论主要问题,即膈神经阻滞。1991年我们了解到,在C6水平注射40mL局麻药行肌间沟阻滞导致100%同侧半膈麻痹。推测由于膈神经阻滞导致的继发性改变。其结果为潮气量、峰值流量、第一秒用力呼气量等参数下降大约25%。所以,也许这就是为什么我的所有合并慢性肺病的老年患者在接受肌间沟阻滞后发生紫绀!

为什么会发生膈神经阻滞? 有两种可能:局麻药可沿着臂丛神经鞘向上扩散至发出膈神经的颈神经根(C3~C5);局麻药也可从注射点直接扩散到膈神经。膈神经位于前斜角肌的顶部,在 C6 水平距离臂丛只有几厘米。

如何诊断膈神经阻滞呢? 常用的诊断方法是采用超声观察膈肌的运动(也可使用 X 线透视)。正常膈肌会随着吸气而下降。麻痹的膈肌则会上升。这是因为辅助呼吸肌引起胸腔扩张,膈肌被动地随之移动。

膈神经阻滞有什么临床意义呢? 膈神经阻滞会随着局麻药的作用消退而消退。大多数健康患者在静息状态下能耐受肺功能下降 25% 而不会出现问题(但是,不要让患者进行剧烈运动!)。合并严重 COPD 或其他呼吸功能储备极低的疾病的患者可出现呼吸困难和缺氧。

当患者发生呼吸困难时,应该如何处理? 首先要抬高床头,患者体位越直立,呼吸越容易。接下来要给患者吸氧,调节吸入氧浓度使氧饱和度维持在合适水平。然后大多数患者需要一段时间来等待膈神经阻滞消退(门诊手术则变成了接近一天)。患者偶尔会需要以无创或有创技术进行辅助通气。

所以,我们遇到了难题:如果进行肩部手术的患者合并肺功能低下或睡眠呼吸暂停综合征,应用麻醉性镇痛药(有镇痛药所有副作用的风险)和进行神经阻滞(降低约 25% 肺功能)哪个更好?

研究人员试图通过寻找降低膈神经阻滞风险的方法来解决这个问题:

■ 是否存在容量效应? 减少容量是否会减少局麻药向颈神经根或膈神经本身的扩散? 答案是肯定的。如果在 C5~C6 水平用 0.5% 罗哌卡因进行肌间沟神经阻滞,注射量为 10、20 或 40mL,膈神经阻滞发生率将达到 90%~100%。容量减少至 5mL 时,膈神经阻滞发生率降低至约 50%。

■ 是否存在浓度效应? 较低的局麻药浓度是否会减少运动阻滞? 答案是肯定的。例如,如果在 C5~C6 水平用 10mL 局麻药进行肌间沟神经阻滞,浓度从 0.5% 降低到 0.25%,膈神经阻滞发生率将从 80% 下降到 20%。

■ 是否存在位置效应? 在较低水平(远离颈神经根或膈神经本身)注射是否会减少膈神经阻滞的发生率? 答案是肯定的。例如,如果在上干注射 0.5% 布比卡因 5mL,或在 C7 水平注射 0.75% 罗哌卡因 4mL,研究人员未发现膈神经阻滞。

因此,减少局麻药容量以及在颈部较低的位置注射似乎是降低膈神经阻滞发生率的一个很有希望的策略。这里需要注意的一点是,这种方法可能导致局麻药不能充分扩散到颈丛——因而皮肤阻滞可能不全。解决这个问题的方法是让外科医生用局麻药对所有手术切口和通道进行浸润麻醉。在恢复室,如果患者在颈丛支配区域出现切口疼痛,可以采用颈浅丛阻滞作为补救措施。不要沿着胸锁乳突肌边缘进行浸润,而是在锁骨上方与锁骨平行进行皮下注射局麻药,从外侧开始,在中斜角肌处结束。采用这种技术,可以仅阻滞通向肩部皮肤的分支,而避免意外阻滞膈神经。

除了上述方法,还要牢记应用多模式镇痛。许多神经阻滞具有镇痛而非麻醉作用。我们通常给所有患者口服对乙酰氨基酚和静脉注射酮咯酸(除非有过敏、肾功能不全等禁忌证)。此外,冰敷也很有帮助,所以在恢复室可让护士将冰袋敷在患侧肩部。

另一种正在研究的方法是在更远端对单个周围神经(如肩胛上神经和腋神经)进行阻滞。在这些部位注射可以保证没有膈神经阻滞,但是术后即刻镇痛效果没有那么好。此方法很有前景,但尚无定论。

回到本章开始描述的患者,一个吸烟、肥胖、打鼾的患者。有理由担心吗? 当然会担心——如果他的膈肌运动被抑制,在恢复室发生缺氧的风险将很高。另一方面,麻醉性镇痛药会导致呼吸道梗阻以及睡眠呼吸暂停症状。**我们该如何处理?** 我们用 0.25% 布比卡因 10mL 在神经干水平进行了阻滞,让外科医生对手术切口和通道进行浸润麻醉。在恢复室,患者口服了 975mg 对乙酰氨基酚,静脉注射 30mg 酮咯酸和 5mg 羟考酮,并采用冰敷。最后,患者回家时肩部仅有轻微疼痛,可深呼吸,脸上带着微笑,毫无紫绀表现。

🏠 要点

- 肌间沟神经阻滞能够为肩部手术提供有效的镇痛。
- 应用大容量局麻药在 C5~C6 水平进行的经典肌间沟神经阻滞导致膈神经功能障碍的发生率几近 100%。
- 导致呼吸功能障碍的其他罕见原因包括气胸、鞘内注射和局麻药硬膜外腔扩散。
- 可以改良经典的肌间沟神经阻滞技术,以减少膈神经功能障碍的风险(低容量局麻药,在 C7 或者神经干水平进行阻滞)。
- 另一种镇痛策略是阻滞支配肩部的更远端周围神经,如肩胛上神经和腋神经。优点是没有膈神经阻滞,但镇痛效果没有那么好。
- 采用多模式镇痛和外科医生注射局麻药来补充神经阻滞的效果。

推荐读物

al-Kaisy AA, Chan VW, Perlas A. Respiratory effects of low-dose bupivacaine interscalene block. *Br J Anaesth.* 1999;82(2):217–220.

Dhir S, Sondekoppam RV, Sharma R, et al. A comparison of combined suprascapular and axillary nerve blocks to interscalene nerve block for analgesia in arthroscopic shoulder surgery an equivalence study. *Reg Anesth Pain Med.* 2016;41:564–571.

El-Boghdadly K, Chin KJ, Chan VW. Phrenic nerve palsy and regional anesthesia for shoulder surgery: Anatomical, physiologic, and clinical considerations. *Anesthesiology.* 2017;127:173–191.

Fritsch G, Hudelmaier M, Danninger T, et al. Bilateral loss of neural function after interscalene plexus blockade may be caused by epidural spread of local anesthetics: A cadaveric study. *Reg Anesth Pain Medicine.* 2013;38:64–68.

Marhofer P, Anderl W, Heuberer P, et al. A retrospective analysis of 509 consecutive interscalene catheter insertions for ambulatory surgery. *Anaesthesia.* 2015;70(1):41–46.

Renes SH, van Geffen GJ, Rettig HC, et al. Minimum effective volume of local anesthetic for shoulder analgesia by ultrasound-guided block at root C7 with assessment of pulmonary function. *Reg Anesth Pain Med.* 2010;35(6):529–534.

Riazi S, Carmichael N, Awad I, et al. Effect of local anaesthetic volume (20 vs 5 ml) on the efficacy and respiratory consequences of ultrasound-guided interscalene brachial plexus block. *Br J Anaesth.* 2008; 101(4):549–556.

Smith HM, Duncan CM, Hebl JR. Clinical utility of low-volume ultrasound-guided interscalene blockade: contraindications reconsidered. *J Ultrasound Med.* 2009;28(9):1251–1258.

Stundner O, Meissnitzer M, Brummett C, et al. Comparison of tissue distribution, phrenic nerve involvement, and epidural spread in standard- vs low-volume ultrasound-guided interscalene plexus block using contrast magnetic resonance imaging: a randomized, controlled trial. *Br J Anaesth.* 2016; 116:405–412.

Urmey WF, Talts KH, Sharrock NE. One hundred percent incidence of hemidiaphragmatic paresis associated with interscalene brachial plexus anesthesia as diagnosed by ultrasonography. *Anesth Analg.* 1991; 72:498–503.

第 163 章
古老的"Bier"阻滞仍然有意义,但要小心快手外科医生

一名 26 岁的女性患者,无特殊既往病史,拟行手腕背部腱鞘囊肿摘除术。外科医生预计手术很快,并选择了利多卡因局部静脉麻醉。如他所说,从切开到缝合,手术只用了 12 分钟就完成了。因为计划快速周转和恢复,松开止血带后患者转入麻醉后恢复室。到达恢复室几秒钟后,患者开始诉切口处剧烈疼痛,随后出现头晕,最后开始抽搐。发生了什么? 这样的结果是否可以预测? 如果能预测,可以做些什么来预防呢?

简介与历史

August Bier 在 1908 年描述了"静脉麻醉",他最初计划用于肘部手术和足部截肢。这种麻醉是使用一种"新途径"将麻醉药物"送到神经末梢和神经干":血管。尽管 Bier 在两年的时间里至少在五本期刊上报道了他的方法,但这项技术并没有迅速普及。它需要特殊设备(当时还没有广泛使用驱血绷带)、仔细对肢体进行驱血以及一个切口来定位静脉。随着 1911 年臂丛神经阻滞的引入,人们对"静脉麻醉"的兴趣也快速消退。

问世近 30 年后,这项技术的使用迅速增加,因为其在战场上非常有效。更安全的酰胺类局麻药(如利多卡因)的发明,经皮穿刺静脉置管的使用,以及双袖止血带的上市,都使这项当时被称为 Bier 阻滞的技术获得了普及。

优点和缺点

随着麻醉学科领域的进步克服了一些最初的缺点,阻滞的优点更加明显。从技术角度来说,只需要在患侧肢体成功地进行静脉置管。麻醉可以快速轻松地建立,麻醉时长可以预测,恢复迅速,阻滞本身非常可靠。

所有计划采用这种阻滞技术的临床医生也必须知道其缺点。首先,正如 Bier 本人最初所说,止血带松开后,局麻药可能引起全身毒性反应。其次,止血带疼痛是麻醉时间的主要限制因素。为了解决这个问题,提出了使用双止血带和皮下浸润麻醉,但尚未消除这一限制。同样值得关注的是,这种方法几乎没有术后镇痛作用。与臂丛和腰丛阻滞不同的是,一旦止血带松开,麻醉效果很快消失,毫无残余镇痛效果。

另外两个限制因素是患者的选择。首先,这种阻滞技术不能用于术侧肢体运动引起疼痛者。用驱血绷带驱血的过程会产生很大的压力,会使患者感到非常痛苦。其次,患肢的静脉系统必须完整。外伤性血肿、开放性骨折等是实施此种阻滞的禁忌证。

技术

1) 在欲阻滞肢体的远端置入小号静脉导管。较细的导管有助于减少驱血和止血带充气后局麻药渗出的区域。

2) 用软布包住欲阻滞肢体的近端。包裹应该没有褶皱并形成一个光滑的圆周,因为止血带会压迫它。

3) 将止血带放在布垫上,抬起患肢使静脉通过重力进行引流。在进行手指、手掌或腕关节短小手术时,为了对前臂(特别是手)进行驱血,其中一位作者(M.W.B)让患者在手里捏住一个网球。这个球的形状、大小和硬度合适,可以在绷带驱血时把手掌中的血液挤出来。手部的

结构仍保持解剖排列,因此减少了压迫带来的不适感。如果担心网球的交叉污染,可以先将球放进一次性手套中进行保护。

4) 接下来,从远端到近端用驱血绷带包扎肢体进行驱血。

5) 将止血带充气至 300mmHg。如果使用双止血带,首先充气远端袖带。然后充气近端袖带,将远端袖带放气。

6) 在静脉内注射局麻药,抬高肢体使药物通过重力"向下"流动。

7) 同时静脉应用镇静剂能显著改善患者对阻滞的耐受力(当然是通过另一侧手臂上的静脉通道)。镇静剂特别有助于患者忍受更长时间止血带引起的疼痛,并提高患者的惊厥阈值。如果使用双止血带,充气远端袖带后再将引起疼痛的近端袖带放气可延长 15~30 分钟的手术时间。改变袖带时,提醒外科医生这个"时间窗"是非常重要的。

局麻药与辅助药物

在美国,局麻药主要选择利多卡因。提倡使用大容量、低浓度的利多卡因(即 0.5% 利多卡因 50mL),但是小容量、高浓度的利多卡因(2% 利多卡因 12~15mL)也能达到相同效果。甲哌卡因可以替代利多卡因,松止血带后有更长的麻醉和镇痛作用。但是,甲哌卡因的使用尚存争议,因为其具有收缩血管的作用,因此并不适合所有患者使用。在欧洲部分地区,丙胺卡因广泛用于静脉局部麻醉,由于全身局麻药毒性风险极低,因此备受青睐。但是,由于高铁血红蛋白血症的风险,在美国没有这种用法。虽然罗哌卡因、布比卡因和左旋布比卡因已被研究用于 Bier 阻滞,但这些药物具有更高的心脏毒性风险,不应该用于这种技术。

人们对局麻药的各种佐剂也进行了研究。研究目的主要是看这些药物能否加速阻滞起效、减少止血带疼痛,或提供术后镇痛。酮咯酸、氯胺酮、可乐定、硫酸镁和右美托咪定等药物也被研究过,成功率和潜在副作用各有差异。一些镇痛效果实际上可能是佐剂的全身效应,而不是组织水平上的局部效应。目前没有推荐常规应用的特定佐剂。

注意事项

静脉局部麻醉最常见的并发症是局麻药的全身毒性。临床医生应知道中枢神经系统和心脏毒性的症状——尤其是前驱症状,例如口周麻木、头晕和耳鸣等。为了减少这种并发症的风险,大多数文献建议维持充气至少 20~30 分钟,即使是时间很短的手术。然后应该将止血带放气后立即重新充气,重复 1~2 次,每次放气后观察是否有局麻药毒性的迹象。这个过程可以使局麻药缓慢地释放到循环中。

其他并发症包括血肿(特别是静脉置管部位)、淤血和皮下出血等,所有这些都需要警惕,仔细填充并延长加压治疗时间。

最后,止血带压力不足是这种区域麻醉方法的重要关注问题。如果止血带压力没有维持在收缩压水平以上,动脉流入而静脉流出不足会导致肢体充血。这在下肢手术中尤其常见,因为下肢动脉更难压迫(因为动脉钙化或位于下肢肌肉组织深处)。

回到我们的病例

患者转入 PACU 后很快诉切口疼痛。这种疼痛本来可以通过外科医生在手术切口部位进行良好的局麻药浸润来减少的。(别犹豫,一定要提醒外科医生——有时他们会忘记!)。患者随后出现头晕,然后发生惊厥。所以我们现在处理的是局部麻醉药全身毒性。这种并发症在预料之中,因为止血带时间短和一次性开放止血带。通过延长止血带的充气时间和/或循环几次充、放气来减缓局麻药进入循环,可以降低这种风险。

🏠 要点

- 在放置止血带之前,先用软布包裹肢体。
- 使用小号静脉导管注射局麻药。
- 注意气压止血带的压力表(或使用恒压自动止血带)。
- 在放气近端袖带和充气远端袖带时,仔细检查每个袖带的阀门和管路,以确保放气或充气的袖带是正确的。这部分操作中的失误会使局麻药注入患者的循环系统,产生潜在的局麻药毒性风险。
- 终止阻滞之前应做好术后镇痛的准备。切口周围浸润、静脉注射阿片类药物以及适量抗焦虑药都是非常有用的辅助手段。
- 注意术后止血带放气。如果手术很快完成(即应用利多卡因后不到 45 分钟),推荐分期放气使局麻药逐渐洗出。

推荐读物

Brill S, Middleton W, Brill G, et al. Bier's block; 100 years old and still going strong!. *Acta Anaesthesiol Scand*. 2004;48(1):117–122.

Brown DL. *Atlas of Regional Anesthesia*. 2nd ed. Philadelphia, PA: WB Saunders; 1999:57–61.

Miller RD. *Anesthesia*. 5th ed. New York: Churchill Livingstone; 2000:1529–1530.

Guay J. Adverse events associated with intravenous regional anesthesia (Bier block): A systematic review of complications. *J Clin Anesth*. 2009;21(8):585–594.

van Zundert A, Helmstädter A, Goerig M, et al. Centennial of intravenous regional anesthesia. Bier's Block (1908-2008). *Reg Anesth Pain Med*. 2008;33(5):483–489.

第 164 章
谨记低风险/高收益的神经阻滞方法

这是骨科手术室繁忙的一天。当您匆匆穿过 PACU,恰巧看到一位患者正在看报纸。第二天,您注意到另一位 PACU 患者也在看报纸。PACU 的护士告诉您,Doe 医生的患者术后总是非常舒适,他们在等待回病房时通常会要求阅读或看电视。第二天,当您的全膝关节置换术患者转入 PACU 时,护士问您是否进行了股神经阻滞。当您回复没有时间进行时,护士轻皱眉头说:"好吧,我想我们今天不需要报纸了。"

外周神经阻滞能为围手术期提供很多益处。最明显的好处是术后镇痛能持续数小时——不仅来自局麻药的直接作用,如果在切皮前即进行神经阻滞则还可能有预防性镇痛的机制。此外,还有助于减少术中吸入性麻醉药及阿片类药物的使用剂量,这会减少术后镇静和恶心,进而缩短恢复时间。最后,周围神经阻滞通过阻断运动和感觉神经纤维也能减少术中肌松剂的使用。

尽管有这些益处,周围神经阻滞在全身麻醉或椎管内麻醉中常被忽略,因为操作起来比较耗时,而且各有其风险。但是,即使认识到这些局限性,仍有一些低风险/高收益的神经阻滞,操作起来相对较快,应始终被视为主要麻醉方式的辅助手段。这些阻滞包括颈浅丛阻滞、股神经阻滞、腘窝坐骨神经阻滞和踝部阻滞。

颈浅丛阻滞

颈丛包括浅丛和深丛两部分。颈浅丛包含来自 C2~C4 脊神经腹侧支的皮神经分支,通过枕小神经、耳大神经、颈横神经和锁骨上神经支配从颅后到肩部的皮肤。颈浅丛很容易被阻滞,用于颈动脉内膜切除术(carotid endarterectomy,CEA)和其他颈部手术的辅助镇痛。一项研究甚至发现,单独进行颈浅丛阻滞对 CEA 的麻醉效果与颈浅丛和颈深丛联合阻滞相同。颈浅丛阻滞也可用于肌间沟阻滞后确保对肩部皮肤的麻醉。

用局麻药对胸锁乳突肌后缘深部进行浸润可以阻滞颈浅丛。在胸锁乳突肌后缘中点,将4cm 长的 22G 穿刺针刺入肌肉深面,注射 5mL 局麻药。随后沿着肌肉边界将针转向头侧和尾侧,沿着这些路径共注射 10mL 局麻药。颈外静脉常覆盖此区域,穿刺时应避开。正确进行阻滞,深部结构应该不受影响;但是如果穿刺针置入过深,应注意避开毗邻的膈神经、颈内静脉和颈动脉。

股神经阻滞

股神经由 L2~L4 的分支组成,在腰肌和髂肌之间的沟内穿过骨盆,出现在股动脉外侧的腹股沟韧带下方。股神经在腹股沟韧带或其上方水平开始分支,支配大腿前部的深层和浅层结构,远端分支隐神经延伸至膝,并继续沿胫前内侧延伸至踝,偶尔至足背。

单独股神经阻滞能为大腿前侧、股骨和膝关节的手术提供良好的术后镇痛。常见适应证包括全膝关节置换和前交叉韧带修复术。患者的膝后部可能仍有一些不适,但这通常容易处理。

股神经阻滞的体表标志是耻骨结节和髂前上棘。在两点之间连线,沿着这条线可以触摸到股动脉。进针位置在这条线上,紧靠股动脉外侧。应用神经刺激技术,根据观察股四头肌抽搐来确定注药部位,不要被缝匠肌的刺激所误导。或者,可以用超声来显示股动脉,股神经位于其外侧 1~2cm。要记住的是,股神经会分成很多分支,所以为了看得更清楚,必须将超声探头放在腹股沟皱褶的高处。从股动脉主干分出的股深动脉是一个有用的标志,在该分支水平的近端通常能看到股神经为一支主干。

最近流行的股神经阻滞变体是收肌管阻滞。在收肌管实施阻滞仍能获得良好的镇痛效果,而股四头肌无力则少得多。这让患者能更早和更好地进行物理治疗,因此收肌管阻滞在全膝关节置换的患者中应用越来越普及。超声下可见股动脉在大腿缝匠肌下方走行。许多文献推荐在大腿中部进针,但是更近端的入路也很有效。在超声引导下,80mm 穿刺针穿过缝匠肌到达股动脉的外侧,注射局麻药(20~30mL)填充这个间隙。

腘窝坐骨神经阻滞

坐骨神经由骶丛的 L4~S3 节段形成,沿大腿后侧向下走行,在腘窝顶部附近分为胫神经和腓总神经。在此位置实施神经阻滞将为足踝手术提供良好的麻醉/镇痛,除了内侧部分(由隐神经支配)。对于踝关节骨折手术来说,腘窝阻滞是很好的神经阻滞方式(但请记住,如果手术部位在踝关节内侧,需要联合隐神经或收肌管阻滞)。

腘窝阻滞可以通过体表标志和神经刺激仪进行,但超声引导下操作更容易。**阻滞可以在多种体位下进行,具体选择何种体位取决于患者的身体状态,以让患者舒适和操作者方便为准**。例如,可以让患者仰卧,下肢抬高放在支撑物上(这样超声探头就可以放在腘窝下面),从大腿外侧进针。也可以让患者俯卧或侧卧,在腘窝进针。本文作者之一(RG)更喜欢在可能的情况下采用俯卧位,因为超声在这个体位最容易使用,与神经的距离也相对较短。

　　为了确定结构,在腘窝皱褶附近开始超声扫描。胫神经通常位于腘血管后方,在股二头肌(外侧)和半膜肌(内侧)形成的间隙内。当向近端扫描时,腓总神经会在靠近股二头肌位置出现,与胫神经连接形成坐骨神经主干。可以在主干周围注射局麻药,也可以分别在每个分支周围注射。

踝部阻滞

　　支配足部的神经有 5 根:胫后神经、腓深神经、腓浅神经、隐神经和腓肠神经。**隐神经是股神经的末端感觉分支,其他神经都是坐骨神经的分支。**胫后神经和腓深神经位于深部,其余神经位于浅层。在足或踝水平分别阻滞所有 5 根神经可以为足或趾手术提供镇痛。常用于经距骨截肢/清创和矫形外科/足外科的足或趾手术的麻醉或镇痛。这种阻滞特别容易和安全,麻醉医生应该能够很容易地进行,但是我们注意到,他们经常不做或做不好。如果您的踝部阻滞效果不佳,我们建议您抓住每一个机会,仔细观察和学习足踝外科医生的操作。

　　踝部阻滞操作(图 164.1,见文末彩图):

- **腓深神经**:进针点位于踝关节顶部,拇长伸肌与胫前肌的肌腱之间。阻滞针垂直于所有平面进针,直到触及骨质。退针 1~2mm,然后注射 5mL 局麻药。
- **隐神经**:进针点位于踝关节顶部的中线。阻滞针在内侧皮下进针,朝向内踝。注射 5mL 局麻药。
- **腓浅神经**:进针点位于踝关节顶部的中线。阻滞针在外侧皮下进针,朝向外踝。注射 5mL 局麻药。
- **腓肠神经**:在外踝和跟腱之间以 5mL 局麻药进行皮下浸润。
- **胫后神经**:阻滞针在内踝后面、胫后动脉搏动点后方(约在踝关节后方 1 指宽)进针。进针

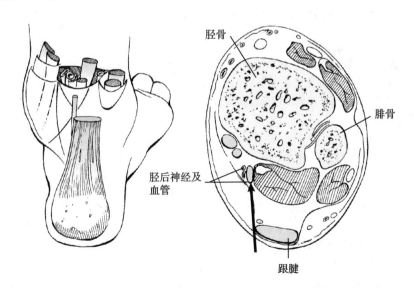

图 164.1　踝部阻滞技术的外科解剖(Reproduced with permission from Thordarson DB. *Foot and Ankle*. Philadelphia,PA:Wolters Kluwer/Lippincott Williams & Wilkins;2013.)

直至触及骨质,然后退针 1~2mm,注射 5mL 局麻药。

⌂ **要点**

- 这三种阻滞操作起来相对快捷,且风险相对较低。
- 与任何周围神经阻滞一样,应注意避免局麻药中毒。注射局麻药时应该缓慢、逐渐增量, 每 3~5mL 抽吸一次以及时发现血管内注射。
- 考虑在局麻药中加入低剂量肾上腺素,进一步帮助发现血管内注射并减慢局麻药的 吸收。
- 关于解剖、神经支配和阻滞操作技术更为精准的描述可以在很多区域麻醉的相关文献 或在线资源中找到。

推荐读物

Alvez de Sousa A, Filho MA, Faglione W, et al. Superficial vs combined cervical plexus block for carotid endarterectomy: a prospective randomized study. *Surgical Neurology*. 2005;63(supp 1):S22–S25.

Hadzic A, ed. *Hadzic's Textbook of Regional Anesthesia and Acute Pain Management*. 2nd ed. New York: McGraw-Hill Education; 2017.

Meier AW, Auyong DB, Yuan SC, et al. Comparison of continuous proximal versus distal adductor canal blocks for total knee arthroplasty: A randomized, double-blind, noninferiority trial. *Reg Anesth Pain Med*. 2018;43(1):36–42.

New York School of Regional Anesthesia. Online Reference. www.nysora.com

第 165 章
随时准备失败:神经阻滞失败是个动态过程

阻滞失败和不完全阻滞是周围神经阻滞常见而令人沮丧的并发症。原因可能包括阻滞 方式选择错误、注射位置错误、剂量错误、患者解剖变异,有时候也有点运气不佳。

总的来说,阻滞不完全比阻滞彻底失败更常见。一些小样本研究表明,应用超声能降低 阻滞失效的发生率,无论是单次还是连续阻滞。

明确解剖!

阻滞成功的第一步是确保实施了适于手术的正确阻滞方式,而且麻醉医生、患者和外科 医生事先都知道神经阻滞的潜在局限性。例如,上臂手术中采用的锁骨上阻滞不能阻滞肋间 臂神经,后者需要单独阻滞或由外科医生进行区域阻滞。另一个常见案例是肩关节镜手术,后 方关节镜通道不在肌间沟阻滞范围之内。

尽管这些情况本身并不代表阻滞失败,如果不主动处理,外科医生和患者会认为是阻滞 失败。如果预期某个区域有残余感觉,则需要提前通知外科医生和患者,如果患者对手术耐受 性差,则制定应急计划。

如果阻滞失败怎么办?

即使最有经验的麻醉医生,也有阻滞失败的时候。因此,在进行阻滞之前应想到备用计 划。备用计划包括补充阻滞、重复阻滞、外科医生进行的局麻、加强镇静、改为全身麻醉等。虽然阻滞失败相对少见,但患者事先同意应急计划很重要。治疗计划根据阻滞失效的部位和严重程度而有所不同。

如果遇到阻滞范围不完全或阻滞程度不足,应确保有足够的起效时间。起效时间主要取决于局麻药类型和阻滞部位,但未知的患者因素也可能影响完全阻滞的时间。使用甲哌卡因进行锁骨上阻滞,起效时间应在 5 分钟左右,而使用布比卡因进行坐骨神经阻滞则需要 30 分钟左右才能完全起效。

术后镇痛阻滞

如果阻滞是用于术后镇痛而不是主要的麻醉方式(例如,全麻下肩部手术时的肌间沟阻滞,或蛛网膜下腔麻醉下全膝关节置换时的收肌管阻滞),那么有几种可能的办法。根据手术安排、患者偏好和已使用的局麻药总剂量,可以在术前重复阻滞,也可以放弃阻滞,或在术后进行重复阻滞。在后一种情况,进行阻滞前评估患者的镇痛效果很重要。一些患者在没有阻滞的情况下镇痛也较好,可能不需要重复阻滞。

手术麻醉阻滞

如果阻滞是作为主要麻醉方式,那么阻滞失败是一个更大的问题。手术所需阻滞要求不仅范围必须充分,而且程度必须足够。提倡在摆体位和消毒铺单前测试阻滞效果,尤其是当患者需要转床、非仰卧位或可能有困难气道时。如果阻滞的范围适当但程度不足,在被阻滞区域使用神经刺激仪通常能判断阻滞程度是否足够。阻滞有效时,许多患者仍能感觉到触摸或压力。一些焦虑患者无法忍受这些预期的感觉,表现得很像阻滞失败。遇到这种情况时,应用咪达唑仑或丙泊酚进行镇静往往可以"挽救"阻滞效果。

如果在手术开始前发现阻滞失败,可以简单地给予患者全身麻醉。如果全身麻醉因患者合并症而相对禁忌,那么可以减少局麻药剂量进行重复阻滞。

最大的难题是术中出现阻滞失败。最常见原因包括没发现的阻滞程度不足或阻滞开始失效。在这些情况下,**仔细滴注镇静**往往能避免改为全身麻醉。

如果患者感觉减退但感到不适,常需加用镇痛药。芬太尼最常用,但 α_2 激动剂(如右美托咪定)或 NMDA 拮抗剂(如氯胺酮或氧化亚氮)往往非常有效,并尽量减少呼吸抑制的风险。当然,这种方法可能无效,仍然需要改为全身麻醉或重新进行阻滞。那样可能需要撤掉铺单、重新准备等,所以通常建议尽早与外科医生沟通。

明确剂量

当进行补救性阻滞时,一定要考虑到局麻药推荐使用的最大剂量。皮下注射过量的局麻药可引起迟发性局部麻醉药全身毒性。在阻滞中添加肾上腺素能增加局麻药最大总剂量,但应避免用于手指、鼻子、阴茎和脚趾。幸运的是,大多数补救性阻滞都是在用较低剂量阻滞的周围神经上进行的。同样重要的是要记住,外科医生可能已使用了额外的局麻药,或已静脉注射丙泊酚减少疼痛,或已使用了喉气管表面麻醉(laryngotracheal topical anesthesia,LTA)装置。

术前或术中的补救性阻滞倾向于使用 1.5%~2% 甲哌卡因,因其起效快。其他选择包括利多卡因或利多卡因加碳酸氢盐。切记:不要将布比卡因与碳酸氢盐混合使用,因为会导致沉淀!术后补救性阻滞能为患者提供几小时的镇痛,所以使用罗哌卡因或布比卡因等长效药物。目前,还没发现脂质体布比卡因与普通布比卡因相比更令人信服的数据,尤其是考虑到费用的增加。

置管的注意事项

我们更喜欢在超声引导下置管,并通过导管给药;这种技术可确保导管在合适的位置实施术后镇痛。如果有严重合并症的患者需要镇痛效果好的神经阻滞,可以先经阻滞针注射首剂局麻药,然后置管。

> **⌂ 要点**
>
> - 阻滞不完全比真正的阻滞失败更常见,应准备好补救措施,并顺利而自信地执行。永远不要让患者忍耐下去。
> - 充分的知情同意能避免患者的精神创伤与愤怒情绪。您可以和患者经常探讨阻滞失败和改成全身麻醉的可能性。一个好的方法是不要把区域麻醉和静脉麻醉描绘成非此即彼的东西。事实上它们不是,因为区域阻滞时几乎总是要用一些静脉麻醉药。简单来讲,您可以告诉患者,为他们计划的麻醉包含区域阻滞和静脉麻醉,他们的麻醉和镇痛水平将被持续监测;必要的话,两种麻醉方式的比重也很容易调整。
> - 当阻滞失败时,先治疗患者! 当镇痛和镇静水平适当时,再讨论其他选择。
> - 进行补救性阻滞时,局麻药总剂量不要超过最大限量。大多数补救性阻滞需要减少局麻药剂量。

推荐读物

Casati A, Danelli G, Baciarello M, et al. A prospective, randomised comparison between ultrasound and nerve stimulation guidance for multiple injection axillary brachial plexus block. *Anesthesiology.* 2007;106(5):992–996.

Compère V, Rey N, Baert O, et al. Major complications after 400 continuous popliteal sciatic nerve blocks for post-operative analgesia. *Acta Anaesthesiol Scand.* 2009;53(3):339–345.

Jeng CL, Torrillo TM, Rosenblatt MA. Complications of peripheral nerve blocks. *Br J Anaesth.* 2010;105 Suppl 1:i97–i107.

第 166 章
上肢阻滞不完全的补救技术

一位 64 岁男性患者,既往有颈部放疗和心衰史,拟行尺骨骨折复位术。为避免全身麻醉,在超声引导下进行了锁骨上臂丛神经阻滞。超声下阻滞看起来很好。20 分钟后,患者手术部位仍有感觉。下一步怎么办?

阻滞失败

阻滞失败或不完全是神经阻滞常见而令人沮丧的并发症。原因可能包括阻滞方式选择错误、注射位置错误、剂量错误、患者解剖和神经支配变异。**即使最熟练的麻醉医生,也有阻滞失败的时候。**关键在于熟悉应急。下面是一些常见场景。

上肢的补救性阻滞

肩部手术

肩部手术的经典阻滞方式为肌间沟阻滞,能提供完善的肩部镇痛和肌肉松弛。阻滞失败时,残余感觉的部位可提示下一步该做哪种阻滞。

肩上部疼痛提示需要进行颈浅丛阻滞。肩峰内侧和上方的皮肤受颈丛的一个分支锁骨上神经(C3~C4)支配。此神经通常能被肌间沟入路所阻滞,局麻药能扩散到椎前筋膜和颈丛。如果局麻药没有扩散,患者需再补充一个简单的区域阻滞——颈浅丛阻滞。找到胸锁乳突肌、乳突和锁骨。瞄准锁骨,沿胸锁乳突肌外侧缘在浅表处注射局麻药[0.5% 罗哌卡因,采用 1.5 英寸(约 3.8cm)25G 阻滞针],形成一个可见的皮丘。如有引起气胸的可能,请立即停止操作!

上臂内侧和肩部疼痛可能表明需要补充肋间臂神经阻滞。肋间臂神经是 T2 肋间神经的皮支,支配上臂内侧和肩部。正常情况下肌间沟阻滞不能阻滞肋间臂神经,因为其从臂丛神经的来源最少。即使不补充阻滞这根神经,大多数患者也能很好地耐受肩部手术,但患者偶尔也需要对内侧臂进行补充阻滞。此外,上臂近端手术或需要使用上臂止血带时,通常也需要对肋间臂神经进行阻滞。肋间臂神经能被浅表分布的局麻药所阻滞,通过紧靠腋窝远端的上臂整个内侧部位的纵向皮丘。推荐使用 0.5% 罗哌卡因 5~10mL,以 1.5 英寸(约 3.8cm)25G 阻滞针进行这些区域阻滞。

肩胛上神经阻滞和腋神经阻滞可能适用于严重的深部肩痛。肩胛上神经(C4~C6)从臂丛神经中分支出来,支配肩关节囊后部、肩锁关节、肩峰下关节囊和喙锁韧带;腋神经也支配肩关节,还支配三角肌和小圆肌。肩胛上神经和腋神经通常都是在臂丛神经干水平以下从臂丛神经中分支出来的,因此能被肌间沟阻滞所阻滞。但是,当肌间沟阻滞失败或传统的肌间沟阻滞需要避免时,这些神经阻滞能改善深部肩痛。下面的推荐读物对各种体表标志和/或超声引导下的神经阻滞进行了阐述。在肩胛上切迹,紧靠肩胛上动脉内侧可在超声下看到肩胛上神经。在一些患者中,只能看到动脉;有时则看不到任何结构。所以,肩胛上神经阻滞是一种进阶的区域阻滞技术,建议在用于补救失败的阻滞之前进行适当的培训。

最后,肩关节镜手术的通道常位于肌间沟阻滞的皮区分布之外,需要补充皮下局麻。这在后方通道尤其常见。外科医生一旦确定了他/她喜欢的通道位置,应该能很容易地满足这个要求。

前臂/手外科

锁骨上、锁骨下以及腋路臂丛阻滞都能用于前臂或手部手术。这些臂丛神经阻滞应该持续麻醉所有的 C5~T1 区域;腋路阻滞通常需要补充肌皮神经阻滞。锁骨上阻滞可能由于肩胛背动脉或颈横动脉妨碍局麻药在臂丛神经周围扩散而失败。对于锁骨下阻滞,局麻药可能无法充分扩散到所有分支,或者扩散到没有臂丛神经分布的软组织间隙(胸小肌间隙)。腋路阻滞需要多次调整进针方向,个别神经可能得不到足够的局麻药。当这些阻滞中的任何一个失败时,以下补充阻滞就非常有价值。

臂丛的远端神经包括尺神经、正中神经和桡神经;这些神经可以通过超声在肘部近端(桡神经)和远端(正中神经和尺神经)识别。上肢不完全阻滞后,可根据患者疼痛的确切位置,单独靶向阻滞神经。在肘部远端,正中神经位于桡动脉的内侧和深处,常靠近中线。尺神经在此水平位于尺动脉内侧。桡神经很容易在肘部上方辨认,位于肱二头肌与肱三头肌之间。建议用超声探头在前臂向近端和远端追踪这些神经,在前臂的众多肌腱和血管中清晰辨别这些神经。通过对特定的周围神经以大约 5~10mL 的小容量阻滞,而不是重复最初的阻滞,将大大降低局麻药过量的风险。这些远端阻滞不仅能用作补救技术,也可以用作主要的区域阻滞方法。

皮神经的阻滞包括前臂的外侧皮神经和内侧皮神经,可造成前臂皮肤表面的麻醉。这些阻滞是简单的区域阻滞,在腋路阻滞未进行肌皮神经阻滞或阻滞失败时很重要。局麻药应注射于肘部皱褶下方的前臂掌侧皮下来阻滞这些神经。推荐使用 1.5 英寸(约 3.8cm)25G 阻滞针注射 0.5% 罗哌卡因。

⌂ 要点

- 神经阻滞失败的原因有多种,包括阻滞选择、操作和剂量错误,以及患者的解剖和神经支配存在变异。残余感觉的部位可指导医生采用最佳的补充阻滞。
- 臂丛支配上肢的大部分。但是有很多支配肩部、上臂和手部的神经不是起源于臂丛,可能需要补充阻滞。
- 近端阻滞不完全时,考虑选择性阻断远端神经。臂丛的远端神经阻滞也可作为一种主要的区域阻滞技术。
- 当进行补充阻滞时,应确保局麻药的总剂量在最大限量内。

推荐读物

McCartney CJ, Xu D, Constantinescu C, et al. Ultrasound examination of peripheral nerves in the forearm. *Reg Anesth Pain Med*. 2007;32(5):434–439. Erratum in: *Reg Anesth Pain Med*. 2008 Mar-Apr;33(2):188.

Narouze S. Sonoanatomy of the cervical spinal nerve roots: implications for brachial plexus block. *Reg Anesth Pain Med*. 2009;34(6):616.

Singelyn FJ, Lhotel L, Fabre B. Pain relief after arthroscopic shoulder surgery: a comparison of intraarticular analgesia, suprascapular nerve block, and interscalene brachial plexus block. *Anesth Analg*. 2004; 99(2):589–592.

Viscomi CM, Reese J, Rathmell JP. Medial and lateral antebrachial cutaneous nerve blocks: an easily learned regional anesthetic for forearm arteriovenous fistula surgery. *Reg Anesth*. 1996;21(1):2–5.

第 167 章
下肢阻滞不完全的补救技术

一位 69 岁女性患者,既往有中度慢性阻塞性肺疾病(chronic obstructive pulmonary disease,COPD)和病态肥胖,拟行右全膝关节置换术(total knee arthroplasty,TKA)。在全身麻醉和内收肌管阻滞下进行了手术。阻滞在超声下看起来很棒,轻触患者大腿远端内侧有麻木感。患者术后清醒,感觉明显的右膝后部疼痛。下一步该做什么?

阻滞失败

阻滞失败或不完全是神经阻滞常见而令人沮丧的并发症。原因可能包括阻滞方式选择错误、注射位置错误和局麻药剂量错误。而且,髋、膝和足部有众多神经参与支配。此外,股、坐骨和闭孔神经及其远端分支之间的皮神经分布也有很大变异。因此,即使最初的阻滞效果良好,异常的解剖结构仍可能导致镇痛不足,需要补充阻滞。

下肢的补救阻滞

髋部手术

髋关节由闭孔神经、股神经、坐骨神经和其他神经支配,如果不使用椎管内技术,很难进行完全的髋关节阻滞。髋关节手术最常采用蛛网膜下腔麻醉或硬膜外阻滞或全麻(不进行神经阻滞)。但是,区域阻滞对术后疼痛过重的患者是有用的。

腰丛阻滞能为髋关节提供完全的镇痛,但常被认为技术上有难度,而且与很多严重的并发症有关。对于已经熟悉股神经阻滞的麻醉医生来说,髂筋膜阻滞和三合一阻滞操作起来相对容易。从理论上来说,这些阻滞为支配髋关节及其表面皮肤的多支神经提供了局部麻醉。局麻药的实际扩散程度和阻滞效果尚存争议,即使是同一位麻醉医师进行操作也存在差异。但是,这些阻滞虽不能完全缓解患者疼痛,但能一定程度上减轻患者的不适。进行这些阻滞时倾向于使用大容量、低浓度的局麻药,例如 0.2% 罗哌卡因 40mL。

对于浅表性疼痛,股外侧皮神经阻滞能为大腿前外侧提供镇痛。由于存在显著的解剖和感觉支配变异,在超声引导下准确识别神经对于阻滞成功特别重要。超声检查应集中在缝匠肌外侧缘,神经就在肌肉边缘外侧。成功的穿刺和注药应该显示局麻药在阔筋膜张肌和缝匠肌之间扩散,只需要 5~10mL 局麻药。

膝部手术

膝关节主要由股神经支配,坐骨神经和闭孔神经也参与支配。股神经很容易在超声下识别,紧邻股动脉外侧;倾斜探头可改善成像。局麻药应在股神经周围扩散,使其远离内侧髂腰肌和/或股动脉外侧。但是,成功的阻滞并不需要局麻药完整围绕神经扩散。膝关节术后,股神经阻滞或收肌管阻滞成功的患者也可能会有术后疼痛而需要补充阻滞。

如果疼痛来源于膝关节后部,考虑补充坐骨神经单次阻滞对该区域进行镇痛。如果患者能侧卧或俯卧,可进行高腘窝位或臀下坐骨神经阻滞。如果不能,可在仰卧位下进行前路坐骨神经阻滞。在超声下,坐骨神经在臀下水平位于臀大肌和股方肌之间。如果神经显像有困难,可以倾斜超声探头,和/或从腘窝向上追踪坐骨神经。探头在腘窝时,坐骨神经将出现在股二头肌(外侧)、半腱肌和半膜肌(内侧)后方。局麻药应在神经的上下两侧扩散,可能需要多次进针和注射。

如果疼痛持续且在内侧,可进行补充性闭孔神经阻滞。膝关节的闭孔神经支配变异很大,因此常规进行闭孔神经阻滞不会改善所有膝关节手术患者的镇痛效果。闭孔神经的皮肤支配固定区域为膝关节后内侧。只有适当阻滞股神经和坐骨神经后,才应考虑进行闭孔神经阻滞。超声探头置于腹股沟褶皱处,找到闭孔神经的 2 个分支后可进行单独阻滞。前支位于短收肌和耻骨肌之间,后支位于短收肌和大收肌之间的筋膜内。局麻药必须分布在筋膜层而非肌肉中才能阻滞成功。此阻滞通常也需要多次穿刺。

小腿和足部手术

小腿主要由坐骨神经支配,但有一小条皮肤感觉由股神经的隐支支配。坐骨神经在与腘窝褶皱不同距离之处分支为胫神经和腓总神经。麻醉医生偶尔会把更远端的分支与上述近端分叉弄混,导致胫神经或腓总神经未能被阻滞。坐骨神经阻滞对局麻药的准确注射部位也相对敏感,神经鞘外注射的阻滞效果通常不完善。

如果患者有坐骨神经分布区域疼痛,可重复进行坐骨神经阻滞或选择性阻滞其中一个分支,如果患者疼痛只是来源于一个分支。在超声引导下,胫神经和腓总神经可在腘窝处识别并选择性阻滞。在分支点远端注射可最大限度地减少对大剂量局麻药的需求,降低局麻药过量或中毒风险。如果手术位于足部,也可进行踝部阻滞。

如果患者的疼痛在小腿或踝部内侧表浅处,属于隐神经分布区域,可考虑补充收肌管阻滞或隐神经阻滞。隐神经在膝关节上方穿过缝匠肌和股内侧肌腱之间的阔筋膜。可能看不到神经,成功阻滞只需要 5~10mL 局麻药在收肌管内分布于股动脉周围。收肌管阻滞成功率较高,但会减弱股内侧肌的力量和影响行走。隐神经也可在更远端的水平被阻滞。在膝关节下方,神经位于内侧皮下,靠近大隐静脉。在踝关节,神经走行在隐静脉内侧和内踝后方。在这些远端水平,通过皮下浸润进行简单的区域阻滞就能获得成功的阻滞。

🏠 要点

- 神经阻滞失败的原因有多种,包括阻滞选择、操作和剂量错误,以及患者的解剖和神经支配存在变异。残余感觉的部位可指导医生采用最佳的补充阻滞。
- 由于多支神经支配髋部,髋部手术最好在全麻、蛛网膜下腔麻醉或硬膜外麻醉下进行。周围神经阻滞技术对术后疼痛可能有价值。
- 股神经阻滞通常足以用于膝关节手术。尽管成功进行了股神经阻滞但术后疼痛仍然持续时,考虑分别进行坐骨神经阻滞和闭孔神经阻滞。
- 为避免在腘窝水平出现坐骨神经阻滞失败,应向近端和远端进行超声扫描直到发现坐骨神经分支点。在分支点近端的神经外鞘注射可确保腓总神经和胫神经都被阻滞。
- 当进行补充阻滞时,应确保局麻药的总剂量在最大限量内。

推荐读物

Akkaya T, Ozturk E, Comert A, et al. Ultrasound-guided obturator nerve block: A sonoanatomic study of a new methodologic approach. *Anesth Analg.* 2009;108(3):1037–1041.

Bodner G, Bernathova M, Galiano K, et al. Ultrasound of the lateral femoral cutaneous nerve: Normal findings in a cadaver and in volunteers. *Reg Anesth Pain Med.* 2009;34(3):265–268.

Marian AA, Ranganath Y, Bayman EO, et al. A comparison of 2 ultrasound-guided approaches to the saphenous nerve block: Adductor canal versus distal transsartorial: A prospective, randomized, blinded, noninferiority trial. *Reg Anesth Pain Med.* 2015;40(5):623–630.

Pham Dang C, Gautheron E, Guilley J, et al. The value of adding sciatic block to continuous femoral block for analgesia after total knee replacement. *Reg Anesth Pain Med.* 2005;30(2):128–133.

第 168 章
比刺伤和烧伤更严重:局部麻醉药全身毒性

一位 78 岁的男性患者,拟行择期右手大神经节囊肿切除术。外科医生说:我们做 Bier 阻滞吧! 您在脑海里回忆 Bier 阻滞,却忘记了局麻药的具体注射剂量。建立外周静脉通道后注射 1% 利多卡因 40mL。麻醉单还没记录完手术就结束了。松开止血带后患者诉"头晕目眩",他开始不由自主地抽搐并昏倒。反复进行袖带血压测量但均无结果。发生了什么事? 现在该如何处理?

局部麻醉药(局麻药)可通过静脉、皮肤表面、皮下、神经周围用药,或中枢给药以阻断脊髓(蛛网膜下腔麻醉)或神经根(硬膜外麻醉)。无论用药部位,局麻药都能通过阻断神经细胞膜上的电压门控钠通道来产生预期效果。这会阻断动作电位、终止神经传导,从而中断信息传递。**无论用药部位在哪,总有一部分局麻药可能进入血液循环**。如果吸收的局麻药足够多,会发生局部麻醉药全身毒性(local anesthetic systemic toxicity,LAST),可导致心血管衰竭和死亡。本章将介绍局麻药的独特药理学特点以及 LAST 的危险因素、诊断依据和目前的治疗建议;同时绘制了帮助记忆的图表,突出 LAST 治疗的核心。

局麻药的药理学

局麻药按其基本化学结构进行分类。酯类(可卡因、普鲁卡因、丁卡因和氯普鲁卡因)主要在血浆中被胆碱酯酶水解,而酰胺类(利多卡因、甲哌卡因、丙胺卡因、布比卡因、依替卡因、罗哌卡因和左布比卡因)在肝脏中进行生物转化。可卡因也是一种局麻药,惊讶吧?

局麻药的三个重要的药效学特性(药效学是指药物对机体的影响,而药代动力学是指机体如何影响药物)决定了局麻药的潜在毒性。

1)脂溶性更强的局麻药更容易通过神经细胞膜扩散、阻断钠通道,因而麻醉作用更强。例如,布比卡因的亲脂性更强,效能更强,比利多卡因更容易产生毒性。

2)药物的**起效时间**通常由其电离常数(pKa)决定,即离子化和非离子化的药物数量相等时的 pH。所有局麻药的 pKa 都超过 7.4(生理 pH),因此大部分药物以离子化形式存在。局麻药的 pKa 越接近生理 pH,越多的局麻药以非离子化的形式存在,使更多药物弥散通过神经细胞膜并阻断钠通道。例如,甲哌卡因的 pKa 低于布比卡因,因此起效时间更快。

3)局麻药的作用时间由其与血浆蛋白结合(代表与钠通道结合)的时长决定。例如,布比卡因是具有高度蛋白结合力,因此也是作用时间最长的局麻药之一。

常用局麻药的性能

分类	局麻药	起效时间	作用时间	血浆半衰期	相对效能	pKa	最大剂量/(mg/kg)
酯类	普鲁卡因	长	短	—	1	8.9	12
	丁卡因	长	长	—	8	8.4	3
	氯普鲁卡因	短	短	<30s	3	9.1	12
酰胺类	利多卡因	短	中	1.6hr	2	7.8	4.5 (加肾上腺素时 7)
	甲哌卡因	短	中	1.9hr	1.5	7.7	4.5 (加肾上腺素时 7)
	丙胺卡因	短	中	1.5hr	1.8	8.0	8
	布比卡因	中	长	2.7hr	8	8.1	3
	依替卡因	短	长	2.6hr	8	7.9	—
	罗哌卡因	中	长	1.8hr	—	—	3
	左旋布比卡因	中	长	—	—	—	—

氯普鲁卡因尽管 pKa 高,但起效时间较短,因为通常应用很高浓度(因其全身毒性低),从而克服了其较高的 pKa。

(Adapted from Felice KL,Schumann HM.Intravenous lipid emulsion for local anesthetic toxicity:A review of the literature. *J Med Toxicol*. 2008;4(3):184-191;Butterworth JF,Mackey DC,Wasnick JD. Morgan&Mikhail's Clinical Anesthesiology. 5th ed. Mc Graw Hill Education;2013 :271-272.)

LAST 的危险因素

在注射局麻药之前检查回抽是否有血为标准操作;但是这并不能避免所有的 LAST,因为即使局麻药没有直接注射到血管中,也可能发生 LAST。以下为 LAST 风险的影响因素:局麻药的类型、用药部位、患者年龄、剂量、是否妊娠,以及肾脏、肝脏和心功能不全。

血供更丰富的组织内注射局麻药将导致药物更快摄入。如下图所示。为了减少局麻药的全身摄取,有时会添加肾上腺素(使血管收缩并延迟全身吸收)。

全身吸收速率(从快到慢)

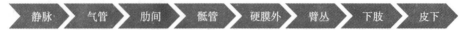

静脉 气管 肋间 骶管 硬膜外 臂丛 下肢 皮下

Adapted from Wolf JW, Butterworth JF. Local anesthetic toxicity: Prevention and treatment. *Curr Rev Nurs Anesth.* 2011;34(2):13-24. With permission.

不幸的是,使用低于最大推荐剂量的局麻药并不能避免所有 LAST。这是由于其他因素的参与。婴幼儿(低体重)和老年(低血浆蛋白浓度导致更高浓度的游离药物)患者发生局麻药毒性的风险特别高。此外,严重肝、肾功能不全的患者对酰胺类局麻药的清除率降低,使其发生 LAST 的风险升高。同样,心力衰竭患者由于肝脏血流减少继而清除率降低,可能需要减少局麻药剂量。最后,孕妇对局麻药的敏感性增加,同时血浆蛋白浓度降低,因此建议减少局麻药剂量。

LAST 的临床表现

LAST 的症状和体征通常首先出现在中枢神经系统(CNS),然后表现在心血管系统。局麻药毒性的早期 CNS 症状包括耳鸣、头晕、目眩、口周麻木、金属味、焦虑、躁动、嗜睡和/或意识模糊。如果未能识别这些表现,晚期可能表现为反应迟钝、昏迷、惊厥和呼吸停止。

由于患者通常在全身麻醉下,可能无法观察到 CNS 毒性的最初迹象。在这种情况下,LAST 的早期表现可能是心血管毒性(例如心动过速和高血压)。心肌长期暴露在局麻药下将导致心动过缓、传导异常和心律失常。更长时间的暴露甚至将导致循环衰竭和死亡。

局麻药中毒的症状和体征

		神经系统表现	心血管系统表现
早期		耳鸣/头晕/目眩	初期高动力表现(高血压、心动过速)
		口腔感觉异常/金属味	心动过缓
		眼球震颤/复视	传导异常(PR 间期延长、房室传导阻滞、QRS 增宽、T 波改变)
		烦躁不安/躁动	室性心律失常(室性早搏、室速、室颤、尖端扭转型室速)
		嗜睡/意识模糊	进展性低血压
晚期		昏睡/昏迷	心血管衰竭
		惊厥	心搏骤停
		呼吸停止	

LAST 的预防

如果想避免 LAST，记住局麻药最大推荐剂量，并养成好习惯。在操作过程中和结束后（LAST 可在注药后 30 分钟后才表现出来），所有使用局麻药的患者都应采用 ASA 标准监测并准备好复苏设备，即 AED 和脂肪乳输注治疗。为了防止意外的全身用药过量，美国区域麻醉和疼痛医学学会（ASRA）强调用最少的药物产生预期效果，并使用间断回吸和缓慢注射局麻药的注射技术（注射间隔 15~30 秒，每次不超过 3~5mL）。

实施区域神经阻滞时使用超声引导能有效显示阻滞针/导管的位置，但尚未证明其能减少 LAST 的发生率。这点非常重要！柔性钢丝加强导管的使用降低了血管内置管的可能性，但是硬膜外置管后仍然推荐先给予试验剂量。通常试验剂量使用 10~15μg 肾上腺素，如果入血会在 60s 内使心率增加 10 次/min 和/或收缩压增加 15mmHg 以上。

虽然区域麻醉技术主要由麻醉医师执行，但请记住，外科医生和护士也会使用局麻药，重要的是累积剂量。常见问题是在联合应用不同局麻药时如何确定最大剂量。答案是：局麻药毒性是相加的。例如，患者 100kg，注射 150mg 布比卡因（最大剂量的 50%）和 225mg 利多卡因（最大剂量的 50%），则总和是 100%，患者已达到极限剂量。

LAST 的治疗与管理

如果不幸遇到 LAST，要记住不需要全力处理与局麻药全身摄取有关的所有症状。例如，诸如耳鸣和头晕等轻微的 CNS 症状可进行安抚和观察治疗。

对于严重 LAST 患者，优先进行气道管理和控制惊厥。气道管理很重要，因为缺氧、高碳酸血症和酸中毒都会加剧局麻药的毒性作用。但是，一旦控制气道，要避免过度通气和低碳酸血症，因为这会降低惊厥的阈值。苯二氮䓬类药物是治疗 LAST 相关惊厥的首选药物。值得注意的是，虽然丙泊酚看起来像脂肪乳剂，但它不是。LAST 治疗期间不建议使用丙泊酚，因为达到脂肪乳剂治疗剂量所需的丙泊酚剂量会显著增加血流动力学不稳定的风险。抗惊厥药物（如苯妥英钠和磷苯妥英）也不是一线药物，因为它们能作用于心肌的钠通道，增强局麻药的作用。

LAST 患者心律失常的治疗与高级心血管生命支持（ACLS）时不同。首先，应避免使用传统 ACLS 剂量的肾上腺素，推荐使用最低有效剂量（10~100μg 推注）。这是因为在布比卡因心脏毒性的动物实验中，高剂量肾上腺素增加乳酸生成、加重酸中毒，妨碍脂肪乳治疗的效果。同样，如果有必要使用加压素，建议从小剂量开始，例如 1~2 单位，而不是标准 ACLS 剂量的 40 单位。β 受体阻滞剂、钙通道阻滞剂和额外的局麻药（例如利多卡因）应避免用于 LAST 时的 ACLS。胺碘酮是治疗局麻药诱发的室性心律失常的首选药物，但缺乏关于其有效性的确凿数据。如果所有其他方法都失败了，启动体外循环可以支持机体，直到足够的局麻药被清除以减轻中毒表现。

如果只记得本章的一个要点，那么请记住，脂肪乳剂疗法是治疗 LAST 的基础。关于脂肪乳的作用机制有几种假说。最广泛接受的假说是，富含脂质的微粒将脂溶性局麻药从心肌组织中分离出来，从而使心肌细胞恢复。目前的脂肪乳治疗剂量指南建议首先使用 1.5mL/kg（去脂体重）的 20% 脂肪乳，然后以 0.25mL/(kg·min) 的速度输注。连续输注应持续至血流动力学稳定后至少 10 分钟。如果患者对最初推注脂肪乳没有反应，可以再推注一次，并将输注速度增加到 0.5mL/(kg·min)。脂肪乳治疗的推荐上限是 30 分钟内输注 10mL/kg。但是，脂肪乳治疗非常安全，在严重的 LAST 患者中可选择更大剂量。

LAST 的管理

停止注射局麻药并呼救

开始 ACLS（如果需要）

纯氧通气

控制惊厥

使用苯二氮䓬类药物（一线用药）

循环不稳定的患者避免使用丙泊酚

预警最近的体外循环设备

启动 **20% 脂肪乳**治疗：

1 分钟内静脉**推注 1.5mL/kg**（去脂体重），随后输注 0.25mL/（kg·min）

对于持续性循环衰竭的患者：

重复推注 1~2 次，增加输注速度至 0.5mL/（kg·min）

前 30 分钟内最大剂量约 10mL/kg

避免使用：钙通道阻滞剂，β 受体阻滞剂，其他局麻药

减少剂量：肾上腺素剂量 <1μg/kg，血管加压素最低剂量

在 www.lipidrescue.org 记录事件

在 www.lipidregistry.org 报告脂肪乳剂疗法的使用

Adapted from Neal JM, Bernards CM, Butterworth JF, et al. ASRA practice advisory on local anesthetic systemic toxicity. *Reg Anesth Pain Med*. 2010;35(2):152-161;with permission from BMJ Publishing Group Ltd.

呼救并开始 VOCAL

本文作者提出的助记法（首字母缩写 VOCAL）可以快速帮助记忆，突出 LAST 治疗的核心原则

通气（<u>V</u>entilate）

供氧（<u>O</u>xygenate）

心肺复苏/高级心血管生命支持（<u>C</u>PR/ACLS）（如果需要）

抗惊厥-苯二氮䓬类（一线用药）（<u>A</u>ntiseizure）

20% 脂肪乳（<u>L</u>ipid emulsion）

回到开头的临床病例，患者发生了什么？通过回顾本章，您可以快速诊断 LAST 并开始治疗，用脂肪乳剂疗法稳定患者，并将患者转入 ICU。干得漂亮！

🏠 要点

- 注射局麻药时，用最小有效剂量，采用回吸-注射技术，小剂量缓慢增量注射。
- 考虑使用血管内标记物（即肾上腺素）来评估意外的血管内注射。
- LAST 中最糟糕的错误就是未能及时发现。每次给患者注射局麻药时，都要想到它。

> 每一次。询问患者是否有 LAST 的典型症状时,**要注意患者的回答**。
>
> - LAST 的早期症状包括耳鸣、头晕、口周感觉异常、金属味、躁动、嗜睡、心动过速和高血压。晚期症状包括昏迷、惊厥、心动过缓、传导异常、心律失常和低血压。未及时治疗的 LAST 能导致患者心搏骤停、呼吸停止。
> - LAST 的首要处理是确保停用局麻药、气道管理和使用苯二氮䓬类药物(一线治疗)控制惊厥。
> - 考虑早期应用脂肪乳剂治疗,1.5mL/kg 推注,随后以 0.25mL/(kg·min)速度输注。

推荐读物

Di Gregorio GD, Schwartz D, Ripper R, et al. Lipid emulsion is superior to vasopressin in a rodent model of resuscitation from toxin-induced cardiac arrest. *Crit Care Med.* 2009;37(3):993–999.

Mercado P, Weinberg GL. Local anesthetic systemic toxicity: Prevention and treatment. *Anesthesiol Clin.* 2011;29(2):233–242.

Neal JM, Bernards CM, Butterworth JF, et al. ASRA practice advisory on local anesthetic systemic toxicity. *Reg Anesth Pain Med.* 2010;35(2):152–161.

Vasques F, Behr AU, Weinberg G, et al. A review of local anesthetic systemic toxicity cases since publication of the American Society of Regional Anesthesia Recommendations: To whom it may concern. *Reg Anesth Pain Med.* 2015;40(6):698–705.

Weinberg GL. Treatment of local anesthetic systemic toxicity (LAST). *Reg Anesth Pain Med.* 2010; 35(2):188–193.

Weinberg GL. Lipid emulsion infusion: Resuscitation for local anesthetic and other drug overdose. *Anesthesiology.* 2012;117(1):180–187.

Wolfe JW, Butterworth JF. Local anesthetic systemic toxicity: Update on mechanisms and treatment. *Curr Opin Anesthesiol.* 2011;24(5):561–566.

第 169 章
脂质援救——路在何方?

一名 28 岁的女性患者在攀岩时摔倒,拟行右踝骨折修复术。患者身高 5 英尺 6 英寸(约 1.67m),体重 50kg。既往有轻度哮喘。曾在 7 岁时接受过阑尾切除术,否认对麻醉存在异常反应。术前使用 0.5% 布比卡因 30mL 进行腘窝阻滞,在注药时患者诉感觉头晕、嘴里有"奇怪的金属味"。几分钟后,患者无应答。开始按照 LAST 进行治疗。脂肪乳在 LAST 治疗中的作用是什么?

LAST 简介

当局麻药应用于患者时(无论通过何种途径),缓慢吸收可导致血液中局麻药含量升高。血药浓度的升高程度取决于注射部位、药物用量、肾上腺素的使用等。或者,如果将局麻药直接注射到动脉或静脉内,血药浓度上升会快得多。如果血药浓度上升到足够高的水平,就会出现全身毒性的症状和体征。局麻药能在脑组织与心肌细胞中与钠离子和其他离子通道结合。当这种通道阻断变得明显时,电脉冲传导就会受到影响,症状和体征将会出现。

CNS 症状通常出现在心脏症状之前。局麻药很容易通过血脑屏障。CNS 毒性的症状具有剂量依赖性。LAST 的早期症状包括耳鸣、口周麻木、金属味和躁动。随后可进展为惊厥和/或 CNS 抑制(昏迷、呼吸骤停)。

通常来说,产生心血管毒性所需的局麻药血药浓度要比产生 CNS 毒性者更高。急性局麻药心脏毒性对心肌收缩力、心脏传导和全身血管阻力有负面影响。利多卡因往往更容易引起心肌抑制。布比卡因、左旋布比卡因、罗哌卡因和依替卡因的毒性主要表现为顽固性室性心律失常。布比卡因中毒通常很难治疗,因为其与心肌细胞的钠通道有很高的亲和力。

这个患者有 LAST 的症状吗?

是的! 患者在进行腘窝阻滞时感到头晕,嘴里出现"奇怪的金属味"。几分钟后,患者无应答。金属味提示这不是血管迷走性发作。症状几乎立即发生这一事实说明可能是直接血管内注射。由于注射的药物为 0.5% 布比卡因,患者很可能迅速发展为室性心律失常和心搏骤停。该我们行动了!

LAST 的管理

如果出现 LAST 的症状和体征,及时有效的气道管理至关重要。预防缺氧、高碳酸血症和酸中毒可以阻止发展为惊厥和心血管衰竭,促进复苏。

开始脂肪乳治疗——如果患者体重超过 70kg,在 2~3 分钟内注射 20% 脂肪乳 100mL(如果患者少于 70kg,在 2~3 分钟内注射 1.5mL/kg)。然后在 15~20 分钟内持续输注 200~250mL [如果患者少于 70kg,速度为 0.25mL/(kg·min)]。启动脂肪乳治疗应该高度优先——开始吧!

如果循环不稳定,可再次注射脂肪乳或增加输注速度为 0.5mL/(kg·min)。继续输注脂肪乳直到循环稳定后至少 10 分钟。

脂肪乳初始剂量的推荐上限约为 12mL/kg。

如果发生惊厥,应迅速使用苯二氮䓬类药物控制发作。如果苯二氮䓬类药物无法立即使用,也可使用小剂量丙泊酚。虽然丙泊酚能控制惊厥,但大剂量有抑制心脏功能的风险。脂肪乳治疗本身也有助于终止惊厥。

如果发生心搏骤停,则遵循高级心血管生命支持(ACLS)方案并做如下修改:

- 如果使用肾上腺素,初始剂量最好≤1μg/kg。
- 避免使用血管加压素、钙通道阻滞剂和 β 受体阻滞剂。
- 如果发生室性心律失常,治疗首选胺碘酮(不推荐用利多卡因或普鲁卡因治疗)。

如果患者对 ACLS 和脂肪乳治疗没有反应,立即启动体外循环或 ECMO 可能会挽救生命。

脂肪乳治疗 LAST 的历史

20% 脂肪乳由 20% 大豆油制成,最初是为了给体内没有足够必需脂肪酸的患者提供营养。1998 年,Weinberg 发现其也可用于治疗大鼠的局麻药毒性。2006 年,Rosenblatt 首次报道了临床应用脂肪乳成功治疗 LAST。一名患者在使用甲哌卡因和布比卡因进行神经阻滞后发生心搏骤停。经过大约 20 分钟标准复苏后患者仍没有反应,但在应用 100mL 脂肪乳后,患者的生命体征很快恢复正常。此后,脂肪乳疗法用于逆转局麻药中毒的神经和心脏毒性在多个病例报告和动物研究中得到证实。

起初,脂肪乳治疗是一种意外尝试。学者们建议,如果标准的复苏治疗失败,可以尝试脂肪乳疗法。但是,病例报告和经验的结论是,脂肪乳治疗相对无毒,应在 LAST 治疗中尽早开始。2010 年 ASRA 关于 LAST 的实践建议为"当出现 LAST 的第一个症状时,在气道管理后考虑应用"。但是,随着进一步的经验和研究数据,2017 年 ASRA 关于 LAST 的实践建议则为"在任何被判断为潜在严重事件的 LAST 中,明确推荐在气道管理后立即进行脂肪乳剂治疗"。

脂肪乳治疗的实践

如果不能方便快速地获得脂肪乳,脂肪乳治疗是没有用的。我们在神经阻滞车上储备了一个"脂肪乳急救包",包括 20% 脂肪乳、静脉导管、弹簧夹和说明书(可在 www.lipidrescue.org 获得)。

脂肪乳急救的机制

最初有学者提出,脂肪乳急救发挥作用可能是通过在血管内形成"脂质沉积",将局麻药从循环系统中吸收出来,从而降低组织中的局麻药浓度。现在认为,脂肪乳疗法可能具有多模式的益处。近期的研究提出了一个新的概念,即脂肪乳作为一种动态载体,能将局麻药从对 LAST 最敏感的高血流器官(即心脏和大脑)中清除出来,并将其重新分配到储存和解毒药物的器官(即肌肉和肝脏)。也有学者提出,脂肪乳可能有直接的强心作用,从而改善心肌收缩力和心排血量。最后,可能有后调节效应可减少复苏成功后的心肌损伤。

副作用和并发症

脂肪乳的使用几乎没有副作用和并发症。尽管罕见,但也有头痛、头晕、恶心/呕吐、脸红和出汗的病例报道。此外,也有胰腺炎和深静脉血栓形成的病例报道。据报道,脂肪乳治疗会干扰实验室检测。脂肪乳治疗还会导致体外膜氧合器回路中出现脂肪沉积和血液凝块。

脂肪乳的其他应用

最近正在评估脂肪乳对亲脂性药物中毒的治疗作用,例如 β 受体阻滞剂、钙通道阻滞剂、除草剂、驱虫剂和很多精神药物。在一项口服对硫磷的大鼠研究中,接触毒药 20 分钟后输注脂肪乳使大鼠发生呼吸暂停的时间延迟。此外,有病例报告发现,β 受体阻滞剂和钙通道阻滞剂中毒的患者在给予高剂量胰岛素和脂肪乳后,心源性休克被完全逆转。对于脂肪乳用于其他亲脂性药物中毒还需要进行更多的研究,目前还没有正式的推荐。

🏠 要点

- 局麻药通过抑制钠通道发挥作用;中毒浓度的局麻药能影响心脏和 CNS 的离子通道。
- 脂肪乳治疗能成功逆转局麻药中毒在心脏和神经系统的表现。它目前是一种公认的治疗方法。
- 处理局麻药中毒首要措施是维持气道和避免缺氧、高碳酸血症和酸中毒。脂肪乳治疗也应立即实施。
- 根据需要制定了 ACLS 的修订版本(低剂量肾上腺素,不用血管加压素、利多卡因或普鲁卡因)。
- 未来,脂肪乳可能用于治疗钙通道阻滞剂、β 受体阻滞剂、有机磷农药中毒以及其他亲脂性药物的毒性作用。

推荐读物

Doepker B, Healy W, Cortez E, et al. High-dose insulin and intravenous lipid emulsion therapy for cardiogenic shock induced by intentional calcium channel blocker and beta-blocker overdose: a case series. *J Emerg Med*. 2014;46(4):486–490.

Dunn C, Bird SB, Gaspari R. Intralipid fat emulsion decreases respiratory failure in rat model of parathion exposure. *Acad Emerg Med*. 2012;19(5):504–509.

Fettiplace MR, Weinberg G. The mechanisms underlying lipid resuscitation therapy. *Reg Anesth Pain Med*. 2018;43(2):138–149.

Lee HM, Archer JR, Dargan PI, et al. What are the adverse effects associated with the combined use of intravenous lipid emulsion and extracorporeal membrane oxygenation in the poisoned patient? *Clin Toxicol (phila)*. 2015;53(3):145–150.

Neal JM, Barrington MJ, Fettiplace MR, et al. The third American society of regional anesthesia and pain medicine practice advisory on local anesthetic systemic toxicity: Executive summary 2017. *Reg Anesth Pain Med*. 2018;43(2):113–123.

Neal JM, Mulroy MF, Weinberg GL. American Society of Regional Anesthesia and Pain Medicine checklist for managing local anesthetic systemic toxicity: 2012 version. *Reg Anesth Pain Med*. 2012;37(1):16–18.

Rosenblatt MA, Abel M, Fischer GW, et al. Successful use of a 20% lipid emulsion to resuscitate a patient after a presumed bupivacaine-related cardiac arrest. *Anesthesiology*. 2006;105(1):217–218.

Rothschild L, Bern S, Oswald S, et al. Intravenous lipid emulsion in clinical toxicology. *Scand J Trauma Emerg Med*. 2010;18:51.

Weinberg GL. Lipid emulsion infusion: resuscitation for local anesthetic and other drug overdose. *Anesthesiology*. 2012;117(1):180–187.

Zhou Y, Zhan C, Li Y, et al. Intravenous lipid emulsions combine extracorporeal blood purification: a novel therapeutic strategy for severe organophosphate poisoning. *Med Hypotheses*. 2010;74(2):309–311.

第 170 章
准备进行蛛网膜下腔麻醉的患者问"这会使我瘫痪吗？" 事实如何？怎样回答？

引言

　　椎管内麻醉技术为许多外科手术提供了除全身麻醉外另一个很好的选择,也能为分娩和术后疼痛提供出色的镇痛。无数患者接受了这些操作,效果很好,副作用很小。但是,患者对任何操作的潜在不良影响都很关心,所以在您的职业生涯中总有这样的时刻,您被问到这样一个问题:蛛网膜下腔麻醉(又称腰麻)或硬膜外麻醉让我瘫痪的风险有多大？本章我们深入探讨这个话题,看看文献怎么解释。

损伤的发生率是多少？

　　关于脊髓损伤发生率的最大型研究之一可以追溯到 2004 年,Moen 等报道了 1990 年至1999 年瑞典的严重神经并发症的发病率。严重的神经并发症包括硬膜外血肿、硬膜外脓肿、脑膜炎、马尾综合征、创伤性脊髓损伤等。总发生率为在 171 万例患者中有 127 例严重并发症(1∶13 146 或 0.007%)。进一步分析显示,126 万蛛网膜下腔麻醉患者中有 56 例严重并发症(1∶22 500),45 万硬膜外麻醉或蛛网膜下腔-硬膜外联合麻醉患者中有 71 例严重并发症(1∶6 338)。还有很多其他研究,但这项研究对于当前数据更具有代表性。

脊髓损伤的潜在原因是什么？

虽然罕见，但脊髓或神经根损伤可由椎管内技术引起。大多数损伤是由以下原因之一引起的：直接创伤、血肿压迫、脓肿压迫、局麻药的神经毒性作用和脊髓缺血。还有一些情况使患者对这些损伤机制中的某些敏感，包括技术不良、椎管狭窄、免疫抑制、既往存在的神经系统疾病和凝血功能异常等。以下是 20 世纪 90 年代瑞典的椎管内麻醉数据，按损伤类型排列：

	硬膜外麻醉和蛛网膜下腔- 硬膜外联合麻醉	蛛网膜下腔麻醉 （蛛网膜下腔麻醉）
硬膜外血肿	24/450 000（1∶18 000）	8/1 260 000（1∶157 500）
马尾综合征	12/450 000（1∶37 500）	20/1 260 000（1∶63 000）
硬膜外脓肿	12/450 000（1∶37 500）	1/1 260 000（1∶1 260 000）
脑膜炎	6/450 000（1∶75 000）	23/1 260 000（1∶54 782）
脊髓损伤	8/450 000（1∶56 250）	1/1 260 000（1∶1 260 000）
轻截瘫	3/450 000（1∶150 000）	1/1 260 000（1∶1 260 000）
其他	5/450 000（1∶90 000）	2/1 260 000（1∶630 000）
总计	71/450 000（1∶6 338）	56/1 260 000（1∶22 500）

采用以上数据，剔除脑膜炎和"其他"的病例，可计算出瘫痪风险在硬膜外麻醉和蛛网膜下腔麻醉中分别为 1∶7 500 和 1∶40 645。瑞典的研究者们还指出，在普通人群中有发生率更低或更高的亚群。例如，年轻健康的产妇发生瘫痪的风险为 1∶50 000。进行全膝关节置换术的老年女性患者发生硬膜下血肿的风险为 1∶3 600。（注意：瑞典的第一个椎管内麻醉抗凝指南在 2001 年才建立）。

20 世纪 80 和 90 年代美国麻醉医师协会（ASA）终审赔偿数据库的分析再次证明了存在椎管内技术引起的灾难性事件。此数据库包括 81 例心搏骤停、49 例截瘫和 200 例死亡或永久性脑损害。截瘫的原因包括硬膜外血肿、硬膜外脓肿、脊髓前动脉综合征和脊髓梗死。这个数据库无法让我们得出任何关于发生率的结论，但它确实证实了这些不良后果的存在和严重性。

诚然，以上数据有些陈旧。曾经有人认为，在如今的时代，结果可能会更好，因为我们有更好的监护仪、现代的消毒剂和敷料、对风险因素更好的了解，并有更多的实践指导我们的治疗。但是，美国患者的年龄更大，有更多的合并症（如肥胖症），暴露在更多的抗生素耐药性细菌中，并且使用比以往更多的抗凝药。因此，现在还不清楚结果是否真的更好。

我们将讨论这些并发症的一些危险因素和预防策略，这样能意识到潜在的风险，并在实践中尽力避免不良结局。

直接创伤

成人脊髓终止于 L1 椎体至 L1~L2 间隙水平。因此，蛛网膜下腔麻醉的传统建议是在 L2~L3 或更低的位置进针。Tuffier 线（连接髂嵴顶部的线）通常穿过 L4，大多数人采用此体表标志计数间隙。但是，解剖变异总是存在，极少数患者的脊髓终末端低至 L4~L5。另一些患者很难触摸到髂嵴，将导致间隙计数错误。所以，在正常患者中，脊髓的末端有可能低于正常水平,由于对间隙水平的错误判断,进针点有可能高于预期的水平。因此,有可能直接损伤脊髓。

硬膜外阻滞时不用担心脊髓的终点,因为操作远离脊髓,可以在手术相关的重要皮节位置进行置管(例如,开胸手术可在中胸段置管)。但是,可能存在失误,所以操作过程中出现任何感觉异常都应退针或拔除导管。

在历史的长河中,早期的蛛网膜下腔麻醉操作者们并不遵循"L2~L3 或更低"的原则。例如,Thomas Jonnesco 在 1909 年完成了 103 例 T1~L2 蛛网膜下腔麻醉。他成功进行了甲状腺切除术、乳房切除术和开颅手术——那是一例高位脊麻!但是,也有一些并发症,没有很好地记录下来,因为那个时代的人们不收集这类事情的数据。在某种程度上,人们对创伤性损伤的可能性有了更好的理解。在 1928 年的一次蛛网膜下腔麻醉研讨会上,学者们建议将在 L2~L3 或更低的位置进行蛛网膜下腔麻醉作为标准操作。

为了避免直接创伤的相关损伤,操作者必须仔细识别脊柱间隙,并小心地、可控地、缓慢地进针。你可以是最有效率、速度最快的麻醉医生,但是这一次需要你深呼吸并放慢速度。

血肿压迫

硬膜外间隙有血管,因此在椎管内麻醉过程中有可能划破血管。对于凝血功能正常的大多数患者来说,这几乎不是问题。如果患者已存在凝血功能障碍,或在术后接受抗凝治疗时,就可能出现问题。由于对预防血栓形成相关并发症和死亡(如深静脉血栓、肺栓塞、房颤患者的心房血栓、支架血栓和机械瓣膜血栓)的重视,许多患者使用抗凝药,或在术后进行抗凝治疗。也有患者存在与疾病状态或先天原因有关的凝血缺陷(例如,先兆子痫引起的血小板减少,肝功能障碍导致凝血因子产生减少,血友病)。由于这个问题普遍存在,ASRA 已经为使用抗凝剂的患者制定了椎管内麻醉的管理指南。随着新数据出现和新药开发,这些指南会定期更新,并在他们的网站上公布。

为了防止血肿相关的损伤,必须了解患者的用药情况和病史,根据需要获得最新的实验室检查结果。遵循 ASRA 指南,谨慎进行操作。记住,椎管内技术是有益的,但不是强制性的。

脓肿压迫

任何时候只要进针或置管,硬膜外间隙或脑脊液就有可能被细菌污染。留置导管时,只要置管时间足够长,几乎总会有皮肤菌群定植。菌血症患者如果留置导管,细菌还能通过血源性扩散种植在导管上。免疫抑制的患者发生感染的风险更高。ASRA 发布了椎管内麻醉相关感染性并发症的预防、诊断和管理指南。

为了预防椎管内感染性并发症,应仔细进行消毒准备,并使用无菌技术。避免穿刺针或导管穿过可能被感染的皮肤。如果患者可能有菌血症,考虑操作前进行抗生素治疗。应用无菌封闭敷料。较短的导管留置时间优于较长者(旧数据显示,许多导管一般在 3 天时会出现细菌定植)。这对免疫抑制或菌血症患者尤其重要。当出现意外的导管断开时,应移除导管。

椎管内给药的神经毒性

椎管内麻醉中常用的局麻药和阿片类药物是安全的,只要这些药物未过量且规范使用。但是,在过去的几年里,出现了与污染物、导管和防腐剂相关的问题。

1947 年,英国切斯特菲尔德皇家医院有两名接受小型手术的患者在蛛网膜下腔麻醉后出现截瘫。蛛网膜下腔麻醉由同一名医生在同一天实施。关于这种灾难性损伤的病因有两种不同的理论:①局麻药瓶经过酚醛浸泡灭菌,据推测是小瓶内的微裂纹导致了局麻药的污染;

②穿刺针被清洗后重复使用。有人猜测这些穿刺针被残留的酸性清洗剂污染了。这些病例当时在英国被大量新闻报道，导致人们对蛛网膜下腔麻醉的安全性失去了信心。

20 世纪 80 年代末，连续蛛网膜下腔麻醉流行起来。其理论是可以缓慢滴定局麻药（从而限制血流动力学变化），并可以重复加药（以延长持续时间）。为了减少蛛网膜下腔麻醉后头痛的风险，学者们研制了微导管（28G 导管通过 22G 蛛网膜下腔麻醉穿刺针，32G 导管通过 24G 蛛网膜下腔麻醉穿刺针）。在这些设备投入使用后不久，出现了马尾综合征的病例报道。回想起来，可能是因为导管朝向尾侧而不是头侧置入。当注射完局麻药（通常是利多卡因），阻滞平面并没有上升（局麻药聚集在骶部）。医生们因此继续加大局麻药的剂量，希望能提高阻滞平面。不幸的是，在某些病例中，局麻药的毒性导致马尾综合征。在两年半左右的时间内，陆续发现了 11 例马尾综合征。FDA 在 1992 年将这些微导管退出了市场。

在 20 世纪 80 年代早期，一些病例报告提示氯普鲁卡因有潜在的神经毒性。常见于计划行硬膜外麻醉而意外鞘内注射大量氯普鲁卡因，导致长时间的感觉-运动缺陷。虽然没有完全确认，但人们相信当时的局麻药配方不合理是神经毒性的一部分原因——低 pH 和作为防腐剂的亚硫酸氢钠。当然现在的氯普鲁卡因不含任何防腐剂。

为了防止椎管内神经毒性，我们现在使用一次性托盘和药瓶，应用不含防腐剂的局麻药。采取预防措施，避免穿刺针接触消毒剂。此外，在进针前让消毒液在皮肤上完全干燥（2~3 分钟）。放置硬膜外导管时要小心谨慎，一定要先使用试验剂量。如果在鞘内放置导管，应限制剂量——不要试图用过量局麻药来修正导管移位。

脊髓缺血

围手术期缺血性脊髓损伤很少见，更可能与脊柱手术和主动脉手术相关。但是，如果低血压持续时间过长，就可能导致脊髓损伤。最近的数据表明，脊髓血流量自动调节的下限更接近 MAP 在 60~65mmHg，而不是传统认为的 50mmHg。ASRA 关于预防神经系统并发症的最新实践建议提出，椎管内麻醉期间应避免长时间低血压（MAP 低于基线水平超过 20%~30%，尤其在持续 20 分钟或更长时）。

诱发条件

椎管狭窄：最近有一些观点认为，椎管内麻醉并发椎管内占位性病变时（如血肿或脓肿），严重的椎管狭窄可能会加重病情。例如在瑞典的数据中，在硬膜外麻醉下行膝关节置换术的老年女性患者是并发症风险最高的亚组——可能是因为椎管狭窄的发生率高以及术后抗凝。如果患者有严重的椎管狭窄，麻醉医师并不会拒绝使用蛛网膜下腔麻醉。但是，有患者在硬膜外置管后症状加重——有时只是导管周围的一点炎症就足以加重椎管狭窄的症状。因此，如果患者有明显的椎管狭窄，麻醉医师应该避免放置硬膜外导管。

既往神经系统疾病：您可能听说过"双卡（double-crush）"理论。这一理论认为，既往有神经系统疾病的患者更容易因二次伤害而造成神经损伤，例如在围手术期由区域麻醉造成的损伤。历史上，既往有神经系统疾病的患者一般不建议实施区域麻醉。某些病情时好时坏，并且可以随着围手术期应激而加重，这使问题变得更复杂。此外，目前没有大型随机对照研究，我们正尝试从仅是病例报道和小型研究的文献中总结得出结论。例如，一位既往患有多发性硬化症的患者需要分娩，这种情况并不少见。ASRA 的建议如下："病例报告和小型病例研究提示，椎管内麻醉和镇痛可以用于神经症状稳定的患者，而不会加重其神经功能缺失。但是，缺乏大样本研究和确凿证据支持这一做法。因此，强烈建议对已有神经损害的患者实施区域麻醉的潜在风险和获益进行仔细研讨。"既往合并神经系统疾病患者实施硬膜外麻醉时,一般建议使用较低浓度和剂量的局麻药,减少或避免肾上腺素的使用。硬膜外麻醉被认为比蛛网膜下腔麻醉更安全,因为不会将局麻药直接注射至脊髓周围——但我认为这是基于一般看法而不是数据统计。

所以,考虑到这些,该如何回答患者的问题呢?

首先,不要忽视这个问题。一个合理的、严肃的问题值得以同样的方式来回答。根据瑞典的数据,对于整个人群来说,我们可以估计硬膜外麻醉的瘫痪风险为 1:7 500,蛛网膜下腔麻醉约为 1:40 000。但是,在普通人群中有高风险群体和低风险群体,您可以关注患者属于哪种群体。例如,我们为健康患者的分娩进行了大量硬膜外麻醉——对于这一群体来说,他们有更好的数字即 1:50 000。可以向患者表明您对 ASRA 指南非常了解,并花足够时间说明将采取哪些步骤以尽量降低灾难性神经后遗症的风险。

> ### 🏠 要点
>
> - 在瑞典的一项为期 9 年的大型回顾性研究中,126 万蛛网膜下腔麻醉患者中出现了 56 例严重并发症(1:22 500),45 万硬膜外麻醉或蛛网膜下腔-硬膜外联合麻醉患者中出现了 71 例严重并发症(1:6 338)。
> - 脊髓损伤的潜在原因包括直接创伤、血肿压迫、脓肿压迫、局麻药的神经毒性作用和脊髓缺血。
> - 也有一些情况可导致这些损伤机制,包括操作技术不良、椎管狭窄、免疫抑制、既往存在神经系统疾病和凝血功能障碍。
> - 美国区域麻醉和疼痛医学学会(ASRA)已经制定了一系列指南,旨在减少硬膜外血肿、减少感染并发症,以及减少神经轴索损伤。这些都非常值得阅读并在实践中实施。发表这些指南的最新期刊列在"推荐读物"中。也可以在以下网址获得:http://www.asra.com/advisory-guidelines

推荐读物

Horlocker TT, Wedel DJ, Rowlingson JC, et al. Regional anesthesia in the patient receiving antithrombotic or thrombolytic therapy: American Society of Regional Anesthesia and Pain Medicine Evidence-Based Guidelines (Third Edition). *Reg Anesth Pain Med*. 2010;35(1):64–101.

Kim JT, Bahk JH, Sung J. Influence of age and sex on the position of the conus medullaris and Tuffier's line in adults. *Anesthesiology*. 2003;99(6):1359–1363.

Lee LA, Posner KL, Domino KB, et al. Injuries associated with regional anesthesia in the 1980s and 1990s: a closed claims analysis. *Anesthesiology*. 2004;101(1):143–152.

Moen V, Dahlgren N, Irestedt L. Severe neurological complications after central neuraxial blockades in Sweden 1990–1999. *Anesthesiology*. 2004;101(4):950–959.

Neal JM, Barrington MJ, Brull R, et al. The second ASRA practice advisory on neurologic complications associated with regional anesthesia and pain medicine: Executive summary 2015. *Reg Anesth Pain Med*. 2015;40(5):401–430.

Practice Advisory for the Prevention, Diagnosis, and Management of Infectious Complications Associated with Neuraxial Techniques: An Updated Report by the American Society of Anesthesiologists Task Force on Infectious Complications Associated with Neuraxial Techniques and the American Society of Regional Anesthesia and Pain Medicine. *Anesthesiology*. 2017;126(4):585–601.

Rigler ML, Drasner K, Krejcie TC, et al. Cauda equina syndrome after continuous spinal anesthesia. *Anesth Analg*. 1991;72(3):275–281.

第 171 章

侧卧位的蛛网膜下腔麻醉

　　尽管患者在坐位时更容易找到解剖中轴线,有时也需要在患者侧卧位时进行蛛网膜下腔麻醉。慢性疾病、虚弱或过度镇静的患者以及有血管迷走神经反应风险的患者对侧卧位的耐受性比坐位更好。许多需要蛛网膜下腔麻醉的患者由于外伤或其他疾病(即髋部骨折或直肠周围脓肿),坐位会产生剧烈的疼痛。另一些患者可能相当肥胖,难以在蛛网膜下腔麻醉后迅速变换体位,因此最好采取侧卧位。

基础定位

　　让患者处于他/她可以耐受的体位,使用重比重局麻药时术侧朝下,使用轻比重局麻药时术侧朝上。等比重局麻药在注射水平提供较窄的皮节覆盖,作用持续更长时间。如果需要局麻药向双侧扩散,可以使用任意比重的局麻药。患者在药物进入蛛网膜下腔后迅速仰卧。Trendelenburg 或反向 Trendelenburg 体位可用于影响局麻药的扩散。

　　侧卧位进行蛛网膜下腔麻醉时,患者取侧卧位,背部紧贴离麻醉医生最近的手术床边缘。患者的肩部和髋部应垂直于手术床,以防止脊柱发生旋转;颈部应该屈曲,膝部尽可能紧贴胸部,呈"胎儿体位"。以这种方式弯曲脊柱可以打开椎间隙,增大进针的目标范围(即椎板间孔)。**许多麻醉医师非常重视患者的颈部屈曲,但有证据表明其实不影响棘突间隙的张开程度。因此,如果患者感到不适则无需屈曲颈部。**通常需要一名助手帮助患者采取这个体位,并在操作过程中保持稳定——移动的目标很难命中。

　　通过目测和触诊体表骨性标志来确定中线入路的进针点。当肥胖患者处于坐位时,这些体表标志很难分辨,而且可能在侧卧位时完全消失。一些患者可能无法屈曲到正确体位来打开棘突间隙。此外,有时患者的屈曲体位会向前方倾斜,使中轴线随着与手术台垂直的平面移动。

熟悉解剖

　　侧卧位可导致脊柱侧弯,尤其是髋部较宽的患者。在两腿之间放一个枕头会让患者感觉更舒服,并可能消除侧卧位时脊柱发生的"下降"。重力作用会引起软组织"下垂"几厘米,特别是在老年或超重患者,使麻醉医生很容易错误辨认中线。麻醉医生在正中入路的过程中如果不断触及骨质,通常是下侧椎板。通过反复触诊和调整进针方向,几乎总是能发现患者的真正中线朝向上侧。

　　当无法触诊或触诊不成功时,用凸阵超声探头沿矢状面扫描能找到棘突。一旦找到中线,就可以转动探头沿横切面扫描找到椎间隙。可以做标记来帮助观察解剖结构,创造找到正确位置的最佳时机。

　　旁正中入路不依赖保持开放的棘突间隙,意外地进针偏离也没问题。如果患者有严重的棘间韧带钙化、既往有脊柱手术史或脊柱无法屈曲,旁正中入路也有用。正中入路需要穿刺针穿过皮肤、皮下组织、棘上韧带、棘间韧带、黄韧带、硬膜外间隙、硬膜、最后是蛛网膜。旁正中入路时,穿刺针绕过棘上韧带和棘间韧带,因此黄韧带是第一个进针有明显阻力的结构。

　　对于旁正中入路来说,首先可以通过将手掌轻轻平放于患者背部来确定患者背部是否偏离与地面垂直的平面。用手来观察和感觉是否偏离了垂直面要比仅用肉眼测量更容易。其次,在棘突间隙外侧1~2cm处进针。大多数麻醉医生选择脊柱的下侧,将穿刺针略朝向间隙的"底部"。最后,向内侧和头侧15°进针直至穿过黄韧带、进入蛛网膜下腔。可以用椎板作为进针的引导,方法是将穿刺针置于中线外侧1cm处,首先垂直于背部进针直到触及椎板;然后部分退针,逐渐增加向内侧和头侧的进针角度,直到穿刺针离开椎板边缘、进入椎管。最常见的错误是过度向内侧进针,由于低估了到蛛网膜下腔的距离而越过了中线。

☖ **要点**

■ 由于疾病因素或操作过程中需要镇静,蛛网膜下腔麻醉常在侧卧位下进行。

■ 侧卧位时,患者可能难以屈曲成"胎儿体位",麻醉医生可能难以识别骨性标志。

■ 侧卧位下正中入路时,进针偏离中线几厘米很常见。

■ 蛛网膜下腔麻醉通常可以很容易和安全地用旁正中入路完成。

推荐读物

Allan PL, Baxter GM, Weston MJ. *Clinical Ultrasound*. Edinburgh: Churchill Livingstone; 2011.

Barash PG, Cullen BF, Stoelting RK. *Clinical Anesthesia*. 7th ed. Philadelphia, PA: Lippincott Williams and Wilkins; 2001;694.

Black SM, Chambers WA. *Essential Anatomy for Anesthesia*. New York: Livingstone; 1997:91.

Morgan GE, Mikhail MS, Murray MJ. *Clinical Anesthesiology*. New York: Lange Medical Books/McGraw Hill; 2005.

Pardo MC, Miller RD. *Basics of Anesthesia*. Philadelphia, PA: Elsevier; 2011.

第 172 章
髋部骨折患者的蛛网膜下腔麻醉可考虑旁正中入路

一位女性患者,86岁,既往有高血压病史,因右髋骨折拟行切开复位内固定术。与患者讨论后决定进行蛛网膜下腔麻醉。采用什么入路来完成——正中还是旁正中?

蛛网膜下腔麻醉常用于髋部骨折手术。但是,由于多种原因很难完成。这些患者的棘突间隙变窄,因为脊柱随着年龄的增长而缩小(由于椎间盘变薄)。由于骨折部位的疼痛,患者摆放和维持屈曲体位会非常痛苦。通常在侧卧位下进行蛛网膜下腔麻醉,组织垂向下侧使棘突中线的确定更困难。

虽然可以采用正中入路,但由于存在上述困难,作者更喜欢直接采用旁正中入路。当使用旁正中入路时,穿刺针在相邻的椎板之间穿过,而不是在棘突之间。这种入路常能提供更大范围的通路到达硬膜(图172.1)。在老年髋部骨折患者,旁正中入路通常操作更容易、更快速。

所以,我们是这样做的:

■ 大多数髋部骨折患者会躺在病床上进入手术室。对患者来说,在病床上进行蛛网膜下腔麻醉更容易,而不是先主动或被动挪到手术台上。

■ 如果患者侧卧位时骨折侧朝上,疼痛将大大减轻。作者使用0.5%布比卡因进行蛛网膜下腔麻醉,这种浓度在临床上表现为轻度轻比重——会上升到术侧髋部。

■ 摆放体位时用镇静剂吗? 我们一般先对患者进行监护并供氧,然后在转为侧卧位时输注小剂量丙泊酚(20~40mg)。这会有利于翻身和摆放体位,随后药效很快消退。

■ 由于患者的非术侧髋关节容易下沉到床垫中,在髋部下方放置一个静脉输液袋有助于将其

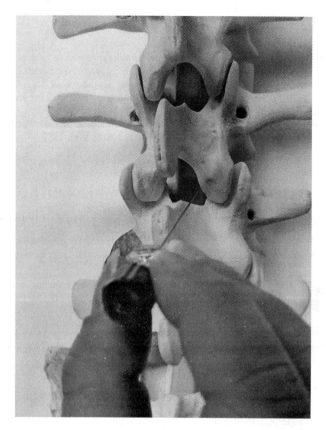

图 172.1　旁正中入路示意图，显示蛛网膜下腔麻醉针穿过椎板间隙

从床垫中提升出来。

- 患者的髋部向上屈曲并低头，但因为有骨折，应避免髋部过度屈曲。
- 侧卧位时，患者上侧身体宜略向前倾，使这一侧远离操作者。这样从下方一侧进行旁正中入路更容易。
- 方法：患者摆好体位、消毒、铺巾，触诊可能的棘突间隙（L2~L3 及以下）并选择一个间隙。用拇指在下方棘突的头侧边缘做一标记。在标记水平的棘突边缘外侧 1cm（脊柱的下侧），用局麻药注射一个皮丘。在该点进针，向内偏 10°~15°，先不偏向头侧。穿刺针常会触及椎板，然后退针并偏向头侧进针，直至穿过硬膜，见脑脊液后注射局麻药。
- 超声引导的旁正中入路蛛网膜下腔麻醉正在研究中。

⌂ 要点

- 在老年髋部骨折患者，由于脊柱解剖的改变和疼痛引起的体位摆放困难，传统的正中入路蛛网膜下腔麻醉难度很大。
- 在老年髋部骨折患者，旁正中入路蛛网膜下腔麻醉比正中入路更容易。

推荐读物

Chin KJ, Perlas A, Chan V. The ultrasound-assisted paraspinous approach to lumbar neuraxial blockade: a simplified technique in patients with difficult anatomy. *Acta Anaesthesiol Scand*. 2015;59(5):668–673.

Kallidaikurichi Srinivasan K, Iohom G, Loughnane F, et al. Conventional landmark-guided midline versus preprocedure ultrasound-guided paramedian techniques in spinal anesthesia. *Anesth Analg*. 2015;121(4):1089–1096.

Rabinowitz A, Bourdet B, Minville V, et al. The paramedian technique: a superior initial approach to continuous spinal anesthesia in the elderly. *Anesth Analg*. 2007;105(6):1855–1857.

第173章
什么时候患者低语是在呼救？当阻滞平面过高时

近年来，区域麻醉的使用率逐渐增高，很大程度是由于区域阻滞可以改善术后镇痛效果。区域阻滞仍然是分娩镇痛的首选方式，也是择期剖宫产手术最安全的麻醉方式。尽管采用了更安全的局麻药剂量，但是由于疏忽造成蛛网膜下腔或血管内注射引起严重并发症的情况仍然时有报道。

意外注入蛛网膜下腔

高位脊髓阻滞或"全脊麻"是椎管内阻滞及其他区域阻滞技术最可怕的并发症之一。全脊麻通常由于局麻药向头侧过度扩散所致。阻滞的严重程度各不相同，主要取决于局麻药的比重以及作用时间。患者的个体差异，例如年龄、身高、解剖条件（如妊娠）同样影响蛛网膜下腔麻醉的阻滞水平。局麻药过度扩散的最常见原因是意外穿破硬膜导致大量局麻药直接注入蛛网膜下腔。全脊麻的发生机制如下：

- 硬膜外导管置入后移位到蛛网膜下腔；
- 反复椎管内穿刺操作；
- 大容量药物进入硬膜外，导致硬膜受压；
- 之前穿破硬膜，再次向硬膜外注药时药物进入蛛网膜下腔；
- 未发现的硬膜下腔置管；
- 意外将药物注入或导管置入包围神经根的硬膜套内。

全脊麻的发生可以很迅速也可能延迟，取决于注射的类型、容量、速度以及注射的部位。如果是清醒患者，高位脊髓阻滞首先出现的症状可能包括呼吸困难、失语、濒死感或烦躁不安，紧接着可能出现低血压、心动过缓、意识不清，最终出现循环（心脏）骤停。

麻醉医生必须牢记，全麻复合硬膜外麻醉或周围神经阻滞作为围手术期镇痛方式的患者也可能出现全脊麻。这些患者出现全脊麻仅表现为术中低血压或心动过缓。到术后阶段，患者可能仍然意识不清、瞳孔固定而散大、需要完全的呼吸支持直至脑干和呼吸功能恢复。

血管内注射

总体而言，局麻药中毒出现良性的暂时性症状；但当局麻药剂量过大时，中枢神经系统（CNS）和心血管毒性可能导致极为严重的后果。局麻药中毒最常见的原因是大剂量局麻药通过位置错误的导管或区域阻滞穿刺针注入血管内却未能及早发现。误入血管最准确的指征是回抽可见血液，但是这一方法的敏感性远高于特异性（导致更高的假阴性率）。虽然从导管内回抽未见血液，但是数个病例报道报告了血管内注射。这些病例报道的作者多数认为，穿刺针或导管的尖端移位是发生血管内注射的主要原因。另一些作者则推测导管尖端对着血管内壁也可能导致回抽试验阴性。少见的情况是局麻药被血管丰富的部位吸收而使血浆浓度达到中毒水平。了解局麻药剂量、体重、全身吸收速度之间的关系在临床工作中很重要,有助于避免局麻药血浆浓度过高。

CNS 中毒的初始症状可能是兴奋性的,包括耳鸣、口周麻木、口中金属味、视觉障碍、肢体抽动,最终癫痫大发作。随着局麻药血浆浓度的增加,CNS 抑制作用占主导地位,定向障碍、嗜睡或意识不清最常见。

局麻药中毒出现心血管症状时的血药浓度高于 CNS 中毒浓度。所有局麻药均可通过抑制心肌细胞电压门控钠离子通道的活动直接抑制心肌收缩力。局麻药对可能引起心律失常的快传导组织的作用各不相同。虽然所有局麻药达到一定血浆浓度时都可以引起剂量依赖的心脏抑制,但布比卡因和丁卡因是最强的抑制剂,绝大多数严重心血管事件与之相关。布比卡因相关的心搏骤停采用常规的复苏方法很难起效,通常需要更长时间的心肺支持。

超声引导和区域麻醉

近年来,超声引导下周围神经阻滞逐渐推广。超声引导的优势在于能实时显示相关解剖结构、进针路径以及局麻药扩散情况。此外,超声引导还可以减少局麻药血管内注射的发生。

尽管超声有明显的优点,但它并不是一种安全机制,而且可能会发生并发症。Zetlaoui 等人报告了一例血管内注射导致癫痫发作,尽管在超声引导下行腋路阻滞时回抽阴性。作者得出结论是:开始注药后,周围的静脉可能被局麻药挤压或移位,导致静脉血管在随后的注药过程中无法清楚显像。此外,施加在超声探头上的压力可能会压迫静脉血管,导致回抽无血。即使在神经周围看到了位置正确的穿刺针,但是若超声成像上看不到局麻药的扩散情况,仍提醒麻醉医生可能发生了血管内注射。Fritsch 等人最近的一项研究显示,在尸体上进行超声引导下单侧肌间沟阻滞后,局麻药发生硬膜外扩散并产生对侧阻滞。尽管他们的研究样本量有限,但作者得出结论:应尽可能降低局麻药用量,以免发生硬膜外扩散。

预防和治疗

对麻醉医生而言预防是最重要的措施。没有任何一项试验能够确保穿刺针或导管位置正确。数个病例报告中虽然采取了适当的预防措施,但是仍然出现全脊麻或大剂量血管内注射。回抽试验假阴性的原因可能是导管尖端堵塞(被组织或血管壁堵塞)、部分穿破硬膜或误入硬膜下腔。多数试验剂量阴性是由于等待时间不够或溶液中肾上腺素的浓度不足所致。

使用稀释的局麻药溶液并缓慢注射、逐渐加量是预防局麻药严重并发症的有效方法。相关产科文献支持硬膜外麻醉使用低浓度局麻药,分娩患者与硬膜外操作相关的死亡率、患病率的大幅下降可能与药物浓度的降低有密切关系。同样,采用分次给药(通常 5mL/次)也能有效避免这些并发症。理想的追加剂量是足够引起轻度中毒症状但又不至于大剂量血管内或鞘内注射后产生严重后果。在局麻药中加入肾上腺素可以作为一种确认血管内注射的方法:若健康患者收缩压增加超过 15mmHg,则可能发生了血管内注药。但这种方法在某些患者身上产生的结果不一定可靠,例如服用 β 受体阻断剂的患者或分娩活跃期的患者。

美国区域阻滞与疼痛治疗协会推荐采取以下措施增强安全性:
- 穿刺针或导管的回抽动作须轻柔;
- 逐渐增量,缓慢注射;
- 根据已知的体重剂量关系指南计算限量(表 173.1);

表173.1 根据已知的体重剂量关系指南确定剂量限制

药物	单独使用/(mg/kg)	加入肾上腺素/(mg/kg)
酰胺类		
布比卡因	2.5	3
二丁卡因	1	—
依替卡因	4	5
利多卡因	4.5	7
甲哌卡因	4.5	7
丙胺卡因	6	9
罗哌卡因	2.5	2.5
酯类		
氯普鲁卡因	12	15
可卡因	3	—
普鲁卡因	7	8
丁卡因	1.5	2.5

■ 应用血管内标记物。

即使严格遵循指南操作,麻醉医师也应当做好治疗严重并发症的准备。全脊麻的治疗通常采用支持治疗,经常需要经面罩或气管插管以纯氧进行通气辅助,以静脉补液和应用升压药物进行循环支持。产妇应当采用侧卧位,减轻对下腔静脉和腹主动脉的压迫。

血管内注射的主要治疗也是支持疗法。控制惊厥可采用苯二氮䓬类、硫喷妥钠、丙泊酚,严重的心脏毒性需要长时间心肺复苏。麻醉医生必须警惕中毒的征象,必须依靠安全实践指南来避免局麻药的这些副作用。

⌂ **要点**

- 了解全脊麻发生的典型人群:产妇、老年患者等。
- 没有备好 CNS 及心脏毒性的治疗药物时不能进行阻滞。
- 患者突然开始低声讲话,在没有其他证据之前认为是发生了高位阻滞。
- 要记住,高位阻滞和血管内注射可能也确实发生在全麻患者身上——如果患者突然状态不稳或未如期苏醒,应考虑高位阻滞或血管内注射的可能性。

推荐读物

American Society of Regional Anesthesia and Pain Medicine. Park Ridge, Illinois: American Society of Regional Anesthesia and Pain Medicine; 2006. Available from: http://www.asra.com.

Chadwick HS. An analysis of obstetric anesthesia cases from the American Society of Anesthesiologists closed claims project database. *Int J Obstet Anesth*. 1996;5(4):258–263.

Chestnut DH, ed. *Obstetric Anesthesia: Principles and Practice*. 3rd ed. Philadelphia, PA: Mosby; 2004.

Fritsch G, Hudelmaier M, Danninger T, et al. Bilateral loss of neural function after interscalene plexus blockade may be caused by epidural spread of local anesthetics: a cadaveric study. *Reg Anesth Pain Med*. 2013;38(1):64–68.

Guinard JP, Mulroy MF, Carpenter RL. Aging reduces the reliability of epidural epinephrine test doses. *Reg Anesth*. 1995;20(3):193–198.

Kopp SL, Horlocker TT, Warner ME, et al. Cardiac arrest during neuraxial anesthesia: Frequency and predisposing factors associated with survival. *Anesth Analg*. 2005;100(3):855–865.

Korman B, Riley RH. Convulsions induced by ropivacaine during interscalene brachial plexus block. *Anesth Analg*. 1997;85(5):1128–1129.

Mulroy MF, Norris MC, Liu SS. Safety steps for epidural injection of local anesthetics: Review of the literature and recommendations. *Anesth Analg*. 1997;85(6):1346–1356.

Mulroy MF. Systemic toxicity and cardiotoxicity from local anesthetics: Incidence and preventive measures. *Reg Anesth Pain Med*. 2002;27(6):556–561.

Park PC, Berry PD, Larson MD. Total spinal anesthesia following epidural saline injection after prolonged epidural anesthesia. *Anesthesiology*. 1998;89(5):1267–1270.

Richardson MG, Lee AC, Wissler RN. High spinal anesthesia after epidural test dose administration in five obstetric patients. *Reg Anesth Pain Med*. 1996;21(2):119–123.

Ruetsch YA, Fattinger KE, Borgeat A. Ropivacaine-induced convulsions and severe cardiac dysrhythmia after sciatic block. *Anesthesiology*. 1999;90(6):1784–1786.

Zetlaoui PJ, Labbe JP, Benhamou D. Ultrasound guidance for axillary plexus block does not prevent intravascular injection. *Anesthesiology*. 2008;108(4):761.

第 174 章
蛛网膜下腔麻醉后患者出院的相关问题

　　你是一名大型三级医院的麻醉科主治医师，正在替一位准备回家的同事照看一名患者。患者是一名 59 岁的白人男性，既往有房颤病史，下午早些时候于蛛网膜下腔麻醉下行腹股沟疝修补术。根据同事的描述，蛛网膜下腔麻醉和手术都很顺利，术中的血压、脉搏氧饱和度和心率都很稳定。手术时间约 75 分钟，现在患者已经在麻醉恢复室(PACU)待了约 45 分钟。患者看起来情况稳定，运动阻滞刚刚开始消退。你欣然同意照看这位患者，同事就回家了。

　　大约 30 分钟后，你接到 PACU 护士的电话，她很担心，因为尽管患者最初情况有所改善，但在相继的运动检查中，患者现实似乎越来越弱。你来到 PACU 对患者进行了评估，发现除了近乎完全运动阻滞外，患者还主诉背痛以及蛛网膜下腔麻醉针穿刺部位附近有压迫感。患者问你是否"一切正常"，你该如何告诉他？

蛛网膜下腔麻醉

　　应用蛛网膜下腔麻醉的好处包括减少术中失血(特别是在骨科手术中)，降低术后血栓栓塞事件的发生率，降低术后恶心呕吐的发生率，以及改善镇痛效果。虽然蛛网膜下腔麻醉没有绝对的适应证，但在越来越多的临床情况下，椎管内阻滞可能特别有益；这些情况包括患者偏好、全麻插管风险高的患者、以及计划进行的手术(如髋关节置换)。尽管有这些好处，仍有一些合并情况可能使鞘内阻滞的相对风险高于其他麻醉方法；这些情况包括低血容量性休克(低血压风险增加)、颅内压升高(脑脊液丢失造成脑疝的风险)、凝血病、严重二尖瓣/主动脉瓣狭窄、脓毒症以及注射部位感染。谨慎的临床医生会权衡各种麻醉方式的利弊，与患者协商，并在开始麻醉前做出合理决定。

并发症

　　背痛：术后背痛是接受各种麻醉技术(包括全身麻醉)的患者的常见主诉。对于蛛网膜下腔麻醉而言,这种疼痛最可能与穿刺针穿过皮肤、皮下组织、肌肉和韧带时的直接组织损伤有关,尽管局麻药刺激以及继发于肌肉松弛的韧带损伤也可能起作用。术后背痛通常是轻微和自限的,大多数病例在几天内就会消失。治疗方式主要是保守治疗,包括对乙酰氨基酚、非甾体抗炎药和必要时热敷。特别需要记住的是,虽然大多数背痛是无碍的,但它也可能是更严重并发症的先兆,如血肿或脓肿形成。

硬膜穿破后头痛:限制蛛网膜下腔麻醉普及的一个因素是有可能发生硬脊膜穿破后头痛(postdural puncture headache,PDPH)。虽然报道的 PDPH 发病率差异很大,但最新的文献表明,如果使用合适的设备和技术(更细的穿刺针、非切割针尖、针尖斜面平行于纵轴),实际发生率可能低于 1%。这种头痛通常是双侧并向颈部放射;但是,其特征为疼痛的强度与体位有关:坐位或站立时更严重,平躺后缓解。虽然 PDPH 通常在 24~72 小时内发作,但也可能立即发生,从而会在患者于 PACU 康复时被发现。大多数患者的 PDPH 通常在一周内自行缓解;但也有症状持续数月甚至数年的报道。初期治疗包括一些保守措施,如卧床休息、补液、应用镇痛药(对乙酰氨基酚或非甾体抗炎药)和咖啡因。尽管有这些治疗方法,头痛可能会持续,需要更具侵入性的治疗,例如自体硬膜外血补丁。首次血补丁的成功率将近 90%,重复使用的成功率高达 98%。

脊髓血肿:脊髓血肿的发生极为罕见(220 000 次蛛网膜下腔麻醉中发生 1 例);然而,由于其潜在的破坏性后遗症,早期发现和治疗是十分重要的。即使少量出血也可能压迫神经造成缺血,因此治疗(及时进行手术干预)延迟超过 6~8 小时,患者恢复的效果会降低。症状从背部疼痛或有压迫感、神经根疼痛进展到感觉、运动和膀胱/直肠功能丧失时,应立即进行影像学检查和神经外科会诊。正在进行抗凝或抗血小板治疗的患者发生 CNS 血肿的风险更高,这些治疗通常用于合并房颤、高凝状态、骨折、既往心脏支架植入以及制动或卧床的患者。如果患者的感觉或运动阻滞在合理的时间内没有改善,了解鞘内常用局麻药的正常作用持续时间可能会提高脊髓血肿的识别度。表 174.1 列出了用于蛛网膜下腔麻醉的常见局麻药的作用持续时间,包括添加和不添加肾上腺素两种情况。

短暂性神经症状:虽然局麻药全身毒性一直是硬膜外麻醉关注的问题,但对蛛网膜下腔麻醉的影响不大,主要是因为局麻药剂量通常很低,即使静脉注射也不会引起毒性反应。然而,随着蛛网膜下腔麻醉下手术数量的增加,对短暂性神经症状(transient neurologic symptoms,TNS)的关注和认识也越来越多。TNS 的特点是蛛网膜下腔麻醉后发生的中度至重度疼痛,放射至双腿,而没有感觉或运动障碍。虽然所有局麻药都可能发生这种并发症,但使用重比重利

表 174.1　用于蛛网膜下腔麻醉的局麻药作用持续时间

局麻药	单一使用持续时间/min	添加 0.2mg 肾上腺素的持续时间/min
5% 利多卡因	60~70	75~100
0.75% 布比卡因	90~110	100~150
0.5% 丁卡因	70~90	120~180
2% 甲哌卡因	140~160	N/A
0.75% 罗哌卡因	140~200	N/A
0.5% 左旋布比卡因	135~170	N/A
3% 氯普鲁卡因	80~120	130~170

多卡因的风险要高得多。其他危险因素包括截石位、膝关节屈曲位和门诊手术(早期下床活动)。应该告知患者疼痛通常在 72 小时内自然消退,尽管一些病例报告表明症状可能持续长达 6 个月才缓解。

高位脊髓麻醉或全脊麻:当过量药物鞘内注射时,发生高位脊髓麻醉或全脊麻。局麻药扩散至整个脊髓和脑干,导致交感神经完全阻滞,随后出现心动过缓、低血压和呼吸抑制。呼吸骤停也可发生,因为主要和辅助呼吸肌麻痹以及低位呼吸中枢受累。这种并发症最常发生在硬膜外麻醉时局麻药意外鞘内注射。发病迅速,通常在 5~10 分钟内,可以通过支持措施(包括血管加压素、静脉输液和通气)进行有效治疗。

转出 PACU

标准评分系统:所有患者转出 PACU 前必须接受正式评估,以确保做好回家的准备以及患者安全。为了指导这一过程,已设计了各种评分系统,共同的目标是创建一个实用、简单、易于记忆的方案,并且适用于所有麻醉后情况。第一个也可能是最常见的系统是 Aldtrete 评分,最初评估了五个参数:呼吸、循环、意识、皮肤颜色和活动水平(后来被修改为包括脉搏氧饱和度)。此后设计了许多其他评分系统以完善 Aldtrete 评分;包括麻醉后转出评分系统(Post Anesthesia Discharge Scoring System,PADS)和 White 快通道评分系统,这两个系统的设计都是为了促进安全、快速地从 PACU 转出。尽管有这些新标准和众所周知的蛛网膜下腔麻醉优点,仍有多项研究表明,区域阻滞后的 PACU 停留时间或不入 PACU 的比率并没有减少。对区域麻醉针对性更强的新转出标准(包括 Williams 及其同事设计的 WAKE 评分)试图解决这一问题,但尚未获得广泛应用。

蛛网膜下腔麻醉后护理:除使用上述 PACU 评分系统进行评估外,还应该对蛛网膜下腔麻醉后患者的运动、交感和感觉阻滞的恢复情况进行评估。临床医生可以通过检查骶神经支配的会阴部感觉、第一趾本体感觉和足底屈曲运动来判断阻滞消退情况。对于门诊手术,患者出院前应恢复到步态稳定水平。此外,蛛网膜下腔麻醉后患者经常会出现尿潴留;然而,应用短效蛛网膜下腔麻醉药的低风险患者转出时可以不强制要求排尿。患者转到住院部时,病房护理人员继续经常进行神经系统检查是很重要的。虽然每个医疗机构的规定各不相同,但一些医生会要求患者在转至住院部之前能够曲膝或抬臀。

🔺 要点

- 实施硬膜外、蛛网膜下腔麻醉或区域阻滞麻醉也应当做好控制气道的准备。
- 术后背痛是蛛网膜下腔麻醉后的常见主诉;症状通常轻微和自限,大多数病例在几天内缓解。
- PDPH 的标志性症状是体位性的:坐位或站立更严重,平躺后缓解。
- 症状从背痛或压迫感以及神经根痛进展到感觉、运动和膀胱/直肠功能丧失时,应警惕脊髓血肿,并立即进行影像学检查和神经外科会诊。
- 接受抗凝或抗血小板治疗的患者发生 CNS 血肿的风险更高。
- 虽然所有局麻药都可能引起 TNS,但使用重比重利多卡因的风险要高得多。
- 虽然所有手术室都应建立 PACU 转出标准,但没有一个标准被证实优于其他标准。

推荐读物

Aldrete JA. Modifications to the postanesthesia score for use in ambulatory surgery. *J Perianesth Nurs*. 1998;13(3):148–155.

Barash PG, Cullen BF, Stoelting RK, eds. *Clinical Anesthesia*. 6th ed. Philadelphia, PA: Lippincott Williams & Wilkins; 2009.

Ead H. From Aldrete to PADSS: reviewing discharge criteria after ambulatory surgery. *J Perianesth Nurs*. 2006;21(4):259–267.

Fleisher LA. *Evidence-Based Practice of Anesthesiology*. 3rd ed. Philadelphia, PA: Elsevier Saunders; 2013.

Horlocker TT, Wedel DJ, Rowlingson JC, et al. Regional anesthesia in the patient receiving antithrombotic or thrombolytic therapy: American Society of Regional Anesthesia and Pain Medicine Evidence-Based Guidelines (3rd ed). *Reg Anesth Pain Med*. 2010;35(1):64–101.

Liu SS, Strodtbeck WM, Richman JM, et al. A comparison of regional versus general anesthesia for ambulatory anesthesia: a meta-analysis of randomized controlled trials. *Anesth Analg*. 2005;101(6):1634–1642.

Webb CA, Weyker PD, Zhang L, et al. Unintentional dural puncture with a Tuohy needle increases risk of chronic headache. *Anesth Analg*. 2012;115(1):124–132.

Williams BA, Kentor ML. The WAKE© score: patient-centered ambulatory anesthesia and fast-tracking outcomes criteria. *Int Anesthesiol Clin*. 2011;49(3):33–43.

第 175 章

硬膜外阻滞还是躯干阻滞？归纳一下吧

硬膜外麻醉和蛛网膜下腔麻醉的发展历史几乎与 1846 年 Morton 发现乙醚一样长。1898 年,Bier 利用可卡因进行蛛网膜下腔麻醉,创造了历史。1921 年 Fidel Pages 首次描述了腰段硬膜外麻醉。随着技术的进步和药物的发展,硬膜外镇痛和麻醉的应用也越来越广泛。

几乎所有的头部以下手术都可以在椎管内麻醉下进行。随着更多研究的进行,椎管内麻醉被认为能减少术后并发症,以及可能降低死亡率。受影响很大的人群是产科患者。椎管内阻滞可以让母亲在剖宫产时保持清醒并体验孩子的出生过程,还可以在生产和阴道分娩时提供镇痛。

硬膜外镇痛也用于各种胸部、腹部和盆腔手术,有助于降低对疼痛的手术应激反应。这些反应会导致心肌耗氧量增加和氧供应减少,可能会造成心肌缺血。疼痛和手术应激引起的交感神经亢奋也能对胃肠道动力产生负面影响,并对内分泌、代谢和呼吸功能产生不利影响。许多研究强调,硬膜外镇痛与应用患者自控镇痛(PCA)方案的全身镇痛相比具有保护作用。

这不是没有风险的。涉及椎管内的操作可能产生极其严重的并发症。一般来说,抗凝患者应避免进行硬膜外阻滞。随着新型抗凝药物的开发,相关指南也在不断更新,明确患者需要停药多久才能降低硬膜外血肿的风险。恢复这些药物的使用时间也是一个问题。硬膜外阻滞的其他禁忌证包括局部感染、某些脊柱手术以及患者拒绝等。对于血流动力学不稳定的患者或手术涉及大量失血和可能存在凝血功能障碍者,也应避免硬膜外阻滞。

拒绝或不能进行硬膜外阻滞的患者仍需要进行围手术期疼痛管理。这通常是通过应用药物的方式来实现。阿片类药物在围手术期使用非常普遍。某些患者的治疗窗可能较窄。过量用药会导致呼吸抑制、便秘和药物依赖等不良反应。硬膜外阻滞有助于减少围手术期阿片类药物的用量,减少相关不良反应。

但是对于不能进行硬膜外阻滞的患者,是否有减少阿片类药物用量的替代方法？躯干阻滞包括较新的区域麻醉技术,在胸部、腹部和盆腔手术后提供镇痛。

椎旁阻滞(paravertebral block,PVB)已被用作一种替代方法,在不需要硬膜外阻滞或硬膜外阻滞风险太大的胸外科手术中,可提供与硬膜外镇痛几乎同等的镇痛效果。凝血功能障碍和抗凝治疗是相对禁忌证,与硬膜外阻滞相比,椎旁阻滞的副作用更少,并发症发生率更低,尤其是在超声引导下进行。椎旁阻滞在邻近胸椎靠近脊神经从椎间孔发出的地方注射局麻药。椎旁间隙是一个楔形间隙,边界为胸膜、椎体和肋横突韧带。局麻药能扩散到注药部位以上和以下节段,阻滞肋间神经、交感神经链并造成不同程度的硬膜外扩散。

2001 年,Rafi 首次描述了以解剖标志定位的腹横肌平面(transversus abdominis plane,TAP)阻滞技术,即通过腰三角将局麻药注入腹内斜肌和腹横肌之间的 TAP,目标是前外侧腹壁神经。在治疗躯体疼痛方面最为成功。应用染料的相关研究发现,最常见的阻滞水平是T10~L1。肋下 TAP 阻滞或腹直肌鞘阻滞为脐以上(T7~T9)切口提供镇痛。

腰方肌(QL)阻滞是近来提出的一种新技术,能够阻滞更广泛的皮区———些对照研究显示阻滞水平为 T6~L1。虽然证据仍然有限,但似乎有非常积极的潜在好处。将超声探头放置在 TAP 成像的更后外侧,追踪腹横肌走行直至其变为腱膜,然后就可以看到腰方肌。局麻药沿着腰方肌的腹侧向椎旁间隙扩散。因此,这可能是一种间接的椎旁阻滞,比 TAP 的阻滞范围更广。

胸部神经阻滞(PECS)是一种筋膜层阻滞,提供前上胸壁镇痛。它可以很好地应用于乳腺手术。胸部神经阻滞 Ⅰ(PECS Ⅰ)是向胸大肌和胸小肌之间的筋膜层内注射局麻药。对于涉及范围更广达到腋窝的手术可采用胸部神经阻滞 Ⅱ(PECS Ⅱ),是在更外侧的胸小肌和前锯肌之间注射局麻药。

髂腹股沟和髂腹下阻滞可用于耻骨区的下腹部手术。髂腹股沟神经支配大腿内侧上部和外生殖器上部。髂腹下神经支配臀部和耻骨上方的腹壁感觉。

肋间神经阻滞根据注射的水平可提供选择性镇痛。超声下可见 3 层肋间肌,在肋间内肌和肋间最内肌之间注射局麻药。

以下是作者为患者实施围手术期镇痛的方法。首先,当然是要知道患者的手术类型。对于涉及胸部、腹部或盆腔的大切口,先考虑硬膜外阻滞。其次,详细了解患者的病历,密切关注相关的实验室检查,了解是否正在接受任何抗凝治疗或存在凝血异常。然后,尽量弄清楚术中可能的失血量或血流动力学变化情况。合并心血管或大脑功能障碍的患者可能无法耐受硬膜外阻滞可能带来的低血压。而且,如果有可能出现大量失血和/或术后凝血功能障碍,例如肝切除术,需谨慎选择硬膜外阻滞。应事先与外科医生沟通这些细节,来决定硬膜外阻滞对这些患者来说是否为一个好的选择。其他需要考虑的是患者是否有慢性疼痛,并在家中服用大量阿片类药物。如果是的话,他们对阿片类药物的反应将不如首次用药者有效,这是术后阶段需要考虑的另一个重要问题。他们可能适合硬膜外或躯干阻滞。对于切口较小的手术、门诊手术或住院时间较短的手术,可考虑采用单次躯干阻滞,以免延迟出院或使患者暴露于不必要的椎管内阻滞风险中。

当同意为患者留置硬膜外导管时,应确保他们理解操作中涉及的步骤。重要的是要知道患者能否坐起来接受操作,还是只能侧卧。向患者解释硬膜外导管的风险和获益,并回答他们可能产生的任何问题或顾虑。让他们知道,出血、感染和神经损伤等严重风险是极其罕见的。还要告诉患者硬膜穿刺后可能出现的头痛以及如果发生头痛是什么症状、该怎么处置(如果是体位性头痛,可能需要血补丁)。如果患者同意,就继续操作。对患者来说,重要的是要理解硬膜外阻滞的好处是可以减少阿片类药物用量,从而降低术后肠道功能障碍的风险。硬膜外阻滞还可以减少因疼痛制动而引起的肺不张,患者总体来说比单独胃肠道外应用阿片类药物更舒适。

如果患者不适合或者拒绝硬膜外阻滞怎么办？我们还有什么其他选择？如果仍可以考虑行区域阻滞镇痛，有前文中提到的很多其他选择。如果患者行胸部手术，可以考虑椎旁阻滞。可能仍然会看到硬膜外阻滞引起的一些血流动力学变化，但这取决于所用局麻药的容量和效能。涉及上腹部的手术怎么办？可以考虑椎旁、竖脊肌、肋下 TAP 或腹直肌鞘阻滞。下腹或盆腔手术呢？考虑传统的 TAP 阻滞，或髂腹股沟/髂腹下阻滞。

大多数躯干阻滞通常在手术后实施。有时候，当患者还在手术室时，可以在全身麻醉下置管；通常是针对那些手术切口较大、住院时间较长、在 PACU 中难以耐受疼痛或阻滞的患者。如果患者不确定是选择硬膜外还是躯干阻滞，应当向他们描述这两种操作，并向他们解释硬膜外阻滞可能会提供更好的镇痛效果，因为阻滞更完全。最重要的是在为围手术期镇痛提供最佳选择的同时，采取对患者最安全的措施。

⌂ 要点

- 硬膜外镇痛是进行广泛皮区麻醉的最有效方法。缺点是低血压、下肢无力、尿潴留和凝血障碍时有血肿风险。
- 椎旁阻滞在提供镇痛方面几乎等同于硬膜外阻滞，但如果切口越过中线，则需要双侧注射；药物仍有可能扩散到硬膜外而产生副作用。
- TAP、肋下 TAP、腹直肌鞘和竖脊肌阻滞非常适合腹部手术。缺点是皮区阻滞范围有限，需要多点注射。
- PECS 阻滞是较新的技术，迄今为止在乳房手术中最常用。
- 肋间阻滞、髂腹股沟/髂腹下阻滞的选择性更强，仅限于较小的区域，但如果实施 TAP 或 PVB 受限，则可以选择。

推荐读物

Abrahams M, Derby R, Horn JL. Update on ultrasound for truncal blocks: A review of the evidence. *Reg Anesth Pain Med*. 2016;41(2):275–288.

Barrington MJ, Ivanusic JJ, Rozen WM, et al. Spread of injectate after ultrasound-guided subcostal trans-versus abdominis plane block: a cadaveric study. *Anaesthesia*. 2009;64(7):745–750.

Brill S, Gurman GM, Fisher A. A history of neuraxial administration of local analgesics and opioids. *Eur J Anaesthesiol*. 2003;20(9):682–689.

Jens Børglum, Kenneth Jensen (2012). *Abdominal Surgery: Advances in the Use of Ultrasound-Guided Truncal Blocks for Perioperative Pain Management, Abdominal Surgery*, Prof. Fethi Derbel (Ed.), InTech, DOI: 10.5772/48255. Available from https://www.intechopen.com/books/abdominal-surgery/abdominal-surgery-advances-in-the-use-of-ultrasound-guided-truncal-blocks-for-perioperative-pain-man

Katayama T, Hirai S, Kobayashi R, et al. Safety of the paravertebral block in patients ineligible for epidural block undergoing pulmonary resection. *Gen Thorac Cardiovasc Surg*. 2012;60(12):811–814.

Karmakar MK. Thoracic paravertebral block. *Anesthesiology*. 2001;95(3):771–780.

Scarci M, Joshi A, Attia R. In patients undergoing thoracic surgery is paravertebral block as effective as epidural analgesia for pain management? *Interact CardioVasc Thorac Surg*. 2010;10(1):92–96.

第 176 章

穿破硬脊膜了！怎么办？

硬脊膜穿破后头痛（postdural puncture headache，PDPH）是指由于脑脊液通过硬膜上的孔漏出而引起的头痛。这个孔通常是医务人员在硬膜外穿刺时,进针过深几毫米而意外造成的,脑脊液顺其流出。PDPH 也能发生在蛛网膜下腔麻醉后,尽管应用较细的蛛网膜下腔麻醉针通常仅引起较轻和持续时间较短的头痛。国际头痛学会将 PDPH 定义为"腰椎穿刺后 5 天内发生的头痛,由脑脊液通过硬膜穿刺漏出而造成。"头痛通常是体位性的,即站立或坐位时加重,平躺时改善。PDPH 有时还会伴有恶心、耳鸣、听力丧失、眩晕等症状,复视罕见。国际头痛学会指出,头痛"在 2 周内自发缓解,或在用自体血堵住渗漏后缓解"。需要注意的是,不是所有的 PDPH 都能在 2 周内痊愈,有些可能会持续很长时间。

鉴别诊断:这是 PDPH 吗?

并非所有的硬脊膜穿破后头痛都是 PDPH!必须排除罕见而严重的围产期头痛的原因(如静脉窦血栓形成、脑膜炎、硬膜下血肿)以及更常见的头痛(如紧张性头痛、偏头痛和丛集性头痛)。紧张性头痛非常常见,根据我们的经验,大多数发生于产后的第一周。持续时间从 30 分钟到 1 周不等,通常与生产的紧张和分娩时的压力有关。紧张性头痛患者常主诉颈部和头后发紧,头痛不影响活动,依旧可以照顾新生儿。环苯扎林和非甾体抗炎药对治疗紧张性头痛十分有效。另一种常见的围产期头痛是偏头痛。既往有偏头痛病史的妇女中,多达一半的患者会出现产后偏头痛。头痛是由于分娩后雌激素水平下降引起的。通常持续不到 3 天,活动后症状加重;经典医学教材中提到,它可能与氛围有关。阿司匹林、酚麻美敏(泰诺)、咖啡因复方制剂(Excedrin)和曲普坦类对治疗偏头痛十分有效。

当患者在穿破硬脊膜后出现体位性头痛时,鉴别诊断很简单:PDPH 或颅腔积气。如果在硬膜外穿刺时推注空气判断阻力,在穿破硬脊膜后将空气注入蛛网膜下腔,患者就可能会出现颅腔积气。空气会刺激脑膜导致头痛,同时伴有耳鸣、恶心和呕吐,症状类似于 PDPH。如果担心患者可能出现颅腔积气,须进行 CT 扫描以确诊。幸运的是,空气通常在 5 天内被吸收,患者一般无长期后遗症。

为什么"一个简单的头痛"却如此重要?

意外穿破硬膜在产科患者是一种并发症。一项美国麻醉医师学会终审赔偿数据库的产科麻醉回顾显示,PDPH 是继新生儿死亡/脑损伤和产妇神经损伤之后第三个最常见的索赔原因。虽然在过去几十年中,产妇死亡和新生儿死亡/脑损伤索赔的百分比有所下降,但产妇头痛索赔的百分比保持稳定。因此,PDPH 问题始终存在。

此外,穿破硬膜不仅与头痛有关。有涉及第Ⅲ~Ⅷ脑神经麻痹的病例报告。第Ⅵ脑神经是向外侧牵拉眼球的展神经,由于其从脑干到眼球的路径长而最容易受损。展神经损伤导致对眼球的向内侧牵拉作用无对抗,有时会造成复视。脑脊液丢失还可能造成大脑向尾侧牵拉和桥接硬膜下静脉撕裂,形成硬膜下血肿。硬膜静脉血栓形成有过报道,可能是因为脑脊液丢失导致颅内压降低后造成的代偿性静脉扩张。最后,癫痫发作和慢性偏头痛也有报道。目前的观点认为穿破硬脊膜会刺激脑血管舒张,此后大脑可能会保留对该事件的记忆,因此气味、应激和激素变化可能会引发偏头痛。

大多数 PDPH 的确会在 1 周内缓解;然而,有些会持续很长时间。在很久以前一篇报道中,Vandam 等人对 1 000 多名 PDPH 患者进行研究,结果发现超过四分之一的患者头痛持续时间超过 1 周。在另一项回顾性研究中,MacArthur 等人发现了 PDPH 持续 8 年以上的证据。甚至有一个病例报告 PDPH 持续了一年多,最后使用硬膜外血补丁治愈。

什么原因导致硬脊膜穿破后头痛?

PDPH 的病理生理学机制有两个:①脑脊液渗漏导致大脑失去支持、向尾侧移位和脑膜牵拉,这些就像脑膜炎一样会引起疼痛;②脑脊液丢失导致颅内脑脊液容量减少和引起代偿性脑血管扩张,这会引起头痛,对此已充分研究,就像偏头痛一样。就个人而言,我们觉得脑血管扩张理论的证据更多,因为并非所有 PDPH 患者都有大脑向尾侧移位的证据,也并非所有 PDPH 患者的脑脊液压力都降低。此外,在一项关于腰穿后脑血流特征的新研究中发现,只有发生 PDPH 的患者会出现大脑中动脉血流速度显著降低(说明脑血管扩张),而无头痛的患者则没有这种现象。

穿破硬脊膜后,哪些人可能会头痛?

穿破硬脊膜后发生 PDPH 的重要危险因素包括年龄较小、女性、穿刺针较粗、切割型针尖、既往 PDPH 病史、体重指数(BMI)较小和多次椎管内穿刺史。年轻患者更容易发生 PDPH,可能是因为随着年龄的增长,硬脊膜逐渐钙化和缺乏弹性。绝经前女性发生 PDPH 的可能性是男性的两倍。风险与偏头痛者一致,女性比男性更容易患偏头痛。目前认为,女性的脑血管可能对外部触发因素(如脑脊液压力下降或激素水平变化)更敏感。PDPH 的风险与所用针头的直径直接相关,针越粗引起的脑脊液流出越多,进而 PDPH 的风险越高。针尖设计也很重要。笔尖式穿刺针(Sprotte,Whitacre)有一个侧孔,因此出现 PDPH 的概率小于切割型穿刺针(Quincke)。瘦人比胖人更容易发生 PDPH,原因仍存在争议,可能与肥胖患者潜在的腹内压增加有关,可能会因此减少脑脊液流出。最后,硬脊膜上的洞越多,就越有可能造成脑脊液流出速度超过脑脊液的产生速度,导致 PDPH。因此,随着穿刺和/或硬脊膜穿破次数的增加,PDPH 风险也增加。

意外穿破硬脊膜后该怎么办?

大多数麻醉医生建议拔出穿刺针,在其他椎间隙重新穿刺,通常是在原穿刺点以上水平。我们也建议在原穿刺点以上,因为当穿刺针斜面指向头侧时,导管通常会向上穿行。这样,导管就不会穿过之前产生的硬脊膜破口。

有些麻醉医生建议蛛网膜下腔置管,并将其用于产科分娩镇痛,必要时用于剖宫产麻醉。这种技术逐渐普及,因为有证据表明蛛网膜下腔导管留置 24 小时能降低硬脊膜穿破后 PDPH 的发生率。其理论依据是,导管最初通过机械阻塞来防止脑脊液流出,随着时间的推移引起炎症反应,有助于促进硬脊膜愈合。就个人而言,我们对这种方法持谨慎态度,因为如果在半夜的时候患者要求经导管推注药物,困倦的医务人员很容易经蛛网膜下腔导管注射硬膜外剂量,这可能会造成致命后果。

发生 PDPH 后该怎么办?

麻醉医生是富有创造力的。我们已经提出了很多可能治疗 PDPH 的方法。包括经鼻使用利多卡因阻滞蝶腭神经节、在脑后阻滞枕神经、卧床休息、使用从麻醉性镇痛药到抗癫痫药的各种止痛药、应用腹带、静脉补液、口服补液、去氨加压素(DDAVP)、促肾上腺皮质激素(ACTH)、氢化可的松、曲普坦、茶碱、硬膜外注射生理盐水、硬膜外输注生理盐水、硬膜外注射右旋糖酐以及使用咖啡因。虽然选择很多,但不幸的是,没有多少证据表明这些技术有长期疗效。确实,使用这些方法后,疼痛评分很快就会降低,但是 PDPH 的远期预后通常并无改善,硬膜外血补丁的需求也没有降低。

　　咖啡因值得特别关注,因为它几乎已经成为 PDPH 治疗的同义词。然而令人惊讶的是,几乎没有相关证据能证明它的疗效。只有一项公开发表的随机对照试验检验了咖啡因作为 PDPH 治疗方法的有效性。这篇文章发表于 1990 年,该研究将 40 名确诊为 PDPH 的女性随机分配到口服 300mg 咖啡因组或安慰剂组。尽管咖啡因组在干预后 4 小时疼痛评分较低,但干预后 24 小时的疼痛评分无统计学差异。作者得出结论,咖啡因的获益是暂时而不是长期的。咖啡因也是一种强效的中枢神经系统兴奋剂,有使用咖啡因后造成癫痫发作的病例报告,因此也不是没有风险的。然而,这一点现在可能没有意义,因为美国市场已没有静脉用咖啡因。

　　硬膜外血补丁是唯一始终有效的治疗措施,不仅能立即缓解症状,而且能影响 PDPH 的疾病进展。需要注意的是,既往的硬膜外血补丁不是以后做硬膜外麻醉的禁忌证,HIV 病毒感染也不是硬膜外血补丁的禁忌证。硬膜外血补丁有两种作用:早期作用是压迫硬膜、恢复脑脊液压力和缓解头痛;后期作用是封闭硬膜和防止头痛的进一步发展。多项研究证实了硬膜外血补丁在缓解 PDPH 症状方面的有效性;但不幸的是,硬膜外血补丁在产科人群中的成功率似乎低于普通人群。

　　另外,和其他任何操作一样,硬膜外血补丁也会产生一系列并发症,其中最常见的是背痛或压迫感。**对于有些女性来说,这种疼痛/压迫感可能比最初的头痛更严重,因此我们通常会询问患者能否照顾自己的孩子。这个问题有助于区分哪些人可能从血补丁中获益最多。那些虚弱到不能照顾孩子的女性通常会用背部压迫感来缓解头痛。** 相反,对那些头疼不太严重的患者使用血补丁,患者会感到不适,因为血补丁产生背部压迫感比头痛更严重。需要注意的是,轻度头痛通常持续时间较短。对于这类患者,在身体尝试自我修复的同时,可以采取保守措施治疗头疼。

如何实施硬膜外血补丁?

　　硬膜外血补丁是指将无菌血液注入靠近之前硬膜穿破区域的硬膜外腔里。通常是将血液注入之前硬膜穿破水平的靠下一个间隙,因为血液会优先向头侧扩散,可能是因为针的斜面指向头侧以及胸腔内负压造成的头侧硬膜外腔压力较小。硬膜外血补丁需要两个人来完成。一个人坐在患者面前,采用无菌技术准备、消毒和铺巾,用无菌注射器抽取静脉血。之后将这些血液交给坐在患者后面的另一个操作者,后者刚刚穿刺至患者的硬膜外腔。考虑一下,你是否想让你在硬膜外操作时被穿破硬脊膜的患者通过血补丁得到治疗。有时候,不让之前失误的麻醉医师再次操作,会使患者在心理上更好受一些。

　　通常能以更快速度注射血液达到总量 15mL。此后,应该减慢注射速度,同时应该告知患者如果他们出现任何新发的神经系统症状(感觉异常、无力等)或者后背压迫感过大时,应及时告诉医生。一个患者常可以注射超过 20mL 血液。如果患者没有要求停止,可以继续注射达总量 30mL。注射血液后,拔出硬膜外针。操作后,患者应在医院侧卧 1~2 小时再出院回家。若患者出现新的神经系统症状,应延长住院时间,并请神经科医生会诊。

△ 要点

- PDPH 是一种体位性头痛,常伴有恶心、耳鸣、听力变化或眩晕,发生在已知或可疑穿破硬脊膜后。
- 围产期头痛的鉴别诊断包括严重并发症诸如静脉窦血栓形成、脑膜炎和硬膜下血肿,以及更常见的原因,如紧张性头痛、偏头痛和 PDPH。

- 不是所有 PDPH 都是自限性的,它也不"仅仅是头痛"。它可以持续很长时间,令人虚弱,产生持久而严重的并发症。

- PDPH 可能是脑脊液丢失导致颅内脑脊液容量减少,从而引起代偿性脑血管扩张引起的。

- 硬脊膜穿破后出现 PDPH 的危险因素包括:年龄较小、女性、穿刺针直径较粗、切割型针尖、既往 PDPH 史、BMI 较小和多次椎管内穿刺史。

- PDPH 有很多治疗方法,但不幸的是,包括咖啡因在内的大多数治疗几乎没有疗效的证据。硬膜外血补丁是唯一一种既能立即缓解症状又能影响 PDPH 远期预后的治疗措施。

- 进行硬膜外血补丁治疗时,在注射 15mL 血液后请减慢注射速度,因为快速注射大量血液会导致新发的神经系统症状和/或严重的背部和腿部疼痛。

推荐读物

Ayad S, Demian Y, Narouze SN, et al. Subarachnoid catheter placement after wet tap for analgesia in labor: Influence on the risk of headache in obstetric patients. *Reg Anesth Pain Med*. 2003;28(6): 512–515.

Camann WR, Murray RS, Mushlin PS, et al. Effects of oral caffeine on postdural puncture headache. A double-blind, placebo-controlled trial. *Anesth Analg*. 1990;70(2):181–184.

Davies JM, Posner KL, Lee LA, et al. Liability associated with obstetric anesthesia: A closed claims analysis. *Anesthesiology*. 2009;110(1):131–139.

Headache Classification Committee of the International Headache Society (IHS). The International Classification of Headache Disorders, 3rd edition (beta version). *Cephalalgia*. 2013;33(9):629–808.

Klepstad P. Relief of postural post dural puncture headache by an epidural blood patch 12 months after dural puncture. *Acta Anaesthesiol Scand*. 1999;43(9):964–966.

MacArthur C, Lewis M, Knox EG. Accidental dural puncture in obstetric patients and long term symptoms. *BMJ*. 1993;306(6882):883–885.

Nistal-Nuno B, Gomez-Rios MA. Case Report: Pneumocephalus after labor epidural anesthesia. *F1000Res*. 2014;3:166.

Nowaczewska M, Ksiazkiewicz B. Cerebral blood flow characteristics in patients with post-lumbar puncture headache. *J Neurol*. 2012;259(4):665–669.

Vandam LD, Dripps RD. Long-term follow-up of patients who received 10,098 spinal anesthetics; syndrome of decreased intracranial pressure (headache and ocular and auditory difficulties). *J Am Med Assoc*. 1956;161(7):586–591.

第 177 章
考虑将连续椎旁阻滞作为主要镇痛技术

你的外科医生和医院管理层同事们正在不断突破日间手术适应证的极限。目前日间手术进行乳腺切除术已经列入计划,他们邀请你加入以实现这一目标。

思考

虽然很多麻醉药可以做到让患者在麻醉结束后迅速苏醒,但疼痛和术后恶心呕吐(PONV)会阻碍他们当天出院。这些问题存在相关性。术后疼痛本身可导致 PONV,使用阿片类药物镇痛也可导致 PONV。事实上,我们知道阿片类的副作用与剂量呈线性相关。由于乳腺切除术后疼痛程度很重,患者术后会需要大量阿片类镇痛药;除非使用了区域阻滞技术。

单独使用阿片类药物可能不足以使患者活动自如、出院回家。μ 激动剂受体在相关通路中的参与有限，因此在控制运动痛方面不如控制静息痛有效。而且，在乳腺切除术中严重的术后疼痛与持续性或慢性术后疼痛是一个严重问题。乳腺切除术患者中有很高比例会出现慢性疼痛，称为"乳腺切除术后综合征"（postmastectomy syndrome）。有证据表明，围手术期神经阻滞可以减少术后持续性疼痛的发生。因此，神经阻滞应该是多模式镇痛方案的一个关键组成部分，即从手术中心开始，回家后继续。这是近期出版的多学会术后疼痛指南中的一项建议，即在美国当前的阿片类药物危机面前，尽量减少术后疼痛，同时减少阿片类药物的使用。

最后，一些研究表明，神经阻滞可改善肿瘤患者的长期预后，可能是通过预防神经体液应激反应和减少阿片类药物的使用（两者都可增加癌细胞的生长和侵袭性，同时抑制免疫系统消除残余疾病的能力）。总之，考虑到这些因素，应当将神经阻滞作为这些患者标准治疗的一部分。

选择

那么，选择哪里进行神经阻滞最好呢？多节段肋间神经阻滞或局麻药切口浸润可提供镇痛，但持续时间较短，疼痛会很快再现。经渗透导管向伤口内输注局麻药可适度增加镇痛，但该技术一般达不到如神经阻滞的镇痛效果。

目前最常用于胸腹部手术的神经阻滞技术是胸段硬膜外镇痛（thoracic epidural analgesia，TEA）。虽然 TE 的镇痛效果远优于应用阿片类药物实施患者自控镇痛（patient controlled analgesia，PCA），但在这里它并不是可行的镇痛方案。TEA 有几种副作用，其中一些十分常见，因此不适用于日间手术患者。这些副作用包括瘙痒、尿潴留、恶心和呕吐、呼吸抑制、低血压。携带 TEA 行走可能会使患者跌倒，限制了术后活动，不是一个理想的选择。虽然可能与我们讨论的问题无关，但术后应用抗凝治疗的患者实施 TEA 时需要特别关注。**在美国，当术后低分子肝素抗凝与硬膜外镇痛同时使用时，已有数十例患者因硬膜外血肿而截瘫。**

另一种神经阻滞技术，连续椎旁阻滞（continuous paravertebral block，CPVB），几乎没有 TEA 的副作用，至少与 TEA 一样有效，因为在非椎管内的椎旁间隙可以安全地使用更大剂量的局麻药。椎旁阻滞最初诞生于 100 多年前，近年来被重新广泛使用，应用现代导管的连续阻滞技术已被证实非常有效。它的优点包括可达到高度的感觉阻滞和镇痛效果，而不引起尿潴留、呼吸抑制、瘙痒或低血压。CPVB 对很多其他患者也有好处，例如能更好地保留开胸术后的用力肺活量（FVC）。它也被证明有利于肋骨骨折后的患者。CPVB 保留了下肢肌力，从而促进患者的早期活动。根据需要可行单侧或双侧椎旁阻滞。最后，因为不在中线位置操作，因穿刺针直接损伤或血肿而造成脊髓损伤的危险性较小。CPVB 通常置于中线的外侧，但合并凝血障碍、脊柱畸形或脊柱损伤的患者也可采用外侧肋间入路。

椎旁间隙的解剖

胸段椎旁间隙是一个三角形间隙，前界为壁层胸膜，后界为肋横突上韧带，内侧为椎体、椎间盘、椎间孔。三角间隙的外侧顶点与肋间隙相延续。椎旁间隙被很薄的胸内筋膜分隔成两个间隔。交感链位于前间隔，肋间神经、脊神经背侧支、肋间血管、脊神经交通支位于后间隔。椎旁间隙内的脊神经相对缺乏筋膜覆盖，使其对局麻药的阻滞特别敏感。椎旁间隙向头尾侧开放性连通，因而可以实现在一个间隙内置管获得多个皮肤节段阻滞的效果。

CPBV 技术

建议术前放置连续椎旁阻滞导管，因为在技术上更容易，可以作为术中麻醉的一部分，而且能让恢复室护士在术后立即实施镇痛。患者取坐位,双脚垂于床边。首先开放静脉通路,进行标准监测,然后给予轻度镇静。确定相关棘突的位置(注意胸段棘突的角度陡直,使其与邻近的尾侧椎体的横突相对),进针点位于棘突旁开 2.5cm 处。导管置入的位置应当为切口的中点所在皮节。患者在进行阻滞期间可能出现迷走反应。因此,应准备好抗胆碱能药物(如格隆溴铵)以及升压药物(如麻黄碱)以便立即应用。

首先进行皮肤消毒并在进针点皮下注射局麻药。使用有厘米刻度标记的 9cm 长 18 号Tuohy 穿刺针,从横突尾侧进针至越过横突 1cm 的深度。穿过肋横突韧带时常有"突破感"。在穿刺针尾悬挂一滴液体,嘱患者深吸气。如果穿刺针位置正确则水滴不会移动位置。水滴吸向内侧说明穿刺针进入胸腔,此时应立即拔出穿刺针。回抽未见血液后,注入 0.5% 罗哌卡因 5mL。最好有助手从延长管注射药物,因为这样有助于避免穿刺针明显移动。完成注射后断开延长管,将 20 号尖端闭合的多孔聚酰胺导管从穿刺针内置入,深度为超过针尖 3~5cm。采用标准方法固定导管。

超声引导下胸段 PVB 技术有多种方式。尽管有些作者认为超声引导下 PVB 优于体表定位方法,但缺乏这方面的直接证据。相比在旁矢状面上穿刺针由头侧向尾侧进针,穿刺针向内侧朝向轴索方向进针时局麻药向硬膜外腔扩散的发生率更高。反复少量注射生理盐水进行定位有助于观察针尖位置,也有助于通过胸膜向前移位来确认针的正确位置。

术后将含有 0.2% 罗哌卡因溶液的镇痛泵与 CPVB 导管连接,输注速度为 6~10mL/h。与日间手术患者使用的其他连续周围神经阻滞一样,可以采用一次性镇痛泵。患者出院前,应收到一份书面说明以及一个电话号码以便随时咨询。患者可以很容易在家自行拔出导管并与一次性镇痛泵一起扔掉。

多模式镇痛:充分利用神经阻滞技术

CPVB 和所有其他神经阻滞一样,只是一种暂时且不完全的术后疼痛治疗方法。即使效果完全的神经阻滞也不能抑制炎症介质在外周组织的聚积和它们对伤害性感受器的影响。也不会阻止炎症介质进入中枢神经系统,中枢神经系统的伤害性处理也会发生改变。因此,一旦神经阻滞作用消失,患者仍然处于痛觉过敏状态。从这个意义上说,神经阻滞可以视为一个简单的机会之窗。它提供了数天的窗口期,使患者在其间开始恢复活动,有效控制疼痛和尽量减少阿片类药物用量。但是神经阻滞只解决术后疼痛中的部分问题。

神经阻滞与其他镇痛药物联合使用,可以实现更好的短期和长期镇痛。这些药物包括对乙酰氨基酚、非甾体抗炎药、COX-2 抑制剂、加巴喷丁、N-甲基-D-天冬氨酸受体(N-methy-1-D-aspartase,NMDA)阻断剂(例如术中使用低剂量氯胺酮、右美沙芬、镁剂)、单次剂量地塞米松、α_2 激动剂(可乐定、右美托咪啶),当然也包括短效阿片类药物用于控制暴发痛。采用多模式镇痛不仅可提高早期镇痛成功率,使患者尽早出院,还可以降低患者术后出现慢性疼痛状态的概率。

> ⌂ **要点**
>
> ■ CPVB 是一种非常有效的镇痛技术,与 TEA 相比有很多优点。
> ■ 双侧乳腺手术与腹部或腹膜后手术一样,需要双侧置入 CPVB 导管。
> ■ 如 Chou 等人所述,严重依赖阿片类药物镇痛与许多现代术后康复目标背道而驰。
> ■ 不要单独依赖神经阻滞进行术后镇痛。最好的结果是短期或者长期使用多模式镇痛。

推荐读物

Abdallah FW, Brull R. Off side! A simple modification to the parasagittal in-plane approach for paravertebral block. *Reg Anesth Pain Med*. 2014;39(3):240–242.

Abdallah FW, Morgan PJ, Cil T, et al. Ultrasound-guided multilevel paravertebral blocks and total intravenous anesthesia improve the quality of recovery after ambulatory breast tumor resection. *Anesthesiology*. 2014;120(3):703–713.

Boughey JC, Goravanchi F, Parris RN, et al. Improved postoperative pain control using thoracic paravertebral block for breast operations. *Breast J*. 2009;15(5):483–488.

Chou R, Gordon D, De Leon-Casasola O, et al. Management of postoperative pain: A clinical paractice guideline from the American Pain Society, the American Society of Regional Anesthesia and Pain Medicine, and the American Society of Anesthesiologists' Committee on Regional Anesthesia, executive committee, and administrative council. *J Pain*. 2016;17(2):131–157.

Davies RG, Myles PS, Graham JM. A comparison of the analgesic efficacy and side-effects of paravertebral vs. epidural blockade for thoracotomy–a systematic review and meta-analysis of randomized trials. *Br J Anaesth*. 2006;96(4):418–426.

Exadaktylos AK, Buggy DJ, Moriarty DC, et al. Can anesthetic technique for primary breast cancer surgery affect recurrence or metastasis? *Anesthesiology*. 2006;105(4):660–664.

Ganapathy S, Nielsen KC, Steele SM. Outcomes after paravertebral blocks. *Int Anesthesiol Clin*. 2005;43(3):185–193.

Kairaluoma PM, Bachmann MS, Rosenberg PH, et al. Preincisional paravertebral block reduces the prevalence of chronic pain after breast surgery. *Anesth Analg*. 2006;103(3):703–708.

Karmakar MK. Thoracic paravertebral block. *Anesthesiology*. 2001;95(3):771–780.

Lönnqvist PA. Pre-emptive analgesia with thoracic paravertebral blockade? *Br J Anaesth*. 2005;95(6):727–728.

O Riain SC, Donnell BO, Cuffe T, et al. Thoracic paravertebral block using real-time ultrasound guidance. *Anesth Analg*. 2010;110(1):248–251.

Richardson J, Lonnqvist PA. Thoracic paravertebral block. *Br J Anaesth*. 1998;81(2):230–238.

Richardson J, Sabanathan S, Jones J, et al. A prospective, randomized comparison of preoperative and continuous balanced epidural or paravertebral bupivacaine on post-thoracotomy pain, pulmonary function and stress response. *Br J Anaesth*. 1999;83(3):387–392.

Schnabel A, Reichl SU, Kranke P, et al. Efficacy and safety of paravertebral blocks in breast surgery: a meta-analysis of randomized controlled trials. *Br J Anaesth*. 2010;105(6):842–852.

Tahiri Y, Tran de QH, Bouteaud J, et al. General anaesthesia versus thoracic paravertebral block for breast surgery: a meta-analysis. *J Plast Reconstr Aesthet Surg*. 2011;64(10):1261–1269.

Yeager MP, Rosenkranz KM. Cancer recurrence after surgery: A role for regional anesthesia? *Reg Anesth Pain Med*. 2010;35(6):483–484.

第 178 章
椎旁、锁骨上或肌间沟阻滞后气胸

　　区域麻醉是一项非常有价值的技术，可以改善镇痛效果、减少阿片类药物的用量、促进某些手术的术后恢复。然而，每种区域阻滞技术都存在一定风险。有几种阻滞技术可能会出现气胸（PTX）；因此，针对这一问题进行预防、诊断和处理是非常重要的。

避免医源性气胸

　　以下几种阻滞可能会造成气胸，包括肌间沟、锁骨上、锁骨下、肋间和椎旁阻滞。最近出现的一些胸部神经阻滞（即 PECS 和前锯肌平面阻滞）距离胸腔很近，也有发生气胸的风险。据报道，锁骨上和椎旁阻滞的气胸发生率相对较高，这是本章节的重点。值得注意的是，超声引导可以显著降低气胸的发生率。

　　锁骨上区的臂丛分支与肺尖密切相关。神经在肺尖和第一肋前方走行。从解剖位置上看，很容易理解为什么这种阻滞容易发生气胸。幸运的是,可以应用一些技术尽可能降低这种风险。首先,应该考虑使用超声,因为已有证据证明应用超声可以降低气胸的发生率。当探头位于锁骨上窝时,可以直接在第一肋和胸膜上方看到腋动脉和臂丛神经。第一肋可以通过它的表面高回声和下方黑色声影来识别。肺的超声影像特点是也有高回声表面,但下面是颗粒状图像(由于肺的镜面特性)。平移/旋转探头,直到目标注射部位下方看到第一肋。如果不慎进针过深,这可以在针与肺之间提供一个"后盾"。同样需要注意的是,这些结构非常表浅,因此穿刺针应该始终在平面内可见。

胸椎旁间隙是脊柱两侧的楔形间隙。壁层胸膜形成前外侧边界。阻滞技术有多种。深入了解局部解剖对避免并发症很重要。从外侧向内侧在后方追踪胸膜腔时,可见胸膜相对于椎旁间隙向前走行。换句话说,沿横突越往内侧,壁层胸膜就越由浅入深。因此,避免穿刺针位置过于靠外能降低气胸风险、可能增加阻滞成功率。例如,当在矢状面上进行脊柱成像时,如果在平面内进针时能持续看到穿刺针,在横突的最内侧成像或轻微向内侧倾斜探头可以避免外侧穿刺。需要注意的是——内侧入路可能会增加硬膜外注射的风险。应注意镇静,既可以让患者感到舒适,又能指导患者以免发生意外体动。

气胸的诊断

气胸的体征可从非常轻微到很明显,取决于其严重程度。**症状并不总是即刻出现,甚至可能需要 24 小时才能确诊**。穿破胸膜时,会突然出现胸痛、呼吸困难、咳嗽,咯血罕见。体格检查时,可能会表现为叩诊呈鼓音,患侧呼吸幅度减弱,和/或呼吸音降低。更严重的体征包括缺氧、心动过速和低血压。

通常通过影像学来确诊。选择直立位拍摄 X 线胸片,因为仰卧位片不准确。对于少量气胸,CT 扫描比胸片更敏感,目前是金标准。然而,CT 扫描的可行性存在争议,尤其是对快速失代偿的患者。超声诊断在训练有素者具有很高的敏感性和特异性。由于超声在大多数麻醉实践中易于检测和使用,是一种快速、低成本和准确的替代检查方法。超声诊断可以很容易地在仰卧位下进行,寻找胸膜滑动征、B 线和 M 型超声下的"海岸征"(所有这些在气胸时都看不到)。

治疗

气胸的治疗主要取决于严重程度。如果气胸量小、病情稳定,只需要保守治疗,如休息、吸氧和观察。然而,即使很小的气胸也可能会加重病情,因此必须密切监测和随访。在血流动力学不稳定、呼吸功能恶化的严重病例,可能需要紧急穿刺减压和/或随后进行的胸腔闭式引流。无论在何种情况下,请外科医生会诊都会有助于病情评估和治疗。

🏠 **要点**

- 锁骨上阻滞时避免气胸的技术包括应用超声、持续看到平面内的穿刺针、找到第一肋并将其用作"后盾"。
- 椎旁阻滞时更内侧入路可以降低穿破胸膜的风险,但要避免过于靠内而进入硬膜外腔。
- 考虑使用超声诊断气胸,它具有高敏感性/特异性、低成本和易学的特点。
- 根据病情的严重程度选择治疗手段,不是所有情况都需要有创操作治疗。考虑请外科会诊。

推荐读物

American Society of Regional Anesthesia and Pain Medicine. Risks and benefits of regional anesthesia. Available from https://www.asra.com. Accessed August 22, 2017.

Gauss A, Tugtekin I, Georgieff M, et al. Incidence of clinically symptomatic pneumothorax in ultrasound-guided infraclavicular and supraclavicular brachial plexus block. *Anaesthesia*. 2014;69(4):327–336.

Hadzic A, Vloka J, eds. *New York School of Regional Anesthesia – Ultrasound-Guided Supraclavicular Brachial Plexus Block*. Available from http://www.nysora.com. Accessed August 22, 2017.

Haskins SC, Tsui BC, Nejim JA, et al. Lung ultrasound for the regional anesthesiologist and acute pain specialist. *Reg Anesth Pain Med*. 2017;42(3):289–298.

Kumari A, Gupta R, Bhardwaj A, et al. Delayed pneumothorax after supraclavicular block. *J Anaesthesiol Clin Pharmacol*. 2011;27(1):121–122.

Naja Z, Lönnqvist PA. Somatic paravertebral nerve blockade: Incidence of failed block and complications. *Anaesthesia*. 2001;56(12):1184–1188.

Park JS, Kim YH, Jeong SA, et al. Ultrasound-guided aspiration of the iatrogenic pneumothorax caused by paravertebral block: A case report. *Korean J Pain*. 2012;25(1):33–37.

Sharma A, Parul J. Principles of diagnosis and management of traumatic pneumothorax. *J Emerg Trauma Shock*. 2008;1(1):34–41.

第 179 章
硬膜外麻醉下行乳腺切除术

乳腺切除术通常在全麻下完成,然而已有多种区域麻醉技术经过评估可作为乳腺手术的主要麻醉方式、辅助麻醉方式和/或术后镇痛方法。这些技术包括局部浸润、臂丛神经阻滞、椎旁阻滞、肋间神经阻滞、胸段硬膜外麻醉。

这些不同的方法有广泛用途。在一个极端,局部浸润的应用非常有限,仅能作为某些范围局限手术的唯一麻醉选择。而且,局部麻醉和某些周围神经阻滞的益处都受局麻药的作用时间限制。在另一个极端,胸段硬膜外镇痛(TEA)可以作为单独的麻醉方式用于范围较大的乳腺手术,并通过连续输注提供长时间术后镇痛。TEA 可避免使用吸入性麻醉剂和阿片类镇痛药,使术后恶心呕吐的发生率下降,恢复时间缩短。即使将 TEA 作为全麻的辅助也能带来一定的获益。应用局麻药的 TEA 会选择性阻断心脏交感神经纤维,使血流动力学更加平稳,改善心肌氧供需平衡,降低应激反应。预防性镇痛也可能在减少术后疼痛和阿片类药物用量方面起到一定作用。有报道称使用 TEA 患者的满意度更高。

Yeh 和 Doss 都采用 TEA 作为主要麻醉方式并辅以镇静。他们在 T5~T6 或 T6~T7 节段置管,导管置入硬膜外腔深度 3~5cm。其中一人报道称使用 2% 利多卡因的阻滞平面为 C5~T6;另一人使用 0.2% 罗哌卡因获得的阻滞平面从锁骨下约 2cm 至肋弓下缘。两个过程都很成功,虽然在对某些患者进行腋窝淋巴结清扫时外科医生需要补充局麻。

术后镇痛也可以通过各种硬膜外输注来维持。Doss 推荐输注 0.2% 罗哌卡因,初始剂量 4~6mL/h。如果患者出现镇痛不全,可能需要全身性阿片类药物。本章作者所在单位更常用低浓度局麻药联合低剂量阿片类药物(通常为 0.1% 罗哌卡因,氢吗啡酮 10μg/mL),初始输注速度为 10mL/h,但可根据疼痛情况或副作用调整剂量。

这两种技术都是有效的,但每项技术都有独特的注意事项。局麻药剂量较大时,应监测上肢无力、自觉气短等症状。气短一般是因为胸壁麻痹,经过宣教后患者通常可以很好耐受。如果没有上肢近端无力,一般不会出现膈肌无力的情况。使用低浓度局麻药时无力少见;但是这些患者通常需要应用一些阿片类药物以达到充分镇痛。阿片类药物可以像作者单位所做那样作为硬膜外输注的一部分,也可以全身用药。两种方法都可能出现阿片类常见副作用。

🏠 **要点**

■ 硬膜外麻醉是可用于乳腺切除手术的一项有完整描述、作用可靠的技术。

■ 有报道称乳腺切除术患者使用硬膜外麻醉的满意度更高。

■ 多种置管及给药方法都能获得满意的效果。同样,如果使用硬膜外麻醉作为主要麻醉方式,预计和/或要求外科医生在腋窝淋巴结清扫时补充局麻。

■ 本文作者使用小剂量局麻药/小剂量阿片类药物输注用于术后镇痛。

推荐读物

Atansoff PG, Alon E, Weiss BM. Intercostal nerve block for lumpectomy: superior postoperative pain relief with bupivacaine. *J Clin Anesth*. 1994;6(1):47–51.

Doss N, Ipe J, Crimi T, et al. Continuous thoracic epidural anesthesia with 0.2% ropivacaine vs general anesthesia for perioperative management of modified radical mastectomy. *Anesth Analg*. 2001;92(6): 1552–1557.

Fassoulaki A. Brachial plexus block for pain relief after modified radical mastectomy. *Anesth Analg*. 1982; 61(12):986–987.

Klein SM, Bergh A, Steele SM, et al. Thoracic paravertebral block for breast surgery. *Anesth Analg*. 2000; 90(6):1402–1405.

Liu S, Carpenter RL, Neal JM. Epidural anesthesia and analgesia. Their role in postoperative outcome. *Anesthesiology*. 1995;82(6):1474–1506.

Lynch EP, Welch KJ, Carabuena JM, et al. Thoracic epidural anesthesia improves outcome after breast surgery. *Ann Surg*. 1995;222(5):663–669.

Oakley N, Dennison A, Shorthouse A. A prospective audit of simple mastectomy under local anesthesia. *Eur J Surg Oncol*. 1996;22(2):134–136.

Yeh CC, Yu JC, Wu CT, et al. Thoracic epidural anesthesia for pain relief and post-operative recovery with modified radical mastectomy. *World J Surg*. 1999;23(3):256–261; discussion 260–261.

第 180 章
根据手术类型的不同,选择不同节段进行术后硬膜外置管

72 岁女性,行左肾切除术,计划行硬膜外置管用于术后镇痛。患者拒绝在术前接受硬膜外麻醉,但术后因疼痛严重要求硬膜外镇痛。应在什么节段行硬膜外置管? 此时与术前置管有区别吗?

位置,位置,还是位置

精准而周到地留置硬膜外管可以选择性地阻断相应节段的神经根,优化术后镇痛,避免大剂量硬膜外用药和神经肌肉阻滞导致的并发症。熟悉体表标志并选择恰当的阻滞节段可以保证充分阻滞和患者满意。

正确的置管位置可以避免阻滞不必要区域和引起并发症。下肢运动阻滞会限制患者早期活动,不利于术后恢复。硬膜外阻滞引起的尿潴留需延长留置导尿管的时间,患者尿路感染的风险也随之增加。此外,正确的置管可以避免局麻药剂量过大而导致低血压。

术前置管可能更好

如果可以的话,最好在术前留置硬膜外管以改善镇痛效果,而且也容易操作。术后苏醒时疼痛能引起呼吸并发症、血流动力学波动和患者的心理创伤。术前确认有效的双侧硬膜外阻滞节段可确保阻滞效果。如果在手术期间应用预防性镇痛,尤其是在切皮前,可以降低术后疼痛的发生率。此外,术前硬膜外阻滞可以减少阿片类药物用量及其产生的副作用。

术后硬膜外置管对麻醉医师和患者来说都更具挑战性。患者可能会因为疼痛而难以摆放适于术后硬膜外置管的体位,可能需要侧卧位。气管插管、监护仪导线、引流管等也可能会限制体位摆放或影响在脊柱的操作。术后水肿和/或伤口敷料也会限制体位和/或穿刺置管。

明确你的目的——术中用还是术后用

术前硬膜外置管的最佳节段可能与术后置管不同。这是因为切口皮区与手术涉及的内脏在神经支配节段上存在差异。

例如,剖宫产的 Pfannenstiel 切口大约位于 T12~L1 皮区。但是,剖宫产术中充分抑制内脏痛需要皮区阻滞平面达到 T4。术前硬膜外阻滞平面应达到 T4 才能满足手术需求。但是术后硬膜外阻滞应主要针对下腹部手术切口的疼痛。即使不使用硬膜外阻滞进行手术,硬膜外置管时也要考虑手术涉及的内脏水平,从而减少阿片类药物用量、避免麻醉过深。

相比之下,胸腔镜手术的切口与内脏的神经支配水平相似,术前、术后硬膜外置管的节段基本一致。在这种情况下,术前或术后硬膜外阻滞的理想水平是相似的。下表中是我们推荐的术中或术后硬膜外阻滞应该达到的皮节水平,可能因患者的解剖个体差异以及特殊手术需要而有所不同。

手术类型	术中阻滞平面	术后阻滞平面
胸科手术	T4	T4
上腹部手术	T4	T7
剖宫产手术	T4	T12
妇科、泌尿外科手术	T6	T10
经尿道前列腺切除术	T6	一般不需要
经阴道分娩	T10	一般不需要
髋关节手术	T10	L1
大腿手术	L1	L1
小腿截肢	L1	L1
足踝手术	L2	L4
会阴肛门手术	S2~S5	S2~S5

操作及评价效果的体表标志

掌握体表标志及其所对应的皮节水平有助于操作和评估镇痛效果。这些体表标志有助于麻醉医生在硬膜外置管时进行定位,但这也不是完全准确的。由于解剖变异,体表标志可能比认为的节段低 1~2 个节段。

还可以使用超声或 X 线检查进行准确定位。解剖异常或穿刺置管困难的患者可以采用这些方法。

解剖标志	相对应的皮肤节段
颈椎最突起处	C7
肩胛冈	T3
肩胛下角	T7
髂嵴	L4
髂后下嵴	S2

⌂ **要点**

- 精准的硬膜外置管可以选择性阻滞相关神经根,同时避免阻滞范围过大。
- 如果情况允许,在术前置管。
- 内脏与手术切口的支配神经可能不同。因此,术前和术后硬膜外阻滞水平可能不同。
- 体表标志有指导意义,但并不是 100% 准确的。可以应用超声和/或 X 线检查辅助。

推荐读物

Deschner B, Allen M, de Leon, O. Epidural blockade. Chapter 14. *NYSORA Textbook of Regional Anesthesia and Acute Pain Management*. New York: McGraw-Hill.

Maddali P, Moisi M, Page J, et al. Anatomical complications of epidural anesthesia: A comprehensive review. *Clin Anat*. 2017;30(3):342–346.

Manion SC, Brennan TJ. Thoracic epidural analgesia and acute pain management. *Anesthesiology*. 2011; 115(1):181–188.

第 181 章
了解硬膜外注射皮质激素的并发症

从 20 世纪 50 年代开始,硬膜外注射皮质激素(epidural corticosteroid injections,ESI)就已经用于治疗神经根性背痛,是目前最常用的疼痛治疗方法之一。虽然并发症罕见,但任何严重并发症的灾难性后果都需要操作者的高度警惕。ESI 应仅用于可能对类固醇治疗有反应的背痛。

ESI 的入路包括椎板间、经椎间孔和尾侧入路。常用激素有倍他米松、甲泼尼龙、曲安奈德和地塞米松。它们的效能、作用时间、制剂(溶液或混悬液)以及添加剂(苯甲醇或聚乙二醇)各异。这些因素可能与潜在并发症有关。

大多数并发症相对轻微,包括头痛、血管迷走反应、一过性疼痛加重、穿破硬脊膜以及诸如高血糖的全身反应。2011 年,McGeath 对超过 4 200 例 ESI 进行了回顾性研究,发现轻微并发症的发生率为 2.4%。严重并发症很罕见,但可能是报道较少。蛛网膜炎会导致痛性感觉异常和无力。严重的神经损伤包括瘫痪、卒中和暂时性失明。脑膜炎或硬膜外脓肿等感染性并发症极具破坏性,甚至可以致命。认真谨慎地操作能减少这些并发症的发生率。

神经损伤

ESI 后的神经损伤可立即或延迟发生。发生急性瘫痪时,通常怀疑直接脊髓损伤,或血管源性损伤,例如血管损伤或微粒栓塞。

直接脊髓损伤罕见,大多数病例发生在颈椎。脊髓内注射后神经症状明显加重。所有注射前都应确认穿刺针位置。既往颈椎手术史或明显的椎间盘突出会使后蛛网膜下腔消失,增加针刺损伤的风险。重度镇静的患者更容易发生神经损伤,因为这些患者不太可能对针头触及脊髓产生反应。

有报道称,在经椎间孔注射过程中发生灾难性神经损伤,包括瘫痪、卒中和死亡,因为脊髓滋养动脉内注入微粒或血管损伤。所有市售的类固醇混悬液都含有足够大的颗粒来阻塞滋养毛细血管和小动脉。需特别注意的血管有滋养脊髓的根动脉,颈部的颈升、颈深以及椎动脉。脊髓前 2/3 由脊髓前动脉供应;颈部的根动脉和脊髓段动脉由颈升和颈深动脉供应。过去人们认为颈椎间孔的后半部分是"安全"的经椎间孔置针区域,但一项尸体研究显示,其内走行颈根动脉或脊髓段动脉的人群比例高达 22%,有血管内注射的风险。

胸、腰段的脊髓前动脉由来自腰动脉的根动脉和肋间动脉供应。通常位于左侧 T5~L2 之间的根最大动脉其来源有很多解剖变异,需特别注意。根动脉从椎间孔进入椎管,因此经椎间孔穿刺时有风险。既往脊柱手术史是与硬膜外注射相关前脊髓梗死的危险因素。

为了减少血管内注射的可能性,推荐采用椎板间入路,因为脊髓滋养动脉不穿过背侧硬膜外腔。经椎间孔注射应在孔的下方(即 Kambin 三角)进行,以减少血管内注射。应在实时放射线成像下使用造影剂来确认置针。数字减影血管造影在检测血管内注射方面有更高的灵敏度。给予试验剂量局麻药能确认血管内注射,因为会导致一过性麻痹,如果在颈段注射还可导致惊厥。注射器上连接细导管能在两次注射之间更换注射器时减少针的移动。铅笔尖式硬膜外针能减少血管内置管的风险。皮质类固醇溶液而非颗粒制剂可能会减少意外血管内注射时发生栓塞的可能性。即使应用放射线和实时 CT 引导置针,颈段经椎间孔硬膜外注射时还是会发生颈段前脊髓综合征和小脑损伤。颈、胸和上腰段经椎间孔注射颗粒类固醇时应特别小心,并仔细考虑其风险和获益。

迟发性瘫痪可能是由几种并发症造成的,包括血肿或硬膜外脓肿压迫脊髓;血管损伤导致血栓形成也可能是原因。治疗前应仔细询问服用抗凝药或抗血小板药物史或潜在出血性疾病史。不建议所有患者都进行实验室筛查。尽量减少硬膜外针刺操作能进一步减少血管损伤的危险。由于脊髓压迫的危害极大,因此需时刻警惕硬膜外血肿和脓肿。MRI 是诊断这些病变的"金标准",虽然 CT(加或不加脊髓造影)也很有用。立即手术减压和引流对于降低永久性损伤的风险至关重要。

感染

由硬膜外注射导致的感染很罕见,如脑膜炎、硬膜外脓肿以及软组织或皮肤感染。2011年因皮质醇激素受到污染,暴发了与之相关的真菌性脑膜炎。这次暴发是由于一家合成药房中不含防腐剂的皮质醇激素受到喙状明脐菌污染引起的。结果导致 750 名患者感染和 64 人死亡,这件事情突出了脊柱感染可能造成的破坏性。危险因素包括远处脊髓外感染和免疫功能低下、糖尿病、长期应用激素以及癌症。图 181.1 是一名患者经椎板内硬膜外注射后发生椎间盘炎的 MRI 表现。

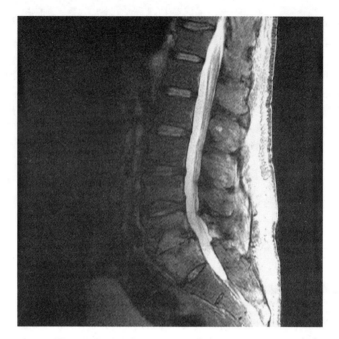

图 181.1 T2 矢状面腰椎 MRI 扫描,显示 L5/S1 椎板内硬膜外注射皮质类固醇后出现椎间盘炎的表现。患者有脓胸和反复肺部感染史

有几项预防措施能将感染风险最小化。严格坚持无菌技术是绝对必要的。氯己定消毒皮肤优于 10% 聚维酮碘,应优先考虑。虽然感染的发生率很低,不建议常规预防性使用抗生素,但对于有危险因素的患者,可以考虑使用对金黄色葡萄球菌和表皮葡萄球菌有效的抗生素。穿刺时应避开表皮感染。不是所有硬膜外脓肿患者都会出现典型的发热、背痛或触痛以及局部神经体征的三联征。大多数患者仅出现逐渐加重的背痛,因此常延误诊断。医生必须高度警惕注射治疗后的背痛主诉。血沉和 C 反应蛋白等非特异性炎症标志物对发现脊椎感染非常敏感。如怀疑出现硬膜外脓肿,应立即进行 MRI、CT 或 CT 脊髓造影术。这些患者常需要外科介入治疗。

全身反应

激素治疗有短期和长期两方面效应。ESI 后有面红、高血糖、肾上腺抑制和库欣综合征的报道。长期应用激素会引起更严重的并发症,如免疫抑制、骨质疏松和高血压。应用最低有效剂量能将全身不良反应减到最小。每人每年激素注射数量应限制在一个合理的水平。

蛛网膜炎

椎管内注射激素后可发生粘连性蛛网膜炎。其病因不明,但与混悬液中的颗粒皮质类固醇和用作防腐剂的添加剂有关。虽然没有 ESI 后发生蛛网膜炎的明确报道,但如果一部分 ESI 注射到鞘内则可能发生蛛网膜炎。但是,回吸无脑脊液也不能确保防止部分药液注入鞘内。

注射皮质类固醇前在放射线下应用造影剂能确定针尖位置在硬膜外腔。注射器上连接细导管("猪尾"管)可在更换注射器时限制针的移动,从而减少针尖进入鞘内的机会。必须注意硬膜外套件和注射液的成分,确保不含神经毒性药物或防腐剂。应等待消毒皮肤的抗菌剂干燥后再行穿刺,因为这些制剂可能有神经毒性。

> 🏠 **要点**
>
> - ESI 是一种治疗背痛和神经根性疼痛的成熟技术。
> - 轻微并发症包括头痛、血管迷走反应、一过性疼痛加重、穿破硬脊膜及诸如高血糖的全身反应。
> - 严重并发症包括蛛网膜炎、瘫痪、感染以及长期应用类固醇的全身后遗症。
> - 虽然 ESI 引起的严重并发症罕见,但应对潜在并发症保持警惕,这对减少灾难性并发症至关重要。

推荐读物

Abbasi A, Malhotra G, Malanga G, et al. Complications of interlaminar cervical epidural steroid injections: A review of the literature. *Spine (Phila Pa 1976)*. 2007;32(19):2144–2151.

Abram SE. Complications associated with epidural, facet joint, and sacroiliac joint injections. In: Neal JM, Rathmell JP, eds. *Complications in Regional Anesthesia and Pain Medicine*. 2nd ed. Philadelphia, PA: 2013:297–308.

Cohen SP, Bicket MC, Jamison D, et al. Epidural steroids: A comprehensive, evidence-based review. *Reg Anesth Pain Med*. 2013;38(3):175–200.

Glaser SE, Shah RV. Root cause analysis of paraplegia following transforaminal epidural steroid injections: The 'unsafe' triangle. *Pain Physician*. 2010;13(3):237–244.

Hooten WM, Kinney MO, Huntoon MA. Epidural abscess and meningitis after epidural corticosteroid injection. *Mayo Clin Proc*. 2004;79(5):682–686.

Huntoon MA. Anatomy of the cervical intervertebral foramina: Vulnerable arteries and ischemic neurologic injuries after transforaminal epidural injections. *Pain*. 2005;117(1-2):104–111.

Latham JM, Fraser RD, Moore RJ, et al. The pathologic effects of intrathecal betamethasone. *Spine (Phila Pa 1976)*. 1997;22(14):1558–1562.

Malhotra G, Abbasi A, Rhee M. Complications of transforaminal cervical epidural steroid injections. *Spine (Phila Pa 1976)*. 2009;34(7):731–739.

Manchikanti L. The value and safety of steroids in neural blockade, part 1. *Am J Pain Manage*. 2000;10:69–78.

McGrath JM, Schaefer MP, Malkamaki DM. Incidence and characteristics of complications from epidural steroid injections. *Pain Med*. 2011;12(5):726–731.

Nelson D. Arachnoiditis from intrathecally given corticosteroids in the treatment of multiple sclerosis [letter]. *Arch Neurol*. 1976;33(5):373.

Tiso RL, Cutler T, Catania JA, et al. Adverse central nervous system sequelae after selective transforaminal block: The role of corticosteroids. *Spine. J*. 2004;4(4):468–474.

Weingarten TN, Hooten WM, Huntoon MA. Septic facet joint arthritis after a corticosteroid facet injection. *Pain Med*. 2006;7(1):52–56.

Yentur EA, Luleci N, Topcu I, et al. Is skin disinfection with 10% povidone iodine sufficient to prevent epidural needle and catheter contamination? *Reg Anesth Pain Med*. 2003;28(5):389–393.

第 182 章
给连续神经阻滞新手的建议

椎管内和周围神经阻滞技术正在成为麻醉和围手术期医学的基本技能之一。作为麻醉医生,我们应该认识到这些技术在围手术期以及住院和门诊工作中的重要价值。这些技术的优势之一在于,既可以单次给药,也可以持续输注用于长期镇痛并可以滴定以达到效果。这两种技术在公立或私立医院都可以进行。虽然这些技术可以为患者带来很大好处,但也应当了解其潜在风险。本章将重点关注周围神经或椎管内持续输注的一些重要问题。

为什么要持续输注?

想象一下,你在手术室给一位正在进行足外侧手术的患者施以镇静,术前进行了单次腘窝坐骨神经阻滞。神经阻滞作为主要麻醉方法很成功,但外科医生问你为什么他的患者不再置管了。外科医生说,在过去的一段时间里,所有接受这种手术的患者都进行了持续输注的阻滞,据他回忆,这些患者在术后头几天都很好。一个可能的解释是由于医院制度改革使得持续神经阻滞更加困难。安全地实施持续周围神经或椎管内输注常需要一个强大的多学科系统,这可能不是每个医院都能提供的。在考虑使用持续的周围神经或椎管内输注时,必须了解所用的药物、权衡利弊并选择适合的患者。在作者所在的俄勒冈健康与科学大学(OHSU),几乎所有用于围手术期镇痛的椎管内阻滞都是采用持续输注的(与慢性疼痛科进行的疼痛介入治疗相反)。绝大多数采用持续硬膜外输注,既用于分娩镇痛,也用于手术,偶尔也会采用持续鞘内输注。下面来讨论持续椎管内或周围神经输注的适应证和禁忌证。

适应证

- 需要长期进行术后镇痛,特别是在已知术后疼痛程度严重的手术(即肩部或外侧锁骨、腕部、踝部、腹部大手术、胸部手术)
- 减少高危患者(COPD、阻塞性睡眠呼吸暂停综合征等)的阿片类药物用量
- 预计疼痛难以控制的慢性疼痛患者
- 改善生理状态,例如改善肋骨骨折或肠道手术患者的呼吸功能,降低高危心脏病患者的心率
- 促进患者早期活动和参与物理治疗
- 姑息治疗
- 不能使用阿片类药物或其他镇痛药

禁忌证

- 患者拒绝
- 凝血功能异常
- 置管部位有感染
- 脓毒症
- 缺少术后护理人员
- 局麻药过敏
- 术后需要密切监测神经肌肉功能
- 担心可能会出现筋膜室综合征
- 颅内压增高(椎管内)
- 解剖异常
- 血流动力学不稳定(椎管内)

在决定是单次还是持续阻滞时,一个明显的考虑因素是对患者的支持程度。也就是说,医院需要建立一套完善的诊疗系统,不仅能提供技术支持,同时也能够对患者的体征和症状提

供适当的临床评估。该系统适用于住院患者和带着导管回家的患者。需要有人(受过麻醉训练)每周 7 天、白天 24 小时为患者或患者的护理人员(与患者一起在家的人,或住院患者的护工和护士)提供咨询。大多数情况下,对麻醉人员提出的问题与持续输注的技术有关。例如,敷料脱落、导管脱出或断开,或者担心镇痛泵看起来没有在运行。其他问题可能与患者的症状有关,如疼痛加剧(阻滞逐渐消退)、导管引起的局部或全身感染症状,或局麻药全身毒性(LAST)症状。更不常见的是,患者报告说,他们尝试拔除导管失败(拔管时很痛或感到阻力),有时患者太紧张或者自己拔管不舒服,而特别要求麻醉医生为他们拔管,这就需要患者亲自来医院并接受评估。在 OHSU,有一个 24 小时佩戴寻呼机的值班麻醉医生(住院医生)。晚上由这名住院医生值班,白天则由高年资住院医生轮转区域麻醉。置管的麻醉医师可能不是接到传呼或者电话提供咨询服务的人。但是,作者目前所在的私立医院并没有这样的诊疗系统。麻醉医师偶尔也会进行硬膜外置管或者周围神经阻滞置管,而且他们知道,在患者在家自行拔管或者在医院由医生拔管之前,都要能通过电话或者寻呼机找到他们。对患者也需要进行良好宣教,明确说明如何处理持续输注,因为很多患者需要在家里自行管理输注,并在护理人员的帮助下自行拔管。这可能会引起一部分患者的恐惧或焦虑。在 OHSH,留置导管的患者都会观看一个关于置管技术的简短幻灯片,这有助于对患者进行标准化培训。建立起一个能可靠地提供 24 小时技术和医疗支持的系统需要麻醉科、外科、住院医生和急诊科之间相互配合。

用什么药进行持续椎管内阻滞

用于椎管内和周围神经阻滞的主要药物通常是局麻药。在进行单次椎管内或周围阻滞时,可以在药液中加入其他药物来延长镇痛时间,包括皮质激素(即地塞米松)和其他镇痛药(例如阿片类药物或氯胺酮)、可乐定和肾上腺素;但是,除了阿片类药物,这些药物大多不是常规添加到持续阻滞的药液中。持续注射的药物可以根据解剖部位进行选择,通常包括局麻药、阿片类药或两种药物联合使用。椎管内输注时常加入阿片类药物,研究表明,将局麻药和阿片类药物联合应用于椎管内输注时,镇痛效果优于两种药物单独应用。但是,某些临床情况下,单独使用局麻药或阿片类药物进行椎管内镇痛也是合适的。例如,对于有严重血流动力学不稳定风险的患者,例如术中失血引起的低血压,可能不能耐受椎管内使用局麻药后引起的交感神经阻滞,因而仅使用阿片类药物更合适。另一类可能需要只输注阿片类药物的患者是不需要任何程度的感觉或运动阻滞者。相反,过度镇静和通气不足的患者可能无法耐受椎管内使用阿片类药物引起的呼吸抑制,因此可能更适合仅使用局麻药。与椎管内输注相反,连续周围神经阻滞通常仅使用局麻药。其中一个原因是椎管内使用阿片类药物可以让药物更直接到达所期望的作用部位——脊髓,而周围神经阻滞则不需要。此外,可能会让患者出院回家并自行管理周围神经阻滞镇痛泵,出于安全和法律原因也不能使用阿片类药物。

需要考虑多种因素来决定使用哪种局麻药或阿片类药物以及药物浓度。大多数局麻药有不同浓度制剂,而浓度会影响对患者交感、感觉和运动神经阻滞的程度。药物浓度越高,患者所面临的局麻药全身毒性风险也就越大,后者还与体重、药物输注速度、导管移位或置入血管有关。局麻药浓度或输注速度高于所需也可能会造成"高位阻滞"或"全脊麻",从而对神经、呼吸、循环产生不利影响。阻滞的"强度"与局麻药的浓度直接相关,这种情况在硬膜外分娩镇痛中非常明显。作者在硬膜外分娩镇痛用药时,根据产妇所需的感觉和运动阻滞程度选择局麻药的浓度(通常是 0.5%、0.25%、0.125% 布比卡因)。

很多阿片类药物常用于椎管内持续阻滞,包括吗啡、氢吗啡酮、芬太尼和舒芬太尼。作者所在医院的默认药物是氢吗啡酮,但常用吗啡和舒芬太尼。与芬太尼和舒芬太尼相比,吗啡和氢吗啡酮更容易引起皮肤瘙痒,可能需要进行治疗或替换为其他阿片类药物。对阿片类药物耐受的患者,可以考虑使用脂溶性更强者,例如舒芬太尼或芬太尼,这些药物比水溶性更强的阿片类药(吗啡、氢吗啡酮)在脊髓水平的吸收更快、全身副作用更少。如果椎管内持续输注的镇痛不足或副作用明显,在确认导管功能正常、位置正确的前提下,应当考虑更改药物或浓度。

常用椎管内持续阻滞浓度

- 布比卡因:0.1%~0.15%
- 罗哌卡因:0.1%~0.2%
- 吗啡:0.05~0.1mg/mL
- 舒芬太尼:1~2μg/mL
- 芬太尼:2~5μg/mL
- 氢吗啡酮:10~20μg/mL

用什么药物进行周围神经持续阻滞?

决定用什么药物进行周围神经持续阻滞似乎更简单,因为大多数持续输注中通常只含有局麻药。同样要记住的是,患者常会携带神经阻滞导管回家,这是决定阻滞药液配方的唯一最重要因素。作者所在医院仅使用 0.2% 的罗哌卡因,虽然家用镇痛泵上有个刻度盘是可以调整药物输注速度的,但该功能对患者禁用。如果允许患者在家自行调整输注速度,镇痛泵的最大输注速率是决定局麻药浓度时要考虑的重要因素,但作者不建议让患者自行调整镇痛泵速度。因为这会使患者处于发生 LAST 或局部神经毒性的潜在风险中。如上所述,在选择用哪种局麻药以及药物浓度时,还应当考虑局麻药的潜在风险,例如心脏毒性、LAST、感觉或运动阻滞强度等。

我可以自己配制药液吗?

理想情况下,由麻醉医生决定镇痛泵使用什么药液,而药液由药房进行配制。这样就减少了发生用药错误的机会。因为如果将硬膜外用药意外注入蛛网膜下腔,10 倍剂量的药物会导致灾难性的后果。一些医院可能没有专门的药房来配制药液;因此,你可能不得不自己计算剂量和配制药液。如果是这样,在给患者用药前,你应当让另一位专科医生再次核查你的计算结果和用药剂量。

会出什么错?

第 157 章讨论了与椎管内和周围神经阻滞有关的风险。鞘内输注的局麻药容量和总剂量比其他途径少很多,因此用药错误会产生致命后果,表现为血流动力学不稳定、高位阻滞或全脊麻,需要紧急气道管理和复苏。此外,阿片类药物浓度的剂量错误也很危险,表现为过度镇静和呼吸抑制,可导致呼吸衰竭和心搏骤停。

携带周围神经阻滞泵回家的患者也有发生局麻药相关并发症的潜在风险。运动和感觉阻滞过深时,患者容易发生进一步损伤,例如擦伤、割伤或烧伤、周围神经压迫,而由于缺乏知觉,患者可能对这种伤害没有意识。此外,过深的阻滞可能妨碍患者在术后很快参加康复锻炼。携带神经阻滞导管回家最令人担忧的风险是导管误入血管而产生的不良作用,例如 LAST、心脏和呼吸毒性。正确标记这些导管对避免发生意外用药或剂量错误至关重要。某些导管与

MRI 不兼容,如果需要进行 MRI 检查,应将其取出。

持续阻滞故障排除

- 通过病史和查体,确定有无感染、药物反应和毒性反应的症状和体征;
- 检查置管部位,确定有无导管移位、损伤、感染或局部药物反应的迹象;
- 用超声检查周围神经阻滞导管的位置,或用造影剂检查椎管内导管位置;
- 先使用安全的试验剂量测试导管的效果,然后再进行镇痛阻滞的评估;
- 与患者协商镇痛目标,以确保设定合理的期望值。

小结

　　持续椎管内和周围神经阻滞是一个非常有价值的工具,它可以在镇痛、术后恢复和患者满意度方面提供非常好的医疗保障。我们所做的一切都应考虑患者的个体化差异,在决定持续阻滞是否为最佳选择以及使用什么药物时,应考虑每个患者的个体因素,包括病史和个人偏好,以及每个患者的潜在风险。

　　再次向年轻医生介绍——Johnson 医生关于如何组织和总结个人实践的笔记:对于连续周围神经阻滞,我的**第一个想法**是,在某些手术中,患者可能会受益于这种镇痛模式。这些手术包括肩部或外侧锁骨手术、腕部手术、膝部手术和踝部手术。**我觉得一般来说,骨科手术会让我想到连续周围神经阻滞。**此外,对于阿片耐受和大剂量阿片类药物仍不能充分缓解疼痛的患者,我会考虑使用连续周围神经阻滞。无论手术类型如何,合并阻塞性睡眠呼吸暂停综合征等疾病或因使用阿片类药物导致通气不足和呼吸损害风险较高的患者适合使用连续神经阻滞。

　　对于连续椎管内阻滞,上述考虑因素同样重要,我会考虑手术的解剖位置和术后疼痛是否会直接影响患者的呼吸功能。例如,在没有连续硬膜外阻滞的情况下,接受开胸手术的患者术后呼吸功能可能会很差。这与很多因素有关——肺组织损伤,剧烈胸壁疼痛导致的呼吸困难和肺不张恶化,以及阿片类药物可能导致的呼吸抑制。在没有禁忌证的情况下,术前硬膜外阻滞可能会减少术中所需的阿片类药物用量,更好的胸壁疼痛管理使患者能够更充分地呼吸和改善呼吸功能、减少术后的阿片类药物需求。对于腹部手术的患者,我也会考虑这些因素。

　　但是,现在事情是这样的……我目前在一家繁忙的私立医院工作,需要进行持续周围神经阻滞或椎管内阻滞,并确保在随后几天(周围神经阻滞时通常为 72 小时,椎管内阻滞时可长达 5~7 天)能随时提供咨询服务,这种工作强度可能会打击医生应用这种模式的积极性。然而,正如我上面提到的,患者的体验和反馈作为医院实践、报销和认证的驱动力正迅速变得越来越强大。为患者提供这种形式和持续时间的疼痛治疗措施将变得越来越重要,并融入到患者的"手术之家"概念中,在这里,他们不仅仅是一个随机的病例在某个随机的日期接受护理,相反,他们的术前护理使其可调整到最佳状态接受手术,在术后也得到良好的护理。

> ⌂ **要点**
>
> - 对于进行连续周围或椎管内阻滞的患者,需要建立一个强大的全天候支持体系,这需要所有相关专业之间的协同。回顾一下,在 OHSU,所有可能与这些患者有关的围手术期和病房护士都具备一定的知识和物资来帮助患者管理导管和输注;
> - 对于连续椎管内阻滞,考虑联合使用局麻药和阿片类药物以优化镇痛,尽管在某些临床情况下,单独使用局麻药或阿片类药可能更合适;

- 对于连续周围神经阻滞,考虑单独应用局麻药;
- 为了最大限度地减少用药和剂量错误,理想的情况是由药房配制药液,但如果不能做到这一点,应确保在给患者用药前进行双人核对;
- 应详细了解所用药物的药理学和剂量,包括每种局麻药的中毒剂量计算;
- 持续阻滞需要医护人员提供后续的诊疗服务,并对患者进行适当教育,明确镇痛目标和安全问题。

推荐读物

Ilfeld BM. Continuous peripheral nerve blocks: An update of the published evidence and comparison with novel, alternative analgesic modalities. *Anesth Analg*. 2017;124(1):308–335.

Joshi G, Gandhi K, Shah N, et al. Peripheral nerve blocks in the management of postoperative pain: Challenges and opportunities. *J Clin Anesth*. 2016;35:524–529.

Khanna A, Saxena R, Dutta A, et al. Comparison of ropivacaine with and without fentanyl vs bupivacaine with fentanyl for postoperative epidural analgesia in bilateral total knee replacement surgery. *J Clin Anesth*. 2017;37:7–13.

Liu S, Carpenter RL, Neal JM. Epidural anesthesia and analgesia. Their role in postoperative outcome. *Anesthesiology*. 1995;82(6):1474–1506.

第 183 章
如何处理长时间阻滞

"我的胳膊还是没感觉!""我的脚仍然觉得麻木刺痛!"有时候,我们为患者实施的神经阻滞持续时间会长到让他们不满意。当神经症状时间超过患者预期时,我们通常会从外科医生那里听到,可能在单次阻滞后的术后第 2 天。也可能是在门诊手术后第 6 天第一次复诊时。本章将讨论当神经阻滞时间过长时该怎么办。

与患者进行沟通

跟回家的患者通话或者来到患者床旁。你要弄清楚他/她有什么症状。他们是否有运动、感觉阻滞或感觉异常。这些症状有变化吗? 大多数阻滞随着运动功能的早期恢复而逐渐消退,而刺痛的"针刺"感会随着阻滞消退更加明显。

症状位于哪里? 通过电话尽可能确定症状的具体位置。如果患者仍在医院,对受累肢体和正常肢体进行彻底的感觉检查(例如冷感和/或针刺感)和运动检查。

在典型的围手术期过程中,潜在的神经损伤有 3 个来源:①周围神经阻滞;②手术损伤;③体位损伤。很多时候当我们因长时间阻滞而被呼叫时,症状出现在未被阻滞的神经分布上(例如,仅接受股神经阻滞的患者出现坐骨神经分布区的症状)。确定手术步骤,并考虑手术损伤的可能性。不同的手术有不同的神经损伤风险,但总体来说,手术引起神经损伤的风险似乎与周围神经阻滞相关损伤的风险一样高或更高。止血带是手术神经损伤的另一个潜在原因,尤其是在高压力下长时间使用时。术后伤口敷料和石膏偶尔会通过类似的机制造成神经损伤。此时应当评估敷料边缘是否紧绷和肿胀。

回顾病历

有时候,患者对长时间阻滞的认知仅仅是因为对阻滞消退的预期时间有误解。你需要区分正常的、预期的阻滞消退时间和比常规神经阻滞持续时间更长的神经症状。

用了什么局麻药? 是单次注射还是置管? 不同的局麻药有不同的持续时间。单次周围神经阻滞的镇痛持续时间粗略估计为:利多卡因或甲哌卡因4~6小时,罗哌卡因10~12小时,布比卡因12小时以上。置管输注延长了镇痛持续时间,并且由于是以缓慢输注而非大容量推注的方式进行注药,在拔除导管后镇痛的消除时间通常更快。除了局麻药类型和给药方法之外,还有许多因素会影响阻滞的预期持续时间,使正常的持续时间无法精确定义。

药物的容量、浓度以及添加剂情况如何? 影响持续时间的其他注射相关因素包括局麻药的容量和浓度(例如,0.5%罗哌卡因的阻滞时间比0.2%罗哌卡因更长)。使用佐剂可以使神经阻滞时间延长几个小时,超过单独使用局麻药的通常时间。地塞米松、可乐定、右美托咪定和丁丙诺啡都可以延长神经阻滞时间。请注意,静脉使用地塞米松也会延长神经阻滞持续时间,因此术中预防恶心而使用地塞米松可能是神经阻滞持续时间超过预期的主要原因! 脂质体布比卡因或其他缓释局麻药是另一个长时间阻滞的潜在因素。尽管现有数据存在相互矛盾之处并且取决于注射部位,但这些长效制剂有可能将局麻药的药效延长至72小时。即使未用于神经阻滞,也要查看手术记录以了解外科医生是否在局部伤口浸润时使用了脂质体布比卡因。

哪些神经被阻滞了,用了什么阻滞技术? 阻滞的类型也会影响持续时间。例如,正常的坐骨神经阻滞的持续时间是臂丛神经阻滞的1.5~2倍。具体的穿刺针目标注射部位是另一个影响因素,因为越靠近神经注射可能导致药物扩散离开神经纤维的速度越慢。在腘窝坐骨神经阻滞时可以看到这种情况,在神经旁鞘深面注药的阻滞持续时间要长于神经旁鞘表面注药。

阻滞过程中有什么异常吗? 意外注射到神经外膜深处(神经内但不是神经束内)的阻滞持续时间可能比预期的长。即使没有真正的机械性或化学性神经损伤。类似于在神经旁鞘内注射,这可能是由于局麻药与神经束非常接近,以及神经外膜作为屏障减缓了药液扩散离开神经纤维。神经外膜深处注药几乎不可能在事后发现。根据阻滞的部位、超声图像的质量、注射的容量、注射压力和患者的舒适度,神经内注射可能不被发现,但神经束内注射则不会。

操作过程中,意外注射到神经束膜深处(神经内和神经束内)更可能引起明显的感觉异常(希望病历中有记录)。注射时的感觉异常或疼痛、注射压力大、超声显示神经肿胀都提示可能发生神经束内注射。患者对操作过程的回忆可能也是一个线索,但考虑到患者对正常、简单的阻滞耐受性差异很大,很难辨别回忆中不适的具体含义。无论操作时神经束内注射是否被发现,都可能发生神经损伤,并可能导致长期神经功能障碍。

这是神经损伤吗?

根据研究方法、所实施的神经阻滞类型和神经阻滞技术(例如,超声引导与神经刺激仪引导)的不同,周围神经阻滞引起的神经损伤发生率也不同。据报道,严重周围神经损伤的发生率为0.02%~0.2%。在最初的1~2周内,神经功能障碍的发生率可能会明显更高,有报道高达14%! 时间可以治愈绝大多数的损伤,1年内的治愈率达到98%~99%。如果仅仅是感觉上的症状,完全治愈的可能性更高。

神经阻滞是如何造成神经损伤的? 有几种机制,包括对神经纤维的直接针刺损伤,局麻药固有的神经毒性,以及由于注射的局麻药、血肿造成的压力或同时添加的血管收缩剂引起的神经缺血。损伤原因可能与神经阻滞的方式有关,例如神经束内注射或未被发现的血管损伤。

有时,在没有操作错误的情况下,损伤可能是由于神经暴露于局麻药,特别是神经本身存在病理性改变时。

哪些患者的风险更高？患者病史的某些因素可能会让他们更容易发生神经损伤。无论原因是周围神经阻滞、手术还是体位问题,糖尿病患者都更易遭受神经损伤。这可能是由于亚临床神经功能障碍和患者神经的血供受损。同样,其他原因导致的原有神经功能障碍也使患者容易发生神经损伤。因此,已知患有周围神经疾病的患者可能不会接受神经阻滞,但不要忘记评估每个疑似神经损伤的患者,在患侧或健侧肢体是否有先前就存在的神经功能障碍症状。仔细回顾病史可以发现未确诊的神经系统疾病！

我该告诉患者什么？

安抚是关键！大多数超长时间的神经阻滞会消退至完全恢复正常功能。如果患者很早(例如,预期消退时间后 1~3 天)就有神经功能障碍的主诉,并且是轻微的(例如感觉轻度减弱),则消退可能非常迅速。如果神经功能障碍已经持续了几周或症状更明显(例如完全感觉消失),这可能意味着更严重的损伤。治愈的可能性还是很大的,但是可能需要几周到几个月的时间。更严重的损伤,尤其是那些涉及肌肉无力的损伤,可能需要几个月才能恢复,并且有可能无法完全恢复。由于大多数长时间阻滞都是在早期报告的(即在术后第一次外科诊室就诊时或之前),安抚通常是缓解患者焦虑和设定现实而积极期望目标的重要步骤。当怀疑有神经损伤时,许多患者也会感谢医生解释神经损伤是如何发生的以及为什么会发生在他们身上。

患者应该如何随访？如果考虑到阻滞部位、技术和使用的局麻药和佐剂,神经功能障碍的持续时间仍在合理范围内,那么在几天内打个随访电话就可以了。但是当症状偏离预期的阻滞持续时间时,确保面对面随访很重要。尽管有可能预后良好,正确评估和记录神经损伤的程度是很重要的。应该进行彻底的病史采集和查体。这将有助于随着时间的推移准确跟踪病情的改善,可以帮助识别潜在的病因,并且可以确定可疑神经损伤的严重程度,以指导预后和进一步诊断性检查的必要性。住院患者的病史采集和查体可以在预定的外科诊室就诊时进行,也可以安排在麻醉医生的诊疗区(例如慢性疼痛门诊或术前评估门诊)就诊,还可以安排患者接受区域麻醉小组的诊疗,或者转诊到神经科或物理医学与康复科。

对患者没有困扰或不干扰他们日常生活的轻微症状适合由外科医生进行随访,麻醉医生再次进行电话随访。比较严重的症状最好由熟悉神经阻滞的麻醉医生进行评估,最好是在报告症状的几天内。对于长期神经功能障碍的症状为神经病理性疼痛的患者,应在慢性疼痛门诊进行随访。有些麻醉医生会向神经科医生咨询所有疑似损伤,以便记录准确的神经检查结果,但大多数麻醉医生只会要求转诊那些看起来严重(如运动阻滞)或持续(如术后持续 2~4 周)损伤的患者。无论选择何种随访方法,都应向患者提供联系方式,以便在症状恶化时可以及时联系到相关医务人员。

有额外检查吗？对于严重或持续的症状,可以进行额外的诊断性检查。常用的两种方法是电生理检查和磁共振成像。电生理检查(例如肌电图和神经传导检查)是评估可疑神经损伤的"金标准"。神经科医生和 PMNR 医生都可以进行电生理检查并判读检查结果。这些检查有助于识别非手术肢体先前存在的神经功能障碍,有助于定位神经损伤的特定部位,并能更准确地评估预后。如果过早进行肌电图检查,将不能提供神经功能障碍的完整图像,但可以提供有用的基线数据。会诊医生可以对电生理检查的适当时机提供最好的指导,以产生最详细的数据和预后信息。最后,对于持续几个月的损伤,可以考虑转诊给专门从事周围神经研究的外科医生。

🏠 要点

- 尽快电话随访或面对面查看患者。
- 采集症状的详细病史，注意性质、严重程度和解剖分布。把这个记录下来！
- 根据阻滞部位、技术、应用的局麻药和佐剂，确定症状是否符合预期。把这个也记录下来！
- 评估是否有外科病因或体位因素能更好地解释症状。
- 如果怀疑神经损伤，向患者保证大多数损伤是可以治愈的，并通知风险管理和质量保证人员可能存在阻滞并发症。
- 对于最轻微的症状，安排后续电话随访。对其他所有患者，确保亲身随访，以进行全面彻底的体格检查，例如在慢性疼痛门诊。
- 对于严重症状（例如运动受累）和持续症状（例如超过术后 2~4 周），考虑转诊进行额外检查（即电生理检查）。

推荐读物

Auroy Y, Benhamou D, Bargues L, et al. Major complications of regional anesthesia in France: The SOS Regional Anesthesia Hotline Service. *Anesthesiology*. 2002;97(5):1274–1280.

Borgeat A, Ekatodramis G, Kalberer F, et al. Acute and nonacute complications associated with interscalene block and shoulder surgery: A prospective study. *Anesthesiology*. 2001;95(4):875–880.

Feibel RJ, Dervin GF, Kim PR, et al. Major complications associated with femoral nerve catheters for knee arthroplasty: A word of caution. *J Arthroplasty*. 2009;24(6 Suppl):132–137.

Feinberg J. EMG: Myths and facts. *HSS J*. 2006;2(1):19–21.

Liguori GA. Complications of regional anesthesia: Nerve injury and peripheral neural blockade. *J Neurosurg Anesthesiol*. 2004;16(1):84–86.

Neal JM, Barrington MJ, Brull R, et al. The second ASRA practice advisory on neurologic complications associated with regional anesthesia and pain medicine. *Reg Anesth Pain Med*. 2015;40(5):401–430.

Yacub JN, Rice JB, Dillingham TR. Nerve injury in patients after hip and knee arthroplasties and knee arthroscopy. *Am J Phys Med Rehabil*. 2009;88(8):635–641; quiz 642–644, 691.

第 184 章
ICU 里的区域麻醉——用什么？何时用？

　　一名 76 岁女性，慢性阻塞性肺病（GOLD Ⅲ期），在家需要吸氧（2L 鼻导管），有高血压、慢性房颤和肺动脉高压。她因近 3 天一直咳嗽咳痰去社区医院就诊，离开时在停车场绊倒，她立即感到左胸疼痛。之后她被带到急诊室，行心电图检查，仅有左心室肥大的异常。胸片结果显示左侧第 6~8 肋骨骨折、左肺上叶浸润影可能。自从昨天住进 ICU 以来，她感到呼吸越来越困难。尽管使用了低剂量氢吗啡酮治疗，她仍然一直诉吸气时左侧明显胸痛。生命体征：血压 176/52mmHg，呼吸 27 次/min，脉搏氧饱和度 88%（6L 鼻导管）。患者清醒、警觉，对人、时间和地点定向准确。

前言

　　区域麻醉在重症监护领域尚未得到充分利用。鉴于改善疼痛的已知获益，需要更多地关注在重症患者实施区域麻醉。很少有研究特意检查 ICU 患者实施区域麻醉的效果。包含 ICU

患者的大多数研究评估了 ICU 术后患者硬膜外麻醉或镇痛的风险和收益。事实上,最近的一篇系统综述显示,硬膜外镇痛联合全身麻醉可降低术后患者的死亡率。在 ICU 患者中实施区域麻醉的主要风险包括抗凝问题、脓毒症/菌血症、免疫抑制、镇静和不配合患者发生神经损伤风险可能增加以及多系统器官衰竭。在 ICU 实施区域麻醉的好处是改善镇痛、降低交感神经张力、减少血栓形成和更早期活动。

如果详细评估器官功能受损对药效学和药代动力学的影响,区域麻醉可以安全地用于 ICU 患者。麻醉药物的代谢可能因同时用药或器官功能受损代谢异常而改变。必须注意要使用合适剂量的药物。由于膈神经功能受损或之前存在呼吸功能障碍,急性和/或慢性呼吸功能障碍在区域麻醉期间可能会加重。**相反,如果是一个肋骨骨折的创伤患者,区域阻滞镇痛可能会改善患者的呼吸功能和避免需要正压通气。减少阿片类药物用量有助于脱机拔管,并降低了感染医院获得性肺炎的风险。**由于用药和其他病理生理过程,凝血功能异常在 ICU 患者中很常见。虽然血小板减少和凝血功能异常在 ICU 很常见,但 ICU 患者发生深静脉血栓/肺栓塞风险也很高,导致抗凝治疗使用率也很高。应评估对凝血功能异常、免疫功能低下和患有其他合并症的患者实施区域麻醉的风险。最后,必须仔细评估 ICU 患者实施区域麻醉的风险收益比。

ICU 实施区域麻醉的特殊考虑

镇痛与谵妄

对于谵妄高危的患者是否考虑区域镇痛?作者是这样认为的。对于需要操作和/或疼痛治疗的 ICU 患者,区域镇痛可能是有益的。ICU 中充分镇痛的重要性越来越被认识到。镇痛不充分与谵妄的发生有关,但阿片类药物的滥用也与 ICU 人群中谵妄发生率的增加有关。很难将 ICU 患者中阿片类药物的致谵妄作用与其他常用的致谵妄药物(如苯二氮䓬类)区分开来。老年患者脑功能障碍的风险增加,并且可能已经存在认知障碍。每日唤醒方案的发展和对致谵妄作用较少的镇静剂的寻找,突出了对 ICU 机械通气患者正确使用镇静镇痛药物的日益重视。谵妄与 ICU 预后不良和死亡率增加相关,表明在 ICU 实施区域镇痛有助于改善患者预后。

阿片类药物与癌症

是否应该减少危重癌症患者全身阿片类用药?阿片类药物具有免疫抑制作用,可能会恶化癌症的预后。已知阿片类药物会损害细胞和体液免疫。它们抑制自然杀伤细胞的功能,而自然杀伤细胞在抑制肿瘤进展中起着不可或缺的作用。据推测,区域麻醉可能会改善癌症预后,这是由于其可以减少阿片类药物用量,降低应激反应,避免吸入麻醉药的应用。目前尚不清楚阿片类药物的选择和/或癌症的类型是否是影响预后的重要因素。还需要更多的实验来研究阿片类药物、免疫抑制和癌症复发之间的临床关系。

区域麻醉/镇痛与交感神经张力

交感神经张力的降低对 ICU 患者有益吗?获益的机制包括交感输出减少使心率、心律失常、血管紧张度降低,以及器官灌注改善。硬膜外镇痛能减少胸交感输出,可能对冠心病患者有益。交感张力的降低和阿片类药物用量减少据信可以减少腹部手术患者麻痹性肠梗阻的持续时间和发生率。然而,必须仔细评估胸段硬膜外阻滞及其抗交感作用。危重患者常依赖交感神经张力来维持足够的血压。交感神经张力的降低可能会导致严重低血压和代偿反应受损。

在 ICU 患者中,判断血管内容量是很具有挑战性的,并且由于存在心脏和肺损伤,可能无法获得足够的血管内容量。血流动力学不稳定的患者禁用硬膜外局麻药镇痛,但硬膜外阿片类药物和/或可乐定的镇痛作用可使血流动力学不稳定的患者从硬膜外镇痛中获益。

区域麻醉/镇痛与机械通气

在胸、腹部手术患者,不使用大剂量静脉阿片类药物的情况下提高镇痛效果可促进脱机拔管,降低呼吸机相关性肺炎(VAP)的发生率。椎旁、肋间和硬膜外镇痛也可以促进肋骨骨折患者的呼吸功能改善,减少对机械通气的需求。老年肋骨骨折患者使用区域镇痛技术的获益可能更明显,因为其死亡率和发病率高于年轻人。腹主动脉手术患者使用胸段硬膜外镇痛可以更好地缓解疼痛、缩短机械通气时间、降低呼吸机相关肺炎发生率。机械通气时间的减少降低了呼吸机相关性肺炎的风险,使 ICU 患者能更早、更好地活动。ABCDE 方案的发展是一个例子,说明医务人员已经认识到改善镇痛、减少谵妄、缩短机械通气持续时间和早期活动将改善预后。ABCDE 方案要求 ICU 的所有医务人员协同努力,及时进行自主觉醒试验和自主呼吸试验,以减少谵妄、降低呼吸机依赖和鼓励早期活动。提供适当水平的镇痛是该方案的一个组成部分,区域镇痛没有镇静作用这点可能会促进其在 ICU 的应用。

脓毒症/菌血症患者的区域麻醉/镇痛

脓毒症常与菌血症、血小板减少症、凝血功能异常和肝肾功能受损有关。对肾脏和肝脏的代谢、清除和排泄功能严重损害的患者来说,正确用药格外重要。在脓毒症/菌血症患者中放置硬膜外导管仍有争议,即使是在开始使用抗生素后,患者病情有所改善的情况下。尽管硬膜外脓肿的风险很小,但其导致的后果可能是灾难性的。病因尚不清楚,但在大多数硬膜外脓肿病例中,感染可能来源于远端部位,通过血流扩散到椎管内间隙,而不是沿置管部位进行迁移。在 ICU 患者中,硬膜外脓肿的识别可能更加困难,一系列症状和镇静可能会混淆和妨碍早期诊断。

关于周围神经阻滞和置管后感染并发症风险的研究较少。无菌技术、置管部位的正确护理、细菌过滤器的使用和局麻药的杀菌特性可能是区域镇痛技术引起硬膜外脓肿和其他感染并发症的发生率相对很低的原因。在实施区域技术之前,必须评估区域麻醉的风险效益比。

免疫功能低下患者的区域麻醉/镇痛

免疫功能低下是由 ICU 患者常见的各种疾病引起的。肿瘤、实体器官移植、艾滋病和糖尿病常会导致 ICU 患者的免疫抑制。在免疫功能低下的 ICU 患者中,区域麻醉效果的研究资料很少。需要考虑感染性和非感染性风险。由于缺乏完整的免疫系统,区域麻醉感染并发症的症状可能并不明显,从而延迟了早期识别和治疗。免疫功能低下的患者可能会出现血小板减少症、弥漫性血管内凝血(DIC)和其他血液疾病。此外,骨转移可能使脊髓在椎管内阻滞时易受损伤。周围神经病变在某些类型的化疗后很常见,可能会使周围神经阻滞的表现和区域镇痛并发症的评估复杂化。

内环境紊乱的危重患者的区域麻醉/镇痛

虽然出血性并发症导致神经功能障碍的发生率相对很低,但临床后果可能是灾难性的。抗凝、抗血小板和/或溶栓治疗在 ICU 中很常见,是椎管内阻滞的禁忌证。在这些患者进行周围神经阻滞时,请考虑血管损伤的风险。需要考虑动脉是否在可以进行压迫止血的部位,并尽可能利用超声引导技术。最后,复习一下已发表的关于抗凝治疗患者采用区域麻醉技术的管理和表现的共识指南。

ICU 中的特殊周围神经阻滞

目前缺乏 ICU 患者实施特殊周围神经阻滞效果方面的研究数据。危重患者可从上肢臂丛神经阻滞和下肢阻滞中获益。镇痛效果的改善、阿片类药物用量减少以及应激反应的降低对 ICU 患者都是有益的。正在发展中的适应证包括为疼痛的患者床旁操作进行镇痛。在去除伤口真空辅助闭合装置前 20 分钟,通过抽吸管局部逆行使用利多卡因对创伤患者是有益的。其他发展中的适应证包括骨折复位、烧伤的镇痛以及改善缺血肢体的灌注。尽管有人担心,疼痛在急性骨筋膜室综合征发展过程中是主要症状,镇痛会导致诊断延迟,但如果对患者进行适当的监测,这种担心不可能发生。

在进行周围神经阻滞之前,您应该考虑以下几点:

在镇静患者或不同意识水平的患者,实施周围神经阻滞和置管的风险有多大?

是否可以将患者置于合适的体位以进行周围神经阻滞? 患者在侧卧位下实施阻滞,您是否感到舒适? 有这方面的经验吗?

气胸的风险有多大? 患者是否已经存在对侧气胸?

当进行肌间沟阻滞时,考虑同侧膈神经麻痹对合并呼吸功能障碍或重度 COPD 的患者有什么影响?

在有中心静脉置管或气管造口的部位,是否可能进行周围神经阻滞和/或置管? 会增加该部位感染的风险吗? 保持导管在位会困难吗?

操作可能会因为全身水肿而变得复杂。是否有皮肤病变提示感染? 穿刺针的深度可能会增加,应该使用超声引导技术。

还要记住,同时使用其他药物可能会使判断是否意外将局麻药注入血管这件事变得复杂。ICU 患者使用 β-阻滞剂、α-激动剂和其他药物时,含肾上腺素局麻药试验剂量的敏感性将会降低。同样,使用镇静和镇痛药物会影响患者主诉局麻药血管内注射引起相关症状的能力。心率可能没有变化,血压变化不大。应监测有无 T 波升高的表现。T 波升高可能是由于意外血管内注射了局麻药和/或肾上腺素。据报道,在动物模型中意外快速注射布比卡因后出现了 T 波升高(表 184.1)。

表 184.1 ICU 中的周围神经阻滞

周围神经阻滞	适应证	禁忌证	难点
肌间沟	肩、臂疼痛	未治疗的对侧气胸、呼吸依赖膈肌、对侧声带麻痹、穿刺部位的局部感染	通常颈内或锁骨下静脉置管、气管造口、霍纳综合征可能会影响神经功能评估、同侧膈神经阻滞
锁骨下	臂、手疼痛	严重凝血功能异常、未治疗的对侧气胸、穿刺部位局部感染	置管角度较大、邻近锁骨下静脉置管增加操作难度
腋路	臂、手疼痛	穿刺部位局部感染	手臂体位,保持导管位置困难

续表

周围神经阻滞	适应证	禁忌证	难点
锁骨上	上肢疼痛	未治疗的对侧气胸、穿刺部位局部感染	气胸、锁骨下动脉损伤风险
股神经	大腿前侧和小腿内侧疼痛	穿刺部位局部感染、严重凝血功能异常	体位,股静脉和/或股动脉置管干扰
坐骨神经	大腿后侧以及除了小腿内侧的膝关节以下小腿疼痛(下肢手术)	穿刺部位局部感染、严重凝血功能异常	体位
椎旁	单侧胸部或腹部疼痛(乳腺手术,VATS、腹股沟疝修补术、胸管置入)	严重凝血功能异常、未治疗的对侧气胸	体位
肋间	单侧胸痛、胸管置入	严重凝血功能异常、未治疗的对侧气胸	体位

Adapted with permission from Schulz-Stübner SS, Boezaart A, Hata JS. Regional analgesia in the critically ill. *Crit Care Med.* 2005;33(6):1400-1407. Copyright © 2005 Society of Critical Care Medicine and Lippincott Williams & Wilkins.

🏠 要点

- 我们认为,区域麻醉在 ICU 没有得到充分应用。
- 多种周围神经阻滞可能适用于 ICU 患者。
- 区域麻醉通过减少对苯二氮䓬类、阿片类和其他镇静药物的需求而有助于减少 ICU 谵妄的发生。
- 通过降低交感神经张力进而减少肠梗阻可能也对 ICU 患者有益。
- 椎旁、肋间和硬膜外阻滞可有助于胸部创伤患者和其他机械通气患者。
- 周围神经阻滞可能对遭受四肢创伤(如骨折或烧伤)的 ICU 患者非常有益。几年前,一名编辑因为坏死性筋膜炎住进 ICU。她要求外科医生在更换真空辅助伤口装置的敷料之前,先用氯普鲁卡因大量浸润伤口和敷料。这种"浸润阻滞"极大地减轻了将敷料从一个非常大的肉芽伤口上撕下来的疼痛。最近的一项研究使用了相同原理,在操作真空辅助装置之前通过真空管逆行输注利多卡因,结果证实有效。
- 在 ICU 使用区域麻醉技术之前,必须仔细考虑脓毒症、凝血状态和容量状态。
- 试验剂量的方案可能需要修改。
- 在 ICU 进行区域麻醉时,应始终保持警惕。

推荐读物

Balas MC, Vasilevskis EE, Olsen KM, et al. Effectiveness and safety of the awakening and breathing coordination, delirium monitoring/management, and early exercise/mobility bundle. *Crit Care Med.*

2014;42(5):1024–1036.

Bulger EM, Arneson MA, Mock CN, et al. Rib fractures in the elderly. *J Trauma*. 2000;48(6):1040–1046.

Christensen TJ, Thorum T, Kubiak EN. Lidocaine analgesia for removal of wound vacuum-assisted closure dressings: a randomized double-blinded placebo-controlled trial. *J Orthop Trauma*. 2013;27(2): 107–112.

Horlocker TT, Wedel DJ. Regional anesthesia in the immunocompromised patient. *Reg Anesth·Pain Med*. 2006;31(4):334–345.

Horlocker T, Wedel DJ, Rowlingson JC, et al. Regional anesthesia in the patient receiving antithrombotic or thrombolytic therapy: American Society of Regional Anesthesia and Pain Medicine Evidence-Based Guidelines (Third Edition). *Reg Anesth Pain Med*. 2010;35(1):64–101.

Kaye AD, Patel N, Bueno FR, et al. Effect of opiates, anesthetic techniques, and other perioperative factors on surgical cancer patients. *Ochsner J*. 2014;14(2):216–228.

Mauch J, Kutter APN, Madjdpour C, et al. Electrocardiographic changes during continuous intravenous application of bupivacaine in neonatal pigs. *Br J Anaesth*. 2010;105(4):437–441.

Nishimori M, Low JH, Zheng H, et al. Epidural pain relief versus systemic opioid-based pain relief for abdominal aortic surgery. *Cochrane Database Syst Rev*. 2012;7:CD005059.

Popping DM, Elia N, Marret E, et al. Protective effects of epidural analgesia on pulmonary complications after abdominal and thoracic surgery: a meta-analysis. *Arch Surg*. 2008;143(10):990–999.

Popping DM, Elia N, Van Aken HK, et al. Impact of epidural analgesia on mortality and morbidity after surgery, systematic review and meta-analysis of randomized controlled trials. *Ann Surg*. 2014;259(6):1056–1057.

Schulz-Stübner SS, Boezaart A, Hata JS. Regional analgesia in the critically ill. *Crit Care Med*. 2005; 33(6):1400–1407.

Wedel DJ, Horlocker DW. Regional anesthesia in the febrile or infected patient. *Reg Anesth Pain Med*. 2006;31(4):324–333.

第 185 章
绪　　论

　　婴幼儿麻醉的精髓就体现在一个方面——关注细节,包括:胎龄、矫正月龄、围产期病史、体重、药物用量、气管插管型号、插管深度、泄漏压力、气道压力、潮气量、血管通路、神经定位、管路保护、液体、外渗、血糖、温度、生命体征、压疮、体位、呼吸道感染、家庭准备、患儿焦虑等等。请记住每一个细节都会对术中过程和术后结果产生深远的影响。这里会存在两种完全不同的感受,你会为最脆弱的患者提供优质的诊疗服务,还要向心烦意乱的家属交代未必会发生的并发症。第一次到儿科麻醉轮转的住院医师经常说,在经历了几个月的成人麻醉后,他们发现自己现在做任何事情之前都必须先好好考虑,尤其是计算药物剂量。我向他们保证,学会照顾孩子会让他们成为更好的成人麻醉医师,因为他们会更加注意细节,提前考虑自己接下来的行动。

　　在儿科麻醉中,就像在成人麻醉中一样,在你做决定时运用"黄金法则1"通常会很有帮助:如果这是你的孩子或你家庭成员的孩子,你会希望麻醉医师这样做吗? 如果你不能明确地回答一个响亮的"是",那么也许你应该重新评估你的麻醉计划。同样地,如果你的选择模棱两可,请运用"黄金法则2":在每周的发病率和死亡率讨论会议上,你会对满房间的上司、同事和规培人员解释你的行动方案吗? 如果你发现自己一想到要解释你的理由就会局促不安(因为我们大家一想到要在发病率和死亡率讨论会上演讲就会局促不安),那么也许你应该重新考虑一下你的决定。当合并症、有效性、紧迫性和权宜性等考量使问题变得纠结时,这些简单的启发式工具似乎能带来一些清晰的思路。

　　这部分在前几版的基础上增加了一些新的章节。您将从许多有才华的医生那里获得智慧的总结,他们向我们展示了肥胖、肌肉疾病、麻醉神经毒性、儿科镇静、先天性心脏病、疼痛管理、宣教和伦理问题等方面的细微差别。我们希望你喜欢这些章节,并从中学习一些秘诀和技巧,对你的实践,特别是患者管理产生影响。综上所述,这就是我们这版儿科麻醉的意义。

第 186 章
知情、同意和拒绝:成年和儿童患者的知情同意和决策制定

　　当代生物伦理学很大程度上是基于 4 个基本的、同等重要的原则:自主、有利、不伤害和公正。作为医生,我们很清楚我们有义务尊重患者的喜好(自主权),做好事(有利),避免伤害患者(不伤害),对待患者一视同仁(公正)。麻醉医师有义务在给药前取得患者的知情同意。这一义务来源于两个案例法(Schloendorf vs. Society of New York Hospital,1914)和尊重自主权的伦理原则。然而,有时候很难获得知情同意,其他原则可能会与患者的自主权发生冲突,导致陷入道德两难的境地,比如当患者拒绝可能有效的医疗干预。当我们的成年患者缺乏决策能力时,获得知情同意可能是有困难的。儿科患者在获得知情同意时面临着一系列不同的挑战。

知情同意

　　知情同意通常在完成"PARQ"之后签署。PARQ 是几个单词的首字母缩写,提醒麻醉医

师讨论麻醉方案(Procedure)、替代方案(Alternatives)、风险(Risks)及患者的问题(Question)。知情同意要求患者自主做出选择。自主选择体现在意向、理解、没有不正当影响(强迫、操纵或威胁)。只有当这些条件得到满足时,"同意"才是真正知情和有效的。这是医生和患者共同决策的表现,是现代医患关系的标志。其义务是确保患者的理解、同意和许可。根据法律、政策或当地的惯例,可以让患者签署一份表格,或由医生口头同意后在病历中注明。在任何一种情况下,流程都比文档本身更重要。获得知情同意的免责条款包括紧急情况、自愿放弃同意、或者在极其罕见的情况下,患者享有治疗特权(当信息的披露对患者有害时)。

决策能力和胜任力

知情同意的能力取决于充分的决策能力。决策能力是受环境影响和动态变化的,这意味着患者及家属可以对一些决定(比如患者早餐想吃什么)做出决策,但对其他更复杂的决定(如患者在手术后选择化疗和/或放疗来治疗潜在的威胁生命的癌症)并不能做出恰当的决策。要获得决策能力,患者必须了解医疗情况,了解提供给他的相关信息,并了解每种选择的后果。这就需要一种理性操纵信息的能力,通过过程进行推理,并进行沟通选择。重要的是,患者决定不遵循推荐的计划并不一定意味着他缺乏决策能力。

胜任力常常与能力相混淆。在过去,这两个词可以互换使用。现在我们开始意识到区分它们的重要性。胜任力是一个法律术语,不同于能力,能力是一个医学术语。当法官判定患者缺乏胜任力时,患者不再能够代表自己表达同意的决定。判定患者没有胜任力是一件相对少见的事情,因为它需要大量的法律证据。在大多数情况下,当患者缺乏决策力时,医院和医生会将代理人视为患者的代言人。他们的决定通常不会受到质疑,除非他们没有合理解释的情况下明显地偏离了患者的最大利益,因此没有必要宣告患者不具备胜任力(比如严重痴呆的患者)。

当患者缺乏决策能力时

缺乏决策能力的患者无法为自己代言,就需要请代理者来帮忙做出医疗决定。患者可能只是无法表达自己的意愿(例如,如果服用了镇静剂)。在其他情况下,患者可能暂时(如谵妄)或永久(如进行性痴呆)丧失决策能力。有些患者从未有过决策能力,例如在严重发育迟缓的儿童和成人中。指定的代理人可以是合法的监护人,也可以是患者具备决策能力时指定的人,也可以是患者的朋友或家人。如果没有其他的代理人,那么近亲(根据法律或医院政策的规定)通常是最好的选择。在极少数情况下,如果没有家庭成员,或者与当事人之间有冲突,法院将指定一名诉讼监护人。这通常是最后的选择。

代理人所扮演的角色

当代理人被要求协助进行医疗决策时,他或她承担了帮助医生替患者做出选择的义务,这些选择应该是如果患者有能力陈述会想要做出的选择。这可能包括有关医疗方案、手术或临终护理的决定。当这些选择或偏好是已知的,就称之为"替代判断"。有时患者会把这些愿望写下来,预先指示或通过其他文件,如指定医疗保健的持久授权书(durable power of attorney for health care,DPOAHC)或者是满足患者需求前提下的维持生命治疗的意愿。在某些情况下,那些很了解患者的人可能已经和患者讨论过,他们可以提供有关患者意愿的信息。当这些证据是非常清楚而且可以令人信服时,法律通常是予以承认的。最重要的是,代理人的决定应该基于患者的需求,而不是在特殊情况下代理人自己做出的决策。

不幸的是,我们经常不是特别清楚患者的选择。当患者的偏好不为人知时,涉及伦理的决定是具有挑战性和复杂性的。这些愿望可能并不被人知道,因为患者从来没有表达过他们的愿望。如在某些情况下,幼儿或发育严重迟缓的成年人,则无法得知他们的病情。那么在这些情况下,代理人会根据患者的最大利益做出决定。最大利益的标准是:代理人在没有得知任何有关患者自身偏好的可靠证据的情况下,设想一个理性的人,在面对与该患者相似的情况下,如何平衡即将选择的治疗可能带来的利益和弊端。这对代理人来说可能是一项困难的工作,特别是面对不同偏好、宗教、信仰或文化价值观的情况下。

未成年人的知情程序

一般认为儿童缺乏完整的决策能力。此处有认知/发展和法律两方面的考虑。每个州成年的法定年龄不同,未成年人还不能合法行使决策同意的权利,因为他们还没有被法律授予参与医疗决策的权利,正如他们无法参与具有法律约束力的合同。但也有例外,比如享有成年人权利的未成年人(法院认可的正式合法身份)和成熟的未成年人。享有成年人权利的未成年人还没有达到法律要求的大多数参与决策的年龄,但在法律的眼中被认为是有能力的,依据的标准是服兵役、婚姻、经济方面或其他可以代表已经独立的证据。当法官授予一个孩子(通常已接近成年,并能表现出足够的成熟和决策能力)行使决策的法律权力时,就将这个孩子认定为成熟的未成年人。这两种情况都比较少见,因此,父母通常被要求替他们的孩子行使决策的权利。传统意义上,父母作为孩子的代理人被赋予了广泛的决策权力。

婴幼儿缺乏决策能力是由于其生理发育不成熟。随着年龄的增长,他能够理解越来越复杂的情况。即使孩子们的决策能力不像年龄较大的孩子或成年人那样,但随着年龄的增长,许多孩子都能表达出自己喜欢什么。到了青少年中期,至少在某些情况下,儿童被认为具有接近成年的决策能力。重要的是要记住,这些年龄是近似值,由于各种原因,决策能力会在不同的年龄发展(或者根本不受年龄影响)。因此,必须根据每个孩子的情况来评估是否具有部分或完整的决策能力。

儿科患者的赞成、同意和拒绝

赞成(同意)是一个概念,通常涉及儿科患者的麻醉计划时,这两个词都是有用的。经过适当的讨论后,孩子可能会接受医疗计划,基本上同意继续进行。随着孩子认知能力的成熟,决策能力可能会让孩子在 PARQ 中扮演更重要的角色,而"赞成"可以开始类似于"同意"(自主选择)。然而,真正法律意义上的同意(许可)是无法获得的,直到患者达到法定年龄。在达到这个年龄之前,父母通常被要求在 PARQ 之后做出正式的决定。前提是父母会按照孩子的最大利益行事,如前所述。

拒绝接受治疗是一个与同意有关的概念,但是表示否定的意思。**具有决策能力的成年人有权拒绝治疗,即使这并不符合他们的医疗最佳利益。**法院一再维护这一权利,这也许是对患者自主权的终极尊重。与同意一样,拒绝治疗在儿科人群中更为复杂。未成年人通常被允许同意在不同年龄接受不同类型的治疗。同意避孕等生殖健康问题可以在较年幼的时候进行,而同意手术等其他医疗问题则要等到孩子长大后才能进行。在一些州,儿童在达到一定年龄之前无权拒绝治疗。即使父母和医生建议,强迫年龄较大的青少年接受他不同意的治疗,其实际影响也会相当大。对于麻醉医师来说,重要的是要记住,长期的家庭关系不仅仅表现在一个特定的决定,父母和孩子的关系是动态的,特别是在慢性疾病的治疗决策中。一个尊重自主权和支持家庭关系的决定才是我们的目标。

父母没有义务同意为他们的孩子实施特定的麻醉计划或其他医疗。在大多数情况下,麻醉医师应该接受患者和其父母的自主选择,即使这不是麻醉医师建议的或他自己会选择的。然而麻醉医师没有义务提供不是医学意义上的关心(即使被患者要求),不应该提供一个不遵循医学理论的计划,患者和家长有权在呈现给他们的各种合理的选择中做出决定。

父母决定什么对孩子是最好的权利是受到一定限制的。一般来说,如果父母做出的选择似乎不符合孩子的最佳利益,就有必要对这个决定进行进一步的审查。审查的程度应与做出这个决定所导致的后果成比例。很少或没有严重后果的选择通常是毫无疑问的,这种情况下可提供的选择也是很少的。拒绝具有很大风险和/或后果的干预措施需要更进一步的审查。在最极端的情况下,当父母的决定或行为被认为为不符合孩子的最佳利益,而且可能是有害的或是一时疏忽所做的决定,就有必要质疑父母的决定。社会志愿者可以提供很大的帮助,如有需要,可以提供儿童保护服务,在极端情况下,还可以寻求司法干预。这可能导致儿童直接由国家监护,或指定一名诉讼监护人。但是,我们很难区分决策者不同意的决定和那些可能造成伤害或被忽视的决定。

决议和援助

尊重患者的自主权是一项重要的法律和道德义务。具有决策能力的患者的知情同意是这一原则实际实施的体现。麻醉医生应该对决策能力的标准有一个基本的了解。如果他们担心成年人缺乏决策能力,他们应该与其他参与患者护理的临床医生协商,以确定决策能力的水平是否足以同意手术或其他有计划的干预。最了解患者的初级保健医生可能对确定决策能力非常有帮助。医院经常提供政策或指导方针,以帮助评估和记录决策能力的存在或缺乏。如果不清楚决策能力是否存在,或者家庭成员和提供者之间存在分歧,可以进行精神病学或伦理咨询。如果是儿科患者,必须尊重父母的权利,以孩子的最大利益为准则作出决定,并取得患者的适当同意。有时孩子和父母在决定上有分歧。了解患者家庭的初级保健医生、社会工作者、牧师和儿童生活专家,在探索使决策者和患者及其家庭之间的对话具有挑战性的问题时,可能都是有用的。我们的最终目标是尽可能尊重患者和家长的偏好和决定。当认可的价值观得到尊重时,医生就已经履行了获得知情同意的法律和道德义务。

⌂ **要点**

- 获得有效的同意对于正确、合乎道德和合法地提供医疗服务至关重要。
- 在处理决策性问题时,我们推荐 PARQ 模式。
- 请记住,能力代表法律地位,决策能力代表医学地位。
- 决策能力是动态和具有情境性的——患者可以同意手术但不同意麻醉,也可以同意一种手术或治疗但不同意另一种。
- 具有决策能力的成年人有绝对权利拒绝照顾,即使这符合他们自己的最佳利益。
- 除非孩子是享有成年人权利的未成年人,否则他们只能表示同意,但不能拒绝。
- 了解医院的"近亲"等级制度,记住有时"近亲"可能是没有血缘关系的人。
- 这部分的医疗实践需要你最大的沟通和共情能力。永远不要在这些问题上与患者或家人发生激烈的争执。不要对患者、家人或代理人表现出丝毫的不耐烦或消极的判断。如果你处于困境中,尽早让包括伦理人员、精神病医生、社会工作者、外科医生和你自己监管链中的其他人在内的支持人员参与。

推荐读物

American Academy of Pediatrics Committee on Bioethics. Informed consent, parental permission, and assent in pediatric practice. Available from www.pediatrics.aapublications.org/content/95/2/314.full.pdf+html. Accessed May 3, 2014.

American Society of Anesthesiologists. Guidelines for the ethical practice of Anesthesiology. 2008. Available from http://www.asahq.org/Site website/Databaseweb/sitecore/media library/For Members/Standards and Guidelines/2014/GUIDELINES FOR ETHICAL PRACTICE OF ANESTHESIOLOGY/en/1. Accessed May 3, 2014.

Beauchamp TL, Childress JF. *Principles of Biomedical Ethics*. 7th ed. New York: Oxford University Press; 2012.

Berg J, Appelbaum P, Lidz C. *Informed Consent: Legal Theory and Clinical Practice*. Oxford University Press; 2001.

Clendenin D, Waisel DB. "Informed consent and the pediatric patient". In: Van Norman GA. *Clinical Ethics in Anesthesiology: A Case-Based Textbook*. Cambridge: Cambridge University Press; 2011.

Diekema DS. Parental refusals of medical treatment: the harm principle as threshold for state intervention. *Theor Med Bioeth*. 2004;25(4):243–264.

Drane J. The many faces of competency. *Hastings Cent Rep*. 1985;15(2):17–21.

Jonsen AR, Siegler M, Winslade WJ. *Clinical Ethics: A Practical Approach to Ethical Decisions in Clinical Medicine*. 7th ed. New York: McGraw Hill; 2010.

Marcucci C, Seagull FJ, Loreck D, et al. Capacity to give surgical consent does not imply capacity to give anesthesia consent: implications for anesthesiologists. *Anesth Analg*. 2010;110(2):596–600.

第 187 章
禁食指南简单易行——根据当前原则、最佳实践和自己的常识始终保持坚定的立场

　　长期以来,术前禁食指南和禁食要求使患者感到困惑和不安,也给围手术期医疗工作者带来了麻烦。在决定是否需要维持适当的禁食(NPO)状态时,麻醉医师总是要权衡饱胃和误吸的风险与长时间空腹、脱水、自主神经系统紊乱和低血糖的威胁。同时也要考虑到易怒的孩子、不满的父母和不断变化的手术室时间表的可能性! 在过去,基于个别专家的意见,认为儿科的禁食指南是可变的,而且时间太长,但这并没有改善上述情况。

　　让我们花一点时间来分析儿科术前 NPO 状态的常识。**第一,虽然许多研究表明儿童误吸的风险高于成人,但大型回顾性研究表明,儿童患者围手术期误吸非常罕见,而误吸导致的严重病变更不常见。**第二,需要注意的是,我们自己经常把完全禁食水的孩子,变为不完全禁食水的一类。这是因为在麻醉诱导前应用了诸如咪达唑仑等药物,而儿科麻醉医师必须明确这会增加误吸的风险。所以,当你面对一个嚼口香糖或吮吸棒棒糖的孩子时,请运用这个常识。第三,对于最佳的 NPO 状态仍有很多考虑和正在进行的研究。第四,目前总的趋势是对术前禁食要求的放宽。

　　最近对成年人的研究鼓励在手术前 2 小时饮用含糖饮料。这些饮料可以提高术后胰岛素的敏感性,加速肠功能的恢复,增加患者满意度。这导致了术前禁食指南的正式修改和优化。类似的针对儿童的研究正在进行中,这可能是 ASA 指南未来需要改变的领域。

　　2011 年,美国麻醉医师协会(ASA)发布了修订的儿科实践指南:术前禁食及应用相关药物降低肺吸入性风险。这个实践指南在回顾当前文献的基础上提供了临床建议,对医师进行了大量调查,并在麻醉医师中达成了关于术前禁食的共识。

　　修订的指南主要针对计划进行**择期手术**的**健康**患者,并为每种摄入的物质提供适当的禁

食间隔时间。根据指南,在手术前2小时,患者可以饮用透明液体。常用于儿科患者的透明液体包括水、无果肉的果汁和口服补液。母乳喂养的禁食间隔为4小时,配方奶、非母乳和轻质干固体食品的禁食间隔为6小时。最后,油炸食品或高脂肪食品的禁食时间至少为8小时,因为它们可能延长胃排空时间。这些NPO建议最容易被记作"2-4-6原则":**清饮料2小时,母乳4小时,配方奶、非人乳和轻质固体食物6小时**。

ASA 指南禁食水要求

食物种类	禁食水时间/h	举例
清饮料	2	水,不含果肉的果汁,运动饮料,苏打水
母乳	4	母乳
固体食物/轻餐	6	婴儿配方奶粉,谷类,水果,蔬菜,非人乳
含脂肪的食物	8	肉类,含乳制品的食物,油炸食品,大餐

指南强调:对每个患者进行术前评估和识别哪种情况可能增加肺吸入风险是非常重要的。胃食管反流、肠梗阻和小肠梗阻在儿科手术人群中很常见,需要根据患者病情的严重程度进行个体化的围手术期护理。

术前药物治疗没有正式的指南,所以必须根据个人情况做出决定。需要日常药物治疗的儿科患者一般可以在手术当天早上用少量的水给他们服用这些药物。一项针对儿童外科患者的前瞻性研究显示,口服咪达唑仑与水混合物5mL后,胃pH和残余量没有显著变化。

特别需要考虑使用大剂量液体的药物。术前禁食工作组不建议术前常规使用胃肠动力剂、H_2受体拮抗剂、抗酸剂或止吐药,因为没有足够证据支持减少肺吸入。该指南反而强调了禁食时间间隔对于特定类型摄入的液体和固体的重要性。但对某些患者存在例外,这类患者的术前用药就是肠外营养(parenteral tube feed)。如果患者即将进入或离开手术室时他的气道是受到保护的,例如气管内导管或外科气道,我们一般的做法是继续维持肠外营养,直到患者进入手术室之前。否则,维持患者的营养状况是很困难的,尤其是当患者正在进行日常治疗时。

本书的资深编辑们经常被问及关于儿科患者的NPO准则。正如我们上面所说的,每一个医生都必须使用现有文献、出版的指南、临床专业知识和常识来保证他或她的患者安全。如果患者只是嚼了一个口香糖,我们一般不延迟手术。然而,这个问题并不仅仅只是为了改变NPO的指南,而是面对紧急情况时能够更好地做出判断和处理。如果择期手术患者禁食水这个问题让麻醉医生感觉很困扰,而且患者禁食水情况已记录在病历中,那么可以暂停手术。但应尽可能以合作和礼貌的方式说"不"。如果你的记录和病例实际情况相符合,你的处理原则适合外科医生的临床紧急情况(他们将实际记录这一临床紧急情况),那么你就可以使用谨慎和适当的技术进行麻醉,如快速序贯诱导。

不幸的是,尽管儿童NPO标准指南已制定了近20年,但儿童实际禁食时间仍然过长,并伴随相应的饥饿和口渴的不良感觉。存在许多障碍妨碍了对指南的遵守。在临床实践中,围手术期团队教育不足以及医护人员和家庭之间沟通不畅可能导致长时间的禁食。改善的策略有很多,包括手术前预先口服液体、父母教育小册子和临床医务人员的继续教育。通过平衡临床因素,儿科患者可以在手术时安全麻醉,同时能够尽量减少手术室外候诊时易怒儿童和沮丧父母的数量。

🏠 要点

- 记住——2-4-6-8！清饮料禁饮 2 小时，包括无渣果汁、运动饮料和苏打水。母乳喂养禁食 4 小时。轻质固体食物禁食 6 小时，包括饼干、水果、蔬菜和各种类型的牛奶。肉类、不好消化的奶制品禁食 8 小时，如冰淇淋、披萨、奶酪通心粉和油炸食品。

- NPO 指南对于"牛奶"和"奶制品"的建议有些模糊，母乳是禁食 4 个小时，但所有其他类型的牛奶是禁食 6 小时，而非牛奶类的乳制品禁食 8 小时。

- 如果你对什么是"易消化"的固体食物和什么是"难消化"的固体食物感到困惑或不确定，试着在你的脑海中按照成人的"严格饮食"来做决定。一小盘意大利扁面条加橄榄油、蘑菇或番茄酱是"易消化"固体食物，而一碗通心粉奶酪龙虾显然不是，诸如此类。不仅要问患者吃了什么，还要问患者吃了多少。

- 一般来说，鸡蛋、黄油和奶制品、奶酪一样，都是难消化的食物。此外，这些食物的摄入量也很重要。几勺糖心蛋或鸡蛋羹，或者放少量人造黄油的饼干，都可以被认为是轻质固体食物。一个含有 3 个蛋的西式煎蛋卷则不是轻质固体食物。

- 使病例的所有因素相互匹配。有很多因素可以决定一个病例的手术迫切性，而这通常不应该由麻醉医师来决定。只要确定外科医生是否愿意对你和患者的父母做一份修改手术急迫性的声明，在你开始操作之前他们已经在电子记录中做了同样的声明。

- 在手术前 2 小时嚼口香糖可能没问题。像口哨糖或棒棒糖这样的硬糖也是一样的——在日间手术中心，每天都使用成千上万的硬糖果把 5mL 咪达唑仑吃进学步儿童或更大孩子的嘴里。当然了，整袋或整条的糖果术前是不能吃的。

- 你照顾的每一个患者术前都需要禁食。你需要密切关注这方面的文献，并跟上最新的研究。不要拘泥于 NPO 的标准和指南，也不要拘泥于过去或是你多年来的习惯。请记住，术前禁食多年来给数百万患者带来了心理和生理上的压力。欢迎迅速采纳最新的研究和指南，使你的患者在围手术期更安全、更舒适。

推荐读物

Engelhardt T, Wilson G, Horne L, et al. Are you hungry? Are you thirsty?–fasting times in elective outpatient pediatric patients. *Paediatr Anaesth*. 2011;21(9):964–968.

Riva J, Lejbusiewicz G, Papa M, et al. Oral premedication with midazolam in paediatric anaesthesia. Effects on sedation and gastric contents. *Paediatr Anaesth*. 1997;7(3):191–196.

Smith MD, McCall J, Plank L, et al. Preoperative carbohydrate treatment for enhancing recovery after elective surgery. *Cochrane Database Syst Rev*. 2014;8:CD009161. DOI: 10.1002/14651858.CD009161.pub2.

Warner MA, Caplan RA, Epstein BS, et al. Practice guidelines for preoperative fasting and the use of pharmacologic agents to reduce the risk of pulmonary aspiration: application to healthy patients undergoing elective procedures-an updated report by the American Society of Anesthesiologists Committee on Standards and Practice Parameters. *Anesthesiology*. 2011;114(3):495–511.

Warner MA, Warner ME, Warner DO, et al. Perioperative pulmonary aspiration in infants and children. *Anesthesiology*. 1999;90(1):66–71.

第 188 章
误吸和食物损伤——或者说什么时候不能深麻醉下拔管

胃内容物反流误吸入肺是一种罕见但令人害怕的麻醉并发症。它在 1946 年由 Mendelson 首次在产科病例中描述,至今仍是麻醉出现并发症和死亡的最常见原因之一。人们常常采取许多预防措施来避免误吸,其中只有一部分是有研究结果支持的。甚至更多导致误吸的危险因素如创伤和胃 pH 在最新研究数据中被质疑。在本章中,我们将根据最新的研究回顾误吸的危险因素和预防措施。

危险因素

胃容量与 pH

胃液量超过 0.4mL/kg 和 pH 小于 2.5 通常被认为是误吸风险的指标。Roberts 和 Shirley 在 1974 年发表的一篇文章中提到这些参数,这些参数在临床实践中被普遍接受。然而,最近的研究表明,择期手术患者的胃容量往往大于 0.4mL/kg,pH 小于 2.5,但误吸的发生率仍然很低。同时,当代的动物研究表明,需要将 0.8mL/kg 的酸性液体直接注入气管才能产生吸入性肺炎。虽然胃内容物的酸度确实影响肺损伤的严重程度,但从药理学上看,改变胃 pH 对误吸的改善没有起到决定性作用。

阿片类药物

阿片类药物能够抑制胃排空,减少食管下段括约肌的张力,这可能会增加误吸的风险。创伤之后使用阿片类药物可以帮助识别有误吸风险的患者。

恶心和呕吐

恶心和呕吐常被作为误吸风险增加的标志。然而,目前没有确凿的证据支持或反驳这种说法。出现呕吐可提示有胃内容物存在,并有可能发生误吸。

创伤

通常认为创伤能够减慢胃排空的速度,因此增加了误吸的风险。Bricker 等人的研究表明,62% 外伤后的儿童胃容量大于 0.4mL/kg,因此他们的误吸风险将会增加。然而,这一假设是基于最近被质疑的误吸的预测因素——胃容量参数。相比之下,Steedman 等人发现,骨折患者就诊时和接受手术时胃容量是相同的。目前缺乏证据说明外伤本身是否增加误吸的风险,但许多与外伤相关的因素,如严重疼痛和阿片类物质,可能会延迟胃排空并导致误吸。

预防措施

时间

在正常情况下,胃内容物随时间呈指数下降,但与摄入食物的多少和种类有关。目前依据美国麻醉医师协会的指南:在进食油炸食品或含脂肪的食物后要禁食 8 小时,在吃清淡食品或配方奶粉后要禁食 6 小时,在喝母乳后要禁食 4 小时,在喝清饮料后要禁食 2 小时。然而,在创伤或压力时,胃排空所需的时间是未知的。一些机构在可能的情况下遵循创伤后禁食 4~6 小时的原则,而另一些机构则继续禁食,因为创伤后胃内容物排空是不可预测的。无论哪种方式,在麻醉方案中都必须考虑到饱胃的可能性。

环状软骨压迫

环状软骨压迫是一个备受争议的做法,目前有许多临床医生采取这种办法。从理论上讲,适当给环状软骨施加压力时,食管会被气管压瘪,从而降低误吸的风险。然而,适当施加环状软骨压力是困难的,即使正确压迫也不确定是否有效,因为利用磁共振成像的研究显示,在环状软骨压迫下食管会发生侧移。它还会使气道扭曲,使插管更加困难,并降低食管上、下括约肌张力。由于这些原因,一些临床医生提倡更好的环状软骨压迫应用训练,而另一些则质疑其作为快速序贯诱导期间保护标准的作用。

药物治疗

目前没有数据显示使用抗酸剂、H_2 受体拮抗剂、质子泵抑制剂或促动力胃肠药后误吸风险会降低。大多数研究表明,这些制剂会减少胃液量并增加 pH,但这些指标是否能恰当地衡量误吸风险仍存在疑问。

诱导前静脉通路的开放

对于外伤和急诊病例,大多数儿童会带着静脉通路来手术室。如果没有静脉通路,谨慎的做法是在诱导前应开放静脉通路,以方便使用快速序贯诱导。

🏠 要点

- 虽然外伤本身没有被证明会增加误吸的风险,但相关因素可导致胃排空减慢。
- 麻醉医师预测小儿外伤患者误吸风险最常用的参数是进食至受伤时间、有无阿片类药物的使用、有无疼痛、进食至手术时间和有无呕吐。
- 当涉及创伤时,胃充分排空以降低误吸风险所需的时间是不可预测的。一些临床医生等待 4~6 个小时才进行手术,而另一些临床医生会将患者视为饱胃对待。患者病情的紧迫性也将决定是否需要谨慎等待或紧急手术治疗,同时必须承认可能有较高的误吸风险。

推荐读物

Bricker SR, McLuckie A, Nightingale DA. Gastric aspirates after trauma in children. *Anaesthesia*. 1989;44(9):721–724.

Cote CJ, Goudsouzian NG, Liu LM, et al. Assessment of risk factors related to the acid aspiration syndrome in pediatric patients- gastric pH and residual. *Anesthesiology*. 1982;56(1):70–72.

Dines D, Baker W, Scantland W. Aspiration pneumonitis–Mendelson's syndrome. *JAMA*. 1961;176(3): 229–231.

Hardman JG, OConnor PJ. Predicting gastric contents following trauma: an evaluation of current practice. *Eur J Anaesthesiol*. 1999;16(6):404–409.

Raidoo DM, Rocke DA, Brock-Utne JG, et al. Critical volume for pulmonary acid aspiration: reappraisal in a primate model. *Br J Anaesth*. 1990;65(2):248–250.

Roberts RB, Shirley MA. Reducing the risk of acid aspiration during cesarean section. *Anesth Analg*. 1974;53(6):859–868.

Smith K, Dobranowski J, Yip G, et al. Cricoid pressure displaces the esophagus: An observational study using magnetic resonance imaging. *Anesthesiology*. 2003;99(1):60–64.

Steedman DJ, Payne MR, McCLure JH, et al. Gastric emptying following Colles' fracture. *Arch Emerg Med*. 1991;8(3):165–168.

Toung TJ, Rosenfeld BA, Yoshiki A, et al. Sucralfate does not reduce the risk of acid aspiration pneumonitis. *Crit Care Med*. 1993;21(9):1359–1364.

第 189 章
不要低估分散注意力在儿童进入手术室前和麻醉诱导期间的作用

一名四岁男孩准备进行扁桃体切除术,以解决他的阻塞性睡眠呼吸暂停。在之前做牙科手术时,他对咪达唑仑表现出了异常的反应。他也有既往放置鼓膜置管后出现谵妄的病史。你去术前准备间进行访视时,他的爸爸正在照顾他伤心哭泣的弟弟。他则正坐在母亲的膝盖上,专心地看着她用智能手机查看电子邮件。在你准备和患儿及其父母说话时,护士阻止了你,并提醒你必须马上给予术前用药,否则就有不能及时进入手术室的风险。

没有咪达唑仑?

首先,要做好咪达唑仑并不能对抗所有焦虑的心理准备!任何有经验的麻醉医生都会告诉你,咪达唑仑并不是治疗术前焦虑的万能药,尤其是在儿科。它和任何药物或技术一样,也有利有弊。当咪达唑仑起作用的时候,它的效果非常好。然而,在临床病例中,咪达唑仑可能产生反常的效果,进而无法达到预期的缓解焦虑的作用。

所以……回到基础!

为什么我们要减轻儿科患者麻醉诱导时的紧张焦虑呢?除了使诱导操作更加容易进行外,它真的重要吗?回答是肯定的。一些精心设计的研究已经表明,术前极度焦虑和术后的不良事件(疼痛、患者镇痛需求量增加、焦虑、谵妄以及可能持续数周的异常行为和睡眠障碍)之间存在关联。同时,较少的围手术期焦虑可以使得患者及其家人的满意度增加。

让患者转移注意力的技巧介绍

医生还能通过什么方式来缓解患者术前焦虑呢?麻醉诱导室让患者的父母在场是一种成熟的技术。这一点在其他地方有详细讨论,所以我们不在这里仔细介绍。分散注意力的方法已经在多种医疗环境中得到应用和完善。例如,许多早期文献描述了分散注意力方法的成功运用,可以减少与儿童免疫接种和牙科手术相关的疼痛和焦虑。

当然这些方法已经被应用到围手术期领域。把孩子从他们父母身边带走进行麻醉诱导是很简单的,可以给孩子讲一个故事或者与孩子进行交谈。其他的方法需要不同人员的参与,比如儿童生活专家或小丑(有报道称麻醉医生装扮成小丑)。各种各样的道具也很有用(例如,毛绒动物玩偶、贴纸或其他玩具)。

儿童医院的设计通常有助于促进孩子分散注意力,例如,在通往手术室的路上,我们医院的天花板上画着一系列蝴蝶图案,墙上挂着各种各样呆萌的动物图案。我们的手术室也有电视屏幕,所以我们可以通过播放动画片或其他流行电影来帮助孩子诱导时分散注意力。有些机构结合了视频眼镜的应用,使儿童能够观看和收听动画和电影,可以在吸入诱导时使用这种方法。

　　同样,随着移动技术的不断进步,我们现在有了另一种分散注意力的万能工具:智能手机和其他移动电子产品。当然,许多家庭在进入医疗环境之前就已经发现智能手机或便携式视频播放器是很好的分散注意力的仪器。新兴智能手机技术的优势在于增加了很多适合各种年龄段孩子玩的简单方便的游戏。例如,一个每次触摸都能播放声音或创造不同视觉效果的触摸屏游戏更适合幼儿。另一方面,益智游戏或赛车游戏需要更高层次的判断,适合年龄较大的儿童或青少年。

> ⌂ **要点**
>
> ■ 术前焦虑与术后不良事件(疼痛、焦虑、谵妄、行为障碍)有关。
> ■ 分散注意力的目的是让你的患者在某种程度上完全沉浸在一些事情中,而不是经历一个容易引起焦虑的围手术期。
> ■ 分散注意力的方法是灵活的。为孩子量身定做一种办法,使其适合每个孩子和家庭的情况。不要害怕咨询父母,应该了解什么对他们的孩子有效,什么无效。
> ■ 与更有经验的临床医生交谈并向他们学习。每个提供儿童护理的手术室都会有特别擅长分散注意力的人。找到那个人,观察他们做什么和不做什么。

推荐读物

Kain ZN, Mayes LC, Caldwell-Andrews AA, et al. Preoperative anxiety, postoperative pain, and behavioral recovery in young children undergoing surgery. *Pediatrics*. 2006;118(2):651–658.

Kain ZN, Wang SM, Mayes LC, et al. Distress during the induction of anesthesia and postoperative behavioral outcomes. *Anesth Analg*. 1999;88(5):1042–1047.

Kerimoglu B, Nauman A, Paul J, et al. Anesthesia induction using video glasses as a distraction tool for the management of preoperative anxiety in children. *Anesth Analg*. 2013;117(6):1373–1379.

Lee J, Lee J, Lim H, et al. Cartoon distraction alleviates anxiety in children during induction of anesthesia. *Anesth Analg*. 2012;115(5):1168–1173.

Mifflin K, Hackmann T, Chorney JM. Streamed video clips to reduce anxiety in children during inhaled induction of anesthesia. *Anesth Analg*. 2012;115(5):1162–1167.

Patel A, Schieble T, Davidon M, et al. Distraction with a hand-held video game reduces pediatric preoperative anxiety. *Paediatr Anaesth*. 2006;16(10):1019–1027.

Yip P, Middleton P, Cyna AM, et al. Non-pharmacological interventions for assisting the induction of anaesthesia in children. *Cochrane Database Syst Rev*. 2009;3:CD006447.

第 190 章
诱导时父母在场——应征得你的同意,然后这样进行

　　术前焦虑在儿科手术患者中很常见,研究表明高达 60% 的儿童在围手术期有明显焦虑。焦虑和术前压力与围手术期的不良事件相关,如谵妄、睡眠障碍和行为障碍。父母的焦虑也与术后不良事件有关,如术后疼痛控制不佳和行为的改变。优化围手术期的家庭环境是儿科麻醉过程的一个重要而具有挑战性的组成部分。

　　减轻小儿外科患者的焦虑是麻醉医师共同关心的问题。药物解除焦虑的作用通常是有效的,但镇静药物有一定的风险,可能产生呼吸抑制和其他并发症,比如患者对药物过敏或患者和/或父母拒绝使用药物。一些替代抗焦虑药物的办法已经被试验过,例如父母在场,看视

频分散注意力和医生扮小丑。

在本章中,我们将回顾目前有关麻醉诱导过程中父母在场的文献。2015 年 Cochrane 的综述描述了提高儿科患者诱导依从性的非药物干预。综述的结论是,到目前为止的文献并没有表明父母在场可以改善儿童患者的焦虑或使儿童配合诱导。此外,父母在场对预防谵妄、提高父母满意度或缩短诱导时间并没有显著作用。尽管如此,诱导时父母在场在儿科麻醉实践中仍然比较常见。

麻醉诱导过程中父母在场的潜在好处是由孩子的年龄、活动水平、性格以及父母的焦虑水平等因素决定的。麻醉医师必须在术前逐个评估每个家庭,仔细权衡利弊。应该做出基于患者安全的优化而不是为了达到父母的期望或愿望。

如果麻醉医师允许患者家长在场,术前应对家长进行全面地评估和适当的准备。父母的焦虑会对诱导依从性产生负面影响,并使患者的体验恶化。重要的是要评估父母的焦虑水平,以确定他们是否会影响患者的焦虑。此外,如果父母在诱导时犹豫不决,那么让他们在场也是不明智的。对参与的家长进行手术室环境和麻醉诱导过程的教育是很有必要的。这将对整个诱导过程有好处,并且防止出现并发症。最近的一个病例报告强调了父母在场的情况下发生的罕见但潜在的灾难性并发症,即父母在诱导时把孩子的监护撤下,并试图将其从手术室中带走。

制定一项有关父母在场的医院政策是非常有益的,这一政策需要被外科团队所熟知,并且可以在术前检查(如门诊检查)期间与父母沟通。该政策可以包括一份声明,即手术当天的麻醉医生有权最终决定是否允许父母在场。这将在手术当天满足父母和手术工作人员的期望。在一些机构,对特定年龄的儿童或已经在术前开放静脉通路的患者有特殊规定。从焦虑中分散注意力通常在 8~9 个月后开始,所以年龄小于 8~9 个月的患者不太可能从父母的陪伴中受益。如果静脉通路已经到位,那么还可以选择静脉使用抗焦虑药物,而且静脉诱导通常比面罩诱导创伤小。为了获得成功的麻醉经验,麻醉医师应尽早与家长沟通,为潜在的家长在场可能突发的情况做好准备,手术室工作人员应组织好并熟练掌握家长参与儿童麻醉的方法。

可以向父母解释麻醉第二阶段的躁动,包括潜在的噪音、呼吸障碍、头部复位的必要以及脉搏血氧计“哔哔声”的消失(这通常是由于运动或第二阶段的躁动所致)。还有一点需要强调的是,在遇到困难的时候,家长可以被要求离开并在外面等候,这样医护人员就可以把全部注意力放在孩子身上。

尽管已有文献表明,父母参与并不能有效降低小儿外科患者的术前焦虑(Manyande et al),但 Kain 等人报道,一种更为高级的以家庭为基础的术前准备方法能有效降低焦虑。该办法包括多项内容,如术前教育,包括参观手术室、看视频分散注意力和在医务人员指导下的父母在场。

最近的文献试图通过实施专门针对父母的干预措施来提高父母在场的有效性。在 3 个试验中,为家长准备的视频在缓解患者焦虑方面没有显示出任何优势。另一项研究观察了术前父母针灸的疗效,它成功地改善了父母的焦虑和孩子的诱导依从性。

综上所述,尽管父母在场成功降低小儿外科患者焦虑的文献有限,但仍是麻醉诱导的一种选择。因为父母渴望参与,并担心与孩子的分离痛苦。重要的是要对患者进行全面的评估和准备,并对父母在场是否有益保持最终的决策和控制。在未来,父母在场的效果可能会通过术前干预得到改善,如进行更广泛的教育或实施缓解焦虑的措施,如针灸。

> **⌂ 要点**
>
> - 父母在场并没有被证明能有效减少小儿外科患者诱导时的焦虑。
> - 如果允许家长在场,那么家长应该为进入手术室做好准备,并需要向家长解释,除了麻醉诱导他们还可能看到什么(包括躁动阶段)。
> - 最终目标是要保证患者的安全,是否允许家长在场取决于麻醉医师。
> - 如果与其他缓解焦虑的方式(如视频分散注意力、术前家庭准备或父母进行针灸)结合使用,父母在场可能是有益的。

推荐读物

Bailey KM, Bird SJ, McGrath PJ. Preparing parents to be present for their child's anesthesia induction: A randomized controlled trial. *Anesth Analg.* 2015;121(4):1001–1010.

Banchs RJ, Lerman J. Preoperative anxiety management, emergence delirium, and postoperative behavior. *Anesthesiol Clin.* 2014;32(1):1–23.

Berghmans J, Weber F, Van Akoleyen C, et al. Audiovisual aid viewing immediately before pediatric induction moderates the accompanying parents' anxiety. *Pediatri Anaesth.* 2012;22(4):386–392.

Bevan JC, Johnston C, Haig MJ, et al. Preoperative parental anxiety predicts behavioral and emotional responses to induction of anesthesia in children. *Can J Anaesth.* 1990;37(2):177–182.

Johnson YJ, Nickerson M, Quezado ZM. Case report: an unforeseen peril of parental presence during induction of anesthesia. *Anesth Analg.* 2012;115(6):1371–1372.

Kain ZN, Caldwell-Andrews AA, Maranets I, et al. Preoperative anxiety and emergence delirium and postoperative maladaptive behaviors. *Anesth Analg.* 2004;99(6):1648–1654.

Kain ZN, Caldwell-Andrews AA, Mayes LC, et al. Family-centered preparation for surgery improves perioperative outcomes in children: a randomized controlled trial. *Anesthesiology.* 2007;106(1):65–74.

Kain ZN, Mayes LC, O'Connor TZ, et al. Preoperative anxiety in children. Predictors and outcomes. *Arch Pediatr Adolesc Med.* 1996;150(12):1238–1245.

Manyande A, Cyna AM, Yip P, et al. Non-pharmacological interventions for assisting the induction of anaesthesia in children. *Cochrane Database Syst Rev.* 2015;7:CD006447.

McEwen A, Moorthy C, Quantock C, et al. The effect of videotaped preoperative information on parental anxiety during anesthesia induction for elective pediatric procedures. *Paediatr Anaesth.* 2007;17(6):534–539.

Rosenbaum A, Kain ZN, Larsson P, et al. The place of premedication in pediatric practice. *Pediatr Anaesth.* 2009;19(9):817–828.

Wang SM, Maranets I, Weinberg ME, et al. Parental auricular acupuncture as an adjunct for parental presence during induction of anesthesia. *Anesthesiology.* 2004;100(6):1399–1404.

第 191 章
上呼吸道感染的儿童

对于麻醉医师来说,最常见的难题之一是决定是否对刚刚康复或目前有上呼吸道感染(upper respiratory tract infection, URI)的儿童进行麻醉。但实际上,首先是确定患者是否有URI。它的症状可能与其他疾病或过敏非常相似。什么时候流鼻涕是由 URI 引起的,什么时候是由过敏性鼻炎引起的? 与 URI 相关的症状包括流脓性鼻涕(即绿鼻涕)、发热、喉咙痛、干咳或其他下呼吸道症状,如喘息或干啰音。记住,过敏性鼻炎与发热或干咳无关,鼻涕通常是清澈的,并且常与特异性病史相关。

区分 URI 和过敏性鼻炎或其他良性疾病最可靠的方法是从父母那里获知明确的病史。如果症状与儿童在幼儿园有关或与其他患病的兄弟姐妹的症状相似,则可能是 URI。另外,如果他们告诉你孩子的症状是新发的而不是经常发生的,那么应该怀疑这个孩子是 URI。然而,也有一些孩子只是感冒。有一项研究是关于 3 岁以下儿童患 URI 的概率,他们发现幼儿园内,在给定的 2 周期间,那些父母在拥挤的房子里吸烟的儿童患 URI 的概率是 0.61。

第二个问题是确定 URI 是否会影响儿童的麻醉过程。早期的研究表明,单纯上呼吸道的感染可能也会涉及下呼吸道,使得第 1 秒用力呼气容积(forced expiratory volume in one second, FEV_1)、用力肺活量(forced vital capacity, FVC)、肺活量(vital capacity, VC)减少,且在感染后 6 周内气道反应性增高。在病毒性气道感染中,大部分支气管高反应性是由迷走神经介导的。有人认为,一些病毒产生一种病毒神经氨酸酶,降低 M_2 毒蕈碱受体的功能,其结果是导致被病毒感染的气道中乙酰胆碱的释放增加。除此之外,URI 时气道中性内肽酶活性也可能会降低,这种酶负责灭活速激肽。这些因素使下呼吸道平滑肌更容易收缩,因此增加了气道反应性。

典型的 URI 也与气道分泌物增多有关。气道分泌物增多以及气道反应性增高会引起如咳嗽、憋气、喉痉挛、支气管痉挛、去氧饱和度发作等不良事件,研究患有 URI 儿童麻醉的文献经常引用此结果。

接下来的问题是,哪些情况应该取消麻醉计划,以避免患有 URI 的儿童出现严重并发症。有中到重度的发热、肌痛、疲乏、喘息或干啰音症状的择期手术的儿童麻醉的风险是很高的,因此应当延迟手术。但那些出现轻微症状或近期才有症状的人也有发生不良事件的风险。Tait 评估了超过 1 000 名计划接受择期手术的儿童,这些儿童都是近期患有 URI(4 周内),或者是急性期 URI。近期和急性呼吸道感染组的不良呼吸事件发生率高于无呼吸道感染组。肺炎患儿呼吸道并发症的独立危险因素有:大量分泌物、5 岁以下患儿气管内插管、早产史、鼻塞、父亲吸烟、反应性呼吸道疾病史和呼吸道手术。两组间较严重的喉痉挛和支气管痉挛的并发症无明显差异。Cohen 研究了 1 280 名术前有 URI 的儿童和 20 876 名无 URI 的儿童,结果表明,如果有 URI 的儿童需要插管,发生呼吸并发症的风险增加了 11 倍。最近的一项研究表明,喉痉挛和支气管痉挛(这两种与麻醉医生最相关的并发症)最有可能伴有流绿色鼻涕、咳痰或发热。

不良呼吸事件风险的增加是否意味着每个当前或最近患有 URI 的孩子应该至少推迟 4 周进行手术(有下呼吸道症状需推迟 6 周)?绝对不是,因为大多数有 URI 的儿童麻醉后会安全度过麻醉期,特别是在患 URI 2 周后。对于伴有较高危险因素的儿童,推迟手术是合理的。如果一个孩子连续 3 天流鼻涕,其他方面都很好,并且计划进行腺样体切除术,那么他很可能会没事。可以通过调整麻醉以减少呼吸道反应来增加无事故麻醉的发生率(表 191.1)。七氟醚由于其较弱的气道刺激性,当作为一种维持麻醉剂用于 URI 儿童时,可引起较少的呼吸不良事件,而使用丙泊酚维持可能进一步降低气道反应性。此外,有条件的话使用喉罩或面罩可以减少并发症。阿托品或格隆溴铵作为止涎剂和抑制迷走神经反射的药物都可以降低风险。

表 191.1 减少 URI 患者风险的策略

如果可能,使用 LMA 或面罩代替 ETT
术前或术中使用阿托品或格隆溴铵
使用七氟烷而不是地氟烷或异氟烷
使用丙泊酚进行静脉诱导;考虑静脉注射丙泊酚进行维持麻醉
术前吸入沙丁胺醇 2.5~5mg
需要插管的儿童使用地塞米松

预防性使用沙丁胺醇(2.5~5mg)可减少气道并发症。对于需要插管的年龄较小的儿童,应考虑到术后喉头炎的发生率较高,在手术中可给予地塞米松。无证据显示在声带上局部使用利多卡因可以减少呼吸并发症。

不赞成取消每一个近期患有 URI 患儿的手术。对于患有慢性阻塞性肺疾病的儿童,麻醉风险的科学证据非常少,我们必须运用临床经验和常识决定治疗方针。

> 🏠 **要点**
>
> - 对于儿科麻醉医师来说,即将手术的患者有当前或近期的 URI 病史是很常见的。
> - 首先,确定它是否为真正的 URI,如果是,有多严重。寻找流脓涕、发热、喉咙痛、干咳和下呼吸道症状,如喘息和干啰音。
> - 对于有较高危险或有严重症状的患者,不要犹豫延迟手术。
> - 但是请记住,即使是再轻微的症状和/或最近出现的症状,在患者的围手术期也会有一定风险。使用七氟醚、丙泊酚、喉罩,甚至面罩,以尽量减少气道反应性。
> - 阿托品或格隆溴铵也有帮助。利多卡因应用在声带处没有显示对儿童患者的 URI 有效。
> - 警惕是至关重要的,但重要的是,新手甚至更有经验的麻醉医师注意到,全面取消每一个近期有 URI 患者的手术是没有必要的。

推荐读物

Cohen M, Cameron C. Should you cancel the operation when a child has an upper respiratory tract infection? *Anesth Analg.* 1991;72:282–288.

Cote C. The upper respiratory tract infection (URI) dilemma: fear of a complication or litigation? *Anesthesiology.* 2001;95:283–285.

Empey DW, Laitinem LA, Jacobs L, et al. Mechanisms of bronchial hyperreactivity in normal subjects after upper respiratory tract infection. *Am Rev Respir Dis.* 1976;113:131–139.

Fleming D, Cochi S, Hightower A, et al. Childhood upper respiratory tract infections: to what degree is incidence affected by ay-care attendance? *Pediatrics.* 1987;79:55–60.

Tait AR, Malviya S, Voepel-Lewis T, et al. Risk factors for perioperative adverse respiratory events in children with upper respiratory tract infections. *Anesthesiology.* 2001;95:299–306.

Tait AR, Randit UA, Voepel-Lewis T, et al. Use of the laryngeal mask airway in children with upper respiratory tract infections: a comparison with endotracheal intubation. *Anesth Analg.* 1998;86:706–711.

vonUngern-Sternberg B, Boda K, Chambers N, et al. Risk assessment for respiratory complications in pediatric anesthesia: a prospective cohort study. *Lancet.* 2010;376:773–783

vonUngern-Sternberg BS, Habre W, Erb TO, et al. Salbutamol premedication in children with a recent respiratory tract infection. *Paediatr Anaesth.* 2009;19:1064–1069.

第 192 章
那些你将不得不面对的肥胖和睡眠呼吸暂停患儿的临床挑战

与其他年龄组的患者一样,肥胖症在儿童和青少年中日益成为流行病。在过去的二三十年里,美国儿童和青少年的肥胖人数增加到了 3 倍(尤其是非裔和西班牙裔人口)。

随着民众的体重指数(BMI)越来越高,医疗保健支出同步增加,患有肥胖相关性疾病的人数也不断增加。

本章的目的是综述儿科肥胖症及其相关性疾病,重点介绍阻塞性睡眠呼吸暂停(OSA)以及这一不断增长的人群的围手术期麻醉管理策略。

定义和并发症

BMI

计算方法为体重(kg)除以身高(m)的平方。根据美国疾病控制和预防中心(CDC)的定义,BMI与儿童及青少年的年龄和性别相关。在这些年龄组中,BMI通常被称为相对年龄的BMI(BMI-for-age),并与CDC的相对年龄的BMI增长图表绘制成百分比进行排名。然后,可以用百分位数排将儿童分为体重不足(<5%)、健康体重(5%~85%)、超重(85%~95%)和肥胖(≥95%)。与美国儿科学会(AAP)的观点一样,CDC建议使用BMI作为超重/肥胖儿童的筛查工具,但不能用作诊断工具。

冠状动脉疾病

肥胖儿童患有高血压的风险是正常儿童的近10倍。这种风险可能是由于交感神经张力增加,钠潴留或血管紧张素系统活性增加。在这些患者中也可以看到胆固醇异常(通常甘油三酯、低密度脂蛋白升高和高密度脂蛋白降低)。

2型糖尿病

糖尿病流行是与肥胖流行同时发生的,在20世纪80年代和90年代,美国确诊为糖尿病的人数增加了10倍。诊断是基于存在多尿/多饮和两次的空腹血糖水平高于126mg/dL(7mmol/L)。在一些超重/肥胖的儿童中,表现并不很明显,诊断可能会被忽视,所以对这一人群的筛查是关键。

心理健康

超重/肥胖的儿童和青少年更容易出现抑郁症状,并伴有自卑。

代谢综合征

血糖、腰围、血脂或血压升高。

非酒精性脂肪肝

一系列肝脏疾病,包括脂肪变性、脂肪性肝炎、肝细胞坏死、纤维化和肝硬化。诊断和分期需要肝活检,血清转氨酶可用于肥胖儿童的筛查。

阻塞性睡眠呼吸暂停

最严重的睡眠呼吸障碍,在睡眠期间气道部分或完全阻塞导致呼吸停止。在肥胖儿童中,阻塞性睡眠呼吸暂停的发病率是普通儿童的4~6倍。症状和体征包括夜间打鼾、烦躁不安、频繁觉醒、遗尿和白天嗜睡。患有阻塞性睡眠呼吸暂停的儿童/青少年在睡眠期间可能出现氧饱和度降低和高碳酸血症。

骨科并发症

在超重/肥胖的男孩中,股骨骨骺滑脱更常见,并应在髋部或涉及膝关节疼痛的儿童中怀疑这种并发症。在 8 岁以上的儿童中,布朗特病在肥胖儿童中更为常见,表现为胫骨弯曲。

假性脑瘤

腰椎穿刺时特发性颅内压(ICP)升高超过 200mmH$_2$O 称为假性脑瘤。这是一种排除性诊断,没有发现任何其他可确认的原因。患者通常会出现头痛、恶心/呕吐、颈痛、眼痛伴眼外肌运动、复视、耳鸣和眩晕等症状。体格检查可发现视乳头水肿、眼球震颤、视野缺损和第六脑神经麻痹。

阻塞性睡眠呼吸暂停的重要关注点

儿童 OSA 患病率为 1%~10%,是扁桃体切除术±腺样体切除术最常见的适应证。它是睡眠呼吸障碍(从打鼾到呼吸暂停)的一系列紊乱中最严重的一种。阻塞性睡眠呼吸暂停综合征的典型表现是睡眠时上呼吸道阻塞,被 AAP 定义为睡眠时呼吸功能的紊乱和部分上呼吸道阻塞和间歇性完全阻塞相关,扰乱了睡眠中正常的通气和正常的睡眠模式而导致的并发症,伴有特定的呼吸道功能紊乱的特征。(见表 192.1)

诊断

夜间多导睡眠监测是诊断阻塞性睡眠呼吸暂停的"金标准",其他诊断方式包括录像、夜间脉搏氧饱和度测定和日间午睡多导睡眠监测等。

治疗

一线治疗是扁桃体切除术±腺样体切除术,疗效高达 80%。然而,肥胖显著降低了扁桃体

表 192.1　阻塞性睡眠呼吸暂停的症状和体征

症状	体征
白天	• 生长障碍(成长受阻或肥胖)
• 过度嗜睡	• 难以醒来,精神不振
• 舌位异常、鼻道气道阻塞和其他颅面异常	• 喉软骨软化病、肌张力减退
• 行为问题,包括多动、攻击性、喜怒无常及在学校有很多问题	• 胃食管反流病
	• 肺动脉高压,肺心病
• 食欲不佳和吞咽困难	• 系统性高血压
晚上	
• 打鼾(最常见)	
• 喘气或嘈杂的呼吸音	
• 睡觉不安分	
• 反常呼吸	
• 有目击者的呼吸暂停	
• 颈部回缩和颈部过伸	
• 夜间出汗	
• 尿床	
• 异常睡眠(行走、说话、夜惊)	

切除术治疗 OSA 的成功率。扁桃体切除的风险包括：

- 疼痛
- 脱水
- 上呼吸道阻塞
- 术后呼吸合并症——以下情况风险增加：
  - 年龄小于 3 岁
  - 严重阻塞性睡眠呼吸暂停综合征
  - 肥胖
  - 与 OSA 相关的心血管疾病
  - 生长迟缓
  - 颅面畸形
  - 神经肌肉疾病
  - 当前患有 URI
- 术后出血
- 腭咽闭合功能不全
- 鼻咽狭窄
- 死亡

儿科人群中 OSA 的二线治疗是持续气道正压(CPAP)通气，即鼻前庭处 CPAP。此外，对于患有阻塞性睡眠呼吸暂停的肥胖儿童，也建议进行减肥。

对有或没有阻塞性睡眠呼吸暂停综合征的肥胖儿童的围手术期关注

儿科麻醉医师在为超重和肥胖儿童以及青少年提供围手术期麻醉时面临着独特的挑战。6~19 岁肥胖儿童的患病率目前估计为 16%，这些儿童需要接受手术治疗(如腺样体、扁桃体切除术和减肥手术)。术中必须考虑的与肥胖相关的生理变化和相关性疾病，概述如下：

心血管疾病

- 系统性高血压
- 交感神经系统过度活跃
- 心输出量增加
- 血容量增加
- 增加氧气消耗和二氧化碳生成
- 肥胖性心肌病
- 阻塞性睡眠呼吸暂停(OSA)的肺动脉高压继发于慢性低氧血症、高碳酸血症和酸中毒，导致肺动脉血管收缩，并可进展为肺心病

呼吸道疾病

- 胸壁顺应性降低
- 肺功能检查符合限制性疾病模式
  - 功能残气量下降
  - 呼气储备容量减少
  - 肺活量下降

- 吸气能力下降
- 哮喘等阻塞性肺病发疾病率增加
- OSA：慢性低氧血症 ± 高碳血症
- 与正常体重患者相比，肺不张增加，并发肺分流导致空气潴留

内分泌系统疾病

- 2 型糖尿病
- 胰岛素抵抗
- 代谢综合征

超重和肥胖儿童的麻醉管理可以进一步分为术前、术中和术后的考虑。

术前注意事项

- 术前评估
  - OSA 筛查：打鼾、生长受限、发育迟缓、鼻部解剖异常、面部异常（长脸、下颌的大小、颌间距离）、扁桃体大小、舌头大小、身体体质
  - Mallampati 分级
  - 对严重 OSA 患者考虑术前 CPAP
- 术前用药
  - 肌内注射的不可靠性
  - 可能因镇静导致呼吸抑制

术中注意事项

- 患者监控：
  - 过度脂肪组织引起的心电图阻抗
  - 过多软组织导致脉搏氧饱和度测定结果不可靠
  - 无创血压袖带尺寸适配困难，无法获得准确的读数
  - 由于 FRC 降低、V/Q 不匹配，死腔和潮气量的变化导致呼气末 CO_2 的测定不准确
  - 由于软组织的增加导致神经肌肉阻滞的监控结果不可靠
- 患者体位
  - 神经损伤
  - 心肺方面的变化——仰卧位会导致血流再分配（增加静脉回流、肺血流量、心输出量、动脉血压），也会由于膈肌运动减弱而造成通气困难
- 诱导
  - 用挥发性麻醉剂进行面罩诱导可能会使 OSA 患儿面临由肌松和气道塌陷而导致的气道阻塞风险
  - 经口建立气道通路可能有助于缓解气道阻塞
  - 快速起效的药物进行静脉诱导可帮助阻塞性睡眠呼吸暂停综合征的患者建立气道通路
- 紧急情况
  - 在拔出气管导管前要有足够的肌力和意识
  - 考虑给严重阻塞性睡眠呼吸暂停的患者进行鼻导管通气，因为这些患者术后有发生阻塞性睡眠呼吸暂停的风险

术后的注意事项

- 患者的体位
  - 稍微抬高头部(30°~45°),以改善通气
  - 持续性梗阻患者应俯卧位或侧位
- 持续性阻塞性睡眠呼吸暂停患者可能需要 CPAP 或 BiPAP
- 减少术后恶心呕吐
  - 类固醇已被证明可以减轻腺样体、扁桃体切除术患者的疼痛和呕吐
  - 抗组胺类药
- 疼痛管理
  - 患有阻塞性睡眠呼吸暂停的儿童对阿片类药物的呼吸抑制作用更敏感,如表现为慢性低氧血症
  - 如果有可能的话,进行区域阻滞麻醉
  - 非阿片类镇痛药,如非甾体抗炎药或对乙酰氨基酚
- 呼吸道并发症
  - 阻塞性睡眠呼吸暂停增加术后呼吸并发症的风险,如氧饱和度降低、胸片改变、呼吸阻力增加、喉痉挛、呼吸暂停、肺水肿
- 患者出院后
  - 严重的阻塞性睡眠呼吸暂停可能需要夜间监测呼吸,特别是需要阿片类药物进行镇痛时

⌂ 要点

- 儿童和青少年肥胖问题日益受到关注,影响患者的围手术期处理。
- 肥胖会导致几乎所有器官系统的疾病,因此麻醉医生必须进行全面的术前评估。
- 为了让麻醉医师安全地照顾这些儿童,在制定麻醉方案时,必须了解和考虑肥胖对儿童的直接和间接后果。

推荐读物

Alexander NS, Schroeder JW. Pediatric obstructive sleep apnea syndrome. *Pediatr Clin N Am*. 2013;60: 827–840.

Bradford NF. Overweight and obesity in children and adolescents. *Prim Care Clin Office Practice*. 2009;36:319–339.

Brenn BR. Anesthesia for pediatric obesity. *Anesthesiology Clin N Am*. 2005;23:745–764.

Inge TH, Daniels SR. Obesity. In: Slap GB, ed. *Adolescent Medicine: Requisites*. 1st ed. Philadelphia, PA: Elsevier; 2008:65–71.

Schwengel DA, Sterni LM, Tunkel DE, et al. Perioperative management of children with sleep apnea. *Anesth Analg*. 2009;109:60–75.

第 193 章

儿童的神经肌肉性疾病是非常具有挑战性的,因为你并不是总能有一个明确的诊断——以下是处理临床各种情况的方法

小儿神经肌肉疾病的麻醉管理是具有挑战性的,因为许多患者在进行肌肉活检等手术时

缺乏明确的诊断。

对于可能患有神经肌肉疾病的肌张力低的儿童的麻醉考虑包括：

- 肌肉疲劳、咳嗽无力导致呼吸功能不全
- 心肌病、传导异常和心律失常发生率增加
- 由于舌头肥大或挛缩，可能导致气道困难
- 吞咽困难和胃酸反流，肺吸入风险增加
- 中枢神经系统受累，可表现为精神性运动发育迟缓或难治性癫痫
- 横纹肌溶解和可能的恶性高热风险增加

神经肌肉性疾病可大致分为以下几类：肌营养不良、强直性肌营养不良、先天性肌病、线粒体病和恶性高热。我们将简要描述每种肌肉疾病，重点介绍每种肌肉疾病的麻醉意义和围手术期处理原则。

肌营养不良

杜氏肌营养不良症（DMD）是最常见的儿童期营养不良症，男婴发病率为 1∶3 500。这是一种渐进性的 X 染色体介导的隐性遗传疾病。那些受累的患者通常有异常的或缺失抗肌肉萎缩的蛋白质，这是一种稳定和连接所有类型的肌原纤维和细胞骨架的蛋白质。缺失会导致肌纤维坏死和变性/再生。肌酸激酶（creatine kinase，CK）水平从出生起就升高，可高达正常值的 50~300 倍。患者典型的表现为近端肌肉无力、蹒跚步态、小腿假性肥大，通常 5~6 岁就需要坐在轮椅上。进行性椎旁肌无力和呼吸肌无力可导致脊柱后凸和肺活量下降，并且反复呼吸道感染。心肌纤维变性可导致心肌病、传导异常和心律失常。

围手术期的处理从了解详细的家族史开始，高达 90% 的 DMD 患者都有家族史。心电图可表现为休息状态下心动过速（常为心功能不全的最初表现）、右心室应变增加的证据、T 波倒置、高 R 波和深 Q 波。超声心动图可表现为收缩功能障碍和扩张型心肌病。肺活量小于 30%. 与肺部并发症风险增加有关。

琥珀酰胆碱在杜氏肌营养不良患者中是绝对禁忌的，因为它可以导致横纹肌溶解和高钾性心搏骤停。挥发性药物是否可用于这类患者是有争议的，因为之前有报道使用了这种药物后发生了横纹肌溶解和围手术期心搏骤停。这种现象也被称为麻醉相关性横纹肌溶解（anesthetic-induced rhabdomyolysis，AIR），是一种独立存在的疾病，常与恶性高热相混淆。它是由肌纤维膜不稳定导致钾和 CK 从肌纤维膜中泄漏而引起的。

由肌肉再生导致的乙酰胆碱受体数量增多也可能会起作用。8 岁以下儿童患病风险更高，因为仍然会有一些肌肉生成。许多医生选择不会触发此类疾病的麻醉药来避免这种危及生命的潜在并发症。挥发性药物还可能导致 DMD 患者心肌活动高度抑制，因为他们容易出现心脏并发症和心肌病，而这些在麻醉时可能没有被诊断出来。

其他必须考虑的因素包括：由于舌骨肥大和颈部活动受限导致喉镜检查困难的可能性。肌肉挛缩还可能导致建立静脉通路困难。这些患者对神经肌肉阻断药物（NMBD）的敏感性也增加，导致恢复时间延长。无论哪种手术类型，所有这些患者术后都需要严密的心肺监护以及连续的 CK 监测，因为 CK 值较基线升高可能是空气栓塞的迹象。

贝克肌营养不良（BMD）是第二常见的肌营养不良症，男婴的发病率约为 1∶30 000。抗肌萎缩蛋白异常，但仍有部分功能，其症状较 DMD 轻微，起病较慢。症状通常出现在 11 岁左右，包括运动发育迟缓、站立困难和行走困难。CK 水平可以升高到正常水平的 50~100 倍，低于 DMD。心律失常的发生率也会增加。此外，超声心动图还可能表现为扩张型心肌病和严重

的心功能障碍。麻醉处理原则与 DMD 患者相似(见上文)。

强直性肌营养不良

强直性肌营养不良或称 Steinert 病是一种全身性常染色体显性遗传病,由第 19 号染色体的突变引起,导致刺激后肌肉持续收缩。症状出现在成年早期,包括心脏、呼吸、神经和胃肠功能障碍。高达 50%~90% 的患者在心电图上可能存在传导异常。超声心动图可显示心肌病伴间质纤维化,还可能有二尖瓣脱垂。这些患者有明显的延髓无力以及肋间和膈肌无力,可导致吞咽困难并反复发生吸入性肺炎、营养不良、咳嗽无力和肺泡通气不足。癫痫发作、白内障和视网膜脱离也很常见。与肌营养不良患者一样,CK 水平也可能升高,但与疾病严重程度无关。

围手术期的处理从询问详细的病史开始,重点关注发育迟缓、住院病史、呼吸道感染和任何心功能障碍的迹象。强直性肌营养不良患者对镇静药物的呼吸抑制作用非常敏感。如果需要镇静,重要的是要及时给氧,进行适当的监测,确保各种气道设备随时可用。尽可能减少阿片类药物的使用,应使用非甾体抗炎药、对乙酰氨基酚和区域麻醉的多模式镇痛方法。由于咽肌无力、吞咽困难和胃排空延迟,建议使用快速序贯诱导(rapid sequence induction,RSI)来防止误吸;然而,不应该使用琥珀酰胆碱,因为这些患者有横纹肌溶解和高钾性心搏骤停的风险。颞下颌关节挛缩可能使喉镜检查困难;此外,既往有报道经喉镜检查时发生颞下颌关节脱位。这些患者可能对神经肌肉阻滞剂(NMBD,即肌松剂)有较大的反应,应该尽可能避免。如果需要更好地麻醉效果,可以选择加深麻醉或向骨骼肌注射局部麻醉药。值得注意的是,NMBD 不能防止或逆转肌强直性收缩。苯妥英钠、类固醇和挥发性麻醉剂可减轻强直性收缩。去极化肌松药、胆碱酯酶抑制剂、钾、体温过低、寒战和机械/电刺激可加剧肌强直。因此,重要的是避免静脉输液含钾,保持正常体温,并给予充分的镇痛。

强直性肌营养不良的患者对恶性高热的易感程度不高于一般人群;一些人认为可以使用非挥发性麻醉剂,但也有人成功地使用了挥发性麻醉剂,而且没有并发症。无论采用何种技术,围手术期的仔细监测都是至关重要的。如果患者有明显的心脏传导异常,术中应放置除颤仪,因为这些患者发生恶性心律失常和心源性猝死的风险很高。1997 年,Matheiu 等回顾性分析了 200 多例接受全身麻醉的强直性肌营养不良患者,发现呼吸并发症最为常见。此外,术后 24 小时内发生延迟性呼吸暂停的风险也会增加。即使是病情很轻的患者也可能出现非常严重的并发症。

先天性肌病

先天性肌病是一组非进展性肌肉疾病,表现为肌张力减退和肌肉质量降低。与肌营养不良不同,没有肌肉坏死或变性。临床症状包括身体虚弱和运动发育迟缓。血清 CK 正常或轻度升高。分型取决于肌肉活检的组织学分析、症状和 MRI。最著名的先天性肌病是中央轴空病(central core disease,CCD)。患有 CCD 的患者在出生时表现为肌张力减退、近端肌无力和进食引起的疲劳。症状很少是进行性的。CCD 是一种隐性遗传病,与基因中 19 号染色体 ryanodine 受体(RYR1)缺失有关,使这些患者极大地增加了患恶性高热的风险(见下文)。如果怀疑发生 CCD,必须使用非挥发性麻醉剂。

线粒体病

线粒体疾病是儿童肌无力最常见的原因之一,发病率为 1∶4 000。线粒体通过氧化磷酸化负责有氧呼吸和能量生成。ATP 是由柠檬酸循环与线粒体内膜上的电子链传递链相互作用的产物产生的。在线粒体疾病中,电子传递链受损,导致 ATP 产生减少。能量产生的减少导致自由基生成增加和酸中毒,导致线粒体、蛋白质、脂质和 DNA 的氧化损伤。这种损伤在需要高代谢的组织中最为明显,如心脏、大脑和肌肉。表 193.1 列出了一些常见的线粒体疾病。

全身性症状包括肌张力减退、身材矮小、发育迟缓、低血糖发作和进食情况差。

这些患者的围手术期处理具有挑战性。患者对长时间的禁食有较大的反应,这会导致低血糖、脱水和代谢性酸中毒。围手术期应继续静脉补充葡萄糖和电解质,但应避免使用乳酸液,因为这会加重酸中毒。反复血糖检测对预防低血糖很重要。此外,压力、体温过低和疼痛会加剧代谢紊乱和酸中毒。保持正常体温和提供适当的镇痛对于预防寒战和疼痛所致的身体扭动是很重要的。

患有线粒体疾病的患者对镇静剂、巴比妥酸盐和丙泊酚的敏感性增加,对神经肌肉阻滞的敏感性也有所变化。有数据表明,由于丙泊酚中含有长链脂肪酸,会损害线粒体呼吸链的功能,因此这些患者可能会发生丙泊酚输注综合征(propofol infusion syndrome,PRIS)。虽然 PRIS 通常在丙泊酚注射剂量大于 5mg/(kg·h) 且输注 48 小时后才会发生,但在线粒体疾病患者中较低的剂量就可能会发生。PRIS 的症状包括横纹肌溶解、心功能障碍、严重代谢性酸中毒和肾衰竭。如果可能,应该避免使用琥珀酰胆碱,因为已经有报道称,患有线粒体疾病的患者使用该药可以导致恶性高热的发生。此外,动物研究显示局部麻醉剂可以降低呼吸链活性,在这类患者中应谨慎使用。

恶性高热

恶性高热是麻醉中最可怕的并发症之一。询问家族史是鉴别高危患者的主要方法。其他恶性高热高危人群包括患有中央轴空病(CCD)、King-Denborough 综合征和伊文斯肌病的人。恶性高热是常染色体显性遗传病,儿童的发病率为 1∶15 000,成人发病率为 1∶50 000。潜在的病理生理学涉及 ryanodine 受体(RYRI)的突变,它调节钙从肌质网的释放。当使用麻醉剂时,SR 中过度的钙释放会导致持续的肌肉收缩和高代谢状态。诱因包括琥珀酰胆碱和所有挥

表 193.1　常见线粒体疾病

线粒体脑肌病伴高乳酸血症和卒中样发作(MELAS)	线粒体脑病、乳酸酸中毒和卒中
肌阵挛癫痫伴破碎红纤维综合征(MERRF)	肌阵挛癫痫伴破碎红纤维
酸性麦芽糖酶缺乏症	严重呼吸道问题
	反复发作的吸入性肺炎
	肺动脉高压
Kearns-Sayre 综合征	线粒体 DNA 缺失
脂质储存不足	低血糖
	酸中毒
	肌肉无力
	横纹肌溶解
	进行性心脏功能障碍

发性麻醉剂。症状包括心动过速、高碳酸血症（在没有改变每分通气量的情况下）、肌肉僵直、横纹肌溶解、高钾血症和酸中毒。发热是晚期症状，如果不及时治疗，高达 60% 的患者会发生心搏骤停和死亡。

围手术期的处理包括避免易感患者的触发因素。这包括更换二氧化碳吸收剂和用高流量氧气冲洗麻醉机 10 分钟，以消除微量挥发性物质。如果怀疑是恶性高热，早期静脉注射丹曲洛林 2.5mg/kg 可以大大降低死亡率。对于有明显家族史的患者，建议进行肌肉活检并进行体外咖啡因-氟烷挛缩试验，其敏感度为 97%~99%，特异度为 80%~90%。

🏠 要点

- 尽管关于神经肌肉疾病的认识越来越广泛，但护理一个表现为肌张力减退但没有确诊神经肌肉疾病的婴儿或儿童仍然具有挑战性。在这种情况下，避免应用会触发疾病的麻醉剂是最合理的选择。
- 如果诊断是已知的，人们普遍同意对肌营养不良患者使用 TIVA，对线粒体疾病患者使用挥发性麻醉药。2007 年，Flick 等人回顾了近 300 名因疑似神经肌肉疾病而接受肌肉活检的患者。他们都使用了挥发性药物（有或没有琥珀酰胆碱），没有患儿发生横纹肌溶解或恶性高热。由此，他们得出，在遇到患有神经肌肉疾病的患者，使用挥发性麻醉剂后发生恶性高热或横纹肌溶解的风险小于或等于 1.09%，而没有神经肌肉疾病的患者其风险接近于 0。
- 警惕发生横纹肌溶解和恶性高热的症状；如果怀疑恶性高热，应停止所有可触发疾病的麻醉剂，给予 100% 氧气吸入，并迅速给药，注射丹曲洛林也许可以挽救生命。如果怀疑高钾血症，按照美国心脏协会的治疗指南：应用 0.5mL/kg 的 10% 葡萄糖酸钙或氯化钙，0.5g/kg 的葡萄糖和 0.05 单位/kg 的胰岛素，并考虑碳酸氢钠和 β_2 受体激动剂，如沙丁胺醇。
- 对这些患者进行仔细术前评估的重要性再怎么强调也不过分。关于家庭成员的家族史、麻醉药暴露史和麻醉药并发症史的详细讨论是必要的。还需要进一步研究来确定对这类患者可以使用的最安全的麻醉剂是什么。

推荐读物

Brislin RP, Theroux MC. Core myopathies and malignant hyperthermia susceptibility: a review. *Paediatr Anaesth*. 2013;23(9):834–841.

Campbell N, Brandom B, Day JW, et al. Practical suggestions for the anesthetic management of a myotonic dystrophy patient. *Myotonic Dystrophy Foundation*: Toolkit:73–80.

Dekker E. Refresher Course: Anaesthesia and the paediatric patient with neuromuscular disease. *S Afr J Anaesthesiol Analg*. 2010;16(1):18–21.

Driessen J. Neuromuscular and mitochondrial disorders: what is relevant to the anaesthesiologist? *Curr Opin Anaesthesiol*. 2008;21(3):350–355.

Flick RP, Gleich SJ, Herr MM, et al. The risk of malignant hyperthermia in children undergoing muscle biopsy for suspected neuromuscular disorder. *Paediatr Anaesth*. 2007;17(1):22–27.

Mathieu J, Allard P, Gobeil G, et al. Anesthetic and surgical complications in 219 cases of myotonic dystrophy. *Neurology*. 1997;49:1646–1650.w

第 194 章
儿科癫痫患者：对生酮饮食患者以及皮层定位患者的麻醉考虑

癫痫是一种由于脑内异常放电而引起的突发性、反复发作的疾病。儿童特别容易癫痫发作，而且大多数癫痫发作始于儿童时期。这些患者通常病情复杂，需要特别注意他们的术中管理。本章讨论了一些特殊但并不罕见的场景：

1）生酮饮食患者的围手术期管理。

2）使用术中皮层定位管理癫痫患者。

生酮饮食

大多数癫痫发作可由单一的抗癫痫药物控制，但有时癫痫发作对这些药物产生耐药性或药物的副作用让患者难以忍受。自 20 世纪 20 年代以来，生酮饮食被广泛用于治疗患有耐药性癫痫的儿童。它是一种高脂肪、低碳水化合物、充足蛋白质的饮食。虽然确切的作用机制还不清楚，但假设高脂肪和限制碳水化合物摄入的饮食模仿人体在饥饿时期的行为，在饥饿时期，酮体成为大脑能量需求的主要能量来源。不知何故，这种代谢转变可以控制癫痫的发作。生酮饮食是基于脂肪：碳水化合物和蛋白质的比例为 3：1 或 4：1。中链甘油三酯是在经典生酮饮食的基础上做出的改进。中链甘油三酯比起长链甘油三酯能够产生更多的酮体，而且吸收效率更高，饮食也更美味；因此，它在近年来得到了普及。如果癫痫发作被成功控制或发作频率下降，那么这种饮食通常要持续 2~3 年。

这种饮食的并发症包括潜在的低血糖、酮症和相关的嗜睡、恶心、呕吐，甚至昏迷。在饮食中有可能出现血小板功能障碍以及心脏并发症，如延长 QT 间期和可能的心肌病。

对采用生酮饮食患者的术中管理必须经过深思熟虑。一些机构似乎在手术前减少或停止生酮饮食，而其他机构则继续这种饮食。但是，如果难治性癫痫患者对生酮饮食反应良好，那么在整个手术过程中保持患者生酮状态似乎是有利的。咨询患者的营养师和/或儿科神经学家可以帮助制订一个切实可行的计划。如果想让患者保持生酮状态，建议尽量不要给患者服用含有葡萄糖的药物或可能增加血糖水平的药物。

为了达到这个目的，麻醉医师必须记住，许多口服药物都含有大量的碳水化合物。尤其是围手术期使用对乙酰氨基酚糖浆和口服咪达唑仑。 其他静脉注射药物，如预混多巴胺，通常含有 5% 的葡萄糖，应该尽可能避免，因为多巴胺和许多其他药物一样，也可以在没有 5% 葡萄糖的溶液中使用。红细胞中也含有葡萄糖，会干扰患者的生酮状态，但这并不妨碍输血。另一种相对禁忌的药物是地塞米松，因为它在给药后会增加血糖水平。由于生酮饮食中的主要能量来源酮体仅在肝脏中形成，因此不干扰肝功能的麻醉剂是首选。由于丙泊酚输注综合征有引起代谢性酸中毒的风险，因此长期注射丙泊酚对这类患者可能不理想。我们建议与药剂师一起核查计划使用的麻醉药物，以最大限度地降低扰乱生酮状态的风险。对于长时间的手术，应监测血糖水平，以维持低至正常的血糖。血清 pH 和碳酸氢盐水平也有助于监测酸中毒。使用乳酸林格液或生理盐水都没有问题。

大脑皮层定位

大脑皮层定位（cortical stimulation mapping, CSM）通常用于癫痫患者，以查明癫痫发作的位点。通常认为,当癫痫患者的抗癫痫药物治疗失败时,手术治疗可能会对患者有益。在更年长、更合作的青少年和成年人中,当神经外科医生在患者"清醒状态下"进行开颅手术时,可以完成皮层定位,即在局部麻醉浸润时给予患者静脉麻醉剂和止痛剂,如丙泊酚、瑞芬太尼或右美托咪定,然后切除患者头皮和颅骨。这是刺激最强的部分,所以重要的是要达到足够的镇痛和镇静,但仍能保持患者自主通气,因为他们需要被唤醒,以协助外科医生决定癫痫发作区域是否集中于控制重要功能如语言、动作和感觉的皮层区域。

一旦确定并切除了目标区域,患者就会再次被麻醉进行关颅。重要的是要记住,这些患者患有癫痫,在手术过程中有癫痫发作的风险。如果需要治疗癫痫,可随时准备丙泊酚或咪达唑仑。在紧急情况下,需要确保气道的安全,在手术铺巾下保持患者气道的足够通畅也是必要的。必须备有适当大小的 LMA。

通常小于 10 岁,或有发育迟缓或学习障碍的儿童不是这种清醒手术的最佳人选,手术通常需要全身麻醉。在这些情况下,通过脑电图监测、体感诱发电位(SSEP)和运动诱发来完成皮层投射定位。采用麻醉技术,如全静脉麻醉(TIVA)或吸入最低剂量的挥发性麻醉药(0.5MAC)联合静脉输注麻醉药如丙泊酚,将为获得足够的神经监测信号提供良好的条件,并有助于保持脑电图的完整性。另一种选择是右美托咪定与丙泊酚和阿片类药物一起使用。右美托咪定似乎能很好地稳定神经监测信号。甚至可以暂停丙泊酚输注 20 分钟,同时进行高剂量右美托咪定[1~2μg/(kg·h)]和高剂量阿片类药物输注,可使得脑电图信号良好。如果可以的话,可增加脑电双频指数(BIS)的监测,以监测麻醉深度的相应变化。记住,如果在手术过程中要进行运动测试,应避免使用肌肉松弛剂。

在全面性癫痫发作的情况下,很难确定发作的位点。使用颅内脑电图监测(也被称为"网格和条带")进行评估,可通过直接的皮质电描记术完成。在这里,电极导线被直接放置在全身麻醉后患者开颅手术后的皮质上。在接下来的几天里,患者会被密切监测,以确定是否有一个或多个发作病灶。重要的是要记住,在开颅手术后,空气可以留在颅骨内,当患者被再次送回到手术室,以切除被确定的病灶或准备移除电极时,必须避免氧化亚氮所造成的张力性颅腔积气。

🏠 **要点**

- 采用生酮饮食的患者需要额外的时间进行围手术期评估。可以考虑与药剂师、患者的营养师或儿科神经学家合作来制订计划。
- 一些围手术期药物干扰生酮饮食,是相对禁忌证,包括:口服咪达唑仑和对乙酰氨基酚;地塞米松;其他含有葡萄糖的药物,如多巴胺、肾上腺素和红细胞;还有丙泊酚。
- 应监测血糖水平和血清 pH 或碳酸氢盐浓度,特别是在较长时间的手术中。
- 对于没有认知缺陷的较年长的青少年,可以在"清醒"状态下进行 CSM。"清醒"意味着具有自主呼吸,能够对外科医生的询问作出反应,并不意味着"没有麻醉"。丙泊酚、瑞芬太尼和利多卡因对于切开头皮和头盖骨,然后再进行开颅手术仍然是适合的,甚至是必需的。
- 请记住,这些是癫痫患者,他们可能在任何时候发作。如果癫痫发作,请准备好咪达唑仑或丙泊酚。
- 随时观察患者的呼吸道是非常必要的,即使在铺单下也是如此。必须准备适当大小的喉罩。

- 年龄较小的儿童(10 岁以下)和任何认知发育迟缓或有认知障碍的儿童都应进行全身麻醉。有各种各样的全身麻醉技术,以右美托咪定为基础的麻醉药在这种情况下效果很好。
- 如果你的患者回到手术室或者需要移除皮层电极,你必须避免使用氧化亚氮,以最大限度地降低张力性颅腔积气的风险。

推荐读物

Bekker A, Sturaitis MK. Dexmedetomidine for neurological surgery. *Neurosurgery*. 2005;57(1 Suppl):1–10.

Cote C, Lerman J, Anderson B. *A Practice of Anesthesia for Infants and Children*. 3rd ed. 2001:512–513

Mason KP, O'Mahony E, Zurakowski D, et al. Effects of dexmedetomidine sedation on the EEG in children. *Paediatr Anaesth*. 2009;19(12):1175–1184.

McNeely JK. Case report Perioperative management of a pediatric patient on the ketogenic diet. *Paediatr Anaesth*. 2000;10:103–106.

Prasad AN, Stafstrom CF, Holmes GL. Alternative epilepsy therapies: the ketogenic diet, immunoglobulins, and steroids. *Epilepsia*. 1996;37(Suppl 1):S81–S95.

Stafstrom CE, Rho J. *Epilepsy and the Ketogenic Diet*. 2004;55:123–125.

Valencia I, Pfeifer H, Thiele EA. General anesthesia and the ketogenic diet: clinical experience in nine patients. *Epilepsia*. 2002;43(5):525–529.

第 195 章
新生儿也需要围手术期镇痛

儿童疼痛管理可以简单到打一个单次的骶麻来减轻术后疼痛,也可以复杂到为镰状细胞病、癌症疼痛或复杂区域疼痛综合征的儿童提供咨询和管理服务。**随着对新生儿生理学和药理学的深入了解,我们知道神经内分泌对应激的反应,组织分解代谢的增加,以及术后肺功能的变化可以通过提供足够的术后镇痛得到改善。**

本章的目的是为你提供一些策略,来评价小儿疼痛,提醒你婴儿、儿童和成人在重要的药代动力学和解剖学上的差异,为你提供一些在治疗儿童急性疼痛时避免常见事故的建议。

疼痛的评估

你必须选择合适的疼痛量表,对未开口说话的儿童进行客观观察。疼痛量表是用来记录是否存在疼痛及其严重程度以及治疗效果的工具。客观的评价系统依赖于交感神经活性增加时的生理指标,同时还要与行为上的评估相结合。

有很多基于行为表现的疼痛量表。东部儿童医院疼痛量表(The Children's Hospital of Eastern Ontario Pain Scale,CHEOPS)(表 195.1)由 McGrath 等人开发,用于评估在麻醉后监护室(PACU)的疼痛。观察六种类型的行为(哭泣、面部表情、言语表达、躯干运动、触碰伤口和腿部的运动)并打分,并在图表上绘制出适当的数字来表示疼痛反应的存在或强度。超过 4 分表示疼痛,应适当治疗。如果没有观察到对足够剂量止痛剂的预期反应,就应该尝试用行为干预来安慰孩子。如果不成功,则应考虑额外的镇痛。

面部、腿部、活动、哭泣和可安抚性(The Face,Legs,Activity,Cry,and Con-solability,FLACC)量表(表 195.2)比 CHEOPS 更简单,普遍用于评估婴儿和年龄较大的不能说话的患者。认知障碍儿童的父母或长期照顾者对孩子表达痛苦的方式很敏感。这种量表对于解释发育障碍儿

表 195.1　东部儿童医院疼痛量表（CHEOPS）

项目	行为	评分	定义
哭	不哭	1	患儿没有哭
	呻吟	2	患儿在呻吟或轻声发声；无声的哭泣
	哭	2	患儿在哭，但哭声是温和的或呜咽的
	尖叫	3	患儿在全力哭喊；啜泣；伴有或不伴有抱怨均可得分
面部表情	镇静	1	平静的面部表情
	痛苦	2	只有明确的消极的面部表情才可得分
	微笑	0	只有明确的积极的面部表情才可得分
口语表达	没有	1	患儿不说话
	抱怨其他的事情	1	患儿会抱怨，但不会抱怨疼痛，比如"我要见妈妈"或"我渴了"
	抱怨疼痛	2	患儿抱怨疼痛
	都抱怨	2	患儿既抱怨疼痛，也抱怨其他事情，例如："很疼；我要妈妈"
	积极的	0	患儿说任何积极的话或谈论别的事情，没有抱怨
躯体	中立的	1	身体（不是四肢）处于休息状态；躯体没有活动
	变换体位	2	辗转变换体位
	紧张	2	身体呈拱形或僵硬
	颤抖	2	身体不由自主地颤抖
	直立	2	患儿处于垂直或直立的体位
	约束	2	躯体受到约束
触摸	没有触摸	1	患儿不触摸或抓伤口
	伸手去摸	2	患儿伸手去摸伤口，但没有触碰伤口
	触摸	2	患儿轻触伤口或伤口区域
	抓	2	患儿在用力抓伤口
	约束	2	患儿的手臂被约束
腿	中立的	1	双腿可以处于任何位置，但是处于放松状态；包括温和的游泳样或辗转活动
	蠕动或者踢	2	双腿明显的不安或不安分地活动，或者用脚（双脚或单脚）踢
	紧张的	2	两腿绷紧或紧紧蜷向身体，并保持此姿势。
	站立	2	站立，蹲或跪
	约束	2	孩子的腿被约束住不能动

推荐给 1~7 岁的儿童；超过 4 分表示疼痛

From McGrath PJ, Johnson G, et al., with permission from The Medical Algorithms Company Ltd. available at www.MedicalAlgorithms.com.

童的反应是非常有价值的。

新生儿疼痛量表（Neonatal Infant Pain Scale, NIPS）是 McGrath 等人开发的另一种疼痛量表，可用于足月和早产儿（见表 195.3）。它改编自 CHEOPS 量表，更侧重于指示婴儿疼痛或痛苦的行为成分。这六个指标是：面部表情、哭泣、呼吸模式、手臂、腿和兴奋状态。总疼痛评分范围为 0~7 分。评分>4 分提示应在 30 分钟内进行非药物干预（变换体位、换尿布、喂奶），同

表 195.2　脸、腿、活动、哭泣和安慰（FLACC）疼痛行为评估工具

类别	描述评分	评分
面部	0=没有特别的表情或微笑	0
	1=偶尔苦相/皱眉,沉默寡言或冷漠	1
	2=经常颤抖的下巴,沉默不语	2
腿	0=正常姿势或放松状态	0
	1=心神不宁的,不安的,紧张的	1
	2=踢腿或抬起双腿	2
活动	0=安静躺着,正常姿势,移动方便	0
	1=局促不安,来回移动,紧张	1
	2=身体拱起、僵硬或抽搐	2
哭	0=不哭	0
	1=呻吟或呜咽,偶尔抱怨	1
	2=不停地哭,尖叫或抽泣,经常抱怨	2
可安慰性	0=满意的和放松的	0
	1=偶尔触摸一下,拥抱一下,或者和别人交谈一下,让自己安心,分散注意力	1
	2=难以安慰的	2

Reprinted with permission from Voepel-Lewis T, Merkel S, Tait AR, et al. The reliability and validity of the Face, Legs, Activity, Cry, Consolability observational tool as a measurement of pain in children with cognitive impairment. *Anesth Analg.* 2002; 95 (5): 1224-1229. Copyright © 2002 International Anesthesia Research Society.

表 195.3　新生婴儿疼痛量表（NIPS）

行为	0 分	1 分	2 分
面部表情	放松的	紧张的	——
哭泣	没有	小声的	大声有力的
呼吸	放松的	不同于基础状态	——
手臂	放松	弯曲/伸展	——
双腿	放松	弯曲/伸展	——
警觉性	睡觉/平静	不舒服	——

NIPS chart created by McGrath, et al., and available at https://www.medicalalgorithms.com/neonatal-pain-scale, with permission.

时进行药物干预和重新评估。请记住,一直使用药物的婴儿可能因为戒断症状而得分较高,而危重患者可能因为病情太重而无法对疼痛/躁动做出行为反应而得分较低。不要对瘫痪/深度镇静的婴儿进行 NIPS 评分。用另一种量表根据生命体征来评估这些患者镇痛的充分性。

观察生理参数(心率、呼吸、血压、体温)是评估患者整体状况的标准做法。生理变量也被纳入到疼痛评估中,如呼吸急促、心率加快和血压升高可能表明疼痛的存在。

其他的疼痛评估方法,如口头叙述,使用数字量表,使用面部量表,都适用于年龄较大的儿童,但也有其缺点。例如,孩子可能想要避免潜在的让他感到痛苦的事情(害怕针头),所以孩子否认任何疼痛。孩子可能会不理解序数而选择一个更高更好的数字,或者孩子可能会选择笑脸的表情图,因为这是他或她最喜欢的脸。

了解你的高危人群

不足 3 个月的婴儿,不到 60 周月龄的早产儿,以及任何年龄段孩子的呼吸暂停或气道狭窄、心脏损害、贫血(血细胞比容<30%)或神经肌肉疾病是阿片类药物或镇静剂后产生心肺并发症的高危因素。在使用阿片类药物或镇静剂后,你需要小心地确定你的剂量并监测这些儿童的生命体征。**为了简单化管理,建议所有小于 60 周的早产儿在手术后当晚接受监测。**

早产儿和新生儿需要特别照顾。我们现在知道,早产儿有可以感知疼痛的神经生理学途径,而调节疼痛反应的抑制途径还不发达。在新生儿重症监护病房疼痛缓解不足可能导致分解代谢反应加速,应激激素分泌增加,睡眠唤醒周期改变。幼时疼痛缓解不足可能导致对疼痛的长期反应改变(敏感度增加)。

新生儿的药物代谢。新生儿血浆蛋白(包括白蛋白和酸性糖蛋白)的水平比成人低。当使用蛋白结合药物时,新生儿的药物游离成分(即药物活性形式)比成年人高。

婴儿可能发生损害肾脏或门静脉血流的生理过程(坏死性小肠结肠炎、腹腔间隔室综合征、心输出量减少),因此药物的代谢和清除可能变得不可预测。

由于肝脏不成熟,新生儿代谢缓慢。这种能力在出生后的前 3 个月内迅速增强。肝脏代谢可分为两个阶段:

a) 第一阶段(氧化、羟基化、水解或还原)涉及细胞色素 P450 酶系统。

b) 第二阶段的酶和第一阶段反应的代谢物相结合。第二阶段与葡萄糖醛基转移酶的结合也可能在新生儿中遭到破坏。

由于肾脏清除了来自母体的药物和肝脏产生的代谢物,肾功能的衰竭可以导致毒物蓄积和潜在毒性的存在。

术后镇痛的计划

麻醉诱导前应制定镇痛方案,因为如果需要进行某些操作(如骶管或周围神经阻滞),需要征得同意。咨询外科医生通常会获取有关手术范围和手术预期的信息。对一个从麻醉中苏醒过来的患者来说,保持足够的镇痛要比一个遭受严重疼痛的患者身上尝试和实现镇痛更容易。

急性疼痛的药物治疗

给新生儿注射阿片类药物。各种原因引起的疼痛可以通过持续的静脉给药来控制。新生儿最常用的两种阿片类药物是吗啡和芬太尼。**未插管的新生儿需要特别仔细的监测。**短效或长效的阿片类药物间断注射的常见缺点包括:难以达到稳定的血浆浓度,以及一段时间的过度镇静与一段时间的不充分镇痛交替发生。

　　a) 吗啡不需要第一阶段的代谢,但经第二阶段葡萄糖醛酸化作用,产生吗啡 3-葡萄糖醛酸(非活性)和吗啡 3,6 二葡萄糖醛酸(活性)。**吗啡在新生儿中的半衰期较长(6~8 小时,在早产儿中可达 10 小时)。**静脉给药剂量范围为 50~100μg/kg。持续输注的药物用量取决于患者的代谢率、疼痛程度和其他个体特征。

　　b) 芬太尼与 α-(1)-酸性糖蛋白高度结合。其消除半衰期在早产儿和新生儿中延长,在持续输注后则会延长更久。半衰期是指作用位点的药物浓度降低至一半所需的时间。新生儿接受芬太尼输液超过 36 小时,静脉输注即时半衰期会超过 9 小时。急性疼痛的初始静脉给药剂量为 0.5~1μg/kg。持续输注的速度变化很大,并取决于疼痛程度、给药时间和耐受性的变化(见下文)。

　　c) 有必要密切观察患者连续输注药物后的情况,因为潜在的药物蓄积可能会导致呼吸抑制(几小时后可能会发生),由于每小时输注的剂量通常很小,血药浓度增加的速度比一次性注射要慢。

儿童患者的自控性镇痛

- 对于任何接受持续阿片类药物治疗的婴儿或儿童,使用预先打印的标准患者自控镇痛(PCA)指令表,包括建议的剂量范围、监测标准和其他镇静药物的停用,是非常重要的。**医嘱、输液和镇痛泵必须每天进行检查。**

- 如果要使用真正的患者自控镇痛(PCA)(而不是连续的不可调节的镇痛方式),患儿必须知道如何按下按钮。锁定必须预先设置,以便只有一个安全的每小时最大剂量。许多医院采用一种代理 PCA 的镇痛模式,即由父母或护士按下疼痛按钮。**这种形式的 PCA 是很有争议的。**仔细选择接受此类父母或护士代为控制镇痛的患者,密切监测患者的副作用,并确保维持足够的镇痛。这项技术最常用于姑息治疗;然而,如果用于术后镇痛,采用更长的间隔期(15 分钟 vs 5 或 6 分钟)和给予更大剂量的方法可以减少护士或家长按按钮的次数。

- 持续注射阿片类药物的婴儿和儿童会产生耐受性,需要增加剂量以保持相同的效果。动物模型显示,幼龄动物比成年动物具有更快的耐受性。如果持续的阿片类药物输注治疗已经超过 5~7 天,突然停用可能会导致戒断症状。药物使用的持续时间和药物的累积量是计划停药方案时要考虑的因素。停药方案通常每天将阿片类药物减少 10% 至 20%,并仔细观察心动过速、腹泻、易怒或其他阿片类药物戒断的迹象。长效阿片类药物,如美沙酮和 α 受体激动剂可乐定,有时有助于药物减量过程。

　　阿片类药物以外的辅助镇痛药物。多模式治疗对治疗术后疼痛很重要。对乙酰氨基酚(口服或直肠给药)作为常规药物(非按需用药)有显著的类似阿片类药物的效果。其他非甾体镇痛药(酮咯酸)也可以考虑使用。请记住,酮咯酸会影响出血时间,在扁桃体切除术等手术中可能作用有限。复杂脊柱融合术后骨愈合受损也是一个值得关注的问题。最好与患者的外科医生讨论,对于该患者和具体病例,它是否是一种可以接受的止痛剂。氯胺酮(小剂量,0.5mg/kg IV)也可用于 PACU,采用小剂量静脉给药。它是 N-甲基-D-天冬氨酸(NMDA)受体的非竞争性拮抗剂,对阿片类镇痛产生协同作用。

术后疼痛局部麻醉

　　与成人的阻滞不同,大部分儿童的阻滞是在全身麻醉诱导后进行的。在存在吸入麻醉剂的情况下,用试验剂量的局麻药(5μg/mL 肾上腺素)检测血管内是否注射是不可靠的。你必须仔细观察心率的加快、减慢或 T 波形态的变化（T 波高尖）。记住，血管内注射可能不会使血压升高。由于儿童处于麻醉状态下，中枢神经系统症状可能被掩盖，心血管被抑制的现象似乎毫无征兆就会发生。

在儿科患者进行骶管阻滞或硬膜外阻滞时需要注意和成人有重要的解剖学差异。新生儿的蛛网膜下腔延伸到 S3~S4，大约在 1 岁时上升到成人的 S1 水平。这意味着当在婴儿体内进行骶管阻滞时，很容易进入蛛网膜下腔。新生儿的脊髓也延伸到腰部的下端，到 L3 处，后期会后退到成人的 L1 处。

单针骶管阻滞广泛用于缓解术后疼痛，操作点低于患者脐水平。血管内注射、鞘内注射和骨内注射都是与这种阻滞有关的并发症。小心进针，推进后轻柔回吸，测试给药量，应该有持续的心电监测，逐步增加剂量将帮助你避免灾难性事件。

如上所述，如果无意中静脉或骨内给予局麻药，可能会发生局麻药急性中毒。毒性也可能是持续、重复或不适当大剂量的局麻药累积的结果。

与阿片类药物一样，婴儿局部麻醉药代谢的药代动力学是不同的。酰胺类麻醉药通过未成熟的细胞色素 P450 系统代谢。婴儿比成人有更高的局麻药稳态容量分布，这导致婴儿半衰期延长。局部麻醉药与 α-(1)-酸性糖蛋白结合；因此，婴儿体内存在较多的游离药物。

给 4 个月以下婴儿持续注射局麻药（如布比卡因骶管注射）将会使血浆布比卡因水平升高。血浆中布比卡因毒性浓度为 $4\mu g/mL$。随着时间的推移，血浆浓度不断上升，根据以往婴儿在接受高剂量注射时出现毒性反应（癫痫、心脏毒性）的病例报告，建议小于 4 个月的婴儿接受不超过 0.2~0.25mg/(kg·h) 的布比卡因。注射的时间应该是 48 小时或更少。大一点的婴儿和儿童可以接受 0.4~0.5mg/(kg·h) 的布比卡因注射。

罗哌卡因已在婴幼儿及药代动力学研究中被应用。最初的硬膜外注射剂量为 1~2mg/kg，随后小于 180 天的婴儿注射 0.2mg/(kg·h)，大于 180 天的婴儿注射 0.4mg/kg，被认为是安全的。

布比卡因的心脏毒性很难治疗。最近的成人病例报告和对狗的研究结果表明 20% 的脂肪乳注射可能是一线治疗方法。美国区域麻醉和疼痛管理学会（ASRA）推荐局麻药毒性治疗的剂量在 1 分钟内为 1.5mL/kg，每 3~5 分钟重复 2 次，然后以 0.25mL/(kg·min) 输注至患者血流动力学稳定。

🏠 要点

- 选择适当的疼痛量表来评估患儿的疼痛。
- 在评估有认知障碍的儿童时，家人或照顾者的反馈是必要的。
- 早产儿、3 个月以下婴儿以及患有心肺损害、睡眠呼吸暂停或神经肌肉疾病的儿童阿片类药物的不良事件发生风险较高。
- 如果在连续输注 5~7 天后突然停用阿片类药物，可能会出现戒断症状。
- 由于使用布比卡因可能产生局部麻醉毒性，婴儿的注射剂量限制在 0.2~0.25mg/(kg·h)。

推荐读物

Bosenburg AT, Thomas J, Cronje L, et al. Pharmacokinetics and efficacy of ropivacaine for continuous epidural infusion in neonates and infants. *Paediatr Anaesth.* 2005;15(9):739–749.

Cote CJ, Todres ID, Goudsouzian NG, et al., eds. *A Practice of Anesthesia for Infants and Children.* 3rd ed. Philadelphia, PA: Saunders; 2001: 677–693.

Freid EB, Bailey AG, Valley RD. Electrocardiographic and hemodynamic changes associated with unintentional intravascular injection of bupivacaine with epinephrine in infants. *Anesthesiology*. 1993;79: 394–398.

McCloskey JJ, Haun SE, Deshpande JK. Bupivacaine toxicity secondary to continuous caudal bupivacaine infusion in children. *Anesth Analg*. 1992;75(2):287–290.

McGrath PJ, Johnson G, Goodman JY, et al. CHEOPS: A behavioral scale for rating postoperative pain in children. In: Fields HW, Dubner R, Cervero F, eds. *Advances in Pain Research and Therapy*. New York: Raven Press; 1985:395–402.

Merkel SI, Voepel-Lewis T, Shayevitz JR, et al. The FLACC: A behavioral scale for scoring postoperative pain in young children. *Pediatr Nurs*. 1997;23(3):293–297.

Yaster M, Krane EJ, Kaplan RF, et al., eds. *Pediatric Pain Management and Sedation Handbook*. St. Louis, MO: Mosby Year Book; 1997.

第 196 章
Fontan 术后患者行非心脏手术的麻醉管理

引言

　　Fontan 手术（又称肺动脉下心室旷置术）是先天伴有单心室心脏的先天性心脏病患儿的第三阶段也是最后阶段的手术。这是一种姑息性手术，但由于更好的患者选择和管理以及手术技术的改进，这些患者的长期结局已经显著改善。目前，Fontan 手术是一种全腔肺循环，包括在下腔静脉和右肺动脉之间放置的心外管道。在 Glenn 手术（第 2 阶段）中，上腔静脉与右肺动脉吻合。在 Fontan 手术中，右心房被排除在体循环静脉回路之外。

生理学

　　越来越多的 Fontan 手术患者可存活至青春期甚至成年，接受非心脏相关治疗和手术。为了最好地管理这些患者，我们必须了解 Fontan 手术生理学。Fontan 手术策略是，不需要右侧泵将静脉血回流到肺部。促进肺血流和心输出量的主要驱动力是跨肺动脉瓣压差——中心静脉压和体循环心室舒张末期压的差值。然后，含氧血液引流到一个共同的心房以及灌注体循环的单心室。Fontan 循环的健康程度取决于体循环静脉压和容积、肺血管解剖结构和血管阻力、肺部基础疾病、房室瓣功能、心律以及唯一的一个体循环心室的功能。

评估

　　与普通患者一样，围手术期评估从全面的病史和体格检查开始。除了活动耐量等标准问题外，最近的心导管检查或心脏磁共振成像在评价心脏解剖结构方面极为有用，尤其是跨肺动脉瓣压差。Fontan 手术成功的患者的动脉血氧饱和度通常在 90%~95% 之间。失败的 Fontan 手术将使患者疲劳、活动减少、体重增加或容量潴留、心悸、晕厥或晕厥前发作、血氧饱和度低于 90% 和呼吸困难。心脏肥大或胸腔积液可能是患者 Fontan 手术失败的迹象。**Fontan 手术失败时应延迟择期手术，等待进一步评价。**

　　与儿科患者相似，考虑到右向左分流的可能性，静脉输注液体和药物必须要完全排气，以避免全身性空气栓塞的风险。如果患者出现焦虑或疼痛，建议给予术前用药，因为疼痛和焦虑均可导致肺血管阻力（PVR）增加；但是，应谨慎调整剂量，以避免通气不足和高碳酸血症，这也会增加 PVR。此外，Fontan 手术患者可能既往接受过 BT 分流术。因此，应在之前分流系统的对侧测量上肢血压。我们建议术前谨慎补液，以避免 NPO 状态导致麻醉诱导后前负荷降低。

术中管理

维持足够的前负荷(血管内容量)和避免导致静脉扩张的操作是关键目标。Fontan 手术患者的 CVP 通常较高,跨肺压为 10mmHg,CVP 会介于 10~15mmHg。术中处理重点为:应避免增加肺血管阻力,保持房室同步性。

适当的呼吸管理是在避免气道压力增加的基础上提供低呼吸频率、短吸气时间、长呼气时间以促进肺血流、低 PEEP 和低潮气量(5~6mL/kg)。如有可能,应首选自主呼吸,因为机械通气可增加平均胸内压,减少静脉回流,减少肺血流量,从而降低心输出量。

对于小儿腹腔镜手术的麻醉,应特别注意腹内压变化。注气导致的腹内压升高可降低静脉回流(并最终降低心输出量),增加胸内压和平均气道压。保持压力< 10cmH$_2$O,维持血管内容量,并避免高碳酸血症。请注意,全身性 CO$_2$ 栓塞的可能性较高,尤其是在 Fontan 开孔型患者中。与往常一样,如果腹腔镜手术的耐受性较差,应考虑开放性手术,因为术后疼痛控制和呼吸能力下降将使术后管理变得复杂,因此,有创血压监测极为有用。

在妊娠期间也需要特别注意。液体潴留可导致心房扩张,从而导致心律失常。对于行 Fontan 循环的妊娠患者,其心脏功能在整个妊娠期间都可能会恶化。

并发症

Fontan 手术患者有许多可能的并发症。**它们通常相当严重。**

血栓栓塞和出血事件可能具有极大的威胁。这些患者通常接受抗凝治疗,但他们仍可能易发肺栓塞和卒中。一些 Fontan 循环包括心外导管和右心房之间的开孔,为右向左分流提供"通道",这可能发生冠状动脉和脑循环栓塞。右心房通常会扩张,尤其是在开孔型 Fontan 手术中。这会导致频繁的心律失常并需要运用起搏器。在诱导前,应对所有起搏器进行检查。

随着时间的推移,大多数 Fontan 手术患者会发生蛋白丢失性肠病(protein losing enteropathy,PLE)。唯一的治愈性治疗方法是心脏移植。PLE 可导致塑性支气管炎(plastic bronchitis)、胸腔积液、外周水肿和腹水。蛋白质丢失可导致凝血、免疫功能和其他代谢过程的异常。

肝功能障碍与心脏指数降低、心动过缓和静脉淤血直接相关。患者常出现肝肿大、胆红素增高、总蛋白降低。此外,还存在肝硬化及其后遗症的晚期表现。成人 Fontan 手术患者肾功能不全的发生率为 50%,15% 的患者肾小球滤过率严重降低。应调整相应药物。

残余主肺动脉侧支可增加单心室的容量负荷,而肺动静脉畸形可引起肺内分流和严重的体循环氧饱和度下降。在行心导管检查时,术前弹簧圈栓塞均可有效封堵两者。

⌂ 要点

- 单心室心脏患者通常接受姑息性分期手术,最终行 Fontan 手术。
- 在 Fontan 手术生理学中,静脉血被动返回肺部,并依赖于跨肺梯度。
- 这些患者的麻醉管理必须包括维持血管内容量以达到足够的前负荷、避免肺阻力增加和适当的呼吸管理。
- 在腹腔镜手术中和妊娠期间应更为慎重。
- Fontan 手术患者存在长期发病风险,包括凝血问题、蛋白丢失性肠病、肝肾功能障碍以及残余心脏缺陷。

推荐读物

Baum VC, de Souza DG. Approach to the teenaged and adult patient. In: *Anesthesia for Congenital Heart Disease*. 2nd ed. Blackwell-Wiley; 2010:271–275.

McClain CD, McGowan FX, Kovatsis PG. Laparoscopic surgery in a patient with Fontan physiology. *Anesth Analg*. 2006;103(4):856–858.

Redington A. The physiology of the Fontan circulation. *Pediatric Cardiology*. 2006;22(2):179–186.

Stromberg D. Rescue of the failing fontan patient. Pediatric Cardiac Intensive Care Symposium. December 20, 2005.

Yuki K, Casta A, Uezono S. Anesthetic management of noncardiac surgery for patients with single ventricle physiology. *J Anesth*. 2011;25(2):247–256.

第 197 章
儿童麻醉与神经毒性：你一定会被问及这个问题，所以不要惊讶，也不要装作不知情

你的朋友给你来电说儿科医生怀疑她18个月大的女儿患有可复性脐疝，他们去看了一位外科医生，这位医生讨论了手术治疗的利弊。她询问外科医生在这个年龄接受麻醉是否安全并让人放心。你的朋友想知道你对麻醉风险的看法，因为她一直在互联网上看此类信息，她发现了一些关于麻醉影响孩子学习潜力的内容。"这可是个热门话题，"你说，"咱们聊聊目前为止我们对这个问题已经了解的和还不了解的东西吧。"

每名麻醉医生都应该对麻醉相关神经毒性的话题有一定的了解，因为这一概念现在已经从学术期刊走向主流媒体。当患者家属提出这个问题时，您可能会遇到类似的情况。

重要的事是什么？

20世纪90年代末，位于华盛顿大学的科学家们正在研究胎儿药物暴露的影响（在母体药物使用的背景下），其研究表明，妊娠啮齿类动物暴露于各种 N-甲基-D-天冬氨酸（NMDA）受体拮抗剂或 γ-氨基丁酸（GABA）受体激动剂，如乙醇和苯环己哌啶（PCP），其后代存在脑损伤的现象。随后，他们提出疑问，暴露于临床使用的麻醉剂是否会引起相同类型的损伤，例如，乙醇。乙醇这种药物既可作为 NMDA 拮抗剂，又可作为 GABA 激动剂。众所周知，在胎儿大脑发育过程中，孕妇产前暴露于乙醇可引起认知缺陷和一种神经行为障碍（胎儿酒精综合征）。大多数麻醉剂通过 GABA 或 NMDA 受体机制发挥作用。如果儿童在大脑仍在生长的时候暴露在不利的环境中，它们是否也与认知缺陷和特定的神经行为障碍有关？

我们知道，大脑发育是一个错综复杂的过程，涉及新生神经元和神经胶质的生长，此外，该过程通过凋亡过程（程序性细胞死亡）仔细修剪细胞。正常的大脑生长对于正常的神经发育至关重要。以细胞迅速增加为标志的大脑发育期伴随修剪被称为"大脑生长突增"。它与快速突触生成和生理性脑网络的进一步扩大相平行。在人类中，"大脑生长突增"期发生在妊娠中期左右至3岁，并在出生时（足月时）达到峰值。这一时期被认为是一个脆弱的时期，大脑可能对毒性特别敏感。不幸的是，对于这个年龄范围的儿童，需要麻醉相关的手术或诊疗并不少见。

基础实验

近年来此方面的实验文献增长显著。动物研究一致表明，当这些动物在其"大脑生长突

增"期间,麻醉暴露会导致脑损伤。这些研究包括不同剂量和暴露时长,在不同模型中,从线虫到啮齿动物和猴,包括所有主要现代麻醉剂(异氟烷、地氟烷、七氟烷、氧化亚氮、氯胺酮、丙泊酚和几种苯二氮䓬类药物和巴比妥类药物)。研究证明,由此导致的脑损伤涉及神经元(灰质)和少突胶质细胞(白质)的凋亡,以及突触密度和轴突活力的变化。几项研究已经证明,学习和记忆的功能缺陷会持续到成年。

那么临床方面情况如何?

我们所关注的问题仍然是这种类型的损伤是否存在于人类婴儿和儿童中。我们可以推断,当我们的儿童患者接受麻醉时,不可能出现明显的临床损伤,否则,这种损伤很容易就会显现出来。然而,根据目前的实验证据不能确定是否存在更细微的损伤。如果这种损伤确实存在,那么我们可能能够对其采取一些措施,如找到神经保护策略或确定"更安全"的麻醉方案。然而,我们很难弄清楚这种脑损伤是否发生在人类身上。显然,我们无法进行随机临床试验,让一些孩子在手术中接受麻醉,而一些孩子不进行麻醉。同样,人们也不能无缘无故地给孩子进行麻醉。目前可用的临床研究涉及主要数据库的回顾性综述(例如,医疗补助数据库、地区出生队列)或最初出于不同目的获得的前瞻性数据(例如,产前超声暴露)。一些研究显示麻醉暴露与认知缺陷、学习成绩差、特定语言缺陷和/或特定神经综合征[如注意缺陷多动障碍(ADHD)]相关,而其他研究未显示此类相关性。由于此类研究多为观察性和回顾性研究,得出的结论具有局限性。例如,我们如何确定任何认知变化不是来源于手术本身、需要手术的疾病或由于儿童因患病而被其监护人/教师区别对待?

当前情况如何?

SmartTots(减轻Tots中麻醉相关神经毒性的策略)是FDA和国际麻醉研究学会(International Anesthesia Research Society, IARS)共同参与的协会,其成立是为了支持该领域的进一步研究。他们的网站(smarttots.org)是医护人员和患者的极好资源。

目前正在进行几项大规模前瞻性临床试验,包括:儿童麻醉神经发育评估(PANDA)、梅奥儿童安全性(MASK)和全身麻醉和细胞凋亡研究(GAS)。你可以在smarttots.org或在下文引用的作者综述中获取以上信息。每项研究均涉及各种麻醉暴露,随后进行前瞻性神经认知测试。这些临床研究可以显著提高我们对麻醉神经毒性的人类相关性的理解。同时,基础科学研究对于模拟临床情景、确定损伤的机制和生物标志物以及测试保护策略是至关重要的。

⌂ **要点**

- 在动物模型中有可令人信服的证据表明,麻醉会导致发育中大脑的脑损伤。
- 麻醉神经毒性是儿童麻醉学领域的一个新兴概念,主要基于回顾性临床研究;正在进行的前瞻性研究可能在研究完成时提供重要的新见解。
- 此时,没有足够的证据指导实践的变化,但随着更多数据的获得,这可能会发生变化。美国食品药品监督管理局发布了一份实践声明,该声明已被许多医学亚专业认可(www.smarttots.org)。未来的修订版将可能根据该领域的科学进展发布,以便指导临床医生的日常实践。

推荐读物

Brambrink AM, Back SA, Riddle A, et al. Isoflurane-induced apoptosis of oligodendrocytes in the neonatal primate brain. *Ann Neurol*. 2012;72:525–535.

Brambrink AM, Evers AS, Avidan MS, et al. Isoflurane-induced neuroapoptosis in the neonatal rhesus macaque brain. *Anesthesiology*. 2010;112:834–841.

Creely C, Dikranian K, Dissen G, et al. Propofol-induced apoptosis of neurons and oligodendrocytes in fetal and neonatal rhesus macaque brain. *Brit J Anaesth*. 2013;110(S1):i29–i38.

Ing C, DiMaggio CJ, Whitehouse A, et al. Long-term differences in language and cognitive function after childhood exposure to anesthesia. *Pediatrics*. 2012;130:e476–e485.

Jevtovic-Todorovic V, Hartman RE, Izumi Y, et al. Early exposure to common anesthetic agents causes widespread neurodegeneration in the developing rat brain and persistent learning deficits. *J Neurosci*. 2003;23:876–882.

Olsen EA, Brambrink AM. Anesthetic neurotoxicity in the newborn and infant. *Curr Opin Anaesthesiol*. 2013;26(5):535–542.

SmartTots website. www.smarttots.org

Sprung J, Flick RP, Katusic SK, et al. Attention-deficit/hyperactivity disorder after early exposure to procedures requiring general anesthesia. *Mayo Clin Proc*. 2012;87:120–129.

Sun LS, Li G, DiMaggio CJ, et al. Feasibility and pilot study of the Pediatric Anesthesia NeuroDevelopment Assessment (PANDA) project. *J Neurosurg Anesthesiol*. 2012;24:382–388.

第 198 章
儿科气道管理的特点

儿科患者范围广泛,包括从 500g 的新生儿到 100kg 的青少年。即使在相同体型和体重的患者中,气道尺寸也可能存在不可预测的变化。因此,必须为各种气道做好准备,并在儿科麻醉推车上配备随时可用的适当设备。

儿童和成人气道之间的解剖差异包括相对身体较大的头部和舌头、狭窄的鼻道、喉头位置高(小儿在 C4 水平,而成人在 C6 椎体水平)、长会厌、倾斜的声带、锥形喉、最狭窄位置在环状软骨。婴儿经鼻呼吸,其上呼吸道相对更容易塌陷。

当仰卧时,相对较大的头部和突出的枕骨使头部处于自然屈曲位置。用滚筒抬高肩部是有帮助的,这可以使头部在肩部略微向后伸展。该体位可优化面罩通气和喉镜检查的气道。如果需要进行喉外或环状软骨压迫,这个体位更容易进行呼吸。

诱导前,应准备多种型号的喉镜片。突出的腺样体和扁桃体组织会影响喉部清晰度,弯喉镜片可将舌头推开,从而改善视野。但是,在喉前部和头侧,使用直镜片可大大有助于插管。直型 Miller 镜片有助于抬起遮挡了喉部视野的会厌。这对婴儿尤其有帮助。

患者在全身麻醉诱导后可出现面罩通气困难。口咽和鼻咽通气道是非常有用的,并且应该随时准备各种大小的通气道。适当大小的口咽通气道应该从下颌角延伸到嘴角。鼻咽通气道不应过长而进入食管。如果面罩通气困难或插管出现意外和困难,适当尺寸的喉罩(LMA)是非常有用的备用设备。**喉罩已成为管理儿童困难气道的主要手段,这与成人一样。**有许多综合征与直接喉镜检查困难有关。在制定备用计划之前,口咽和鼻咽通气道以及 LMA 有助于通气。不同大小的经口胃管或经鼻胃管可以帮助处理积极手动通气引起的胃膨胀。

如果预期或遇到面罩通气或插管困难,使用视频喉镜已成为气道管理的新标准。视频喉镜提供间接暴露,并在视频监视器上显示声门开口。在有经验的使用者手中,它可以显著改善声门的视野,并增加控制气道的能力。有几种视频喉镜足够小,可用于儿童,其中 Glidescope

和 Storz 最受欢迎。

在为儿童患者挑选气管导管(ETT)时必须考虑几个问题(表 198.1)。ETT 必须足够大,以允许自主或控制通气,但不能大到损伤气管。选择将进入患者气管的最大气管导管将降低阻力,减少堵塞的可能性,可以置入吸痰管,并减少气道误吸的机会。当 ETT 对气管壁的压力超过黏膜的毛细血管压力时,ETT 过大可引起气管损伤。在成人中,一般认为该压力是 25~35mmHg,但没有儿童的数值。由于环状软骨是儿童气道的最窄点,也是唯一完整的气管环,此处通常会发生放置过大 ETT 导致的黏膜创伤。这可能导致术后黏膜水肿和肿胀,临床上表现为喘鸣、哮吼、气道阻塞和呼吸功增加。根据泊肃叶定律:

$$R=\frac{8lv}{\pi r^4}$$

R 是阻力,l 是长度(气道),v 是气体黏度,r 是半径(气道)。 因此,气道半径的微小变化可导致气道阻力的较大变化。可通过基于年龄的公式估计 ETT 的适当尺寸:**4+ 年龄/4=ETT 尺寸(mm 内径)**。另一种估计 ETT 尺寸的方法是通过公式:身体长度(以 cm 为单位)/20。应始终备有至少三种不同尺寸的气管导管:你认为正确内径大小的导管、内径大 0.5mm 的导管,以及内径小 0.5mm 的导管。可通过气管导管是否易于通过和 15~25cmH₂O 下的气体泄漏确认尺寸是否正确。无泄漏表明应更换尺寸更大的导管,而过度泄漏可能导致通气困难,因此需要过多的新鲜气流并且会污染手术室。传统上,无套囊 ETT 是 8 岁以下儿童的首选导管。这是因为漏斗形喉在环状软骨环水平实现了自然密封,另外,有医生担心使用带套囊的导管需要选择

表 198.1 放置儿童气道装置的相关计算

气道装置	尺寸和深度估计值
鼻咽通气道	最佳:从鼻翼延伸到耳屏的通气道
口咽通气道	最佳:从嘴唇延伸至下颌角的通气道
气管导管尺寸	无套囊:4+ 年龄(岁)/4
	带套囊:3.5+ 年龄(岁)/4
	早产儿:2.5~3.0
	足月儿:3.0~3.5
	唇部深度:6+ 体重(kg)(对于体重为 1~4kg 的婴儿)=唇部深度(cm)(例如,对于体重为 2kg 的婴儿,唇部深度为 2+6=8cm);对于大龄婴儿和儿童,置入的气管导管深度大约是气管导管大小的 3 倍=唇部深度(cm)
喉镜片	早产儿:"0"号直叶片(Miller)足月婴儿:"1"号直叶片
	幼童:"0"~"1"号 Robert Shaw 或"2"号弯(Macintosh)叶片
	大龄儿童:2~3 个弯型或直型喉镜片,取决于用户偏好和患者体型
喉罩	≤5kg:1
	>5~10kg:1.5
	>10~20kg:2
	>20~30kg:2.5

较小的内径,从而导致气道阻力更大。临床医生还担心套囊压力过大可能导致黏膜损伤。带套囊的 ETT 也设计有可用于儿童的尺寸,并具有许多优势。它们允许"可调节匹配",因此更换很少的导管就有助于获得合适的尺寸。更好的密封允许肺顺应性降低的儿童吸气压力更高。更好的密封还可减少泄漏、减少新鲜气体流量、减少手术室污染并降低吸入风险。为了避免气管损伤,应采取多项预防措施。导管尺寸的初始选择应至少比无套囊导管的尺寸小半号。导管放置的位置应该是使套囊位于环状软骨环的远端。应监测气道压力,确保其静水压低于 $25\sim30cmH_2O$,并且充气时间不应超过防止患者吸气峰压泄漏所需的时间。

可通过以下公式估计 ETT 置入的正确深度:12+年龄(岁)/2=距离唇部的置管深度(cm)。另一个简单的经验法则是:置管至唇部的深度等于管道型号的 3 倍。还可以特意将 ETT 置入右主支气管并缓慢撤回,直至双侧呼吸音相同。

对于大龄儿童,常规插管通常不需要使用导丝。导丝应具有延展性和柔软性,并带有柔性尖端,以避免气道创伤。应备有不同尺寸的导丝。使用更小和更薄的气管导管并且声门更高且靠前,在这些情况下,导丝对于困难插管或气道解剖结构异常的患者都非常有益。

因为婴儿的氧饱和度下降非常快,所以没有太多时间通过您的推车查看气道设备。进行充分的预判及准备,将计划使用的设备和可能使用的设备备于麻醉推车上,这可以增加患者安全性,并在儿童气管插管操作时省时省力。

⌂ 要点

- 处理小儿气道时最重要的事情之一是了解解剖差异。
- 不要假定你不会遇到困难气道——面罩通气和插管都存在困难的情况并不罕见。
- 务必确保您可以看到您计划使用的插管和气道设备以及您认为可能使用的设备。
- 我们要再强调一遍,假定儿童气道问题一般没有那么严重是一个错误。
- 研究并了解与上表中最常见儿童气管插管设备使用相关的尺寸和深度估计值。

推荐读物

Gregory GA, ed. *Pediatric Anesthesia*. 4th ed. Philadelphia, PA: Churchill Livingstone; 2002.

Morgan GE, Mikhail MS, Murray MJ. *Clinical Anesthesiology*. 4th ed. New York: McGraw-Hill; 2006:850–861.

Motoyama EK, Davis PJ, eds. *Smith's Anesthesia for Infants and Children*. 7th ed. Philadelphia, PA: Mosby Inc.; 2006.

Sun Y, Lu Y, Huang Y, et al. Pediatric video laryngoscope versus direct laryngoscope: a meta-analysis of randomized controlled trials. *Paediatr Anaesth*. 2014;;24(10):1056–1065.

第 199 章
优化气囊面罩通气和直接喉镜检查在儿童中的应用

儿童气道管理与成人明显不同。面罩通气和直接喉镜检查均与术中挑战相关,可通过了解适用于儿童气道管理的解剖结构、生理学和正确的技术技能将其降至最低。

儿童和成人之间的关键解剖差异

- 相对于口咽较大的舌

- 枕骨大
- 肩部不发达
- 喉部位置更高
- 会厌狭窄,呈"Ω"状
- 声带下斜

优化气囊面罩通气和面罩贴合度

儿童有效的面罩通气需要极好的技术。通过最大化与骨性结构的接触,确保面罩和面部之间的充分密封。面罩顶部应接触鼻梁,面罩底部与下颌骨接触。在幼儿和婴儿中,面罩对鼻道的压迫可能是面罩通气困难或不充分的来源。在面部正确放置面罩位置后,应将下颌骨抬起贴近面罩,而不是将面罩按压到面部。保持面罩位置需要将操作者的手置于下颌骨边缘,由于可能会阻碍通气,应尽量减少对中线颏下软组织的压迫。

通气

限制儿童空气流动的解剖学特征主要是双重的。首先,相对较大的舌体可向后塌陷进入口咽,不论是经口还是经鼻通气均会阻塞气道。抬下颌可使舌向前移位,以尽量减少这种影响。其次,在通气过程中通过保持持续气道正压(CPAP)可以对抗咽部结构塌陷。CPAP 是通过有效的面罩密封、气道回路中可调限压阀的部分关闭和操作者的手对球囊的压力来实现的。

气道辅助设备

口咽通气道(oropharyngeal airways,OPA)和鼻咽通气道(nasopharyngeal airways,NPA)均可作为球囊面罩通气的有用辅助手段。通过测量前牙到舌根的距离可以估计适当的 OPA 大小。尺寸不适当的 OPA 可能通过舌后移、机械阻塞导致阻塞通气,或作为刺激物引发喉痉挛。在插入过程中应注意避免对腭部造成创伤。成人麻醉中相对常见的做法是将 OPA 反置以促进插入,但这一手法可能会对儿童的硬腭造成损伤。使用压舌板是首选的插入方法。NPA 大小可通过测量鼻尖至外耳道的距离来进行预估。插入前应润滑 NPA,以避免鼻甲创伤。在后鼻孔闭锁、凝血病或涉及基底颅骨骨折的创伤情况下,应避免使用 NPA。腭裂修复术后,除非在苏醒前由外科医生在直视下进行,通常禁止盲插 OPA 或 NPA 以避免修复的潜在灾难性破坏。

优化直接喉镜检查

设备

儿童喉镜设备比用于成人气道管理的设备小。虽然喉镜片有较小的尺寸,但较小的手柄也可能是有益的。应提供各种尺寸的手柄和喉镜片。

定位

在尝试对儿童进行直接喉镜检查(direct laryngoscopy,DL)之前,仔细定位非常重要。大枕骨和舌、高喉头和狭窄会厌是使 DL 具有挑战性的解剖学特征。经典的嗅物位置并不总是通过头部支撑、颈部屈曲和头部伸展来实现的。对于较小的儿童和婴儿,较大的枕骨通常可以让执业医师省略头部支撑。相反,肩枕通常能改善喉镜视野。检查床的高度也可在成功的气道管理中发挥作用。一些执业医师可能更喜欢较低的检查床高度,以便在喉镜检查过程中取坐位。这在喉镜检查过程中可能有利于观察声门暴露,因为小儿喉头位置更高,取坐位可以让医生的视线更向上。

喉镜检查

高喉头和狭窄的 Ω 形会厌是另外两个解剖特征,可能使喉镜片定位具有挑战性。儿童(新生儿至 2 岁)舌骨在 C2~C3 水平。年幼儿童喉在 C3~C4 水平,而成人喉在 C5~C6 水平。儿童喉到舌根的距离更短,导致舌平面与声门开口之间的角度更锐利。该解剖特征使直喉镜成为婴幼儿的首选。

在 DL 期间,舌也可能存在问题。尽管在成人中使用弯镜片通常更容易移动舌,但直镜片常用于儿童 DL。喉镜舌旁入路导致舌侧方移位,舌后部和会厌移位最小。带有 Phillips 或 Wis-Hipple 等宽镜片的直型设计非常有效。无论喉镜片选择如何,将舌从操作者的视线中移开都是很重要的。

采用直喉镜片观察喉部时常使用两项技术。首先,将舌头置于一旁的同时,推进喉镜片并确定气道结构,直至喉部可见。然后用喉镜片尖端提起会厌,直到声带显露。或者,可以小心地将镜片推进到食管中,并缓慢撤回,直到观察到喉和声带。存在异物、咽部或食管疾病时,应谨慎使用第二种技术。

🏠 **要点**

- 尽管儿童和成人之间存在一些相似之处,但如果不了解关键差异可能会很麻烦。为了优化气道管理,必须:
  - 使用适合年龄和尺寸的面罩和喉镜
  - 能够在面罩通气期间使用适当的气道辅助设备
  - 了解儿童和成人气道解剖结构的关键差异及其对定位和喉镜检查的意义

推荐读物

Eckenhoff JE. Some anatomic considerations of the infant larynx influencing endotracheal anesthesia. *Anesthesiology*. 1951;12:401–410.

Henderson JJ. The use of paraglossal straight blade laryngoscopy in difficult tracheal intubation. *Anaesthesia*. 1997;52:552–560.

Hudgins PA, Siegel J, Jacobs I, et al. The normal pediatric larynx on CT and MR. *AJNR Am J Neuroradiol*. 1997;18(2):239–245.

Isono S. Developmental changes of pharyngeal airway patency: Implications for pediatric anesthesia. *Paediatr Anaesth*. 2006;16:109–122.

Kim SH, Kim DH, Kang H, et al. Estimation of teeth-to-vallecula distance for prediction of optimal oropharyngeal airway length in young children. *Br J Anaesthesia*. 2011;107(5);769–773.

第 200 章
为什么应该警惕儿科患者在诱导和苏醒期间出现低氧血症,以及如何处理

"青紫婴儿(bluebaby)"是麻醉医师可能面临的最紧急和最具有潜在灾难性的并发症之一。

该术语描述了儿科患者氧饱和度快速降低,通常发生在麻醉诱导或麻醉苏醒时。在这种临床情境中,特别困难的是儿科患者可以迅速缺氧肤色发青,脉搏血氧仪读数经常被描述为"像石头一样掉下来"。认识分辨这种情况并全面准备可以挽救生命。与"青紫婴儿"打交道时,永远不要拒绝寻求帮助,即使对于最有经验的儿科麻醉医师来说,这一时刻也充满挑战。

生理学和解剖学

幼儿、婴儿和新生儿发生术中缺氧事件的风险均很高。

记住,婴儿不是小号成人;他们在解剖学和生理学上与成人有着很大的差异,尤其是在循环系统和呼吸系统中。与成人相比,婴儿的耗氧量增加[6mL/(kg·min) vs. 3mL/(kg·min)],并且功能残气量(FRC)降低。由于耗氧量与 FRC 的比例较高,因此当婴儿出现呼吸暂停或呼吸道阻塞时,氧饱和度降低的风险显著增加。

妊娠 36 周至 3~8 岁的儿童处于呼吸系统发育的"肺泡阶段"。在此阶段,继发性肺泡隔膜形成并显著增加了气体交换的表面积,毛细血管网更为发达,此时形成了真正的肺泡。此外,新生儿和婴儿的胸壁顺应性更高,降低了肺的弹性回缩力和顺应性。这种不成熟的呼吸生理条件会增加低氧血症的风险。

请记住,新生儿或婴儿可能还具有不成熟的心脏解剖和生理结构,这会使低氧血症进一步复杂化。如果存在肺通气不足、卵圆孔未闭(patent foramen ovale,PFO)或动脉导管未闭(patent ductus arteriosus,PDA)会产生解剖分流,随着肺内压力和右心压力的升高,氧饱和度可能会更为快速地下降。因此,任何引起肺血管阻力(PVR)增加的情况都可能通过 PDA 或 PFO导致右向左分流。

小儿气道的解剖学差异包括相对较大的舌体,咽肌张力较低和柔软的声门上结构。这些差异导致发生气道阻塞的可能性更高。在吸气过程中,舌头和咽部软组织塌陷可能会引起咽部阻塞。

哪些情况可能会出错呢?

许多事件可能导致婴儿缺氧发作。在快速序贯诱导或任何没有预给氧的情况下,缺氧尤其常见。但是,导致缺氧的最常见情况可能是吸入诱导后咽部松弛引起的单纯呼吸道阻塞,有时因不良的面罩给氧技术而加剧,通常是手指的压力施加到下颏区域的中线而不是下颌骨的边缘导致的。**通过观察胸壁动态变化,可以很容易地在氧饱和度下降之前诊断出这一点,因为吸气时胸壁出现塌陷且胸骨上和肋间回缩,即正常的吸气扩张会变为矛盾呼吸。**通常情况下,通过将 APL 阀部分关闭以保持 5~15cmH₂O 的气道压力给予持续气道正压通气(CPAP)可以缓解这种情况,但是在某些情况下,可能还需要口咽通气道。诱导和苏醒期间气道阻塞的一个因素是颏舌肌的松弛,使舌头向后下移动并阻塞口咽。气道阻塞的另一个相对普遍的原因是喉痉挛,尤其是在寒冷和流感季节前后。对于具有气道反应性疾病,气道分泌物较多或Ⅱ期深度麻醉的患者,拔管时可导致喉痉挛。拔管前彻底吸引分泌物可预防喉痉挛,同时避免处于麻醉深度为Ⅱ期时拔管。对于有气道反应性疾病病史的患者,考虑深麻醉下拔管可以避免支气管痉挛或喉痉挛。

在苏醒期间,儿科患者有时会不由自主地屏住呼吸,这可能导致突然而快速的氧饱和度下降。在患有与早产有关的慢性肺部疾病的婴幼儿中,苏醒过程常常伴随着唤醒、咳嗽和氧饱和度下降的循环,需要手控通气以改善氧合,然后重复该循环,直到患儿足够清醒,才能拔除气管导管。在这些具有挑战性的患者的麻醉苏醒阶段,CPAP 有助于维持最佳的氧合和肺泡复张。

在麻醉诱导和苏醒期间保持警惕对于尽早诊断并处理潜在的气道问题至关重要。

如何避免这些问题

为防止可能导致缺氧的情况,请始终备有适当大小的口咽和鼻咽通气道,同时准备好压舌板。使用正确尺寸和类型的喉镜片,并正确摆放头部和颈部的位置,以利于声带的显露。对于有大量分泌物的患者,考虑使用格隆溴铵($10\mu g/kg$ 静脉注射)或阿托品($10\mu g/kg$ 静脉注射)作为麻醉前用药,以减少口咽部分泌物。气管插管和拔管前的预充氧是非常重要的,因为它可以延长气道梗阻或呼吸暂停发作期间的耐缺氧时间。**为避免上呼吸道阻塞,打开口腔,使用压舌板将舌头从口腔顶部"分开",并考虑置入口咽或鼻咽通气道。**拔管前,彻底吸引气道分泌物。如果患者从气道手术中苏醒,请确保止血充分。如果患者符合拔管标准,则可以在患者完全清醒或深度麻醉时(如果进行深拔管)拔出气管导管或气道装置。拔管标准可被记为"三个G":Gag(张口),Grimace(做鬼脸)和 Grasp(抓握)。在苏醒期间和转运到恢复室期间,始终要做好准备提供正压通气。在发生气道紧急情况时,应保证随时可以使用琥珀酰胆碱(静脉输注 $1\sim2mg/kg$ 或肌内注射 $3\sim4mg/kg$)和阿托品(静脉输注 $10\mu g/kg$ 或肌内注射 $20\mu g/kg$)。

低氧血症发生时该怎么办

尽管有适当的计划,婴儿可能仍然会缺氧。当缺氧是由上呼吸道阻塞导致时,可以通过置入口咽或鼻咽通气道和托下颌给予 CPAP 或正压通气进行处理。最好用 100% 氧气和 CPAP 来处理屏气,使患儿在自主吸气时可以得到辅助呼吸。

喉痉挛发生时,可先用正压通气和 100% 氧气处理。托下颌和抬颞下颌关节有时可纠正喉痉挛。如果失败,可以使用丙泊酚,如果丙泊酚无效,则应使用琥珀酰胆碱和阿托品。在支气管痉挛的情况下,应加深麻醉剂并使用沙丁胺醇。如果尝试给患者清醒拔管的操作反复失败,则应考虑进行深麻醉拔管。通过适当的准备并保持高度的警惕性,可以安全地处理"青紫婴儿"这种临床紧急情况。

要点

- 婴儿和小儿氧饱和度下降迅速!
- 在氧饱和度下降之前,在吸入诱导的过程中寻找呼吸道阻塞迹象。
- 使用 CPAP 和良好的面罩通气技术以防止气道阻塞。
- 用两只手托下颌有助于处理喉痉挛和气道阻塞,并且必要时在任何时候都可以使用这种方法。
- 对患有慢性肺病或先天性心脏病的儿童要特别警惕,尤其是他们易发生从右向左分流的情况时。
- 不要仓促给婴儿拔管;与其到时候处理喉痉挛和严重缺氧,最好是等待拔管时机。
- 处理"青紫婴儿"这一紧急情况时,请随时寻求帮助。

推荐读物

Barash PG, Cullen BF, Stoelting RK, eds. *Clinical Anesthesia*. 4th ed. Philadelphia, PA: Lippincott Williams & Wilkins; 2001.

Burri P. Structural aspects of prenatal and postnatal development and growth of the lung. In McDonald JA, ed. *Lung Growth and Development*. BC Decker; 1997.

Cote CJ, Todres ID, Ryan JF, Goudsouzian NG, eds. *A Practice of Anesthesia for Infants and Children*. 3rd ed. Philadelphia, PA: Saunders; 2001.

第 201 章
为什么儿科患者体内的气泡和空气栓塞会如此严重，以及如何保护患者

不论是使用中心静脉导管还是外周静脉导管的患者，均存在空气栓塞的风险。血管内空气栓塞的后遗症随着引起栓塞的空气量，进入血液的速度以及是动脉还是静脉空气栓塞而变化。有持续性心内和心外分流的儿科患者，因存在自然通路而可能发生反常栓塞。从右到左的分流使得血液绕过肺固有的过滤作用，因此由静脉系统产生的栓子可直接进入全身动脉循环，即使是很小的空气栓子也可能造成灾难性的后果。

在子宫内，血液相对于左右心室以平行回路流动。脐静脉从胎盘向心脏输送氧合的血液。静脉导管是第一个分流导管，它连接脐静脉和下腔静脉，从而使大约一半的富氧血液从肝脏转移出去。在右心房内，压力梯度可使相当一部分氧合血液优先流过卵圆孔进入左心房。这样可以将含氧量最高的血液通过左心室和主动脉有效地输送到冠状动脉和脑循环。经右心室流出的血液由脐静脉的氧合血液与上、下静脉的去氧合血液混合而成。由于血管阻力较高(胎儿肺部充血和肺小动脉内肌层肥厚的综合结果)，实际上只有 10% 的右心室血液进入肺循环。其余 90% 的右心室输出血液通过动脉导管从肺部分流，进入降主动脉，在降主动脉中它供给下半身或通过成对的脐动脉返回胎盘。

胎儿和新生儿循环之间的转换主要发生在对整个循环系统阻力变化的反应。胎儿的并行循环系统转变为串联系统。夹住脐带消除了胎盘的低阻力，而全身血管阻力增加。如果胎盘没有静脉回流，右心房压力就会降低。当呼吸开始时，肺血管阻力急剧下降，导致肺循环的血流增加。此外，较高的肺动脉氧分压(与相对低氧的胎儿环境相比)有助于降低肺血管阻力。由于肺血管重塑，肺血管阻力在胎儿出生的最初几个月逐渐降低。更多的血液流向肺部意味着更多血液经肺静脉回流到左心房。相对于右心房而言，较高的左心房压力有助于卵圆孔的闭合。而较高的动脉氧含量刺激动脉导管闭合。移除胎盘还可以降低循环中的前列腺素水平，从而进一步促进导管闭合。动脉导管在出生后 24 小时内开始功能性闭合，但永久闭合需要血栓形成和纤维化。

由于这些分流性通路在出生后不会立即解剖性关闭，因此仍然可以在生理刺激下重新开放。例如，氧气对动脉导管的闭合有影响，但早产儿的这一反应不太敏感。同样，在手术矫正之前，这些分流通路的存在和药物维持对于先天性心脏病婴儿的生存是必要的。然而，缺点是这些分流为矛盾栓子进入动脉循环提供了一条途径，这些栓子可通过动脉循环进入脑循环或冠脉循环。这种栓子可能是灾难性的，导致永久性神经损伤、心肌梗死，甚至死亡。

临床医师可以采取一些简单的措施，将医源性血栓栓塞的风险降至最低。**静脉导管是一个特别常见的元凶，据报道，中心静脉导管的存在使得空气栓塞发生率很高**。管路断开或导管断裂都可能导致空气进入。用药也可以带入空气。常见的预防措施包括在连接前从注射器中排净空气，然后竖直握住注射器，将液体从近端静脉导管吸入注射器，并在注射前轻击注射器，将剩余的滞留空气排出到注射器的上部。然而，沃尔德等在他们的实验模型中证明，即使在将注射器安装到连接通路上之前仔细注意清除所有空气的情况下，每次注射空气的平均体积也

有 0.02mL。准备输液时要特别小心。**理想情况下，液体不应先在寒冷的房间中配制，然后再放入温暖的环境中**。随着温度的升高，由于溶解度降低，可能会形成气泡，且气泡的尺寸会增大。同样的原理也适用于通过加温系统输入液体。当溶液通过加温系统时，会形成微泡。当微泡从溶液中形成时，它们往往会结合成更大的气泡，并通过输液进入患者体内。研究表明，通过加温系统输液的速率越高，从溶液中逸出的气体就越少。这可能是因为溶液在加温管中停留的时间较短，从而限制了气体扩散出溶液的时间。有人建议在远处放置气泡捕集器或能够吸入任何收集到的空气的旋塞。输液前还应努力清除静脉输液袋中的空气，因为已有大量空气栓塞的病例报道，特别是与加压输液装置一起使用时。可以采用的其他安全措施包括在适当的情况下在输液管路上使用空气消除器。所有连续输液都应使用带有空气直插式传感器的输液泵。

🏠 要点

- 在循环过渡的新生儿和存在右向左分流的任何年龄心脏病患者中，反常空气栓塞的风险更大。
- 此外，多达 25% 的成年人有一个开放的卵圆孔，这可以为反常性空气栓塞提供路径。
- 出于这些原因，医务人员在准备所有静脉输液系统时必须始终一丝不苟。空气栓子进入心脏或脑循环可能对儿童（甚至成人）患者造成灾难性的后果。
- 静脉导管，尤其是中心静脉导管，发生空气栓塞的风险很大。尤其要警惕接头断开或管路断裂。
- 在连接前从注射器中排出空气，然后竖直握住注射器，将液体从近端静脉导管吸入注射器中，并在注射前轻敲注射器，以将剩余的滞留空气排出到注射器的上部。
- 不要在寒冷的房间准备输液，然后把它们带到温暖的房间。
- 加温仪也会带来类似的风险，因为变暖的液体会在气体溶解度发生变化时形成微泡。
- 静脉输液袋和输液产品中的空气必须留在输液袋中，因为可能会出现大量致命性的空气栓子。
- "排气"是有经验的儿科麻醉医师经常做的，而且他们做得很好。观察他们怎么做的，并将其应用到你自己的临床实践中，即使你的执业范围大多是成人麻醉。

推荐读物

Adhikary GS, Massey SR. Massive air embolism: a case report. *J Clin Anesth*. 1998;10:70–72.

Feil M. Reducing risk of air embolism associated with central venous access devices. *Pa Patient Saf Advis*. 2012;9:58–64.

Joint Commission Resources (JCR). *Clinical Care Improvement Strategies: Preventing Air Embolism*. Oak Brook (IL): JCR; 2010.

Stevenson GW, Tobin M, Hall SC. Fluid warmer as a potential source of air bubble emboli (letter). *Anesth Analg*. 1995;80(5):1061.

Wald M, Kirchner L, Lawrenz K, et al. Fatal air embolism in an extremely low birth weight infant: can it be caused by intravenous injections during resuscitation? *Intensive Care Med*. 2003;29:630–633.

Wolin J, Vasdev GM. Potential for air embolism using Hotline Model HL-90 fluid warmer (letter). *J Clin Anesth*. 1996;8:81–82.

Woon S, Talke P. Amount of air infused to patient increases as fluid flow rates decrease when using the Hotline HL-90 fluid warmer. *J Clin Monit Comput*. 1999;15:149–152.

第202章
儿科液体管理

在儿科人群中,围手术期液体管理给麻醉医生带来了许多挑战和困难。新生儿、婴儿和儿童都有不同的生理特征,这些特征会影响液体需求量。不幸的是,在儿科人群中研究液体治疗的文献也很少。许多简化的规则已经被用来快速计算维持液体量。1957年,Holliday和Segar确定了液体丢失与体重之间存在线性关系。他们根据研究数据制定了液体管理4-2-1法则,这是许多临床医生液体管理理论的基础。然而,并不能盲目和广泛地使用这个法则。可以这样说,没有理想的维持液量或维持速率,应该根据患者的个体需要来滴定液体量。本章旨在提供围手术期液体管理指南。

适当的液体管理对于合理的患者护理是必不可少的。复苏不足会导致低血容量,而输注太多的液体会导致肺水肿、术后呼吸道并发症以及液体超负荷的状态。在确定患者应该接受的液体量之前,充分了解患者的合并症(如肾衰竭、充血性心脏病等)也很重要。

禁食禁饮使得术前液体管理变得非常复杂。2009年,美国食品药品监督管理局发布了对儿童禁食禁饮要求的变化。在文献回顾的基础上,提出了以下建议:

- 清流质:2小时
- 母乳:4小时
- 配方奶或牛奶:6小时
- 轻餐:6小时
- 重餐:8小时

指南改变后,择期手术患儿发生低血容量的可能性较小。

新生儿和慢性病儿童占住院患儿的大多数。由于代谢需求增加、合并症和早产,许多患儿有更高的液体需求。在进入手术室之前,这些患儿将在禁食期间接受静脉补液。然而,许多患儿仍得不到充分复苏,因为他们只接受了生理维持量液体,而增加的液体需求得不到满足。在手术干预之前,麻醉医师应该能够评估儿童的液体状态。临床判断应该建立在了解与年龄相适应的正常生命体征和体格检查结果的基础上,这些体格检查结果可能与患者低血容量有关(表202.1)。

表202.1 正常儿童生命体征

	体重/(kg)	心率/(次/min)	收缩压	舒张压	呼吸频率
早产儿(<37周)	0.7~2.5	120~170	40~60	21~45	50~70
新生儿(>37周)	2.5~4.3	100~170	50~70	40~60	40~60
1个月以内的婴儿	3.4~5	90~160	60~80	45~65	30~50
婴儿(1月~1年)	4.5~10	80~160	70~100	41~80	25~40
幼儿(1~3岁)	10~14.5	70~110	70~110	45~85	20~30
3~6岁	14.5~19	65~110	80~110	45~85	20~30
6~12岁	19~41	60~95	94~130	45~85	20~24
13岁及以上	>41	60~90	94~130	60~90	12~20

选择应用合适的液体可能是一个难题。Holliday 在最初的文章中,通过测定母乳和牛奶的成分来确定婴儿每日所需的电解质。推荐的每日摄入量包括钾和氯化物 2mEq/100kcal 和钠 3mEq/100kcal。从理论上讲,5% 的葡萄糖和 0.9% 的生理盐水应该能满足能量和电解质的需求。目前,含葡萄糖的低张溶液仍然是儿科患者维持液体的主要选择。

术中通常推荐等张液体,因为液体丢失通常是等张的(即血液和组织间液)。术中抗利尿激素释放增加,导致患者保留游离水,同时也增加了电解质的需求。关于如何补充患儿在禁食水期间的液体损失,有多种理论。Furman 等介绍了如何使用 4-2-1 法则确定每小时的液体需求,然后乘以患者处于禁食水的小时数来确定丢失的液体量。然后,他们建议在手术的第一个小时内补充 50% 的液体丢失量,剩下的在接下来的 2 小时内补充。

绝大多数儿科病例都是短小的病例,尤其是儿科手术的主流病例。因此,补充液体丢失量超过 3 小时是不可能的。在手术开始时,静脉补充 10~20mL/kg 的液体通常会补充大部分的液体丢失量。如果认为患者偏干或低血容量,10~20mL/kg 的液体补充是合适的,以评估儿科患者血管内耗竭程度。一种快速确定输液速度的方法是将所需的输液量乘以 4 或 6。这就是在 10~15 分钟内注射的速度。例如,如果所需的液体剂量为 100mL,以 400mL/h 的速度输注将在 15 分钟内提供 100mL 的液体。

谨慎是儿科液体管理的关键。很容易在短时间内给新生儿和小婴儿补充过多液体。例如,一个 2kg 重的新生儿只需要 8mL/h 的维持液体。如果静脉注射保持开放,这种患者很容易在几分钟内就出现液体过量。将静脉输液管连接到输液泵上,可以避免给儿科患者补充太多的液体。

除了失血量、维持液量和禁食水丢失量外,还必须考虑术中的非显性液体损失量。非显性液体损失量可能很难估计,但有时按以下原则估计:

- 小手术按 1~5mL/kg 补充
- 腹部大手术按 15~20mL/kg 补充
- 新生儿坏死性小肠结肠炎早产婴儿最多补充 50mL/kg

在术中维持液体中添加葡萄糖也是一个有争议的话题。低血糖对新生儿神经系统发育有显著影响。然而,高血糖也会恶化神经系统功能,并且导致渗透性利尿。在健康儿科患者中,应用更新的禁食水指南,低血糖很少发生,因此不再推荐葡萄糖溶液。只有低血糖高危患儿才推荐使用葡萄糖。这些患儿包括虚弱的婴儿、营养不良的婴儿、早产儿、严重脓毒症或烧伤患儿、静脉营养的患儿、内分泌疾病婴儿以及接受心脏手术等大手术的婴儿。与任何医疗干预一样,应适当滴定含葡萄糖溶液,并密切监测血糖水平。

🏠 要点

- 不幸的是,指导儿科患者围手术期液体治疗的文献很少。
- 许多临床医生继续使用霍利迪最初的 4-2-1 法则作为补液指导的基础原则,并随后按照临床指征进行滴定。然而,以下是一些有助于儿科液体管理的宝贵的临床经验:
- 警惕是关键。必须了解补充了多少液体以及需要多少液体。
- 根据禁食水时间和每小时液体维持量计算液体丢失量将有助于确定液体丢失量。
- 霍利迪的 4-2-1 法则仍然被用作最初液体管理的理论基础。
- 在手术开始时快速补充 10~20mL/kg 的液体是评估患儿手术开始时液体状态的推荐方法。

推荐读物

Bailey AG, McNaull PP, Jooste E, Tuchman JB. Perioperative crystalloid and colloid fluid management in children: where are we and how did we get here? *Anesth Analg*. 2010;110:375–390.

Holliday MA, Friedman AL, Segar W, et al. Acute hospital-induced hyponatremia in children: a physiologic approach. *J Pediatr*. 2004;145:584–587.

Holliday MA, Segar WE. The maintenance need for water in parenteral fluid therapy. *Pediatrics*. 1957;19:823–832.

Holte K. Pathophysiology and clinical implications of peri-operative fluid management in elective surgery. *Dan Med Bull*. 2010;57(7):B4156.

第 203 章
围手术期婴儿保暖是非常重要和具有挑战性的，同时也是危险的

除非采取保温措施,否则几乎所有的儿科患者在围手术期都会发生低体温。体温过低会导致各种并发症,包括苏醒延迟、神经肌肉阻滞时间延长、血小板功能障碍、耗氧量增加和伤口愈合不良。Kurtz 等研究发现,在接受结直肠手术的患儿当中,即使是轻微的围手术期低体温也会使手术部位感染的风险增加三倍。由于这些发现,2003 年成立了外科护理改善项目 (the Surgical Care Improvement Project, SCIP),以减少外科患者可预防的不良后果。一项特殊的措施, SCIP inf-10,呼吁在围手术期保持正常体温,记录主动升温措施或维持围手术期温度 >36℃。最近,Scott 等证实,遵守这一指南与医院获得性感染、缺血性心血管事件和住院死亡率的降低以及住院时间的减少独立相关。因此,麻醉医生必须持续监测核心体温,积极预防体温过低及其后遗症。

热损失的原因有很多,从患者脱掉衣服后暴露开始。辐射是最重要的热损失类型,但对流、传导和蒸发也起作用。大多数手术室都非常冷,会导致通过辐射损失巨大的热量到手术室环境中。较冷的手术消毒液通常会从皮肤蒸发,进一步降低体温。其他的蒸发损失发生在手术切口和呼吸道。挥发性麻醉剂导致血管扩张,将血液分配到皮肤表面,在那里它可以参与和环境之间的热量交换。在麻醉的第一个半小时内,热量从核心到外围的重新分配导致温度下降 0.5~1.5℃。全身麻醉还会损害身体体温调节中心——下丘脑的正常功能。在正常情况下,人体血管收缩以保存热量,而新陈代谢产热增加。外周血管扩张与产热量减少 20% 相结合,从而改变了热稳定状态。

记住,热量损失与表面积成正比。婴儿和新生儿的表面积与体积的比例非常大,这使得他们特别容易发生体温过低。此外,新陈代谢产热是与质量相关的函数,因此婴儿产生热量的能力也较弱。婴儿和新生儿不会寒战。它们通过非寒战的产热作用产生热量,这个过程主要发生在棕色脂肪中。这种持续到 2 岁的产热机制会被麻醉和交感神经阻断所抑制。

由于上述许多原因,麻醉医师经常与术中低体温作斗争。这导致了与低体温相关的各种措施的发展,这些措施可以用来帮助维持麻醉期间体温正常。有些方法很简单,但可以带来巨大获益。将手术室升温 1℃ 将减少 7% 的热量损失。被动式隔热材料,例如包裹在身体外露表面的毯子或塑料袋,可以减少高达 30% 的热量损失。**由于婴儿头部的表面积很大,头部是热量损失的主要来源,应该包裹起来以减少辐射热量损失。**静脉输注液体应该在更长的管路中进行加温,以满足更高的输液要求。给成人输注 1L 室温液体可使核心温度降低 0.25~1.0℃, 在儿科患者中也可以看到类似的结果。较少使用循环水床垫来减少传导热损失,因为它们只

能减少患者背部很少的热量损失,故其有效性是有限的。暖灯、红外线加热器以及暖和的消毒和冲洗溶液也可能是有益的。

也许最流行的防止术中体温过低的方法是加压空气加温器。这些设备通过对流换热来工作,并且依赖于设备-皮肤温度梯度。尽管这种设备很有帮助,但不恰当地使用可能会产生相反的效果。FDA 指出,有几份报告称,仅使用加温软管,而不是贴在加温毯子上,会导致患者受伤。这种所谓的"自由吹暖风式加温"已经导致了几名患者的三度烧伤。

加压空气加温设备的第二个缺陷是,当毯子下面的皮肤或毯子本身由于混乱的手术消毒准备、冲洗液或体液而变湿时,患者会无意中被降温。有关这一现象的信息还很少发表。我们试图在一个小型实验中量化患者的降温程度。将皮温探头插入 3 个生理盐水袋。这些袋子被放在保温器里 30 分钟。在移除保温器后,两个袋子(W 袋和 D 袋)被放在保暖毯上,并用塑料窗帘盖住,打开加温装置。第三个袋子作为对照(C 袋),没有积极加热。温的冲洗液(150mL)倒在 W 袋的毯子上,而 D 袋保持干燥。C 袋(对照)和 W 袋(湿)的温度在 50min 内均显著下降,而 D 袋(干)的温度在 50min 内升高。C 袋、D 袋和 W 袋的平均温度分别为 34.3℃、39.4℃和 34.7℃。显然,弄湿的毯子不仅在加热时无效,而且实际上显著地冷却了这袋盐水。

我们建议必须采取措施防止加压空气加温后的毯子被弄湿。这需要从提高所有人员的意识开始,尤其是外科医生。最好避免在消毒准备工作时草率且使用过多液体。此外,每条保暖毯都附带一张塑料布。这可被用来在手术野和毯子之间建立一道屏障。这一步骤可能会减少浸透毯子的发生率,无论是在准备过程中还是整个手术过程中都是如此。如果暖和的毯子确实湿了,就应该把它取下来,如果可能的话,更换它。如果必须移除加温器,则应提高手术室内的温度。这是为了鼓励所有手术室工作人员要保持谨慎,不要把毯子弄湿。

最后,要注意医源性体温过高。许多临床医师为了防止低体温,过度使用升温技术,导致体温过高。这在牙科手术中并不少见,例如,在口腔手术中,几乎整个身体都被覆盖,没有体腔暴露,这会导致非常小的热量损失(如果有的话)。这些患儿手术时间往往很长,而孩子的基础代谢率自然会产生热量。如果服用了阿托品,出汗就会减少,热量散失减少,从而提高体温。在这种情况下,加压空气加温毯子在常温模式下实际上可以用来帮助发热的患者降温。

🔷 要点

- 儿科患者低体温是一种持续存在的风险,其有害影响包括苏醒延迟、神经肌肉阻滞时间延长、血小板功能障碍、耗氧量增加和伤口愈合不良。
- 遵守 SCIP 关于患者加温的要求并将其记录下来与更好的患者结局相关。
- 热量损失与表面积成正比,这使得婴儿和新生儿非常容易受到低体温的影响,因为他们的表面积与体积的比例很大。
- 婴儿通过辐射、对流、传导和蒸发损失热量。辐射热损失是最重要的。
- 防止低体温的措施包括取暖、被动隔热、包裹头部和暴露的身体部位,以及避免静脉输注过多液体。
- 如果使用得当,加压空气加温器即是一件好事,如果使用不当,也是一件坏事。绝对不要在没有毯子的情况下单纯使用软管——这种"自由吹暖风式加温"技术可能会导致三度烧伤。
- 小心不要把暖和的毯子弄湿或弄脏。如果真的变湿了,就应该把它拿掉,然后把室温调高。

- 具有讽刺意味的是,医源性体温过高也可能是一个问题。在口腔手术中要特别警惕这一点。
- 总体目标:我们希望我们的儿科患者温暖,但不能太热,我们需要采取有效和安全的措施。

推荐读物

Badgwell M. *Clinical Pediatric Anesthesia*. Philadelphia, PA: Lippincott-Raven; 1997:415, 472–473.

Davis P, Motoyama E. *Anesthesia for Infants and Children*. 7th ed. Philadelphia, PA: Mosby; 2006:158–163, 166–173.

Food and Drug Administration Website. http://www.fda.gov. Medical devices database.

Gregory GA. *Pediatric Anesthesia*. 4th ed. Philadelphia, PA: Churchill Livingstone; 2002:63–77.

Lin EP, Smith K, Valley RD. Wet forced-air warming blankets are ineffective at maintaining normothermia. *Pediatric Anes*. 2008;18:642–644.

Scott AV, Stonemetz JL, Wasey JO, et al. Compliance with surgical care improvement project for body temperature management (SCIP Inf-10) is associated with improved clinical outcomes. *Anesthesiology*. 2015;123(1):116–125.

第 204 章
儿科患者的动脉置管——脉搏依然存在

儿科患者动脉置管的适应证与成人患者相同——血压实时监测和动脉血气采样。

儿科患者动脉导管放置可以像成人一样简单,特别是对于年龄较大的儿童,而且通常不需要改良技术。在这些患者中,标准的穿刺技术是应用动脉穿刺针穿刺进入血管并将导管顺着针芯的方向送入,通常可以置管成功。

然而,在年幼的儿童和婴儿中,尽管动脉穿刺获得成功,但置管却经常失败。通常情况下,直接置入法更困难。而透壁法动脉穿刺技术将显著提高你的成功率。

常使用的是两种动脉置管方法。在这两种情况下,仔细固定前臂,并用胶带和臂板略微伸展手腕都会有所帮助。手腕无菌准备后,尝试通过触诊定位动脉,以指导穿刺。准确地用指腹而不是指尖来做这件事是非常重要的。在某些情况下,动脉是无法触及的。在这些情况下,你有两个选择。撕下你触诊的手的指尖手套,用酒精棉签消毒指尖,然后重新触诊,直到血管定位。或使用超声机扫描显示血管。有人可能会争辩说,对于新生儿/婴儿来说,尽管学习如何在没有超声的情况下进行动脉置管是有好处的,但准备一台超声机应一直是你的备用计划。

一旦动脉被刺穿,动脉血液在动脉导管内可见,继续推进穿刺针直到血管的前壁和后壁均被穿透。之后,在管腔内放置一根合适的导丝,同时非常缓慢地抽出导管,直到出现搏动性的血流。沿导管顺利置入导丝,如果成功的话,之后沿导丝顺畅地置入动脉导管。如果导丝不容易置入,试着轻轻调整和旋转导管和导丝,通常会有帮助。如果没有成功,很可能是动脉痉挛,或者是未知因素,你可能需要重新开始。

另一种方法不使用导丝,而是使用盐水润滑的 3mL 注射器。在动脉透壁性穿刺后将其连接到导管上后,在缓慢抽出导管的同时,对注射器进行温和地抽吸。一旦出现血流,从注射器中推入血液的同时改变方向以将导管-注射器组件推进到血管中。在这项技术中,必须用 18G 针尖在皮肤上划一个小口子,这样才能顺利通过导管,而不会产生阻力和弯曲,因为里面没有金属丝来引导导管。

也可以使用组合的导管和导丝套件（Arrow 动脉穿刺置管套件）进行动脉导管放置。

首选桡动脉。如果不成功，足背动脉和胫后动脉通常很容易触及。如果所有这些都不合适，股动脉是首选的部位，通常需要外科切开。

位置选择

儿科患者动脉置管首选桡动脉。由于尺动脉提供的侧支循环，桡动脉不是手部的"末梢动脉"。然而，据估计，10% 的儿科患者手部没有良好的侧支循环。改良的 Allen 试验（尺动脉和桡动脉血流同时阻断后松开尺动脉压迫，6 秒内手掌的颜色恢复正常）被用来帮助识别手部没有明显侧支循环的患者。**如果你的患者没能通过 Allen 测试，不要考虑在该侧桡动脉进行动脉置管**。但也要记住，即使你的患者"通过"了 Allen 测试，尚不能证明该测试对哪些患者在桡动脉置管后会发生手部缺血有预测价值。儿科患者用于动脉通路的其他选择包括足背动脉、胫后动脉和股动脉。足背动脉和胫后动脉通常容易触诊。如果所有这些都不合适，那么股动脉是推荐部位，通常需要外科切开。

考虑到目标血管的直径大小，22G 或 24G 导管是合适的选择。对于儿科患者的细小动脉，可利用超声引导进行识别和动脉置管，我们建议所有儿科麻醉医师都掌握在超声辅助下放置动脉导管的技能。

如果你正在照顾生病的新生儿或因为任何原因在 NICU 工作，你可能会偶尔看到脐动脉导管。脐动脉导管被认为是 Virginia Apgar 医生的一项创新，对于其他动脉通路置管均非常困难的小患者来说，该导管具有很重要的临床意义。它们通常可以在新生儿生后的 5~7 天内安全使用，并可留置 5 天左右。除了血压监测和动脉血气采样外，还可以用于血管造影和交换输血。置入脐动脉导管是一个有点复杂的操作，需双人合作，而且你可能需要在手术室内进行操作。对于全科医生来说，最重要的一点要记住，脐动脉导管不是外周动脉，因为脐动脉是髂内动脉的直接延伸，导管尖端通常位于主动脉内。在护理脐动脉导管的患者时，要弄清楚导管是在膈肌之上还是在膈肌之下，因为导管位置越高，血管相关后遗症的发生率越低。脐动脉导管是患有腹壁畸形（如脐膨出）和某些腹内病变（如腹膜炎和坏死性小肠结肠炎）的新生儿的禁忌证。如果脐动脉导管到位，而你怀疑腹膜炎、坏死性小肠结肠炎，或怀疑或确认存在下肢、臀部或肾脏的血管损害，立即寻求你能找到的最资深的儿科麻醉医师、儿科外科医生或儿科重症医生进行咨询会诊。

儿科患者动脉通路的并发症

机械并发症包括血管损伤、血管血栓形成和栓塞。神经损伤也可能是神经被刺穿或神经附近血肿形成的结果。据估计，在 1%~4% 的动脉置管中会有血栓形成（脐动脉导管大约 5%）。随着导管直径增加和留置时间的延长，并发症的发生率也增加。远端血流需要每 8 小时检查一次，观察毛细血管充盈、皮肤温度和颜色。如果检测到灌注不良，应立即移除动脉导管，并密切监测肢体是否恢复了充分的灌注。

🏠 要点

- 对于年龄较大的儿科患者，动脉置管与成人非常相似，尽管通常使用较小的导管。
- 和成年人一样，桡动脉是所有可以安全完成此项操作的儿童的首选。

■ 如果你在第一次尝试时没有拿到导丝辅助的导管,那么可以迅速采取透壁法动脉穿刺途径,使用带生理盐水的注射器对动脉施加后端压力。

■ 如果可能的话,使用超声引导进行动脉穿刺置管!

■ 足背动脉、胫后动脉和股动脉都可以行动脉穿刺置管,必要时可以切开。

■ 脐动脉不是外周动脉。一定要记住,导管的尖端正好位于患者的主动脉内。应间断反复地检查下肢和臀部的缺血迹象。

推荐读物

Brzezinski M, Luisetti T, London MJ. Radial artery cannulation: a comprehensive review of recent anatomic and physiologic investigations. *Anesth Analg.* 2009;109(6):1763–1781.

Dilli D, Özyazici E, Fettah N, et al. Rupture and displacement of umbilical arterial catheter: Bilateral arterial occlusion in a very low birth weight preterm. *Arch Argent Pediatr.* 2015;113(5):e283–e285.

Kieran EA, Laffan EE, O'Donnell CP. Estimating umbilical catheter insertion depth in newborns using weight or body measurement: a randomised trial. *Arch Dis Child Fetal Neonatal Ed.* 2015;101(1): F10–F15.

第 205 章
儿科患者的区域麻醉——骶管阻滞的意义

骶管阻滞是一项成熟的技术,但仍未得到充分利用。该技术可靠,操作相对简单,并发症发生率低。

我们建议,对于儿科麻醉医生,即使是偶尔实施儿科麻醉的医生,非常值得花时间去操作并熟练掌握骶管阻滞方面的经验。这项技术可以成为你临床麻醉工作的一部分,因为骶管阻滞容易操作,并且能够提供简单有效的术后镇痛效果以及术中麻醉作用。

适应证

骶管阻滞最容易操作,尤其适用于 5 岁或 20kg 以下的儿童,偶尔也用于 8 岁以下的儿童。该技术可作为全身麻醉的补充,也可用于接受各种腹股沟和生殖器手术的儿科患者的术后镇痛,如鞘膜积液或尿道下裂的修复,包皮环切或包皮环切修复术,疝气的开放修复,以及包括骨折修复在内的下肢手术。**如果你对适应证有疑虑,只要记住骶管阻滞与腰段硬膜外麻醉本质上是一样的。**当术后疼痛问题将由急性疼痛小组处理时,骶管阻滞置管通常用于更广泛的手术,如输尿管移植手术或下腹部大手术。然而,单次骶管阻滞的技术简便性使其能够被经验较少的儿科麻醉医师和仅偶尔为儿科患者提供护理的麻醉医师所掌握。

禁忌证

骶管阻滞的禁忌证包括已知或疑似解剖异常、骶裂孔周围感染、败血症或已知菌血症、凝血障碍、颅内压升高、未纠正低血压以及未经患者同意和/或父母同意。

风险-受益比和父母知情同意

与父母的讨论应该强调骶管阻滞可以为小儿提供完善的术后镇痛作用。然而,必须与家长充分讨论感觉阻滞和运动阻滞,包括需要在家中密切监督患儿,以防止摔倒和意外,并给予安慰。同样,也应该与患儿进行与年龄相当的讨论。**一定要告诉患儿,她的腿会感到"站不稳"、"刺痛"等等,无论是对父母还是对患儿,都不要用"麻痹"这个词**。

解剖基础

我们认为这是临床经验较少的麻醉医生最容易感到害怕的地方,因为我们对骶骨解剖不像腰椎解剖那么熟悉。然而,儿科的解剖特点使得经骶部入路进入硬膜外间隙具有独特的优势。**记住,骶部硬膜外间隙只是腰椎硬膜外间隙的延续,此处穿刺不易损伤脊髓或引起相关并发症**。骶部硬膜外间隙的组成包括马尾神经、血管丛和硬膜外脂肪。在 1 岁之前,硬脑膜和脊髓在 S3~S4 终止,这个解剖水平随着孩子的成长而向头端移动。

在图表和照片中,融合的骶椎和骨盆的骨性结构的形态图是复杂的,有些令人困惑,特别是当转换到操作者的侧面视角时。我们发现,使用体表线描和体表触诊以及三个骨性标志——髂后上棘和骶角来讲授和复习骶管阻滞的解剖学更容易。另一种找到骶裂孔的方法是触诊尾骨,然后向头部方向滑动你的拇指。骶裂孔总是在臀内褶上方,并被骶尾韧带覆盖。另一个值得注意的解剖关系是骶裂孔腹侧临近的肠道和胃肠道。

操作技术

骶管阻滞总是在患者全身麻醉的情况下进行,或者在病例开始时,或者在病例结束时。患儿应该处于侧卧位(若是右利手麻醉医师,摆成左侧卧位,若是左利手麻醉医师,则为右侧卧位),臀部和膝盖尽量弯曲,以使得臀肌远离骶裂孔,但不能过度弯曲。一些医生会要求给予上侧的腿一定的牵引。应用严格的无菌技术,将 22G 静脉套管针或钝的 22G 针插入到骶裂孔处,与皮肤大约成 45°,直到感觉到"砰"的一声,这表明骶尾韧带被穿透。然后,针的角度应该减小,然后再向尾部硬膜外间隙推进几毫米,如果应用了导管,阻滞成功后将导管退出。如果你使用静脉套管针作为穿刺针,能够很容易地或多或少地置入导管,这表明位置正确;而很难做到这一点通常意味着置入皮下。**如果你在第一次尝试时没有进入骶部硬膜外间隙,很可能是你最初的穿刺角度太小了**。

大多数有经验的医生都会进行第二次尝试。如果失败,取消骶管阻滞并相应调整麻醉方案。

有必要通过温和的抽吸,检查是否有血液或脑脊液。初始试验剂量为 0.1mL/kg 的局麻药(不超过总剂量的 10%)与 1∶20 万单位肾上腺素一起使用,以排除血管内注射(见下文)。骶管阻滞的注射阻力应该是很小的。任何阻力都强烈表明针尖不在硬膜外间隙。

骶管阻滞的操作应该平稳且相当迅速,这可以减轻手术团队对不适当延误的担忧。经验丰富的操作者通常只需要大约 5 分钟完成骶管阻滞。对于没有经验的人来说,10 分钟的时间是合适的。如果你进行骶管阻滞的时间比这个长,向比你更有经验的同事学习并认真观察,但永远不要走捷径或减少消毒所需的时间。

药物:单次骶管阻滞时,通常使用长效局麻药,如 0.125%~0.25% 布比卡因和 0.2% 罗哌卡因。局部麻醉药的用量取决于所需的阻滞平面。例如,对于会阴手术,0.75mL/kg 就足够了,腹股沟水平阻滞需要 1.0mL/kg,脐水平阻滞需要 1.0mL/kg。最大药物容量为 1.25mL/kg,这将使婴儿的阻滞范围达到下胸部水平。布比卡因的最大推荐剂量为 2.5mg/kg,罗哌卡因的最大推荐剂量为 3.0mg/kg。骶管阻滞的常见辅剂包括肾上腺素、可乐定,以及吗啡和芬太尼等麻醉剂。肾上腺素(5μg/mL)可延长布比卡因的持续时间,并有助于检查意外的血管内注射。α_2 激动剂可乐定也延长了阻滞时间,且副作用最小,合适的剂量为 1~2μg/kg。不要超量使用,较大剂量会引起低血压、心动过缓和过度镇静的情况。阿片类药物如吗啡和芬太尼可以作为骶管麻醉的辅剂,但副作用如瘙痒、尿潴留和呼吸抑制也很常见。**只有当患儿需要术后监护时,才应该使用骶管阻滞辅剂。** 如果患者要出院,那么只使用你选择的局部麻醉剂。最近,右美托咪定(另一种 α_2 受体激动剂,与可乐定相似,但对 α_2 受体的亲和力更强),1~2μg/kg 右美托咪定被证明可以延长骶管阻滞时间,副作用很少。右美托咪定还没有像可乐定那样被广泛研究,目前也不是公认的骶管麻醉的一部分。

并发症

硬脊膜穿透并发症: 无意造成的硬脊膜穿透可导致全脊麻。症状包括呼吸暂停、瞳孔放大、低血压和无反应。年龄较小的患儿(6 岁以下)通常不会表现出不稳定的血流动力学,这是由于交感神经系统不成熟和血管内空间更集中所致。处理措施主要是支持性治疗,包括气道管理、通气/氧合以及应用液体和血管收缩剂进行循环支持。

血管内注射: 血管内注射是骶管阻滞最常见的严重并发症。使用试验剂量并只观察心率变化不是麻醉状态下患儿血管内注射的敏感指标。心电图形态的改变,特别是 T 波高尖和 QRS 波群增宽,是血管内(或骨髓内)注射的更敏感指标。在没有持续的心电图监测的情况下,**决不能**进行骶管阻滞。即使最初试验剂量反应为阴性,剩余的局部麻醉剂也应该逐渐给予,观察每一次给药之间的心电图变化。局麻药中毒表现为癫痫、低血压、心律失常和心血管衰竭。治疗包括呼吸道管理、循环支持和注射脂肪乳剂。脂肪乳剂起始量 1.5mL/kg,随后以 0.25mL/(kg·min)输注。布比卡因的心脏毒性尤其严重,可能需要长时间的支持性治疗,包括体外循环,同时给予脂肪乳剂治疗。

骨髓内注射: 骨髓内注射可导致与血管内注射类似的全身毒性。小儿患者的骶骨皮质较薄,容易穿透。治疗方法与血管内注射相同。

周围胃肠道系统破裂: 由于硬膜外间隙感染的可能性,这是一种罕见但具有潜在破坏性的并发症。停止麻醉和手术且必须立即请外科和感染科会诊。

⌂ 要点

- 骶管阻滞是减轻术后疼痛和减少术中麻醉用量的一种很好的方式。这项一次性技术对于偶尔实施儿科麻醉的医生来说是非常容易接受的。
- 要征得家长和患儿的同意,并仔细描述感觉和运动阻滞以及必要的术后预防措施。
- 骶管麻醉应该在麻醉患儿处于侧卧位时进行。弯曲臀部和膝盖,但不要太多。
- 如果你不能穿透骶尾韧带,那可能是针的角度太小了。此外,如果你从大致合适的区域开始,几乎不会产生损害,所以不要羞于寻找空间。
- 选择的局部麻醉剂是布比卡因和罗哌卡因。辅助药物,如可乐定等麻醉剂,只有当患儿需要术后监护时才使用。右美托咪定目前并未作为骶管阻滞的辅助药物使用。
- 局麻药的剂量取决于药物、比重和所需的阻滞范围。
- 对硬脊膜穿透和脊麻或全脊麻保持高度警惕。请记住,对于全脊麻,患儿可能会出现无反应和呼吸暂停,但可能不会表现出明显的血流动力学体征。
- 保持对连续心电图波形的密切观察,以排除血管内注射。T 波高尖和 QRS 波群增宽都是血管内或骨髓内注射的敏感指标。

推荐读物

Ansermino M, Rahul B, Vandebeek C, et al. Nonopioid additives to local anesthetics for caudal blockade in children: a systematic review. *Pediatr Anesth*. 2003;13:561–573.

Davis PJ, Cladis FP, Motoyama EK. *Smith's Anesthesia for Infants and Children*. 8th ed. Philadelphia, PA: Mosby Inc; 2011:463–472.

Suresh S, Long J, Birmingham P, et al. Are caudal blocks for pain control safe in children? An analysis of 18,650 caudal blocks from the Pediatric Regional Anesthesia Network (PRAN) database. *Anesth Analg*. 2015;120:151–156.

Tong Y, Ren H, Ding X, et al. Analgesic effect and adverse events of dexmedetomidine as additive for pediatric caudal anesthesia: a meta-analysis. *Pediatric Anesth*. 2014;24:1224–1230.

第 206 章
避免 1 小时苏醒并保持家长的头脑清醒也是麻醉医生的水平展现

　　麻醉苏醒既是艺术又是科学。很多有经验的麻醉医师认为,全麻苏醒最需要技巧。如果把麻醉比喻成航空业,正如大家所了解的,在航空母舰上着陆比起飞更危险。而且,对于在手术室外等待的患儿家长,他们与术者谈话后等待的每一分钟都像一个小时那样漫长。

　　多种外在因素及患儿因素都可能会影响苏醒时间。当然,也有一些简单可靠的措施使患儿苏醒更快。这些措施改善了患儿的术后照护,减少了在手术室和麻醉后监护室(PACU)的周转次数。快速周转利于繁忙的手术安排,也可以减少治疗的总花费。

　　这里描述的措施既包括基于证据的建议,也包括了基于经验的实践。

- 全麻药选择
  - 吸入麻醉剂
    - 在美国常用的麻醉药中,有大量证据显示应用地氟烷麻醉的儿童苏醒最快,并且地氟烷和七氟烷麻醉的苏醒均快于异氟烷。对于选择何种麻醉药物还会考虑其他因素,例如患者存在气道高反应性以及药物价格等系统性因素。
  - N_2O 笑气
    - 考虑到氧化亚氮(N_2O)的低溶解度,相比于其他气体麻醉剂,它能更快地吸入更快地洗出。单独使用 N_2O 不能达到需要的麻醉深度,但是与其他吸入麻醉剂一起使用时可以更快地苏醒。
- 气道管理
  - 对于全身麻醉的儿童患者,多项证据表明可以采用喉罩(LMA)控制气道。因为喉罩可以不需要肌松,保持全程自主呼吸,这样利于患儿的苏醒也使得吸入麻醉剂量及镇痛药剂量滴定更准确。尽管缺乏直接的证据证明 LMA 的使用可以使苏醒更快,但有一些证据表明应用 LMA 能使患儿更快地从麻醉中恢复。而且 LMA 的使用可以减少术后嗓子痛以及恶心,利于患者快速从 PACU 转回病房。
- 镇痛方案
  - 术中给予过多阿片类药的患者可能会因镇静和/或呼吸抑制导致苏醒时间延长。通过多模式镇痛方式,包括对乙酰氨基酚、非甾体抗炎药(NSAID)如酮咯酸、α_2 激动剂、局部麻醉和区域麻醉(详细讨论如下)与阿片类止痛药联合使用,阿片类药物的镇静作用则会大大减低。阿片类药物应谨慎使用,尤其是对患有阻塞性睡眠呼吸暂停的儿童,因为他们对呼吸抑制的敏感性增加。此外,对于患有阻塞性睡眠呼吸暂停(OSA)的儿童以及需要较快苏醒的情况,短效阿片类药物比长效药物更有优势。

- 区域阻滞和局部麻醉可以最小化麻醉深度并且提供快速且长效的疼痛抑制,是安全有效的镇痛方式。有效的区域阻滞不但可以保障患者无痛手术的需求,还能提供更舒适的苏醒状态,减少苏醒时间。

■ 术前用药

- 对于儿童麻醉诱导前镇静药的使用,在临床应用上存在很大的变异性。术前用药的优劣尚存在争议,但有证据显示一定的术前用药尤其是口服咪达唑仑可以延缓苏醒。口服术前用药经常出现的状况是,对于较短的手术(短于2小时的手术),在手术即将结束时候,药效刚好达到作用峰值。因此,在合适的情况下用分散注意力的方式而不是术前用药的方式可以使术后苏醒更快。
- 一些麻醉医师还会应用其他的方式来处理术前用药。如诱导插管后下胃管,将胃内残留的术前口服药引流排出。理论上可以减少药物的吸收加快苏醒过程。

■ 沟通预计手术时间

- 与术前所有手术参与者进行沟通,与患者及其家属、护士、技术人员、麻醉医师和外科医师的沟通对患者的治疗都是有益的。无论吸入麻醉药还是静脉麻醉药,无论阿片类药物还是非阿片类药物,其代谢消除均依赖于时间。因此对手术时间的准确估计是相当重要的。故与外科医师在术毕前10~20分钟的交流,可以更加精准地缩短苏醒时间。

■ 脑电双频指数

- 成人应用了脑电双频指数(bispectral index, BIS)后可以显著缩短苏醒时间,并缩短语言恢复时间及定向能力恢复的时间。对于儿童患者,BIS可以很好地监测吸入麻醉和全凭静脉麻醉的麻醉深度。因此,可以保障足够的麻醉深度,但不会麻醉过深,以保障快速苏醒。

■ 体温监测

- 众所周知低体温可导致全麻手术过程卒中风险增加。因此体温监测及应用加温措施,如温毯、提高室温、暖风机及加温输液等方式来保障患者的体温,可以提高药物代谢而加快苏醒。

■ 肌松剂

- 避免肌松剂的使用或者减少使用剂量可以使呼吸肌迅速恢复,加快术后拔管苏醒。

■ 插管前应用利多卡因

- 利多卡因可以减轻气道反应,尤其对于气管内插管引起的气道反应。利多卡因可以全身使用或者局部使用。对于两小时以内的手术,气管内喷利多卡因可以减少拔管前患者不耐管出现的呛咳,而且可以减少拔管后的咳嗽以及改善气道易激惹的状态。利多卡因降低气道敏感性的作用,可以减少全麻插管用药,使快速苏醒更有保障。

⌂ 要点

快速苏醒很难保证,但是有些简单的措施常常对于快速苏醒很有效。这些技术可以使一些限制因素例如肌力未恢复、呼吸抑制、麻醉药残留以及气道敏感性增强等因素尽早得到控制,同时可加强疼痛控制并提高滴定给药的能力。

为了儿童患者术后快速苏醒,请谨记以下原则:

■ 用多模式方式达到镇痛镇静效果以减少全麻药用量。
■ 条件允许的情况下可以谨慎选择气道控制方案,包括表面麻醉。

■ 与手术团队保持最紧密有效的沟通以了解手术过程,制定麻醉方案。

推荐读物

Bosenberg A. Benefits of regional anesthesia in Children. *Pediatr Anesthes.* 2012;22:10–18.

Frank SM. Focus on perioperative hypothermia: Consequences of hypothermia. *Curr Anaesth Crit Care.* 2001;12:79–86.

Ghoneim AA, Azer MS, Ghobrial HZ, et al. Comparative study between Isoflurane, Sevoflurane, and Desflurane in neurosurgical pediatric patients undergoing craniotomy for supratentorial tumor resection. *J Neurosurg Anesthesiol.* 2015;27:1–6. [Epub ahead of print] http://www.ncbi.nlm.nih.gov/pubmed/24633212

Minogue SC, Ralph J, Lampa M. Laryngotracheal topicalization with lidocaine before intubation decreases the incidence of coughing on emergence from general anesthesia. *Anesth Analg.* 2004;99:1253–1257.

Patki A. Laryngeal mask airway vs the endotracheal tube in paediatric airway management: A meta-analysis of prospective randomised controlled trials. *Indian J Anaesth.* 2011;55(5):537–541.

Punjasawadwong Y, Phongchiewboon A, Bunchungmongkol N. Bispectral index for improving anaesthetic delivery and postoperative recovery. *Cochrane Database Syst Rev.* 2007;4: CD003843.

Rehberg S, Wienstroth SS, Huppe M, et al. The use of the flexible laryngeal mask in children with adenoidectomy—a retrospective comparison with endotracheal intubation. *Anasthesiol. Intensivmed Notfallmed Schmerzther.* 2007;42(2):E36–E39.

Sethi S, Ghai B, Ram J, et al. Postoperative emergence delirium in pediatric patients undergoing cataract surgery-a comparison of desflurane and sevoflurane. *Paediatr Anaesth* 2013;23(12):1131–1137.

Viitanen H, Annila P, Viitanen M, et al. Premedication with midazolam delays recovery after ambulatory sevoflurane anesthesia in children. *Anesth Analg.* 1999;89(1): 75–79.

第 207 章

哪些时候不能深麻醉拔管！当患儿已经出现咳嗽和吞咽再拔管,那就太晚了

拔管需要麻醉医师考量患者的用药情况及气道评估情况。为了避免导致反复的或者严重的并发症,拔管需要经过严格仔细的评估并把握合适的时机。

本章重点讲解深麻醉拔管的禁忌证,将定义苏醒状态与深拔管状态,并阐述深拔管的优点与缺点。对于儿童患者拔管应给予更多的重视。另外,在此我们会讨论深拔管的相关并发症,以及深麻醉拔管的适应证及禁忌证。

儿童患者的苏醒过程主要是在以下两个临床节点进行拔管:

■ 清醒状态

当药物已经代谢完毕而且患者已经出现清醒迹象,例如患者扮鬼脸、皱眉、咬气管导管或吞咽,有目的地做动作和/或自发睁眼,这些都表明可以清醒拔管了。拔管操作应在患者已经度过苏醒的第二阶段时进行,苏醒第二阶段的证据是无不规则呼吸或无瞳孔扩大及发散。

■ 深麻醉状态

当患者出现自主呼吸但又有一定的麻醉深度,对吸痰及气管导管的轻微运动无刺激反应,则表明深拔管是合适的。

两种拔管方式均有风险,包括呼吸困难、喉痉挛和阻塞性肺水肿等。有经验的麻醉医师和麻醉技术人员才能做出决断到底是清醒拔管还是深麻醉拔管。

优势

深麻醉拔管有很多优点。深拔管时,气道反应性尚未恢复。因此避免拔管时候的呛咳及紧张。在一些临床情况下,特别是口咽手术后,深拔管可降低患者气道损伤的风险,减少伤口裂开和出血的风险。尤其是神经外科和眼科手术,深拔管可以避免咳嗽或紧张引起的颅内压或眼压升高。此外,深拔管可降低喉痉挛或支气管痉挛的可能性,尤其是对有反应性呼吸道疾病的患者。但是,不要试图给一个近期有上呼吸道感染的患者进行手术麻醉及深麻醉拔管。对于近期有上呼吸道感染的患者,拔除喉罩或气管导管时麻醉深度对于不良呼吸事件的发生率没有明显影响。对于过去 6 周内有过上呼吸道感染的儿童患者,总体上都增加了窒息及分泌物和咳嗽的风险,与拔管方式无关。

劣势

对于呼吸反射还没有完全恢复的儿童,深麻醉拔管会导致气道不受保护,增加误吸风险。麻醉药物残留导致呼吸衰竭,可引起缺氧和高碳酸血症,从而增加颅内压和肺动脉压。在神经外科患者以及某些心血管疾病,比如肺动脉高压患者,尤其需要避免。恢复室的人员应做好护理患者的准备并掌握深拔管的征象;此外,喉痉挛或气道梗阻在儿童深麻醉拔管后并不少见,因此需要有儿科气道管理经验的麻醉医师在场。

如何成功实施深麻醉拔管

- 为**确保麻醉深度合适**,避免在苏醒的第二阶段拔管,需要记住几个注意事项。当使用吸入麻醉剂时,为了维持麻醉深度,在拔管前吸入麻醉药浓度需要为 1.5~2MAC。当与镇静药、阿片类药物或者声门表面麻醉等措施共同使用时,可以适当减少吸入麻醉药浓度,这样才能成功实施深麻醉拔管。使用常用的挥发性麻醉药物如七氟醚、异氟醚和地氟醚都可以安全实施深麻醉拔管。然而,地氟醚可能会导致稍高的咳嗽发生率,憋气及分泌物增多的发生率。气道刺激物,如黏液和血液,应该在拔管前吸出,而且彻底吸净,这样在拔管时不会出现呛咳。
- 为**确保患者能自主呼吸**,应完全拮抗肌松剂,目标 TOF 大于 0.9,目标吸气负压应大于 $30cmH_2O$。呼吸频率和潮气量对应年龄应合适且足够。
- **上呼吸道梗阻**的征象,如轻微的鸣音,反常的胸部和腹部运动在深拔管后很常见。上呼吸道梗阻通常需要简单的处理,如将患者置于侧卧位以防止血液和分泌物反流误吸,以及通过提下颌以保障气道通畅。在这种情况下,一定要保证氧气供应。
- 对于所采用的**气道工具**,研究表明,在深麻醉下拔出 LMA 可以使儿童出现呼吸并发症的风险较低。对于气管插管的儿童患者,早拔管优势尚缺乏相关证据支持,早拔管是否增加呼吸相关事件的发生率仍充满争议。
- 正如以上所指出的,当患者出现在恢复室时,**恢复室工作人员**必须有能够确保气道通畅的能力并接受过气道培训,可以在需要的时候随时给予支持。

并不是所有的儿童患者都是此套程序的适用者。因此一定要把握深拔管的禁忌证以避免发生严重的并发症和潜在的不良反应。

深拔管禁忌证

- 出现**误吸风险**增加的情况,如幽门狭窄、食管裂孔疝、严重的胃食管反流疾病、饱腹和急诊手术应禁忌深拔管。在这些情况下,强烈建议清醒时拔管。

- **困难气道**，如患者无法面罩通气或插管困难的患者，深拔管是禁忌。这种情况下，建议患者恢复清醒且气道反射完整后再进行拔管。
- 在**扁桃体切除和腺样体切除**后，深拔管可以防止呛咳，以避免其导致的出血。但这种做法仍然存在争议。为了确保足够的气道反射，文献建议患者应充分清醒后拔管。
- **病态肥胖**是儿童**阻塞性睡眠呼吸暂停**的常见危险因素，而且与较高的上呼吸道梗阻风险有关。这些孩子应该在完全清醒后、气道相关肌肉的肌力完全恢复后再拔管。
- 在一些医学中心，如果不能对麻醉中的患儿进行充分的**恢复室监测**，或未配备对紧急气道事件训练有素的麻醉医生，可视为深拔管的禁忌。

🏠 要点

- 深麻醉拔管是一项先进的技术，只有经验丰富的小儿麻醉医师方可实施。
- 深麻醉拔管的实施时间窗很窄。如果你错过了，那么在患者达到清醒拔管的标准之前，不要拔管。
- 深麻醉拔管适用于没有误吸风险及没有气道管理困难风险的患者。
- 深麻醉拔管可以减少术后呛咳的风险，但这些优点可能会被上呼吸道梗阻风险的潜在增加所抵消。
- 深拔管并不能减少近期上呼吸道感染患儿拔管后的气道风险。

推荐读物

Davis PJ, Cladis FP, Motoyama EK. *Smith's Anesthesia for Infants and Children*. 8th ed. Philadelphia, PA: Mosby; 2011:386–391.

Lee JR, Kim SD, Kim CS, et al. Minimum alveolar concentration of sevoflurane for LMA removal in anesthetized children. *Anesth Analg*. 2007;104(3):528–531.

Patel RI, Hannallah RS, Norden J, et al. Emergence airway complications in children: A comparison of tracheal extubation in awake vs. deeply anesthetized patients. *Anesth Analg*. 1991;73(3):266–270.

Schwengel DA, Sterni LM, Tunkel DE, et al Perioperative management of children with obstructive sleep apnea. *Anesth Analg*. 2009;109(1):60–75.

Tait AR, Malviya S, Voepel-Lewis T, et al. Risk factors for perioperative adverse respiratory events in children with upper respiratory tract infections. *Anesthesiology*. 2001;95(2):299–306.

Valley RD, Freid EB, Bailey AG, et al. Tracheal extubation of deeply anesthetized pediatric patients: A comparison of desflurane and sevoflurane. *Anesth Analg*. 2003;96(5):1320–1324.

Valley RD, Ramza JT, Calhoun P, et al. Tracheal extubation of deeply anesthetized pediatric patients: A comparison of isoflurane and sevoflurane. *Anesth Analg*. 1999;88(4):742–745.

Von Ungern-Sternberg BS, Boda K, Chambers NA, et al. Risk assessment for respiratory complications in paediatric anaesthesia: A prospective cohort study. *Lancet*. 2010;376(9743):773–783.

Von Ungern-Sternberg BS, Davies K, Hegarty M, et al. The effect of deep vs. awake extubation on respiratory complications in high risk children undergoing adenotonsillectomy: A randomised controlled trial. *Eur J Anaesthesiol*. 2013;30(9):529–536.

第208章
苏醒期谵妄——不要夸大它，也不要低估它，更不要让它发生

　　苏醒期谵妄（emergence delirium，ED），也常称为苏醒期躁动，表现为对他或她的周围环境和以前熟悉的人或物都不认识，且存在定向障碍，无法安慰且不合作。通常持续时间相对较

短,一般不到 30 分钟,ED 会导致许多不良后果,包括无法监测患者,静脉注射中断或丧失静脉通路,造成患者的身体创伤甚至护理人员的身体创伤,最终耗费恢复室更多的时间、人力及其他资源。

诊断

ED 发生率不明,估计 2%~80% 的麻醉患者可出现苏醒期谵妄。然而,如果你的病例 ED 发生率很高,那么你需要认真审视你实践中的每一个步骤了,而不仅仅是这一章的内容。

从历史上看,ED 经常被高估。例如,缺氧、镇痛不足、低血糖、高碳酸血症、恶心和膀胱膨胀都是要考虑排除的因素,如果都不是,才考虑 ED。

相反,ED 有时也被低估。ED 最特征性的表现是无法被安慰、目光闪烁而不是直视对方、行为无序、打人、躁动、幻觉等。

目前已知的是,2~4 岁患儿、男性、七氟醚和地氟醚麻醉、耳鼻喉外科患者以及术前焦虑的儿童 ED 发病率较高。以前,没有一种可靠有效的工具来测量儿童的 ED。部分评估工具将疼痛或恐惧所致的诸如哭泣、激动、不合作与苏醒期谵妄混为一谈。

小儿麻醉苏醒期谵妄(Pediatric Anesthesia Emergence Delirium,PAED)量表于 2004 年建立。该量表使用的框架以《精神障碍诊断和统计手册》上定义的谵妄样状态为基础。PAED 量表强调意识和认知,而不是那些与疼痛有关的行为,比如哭泣和激动。PAED 量表使用五分 Likert 量表对行为进行评分,包括眼神交流、有目的的行为、对周围环境的意识、不安和无法安慰。

2014 年,Stamper 等人直接将 PAED 量表与常用的意识评估量表——Richmond 躁动和镇静量表(LOC-RASS)进行了对比。这项研究结果显示,PAED 量表的谵妄发生率为 11.5%,而 LOC-RASS 的谵妄发生率为 7.5%。提示 PAED 是一种判断患儿是否出现苏醒期谵妄的更敏感和有效的工具。

病因

多种因素均可引起 ED,但明确的因果关系尚未确定。研究报道使用了挥发性麻醉剂(氟烷、异氟烷、七氟烷和地氟烷)的患者 ED 发生率高达 50%。七氟醚和地氟醚已被广泛研究证实其苏醒期谵妄发生率高于氟烷和异氟烷。理论上,低血气分配系数会使麻醉气体快速洗出,但快速苏醒不见得是导致 ED 的原因。氟哌啶、阿托品和东莨菪碱的使用会增加 ED 发生率,而用丙泊酚维持麻醉可降低 ED 的发生率。

疼痛被认为是 ED 的原因之一,这在直觉上是有道理的,而且有效使用镇痛药在治疗和预防 ED 方面都取得了成功。然而,有些患者,在做无痛的检查后也会出现苏醒期谵妄,如磁共振成像(MRI),因此疼痛导致谵妄只能是其中一种可能的因素,依然不能解释苏醒期谵妄发生的情况。

儿科人群中出现谵妄发生率较高的另一个因素可能是由于心理不成熟和缺乏应对焦虑的能力。这可能是继发于儿童脑内的化学成分和大脑网络连接的复杂情况。

治疗

目前,还没有 FDA 批准的用于治疗 ED 的药物。为了避免 ED 的有害影响,临床上我们经常选择用于 ED 治疗和预防的常用药物包括芬太尼、咪达唑仑、可乐定、右美托咪定和丙泊酚。

　　芬太尼经常用于疼痛和非疼痛原因导致的 ED。表明 ED 的病因远比疼痛这个原因复杂的多。芬太尼是常备药物，推荐剂量是 1~2μg/kg。

　　咪达唑仑可减轻术后 ED，但会延长恢复时间，所以在 ED 治疗中并不常规使用。推荐剂量为 0.025mg/kg。

　　丙泊酚在治疗 ED 方面越来越受欢迎，因为它代谢快，很容易获得相对快速的起效和清除。推荐剂量为 0.5~1mg/kg。

　　可乐定，除了被报道为有效的预防药物，已很少用于治疗。

　　右美托咪定正成为一种流行的治疗 ED 的选择。右美托咪定具有附加镇痛和预防术后恶心呕吐的优点，但是会延长在恢复室的时间。

预防

　　治疗 ED 的最好方法是**预防**，这应该是麻醉计划的重要组成部分。许多预防 ED 的策略以减轻术前焦虑为中心。

　　用于**预防** ED 的药物包括芬太尼、丙泊酚、氯胺酮、可乐定、右美托咪定、咪达唑仑和地塞米松。具体的药物选择和用药时机的把握都很重要。

　　芬太尼预防 ED 的功效已在多个研究中得到证实。芬太尼与安慰剂对比，在**七氟烷麻醉停止前 10 分钟**，小剂量 1μg/kg IV，可显著降低儿童 ED 的发生率（12% vs. 56%）。纳入的儿童是在门诊接受 MRI 检查的 18 个月到 10 岁患者。另一项随机研究，纳入 110 例发育迟缓的 ASA Ⅰ~Ⅱ级患者，行七氟醚麻醉诱导时使用芬太尼（1~1.5μg/kg）或生理盐水。芬太尼组 ED 的发病率降低且没有增加恶心/呕吐或住院时间。

　　咪达唑仑可用于降低 ED 的发生率，但给药时机的选择是很重要的。咪达唑仑作为术前用药并不能始终降低 ED 的发生率，但如果在"手术结束时"（即包扎时）给予，则会降低 ED 发生率。已经研究了几种剂量的给药方式，0.03mg/kg 不会对苏醒造成影响，而 0.05mg/kg 的咪达唑仑可能会造成 4min 的苏醒延长。

　　丙泊酚在手术结束后单剂量给药或术中持续泵入可用于预防 ED（丙泊酚的半衰期很短，如仅用于诱导时可能对 ED 无效）。此外，对无痛检查比如 MRI，推荐考虑使用丙泊酚/瑞芬太尼麻醉代替七氟醚麻醉。

　　氯胺酮也被证明对 ED 预防有效，尽管其机制尚不明确，可能与它的镇静、遗忘和止痛作用有关。当然氯胺酮也有增加恢复时间以及导致恶心和呕吐的不利因素。然而，在一项队列研究中，纳入 4~7 岁的儿童在七氟醚麻醉下进行了牙齿修复。患者预先服用咪达唑仑和对乙酰氨基酚，并在手术结束前 10min 给予氯胺酮（0.25mg/kg IV）或生理盐水。结果显示氯胺酮组 ED 的发生率较低，且无明显副反应。

　　术中使用 α_2 肾上腺素能激动剂**可乐定**和**右美托咪定**在许多研究中也被证实为 ED 的有效预防措施。一项研究纳入 2~7 岁的 ASA Ⅰ~Ⅱ级的男孩接受七氟醚麻醉做日间手术包皮环切。诱导前给予可乐定剂量为 2μg/kg IV。与安慰剂生理盐水相比，并不延长苏醒时间。

　　右美托咪定对 α_2 受体的特异性比可乐定高 8 倍，使其镇静、镇痛性能更优于可乐定。

　　在一项比较**右美托咪定**和丙泊酚预防 ED 的研究中，手术结束前 5 分钟给予右美托咪定（0.3μg/kg IV）优于丙泊酚（1mg/kg IV）。

　　持续输注右美托咪定对预防 ED 也是有效的。在 84 名接受斜视手术的儿童中，右美托咪定输注[1μg/(kg·h)]与氯胺酮输注[1mg/(kg·h)]均较安慰剂 ED 发生率低。另外，右美托咪定在预防术后呕吐方面更优。右美托咪定可能延长术后恢复室时间，但其镇痛镇静及降低 ED

发生率还是很诱人的优点。

地塞米松也可用于 ED 的预防。在一项研究中,地塞米松(0.2mg/kg IV)和对乙酰氨基酚/可待因糖浆(0.25mL/kg PO)与安慰剂进行比较。结果发现地塞米松和对乙酰氨基酚/可待因组患者的躁动低于安慰剂组,而干预组之间无差异。与安慰剂组相比,术后镇痛效果并无显著影响。由此研究人员提出,这些药物的抗炎作用可能是减轻术后躁动产生的原因。

苏醒期谵妄一般随着时间会逐渐好转。因此,常用的治疗方法就是适当对患者进行约束管理,等待病情逐渐好转。当然,选择等待病情好转还是积极治疗处理有赖于病情的严重程度,以及恢复室人员配备以及评估患者对有创置管和外科引流等躁动拽出的风险。

⌂ 要点

- 苏醒期谵妄(ED)是一个排除性的诊断。若没有排除其他原因可能会造成严重的后果。
- 更恰当地说,苏醒期谵妄应被认为是一种谵妄,而不是躁动。其最敏感且特异性的表现包括无法被安慰和眼神游移而不会目光直视。
- 儿科麻醉苏醒期谵妄(PAED)量表是用于评估 ED 的最可靠的方法。
- 每个儿科麻醉计划都应该包括 ED 的预防和治疗。
- ED 严重患儿可能会伤害自己和照顾他们的人。笔者所见过的最糟糕的情况是,一个孩子尖叫着,把自己从床上摔了下去。记住,语言的宣教在这种情况下不起作用。此时应把麻醉工具箱尽快打开。不要犯这样的错误认为患儿的父母能够让患者安定下来。他们不会。在 ED 解决好之前,家长绝对不能和孩子团聚。
- ED 的可靠治疗方法是芬太尼(1~2μg/kg)和丙泊酚(0.5~1mg/kg)。这些我们最熟悉且最方便的药物,都是最好的一线治疗用药。而且在这些剂量下,不会造成苏醒延迟。
- 积极预防永远比发生了再治疗要好。在病例开始或七氟醚停止前 10 分钟给予芬太尼(1μg/kg)是有好处的。即使手术过程无疼痛刺激,芬太尼也应该给。预防 ED 的其他方法包括手术结束时给予咪达唑仑(0.03mg/kg IV),诱导前给予氯胺酮(0.25mg/kg IV)、可乐定(2μg/kg IV)以及手术结束前 5min 给予右美托咪定(0.3μg/kg IV)。丙泊酚持续输注或者在手术结束时单剂量给予丙泊酚都可以降低 ED 的发生率。

推荐读物

Abu-Shahwan I, Chowdary AK. Ketamine is effective in decreasing the incidence of emergence agitation in children undergoing dental repair under sevoflurane general anesthesia. *Pediatr Anesth*. 2007;17:846–850.

Ali MA, Abdellatif AA. Prevention of sevoflurane related emergence agitation in children undergoing adenotonsillectomy: A comparison of dexmedetomidine and propofol. *Saudi J Anaesth*. 2013;7:296–300.

Bae JH, Koo BW, Kim SJ, et al. The effects of midazolam administered postoperatively on emergence agitation in pediatric strabismus surgery. *Korean J Anesthesiol*. 2010;58:45–49.

Chen J-Y, Jia J-E, Liu T-J, et al. Comparison of the effects of dexmedetomidine, ketamine, and placebo on emergence agitation after strabismus surgery in children. *Can J Anaesth*. 2013;60:385–392.

Cho EJ, Yoon SZ, Cho JE, et al. Comparison of the effects of 0.03 and 0.05 mg/kg midazolam with placebo on prevention of emergence agitation in children having strabismus surgery. *Anesthesiology* 2014;120:1354–13561.

Cravero JP, Beach M, Thyr B, et al. The effect of small dose fentanyl on the emergence characteristics of pediatric patients after sevoflurane anesthesia without surgery. *Anesth Analg*. 2003;97:364–367.

Dahmani S, Delivet H, Hilly J. Emergence delirium in children: An update. *Curr Opin Anesthesiol*. 2014;27:309–315.

Dahmani S, Stany I, Brasher C, et al. Pharmacological prevention of sevoflurane- and desflurane-related emergence agitation in children: A meta-analysis of published studies. *Br J Anaesth*. 2010;104:216–223.

Gertler R, Brown HC, Mitchell DH, et al. Dexmedetomidine: a novel sedative-analgesic agent. *Proc (Bayl Univ Med Cent)*. 2001;14:13–21.

Hallen J, Rawal N, Gupta A. Postoperative recovery following outpatient pediatric myringotomy: A comparison between sevoflurane and halothane. *J Clin Anesth*. 2001;13:161–166.

Hung, WT, Chen, CC, Liou CM, et al. The effects of low-dose fentanyl on emergence agitation and quality of life in patients with moderate developmental disabilities. *J Clin Anesth*. 2005;17:494–498.

Kenaya A, Kuratani N, Satoh D, et al. Lower incidence of emergence agitation in children after propofol anesthesia compared with sevoflurane: A meta-analysis of randomize controlled trials. *J Anesth*. 2013;28:4–11.

Khalili G, Sajedi P, Shafa A et al. A randomized evaluation of intravenous dexamethasone versus oral acetaminophen codeine in pediatric adenotonsillectomy: Emergence agitation and analgesia. *Middle East J Anesthesiol*. 2012;21:599–504.

Kulka PJ, Bressem M, Tryba M. Clonidine prevents sevoflurane-induced agitation in children. *Anesth Analg*. 2001;93:335–338.

Malarbi S, Stargatt R, Howard K, et al. Characterizing the behavior of children emerging with delirium from general anesthesia. *Pediatr Anesth*. 2011;21:942–950.

Oh AY, Seo KS, Kim SD, et al. Delayed emergence process does not result in a lower incidence of emergence agitation after sevoflurane anesthesia in children. *Acta Anaesthesiol Scand*. 2005;49:297–299.

Pedersen NA, Jensen AG, Kilmose L, et al. Propofol-remifentanil or sevoflurane for children undergoing magnetic resonance imaging? A randomized study. *Acta Anaesthesiol Scand*. 2013;57:988–995.

Pickard A, Davies P, Birnie K, et al. Systematic review and meta-analysis of the effect of intraoperative alpha2-adrenergic agonists on postoperative behavior in children. *Br J Anaesth*. 2014;112:982–990.

Rubia K, Smith AB, Taylor E, et al. Linear age-correlated functional development of right inferior fronto-striato-cerebellar networks during response inhibition and anterior cingulate during error-related processes. *Hum Brain Map*. 2007;28:1163–1177.

Sikich N, Lerman J. Development and psychometric evaluation of the Pediatric Anesthesia Emergence Delirium scale. *Anesthesiology*. 2004:100:1138–1145.

Stamper MJ, Hawks SJ, Taicher BS, et al. Identifying pediatric emergence delirium by using the PAED Scale: A quality improvement project. *AORN J*. 2014;99:480–494.

Tesoro S, Mezzetti D, Marchesini L, et al. Clonidine treatment for agitation in children after sevoflurane anesthesia. *Anesth Analg*. 2005;101:1619–1622.

Valley RD, Ramza JT, Calhoun P, et al. Tracheal extubation of deeply anesthetized pediatric patients: A comparison of isoflurane and sevoflurane. *Anesth Analg*. 1999;99:742–745.

Viitanen H, Annila P, Viitanen M, et al. Midazolam premedication delays recovery from propofol-induced sevoflurane anesthesia in children 1–3 years. *Can J Anaesth*. 1999;46:766–771.

Wellborn L, Hannallah R, Norden J, et al. Comparison of emergence and recovery characteristics of sevoflurane, desflurane and halothane in pediatric ambulatory patients. *Anesth Analg*. 1996;83:917–920.

Wong DL, Bailey CR. Emergence delirium in children. *Anaesthesia*. 2015;70:383–387.

Zhang C, Li J, Zhao D, et al. Prophylactic midazolam and clonidine for emergence from agitation in children after emergence from sevoflurane anesthesia: A meta-analysis. *Clin Ther*. 2013;35:1622–1631.

第 209 章
小儿慢性阿片类药物戒断的预防

近年来我们对儿童的疼痛有了深入了解,在急性和慢性疼痛治疗方面阿片类药物的使用显著增加。基于此,医源性阿片类药物依赖性和戒断问题也相应增加。重症监护患儿尤其高危,因为他们可能需要长时间使用阿片类药物镇痛。麻醉医师作为使用阿片类药物的专家,不但应熟识其镇痛用法,也要了解处理医源性阿片类依赖的基本原则。

停用阿片类药物的速度及何时出现戒断症状在患者之间存在相当大的变异性。大多数病例,只要患者服用阿片类药物的时间少于 7 天,当停用阿片类药物后一般没有戒断反应。服用阿片类药物超过 14 天则应逐渐停止阿片类药物,以避免出现戒断反应。患者服用高剂量或长期服用阿片类药物则需要一个为期数周的戒断计划。在开始戒除阿片类药物之前,了解患儿当前的疼痛情况极为重要。如果此时患者依然很疼或者即将要做手术,则此时不是开始停用阿片类药的好时机。

戒断反应的症状体征

实验室证据和临床证据均显示,使用阿片类药物 5 天即可出现耐受,因此即使在短期治疗后都有可能出现突然停止阿片类药物后的戒断症状。患儿的戒断症状类似于成年人,但在较年幼的儿童中可能不那么明显(表 209.1)。

虽然这些症状和体征比较明显,但它们可能会与疾病本身的症状或异常行为所混淆。近期减量或间断用药可能会增加戒断反应出现的可能性。此外,患者对口服阿片类药物的吸收能力的变化也会导致戒断症状的出现。

阿片类药物停用的基础

让患者成功的戒掉阿片类药物其实并没有完美的计划。已有相关共识,但关键因素应该是监测患者的个体反应并根据需要修改断药方案。对于长期应用阿片类药物的患者,有一些基本的准则:

- 计算过去几天患者每 24 小时阿片类药物需求量。不要忘记包括必要时使用的阿片类补救药(PRN)。

表 209.1 阿片类戒断反应

器官系统	体征/症状
中枢神经系统	焦虑
	躁动
	扮鬼脸
	睡眠障碍
	肌肉紧张
胃肠道	腹泻
	呕吐
	增加胃潴留
自主神经系统	呼吸急促
	多汗
	发热
	血压升高

- 将 24 小时所需剂量的合理比例(50%~75%)转换为美沙酮(或其他长效阿片类药物),每 6~8 小时服用一次。
- 理想的方案是转化为口服用药,但戒断开始时可以先使用静脉给药。
- 其余的阿片类药物需求量用 PRN 短效阿片类药物提供。可以用于暴发性疼痛、术后疼痛或戒断症状。
- 如果患者在 24 小时内需要超过 4 个 PRN 剂量给药,则应重新评估 24 小时 PRN 需求量并考虑增加阿片类药物基准量。
- 若病情稳定,则开始每 24~48 小时减少每日总剂量的 10%~20%。这可以通过减少剂量和/或减少给药频率来实现。
- 如果出现戒断症状,提供额外的阿片类药物,考虑增加美沙酮使用剂量的 10%。暂停戒断计划,直到戒断症状消退。
- 一旦完全停用阿片类药物,父母和护理人员应该持续关注停药后的反应。
- 如果患者需要手术或其他侵入性操作,维持目前阿片类药物剂量,并确保他们有足够的 PRN 药物治疗术后疼痛。术后疼痛减轻后可以重新开始戒断计划。

阿片类药物转换建议见表 209.2。从其他阿片类药物到美沙酮的转换量不是一个精确的计算;因此只提供患者 24 小时所需美沙酮剂量(或其他长效阿片药),以避免诸如嗜睡和呼吸抑制等不良影响。此外,从注射给药到口服给药的转换带来的差异性也应考虑到。每天应重新评估他们对转换和 PRN 要求的反应,对患者采取用药个体化的方式。

使用辅助药物如可乐定、加巴喷丁和右美托咪定可减少戒断症状,但相关文献较少。行为治疗法可能也有助于调整睡眠情况,改善焦虑和疼痛相关症状。

苯二氮䓬类药物的依赖

最后指出一下,需要长期服用阿片类药物的住院患者在此期间服用苯二氮䓬类药物也不少见。突然停用苯二氮䓬类药物会导致类似于阿片类药物戒断症状。苯二氮䓬类药物的戒断也可能导致危及生命的神经系统紊乱。虽然对这种情况没有明确的指南,但停用苯二氮䓬类药物也应谨慎。有些人使用转换为劳拉西泮的方法来过渡。经常采用的方法是每次停用一类药物(苯二氮䓬或阿片类),明确是何种药物所致的戒断症状,从而更好地减少和减轻戒断症状。

表 209.2　阿片类药物转换

药物	静脉等效镇痛剂量/mg
吗啡	10
芬太尼	0.1
二氢吗啡酮	1.5
美沙酮	10

Adapted from Anand KJ, Wilson DF, Berger J, et al; Eunice Kennedy Shriver National Institute of Child Health and Human Development Collaborative Pediatric Critical Care Research Network. Tolerance and withdrawal from prolonged opioid use in critically ill children. *Pediatrics*. 2010;125(5):e1208-e1225.

⌂ **要点**

- 一般使用阿片类药物两周即会发生戒断症状，但也有仅使用过 5 天就出现戒断症状的。
- 戒断的症状体征可能与其他病因相混淆，但当阿片类药物剂量或吸收发生变化时首先考虑到戒断反应的可能。
- 戒断计划应因人而异，但大多数患者可以使用长效阿片类药物，如美沙酮。短效药物对突发的戒断症状及有创操作是有必要的。
- 戒断期间如需要手术，应保持额外的短效药物应用。
- 停用苯二氮䓬类药物也会引起类似的危及生命的症状，需要一个与阿片类药物相协调的戒断计划。

推荐读物

Anand KJS, Wilson D, Berger J, et al. Tolerance and withdrawal from prolonged opioid use in critically ill children. *Pediatrics*. 2010;125(5):e1208–e1225.

Galinkin J, Koh J. Recognition and management of iatrogenically induced opioid dependence and withdrawal in children. *Pediatrics*. 2014;133(1):152–155.

Ista E, van Dijk M, Gamel C, et al. Withdrawal symptoms in critically ill children after long-term administration of sedatives and/or analgesics: A first evaluation. *Crit Care Med*. 2008;36(8):2427–2432.

Shaheen PE, Walsh D, Lasheen W, et al. Opioid equianalgesic tables: Are they all equally dangerous? *J Pain Symptom Manage*. 2009;38(3):409–417.

第 210 章
谨慎保守地掌握患儿的出院标准

不要让外科医生直接允许所有患儿出院！

特发性呼吸暂停在胎龄小于 37 周的早产儿发生率为 55%，足月儿发生率为 2%~3%。所有婴儿，特别是早产儿，容易出现术后呼吸暂停。确定哪些婴儿是发生术后呼吸暂停的高危人群十分重要。这样可以给予这些高危患儿更多的监测，必要时进行干预。

呼吸暂停是指不能解释的呼吸停止超过 15~20 秒钟，或者停止不超过 15 秒但是伴有心动过缓（心率小于 80 次/min）、紫绀、苍白或明显肌张力下降。呼吸暂停分 3 种类型。中枢性呼吸暂停的特点是缺乏呼吸驱动；梗阻性呼吸暂停存在呼吸驱动，但是没有气流；混合性呼吸暂停是中枢和梗阻机制同时存在。

最常见的婴儿呼吸暂停是混合性呼吸暂停，中枢因素起主要作用。婴儿，特别是早产儿，CNS 发育不全，对二氧化碳反应能力下降，对缺氧的反应与成人不同，不引起高通气反而导致呼吸暂停。婴儿呼吸暂停的其他影响因素包括肋间肌、膈肌发育不全，气道易于塌陷。呼吸暂停的长期后果还不明确。可以明确的是，反复呼吸暂停导致的缺氧增加中枢神经系统损伤的可能性。

麻醉增加新生儿发生呼吸暂停的可能性。**呼吸暂停发作最可能出现在术后 12 小时内，但术后 72 小时依然存在风险**。吸入、静脉麻醉药均影响呼吸功能。吸入麻醉药抑制婴儿尚不成熟的中枢神经系统。吸入麻醉药可降低中枢神经系统对呼吸刺激物包括高碳酸血症和低氧血症的反应，并且加强对抑制性传入信号的反应。吸入麻醉药还可以松弛咽部肌肉，如果新生儿已经存在梗阻性呼吸暂停的倾向，使用吸入麻醉药可能加速上呼吸道梗阻。静脉麻醉药，包括阿片类也抑制中枢神经系统呼吸中枢。

预防和减少早产儿术后呼吸暂停的方法之一是围手术期给予柠檬酸咖啡因(10~20mg/kg)。咖啡因,一种甲基黄嘌呤,可以促进中枢神经系统兴奋性,增加肋间肌、膈肌功能,增加化学感受器对低氧血症和高碳酸血症的反应,兴奋呼吸。两个小型研究结果显示,咖啡因预防婴儿术后呼吸暂停有效。但是,围手术期使用咖啡因的绝对适应证还需大样本的研究,目的在于确定哪些婴儿使用该药获益最大。

研究者还尝试确定婴儿使用区域麻醉是不是比全麻术后呼吸暂停发生率低。最近的荟萃分析对4个比较蛛网膜下腔麻醉和全麻下行腹股沟疝修补术术后出现呼吸暂停的发生率的小型研究进行总结。该研究发现各种麻醉方法对婴儿术后呼吸暂停和术后氧饱和度下降发生率的影响没有统计学差异。但是,如果排除术前给予镇静药物的患者,荟萃分析认为蛛网膜下腔麻醉术后呼吸暂停的发生率较低。该分析得出的结论尚需更大样本的研究确定区域麻醉和全麻在预防术后呼吸暂停方面的利和弊。

最近的一项前瞻性随机试验比较了722名腹股沟疝修补术麻醉的婴儿患者的呼吸暂停发生率,其分为区域阻滞麻醉与区域阻滞麻醉联合全身麻醉两组。在呼吸暂停的总发生率上没有发现显著差异。然而,单纯区域阻滞麻醉早期呼吸暂停(30分钟内发生)的发生率较联合麻醉显著降低。另外,氧饱和度降低的程度和干预的频率也降低了,这意味着单独区域阻滞可降低出现呼吸暂停的风险。

有报道称,矫正胎龄(postconceptual age)(矫正胎龄=孕龄+出生后年龄)小于55周、进行较大手术的婴儿可能出现术后呼吸暂停。确定有呼吸暂停危险的婴儿以及确定麻醉后是否需要术后监测有一定难度。一项对8个已发表的报道进行总结的荟萃分析,共纳入225例行腹股沟疝修补的早产儿,数据显示,呼吸暂停与孕龄以及矫正胎龄之间有很强的负相关性。作者认为矫正胎龄大于54周、孕龄大于35周的婴儿呼吸暂停的发生率小于1%。荟萃分析发现出院后持续出现呼吸暂停、贫血(血细胞比容小于30)的婴儿,特别是矫正胎龄小于43周的婴儿是术后呼吸暂停的额外高危因素。最后,作者认为绝大多数呼吸暂停发作不需要特殊干预,但是尚不能确定呼吸暂停发作时是否有自行缓解的预测因素。

根据已报道的研究,笔者所在医院推荐:

1) 婴儿是否需要术后监测必须根据婴儿的情况评估决定。需考虑患儿的孕龄和矫正胎龄、是否出现呼吸暂停、血细胞比容情况、其他并存疾病、手术类型。

2) 足月儿择期手术应当推迟到矫正胎龄大于44周以后。

3) 矫正胎龄小于50周的早产儿需至少监测术后18小时。矫正胎龄在50~60周之间的婴儿术后至少在PACU监测2小时才能出院。

4) 必须指出,指南可能因情况不同而发生变化;遵循你所在实习基地的要求,评估呼吸暂停的相关危险因素非常重要。当有疑问时,要比指南更保守些,让患者接受观察和呼吸暂停的监测。可以坦率地说明你是由于判断错误后果很严重才有意进行观察的。总之,如果患者情况不符合你们的出院标准,坚决不能允许其出院。

⌂ 要点

- 不要纠结你所照顾的婴儿是否会出现术后呼吸暂停;相反,要假设他们会。孕龄或矫正胎龄越小发生呼吸暂停的危险性越大。
- 婴儿的术后呼吸暂停可能是中枢性或梗阻性——二者均有是最常见的情况。

- 不成熟的儿童神经系统对血液中高二氧化碳和低氧血症会产生矛盾反应,导致呼吸暂停而不是过度通气。这种非适应性的生理机制在早产儿中更明显。
- 没有研究证实区域麻醉可以预防术后呼吸暂停。然而,有证据表明区域麻醉可能减少呼吸暂停事件,而且它们一般发生于术后早期。
- 仔细评估后再做出出院的决定。不要违反医院的规定,也不要让任何人影响你的判断。

推荐读物

Andropoulos DB, Gregory GA, eds. *Gregory's Pediatric Anesthesia.* 5th ed. Hoboken: Wiley-Blackwell; 2011.

Cote CJ, Zaslavsky A, Downes JJ, et al. Postoperative apnea in former preterm infants after inguinal herniorrhaphy: A combined analysis. *Anesthesiology.* 1995;82(4):809–822.

Davidson AJ, Morton NS, Arnup SJ, et al. Apnea after awake regional and general anesthesia in infants: The general anesthesia compared to spinal anesthesia study – comparing apnea and neurodevelopmental outcomes, a randomized controlled trial. *Anesthesiology.* 2015;123(1):38–54.

Davis PJ, Cladis FP, Motoyama EK, eds. *Smith's Anesthesia for Infants and Children.* 8th ed. Philadelphia, PA:Mosby Elsevier; 2011.

Henderson-Smart DJ, Steer P. Prophylactic caffeine to prevent postoperative apnea following general anesthesia in preterm infants. *Cochrane Database Syst Rev.* 2013;(4):CD000048.

Jones LJ, Craven PD, Lakkundi A, et al. Regional (spinal, epidural, caudal) versus general anaesthesia in preterm infants undergoing inguinal herniorrhaphy in early infancy. *Cochrane Database Syst Rev.* 2015;(6):CD003669.

Kliegman RM, Stanton BF, St. Geme JW, et al., eds. *Nelson Textbook of Pediatrics.* 20th ed. Philadelphia, PA:Elsevier; 2016.

第 211 章

慢性儿科疼痛:对每一位患儿来说都足够痛苦,而这不关神经阻滞的事!

患有慢性疼痛且正在接受治疗的患儿是你在麻醉学实践中最具挑战性和最值得挑战的患者之一。你可能会在手术前或手术后,在手术室或疼痛门诊看到慢性疼痛患儿,甚至晚上你在院内巡视时,会收到来自另一家医疗机构的求助。

有研究表明,相当数量的患儿会出现慢性疼痛。慢性疼痛患儿可表现为头痛、腹痛、神经病理性疼痛、骨痛和复杂的区域疼痛综合征(complex regional pain syndrome,CRPS)。

慢性儿科疼痛也可能与癌症或脑瘫等潜在疾病有关。当然,有时候,它会显得"毫无缘由"。

作为大多数医院围手术期镇痛方面的专家,你很可能会直接照护这些患者,或者至少被请过会诊。

从根本上理解孩子的痛苦也就意味着理解父母的痛苦,对于麻醉医师来说懂得这一点极其重要。此时你应想起在医学院第一次听说的"生物-心理-社会"医疗模式。请尽最大努力照顾好这些小患者和他们的父母。当你自己也为人父母(尤其是母亲)时,你可能会经历某种程度的个人痛苦,不必对此感到惊讶。

以下是你在围手术期或住院期间可能面临的一些挑战:

- 如何保障患有慢性疼痛的患儿其术后疼痛得到充分治疗。
- 如何避免慢性阿片类药物治疗患者发生阿片类药物戒断反应。

■ 在慢性疼痛患者的评估和管理中,如何认识"这位患者需要阻滞"并不是最好的第一步。

慢性疼痛患儿术后镇痛

"这孩子吃了一大堆阿片类药物,术后我该怎么管理他?"

对麻醉医师来说,曾经服用阿片类药物的患儿的术后管理可能是一个挑战。寻找不引起呼吸抑制并镇痛确切的阿片类药物方案较为困难且耗时,而且很难维持。术后阿片类药物不足不仅会导致镇痛效果不佳,还会导致阿片类药物戒断症状。这里提出了几种策略来指导麻醉医师预防阿片类药物停药症状,保证镇痛,并满足患者、患者家属以及术后医疗团队其他成员的期望。

预防阿片类药物戒断症状

阿片类药物可以有效地用于术后慢性疼痛的患者,但也有几个潜在的陷阱。首先,术后停用阿片类药物并不少见,但医务人员往往认识不到,术后预防疼痛的常规阿片类药物剂量可能不足以防止慢性阿片类药物患者出现戒断反应。对于用药超过 1~2 周的患者,帮助预防阿片类戒断一个简单方法是,维持他或她之前的基线药量,然后在基线之上开出"常规"剂量的阿片类药物用于术后疼痛。对于正在使用长效口服止痛药(PO),如奥施康定、美沙酮或透皮药物的患者,这一点尤为重要。如果患者的禁食(NPO)状态排除了继续口服基线水平阿片类药物的条件,则必须使用阿片类药物等效剂量进行计算,以便给患者静脉注射相同剂量的止痛剂。请记住,PO 药物的生物利用度可能会在术后因胃排空延迟或肠梗阻而改变。

避免术后镇痛不足

管理慢性疼痛患者的另一个潜在陷阱是对他们术后疼痛的治疗不足。值得重视的是,这些患者的阿片类药物需求可能是未用过阿片患者的 **3 倍**,原因包括阿片耐受、受体下调、疼痛敏感性改变、精神病理学和疾病进展等。这一患者群体容易出现痛觉过敏。换用不同的阿片类药物,利用区域阻滞技术以及非阿片类镇痛剂,对于提供足够的术后疼痛控制都是至关重要的。如果决定实施区域麻醉,必须向患者、家属和团队交待有关镇痛管理的注意事项以及阻滞何时失效的相关信息。

除了维持患者现有的阿片类药物外,继续服用任何非阿片类止痛药对于提供舒适的术后体验也是至关重要的。除非有外科方面的考虑,否则 α 受体激动剂、抗惊厥药、对乙酰氨基酚、非甾体抗炎药和抗抑郁药不应停用。如果患者在手术时只使用阿片类药物来控制疼痛,在麻醉医师认为术后镇痛药需求将大幅上升的情况下,也可能考虑联合应用非阿片类镇痛药。除了使用对乙酰氨基酚和非甾体抗炎药外,有研究表明,术前服用加巴喷丁可能会改善术后疼痛程度,但到目前为止,文献中的报道并不明确。右美托咪定可能也有作用,尽管目前还不清楚术后使用的风险获益情况。最后,请记住,对于阿片类药物无效的疼痛患者,氯胺酮是一种非常有用的辅助药物。氯胺酮是一种 N-甲基-D-天冬氨酸(NMDA)拮抗剂,是一种特别有效的术中和术后治疗神经痛和痛觉超敏(allodynia)的药物。

区域阻滞,尤其是使用置管持续给药技术,也是非常有帮助的。**接受区域阻滞的患者仍然需要全身阿片类药物来防止戒断**,抑制可能出现的暴发性疼痛。此外,区域阻滞技术可能不能有效地控制他们潜在的慢性疼痛,进一步强调了继续基线镇痛方案的重要性。

或许照顾长期服用阿片类药物的患儿最重要的一点是让患者、家庭和整个团队(护理、肿瘤学、理疗、心理学等)做好术前准备。家庭期望、术后镇痛计划、疼痛评估工具和应对策略都应该得到全面讨论。如果患者以前接受过疼痛管理服务,则利用此类服务提供的护理协调作用,与家人仔细讨论孩子的遵嘱意识和疼痛忍耐力,然后进行全面的病史问询和体格检查。我们可能会发现有些过于坚忍的孩子对严重的疼痛一言不发,而有的孩子则疼痛忍耐力和依从性很差。也可能因为存在文化差异影响孩子的疼痛**表达**,比如对疼痛强度的表达。另外,患儿的疼痛表达也可能受到**观察者**对感知和意识的文化差异的影响,因此最终会影响治疗,这些都可能会影响整体的镇痛体验。

总而言之,慢性疼痛患者的术后疼痛管理可以通过以下一般指导原则来优化:

1) 清楚地了解患者在手术前正在服用的药物,以便控制他们的慢性疼痛。

2) 考虑使用区域阻滞作为麻醉技术的一部分。

3) 考虑使用氯胺酮、右美托咪定和加巴喷丁等辅助药物。

4) 确保患者术后获得足够的阿片类药物以防止戒断症状,并给予额外的镇痛药以充分治疗术后疼痛。

5) 利用急性疼痛服务(如果可用),使患者的镇痛方案得到最大化运用。

走出"区域阻滞万能"的误区

儿科医生想要区域阻滞。我应该提供吗?

初级保健医生,包括儿科医生,照顾慢性疼痛患者的经验不足。作为提供镇痛的专家,麻醉医师可能会被要求为这些复杂患者的治疗提供帮助。鉴于现有的许多关于慢性疼痛的文献都是针对成人的,神经阻滞对成人的慢性疼痛是有效的,麻醉医师很可能会被要求对儿童患者实施神经阻滞。然而,多个中心的临床经验表明,多学科方法管理儿童慢性疼痛最有可能取得长期成功。虽然周围神经阻滞是多学科慢性疼痛管理方法的有效组成部分,但对于麻醉医师来说,对儿科慢性疼痛患者的评估有一个基本的了解是非常重要的,以避免落入"我们只需要一个阻滞"的陷阱,这往往不能使患者最大获益。

小儿慢性疼痛与周围神经阻滞

周围神经阻滞为疼痛治疗提供了一种集中针对疼痛区域的方法,可以降低(或消除)系统治疗所需的药量,从而降低系统治疗的潜在副作用。随着高分辨率超声引导的普及,区域麻醉在儿童患者疼痛管理,特别是术后疼痛管理中的应用越来越受到人们的关注。区域麻醉的适应证是多种多样的,纳入这种技术的目的也是多种多样的。区域阻滞技术可用于治疗多种慢性疼痛状态,已成功地用于治疗创伤相关和非创伤相关的神经性疼痛、痉挛状态(全身治疗无法控制患者的疼痛)、慢性疼痛急性发作,用作系统治疗调整时控制疼痛的桥接手段,以及姑息治疗计划的一部分。区域阻滞很少单独用于慢性疼痛的治疗,通常是系统医学疗法、物理疗法和心理疗法综合疗法的一部分。

许多用于成人慢性疼痛的区域阻滞技术,也可用于儿科患者的镇痛。除了患者的身材大小和成熟度差异很大之外,还包括知情同意的相关问题,以及安全实施阻滞的合适的计划。对儿童实施麻醉通常需要深度镇静或全身麻醉。一些团队表示,可以在纯心理支持下对儿童进行神经阻滞,但大多数阻滞都是在一定程度的镇静下进行的。儿科区域麻醉网络(PRAN)致力于多中心、前瞻性、协作性的研究且为质量改进作出努力,旨在解决这一问题。在最新的报道中,Polaner 和他的同事们对现代儿科区域麻醉实践的安全性给予了有力支持。

何时采用区域阻滞取决于多种因素。评估阻滞的风险和获益,评估阻滞的位置,尤其是对于凝血功能异常、中性粒细胞减少、全身感染、穿刺部位感染或穿刺部位严重解剖异常的患者是否适宜放置导管。有时,实施阻滞的好处可能比风险更多;例如,为了实施阻滞而输血虽增加了风险,但对于接受姑息治疗且其疼痛无法通过系统治疗控制的患者却显得很合适。风险-收益比应该永远牢记在心。在多学科方法的基础上增加一项区域阻滞技术,更能达到提高功能和生活质量的目标。

评估慢性疼痛患者

全国各地的大多数儿科疼痛项目都使用多学科方法来评估和管理儿童慢性疼痛。虽然许多执业麻醉医师并没有参加这些项目,但他们应该能够为大多数常见的慢性疼痛问题提供初步评估和处理方面的指导。虽然全面叙述对儿科慢性疼痛患者的评估超出了本章的范围,但以下总结希望提供一个有用的指导:

慢性疼痛病史

- 发病:特定事件/创伤/紧张
- 疼痛性质:锐痛、烧灼痛
- 时间模式:周期性的、连续的、任何无痛的时期,在一天中的某些时间段更糟
- 局部、多部位疼痛,放射痛?
- 疼痛强度:平均,最严重的
- 加重疼痛的因素:活动、压力、食物、轻触?
- 缓解疼痛的因素:热、冷、特定的药物?
- 疼痛是否会影响睡眠:入睡困难? 半夜醒来?
- 疼痛是否会影响正常的日常活动:学校、社会活动、家庭活动、工作?
- 学校表现如何? 上学还是用家教? 跟得上吗?
- 药物治疗:目前正在接受或已经尝试过的药物
- 之前的评估:疼痛依赖——胃肠道检查,神经检查,其他
- 补充医学方案:针灸、草药治疗、自然疗法、按摩治疗
- 既往的行为评估和干预:疼痛特异性的还是更普遍的?
- 既往慢性疼痛病史?
- 慢性疼痛家族史

虽然病史可能是评估慢性疼痛患者最重要的部分,但体格检查对于确认病史和客观评估功能也是非常重要的。

慢性疼痛体格检查

- 总体观察:行动不受限? 监护下? 不能活动? 与父母互动?
- 所有系统功能都应该进行检查,尽管检查的重点可以放在相关系统上。
- 痛区:活动范围、肿胀、水肿、触诊压痛、触发点、局部疼痛与全身疼痛、超敏、颜色变化、温差、肌肉萎缩、感觉或力量异常。
- 一般身体状况:全身压痛、僵硬、失调、步态

儿童慢性疼痛的治疗

虽然具体的建议取决于病史和体格检查的结果,但对于大多数慢性疼痛的治疗,有一些基本原则可以帮助指导麻醉医师的建议。

- 慢性疼痛管理的目标:在大多数情况下,对慢性儿科疼痛患者进行干预的主要目标应该是恢复功能和正常的日常活动。第二个目标是降低疼痛程度。经验表明,如果不解决主要目标,就无法实现次要目标。
- 理疗:评估功能,改善全身状况,提供有针对性的干预以改善疼痛和功能。
- 儿科心理学:大多数患者将受益于儿科心理学家的评估。沟通很重要,这并不意味着患者没有"真正的"疼痛。这是慢性疼痛的自然结果。患儿可能出现相应的行为改变,可通过一般支持治疗或特定干预(如生物反馈)来改善。
- 医疗干预:全面讨论慢性疼痛的治疗超出了本章的范围,但许多患者将受益于抗癫痫药物(加巴喷丁)和/或抗抑郁药物(阿米替林),具体取决于疼痛的类型。如上所述,区域麻醉可能在特定情况下也适用。

　　或许,任何医疗服务提供者所能提供的最重要的"干预",就是承认患者的痛苦及其对患者生活和家庭生活的重大影响。慢性疼痛通常没有灵丹妙药,但在帮助慢性疼痛患者的康复方面已经取得了相当大的进展。

> ⌂ **要点**
>
> - 麻醉医师在管理患有慢性疼痛的患儿时,处于一个独特的地位,可以作为其他镇痛提供者的指导者。
> - 虽然存在许多潜在的缺陷,但通过结合辅助药物和区域阻滞,慢性疼痛患者可以在围手术期安全有效地进行治疗。
> - 使用多模式镇痛对手术室外的慢性疼痛进行管理是最有效的。
> - 无论是在围手术期还是在手术室外,面对复杂的患者,麻醉医师都应该毫不犹豫地咨询疼痛科医生。

推荐读物

Bell RD, Dahl JP, Moore RA, et al. Perioperative ketamine for acute postoperative pain. *Cochrane Database Syst Rev*. 2002;24:8–11.

Finley GA, Kristjánsdóttir Ó, Forgeron PA. Cultural influences on the assessment of children's pain. *Pain Res Manag*. 2009;14(1):33–37.

Geary T, Negus A, Anderson BJ, et al. Perioperative management of the child on long-term opioids. *Pediatr Anesth*. 2012;22(3):189–202.

King S, Chambers CT, Huguet A, et al. The epidemiology of chronic pain in children and adolescents revisited: A systematic review. *Pain*. 2011;152(12):2729–2738.

Olutoye OA, Glover CD, Diefenderfer JW, et al. The effect of intraoperative dexmedetomidine on postoperative analgesia and sedation in pediatric patients undergoing tonsillectomy and adenoidectomy. *Anesth Analg*. 2010;111(2):490–495.

Polaner DM, Taenzer AH, Walker BJ, et al. Pediatric Regional Anesthesia Network (PRAN): A multi-institutional study of the use and incidence of complications of pediatric regional anesthesia. *Anesth Analg*. 2012;155(6):1153–1164.

Tiippana EM, Hamunen K, Kontinen VK, et al. Do surgical patients benefit from perioperative gabapentin/pregabalin? A systematic review of efficacy and safety. *Anesth Analg*. 2007;104(6):1545–1556.

第 212 章
"但这只是草药啊！"避免非传统镇痛药在儿科人群中引起问题

在儿科人群中使用补充和替代疗法(complementary and alternative medications, CAM)已变得越来越普遍。由于对急慢性儿科疾病都有明显益处，这些治疗方法和药物持续受到欢迎。CAM 可以定义为 5 类：替代疗法、精神-身体干预、基于生物的疗法(包括膳食补充剂、草药和其他"天然"药物)、手法和基于身体的治疗，最后是能量疗法。

对于儿科患者，CAM 的使用，尤其是草药和/或顺势疗法有多普遍呢？非常常见！例如，在儿科急诊科，Pitettie 等人研究发现，有 12% 的照护者为他们的孩子使用了某种形式的 CAM。另一项研究发现，在过去的一年里，多达 45% 的照护者给他们的孩子提供了草药或自然疗法。

Everett 等人进行的一项多中心研究包括了美国五家儿科医院，据估计，3.5% 的外科患儿在手术前两周接受了草药或顺势疗法。在患有慢性疼痛的患者中，CAM 的使用相当普遍，焦虑的父母选择 CAM 是人之常情。

慢性疼痛与草药疗法

慢性疼痛和相关症状是患儿及其医生尝试 CAM 的常见原因，某些草药最常用于特定类型的疼痛。不幸的是，存在不少并发症，如下所列。

慢性头痛

据统计，39% 的儿童到 6 岁时，会患有或曾经患有头痛。有一些草药以及维生素或其相关复方剂，常被用于成人头痛，然而很少有儿童进行临床试验。但患者教育网站上却一直在推荐这些疗法。这些药物包括野甘菊、款冬、核黄素和镁，以及辅酶 Q10。

- **野甘菊**(*Tanacetum parthenium*)可以通过阻止前列腺素的产生来预防偏头痛。
- **款冬**(*Petasites hybridus*)预防头痛的作用源于它的抗炎和解痉(肌肉松弛)特性。一项研究发现，77% 的 6~17 岁的参与者报告显示，服用 50~150mg(取决于年龄)的标准量款冬 4 个月后，他们偏头痛发作的频率至少减少了 50%。款冬对哮喘患者也很有用，有助于缓解花粉热和过敏。
- 一项研究发现，多达 33% 的儿童辅酶 Q10 缺乏，如果补充，可能会减少偏头痛的发作频率。

慢性功能性腹痛

各国腹痛的发生率有所不同，腹痛的每周患病率在 10%~23% 之间。最常用的草药有生姜、薄荷油、甘草、茴香和洋甘菊。

- 一些研究发现**生姜**具有类似于非甾体抗炎药(NSAID)的抗炎和镇痛作用。生姜还被发现可以降低接受化疗患儿的肌肉疼痛"强度"，并显著减少恶心和呕吐。
- 一项单中心随机对照试验对 50 名患有肠易激综合征的儿童进行了**薄荷油**和安慰剂的比较。研究发现，薄荷油对疼痛的治疗比补充纤维素和服用法莫替丁及苯噻啶(5-羟色胺拮抗剂)都更有益。
- **甘草**具有解痉、消炎、祛痰、通便和镇痛的功效。

- **小茴香**中含有茴香脑,这是一种挥发油,可以刺激消化液,消除炎症。
- **洋甘菊**还具有消炎和镇静作用,这可能有助于减轻腹痛的强度。它还能放松消化道肌肉,缓解肠道痉挛。

肌骨痛

发病率各有不同,但研究表明,儿童肌肉骨骼疼痛的每周患病率从 8%~32% 不等,最常见的是下肢和颈部。最常见的自然止痛草药包括外用辣椒素、生姜、野甘菊、姜黄和南非钩麻(*Harpagophytum procumbens*)。

- **辣椒素**是从辣椒中提取的,一般认为它是通过清除一种名为 p 物质的化合物起作用的,p 物质将痛感从外周神经系统传递到中枢神经系统。辣椒素一般局部使用。
- **生姜**,因为它是一种有助于消炎的植物化学物质,被认为有助于缓解关节疼痛。
- 同上,**野甘菊**也可用于类风湿性关节炎。
- **姜黄**可以缓解关节炎疼痛,这是由于一种名为姜黄素的化学物质所致,姜黄素具有消炎特性。
- **南非钩麻**是一种南非草本植物,可能有助于治疗关节炎和腰痛,但缺乏高质量的研究。

美国疼痛基金会(后因争议而关闭)曾列出了**人参**治疗纤维肌痛,**卡瓦根**(KavaKava)治疗神经性疼痛和紧张性头痛,**圣约翰草**(贯叶连翘)治疗坐骨神经痛、关节炎和神经性疼痛,以及**缬草根**治疗痉挛和肌肉抽搐等用途(表 212.1)。

表 212.1 草药及其对镇痛的影响

草药	镇痛作用
野甘菊	由于血小板活性受到抑制,会增加出血的风险。避免服用华法林、非甾体抗炎药、阿司匹林或维生素 E,也会降低铁制剂的生物利用度
生姜	副作用包括高血糖,血栓素抑制导致的出血时间延长
甘草	大量服用可能会引起盐皮质激素副作用(通过抑制 11-β-羟基类固醇脱氢酶),导致高血压、电解质失衡和低钾血症。避免服用非甾体抗炎药
人参	增加出血风险,并可与华法林相互作用,降低血糖
卡瓦根	可能会增加麻醉的镇静效果。可以增加抗癫痫药物的需求
圣约翰草	可能改变药物的代谢,如华法林、类固醇、蛋白酶抑制剂、SSRI/抗抑郁药和环孢素
缬草根	可以增加镇静剂的效果。长期使用,可增加麻醉用量。戒断症状类似于安定
大蒜	增加出血风险,特别是与其他抗凝剂联合使用时
麻黄	增加心肌梗死、心律失常、卒中的风险,并与其他药物存在相互作用。应用苯肾上腺素(非伪麻黄碱)可出现严重低血压
紫锥花	因其免疫刺激特性,所以在接受免疫抑制治疗的患者或移植患者中,应避免使用。长期使用会导致免疫抑制,有影响伤口愈合和导致机会性感染的风险
银杏	增加出血风险,特别是自发性颅内出血和前房积血

草药污染物速记

草药被认为只含有天然草药成分,但根据新加坡的一项研究,2% 的被分析草药含有重金属。最常见的有毒重金属是汞(67%),其次是铅(19%)、砷(16.7%)和铜(2.4%)。在同一项研究中,1.5% 的被分析草药含有传统的西药,如抗组胺药、非甾体抗炎药、解热镇痛药、皮质醇类、交感神经药、支气管扩张剂、利尿剂和降糖药。对于麻醉医师来说,这些都有明显的后果,如围手术期误服致低血糖的污染物引起的低血糖,以及肾上腺抑制导致围手术期低血压、电解质紊乱、伤口愈合和免疫系统受到抑制。

草药真的会引起不良反应吗?还是只是理论上的?

Lee 等人对中国香港的 601 名患者进行了一项盲法研究。发现与不使用草药的人相比,那些在手术前两周内服用草药的人更有可能发生术前事件。其中包括一例活化的部分凝血活酶时间延长的病例,以及 3 例低钾血症的报道。另一方面,作者并没有发现草药的使用与术中或术后事件存在显著的关联。

Ernst 等人对 26 例报告儿童非常规药物不良反应的病例进行了系统回顾。**这些涉及草药治疗的事件包括心动过缓、脑损伤、心源性休克、糖尿病昏迷、脑病、心脏破裂、血管内溶血、肝功能衰竭、呼吸衰竭、中毒性肝炎和死亡。**这些草药和不良事件之间的因果关系不确定,因此还不能得出明确的结论。

最后,世卫组织监测中心报告了 1968—1997 年 8 985 例与草药有关的不良事件。其中大约 100 例发生在 10 岁以下的儿童中。

区域阻滞和草药治疗呢?

如上所述,草本植物如黄连、生姜、大蒜、人参和银杏都可能增加出血的风险。人们可能会认为,如果接受椎管内麻醉,会增加硬膜外/脊髓血肿的风险。然而,在文献中没有直接证据表明服用草药的患者存在血肿。2015 年 ASRA 指南指出:"草药本身似乎不会增加硬膜外或脊麻患者发生脊髓血肿的显著风险。"另一方面,草药与其他形式的抗凝药物联合使用可能会增加这些患者的出血并发症,应根据具体情况决定是否继续用药。

总而言之,由于各种复杂原因,很难解释这些结果。此外,患者漏报的情况也让这种区分变得更加困难。因此,美国麻醉医师协会建议所有草药在手术前至少停用两周,以避免这些潜在的不良事件。

草药的常见陷阱

- 外科医生应该询问他们的患者关于草药或复合维生素的情况,但假定他们并未询问。要求外科医生将草药相关使用情况纳入他们的病历记录。术前医生助理和执业护士也需要参与交流,让他们知道新的 ASA 指南建议在手术前 2 周停止所有草药治疗,并再次提醒他们。
- 不管别人已经问过什么,麻醉医师都应该在麻醉前评估中询问她的患者关于替代疗法药物的问题。重要的是,不要忘记询问母乳喂养的母亲的摄入量,因为这对她的婴儿有潜在的影响。
- 学习常见的草药和它们之间的药物相互作用。
- 如果出现问题,要考虑在草药中可能存在污染物。

- 如果患者在手术当天服用了草药,应该告知患者任何潜在的副作用和术中并发症,以及你有什么方法来避免和减轻这些副作用。外科医生、麻醉医师和患者应该一起讨论这个问题,尤其是能否继续用药的问题。
- 如果手术可能会增加失血量,或者如果患者对失血量增加很敏感。与患者和外科医生商议,取消部分择期手术。

　　我们机构已有因使用草药而暂停手术的先例。这是一个神经外科手术,据我们回忆,患者服用的是银杏。医生担心出血,在取消了手术后,待患者停用所有草药后几周又进行了手术。

　　因此,在面对术前确定或怀疑使用了草药的患者有点担心是正常的(特别是出血并发症),根据你的个人经验和判断改变麻醉方式。

🏠 要点

- 所有患者都应该在手术前被问及是否应用 CAM,至少询问一次。
- 目前的 ASA 指南建议在手术前两周内停止所有草药治疗。
- 麻醉医师应该知道常用草药的潜在副作用,包括:出血(野甘菊、人参、大蒜)、镇静(卡瓦根、缬草)、低钾血症(甘草),以及其他代谢作用。
- 开始学习草药与药物的相互作用。
- 在给近期或正在接受高剂量草药治疗的患者使用麻醉剂时,要注意调整自己的担忧程度,并牢记沟通!

推荐读物

American Society of Regional Anesthesia and Pain Medicine. Available at http://asra.com/. Accessed February 10, 2017.

Ernst E. Serious adverse effect of unconventional therapies for children and adolescents: A systematic review of recent evidence. *Eur J Pediatr*. 2003;162:72–80.

Everett L, Birmingham P, Willimas G, et al. Herbal and homeopathic medication use in pediatric surgical patients. *Pediatr Anesth*. 2005;15:455–460.

Giles M, Ulbricht C, Khalsa KP, et al. Butterbur: An evidence-based systematic review by the natural standard research collaboration. *J Herb Pharmacother*. 2005;5(3):119–143.

Hershey AD, Powers SW, Vockell AL, et al. Coenzyme Q10 deficiency and response to supplementation in pediatric and adolescent migraine. *Headache*. 2007;27(1):73–80.

King S, Chambers CT, Huguet A, et al. The epidemiology of chronic pain in children and adolescents revisited: A Systematic Review. *Pain*. 2011;152:2729–2738.

Koh H, Woo S. Chinese proprietary medicine in Singapore- Regulatory control of toxic heavy metals and undeclared drugs. *Drug Saf*. 2000;23(5):351–362.

Lee A, Tong Chui P, Aun C, et al. Incidence and risk of adverse perioperative events among surgical patients taking traditional Chinese herbal mediations. *Anesthesiology*. 2006;105:454–461.

National Institute of Health. National center for complementary and alternative medicine web Site. Available at http://nccam.nih.gov. Accessed May 1, 2014.

Pitetti R, Singh S, Hornyak D, et al. Complementary and alternative medicine use in children. *Ped Emerg Care*. 2001;17:165–169.

Pothmann R, Danesch U. Migraine prevention in children and adolescents: Results of an open study with a special butterbur root extract. *Headache*. 2005;45(3):196–203.

Weydert JA, Ball TM, Davis MF. Systematic review of treatments for recurrent abdominal pain. *Pediatrics*. 2003;111:e1–e11.

第 213 章
说完了草药，但这些"其他草药"又是怎么回事？

自 20 世纪 80 年代以来，大麻在医疗以外的滥用急剧增加。在撰写本文时，美国已有 10 个州和华盛顿特区将娱乐用大麻合法化。此外，有 33 个州和华盛顿特区已将医用大麻的宽泛使用合法化。只有少数州允许医用大麻在儿科使用，但对于癫痫发作障碍的患儿法律有特殊规定。

当常规治疗失败时，儿科医用大麻经常被使用，最常用于癫痫、癌症、孤独症、创伤后应激障碍、脑瘫、肌肉疾病和囊性纤维化。

大麻的效用大部分都是由四氢大麻酚（THC）造成的。尽管具有潜在的医疗用途，但人们发现它与麻醉具有不良相互作用。它的许多其他替代形式（油、酊剂）还没有得到很好的研究。

大麻的麻醉相关作用

- 大麻可以增强其他中枢神经系统抑制剂的镇静催眠效果，如阿片类药物、巴比妥类、苯二氮䓬类药物和酒精。
- 吸食大麻与吸烟对肺功能的损害相似。
- 大麻可能影响心率和血压。
- 据报道，小剂量的大麻会导致心动过速。在高剂量下，交感神经似乎受到抑制，从而导致心动过缓和低血压。低血压通常对液体治疗有效。
- 在急性中毒的情况下，最好避免使用加快心率的药物，如氯胺酮、泮库溴铵、阿托品或肾上腺素。此外，由于儿茶酚胺的释放更多，通常麻醉药需求量也增加。
- 由于儿茶酚胺耗尽，慢性滥用大麻的患者麻醉药量一般减少。
- THC 抑制了人体的体温调节，使患者更容易出现体温过低。
- THC 耗尽突触中储存的乙酰胆碱高达 50%，因此增加了抗胆碱能作用的可能性。
- 人们应该预料到患者在诱导和苏醒过程中可能会出现精神副作用或戒断症状。

大麻也可出现戒断症状，并且与酒精和阿片类药物戒断有相似之处。体征和症状包括烦躁不安、失眠、焦虑、易怒、厌食、肌肉震颤、反射亢进和几种自主神经效应。每天 THC 剂量 180mg 持续只需 11~21 天，停药后便可能出现戒断反应。所幸大麻戒断反应通常是短暂且温和的，但这可能会混淆麻醉医师的临床分析。屈大麻酚（口服 THC）可能会减轻戒断症状，但服用剂量尚无明确指导。

> 🏠 **要点**
>
> - 所有的患者在手术前都应该询问他们是否服用了 CAM。
> - 目前的 ASA 指南建议在手术前两周内停止所有草药治疗。
> - 麻醉医师应该了解常用草药的潜在副作用。
> - 经常服用大麻的患者会出现戒断症状，并可能在术后出现。

推荐读物

Beaulieu P, Boulanger A, Desroches J, et al. Medical cannabis: Considerations for the anesthesiologist and pain physician. *Can J Anaesth*. 2016;63(5):608–624.

Hyatt B, Bensky KP. Illicit drugs and anesthesia. *CRNA*. 1999;10(1):15–23.

Steadman JL, Birnbach DJ. Patients on party drugs undergoing anesthesia. *Curr Opin Anaesthesiol*. 2003;16(2):147–152.

Treat L, Chapman KE, Colborn KL, et al. Duration of use of oral cannabis extract in a cohort of pediatric epilepsy patients. *Epilepsia*. 2017;58(1):123–127.

Verrotti A, Castagnino M, Maccarrone M, et al. Plant-derived and endogenous cannabinoids in epilepsy. *Clin Drug Investig*. 2016;36(5):331–340.

第 214 章
儿科镇静的注意要点

随着儿科镇静需求的增加,麻醉医师将面临许多新的具有挑战性的情况。部分协会已经出台了相关共识和指南,旨在为麻醉医师和非麻醉医师提供实施安全镇静所需的框架。这些机构包括美国麻醉医师协会(ASA)、美国儿科学会(AAP)和儿科镇静学会等。其目标是使儿科镇静的质量和安全性标准化。

为此,本章旨在帮助您了解有哪些陷阱,以及如何最好地避免它们。要做到这一点,你必须了解你的患者以及他/她为什么需要镇静;你必须知道风险并做好准备,包括获得知情同意;你必须有一个深思熟虑的镇静计划(不是即兴的!),以及镇静后的出院标准和对照顾者的要求。

患者和程序

需要麻醉医生参与镇静的情况很多,如外科医生要求,非麻醉医生实施轻度或中度镇静但操作失败,以及患者存在严重合并症等。因此,你需要确定何种镇静水平最适合你的患者。最常见的陷阱之一是没有明确的目标。例如,是否需要抗焦虑? 是否需要完全制动? 这是需要镇痛的操作吗? 对于急症除了要及时、顺畅,还有什么特别的要求吗?

要制定镇静目标和计划,必须首先掌握患者的病史。请记住,高危人群包括 ASA 分级为Ⅲ级或更高级别的患者、阻塞性睡眠呼吸暂停患者(别忘了询问是否打鼾!)、早产儿 PCA 仍不到 60 周(有 12~24 小时的呼吸暂停风险),以及有影响呼吸功能的神经肌肉疾病病史的患者。此外,了解以前的镇静史,以及患者过去是否经历过不良事件,可能会帮助你制定镇静计划。特别是如果你能查到以前的麻醉记录的话会很有益处。

接下来,需要进行体格检查。检查呼吸道和体型是帮助确定镇静计划的两个最重要的组成部分。例如,先天畸形,如小颌畸形或面中部发育不良,在诱导时会增加呼吸道阻塞的发生率。脖子粗的肥胖儿童不一定很难插管,但肯定存在上呼吸道梗阻和换气不足的风险。

在获得知情同意时,与家长或监护人谈话内容应包括与镇静相关的风险及可能变换麻醉方式。一定要给患者的照顾者明确的指示,告诉他们如何在手术后保证孩子的安全。如果镇静失败,不要害怕后退一步,在开始新的方案之前,回顾病史、身体状况,进行重新评估后再实施镇静。

如前所述,在进行风险评估时,ASA 分级Ⅲ级或更高已被证明与镇静相关不良事件的风险增加。美国儿科学会建议 ASA Ⅲ级或以上的患者应咨询儿科麻醉医师。

风险和麻醉前准备

预料不良事件的发生！并将任何可能对结果产生负面影响或延迟康复的事件归类为不良事件。你很可能会在异地给孩子镇静，所以明确抢救车位置以及是否有特殊的急救药物是非常重要的。例如，你有可能将镇静转换为全身麻醉，请确保你知道如何以及在哪里可以获得丹曲林。手术室外进行麻醉的场所，通常不具备相应的规格和需求，因此你可能会发现自己扮演着教育角色。也就是说，我们应该如何与非麻醉人员"建设性地合作"，以确保一个安全的镇静环境。

儿童麻醉前准备与成人相同，也是"SOAPME"。

吸引器(Suction catheter)：别忘了NPO的指导方针仍然适用——术前2小时禁饮清亮液体，4小时禁母乳，6小时禁配方奶、非母乳或轻餐，8小时禁丰盛的膳食。深度镇静期间保护性气道反射的丧失增加了肺吸入的风险。

氧供(Oxygen supply)：吸氧可以降低低氧血症的发生率，但不能防止通气不足。

气道设备(Airway equipment)：尤为重要。儿童心搏骤停的最常见原因是呼吸事件，而不是心脏事件。备好不同型号的口咽和鼻咽(N-P)通气道，要知道如何选择合适的型号(将N-P气道放在脸部的一侧，它应该从鼻孔尖端延伸到耳屏；口咽通气道应从口角延伸至下颌角)、直接喉镜、针头、气管导管、鼻导管、面罩、储氧面罩及其他气道设备。

药物(Pharmacy)：基本的高级心脏生命支持药物和紧急情况下的拮抗剂。

监护(Monitors)：二氧化碳分压、脉搏血氧饱和度、无创血压监测和心电图。它们是你保持警觉(眼睛和耳朵)的重要助手，你必须知道如何解读它们。

设备(Equipment)：除颤器等特殊设备。

无论是由喉部阻塞还是喉痉挛引起的呼吸道梗阻，识别和解除梗阻都是避免呼吸事件的关键。如果你怀疑通气不足或饱和度降低，不要害怕停止手术，及时检查你的患者。即使能听到患者打呼噜也不意味着每个环节都很好！

镇静的目标和计划

对你的目标有一个清晰的理解是成功实施镇静的关键。这包括避免在镇静过程中应用长效药物。掌握药物滴定方法，以避免镇静过度和镇静不足，并将副作用降至最低。减少焦虑和/或疼痛，可以解决患者的舒适度问题。镇痛不足时只给镇静是不够的，镇静不足时也不能只给镇痛。最后为了满足手术或操作需求可能还是得给另一种药。维持心肺功能，有效处理并发症，可确保患者安全。药物协同的概念是很重要的。小剂量的两种不同的药物不仅作用相加，而且具有协同作用，增加镇静效果，导致呼吸暂停等有害影响的发生率更高。可以利用药物的协同作用，比如使用阿芬太尼和丙泊酚进行手术操作，可以最大限度地减少丙泊酚的总剂量，使患者更快从镇静中苏醒。提供充分的镇静将优化手术条件，提高效率。最后，在达到术前功能和生理水平之前，不要出院。并在出院之前与相关医护一起审阅出院说明。

抗焦虑、催眠和镇痛药均可用于儿科镇静。评估手术预期的刺激水平将有助于确定哪种药物最合适。例如，如果疼痛并非预料中那么强烈，可以不使用麻醉剂，对于病情较重的患者或阻塞性睡眠呼吸暂停综合征患者也是最安全的。

丙泊酚是麻醉医生的首选，因为它的催眠、止吐、抗焦虑、遗忘和麻醉特性使其成为一种相对理想的药物。因可能出现的呼吸抑制和气道张力降低，需要熟练掌握先进的气道管理技能,但快速起效使其在儿童中特别有用。它的特性使其成为无痛手术中不可或缺的药物。应用中等输注速率 150~200μg/(kg·min),已成功地用于 MRI。

咪达唑仑是最常用的苯二氮䓬类药物。它可以通过静脉、口服、鼻腔(刺激黏膜)、直肠和肌内注射途径给药。口服咪达唑仑 0.5mg/kg 可用于无痛且不需要绝对不动的手术。静脉注射咪达唑仑 0.025~0.50mg/kg 起效更快更可控。但给予咪达唑仑也可能会发生反常反应。

水合氯醛是儿童无痛操作中最常用的镇静剂之一。由于其镇静作用和方便的给药途径,最常被非麻醉专业者使用。考虑到麻醉医师可以使用的其他药物,特别是那些起效更快的药物,所以可能应用较少。

建议深度镇静的剂量为 50~75mg/kg,可以通过口服或直肠途径。水合氯醛在疼痛刺激明显的手术中应用有限,因为患者尽管看起来镇静,但易出现体动和躁动。

右美托咪定是一种高度选择性的 α_2 肾上腺素能受体激动剂,具有催眠、抗焦虑和镇痛作用。与其他镇静剂相比,它产生的呼吸抑制较少。因此,在儿科镇静中的超说明书使用越来越多,特别是在无痛手术中。它可能导致严重的心动过缓和低血压,因此推荐缓慢输注。虽然静脉输液是最常见的给药途径,但也有肌内注射、口腔和鼻腔给药的描述。静脉注射 0.5~1μg/kg,给药时间超过 10 分钟,然后输注 0.2~1μg/(kg·h),用于无痛操作,是一种非常有效的镇静剂,但不能保证绝对制动,比如用于 MRI,除非剂量非常大。有报道将右美托咪定作为行 MRI 时使用的唯一药物,但需要更高的剂量,而且相当一部分儿童需要重复给药或其他辅助药物。

氯胺酮是一种 N-甲基-D-天冬氨酸(NMDA)受体拮抗剂,具有很好的镇痛作用。由于其解离作用,它通常与咪达唑仑联合使用,为接受中度疼痛手术的患者提供有效的条件。它可以通过静脉和肌肉途径给药,肌内注射剂量高于静脉注射。也可以最初给予口服。它是急诊室的最爱,急诊室经常进行有痛的操作,而且还有保护心肺功能的好处。鼻腔途径给药可以提供足够的镇静和缓解焦虑,但在一项涉及撕裂修复的研究中,其剂量比静脉注射或肌内注射高得多。临床上使用的剂量范围很广,但通常最初的剂量是 1~2mg/kg 静脉注射或 3~4mg/kg 肌内注射,然后根据需要每 20~30 分钟可重复一次 0.5mg/kg 静脉注射。对于患有颅内高压和全身性高血压的患者,氯胺酮应该谨慎使用,或禁止使用。对于患有神经精神障碍的患者则是禁忌。由于造成分泌物增多,可以考虑使用干燥剂。

笑气是静脉穿刺和换药的一种有用的辅助剂,一些医院有资质的护理人员可以在病房使用笑气(30%~50% 浓度)。

阿片类药物对于痛苦且需要患者保持静止的手术来说是很好的辅助手段。芬太尼、阿芬太尼和瑞芬太尼是最常用的阿片类药物,小剂量通常就足够了。芬太尼 0.5~2μg/kg 静脉注射或瑞芬太尼 0.012 5~0.2μg/(kg·min)均可获得较好的镇痛效果。瑞芬太尼的优点是起效快,消除半衰期短,可防止药物蓄积。然而,其呼吸抑制效应要格外小心。

镇静后出院标准

AAP/ASA 推荐的出院标准:
1) 生命体征稳定。
2) 疼痛可以忍受。
3) 恢复到与患者正常水平相似的意识水平。
4) 有足够的头部控制和肌肉力量来维持呼吸道通畅。

5）恶心和/或呕吐得到有效控制,患者非脱水状态。

6）有成年人陪护出院。

7）书面指导和紧急电话。

在指导照顾者时,重点应该放在仔细观察呼吸窘迫的迹象上,比如一个不经常打呼噜的孩子打呼噜。不应该把孩子单独留在汽车座椅上,也不应该把睡着的孩子单独留在车上。婴儿和蹒跚学步的儿童,在给予长效镇静剂后尤其危险,他们在出院后可以出现致命的呼吸道梗阻。他们的头可能会向前倾,在不被注意的情况下堵塞呼吸道。此外,在 12~24 小时内,照顾者应在患儿参加活动或单独游泳、洗澡时保持警惕。

⌂ **要点**

- 对儿科心肺系统特点有基本的了解,并准备好抢救药物和设备。
- 熟悉常用药物,包括拮抗剂。挑选几种效果不同的药物,并对它们有很好的了解。
- 监测、评估并及时干预手术及术后过程,直到患儿达出出院标准。
- 认识到个人知识的局限性,特别是对高危患者,必要时咨询儿科麻醉医师。
- 记住,联合用药意味着减少每种药物的剂量,以及协同作用的不可预见性!

推荐读物

Berkenbosch JW, Wankum PC, Tobias JD. Prospective evaluation of dexmedetomidine for noninvasive procedural sedation in children. *Pediatr Crit Care Med*. 2005;6(4):435–439.

Coté CJ, Notterman DA, Karl HW, et al. Adverse sedation events in pediatrics: A critical incident analysis of contributing factors. *Pediatrics*. 2000;105(4):805–814.

Coté CJ, Wilson S; American Academy of Pediatrics; American Academy of Pediatric Dentistry; Work Group on Sedation. Guidelines for monitoring and management of pediatric patients during and after sedation for diagnostic and therapeutic procedures: An update. *Pediatrics*. 2006;118(6): 2587–2602.

Cravero JP. Risk and safety of pediatric sedation/anesthesia for procedure outside the operating room. *Curr Opin Anesthesiol*. 2009;22(4):509–513.

Cravero JP, Blike GT. Review of pediatric sedation. *Anesth Analg*. 2004;99(5):1355–1364.

Doyle L, Colletti J. Pediatric procedural sedation and analgesia. *Pediatr Clin North Am*. 2006;53(2): 279–292.

Mason KP, Lubisch N, Robinson F, et al. Intramuscular dexmedetomidine: An effective route of sedation preserves background activity for pediatric electroencephalograms. *J Pediatr*. 2012;161(5): 927–932.

Siddappa R, Riggins J, Kariyanna S, et al. High-dose dexmedetomidine sedation for pediatric MRI. *Paediatr Anaesth*. 2011;21(2):153–158.

第 215 章
儿科麻醉国际服务的注意要点

国际志愿服务中的儿科麻醉

每年,许多医生和其他医疗保健提供者前往发展中国家提供各种各样的医疗服务。通常,这些项目涉及外科手术,其中许多项目针对的是原本无法获得救治的患儿。作为这些有价值的医疗服务项目的一部分,麻醉医师在确保这些患者得到安全、适当的救治方面发挥着至关重要的作用。对医疗服务行程进行系统评估非常重要,要确保有适当的人员、设备和药物可用。本章将介绍一些建议,以避免在医疗服务行程中可能发生的常见错误。

明智地选择你的行程

医疗服务机构千差万别,因此找到一个与你的专业经验和个人目标相匹配的团队十分重要。在评估一次行程时,应该考虑:

- 服务特定的患者群体
- 地理位置和资源获取
- 东道国的政治稳定
- 医务人员会接触传染病的状况和其他影响健康的状况
- 赞助组织的从属关系,包括任何宗教伙伴关系

志愿服务组织可以专注于教学、临床,或者两者兼而有之。一些医疗服务行程与当地医疗保健提供者的互动有限,而另一些则与现有的医疗保健系统合作。每个参与者都有责任彻底检查任务小组的条件,并考察在预期条件下工作是否可行并提出质疑。除了对组织有很好的了解外,还必须了解东道国的文化,因为这可能会影响志愿者本身以及援助行程。国家/地区可能需要:

- 签证
- 疫苗接种证明
- 专业教育文件
- 符合文化或宗教习俗的着装要求
- 关于志愿服务任务的规定,包括对药品和医疗设备进口的限制

了解你的团队

在临床工作开始前召开团队会议,应概述:

- 行程目标
- 目标患者群体
- 预计要进行的外科手术

每个团队成员都应该沟通:

- 临床经验
- 国际服务项目经验
- 在团队中的预期角色
- 工作期望
- 身体限制和局限性

从这次会议开始,麻醉医师应该确定是否会有助手,比如麻醉技术人员,是否需要独立工作。麻醉医师应该深入了解在麻醉后监护室(PACU)工作的护士的经验,特别是在儿科患者的管理方面。这将帮助麻醉医师计划如何将患者安全地运送到 PACU 并在 PACU 进行管理。

寻找合适的患者

在筛查工作开始之前,应该建立患者入选标准。标准应基于:

- 项目目标

- 人员技术
- 设备资源
- 团队离开后可获得的后续护理

　　除了标准的术前评估外,发展中国家的患者还应该接受常见疾病的评估,如贫血、寄生虫、反应性呼吸道疾病、肺结核、先天性或风湿性心脏病以及慢性感染。应向每位患者彻底解释禁食(NPO)指南,避免因沟通问题取消手术。**应遵循美国麻醉医师协会(ASA)公布的术前禁食指南。**在与患者讨论禁食指南和手术时机之前,可能需要对当地文化有所了解。在一些地方,患者可能不容易接触到手表或时钟,因此可能需要参考其他时间指示器。

　　在安排手术时间表时,更小的患儿应该安排在当天的早些时候手术。这最大限度地减少了他们的 NPO 持续时间,并为他们在 PACU 中进行监护提供了更多的时间。复杂的病例也需早期安排,以便在出现并发症的情况下有更多的后续管理时间。但是,第一天的手术应为简单病例,这样方便处理第一天可能遇到的意外问题。

设备缺陷

　　对于许多国际志愿者项目,麻醉医师必须适应东道国提供的麻醉设备。在提供麻醉服务之前,必须对所有设备进行全面检查。具体地说,应确认:

- 加压氧气源
- 用于重吸收的碱石灰
- 氧分析仪
- 废气排出系统

　　通常只有一个挥发罐可用。异氟烷可以用于氟烷挥发罐,因为它们具有相似的蒸汽压,但是异氟烷不能用于吸入诱导。

　　每次行程都应该带上无复吸入装置,因为麻醉机不可用或不起作用的情况并不少见。Mapleson D 及其 Bain 改进型或 Mapleson F(Jackson Rees)既可用于控制通气,也可用于自主通气。Mapleson A(Magill)适用于自主通气。主要缺点是,这些系统需要大量新鲜气体,这将迅速消耗氧源和挥发性麻醉药供应。**应该有足够的自充气通气袋,以便在氧供失败时,每个麻醉下的患者都可以在没有氧源的情况下进行手动呼吸。**在 PACU 里也应该有一个,以备不时之需。

　　装备齐全的复苏工具包是每项任务的必备物品。它应该包括适合所有年龄段的儿科患者的物品。假设 PACU 位于靠近手术室的位置,则 PACU 可用于集中存储装备。它应该包括自动充气正压装置(如 Ambu 袋)、声门上气道、口咽通气道、鼻咽通气道、插管用品、复苏药物和除颤器。

别忘了监护仪

　　条件允许时,国际服务中的麻醉医师应遵循 ASA 的监测标准,包括持续评估氧合、通气和循环。

　　如果使用全身麻醉,理想情况下应该监测:

- 脉搏氧饱和度
- 心电图
- 连续 CO_2 监测
- 至少每五分钟测量脉搏和血压

如果电力供应有限,可以使用胸前听诊器、手动血压袖带、用手指摸患者的脉搏、用手按住呼吸袋来进行一些监测。温度监测应可用并加以利用。手术室内的体温过低通常是一个令人担忧的问题,但在许多发展中国家,手术室没有空调,体温过高也可能成为一个问题。对于机械通气的患者,应设置并激活断开警报。麻醉团队应该提供这些监护仪,因为它们在东道国可能无法获得或无法使用。

使用自主呼吸

全身麻醉通常用于国际医疗服务,由于呼吸机可能不可靠或不可用,最好让患者保持自主呼吸。对于儿科患者,通常在吸入诱导后放置外周静脉导管,这通常是用七氟醚进行的。患儿通常可以在没有神经肌肉阻滞剂的情况下,通过增加丙泊酚或七氟醚的麻醉深度来进行插管。人们也可以用麻醉剂削弱他们对置入喉镜的反应。不推荐在儿科人群中常规使用琥珀酰胆碱,因为担心发生咬肌痉挛、肌肉僵硬、恶性高热等。此外,在未确诊的神经肌肉疾病患者中,琥珀酰胆碱会产生严重的高血钾,导致危及生命的心律失常。但是琥珀酰胆碱应该在每个手术室和 PACU 中随时可获得,以在危急时刻治疗喉痉挛。

区域麻醉是你的朋友

根据手术过程的不同,可以对患者进行评估,以确定他们是否适合使用区域麻醉技术。区域麻醉可以:

- 减少全身麻醉剂的用量
- 有助于生命体征平稳
- 缩短周转时间
- 提供比单独使用全身麻醉更好的术后镇痛

单次骶尾部注射 0.25% 布比卡因或 0.2% 罗哌卡因对于下肢、下腹部或骨盆区域的手术是一种极好的区域阻滞技术。眶下神经经口腔或经皮阻滞可以应对涉及嘴唇的手术。使用便携式神经刺激仪,可以快速完成包括股、坐骨和臂丛在内的周围神经阻滞。使用罗哌卡因或布比卡因进行周围神经阻滞可以提供数小时的术后镇痛效果。外科医生应尽可能用局麻药浸润伤口,以完善术后镇痛。

做好术后管理

在第一天手术之前就应与整个团队一起制定术后镇痛、输液和出院计划。可以采用多模式镇痛方法,以尽量减少阿片类药物的使用,阿片类药物会导致镇静、呼吸抑制和恢复时间延长。除了局部麻醉技术外,还可以通过使用非阿片类镇痛剂来减少阿片类药物的需求,例如:

- 对乙酰氨基酚
- 非甾体抗炎药
- 氯胺酮

全身麻醉诱导后,除口服或静脉注射对乙酰氨基酚外,还可肛塞对乙酰氨基酚。纳布啡是一种部分阿片受体激动剂-拮抗剂,对于轻度镇静的患者,间断给药可起到很好的镇痛作用。避免椎管内使用阿片类药物,因为它们在术后会产生不同程度的呼吸抑制。此外,大多数儿科患者将在手术当天出院。

为 PACU 配备有经验的工作人员,最低比例为每两名患者配备一名护士。对于某些儿科或呼吸道病例,可能需要更多的人手。每两张 PACU 病床应至少有一个带调节器的氧气瓶和一个脉氧仪。当患儿清醒,吸空气时氧饱和度满意,呼吸平稳,镇痛充分,就可以转出。在患者离开 PACU 之前,应该用他们的母语向患者和/或家属解释转出说明和后续护理计划。后续护理包括安排适当的工作人员进行术后早期护理,指定当地工作人员进行后期常规术后护理,以及处理团队离开后出现的并发症。当地工作人员要能联系到参与患者救治的来访医疗队成员。

> ### ⌂ 要点
>
> - 在同意参加任务之前,请彻底查看组织的使命声明、地理、文化、工作条件和患者人群。
> - 在开始临床工作之前与团队成员会面,回顾以前的经验、角色和期望。
> - 检查所有麻醉设备,特别是麻醉机,并确认是否有自充通气袋和复苏工具包。
> - 只要有可能,请遵循 ASA 监测指南,可能需要将监护仪运送到东道国,以便在执行任务期间使用。
> - 在开始患者筛查之前,建立明确的患者标准,并制定到达时间和 NPO 时间。
> - 保持患者自主呼吸,以减少对机械通气设备的依赖。
> - 尽可能使用区域麻醉,以减少麻醉药物的使用,同时提供良好的术后镇痛。
> - 麻醉医师应做好组织 PACU 的准备,并为患者提供短期随访护理。
> - 在患者接受任何外科手术之前,应该制定一个长期的随访计划。

推荐读物

Fisher QA, Nichols D, Stewart FC, et al. Assessing pediatric anesthesia practices for volunteer medical services abroad. *Anesthesiology*. 2001;95(6):1315–1322.

Fisher QA, Politis GD, Tobias JD, et al. Pediatric anesthesia for voluntary services abroad. *Anesth Analg*. 2002;95(2):336–350.

Plastic Surgery Education Foundation. Guidelines for the care of children in the less developed world. *Thepsf.org*. 2009. Available from http://www.thepsf.org/Documents/Guidelines-for-the-Care-of-Children-Less-Developed-World5_0.pdf. AccessedMay 30, 2014.

Politis GD, Schneider WJ, Van Beek AL, et al. Guidelines for pediatric perioperative care during short-term plastic reconstructive surgical projects in less developed nations. *Anesth Analg*. 2011;112(1):183–190.

第 216 章
麻醉时小儿心搏骤停的预测及预防

患儿死亡对周围的人是一场悲剧。即使监护到位,麻醉下的患儿仍可能发生意外心搏骤停(cardiac arrest)。已知若干因素与小儿麻醉相关心搏骤停的风险增加有关,儿科医护工作者应熟悉这些因素,使潜在风险降至最低。过去 50 年,麻醉相关死亡率显著下降,小儿麻醉相关心搏骤停的特点也出现了变化。一些研究提出了小儿麻醉相关心搏骤停风险的预测因素,而对心搏骤停根本原因的详尽分析是根据小儿围手术期心搏骤停病例登记研究(POCA)所采集的数据进行的。作为美国麻醉医师协会(ASA)终审赔偿项目的一个分支,POCA 于 1994 年启动,致力于判断小儿麻醉相关心搏骤停的最常见原因并拟定预防措施。首份 POCA 报告对

1994—1997 年间 63 所北美医疗机构发生的 150 例麻醉相关心搏骤停病例进行了详细报道。最新报告又总结了 1998—2003 年间提交的另外约 300 例病例。

小儿麻醉相关心搏骤停的预测指标

ASA 分级

在 POCA 研究中,麻醉相关心搏骤停最强的预测指标是 ASA 分级Ⅲ~Ⅴ——心搏骤停的发生率增加 12 倍。ASA 全身状态分级作为风险增加的预测指标也得到了其他研究数据的支持。

急诊手术

POCA 研究中,急诊手术心搏骤停的风险增加 3 倍,而在法国的一项研究中,急诊手术时其他麻醉并发症风险也增加。

年龄

小儿麻醉并发症及心搏骤停的风险高低与年龄成反比。新生儿和婴儿尤其高危。POCA 病例登记研究中的所有心搏骤停病例,大约 50% 发生在婴儿(<1 岁),15% 发生在新生儿(<1 个月)。但值得注意的是,当基础疾病非常严重时,ASA 全身状态分级、年龄并不是 POCA 研究中死亡的独立预测指标。

心脏疾病

合并心脏疾病的患儿,如单心室、主动脉瓣狭窄和心肌病,往往病情更重,心脏原因导致心搏骤停的风险更高,心搏骤停后存活的可能性也更小。这些患儿的心搏骤停通常发生在手术室或心导管室。心导管室手术期间心搏骤停的发生率高于普通外科人群,婴儿手术和介入操作期间的发生率更高。

每年的麻醉例数

年工作量较低和/或一年内使用麻醉药较少的麻醉实施者,遇到心搏骤停的概率较高。

小儿麻醉相关心搏骤停特点的变化

心搏骤停的原因

POCA 的 150 例心搏骤停病例中,37% 与药物有关。2/3 可能是单独应用或者联合应用氟烷(halothane)所致。ASA 全身状态分级Ⅰ或Ⅱ的患者中,64% 的心搏骤停与药物有关。若加上另外 163 例麻醉相关病例,药物相关原因从 37% 降至 20%,这主要是由于挥发性药物所致心脏抑制的病例减少。心血管原因是目前心搏骤停最常见的原因,从 32% 增至 36%。在此类因素中,低血容量(通常由出血所致)和高钾血症(继发于大量输血)是心搏骤停最常见的原因。呼吸系统原因从 20% 增至 27%,喉痉挛、气道梗阻、气管导管意外脱出、困难插管以及气道痉挛是最常见的呼吸事件。设备相关心搏骤停(4%)多与放置中心静脉导管相关。其他原因包括复杂紫绀型先天性心脏病、肺动脉高压、心肌炎、长 QT 综合征、冠状动脉疾病、肥厚性心肌病、局部血管收缩剂的应用以及过敏反应。

心搏骤停的人口统计学因素

在心搏骤停患儿中,ASA 分级I或II的患者比例从 1998 年的 33% 降至 2003 年的 27%,小于 1 岁的婴儿所占比例也在下降(从 55% 降至 36%,$P<0.05$)。POCA 研究者认为药物相关心搏骤停的减少与患儿人口学特点的变化相关:氟烷常常是造成 ASA 分级I或II婴儿心搏骤停的原因。尽管所报告病例的特点有所变化,但死亡率从 1998 年到 2003 年没有显著改变(1998 年 26%,2003 年 28%)。

麻醉下小儿心搏骤停的预防措施

特殊措施

七氟烷: 氟烷有较强的负性肌力和负性传导作用,容易引起婴儿及新生儿广泛心肌抑制和心输出量急剧下降,尤其是考虑到氟烷挥发器能产生超过 MAC 值 6 倍浓度的能力。POCA 研究中药物相关死亡的显著下降应归功于儿科麻醉中氟烷被七氟烷广泛代替;七氟烷对心率和心肌收缩力的影响很小。

局麻药(初始 POCA 病例库中 3.3% 的死亡病例与局麻药相关):局麻药误注入血管内可导致心搏骤停,谨慎操作对于预防局麻药误注入血管内很重要。降低此并发症发生率的预防措施包括:准确定位针的位置,注射前仔细回抽,应用含肾上腺素的试验剂量,给药期间持续监测心电图以及分次注射局麻药溶液。未来,广泛采用超声引导下的区域神经阻滞可能会显著降低局麻药相关心搏骤停的发生率。动物试验以及个案报道表明,如若发生了血管内注射,使用罗哌卡因(ropivacaine)比使用布比卡因更有可能从心搏骤停中恢复。另外,动物实验显示注射用 20% 脂肪乳如 Intralipid 可降低局麻药所致心搏骤停的死亡率。病例报道表明,Intralipid 在临床上可能有用,考虑到其无毒副作用,应在放置区域麻醉阻滞药的地方备有 Intralipid。

低血容量: POCA 研究中,低血容量所致心搏骤停的发生是由于出血处理不当或由大量输血促发高钾血症引起。静脉通路不足以及麻醉医师没能及时补充失血量都与继发于出血的低血容量心搏骤停有关。

大量输血有关的高钾血症是由于钾从血红细胞泄漏到血浆中造成的。采用浓缩红细胞代替全血,储备最新鲜的血细胞以及除非有指征避免采用辐射处理过的血制品可减少这一反应。高危情况下,例如婴儿及儿童所需输血量超过其全身血容量以及需要输注辐射血(如,免疫功能低下的儿童)的病例,浓缩红细胞应经血库洗涤,并应注意监测术中血清钾离子水平。

中心静脉导管置入: POCA 研究中,继发于 CVP 导管置入的心搏骤停多由心脏压塞、气胸或血胸所致。终审赔偿研究报道显示,超声引导或压力波形分析能预防几乎 50% 的 CVP 导管置入相关并发症。强烈推荐置入 CVP 时常规应用超声设备以提高成功率,降低并发症。

琥珀酰胆碱: 琥珀酰胆碱适用于伴有困难或紧急气道管理的儿科麻醉病例,快速序贯诱导适用于饱胃患儿。但常规应用琥珀酰胆碱已经造成几例未确诊肌营养不良症患儿,如迪谢内肌营养不良(DMD;又称进行性假肥大性肌营养不良)患儿死于高钾血症,这促使生产厂家修改了琥珀酰胆碱应用于儿童的推荐适应证。除以上所述几种情况外,琥珀酰胆碱不应用于儿童。罗库溴铵可为快速序贯诱导提供满意的插管条件,并可用于大多数情况。

肌营养不良症：进行性肌营养不良症（包括迪谢内和贝克肌营养不良）的患儿使用琥珀酰胆碱或挥发性麻醉药之后易于发生横纹肌溶解。在又一例未确诊DMD患儿死亡的报道之后，最近一篇评论已经对挥发麻醉药（不使用肌松药）用于这些患者提出质疑。由于我们无法预测哪些DMD患儿在使用挥发性麻醉药之后会发生临床横纹肌溶解，因此，对这些孩子避免使用挥发性麻醉药，改用静脉药物代替是比较审慎的做法。90%的DMD患儿都有DMD家族史，因此，仔细询问家庭成员的情况，了解患儿生长发育的重要事件，对可疑的无症状患儿在术前进行磷酸肌酸激酶（CPK）检测。

一般措施

1）**围手术期环境**：美国儿科学会已经发布了为小儿创造相应医疗环境的指南。这些指南包括医务人员的培训、经验及认证，并需配备适当的设备、药品和必要的支持服务，如放射学检查和重症监护。

2）**执业范围**：当受过培训或对小儿护理有经验的麻醉医师参与时，小儿麻醉结局得到改善。同样，对于专业领域，如先天性心脏病手术，大型医疗中心的死亡率较低。因此，应将此类患者转至转诊中心。数年前英国即认识到此问题，并在国家医疗保健机构制定了专业儿科中心和医务人员的标准。

3）**持续质量改进**：持续质量改进（continuous quality improvement，CQI）计划包括并发症及死亡病例讨论会和严重不良事件登记，以监测关键质量指标，发现医疗体系问题，施行一定的措施以预防不良结局发生。医疗机构及科室对专业学会指南的贯彻程度为比较医疗机构之间的医疗质量建立了一个标准。

小结

儿科医务人员应学习由优秀数据库工具如POCA所提供的他人积累的经验，提高自身对心搏骤停危险因素的认识，从而能够在亲身经历不足的情况下做出正确的判断。

🏠 要点

- 注意高危情况，如ASA分级Ⅲ~Ⅴ的患儿的病例、新生儿及婴儿病例以及急诊手术病例。
- 对患有心脏病的患儿提高警惕，特别是单心室、主动脉瓣狭窄和心肌病，以及婴儿的介入性心导管术或导管置入术。
- 注意避免喉痉挛并进行迅速处理；警惕呼吸道梗阻或通气不足。
- 特别注意区域麻醉时针的定位及操作技术；使用罗哌卡因代替布比卡因并熟练掌握超声引导下阻滞。
- 确保足够的静脉通路，多次评估失血量及其与全身血容量的相对比例。
- 要求输注新鲜或洗涤浓缩红细胞给婴儿，并监测血清钾离子水平。
- 在超声引导下放置所有CVP导管，不要忘记术后拍摄胸片。
- 只在绝对必要的情况下使用琥珀酰胆碱。
- 避免琥珀酰胆碱和挥发性药物用于疑似或确诊的肌营养不良症患儿。

推荐读物

Arul GS, Spicer RD. Where should paediatric surgery be performed? *Arch Dis Child*. 1998;79(1):65–70, discussion 70–72.

Braz LG, Módolo NS, do Nascimento P Jr, et al. Perioperative cardiac arrest: A study of 53,718 anaesthetics over 9 yr from a Brazilian teaching hospital. *Br J Anaesth*. 2006;96(5):569–575.

Chazalon P, Tourtier JP, Villevielle T, et al. Ropivacaine-induced cardiac arrest after peripheral nerve block: Successful resuscitation. *Anesthesiology*. 2003;99(6):1449–1451.

Cohen MM, Cameron CB, Duncan PG. Pediatric anesthesia morbidity and mortality in the perioperative period. *Anesth Analg*. 1990;70(2):160–167.

Crone RK. Frequency of anesthetic cardiac arrest in infants: Effect of pediatric anesthesiologists. *J Clin Anesth*. 1991;3(6):431–432.

Domino KB, Bowdle TA, Posner KL, et al. Injuries and liability related to central vascular catheters: A closed claims analysis. *Anesthesiology*. 2004;100(6):1411–1418.

Feldman HS, Arthur GR, Pitkanen M, et al. Treatment of acute systemic toxicity after the rapid intravenous injection of ropivacaine and bupivacaine in the conscious dog. *Anesth Analg*. 1991;73(4):373–384.

Keenan RL, Boyan CP. Cardiac arrest due to anesthesia. A study of incidence and causes. *JAMA*. 1985;253(16):2373–2377.

Keenan RL, Shapiro JH, Dawson K. Frequency of anesthetic cardiac arrests in infants: Effect of pediatric anesthesiologists. *J Clin Anesth*. 1991;3(6):433–437.

Keenan RL, Shapiro JH, Kane FR, et al. Bradycardia during anesthesia in infants. An epidemiologic study. *Anesthesiology*. 1994;80(5):976–982.

Klein SM, Pierce T, Rubin Y, et al. Successful resuscitation after ropivacaine-induced ventricular fibrillation. *Anesth Analg*. 2003;97(3):901–903.

Kong AS, Brennan L, Bingham R, et al. An audit of induction of anaesthesia in neonates and small infants using pulse oximetry. *Anaesthesia*. 1992;47(10):896–899.

Litz RJ, Popp M, Stehr SN, et al. Successful resuscitation of a patient with ropivacaine-induced asystole after axillary plexus block using lipid infusion. *Anaesthesia*. 2006;61(8):800–801.

Mason LJ. An update on the etiology and prevention of anesthesia-related cardiac arrest in children. *Paediatr Anaesth*. 2004;14(5):412–416.

Morray JP, Bhanaker SM. Recent findings from the Pediatric Perioperative Cardiac Arrest (POCA) registry. *ASA Newsletter*. 2005;69(6):10–12.

Morray JP, Geiduschek JM, Ramamoorthy C, et al. Anesthesia-related cardiac arrest in children: Initial find ings of the Pediatric Perioperative Cardiac Arrest (POCA) registry. *Anesthesiology*. 2000;93(1):6–14.

Murat I, Constant I, Maud'huy H. Perioperative anaesthetic morbidity in children: A database of 24,165 anaesthetics over a 30-month period. *Paediatr Anaesth*. 2004;14(2):158–166.

Odegard KC, Bergersen L, Thiagarajan R, et al. The frequency of cardiac arrests in patients with congenital heart disease undergoing cardiac catheterization. *Anesth Analg*. 2014;118(1):175–182.

Ohmura S, Kawada M, Ohta T, et al. Systemic toxicity and resuscitation in bupivacaine-, levobupivacaine-, or ropivacaine-infused rats. *Anesth Analg*. 2001;93(3):743–748.

Oldham KT. Optimal resources for children's surgical care. *J Pediatr Surg*. 2014;49(5):667–677.

Ramamoorthy C, Haberkern CM, Bhananker SM, et al. Anesthesia-related cardiac arrest in children with heart disease: Data from the Pediatric Perioperative Cardiac Arrest (POCA) registry. *Anesth Analg*. 2010;110(5):1376–1382.

Rosenblatt MA, Abel M, Fischer GW, et al. Successful use of a 20% lipid emulsion to resuscitate a patient after a presumed bupivacaine-related cardiac arrest. *Anesthesiology*. 2006;105(1):217–218.

Schulte-Sasse U, Eberlein HJ, Schmücker I, et al. [Should the use of succinylcholine in pediatric anesthesia be re-evaluated?]. *Anaesthesiol Reanim*. 1993;18(1):13–19.

Tiret L, Nivoche Y, Hatton F, et al. Complications related to anaesthesia in infants and children. A prospective survey of 40240 anaesthetics. *Br J Anaesth*. 1988;61(3):263–269.

Weinberg G, Ripper R, Feinstein DL, et al. Lipid emulsion infusion rescues dogs from bupivacaine-induced cardiac toxicity. *Reg Anesth Pain Med*. 2003;28(3):198–202.

Weinberg GL, Ripper R, Murphy P, et al. Lipid infusion accelerates removal of bupivacaine and recovery from bupivacaine toxicity in the isolated rat heart. *Reg Anesth Pain Med*. 2006;31(4):296–303.

Weinberg GL, VadeBoncouer T, Ramaraju GA, et al. Pretreatment or resuscitation with a lipid infusion shifts the dose-response to bupivacaine-induced asystole in rats. *Anesthesiology*. 1998;88(4):1071–1075.

Yemen TA, McClain C. Muscular dystrophy, anesthesia and the safety of inhalational agents revisited; again. *Paediatr Anaesth*. 2006;16(2):105–108.

Zgleszewski SE, Graham DA, Hickey PR, et al. Anesthesiologist- and system-related risk factors for risk-adjusted pediatric anesthesia-related cardiac arrest. *Anesth Analg*. 2016;122(2):482–489.

第十篇

神经外科手术麻醉

第 217 章
绪 论

20 世纪 90 年代被美国总统布什称为 "大脑的十年"。而近 20 年后，这个短语仍然适合用来描述我们在大脑生理学和病理生理学领域中取得的令人兴奋和快速的进步。话虽如此，我们还有很长的路要走，因为神经系统的复杂性，我们的认知程度仍远远落后于其他麻醉亚专科。但对于我们这些热爱神经外科手术麻醉的人来说，这正是我们实践中令人兴奋的一部分。神经外科手术麻醉长期以来被非神经外科手术麻醉学医生描述为 "几小时的无聊被几分钟的恐惧打断"。我们希望通过这部分有关神经外科手术麻醉实践的概述，可以为你减少这种 "无聊" 并带来激动人心的时刻。

第 218 章
你在医学院学到的神经生理学总是
有用的——抓牢别让它溜走

在你临床麻醉第二年(CA-2)第一次配戴寻呼机的时候，呼机响了，呼叫紧急开颅手术。患者是一位 31 岁的住院医师，因动静脉畸形而出现颅内出血。他处于急性失代偿，现在已经插管，正在去手术室的路上。你打电话给在值班的麻醉医生，他们告诉你麻醉计划中最重要的部分是实施 "神经保护策略"。这一刻你发现自己有很多问题疑问——这个策略涉及哪些方面？

在处理颅内病变患者的时候，具有深刻的神经生理学理解是麻醉医生至关重要的能力。我们的麻醉药物、干预措施和常规操作都有可能对神经系统产生明显的影响。本章综述了脑血流生理及其主要的影响因素，包括常用的麻醉药。

在考虑脑血流时，要记住的重要一点是，大脑位于颅内，总容积是固定的，颅内容物可被分为 3 类：大脑(占颅内容积的 80%：70% 为神经元，10% 为组织间液)、血液(12%)和脑脊液(cerebrospinal fluid, CSF)(8%)。Monro-Kellie 假说显示，为了防止颅内压(intracranial pressure, ICP)升高，任一成分的增加必须由另一成分的减少来代偿。在健康大脑中，CBF 可以轻易满足高需求的大脑氧耗。正常情况下，灰质中 CBF 约为 80mL/(100g·min)，白质中 CBF 约为 20mL/(100g·min)，总平均 CBF 为 50mL/(100g·min)。总体来说，大脑接收了心脏输出量的 15%~20%，即 750mL/min。但同时，多个明确因素会对 CBF 产生决定性的影响，包括脑代谢率(cerebral metabolic rate, CMR)、脑自动调节、脑灌注压(cerebral perfusion pressure, CPP)、呼吸气体张力、温度、血液黏度，当然，还有麻醉药物。

1) CMR：CBF 与脑代谢需求密切相关。正常 CMR 对于 O_2 的需求为 3~3.8mL/(100g·min)，其中大脑皮质灰质中最高。如果大脑皮质的电活动增加，例如癫痫发作时局部 CMR 增加，会导致脑血流相应增加。相反，如果 CMR 降低，例如暴发抑制时，会导致 CBF 相应降低。这种被称为脑血流-代谢耦联的关系是一个复杂的过程。目前具体机制尚未明确，可能与局部代谢产物的释放影响脑血管有关。

2) **脑自动调节和 CPP**：自动调节是指大脑在较大的平均动脉压（MAP）范围内保持恒定 CBF 的能力。这是通过血管张力的快速变化实现的，用以维持持续的氧供。这些变化的刺激因素是 CPP，它的定义为 MAP 和 ICP（或中心静脉压，如果大于 ICP）之间的差值。在健康人中，CBF 在 MAP 为 60~160mmHg 时几乎是恒定。如图 218.1（见文末彩图）所示。在这个范围内，CPP 的增加或减少会导致血管的收缩或扩张。但如果超过这个范围，脑血流就会呈压力依赖性。

不幸的是，脑自动调节的能力可能会在某些情况下丧失或改变，从而导致个体间的巨大差异。最常见的是慢性高血压患者。在这一人群中，脑自动调节曲线右移，即脑血流呈压力依赖的阈值会上升至更高的 MAP。在一些其他病理状态下，脑自动调节的能力也可能受损甚至丧失。这些情况包括脑缺血、颅内肿物、颅脑损伤和蛛网膜下腔出血。所有这些情况最终都会使患者处于 CBF 不足的风险中。

3) **呼吸气体压力——$PaCO_2$**：CBF 受 $PaCO_2$ 的显著影响，与 $PaCO_2$ 呈正比，并在 $PaCO_2$ 为 20~80mmHg 时关系最显著（图 218.2，见文末彩图）。实际上 $PaCO_2$ 每变化 1mmHg，CBF 迅速随之变化 1~2mL/(100g·min)。二氧化碳脑血管反应的机制目前认为是由于脑脊液和脑组织 pH 改变而引起的继发性改变。重要的是，当 $PaCO_2$ 水平低于 20mmHg 时，由于 CBF 降低和氧-血红蛋白解离曲线左移，可能会导致脑缺血的发生。在管理急性颅内压升高的患者时，虽然改变 CO_2 这种方式是有效的，但其效果却较短暂。在 6~8 小时后，由于碳酸氢盐水平的调节，脑脊液 pH 恢复正常，CBF 也恢复正常。因此，过度通气只是一种暂时的治疗方式，目的是为采取进一步明确的治疗方案而做准备，如去骨瓣减压术或巴比妥酸盐麻醉。最后需要注意的是，迅速纠正高碳酸血症或低碳酸血症分别可能会导致脑缺血或 ICP 增高。

4) **呼吸气体压力——PaO_2**：在正常情况下，动脉氧合对 CBF 影响很小或无影响。然而，在低氧情况下（PaO_2<60mmHg），CBF 会迅速增加以维持对大脑的氧供（图 218.2，见文末彩图）。这种反应与高碳酸血症时出现的 CBF 增加呈协同作用。而在 PaO_2 值升高时（大于 300mmHg），CBF 仅轻微下降。

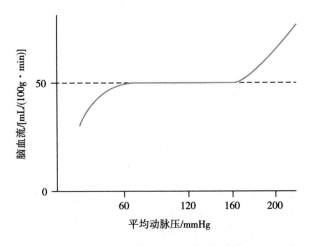

图 218.1　正常脑血流自动调节曲线

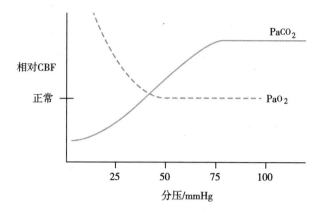

图 218.2　呼吸气体压力对比 CBF（Reprinted with permission from Marini JJ，Dries DJ. *Critical Care Medicine：The Essentials and More*. 5th ed. Philadelphia，PA：Wolters Kluwer；2019.）

5）**温度**：温度的变化会引起 CMR 的相应变化，从而引起 CBF 的变化。温度每降低 1℃，CMR 下降 6%~7%，CBF 随之下降。在达到 18~20℃时，脑电图呈现完全抑制。有趣的是，温度的进一步降低（超过脑电图抑制所需的温度）会继续降低大脑的 CMR。而相应，温度的升高（37~42℃）对 CBF 和 CMR 则有相反的影响，因此对于颅内高压的患者应避免体温升高。

6）**血液黏度**：血细胞比容是决定血液黏度的最重要因素。与动脉氧分压一样，血细胞比容在正常生理范围内仅对 CBF 有轻微影响。而超过这个范围，血细胞比容的降低会导致血液黏度降低并增加血流量。当然，血细胞比容的降低也会降低携氧能力，并导致 CBF 增加，以维持持续的脑组织氧供。真性红细胞增多症的患者血细胞比容显著升高，因此血液黏度升高，导致 CBF 下降。因此，使足够的血流量和脑氧供之间达到微妙平衡才是最适的血液黏度。一些研究表明，这种情况时血细胞比容为 30%~34%。

麻醉因素：理解上述生理学机制可以帮助我们更好地了解麻醉药物的作用。通常来讲，现代挥发性麻醉药在达到暴发抑制时可降低 CMR 高达 60%。但同时挥发性麻醉药也是直接的脑血管扩张剂。这种双重作用似乎使血流和代谢"不匹配"，但实际上它们是两种相互独立的生理作用。但幸运的是，对于患者来讲，只有挥发性麻醉药的浓度超过最低肺泡有效浓度（MAC）后，CBF 才会受到显著的影响。当超过 1MAC 时，脑自动调节功能受损，虽然 CMR 降低，但直接的血管舒张作用导致 CBF 增加（图 218.3，见文末彩图）。有趣的是，这种作用可以通过过度通气来抵消，这是因为即使在使用挥发性麻醉药物的情况下，二氧化碳张力引起的血管反应仍然存在。

总体来讲，静脉麻醉药物可以同时降低 CMR 和 CBF，只有氯胺酮是唯一的例外，它反而会使二者显著提高。巴比妥、依托咪酯和丙泊酚与挥发性麻醉药相似，在达到暴发抑制时可以降低 60% 的 CMR。但与挥发性麻醉药不同的是，这些静脉麻醉药物具有脑血管收缩作用，因此 CBF 也同时降低。而阿片类药物和苯二氮䓬类药物会轻微降低 CBF 和 CMR。

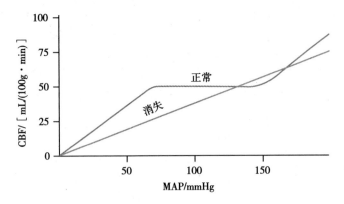

图 218.3 吸入挥发性麻醉药时脑血流自动调节能力受损（Reprinted with permission from Louis ED, Mayer SA, Rowland LP. *Merritt's Neurology*. 13th ed. Philadelphia, PA: Wolters Kluwer; 2015.）

> **要点**
>
> - 麻醉医生在进行神经病理患者的麻醉时，必须了解 CBF 生理学。
> - CBF 的变化与 $PaCO_2$ 和 CMR 直接相关。
> - 慢性高血压会影响脑的自动调节功能，而颅内病变可能会使其完全丧失。
> - 挥发性麻醉药可以降低 CMR，并以剂量依赖性的方式通过直接舒张血管作用增加 CBF。
> - 一般来说，除氯胺酮外，静脉麻醉药物可以降低 CMR 和 CBF。

推荐读物

Butterworth JF, ed. Chapter 26. *Morgan and Mikhail's Clinical Anesthesiology*. 5th ed. New York: McGraw-Hill Medical; 2013.

Miller RD, ed. Chapter 13. *Miller's Anesthesia*. 7th ed. Philadelphia PA: Churchill Livingstone; 2009.

第 219 章
脑动脉瘤与常规开颅术的麻醉目标是不一样的

一名 56 岁的女性患者，有高血压病史，因头痛 3 天到急诊科就诊，她称这是她一生中最严重的一次。头痛发生得很突然，并且过去 3 天一直没有缓解。你会如何处理这个患者？

脑动脉瘤通常出现在血流动力学压力最大的 Willis 环血管分叉处。90% 的动脉瘤发生在前循环，只有 10% 发生在基底动脉系统。虽然脑动脉瘤可以表现为神经压迫的症状（如果足够大）——典型表现为第Ⅲ脑神经瘫痪伴后交通动脉瘤——但最令人担心的还是发生破裂和蛛网膜下腔出血（subarachnoid hemorrhage, SAH）。

颅内动脉瘤（intracranial aneurysms, ICA）占所有蛛网膜下腔出血（SAH）病例的 75%~80%，发生率为（10~20）/100 000，且死亡率较高。1/3 的患者死于最初的出血，另 1/3 的患者出现严重残疾或迟发死亡,只有剩下的 1/3 并发症较轻,预后尚可。

据估计,未诊断、无症状动脉瘤的患病率为 4%;但是,只有在动脉瘤大小超过 7~10mm 时,手术夹闭才对预后有明显的益处。前交通动脉瘤和后交通动脉瘤比其他部位更容易破裂。血管内栓塞线圈治疗可以使动脉瘤自然凝结,但比手术夹闭治疗的复发风险更高。而使用栓塞线圈还是使用血管夹结扎动脉瘤,通常取决于动脉介入能力、手术暴露能力和动脉瘤性状——有柄的小动脉瘤更容易使用线圈,而宽颈的动脉瘤则使用血管内支架或手术血管夹。手术干预的时机在发生出血后变得更为关键,因为最初的 72 小时是手术处理的一个窗口期,超过 72 小时则手术要推迟到 10~14 天之后,直到血管痉挛的风险已经降低。当有手术指征时,麻醉医生必须意识到,SAH 和 ICA 的麻醉注意事项与那些常规开颅手术是不同的。

在动脉瘤夹闭术中,麻醉医生需要关注的主要问题是预防血管瘤破裂。未开颅的情况下 ICA 破裂的死亡率超过 75%。破裂的可能性取决于动脉瘤的大小、壁的强度、既往破裂的病史以及跨壁压(transmural pressure,TMP)。跨壁压为

$$TMP=MAP-ICP$$

其中 MAP 为平均动脉压(Willis 环测量),ICP 为颅内压。你可能会注意到 TMP 等于脑灌注压(CPP),但跨壁压的概念以及它与动脉瘤壁压力的关系是动脉瘤所特有的。术中动脉瘤破裂常常发生在麻醉诱导、暴露硬脑膜、清除血肿以及剥离动脉瘤期间。在切除或夹闭动脉瘤期间发生破裂的概率要低得多,因为血管痉挛通常可以控制。发生破裂后麻醉医生首先要做的是维持脑灌注。为了减少出血而采取控制性低血压是有害的,**但在紧急情况下(如,动脉瘤破裂)可能很必要,可使神经外科医生夹闭供血血管或动脉瘤本身。**

经历过 SAH 的患者可能存在局部缺血和脑血流自动调节功能障碍。血管外血液积聚可使 ICP 升高接近 MAP,降低灌注梯度。外渗的血液也会造成局部血管痉挛,进一步增加缺血的风险。血管痉挛在出血后的前 3 天比较罕见,在第 7 天左右风险达到高峰,一般在 10~14 天左右消失。如果发生出血,患者通常需要在 ICU 观察 10 天或更长,由 ICU 护士检查他们的神经系统状态,并每 1~4 小时记录一次 NIH 卒中评分(NIH Stroke Scale,NIHSS)。术前血管痉挛的表现包括精神状态改变或出现新的神经系统功能障碍。新近发生的偏瘫可能提示大脑中动脉受累。血流动力学和呼吸改变可能提示后循环受累。如果对脑出血的老年人进行常规的神经检查……**他们可能会有 ICU 谵妄并且 NIHSS 发生改变!** 应用血管造影(angiography)及经颅多普勒超声(transcranial Doppler)做出的诊断更为准确。血管造影显示 70% 到 90% 的 SAH 患者存在血管痉挛;术中我们依靠神经监测来诊断。

经典的预防血管痉挛及干预性治疗包括血液稀释(hemodilution)、升高血压(hypertension)及提高血容量(hypervolemia),被称为"3H"疗法或 HHH。这一方法是通过增加心输出量(高血容量)和 CPP(高血压)来增加 CBF,同时降低黏度(血液稀释)。虽然传统的 HHH 已经显得过时,但其基本原则仍然是正确的。这些患者通常为高血压控制不良,导致血容量不足。在蛛网膜下腔出血的情况下,通过复苏可恢复至正常血容量。动脉瘤在夹闭后,MAP 通常需控制在高限 100mmHg 以下,如果患者血压低于正常,并表现出症状,应使用升压药物。SAH 患者也可能合并神经源性心肌病。术中目标是动脉瘤夹闭前维持正常的 MAP,动脉瘤临时夹闭和最终夹闭后维持正常高限的 MAP。

麻醉诱导应避免急性血压升高,同时保证 CPP。清醒时动脉穿刺置管测压,诱导时使用辅助药物,如利多卡因、β-受体阻滞剂及麻醉性镇痛药,可使诱导过程平稳。与常规开颅手术管理不同的是,诱导时要避免过分过度通气和低碳酸血症,这样可以防止 ICP 的急剧降低,ICP 的急剧下降会增加 TMP 梯度和血管瘤破裂的风险。

诱导一旦结束,即进一步摆体位,固定头颅,进行其他神经系统监测(体感诱发电位、脑电图)。这些操作有引起急性高血压的风险,需要严格控制血压并保持麻醉平稳。麻醉维持期的麻醉目标与常规开颅手术的相似之处是同样要求脑松弛。轻度过度通气并加用渗透性利尿剂利于脑松弛,方便手术切除。在动脉瘤切除期间,控制性降压技术已被临时血管夹技术广泛替代,可降低动脉瘤切除期间发生破裂或再出血的风险。应用血管夹之后应升高 MAP,目的是增加旁路灌注。在此期间可能需要通过间断推注和连续静脉输注丙泊酚实现等电位脑电图。IHAST 试验并没有表明使用亚低温治疗减少脑氧需求对动脉瘤夹闭有益。对这些数据的二次分析也没有显示出使用硫喷妥钠或丙泊酚实现等电位脑电图对此类患者有益。

麻醉苏醒的目标是使患者舒适醒来,避免挣脱用力、咳嗽和血流动力学波动。物以类聚,也要同时警惕有其他未破裂动脉瘤的存在! **患者在经历 SAH 后存在血管痉挛的风险,应静脉补液以维持平均动脉压正常或正常高值。** Hunt-Hess 分级 I 和 II,有手术指征的 SAH 患者应该能够拔管,便于及时进行神经学检查。Hunt-Hess 分级 III 和 IV 的患者通常需保留气管插管。术后的血管造影通常可用于评估动脉瘤是否仍有残留,以及可能发生破裂。

🏠 要点

- 蛛网膜下腔出血和颅内动脉瘤的麻醉注意事项与那些常规开颅手术不同。
- 最重要的问题是避免动脉瘤破裂和/或蛛网膜下腔出血。非开颅的颅内动脉瘤破裂的死亡率超过 70%!
- 诱导时避免过分过度通气和低碳酸血症。
- 常规动脉瘤切除期间,控制性降压已被临时血管夹技术广泛替代,但对急性动脉瘤破裂行急诊夹闭时应做好行控制性降压的准备。
- 动脉瘤手术后拔管主要取决于术前的 Hunt-Hess 分级,Hunt-Hess 分级 I 和 II 的患者一般能够拔管,而 Hunt-Hess 分级 III 和 IV 的患者术后通常需要保留一段时间的气管插管。

推荐读物

Guy J, McGrath BJ, Borel CO, et al. Perioperative management of aneurysmal subarachnoid hemorrhage: Part 1. Operative management. *Anesth Analg*. 1995;81(5):1060–1072.

Hindman BJ, Bayman EO, Pfisterer WK, et al. No association between intraoperative hypothermia or supplemental protective drug and neurologic outcomes in patients undergoing temporary clipping during cerebral aneurysm surgery: findings from the Intraoperative Hypothermia for Aneurysm Surgery Trial. *Anesthesiology*. 2010;112(1):86–101.

第 220 章
视力丧失是脊柱手术最可怕和最具灾难性的并发症之一

这是你轮转神经外科麻醉的第一天,你已经为一台重要的脊柱重建术做好了全部准备。你正要将你的患者推到手术室,突然患者的妻子(一位律师)跟你说,她最近读到有关脊柱手术后出现失明的文章,想要知道你的看法,具体地说,你会做些什么来预防失明?

围手术期视力丧失(perioperative visual loss,POVL)是一种罕见但严重的手术并发症,通常没有有效的治疗方法,而且往往恢复不良。万幸的是这种并发症在非眼科手术中发生率很低,约 0.03%~1.3%,其中在脊柱和心脏手术中发生率最高。最近,POVL 也被认为是机器人手术的并发症。POVL 出现的时间有所不同,患者可能术后立即或直到术后 3~4 天出现视力缺损。视力缺损也有所不同,从轻度视野缺损到完全无光感。虽然 POVL 的机制尚不清楚,但可大致分为两类:缺血性视神经病(ischemic optic neuropathy,ION)和视网膜中央动脉阻塞(central retinal artery occlusion,CRAO)。

缺血性视神经病(ION)是 POVL 的最相关病因,占 POVL 病例的 80% 以上。广义上讲,它是在任一过程中导致视神经氧供不足的结果,包括血管收缩和心输出量减少,其病理过程孤立于视神经。为了理解 POVL,尤其是 ION,对视神经的血供有一个基本的了解很重要(图 220.1)。眼动脉起源于颈内动脉,是视网膜、眼球和视神经的主要血供。视网膜中央动脉(CRA)是眼动脉的一个分支,供给视网膜内部。视神经的前部有丰富的动脉供应,主要来自睫状后动脉,而视神经的后部则由软脑膜血管丛供应。与这些密集血供的神经部分相比,视神经的中央部分仅由软脑膜血管丛供应,它来自视网膜中央动脉前后供血动脉的延伸。视神经中央部分相对稀少的血管供血,导致该部位更容易发生缺血,因此这被认为是后缺血性视神经病变(PION)的解剖机制,该类型的 ION 与脊柱手术中俯卧位密切相关。

前缺血性视神经病变(AION)的眼底检查通常存在异常,表现为弥漫性或节段性的视盘水肿伴随后萎缩(图 220.2,见文末彩图)。与之相反,后缺血性视神经病变的眼底检查通常表现正常(图 220.3,见文末彩图),数周后当视神经坏死时才变为异常。后缺血性视神经病变倾向于导致双侧视力丧失并常在术后苏醒时出现。对 ION 的机制目前也所知甚少,最近的一项多中心病例对照研究发现了俯卧位脊柱手术后发生 ION 患者的几个危险因素:男性、肥胖、使用 Wilson 架、麻醉时间长、失血量大和非血液替代品中较低的胶体比例。ION 的主要病理生理机制为头部静脉压升高,导致间质水肿,直接的机械压迫损伤视神经,或静脉血栓栓塞,或视神经供血血管受压。此外,先前合并其他血管疾病的患者,如系统性高血压和糖尿病,发生 ION 的风险可能更高。

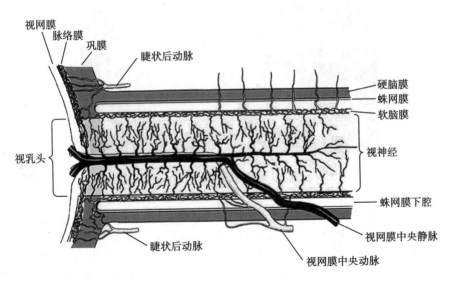

图 220.1　视神经的血供(Reprinted from Hayreh SS. Anatomy and physiology of the optic nerve head. *Trans Am Acad Ophthalmol Otolaryngol.* 1974;78(2):OP240-OP254. Copyright © 1974 Elsevier. With permission.)

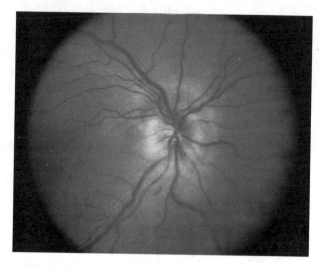

图 220.2 急性前缺血性视神经病变眼底检查显示因水肿导致视乳头边缘模糊

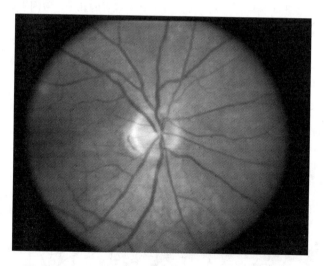

图 220.3 正常眼底检查和早期后缺血性视神经病变

POVL 的第二常见原因为 CRAO,约占 10%,通常与头面部附近血管被较大的血栓栓塞或俯卧位直接压迫眼球("头枕综合征")导致视网膜灌注压降低有关。它是一种眼科急症,类似于眼的急性卒中。CRAO 的症状和体征包括单侧视力丧失、光感缺失、传入性瞳孔缺损和眼眶周围水肿的形成。典型的眼底检查表现为一个樱桃红点。40% 的 ION 患者可以恢复部分视力,但与之不同的是,CRAO 预后较差,约 60% 的患者将永久性失明,只有不到 25% 的患者恢复可视视力。

由于 POVL 的灾难性后果,美国麻醉医师协会(ASA)于 2012 年更新了一份围手术期视力丧失的建议,该建议基于迄今为止最大的多中心病例对照研究结果,检查了 POVL 的潜在危险因素。包括以下建议：

　　** 根据既往合并症、预计手术时间较长和/或可能大量出血确定 POVL 高危的患者，并应考虑告知这些患者，他们有较低的概率发生 POVL，但这是不可预测的。

　　** 高危患者应持续监测全身血压(动脉血压监测)。尽管控制性降压(理解为低于 MAP 基线水平约 25%)尚未被证明与 POVL 的发生有关，但在使用时仍应慎重考虑，尤其是慢性高血压的患者。

　　** 应联合采用晶体液和胶体液维持正常血容量。高危患者应考虑使用中心静脉压监测。

　　** 应定期监测血红蛋白，特别是高危患者和大量失血的情况下。ASA 没有给出一个 POVL 风险增加的特定血红蛋白低限。但作者认为成人的大型脊柱手术血红蛋白的目标应该接近 90g/L。

　　** 尽管亚专业神经外科麻醉专家认为，长时间使用 α-受体激动剂可引起 POVL，但 ASA 认为目前对 α-受体激动剂的使用下定论的证据尚不充分。

　　** 避免直接压迫眼睛以预防 CRAO。高危患者的头应尽可能维持中立位，且头的位置高于心脏。

　　** 对于复杂脊柱手术，高危患者应考虑行分期手术。

　　** 高危患者应在术后苏醒时(如在恢复室、ICU 或护理部)立刻进行视力评估。当怀疑 POVL 时，应立即进行眼科会诊。额外的处理措施可能包括优化血红蛋白、血流动力学状态和氧合。

　　不幸的是，一旦术后确诊 POVL，几乎没有什么治疗选择。疑诊 CRAO 时，可选的治疗措施旨在降低眼内压，包括眼部按摩、使用乙酰唑胺或渗透性利尿剂。其他可选的治疗方案包括人为高碳酸血症、局部低温或局部应用溶栓药物，但这些方法是否获益仍值得考量。对于 CRAO 和 ION，维持最佳血红蛋白、MAP 和氧合可能更有益处。还应考虑行核磁共振成像(MRI)排除术后失明的其他可能原因，包括垂体卒中或可逆性后脑病综合征或皮质盲。如果考虑存在 POVL，任何情况下都应立即行眼科评估。

> 🏠 **要点**
>
> - POVL 在心脏手术和俯卧脊柱融合手术后最常见，脊柱手术后发生率为 0.03%~0.1%。
> - 俯卧位脊柱融合手术中 ION 的特定危险因素包括男性、肥胖、使用 Wilson 架、麻醉时间长、失血量大和非血液替代品中低胶体比例。
> - 降低风险的策略主要在以下方面：缩短手术时间、估计失血量、静脉充血和脑间质水肿形成。外科医生也应该考虑对高危患者进行分期手术。
> - 术前注意患者体位、术中维持最佳平均动脉压和血红蛋白可能是降低 POVL 风险的最好方法。体位的摆放目标应该是将头部(视网膜)抬高到心脏水平以上以降低静脉压力，并在整个手术过程中保证眼眶没有任何外源的压力。
> - POVL 的高危患者，应在术前充分进行沟通。

推荐读物

American Society of Anesthesiologists Task Force on Perioperative Visual Loss. Practice advisory for perioperative visual loss associated with spine surgery: An updated report by the American Society of Anesthesiologists Task Force on Perioperative Visual Loss. *Anesthesiology*. 2012;116(2):274–285.

Kitaba A, Martin DP, Gopalakrishnan S, et al. Perioperative visual loss after nonocular surgery. *J Anesth*. 2013;27(6):919–926.

Lee LA. Perioperative visual loss and anesthetic management. *Curr Opin Anaesthesiol.* 2013;26(3):375–381.

Lee LA, Roth S, Posner KL, et al. The American Society of Anesthesiologists Postoperative Visual Loss Registry: Analysis of 93 spine surgery cases with postoperative visual loss. *Anesthesiology.* 2006;105(4):652–659.

Patil CG, Lad EM, Lad SP, et al. Visual loss after spine surgery: A population-based study. *Spine (Phila Pa 1976).* 2008;33(13):1491–1496.

Postoperative Visual Loss Study Group. Risk factors associated with ischemic optic neuropathy after spinal fusion surgery. *Anesthesiology.* 2012;116(1):15–24.

Shen Y, Drum M, Roth S. The prevalence of perioperative visual loss in the United States: A 10-year study from 1996 to 2005 of spinal, orthopedic, cardiac, and general surgery. *Anesth Analg.* 2009;109(5):1534–1545.

第221章
为微创垂体手术做最全面的准备

当你提前浏览明天的手术病例时,你可能会误以为经蝶窦垂体手术只是一个简单的手术——由耳鼻喉科医生来做的微创手术。然而,在看似简单的手术背后隐藏着可能发生的严重围手术期并发症。因此,你最好为这些手术做好最充分的准备。

微创经蝶窦垂体手术是一种越来越常见的手术,通常是经鼻内窥镜入路。事实上,脑下垂体肿瘤在颅内肿瘤中所占比例高达10%,在所有颅内手术中占20%。首先,麻醉医生应该知道垂体病变的性质,比如大小,是否存在占位效应,是否分泌生长激素、促肾上腺皮质激素(ACTH)、卵泡刺激素(FSH)、黄体生成素(LH)、催乳素和促甲状腺激素(TSH)。合理的麻醉计划面临的挑战是能否妥善解决脑垂体功能异常的相关临床表现以及这些手术患者出现的各种合并症,因为所有这些都会直接对气道、呼吸和循环产生影响。了解垂体疾病过程的病理生理学将可以帮助我们预防、准备、预测以及正确处理术前、术中和术后可能出现的并发症。

麻醉医生们以身为气道专家而自豪,而这类患者正可以测试我们的专业知识。例如,由于生长激素分泌过多而导致的肢端肥大症患者可能会表现为各种面部和气道组织的肥大,如下颌骨、舌和口咽部,这会使开放气道变得困难。与库欣病(糖皮质激素过多)的患者一样,肢端肥大症患者通常肥胖并患有OSA,使诱导期和恢复期的气道管理变得更加复杂。此外,各种垂体疾病可能伴有气道压迫的甲状腺肿。因此,**术前气道评估至关重要**。最重要的是为困难气道做好充分准备。最后,禁忌使用无创正压通气,因为它会导致颅腔积气和脑膜炎。此外,围手术期阿片类药物和苯二氮䓬类药物的使用必须十分谨慎。

许多垂体疾病患者有潜在的心血管疾病。事实上,心血管疾病是肢端肥大症患者发病和死亡的最常见原因。这些患者经常有高血压、CAD和心脏舒张功能障碍,因为他们的心肌就像他们的骨骼肌一样。在库欣病的患者中,高血压通常继发于过量的糖皮质激素。外科医生经常会注射肾上腺素以抑制鼻黏膜下的出血。这一做法可能会引发心律失常和高血压,从而加重先前存在的心脏疾病。因此,在术前彻底检查患者的心脏相关检查报告十分重要,并且需要密切监测患者围手术期情况,当然还要准备好处理相应问题。

出血对于麻醉医生和外科医生来说都是一个可怕的并发症。虽然罕见,但意外损伤海绵窦内颈内动脉引起的出血是最可怕的(图221.1,见文末彩图)。这类出血的危险因素包括肿瘤侵犯海绵窦或与ICA粘连、曾行经蝶手术遗留瘢痕组织以及放疗后。如果发生意外出血,**必须时刻做好进一步有创操作的准备,包括用于复苏和监测**。此外,海绵窦的意外侵犯可能需要进一步的介入干预。在麻醉允许的条件下,外科医生可能会在放射介入下实行球囊阻断试验,来确定牺牲ICA对患者认知功能可能产生的影响——类似卒中试验。为了减少出血和改善术野,外科医生可能会在整个过程中要求控制性降压。但是,在答应这些要求前,必须先考虑患者的心血

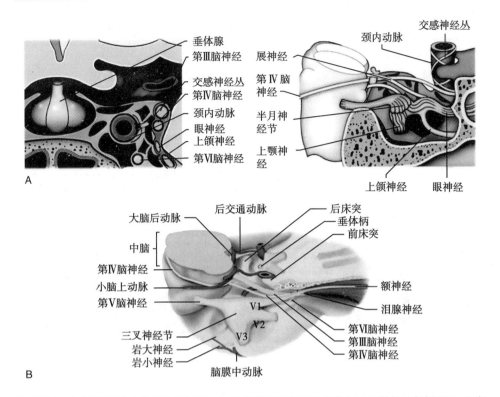

图 221.1　与经蝶窦手术相关的解剖图。A:海绵窦冠状位显示垂体与周围结构的解剖关系,如海绵窦内颈内动脉。B:相关颅底解剖斜位图

管病史,特别是要考虑到这些患者常处于头高位状态。你作为麻醉医生将依赖神经监测来识别卒中。一般来说,不建议平均动脉压低于 65mmHg。在手术术野的改善上,全凭静脉麻醉(TIVA)可能是更有益的,理论上比挥发性吸入麻醉的血管扩张作用弱、手术出血少。在 FESS 中,已经证明了 TIVA 对手术视野的主观改善作用,但这并不是专门针对经蝶窦垂体切除术。适当的使用静脉丙泊酚和瑞芬太尼可以维持患者制动状态,可能需要使用肌松剂(如果外科医生没有监视肌电图),因为任何体动都可能导致灾难性后果,造成进一步的血管损伤或脑脊液漏。

在手术室中,当估计失血量>1L,尿量约 1L/h,维持持续的液体平衡是很困难的。术中尿崩症(diabetes insipidus,DI)是一种常见的水平衡的病理状态。抗利尿激素分泌失调综合征(syndrome of inappropriate antidiuretic hormone secretion,SIADH)也很常见(表 221.1)。手术中可能出现短暂的 DI,也可能在垂体术后的 1~2 天出现,二者通常都是短暂和自限的。可以通过尿量增加、钠水平升高、血浆渗透压升高和尿液渗透压降低诊断。治疗可以使用抗利尿激素的合成类似物,比如去氨加压素(DDAVP),但要注意,过度使用 DDAVP 会导致低钠血症。SIADH 表现为低钠血症、低血浆渗透压伴高渗尿和高血容量状态。必须能够区分这种低钠血症和脑性耗盐综合征引起的低钠血症。SIADH 的治疗从限液到使用高渗盐水,但这需要明确你的诊断:CSW 时限制液体会导致低血容量性休克。如果钠含量低于 120~125mmol/L,伴有癫痫或昏迷等神经精神症状,则使用高渗盐水。在评估和治疗这些水平衡并发症的过程中,应监测钠盐,以避免不必要的药物治疗和矫枉过正。

表 221.1 尿崩症(DI)和抗利尿激素分泌失调综合征(SIADH)的比较

	DI	SIADH
症状和体征	多饮和多尿(4~20L/d)	正常血容量和低钠血症
诊断	血清:>300mOsm/L	血清:<270mOsm/L
	尿液:<150mOsm/L	尿液:>100mOsm/L
	血清 Na:>145mmol/L	血清 Na:<135mmol/L
治疗	• 补偿缺失水分	• 限制液体
	• 去氨加压素	• 高张盐水(如果有神经系统症状)

🏠 要点

- 术前对气道、心血管系统、神经系统和内分泌系统的评估很重要,既建立了一个基线,也帮助预防和治疗潜在的并发症。在这一类患者中,心血管相关并发症的发生率很高。
- 高度警惕困难气道并做好准备! 这些患者经常患有睡眠呼吸暂停。
- 出血是经蝶窦垂体手术中一种罕见但极其可怕的并发症。侵犯颅内颈动脉是一件非常可怕的事情,要随时准备开通额外的静脉通路和进行有创监护措施。
- 无论外科医生如何要求,我们都不建议 MAP<65mmHg。
- 术后的内分泌并发症,尤其是水盐平衡相关的并发症较为常见。

推荐读物

Balwa SS, Bajwa SK. Anesthesia and intensive care implications for pituitary surgery: recent trends and advancements. *Indian J Endocrinol Metab.* 2011;15:S224–S232.

Cafiero T, Cavallo LM, Frangiosa A, et al. Clinical comparison of remifentanil-sevoflurane vs remifentanil-propofol for endoscopic endonasal transphenoidal surgery. *Eur J Anaesthesiol.* 2007;24(5):441–446.

Gercek A, Kony D, Tokta Z, et al. From the anesthesiologist's perspective retrospective analysis of perioperative complications of transsphenoidal pituitary surgery. *Marmara Medical Journal.* 2006;19(3):104–108.

Horvat A, Kolak J, Gopcevi A, et al. Anesthetic management of patients undergoing pituitary surgery. *Acta Clin Croat.* 2011;50:209–216.

Marzban S, Haddadi S, Mahmoudi Nia H, et al. Comparison of surgical conditions during propofol or isoflurane anesthesia for endoscopic sinus surgery. *Anesth Pain Med.* 2013;3(2):234–238.

Nemergut EC, Dumont AS, Barry UT, et al. Perioperative management of patients undergoing transsphenoidal pituitary surgery. *Anesth Analg.* 2005;101:1170–1182.

Raymond J, Hardy J, Czepko R, et al. Arterial injuries in transsphenoidal surgery for pituitary adenoma; the role of angiography and endovascular treatment. *Am J Neuroradiol.* 1997;18(4):655–665.

第 222 章

诱发电位:了解这些原理后再和外科医生及神经生理学家探讨

任何手术都可能造成围手术期神经损伤,并可能导致严重的后果。最理想的情况是患者能够表现出相关的神经功能改变,但当无法做到时,术中采用神经生理监测可以检测神经系统的损伤——并希望能在不可逆损伤发生之前发现。术中神经生理功能监测的方法很多,包括体感诱发电位(somatosensory-evoked potentials,SSEP)、运动诱发电位(motorevoked potentials,

MEP)、脑干听力诱发电位（brainstem auditory-evoked potentials，BAEP）以及视觉诱发电位（visual-evoked potentials，VEP）。对它们的选择取决于存在损伤风险的区域、干预并弥补损伤的能力以及监测方式的风险。监测诱发电位（evoked potentials，EP）对麻醉医生来说是一个挑战，因目前所用的多种麻醉药物都会影响信号质量，而运动刺激也会导致患者体动，从而增加手术风险。麻醉专家或麻醉医师在术前必须与外科医生及神经生理学家交流要监测哪一种诱发电位，以便选择最适于此监测的麻醉计划。

诱发电位测量的是神经系统被刺激时所产生的相对于脑电图（EEG）的电位，EEG 纪录的是中枢神经系统产生的自发电活动。诱发电位可由感官、磁、电或认知刺激产生。它们的潜伏期及振幅各有特点。EP 的潜伏期是刺激到诱发电位发生之间的时间。振幅即 EP 的量值。诱发电位可通过放置在皮肤的电极无创测得，或将监测器置于术野内有创测得。如果患者存在病理情况（包括肥胖和神经系统疾病）削弱了诱发电位信号，可以使用细针取代电极贴片，并会导致血液接触。在手术室中一根细针通常会带来糟糕的一天。

在获得 SSEP 后，对周围感觉神经（如正中神经或胫后神经）进行反复刺激，然后通过放置在初级感觉皮层的电极记录反应。对信号进行滤波和平均来进行解读。SSEP 监测的是背柱功能（位置、震动觉和浅触觉）以及脑干和大脑皮质的部分功能。具体来说，通路包括：外周感觉神经（胞体位于背角神经节）→经同侧背柱上行至延髓（medulla）突触→二级神经元交叉，上行至对侧丘脑（thalamus）→ 三级神经元从丘脑上行至初级感觉皮质（中央后回）。注意，SSEP 监测不到前柱的信息（运动功能），有报道称术中 SSEP 正常的患者苏醒后出现了运动障碍。幸运的是，尽管背柱的血供（脊柱后动脉）与前柱的血供（脊柱前动脉）不同，这种情况还是很少见的。但理论上存在前柱低灌注（如，胸主动脉动脉瘤修补术）而 SSEP 无法识别的可能。动脉瘤手术（大脑中动脉动脉瘤可监测正中神经，前循环动脉瘤可监测胫后神经—记住神经解剖图上倒立的小人！）。脑肿瘤包括后颅凹以及一些脊柱手术中需要监测 SSPE。

MEP 是让电流直接或经颅通过初级运动皮质（中央前回）或脊髓以形成一个动作电位。然后动作电位从运动皮质经锥体交叉下行至对侧皮质脊髓侧束。然后这些神经元在前角与支配肌肉的 α 运动神经元形成突触。MEP 可在沿此通路的多点测量。神经源性 MEP 是刺激脊髓之后在外周神经所记录到的反应。肌源性 MEP 是在肌腹所记录到的诱发电位，即复合肌动作电位（CMAP）。一些脊柱外科医生除了通过 SSEP 监测脊柱后柱外，还使用 MEP 监测前柱。Thirumala 等人就 MEP 的效用发表了一篇重要论著。这篇文章认为 MEP 很难获得和维持，因此虽然很多患者在手术中都有明显的 MEP 信号，但在未干预的情况下苏醒后并无相应损伤。MEP 有一个缺点——麻醉方式必须为 TIVA，它可能引起患者抽动影响术野，并可能引起咬肌收缩，造成舌外伤或气管导管损伤。但一些医疗机构仍然常规对所有脊柱手术进行 MEP 监测。

BAEP 和 VEP 是另外两种可在术中监测的诱发电位。BAEP 记录听力刺激下的皮层下反应并监测整个听觉通路，包括脑干核团。这对靠近桥小脑角的手术很有帮助，尤其有助于听神经瘤切除术中的听觉保留。VEP 记录视觉刺激下的皮层反应并监测视觉通路。这种诱发电位对这一通路附近（如，鞍旁区域）的手术很有帮助。与 BAEP 不同，VEP 对麻醉药异常敏感。

所有麻醉药物都对中枢神经系统有影响，因此接受神经生理学监测患者的麻醉管理非常重要。突触传递比单纯轴突传导对麻醉药更敏感。因此，那些含有多个突触的通路（如 MEP、VEP）比那些几乎没有突触的通路（如皮层下 SSEP 或 BAEP）对麻醉药更敏感。大多数麻醉药的典型作用是降低诱发电位的振幅,延长诱发电位的潜伏期。具有这些作用的麻醉药包括卤化吸入性麻醉药、丙泊酚、苯二氮䓬类以及巴比妥类。氧化亚氮对振幅有抑制作用但对潜伏期作用很小。相反,氯胺酮和依托咪酯对诱发电位作用很小但可能增强 SSEP 的振幅。阿片类药物对 SSEP 及 MEP 的作用均较小,使其成为 EP 监测时较理想的选择。如果在病例开始时不能获得信号,可以减少或停止使用挥发性吸入麻醉药或加用氯胺酮。对于与手术操作/损伤无关的术中信号丢失,应该在结合考虑灌注压和心输出量的同时增加灌注(表 222.1)。

神经肌肉阻滞剂对复合肌动作电位振幅产生剂量依赖的抑制作用,因此会影响 MEP 和肌电图(electromyogram,EMG)。但显然他们不会对感觉产生影响——否则我们会将其用于术中镇痛——因此不会干扰 SSEP 传输。相反,他们有助于 SSEP 监测,因为能降低肌电图干扰。尽管神经肌肉阻滞剂能降低 MEP 及 EMG 监测的能力,但也需要一定程度的肌松帮助手术暴露并防止患者体动。因此与神经生理学家合作,找到一个能同时满足外科医生和神经生理学家需要的平衡。应注意在四肢及受压部位垫以软物,并注意保护舌及口咽部,防止没有完全肌松的患者在 MEP 刺激期间受伤。

一旦清楚了手术步骤及神经监测的类型,就可以制订麻醉管理计划了。麻醉应保证血流动力学稳定及患者舒适,同时为神经监测创造最佳条件。这需要麻醉非常平稳并避免间断推注药物。以免振幅或潜伏期有变化时,不清楚此变化是由手术操作所致还是由麻醉管理的变

表 222.1 诱发电位的种类及麻醉相容性

种类	常见用途	麻醉相容性		
		神经肌肉阻滞剂	挥发性麻醉药	氯胺酮的影响
SSEP	神经外科对脊髓丘脑感觉束和脊髓背侧的监测	是,减少肌电图的"噪声"	可耐受,但剂量依赖性	增加电位振幅
EMG	甲状腺切除术——喉返神经监测 运动神经周围的任何切除——记住鼓索 脊柱融合和内固定术——刺激螺钉以确定与神经根的接近程度	否,但小剂量可耐受	是	影响很小
MEP	神经外科对运动束的监测-皮质脊髓束和脊髓前部的监测	无	无/小剂量	增加电位振幅
BAEP	累及脑干或第Ⅷ脑神经的肿瘤的开颅切除术	是	是	无
VEP	不常用;受限于对麻醉剂的敏感度和需要头盔来提供视觉刺激	是	否	不明确,注意眼球震颤

化所致。另外,制订麻醉计划时应考虑到,如果信号发生显著变化,有术中唤醒试验的可能。可选用能快速滴定、快速唤醒的药物,如地氟烷、氧化亚氮、短效阿片类和小剂量丙泊酚通常能提供较好的信号,并在必要时可以快速唤醒。对于 MEP,尤其是信号异常的脊髓病患者,应考虑选用丙泊酚联合氯胺酮,尽管尚不清楚两者合用是否会优于小剂量挥发性麻醉药。如要鉴别信号丧失是事实还是假象(如,探针移位),可通过推注依托咪酯能否使微弱的信号增强,来判断仪器是否还在正确的位置上。

各种非手术因素如温度、低血压、贫血,甚至脑萎缩(因脑脊液引流)等随时间延长均对信号有影响。什么时候这些变化有显著意义? 一般来说,振幅降低≥50%,或潜伏期延长≥10%时,需要查明原因。突然或单侧的变化一般提示手术干扰。逐渐出现或双侧的变化提示麻醉或生理学改变。不管是哪一种情况,只要信号有显著变化,麻醉医生均应评价:①MAP 是否适宜,考虑将 MAP 升高基线的 20%;②检查血红蛋白和氧饱和度,以确保足够的氧供;③确保麻醉始终保持平稳。

最后,EP 监测获得成功的一个重要部分就是沟通。麻醉医生必须与神经生理学家及外科医生交流有可能导致信号变化的麻醉管理或生理学改变的因素。同时,神经生理学家也要与麻醉医生和外科医生交流任何显著的信号变化,以便他们能及时做出反应。

⌂ 要点

- "诱发电位"实际上是"一类"术中监测方法,用来降低神经外科手术的并发症发生率以及在不可逆损害发生之前发现神经系统损害。
- 麻醉医生应该与外科医生、神经科医生和诱发电位技术人员进行交流,并了解针对具体病例所选用的特殊技术。
- 四肢上的无创监测通常是将电极片置于皮肤上,但要**注意**,头皮上的监测通常是用针电极。
- SSEP 是临床应用最广的一种术中神经生理学监测方法。
- 因脊髓手术越来越复杂,MEP 应用日益广泛。
- 大多数麻醉药的典型作用是降低诱发电位的振幅,延长诱发电位的潜伏期。明显具有此类作用的麻醉药包括卤化吸入性麻醉药、丙泊酚、苯二氮䓬类以及巴比妥类。阿片类对 SSEP 及 MEP 的作用很小,使它们成为诱发电位监测时较理想的选择。
- 如果诱发电位出现显著变化,随时准备重新评价你的麻醉管理,并且随时准备行唤醒试验。

推荐读物

Kumar A, Bhattacharya A, Makhija N. Evoked potential monitoring in anaesthesia and analgesia. *Anesthesia*. 2000;55:225–241.

Lotto ML, Banoub M, Schubert A. Effects of anesthetic agents and physiologic changes on intraoperative motor evoked potentials. *J Neurosurg Anesthesiol*. 2004;16(1):32–42.

Sloan TB. Anesthetic effects on electrophysiologic recordings. *J Clin Neurophysiol*. 1998;15(3):217–226.

Sloan TB, Heyer EJ. Anesthesia for intraoperative neurophysiologic monitoring of the spinal cord. *J Clin Neurophysiol*. 2002;19(5):430–443.

Thirumala PD, Bodily L, Tint D, et al. Somatosensory-evoked potential monitoring during instrumented scoliosis corrective procedures: validity revisited. *Spine J*. 2014;14(8):1572–1580.

第 223 章
清醒开颅手术

患者是一名 63 岁男性，转移性黑色素瘤病史，表现为找词困难和头痛。MRI 的 T1 相显示存在一个小肿块并伴有周围水肿，而平扫 CT 未显示肿瘤的其他主要来源。经过类固醇药物治疗后，他的语言能力有所提高，现在他要接受手术切除肿物。

引言

清醒开颅术在癫痫手术、运动障碍手术和侵犯大脑皮质功能区（感觉、运动和言语区）的脑肿瘤切除术等手术中越来越受欢迎。该手术过程中允许对患者的神经功能进行实时的术中评估，以便外科医生能够进行更积极的切除。这些肿瘤切除手术的优势包括：肿瘤切除率增加，生存率和生活质量提高，严重护理依赖的要求降低，住院时间缩短，医疗开销降低；对于运动障碍的病例，可以即时测试患者的运动能力，这是非常宝贵的。

任何"清醒开颅术"的麻醉基础是有效的头皮阻滞，这将在下面讨论（图 223.1）。通常患者在深镇静（"清醒-清醒"技术）或全身麻醉（"睡眠-清醒"技术）下接受开颅，然后进入清醒阶段接受术中测试，最后回到麻醉状态（通常是深镇静）下完成关颅。可以在网上检索到清醒时的手术视频，最近还有一位患者弹吉他的视频。神经外科医生和神经麻醉医生都必须有清醒开颅手术的经验，术前进行全面评估，以确定患者选择是否恰当，并充分解释细节，这些对于顺利、成功完成手术至关重要。**在操作得当的情况下，患者对清醒开颅手术的耐受性可以**

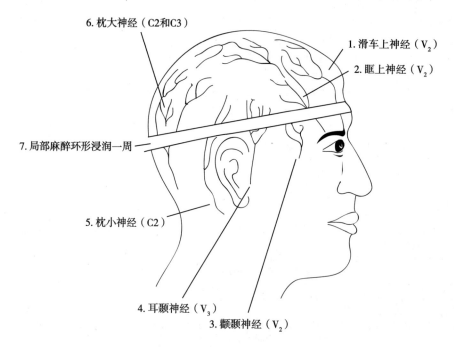

6. 枕大神经（C2和C3）

1. 滑车上神经（V$_2$）

2. 眶上神经（V$_2$）

7. 局部麻醉环形浸润一周

5. 枕小神经（C2）

4. 耳颞神经（V$_3$）

3. 颧颞神经（V$_2$）

图 223.1 头皮的前后观

表现得很好。我们建议您向患者承诺可以在手术室弹吉他之前,先咨询手术团队其他成员的意见!

在较大的神经外科中心,由神经外科医生、神经麻醉医生、神经学专家、神经心理学专家、器械护士和巡回护士共同组成了专门的多学科团队,参与患者的术前咨询和准备工作,并全程在手术室中陪同患者。一个刚刚完成颅骨切除手术,才恢复意识且头脑昏沉的患者,此时他更期待周围都是熟悉的人。

术前准备

仔细的术前评估、恰当的患者选择和术前详细的解释是手术成功的关键。与大多数手术不同,患者在手术过程中仅接受镇痛和轻度的镇静,而这个手术的操作包括探查和操作他们的大脑! 麻醉医生必须进行全面的术前评估,包括气道评估,因为在镇静阶段可能会采取某一种气道管理,同时必须仔细评估患者的合并症。表 223.1 强调了需要筛查的因素,如果处理不当可能会导致术中的意外发生。

有时在手术前一天,允许患者前往手术室参观,观察这里的环境,可能会对手术过程有帮助。

患者到达术前等候区后,处于一个平静的环境十分重要,同时在手术前一天与清醒开颅手术小组的成员的会面也是有价值的。根据患者要求的音乐类型,播放背景音乐也是有帮助的。推荐使用对乙酰氨基酚类药物以缓解清醒阶段头部固定器可能引起的轻度疼痛。

在运动试验阶段,将静脉通路和动脉置管放置在同一侧可以使患者更容易和舒适地控制对侧肢体。在患者进入手术室之前,开放外周静脉通路后,可以使用小剂量阿片类药物如芬太

表 223.1　患者筛查因素和管理策略

患者因素	管理策略
重度焦虑或精神疾病	术前咨询/建立融洽关系
幽闭恐怖症	手术铺单时小心
错乱或沟通困难	相对禁忌
年幼	父母/监护人/游戏治疗师在场
肥胖	减轻体重的措施
睡眠呼吸暂停	置入鼻咽通气道(考虑羟甲唑啉)/仔细滴定镇静/扁桃体切除术,如果可能,推迟手术
胃食管反流性疾病/恶心	雷尼替丁;昂丹司琼;反向 Trendelenburg 体位
无法平躺和无法活动	枕头,垫子,侧卧
慢性疼痛	考虑减少阿片类药物用量;多模式镇痛,对乙酰氨基酚
中到重度颅内高压的体征	相对禁忌(缺乏控制通气;脑疝风险)

尼联合右美托咪定静脉注射,提供一定程度的镇静和抗焦虑效果。表 223.2 总结了麻醉医生对拟行清醒开颅手术患者的术前检查表。

最后为了保证患者到达手术室后维持平静的气氛,神经外科医生和麻醉医生之间的有效沟通至关重要,因此建议清醒开颅手术的所有小组成员在手术前进行一次预演会议。会议上讨论的主题包括患者在手术过程中出现意外激动的具体处理计划、火灾(由于鼻导管给氧导致的富氧环境以及电刀提供的能量)、室温、噪音水平、轻度镇静期间的交流内容,患者的确切体位和铺巾,测试期间患者需要完成的任务。

术中管理

对于清醒开颅手术的最佳麻醉方法,目前还没有统一的共识。麻醉方式和方法的选择受到麻醉医生的经验、手术时间和患者因素的影响。在某些情况中,如严重焦虑的患者,宜考虑使用清醒阶段可移除的喉罩(LMA)。表 223.4 阐述了使用声门上气道装置(如 LMA)的优缺点。在任何情况下都需要准备 LMA 以进行快速气道控制,如清醒阶段的呼吸暂停或意外的脑肿胀(需要通过过度换气来治疗),并且类似的应急计划应是术前气道检查的一部分。

无论如何,头皮阻滞是麻醉的基石。头皮阻滞的时机十分重要,尤其是在使用 3D 导航技术的外科医生的手术过程中。在这些情况中头皮阻滞必须推迟到导航完成后。否则由于局部麻醉引起的头皮畸形会降低引导的准确性。由于多数行清醒开颅手术的中心都已采用了该导

表 223.2　麻醉医师术前检查表

检查表	划出选项
确认禁食状态	是/否
最后一次服用抗癫痫药物的时间——用 AED 进行癫痫图绘制	是/否
静脉通路放置在同侧肢体	是/否
动脉置管放置在同侧肢体	是/否
给予 1g 对乙酰氨基酚 PO	是/否
血型和配血筛查	是/否

表 223.3　麻醉技术

麻醉方式	麻醉方法	麻醉气道	主要镇痛
仅镇静	全程清醒	O_2+/－经鼻气道	头皮阻滞
全身麻醉	睡眠-随后清醒	睡眠阶段采用 LMA/清醒阶段拔除 LMA	头皮阻滞
		睡眠阶段采用 ETT/清醒阶段拔除 ETT	头皮阻滞

ETT,气管内插管;LMA,喉罩。

表 223.4　LMA 的优缺点

置入 LMA 的优点	置入 LMA 的缺点
对重度抑郁的患者有益	硬膜打开状态下,拔除 LMA 时有咳嗽的风险
能减轻手术器械巨大噪音对患者的影响	头部固定在头架时,停止丙泊酚泵入可能出现术后寒战
可能减少手术操作时间	喉痉挛的风险

航技术,因此在头部固定架处(这也会产生剧烈疼痛)的确切位置必须采用局部麻醉(通常使用 0.5% 罗哌卡因)。进行局部麻醉的麻醉医生需要在皮肤和头骨骨膜间注射足够剂量的药物,因为这些位置是固定针引起疼痛的主要部位。在导航完成后,阻滞手术同侧区域的眶上神经、耳颞神经和枕神经。由于头皮部位血管丰富,建议使用罗哌卡因而非布比卡因以防止发生全身毒性反应,并加用肾上腺素(1∶200 000)以防止局麻药快速吸收入血。前文提供了头皮的前视图和后视图。

手术室的温度需要调至温暖,并可以在患者的上下身盖好毯子。在连接常规监护并使用鼻导管吸氧后,就可以加用进一步的镇静镇痛药物(例如低剂量丙泊酚和瑞芬太尼)。维持患者自主呼吸需要良好的镇静平衡。维持正常呼吸且避免气道阻塞,以及维持正常血压是最理想的状态。在使用局部血管收缩剂准备鼻黏膜后,将柔软的鼻咽通气道插入一侧鼻孔,有助于缓解部分阻塞的气道,并可以在整个手术过程中安全地维持该位置。

麻醉医生应尽量降低鼻导管(或面罩)中的氧气流量,并需要提醒外科医生他们正在富氧环境中工作,应尽量减少电刀的使用,并做好火灾发生时灭火的准备。定性的二氧化碳描记可以通过连接到鼻导管给氧的侧流 CO_2 装置持续监测。当患者深度镇静后可以放置温度传感导尿管,以提供连续的体温监测。

患者可能会维持一种姿势躺很长时间,因此应尽可能使手术床更加舒适。可以将软垫放在脆弱的关节部位,如手腕、肘部和脚跟;如果患者需要侧卧位,那可以把枕头放在两膝盖之间。头部由三针或四针的固定架支撑,以防止手术期间头部的活动,并在镇静阶段尽可能地控制气道;这通常需要一定的妥协:外科医生需要患者下巴紧贴胸部的体位暴露术野,麻醉医生需要维持清醒患者的气道通畅(注意:为了真正理解外科医生的要求,我们鼓励读者在仰卧位、颈部完全弯曲的情况下尝试呼吸)。

许多中心提倡使用头皮阻滞来控制疼痛,而其他一些中心则认为使用局部浸润麻醉药可以充分控制疼痛。使用 0.5% 罗哌卡因和 1∶200 000 肾上腺素(即 5μg/mL)对固定针部位进行充分的局部浸润麻醉,然后进行头皮阻滞(建议使用 0.5% 罗哌卡因、2% 利多卡因和 1∶200 000 肾上腺素进行局部麻醉)。考虑每 6 小时给予对乙酰氨基酚(静脉注射)。同样重要的是要认识到,即使有完善的头皮阻滞,并且没有躯体疼痛,许多患者仍会有隐约的(甚至严重的)头痛,需要辅助阿片类药物。因为头皮阻滞需要大剂量的局部麻醉药(达 60mL),所以麻醉医生在计算局麻药的剂量时要时刻保持警惕,使用全身毒性相对较小的药物(如罗哌卡因),并监测局麻药毒性反应,这一点十分重要。

无论是否计划在术中使用 LMA,最终的头部体位都需要由神经外科和麻醉科医生共同确定,这样才能保证气道是可控的,允许在紧急需要时置入 LMA。一些影像定位系统的使用需要将患者的头部放置在 MRI 的 Leksell 型立体定向框架中,并将患者送至 MRI

扫描仪中的适当位置,以便记录图像引导装置以及潜在的神经结构。如果这个框架包括一个横直于患者口腔前方的杆,那么当患者使用该框架时,必须配置一个能够拆除该杆的扳手。

将患者的头部持续固定在框架内时,静脉注射昂丹司琼有助于降低恶心和呕吐的发生率。然后认真放置手术铺单,以允许麻醉医生可以持续接触患者和气道。

尽管有些外科医生希望患者迅速从全身麻醉(使用了 LMA 的患者)或深度镇静中苏醒,但让患者逐渐苏醒还是有益的。在职业生涯早期,我们(指本章作者)中至少有一个人非常后悔在术后进行了快速唤醒;因为这使患者变得惊恐、焦虑,从头架中挣脱并拔出重要的外周静脉通道。正是因为存在这种可能,我们需要逐步唤醒,并考虑放置额外的静脉通路(不连接输液袋,因此不太可能被激惹的患者拔出),在患者异常激动的情况下,我们还可以使用该静脉通路来推注诱导药物。

当需要唤醒患者以接受语言和/或运动测试时,我们要进行安慰,告知其所在,以及提供一些舒适措施,例如口腔护理;如果你曾经体验过棉签擦拭口腔,会知道它有很大帮助!

术中并发症

经验丰富的麻醉医生必须能够快速识别和治疗与这种独特手术类型相关的并发症。表223.5 描述了一些相关的术中并发症并提供了相关的围手术期处理建议。虽然气道管理通常是平稳的,但镇静确实存在气道阻塞和通气不足的风险。临床和亚临床癫痫发作的可能(通过连续脑电图监测)也是存在的,特别是在刺激皮质期间。外科医生会使用冰盐水冲洗术野,以立即终止癫痫发作,并可能要求麻醉医生使用小剂量丙泊酚或咪达唑仑。如果患者在术中癫痫发作后表现为昏睡,那么在手术中的测试过程可能会存在困难。在手术过程中增加一名神经生理学家并持续与患者进行交流会分散和影响麻醉医生的注意力。了解你的团队,不要让他们妨碍你的工作!

术后护理

患者通常在术后很快会恢复意识并可以配合,在送往神经外科术后监护室前可以和家人见面。当头皮阻滞开始消退时,就应为患者提供充分的术后镇痛。

总之,神经外科切除手术可能会使大脑功能区存在损伤风险,因此清醒开颅手术越来越普及。为了确保清醒开颅手术的成功进行,麻醉医生需要注意考虑诸多因素,包括患者的选择、气道管理、疼痛管理和癫痫发作等。手术室团队必须充分配合,表现出训练有素——因为患者是清醒的,并期待着他们有生之年的表现!

表 223.5　清醒开颅手术的术中并发症及管理策略

相关并发症	伴随问题	管理策略
气道梗阻	高碳酸血症,增加脑水肿	减小镇静,经鼻气道,使用 LMA
癫痫发作	后遗状态干扰神经学测试	冷盐水冲洗,丙泊酚,左乙拉西坦,小剂量苯二氮䓬类
疼痛控制不佳	依从性降低	局部麻醉药,芬太尼

⌂ 要点

- 保持平静的环境。
- 良好的团队合作和沟通至关重要。
- 患者的认可和配合最重要。
- 予静脉镇静以缓解焦虑并镇痛。
- 避免气道阻塞。
- 注意手术铺单的放置,应允许随时控制患者的气道,并消除幽闭恐惧。
- 血压和心输出量必须控制得当。
- 检查过程中,患者应保持清醒并配合。
- 刺激大脑皮质可能会导致癫痫发作,应立即治疗。

推荐读物

Balki M, Manninen PH, McGuire GP, et al. Venous air embolism during awake craniotomy in a supine patient. *Can J Anesth.* 2003;50:835–838.

Costello TG, Cormack JR. Anaesthesia for awake craniotomy: A modern approach. *J Clin Neurosci.* 2004;11(1):16–19.

Deogaonkar A, Avitsian R, Henderson J, et al. Venous air embolism during deep brain stimulation surgery in an awake supine patient. *Stereotact Funct Neurosurg.* 2005;83:32–35.

Faust RJ. *Anesthesiology Review.* 3rd ed. Philadelphia, PA: Mayo Foundation; 2002:389–391.

Manninen PH, Balki M, Lukito K, et al. Patient satisfaction with awake craniotomy for tumor surgery: A comparison of remifentanil and fentanyl in conjunction with propofol. *Anesth Analg.* 2006;102:237–242.

Manninen PH, Contrearas J. Anesthetic considerations for craniotomy in awake patients. *Int Anesthesiol Clin.* 1986;24(3):157–174.

Miller RD, ed. *Miller's Anesthesia.* 6th ed. Philadelphia, PA: Churchill Livingstone; 2005.

Tangier WK, Joshi GP, Landers DF, et al. Use of the laryngeal mask airway during awake craniotomy for tumor resection. *J Clin Anesth.* 2000;12(8):592–594.

第 224 章

妊娠患者行神经外科手术的麻醉:这些病例确实 在真实世界和面试中存在

一名 25 岁女性患者,孕 1 产 0,既往偏头痛病史,孕期 11 周 5 天,诊断新发右前颅内肿物,转运到你所在的医院。医生根据她在过去 6 个月中出现逐渐加重的偏头痛的临床表现而做出的诊断。MRI(图 224.1)显示右额叶大型肿物,拟行颅内肿物切除。你负责这位患者,你将如何进行麻醉,麻醉对母亲和胎儿有什么影响?

引言

妊娠期间行非产科手术仅限于紧急情况,但这很常见。幸运的是,在妊娠期间很少进行神经外科手术,只有当疾病会增加母亲和胎儿的病死率时才行外科手术治疗。常见的神经外科适应证包括:颅脑损伤、颅内血管病变的开颅手术、颅内肿瘤切除术、脊髓病变或椎间盘突出手术。

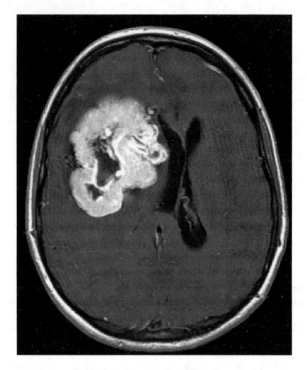

图 224.1 位于右侧额叶的不规则多分叶肿物,大小 5cm×5.5cm×8cm(头尾),部分囊性,部分实性,部分增强。病变伴有局部肿块效应、血管源性水肿,并显示中线移位

妊娠期神经外科疾病的管理需要产科医生、新生儿科医生、神经外科医生和麻醉科医生的多学科合作。其管理的现有文献仅限于病例报道、病例研究和缺乏证据等级的小型研究。另外,这些患者的麻醉管理可能会因为患者妊娠期间的生理变化而变得复杂,同时还可能出现相互矛盾的临床情况,保护母体的干预可能会伤害胎儿,反之亦然。医生之间以及医生与患者之间需要持续沟通,这对于获得更好的治疗方案至关重要。

妊娠期间的生理改变

孕妇会经历各种解剖和生理改变,以适应妊娠期间胎儿的生长。这些变化在产科部分讨论,这里只讨论与中枢神经系统病理相关的变化。

分娩时间和方式

分娩的时间和方式取决于胎儿的生存能力(妊娠>24周)和神经外科疾病的性质。但妊娠期间无论胎龄如何,必要时都可以行神经外科干预。对于神经外科病情稳定的情况,分娩的时间和方式因临床情况而异。

妊娠期需要神经外科干预的神经外科疾病

颅脑损伤

妊娠期间的创伤占此类患者的 5%~20%,并与孕产妇死亡率增加相关,是孕产妇发病及死亡的主要原因。机动车事故、家庭暴力和跌倒是妊娠期间钝性伤的常见原因。虽然对妊娠患者复苏的初步评估和管理与非妊娠患者相似,但妊娠期间的生理和解剖改变需要一种改良方法。在复苏过程中,重要的一点是防止妊娠中晚期的主动脉-下腔静脉压迫。在心搏骤停的情况下,5 分钟内行围产期剖宫产能够提高孕产妇复苏的成功率。复苏的主要目标是维持或重建母亲的神经系统和全身系统稳态,并早期发现神经功能的损伤。其次的目标才是防止流产。

颅内肿瘤

无论是否怀孕,每 10 万名女性中约 6 人患有原发性中枢神经肿瘤。虽然发生率较低,但妊娠相关的生理变化可能会加速肿瘤生长并加重患者症状。颅内肿瘤可表现为局限性神经功能缺失或癫痫发作,并可能与颅内压(ICP)升高的体征和症状相关。脑膜瘤是常见的原发性颅内肿瘤,由于存在激素相关受体,妊娠期可能会迅速进展。同样妊娠期间,鞍上和桥小脑角肿瘤可能出现神经系统的迅速恶化,需要紧急行神经外科手术减压。这些患者的经典术前处理是使用类固醇类药物减少肿瘤周围水肿,降低颅内压。类固醇类药物还具有通过增加表面活性物质生成而促进胎肺成熟的额外收益。

如果在妊娠的前三个月诊断出肿瘤,并且患者病情稳定,则允许妊娠进行到妊娠中期再进行手术治疗。不管手术指征如何,在妊娠前三个月进行手术均会增加妊娠终止率。此外,放疗、放射科手术和影像介导的外科干预都尽量在妊娠早期后再进行。如果患者病情不稳定,无论胎龄几周都需要进行神经外科手术。如果疾病发生在妊娠中末期或妊娠晚期,且病情稳定,可以尝试提前行阴道分娩。若妊娠晚期或足月妊娠的患者病情不稳定面临脑疝风险,则在全身麻醉下行剖宫产手术,同时立即进行适当的神经外科干预。

颅内出血

颅内出血(intracranial hemorrhage,ICH)是围产期死亡的另一个主要原因,占妊娠期全部死亡率的 5%~7%,其中妊娠期高血压是一个重要因素。妊娠期颅内出血最常见的原因是动脉瘤破裂引起的蛛网膜下腔出血(SAH)或动静脉畸形(arteriovenous malformation,AVM)引起的出血,但也可能出现实质内出血。每 10 万例妊娠女性中约 10~50 人发生自发性 SAH,其孕产妇死亡率高达 40%~80%,胎儿死亡率为 25%。SAH 的危险因素包括高龄产妇、妊娠期高血压和胎次。此外分娩也会增加 SAH 的风险,可能与血浆容量和心输出量增加、动脉壁激素的变化有关。

保守治疗包括在重症监护室进行密切观察,由产科团队进行持续的神经系统评估和胎儿监测。此外,可能需要有创监测、使用强心药物进行血流动力学支持、进行气管插管保护气道。使用"3H"疗法——高血压、高血容量和血液稀释,可以预防 SAH 引起的血管痉挛。妊娠期间的血流动力学变化包括血容量和心输出量增加 40%~50%,以及血液稀释导致的血细胞比容降低 20%。尼莫地平可用于预防血管痉挛,但应谨慎静脉输注,以避免出现孕产妇低血压和胎儿缺氧。

对于妊娠早期破裂的动脉瘤,应立即治疗并尽量维持妊娠至足月。外科干预包括血管内栓塞线圈和手术夹闭。在术后仍可以尝试阴道分娩。如果破裂发生在妊娠超过 34 周或分娩期间,应优先考虑剖宫产,然后立即行动脉瘤的后续治疗。

对于未破裂的动脉瘤,治疗方案取决于动脉瘤的大小和位置。关于未破裂动脉瘤的治疗方案目前文献中没有统一的意见。建议多学科讨论,并向患者交代治疗方案的选择和继续妊娠的风险。

脊柱手术

孕产妇有时可能需要行急诊脊柱手术,以防止永久性神经功能损伤。脊髓肿瘤、感染或脓肿、血肿或椎间盘突出可能引起马尾综合征或进行性神经功能损伤。脊柱手术的俯卧位对于孕产妇具有挑战性,如果在妊娠早期或中期则相对容易。如果在妊娠晚期,行脊柱手术前可能需要先紧急行剖宫产。

孕产妇神经外科手术中的麻醉注意事项

术前麻醉注意事项

在进行任何神经外科干预前,建议进行多学科讨论,包括神经外科医生、神经放射科医生、麻醉科医生、助产士和新生儿科医生。

术前评估应侧重于妊娠期间孕妇的生理变化,包括气道检查、心肺改变、预防胃食管反流和妊娠相关的一般情况。评估还应关注潜在的与临床表现相关的神经外科情况、当前治疗方案(类固醇、利尿剂和抗惊厥药物)和潜在合并症(ICP 升高、癫痫发作和脑疝)。

抗癫痫药物与畸形和解剖结构异常(如胎儿发育中的神经管缺陷)有关。妊娠期间产科医生和神经科医生应共同制定治疗方案控制癫痫发作。孕妇的生理变化会引起抗癫痫药物的药代动力学改变。应密切监测抗癫痫药物的血浆浓度,并指导调整治疗剂量和确定药物毒副作用。

术中麻醉注意事项

监测和静脉通路

需要美国麻醉医师协会(ASA)标准监测。

在麻醉诱导前,最好使用动脉内导管监测以响应快速的血流动力学改变。如果在手术过程中需要使用血管活性药物,可能需要放置中心静脉导管。

麻醉诱导

在妊娠中期的患者,建议采用压迫环状软骨进行快速序贯诱导防止误吸和缺氧。必须特别注意防止主动脉和腔静脉受压。采用 100% 浓度的 O_2 预给氧;静脉注射丙泊酚(1~2mg/kg)进行麻醉诱导,琥珀酰胆碱(1.5mg/kg)进行肌松。建议使用较小尺寸的气管导管(6~6.5mm),防止气道相关损伤。

麻醉维持

某些手术可能需要神经监测。麻醉维持可以采用全凭静脉麻醉(TIVA)、挥发性吸入麻醉药或静吸复合方式。大多数挥发性吸入麻醉药的 MAC 值在妊娠期间降低 25%。此外挥发性吸入麻醉药可以降低脑代谢率、**松弛子宫平滑肌、预防早产**。

麻醉目标

优先考虑产妇安全,避免产妇发生缺氧、低碳酸血症、低体温、低血压,避免早产。
- 维持血压在基线限制范围。低血压会对胎儿灌注和预后产生不利影响。高血压可能会加重颅内出血和增加 ICP。
- 按照指南使用止吐药和类固醇类药物。
- 甘露醇剂量可达 0.5~1g/kg,使用呋塞米降低 ICP 是安全的。

紧急情况

拔管前可使用经口胃管进行胃肠减压。紧急情况下避免咳嗽。患者应在神经系统评估后再行拔管。如果患者不能遵嘱活动,可能需要急诊行神经影像学检查。

胎儿监测

美国妇产科医师学会(ACOG)产科实践委员会总结了妊娠期非产科手术的问题,并提出以下建议:
- 如果胎儿未达到可存活胎龄,需在手术前、手术后通过彩色多普勒确定胎心率。
- 如果胎儿达到可存活胎龄,至少应在手术前、手术后进行连续的胎心监测和宫缩监测。
- 当满足下列全部条件时,可以进行术中电子胎儿监测:
  - 胎儿达到可存活胎龄
  - 物理上允许进行持续的电子胎心监测
  - 外科手术期间有待命的产科医生可随时进行产科手术
  - 产妇同意在紧急情况下行剖宫产
  - 计划中的手术允许安全中断,并行紧急分娩

术后麻醉护理

患者应在麻醉后监护室(PACU)接受密切监护,随后在神经重症监护室(NICU)接受护理。
- 继续常规术后护理——维持正常的氧饱和度、体温、基础血压、尿量和预防深静脉血栓。
- 持续的神经系统评估。注意颅内压升高、血管痉挛和再出血的风险。
- ACOG 推荐的胎儿监测和宫缩监测。

🏠 要点

- 妊娠期神经外科病并不常见,但可能会增加孕妇和胎儿的病死率。
- 神经外科疾病的管理需要产科医生、神经外科医生和神经外科麻醉医生之间的多学科合作。遇到这类病例请充分沟通!
- 没有麻醉循证医学指南来指导管理这一类患者,麻醉管理主要基于标准的产科麻醉和神经外科麻醉原则。
- 如果患者存在病情不稳定的神经外科疾病,无论胎龄如何,均需进行外科手术。
- 对妊娠期的生理变化(气道水肿增加、FRC 降低、血容量和心输出量增加、血细胞比容降低、子宫增大)的正确理解将有助于指导麻醉管理。

■ 这些情况在医师考试中有一定规律性,所以要做好准备。为了应对这类问题,我们给出的最简洁建议是回顾上述内容,并记住在胎儿未达到可存活胎龄的情况下,优先考虑产妇安全,为外科暴露/切除提供便利,避免已知对胎儿有致畸和损害作用的麻醉药物和情况。

推荐读物

ACOG Committee on Obstetric Practice. ACOG Committee Opinion No. 474: Nonobstetric surgery during pregnancy. *Obstet Gynecol.* 2011;117(2 Pt 1):420–421.

Bateman BT. Intracerebral hemorrhage in pregnancy: Frequency, risk factors, and outcome. *Neurology.* 2006;63(3):424–429.

Ng J, Kitchen N. Neurosurgery and pregnancy. *J Neurol Neurosurg Psychiatry.* 2008;79(7):745–752.

Reitman E, Flood P. Anaesthetic considerations for non-obstetric surgery during pregnancy. *Br J Anaesth.* 2011;107(Suppl 1):I72–I78.

Wang LP, Paech MJ. Neuroanesthesia for the pregnant woman. *Anesth Analg.* 2008;107(1):193–200.

第 225 章
不要忘记,脑移植还没实现:预防围手术期脑卒中

围手术期卒中是可能发生在任何手术后的不良预后事件。在普外科患者中,围手术期卒中的发病率约为 1∶1 000,对于高危手术如颈动脉内膜切除术(carotid endarterectomy,CEA)和冠状动脉旁路移植术,发病率接近(3~6)∶1 000,与围手术期心肌梗死的发病率相似。**近期采用磁共振成像(MRI)的研究发现,高达 10% 的普外科手术中存在未发现或"无症状"的卒中,其长期影响未知。**我们认为以避免围手术期卒中为主要目标的医疗措施的制定和实施仍未得到充分的重视和践行。尽管一些大样本的研究提供了围手术期卒中的危险因素及与围手术期相关因素的联系,但目前仍然没有指南可以指导麻醉医生避免围手术期卒中的发生。

识别高危患者

围手术期卒中主要是缺血性卒中,且从定义上,手术开始到手术结束 30 天内均可发生。与患者和其他围手术期及术前医生的沟通有助于指导治疗,并提高高危患者的认知。记住围手术期卒中的三个最主要的危险因素:

■ 既往有卒中或短暂性脑缺血发作病史
■ 年龄>65 岁
■ 肾脏疾病

其他公认的危险因素包括**高血压、心肌梗死或充血性心力衰竭病史、女性**。对于近期有卒中病史的患者,谨慎至关重要,以防止进一步损害。卒中后择期手术的时机是近期兴起的另一热点。普遍的方案是查明卒中原因(如果可能),并将择期手术推迟 4 周,直到再次急性卒中风险恢复到卒中前的水平。**但是,最近一项大型研究对这种做法提出了质疑,并建议将卒中后择期手术推迟到 9 个月**,以最大程度降低再次卒中和其他主要心血管事件的风险。与手术团队进行认真讨论,对于改善这些高危患者的情况和确定择期手术的时机非常重要。

术前和术中管理

很多患者在接受术前评估或手术前期常服用多种药物,并且很难回忆起用药细节。在讨

论围手术期卒中时,其中一些药物是很有意义的。

抗凝/抗血小板治疗:必须与手术团队讨论,平衡出血风险和栓塞风险!虽然抗凝治疗和抗血小板治疗经常被一并提起,但它们其实是不同的治疗方法,因此必须单独讨论。目前根据观察研究的证据所得到的共识是建议对低出血风险的手术继续进行抗凝治疗。**但是出血风险增加的手术需要停止抗凝治疗,并按照手术方案桥接。**指南建议在手术结束后 24~48 小时再重启抗凝治疗,这取决于外科医生的选择。早期的大型观察研究最初显示持续的抗血小板治疗可以获得一些保护收益,但最新的重要证据表明,围手术期继续服用阿司匹林没有明显益处。且实际上这样做只能增加大出血风险,而这会掩盖应用血小板治疗的收益。此外,根据上述数据,除非需要治疗血栓,否则最好在术后 8 天再重启抗血小板治疗。未来的证据可能会进一步巩固这些信息,但目前最好的考量是暂停抗血小板治疗。

β 受体阻滞剂和他汀类药物治疗:建议继续使用 β 受体阻滞剂和他汀类药物治疗,防止围手术期的不良心脏事件。但是,在围手术期给予非心脏选择性的 β 受体阻滞剂可能会增加围手术期卒中和死亡的风险,这可能与 $β_2$ 介导的脑血管舒张功能改变有关。术中使用美托洛尔与围手术期卒中和死亡率升高有关。目前建议围手术期继续使用长效 β 受体阻滞剂。对于术中需要使用短效 β 受体阻滞剂的情况,应选择使用心脏选择性抑制剂如艾司洛尔。虽然他汀类药物治疗已被证明可以减少 CEA 患者和卒中后患者的神经损伤。但目前没有证据支持在术前启动他汀类药物治疗。

全身麻醉和区域阻滞技术

患者在进行外科手术时存在卒中风险。目前没有充分证据表明区域阻滞在围手术期卒中风险上优于全身麻醉。仅在关节置换手术中的一些数据表明区域阻滞的卒中发生率更低。在全身麻醉中有人担心氧化亚氮可能诱导同型半胱氨酸升高导致血液高凝;但目前没有研究证明氧化亚氮会增加围手术期卒中的风险。此外,在神经外科手术过程中经常需要使用过度通气来降低脑血流量,这引起了对脑氧供减少的担心。但目前没有明确的证据表明人为低碳酸血症会增加卒中风险,当然,在存在脑缺血风险的患者中仍应谨慎使用过度通气策略。

出血和术中贫血

出血和贫血都与围手术期卒中风险增加有关。但这种关系很难分析。未来的研究需要明确问题的根源是在于低血细胞比容(及因此的氧供变化)、出血引起的低血压、还是由于复杂手术本身(更大量的失血仅是标志了手术的复杂)。心外科手术患者资料的统计数据显示贫血本身以及输血量均与围手术期卒中有关。应该与手术团队共同讨论确定输血指征以预防围手术期卒中。服用 β 受体阻滞剂的患者可能需要更高的输血指征,因其脑血管对贫血诱发的调节反应受抑。

高血糖

虽然研究表明合并高血糖的卒中患者神经损伤风险增加,但目前没有明确的证据支持要在术中严格控制血糖。事实上研究表明,在术中加强血糖控制即使未增加低血糖事件的发生,仍会增加卒中风险。目前建议维持血糖 60~180mg/dL(3.3~10.0mmol/L)。

术中低血压

术中低血压被普遍认为是围手术期卒中的主要原因,但分水岭梗死的有限数量以及麻醉苏醒时卒中的低发生率不支持这一观点。最近有关血压控制的研究表明,平均动脉压的降低

(低于基线超过30%)会增加卒中风险,**但只是很小的程度**。当然将术中血压维持在患者"基线"压力的20%以内是谨慎的,术中低血压显然不是围手术期卒中的唯一决定因素,但可以将其作为监测标志——提示未处于严密监测的手术室或恢复室患者术后存在进一步低血压风险。另外值得一提的是对于术中低血压以及"沙滩椅位"与脑缺血的明确关系。在坐位的患者中,肱动脉(甚至更糟的是下肢)和脑干的灌注压之间存在明显梯度。**应避免**在沙滩椅位行肩部手术时的低血压,在明确术中可接受血压范围时应考虑到手臂和头部间的血压梯度。

脑卒中的术后评估和治疗

麻醉医生必须能够快速准确评估卒中。已开发出许多快速而简单的神经系统检查,其中 NIHSS 评分量表是最确切的(https://www.ninds.nih.gov/sites/default/files/documents/NIH_Stroke_Scale_508C_1.pdf)。麻醉医生需要熟悉患者此前已存在的神经系统功能缺陷(无力、视力丧失等)以便充分评估。此外,鼓励成立卒中应急专业组。在专业机构中,当考虑存在围手术期卒中时,需要知道如何启动卒中小组流程。正如一句古老谚语"时间就是大脑",记住,没有大脑移植这条退路。

> 🏠 **要点**
>
> - 围手术期卒中是手术和麻醉的致命并发症,可能比我们意识到的更常见。
> - 围手术期卒中有明确的危险因素——既往卒中或 TIA 病史、年龄>65 岁、肾脏病、高血压、心肌梗死或充血性心力衰竭病史、女性。
> - 麻醉医生必须将出血和栓塞事件的紧张关系最小化。这些问题应该与包括外科医生在内的其他围手术期参与者一起认识、讨论和解决。请记住抗凝治疗和抗血小板治疗是不同的治疗方式,必须分别考虑。最近的研究建议暂停围手术期的阿司匹林抗血小板治疗,直至术后8天。
> - 围手术期卒中和任何其他给定的围手术期事件及危险因素之间的联系尚不明确,目前已知风险的风险比也很难分析。这种不确定性包括麻醉技术的选择、术中贫血、高血糖和术中低血压。
> - 但是例外的是,沙滩椅位和脑缺血之间有明确联系,在沙滩椅位时不应进行控制降压。
> - 了解患者术前的神经系统情况和已存在的缺陷是必要的,了解如何使用标准评估量表评估卒中也是必要的。关于 NIHSS 量表的具体细节可以参考 https://www.ninds.nih.gov/sites/default/files/documents/NIH_Stroke_Scale_508C_1.pdf。如果你才刚刚接触卒中评估量表,也可以在网上找一些关于 NIHSS 量表的简介和概述(但请记住,这些内容可能来自维基百科,因此请同时对照参考专业表格)。

推荐读物

Mashour GA, Moore LE, Lele AV, et al. Perioperative care of patients at high risk for stroke during or after non-cardiac, non-neurologic surgery: Consensus statement from the Society for Neuroscience in Anesthesiology and Critical Care*. *J Neurosurg Anesthesiol*. 2014;26(4):273–285.

National Institutes of Health Stroke Scale (NIHSS). Available fromhttp://en.wikipedia.org/wiki/National_Institutes_of_Health_Stroke_Scale.

NIH Stroke Scale/Score (NIHSS). Available fromhttp://www.mdcalc.com/nih-stroke-scale-score-nihss/.

第 226 章

紧急神经介入手术的麻醉："神经外科刚来电话，他们有一个卒中患者在神经放射科做取栓术，下午 2 点开始"

一名有糖尿病和高血压病史的 71 岁男性正在转院来行取栓术的路上。他因失语症就诊外院，当时头颅 CT 扫描显示没有颅内出血，但左大脑中动脉可见高密度影。他最近一次就诊是在上午 11 点，于中午 12:17 在外院接受组织型纤溶酶原激活物(tPA)溶栓治疗。他很警觉，但是只能辨认自己。

引言

神经介入放射学是目前最令人兴奋(真的！)和发展迅速的医学领域之一。这是麻醉医师感兴趣的临床实践领域，因为其中大多数复杂手术需要麻醉管理以及血流动力学和药物管理以保证患者舒适和镇静。这个主题很大，我将尝试将大量信息浓缩成一个"必读"文档，以备你在深夜遇到紧急急性缺血性卒中(acute ischemic stroke, AIS)时使用。

概述

神经介入手术房间通常位置较远。因此，必须做好准备，并且必须建立起能快速沟通和立即响应的绿色通道机制。因为其中一些手术确实十分紧急(AIS 干预和脑血管痉挛)，因此建议至少在一个介入术间中始终配备一台自检通过的麻醉机，3~4 个通道的监护仪和麻醉车。

所有神经介入手术的一般注意事项

1) 可提供的药品应包括：

a. 抗凝和抗血小板治疗，包括：肝素、鱼精蛋白、血小板糖蛋白 GPⅡb/Ⅲa 受体抑制剂如阿昔单抗(ReoPro®)、口服抗血小板药阿司匹林、氯吡格雷(一种 300mg 剂型的直肠栓剂)。

b. 全凭静脉麻醉(TIVA)：通常用于神经生理学监测和麻醉快速苏醒，因此手边应准备可随时取用的 TIVA 输液泵和药物。

c. 升压剂，包括：苯肾上腺素、麻黄碱，可能还需要血管加压素和去甲肾上腺素。

d. 抗高血压药物的使用通常很少见于蛛网膜下腔出血(SAH)，但如尼卡地平等能快速调控起效失效的药物应常备。

2) 动脉压和颅内压监测设备。

3) ACT 测定仪和血糖监测系统。应认识到鱼精蛋白可用于逆转肝素的抗凝作用，但是逆转通常不需要像心脏病例那样积极。

4) 术后处置计划(PACU 还是 ICU？)。

5) **血流动力学目标，特别是目标平均动脉压(MAP)，应在术前与神经介入医师讨论，并在手术过程中和术后进行调整。**

6) 若患者在术前接受抗血小板治疗，则应确保在发生大出血时备有可输注的血小板。对任何蛛网膜下腔出血的患者均应备血液制品，因为这些患者可能需要开颅手术进行出血病灶夹闭。尽管与介入通路相关的血管损伤可能导致失血，但颅内出血很少需要输血。

7) 由于介入手术所需放射量持续时间长、强度高，麻醉团队需要随时准备好舒适的个人铅衣防护服。要规律照护患者的医师应考虑佩戴铅眼镜。记住，增加与放射源的距离可以提供额外的保护。

急诊神经介入手术

在神经介入组中,常见的急诊手术包括急性缺血性卒中的取栓术、脑动脉瘤破裂的线圈栓塞术和蛛网膜下腔出血后脑血管痉挛的处理。

急性缺血性卒中

如果患者在其他方面条件满足,在脑卒中发作后 4.5 小时内进行全身溶栓治疗可明显改善神经系统预后。2013 年几项重大研究发表都质疑了,对于 AIS 患者,介入手术是否能比全身溶栓治疗(tPA)带来更大收益。虽然讨论 AIS 血管内操作的利弊超出了本章的范畴,但有一些适应证支持急性干预:①大血管闭塞——例如,由于血凝块大,大脑中动脉近端闭塞可能对全身溶栓药反应较差;②患者不适合全身溶栓治疗(如外科术后患者);③严重脑卒中但超过全身溶栓治疗 4.5 小时时间窗的患者。血管内操作包括动脉内溶栓和机械溶栓。2014 年麻醉和重症监护神经病学学会发表了一篇精彩的共识声明,更多的相关细节可进一步参考该共识。共识要点如下:

1)这些都是真正的紧急情况——患者每分钟损失近 200 万个神经元,所以毫不夸张地说:"时间就是大脑!"除了全身麻醉的诱导外,包括缺乏医疗信息或动脉导管置入在内的任何事情都不能延迟介入医师的股动脉穿刺置管。在介入医师穿刺股动脉置管时,可以放置额外的导管(包括桡动脉置管),但要敢于要求通过其导管鞘进行血压监测;存在 tPA 者应斟酌置入导管的位置,并且需评估局部出血风险。

2)尽管数据明显受到选择偏倚的影响,但进行有意识镇静的患者(与全身麻醉相比)在神经学方面表现更好。如果患者能充分配合以耐受镇静,则务必要以这种方式进行。手术开始得更快,清醒患者的脑灌注也能维持的更好。

3)失去自主气道保护后的循环缺血患者和不能理解指示的失语症患者是需要全身麻醉和气管插管的两类患者。

4)显然,这些都是伴有多种合并症的高风险患者。在您提供麻醉的同时,请在场的脑卒中神经专科医师尝试获取额外的医疗信息。

5)切忌低血压!由于依赖(可能有限的)脑侧支血流,AIS 患者不能耐受低血压。尽管数据有限,收缩压维持在 140~180mmHg 是较为合理的血压目标,但这些患者通常"不设限",即在急性期没有血压上限。

6)维持正常的血碳酸水平和血糖。

蛛网膜下腔出血的脑动脉瘤线圈栓塞术

由于颅脑计算机辅助测试(computer-aided test scans,CAT)扫描的普遍性,现在大多数的脑线圈都是有选择地对 CT 检查中偶然发现的未破裂脑动脉瘤实施的。然而,对于已经发生 SAH 的患者,由于脑动脉瘤有再次破裂风险,对破裂动脉瘤进行开颅外科手术夹闭或血管内线圈栓塞仍然是当务之急。此外,除非脑动脉瘤得到妥善固定处理,否则后续处理脑血管痉挛是受局限的。与选择性脑动脉瘤线圈栓塞术的一些区别包括:

1)从定义上看,患者病情更重,且常伴有神经系统受损。蛛网膜下腔出血的生存率与患者入院时的神经功能状态(Hunt-Hess 评分)密切相关。

2)由于有明显的出血风险,患者在进行脑动脉瘤线圈栓塞术前不使用抗血小板药物进行预处理。因此,介入手术后发生血栓栓塞并发症的风险可能很高。

3) SAH 复发风险在置入最初 1~2 个"框架"线圈时可能最大。

4) 这些手术通常需要全身麻醉。由于在诱导和插管过程中有动脉瘤破裂风险,故必须避免高血压。TIVA 通常适用于神经生理学监测。

5) 尽管大出血的风险比开颅夹闭手术要小(颅内能容纳出血量就那么多),但这仍然是灾难性事件,将会对颅内压和心律失常有重大影响。两条良好的静脉通路对麻醉管理和复苏是必要的。

6) 常规建立动脉通路。但如果很困难,你可以通过股动脉鞘进行监测。

7) 虽然数据有限,但通常认为收缩压 140mmHg 是未固定动脉瘤可接受的"上限"。同样重要的是,谨记严重 SAH 的患者可能不能自我正常调节脑血流,因此低血压在这类患者中同样糟糕。回顾术前血压并尽量保持在这个血压范围内;如果患者的收缩压一直保持在 150mmHg,则这可能是一个合适的目标值。再次强调,用于指导我们实践的临床数据有限。

8) 患者经常有脑室外引流(external ventricular drains,EVD),必须熟知这些导管的管理包括如何监测颅内压,若不熟悉则应及时寻求帮助。切记,传感器"校零"时 EVD 绝对不能与空气相通。再次强调,如果你不熟悉这些装置请寻求帮助。请谨记,贸然打开 EVD 引流、降低 EVD 值,将会增加透壁压梯度并导致脑动脉瘤再破裂,这对患者将是灾难性打击。

9) 一旦脑动脉瘤被线圈栓塞起来,则认为其是"稳固安全的"。即使急诊手术过程平顺、达到目标,仍应注意避免患者脑动脉瘤再次破裂。

10) 急诊术后快速的神经学评估应该成为麻醉设计的一部分。

11) 置入脑循环的大导管常引起微血栓性脑卒中。

脑血管痉挛的血管内治疗

如 AIS 一样,脑血管痉挛的处理也是真正紧急的病情,因为这些患者显然也在遭受脑卒中的折磨。临床血管痉挛与动脉壁结构的改变有关,可发生在 SAH 后 4~5 天,并可持续至出血后 2~3 周。脑血管痉挛的严重程度与蛛网膜下腔血凝块的数量有关(详情请检索 Fisher 量表),所以在某种程度上并发症是可预测的。但仍存在一部分患者患有特殊的恶性脑血管痉挛,这对神经系统预后有严重影响。当患者需要行脑血管痉挛的血管内治疗时(对受累动脉节段进行血管成形术或动脉内血管扩张剂给药,或二者兼用),通常表明给予他们的血管痉挛标准治疗已经失败。血管痉挛标准治疗包括钙通道阻滞剂和"3H"疗法(高血压、血液稀释和高血容量)。他们通常神经系统受损,并经受了"3H"疗法的心血管和肺部影响。总之,他们确确实实病了。一些具体的注意事项如下:

1) 由于患者通常使用升压药来维持较高的 MAP,所以患者到达医院时应该有动脉置管。动脉压监测是必不可少的。

2) 同样必要的是中心静脉置管。虽然患者在 ICU 经外周静脉输注苯肾上腺素可能达到"目标 MAP",但一旦患者全身麻醉并使用血管扩张剂,就会迅速升级为需要输注血管加压素和/或去甲肾上腺素。如果患者到达时没有中心静脉置管,与其拖延手术时间置管,不如直接让神经介入医师在穿刺股动脉的同时置入股静脉导管。

3) 当患者插管后血流动力学稳定且完全进入麻醉状态不能运动后,手术方可开始。如果患者在栓塞线圈展开到脑动脉瘤的过程中有体动,则可能引起脑动脉瘤破裂,患者将不能很好地恢复。

4) 对于所有的神经介入手术,都要事先与神经介入医师讨论好目标 MAP。在这种情况下,目标值常常高达 120~130mmHg。

5) 动脉内给药的血管扩张剂经常引起全身血压下降,这种情况必须应用加量的升压药。维拉帕米这个负性肌力药尤其如此。如果到达一个你感到患者升压药已使用"过量"的节点,应该与神经介入医师讨论是否需要接受一个较低水平的 MAP,或考虑停止给予血管扩张剂。

6) 高血容量与肺水肿有关,为了改善心输出量和氧供,目前已经放弃了高血容量方案。

小结

神经介入术间的麻醉是一项令人紧张的临床工作,需要过人的神经解剖学和神经生理学临床经验,但对我们许多人来说这是一项陌生的领域。提前为危重的神经外科患者准备术间以及配合良好的神经介入团队,这样即使在最艰难的情况下也能为患者提供出色的临床医疗服务。最后一点,在技术先进的神经介入术间,整个手术过程中保持与患者家属的沟通最为重要。

🏠 要点

- 时间就是大脑——每耽误一分钟损伤 200 万个神经元。
- 只有不到 40% 的患者 Willis 环功能完好,不要依赖它完成灌注。
- "动脉瘤患者有动脉瘤",这意味着绝不止一处! 即使破裂的那个动脉瘤经过处理,但可能还有另一个动脉瘤随时可能破裂。
- 这些病因中任何一种都可能诱发神经心源性抑制,因此需要强心以增加心输出量。
- 可以回顾 Fisher 量表评估 CT 中血管痉挛风险,用 Hunt-Hess 量表评估患者死亡风险。
- 要意识到你不是唯一一个注射肝素的人,因为用于股鞘抗凝的液体也是肝素化的。

推荐读物

Society of Neuroscience in Anesthesiology and Critical Care. 2014. https://www.ncbi.nlm.nih.gov/pubmed/24594652

Talke PO, Sharma D, Heyer EJ, Bergese SD, Blackham KA, Stevens RD. Society for Neuroscience in Anesthesiology and Critical Care Expert consensus statement: anesthetic management of endovascular treatment for acute ischemic stroke: endorsed by the Society of NeuroInterventional Surgery and the Neurocritical Care Society. *J Neurosurg Anesthesiol*. 2014;26(2):95–108. doi:10.1097/ANA.0000000000000042.

第 227 章
急性肝衰竭患者的脑病和颅内高压不是一回事!

急性肝衰竭(acute liver failure, ALF)的定义是指既往无肝病基础的患者在黄疸后 26 周内突发严重的肝细胞功能障碍,并导致凝血功能异常和肝性脑病的情况。肝性脑病的特征是意识水平降低。ALF 引起的肝性脑病继发于代谢变化,这些变化通常可以通过肝移植或肝脏功能自我恢复而逆转。但是在一些患者中,肝性脑病也可能存在复杂的病理变化,包括颅内压升高、脑灌注降低和伴有不可逆的器质性脑损伤。伴随多器官衰竭和感染的颅内高压是导致 ALF 患者病死率的一个主要原因。记住,肝性脑病和颅内高压相关,但二者并不是一件事。

West Haven 肝性脑病分级标准

0 级	无异常
1 级	具有轻度认知障碍,表现为欣快或抑郁,注意力时间缩短、加减法计算能力降低
2 级	倦怠或淡漠,时间定向力异常,明显的性格改变,行为异常
3 级	昏睡到半昏迷,意识模糊,明显的定向障碍,行为怪异
4 级	昏迷

目前认为颅内高压的危险因素包括低龄和严重脑病。在快速进展的肝性脑病中更常见,可能与肝衰竭的病因有关。例如,颅内高压和脑水肿可能与对乙酰氨基酚和某些病毒介导的肝衰竭有关。

ALF 中颅内压升高的病理生理学

ALF 颅内高压的确切机制尚不明确,可能有许多相关机制在其中发挥作用,这些可能包括:

1）肠道微生物合成的氨被大脑星形胶质细胞转化为具有渗透活性的谷氨酰胺,导致渗透性脑水肿。

2）ALF 患者的脑血管自动调节功能障碍,导致充血。

3）全身炎症反应可能导致脑血流改变和颅内出血。颅内压的升高也可能导致经典脑疝。

颅内压监测

颅内压监测装置的放置指征仍然是治疗 ALF 中最具争议的问题之一。据报道,根据不同的放置深度,颅内压监测装置的出血风险高达 4%~20%,其中可导致 5% 的病例死亡。考虑到潜在的出血风险,只有当测量颅内压对管理存在指导意义时才进行颅内压监测。颅内压监测装置的放置应该由具有一定经验和能力(包括处理严重凝血疾病能力)的临床中心进行。美国急性肝功能衰竭研究小组建议在 3~4 级肝性脑病的移植患者中进行颅内压监测。一些临床中心通过 ICP 来预测使用强效药物治疗的非移植患者的生存预后。

为了最大程度降低 ALF 患者发生脑水肿的风险,应采取以下措施:

一般措施

1）头位:床头抬高 30°,头部中立位。

2）避免过度刺激:患者应在安静的环境中,尽早给予镇静,防止颅内压升高,首选丙泊酚。

3）代谢紊乱如缺氧、高碳酸血症、高血糖和高热会升高颅内压,应避免。

4）感染:建议定期检测培养,尽早检出发现细菌和真菌病原体。

特殊措施

1）**循环功能障碍的治疗**:低血压的最初治疗应该是静脉输注生理盐水维持血容量。将血压维持在较小的波动区间,使脑灌注压(CPP)保持在 60~80mmHg,既要防止灌注不足又要防止过度充血。容量抵抗的低血压应使用升压药物。去甲肾上腺素是首选的升压药物,因为它可以持续、可预测的提高颅内灌注。血管加压素及其类似物应谨慎用于颅内高压脑病的患者。

2）**肾衰竭**:确保采取足够的措施保护肾功能,包括维持足够的血容量,避免使用肾毒性药物如氨基糖苷类和非甾体抗炎药,以及及时识别和治疗感染。当需要持续透析时,应采用肾脏替代疗法。

3)颅内高压的管理:

A. 甘露醇:肾功能保留的患者,当颅内压为 25mmHg 时,应考虑予甘露醇(0.5~1mg/kg)输注。每 6 小时复查血浆渗透压,如颅内压>25mmHg 时且血浆渗透压低于 310mOsm/L,应重复给予甘露醇。

B. 高渗盐水:高渗盐水在各种制剂和治疗策略中用于治疗 ICH。使用高渗溶液升高血钠和维持高钠血症,目前研究显示将血清钠水平维持 145~155mmol/L 可以降低急性肝功能衰竭患者颅内高压的发生率和严重程度。

C. 低温:对于急性肝衰患者,使用低体温疗法(降低核心温度至 33~34℃)作为等待肝移植期间或在移植术中控制颅内压的治疗经验尚有限。体温过低的潜在危害包括增加感染、凝血功能障碍和心律失常的风险。

⌂ 要点

- 颅内高压是 ALF 病死率的主要原因,确切的发病机制尚不明确。
- 颅内压监测的使用尚有争议。
- 这类患者需要镇静,首选丙泊酚。
- **要预期循环障碍的发生!**
- 具体治疗包括甘露醇、高渗盐水和低温。

推荐读物

Jalan R. Intracranial hypertension in acute liver failure: Pathophysiological basis of rational management. *Semin Liver Dis*. 2003;23(3):271–282.

Lee WM, Larson AM, Stravitz RT. AASLD position paper: The management of acute liver failure: update 2011. Available from http://www.aasld.org/practiceguidelines/documents/acuteliverfailure-update2011.pdf.

Patton H, Misel M, Gish RG. Acute liver failure in Adults: An evidence-based management protocol for clinicians. *Gastroenterol Hepatol (N Y)*. 2012;8(3):161–212.

第十一篇
心脏手术麻醉

第228章
绪　　论

　　如果让我来总结一位心脏麻醉医师的工作,我会这么介绍:一名优秀的心脏麻醉医师就像一名整天忙忙碌碌的农民。像许多其他专科的麻醉医师一样,我们永远在起早贪黑的工作。说到这儿,我愿意分享一些我个人对心脏麻醉医师如何进行一天工作的想法和建议。

　　作为开始,在进入手术室之前弄清楚今天将要面对什么样的挑战很有必要。我会查明我今天将要进行什么手术并且希望弄明白我今天将要合作的是哪些人。如果出现了特殊情况,我会和我的麻醉助手以及心外科同道进行沟通(最好进行预防性沟通,以免在问题白热化时争论不休)。另一项术前准备是关乎我自己,如果我要在接下来的一整天内做到随叫随到,我可能需要长时间站立直到凌晨,那么一双弹力袜将对缓解腿部疲乏有所帮助(我还在我的衣柜里准备了一双干净的备用弹力袜以备不时之需)。

　　在我的实际工作中,麻醉助手会早些来到手术室进行准备工作,我充分利用这点让他们知道我需要些什么并预先准备好诱导药物。拿主动脉瓣狭窄和冠脉手术举例,我通常希望静脉低剂量泵注苯肾上腺素以维持后负荷;而对于严重反流性瓣膜病的患者,我喜欢预防性的泵注 $3\sim5\mu g/(kg\cdot min)$ 的多巴胺以避免心动过缓及应对麻醉诱导时抑制交感神经。

　　我的手术日常规包括术前访视患者及其家属,以获得我需要的信息,并向他们传达对于康复预期的中肯设想。我可能会说"当你醒来时不舒服的感觉会让你后悔签下手术同意书",又或者"因为使用了抗生素,你吃到的所有食物都索然无味"。我会给他们递一张我的工作名片,以备术后有问题需要咨询。我还会在患者到达手术室之前提前检查手术室的设备,这样可以避免来回往返麻醉工作室或者给繁忙的麻醉工程师添加不必要的麻烦。

　　我还有一些针对患者入室后的建议,可能会对你有所助益。在脑氧监测电极片及其周围涂上些凝胶可以防止它们在复温过程中由于患者出汗而脱落。当你和实习生一起工作时,超声下用 18G 套管针采用穿透法进行中心静脉置管为佳(我认为在血管上戳两个洞出来比用针尖在血管壁上反复划切要更安全)。放置肺动脉漂浮导管时,将导管的自然弯曲朝向左边肩膀并采取血流导向技术可以有效地完成(相对于缓慢的拖拽速度,更快捷更连续地将导管送入肺动脉中),经食管超声探头置入时则需要缓慢而轻柔。我会把超声探头挂在脖子上,用左手轻轻抬起下颌并用指尖的力量使探头前屈以有利于将探头通过食管上括约肌。

　　无论什么心外科手术,完整的经食管超声检查包括体外循环前后的所有阶段。如果你忽略了体外循环后的"主动脉检视"而没有发现主动脉夹层,患者有可能因此死在重症监护室里。而像这样的问题本来能在手术室里被轻易地解决掉。对于那些有挑战的麻醉诱导,比如心脏压塞和肺动脉内膜剥脱术而言,使用依托咪酯诱导并持续泵注 $5\sim10\mu g/(kg\cdot min)$ 的多巴胺可以对抗交感阻断带来的不良结果。同时,在诱导前外科医师和体外循环医师在场待命是十分重要的。尽可能多地了解外科手术步骤及灌注技术的细节,这可以帮助你更好的完成自己的工作和协助他人完成工作,特别是在时间紧迫但事情进行不顺利时。

　　了解你的外科医师的能力并在其焦头烂额时建议他们寻求帮助——就我的经验而言,他们更乐于同意接受他人帮助的建议而不是主动寻求他人帮助。在心外科手术室需要时时保持警觉,当手术室工作进行不顺利、并且似乎只有你深陷迷惑泥潭,此时停下来,退一步审视正在发生的所有事情,你将会发现自己忽略了什么。

最后,很明显地,我们能为心外科患者做的最有帮助的事情是避免同种异体血液成分的输注。我认为输注红细胞就像是不给类固醇的器官移植(实体器官移植患者需要接受类固醇治疗)。如果你对30/10(血细胞比容/血红蛋白)有某种偏爱,是时候在伤害到其他人之前停止这种执念了!

第229章
心外科手术凝血障碍——你需要一个血库和一个许愿瓶

一名75岁女性因冠脉多支病变和严重的三尖瓣反流,行体外循环下的冠脉移植术和三尖瓣成形术。患者术前的国际标准化比值(INR)略有升高,为1.3。预计体外循环时间会比较长(实际时长187分钟),故转机前给予氨基酸。依据血栓弹力图(TEG)结果进行肝素中和后,术野如同开闸放水般涌出大量血液,这意味着需要及时补充容量。外科手术医生强调没有"外科出血",只是在组织和缝线处有弥散性渗血。激活全血凝固时间(ACT)值相较于基线值大幅度升高,血红蛋白为108g/L。外科手术医生要求立刻进行输注新鲜冰冻血浆、冷沉淀、血小板、红细胞和部分活化凝血因子Ⅶ(90μg/kg)。TEG仍然在运转中,术后凝血状态未明。同种异体血液成分和多种凝血因子立即可得。那么,最佳的处理流程是什么呢?

答案:患者有严重的三尖瓣反流,而三尖瓣反流可导致肝淤血和肝细胞功能障碍;术前INR为1.3意味着高达65%的水溶性凝血蛋白缺乏,因为当约40%~65%外源/内源性凝血途径中的水溶性凝血因子缺乏时,INR值才会升高。如此低水平的凝血蛋白不足以控制出血,所以你应该立刻给予2~4个单位的新鲜冰冻血浆以帮助机体纠正凝血障碍并补充血管内容量。当血红蛋白值大于70g/L时,我们不建议进行红细胞输注。

床旁即时TEG可以证实凝血障碍,设定目标以保证有功能的血小板计数大于$100×10^9/L$。即便术前血小板计数正常,长时间的体外转流和血液稀释也提示血小板输注的必要性。通过非加热且带滤过器的静脉通道给予1~2治疗量的单采血小板,且不能在同一个静脉通道给予高浓度钙离子或者肾上腺素,因为它们可以在管路里激活血小板!

尽管我们充分尊重心外科同道,但此时不宜采用"抢救性的重组部分活化凝血因子Ⅶ"。重组部分活化凝血因子Ⅶ一般用于出血患者接受两轮同种异体血制品治疗后仍无效的情况下。退一步说,重组部分活化凝血因子Ⅶ在极低剂量(比如35μg/kg)即有效,而不该一次性注射90μg/kg这种用于治疗血友病患者出血的高剂量。如果交叉配血的血制品不能即刻获得,可以考虑激活你们团队的大量输血策略,即将红细胞、新鲜冰冻血浆和血小板按照1:1:1进行输注。但是,床旁即时检测算法指导下的治疗,比如TEG或者旋转血栓弹力图(ROTEM),通常要优于大量输血策略。因为大量输血策略输注的可能不是需要的特定成分,输注前不需要交叉配血又增加了过敏反应的风险。而TEG/ROTEM可以在15~20分钟内协助诊断特定的凝血功能障碍。

接受心外科手术的患者常常经历围手术期凝血功能障碍。这些患者都经历过暂时的多变的体外循环,不管心肺转流途径具体是怎样,凝血功能障碍和体外循环时间有相关性(即体外循环时间的延长常伴随凝血功能障碍发生率的增高)。**体外循环时间超过3个小时应给临床工作者敲响警钟,因为这通常伴随严重凝血功能障碍的潜在风险。**血液接触体外循环组件表面后可以激活全身炎症反应旁路,此旁路与凝血系统绑定并且可以导致凝血平衡的天平倒向低凝状态。体外循环相关的机械性损伤,可造成贫血、血小板减少症和血小板功能不全(例如:剪切力损伤可以激活血小板)。全血细胞计数并不能分辨出功能障碍的血小板数量,尽管它们对于凝血没有贡献。**血小板计数常常低估输注血小板的必要性,因为体外循环常导致功能障碍为基础的血小板减少症。**另外,心外科手术可重复造成纤溶状态,而纤溶亢进只能通过体外循环前的抗纤溶药物得到部分逆转。进一步说,因为许多心外科手术患者之前经历过经皮冠状动脉介入治疗或表现为低心输出量综合征,所以他们常规接受了抗血小板或/和抗血栓药物的治疗。

术前的抗血栓/抗血小板治疗方案和术后出血增加有关联,也和术后同种异体血的输注需求增加有关联。几种抗血栓药物(比如,低分子肝素)和抗血小板药物(比如,ADP 拮抗剂)不能有效地被药物中和,而是需要输注同种异体血液成分来逆转它们的药效。其他抗血栓药物比如口服凝血因子 X 抑制剂可以被凝血酶原复合物逆转(即,包括均衡数量的凝血因子 II、VII、IX、X,蛋白 C 和 S,以及抗凝血酶 III)与重组活化凝血因子 VII 类似,凝血酶原复合物是另一个"瓶中的魔鬼"。使用凝血酶原复合物逆转凝血因子 X 抑制剂来治疗心外科手术相关的凝血功能障碍是它的一种超说明书用法,且已被证明和血栓形成并发症相关,所以使用的时候需要谨慎!和重组活化凝血因子 VII 类似,低剂量的凝血酶原复合物即可用来治疗心外科手术相关的凝血功能障碍(即,20~25IU/kg),而不是采用说明书标签上的推荐剂量(即,逆转华法林的剂量)。凝血因子用于治疗心外科凝血功能障碍的超说明书用法的时机,应当是在使用过至少两轮库存同种异体血液制品后仍无效果时。

上述临床情况中,由于治疗不当导致的凝血功能障碍而产生的潜在不良预后可以由床旁即时检测和中心实验室的血液/凝血检查来进行描述(比如,血红蛋白、血小板、INR 和部分活化凝血酶原时间)。请记住,单独使用 INR 来预测术后出血是不充分的。在评估凝血功能障碍严重程度上,部分活化凝血酶原时间是一个更好的检测指标,但它的不足之处在于不能区分出是否是残留肝素作用。ACT 作为一种床旁即时检测方法,常用于心外科手术中以检测血液中肝素水平,ACT 值可能和严重的凝血功能障碍有关。在低温和体外循环状态下,ACT 值和与血浆肝素水平的相关性不佳。同样地,它不能用于评估肝素总量,并且不能区分凝血功能障碍和残存肝素效应。严重血小板减少症患者的 ACT 值将会延长。**因为 ACT 检测有各种缺点,所以在诊断心外科手术中凝血功能障碍的具体病因时,ACT 不是一个好的检测方法。**

TEG/ROTEM 作为更加有效的床旁即时检测手段,可以快速评估完整的凝血级联反应。这两种检测方法都可以分别对水溶性凝血蛋白、有功能的纤维蛋白原水平,有功能的血小板水平和纤溶情况进行评估,并且,通过特定的检测方式可以评估花生四烯酸抑制剂和 ADP 拮抗剂相关的血小板抑制程度。一些心外科研究已经证实,在减少输血总量方面,相较于临床医师的主观意见,TEG 联合输血计算公式是一种更为有效的手段。

由于纤维蛋白原的功能是构成血凝块蛋白支架,心外科手术相关的低纤维蛋白原血症可能是导致出血的主要因素。每单位新鲜冰冻血浆中含有的纤维蛋白原总量与一个单位冷沉淀中相当。如果 TEG/ROTEM 或者实验室检测提示纤维蛋白原功能障碍或缺乏,那么心外科出血患者的治疗目标为纤维蛋白原水平>2g/L,并建议输注冷沉淀。如果冷沉淀不易获取,可选择纤维蛋白原制剂——另一个"瓶中的魔鬼"。单支纤维蛋白原制剂约含有 1g 的纤维蛋白原(即,相当于 5 个单位新鲜冰冻血浆或冷沉淀中的纤维蛋白原含量)。纤维蛋白原制剂用于治疗心外科出血是超说明书使用(注意:血栓并发症和其应用相关),且其使用时需要花费近20 分钟以达到合适的温度使其溶解。解冻的冷沉淀只能在室温持续 4 个小时,且不能再次被冻存。

最后，请记住任何一种凝血功能障碍都可以在低体温、电解质紊乱和/或酸碱平衡失调时被加重，所以使用液体/患者加温系统和积极血气电解质分析结果是至关重要的。

⌂ 要点

- 治疗心外科凝血功能障碍的有效措施需要依赖中心实验室凝血/血液学检测（即，部分活化凝血酶原时间、INR、纤维蛋白原浓度、血红蛋白和血小板计数）和床旁即时检测，比如 TEG/ROTEM 指导血液成分和鱼精蛋白的输注。
- 因为 ACT 检测有各种缺点，所以在诊断心外科手术中凝血功能障碍的具体病因时，ACT 不是一个好的床旁即时检测方法。
- 血小板计数常常低估输注血小板的必要性，因为体外循环常导致功能障碍为基础的血小板减少症。
- 不建议在体外循环后开始或者"抢救性"地进行抗纤溶治疗，比如给予氨甲环酸或氨基己酸，因为其有效性和安全性并没有得到广泛认可。"抢救的"治疗可作为没有接受体外循环前治疗患者出现严重出血时的备选方案。
- 体外循环时间长于 3 小时的患者更易出现凝血功能障碍，所以在手术室需要备有血库！
- 一部分抗血栓药物和抗血小板药物不能有效地被药物中和，而是需要输注同种异体血液成分来逆转它们的药效。接受这些药物治疗的患者推迟择期心外科手术可能有更大获益。
- 使用凝血因子制剂（比如，平衡 4 因子凝血酶原复合物和部分活化凝血因子Ⅶ）来治疗心外科手术中的出血是超说明书应用，在接受两轮同种异体库血制品治疗后仍未减缓出血时考虑使用。因为它们的使用剂量不明且与血栓形成并发症有关，故在应用时需要谨慎（即，应用说明书建议剂量的 20%~30%）。
- 在治疗低纤维蛋白原血症的心外科出血患者时，纤维蛋白原制剂的输注是超说明书使用，但其已被证实可以有效提高血液中纤维蛋白原浓度并减少出血。当冷沉淀和新鲜冰冻血浆不易获取时，可以考虑使用纤维蛋白原制剂。心外科出血患者的纤维蛋白原治疗目标为>2g/L。
- 请记住任何一种凝血功能障碍都可以在低体温、电解质紊乱和/或酸碱平衡失调时被加重，所以使用液体/患者加温系统和积极血气电解质分析结果是至关重要的。

推荐读物

Achneck HE, Sileshi B, Parikh A, et al. Pathophysiology of bleeding and clotting in the cardiac surgery patient: From vascular endothelium to circulatory assist device surface. *Circulation*. 2010;122(20):2068–2077.

Avery EG. Massive post-cardiopulmonary bypass related hemorrhage: A rational approach to management. *ASA Refresher Courses in Anesthesiology*. 2013; 41(1):8–14.

Klick JC, Avery EG. Anesthetic considerations for the patient with anemia or coagulation disorder. In: Longnecker DE, Brown DL, Newman MF, et al., eds. *Anesthesiology*. 2nd ed. New York: The McGraw-Hill Companies, Inc.; 2012, Chapter 15.

第 230 章
A 代表主动脉,C 代表置管,B 代表……小心!

一位 64 岁女性胰岛素依赖型糖尿病患者,伴有严重主动脉粥样硬化疾病以及外周血管疾病,准备在体外循环(CPB)下行冠状动脉搭桥术。术中行 CPB 之前的经食管超声心动图检查显示升主动脉有多发活动的以及突出的粥样斑块。外科医生请你帮助寻找一个适合插入动脉灌流管的部位。此情形下你要做些什么?

答:主动脉外扫描对确定升主动脉粥样硬化疾病的范围更有帮助。主动脉外扫描显示,灌注管置于升主动脉是不安全的,卒中的风险会非常大。外科医生开始准备行左股动脉插管。那你的左桡动脉压力监测还适于全身血压监测吗? 可以,只要左上肢末梢的血压不明显低于右侧。鉴于患者严重的动脉粥样硬化和主动脉阻断操作,如何最小化卒中风险是一个巨大挑战,且医源性主动脉夹层也是一个需加以考虑的重要问题。

更为复杂的心脏外科手术的插管不像冠脉手术那样可以"按图索骥"。尽管升主动脉是 CPB 动脉插管的最常用部位,但存在升主动脉瘤、夹层、严重动脉粥样硬化或既往升主动脉手术史会使得这一部位的插管很不安全。**对患有严重动脉粥样硬化疾病患者行升主动脉插管,为了降低卒中的风险,在主动脉置管位置的选择上必须小心谨慎以避免动脉导管插入或者主动脉阻断时造成斑块脱落。**

主动脉外周血管超声和经食管超声评价有助于避免斑块脱落以选择主动脉插管的最佳位置。在主动脉夹层手术中,TEE 可用来判断和指导主动脉导管进入真腔。TEE 判断真腔的依据包括:收缩期的前向血流,收缩期的管腔扩张,还有可以完整看到的血管内膜。**无论主动脉插管位置如何选择,在全流量转机前,体外循环管路压力应当进行测试性输注,以减少主动脉夹层的发生和加重已存夹层的风险。**其他可选的动脉插管位置包括股动脉、腋动脉、无名动脉、颈总动脉以及心尖。插管部位不同,灌流技术及血流动力学监测的并发症也不同。

股动脉插管

尽管相较于主动脉插管,股动脉插管有更高的夹层风险,但其仍是体外循环插管最常见的替代部位。此血管插管容易,因此常用于紧急行 CPB 时的插管,或当升主动脉不适于插管时。CPB 开始时,动脉血逆流通过主动脉,即从腹股沟朝向主动脉弓。在某些紧急病例中(如,大面积肺栓塞),可在局部麻醉下行股动脉插管以避免全麻诱导(可抑制交感传出)和开始正压通气时可能发生的大幅度血流动力学变化。

在主动脉夹层或严重主动脉粥样硬化的病例中,降主动脉和股动脉也常受累。通过股动脉插管逆灌注可能会使夹层进展,造成灌注不良继而发生神经损害或内脏器官缺血,或导致来自主动脉壁的粥样硬化斑块引起逆行栓塞。对于累及胸降主动脉的主动脉夹层患者,通常选择右股动脉插管行 CPB,因为夹层更常扩展到左股动脉。

腋动脉插管

与股动脉相比,腋动脉通常更不易受动脉粥样硬化或夹层影响。腋动脉插管降低了对发生动脉粥样硬化的升主动脉进行操作的需要,有助于降低发生粥样斑块性栓塞的可能性。而且,因为腋动脉血流相距脑血管更远且不直接作用于脑血管,所以脑血管栓塞风险随之减少。

对于需要深低温停循环的手术,也要进行插管以进行脑保护。右侧腋动脉插管可以在深停期间提供右颈总动脉和无名动脉的前向灌注血流(图 230.1)。CPB 腋动脉插管可直接插入或通过一个端侧移植血管插入。右侧腋动脉插管影响了同侧桡动脉血压监测。如果腋动脉过于细小不能进行全流量体外循环的话,则需要另外的股动脉或主动脉插管以满足体外循环的需要。

深低温停循环中,前向或逆向脑血流灌注的神经保护效果仍有争议。大多数的研究者认为,没有足够的证据证明脑的逆灌注(通过上腔静脉携氧进行脑灌注)可以与脑的顺灌注和单纯深低温的脑保护作用相比。在深低温停循环过程中无论采用何种方法的脑保护策略,请确保进行脑氧检测,因为其可判断局部脑组织的氧合情况以促使保护策略的改变,从而减少卒中的发生。

无名动脉插管

这一技术具有之前所述右腋动脉插管的优点,但更简单易行,因为不需要辅助切口。尤其适用于紧急病例(如,急性 A 型夹层)。

导管插入及压力监测

桡动脉是体外循环期间最常用来监测全身血压的外周动脉。除非有严重的动脉狭窄,多

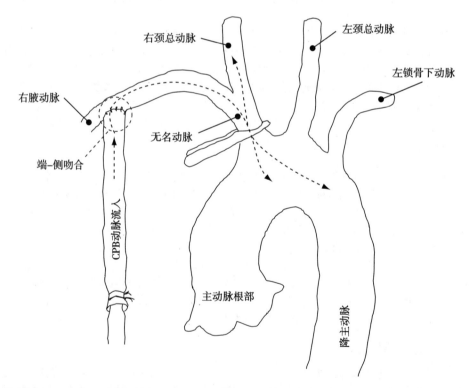

图 230.1 采用间置移植血管行右腋动脉插管,实现选择性前向脑灌注。松开无名动脉钳夹,CPB 泵通过间置移植血管经腋动脉可提供全身血流(虚线箭头)。经右桡动脉测得的动脉压会显著高于左桡动脉或股动脉。钳夹无名动脉时,CPB 泵经右颈动脉提供前向脑灌注(实线箭头)。

数情况下桡动脉单侧插管并不会引起显著的临床问题。如果采用腋动脉、肱动脉或桡动脉置管进行血压监测,建议在体外循环前行筛查双侧上肢末梢动脉血压的差异。但是,当计划行CPB 腋动脉或无名动脉插管时,建议行双侧桡动脉或单侧股动脉置管测压,这样才能更准确地评价全身动脉压。

　　体外循环中,有几种技术可进行右腋动脉插管,比如端侧吻合或直接插入。由于插管技术的不同,腋动脉的小管径、缺口邻近灌注管路、置管/移植物的插入角度均可影响右侧桡动脉的压力,使得右桡动脉压力可能比主动脉压力明显增高或减少。所以,在体外循环中进行股动脉或者左桡动脉压力监测以获得稳定的系统灌注压力至关重要。在腋动脉置管灌注策略中,若以右侧桡动脉来监测全身血压,那么有可能会发生脑和其他器官的低灌注。而唯一的解决方法就是应用脑氧监测,其可提供缺血证据以避免潜在重大并发症的发生。

🏠 要点

- 对患有严重动脉粥样硬化疾病患者行升主动脉插管,为了降低卒中的风险,在主动脉置管位置的选择上必须小心谨慎以避免动脉导管插入或者主动脉阻断时造成斑块脱落。
- 无论主动脉置管位置如何选择,在全流量转机前,体外循环管路压力应当进行测试性输注,以减少主动脉夹层的发生和加重已存夹层的风险。
- 在某些紧急病例中(如,大面积肺栓塞),可在局部麻醉下行股动脉插管以避免全麻诱导和开始正压通气时发生急性血流动力学虚脱。
- 对于累及胸降主动脉的主动脉夹层患者,通常选择右股动脉插管行体外循环,因为夹层更常扩展到左股动脉。
- 对于需要长时间深低温停循环的手术而言,有必要采用置管技术以促进脑保护的开展。深停时,右侧腋动脉置管可提供右颈动脉和无名动脉末端的逆灌注血流。
- 在深低温停循环过程中无论采用何种方法的脑保护策略,请确保进行脑氧检测,因为其可判断局部脑组织的氧合情况以促使保护策略的改变,从而减少卒中的发生。
- 当计划行 CPB 腋动脉或无名动脉插管时,建议行双侧桡动脉或单侧股动脉置管测压,这样才能更准确地评价全身动脉压。

推荐读物

Di Eusanio M, Quarti A, Pierri MD, et al. Cannulation of the brachiocephalic trunk during surgery of the thoracic aorta: A simplified technique for antegrade cerebral perfusion. *Eur J Cardiothorac Surg.* 2004;26(4):831–833.

Evangelista A, Flachskampf FA, Erbel R, et al. Echocardiography in aortic diseases: EAE recommendations for clinical practice. *Eur J Echocardiogr.* 2010;11(8):645–658.

Milewski RK, Pacini D, Moser GM, et al. Retrograde and antegrade cerebral perfusion: Results in short elective arch reconstructive times. *Ann Thorac Surg.* 2010;89(5):1448–1457.

Orihashi K, Sueda T, Okada K, et al. Detection and monitoring of complications associated with femoral or axillary arterial cannulation for surgical repair of aortic dissection. *J Cardiothorac Vasc Anesth.* 2006; 20:20–25.

Spielvogel D, Kai M, Tang GH, et al. Selective cerebral perfusion: A review of the evidence. *J Thorac Cardiovasc Surg.* 2013;145(3 Suppl):S59–S62.

Watanabe K, Fukuda I, Osaka M, et al. Axillary artery and transapical aortic cannulation as an alternative to femoral artery cannulation. *Eur J Cardiothorac Surg.* 2003;23:842–843.

第 231 章
心外科手术中的经食管超声心动图——摆脱麻烦的策略

在大多数医学中心,围手术期 TEE 的使用已经变成心外科手术患者的常规检查之一。尽管 TEE 的应用对患者预后的影响仍旧缺乏强有力的证据(相较于不适用 TEE 的患者,使用 TEE 有更低的死亡率和并发症发生率?),围手术期临床判断常常被 TEE 结果所左右。一项纳入约 12 500 例心外科手术患者的研究表明,术中决策的制订中有 9% 受到 TEE 结果的影响。TEE 的使用及其带来的后续影响可能将随着杂交手术的开展和心外科手术人群年龄的增加而继续。

就像所有有创监测一样,TEE 的使用需要仔细检查以保证其本身不会对患者造成伤害。幸运的是,TEE 相关的严重并发症并不多见。严重事件包括但不限于以下:严重吞咽痛、食管破裂、静脉曲张出血、溃疡出血、气管内插管移位,以及牙齿/口腔损伤。

有报道称 TEE 相关的死亡率小于 0.02%,全因死亡率大概为 0.2%(严重的吞咽疼痛和上消化道出血是最常见的并发症)——大部分同道都遇见过此类并发症!然而,关于 TEE 检查并发症的研究传达了一个明确的信号,那就是,体弱的老年女性有更高 TEE 相关损伤危险因素。

TEE 应用的关键在于如何摆脱麻烦——而不是困在其中。有绝对禁忌证的患者不应行 TEE 检查,那些处在禁忌证边缘的争议患者也不应实施此项检查。2010 年美国麻醉学协会和心血管麻醉学会关于 TEE 围手术期临床应用指南认为下列为 TEE 的绝对禁忌证:食管狭窄、气管食管瘘、食管术后和食管肿瘤。其他疾病状态都需要考虑进相关风险评估中,这意味着需要权衡 TEE 给患者带来的收益和其带来的相关潜在伤害。最近发表的临床指南关于绝对和相对禁忌证的内容列表于表 231.1。判断是相对还是绝对禁忌证的基础标准包括患者的全面评估和患者风险/收益全面分析。参考这些指南,外加深入地询问围手术期病史和仔细地体检,我们可以适当地使用 TEE、降低风险并成功避免医疗官司。表 231.2 列出了 TEE 使用的一般适应证。

表 231.1 TEE 的绝对禁忌证和相对禁忌证

相对禁忌证	绝对禁忌证
颈部和纵隔的放疗史	内脏穿孔
胃肠道手术史	食管狭窄
近期的上消化道出血	食管肿瘤
Barrett 食管	食管穿孔,食管撕裂
吞咽困难病史	上消化道出血活动期
颈部活动受限(严重的颈椎关节病,寰枢椎关节病)	
食管静脉曲张	
凝血功能障碍,血小板减少症	
食管炎活动期	
消化道溃疡活动期	

表 231.2　经食管超声的一般适应证

---

1) 当经胸超声不具诊断意义或者因经胸超声极大可能不具诊断意义而未行评估时,使用经食管超声来评估心脏和主动脉的结构和功能以影响临床决策

 a. 仔细评估某些典型部位的结构异常表现,比如主动脉和左心耳

 b. 评估人工瓣膜

 c. 评估瓣周脓肿(包括自体或人工瓣膜)

 d. 使用呼吸机的患者

 e. 胸壁损伤的患者

 f. 由于体态无法接受经胸超声的患者

 g. 无法进行左侧卧位的患者

2) 术中经食管超声

 a. 所有开胸手术(即瓣膜手术)和胸主动脉手术

 b. 部分或全部冠脉搭桥的手术

 c. 已知或怀疑有可影响预后的心血管异常的非心脏手术(也称为紧急临床情况下的"抢救性经食管超声")

3) 指导经导管治疗操作

 a. 指导基于导管的心内操作手术(包括房缺修补或心耳封堵,和经导管瓣膜手术)

4) 危重患者

 a. 经胸超声无法获取诊断性信息的患者,而该信息又可能影响治疗决策

为了了解一名患者是否有 TEE 的禁忌证,你需要询问他们的病史,了解他们并存疾病的体征和症状。相关症状和体征包括吞咽困难、吞咽痛、呕吐咖啡状物或便血、肝病史、静脉曲张病史或静脉曲张套扎史、相当长时间(尤其未行治疗)的胃食管反流疾病以及贲门裂孔疝。

当置入 TEE 探头时,你需要关注以下 3 点基本指导原则:①绝不能暴力置入。如果存在阻力,重新评估现有路径并优化患者体位;②使用足够剂量的无菌水溶性润滑剂(注意,许多超声耦合剂凝胶的说明书明确指出"仅限于体外应用",所以不能用于 TEE 检查中);③当置入探头时,轻柔地向前抬起下颌给食管开口创造合适的通路以利探头通过。在难以置入探头时,可借助喉镜以有效创造容纳置入 TEE 的必要空间。了解置入 TEE 探头时的血流动力学改变并相应调节麻醉深度或者镇痛强度。最后,轻柔地前屈探头以接近咽部的解剖学角度,可帮助其顺利置入食管。需要注意的是,探头在食管上段和中段移动时需要保持其正中位置。

如果你已经花费了大量时间却仍不能置入探头,但外科手术又需要 TEE 的检查辅助,这时你可以考虑寻求外科的建议(即,用内镜评估食管)以及使用小儿 TEE 探头。小儿多层面探头有足够的长度(特别是在成年女性患者中),而且由于其小尺寸可以减少造成损伤的可能性。另外的解决方法是转换策略,使用主动脉外周超声/心外膜超声(心脏病患者)或经胸心脏超声(不进胸腔的患者)。

🏠 要点

- TEE 应用的关键在于如何摆脱麻烦——而不是困在其中。
- 幸运的是,有报道称 TEE 相关的死亡率小于 0.02%,全因死亡率大概为 0.2%(严重的吞咽疼痛和上消化道出血是最常见的并发症)。

- 体弱的老年女性有更高风险遭受 TEE 相关损伤。
- 判断是相对还是绝对禁忌证的基础标准包括患者的全面评估和患者的个性化风险/收益分析。
- 当置入 TEE 探头时,你需要关注以下 3 点基本指导原则:
- 绝不能暴力置入。
- 使用足够剂量的无菌水溶性润滑剂(注意,许多用于外部应用超声凝胶的说明书明确指出"仅限于体外应用",所以其不能用于 TEE 检查中)。
- 轻微地前屈探头、轻柔地向前抬起下颌和适时地使用喉镜有利于探头的置入。在探头置入极其困难时,可使用小尺寸的小儿 TEE 探头。

推荐读物

Eltzschig HK, Rosenberger P, Löffler M, et al. Impact of intraoperative transesophageal echocardiography on surgical decisions in 12,566 patients undergoing cardiac surgery. *Ann Thorac Surg.* 2008;85(3):845–852.

Hahn RT, Abraham T, Adams MS, et al. Guidelines for performing a comprehensive transesophageal echocardiographic examination: Recommendations from the American Society of Echocardiography and the Society of Cardiovascular Anesthesiologists. *J Am Soc Echocardiagr.* 2013;26(9):921–964.

Hensley FA, Martin DE, Gravlee GP. *A Practical Approach to Cardiac Anesthesia.* 3rd ed. Philadelphia, PA: Lippincott Williams &Wilkins; 2003.

The American Society of Anesthesiologists and the Society of Cardiovascular Anesthesiologists Task Force on Transesophageal Echocardiography. Practice guidelines for perioperative transesophageal echocardiography: An updated report by the American Society of Anesthesiologists and the Society of Cardiovascular Anesthesiologists Task Force on Transesophageal Echocardiography. *Anesthesiology.* 2010;112(5):1084–1096.

第 232 章
体外循环中的心肌保护策略——尽你所能,但要知道某些缺血性损伤是不能避免的

诊断为缺血性心肌病相关心力衰竭(简称心衰)的 62 岁男性患者,计划接受原位心脏移植手术。体外循环顺利停机后,由于主动脉损伤需要重新转机并重新使移植心脏停搏以修复主动脉。参观手术的医学生询问了有关"心脏停搏"的相关问题。

为什么我们需要保护心脏?

记住,最重要的事情是体外循环中某些心肌损伤是不可避免的。我们的目标是将心肌损伤程度降到最低,并希望在后期可以修复该损伤。这些损伤中的一部分是因为缺血,而绝大部分体外循环中的心肌损伤是由于再灌注损伤。

再灌注释放出自由基,而自由基可以直接造成心肌功能障碍、细胞内酸中毒、水肿、钙离子超负荷、激发炎症级联反应并活化补体。一般来说,正常功能的心肌耗氧量是 9mL $O_2/(100g\cdot min)$。排空的心脏减少了心肌做功,其耗氧量为 5.5mL $O_2/(100g\cdot min)$。使用停跳液导致的心脏停搏进一步将心肌耗氧降到 1.8mL $O_2/100g/min$,冷却该停跳心至 22℃将基础耗氧量降至 0.3mL $O_2/(100g\cdot min)$。不幸的是,37℃的心脏纤颤将耗氧量增加至 6.5mL $O_2/(100g\cdot min)$,22℃的心脏纤颤耗氧量为 2.0mL $O_2/(100g\cdot min)$。很显然,冷却、排空和静止的

心脏有最低的氧耗量,并在最佳的供需平衡中获益。

减少心肌损伤的关键因素在于避免体外循环中的心室颤动和心室扩张(特别是主动脉瓣反流的患者在灌注停跳液时)。其他的因素,比如外科操作的直接损伤、大量强心药物和冠状动脉栓塞(斑块或者空气),也可加重心肌损伤。即使是微小的空气栓塞也和内皮功能障碍有关。这些缺血事件常常导致心肌顿抑——一种在接下来的48~72小时内可恢复的功能障碍。严重的缺血可导致更加严重且持久的损害。作为二次打击,再灌注损伤发生于开放主动脉时。所以,我们的目标是最大化氧供——体外循环中保持供需平衡,和最小化再灌注的不良影响。对于一台成功的心外科手术而言,有效的心肌保护是至关重要的!

我们如何保护心脏? 停跳液!

理想化的心脏停搏液应该能迅速使心脏的所有区域停止活动,能够更快恢复心脏功能,并且最小化强心药的使用。最常见的心肌保护方法是使用冷却的高钾停跳液(10~40mEq/L)。心脏停搏液顺行通过主动脉钳夹处的近端进入冠状动脉开口,而逆向血流是通过右心切开术或通过 TEE 指导下的颈静脉路径放置的冠状动脉窦导管。应用逆向灌注时,保证冠状窦压力小于 40mmHg;顺行灌注时保证压力小于 100mmHg,以防止冠状静脉和毛细血管网的撕裂。

高风险患者接受顺行/逆行双向灌注的效果更佳,话虽如此,一些临床工作者更偏向于应用单独顺行或逆行的停跳液灌注方式。心肌保护研究十分复杂,且随着体外循环技术的发展,既往研究成果不易长久实施。高钾停跳液通过使钠离子通道失活使心肌在舒张时停止。高钾停跳液的配置也根据不同的实施者和操作规范而变化。无论停跳液的灌注路径为哪种(顺向或逆向),使用任何一种心脏停搏液的目标都是相同的:减少氧耗、钙超载和心肌水肿,并供给心肌以能量。

心脏停搏液的给药频率如何?

体外循环开始时外源性强心药物需要停用以减少心肌氧耗。心脏停搏液的使用时机取决于溶液的类型。传统的停跳液需要大约每 20 分钟一次以保证心肌舒张和恒定温度。最近进入市场的新型停跳液更加的稀释,含有更少的钙离子,且包含利多卡因。其主要的优势在于可以作为单次剂量应用于大部分的体外循环中。其他技术包括全血加上关键电解质(比如,钾和镁)的组合停跳液,此技术被称为"微停跳"。该停跳技术因为在长时间阻断主动脉期间只需要灌注少于 100mL 晶体液,而其他技术却需要几升的晶体液灌注,故其可以减少心肌水肿。

心脏停搏液温度如何?

心脏停搏液可以是热的(37℃)、冷的(9℃)、温的(29℃)。冷停跳液可减少氧耗,但因细胞流动性、跨膜梯度和细胞水肿可导致细胞损伤。有证据显示,温停跳液可以维持心肌代谢需求的降低和充足氧供的平衡,以促进心肌功能恢复。其他的一些研究阐述了热停跳液的临床优势(即,更低剂量的强心药物应用和更短的带管时间和住院时间)。不管使用何种心脏停搏液,需在停机前使用温热血液灌洗停跳液管路以恢复心肌功能和洗出停跳液成分。

停跳液应该以晶体液为主还是血液为主?

心脏停搏液可以是纯晶体液或者混合不同比例血液的晶体液,混合血液的停跳液可以增加携氧能力、提供内源性缓冲物质。一些研究显示,在减少围手术期心肌梗死方面,冷晶体液和冷血液停跳液并没有显著差异。两者对于自行恢复窦性心律、30 天死亡率、房颤发生率和卒中的影响亦没有明显差别。其他研究表明含血停跳液可以使心肌处于更好的代谢状态,但并不能改善心肌损伤或临床预后。尽管微停跳液（即加入浓缩电解质的全血）的使用看起来颇有前景，但需要更多的大型随机实验来证实其是否真的优于传统停跳液。

使用超极化心脏停搏液还是去极化心脏停搏液？

体外循环中最常使用去极化停跳液进行心肌保护。其中的高浓度钾离子是去极化的有效成分。细胞内钠离子内流导致肌质网释放钙离子，同时导致心肌损伤。而新型停跳液通过开放钾离子通道诱导心脏停搏，触发心肌超极化并抑制其收缩、保存能量。虽然有证据表明，超极化停跳液对于保护冠脉内皮功能要优于去极化停跳液，但目前尚未达成共识。

在应用心脏停搏液时，经食管超声心动图能否发挥作用？

在如今的心胸外科手术室，经食管超声心动图（TEE）可被看作一项"标准"监测配置。麻醉医师可借助改良食管中段四腔心切面，来确认和记录逆灌冠状窦导管的位置。其他切面也可有所帮助。冠状窦宽大提示永久左上腔静脉的存在，这种情况使得逆灌停跳液无法奏效，还存在停搏液逆行灌注到脑引起卒中的风险。导管置入困难可能是由于瓣叶挡住了冠脉窦的开口。多普勒彩色血流可用来找到停跳液流入冠状窦的血流，食管中段主动脉瓣短轴切面可用来找到左右冠脉中的前向血流。应用TEE经颈静脉放置冠状窦导管可减少侵入性操作。

我们还能为保护心脏做些什么？

为减少内源性机制诱发再缺血事件造成的心肌损伤，缺血预处理一直是有效之策。和静脉麻醉药物相比，挥发性麻醉药物已经显示出预处理的效果，它们的使用更有利于围手术期心脏外科患者的临床预后。

类似的缺血后处理理论认为通过一种残存心肌的激活机制可进行保护。许多研究显示，使用阿片药物、缓激肽、镁离子、腺苷和环孢素-A进行再灌注显示出鼓舞人心的结果。一些研究结果证实了此类方法可有效降低术后肌钙蛋白水平和强心药物使用。

急性等容稀释策略也是一项有效降低血浆指标、强心药物和术后心律失常的方法，其原理是改善冠状血管低流量和促进内源性促红细胞生成素的释放。促红细胞生成素造成冠脉内源性一氧化氮的释放以舒张血管和保护内皮。其他心肌保护技术包括围手术期使用卡维地洛、糖皮质激素和奈西立肽，这些对于预后都有积极促进的作用。

🏠 要点

- 记住，最重要的事情是体外循环中某些心肌损伤是不可避免的。我们的目标是最小化心肌损伤程度，并希望在未来可以修复该损伤。
- 对于一台成功的心外科手术而言，有效的心肌保护是至关重要的！
- 体外循环相关的心肌损伤是由于缺血性损害和再灌注损伤。
- 无论停跳液的灌注路径为何（顺向或逆向），使用任何一种心脏停搏液的目标都是相同的：减少氧耗、钙超载、心肌水肿和给心肌以能量供给。
- 应用逆向灌注时，保证冠状窦压力小于40mmHg；顺行灌注时保证压力小于100mmHg，以防止冠状静脉和毛细血管网的破裂。
- 体外循环开始时停用外源性强心药物以减少心肌氧耗。
- 在停跳液的选择上仍无统一共识。

- 逆行灌注停搏液对瓣膜手术或严重冠心病和主动脉瓣功能不全的患者有利。
- TEE 在指导冠状窦导管置入过程中起到了重要的作用。
- 为避免缺血性损伤,吸入性麻醉药物有保护性的预处理效果。
- 在心停后"唤醒心肌"时,温热的全血输入是最佳唤醒方式。

推荐读物

Grocott HP, Stafford-Smith M, Mora Mangano CT. Cardiopulmonary bypass management and organ protection. In: Kaplan JA, Reich DL, Savino JS, eds. *Kaplan's Cardiac Anesthesia: The Echo Era.* 6th ed. Philadelphia, PA: Saunders/Elsevier; 2011: Chapter 28.

Kinoshita T, Asai T. Preservation of myocardium during coronary artery bypass surgery. *Curr Cardiol Rep.* 2012;14(4):418–423.

Zeng J, He W, Qu Z, et al. Cold blood versus crystalloid cardioplegia for myocardial protection in adult cardiac surgery: A meta-analysis of randomized controlled studies. *J Cardiothorac Vasc Anesth.* 2014;28(3): 674–681.

第 233 章
左心瓣膜功能不全的"心伤"

　　一名 73 岁女性由于机械性损伤造成右髋关节骨折,拟在全麻下行急诊右髋关节置换术。既往由于主动脉瓣狭窄,该患者定期复查心脏超声且未接受过外科矫正手术。其他既往史还包括 2 型糖尿病、慢性阻塞性肺疾病(COPD)和肥胖。自述可步行 1~2 个街区。体格检查发现,该患者胸骨右缘有高调、吹风样Ⅳ/Ⅵ级收缩期杂音,放射至双侧颈动脉。听诊双肺呼吸音清亮。胸片提示心脏扩大,但没有明显肺水肿。这时需要紧急经胸超声检查,但你应该就超声检查结果如何处理患者呢? 患者需要接受紧急手术,不然就有骨髓炎和脓毒血症的风险。就该患者而言,你的麻醉目标是什么? 瓣膜相关的最大陷阱是什么呢?

　　各种类型手术中都能遇到心脏瓣膜病患者的麻醉管理问题,搞清楚其中的 4 个基本问题就没有那么棘手了:

1) 受累瓣膜是哪个/哪些?
2) 损害类型是狭窄、反流还是两者兼有?
3) 狭窄和/或反流的严重程度?
4) 瓣膜相关的继发体征和症状是什么?

　　麻醉实施者对全身麻醉和外科操作对正常生理功能的影响了如指掌。**当患者有瓣膜病变时,麻醉医师最重要的是对于前后负荷、心肌收缩力、心率和心律的生理变化目标了然于心。**好消息是这些指标很程式化,所以你要么把它们记住,要么列一个表格或参考文书在你的手机或平板电脑上以便快速参考。这个章节将着重讲述关于左心瓣膜的相关内容。

关于主动脉瓣膜疾病你需要了解的信息

主动脉瓣狭窄

　　正常主动脉瓣解剖学上为三叶,瓣环面积为 2.6~3.5cm²;但是**你需要记住的数字是 1.0cm²**,因为当瓣膜面积 ≤1.0cm²,通常被认为是重度主动脉瓣狭窄,而重度主动脉瓣狭窄可以是先天性的也可能是获得性的。先天性主动脉瓣狭窄可能包括单叶、二叶(最常见)、三叶或者四叶。主动脉二叶瓣的钙化可导致早发型主动脉瓣狭窄(即,50 岁后或 60 岁早期发病,故上述患者不太符合二叶瓣诊断)。主动脉瓣狭窄可以由退行性钙化造成,退行性钙化是发达国家最常见的主动脉瓣狭窄病因。而风湿性主动脉狭窄是全世界范围内最常见的病因,风湿性主动脉瓣狭窄常常同时影响二尖瓣功能。主动脉射血速度(m/s)、平均压力差(mmHg)和瓣口面积(cm^2)常用来对主动脉狭窄进行分级。**需要意识到,低心脏指数可低估主动脉瓣狭窄的严重程度,某些重度主动脉瓣狭窄患者却有低跨瓣压差(即,有正常左心收缩功能的患者可有严重的主动脉瓣狭窄,但由于心肌肥大造成的心室顺应性差可导致低跨瓣压差)。**

与主动脉瓣狭窄相关的并存疾病包括主动脉异常(即,主动脉根部扩张和主动脉夹层高风险)。这些患者通常表现为心绞痛(最常见症状)、晕厥和充血性心衰(即,由正常收缩功能基础上的左室顺应性差导致)。在大部分患者中,随着主动脉瓣狭窄的加重,跨瓣压差会随着相应增加。增加的跨瓣压差导致代偿性左心室向心性肥厚,最终导致心室的前负荷依赖。

主动脉狭窄的血流动力学目标——"缓慢、窦性和收紧"

前负荷——正常血容量;主动脉瓣狭窄伴随的心室顺应性降低需要更高的舒张末容量/压力以便获取充足的前负荷。术前补充液体至正常血容量,但要注意快速补液可导致急性舒张期充血性心衰。

后负荷——最好保持正常偏高的体循环阻力(即"收紧")。体循环灌注压和冠脉灌注压力依赖于体循环血压和体循环血管阻力的维持——所以,强烈建议应用 $α_1$ 受体激动剂以保持血管收缩,特别是在麻醉诱导导致交感神经功能抑制时。

心肌收缩力——避免应用较多的心脏抑制剂,记住此类患者常有正常偏高的心肌收缩功能。

心率——窦性偏慢的心率是最理想的(50~70 次/min)。心动过速限制了左室和冠脉的舒张期充盈时间。患者常不能耐受快速心律失常,若出现血流动力学不稳定的快速心律失常需要进行电复律处理。

其他关于主动脉狭窄的珍贵临床经验

- 诱导前给患者贴上体外除颤电极片以应对可能的心脏电复律。
- 强烈建议诱导前动脉置管测压和苯肾上腺素静滴。
- 谨慎使用血管舒张剂,特别是硝酸甘油和硝普钠,因其可以同时降低前负荷和动脉压。
- 麻醉药物需缓慢输注且增加剂量时循序渐进,使机体原本生理状态有时间代偿,同时也给自己时间使用必要的血管收缩剂和输注液体来维持器官灌注。

主动脉瓣反流

反流是由于瓣膜不能阻止血液回流。主动脉瓣反流可能是先天性的也可能是获得性的。先天性病变包括主动脉瓣畸形和主动脉根部扩张(与马方综合征或其他结缔组织病有关)。获得性病因包括慢性高血压、动脉粥样硬化、主动脉炎、主动脉夹层、创伤和主动脉瓣心内膜炎。一些严重的主动脉反流可以危及生命,并导致呼吸急促、肺水肿和心血管虚脱。影响血流动力学稳定的严重主动脉瓣反流需要紧急外科手术治疗。慢性主动脉瓣反流的病史长达很多年,患者在左心室功能障碍后出现心绞痛和疲劳的症状。

主动脉反流的血流动力学目标——"快速、充足和前向"

前负荷——"充足"的血流量,并慎用舒张血管的药物,因为其能导致心输出量的进一步下降。

　　后负荷——通过降低体循环血管阻力,使后负荷低于正常值有利于心脏输出前向血流。

　　心肌收缩力——保持心肌收缩力并避免使用负性肌力药物。慢性主动脉瓣反流可进展为左心室偏心性肥厚和/或左室功能不全。可以使用 β_1/β_2 激动剂(比如,多巴胺)和血管舒张剂(比如,米力农)来治疗心肌收缩力的下降。这些药物能完美地将舒张外周血管和强心结合在一起。

　　心率——快速(目标心率为 90~100 次/min)。更快的心率可以缩短舒张时间,同时也就缩短了反流的时间。这样就可以减少反流以改善心功能。

　　其他关于主动脉瓣反流的珍贵临床经验

- 许多麻醉药物可导致体循环血管阻力的下降,进而有利于主动脉瓣反流患者。
- 记住,主动脉瓣反流是主动脉球囊反搏的绝对禁忌证(就像搬起石头砸自己的脚！)。
- 因为既存的左室功能障碍和体外循环中不充分的心脏保护(主动脉瓣反流不易顺向灌注停跳液),停机过程可能比预期的要更加困难。提前准备好强心药物！
- 合并主动脉狭窄时,缓慢给予麻醉药物以利生理代偿或给药物支持留出时间维持其生理状态,从而维持器官的灌注。

关于二尖瓣疾病你需要了解的信息

　　好消息是,就预测性而言,二尖瓣是疾病最常涉及的瓣膜且通常与功能不全有关(即,二尖瓣狭窄在心脏疾病中所占比例小于 1%)。坏消息是,当你与二尖瓣狭窄相遇时,你会发现这可能是麻醉管理中最具挑战性的瓣膜病理。

二尖瓣狭窄

　　二尖瓣狭窄常由风湿病引起,风湿病在美国少见,而在发展中国家常见。二尖瓣狭窄的另一个常见病因是二尖瓣环钙化。正常的二尖瓣口面积是 4~6cm^2,小于 1cm^2 的瓣口面积是二尖瓣重度狭窄的诊断标准(与主动脉瓣狭窄相似)。二尖瓣狭窄抑制左室充盈并导致左房压升高,进而引起左房扩大、房颤、肺动脉高压和充血性心衰,如果瓣膜功能障碍未被纠正最终可导致右心衰竭。

二尖瓣狭窄的血流动力学目标

　　前负荷——保持前负荷避免容量不足。

　　后负荷——保持体循环血管阻力,降低肺血管阻力,以最大化左室充盈(即,避免浅麻醉、高碳酸血症、缺氧、酸中毒和低体温)。

　　心率——绝对避免心动过速！减慢心率以利心房排空,但由于狭窄的二尖瓣心输出量是固定的,过于心动过缓同样危险。

　　心律——维持窦性心律以获取心房收缩的充盈红利——这是一个关键点！

　　心肌收缩力——保持心肌收缩力,认识到由于左室长期充盈不足导致的萎缩状态;需要强心药物。长期肺动脉高压导致右室功能不全,故别忽略了右心评估。

二尖瓣反流

　　二尖瓣反流最常见的病因是二尖瓣脱垂带来的功能性二尖瓣反流。心肌梗死造成心肌损伤,从而造成二尖瓣脱垂。心肌梗死可导致腱索和/或乳头肌断裂,进而引发急性二尖瓣反流,此种情况下可采用主动脉内球囊反搏或急诊外科手术。更为常见的是,心肌梗死相关(且棘手)的心室功能不全引起乳头肌功能不全或移位,进而造成二尖瓣反流。风湿病和二尖瓣感染性/心内膜炎也能造成瓣膜功能障碍。引起左心扩张的原因,比如缺血性或非缺血性左心衰,能导致二尖瓣环扩张,进而造成瓣叶不能对合、产生反流(也被称为功能性二尖瓣反流)。

二尖瓣反流引起左室容量超负荷。如果不进行治疗,二尖瓣反流最初增加左室顺应性,接下来发展为左室肥大,其原因是,心室收缩时有部分血液反流入左心房,所以心脏必须更加努力收缩以将血液泵入体循环。随着左室壁增厚,左室顺应性开始下降进而导致舒张功能障碍。

需要注意的是,二尖瓣置换/成形术后,左室前负荷突然减少且左室不用再向低压力的左房泵血。这些生理改变可能导致急性左心衰,需要使用强心药物支持。

二尖瓣反流的血流动力学目标

前负荷——目标是少量增加前负荷,但是需要个体化滴定以观察液体反应,因为增加的前负荷可加重二尖瓣反流。

后负荷——减少体循环血管阻力以减少反流率并增加心输出量。减少肺血管阻力(即,避免麻醉过浅、高碳酸血症、缺氧、酸中毒和低体温,需要注意的是,应用主动脉内球囊反搏非常有助于此类情况的治疗)。

心率——绝对避免心动过缓,因为缓慢的心率可增加左室容量,减少前向的心输出量,并增加反流比例。选择正常或稍快的心率为宜。

心律——窦性心律为佳,房颤常见,若为慢性房颤则通常已生理代偿,应对严重的房性心律失常可采用同步电复律。

心肌收缩力——保持心肌收缩力,二尖瓣置换术后常需要强心药物支持。

⌂ 要点

- 当患者有瓣膜病变时,麻醉医师最重要的是对于前后负荷、心肌收缩力、心率和心律的生理变化目标了然于心。
- 对于主动脉瓣狭窄和二尖瓣狭窄而言,需要记住的最重要的数字是 $1cm^2$,因为当瓣口面积小于等于 $1cm^2$ 时,被称为重度狭窄。
- 需要意识到,低心脏指数可低估主动脉瓣狭窄的严重程度,某些重度主动脉瓣狭窄患者却有低跨瓣压差(即,有正常左心收缩功能的患者可有严重的主动脉瓣狭窄,但由于心肌肥大造成的心室顺应性差可导致低跨瓣压差)。
- 主动脉狭窄的麻醉相关基础目标为正常血容量、稍慢窦性心律(50~70 次/min)和稍高的体循环血管阻力(使用低剂量 α 激动剂)。
- 主动脉反流的麻醉相关基础目标为正常血容量、稍快心率(90 次/min)和低于正常的体循环血管阻力。
- 二尖瓣狭窄的麻醉相关目标是正常血容量、正常体循环血管阻力、降低肺血管阻力以利左心充盈(即,避免浅麻醉、高碳酸血症、低氧、酸中毒和低体温)和避免心动过速和极度过缓。
- 二尖瓣反流的麻醉相关血流动力学目标是轻度增加前负荷,正常及稍快心率(70~90 次/min),保持窦性心律(但此类患者中房颤常见)和减少体循环和肺循环血管阻力。

推荐读物

Baumgartner H, Hung J, Bermejo J, et al. Echocardiographic assessment of valve stenosis: EAE/ASE recommendations for clinical practice. *J Am Soc Echocardiogr.* 2009;22(1):1–23.

Lee ES, Ha EL, Yang EH, et al. Diagnosis and management of valvular heart disease. *Hospital Medicine Clinics.* 2014;3(3):e305–e333.

Nishimura RA. Aortic valve disease. *Circulation.* 2002;106(7):770–772.

Skubas NJ, Lichtman AD, Sharma A, et al. Chapter 41: Anesthesia for cardiac surgery. In: Barash PG, Cullen BF, Stoelting RK, et al., eds. *Clinical Anesthesia.* 6th ed. Philadelphia, PA: Lippincott Williams & Wilkins; 2009:1073–1107.

Townsley MM, Martin DE. Chapter 12: Anesthetic management for the surgical treatment of valvular heart disease. In: Hensley FA, Martin DE, Gravlee GP, eds. *A Practical Approach to Cardiac Anesthesia. (Practical Approach Series).* 5th ed. Philadelphia, PA: Lippincott William & Wilkins; 2013:319–358.

Turi ZG. Mitral valve disease. *Circulation.* 2004;109(6):e38–e41.

Zoghbi WA, Enriquez-Sarano M, Foster E, et al; American Society of Echocardiography. Recommendations for evaluation of the severity of native valvular regurgitation with two-dimensional and Doppler echocardiography. *J Am Soc Echocardiogr.* 2003;16(7):777–802.

第 234 章
降主动脉手术的麻醉——启动损伤控制措施

　　一名 68 岁男性因严重的急性后背疼痛急诊入院。既往史包括高血压、高脂血症、冠心病、慢性阻塞性肺疾病和病态肥胖。胸片提示纵隔增宽。在完善 CT 检查时，患者呼之不应且显示为无脉性电活动。当急诊团队采取复苏操作时，放射科医生提示造影剂在胸降主动脉瘤中有外流。外科团队接到紧急电话，该患者在实施高级生命支持的同时已经转运到手术室。你怎样利用这少量的时间做好准备迎接患者？此次麻醉的关键是什么？

　　行胸降主动脉手术的患者面临巨大的麻醉挑战。影响到降主动脉（descending thoracic aorta，DTA）的主动脉疾病一般归为如下几类：动脉瘤、假性动脉瘤、缩窄、主动脉破裂、夹层、壁内血肿、感染以及动脉粥样硬化疾病（伴或不伴穿透性溃疡）。为行 DTA 手术的患者制订一个安全的麻醉计划需要对主动脉病变、手术计划以及能减少手术操作对主动脉不利影响的各项措施都有深入的了解。

　　在一些胸降主动脉瘤或其他病变的患者中，其修复方式多种，而通常采用的是血管内支架技术以减少手术的复杂性。在其他情境下，比如上文提到的病例，他们通常表现为急症或危症，极少有时间能对主动脉疾病常伴的各种严重合并症（比如，冠心病和脑血管病变）进行评估。理想情况下，麻醉医生回顾所有可获得的影像学检查的详细情况并制订麻醉计划，麻醉计划的重点是为受手术影响的所有系统提供保护与支持。**在包括胸降主动脉的急诊外科手术中，"控制损伤情景"需要同时进行多项准备：申请血液制品，建立可靠的静脉通路、有创监测、一定程度上可接受的血流动力学和镇静；另外，急诊手术需要召集额外的麻醉/外科人员，这样术前准备才能进行得最有效率。**

胸降主动脉手术的监测

　　一个完善的 DTA 手术麻醉监测计划要考虑到这些手术过程本身可引起血流动力学不稳以及多器官系统灌注不足。为部分避免主动脉钳夹对阻断血流的影响，常采用一种 Gott 分流器或左心部分分流（在离心泵辅助下，左心房分流到远端主动脉、髂动脉或股动脉）灌注远端主动脉。**上半身动脉和股动脉压力监测宜同时进行以评估主动脉钳夹时近端和远端动脉的灌注情**

况。在部分分流期间,远端主动脉平均动脉压(MAP)常维持在 60~70mmHg 之间,而近端 MAP 大约维持在 90mmHg。额叶的脑氧监测联合双侧股四头肌运动监测可协助将钳夹部位上下的平均动脉压分别调整至个体化的最优数值。采用左心部分分流时,常规体外回路中不含热/冷交换器,由于热量在通过体外回路时散失,这使得患者存在严重低温的风险。**低温会增加这些患者发生凝血病性出血以及高血糖症(会加重对脑、脊髓和/或心脏的缺血性损伤)的风险,因此这类麻醉中应常规使用患者保温系统(比如,加压对流气毯或水凝胶能量转换垫)。**另外,个体化体外膜肺的静脉至动脉回路可以用来达到相同结果,而热/冷交换器的使用可解决低温难题。

有创监测和中心静脉通路对于 DTA 手术至关重要。选择桡动脉置管位置时要谨慎,因为需行 DTA 手术的患者中动脉粥样硬化疾病的发生率也较高。严重锁骨下或腋动脉斑块可造成血流动力学监测数据不准确。检查双侧无创袖带压能发现双上肢间显著的压力梯度。中心静脉通路可以进行快速补液、输注血管活性药物和监测心功能和充盈压(如,通过中心静脉通路插入肺动脉导管)。另外,使用特殊的动脉监测转换器可以提供稳定连续的心输量数值而不用放置肺动脉导管。有设备和具备使用技能时,术中经食管超声心动图(TEE)在监测血流动力学方面也是有帮助的。

对于可疑冠脉病变的患者,主动脉阻断可引起左心后负荷突然增加,导致心肌缺血和/或急性左心室衰竭。主动脉阻断期间,必须仔细监测心电图缺血性改变和/或急性左心室衰竭的体征(如,肺毛细血管楔压突然升高或 TEE 发现新的室壁运动异常)。主动脉阻断期间也经常需要应用药物降低后负荷(如,短效的二氢吡啶类钙离子通道阻滞剂或者一氧化氮)。如果未行左心部分分流,去除主动脉钳也会伴有血流动力学不稳(如,低血压),主要是因为左心室后负荷突然降低以及主动脉钳夹远端缺血组织床释放乳酸。开放主动脉钳引起的一过性循环乳酸和钾升高可诱发心室易激性或心律失常。开放主动脉钳之前及之后给予液体负荷和药物治疗(如,给予 α_1 激动剂和碳酸氢钠)有助于减轻血流动力学恶化。

DTA 手术和器官缺血/保护

DTA 手术中行主动脉补片需暂时阻断主动脉血流,这使所有远端器官(比如,肾脏、肠、脊髓)面临缺血性损伤和梗死的风险。**脊髓的潜在缺血性损伤需重点关注,故需要制订相应监测方案并防止此类伤害的发生。**DTA 手术期间通过促进脊髓血流来保护脊髓。推荐干预措施包括,术前置入腰脑脊液引流管、增加动脉血压、神经生理学监测技术以及药物支持治疗。腰脑脊液引流能预防脊髓缺血和治疗 DTA 手术导致的术后截瘫(即引流脑脊液抵消肿胀的脊髓所占空间以减少硬膜内压力从而获得更好的灌注)。这些导管不采用肝素化或加压换能冲洗器。腰 CSF 压力超过 10mmHg 才允许引流 CSF。导管置入和拔出之前要注意确保凝血功能正常。维持脊髓灌注压(MAP- 鞘内压)至少为 70mmHg 时才能增加脊髓动脉血压,这需要 MAP 达到 80~100mmHg。

利用体感诱发电位或运动诱发电位进行术中神经生理学监测能够提示急性脊髓缺血。药物支持治疗包括鞘内给予不含防腐剂的罂粟碱(同时行脑脊液引流)以及全身给药,包括糖皮质激素、硫喷妥钠、甘露醇、镁、钙离子通道阻滞剂和纳洛酮。对于支持这些药物用于这类手术的研究的结果尚难以评价,并且目前尚未制订出广泛接受的标准药物治疗方案。静脉给予纳洛酮 1μg/kg/h 可改善此类患者的神经系统预后(包括逆转截瘫症状)。

DTA 解剖学注意事项

左侧开胸术,或胸腹联合切口,是暴露 DTA 最常采用的手术开口方式。此术式通常必须行单肺通气,最常选择右肺通气。单肺通气的可选方法包括肺塌陷、插入左支气管封堵器,或采用双腔支气管内插管(double lumen endobronchial tube,DLT)(即,通常采用左 DLT)。DLT 可以进行一些肺部的操作,如吸引气道和持续气道正压,这是封堵管实现不了的。但是,采用 DLT 要求在手术结束时再换为单腔气管内插管,这在大手术后存在一定风险。

DTA 镇痛

基于开胸术疼痛剧烈的特点,术后镇痛至为关键。术中及术后采用胸硬膜外镇痛能提供良好的疼痛控制,并使患者能够早期拔管,从而能够及时评估神经系统功能(如,排除脊髓缺血相关的截瘫)。置入和拔出硬膜外导管时要注意确保凝血功能正常,以预防出血相关的神经系统并发症。紧急手术避免术前置入硬膜外导管,但术后置入仍是大多数病例的一种选择。

🏠 要点

- 在包括胸降主动脉的急诊外科手术中,"控制损伤"需要同时进行多项准备:申请血液制品,建立可靠的静脉通路,进行有创监测,一定程度上可接受的血流动力学和镇静;另外,急诊手术需要召集额外的麻醉/外科人员,这样术前准备才能进行得最有效率。
- 有创监测和中心静脉通路对于 DTA 手术来说至关重要。选择桡动脉置管位置时要谨慎,因为需行 DTA 手术的患者中动脉粥样硬化疾病的发生率也较高。严重锁骨下或腋动脉斑块可造成血流动力学监测数据不准确。通常需要监测上下肢远端动脉血压。
- 脊髓的潜在缺血性损伤需重点关注,故需要制订相应监测方案并防止此类伤害的发生。
- 当 DTA 手术需要使用部分左心转流时,进行股动脉血压监测以评估远端动脉灌注压力。
- 低温会增加这些患者发生凝血病性出血以及高血糖症(会加重对脑、脊髓和/或心脏的缺血性损伤)的风险,因此这类麻醉中应常规使用患者保温系统。
- 在主动脉阻断期间使用药物降低后负荷(比如,使用短效血管舒张剂包括氯维地平、硝普钠和硝酸甘油)可预防急性左心衰的发生。
- 开放主动脉钳引起的一过性循环乳酸和钾升高可诱发心室易激性或心律失常。
- 开放主动脉钳之前给予液体负荷和药物治疗(如,给予 α_1 激动剂和碳酸氢钠)有助于减轻血流动力学恶化。
- 腰脑脊液引流能预防脊髓缺血和治疗 DTA 手术导致的术后截瘫。这些导管不采用肝素化或加压换能冲洗器。
- 基于开胸术疼痛剧烈的特点,术后胸段硬膜外镇痛的使用至为关键。

推荐读物

Bittner E, Dunn PF. Anesthesia for vascular surgery. In: Hurford WE, Bailin MT, Davison JK, et al., eds. *Clinical Anesthesia Procedures of the Massachusetts General Hospital.* 6th ed. Philadelphia, PA: Lippincott, Williams & Wilkins; 2002:350–365.

Moskowitz DM, Kahn RA, Reich DL. Anesthesia for the surgical treatment of thoracic aortic disease. In: Thys DM, Hillel Z, Schwartz AJ. *Textbook of Cardiothoracic Anesthesiology.* McGraw-Hill; 2001:680–710.

Pantin EJ, Cheung AT. Thoracic Aorta. In: Kaplan JA, Reich DL, Lake CL, et al., eds. *Kaplan's Cardiac Anesthesia.* 5th ed. Philadelphia, PA: Saunders-Elsevier; 2006:723–764.

第235章
系好安全带:照顾好升主动脉夹层患者

一位72岁的女性来到急诊病房,紧捂着胸口主诉胸口处强烈的撕裂样疼痛,同时她还在为左腿难以忍受的灼痛而哭泣(感觉就像着火了一样)。该患者的病史中包括控制不良的高血压、肺气肿和高脂血症,对诊断都有重要意义。生命体征提示血压——左臂:188/124mmHg,右臂:125/110mmHg;心率124次/min;呼吸25次/min。体格检查中,有临床意义的包括轻度意识障碍,双侧呼吸音明显减弱,巨大的舒张期杂音。双侧脉搏存在差异,右侧桡动脉严重弱于左侧,左侧足背动脉严重弱于右侧。她的左前臂有一根14#的静脉导管。心电图显示窦性心动过速伴有下壁导联ST段抬高,与主动脉根部撕脱而导致的右冠状动脉近端血流阻塞有关。胸片提示纵隔增宽,CT证实升主动脉夹层,从主动脉根部延伸到髂动脉分叉(我们心脏手术室内称之为从头到尾的夹层)。接下来,你被呼叫到手术室协助管理这个有挑战性的患者,所以现在系上安全带,坚持住,因为你即将搭上快车!那么下一步最合适的管理步骤是什么?

答:首先在左侧桡动脉建立有创动脉监测(左侧血压较高,右侧血压可能较低,因为主动脉夹层累及无名动脉和右锁骨下动脉,导致右侧测量出的血压低于中心血压),然后降低主动脉切应力和收缩压(降至接近110mmHg),通过首先应用短效静脉β-受体阻滞剂(艾司洛尔),然后开始静脉输注全身动脉选择性血管扩张剂(即氯维地平)。准备4个单位的红细胞,然后进行快速经胸(或经食管)超声心动图,以确定是否存在心脏压塞,确定主动脉瓣关闭不全(aortic insufficiency,AI),AI是全舒张期杂音的发生机制。在手术室里你需要额外的帮助,因为在这种情况下,时间是至关重要的,即使你把工作做得准确但是不够迅速,患者仍然会有不好的结果。

升主动脉夹层占所有主动脉夹层的60%~70%,是危及生命的紧急情况,包括主动脉内膜撕裂,形成假性通道,可能导致血流或壁内血肿。主动脉夹层通常是自发的,但也可能与创伤有关(例如,当发生机动车事故时胸壁撞到方向盘上)。**升主动脉夹层是一种真正的医疗紧急情况,在最初出现症状后的48小时内,其死亡率每小时增加1%~2%。**(如果你在去医院治疗主动脉夹层患者的路上被交通问题拦住,我们建议引用这一死亡率统计数字,通常交警会打开警笛和车灯护送你尽早抵达医院)。据报道,手术死亡率从3%到24%不等,主动脉弓水平的夹层手术死亡率最高。

在主动脉夹层的部位,动脉瘤是很常见的。动脉瘤的形成在临床上是隐匿的,通常与不受控制的高血压和基因缺陷有关,导致主动脉壁产生功能失调的纤维蛋白。主动脉夹层的另一个可能机制是血管破裂,造成壁内血肿和剥离延伸;这种情况没有内膜撕裂,但与有撕裂的主动脉夹层具有相同的死亡率。机械应力最大的区域是升主动脉和左锁骨下动脉远端。**由于高血压和搏动性灌注所产生的剪切应力,剥离的血管内皮可继续在其近端或远端(通常以螺旋方式)扩展,并可能危及多个重要器官的血流。**我们从外科同事那里听到,主动脉内膜的撕裂位于右冠状动脉开口的正上方,这也正是主动脉中另一个高机械应力区域。但是无论如何,确定撕裂的位置并不是麻醉相关的优先事项。

主动脉夹层的危险因素包括男性、慢性和/或不受控制的高血压、年龄>60岁、结缔组织疾病(如马方综合征)、单/双或四瓣主动脉瓣、主动脉瘤、妊娠、毒品滥用(如可卡因使用)、创伤和主动脉切开术后。使用两种分类系统来详细说明主动脉夹层的范围,其中包括Stanford和DeBakey系统(见表235.1)。

表 235.1　主动脉夹层的分级

分级系统	类型	累及部位
Stanford 系统	A	累及升主动脉
	B	累及降主动脉
DeBakey 系统	I	累及整个主动脉
	II	只累及升主动脉
	III	只累及降主动脉

　　升主动脉夹层最常见的表现是胸痛,表现为撕扯样、撕裂样、尖锐、刺痛或压力样疼痛,四肢可能有脉搏缺失,提示肢体缺血或全身灌注不足。注意,在前文所提及的患者中,她还抱怨严重的左腿疼痛,这可能是由于主动脉夹层相关的下肢缺血所致。**导致心脏压塞的主动脉夹层(通常是由于主动脉根部破裂,更常见的是血流通过主动脉夹层流入到心包横窦中),可能导致颈静脉压力升高、全身性低血压、晕厥、卒中和心血管衰竭。注意,主动脉夹层延伸到头部血管会导致一系列神经系统症状,从轻度意识障碍到卒中和脑梗死。在大多数情况下,如果真的有主动脉破裂,通过横窦进入心包腔,会导致急性和难于复苏的心搏骤停。如果剥离导致严重主动脉瓣反流,则可能出现充血性心力衰竭(如肺水肿)的迹象。**

　　与主动脉夹层相关的主动脉瓣反流程度可以从无到严重,这取决于主动脉夹层对主动脉瓣阀门功能的破坏程度。呼吸系统症状包括喉返神经压迫引起的声音嘶哑、吞咽困难和喘鸣。

　　升主动脉夹层的诊断通常通过 CT、主动脉血管造影、磁共振造影(最敏感、特异性最高)或经食管超声心动图(TEE)进行。TEE 特别关键,因为它可以排除心脏压塞,确定主动脉瓣反流的机制/严重程度,更好地描述撕裂的范围,并评估近端冠状动脉受累及相关的室壁运动异常。术中 TEE 可帮助识别主动脉的真假腔,这将有助于判断体外循环(CPB)建立所需动脉插管位置(图 235.1)。任何进行术前诊断性 TEE 的尝试都必须与有经验的麻醉医生联合进行,因为镇静不足和交感反射的迟钝可能会导致主动脉立即破裂并伴有无法恢复的血流动力学衰竭。

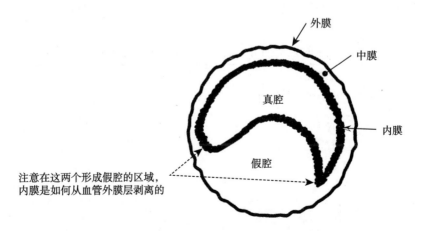

图 235.1　主动脉夹层 TEE 成像的主动脉短轴示意图

与升主动脉夹层相关的并发症列于表 235.2。高发病率和高死亡率通常与冠状动脉口受累、主动脉根部夹层导致严重主动脉瓣反流、近端夹层引起心脏压塞有关。紧急医疗处置的目标是控制全身血压，以减少传递到主动脉壁的剪切应力或压力随时间的变化（ΔP/Δt）。主动脉夹层的血流动力学控制最初是通过注射艾司洛尔（即静脉注射 20~50mg）和输注[25~300μg/(kg·min)]，这降低了主动脉壁上的剪切应力。然后开始注射氯维地平或尼卡地平（二氢吡啶类钙通道阻滞剂因其动脉选择性而被首选。注意，氯维地平和尼卡地平具有相同的作用机制，但氯维地平的半衰期约为 1 分钟，而尼卡地平的半衰期为 12~14 小时），这将有助于限制剥离的延长。虽然没有任何压力控制范围被证明是最好的，但 100~110mmHg 的收缩压是公认的目标。该水平的压力可能有助于维持足够的器官灌注，同时将主动脉破裂的风险降到最低。

麻醉管理需要建立动脉监测和静脉通路，包括在输液加热器上接通多个大口径静脉导管、快速输液装置、中心静脉通路（允许监测中心静脉压力、心脏指数、混合静脉氧合以及强效血管活性药物的输注）。根据 CPB 动脉插管的手术方案，必须至少放置一根动脉导管。始终要考虑动脉监测导管的放置位置，因为外科医生可能会在上游动脉部位插管，这会使你观察到的血压不准确（低于实际的中心血压）。诱导前动脉监测是麻醉管理的标准。颈静脉置管前进行颈动脉超声检查，可以确定血管的位置和夹层是否延伸到颈部。颈动脉夹层在升主动脉夹层中很常见，但与血流阻塞相关的颈动脉夹层（预示着死亡率增加）并不常见。在手术开始前，手术室至少要有 4 个单位的红细胞。

必要的监测和辅助设备包括 ASA 提出的标准监测，同时强烈建议使用脑血氧饱和度，因为主动脉夹层的手术通常在深低温停循环下进行，脑氧饱和度监测是最好的技术手段。在停循环期间，脑血氧饱和度监测的功能很像一个装满沙子的沙漏，因为人们可以观察到脑氧饱和度百分比在短短几分钟内缓慢恶化，因为低温、未经灌注的大脑会从大脑微循环中的血红蛋白中提取剩余的氧气。对于采用单侧选择性顺行灌注的外科医生来说，脑氧饱和度监测可以验证两侧大脑的充分灌注和氧合。在选择性顺行灌注期间，单侧观察到的对侧大脑的饱和度降低可以提醒临床医生没有形成完整的 Willis 环，可能需要将第二个顺行插管插入头部血管（即最常见的是左颈总动脉）。此外，插入 Foley 导管（具有温度监测功能）、经口胃管，用于体表与核心温度的监测，是该类手术的管理标准。

由于这些患者术中经常发生血流动力学不稳定，因此大剂量麻醉镇痛药物是一种首选的

表 235.2 急性升主动脉夹层的并发症（n=513）

并发症	发生率
所有类型的神经功能损伤	18%
昏迷/意识改变	14%
心肌缺血/梗死	4%
急性肾衰竭	6.2%
低血压	26%
心脏压塞	17%
死亡率	30%

诱导方法。但要小心,因为在严重主动脉瓣反流时,心动过缓会导致循环衰竭。对主动脉夹层患者进行全身麻醉诱导必须始终把预防高血压放在首位。如果需要快速序贯气管插管,艾司洛尔和/或氯维地平可用于治疗和预防喉镜操作引起的高血压反应。与硝普钠相比,氯维地平更为可取,因为它是一种超短效、动脉选择性的药物,缺乏毒性代谢物(与含氰化物的硝普钠相比),其代谢不依赖肾或肝功能。TEE 探头在诱导后放置,进行完整的 TEE 检查,特别注意主动脉瓣反流的程度和发生机制。

如果夹层造成严重的心脏压塞,在全麻诱导后进行正压通气可能会阻碍右心充盈,并导致心血管衰竭。维持心脏充盈压力通过维持血管内容量,较短的吸呼比来最大限度地增加右心的充盈量。如诊断或怀疑心脏压塞,应考虑局麻下进行股动脉插管行 CPB,然后诱导后立即切开胸骨。心脏压塞解除后可引起反跳性高血压,导致主动脉破裂,死亡率大大增加。(对于每一个与主动脉夹层相关的问题,我们知道如何预测和解决,急性的升主动脉夹层"知道"如何再扔两个"炸弹"过来偷袭你,把你的内部警戒模式转到"战斗模式"。)如果在全身麻醉诱导前不能在局部麻醉下进行 CPB 股动脉插管,则应小心诱导,逐渐过渡到辅助通气,最后应进行正压通气,将循环衰竭的风险降至最低。这种情况下,整个术前准备工作都已准备好了(例如,低室温,外科医生消毒铺巾,准备好放在头部的冰袋,灌注医师准备好进行体外循环)。如果不确定心包积液的量或心脏压塞的存在,则应在进行快速诱导前经胸超声心动图,以排除诱导时出现意外的血流动力学衰竭。在麻醉诱导期间,使用血管收缩剂和/或正性肌力药物对主动脉夹层患者进行血流动力学支持是危险的,如果出现意外药物过量,可能导致主动脉破裂。主动脉夹层患者的诱导时,应保证心脏外科医生、灌注医师和护理团队都应该在房间里并做好准备。

最后,TEE 有助于评估撤除 CPB 后手术修复的有效性,包括主动脉腔内血流的恢复或增加、主动脉瓣修复/置换的评估以及心功能的评估。脑氧饱和度监测可以提示患者 CPB 后出现的脑血流量变化。另外,也可以用体表超声探头通过彩色多普勒检查直接评估颈总动脉,以确定是否存在双侧血流。手术修复成功后,麻醉团队应做好评估(例如,通过血栓弹力图和中心实验室血液学/特殊凝血研究),积极治疗凝血因子相关的出血。在深低温停循环期间,用于维持器官功能的低温通常会导致血小板功能障碍和在血窦丰富的器官(即肝脏和脾脏)中瘀滞。因此,在转流前,手术室中应备有血小板。

⌂ 要点

- 升主动脉夹层是一种真正的医疗紧急情况,在最初出现症状后的 48 小时内,其死亡率为每小时增加 1%~2%。
- 升主动脉夹层和壁内血肿都具有相同的死亡风险。
- 由于高血压和搏动灌注产生的剪切应力,剥离的内皮可继续在其近端或远端进行性撕裂(通常以螺旋方式),并可能危及多个重要器官的血流。
- 升主动脉夹层最常见的表现是胸痛,表现为撕扯样、撕裂样、尖锐、刺伤或压迫样疼痛,四肢可能存在脉搏微弱,提示肢体缺血或全身灌注不足。
- 主动脉夹层导致心脏压塞(通常是主动脉根部破裂或更常见的是血通过主动脉夹层流入到心包横窦)可能导致颈静脉压力升高、全身低血压、晕厥、卒中和心血管衰竭。
- 夹层延伸至头部血管可导致一系列神经症状,从轻度意识障碍到卒中和脑梗。
- 在大多数情况下,如果主动脉夹层通过横窦破裂进入心包腔,则会导致急性且通常不可逆的心搏骤停。

- 任何术前诊断性 TEE 都必须与有经验的麻醉医生一起进行,因为镇静不足和交感自主神经传出功能减弱可能导致主动脉突然破裂,并伴有不可恢复的循环衰竭。
- 紧急药物治疗处置包括控制血流动力学,最初采用艾司洛尔(即静脉注射 20~50mg)和输注[25~300μg/(kg·min)],然后开始使用氯维地平或尼卡地平(由于其动脉选择性,这里首选二氢吡啶类钙通道阻滞剂)。注意,氯维地平和尼卡地平有同样的作用机制,但氯维地平的半衰期约为 1 分钟,尼卡地平的半衰期为 12~14 小时),这将有助于限制夹层撕裂的延伸。
- 收缩压控制在 100~110mmHg 是公认的目标。
- 手术开始前,手术室内至少应备有 4 个单位红细胞。
- 考虑动脉导管的放置位置,因为外科医生可能会在上游动脉插管,这会使您观察到的血压不准确(即低于实际的中心血压)。诱导前放置动脉监测是常规标准操作。
- 主动脉夹层患者的麻醉诱导必须始终优先预防高血压。艾司洛尔和氯维地平的半衰期较短,是控制这些患者血压的理想药物。
- 必要的监测和辅助设备包括标准的 ASA 监测,强烈建议使用脑血氧饱和度仪。
- 插入导尿管(应具有温度监测功能)、经口胃管,测量体表和核心温度被视为术中管理标准。
- 根据夹层的远端范围,可能需要停循环以进行适当的外科修复;在需要深低温停循环的情况下,神经保护是最重要的考虑因素。
- 如果夹层导致心脏填塞,麻醉诱导期间转为正压通气可能会阻碍右心充盈,并导致心血管衰竭。
- 体外循环前心脏压塞解除可能导致反跳性高血压,导致主动脉破裂,增加死亡率。
- 主动脉夹层患者诱导前心脏外科、体外循环、护理团队都应在房间内,并在麻醉诱导前做好准备。
- 手术修复成功后,麻醉团队应做好评估(例如,通过血栓弹力图、血液学/特殊凝血实验室检查)和积极治疗凝血因子相关出血的准备。

推荐读物

Augoustides JG, Pantin EJ, Cheung AT. Thoracic aortic surgery. In: Kaplan JA, Reich DL, Savino JS, eds. *Kaplan's Cardiac Anesthesia*. 6th ed. Philadelphia, PA: Saunders/Elsevier; 2011: Chap 21.

Isselbacher EM. Diseases of the aorta. In: Goldman L, Schafer AI, eds. *Goldman's Cecil Medicine*. 24th ed. Philadelphia, PA: Saunders Elsevier; 2011:Chap 78.

第 236 章
游走在深低温停循环

一位 38 岁患有马方综合征的男性,其表现为主动脉根部扩张(65mm)、升主动脉增宽(60mm)、主动脉弓增宽(57mm)、降主动脉增宽(43mm)和轻度主动脉瓣关闭不全。他即将进行保留瓣膜的主动脉根部置换术、全弓置换术、主动脉弓血管再植术,以及远端主动脉的"象鼻"术。他的外科医生计划将来再解决其降主动脉的问题。外科医生提示该手术将在深低温停循环(deep hypothermic circulatory arrest,DHCA)下进行,外科医生认为体外循环建立需要的时间小于 60 分钟。该患者需要双侧桡动脉导管和两个大号外周静脉导管。同时需要红外光谱（NIRS）放在前额上进行脑血氧饱和度监测与脑电图监测。局部脑氧饱和度（rSO₂）显示右侧为 77%，左侧为 76%。全麻诱导药物应用异丙酚、芬太尼和罗库溴铵，经右颈内静脉放置肺动脉导管，同时应用经食管超声心动图（TEE），并在全身抗凝前放置鼻咽温度探头。患者被降温直到鼻咽温度到达 18℃，外科医生进行主动脉根部重建时还需要 45 分钟。脑血氧饱和度显示右侧 rSO₂ 为 90%，左侧为 91%。外科医生在 DHCA 下完成远端主动脉的象鼻术、主动脉弓置换和人工血管再植入术。主动脉弓进行选择性脑灌注。DHCA 在 46 分钟后结束，灌注恢复，外科医生完成主动脉根部置换和最终吻合。患者成功地脱离了体外循环（CPB）。TEE 提示没有明显的主动脉瓣关闭不全或狭窄。患者术后返回重症监护室，拔除气管插管并完成复苏。

　　DHCA 是一种将身体冷却到 18℃的外科手术技术。这种深度低温降低了脑氧代谢率以及全身组织的耗氧量。一旦鼻咽温度测量值达到 18℃，身体通常会再冷却一段时间，以达到均匀的温度。接下来停止体外循环，血液被引流到体外循环机的静脉贮血器中。由于循环系统中没有血流，外科医生可以移除主动脉夹以进行手术，排除了主动脉夹带来的干扰。远端主动脉和主动脉弓的操作完成后，可以恢复体外循环。DHCA 还可用于肺动脉内膜剥脱切开取栓术、降主动脉手术、侵犯右心房的肾癌切除术和某些颅内动脉瘤夹闭术。

DHCA 的作用机制

　　脑氧代谢率（cerebral metabolic rate of oxygen consumption，CMRO₂）很高，对缺氧非常敏感。与肝脏或肌肉等其他器官不同，这主要与高能磷酸盐和葡萄糖供应有限相关。脑损伤是由于无氧糖酵解和钙进入脑细胞激活了酶类。DHCA 显著降低了氧耗，提高了大脑没有血液供应时的安全性。当体温低于 37℃时，每降低 1℃，CMRO₂ 降低约 5%~7%。当人体温度达到 18℃时，新陈代谢低于正常体温下的 25%。其他潜在的好处包括抑制半胱氨酸蛋白酶，减少毒性自由基，减少炎症反应，维持微血管的完整性。一些物理学、药理学和外科辅助技术已经在 DHCA 中应用，以提高对机体的保护程度和 DHCA 的持续时间，从而延长 DHCA 的应用时间。

直接头部冰敷

　　许多中心直接利用冰袋进行头部冰敷，从开始冷却到恢复循环和复温。他们的想法是，冰敷有助于额外的冷却，并防止房间的被动复温。颅骨的厚度和密度阻止了 CPB 全身冷却带来的优势。手术室温度通常降低到 18℃以下，这将消除患者和手术室之间的温度梯度。目前还没有人研究证实，在 DHCA 期间，直接头部冰敷具有任何优势。如果直接使用冰块，必须注意避免冻伤眼睛、耳朵和其他组织。

药物辅助

　　一些药物或药物组合已经被推荐使用，以增加 DHCA 的安全性。类固醇甲泼尼龙可以用来减轻 DHCA 的炎症反应，包括水肿、自由基形成和脂质过氧化。巴比妥类药物通过降低 CMRO₂、自由基、脑水肿和癫痫发作而起作用。镁是一种脑血管扩张剂。利多卡因可改善短期认知功能。甘露醇被认为可以清除自由基和减轻脑水肿。目前还没有药物单独或联合其他药物来减轻脑损伤。

血气管理

　　在 DHCA 期间，有两种方法来管理血气，① pH 稳态和② α 稳态。

pH 稳态技术的重点是保持 pH 为 7.40 和 $PaCO_2$ 为 40mmHg。改变体温导致灌流师需要向回路中添加二氧化碳，从而导致呼吸性酸中毒。呼吸性酸中毒导致脑血管扩张和脑血流量增加。脑血流量的增加理论上会导致大脑更快速和更均匀的冷却，但是由于高流量，有增加脑栓塞事件的风险。

α 稳态技术的重点是通过在 37℃下达到正常的 pH 和 $PaCO_2$ 来维持大脑的自动调节功能，呼吸性碱中毒可以减少脑血流。灌注师不添加二氧化碳，脑血流较低，发生栓塞的风险也较低。α 稳态技术风险是可能在体循环降温时存在冷却不均匀。

没有研究能够明确证明哪一种管理方式更有优势。在降温期间，pH 稳态方法(呼吸性酸中毒和 CBF 增加)可改善大脑冷却，而在升温期间使用 α 稳态(呼吸性碱中毒和脑血管收缩)可减少栓塞事件，同时保持脑血管自动调节机制以及脑氧代谢率 $CMRO_2$ 与血流耦联机制。

选择性脑灌注

大脑是一个代谢非常活跃的器官，在缺血时极易受到影响。选择性脑灌注是指身体其他部位停止血流和血流中断期间，仍保持向大脑输送血液和氧气。选择性脑灌注已被证明可以延长 DHCA 的时间，以完成主动脉弓上的关键手术步骤。这项技术存在的普遍缺点是增加了额外的设备或术野中血流引流不充分。

逆行脑灌注(retrograde cerebral perfusion，RCP)是指通过上腔静脉系统对大脑进行灌注。血液以大约 200~300mL/min 的速度从回路中泵出，以达到中心静脉压 15 至 20mmHg。该技术潜在作用机制尚不清楚。RCP 可以"冲洗"大脑血管系统的空气和手术过程中积聚的碎片。RCP 也可以提供额外的脑部降温。但是这种技术越来越不流行了。

经右腋动脉、锁骨下动脉或无名动脉行**大脑顺行灌注**(antegrade cerebral perfusion，ACP)。通过在左颈总动脉上增加一个顺行灌注导管，可以供应双侧半球的血流。对于灌注压力或血流量目前尚无共识。然而，根据单侧或双侧脑灌注，血流通常维持在 5~20mL/(kg·min)之间。血压通常经右桡动脉导管测量，应维持在 40~70mmHg 之间。较高压力的 ACP 可能看似很有用，但可能导致 CBF、颅内压增加、CPB 术后 $CMRO_2$ 高和神经功能恢复较差。血气通常采用 pH 稳态方法。ACP 比 RCP 更受欢迎，因为其可以达到更长 DHCA 的时间。

复温过程中的温度管理

复温包括恢复全身血流，并将患者的体温从 18℃提高到能够将与低温相关的问题降至最低的温度，而不会对脆弱的大脑造成与高温相关的损伤。在开始复温之前，通常在 18℃开始再灌注 5 分钟。加温水与静脉血之间的温度差应为 10℃或更低，以避免大脑过度快速复温。pH 稳态(呼吸性酸中毒和 CBF 增加)技术可在脑温度达到 28℃之前使用，然后可使用 α 稳态技术(呼吸性碱中毒，保持自动调节)来减少潜在的栓塞相关损伤。鼻咽温度>36℃，膀胱温度>35℃但<37℃，足以停止 CPB。温度超过 37℃可能导致大脑过热和损伤。

DHCA 期间的脑保护监测

由于 $CMRO_2$ 在低温下显著降低，因此必须准确地监测大脑的温度。颈静脉温度是 DHCA 期间对大脑温度最准确的反映，但难以获得。最常见的是鼻咽温度，比膀胱或口咽测量更准确。CPB 抗凝前应将探头轻轻放入鼻孔内，以免造成外伤而出血。

近红外光谱(near infrared spectrometry，NIRS)是一种通过 rSO_2 测定脑血氧饱和度的无创方法。在大脑中，70%~80% 的血液是静脉血(脱氧)，20%~30% 是动脉血(含氧)。动脉血(约

100%)和静脉血(约 60%~70%)之间的氧饱和度差异导致计算的平均 rSO_2 为 60%~70%。这反映了氧气供需平衡。近红外光谱是一种连续监测 rSO_2 的方法。rSO_2 的降低可能与术后神经功能障碍有关,如卒中、认知功能障碍,但目前尚不清楚增加灌注压或维持高血细胞比容等干预措施是否能改善预后。目前尚不清楚 rSO_2 低于何种数值会导致脑损伤。rSO_2 低于患者基线的 75% 可能导致脑损伤。

传统的脑电图(EEG)或者处理后脑电图(pEEG)可以监测大脑电活动。在冷却过程中,可以观察到电活动的变化,在 DHCA 期间可以记录电静息。它也可以作为脑缺血监测仪,脑电活动减少可能与低血压或者 CPB 血流减少引起灌注不足有关。它也可以用来监测由缺血引起的癫痫样活动。使用近红外光谱和脑电图进行脑血氧饱和度测定的局限性在于无法监测更深层的结构,如海马体和基底核,它们也非常容易缺血。

附加监测

低温会导致胰岛素抵抗,在降温过程中通常会出现高血糖。相反,在复温期间必须调整胰岛素灌注,以避免低血糖。高血糖已被证明会增加心脏外科患者的发病率和死亡率,无论患者术前有没有合并糖尿病。心胸外科学会建议血糖水平围手术期维持在 180mg/dL(10mmol/L)以下。

⌂ 要点

- 当选择 DHCA 作为大脑保护技术时,应逐渐将系统冷却至 18℃。
- 未证明在冷却和 DHCA 期间局部使用冰块对 DHCA 有任何额外益处。如果使用,保护组织免受冻伤是至关重要的。
- 在 DHCA 期间,没有一种或一组药物被证明是有益的。
- 在冷却过程中使用 pH 稳态技术会导致呼吸性酸中毒,使脑血管扩张相关的大脑均匀冷却。
- 在 DHCA 期间(如果采用顺行灌注)和复温期间使用 α 稳态技术可以降低脑栓塞事件的风险。
- 如果 DHCA 可能持续 20 分钟以上,逆行或顺行脑灌注可增加安全性。
- 在复温过程中,流入端温度不得超过 37℃。在达到 28℃ 之前,可使用 pH 稳态技术,然后使用 α 稳态。进水温度和静脉血温度之间的温度差应 ≤10℃。
- 脑氧饱和度(rSO_2)的降低可能与术后神经功能下降有关,如卒中、认知功能障碍和谵妄,但不清楚增加 rSO_2 的干预措施是否能改善这些结果。

推荐读物

Foley LS, Yamanaka K, Reece TB. Arterial cannulation and cerebral perfusion strategies for aortic arch operations. *Semin Cardiothorac Vase Anesth*. 2016;20(4):298–302.

Keenan JE, Benrashid E, Kale E, et al. Neurophysiological intraoperative monitoring during aortic arch surgery. *Semin Cardiothorac Vasc Anesth*. 2016;20(4):273–282.

Zheng F, Sheinberg R, Yee MS, et al. Cerebral near-infrared spectroscopy monitoring and neurologic outcomes in adult cardiac surgery patients: A systematic review. *Anesth Analg*. 2013;116(3):663–676.

Ziganshin BA, Elefteriades JA. Deep hypothermic circulatory arrest. *Ann Cardiothorac Surg*. 2013;2(3):303–315.

第 237 章

左心室辅助装置手术的麻醉：必须牢记的要点

一名 57 岁的男性因特发性心肌病和终末期心力衰竭需要植入选择性左心室辅助装置（LVAD）进行治疗。该患者左心室射血分数估计小于 15%；右心室收缩功能中度下降。该患者有双心室植入式心律转复除颤器（implantable cardioverter defibrillator，ICD）。该患者的充血性心力衰竭症状得到了很好的治疗，但他仍存在肺水肿、明显的肺动脉高压、轻度肾功能受损、肝脏充血，同时他正在输注米力农和氯维地平进行治疗。这名患者的麻醉计划是什么？你会停止对他的治疗吗？你将进行什么有创监测？你会使用什么麻醉诱导/维持药物？体外循环（CPB）前和/或后经食管超声心动图检查（TEE）是否重要？你是否担心患者在体外循环后出血？右心衰竭的风险有多大？你打算在手术室拔管吗？

心室辅助装置（ventricular assist device，VAD）植入手术的麻醉是非常具有挑战性的。让我们在这个临床案例中思考一下，当我们为这样的患者制订麻醉计划时，我们从哪里开始？我们将直面所有这些问题，因为忽视其中一个可能意味着手术室和/或重症监护室中的灾难。

心室辅助装置简介

短期 VAD 植入是为了在有希望逆转的情况下（如病毒性心肌病、急性心源性休克、LVAD 放置后的急性右心衰竭），提供数天到数周的心脏支持。因此，这些设备被作为"恢复的桥梁"（患者病情好转，设备被移除）或"抉择的桥梁"（患者不会好转，因此患者要么转换为长期设备，要么放弃治疗）。因为这些都是短期支持治疗，因此辅助装置的泵位于体外。为了支持左心室，在左心房（LA）或左心室心尖放置一个引流套管，然后血液通过输出套管回流到升主动脉。对于右心室支持，在右心房或右心室心尖放置一个引流套管，然后血液通过输出套管回流到肺动脉。

长期的 VAD 被作为"移植桥梁"，应用于准备进行心脏移植的患者，通常在其他常规支持治疗失败后进行。或者作为永久性设备植入非移植候选患者，被称为"终极治疗"。这些泵被植入体内，一般来说，在左心室的心尖放置一个引流套管，然后血液通过辅助泵泵入缝合在升主动脉上的移植物。辅助泵则通过一根电线（通过上腹部腹壁出口）连接到外部控制器单元。

术前准备

术前评估的要点：

- 将这些患者转运到手术室之前，回顾术前右心导管造影和超声心动图数据。你知道左心室功能在逐渐恶化，但右心室如何呢？
- 肝脏和肾脏的功能如何？他们是否会因低血压和静脉淤血而受损？
- 凝血系统功能如何？肝脏凝血因子的生成可能受损，许多患者正在接受双香豆素类药物或其他抗凝治疗。这些信息可用于指导手术前应准备哪些凝血因子。
- 患者是否有 ICD 和/或起搏器？手术前需要关闭 ICD，起搏器可能需要重新编程。
- 患者是否接受正性肌力支持？许多患者在手术前接受多巴酚丁胺、米力农或血管扩张剂治疗。
- 确保手术所需的血液制品已经准备好。在手术开始前，手术间里应备有 6 个单位红细胞。准备的凝血因子类型在一定程度上取决于术前凝血状态。不过，通常应准备至少 6 个单位新鲜冰冻血浆和 10 个单位的血小板。最后，如果术前纤维蛋白原水平较低，冷沉淀也是必要的。当我们停泵并尝试脱机时,我们通常希望纤维蛋白原水平保持在 2g/L 以上。

有创监测

标准的 ASA 监测包括动脉导管、肺动脉导管和 TEE。

在诱导前放置动脉导管。在我们医院,经常使用肱动脉导管,以减少体外循环后的波形阻尼问题。然而,桡动脉或是股动脉也是可以的。你需要知道你的外科医生要在哪里进行 CPB 动脉插管。如果外科医生要在右腋动脉插管,不要在右臂动脉放置测压管!

诱导前或诱导后均可放置肺动脉导管。在皮肤消毒前用超声扫描颈内静脉。这些患者可能存在多个颈内静脉分支,可能有静脉血栓或其他异常解剖。放置 9F 导管或者双腔(9F/12G)扩张器导管,然后放置漂浮肺动脉导管。一些中心利用连续心输出量/混合静脉含氧肺动脉导管持续评估氧气输送。肺动脉导管将有助于指导您的正性肌力药物和血管扩张剂的选择。

TEE 在管理这些患者方面是非常宝贵的,我们将在下一步讨论。

谨慎的实施麻醉诱导和维持

如果患者在术前应用了正性肌力药物支持,在麻醉期间应继续使用。如果术前没有应用药物支持,经常需要小剂量的正性肌力药物(多巴胺或肾上腺素),通常有助于支持心脏功能和血压,以顺利通过诱导期。如果患者使用血管扩张剂(如硝普钠或氯维地平),在诱导前停药,以避免血压下降。

大多数患者无法平躺,所以麻醉诱导期间可能需要患者头高位。大多数麻醉医生都希望避免明显的血管扩张或心脏抑制,因此会用依托咪酯和中等剂量的芬太尼和咪达唑仑诱导。这个方案是要尽量减少交感神经阻断,因为 VAD 患者的心脏储备非常差。请记住,这些患者由于血液循环缓慢,诱导时间可能会延长。可在患者耐受范围内使用低剂量吸入麻醉药物。麻醉维持通常应用吸入麻醉药物、镇静药物、苯二氮䓬类和肌肉松弛剂来完成。

其他管理问题

■ 应监测凝血功能的基线:血常规、凝血酶原时间(PT)/凝血酶时间(TT)、INR、纤维蛋白原。在我们医院,我们会使用血栓弹力图(TEG)来帮助指导凝血因子的使用。

■ 需要建立通畅的静脉通路。例如,两条大口径外周输液和双腔(9F/12G)引导导管。至少应准备两条液体加温管路,以方便输注液体和凝血因子。

■ 使用氨甲环酸或氨基己酸(Amicar®),以减少出血和血液制品需求。

■ 低血压可能由多因素造成,但通常与血管紧张素转换酶抑制剂、血管紧张素受体阻滞剂和米力农有关。这些药物引起的血管扩张会加剧麻醉引起的血管扩张。如果体循环阻力仍然过低,可能需要血管收缩剂,如血管加压素或去甲肾上腺素。血管加压素对肺血管阻力的影响较小,故时常优先使用。亚甲蓝(1.5~2mg/kg)有时也用于治疗难治性血管麻痹。

CPB 前的 TEE 评估

在 CPB 开始前,要进行完整的 TEE 检查。左心室辅助装置(LVAD)患者有以下特殊的关注点:
■ 是否存在卵圆孔未闭或室间隔缺损? LVAD 最初启动和左室减压后,跨室间隔的压力梯度将增加,如果患者存在卵圆孔未闭或室间隔缺损,则可能导致或加剧右向左的分流。
■ 是否存在明显的主动脉瓣关闭不全(AI)? 当 AI 存在时,LVAD 流入升主动脉的血流将反流回左心室。随着主动脉瓣压力梯度的增加,少量的术前 AI 可能在 LVAD 后变得更为显著。

严重的 AI 需要通过外科手术来纠正,可以进行瓣膜置换或者瓣膜成形。

- 评估右心室功能。右心衰竭可能需要更多的支持,可以应用强心药,或是一氧化氮,或者右心室辅助装置(RVAD)。恶化的三尖瓣反流是右心室扩张的指标。
- 评估主动脉钙化、斑块或扩张,以选择主动脉管道植入的部位。
- 检查左心室和左心房是否存在血栓,特别是在左心室心尖放置 LVAD 流入道插管时。

体外循环期间

CPB 的管理方式与任何类型的体外循环一样。对于长期服用血管扩张剂的患者,可能需要使用血管加压素来维持血压。我们应该巧妙地利用这段时间,为脱离体外循环做准备。所有凝血因子和血小板应在体外循环结束前准备好。如果计划使用一氧化氮,应在准备停止体外循环前,将其输注到呼吸机回路中。强心药物也应该准备好。

当快要停止体外循环时,开始输注的强心药物以支持右心功能。肾上腺素和米力农经常联合使用。

此外,应用 TEE 以确认心脏是否充分排气。空气有沿着右冠状动脉向下流动的趋势,导致右心室功能障碍。如果发生这种情况,收缩压应至少提高到 80~90mmHg,以驱动气泡通过冠状动脉循环。这之后应在体外循环的辅助下通过一个恢复期。

脱离体外循环

当患者在左心室辅助装置就位的情况下停止体外循环,重点是让患者有足够的容量负荷,并监测右心以确保其能够承受负荷(稍后再详细介绍)。成功脱离体外循环后,你必须能够同时处理多项任务,拮抗鱼精蛋白,纠正潜在的凝血障碍,维持正常血容量,保持患者的体温,纠正代谢紊乱。要经常采集动脉血气,以监测血钾、葡萄糖、代谢性酸中毒和通气是否充分。

CPB 后的 TEE 评估

体外循环术后 TEE 检查的重点是:
- 评估左室心尖引流套管的位置和方向(朝向二尖瓣)。如果存在梗阻,将看到湍流血流,同时伴随着高速血流(>1.5m/s)。然而,当多普勒朝向左心室心尖部时,位于探头附近的装置会产生噪音干扰,导致无法测量流速。
- 通常还可以评估流入升主动脉的流出量。如果存在梗阻,可能会看到湍流,或者可能会看到高速血流(>2.0m/s)。
- 监测右心室的大小以及功能,还有三尖瓣反流的严重程度。
- 评估左心房和左心室的大小。如果左心房和左心室太小,可能是右心室前负荷不足或右心衰竭。治疗方法可能包括增加容量,暂时减少 LVAD 流速,或增加右心支持。如果左心室塌陷,流入套管周围可能发生灾难性的空气血流。
- 注意室间隔。如果它在任何一个方向上都有明显的偏曲,这个问题就需要纠正!
- 应重新检查主动脉瓣,以寻找先前存在的主动脉瓣反流是否加重。再次检查间隔的分流。

右心支持

放置 LVAD 时,首要任务是保留右心室功能。高达 20% 的患者有右心衰竭。因此,当我们脱离 CPB 时,我们总是会提供某种右心室支持。所需的支持程度取决于潜在的右心功能不全程度和肺动脉高压的严重程度。一般情况下,我们会在脱机前开始使用肾上腺素等 β 受体激动剂,然后再考虑是否加入米力农 +/–吸入性一氧化氮。有些中心使用吸入式环氧前列醇(Flolan®)作为一氧化氮的天然替代物。

我们用多种方法监测右心功能。中心静脉压和肺动脉压力分别提示了前负荷和后负荷。在手术视野里可以观察到右心室。TEE 用于监测右心室的大小和功能,并评估三尖瓣反流的严重程度。右心衰竭必须及时处理(例如,增加肾上腺素剂量,添加米力农,确保充分的氧供和通气)。5% 的病例可能需要短期右心室辅助装置支持。

拔管时机

术中拔管绝不是 VAD 植入手术的好选择。方案是为了支持心脏生理状态,让身体习惯于外科医生刚刚埋在胸口里的"新救命管道"！为了拔管,患者必须保持温暖,无出血,无代谢紊乱,无一氧化氮吸入,有合理水平的正性肌力支持,血流动力学稳定。这需要时间,这意味着患者要带气管插管返回重症监护室。

要点

- 左心室辅助装置患者病情严重,存在诱导时猝死的风险。这些患者必须积极对症支持和监测,目标是安全地接受手术。
- CPB 前和 CPB 后 TEE 对这些患者的监测极为重要。
- CPB 后,主要关注点是保持右心室功能,监测左心室/左心室辅助装置,使患者成功脱机,以便让患者离开手术室。

推荐读物

Feldman D, Pamboukian SV, Teuteberg JJ. The 2013 International society for heart and lung transplantation guidelines for mechanical circulatory support: Executive summary. *J Heart Lung Transplant.* 2013;32:157–187.

Hensley FA, Martin DE, Gravlee GP. A Practical Approach to Cardiac Anesthesia. 4th ed. *Philadelphia, PA: Lippincott Williams & Wilkens*; 2008:587–603.

Mets B. Anesthesia for left ventricular assist device lacement. *J Cardiothoracic & Vascular Anesthesia* 2000;14:316–321.

Miller LW, Guglin M. Patient selection for ventricular assist devices: A moving target. *J Am Coll Cardiol.* 2013;61:1209–1221.

Savage RM, Aronson A, Shernan SK. Comprehensive Textbook of Perioperative Transesophageal Echocardiography. 2nd ed. *Philadelphia, PA: Lippincott Williams & Wilkens*; 2011:622–660.

Stainback RF, Estep JD, Agler DA, Birks EJ, Bremer M, Hung J, Kirkpatrick JN, Rogers JG, Shah NR; American Society of Echocardiography. Echocardiography in the management of patients with left ventricular assist devices: Recommendations from the American Society of Echocardiography. *J Am Soc Echocardiogr* 2015;28:853–909.

第 238 章
非体外循环冠状动脉移植术就像在发动机上工作(而且发动机还在运转)

一位 58 岁冠状动脉三支病变的女律师患者计划行择期冠状动脉搭桥术。冠状动脉造影显示严重三支冠状动脉病变。超声心动图示左室射血分数(LVEF)为 40%。术前影像学检查提示胸主动脉严重钙化(即瓷化主动脉)。重要的既往史包括高血压、2 型糖尿病、肥胖、45 年的吸烟史和间歇性跛行。另外,患者 5 年前因短暂性脑缺血发作(transient ischemic attack, TIA)行左侧颈动脉内膜切除术(CEA),最近的血液化验检查显示轻度肾功能不全和糖化血红蛋白升高。手术医生计划行非体外循环冠状动脉旁路移植术(off-pump coronary artery bypass, OPCAB)。

患者对卒中的风险非常恐惧,因为最近她的叔叔在做冠状动脉手术时发生了卒中。在术前评估时她问你与传统的冠状动脉手术相比 OPCAB 有哪些风险和益处。

考虑到瓷化主动脉置管的可能禁忌证,OPCAB 对于此患者是一个很好的选择。患者术前的合并症提示卒中风险增高,特别是手术涉及主动脉操作时。

背景

OPCAB 进入临床已有数十年时间,随着技术的改进,流程的完善和稳定得到系统的发展,其使用在 2004 年达到顶峰。OPCAB 对麻醉医师与手术医生都有较高的技术要求。对麻醉医生而言,泵功能没有停顿。与美国相比,OPCAB 在其他国家(如日本、中国、印度、巴西)应用得更加频繁。当由经验丰富的团队实施 OPCAB 时,OPCAB 在临床上与体外循环手术同样安全有效,而且医疗费用没有差别。

哪些人适合行 OPCAB?

OPCAB 患者的选择取决于多种因素:患者的合并症、需重建的血管数量及位置。例如,OPCAB 手术中,心肌内血管在技术上更难移植。

OPCAB 的相对禁忌证包括:

- 目标血管条件差(心肌内血管、弥漫性血管病变、冠状动脉血管钙化)
- 心脏扩大/充血性心力衰竭
- 严重的左主干病变
- 远端目标血管小
- 近期或当前的急性心肌梗死
- 左心室功能差(LVEF<35%)

OPCAB 与更好的、更坏的或不确定的预后相关性取决于所面对的具体问题

与 OPCAB 相关的更好的预后

卒中:OPCAB 的系统评价并未提示与神经结局相关的益处;然而,对于有严重颈动脉疾病和既往卒中病史的患者,OPCAB 可能降低神经系统并发症的风险。有研究报道术中避免使用主动脉钳夹新技术与卒中风险降低相关。

肾衰竭:关于 OPCAB 文献的系统评价并未显示肾脏并发症减少;但有一些已发表的研究显示 OPCAB 术后肾损伤的风险降低。然而,在终末期肾衰竭的患者中,OPCAB 与传统的 CABG 相比无明显益处。

全身炎症反应:有少量有限的证据表明,与体外循环手术相比,OPCAB 能减轻全身炎症反应。

围手术期心律失常:心脏手术后新发心律失常的患者多达 60%,其中心房颤动(简称房颤)最常见。一项系统文献综述确实表明 OPCAB 患者术后房颤的风险降低。

凝血障碍和出血：研究报道 OPCAB 可以减少出血,提高血小板水平/功能,降低纤维蛋白溶解,降低出血和异体血输注需求。

心源性休克：据报道,OPCAB 与围手术期心源性休克发生率降低有关。

与 OPCAB 相关的不良预后

死亡率：多项研究发现,与体外循环手术相比,OPCAB 与死亡率显著增加有关。

多冠状动脉疾病和回旋支的严重病变：OPCAB 导致在术后 5 年的随访中心脏事件发生率增高。

与 OPCAB 相关的不确定的结局

ICU 停留时间和术后总住院时间

术后心肌梗死

长期预后(冠状动脉手术后 1 年)：主要综合结果(冠状动脉的再血管化率、生活质量或神经认知功能)。

高龄：在 60 岁以上的患者中,OPCAB 与体外循环手术的长期预后(5 年)没有差异。

手术技术

正中开胸是暴露所有冠状动脉位置和左乳内动脉的最佳切口,因此仍是 OPCAB 的标准入路。可选择的其他切口包括:右侧小胸廓切口(右乳内动脉和右冠状动脉移植血管暴露好),后外侧胸廓切口(回旋支和钝缘支暴露好),剑突下切口(胃网膜动脉吻合右冠状动脉或后降支暴露好)。

眼睛不要离开手术野　外科医生为了暴露侧壁和后壁血管会抬高和旋转心脏,进而扭曲房室瓣膜,导致严重的低血压和心肌缺血。心房的容量和压力增高可能与心室的容量和压力低同时发生,需要更高的充盈压维持心输出量。

不要忽视 OPCAB 患者的麻醉管理基础

除了充分的术前评估外,OPCAB 患者的心脏状态也应该进行彻底的评估,包括重建血管的数量和位置、病变的类型、术前的超声心动图检查心脏功能以及是否存在瓣膜异常或间隔缺损。牢记科技并不总是你的朋友,因为外科操作如吻合固定器的使用会压迫心脏和减少每博输出量,因此需要密切的血流动力学监测和与手术医生的沟通。对于这些患者的常规麻醉目标包括:维持血流动力学稳定,正常体温,早期发现和及时处理心肌缺血,充分的术后镇痛,快速苏醒,早期拔管以及合适患者的早期活动。你需要了解它们,理解它们,并在每天走向手术室时对你自己和你的团队说这些话。

监测

OPCAB 的最佳监测为标准麻醉监测加经食管超声心动图(TEE)。要注意,由于重新定位伴随的心脏轴线的频繁移动,心电图诊断心肌缺血可能具有挑战性。同样,TEE 监测心肌缺血由于心脏位置的变化也遭遇挑战。TEE 在探测卵圆孔未闭也很有用,因为心脏操作时造成右心房高压力,而未诊断的卵圆孔未闭会导致心内右向左分流。因为 OPCAB 没有来自体外循环泵复温的帮助,应该常规使用患者保温系统如对流空气加温毯或水凝胶能量传导垫以及静脉输注液体的加温。脑氧饱和度仪可以作为心脏固定或缺血引起的心输出量降低的早期指标。

监测和输液管路

动脉置管、大口径的外周静脉输液通路(14G 或 16G)以及中心静脉通路、三腔导管或肺动脉导管是 OPCAB 的标准配置。如果需要，肺动脉起搏导管可以进行心房或心室起搏。用于除颤及复律的体表电极也是 OPCAB 的标准配置。

麻醉药物

任何现有的静脉诱导药物均可根据患者的血流动力学状态酌情使用。若要早期拔管，不推荐采用以大剂量麻醉性镇痛药为基础(narcotic-based)的麻醉方法。芬太尼(5~10μg/kg)或舒芬太尼(0.5~1μg/kg)通常足以减轻气道操作及手术刺激所致的血流动力学反应。中效肌松药(如维库溴铵、罗库溴铵、顺式阿曲库铵)优于长效肌松药，可以根据肌松监测仪使用。麻醉维持可选用吸入或静脉麻醉药。氧化亚氮也可使用，但预计转为 CPB 时要立即停用。

抗凝

不同医疗机构的肝素抗凝管理有所差异，也取决于手术方案。如果只计划行一到两支血管的 CABG，目标活化凝血时间(ACT)为 200~300 秒较为合适。正中开胸的吻合多支血管的 OPCABG 目标 ACT 为 400 秒。拮抗肝素的治疗也有差异，不是常规拮抗或完全拮抗；大多数患者鱼精蛋白小剂量给药，监测 ACT 以术前水平为目标。

与心脏牵拉和压迫相关的低血压

由于容量欠缺的患者血流动力学稳定更难维持，因此，与标准 CABG 相比，静脉输液(晶体和/或胶体液)进行预负荷的使用更加广泛。液体治疗应以心脏充盈压以及心脏超声所见的心脏容量为指导。低血压也可以通过头低脚高体位、调节麻醉深度和使用血管升压药物进行管理。与心律失常相关的低血压应予以药物或电击治疗纠正。严重心动过缓或传导阻滞可能需要心内膜或心外膜起搏。低心输出量的患者可能需要正性肌力药物(米力农、多巴酚丁胺或肾上腺素)。心脏固定器可能导致右心充盈受损，在这种情况下，外科医生打开右侧胸腔通常有助于右心在心脏移位最大时更有效的充盈。

术中心肌缺血的处理

术中优化血流动力学和维持冠状动脉灌注压的基本措施包括应用硝酸甘油和 α 肾上腺素能受体拮抗剂，为了降低心肌氧耗可以使用 β-受体阻滞剂。某些病例可能需要在远端吻合期间采用冠状动脉内分流及进行主动脉内球囊反搏治疗。如果可能，外科医生也可暂时解除对冠状动脉的阻断或心包压迫。在建立远端吻合之前，缺血预处理(暂时闭塞冠状动脉和/或应用挥发性麻醉剂进行药物预处理等)可减少心肌损害。记住某些患者不可避免地要转为体外循环。

拔管

大部分患者 1~2 小时内在 ICU 拔管，可因病例及医疗机构不同而有所不同。有些患者可能更适合手术室拔管。

> 🏠 **要点**
>
> - 良好的麻醉管理是 OPCAB 成功的关键,其基础是:优化血流动力学及维持冠状动脉灌注,与手术医生沟通和时刻观察手术野。
> - 与传统冠脉手术相比,OPCAB 可以降低以下患者的风险:卒中、肾衰竭、术后心律失常、出血及输血、全身炎症反应。
> - 由于心脏位置的变化,心电图和经食管超声心动图探测心肌缺血更为困难。
> - OPCAB 有利于早期拔管,早期转出 ICU 和缩短住院总时间。
> - OPCAB 可能与死亡率增加有关-有待进一步的研究证实。

推荐读物

Garg AX, Devereaux PJ, Yusuf S, et al. Kidney function after off-pump or on-pump coronary artery bypass graft surgery: A randomized clinical trial. *JAMA*. 2014;311:2191–2198.

Mehta V. Off pump CABG anesthetic and surgical consideration. *Austin J Anesthesia and Analgesia*. 2014;1(2):8.

Moller CH, Penninga L, Wetterslev J, et al. Off-pump versus on-pump coronary artery bypass grafting for ischaemic heart disease. *Cochrane Database of Syst Rev*. 2012;(3):CD007224.

Moller CH, Steinbruchel DA. Off-pump versus on-pump coronary artery bypass grafting. *Curr Cardiol Rep*. 2014;16:455.

第 239 章
肥厚梗阻性心肌病患者麻醉——该做什么与不该做什么

一名 20 岁的男性大学足球明星在一场比赛中突然晕倒在球场上。团队带着便携式除颤器,一名职业是麻醉医师的家长跳下看台提供帮助,团队教练在其帮助下迅速正确地使用了除颤器。在除颤前发现这名运动员有室性心动过速,但幸运的是,随着窦性心动过速的恢复,他恢复了知觉。问诊时,他承认在过去几个月内出现某种隐约的胸部不适和气短,他只是将其归因于为竞争激烈的赛季。随后的医学评估中,他接受了经胸超声心动图检查,结果显示显著的左心室肥厚、左心房增大、左心室心腔小、室间隔明显肥厚、二尖瓣收缩期前向运动(systolic anterior motion, SAM)导致二尖瓣反流。

他现在来到你们的术前诊所做室间隔心肌疏通手术的术前麻醉咨询。既往内科和外科病史无明显异常。值得注意的是,家族史中他的叔叔和爷爷在二十多岁时突然猝死。他现在每天早上服用阿替洛尔(100mg),无过敏史。生命体征如下:血压 110/62mmHg,窦性心律 64 次/min,呼吸室内空气时氧饱和度 100%。体格检查示左侧胸骨交界处明显的心尖双重搏动,左胸骨外缘可闻及Ⅲ/Ⅵ级收缩期喷射性杂音,向胸骨切迹放射,但未放射到颈总动脉。直立时杂音加剧,蹲下时杂音减弱。颈静脉搏动显示明显的 a 波。颈动脉双搏动明显。心电图显示正常窦性心律,符合心室肥大的心电图诊断标准以及 ST 段广泛压低。他非常渴望回到足球场上。

肥厚性梗阻性心肌病(hypertrophic obstructive cardiomyopathy,HCM)以前被称为特发性肥厚性主动脉瓣下狭窄(idiopathic hypertrophic subaortic stenosis,IHSS)综合征。它越来越被认为是一种相对常见(估计发病率约为 1/500)但诊断率低的先天性心脏病。尽管此病被认为是青年人心源性猝死的常见原因,但大多数患者症状轻微且寿命正常。

HCM 是一种与肌动蛋白突变相关的常染色体疾病,其外显率不同。主要病理机制包括:左心室肥厚、舒张期功能障碍和心律失常。不对称肥厚是此病的标志,室间隔是最常受累的部位。室间隔上部肥厚造成左心室流出道面积变窄,血流速度加快,进而导致文丘里效应和二尖瓣 SAM 征。三分之二的患者还有包括二尖瓣叶延长在内的二尖瓣的原发畸形。

此生理状况的最终结果是从收缩中期到末期出现特征性的动态梗阻。这种收缩期血流阻塞可能导致主动脉瓣提早关闭,从而产生典型的"尖峰和穹顶"动脉轨迹。"尖峰"是由于 SAM 导致的主动脉瓣提早部分关闭造成的,而"穹顶"是由沿着主动脉壁传播并在舒张期前返回到动脉的反射能量造成的。SAM 所致明显二尖瓣反流会减少心脏前向血流。正性变力、变时及低血容量均能增强 HCM 患者的动态梗阻,因此麻醉医师应高度警惕,以避免这些生理干扰。HCM 相关的舒张期功能障碍会引起心室顺应性降低,导致需要更高的心脏充盈压和对心房收缩的依赖以获得足够的心输出量——所以要保持 HCM 患者容量充足,并尽最大努力避免心律失常! HCM 可伴有任何类型的心律失常,尤其是房颤(发生率高达 25%)以及恶性室性心律失常,因此,心源性猝死的风险显而易见。HCM 是年轻竞技运动员心源性猝死最常见的原因。

HCM 的药物治疗包括积极使用 β-受体阻滞剂或钙通道阻滞剂降低心脏的正性肌力状态,降低心率以保证充足的充盈时间,并促进维持正常窦性心律。对有症状且对药物治疗无反应的患者,目前现有的治疗方法是经皮注射乙醇进行室间隔消融(应用日益广泛,尽管不适用于所有 HCM 患者)以及 Morrow 术。Morrow 手术步骤包括切开主动脉以切除近端室间隔的少量肌肉以及使心脏停搏的体外循环(CPB)技术。这一手术的相关并发症包括完全性房室传导阻滞、室间隔缺损(ventricular septal defect, VSD)和主动脉瓣损伤。因为这些并发症相对常见,所以 CPB 后进行完整的经食管超声心动图(TEE)检查就十分重要。手术治疗的死亡率不足 1%。有恶性心律失常史的 HCM 患者应置入植入型心律转复除颤器(ICD)。

⌂ **要点**

- 为 HCM 患者提供麻醉管理时,要确保患者最近进行过超声心动图检查,评价其心脏解剖并判断其动态梗阻风险的进展情况。完整的病史和体格检查可能为疾病进展提供线索,但在择期手术时不能替代超声心动图检查。仔细询问有关气短、晕厥、心绞痛症状、心悸和心律失常的病史。

- 为 HCM 患者提供麻醉管理时,要确认患者是否有明显的猝死家族史、个人晕厥史或恶性心律失常,并确认其是否置入了功能良好的 ICD。确保患者围手术期带有监护的床位,并能在发生围手术期恶性心律失常时立即给予电治疗。电生理学检查阴性并不是一个预测 HCM 患者是否会发生恶性心律失常的敏感指标。

- 对于需行心脏和非心脏手术的 HCM 患者,尽管麻醉方法更倾向于选择全身麻醉,但务必清楚,只要给予患者充足的抗焦虑药物以及椎管阻滞之前给予充足的容量负荷,区域麻醉也可安全使用(仅用于非心脏手术)。全身以及区域麻醉时,均需要使用 α-激动剂如注射苯肾上腺素谨慎维持全身血管阻力。动脉插管及监测促进了这些技术的成功。

- 对行任何手术(心脏手术或非心脏手术)的 HCM 患者,麻醉时一定要考虑采用中心静脉压力监测以密切观察血流动力学趋势,这十分有用,因这些患者由于心腔顺应性差常出现心脏充盈压升高。如果允许,采用连续经 TEE 评价心室充盈是否足够以及左心室流出道动态梗阻的程度。

- 为行室间隔切除的 HCM 患者进行麻醉时，要考虑到此手术的并发症，即完全心脏传导阻滞以及 VSD。有必要在 CPB 后行彻底的 TEE 检查，以除外医源性 VSD 和主动脉瓣损伤。另外，在室间隔切除术后，记录左心室流出道压力梯度的降低值也是非常重要的。

- 为无 HCM 病史但曾行二尖瓣成形术（mitral valve repair，MVR）的患者进行麻醉时，一定要考虑到 SAM 这一手术的潜在并发症，尽管这些患者不存在遗传性肌动蛋白异常。可以只采用药物治疗，不一定需要在 MVR 后重新体外循环行 MVR 修整。有经验的麻醉和外科医生应共同参与，依据 CPB 后 TEE 的检查决定治疗方案。

- 治疗 HCM 患者的低血压，不要采用如多巴胺、米力农、去甲肾上腺素、肾上腺素兼具正性肌力、正性变时和外周血管作用的药物。记住，心率以及心脏肌力状态的增加会急剧恶化动态左心室流出道梗阻相关的低血压。增加后负荷、负性肌力药物、维持窦性心律以及维持充足的血管内容量是治疗 HCM 患者的选择。

- 制订 HCM 患者的麻醉诱导计划时，不要过度依赖如丙泊酚或硫喷妥钠能让患者急剧去交感化且静脉及动脉张力突然降低的药物。使用得当时，麻醉性镇痛药和苯二氮䓬类药物联合应用的交感抑制作用更为轻微。目前大多数挥发性麻醉药包括异氟烷、七氟烷、地氟烷都具有全身血管扩张及心肌抑制作用，如若使用应谨慎。

推荐读物

Cook DJ, Housmans PR, Rehfeldt KH. Valvular heart disease: Replacement and repair. In: Kaplan JA, Reich DL, Lake CL, et al., eds. *Kaplan's Cardiac Anesthesia*. 5th ed. Philadelphia, PA: Saunders Elsevier; 2006:660–666.

Ho CY. Hypertrophic cardiomyopathy in 2012. *Circulation*. 2012;125:1432–1438.

Nishimura RA, Holmes DR Jr. Clinical practice. Hypertrophic obstructive cardiomyopathy. *N Engl J Med*. 2004;350(13):1320–1327.

Poliac LC, Barron ME, Maron BJ. Hypertrophic cardiomyopathy. *Anesthesiology*. 2006;104:183–192.

第 240 章
心脏移植——一定要做好这件事

一位 43 岁的患有特发性心肌病和终末期心力衰竭的女护士接受了两年的 HeartMate Ⅱ™ 左心室辅助装置（LVAD）的支持，以 1B 状态（次级优先考虑是接受静脉内注射正性肌力药物或在家中使用心室辅助装置）等待获得合适的心脏进行移植。她有轻微的肾功能不全，接受了植入型心脏复律除颤器（ICD），由于她对 LVAD 驱动线的精心护理，没有活动性感染问题。她的右心功能被评估为中度受损。她上一次右心导管检查提示轻度肺动脉高压（肺动脉收缩压约 45mmHg）。捐赠者的器官配型已经确认，晚上 10 点你接到电话，尽快赶到医院，并把她送进手术室。

你会怎样计划你的诱导时间？对于 ICD 你会做如何处理？你的监测计划是什么？给她做动脉置管有什么问题吗？你担心移植后右心的功能吗？出血是个需要关心的问题么？你会怎样计算免疫抑制剂的剂量将排斥反应的风险降至最低？

原位心脏移植（orthotopic heart transplant，OHT）是现代医学治疗的奇迹之一，是生命的终极礼物。因此，如果你负责这种情况的麻醉，你会想要把你最好的一步放在前面，把你的"顶级麻醉技术"带入手术室！值得庆幸的是，大多数为 OHT 患者提供管理的中心都有完善的临床方案,使这些患者在有器官可用时做好准备,省略了过程中许多不确定工作。了解患者目前的健康状况非常重要,因为有许多问题可能会使他们丧失接受器官移植的资格(例如,活动性感染或脓毒症、肾衰竭、病态肥胖、失去保险覆盖)。

OHT 患者术前准备的重要问题

确保现在患者没有明显的器官衰竭,没有新发的感染及其他会使移植取消的问题,如病态肥胖(体重指数超过 $35kg/m^2$ 将使患者丧失 OHT 候选资格)。始终观察患者最新的右心导管检查结果,确定患者的肺血管阻力(pulmonary vascular resistance,PVR)是否合适。OHT 候选者 PVR 小于 6Wood 单位(mmHg·min/L)非常重要。如果 PVR 大于 6Wood 单位,但可被舒张治疗(如吸入一氧化氮或静脉血管舒张药物)逆转至小于 6Wood 单位,那患者仍是合格的 OHT 候选者。在大多数医疗机构,右心导管检查每 6 个月重复一次或依据患者的临床状态更频繁地检查。如果有任何问题应置入肺动脉导管尽快进行计算。这些患者不太可能维持满 8h 的禁食状态,所以诱导计划应相应改变,必要时可以进行快速序贯诱导。

另一个极其重要且情感敏感的问题是确保患者知道,直到患者原本的心脏被切除前的任何一个时间,移植都有可能被取消。尽管在知道供体器官可用于患者前,我们尽最大努力不诱导患者进入麻醉状态,但在供体器官中心很近或需要额外的手术预备时间(如患者将进行多次胸骨重新切开术)时便不能保证。底线是患者知道即使他们被诱导进入麻醉状态,他们也可能在没有新心脏的情况下醒来。此外,受者应该明白,在极少数情况下,供体心脏右心功能可能需要暂时的机械支持(如右心室辅助装置)。器官的匹配是在获取供体和供体运送至受者前进行的。

OHT 的免疫抑制

尽管我们担心 OHT 患者的感染,但我们更担心器官的排斥反应,所以这些患者会被"激素浸泡"。OHT 中心会有不同的方案,要知道在你的医院的哪里可以找到这些信息,并且大多数方案中在移植前免疫抑制疗法已经开始了——记住激素起效需要时间,急性和慢性排斥反应都是 OHT 患者需要关注的问题。

ICD 管理

大多数终末期心力衰竭的患者都会置入 ICD。尽管这些装置是在 OHT 手术中器官移植后置入的。在置入外部除颤器之前,它们都不应该被关闭,特别是患者最近受到过装置的治疗。如果患者也依赖该装置进行起搏,那简单地关闭它是不够的。手术切开之前失活 ICD 是必要的,因为它会将电灼感应为纤颤,并可能电击心脏,从而引发真正的室颤——这种心律失常在患病的心脏中可能很难治疗,所以最好通过对装置重新编程使 ICD 功能失活以避免这种情况(我们的电生理学同事在这方面给予了很大帮助)。虽然在大多数 ICD 上放置磁铁就足以失活 ICD,但不建议这样做,因为如果磁铁在手术过程中从设备滑出,ICD 功能可以重新激活,这是个难题,原因我们在前面已经讨论过了。

对于完全依赖 ICD 起搏的患者,有必要将设备调为"异位模式",因为如果设备处于感应模式则可能抑制装置起搏心脏的能力并导致长时间的心脏停搏而引起其他危及生命的心律失常。关于 ICD 的最后一个问题是禁用心率响应模式,因为手术准备期间或呼吸机快速多次呼吸的胸壁运动会激活设备起搏更快的心率,这对于麻醉后原本的心脏是无法很好耐受的。

OHT 患者的麻醉诱导时机

影响何时开始 OHT 患者诱导的因素有很多。这些因素包括：供体器官捐献胸部准备的预计时间,建立有创监测的预计时间(如动脉置管、中心静脉置管、肺动脉置管),供体器官运送到受体所在中心的预计时间。尽管决定 OHT 患者麻醉诱导的最佳时间没有简单的算法可循,但关键的一点是与我们的外科团队及时流畅地沟通,特别是那些负责采集器官的外科医生。最应该避免的窘事是当供体已经运抵中心准备移植,受体患者正在进行开胸手术还未达到可以接受供体的条件。这种情况下供体的缺血时间(开始于供体主动脉阻断钳夹闭)被迫延长。

缺血时间的延长与右心室高衰竭风险相关,这是必须竭尽全力去避免的。实际上,早点准备要比准备不到位好得多。全麻维持和其他心衰患者的麻醉相似,使用苯二氮䓬类、阿片类、吸入性麻醉剂和肌肉松弛剂,同时配合强心药和血管活性药,在供体器官移植前后维持重要器官灌注。

OHT 患者的监测

OHT 手术的监测包括美国麻醉医师协会标准监测和动脉置管、中心静脉导管、经食管超声心动图(TEE)及肺动脉导管。在一些中心,心房导管可作为肺动脉导管的替代或补充。建议应用脑氧饱和度监测仪以保证足够的局部脑氧合。尽管大部分中心都使用肺动脉导管,但一些外科医生倾向于在新器官移植后再放置导管,这样在吻合新器官的过程中导管就不会出现在外科术野。

OHT 患者的一个潜在困难是患者可能多次置入中心静脉,这会使中心静脉通路的建立变得困难。中心静脉内 ICD 的存在或永久起搏器的导线也会使中心静脉建立困难甚至失败,所以在开始建立中心静脉监测前,头脑中要有"备用计划",如股静脉置管用来输注药物/补充容量,左心房导管评估左心充盈压或在 TEE 指导下由股静脉置入肺动脉导管。

OHT 患者另一个潜在的挑战是外周动脉置管,许多患者经历过多次心脏手术。在轴流式 LVAD 辅助的患者,动脉搏动可能是触摸不到的——在这种情况下血管超声会是你最好的新朋友。

TEE 监测在新器官植入后更有帮助,所以不要在体外循环前花费太多时间做 TEE 检查。在体外循环后,可以建立良好的腔静脉血流,从而可以持续监测右心和/或左心的衰竭征象。

OHT 患者右心室衰竭的风险

右心衰竭是 OHT 患者最可怕的围手术期急性并发症。除供体缺血时间长与此并发症的发生率高有关外,还需要考虑其他因素。首先红细胞的大量输注与右心衰竭有关,所以应该早期积极输注同种异体成分血治疗凝血障碍以避免这种情况。肺动脉血管阻力增高的患者,右心衰竭的可能性更大-考虑到供体心脏不适应在较高的后负荷下泵血。底线是整个 OHT 团队谨慎监测右心衰竭是否发生,一经发现及时治疗。

首选治疗右心衰的方法包括血管扩张药、吸入性肺动脉扩张剂和应用不收缩肺血管的血管收缩剂(如血管加压素)维持较高的体循环动脉压。另外,机械性右心辅助疗法有主动脉内球囊反搏或置入临时的右心室辅助装置。所有这些药物与仪器在器官移植时都应准备就绪。

OHT 的凝血障碍

许多 OHT 患者接受抗血小板和抗血栓药物治疗以降低与终末期心衰患者低血流状态相

关的血栓栓塞并发症的风险。也要考虑到术前 VAD 辅助的 OHT 患者需要系统性抗凝治疗。接受过胸骨切开的 OHT 患者出血风险增加。大部分 OHT 患者也有一定程度的肝脏充血或肾功能不全，这两种情况都会增加体外循环后的出血风险。考虑到这些因素，在脱离体外循环前需要准备好同种异体血液成分，以便及时开展凝血障碍的治疗。

OHT 患者的苏醒

手术结束后在手术室为 OHT 患者拔管从来都不是个好主意。应保持患者的麻醉状态转运至有监测的重症监护病房观察患者的右心和左心功能。想象一下，这就像你给了这个心脏一个在大脑苏醒前适应新住所的机会。

📋 **要点**

- OHT 患者重要的术前准备问题包括：确定没有出现新的取消移植资格的指标（如感染、PVR>6Wood 单位、BMI>35kg/m²），重新编程 ICD，以及确保患者清楚地知道，尽管已经确定了潜在的供者、移植的进程已经开始，也可能因为多种原因而中止。
- 免疫抑制方案对于 OHT 患者降低器官排斥反应是非常重要的。这一过程是在手术切口之前开始的，应确保这些方案得到合理的实施。与这个问题相关的是在留置导管时严格无菌技术。
- 麻醉诱导的时间取决于多个因素，如预计的受体准备时间和预计的供体器官运输时间。与器官采集团队的沟通是最重要的，以避免延长供体器官缺血时间。
- 对于 OHT 受体，建立动脉血压监测和中心静脉通路可能是挑战性的，所以要留出充足的时间建立这些通路。
- 右心衰竭是 OHT 最令人恐惧的急性并发症，因此必须谨慎地监测患者此问题的任何迹象，并做好立即治疗的准备。
- 考虑到疾病进展的本质，凝血障碍在 OHT 患者中是常见的，所以你必须准备好同种异体血液成分，在发现这个问题时进行积极的治疗。

推荐读物

Quinlan JQ, Murray AW, Casta A. Anesthesia for heart, lung and heart-lung transplantation. Chapter 26. In: Kaplan JA, Reich DL, Lake CL, et al., eds. *In Kalpan's Cardiac Anesthesia.* 5th ed. Philadelphia, PA: Saunders Elsevier; 2006.

Thomas Z, Rother AL, Collard CD. Anesthetic management of cardiac transplantation. Chapter 14. In: Hensley FA, Martin DE, Gravlee GP, eds. *In Cardiac Anesthesia.* 4th ed. Philadelphia, PA: Lippincott Williams & Wilkins; 2008.

第 241 章
右心永远不应该是左心的陪衬——当右心一点 也不好的时候应该怎么做

一位患有严重的冠状动脉三支病变、高血压、血脂异常、糖尿病和肥胖症的 72 岁男性准备接受冠状动脉搭桥术。患者术前经胸超声心动图（TTE）仅显示正常左心室收缩功能降低（射血分数 45%~50%）和左心室舒张功能受损。在应用咪达唑仑、芬太尼、异丙酚和罗库溴铵麻醉诱导后,需要多次注射苯肾上腺素以维持平均动脉压(MAP)在 70mmHg 以上。肺动脉导管的初始数据显示:肺动脉收缩压和舒张压分别为 27mmHg 和 17mmHg,中心静脉压(CVP)为 17mmHg,心脏指数为 1.7L/(min·m²)。置入 TEE 探头后,发现右心结构扩张,运动迟缓,并有轻度三尖瓣反流(tricuspid regurgitation,TR)。你将如何进一步评估这位患者的右心功能? 如果有的话,可能需要采取什么治疗方法?

　　重要信息:正在衰竭或已经衰竭的右心不是一个简单的被动通道,也不应该被如此对待! 如果你在医学院时被这样告知,请注意这不是对的,而且从来都不对。以下是你需要知道的关于如何管理右心的基本要点。

右心解剖

　　众所周知,冠脉手术患者右心室功能不良提示预后不佳,因此不应对此掉以轻心。评估右心功能的一个关键困难是右心的不对称的形状,通常被描述为角或喇叭。食管中段四腔心切面测量右房短轴直径大于 50mm 和三尖瓣内侧至外侧直径大于 38mm 的患者应警惕慢性右心功能不全的可能。一般肉眼观察,右心室的大小应该将近左心室的三分之二,心尖应该由左心室的尖端构成,而不是右心室。右心室与左心室共同构成室间隔肌部,即使它们相邻,有时也不协调。如果衰竭状态下右室容量超负荷,室间隔在舒张期就会弯曲向左心室,减少左心室的容量,从而减少左心室充盈。

右心功能障碍

　　许多临床医生低估了好的右心功能的重要性,但衰竭的右心可以给任何人一个教训。右心室的主要功能是推动去氧的血液通过正常低顺应性的肺循环进行氧合和左心室充盈。衰竭的右心会阻碍左心室足够的充盈,降低心输出量的前向血流。由于右心室的不对称,用 TEE 肉眼估测右心室功能的方法较为复杂。然而,三尖瓣环收缩期位移(tricuspid annular plane systolic excursion,TAPSE)是一种相对可靠的测量右室收缩和舒张功能的方法。这一测量可以从食管中段四腔心切面通过简单地测量收缩末期和舒张末期三尖瓣前叶基底部下方到右室心尖来完成(图 241.1)。右心室收缩功能正常时,两个值之间的差异大于 15mm,这个计算十分简单。

　　肺动脉导管可以测量右心室压力,通过热稀释方法测量右心输出量,联合 TEE 对诊断右室功能障碍很有帮助。例如,在上面的例子中,心脏指数低得出乎意料且无法接受。肺动脉平均压(舒张压很高)看起来正常,但中心静脉压和肺动脉舒张压偏高——这是我们正在处理临床右心衰竭的重要线索;低肺动脉压和低肺动脉脉压也是右心室收缩功能不佳的线索;TEE 检查和 TAPSE 小于 10mm 皆可确诊。TEE 直接观察到收缩时右室壁增厚不良也有助于定性测量右室功能。值得注意的是,在这位患者中观察到的轻度 TR 是不好的信号,因为右心室收缩功能非常差,即使三尖瓣环严重扩张,右心室也不能产生大量的 TR。我们知道这件事有点复杂,但是,嘿,如果这很容易,外科医生就不需要我们把这一切都弄清楚了。

　　标准术中 TEE 探头实际上不能用来在 ICU 中持续监测右心室功能,但还有其他一些选择。对于气管插管患者,可以使用微型 TEE 探头(ClariTEE©),该探头可以为大多数患者提供足够的诊断图像,无需反复取出和重新插入 TEE 探头即可进行一系列右心检查。这种设备可以在患者体内停留 72 小时,巧合的是,这可能就是我们每个人在任何一周内的工作时间。TTE 也可以使用,但在术后应用受限,因为胸部或外部敷料中的空气、血液凝块或声学阴影可能会妨碍足够的可视化。虽然肺动脉导管是有创检查,但是它是最实用的持续右心监护方法。

TEE食道中段四腔心切面

TAPSE=58mm−43mm=15mm

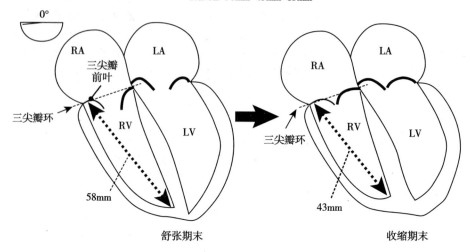

图 241.1　用来测量三尖瓣环收缩期位移的经食管四腔心切面(0°)示例。LA,左心房;LV,左心室;RA,右心房;RV,右心室;TAPSE,三尖瓣环收缩期位移

　　关注肺动脉舒张压、平均压或收缩压与中心静脉压(CVP)的比值是临床上一种连续评估右心衰竭的有用方法。当肺动脉∶CVP 比值下降(即肺动脉压力降低而 CVP 升高)时,这是右心室功能恶化的迹象,因为它不再能有效地将血液泵入肺动脉。容量和压力都从右心回流到静脉循环。而肺动脉∶CVP 比值的反向变化(即肺动脉压力升高和 CVP 降低)是右心室功能良好的迹象。因此,一些更基础的数学在这方面很有帮助,我们可以用肺动脉导管密切关注右心室功能。

右心衰的治疗

　　一旦我们利用肺动脉导管和 TEE 获得的定量和定性数据确定了右心室衰竭的诊断,我们就需要一个好的治疗方案。

　　哪些不能做:在大多数情况下,增加更多的血管内容量并不是一个好主意,因为这会进一步拉伸已经扩张的右心室,使其远离自己的 Starling 曲线,并有可能加速右心室的完全衰竭。给一个液体超载的右心室增加容量可能会让我们想起大学时代的啤酒日——把所有冰冷的带泡沫的液体一口气塞进相对较小的胃里可不是个好主意。在这种活动之后,不可避免地会出现令人不适的生理反应,因为系统的处理能力已经超载。静脉注射纯 α_1 受体激动剂,如苯肾上腺素,也不是个好主意,因为它会增加肺动脉血管阻力(即右心后负荷),减少右心输出量。话虽如此,不伴随大幅度的肺血管阻力增加的 MAP 的升高(通常是略高于 80mmHg)可以改善右心室灌注压和功能也是事实。我们还建议降低呼气末正压(PEEP),因为 5mmHg 以上的PEEP 可能会在功能上限制右心充盈,并可能进一步减少全心输出量。

　　哪些应该做:治疗右心衰竭的最佳药物鸡尾酒疗法可以支持右心运动,其中包括 3 种药物:静脉注射米力农以增强收缩能力,一种选择性肺血管扩张剂(如吸入一氧化氮或吸入环前列烯醇),以及维持较高平均动脉压(如 80mmHg)所需的加压素。加压素是合适的,因为在肺动脉血管中没有加压素受体,这有助于避免肺血管阻力增加。对于不太严重的右心室衰竭,其他方法可能是使用肾上腺素或多巴酚丁胺来增加右心室的收缩能力。也可以输注小剂量的硝酸甘油来降低 PVR 和增加右心室灌注。然而,这显然要受到需要足够高 MAP 的限制。

药物外的方法:要注意到在大多数严重右心室衰竭的情况下,可能有必要让胸壁敞开,以便获得最佳的右心室充盈。这种情况可能适用于我们的临床病例,因为右心室衰竭有望在冠状动脉血运重建后 12~24h 内好转。在最恶劣的情况下,必须考虑使用机械循环支持装置,包括主动脉球囊反搏、静脉-动脉体外膜氧合(VA-ECMO)、专用右心室辅助装置(RVAD)如 CentriMag© 或两者的组合。所用的机械支持装置取决于心脏外科医生的经验和倾向,并因不同医疗单位而异。

关于右心室衰竭需要牢记的一点是,使用 IABP 可能会加剧右心室衰竭。右心室依靠发达的左心室收缩压,形成稳定的室间隔(左右心共用)收缩,搏动时帮助推动血液进入肺循环。由于 IABP 在收缩时放气,它在主动脉中形成一种真空,降低左心室收缩压。在这种情况下,右心室没有稳定的肌部室间隔可供对抗,右心室输出量可能会下降。这有点像你小时候在跷跷板上对你的小伙伴玩的那个恶作剧。也就是说,右心的生理功能就像跷跷板一样,依赖于反作用力量法则。当你这头在地上时,你的小伙伴依靠你的重量将他们保持在空中,如果当他们在空中时,你突然从跷跷板上跳下来,他们失去了保持自身在空中所需的支撑力,就会尾骨着地坠落,哎哟! 右心、左心和室间隔也是如此。

三尖瓣反流

三尖瓣反流(TR)最常见是功能性的,本质上与右心室的扩张有关,也可能与三尖瓣环的扩张有关。功能性 TR 的机制是,当右心室腔扩张时,会导致构成三尖瓣瓣膜下结构一部分的右心室乳头肌移位;移位的乳头肌将三尖瓣瓣叶拉开,导致反流。TR 也可由感染引起——心内膜炎、医源性原因,或损坏三尖瓣瓣器结构的外部钝器或穿透性损伤。重度 TR 的特点是在食管中段四腔心切面上,收缩期腔静脉宽度大于 0.7mm。与重度 TR 相关的继发性改变如下:三尖瓣环扩张、右心房扩张、下腔静脉扩张、肝静脉全收缩血流逆流和肝充血引起的凝血障碍(即可能存在部分凝血活酶时间延长或国际化标准比值升高,与高静脉压导致的肝血流灌注不良有关)。

麻醉期间管理 TR 最好不要让心率减慢,因为这会导致反流分数(反流量/每搏量)的增加,最终会减少右心室输出量。变时性静脉药物或心脏电起搏均可预防心动过缓所致的 TR 恶化。可以增加肺血管阻力的药物或生理变化可能都会加重 TR 的程度(例如,α_1 受体激动剂或低通气、低氧血症、低体温、酸中毒等)。我们开始听起来像我们的内科同事,告诉我们要避免所有这些明显不好的事情,很抱歉,但我们就是不能袖手旁观。由于心脏外科患者远离麻烦总是比摆脱麻烦容易,我们建议在重度 TR 患者麻醉诱导前静脉滴注多巴酚丁胺以避免心动过缓。

过去在中度或更严重的 TR 情况下考虑修复或置换三尖瓣的决定,现在应考虑瓣膜瓣器的受累程度(例如:三尖瓣瓣环成形术对风湿性三尖瓣疾病无效,功能性 TR 对瓣环成形术反应良好,修复后应注意测量跨三尖瓣压差,以排除医源性三尖瓣狭窄(即平均压差小于 6mmHg 且心脏指数正常为理想状态下)。三尖瓣心内膜炎通常需要置换瓣膜。**警告:**请注意,在全身麻醉下交感神经张力减弱和右心减负,观察到的 TR 程度可能会显著低估患者清醒或剧烈疼痛时的 TR 量。在这种情况下,将患者置于大角度的头低脚高体位急性增加右心负荷,可能更好地揭示患者的实际 TR 程度。静脉注射 α_1 受体激动剂也可能更好地揭示 TR 的实际程度。

在无明显的 TR 反流束的情况下，寻找 TR 的次级征象（如右心房扩张）也是有用的，以帮助决定是否需要进行三尖瓣修复。

三尖瓣狭窄

三尖瓣狭窄在大多数美国临床实践中是罕见的。它可能与风湿病、心内膜炎或类癌疾病有关。狭窄的三尖瓣几乎总是会被置换。麻醉目标是维持右心前负荷、正常中段大约 70 到 90 的窦性心律。

🏠 要点

- 右心功能不全仍然是心脏手术患者发生并发症和死亡的重要原因。早期识别右心室功能障碍可能会改善风险分层，早期处理右心室衰竭，所以无论你做什么，都不要忽略对右心室的评估！
- 尽管右心室评估由于其复杂的解剖结构而具有挑战性，但三尖瓣瓣环收缩期位移（TAPSE）提供了一个测量右心室收缩和舒张功能的合理指标，你不需要物理学或数学博士学位就可以掌握这项技术。
- 右室扩张可导致室间隔左移，改变左心室构型。其结果是，左心室的舒张和收缩能力都可能降低，导致心输出量减少。同样，对于需要 LVAD 或 IABP 支持的患者，左心室负荷低会改变右心室的大小和形状，并可能导致进一步的右心室衰竭——这是我们试图避免的情况。
- 对于右心衰竭的患者，最好的药物鸡尾酒疗法包括：静脉注射米力农（即增加右心收缩力，降低肺动脉压），吸入选择性肺血管扩张剂（如吸入 NO 或吸入依前列醇），以及加压素（即有助于提高平均动脉压大于 80mmHg，以促进更好的右心灌注，而不增加右心后负荷）。
- 功能性三尖瓣反流（FTR）通常是右室功能障碍的一个显著特征，可能是右室扩张和肺动脉高压的结果。FTR 通常对三尖瓣瓣环成形术反应良好，所以把这个事实记住并带进手术室。
- 因为在心脏手术中避免麻烦比摆脱麻烦容易，我们建议在已知的中度到重度或更严重的 TR 患者麻醉诱导前就开始输注多巴酚丁胺。

推荐读物

Haddad F, Couture P, Tousignant C, et al. The right ventricle in cardiac surgery, a perioperative perspective: I. Anatomy, physiology, and assessment. *Anesth Analg*. 2009;108(2):407–421.

Rudski LG, Lai WW, Afilalo J, et al. Guidelines for the echocardiographic assessment of the right heart in adults: a report from the American Society of Echocardiography endorsed by the European Association of Echocardiography, a registered branch of the European Society of Cardiology, and the Canadian Society of Echocardiography. *J Am Soc Echocardiogr*. 2010;23(7):685–713.

第十二篇
产科麻醉

第242章
绪　论

　　产科麻醉，唤起了我记忆中那些非常繁忙的画面：一天24小时、一周七天全天候待命，紧急剖宫产手术。做产科麻醉不只是要关注两个人：妈妈和孩子，还要关注到密切参与其中的更多人：准爸爸、忧心的护士、焦虑的产科医生。产科麻醉有很多手术室外的工作，要随时为准妈妈缓解疼痛并提供以患者或家庭为中心的医疗服务。成为产妇生命中重要一天的一部分，你将出现在婴儿的成长记录中，当帮助准妈妈减轻痛苦或处理好复杂的分娩时，你会看到她脸上的笑容。能参与如此重要的时刻，麻醉医生深感荣幸。这一部分的章节将提供在待产室和产房中应对挑战和管理患者的一般方法。我希望麻醉医生用这些章节来进一步改进临床实践，从而更好地帮助妇女、婴儿和他们的家庭。

第243章
不论在待产室还是在分娩室，做好准备迎接导乐的到来

　　导乐（doula）在美国越来越受欢迎，并活跃在全国各地的产房中。"doula"这个词源于希腊语，指的是古希腊家庭中最重要的女仆。如今的导乐属于护理人员，最重要的作用是在母亲待产和生产期间给予情感支持。在产房工作的麻醉医生和麻醉护士有时会碰到导乐，但他们经常对导乐在分娩过程中的角色感到困惑。麻醉医生需对导乐的角色有一个大致的了解，从而更好地管理产科患者。

　　导乐没有医疗相关执照；因此，美国对导乐所受教育没有相关要求。然而，要获得DONA International（美国最大的导乐组织）提供的导乐认证资格，需要完成相关阅读清单；完成至少16小时的工作坊培训；通过分娩教育或助产学培训并获得助产陪护经验的证明资料，有助产护士的工作经验，或见习过分娩准备的一系列工作。

　　在获得DONA International的资格认证后，新的导乐必须为至少3个产妇提供服务，并对每一次分娩经历提供500~700字的第一手资料。此外，新的导乐还必须提供来自3个产妇、3个初级保健医生和3个护士或助产士对其服务的评价。

　　导乐并不为母亲提供医疗服务。他们不做临床决策，也不提供可能影响客户决策的意见。**导乐同时也可以是助产士、护士或其他护理人员，但作为导乐时并不承担这些角色的医疗内涵**。她们的主要作用是为母亲提供情感支持，并促进母亲与护士、助产士和医生之间的积极沟通。她们在分娩过程中持续陪伴，并帮助准爸爸参与分娩过程。

　　尽管许多有导乐服务的产妇不想在分娩时使用区域麻醉，但仍有更多的产妇还是希望或决定接受硬膜外镇痛。麻醉医生照顾这些有镇痛需求的患者时，让患者和导乐互动是很重要的。和有导乐的患者进行私密的医疗谈话时，必须同意让导乐同时在场。导乐应持续陪伴产妇，这一点应该得到尊重，除非有医疗或医院政策规定不允许这样做。导乐对麻醉医生和麻醉护士是有帮助的，她们会在进行区域阻滞的过程中安慰产妇，并在分娩过程中保持患者、护士、医生、其他医务人员及参与者之间的交流。

如果患者需要剖宫产,导乐应参与讨论和制定计划,如可行,应安排导乐在手术室中继续陪伴。在紧急剖宫产需要全身麻醉时,导乐不能参与其中,应告知患者和导乐,并尽一切努力保证分娩顺利,保持团队成员间的相互尊重。

综上所述,导乐能为产妇提供良好的情感支持,提高产妇对分娩体验的满意度。麻醉医生必须了解导乐的作用,并将其纳入整体医疗计划中,这样选择导乐的产妇才能获得最佳的分娩体验。

⌂ 要点

- 需要花点时间了解导乐在分娩中的作用。
- 请尊重产妇选择导乐的决定。
- 向患者及其导乐介绍你自己。
- 在整个医疗过程中保持既尊重又专业的交流。
- 了解你所在单位有关导乐的政策。如果你是产科麻醉实习医生,一定要询问你的老师关于导乐的经验和建议。
- 对每一个准妈妈都要做好医疗决策和推荐。你的医疗标准不会因患者使用导乐而改变。产妇是导乐的客户,是你的患者。最后,记住,永远要做到尊重他人。

推荐读物

Camann WA. Doulas—who are they and how might they affect obstetrical anesthesia practices? *Society of Anesthesiologists Newsletter*. 2000;64:11–12.

DONA International website. Available at: www.dona.org. *Accessed* October 30, 2014.

Meyer BA, Arnold JA, Pascali-Bonaro D. Social support by doulas during labor and the early post partum period. *Hosp Physician*. 2001;57–65.

第 244 章
待产室和分娩室中的"贵宾":如何与之打交道并保持你的职业风范

产房是医院内医疗过程充满风险而家人和朋友在此期间又几乎全部到场的少数几个场所之一(另一种情况是儿科患者麻醉诱导时家长在场)。**产科麻醉医生不仅要具备丰富的临床技能来应对临产孕妇的医学处理,还要具备社交及沟通能力以应付旁观的"贵宾"。**产房中,患者的家人及朋友常常就陪在产妇床旁。他们可能会干扰医生,也可能会因亲眼目睹急救过程而紧张不已。与本书其他强调麻醉紧急事件处理的章节不同,这一章强调的是,当这些"贵宾"在场时,我们应对麻醉紧急事件所需的处理方法。**正如我们下面将讨论的,要想在这方面的临床实践中取得成功,麻醉医生必须将产科护理人员视为亲密的合作伙伴和宝贵的盟友,以便与产妇和她的家人进行良好的沟通。**

每一名麻醉医生都应具有一套应对"贵宾"的方法。这一方法非常重要,它要能满足所有"顾客"的需求(包括准妈妈、家人、朋友、小婴儿、产科医生、助产士等),同时也要兼顾麻醉医生自己的需求。以下内容涉及一些处理此类情况的建议:

1) **遵守医院政策**。医院政策规定了哪些人员可以留在产房或手术室,还包括由产科医生及麻醉医生决定的因医疗原因而限制进入的地方。不论任何原因,不要违背医院政策。

　　2）**与助产士沟通**。护理该患者的护士通常非常熟悉患者家人及朋友之间的关系。因此，对医疗期间怎样最恰当地提出"在场旁观"这一话题，护士能提供很好的建议。重要的是在场的所有医护人员意见要统一。

　　3）**与产科医生沟通**。产科医生的作用是至关重要的，她能帮助患者及其亲友理解，并劝说旁观亲友在分娩期间必要的时候离开现场。

　　4）**与患者沟通**。与患者讨论在必要时要请亲友离开的可能性，要把这一点作为患者访视的基本内容。笔者的做法是在每次访视时都讨论这一话题，并确保亲友理解这是对患者最有利的做法。

　　5）**始终保持冷静和专业**。即使在真正的紧急事件发生时或患者与其亲友极其愤怒时，这也是一条重要原则。如果你必须请一位亲友离开，试着将理由放在对妈妈和孩子最有帮助的角度上，而不要把它变成一种个人意愿或控制手段。

　　6）**求助于医院的医患调解员**。医患调解员是受过培训的专业人员，在调解紧张且愤怒的患者、家人和医护人员之间的关系中有非常重要的作用。若上述措施均无效，可求助于这些调解员。这一措施一般总能奏效，从而避免采取最后一步，呼叫保卫科。

　　如果其他措施均无效，并且麻醉医生认为亲友在场使患者（或医生）面临很大风险，则最后一步是呼叫医院保卫科护送亲友离开。充分的准备以及利用其他措施几乎总能在需要保安之前解决问题。

应对亲友的小提示

　　大多数产科麻醉医生认为这些小提示十分合理。**在医疗工作开始前：**

- 你必须私下与准妈妈确认一下她对亲友大体的需求以及对某些亲友的特殊需求。记住，将产妇视为脱离父母独自生活的成年人。不论她的年龄、文化背景、家庭状况或任何其他因素，她有绝对的合法权利与医务工作者进行私人谈话，按照自己的意愿做出医疗选择，包括选择哪位亲友陪伴自己。与准妈妈进行私人谈话时，应有另一名医务工作者在场。以上做法很少遇到特殊情况，除非产妇有预先存在的严重的认知障碍。
- 尝试确认患者的亲友的医疗知识储备。有时具备一定程度医学知识的亲友可能在管理上比较棘手。
- 与亲友讨论时，一定要提到即使在正常情况下，也常有分娩进程加快，并确认亲友对要求离开的感受如何。
- 有些警告信号可能预示该亲友会比较顽固或蛮横无理：与医护人员发生冲突及不快，与患者关系不好以及沟通技巧欠佳。不要让这些人进入房间。
- 尽量避免"亲友照顾亲友"。这种情况在特别年轻的夫妻中会见到，比如一位年长的女性家庭成员可能要求留在屋子里照顾不到二十岁的准父亲。产科麻醉医生常觉得这是一个左右为难的问题。只有在你认为那个人有助于医护人员更好地照顾患者时才能答应。

对于产房

- 除非空间限制，通常对旁观人员的数目没有真正的限制。通常护士会在产房帮助维持人群秩序，使局面不至于失控。分娩期间通常要求只留一个人在场，其他人均要离开。但是，如果预计硬膜外穿刺有困难时，麻醉医生有要求所有亲友离开的权力。
- **让亲友坐好！** 这一点没有例外。亲友站在患者前面意味着他永远充当不了硬膜外麻醉操作时的"支架"。在进行硬膜外麻醉时，如果产妇可以将脚放在保持坐位的亲友的膝盖上，产妇和亲友都会感觉舒适。

对于手术室

- 剖宫产时通常只允许一个人留在手术室,如果麻醉医生之前已经见过他们并同意他们在此旁观,有时会允许更多人在场。
- 亲友只能在医务工作者陪同下进出手术室。事先安排好把可能出现眩晕的亲友送出产房的方法。请记住,亲友可能会从椅子上晕过去——本书编辑的亲兄弟在见证他**第三个**孩子出生时晕倒,而他前两个孩子出生时,他连眼睛都没眨一下。
- 孩子出生后,只有在分娩人员(包括儿科医生,如果他们在场)许可下,亲友才能靠近婴儿保温床。
- 通常在麻醉阻滞完成并成功之前,任何亲友不得进入手术室。但是,如果麻醉医生认为这**有助于**他们更有效地完成工作,偶尔会允许一位亲友在麻醉阻滞时进入手术室。

一般而言

- 剖宫产时,在场的亲友必须至少达到 18 周岁(除非他是孩子的父亲)。产房中没有年龄限制。
- 根据已有的经验,麻醉医生可能会放宽或加严限制。笔者认为如果亲友不干扰麻醉团队的工作,可放宽在陪人数,但如有必要,要能做到迅速将亲友请出产房,而进行硬膜外麻醉时的限制应更严格,只允许一位在场,并禁止摄像。
- 导乐是患者护理团队中的一员,不算作亲友。
- 手机在临床工作的环境中无处不在。在我们的机构,一些医生鼓励配偶/伴侣带手机到手术室以便在分娩后立即给婴儿拍照。不过,计划使用手机的情况应该在手术分娩前进行审查,而且产科医生可能已经与患者及其亲友讨论过了。

来自 F. Jacob Seagull,PhD 的最后提示:一名成功的产科麻醉医生会本能地采用人为的方式来应对产房中的亲友。换句话说,你可以很好地创造一个预期明确、计划都已提前讨论的环境,这样做意味着时机成熟时,你是在实施一个已经设计好的计划,而不是在解释一个新的计划,管理预期,解释你的行为或设法安抚焦虑的亲友。通过事先与亲友讨论所采取的措施,你便可以在大家都很冷静时解决任何问题。你能有效地卸下工作的负担,包括在有限的工作时间内将人们请出产房。提前做好应对突发事件的准备,这种"减负"是有经验的麻醉医生在计划任何困难病例时所做的。

告诉亲友们,他们会因不同的原因被要求离开产房(如环境太嘈杂,其他医务人员到场,需要处理一些非危及生命的事件如呕吐、开放新的外周静脉通路等),但这并不意味着危及生命的事件发生。亲友应该对他们可能被要求离开的情况有所了解,因此不会往最坏的地方猜测。当时间到了,他们会乐于"实施这个计划";你也会比较轻松,不需要解释当前的状况。这么做的目的就是设法创造一种双赢的局面。

🏠 要点

- 利用尽可能多的资源来改进你在产房或手术室管理患者的经验。一定要首先从医院的政策开始。与高年资同事和更有经验的医护保持交流,向他们学习如何处理这些情况,哪些是有效的,哪些是无效的。要知道你的做法会随着你经验的增加而改变。

- 最后的决定是你和患者商量后做出的。其他医护人员和家属的意见排在第二位。
- 不要让难搞的亲友进入产房。
- **亲友必须坐好**,并在医护陪同下进出房间。绝不应该强迫亲友对患者进行医疗护理。
- 晕倒的故事不仅仅是民间传说。已知有各种各样的亲友在支撑产妇、甚至在硬膜外置管操作时晕倒。这包括经验丰富的医疗专业人员、退伍军人和曾出现在许多血腥创伤现场的公共安全人员,如州警察和消防队员。不幸的是,已经发生过因晕倒而出现的诉讼。
- 随时保持冷静。

推荐读物

Altendorf J, Klepacki L. Childbirth education for adolescents. *NAACOGS Clin Issu Perinat Womens Health Nurs*. 1991;2(2):229–243.

Kantor J. *Move over, doc, the guests can't see the baby*. 2005, New York Times. www.nytimes.com/2005/09/11/national/11birth.html?.

第 245 章
分娩镇痛中硬膜外镇痛的替代方案——需要考虑的问题以及可能会被问到的问题

在美国和其他发达国家,硬膜外分娩镇痛应用广泛,大约 60% 的妇女接受了硬膜外镇痛,对于初产妇,这个比例更高。椎管内镇痛通常是非常安全的,但在某些情况下,它的风险会增加或存在某些禁忌证。虽然硬膜外镇痛在产妇中很受欢迎,但仍由不少人希望使用其他的镇痛方法。为不愿或不能进行硬膜外镇痛的妇女提供安全有效的镇痛技术,可以提高产妇对分娩镇痛的满意度。拥有有效的替代技术也可以减少冒险使用硬膜外镇痛的风险。如果血小板计数的底线是 $75 \times 10^9/L$,当血小板计数为 $70 \times 10^9/L$ 时,你会怎么做? 如果你知道你的患者有直达 L5 的哈氏棒[①],你还会尝试硬膜外技术吗? 备用镇痛方法的选择是很有必要的。

有很多低风险的分娩镇痛方法,包括心理疏导,如情感支持、冥想和呼吸技巧。也可以使用水浴、按摩和芳香疗法。助产士会进行骶部生理盐水注射和神经电刺激等干预措施。本章将重点讨论其中三种技术,分别是瑞芬太尼患者自控镇痛(PCA)、笑气镇痛和针刺,它们在镇痛效果、分娩强度和医疗干预方面有较好的平衡。

瑞芬太尼患者自控镇痛

瑞芬太尼是一种超短效合成阿片类药物,通常为静脉输注用药。对于分娩镇痛,它可以通过设置小剂量的单次给药、加或不加背景剂量的 PCA 模式来完成。当存在硬膜外穿刺禁忌时,它已成为许多中心应用 PCA 镇痛的首选阿片类药物。

阿片类药物唾手可得,物美价廉且方便使用,过去一直是分娩镇痛的一线药物。它们的缺点包括:对分娩疼痛的疗效有限,对母亲和婴儿都有副作用,尤其是呼吸抑制。为避免新生

---

① 译者注:哈氏棒可用于固定治疗脊柱侧弯。

儿呼吸抑制,在临近分娩时必须限制阿片类药物的使用。传统上,哌替啶是常用于分娩镇痛的阿片类药物,具有较少的呼吸抑制风险,尽管它是一种碱性药物,但仍可能在虚弱的酸中毒的胎儿体内蓄积。

第一产程的疼痛主要发生在宫缩期间。瑞芬太尼 PCA 可以有效地治疗宫缩痛,没有长效阿片类药物的风险,特别是不会在胎儿体内造成蓄积。它的优点是可以让母亲自己控制疼痛治疗。

例如,瑞芬太尼 PCA 的剂量为 0.25~0.5μg/kg,锁定时间为 2 分钟。可以设置背景量,速率为 0.025~0.05μg/(kg·min)。背景量输注可能增加瑞芬太尼的疗效,但也可能增加风险。

静脉输注瑞芬太尼的风险包括产妇心动过缓和呼吸抑制。已有用瑞芬太尼引起产妇死亡以及新生儿呼吸抑制的报道。

应用瑞芬太尼 PCA 需对产妇进行密切监护,并对医护人员进行专业培训。瑞芬太尼 PCA 是在硬膜外镇痛禁忌时的一种替代方法,而不是优选,它被负面地描述为"可怜人的硬膜外镇痛"。

笑气

笑气(氧化亚氮)是一种麻醉气体,在亚麻醉浓度下广泛用于分娩镇痛。在美国,它再次成为分娩镇痛的替代选择,在助产士和他们的患者中广受欢迎。它被认为是一种安全且相对简单的选择。对于渴望"非药物分娩"的妇女来说,它可能不算一种药物。

笑气用于分娩镇痛是通过面罩以 50% 的浓度与氧气混合,经自主呼吸吸入而实现的。因为起效需要一定时间,当产妇感到宫缩开始时,就指导她做深呼吸。产妇自己拿着吸氧面罩,当宫缩间歇时,一定要注意停止继续吸入笑气。

应用笑气的优点在于 50% 的混合气体相对安全,发生镇静的风险很小,相对便宜且容易管理。它起效快,消退也快,所以可以有效地治疗宫缩痛而在母儿体内不易造成蓄积。它为女性提供了一种能自己掌控疼痛的感受。

笑气镇痛具有禁忌证。笑气比氮气更容易溶解,会在含气腔隙内积聚并扩张,因此,对于患有气胸或近期做过某些眼、耳手术的女性来说,必须避免使用。一个自己拿不住面罩的产妇不应该使用笑气。笑气会干扰维生素 B_{12} 的代谢,所以确诊维生素 B_{12} 缺乏症的妇女应避免使用。

笑气镇痛也存在缺点。与硬膜外相比,其镇痛效果有限,大概与阿片类药物相当,但这对很多女性来说可能已经足够了;笑气可能加剧产妇宫缩间歇的通气、换气不足;对分娩时渴望非药物镇痛而变得筋疲力尽的孕妇可能不如硬膜外镇痛更有帮助;对于剖宫产风险高或并发症风险高的孕妇,如果需要麻醉,硬膜外镇痛的优势在于它同时可以用于手术的麻醉。

笑气是一种强效温室气体,对大气的影响是二氧化碳的 100 倍。还有人担心它可能对医护人员产生副作用。有报告称,长期接触笑气的医护人员流产率有所上升,但研究尚未证实这一点。必须有效地清除笑气。在产房中安装废气回收系统可能会很昂贵,目前已有标准的壁吸系统来供应和回收氧气及笑气。

尽管笑气在世界范围内应用广泛,但少有随机对照试验,笑气对胎儿的长期影响也没有相关研究。麻醉药物引起的神经元凋亡是目前正在研究的问题。尚不能排除在分娩过程中胎儿接触笑气会导致不利影响的可能。

针刺疗法

针刺是一种辅助医疗方式,在美国、欧洲以及它的历史发源地中国应用广泛。关于针刺的研究越来越多。约 6% 的美国人用它来治疗各种疾病。理论上,针刺是一种理想的辅助镇痛方式,因为它几乎无副作用,且可能有助于加快产程,尽管在西医盛行的背景下,用与痛觉传导通路无关的穴位进行镇痛看起来有点匪夷所思。

针刺是将细针放在特定的穴位,以"得气"为准。"气"是一个中医术语,在西医中没有对应的词,但类似于生命能量,在特定的经络中循环。穴位的选择是非常需要技巧的。但对于初级水平,一些常用的穴位就可有效应用于分娩。

针刺分娩镇痛的研究结果五花八门。一个 Cochrane 回顾性研究表明,用针刺进行分娩镇痛的有效性并不确定。但是,有高质量的证据支持针刺对麻醉医师感兴趣的一些指标,特别是术后恶心和呕吐的预防有效,这表明进一步研究针刺在分娩中的作用是有必要的。

由于我们不了解针刺是如何起作用的,所以针刺研究颇有难度。研究分组通常包括假针,但如何定义假针,以明确描述安慰剂效应,目前缺乏共识。有些学者认为,目前已有足够的证据表明,针刺不仅仅是安慰剂,而且将针刺与其他公认的治疗方法进行比较的研究也表明,针刺更有帮助。目前研究主要在选穴、是否使用电刺激、治疗时间、治疗环境和人员等方面存在差异;因此,很难对所有证据进行评估。对于分娩镇痛,疼痛评分可能不能说明全部情况。母亲的满意度和合作度可能更有帮助。我们所知道的是,针刺会造成内源性阿片类物质和催产素的释放。

有证据表明,针刺推迟了要求硬膜外镇痛的时间,而且使用针刺的妇女会再次选择这样做。针刺镇痛的效果不如骶部盐水注射,尽管这项技术可能实际上就是作用于骶部的穴位。

在医院环境下,有各种各样的方法提供针刺镇痛。在美国,大多数针刺由社区的中医专家,即执业针灸师进行。许多妇女在怀孕期间曾求助于针灸师,比如在发生恶心、腕管综合征、臀部症状,或临产发动时。在某些情况下,允许产妇让她们的针灸师陪伴她们进入分娩室,就像她们选择的导乐陪伴她们一样。医院也可能会雇用有执照的针灸师提供类似的服务。

在美国的大多数州,医生均可接受针刺培训课程,该课程需要至少 200 小时的继续教育培训。然而,大多数接受过该培训课程的医生认为,随时待命去做针刺分娩镇痛并不可行。对于麻醉医生而言,开展该技术效价比不高,收费远低于硬膜外镇痛。在我们医院,正在进行一个创新性的项目,允许麻醉医生在接受相关培训后,在有限的几个单一穴位上进行针刺来预防术后恶心呕吐。我们还在进行一些关于采用简单的单点或两点针刺治疗多种围手术期合并症的研究。让产房目前的工作人员,不管是产科麻醉医生,或者如果法律允许的话,助产士或护士也好,在接受培训和认证后对产妇提供一些限定项目的针刺服务,具有一定的可行性。

简易针刺分娩镇痛常用穴位有两个:

LI 4(合谷穴): 该穴位于手背虎口处,在第一掌骨和第二掌骨之间,大致位于第二掌骨中间桡侧(图 245.1)。针刺深度 0.5cm。

SP6 : 该穴位于脾经上,是一个经验性穴位,位于内踝上约一掌的位置。它在难产中特别有用,有助于宫颈扩张。在该穴位以垂直方向或斜向近端入针。

针刺镇痛风险相对较低,但不代表没有并发症,并发症可能有感染或损伤潜在结构,如胸膜、肠道和神经(视针刺穴位而定)。

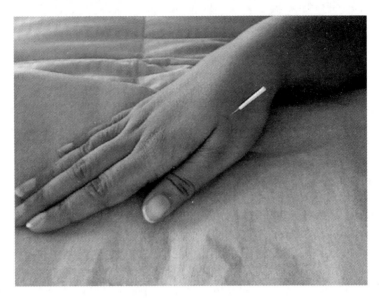

图 245.1 针刺合谷穴

> **⌂ 要点**
>
> - 许多产妇不能或不愿考虑硬膜外分娩镇痛,有时是由以前的负面经历导致的。
> - 产妇对各种分娩镇痛方式已经有所了解。你的患者可能曾经读到过关于分娩镇痛的文章,或和接受过不同镇痛方式的母亲有过交流。但这些替代治疗只能提供低水平的疼痛缓解。
> - 瑞芬太尼 PCA、笑气和针刺是较为合适的替代镇痛方式。
> - 瑞芬太尼 PCA 以单次小剂量作为给药方式。应用风险包括产妇低通气甚至死亡、胎儿心动过缓和呼吸抑制。
> - 在宫缩开始前,通过面罩吸入笑气。患者必须能够自己拿着面罩。一定做好废气回收。应用风险包括宫缩间期低通气和换气障碍,未知的胎儿后遗症,对医务工作者存在一定的暴露风险。
> - 在西医背景下,针刺是一种分娩镇痛的补充疗法。两个特别有效的穴位是手穴 LI 4(合谷穴)和踝关节穴 SP 6。
> - 确保在患者向你提出这些镇痛模式之前,你已经非常了解相关问题。你一定不希望由患者来告诉你分娩镇痛的最新进展。

推荐读物

Jones L, Othman M, Dowswell T, et al. Pain management for women in labour: An overview of systematic reviews. *Cochrane Database Syst Rev.* 2012;(3):CD009234.

Likes FE, Andrews JC, Collins MR, et al. Nitrous oxide for the management of labor pain: A systematic review. *Anesth Analg.* 2014;118(1):153–167.

Muchatuta NA, Kinshasa SM. Remifentanil for labor analgesia: Time to draw breath? *Anaesthesia.* 2013; 68(3):231–235.

第 246 章

硬膜外分娩镇痛：会延长产程吗？

硬膜外镇痛是一种常用的有效的分娩镇痛方式。自 19 世纪晚期以来，不同方式的椎管内镇痛都被用于分娩。第一个椎管内麻醉是通过鞘内注射可卡因以产生下半身的麻醉。之后，椎管内麻醉有了长足发展。技术和局麻药配方的改进为更安全、更可控和更有效的硬膜外镇痛提供了条件，因而其临床应用也越来越多。尽管硬膜外镇痛很常用，但仍存在一些问题：硬膜外镇痛如何影响分娩进程？硬膜外镇痛是否会增加剖宫产和器械助产的发生率？何时实施硬膜外镇痛？使用何种浓度的局麻药更合适？

临产是指有规律的宫缩引起宫颈管明显展平（即变薄）和宫口扩张。虽然判断是否已经临产并不困难，但要确切知道临产开始的时间却很难，因此很难确定分娩的持续时间。分娩共有三个产程。第一产程包括宫颈缩短和扩张。它可以进一步分为两个阶段：潜伏期和活跃期，潜伏期是子宫开始规律收缩导致宫颈变薄和宫口扩张；活跃期是宫口扩张速度加快。以前，美国将潜伏期到活跃期的界值设定为宫口扩张至 4cm，但为了减少阴道分娩失败而需进行剖宫产的概率，该界值后来改为 6cm。当宫口完全扩张到 10cm 时，第一产程的活跃期结束。第二产程为胎儿娩出，从宫口扩张完成开始，到胎儿娩出结束。第三产程主要指胎盘剥离和娩出。

确定硬膜外镇痛对产程的影响很困难。椎管内镇痛的使用与产程延长、剖宫产和阴道分娩器械助产率增加（即使用真空或产钳分娩）之间有明显的联系。然而，因果关系尚不清楚。分娩的不可预测性和个体化差异使随机对照试验的设计和实施变得困难。理想情况下，研究硬膜外镇痛对分娩影响的 RCT 应该包含一个没有接受任何镇痛的对照组，但这一要求不会得到伦理委员会的批准。此外，从对照组到硬膜外镇痛组（如因疼痛加重、难产而实施硬膜外麻醉）和从试验组到对照组（如分娩进程太快，没有时间进行硬膜外镇痛）的交叉率都很高，受试者的分组情况很难维持。双盲也几乎是不可能的，因为硬膜外镇痛不仅能提供优越的镇痛，也常会引起下肢肌力减退，这使得患者接受了哪项干预措施变得相当明显。从这个意义上说，关于硬膜外镇痛对分娩的影响可能没有一个明确的答案，但我们仍然有很多方面能和患者进行交流。

目前尚无以第一产程持续时间作为主要研究终点来验证硬膜外镇痛对分娩影响的 RCT 研究，但作为次要研究终点的 RCT 研究中，提示硬膜外分娩镇痛会延长第一产程时间。其机制尚不清楚，但许多专家认为与自主神经系统张力改变有关。据推测，硬膜外镇痛延缓产程可能是通过阻断副交感神经（促产）传出，但不能完全阻断支配子宫的交感神经（保胎）张力所致。在这一点上，只能说硬膜外麻醉可能延长第一产程，延长时间在 30 分钟左右[①]。

相比之下，硬膜外镇痛确实延长了第二产程。美国产科医师学会（ACOG）认为，接受硬膜外镇痛的患者，第二产程允许额外延长一个小时才诊断为第二产程延长。与对第一产程的研究一样，对第二产程的研究也不可能设计完美。在理想的研究中，应在宫颈口扩张至 10cm 时进行硬膜外镇痛，以避免从第一产程的遗留影响，同时需要一个不用任何镇痛的对照组，并且组间催产素的应用方法相同。同样，尽管设计不完善，但与接受全身阿片类药物镇痛的患者相比，硬膜外分娩镇痛时第二产程平均延长约 15 分钟。这种延长的机制尚不清楚，目前仅提出几种可能性，如：第二产程完善的镇痛减轻了母亲的疼痛，从而减少母体强烈的分娩动力；此

---

① 译者注：最新研究证据表明，由于局麻药浓度的降低，硬膜外分娩镇痛不会延长第一产程。

外,如果在硬膜外使用高浓度的局麻药,腹部和盆底肌肉运动能力减弱,胎儿在下降过程中,孕妇分娩力受损,胎头旋转受损。只要持续进行常规监护和分娩管理,第二产程的延长不会对母亲或婴儿造成伤害。

对于分娩的最后阶段,硬膜外镇痛并不会增加胎盘分娩的时间。在自然胎盘娩出的情况下,在第三产程的持续时间看起来没有区别。然而,在需要手剥胎盘的情况下,使用硬膜外镇痛可将整个过程缩短数分钟。在这种情况下,使用硬膜外镇痛可能提供了一种宽松的效果,允许医师在良好会阴镇痛的保护下及早干预。

鉴于使用硬膜外镇痛可能对分娩进展产生上述种种影响,可以推测硬膜外镇痛可能也会影响分娩方式。早期研究表明,椎管内镇痛会增加器械助产率和剖宫产率。

如前所述,理想的研究很难设计,并受到一些因素的限制。在这种情况下,不能忽视较高的剖宫产率和器械助产率与难产之间的关系。研究表明,分娩痛的强度会影响剖宫产率。在分娩过程中需要较多静脉镇痛的妇女中,其自然阴道分娩率较低,而剖宫产率较高。此外,这些妇女在使用镇痛药之前,疼痛自评分数较高,分娩困难时需要剖宫产的概率也较高。研究还发现,存在暴发痛的产妇,即使接受了硬膜外镇痛,需要手术终止妊娠的风险也会增加。在这种情况下,因严重产痛要求使用硬膜外镇痛,本身就是剖宫产和器械助产的高危因素。

目前还没有以硬膜外镇痛对器械助产率的影响作为主要观察指标的 RCT 研究。此外,大多数已经完成的研究并没有明确器械助产的标准,很难判断是否存在产科医生偏倚。现有结论并不一致,一些研究表明使用硬膜外镇痛的产妇,器械助产率增加,而另一些研究认为并无差异。这种不一致部分原因可能是使用的局麻药浓度不同所致。局麻药浓度较高的硬膜外镇痛阻滞更完善,在第二产程时的镇痛更完全,从而减少产妇分娩的紧迫愿望。较高的局麻药浓度也会导致腹肌和会阴肌无力,这可能会减慢胎头下降。因此,在应用较高浓度局麻药的硬膜外镇痛的研究中,毫无意外,更容易发现硬膜外镇痛会增加器械助产率。

孕妇最关注的问题是硬膜外镇痛是否会增加剖宫产的概率。早期有研究表明,接受硬膜外镇痛的孕妇,剖宫产率显著提高。然而,大量的荟萃分析表明,事实并非如此。初期研究还表明,在第一产程的潜伏期(即宫颈扩张小于 4cm 时)进行硬膜外镇痛,后续剖宫产的风险更高。因此,ACOG 之前建议医生在宫颈口扩张至 4~5cm 后再进行硬膜外镇痛。但现在,多项高质量研究已经表明,早期硬膜外镇痛(在宫颈口扩张至 4cm 之前,应用硬膜外镇痛)并不增加剖宫产的概率。ACOG 已经修正了相关意见:

"椎管内镇痛技术是对分娩疼痛最有效和最不会导致镇静的治疗方法。"

"在保证患者安全并在医生的监护下,不论任何情况,都不应让患者忍受不经治疗的严重疼痛。在没有禁忌证的情况下,产妇的要求是分娩镇痛的充分适应证。"

"对不必要的剖宫产的恐惧不应影响妇女在分娩过程中选择何种镇痛方式。"

🏠 要点

- 硬膜外镇痛是一种常用、安全、有效的分娩镇痛选择。
- 接受椎管内镇痛与分娩时间延长以及助产率和剖宫产率的增加存在明确相关性。但是,很难确定二者之间存在因果关系。
- 硬膜外镇痛可延长第一产程 30 分钟,延长第二产程 15 分钟。这种延长并不影响母婴结局。
- 如果需要手取胎盘,采用硬膜外镇痛可以加快过程。

- 要求进行硬膜外镇痛提示可能存在分娩困难,分娩困难本身会增加器械助产或剖宫产的概率。
- 硬膜外镇痛可能增加器械助产率。硬膜外镇痛是否增加器械助产率可能取决于局麻药浓度。
- 无论何时使用硬膜外镇痛,都不会影响剖宫产率。
- 根据 ACOG 建议,在没有禁忌证的情况下,产妇的需求是进行分娩镇痛的充分指征。

推荐读物

Alexander JM, Sharma SK, McIntire DD, et al. Intensity of labor pain and cesarean delivery. *Anesth Analg*. 2001;92(6):1524–1528.

American College of Obstetricians and Gynecologists Committee on Obstetric Practice. ACOG committee opinion. no. 339: Analgesia and cesarean delivery rates. *Obstet Gynecol*. 2006;107(6):1487–1488.

Leighton BL, Halpern SH. The effects of epidural analgesia on labor, maternal, and neonatal outcomes: A systematic review. *Am J Obstet Gynecol*. 2002;186(5 Suppl Nature):S69–S77.

Leighton BL, Halpern SH, Wilson DB. Lumbar sympathetic blocks speed early and second stage induced labor in nulliparous women. *Anesthesiology*. 1999;90(4):1039–1046.

Marucci M, Cinnella G, Perchiazzi G, et al. Patient-requested neuraxial analgesia for labor: Impact on rates of cesarean and instrumental vaginal delivery. *Anesthesiology*. 2007;106(5):1035–1045.

Rosaeg OP, Campbell N, Crossan ML. Epidural analgesia does not prolong the third stage of labour. *Can J Anaesth*. 2002;49(5):490–492.

Sharma SK, McIntire DD, Wiley J, et al. Labor analgesia and cesarean delivery: An individual patient meta-analysis of nulliparous women. *Anesthesiology*. 2004;100(1):142–148; discussion 6A.

Wong CA, Scavone BM, Peaceman AM, et al. The risk of cesarean delivery with neuraxial analgesia given early versus late in labor. *N Engl J Med*. 2005;352(7):655–665.

第 247 章

我们曾被教导:一次剖宫产,次次剖宫产……当您的医院要开展剖宫产后阴道试产服务时你应如何处理?

在产科环境中提供麻醉服务很有必要,也有益处。对女性来说,围产期不仅充满了强烈的情感体验,还需要做很多关于分娩过程和分娩方式等的决定。对许多妇女和她们的家庭来说,围产期的要求很直接坦率,她们想要一个愉快的医患关系,最重要的是要能满足分娩镇痛的需求。然而,对于一些患者来说,个人偏好和医疗风险因素对医患关系的影响达到了意想不到的显著程度。这种超出常规的医患关系可能涉及对手术麻醉和复苏能力的考虑,甚至迫使监管机构不能不对每家医院提供某些医疗服务的能力进行临床和行政审查。

近年来,医院服务的市场化现象日益明显。产科服务尤其受到关注,因为它会发展出良好的医患关系,并吸引几代人来院诊疗。豪华医疗设备,全程镇痛服务,可行走硬膜外镇痛,都是医院吸引患者的典型手段。为有过剖宫产手术的患者提供剖宫产后阴道试产(trial of labor after cesarean,TOLAC)也越来越成为医疗人员(不都是产科医生)希望提供的一项服务。最近的研究表明,在有剖宫产病史的高危人群中,超过80%的人选择了再次剖宫产。当然,这意味着高达20%的既往有剖宫产病史的患者选择了阴道试产。**在这些选择阴道试产的患者中,约有三分之二的患者成功剖宫产后阴道分娩(vaginal birth after cesarean,VBAC)。**

2010年,美国妇产科医师协会发布了关于 TOLAC 问题的相关意见。这些意见再次强调了 ACOG 的建议,如何选择合适 TOLAC 的患者,哪些因素可能导致试产失败。ACOG 强烈建议(A 级)向大多数一次低位横切口剖宫产的妇女建议 TOLAC 或 VBAC。意见还指出多个降低 TOLAC 成功率的临床危险因素,这些因素麻醉医生也应当熟悉了解:多次剖宫产手术,巨大儿,胎龄大于 40 周,既往低位纵切口,母亲肥胖,非白人种族,两胎之间相隔时间短,前列腺素药物启动产程。因此,应建立一个系统以识别合并这些因素的患者,并及时做好手术准备,保证母婴安全。**这些都是必要的,因为选择 TOLAC 时,产妇相关风险更大,可能出现子宫破裂,通常出现在 TOLAC 失败需要再次剖宫产时。**

TOLAC 是美国麻醉医师协会(ASA)和 ACOG 共同关注的临床案例之一。专家认识到建立产科麻醉最佳目标的必要性,该意见最初发表于 2007 年,并于 2010 年修订。这些意见总结如下:

1) 必要时,需要有资质的麻醉医生为产妇实施麻醉。

2) 在发生产科紧急情况时,有资质的麻醉医生必须随时待命,提供生命支持。

3) 决定剖宫产后 30 分钟内,麻醉和外科医生要到位。

4) TOLAC 时,严重并发症如子宫破裂的风险增加,一旦发生,相关设备和人员要能立即到位,若不能,必须告知患者相关风险后方能决定是否实施 TOLAC。

5) 在岗麻醉医生应该随时准备好所有的麻醉药品。

对于就诊人数较多的大型医疗中心,麻醉医生和产科医生通常都在现场,人员和设备往往随时可用。然而,对于较小的医疗中心,在产程延长时,保证麻醉和产科相关医疗力量随时到位,不论是临床上还是经济上都不可行。

产科麻醉管理最佳目标中的意见并非强制相关医院一定要满足其中的规定,而是在保证 TOLAC 安全和具有可操作性时,需要充分考虑个体差异。

🏠 要点

- 许多有过低位横口剖宫产手术的妇女可成功进行阴道分娩,产妇可能会将这种分娩方式作为她们的首选。
- 医院应对个别患者的 TOLAC 要求保持高度警惕,并尽可能满足这些试产要求。
- 要识别可能导致 TOLAC 失败的高危因素,此类患者严重并发症的发生率增加。
- 只应在医患双方充分了解医院是否满足产科麻醉管理最佳目标的相关规定后,再做出尝试 TOLAC 的决定。
- 运作良好的产科麻醉队伍的主要内容之一是,有资质的麻醉医生与产科医生和护士作为一个团队及时提供手术麻醉的能力。
- 此外,团队合作包括协调识别患者的相关危险因素,这些因素会增加需要手术麻醉的可能性,这是至关重要的。

推荐读物

American Congress of Obstetricians and Gynecologists. *Practice Bulletin. Vaginal Birth After Previous Cesarean Delivery*. Number 115, August 2010.

ASA House of Delegates. *American Society of Anesthesiologists Optimal Goals for Anesthesia Care in Obstetrics*. Park Ridge, IL: American Society of Anesthesiology; Approved by ASA House of Delegates October 17, 2007 (last amended October 16, 2013).

Macones GA, Peipert J, Nelson DB, et al. Maternal complications with vaginal birth after cesarean delivery: A multicenter study. *Am J Obstet Gynecol.* 2005;193:1656–1662.

Regan J, Keup C, Wolfe K, et al. Vaginal birth after cesarean success in high-risk women: A population-based study. *J Perinatol.* 2015;35:252–257. Epub ahead of print. 23 October, 2014.

第 248 章
外倒转术时应该做蛛网膜下腔麻醉吗？外倒转术的麻醉

臀位在足月妊娠中占 3%~4%。当胎儿位于头位时，经阴道安全分娩的可能性更大。胎头外倒转术（External Cephalic Version，ECV）是产科医生将胎儿从臀位转到头位的一种手法。过程如下：产科医生在孕妇腹部涂抹玉米粉或凝胶，使他们的手能在患者的腹部平滑滑动。产科医生将手放在孕妇耻骨联合后，将胎儿入盆部分拉出盆腔。

然后，产科医生会尝试通过前转或后转将胎方位改为头位。每隔几分钟进行一次胎儿评估，包括超声波或多普勒检查。产科医生可能会进行多次尝试，但并不会无限制进行尝试。显著的胎儿心动过缓和患者不适（对麻醉很重要）是放弃尝试 ECV 的指征。每一次尝试 ECV，都要权衡阴道分娩的获益和可能出现胎盘早剥、脐带脱垂、胎膜破裂和母胎输血（即胎儿血细胞与母体循环接触）的风险。

根据不同的研究，ECV 的成功率有很大的差异，低至 16%，高至 100%，通常认为成功率在 50%~60%。产科医生和麻醉医生都承认，ECV 的成功可能在很大程度上取决于产科医生的技术经验以及患者所能忍受的疼痛程度。以下因素可能与 ECV 失败率较高有关：孕妇肥胖、初产妇、宫颈提前扩张、胎位低（即婴儿下降到骨盆）、前壁胎盘。

关于椎管内麻醉 [蛛网膜下腔麻醉（又称腰麻）或硬膜外麻醉] 是否有助于 ECV 成功一直存在争议。然而，现在有越来越多的证据表明，椎管内麻醉可能提高 ECV 的成功率。相关文献包括前瞻性试验、回顾性研究和荟萃分析。2015 年的一项 Cochrane 综述中认为，与单独子宫松弛药相比，椎管内麻醉联合子宫松弛药治疗 ECV 更成功。Magro-Malosso 等人最近发表在《美国妇产科杂志》上的荟萃分析发现，椎管内麻醉后，ECV 的成功率有统计学意义上的显著提高。尽管文献支持椎管内麻醉，2016 年 2 月美国妇产科学院的意见仍是：在 ECV 时采用椎管内麻醉证据不足。在这种情况下，椎管内麻醉下行 ECV 的例数在全国内变化很大，一些医院在所有尝试中都使用了椎管内麻醉，而另一些医院则表示他们从未在 ECV 时使用椎管内麻醉。

我们认为这些争议可能是因为研究涉及不同的局部麻醉药类型和浓度。在上述 Magro-Malosso 等人的荟萃分析中，认为椎管内麻醉对 ECV 无益处的研究，其神经阻滞的程度弱于那些认为有益的研究。完善的阻滞可以使腹肌松弛，减少产妇疼痛，从而提高 ECV 的成功率。

有人可能会问，为什么不给每个人阻滞完全的麻醉呢？一些产科医生认为，阻滞完全的椎管内麻醉会掩盖因胎盘早剥所致的疼痛，从而导致误判，并可能导致不良的胎儿结局。此外，解除疼痛这一产程中的天然限制因素，也可能增加更多的医疗行为和更激进的医疗处置。此外，椎管内麻醉也有其自身的风险：低血压、感染、感觉异常、出血/硬膜外血肿和硬脊膜穿破后头痛

如果你被告知要做 ECV 的麻醉，你应该问的第一个问题是胎儿孕周大小，因为这将极大地影响你的麻醉计划。美国妇产科医师学会建议为妊娠 37 周的妇女提供 ECV。推荐 37 周是因为此时胎儿已足月（在出现并发症的情况下可紧急剖宫产），如果 ECV 成功，在之后自然

恢复到臀位的可能性较小。此外,羊水似乎在 34 周左右达到高峰,一些研究表明,羊水量越大,ECV 的成功率就越高。在我们的机构,37 周的孕妇经常在没有麻醉的情况下在产房接受 ECV。37 周后,孕妇可以要求在椎管内麻醉下行 ECV,但该操作需在手术室进行,延长了住院时间。

因此,大多数孕妇选择 37 周时在无麻醉下进行 ECV。如果 37 周 ECV 不成功,将在 39 周时,于手术室内在蛛网膜下腔-硬膜外联合麻醉下进行第二次 ECV。如果 39 周的尝试成功,将孕妇转移到产房使用硬膜外镇痛。如果 ECV 不成功,我们将进行择期剖宫产。在这两种情况下,联合特布他林进行 ECV 的成功率比单独应用子宫松弛剂的成功率更高。

任何时候进行 ECV,无论是否在麻醉下进行,都要做好紧急剖宫产准备。因此,ECV 一般应在白天进行,此时医务人员配置水平较高,且所有行 ECV 的患者都需要开放外周静脉通路。记得准备:非颗粒抗酸剂,比如柠檬酸/柠檬酸钠,可以帮助子宫左倾的装置,较细的气管导管以及可用的紧急气道设备。大多数情况下,在紧急剖宫产手术但没有充足麻醉时间的情况下,一般需要全麻和气管插管;但在全麻剖宫产手术之前,很有必要与产科医生交流病情并检查胎儿心率。

🏠 要点

- ECV 通常用于足月产妇,成功率有很大的差异。
- 在进行 ECV 手术时,无论是否使用麻醉,都要为紧急剖宫产做好准备。我们要重申的是,不要认为 ECV 转为急诊剖宫产只存在于理论上,现实中常有。由于这个原因,即使没有为 ECV 实施椎管内麻醉的计划,许多医疗机构也要求在开始 ECV 时建好静脉通路。本书编辑所在的医疗机构,要求在麻醉医生在场或随时到位的情况下进行 ECV。
- 越来越多的证据表明,椎管内麻醉有助于 ECV 的成功。由于担心椎管内麻醉可能会掩盖胎盘早剥等并发症,ECV 在区域麻醉下的广泛应用受到阻碍。
- 应在对风险和获益进行充分讨论后,与产科团队和患者一起决定是否采用椎管内麻醉下行 ECV。

推荐读物

American College of Obstetricians and Gynecologists (ACOG). External cephalic version. ACOG Practice Bulletin No. 13. *Obstet Gynecol.* 2016;127(2):e54–e61.

Brace RA, Wolf EJ. Normal amniotic fluid volume changes throughout pregnancy. *Am J Obstet Gynecol.* 1989;161(2):382–388.

Cluver C, Gyte GM, Sinclair M, et al. Interventions for helping to turn breech babies to head down presentation when using external cephalic version. *Cochrane Database Syst Rev.* 2015;(2):CD000184.

Kok M, Cnossen J, Gravendeel L, et al. Clinical factors to predict the outcome of external cephalic version: A metaanalysis. *Am J Obstet Gynecol.* 2008;199(6):630.e1–e7; discussion e1–e5.

Magro-Malosso ER, Saccone G, Di Tommaso M, et al. Neuraxial analgesia to increase the success rate of external cephalic version: A systematic review and meta-analysis of randomized controlled trials. *Am J Obstet Gynecol.* 2016;215(3):276–286.

Sultan P, Carvalho B. Neuraxial blockade for external cephalic version: A systematic review. *Int J Obstet Anesth.* 2011;20(4):299–306.

Weiniger CF, Sultan P, Dunn A, et al. Survey of external cephalic version for breech presentation and neuraxial blockade use. *J Clin Anesth.* 2016;34:616–622.

第249章
当悬滴变成河流——意外穿破硬脊膜的处理

孕妇,158kg,要求使用硬膜外分娩镇痛。剧烈宫缩痛妨碍了孕妇在硬膜外穿刺时保持不动。由于难以触及骨性标志,穿刺操作更加困难。多次尝试后,终于出现阻力消失(loss of resistance,LOR)。移除无阻力注射器后,脑脊液从硬膜外穿刺针中大量涌出。在意外穿破硬脊膜(accidental dural puncture,ADP)的情况下,您有哪些分娩镇痛的方法可以选择?ADP后仍然采用椎管内麻醉的具体风险和潜在益处有哪些?

意外穿破硬脊膜(ADP)的发生率在1%。确认穿破硬脊膜后,医生有两种选择:①在同一间隙或其他可选择的间隙(最好)重新置入硬膜外导管;②通过置入蛛网膜下腔的导管提供持续的蛛网膜下腔镇痛。**目前还不清楚孕妇ADP的最适处理方法**。在最近对北美产科麻醉医生的一项调查中,75%的受访者在ADP后重新置入硬膜外导管,25%的受访者选择放置蛛网膜下腔导管。

对可能出现的中枢神经系统感染和神经毒性的忧虑,阻碍了对连续蛛网膜下腔镇痛的普遍接受。将导管置入鞘内,提供了从外部环境到中枢神经系统的直接通道,理论上增加了神经系统感染和损伤的风险。1992年,由于出现了几例马尾综合征,美国食品药品监督管理局停用了鞘内微导管(27G或更细)。随后的调查表明,神经损伤的原因是中枢神经系统直接暴露于大剂量聚集的局部麻醉药,特别是总量超过100mg的5%重比重利多卡因。重比重局麻药通过小口径导管缓慢注入,可能导致局麻药高度集中在骶区的神经根处。

最近,Arkoosh等人证明鞘内导管可以安全有效地用于分娩。329名孕妇使用等比重布比卡因(0.25%)和舒芬太尼(5μg)联合分娩镇痛。未见中枢神经系统感染或永久性神经系统改变的报告。接受鞘内持续镇痛的产妇满意度更高,运动阻滞更少,下床时间更早。

除了Arkoosh等人的研究证明的益处外,在ADP时考虑放置鞘内导管还有其他几个原因。蛛网膜下腔麻醉起效更快(2~3分钟,而硬膜外镇痛需要10~15分钟),镇痛效果更强。鞘内导管避免了在硬膜外分娩时可能发生的斑片状或单侧阻滞的情况。此外,蛛网膜下腔麻醉中使用的局麻药药量很小,几乎没有发生全身毒性反应的风险。此外,特别是对于腰椎解剖异常或难以触诊的患者,不实施硬膜外穿刺显然也会避免意外穿破硬脊膜的风险。最后,报告指出,在ADP后,放置鞘内导管进行镇痛,出现硬脊膜穿破后头痛的概率略有降低。

在放置蛛网膜下腔置管时必须保持警惕。在鞘内放置导管直接接触中枢神经系统的组成部分。因此,导管置入蛛网膜下腔的长度应仅为2~3cm。联合使用低剂量等比重局部麻醉药和/或亲脂类阿片类药物来启动和维持镇痛(表249.1)。给予负荷剂量后,持续输注应从低速率开始,逐渐增加剂量以满足患者镇痛需求。可禁止患者使用蛛网膜下腔自控镇痛(PCSA)功能或设置为非常保守的模式(如:每次小剂量给药,锁定时间30分钟)。

避免不必要的输注管路断开,最大限度地减少污染和药物错误的风险。导管和泵应标记清楚,以便所有医护知道导管位于鞘内,而不是硬膜外(图249.1,见文末彩图)。最后,应经常监测运动阻滞和感觉减退的程度,以避免意外高位脊髓麻醉。

如果医生继续选择硬膜外导管而不是放置鞘内导管,则应更加谨慎。经硬膜外导管注射的局部麻醉药或阿片类药物可经硬脊膜破口部位进入蛛网膜下腔。自控剂量从开始就要限制在5mL内,以避免意外的高位阻滞。无论ADP后使用硬膜外导管还是鞘内导管,重要的是要认识到并发症已经发生。因此,应密切跟踪患者的产后病程,并记录在病历中。

表 249.1　患者自控蛛网膜下腔镇痛（PCSA）推荐剂量

局麻药	负荷剂量/mg	持续剂量/(mg/h)	自控剂量/mg
布比卡因	1.0~3.0	0.5~3.5	0.5~1.25
罗哌卡因	2.0~4.0	1.0~4.0	1.0~2.0
阿片类药物	负荷剂量/μg	持续剂量/(μg/h)	自控剂量/μg
芬太尼	10~20	2~10	2~5
舒芬太尼	1~5	1~5	1~2

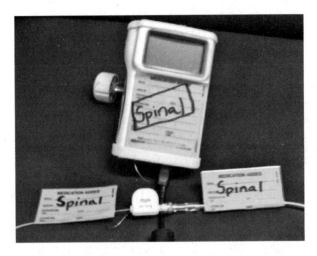

图 249.1　放置鞘内导管（又称蛛网膜下腔导管）后,导管、输液管和泵的正确标记

⌂ 要点

- ADP 后可安全有效地使用鞘内导管。
- 鞘内导管和泵应明确标记,以避免被误认为是硬膜外导管。
- 持续蛛网膜下腔麻醉的好处包括起效快、鞘内药物均匀分布、避免再次 ADP。
- 鞘内导管的潜在风险包括中枢神经系统感染、中枢神经系统损伤和意外的高位运动阻滞。
- 在 ADP 发生后,硬膜外药物有可能弥散到鞘内间隙。

推荐读物

Arkoosh VA, Palmer CM, Yun EM, et al. A randomized, double-masked, multicenter comparison of the safety of continuous intrathecal labor analgesia using a 28-gauge catheter versus continuous epidural labor analgesia. *Anesthesiology*. 2008;108(2):286–298.

Ayad S, Demian Y, Narouze SN, et al. Subarachnoid catheter placement after wet tap for analgesia in labor:

Influence on the risk of headache in obstetric patients. *Reg Anesth Pain Med.* 2003;28(6):512–515.

Baysinger CL, Pope JE, Lockhart EM, et al. The management of accidental dural puncture and postdural puncture headache: A north American survey. *J Clin Anesth.* 2011;23(5):349–360.

Choi PT, Galinski SE, Takeuchi L, et al. PDPH is a common complication of neuraxial blockade in parturients: A meta-analysis of obstetrical studies. *Can J Anaesth.* 2003;50(5):460–469.

Cohen S, Amar D, Pantuck EJ, et al. Decreased incidence of headache after accidental dural puncture in caesarean delivery patients receiving continuous postoperative intrathecal analgesia. *Acta Anaesthesiol Scand.* 1994;38(7):716–718.

Pan PH, Bogard TD, Owen MD. Incidence and characteristics of failures in obstetric neuraxial analgesia and anesthesia: A retrospective analysis of 19,259 deliveries. *Int J Obstet Anesth.* 2004;13(4):227–233.

第 250 章
"有一台紧急剖宫产"！胎儿产时监护的误区

值班的产科医生来找你,告诉你她必须为产房的一个患者进行紧急剖宫产。患者 29 岁,孕 2 产 1,足月。她已经临产 9 个多小时,正在用镁剂治疗重度子痫前期。她的血镁水平正常。持续胎心监护显示:

基线:胎心 110 次/min

变异度:最小

加速:无

减速:频发晚期胎心减速

产科医生指出,由于胎儿心率监测结果不好,需行紧急剖宫产,任何延迟都可能对胎儿造成伤害。当你参与到后续的分娩过程时,你要问自己以下问题:

1) 这个新生儿在产房需要复苏的可能性有多大?

2) 以上胎心监测结果真的需要紧急分娩吗?

3) 分娩时要尝试使用的干预措施是否会对胎心监护造成有害的影响?

引言

全世界每年大约有 1 亿人出生。其中,10% 的新生儿需要进行不同程度的复苏,1% 的新生儿需要加强复苏支持。在许多情况下,麻醉医生是分娩时接受过培训的最可能参与新生儿急救复苏的医师,识别出需要进行复苏的新生儿是极其重要的。因此,我们希望通过对胎儿的有效监测来识别哪些是有危险的新生儿。

目前,产前胎儿评估的金标准是电子胎心心率(fetal heart rate,FHR)监测,也称为胎心监护。该方法同时进行胎心监测和宫缩监测。监测胎儿心率及其对宫缩的反应性与新生儿是否健康高度相关。也就是说,正常 FHR 与 5 分钟 Apgar 评分大于 7 有 90% 以上的相关性。但由于治疗和药物的相互作用、检查的局限性以及婴儿之间的正常变异,FHR 假阳性率高达 50%。

胎心监护基础知识

胎心监护包括对胎心率和宫缩强度和时间的连续测量。将这两个测量值形成一张图表,并根据 4 个参数进行描述:**基线**、**变异度**、**加速**和**减速**。结合起来可对胎儿的状况做出判断,并采取干预措施。

基线

胎心基线是忽略加速和减速(稍后描述)后的胎儿心率。它被定义为 10 分钟内的平均胎心率。**正常**的基线范围为 110~160 次/min,心率超过 160 次/min 的为**胎儿心动过速**,心率低于 110 次/min 的为**胎儿心动过缓**。

变异度

变异度是测量未足月胎儿交感神经系统和副交感神经系统之间的正常相互作用。它是一种测量 10 分钟内胎儿基线心率波动幅度和频率的方法。正常或中度变异是指偏离基线心率 6~25 次/min。比这更明显的波动称为变异度**显著**,而小于以上波动称为**微小变异**。无法探测的波动称为**缺失**。

胎心加速

胎儿心率加速与胎儿中枢神经系统健康状况密切相关。其定义为妊娠 32 周或以上的胎儿心率突然加速,每分钟至少增加 15 次,持续至少 15 秒。

胎心减速

减速是胎心监护中最受关注的部分。它的定义与胎心加速相反:胎儿心率突然明显下降,每分钟下降至少 15 次,持续至少 15 秒。依据其变异形态不同,进一步定义如下。

早期减速:通常是对称的,FHR 逐渐下降并恢复基线。减速的最低点与宫缩的峰值同时出现。与胎儿头部压迫和胎儿迷走神经反射有关。通常被认为是良性的。

晚期减速:通常是对称的,FHR 逐渐下降并恢复基线。减速的最低点出现在宫缩峰值之后。与胎儿对酸中毒的化学反应有关,继发于子宫胎盘功能不全。多考虑为病理性的。

可变减速:FHR 突然下降,返回基线。当伴有宫缩时,发生时间、深度和持续时间会随着后续宫缩的变化而变化。与胎儿压力感受器反射有关,继发于脐带压迫,导致胎儿全身血管阻力增加。依据情况不同,可能是良性的也可能是病理的。

延长减速和延长加速一样,时长在 2 分钟到 10 分钟之间;任何超过 10 分钟的加速或减速都被认为是基线心率发生变化。**间歇性**减速指在 20 分钟的时间内,减速发生在小一半的宫缩中,而**持续**减速指减速发生在多一半的宫缩中。

FHR 的缺点

观察者间差异

所有的胎心监护都带有一定程度的主观性。为了减少这种影响,将胎心监护分为三类。概述如下。

	描述	解读
I类	必须满足以下 基线:正常 变异度:中度 加速:有或无 减速:无,或存在早期减速	胎儿状态正常,胎儿健康,胎儿酸碱平衡

续表

描述		解读
Ⅱ类	非Ⅰ类和Ⅲ类均归为Ⅱ类,大多数属于Ⅱ类	不确定的、模棱两可的、可疑的或非典型。不能即时预测胎儿酸碱平衡状态。根据指南,这种胎心监护图需要重新评估和持续监测
Ⅲ类	存在下列任何一种变化: 反复晚期减速 反复可变减速 胎儿心动过缓 正弦模式(FHR 描记类似正弦波,每分钟 3~5 个波形,每次持续 20 分钟以上)	提示异常。观察时胎儿处于酸碱平衡异常状态,尽力解决酸碱失衡,可能需要及时终止妊娠

即使应用三类分法,观察者之间的差异仍然是一个重大问题,因为每类都直接依赖于观察组合,而所有这些观察都与观察者间不同程度的差异相关;观察者间差异可见于对胎儿心动过缓、变异度降低、反复和/或延长减速以及可变减速的辨认。这可能是大量胎心监护假阳性的一个原因。

治疗对胎儿心率的影响

在分娩过程中,许多干预措施,特别是药物治疗,都与胎儿心率的变化有关。大多数药物很容易穿过胎盘,因此对胎儿有直接影响。**镁作为中枢神经系统抑制剂,很容易穿过胎盘。这导致胎儿心率下降、变异性减少,如果之前存在加速则加速消失。**这些会对胎心监护结果造成看似有害的改变,但不会恶化胎儿结局或提示胎儿酸中毒。阿片类药物、苯二氮䓬类药物和某些类型的止吐药也有类似的效果。

某些药物可能会影响胎儿的酸碱状态,但并不表明胎儿灌注问题,也不会导致胎儿预后不良。这些药物包括麻黄碱、阿托品和东莨菪碱,它们都很容易穿过胎盘。这 3 种都可能导致胎儿心动过速,阿托品已被证明可以消除胎儿心率变异性。

小结

虽然 FHR 监测已成为产时胎儿监测的金标准,但它有时会出现误判。因此,不应忽视母亲和胎儿因素,也不应在不了解其局限性的情况下进行胎心监测。

⌂ 要点

- 目前胎儿产时评估的金标准是电子胎儿心率(FHR)监测。FHR 正常与 5 分钟 Apgar 评分大于 7 有 90% 以上的相关性。然而,假阳性率高达 50%。
- 胎心监测包括对胎心以及宫缩强度和时间的连续测量。这两个测量值显示到一张图表上,并根据 4 个参数进行描述:基线、变异性、加速和减速。将 4 个参数结合起来,对胎儿状况做出最终评估,并采取干预措施。
- 所有对胎儿心率的解释都受制于观察者之间显著的差异。为了减少这种情况,将 FHR

结果分为第Ⅰ类(正常/可靠)、第Ⅱ类(不确定)和第Ⅲ类(异常/不可靠)。即使有了这些分类,观察者之间仍然存在巨大差异。尽管如此,麻醉医生应该对 FHR 有一定的了解和实践经验,并将其作为基本医疗服务的一部分。许多常见的药物和干预措施都可能对 FHR 产生貌似有害的影响,但实际上可能是良性的。

推荐读物

American Heart Association; American Academy of Pediatrics. 2005 American Heart Association (AHA) guidelines for cardiopulmonary resuscitation (CPR) and emergency cardiovascular care (ECC) of pediatric and neonatal patients: neonatal resuscitation guidelines. *Pediatrics*. 2006;117(5):e1029–e1038.

Beard RW, Filschie GM, Knight, CA, et al. The significance of the changes in the continuous fetal heart rate in the first stage of labour. *J Obstet Gynaecol Br Commonw*. 1971;78:865–881.

Chauhan SP, Klauser CK, Woodring TC, et al. Intrapartum nonreassuring fetal heart tracing and prediction of adverse outcomes: Inter-observer variability. *Am J Onstet Gynecol*. 2008;199:623.e1--623.e5.

Hughes S, Ward M, Levinson G, et al. Placental transfer of ephedrine does not affect neonatal outcome. *Anesthesiology*. 1985;63:217–219.

Macones GA, Hankins GD, Spong CY, et al. The 2008 National Institute of Child Health and Human Development workshop on electrical fetal monitoring: Update on definitions, interpretation, and research guidelines. *Obstet Gynecol*. 2008;112:661–666.

Murad S, Conklin K, Tabsh K, et al. Atropine and glycopyrrolate. Hemodynamic effects and placental transfer in the pregnant ewe. *Anesth Analg*. 1981;60:710–714.

第 251 章
急诊剖宫产——30 分钟法则

在美国,近三分之一的新生儿是通过剖宫产出生的,这一比例比 1970 年的 5.5% 有了显著的增长。这些分娩一般被分为择期和急诊。相当多的剖宫产属于急诊,甚至非常紧急。麻醉医师必须明白,非择期剖宫产的产妇给我们带来了独特的麻醉挑战。我们还必须认识到,母亲的健康、安全总是优先于胎儿的健康、安全。

在某些情况下,母亲和婴儿都面临同样的危险。在许多情况下,对母亲和胎儿健康的威胁都在增加。改进紧急剖宫产分类,可能会改善人们对紧急分娩需求的判断,可能还会提高母婴安全性。

从历史上看,30 分钟法则是 25 年前由美国妇产科医师协会通过,随后得到 ASA 和联合委员会等其他机构的认可。在美国,30 分钟法则要求**产科从决定剖宫产到切皮间隔时间小于30 分钟**。

不幸的是,对于个人来说,并无明确证据支持 30 分钟法则。有数据显示,迅速终止妊娠时胎儿结局更糟,当然,这可能是因为需要快速终止妊娠时的胎儿状态更严重。有证据表明,40 分钟甚至 75 分钟后,母婴结局会恶化。这些数据很难具体应用到我们的临床实践中,从决定至切皮间隔 75 分钟,这似乎太漫长了。

另一方面,对于一些婴儿来说,从决定至切皮间隔 15 分钟仍然太长,会影响胎儿结局。

在这些紧急和急诊情况下,你如何保障你的患者安全? 首先,如前所述,最熟练、最有经验、最成功的产科麻醉医师对产科知识非常了解。**我们建议你一定要理解和区分不可逆转的胎儿并发症,如脐带脱垂、严重胎盘早剥、子宫破裂、晚期胎儿心动过缓**。这些紧急情况要求越快终止妊娠越好,但对于不同情境,如产程停滞或是 FHR 第Ⅱ类,麻醉方案获益风险比的拐点是不同的。

　　产科医生和麻醉科医生之间关于剖宫产的紧迫性的沟通很有挑战性,不幸的是,交流经常卡在"我们是否能有时间迅速进行蛛网膜下腔麻醉?"当然,新的分类方法可能有助于改善关于紧急情况的交流。2000 年首次提出的 Lucas 分类在欧洲被广泛使用,例如已经被英国皇家妇产科学院采用。在这个体系中,有 4 类紧急情况:

　　1 类:急诊剖宫产(Emergency)。对母亲或胎儿的生命构成直接威胁。

　　2 类:紧急剖宫产(Urgent)。母亲或胎儿有危险,需要终止妊娠。

　　3 类:需要提前终止妊娠,但母儿目前安全。

　　4 类:择期。可视母亲和医生的时间进行安排。

　　Lucas 1 类剖宫产通常被认为需要全身麻醉,除非已有硬膜外管,或者全身麻醉对母亲的生命构成不可接受的风险。对于 Lucas 2 类剖宫产手术,通常可以避免全身麻醉及其相关风险。

　　还有其他类似的分类,如红绿灯系统。按照这一分类,绿色代表择期和非紧急剖宫产,黄色或橙色代表紧急但有时间进行区域阻滞,红色代表紧急需要立刻终止妊娠。没有具体的数据来支持这个分类,本章作者也并不清楚红绿灯分类的国家标准。尽管采用 Lucas 分类的医生意见统一度较高,但和其他分类一样,仍存在医护工作者对特定情境的分类持不同意见。

　　在英国,国家临床卓越研究所在 2011 年报告了 Lucas 分类的使用情况。报告强调,尽管要求产科必须有能力做到 30 分钟内让胎儿娩出,但这并不总是必要或可取的,从决定到娩出的间隔时间应该作为一个评审标准,而不是用来评价任何一例剖宫产的跨学科团队的表现。最近的一项研究明确指出,通过缩短从决定至娩出的间隔时间,可以改善新生儿结局,但代价是全麻剖宫产数量的增加。同期发表的一篇期刊评论提醒注意母亲相关风险的增加。

　　对于试图平衡母婴安全的麻醉医生来说,这一结果很好,但是在产科临床紧急情况的不同阶段你到底应该怎么做呢?

　　首先,**在产房访视孕妇时**你就要在脑海中判断这个患者该如何进行紧急分娩。你要问相关的问题,比如前一胎的分娩速度如何。你可以在自己的头脑中自由进行预案,不论这个患者看起来可能是多么简单的一个分娩。对患者进行全面检查,包括她的身体素质,其他病史,心理和情绪状态。**如果你觉得会在几个小时后有紧急分娩的可能,那就放好硬膜外导管,并保证作用良好。**确保通畅的静脉通道,无需犹豫放置 18 号套管针。仔细评估阻滞平面,不要让它消退。

　　对于每一级临床急症,无论你在脑海按 Lucas 分类还是其他类别(例如,5 分钟切皮、10 分钟切皮、20 分钟切皮,等等),你都应该明确知道自己要做什么。每个类别都需要一个可靠的方法。

　　本章作者和编辑做产科麻醉多年,这是我们自己的一些实践参考:

■ 首先,永远不要忽视标准的 ASA 监测——请求帮助或者让护士或医学生来连接监护。当回顾病例时,你不会想花时间解释为什么监护仪没有打开。记住,永远要采取通用的预防措施!

■ **硬膜外平面较低时进行紧急剖宫产手术:**患者置于手术床,给予标准试验剂量后,推注 3% 氯普鲁卡因 20mL。此外,作为"阻滞不完善"的补充,以单次给予氯胺酮 40~50mg 开始,然后每次 10~20mg,滴定至出现眼球震颤。

■ **平面较好的硬膜外阻滞行紧急剖官产手术:**患者置于手术床,给予标准试验剂量后,推注 3% 氯普鲁卡因 10mL。

■ **无硬膜外置管时行紧急剖官产手术,同时存在全身麻醉禁忌证:**选择蛛网膜下腔麻醉,采用重比重布比卡因。推荐剂量为 0.75% 重比重布比卡因(12mg,1.6mL,一般体型)。如果患者较矮或担心平面过高,使用 0.75% 的布比卡因 10mg。这个剂量范围能提供可靠的阻滞,我们对此很熟悉,管理也相对容易。此外,在争分夺秒时,这是一个快捷的方式。氯胺酮可用于补充。

- **使用 25 号的蛛网膜下腔麻醉针来进行紧急和择期手术的麻醉**。如果穿刺存在一定难度,比如存在背部手术史或病态肥胖,我们偶尔会使用较粗的蛛网膜下腔麻醉针,比如 22 号。请记住,使用 22 号针明显增加了硬脊膜穿破后头痛的风险。但这种风险是可以接受的,因为虽然头痛可能会非常严重,但相比延迟分娩的风险要小。尽管有时会使用较粗的穿刺针,但 22 号针并非是紧急剖宫产的标准做法。
- **紧急剖宫产手术**:请记住,是快速序贯诱导! 我们使用依托咪酯 0.3mg/kg 作为紧急全身麻醉的一线用药。对哮喘患者,用氯胺酮 1~2mg/kg 进行诱导。对于肌松药,使用琥珀胆碱 1mg/kg,在琥珀胆碱禁忌时,应用罗库溴铵 1mg/kg。因维库溴铵起效太慢,我们不用其进行诱导,但在药物短缺或其他情况下,维库溴铵是唯一选择时,我们会给予 0.3mg/kg,以加速神经肌肉松弛。

一般认为,能使胎儿迅速娩出的最快的麻醉方法是全身麻醉。但在妊娠晚期母体会发生许多生理变化,可能会使全身麻醉更加危险。麻醉医师必须熟悉妊娠期间发生的主要生理变化及其对麻醉的影响(表 251.1)。

表 251.1 孕期生理变化

系统	足月时生理变化(与孕前相比)	对麻醉的影响
呼吸系统	氧耗增加 30%~40% FRC 下降 20% 每分钟通气量增加 45% 气道水肿及黏膜脆性增加	呼吸暂停时迅速发展为低氧血症,潜在困难插管
心血管系统	心输出量增加 50% SVR 增加 20% 妊娠子宫压迫腹主动脉、下腔静脉 血浆容量增加 55% 血容量增加 45%	腹主动脉、腔静脉受压迫→前负荷下降→仰卧位低血压→子宫胎盘功能不全
胃肠道系统	胃向头侧左侧偏移 食管下段括约肌张力下降 胃排空延迟 胃酸分泌增多	误吸风险增加(Mendelson 综合征)
神经系统	对静脉麻醉药敏感性增加 吸入麻醉药 MAC 下降 15%~40%	调整剂量
其他	乳房增大 对非去极化 MR 敏感性增加	喉镜置入困难,减少 NDMR 用量

FRC,功能残气量;MAC,最低肺泡有效浓度;MR,肌肉松弛剂;NDMR,非去极化肌松剂;SVR,体循环阻力。

　　英国 3 年孕产妇死亡率报告的数据表明,接受全身麻醉的孕妇死亡率**始终**大于接受区域阻滞的孕妇死亡率,大部分麻醉相关死亡是气道问题,与插管困难、通气困难有关。20 世纪 90 年代,美国的数据表明全身麻醉的死亡率增加了 16.7 倍。最近的数据有所改善,但是全身麻醉的死亡率仍然是区域麻醉的两倍。此外,近期的研究数据强调了在紧急手术和恢复期发生气道并发症的风险,有一半与气道并发症相关的死亡发生在此期间。

　　最后要注意的是:这些病例也需要实施麻醉的住院医师或进修医生**给予密切关注**。我们相信,将学员培训成富有判断力和丰富经验的主治医师的唯一途径是使其全面参与这些具有挑战性的案例。在紧急剖宫产实施麻醉时,高年资麻醉医师或主治医师必须积极参与其中,这种主动参与可以根据具体情况决定是自己或允许住院医师放置硬膜外导管。主治医师对他或她的决定负有最终责任。

🏠 要点

- 紧急或急诊剖宫产是你在实践中会遇到的最危险的临床情况之一,患者可能出现主动脉破裂、会阴炎、头部创伤、穿透性创伤等情况。如果你是一个产科麻醉医生,你必须在产科麻醉领域保持临床胜任力。
- 如果你不常规做产科麻醉,请记住,紧急情况下你可能会被叫到产房帮忙。
- 当你怀疑患者可能需要紧急剖宫产时,放好硬膜外导管,开放静脉通路,并密切关注。产妇的状况有很大的不确定性,你无法确定一根细小的 22G 留置针能否让你和患者安全度过围手术期。
- 在某些情况下,如脐带脱垂、严重胎盘早剥和子宫破裂,快速分娩可能对胎儿有益,但在其他时候,并非如此。要随时更新产科相关知识。
- 紧急剖宫产的分类可能有助于沟通。随时更新相关知识,但要经常思考当前的分类是如何与你实际要做的相联系。临床分类几乎总是转换为 5 分钟、10 分钟等时间间隔。不要问外科医生你是否有时间做蛛网膜下腔麻醉,而是问一下要什么时候切皮,然后再做临床决定。
- 缩短决定至切皮时间不应以不必要地增加母亲的风险为代价。
- 妈妈和宝宝值得 ASA 监护!
- 不要低估了潜在的困难气道!
- 这些紧急情况可能需要最有经验的临床医生来管理气道或进行阻滞。
- 如果母婴安全,这些临床情况的各个方面都将更容易在事后回顾和讨论。
- 由紧急事件引起的医疗事故诉讼对麻醉医生来说尤其具有毁灭性。不幸和悲哀的是,作者们曾亲自与医疗事故律师进行过交流,在案件中他们会积极寻找预后不良的紧急剖宫产手术,特别是要探究见习或初级麻醉医生是否多次尝试麻醉但失败。如上所述,在做了所有医疗和法律规定的、适当的事情以确保母亲和婴儿的健康和安全之后,注意采取措施确保您和您的工作人员安全。

推荐读物

Chestnut DH. *Obstetric Anesthesia Principles and Practice*. 3rd ed. Philadelphia, PA: Mosby; 2004:421–459.

Hawkins JL, Chang J, Palmer SK, et al. Anesthesia-related maternal mortality in the United States, 1979–2002. *Obstet Gynecol.* 2011;117(1):69–74.

Hawkins JL, Koonin LM, Palmer SK, et al. Anesthesia-related deaths during obstetric delivery in the United States, 1979–1990 [Clinical Investigation]. *Anesthesiology*. 1997;86(2):277–284.

Lucas DN, Yentis SM, Kinsella SM, et al. Urgency of caesarean section: a new classification. *J R Soc Med*. 2000;93:346–350.

Mhyre JM, Riesner MN, Polley LS, et al. A series of anesthesia-related maternal deaths in Michigan 1985–2003. *Anesthesiology*. 2007;106(60):1096–1104.

Munnur U, de Boisblanc B, Suresh M. Airway problems in pregnancy. *Crit Care Med*. 2005;33(10): s259–s268.

Nageotte MP. The 30-minute standard: how fast is fast enough? *Am J Obst Gyn*. 2014;3:177–178.

Soltanifar S, Russell R. The National Institute for Health and Clinical Excellence (NICE) guidelines for caesarean section, 2011 update: implications for the anaesthetist. *Int J Obst Anes*. 2012;21:264–272.

Tolcher MC, Johnson RL, El-Nashar SA, et al. Decision to incision time and neonatal outcomes. A systematic review and meta-analysis. *Obstet Gynecol*. 2014;123(3):536–548.

第 252 章
产后出血：不要忘记生孩子是一个大手术

产后出血（postpartum hemorrhage，PPH）（即阴道分娩后失血>500mL 或剖宫产后失血>1 000mL）发生率高达 4%，在包括美国和加拿大在内的许多发达国家中，其发生率呈上升趋势。幸运的是，孕妇的生理改变似乎已经为这种失血做好了准备。即将分娩时，血浆体积增加 45%，红细胞体积增加 20%，从而出现稀释性贫血。对大多数妇女来说，这意味着血容量增加 1 000~1 500mL。此外，怀孕与高凝状态相关，其中纤维蛋白原和因子Ⅶ、Ⅷ、Ⅸ、Ⅹ 和Ⅻ的浓度增加，这可能有助于减少失血量。另一方面，在妊娠晚期，血小板减少、纤维蛋白溶解加速，可能导致更多的出血。由于大出血、HELLP 综合征（即溶血、肝酶升高、低血小板）、妊娠期急性肝衰竭或弥散性血管内凝血（DIC），患者可出现慢性凝血病变或急性凝血病变。从这个意义上说，妊娠是一个复杂的相互作用的生理变化，影响分娩时的出血情况。

宫缩乏力

PPH 的最主要原因是**宫缩乏力（即分娩后子宫肌肉收缩不良）**，占 PPH 的 80%。危险因素包括胎盘残留、胎盘异常、子宫异常增大（如多胎妊娠、巨大胎儿、羊水过多）、绒毛膜炎、分娩时间延长和全身麻醉。

双手子宫按摩（即一只手在阴道内揉捏子宫，另一只手在腹壁上揉捏）是治疗宫缩乏力的一线治疗。按摩可促进子宫收缩，减少出血。治疗宫缩乏力的药物主要是**缩宫素**，可刺激子宫收缩。快速静脉注射缩宫素可引起心动过速、胸闷和低血压；所以常将 30~40 个单位配入 1L 晶体液中缓慢滴注。有趣的是，减少缩宫素的使用后，其诱发的胸闷随之得到缓解。

甲基麦角新碱是一种合成的麦角新碱类似物，给予 2mg 或更多可以有类似麦角新碱的作用。宫体注射时，剂量可降低 10 倍，0.2mg 即可达到收缩子宫的效果。可每 2 小时追加一次，最多给 5 次。甲基麦角新碱可收缩血管平滑肌从而引起高血压，因此对高血压或子痫前期患者是相对禁忌证。与 CYP3A4 抑制剂如大环内酯类抗生素、HIV 蛋白酶及逆转录酶抑制剂、唑类抗真菌药物联合使用时，应慎用，因为它们可能延长或增强对血管平滑肌的作用。值得注意的是，在紧急情况下，会出现超说明书应用，一些临床医生会对有相对禁忌证的患者使用稀释至 20μg/mL 的甲基麦角新碱，每次静脉推注 1mL，每次给药后监测并记录血压读数。有趣的是，这种方法似乎并不导致不可控的血压升高。

卡前列素是一种合成的前列腺素-2-甲氧嘧啶类似物，肌内注射/宫体注射时每次给予

0.25mg。哮喘患者应避免使用卡前列素,以免出现支气管痉挛。

米索前列醇是一种合成的前列腺素 E_1 类似物,可用于诱导流产、治疗异位妊娠。治疗宫缩乏力,可用米索前列醇 400~1 000μg 舌下含服或肛栓。在我们之前的个人临床实践中发现,米索前列醇舌下含服 30min 后,大部分药物都没有被吸收。我们现在通常在使用前将药片粉碎,除腹泻外未发现其他副作用。值得注意的是,患者尚能接受药物粉碎后的味道。

当药物治疗宫缩乏力失败,医生还有更多的侵入性技术选择可用。**子宫动脉或髂内动脉(以前称为胃下动脉)栓塞可高效控制子宫出血来源**。子宫动脉为子宫提供 90% 的血液。如果病情稳定,可暂不行剖腹探查,行血管造影进行栓塞治疗。在剖腹探查时,也可以对这些动脉进行结扎,以达到同栓塞相同的效果。

子宫加压缝合是控制宫缩乏力所致的 PPH 的另一种选择。目前有几种缝合技术,如 B-Lynch、Hayman 和 Pereira 缝合,但每一种都可达到机械压迫子宫的目的。

最近,**宫内球囊填塞**可作为一种微创选择,能够保留生育能力。宫内球囊填塞对子宫壁施加由内向外的压力。虽然很多球囊都有栓塞的作用,但目前 FDA 仅批准 **Bakri 球囊**和 **BT-cath 球囊**用于宫内填塞。

如果结扎、栓塞、加压缝合或球囊填塞均不成功,则需行子宫切除术。如果一开始出血不能得到控制,可钳夹主动脉。

总之,治疗宫缩乏力应该从双手按摩和缩宫素开始,然后是**甲基麦角新碱、卡前列素或米索前列醇**。如果病情不稳定,要行剖腹探查术,并有可能切除子宫。如果病情稳定,出血缓慢,若前面的干预措施无效,可尝试子宫动脉栓塞或球囊填塞。

撕裂伤

PPH 的另一个主要原因是**产科撕裂伤**。若宫缩正常,但仍有出血,就应该怀疑存在撕裂伤。

分娩时阴道动脉撕裂,可引起阴道出血。危险因素包括初产妇、高龄产妇和巨大儿。阴道动脉起源于髂内动脉或子宫动脉。如果在手术过程中,生命体征与目测出血量不符,麻醉医师应该检查手术铺巾的情况。在产房(和手术室),很多情况下,我们都发现了这种隐性失血。

阴部动脉分支撕裂可引起**外阴血肿**。外阴血肿通常伴有剧烈疼痛。如果血肿很小,可以用冰袋和镇痛剂治疗。如果血肿较大,应开放第二个静脉通路,并在手术室进行手术干预。

腹膜后出血经常被忽略,可能导致一些我们所知的最坏结果,包括死亡。腹膜后出血是由于髂内动脉的分支损伤所致。可见侧腹部瘀伤(Grey Turner 征)、血尿等。**如果患者有低血容量表现,但术野或手术铺巾未见相匹配的出血量,则应考虑腹膜后血肿**。若怀疑腹膜后出血,本人(作者 Togioka 博士)建议产科医生请普通外科、妇科肿瘤科、创伤外科医师共同台上会诊探查。

产后出血的其他原因

PPH 的另一个常见原因是胎盘滞留,即分娩后 30 分钟胎盘仍在子宫内。滞留的胎盘阻止了子宫收缩,使子宫内血管继续出血。目前争议在于是否应该牵拉脐带来帮助胎盘娩出。如果残留的胎盘引起明显的出血,产科医生会尝试手取胎盘。子宫松弛药与抗宫缩药物有助于产科医生手取胎盘,也可选择使用吸入麻醉剂、低剂量硝酸甘油、硫酸特布他林和镁剂。

当胎盘生长与子宫肌层关系异常时,称为胎盘植入性疾病,分为 3 型:**胎盘粘连**(与子宫肌层相接触)、**胎盘植入**(侵入子宫肌层)和**穿透性胎盘植入**(侵入整个子宫肌层)。胎盘植入性疾病伴有至少 2.5~5L 的失血量,因此一般以剖宫产终止妊娠,采用全身麻醉,备好有创动脉血压监测、大号静脉导管或中心静脉导管。

弥散性血管内凝血(DIC)是一种大量激活凝血级联反应、广泛血栓形成和凝血因子/血小板消耗导致大出血和多器官衰竭为特征的疾病。DIC 的发病率约 12.5/10 000 例分娩,占 1998 年至 2009 年美国孕产妇死亡的四分之一。围产期出血本身就是 DIC 的常见原因。其他原因包括羊水栓塞、败血症和胎死宫内。静脉穿刺点有出血倾向时应怀疑 DIC。

对出血的一般处理

对意外发生 PPH 患者的初始管理是具有挑战性的,因为静脉通路极有可能不够,气道也无保护。**第一步要寻求帮助。**然后配血并再次建立静脉通道。**应考虑放置动脉导管,**以帮助指导输血治疗。动脉导管放置是麻醉医师的基本技能之一。不要解释你为什么做不好你已经为别人做过几百次甚至更多次的事情。**不要忘记气道!**为保护气道,可行气管插管,因为严重出血可导致气道水肿或精神状态改变。要快速确定动脉通畅或气道安全。

一些医生建议,如果估计失血量超过 1 500mL,就启动大量输血方案。大量输血方案一般建议,输注的血液产品比例与输全血相似。浓缩红细胞(pRBC)和新鲜冰冻血浆(FFP)通常以 1:1 的比例给予。每输入 6 个单位的 pRBC 和 6 个单位的 FFP,输注 1 个单位的血小板。这些输血方案理论基础主要基于对战伤患者的回顾性研究,目前并没有针对产科患者以较高的 FFP:pRBC 比率输血可改善产妇结局的研究。此外,给予更多 FFP 也有风险:感染、器官衰竭、急性呼吸窘迫发生率增加,因此我们并不特别坚持 1:1 的比例。通常,一开始只输注 pRBC,如果出血继续,我们就开始加入 FFP。结束时,如果 FFP 与 pRBC 的比率在 1:2 到 1:1 之间,我们认为是可接受的(也就是说,我们认为快速输注 FFP 以达到和 pRBC 1:1 并非是有利的)。

应定期检测血红蛋白浓度、钙水平和凝血功能(aPTT、PT、纤维蛋白原、血小板计数),以监测输血进展。纤维蛋白原水平低时给予冷沉淀。复苏的另一个重要方面是维持正常的血液 pH,因为 pH<7.2 时,患者凝血功能受损。对于严重的酸中毒患者,考虑给予碳酸氢盐或增加分钟通气量来人为导致代偿性呼吸性碱中毒。

如果持续出血,你可以考虑使用氨甲环酸,氨甲环酸已被证实可用于治疗月经量过多。虽然氨甲环酸在产科人群中疗效的证据有限,但在创伤、骨科、血管和肝脏患者中的疗效相关证据充足。我们已有成功使用的经验:氨甲环酸 1g 以 5~10 分钟的速度滴注,如果需要,30~60 分钟后可重复给药。

如果预计可能存在大量失血,考虑术野自体血回收。**术野自体血回收**是一种吸取术野出血并进行处理后再将其输回患者体内的方法。由于存在羊水栓塞(amniotic fluid embolism, AFE)和同种免疫的风险,术野回收血液在产科的应用受限。AFE 的病理生理学特点是缺氧、循环衰竭和凝血功能障碍,发病机制目前尚不完全清楚,但被认为类似过敏反应,而非栓塞。虽然暂无证据表明输注术野回收血液和 AFE 之间的明确联系,但术野回收的安全性也没有得到证实。也就是说,在有限的使用术野回收血液的患者中,目前并没有遇到任何不良反应。

🏠 **要点**

- 产后出血占产妇死亡的很大一部分,应迅速进行诊断和治疗。它并非一个历史问题,发病率实际上正在上升。

- 宫缩乏力是最常见的原因,其他包括撕裂伤、妊娠残留产物和凝血功能障碍。
- 鉴于宫缩乏力的发生频率很高,产科麻醉团队应该熟悉处理宫缩乏力的几种基本方式。**在大出血时**,通畅的静脉通道以及气道控制非常重要。应当尽可能放置动脉导管。可以考虑术野自体血回收,但其安全性尚未得到证实。

推荐读物

Burtelow M, Riley E, Druzin M, et al. How we treat: management of life-threatening primary postpartum hemorrhage with a standardized massive transfusion protocol. *Transfusion*. 2007;47(9):1564–1572.

Callaghan WM, Creanga AA, Kuklina EV. Severe maternal morbidity among delivery and postpartum hospitalizations in the United States. *Obstet Gynecol*. 2012;120(5):1029–1036.

Harber CR, Levy DM, Chidambaram S, et al. Life-threatening bronchospasm after intramuscular carboprost for postpartum haemorrhage. *BJOG*. 2007;114(3):366–368.

Malone DL, Hess JR, Fingerhut A. Massive transfusion practices around the globe and a suggestion for a common transfusion protocol. *J Trauma*. 2006;60(6 suppl):S91–S96.

Marie PB, Benhamou D. Management of postpartum haemorrhage. Version 1. *F1000Research*. 2016;5 (F1000 Faculty Rev):1514.

第 253 章
从喜悦到悲伤(第一部分):剖宫产术后疼痛控制

对新妈妈而言,围产期充满风云变幻;在此期间再增加一次手术操作会加大她们照顾自己和孩子的困难。我们知道急性疼痛控制不良与慢性疼痛的发生相关,所以优化剖宫产术患者的疼痛管理对她们短期甚至长期的健康都至关重要。

剖宫产术后患者主要经历伤害性疼痛(即刺激外周神经感受器引起的疼痛,只有当身体认为刺激存在潜在伤害时才会触发)。孕妇经历的伤害性疼痛可进一步被分为 3 类:**内脏痛**(来自子宫的弥漫、难以定位的疼痛)、**深部躯体痛**(肌肉骨骼的钝痛)、**浅表躯体痛**(来自皮肤损伤的尖锐、易定位的疼痛)。剖宫产术后疼痛的影响不仅是单纯不适,还包括浅呼吸相关的肺不张,活动减少导致的深静脉血栓/肺栓塞风险增高,哺乳困难增加和潜在的产后抑郁发生率的升高。

意识到疼痛管理的重要性,2001 年 1 月联合委员会将疼痛列为第五项生命体征,并强调将多学科合作的多模式的方法作为新的镇痛模式。在这一理念指导下,目前常规会使用非阿片类药物,例如非甾体抗炎药(NSAID)和对乙酰氨基酚。已证实这种多模式方式在产后可减少对母婴的副作用。

静脉阿片类药物

阿片类药物长期以来一直是控制术后疼痛的一线药物。首选的给药方式是患者自控镇痛(patient-controlled analgesia,PCA),既赋予了患者自主权又能提高患者满意度,还能将护理人员从给药工作中解放出来。与医生给予阿片类药物相比,PCA 给药模式有助于提供与需求更相符的血药浓度。虽然阿片类药物可以更好地控制疼痛,但它也存在多种副作用(如下所述)。总之,尝试尽快过渡到口服阿片类药物,以利于静脉管路的拔除和出院回家。在我们的临床实践中,大多数患者接受鞘内或硬膜外吗啡治疗,因此能够在 PACU 中过渡到口服阿片类药物(表 253.1)。

表253.1 常见阿片类药物副作用和产后时期典型治疗方法

副作用	可能的治疗方法
便秘	多库酯和番泻叶
恶心或呕吐	昂丹司琼,甲氧氯普胺和异丙嗪,P6(内关穴)针刺,作为最后手段的亚催眠剂量异丙酚
瘙痒	静脉 2.5mg 纳布啡
呼吸抑制	停止用药并间断静脉给予 $40\mu g$ 纳洛酮,直至呼吸频率改善
镇静	尝试通过合用辅助性非阿片类镇痛药或区域镇痛方式(例如 TAP 阻滞、硬膜外麻醉)来减少剂量;作为最后的手段,咖啡因可能会有所帮助

非甾体抗炎药

虽然非甾体抗炎药(NSAID)单独使用时一般无效,但其可显著节俭阿片类药物的用量,因此应在术后考虑使用。NSAID 通过抑制环氧合酶(cyclooxygenase,COX)从而阻断前列腺素(使神经对疼痛敏感的因子)的产生来缓解疼痛。已知 COX 有两种主要形式,COX-1 对于肾脏和血小板功能以及预防胃溃疡很重要。COX-2 与炎症和疼痛更相关。因此产生了选择性的 COX-2 抑制剂(例如塞来昔布和罗非昔布)。由于 COX-2 抑制剂与心脏病发作和中风发生率增加有关,COX-2 抑制剂有了很多负面报道。虽然这种心脑血管并发症的增加与非特异性 NSAID 相似,但这些负面报道导致了罗非昔布的退市。当母亲可以口服用药时,塞来昔布仍然是可用和有效的。

产后常用的非选择性 NSAID 包括酮咯酸、布洛芬和萘普生。当不需要担心术后出血时,酮咯酸尤其适用,30mg 酮咯酸可以提供类似于 10mg 静脉吗啡的镇痛作用。在我们的实践中,大多数出血正常(估算出血量<1 000mL)的患者在离开手术室之前接受 30mg 酮咯酸。此外,大多数患者每 6 小时给予 600mg 布洛芬,直至出院。NSAID 以低浓度从母乳中排出,通常认为是安全的,但依赖于胎儿循环的新生儿可能例外。

对乙酰氨基酚

对乙酰氨基酚是术后普遍被忽视的药物。对乙酰氨基酚的作用机制尚不完全清楚,可能是通过抑制 COX-2 介导的途径。与 COX-2 抑制剂相似,它引起溃疡形成或凝血异常的可能性较小。像 NSAID 一样,对乙酰氨基酚也有节俭阿片类药物的作用。它价格低廉,在无肝脏疾病的患者急性疼痛时使用通常是安全的。直肠给药很常用,特别适合于椎管内麻醉下肢阻滞的患者。过去十年中,盐酸丙帕他莫(propacetamol)(对乙酰氨基酚注射液)的使用大大增加,而且价格更高但并无证据表明它比直肠或口服对乙酰氨基酚更好。盐酸丙帕他莫通常仅用于那些长时间无法口服且不能接受对乙酰氨基酚直肠用药的患者。我们个人偏向于在手术室给所有患者单次剂量 650mg 的直肠对乙酰氨基酚,在后续住院期间给予每 6 小时 650mg 口服对乙酰氨基酚长期(PRN)的医嘱。

术后硬膜外:患者自控硬膜外镇痛

很多剖宫产手术患者都会留置硬膜外导管,因此剖宫产术后镇痛的另一种选择是硬膜外镇痛。尽管已证明硬膜外有出色的镇痛效果，但仍有许多中心不提供剖宫产后硬膜外镇痛，因为这需要麻醉医生每天 24 小时随时处理导管相关问题。现在，大多数提供硬膜外镇痛的中心都采用患者自控硬膜外镇痛（patient-controlled epidural analgesia，PCEA），因为与持续输注药物相比，它具有以下优势：它赋予患者自主权，获得了患者很高的满意度，降低了总体药物剂量及相关副作用，可以减少护理和医生对母乳喂养的干扰，并减轻护士的负担。通常，含局麻药和阿片类药物的溶液通过硬膜外导管注入。低浓度的局麻药与亲脂性阿片类药物（例如芬太尼、舒芬太尼）联合使用可能是最佳方案。通过限制局麻药的浓度，同时减少阿片类药物对母亲或婴儿的全身影响，使母亲能更多地活动。由于存在感染的风险，一旦新妈妈可耐受口服止痛药并从中受益，应立即拔除硬膜外导管。

理想情况下，所有用于术后镇痛的硬膜外导管都应放置在胸段，以免影响活动能力。分娩镇痛时硬膜外置管在腰椎区域，因此除非患者术后有很强的指征（例如，服用美沙酮或丁丙诺啡的患者），否则我们不建议术后使用 PCEA。我们发现，关闭 PCEA 后，通常需要数天的口服阿片类药物才能使慢性疼痛患者在可耐受的条件下出院。在此情况下，为这些患者提供超过几天的 PCEA 会延长他们的住院时间。

无防腐剂吗啡

不含防腐剂的吗啡在产后非常受欢迎，被用于硬膜外或鞘内（即蛛网膜下腔）。它比其他阿片类药物的亲脂性低得多，因此停留在中枢神经系统中，可延长镇痛时间。剖宫产后的最佳硬膜外给药剂量约为 2~3mg，给药后约 60 至 90 分钟作用达峰值。硬膜外使用吗啡可以提供长达 24 小时的疼痛控制。100~150μg 吗啡的鞘内剂量似乎是最佳的。鞘内吗啡的峰值作用较快（约 45 分钟），作用时间也是 24 小时。当使用不含防腐剂的吗啡时，12 小时内慎用其他阿片类药物，并在 24 小时内警惕延迟呼吸抑制。椎管内（即硬膜外腔和蛛网膜下腔）吗啡会导致血浆浓度出现两个峰值。第一个高峰发生在给药后 45~90 分钟，第二个高峰发生在给药后 6~18 小时。

在作者所在机构，几乎所有在区域麻醉下剖宫产的患者都给予椎管内吗啡。我们发现，它可以帮助患者更快地过渡到口服阿片类药物，同时可以最大程度地减少胎儿通过母乳接触阿片类药物。不幸的是，椎管内吗啡与术后恶心呕吐（PONV）和瘙痒有关。PONV 可用昂丹司琼和地塞米松治疗；甲氧氯普胺在这一人群中几乎没有有效的证据。椎管内阿片类药物引起的瘙痒可能很难治疗。我们已经发现，尽量减少椎管内吗啡的剂量（比上述剂量高时会带来更多的副作用，而镇痛效果没有任何改善），并且必要时给予纳布啡（2.5mg）治疗瘙痒可使大多数患者术后满意。

局麻药浸润和 TAP 阻滞

手术切口的局麻药浸润可大大减轻术后躯体疼痛。无论是由外科医生做的伤口浸润还是有针对性的腹壁神经阻滞［例如，腹横肌平面（transversus abdominis plane，TAP）阻滞］，区域麻醉均可减少阿片类药物用量。有趣的是，在鞘内注射吗啡的患者中，区域麻醉似乎没有明显的益处。在我们的实践中，我们为所有进行全麻剖宫产的患者提供 TAP 阻滞补救镇痛（在 PACU 中阻滞）。我们设法在全身麻醉后第一时间征得患者对 TAP 阻滞的同意，全身麻醉后常认为患者不能知情同意。TAP 阻滞仅能覆盖切口疼痛，不覆盖内脏疼痛。**因此，在手术后进行时，TAP 阻滞可令人非常满意，并能提供局部的即刻镇痛。**虽然 TAP 阻滞可以在全身麻醉下安全地进行，但我们更喜欢采用补救性阻滞，因为当患者在内脏疼痛中醒来时他们很难理解已经进行了阻滞镇痛。

镇痛和母乳喂养

如果母亲计划母乳喂养,则需要仔细检查所有给予患者的药物。母乳喂养与新生儿很多的获益有关,包括被动免疫,较少的自身免疫性疾病,降低婴儿猝死综合征(sudden infant death syndrome,SIDS)的风险以及潜在改善发育的结果。另外,它可以通过增加催产素的产生、可能降低产后宫缩乏力的风险来帮助母亲。美国儿科学会(American Academy of Pediatrics,AAP)建议在孩子出生后的前 6 个月内母乳喂养。良好的术后镇痛可以促使母亲成功的进行早期母乳喂养。减少镇痛药对新生儿的风险的方法包括选择长期安全使用药物,使用最低有效剂量并在母乳喂养后立即给药。以下是常见药物及其安全性类别的简表。有关药物及其对母乳喂养的影响的综合信息数据库,请访问 https://www.ncbi.nlm.nih.gov/books/NBK501922/(表 253.2)。

> **⌂ 要点**
>
> - 优化剖宫产患者的疼痛管理对她们的近期和长期健康至关重要。
> - 静脉 PCA 和 PCEA 分别是静脉和硬膜外用药的首选给药方法。
> - 多模式镇痛是术后疼痛管理的最佳方式,鼓励使用 NSAID 和对乙酰氨基酚以限制阿片类药物的剂量和副作用。
> - 不含防腐剂的吗啡(即硬膜外 3mg,鞘内注射 150μg)存在作用上限,在此之上疼痛控制没有改善,但患者有更多副作用。接受椎管内吗啡的患者需要监测延迟呼吸抑制的情况。
> - 剖宫产后,许多药物可以安全地用于哺乳期妇女。

表 253.2　常用止痛药在母乳喂养妇女中的安全性

可能安全	可在监测下使用	不鼓励使用
对乙酰氨基酚	非甾体抗炎药(与新生儿胃肠道出血和肾脏损害相关)	阿司匹林(可引起新生儿代谢性酸中毒)
咖啡因	酮咯酸(黑框警告勿用于哺乳妇女,但美国儿科学会允许使用)	哌替啶(可在婴儿体内积聚,引起嗜睡)
Fioricet(丁比妥,对乙酰氨基酚,咖啡因)	羟考酮(母乳中大量分泌,因此限制剂量)	
塞来昔布	可待因(一些妇女是超快速代谢者,可能导致婴儿体内水平很高)	
氢吗啡酮		
吗啡		
芬太尼		
美沙酮(<20mg/d 可能是安全的)		

推荐读物

AAP Committee on Drugs. The transfer of drugs and other chemicals into human milk. *Pediatrics*. 2001;108:776–789.

AAP Policy Statement. Breastfeeding and the use of human milk. *Pediatrics*. 2012;129(3):e827–e841.

Dominguez JE, Habib AS. Prophylaxis and treatment of the side-effects of neuraxial morphine analgesia following cesarean delivery. *Curr Opin Anaesthesiol*. 2013;26(3):288–295.

Eisenach JC, Pan PH, Smiley R, et al. Severity of acute pain after childbirth, but not type of delivery, predicts persistent pain and postpartum depression. *Pain*. 2008;140:87–94.

Fuller JG, McMorland GH, Douglas MJ, et al. Epidural morphine for analgesia after caesarean section: A report of 4880 patients. *Can J Anesthesia*. 1990;37:636–640.

Gadsden J, Hart S, Santos AC. Post-cesarean delivery analgesia. *Anesth Analg*. 2005;101(5 Suppl):S62–S69. Review.

Kamal K, Sudha SI. Neuraxial opioid-induced pruritus: An update. *J Anaesthesiol Clin Pharmacol*. 2013;29(3):303–307.

Kwok S, Wang H, Sng BL. Post-caesarean analgesia. Trend in anaesthesia and analgesia. 2014; Online October 11, 2014. Review. https://www.sciencedirect.com/science/article/abs/pii/S2210844014200360

McDonnell NJ, Keating ML, Muchatuta NA, et al. Analgesia after caesarean delivery. *Anaesth Intensive Care*. 2009;37:539–551.

Phillips DM. JCAHO pain management standards are unveiled. Joint commission on accreditation of healthcare organizations. *JAMA*. 2000;284:428–429.

Uchiyama A, Ueyama H, Nakano S, et al. Low dose intrathecal morphine and pain relief following caesarean section. *Int J Obstet Anesth*. 1994;3:87–91.

第 254 章
从喜悦到悲伤(第二部分):产后下肢的神经病变

　　尽管不常见,但健康的妇女在分娩时会发生神经损伤。这些损伤中的绝大多数是分娩过程所固有的,这意味着它们是由分娩引起的。产科神经损伤的总发生率尚难以确定,但在告知患者时,估计其发生率为 0.006%~0.92%。

　　周围神经麻痹占产科相关神经病变的大多数。这些损伤通常发生在腿部,是由于腰神经丛或周围神经受压或牵拉所致。虽然伤害是由分娩过程造成的,但进行椎管内麻醉(蛛网膜下腔或硬膜外麻醉)的产妇失去了身体用来保护自己安全的主要机制——疼痛。在正常情况下,患者使用其肌肉来抵消任何可能造成神经伤害的过分挤压或牵拉。分娩疼痛加上硬膜外麻醉的镇痛作用使得产妇不会以同样的方式保护自己。因此,椎管内麻醉可以被认为是产后神经病变的危险因素。**与产后周围神经病变相关的其他危险因素包括:初产妇,第二产程时间长(用力阶段),长期截石位(尤其是髋关节极度屈曲),头盆不称(婴儿的头太大,无法穿过母亲的骨盆),胎儿非头先露,器械助产,以及既往存在的神经功能缺损。**由于疼痛可能表示神经受损,因此可以使既往存在损伤的患者找到最舒适的用力姿势(在第二产程分娩时有多个可以使用的姿势)(表 254.1)。

　　在怀孕期间最常见的是股外侧皮神经(lateral femoral cutaneous nerve,LFCN)损伤。该神经损伤有一个特殊名称:感觉异常性股痛。当女性以大腿屈曲的姿势用力时,LFCN 通常由于腹股沟韧带的压缩而受伤。LFCN 受伤会导致大腿外侧麻木,刺痛或灼热感。LFCN 受伤不会导致无力。与这种损伤相关的一般危险因素包括腹腔内压力升高(例如怀孕,肥胖)、糖尿病、腹股沟管创伤、医源性加压带以及极端截石位。剖宫产时,LFCN 可能会因低位牵开器的拉伸或压迫而受伤。由于神经起源于 L2~L3 神经根,并向横突外侧走行,仅由于区域麻醉而

表 254.1 产科常见的周围神经麻痹

神经	神经根	感觉障碍	运动障碍
腰丛	L1~S4	通常是腓神经分布	通常是腓神经障碍
闭孔神经	L2~L4(前支)	大腿内侧和膝盖	大腿内收
股神经和隐神经	L2~L4(后支)	大腿前侧,小腿内侧和足内侧弓	髋关节屈曲,膝盖伸展和膝腱反射
股外侧皮神经	L2~L3	大腿外侧,"感觉异常性股痛"	无
坐骨神经	L4~S3	臀部,大腿后部,除内侧外的整个小腿和足底的大部分	屈膝
胫后神经	L4~S3	足底	足跖屈和内翻
腓总神经	L4~S2	外侧小腿,足背	足背屈和外翻(垂足)

引起的损伤尚未见文献报道。

　　股神经是围产期第二常见损伤的神经。股神经损伤可能导致大腿前部和小腿内侧感觉障碍,并导致髋屈曲和膝关节伸展无力。像股外侧皮神经一样,在用力过程中,股神经通常会受到腹股沟韧带压迫而受伤。神经的近端供血相对较差,因此容易受伤。

　　闭孔神经从真骨盆下降,通常在分娩时受到胎头或产钳的直接挤压而损伤。如果阴部神经阻滞后发生血肿,则可能导致闭孔神经损伤。闭孔神经损伤会导致大腿内侧感觉缺陷和大腿内收障碍。

　　坐骨神经分成腓总神经和胫后神经。腓总神经损伤会导致小腿外侧感觉障碍以及足背屈和外翻的运动障碍。胫后神经损伤会导致足底感觉缺失,并导致足内翻和足底屈曲障碍。由于两条神经均来自坐骨神经,因此受伤的危险因素相似:怀孕期间骶髂关节的松弛和长时间的截石位导致坐骨神经牵拉。传统上,腓总神经因截石位时姿势不当导致受外部压迫而受伤。

　　椎管内麻醉(蛛网膜下和硬膜外中)最令人恐惧的并发症是硬膜外血肿和脓肿。估计发生率分别为:硬膜外血肿在 500 000~700 000 例手术中有 1 例,硬膜外脓肿在 200 000~500 000 例手术中有 1 例。与大多数麻醉相关并发症一样,安全的操作习惯和完整的患者病史(包括检查出血性疾病和皮肤感染的迹象,尤其是金黄色葡萄球菌)有助于防止灾难性后果。硬膜外血肿通常会在硬膜外导管放置或拔出后 24 小时内出现,并伴有急性发作的背部和小腿根部疼痛,下肢无力变得越来越严重以及潜在的肛门失禁和膀胱失禁。硬膜外脓肿通常会在硬膜外或蛛网膜下腔穿刺后 4~10 天内出现,并伴有持续的严重背痛、发烧、白细胞增多,并可能出现头痛或颈部僵硬。**由于脓肿通常在患者出院后出现,因此重要的是要告知患者这种潜在的并发症,并告知她们需要将近期的椎管内操作告知未来的每位医生。根据我们的经验,尽管患者多次就诊,但急诊科仍会遗漏硬膜外脓肿,这是最糟糕的诉讼和结果,因为急诊科在鉴别诊断时并未考虑硬膜外脓肿。麻醉医生可能会对不警告患者这种潜在并发症负责。**硬膜外血肿和脓肿均被视为真正的神经系统紧急情况,需要进行 MRI 检查。对于这两种情况,早期的神经外科减压均与较好的长期预后相关。

　　马尾综合征(cauda equina syndrome,CES)通常发生在产科麻醉中,是由于对脊髓圆锥下方神经根直接损伤或局麻药毒性作用所致(通常成人在 L1~L2 左右)。这些神经根的髓鞘较薄弱,因此对毒性特别易感。CES 可导致直肠和膀胱功能障碍、严重的背痛、性功能障碍、下肢感觉异常/感觉轻瘫和鞍区麻醉(会阴部感觉丧失)。脊髓微导管(鞘内留置的很细小的导管)与 CES 相关。它们似乎是通过在缺乏髓鞘的马尾神经根周围聚集高浓度的局麻药而引起 CES。在所有的局麻药中,利多卡因影响最大,因此许多医生已停止使用高浓度利多卡因进行脊髓麻醉。对疑似 CES 的治疗是支持治疗,包括物理治疗、作业治疗和疼痛治疗。

短暂性神经综合征(transient neurologic syndrome,TNS)是简单的硬膜外或蛛网膜下腔操作后一种暂时性自限性的疼痛,包括下腰部/臀部疼痛或痉挛性疼痛或下肢神经根性疼痛。TNS 不引起任何运动无力,发病机制不明。它通常在麻醉后 2~24 小时开始,可能持续数天。治疗包括卧床休息,安慰,通常使用非甾体抗炎药(NSAID)。与 CES 一样,鞘内利多卡因与 TNS 相关。其他风险因素包括截石位和门诊手术。

当患者出现潜在的产后神经病变时,重要的是要首先排除任何危及生命或导致瘫痪的损伤(例如硬膜外血肿或脓肿)。我们通常通过询问患者是否存在进行性加重的无力或无法控制的疼痛。硬膜外停药后发生的任何进行性加重的运动无力,特别是如果伴有不可控制的背痛,都应行 MRI 检查和紧急神经外科会诊。任何症状的改善都是令人安心的迹象,并且会降低 MRI 发现硬膜外血肿或脓肿的预检概率。**还应记住,所有已报道的产科硬膜外血肿和脓肿均表现出双侧症状,因此一条腿无力不太可能需要进行 MRI 检查。**然后,我们将对神经系统检查进行详细记录,以评估患肢的运动或感觉障碍。评估椎旁肌肉也很有帮助,因为下背部完整的感觉和力量可能意味着损伤仅累及周围神经。在大多数患者中,临床上可以排除硬膜外血肿或脓肿的存在,使您可以专注于所累及的周围神经。

分娩后发现的周围神经麻痹通常无痛、稳定并显示出改善的迹象。对于面对周围神经损伤的麻醉医生来说,通常有以下问题:

1)麻醉是否造成了这种伤害?

2)我们应该怎么做?

3)患者的预后如何?

通常,第一个问题的答案尚不清楚,但是如果患者进行了椎管内麻醉,我通常会说我们促进了它的发生(如本章第二段所述),但并非直接引起它的原因。第二个问题的答案通常是谨慎地观察和安慰,尤其在症状随着时间的推移似乎在改善时。除非想到找到先前存在损伤的征象,否则无肌电图检查指征,在肌电图上出现神经损伤的迹象可能需要 2~3 周的时间。此外,类固醇和人为升高血压的药物通常无济于事。关于预后,大多数感觉障碍都会完全康复。新发的运动无力可能需要物理疗法以帮助预防挛缩和肌肉萎缩,因为恢复可能需要几个月的时间。

🏠 要点

- 虽然围产期神经病变通常是分娩过程的并发症,但椎管内麻醉会使妇女容易遭受这些伤害,因为她们失去了自身保护的主要安全机制——疼痛。这是分娩和分娩镇痛的风险,应与患者商讨。
- 最常见的围产期周围神经麻痹是股外侧皮神经损伤。这种神经损伤有一个特殊的名字,即感觉异常性股痛,会引起大腿外侧的麻木、刺痛或疼痛。它与任何运动障碍无关。
- 其他围产期周围神经病变累及腰骶丛神经,可根据所表现的相应症状来判断损伤的神经。大多数周围神经损伤会在几个月内自行缓解。

- 硬膜外血肿和脓肿非常罕见，但非常紧急。疑似发生时需要行 MRI 检查和神经外科会诊。
- 直接损伤或局麻药毒性引起的马尾综合征可导致直肠和膀胱功能障碍、严重的背痛、性功能障碍以及下肢感觉异常和轻瘫。
- 短暂性神经综合征是腰部/臀部持续性疼痛或痉挛性疼痛，发生于简单的脊髓麻醉后，硬膜外麻醉罕见引发。没有相关的运动无力，无需治疗即可缓解。

推荐读物

Chang L. Neurologic issues and obstetric anesthesia. *Semin Neurol.* 2011;31:374–384.

Chestnut DH. *Obstetric Anesthesia: Principles and Practice.* 4th ed. Philadelphia, PA: Elsevier; 2009:701–721.

Pollock JE. Transient neurologic symptoms: Etiology, risk factors, and management. *Reg Anesth Pain Med.* 2002;27(6):581–586.

Van Diver T, Camann W. Meralgia paresthetica in the parturient. *Int J Obstet Anesth.* 1995;4(2):109–112.

Wong CA. Nerve injuries after neuraxial anaesthesia and their medicolegal implications. *Best Prac Res Clin Obstet Gynaecol.* 2010;24(3):367–381.

Wong CA, Scavone BM, Dugan S, et al. Incidence of postpartum lumbosacral spine and lower extremity nerve injuries. *Obstet Gynecol.* 2003;101(2):279–288.

第 255 章

产科麻醉/镇痛也可以在小型医院开展：
关键原则是责任心、灵活性和计划性

在不能提供或没有 24 小时内部专门麻醉的小型医院，为分娩患者进行产科麻醉是具有挑战性的，但同时也是麻醉科为患者和产科同事提供优质服务的机遇。在常规外科手术之间或手术室工作结束之后为产科麻醉管理提供同样满意的服务，需要详细的计划、各科间的协作以及不断的质量提高。

在小型医院内提供满意的产科服务需要面对的挑战包括：

- 认识并尽可能减少择期手术之间因硬膜外穿刺导致的可能的时间延误
- 认识并尽量缩短要求硬膜外麻醉时因麻醉医生不能或不在而造成的延误
- 处理不能及时为紧急剖宫产提供麻醉的潜在问题
- 认识产科护士协助硬膜外注药的必要性，并进行相关教育和经验传授
- 满足监管的要求

麻醉医生要认识到克服这些障碍对产科麻醉的责任至少不亚于外科麻醉。这并不是说产科麻醉优先于常规外科手术的麻醉，而是说需要有与优秀外科麻醉同样的真诚、热情以及努力才能满足产妇的需求。

成功的乡村产科服务是可以实现的。美国麻醉医师协会（ASA）的咨询方案（Consultation Program）是为医院提供经过专业培训的、能评估麻醉操作和提出质改建议的方案，认证麻醉专家的意见和技术。该方案也为 ASA 提供了许多麻醉操作的多角度写真，其中很多是乡村麻醉。以下是从全美观察结果中总结的实施该方案的经验和建议：

1) 由麻醉医生、产科医生(而且,如果可能的话,还有家庭医生、有执照的助产护士)、外科医生、急诊科医生、产科护士、药剂师以及医院行政管理人员组成"利益共同体"。为有需求的产妇从该委员会征得进行硬膜外麻醉分娩镇痛是值得的。委员会成员必须确认患者的个体化需求,否则就不能进行分娩镇痛。比如,药剂师需确保随时可以保障供应预先配制的硬膜外药物,即使有时会因过期浪费。产科护士必须愿意顶着国家组织禁行建议的压力为患者滴定硬膜外药物(在给予明确医嘱后)。外科医生须认可有时接台手术之间因硬膜外穿刺操作导致的延误。对决定开展繁复产科麻醉服务的小型医院而言,上述问题均不是障碍。

2) 作为一项麻醉服务,采用标准硬膜外麻醉和剖宫产技术和操作。这样便于麻醉医生处理阻滞、麻醉药和术后患者。理想状态应该包括下述标准化的步骤:

- 分娩硬膜外药物的配置
- 申请表、麻醉记录单(如果与外科手术的麻醉记录单不同)、记账单和操作
- 剖宫产方法和麻醉药偏好(择期剖宫产蛛网膜下腔麻醉和分娩镇痛中转剖宫产硬膜外麻醉所用的阿片类药物和局麻药)

当这种标准化置于文档中时,应明确标注"建议的技术",并且强调医生必须进行医学判断,并允许在适当时修改该建议。

3) 对完成分娩镇痛所需要的准备工作进行任务分析(如:阅读病历;询问病史和体格检查;准备镇痛泵、药袋、手套、硬膜外套装和麻醉车,置管,试验剂量,确认硬膜外置管,开始给药)。要求护理人员在麻醉医生到达之前完成任务分析(步骤3)中所有可能的步骤。这对麻醉医生在繁忙的外科手术间隙迅速完成产妇硬膜外麻醉至关重要。

4) 为将来有可能参与产科麻醉的产科护理人员准备一门课程,包括解剖学(特别是体格和气道检查)、生理学、药理学以及硬膜外、蛛网膜下腔麻醉、腰硬联合麻醉的技术演示、药物剂量管理和可能发生的并发症的处理。

5) 对那些成功完成分娩镇痛课程并在麻醉医师监督下完成一定数量硬膜外实际操作的护士的能力要给予认可。(在她们面对国家组织禁行建议的压力下,这会坚定她们处理硬膜外给药的信念。)

6) 告知外科医生你需要去进行分娩镇痛,这可能会稍微延误外科常规手术,征得他们的理解与合作。

7) 为随时可能的分娩镇痛提前做好计划。这意味着清晨早早联系产房确认哪些患者上午需要分娩镇痛,争取在外科常规手术开始前完成硬膜外穿刺置管并给予试验剂量。一旦患者需要镇痛,可直接按常规速度输注而无需冲击剂量。这样在要求镇痛时即能有效缓解疼痛,而不是常规的通知—到达—穿刺—试验—给药模式的工作效率。要求产科医生和产科护理人员告知您存在危险因素的患者,例如病态肥胖、子痫前期、凝血异常以及其他可能导致硬膜外置管延迟的产科或医学并发症。

8) 对值班和/或第二天仍有常规手术的麻醉医生,休息很重要,这在小型医院更多见。通过频繁与产科护理人员联系,在下班离开前或被召回的急诊手术后询问产房情况,鼓励产科护士宁早毋晚地通知你,这样返回医院或损失睡眠的时间可减到最少。

9) 对急诊科医生进行分娩镇痛相关并发症教育,确保他们能迅速识别和处理极少见的副作用。使用极低浓度局麻药(作者所在医院使用 0.055% 布比卡因 +1μg/mL 舒芬太尼)的试验剂量使这些并发症几乎不可能发生。

10) 作者常被问的一个问题是:"分娩镇痛的整个过程我都必须待在医院吗?"根据 ASA

制定的《产科椎管内麻醉指南》①中所述："各地的麻醉资源千差万别,麻醉医师应根据所在医院的情况建立指南和解释。"因此,ASA认为依据当地医院和麻醉医生水平制定的地方协议是产科麻醉满意的决定因素,因其允许根据医院量力而行地建立最适合患者的标准。

⌂ **要点**

- 在小型医院或乡村医院开展产科服务的第一步是认识到挑战。
- 外科医生、产科医生、产科护士、医院管理者和麻醉团队必须有"产科镇痛/麻醉的重要性不亚于外科手术麻醉"的责任心。
- 分娩镇痛和剖宫产麻醉操作的标准化至关重要。
- 产科护士必须愿意接受关于建立和处理分娩镇痛某些方面的训练。
- 通过使用标准化的技术、谨慎的试验剂量和极低剂量的硬膜外给药可以减少分娩镇痛的并发症。

推荐读物

American Society of Anesthesiologists. *Guidelines for Neuraxial Anesthesia in Obstetrics.* Approved by the ASA House of Delegates on October, 1988 and last amended October 13, 2014). Park Ridge, IL: American Society of Anesthesiologists; 2000.

American Society of Anesthesiologists. *Manual for Anesthesiology Department Organization and Management, American Society of Anesthesiologists*, Park Ridge, IL: American Society of Anesthesiologists; 2014. (Work product of the ASA Committee on Quality Management and Departmental Administration)

American Society of Anesthesiologists. *Optimal Goals for Anesthesia Care in Obstetrics.* Approved by the ASA House of Delegates on October 28, 2000. Park Ridge, IL: American Society of Anesthesiology; 2000. (The current version of this document has been removed for joint review by ASA and ACOG).

American Society of Anesthesiologists. *Standards for Basic Anesthetic Monitoring.* Approved by the ASA House of Delegates on October 21, 1986, and last amended on October 20, 2010 with an effective date of July 1, 2011.

第 256 章
妊娠心搏呼吸骤停患者的复苏：不仅仅是标准的 ACLS

目前估计孕妇在妊娠期心搏呼吸骤停的发生率为 1 : 20 000。近年来发生率上升的部分原因是孕产妇平均年龄的增长和孕产妇合并症(包括获得性心脏病)的增加。

孕妇的心搏呼吸骤停因妊娠的生理变化以及两名患者(母亲和胎儿)的存在而变得复杂。最初的立即复苏干预措施是根据美国心脏协会(American Heart Association, AHA)标准的基本生命支持/高级心血管生命支持(basic life support/advanced cardiovascular life support, BLS/ACLS)流程制定的,并根据母婴生理做出了一些修改。孕产妇心肺复苏的总体目标是快速恢复自主循环(rapid return of spontaneous circulation, ROSC),解决心搏呼吸骤停的根本原因以及孕产妇和胎儿的生存。确实,在骤停的早期阶段,胎儿的存活取决于母亲的存活。但是,妊娠子宫会损害血液循环并对 CPR 产生不利影响,导致胎盘循环减少和胎儿窘迫。在循环节律消失的情况下,根据胎龄,应进行围死亡期剖

---

① Guidelines for Neuraxial Anesthesia in Obstetrics, American Society of Anesthesiologists, Approved by the ASA House of Delegates on Octover 12, 1988, and last amended on October 16, 2013

宫产(perimortem cesarean delivery,PMCD),目标是在产妇心搏骤停后5分钟内娩出胎儿。

孕妇的成功复苏需要:

- 了解母胎生理及其对 BLS/ACLS 的影响。
- 整个产科急救复苏团队的组织、速度和有效的沟通。
- 确定并纠正心搏呼吸骤停的根本原因。

立即复苏

寻求帮助:对产妇心搏呼吸骤停的最初反应包括动员多个不同的团队,这些团队需要联合起来组成产科急救复苏团队。除了标准的医院紧急心搏呼吸骤停反应小组(急救组)之外,**还应包括来自产科、麻醉科、新生儿科、产科护理以及手术室(包括巡回和刷手护士在内)的人员**。通知任务的复杂性,加上母亲和胎儿都承受着巨大的时间压力,迫切需要一个预先确定的"产科急救组"通知系统,该系统将能够立即召集所有必要的成员。根据心搏呼吸骤停的原因,二级通知中可能要包括其他团队,例如,大量输血方案人员。

BLS/ACLS 的修订部分

CPR/实现最佳循环的最佳患者体位:最少的中断,高质量的 CPR 仍是复苏医学的基础。最高质量的心肺复苏术是在患者仰卧位进行的。但是,在妊娠约20周以上的孕妇仰卧位时可能会因妊娠子宫压迫腹主动脉,从而导致静脉回流和母体心输出量减少,并影响胎盘的灌注。而最大程度地向左侧倾斜以减轻对腹主动脉的压迫则会导致胸外按压的有效性大大降低。因此,当前的 AHA ACLS 指南建议患者仰卧并指派某人使用单手(从患者右侧"向上推")或双手(从左侧"向上拉")技术进行手动子宫左移。或者,可以将楔形硬垫放置在大约30%的位置,但是如果没有可用的特定楔形垫,可能使摆放体位变得麻烦,从而导致 CPR 中断。对于围死亡期剖宫产(perimortem caesarean delevary,PMCD),应在整个分娩过程中继续不间断地进行胸部按压(图 256.1,见文末彩图)。

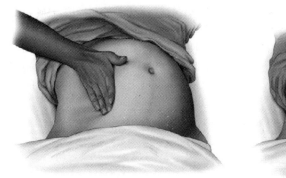
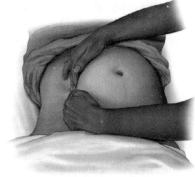

A　　　　　　　　　　　B

图 256.1　A:子宫左倾单手技术。B:子宫左倾双手技术(From Jeejeebhoy FM,Morrison LJ. Maternal cardiac arrest:A practical and comprehensive review. *Emerg Med Int.* 2013;2013:274814. doi:10.1155/2013/274814.Copyright © 2013 Farida M. Jeejeebhoy and Laurie J. Morrison. https://creativecommons.org/licenses/by/3.0/)

CPR/胸部按压的最佳手位：妊娠子宫会导致膈肌和腹部内容物抬高，因此在妊娠晚期的患者，应将双手放在胸骨上比平常高 2~3cm 的位置。

气道管理：在怀孕患者中可能更加困难。孕妇和胎儿氧气消耗增加，以及增大的子宫和膈肌抬高所致的功能残气量（FRC）下降，导致心搏呼吸骤停孕妇很快发生低氧血症和酸中毒。母体酸中毒会降低胎儿排出二氧化碳的能力，从而导致胎儿酸中毒。由于水肿、脆弱的气道、总体重增加和乳房较大，控制气道可能会更加困难。使用较小的气管导管（约 6.5 号）经口置入可避免鼻出血的风险，且在水肿的气道中更容易置入。早期的指南强调早期气道管理和气管内插管，而当前的 AHA 指南则首先强调心肺复苏，积极的气囊-面罩给氧/通气，并认识到在可能的情况下高级气道需要由有困难气道管理经验的医生来完成。在困难气道中，尽管患者的误吸风险增加，但仍鼓励使用喉罩（LMA）作为抢救设备。

误吸：风险存在，但**不应阻止呼吸骤停时使用 100% 氧气的气囊－面罩通气**：吸氧和通气的获益远比误吸风险要大。按压环状软骨未再出现在 2010 年 AHA ACLS 指南中，也未在妊娠期心搏呼吸骤停部分特别提及。鼓励积极供氧和通气，但不太强调误吸的预防，尤其是当预防误吸的策略（例如按压环状软骨）对氧合、通气或高级气道管理产生负面影响的情况下。

静脉通路：建议建立在膈肌上方，以避免由于主动脉-腔静脉压迫而导致的循环减慢。由于组织水肿和体重增加，该人群的静脉输液可能具有挑战性。在外周静脉穿刺困难的情况下，肱骨骨内入路可快速建立膈肌上方的通路。与其他心搏呼吸骤停患者一样，因需要增加时间且可能导致 CPR 中断，建立中心静脉通路并不可取。

没有修订的部分

除颤：应根据标准 ACLS 流程进行。如果可能的话，应在除颤之前移除胎儿和子宫监护仪，以消除产生电弧的最小风险，但是不应因这种理论风险而延迟对产妇心脏除颤。许多助产护士没有 ACLS 认证。因为在有指征时早期除颤是最成功的方法，所以如果现场没有可识别节律的专家，建议首先使用自动体外除颤器（AED）。专家到来后则立即切换到手动模式。

药物：应根据标准 ACLS 流程给予复苏药物。即使孕妇体内分布容积更大，肝脏代谢增强以及肾脏清除率增加，也没有证据支持使用高于标准推荐剂量的复苏药物。

可逆原因的治疗：孕妇心搏呼吸骤停的最常见原因包括产科和非产科原因：心脏病（心肌梗死、主动脉夹层、心肌病）、血栓栓塞、肺栓塞、子痫前期/子痫、脓毒血症、羊水栓塞、出血、创伤和医源性原因（麻醉相关气道管理、局麻药全身毒性、硫酸镁中毒）。根据具体情况，应考虑上面条目中未包括的 ACLS 中的 "H" 和 "T"。包括低/高血钾（hypokalemia/hyperkalemia）、低血容量（hypovolemia）、低体温（hypothermia）、低血糖（hypoglycemia）、氢离子（酸中毒）（hydrogen ion）、低氧（hypoxia）、毒素（toxins），以及心脏压塞（cardiac tamponade）、张力性气胸（tension pneumothorax）、冠脉/肺部血栓形成（thrombosis）和创伤（trauma）。

围死亡期紧急剖宫产

围死亡期剖宫产（PMCD）的决策涉及以下方面：

产妇循环：从妊娠约 20 周开始子宫可能会导致腹主动脉受压并降低 CPR 的质量。但是在紧急情况下，孕周可能是未知的，尤其是在女性无法沟通的情况下。20 周时宫底高度大约达到脐部水平，但由于其他损害或女性的体型，在紧急情况下可能难以评估。在怀孕超过 20 周或明显怀孕的患者中，心肺复苏术期间应始终进行手动子宫左移。除临床评估外，一旦高级气道设备就位，可以使用呼气末二氧化碳来判断 CPR 是否充分。心肺复苏是否充分将影响

PMCD 的后续决策。

　　胎龄：胎儿生存能力通常报道为妊娠 24 周。妊娠少于 20 周时，妊娠子宫不太可能引起腹主动脉-下腔静脉压迫，因此 PMCD 可能不会增加母亲的存活机会，并且肯定导致胎儿死亡。在 20~24 周之间，进行 PMCD 的决定主要围绕孕产妇的生存。不做 PMCD，胎儿的存活取决于孕产妇的存活，但是在这个胎龄时，胎儿分娩后不能存活。因此，在 20~24 周的孕周，如果进行了手动子宫左移，但母亲的血液循环仍然不足，则排空子宫可能是母亲唯一的生存机会。超过 24 周时，子宫排空可改善 CPR 时孕产妇的血液循环，同时还可以使胎儿存活。妊娠每增加一周，PMCD 后胎儿的存活率会增加(减少早产并发症)，同时还会通过解除越来越大的腹主动脉-腔静脉压迫来改善母体循环的概率。因此，30 周后胎龄越大，PMCD 对母婴的益处就越大。

　　PMCD 的时机：一般而言，如果要进行 PMCD，速度对于帮助孕产妇复苏和促进良好的胎儿结局都是至关重要的。AHA 指南建议在产妇心搏呼吸骤停后 5 分钟内分娩婴儿，因为这样可改善婴儿的结局。这是一个具有挑战性的目标。为了取得成功，团队成员必须在产妇心搏呼吸骤停后立即开始为手术分娩做准备，以便一旦做出决定(目标是在骤停后 4 分钟)，便可以立即开始手术，并在 5 分钟内分娩。最近的研究表明，如果 PMCD 在原位完成，而不是尝试将患者运送到手术室，则在 5 分钟内实现分娩的可能性更大。

　　产妇的预后：如果孕妇遭受了无法挽救的伤害并且胎儿能够存活，则应立即进行剖宫产。

　　心搏骤停后的护理：无论患者是接受了 PMCD 还是仍在怀孕，都应和普通人群一样考虑进行治疗性低体温。应当连续监测胎儿的心动过缓。

团队管理

　　毫无疑问，成功进行如此罕见和复杂的干预措施(如进行分娩复苏并可能 PMCD)有赖于出色的准备、角色识别、沟通和团队合作。已经证明，模拟演练作为一种准备方法，可以改善类似危机事件中的团队管理和表现。

　　毫无疑问，这些毁灭性的临床紧急情况可能震撼整个医疗团队，尤其是在母亲心搏呼吸骤停后未能存活。尽最大努力使自己像受过良好训练的医生一样保持镇定，但如果你事后感到相当大的情绪和心理困扰，请不要感到惊讶。不要忽略这种困扰，请采取一切必要的措施来处理和解决它。

🏠 要点

- 寻求帮助/呼叫产科急救组/寻找除颤器
- 立即心肺复苏，速率至少为 100 次/min，深度为 5~6cm。对于妊娠晚期的患者，将手放在胸骨上比正常高 2~3cm 的位置。尽可能使用硬质床板。
- 仰卧位，手动使子宫左倾
- 气道：头部倾斜，下颌前推
  - 用面罩纯氧通气，潮气量为 500~700mL，在 1 秒钟内进行 2 次呼吸，交替进行 30 次胸部按压直至建立高级气道，然后以 6~8 次/min 的频率呼吸。
  - 如有可能，由有困难气道管理经验的人进行高级气道管理。
  - 如有可能，直接喉镜检查时不中断 CPR。
  - 如有可能，备好困难气道的工具(LMA、GlideScope 等)。
- 尽快按照 ACLS 流程进行除颤

- 立即开始为 PMCD 做准备
- 尽快开放位于膈肌上方的静脉或前臂骨内通道
- 根据 ACLS 流程应用 ACLS 药物
- 确定可逆原因
- 为可逆原因调动资源(例如,用于治疗局麻药毒性的脂肪乳,用于无法控制的出血的大量输血方案,用于冠状动脉血栓形成的介入心脏病专家)
- 如果有剖宫产指征,则在 4 分钟内进行,目标时间少于 5 分钟
- 心搏骤停后护理

推荐读物

Atta E, Gardner M. Cardiopulmonary resuscitation in pregnancy. *Obstet Gynecol Clin North Am.* 2007; 34(3):585–597, xiii.

Drukker L, Hants Y, Sharon E, et al. Perimortem cesarean section for maternal and fetal salvage: Concise review and protocol. *Acta Obstet Gynecol Scand.* 2014;93(10):965–972.

Farinelli CK, Hameed AB. Cardiopulmonary resuscitation in pregnancy. *Cardiol Clin.* 2012;30(3): 453–461.

Lipman S, Cohen S, Einav S, et al; Society for Obstetric Anesthesia and Perinatology. The Society for Obstetric Anesthesia and Perinatology consensus statement on the management of cardiac arrest in pregnancy. *Anesth Analg.* 2014;118(5):1003–1016.

Suresh MS, LaToya Mason C, Munnur U. Cardiopulmonary resuscitation and the parturient. *Best Pract Res Clin Obstet Gynaecol.* 2010;24(3):383–400.

Vanden Hoek TL, Morrison LJ, Shuster M, et al. Part 12: Cardiac arrest in special situations: 2010 American Heart Association Guidelines for cardiopulmonary resuscitation and emergency cardiovascular care. *Circulation.* 2010;122(18 Suppl 3):S829–S861.

第 257 章

怀孕的麻醉医生(第一部分):职业暴露的管理

您最近发现您已怀上第一个孩子。您不打算在 12 周内宣布这一消息,但担心手术室暴露对怀孕的影响。怀孕的麻醉医生独特的职业危害和暴露是什么?您可以采取什么措施最大程度地减少对宝宝的危害?

当麻醉医生怀孕时,几乎可以肯定她会(持续地)担心手术室暴露对胎儿的影响。与职业有关的 4 个最危险的因素包括血液传播的病原体、吸入性麻醉药、放射线和甲基丙烯酸甲酯。尽管关于这些暴露因素影响的确切数据有限,但怀孕的麻醉医生可以采取一些措施来最大程度地降低对胎儿产生不良影响的风险。

血源性病原体

侵入性操作以及与手术区域接近导致麻醉医生暴露于传染性疾病的机会增加。最常见的血源性病原体是乙型肝炎病毒(HBV)和丙型肝炎病毒(HCV)、人类免疫缺陷病毒(HIV)和巨细胞病毒(CMV)。

经皮肤暴露后,乙型肝炎感染的风险为 6%~30%。乙肝的母婴传播取决于胎龄和病毒的活性,在妊娠后期和/或病毒复制活跃期,垂直传播的发生率较高。尽管乙型肝炎与妊娠并发症发生率增加无关,但它可导致婴儿发生慢性感染。**幸运的是,在怀孕期间的任何时候都可以**

安全地进行乙型肝炎暴露后的预防。 母体接种乙肝疫苗和使用免疫球蛋白可将新生儿的慢性感染发生率降低至<15%。

经皮肤暴露丙型肝炎的感染风险低于7%。母胎传播通过胎盘,增加了新生儿急性和慢性肝炎的风险。不幸的是,目前尚无减少丙型肝炎垂直传播的疗法。

经皮肤暴露后HIV感染的风险为0.3%,暴露后使用阿齐多西定(azidothymidine)和拉米夫定(lamivudine)的预防进一步降低了传播速度。尽管垂直传播可以在任何时间发生,但新生儿在分娩和母乳喂养期间感染艾滋病毒的风险最大。另外,胎儿HIV感染的发生与母亲病毒载量成正比。幸运的是,如果母亲在分娩时的病毒载量小于1 000拷贝/mL,母婴传播率将降低至<2%。

尽管CMV感染在免疫系统未受影响的个体中是相对良性的,但在怀孕期间暴露可导致严重的胎儿并发症,包括小头畸形、肝脾肿大、肝炎、脉络膜视网膜炎、血小板减少症和神经发育异常。鉴于CMV容易通过所有身体分泌物(包括血液、唾液和尿液)传播,因此50%至80%的成年人对CMV呈血清反应阳性就不足为奇了。不幸的是,CMV也容易在子宫内传播,母婴传播约占原发性CMV感染的30%。鉴于CMV携带者的普遍存在和胎儿不良后果的严重性,怀孕的麻醉医生必须对所有患者实施普遍的预防措施。

幸运的是,通过对患者进行评估和管理保持警惕,可以大大降低传染病传播的风险。麻醉医生应仔细检查患者的病历,以识别血源性病原体的存在和特征(即病毒载量)。严格遵守一般预防措施,包括使用手套、口罩和护目镜,将进一步降低传染病传播的风险。值得注意的是,已显示"双层手套"在降低经皮传播方面比使用单副手套更有效。最后,如果接触到潜在的传染性病原体,则应立即寻求医疗护理,并开始进行接触后预防性治疗。

吸入麻醉药

20世纪60年代的流行病学和动物研究表明,吸入麻醉剂(包括氧化亚氮和卤化剂)增加了自然流产和先天性畸形的风险。尽管后来对那些早期研究的质量和有效性提出了质疑,但尚未明确在怀孕期间暴露于吸入麻醉剂的影响。一项针对英格兰女性医生的研究表明,不良的胎儿结局与母亲的职业,手术室的工作时间或使用麻醉气体设备之间没有关联。相反,最近的一项流行病学研究比较了麻醉学各专业之间的妊娠结局,发现小儿麻醉医生中自然流产的发生率更高。作者认为,吸入诱导和无套囊气管导管带来的更多麻醉气体暴露可能增加了不良妊娠结局。

为减轻麻醉药暴露的任何潜在风险,美国职业安全与健康管理局(OSHA)制定了手术室中吸入麻醉剂的安全水平指导方针。具体来说,氧化亚氮的暴露量应限制在每个麻醉期25ppm,卤化剂的限制应在每小时<2ppm。使用具有适当功能的麻醉设备,包括阀门、回路管路、气体清除剂和通风系统,麻醉气体的残留水平不应超过建议值。尽管尚缺乏证据表明吸入诱导会导致麻醉废气水平高到足以导致不良的妊娠结局,但怀孕麻醉医生可能会选择避免这种技术。

辐射

术中放射成像已变得越来越普遍。电离辐射对胎儿的影响取决于胎儿的照射量和胎龄。在器官发生期间的辐射暴露发生在妊娠的第2至10周,对胎儿产生不利影响的可能性最大。国家放射防护和测量委员会将怀孕麻醉医生的最大允许职业放射线设定为5mSv(5mSv是腹部CT平扫或核医学骨扫描的放射线暴露量)。其他委员会,包括美国放射学协会和美国妇产科学院指出,少于 50mSv 的暴露与不良的胎儿结局无关。

显然,怀孕的麻醉医生应避免术中辐射暴露。但是,如果需要放射线成像,则使用保护性铅屏蔽以及增加与放射源的距离可以最大程度地减少子宫内照射。在对骨科医师的一项研究中,胎儿辐射剂量是通过在标准厚度的铅围裙下腹部佩戴的剂量计测量出的辐射量来估算的。对于常规手术,估计胎儿辐射暴露值为 0.014~0.044mSv。另外,到辐射源的距离加倍可使辐射暴露减少大约四分之一。

甲基丙烯酸甲酯

甲基丙烯酸甲酯(methyl methacrylate,MMA)是一种挥发性化合物,具有明显的刺鼻气味,用于制造骨水泥。20 世纪 60 年代对大鼠的研究表明高剂量 MMA 会导致生长发育迟缓、骨骼畸形和胎儿死亡,这突显了人们对子宫内 MMA 暴露致畸作用的担忧。尽管 MMA 会刺激皮肤、眼睛和黏膜,但对人类胎儿的影响尚未明确。几项研究调查了手术室中 MMA 的暴露水平。尽管在骨科手术中可以测得空气中的 MMA,但手术室人员的血清样本并未测得 MMA。缺乏可测量的全身性 MMA 水平表明对胎儿造成不良影响的可能性很小。但因尚未确定子宫内 MMA 暴露的安全剂量,怀孕的麻醉人员应避免术中 MMA 暴露。

小结

尽管手术室环境所固有的暴露可能(肯定会!)使怀孕的麻醉医生感到担忧,但对胎儿不良影响的发生率却很低。麻醉人员成功怀孕的悠久历史使人更加放心。大多数部门和同事都非常关照怀孕的麻醉医生,经常注意避免将她分配到有辐射或 MMA 暴露的房间。与任何麻醉实践一样,与同事的良好沟通是关键。

> **🏠 要点**
>
> - 始终使用个人防护设备和普遍预防措施,以避免接触血液传播的病原体。
> - 符合 OSHA 要求的吸入麻醉剂废气水平可能不会增加胎儿的风险。考虑回避吸入诱导、无套囊气管导管或无层流房间的病例。
> - 如果可能,避免参与有辐射的病例。当暴露在辐射中时,请穿铅衣,使用铅防护屏,并增加与辐射源的距离。
> - 尽可能避免使用 MMA。但是如果不可避免,致畸风险也较低。

推荐读物

Alter HJ, Seeff LB, Kaplan PM, et al. Type B hepatitis: The infectivity of blood positive for e antigen and DNA polymerase after accidental needlestick exposure. *N Engl J Med*. 1976;295(17):909–913.

Axelsson G, Rylander R. Exposure to anaesthetic gases and spontaneous abortion: Response bias in a postal questionnaire study. *Int J Epidemiol*. 1982;11(3):250–256.

Downes J, Rauk PN, Vanheest AE. Occupational hazards for pregnant or lactating women in the orthopaedic operating room. *J Am Acad Orthop Surg*. 2014;22(5):326–332.

Gauger VT, Voepel-Lewis T, Rubin P, et al. A survey of obstetric complications and pregnancy outcomes in paediatric and nonpaediatric anaesthesiologists. *Paediatr Anaesth*. 2003;13(6):490–495.

Gerberding JL. Incidence and prevalence of human immunodeficiency virus, hepatitis B virus, hepatitis C virus, and cytomegalovirus among health care personnel at risk for blood exposure: Final report from a longitudinal study. *J Infect Dis*. 1994;170(6):1410–1417.

Johnson A, Ross B. Prenatal infections. In: Fortner K, Szymanski L, Fox H, Wallach E, eds. *The Johns Hopkins Manual of Gynecology and Obstetrics*. 3rd ed. Philadelphia, PA: Lippincott Williams & Wilkins; 2007:47–54.

Quebbeman EJ, Telford GL, Hubbard S, et al. Risk of blood contamination and injury to operating room personnel. *Ann Surg*. 1991;214(5):614–620.

Recommendations for prevention and control of hepatitis C virus (HCV) infection and HCV-related chronic disease. centers for disease control and prevention. *MMWR Recomm Rep*. 1998;47(RR-19): 1–39.

Seeff LB, Wright EC, Zimmerman HJ, et al. Type B hepatitis after needle-stick exposure: Prevention with hepatitis B immune globulin. Final report of the veterans administration cooperative study. *Ann Intern Med*. 1978;88(3):285–293.

Tanner J, Parkinson H. Double gloving to reduce surgical cross-infection. *Cochrane Database Syst Rev*. 2006;(3):CD003087.

Uzoigwe CE, Middleton RG. Occupational radiation exposure and pregnancy in orthopaedics. *J Bone Joint Surg Br*. 2012;94(1):23–27.

第 258 章
怀孕的麻醉医生(和新手父母)(第二部分)

长期以来,平衡家庭和事业一直是行医的一大挑战。迎接一个新家庭成员的兴奋常常伴随着同等的压力和焦虑。常见的担忧包括:缺少足够的时间陪伴新出生的孩子,因休假和支付育儿费而承受的财务压力,可能延长培训时间,在技能或知识上落后,雇用时受歧视以及重返工作后的母乳喂养,以上仅仅是举了几个例子。这些问题严重困扰着许多新老父母。

虽然怀孕和收养的时机是非常个人化的,但根据法律,您确实会受到宝贵而重要的保护。许多州和用人单位提供了慷慨的家庭和医疗休假福利,人力资源部门或福利办公室应该都有针对这种情况的政策规定和解释说明。有关病假或休假的使用规则取决于用人单位。短期伤残津贴的差异很大,因此请咨询您的津贴办公室,以了解您是否有权获得补偿。请务必确认休假期间是否将负担您的医疗保健福利和医疗事故保险费用。

一定要向在您之前为人父母的同事寻求相关实用建议。他们拥有从照顾婴儿到上班时吸奶的日常经验和技巧,这些都是可以借鉴的宝贵资源。尽管并不总是那么容易,但总有一些方法可以找到工作与生活之间的平衡,并且有许多麻醉学者已安全地怀孕并成功地将事业和家庭生活结合在一起。恭喜并祝您未来生活愉快!

🏠 要点

- 新父母(亲生和领养)受到法律保护。
- 不要害怕与你的同事交流并分享问题和解决方案。团队会赋予你力量!

推荐读物

Spiggle T. *You're Pregnant? You're Fired!: Protecting Mothers, Fathers and Other Caregivers in the Workplace*. Morgan and Dawson; 2014. https://www.amazon.com/Youre-Pregnant-Fired-Protecting-Caregivers/dp/0989370127.

第 259 章
绪　　论

我们认为这一章节是本书最重要的部分之一,也是对麻醉实践艺术的致敬。

临床麻醉通常是一项压力大并且冲突频发的工作。在手术室和远程麻醉手术间,两名自主和独立的临床医生必须在同一时刻各自行使并履行治疗和护理患者的主要职责,这是临床医学中唯一会发生此类情况的地点和情境,并且这些职责和治疗目标可能是相互对立的。例如,麻醉医师的目标是始终保持对患者的警觉,而外科医师需要将患者完全覆盖,使之远离麻醉医师的视线并进行体位的变动。两者的要求是存在冲突的,且这种冲突还会一直延续下去。当然,在处理冲突的同时,麻醉医师需要"处理人为因素"中的第一个人就是其本人。

在《避免麻醉常见错误》(第 1 版)的基础上,本篇中的许多章节已进行了修订和更新。这些主题涉及的原则是永恒的,并且始终与临床麻醉医师密切相关,例如航空安全的基础、字母拼写的相关错误、沉没成本的风险。此外,我们也借第 2 版出版的机会,为麻醉医师们提供了一些新鲜有趣的话题来思考。

从根本上讲,人因学领域涉及一些常识和人际关系问题。切勿超越那些你难于向陌生人(或你自己)自证清白的行为界限,并始终以应有的关心和关怀来对待你的人际关系(包括与你自己的关系)。

第 260 章
理解人因学

你是否曾经不小心把橙汁误当成牛奶倒进麦片里? 你有没有下班后本打算去商店结果却开车回了家? 相信大多数人都有这样的经历。但你是否曾经误把糖当成爽身粉倒进鞋里呢? 恐怕不会。为什么? 因为人们所犯的错误并不是毫无规律的——错误都有固定的模式。一些错误可能会发生,而另一些则不会。

了解人类的思维模式有助于我们理解人们会犯哪些类型的错误,不会犯哪些错误。对人们工作中的行为(包括所犯的错误)进行研究,称为"人因学"。

将"人因心理学"理论用于麻醉领域可以创造一种可能减少严重错误的环境。给错药就相当于往鞋里放糖,而不是把果汁倒进玉米片。通过采取安全举措,持续进行流程改善,在显著降低不良事件发生率方面取得进步,以及在培训教育和有临床经验医师的技能维持方面早期采用模拟培训,麻醉学的人因学研究已在医学领域中领先数年。因此美国医学研究院将麻醉学单独列为"安全文化"典范的医学学科,可以说是实至名归。

人因学的概念起源于航空领域,最初被美国空军用来开发人类对敌的战斗力极限。战斗飞行员被先进的座舱技术所环绕,时刻面临生死威胁——这与手术室中的麻醉医生有相似之处。通过环境设计辅助飞行员更得心应手地完成任务,人因学能提供给他们最基本的需求。

人因学涉及诸多学科,包括心理学、工程学、人类学和计算机科学等等。人类活动中与麻醉相关的许多不同方面都属于人因学范畴。本章就其中一些与麻醉关系更紧密的部分作简要讨论。

决策

人类的决策方式与计算机不同。人类常运用启发法或经验法来决定做什么,而不单纯依赖精确的计算公式。当相关信息不全面或无法获得时,启发法是帮助人们快速决策的有力工具。但有时启发法会在决策过程中导致系统偏倚,说得更简单一些,就是更有可能犯错。人因心理学对决策的多个方面都进行了验证,包括启发法和偏倚的问题。应用人因学原则能纠正许多共同偏倚,在关键麻醉问题上做出更佳、更安全的决策。

技术设计和认知工效学

战斗机中设计精良的航空电子操作盘能识别"被袭(kill)"和"撞机(crash)"的区别。麻醉时清晰的监护仪摆放、易于操控的输液泵以及清晰可辨的注射器和药物也能达到类似效果。设计中融入人因学中"认知工效学"所涉及的技术,能降低犯错的可能性并提高从负性事件中恢复的概率。

交流

人类认知能力具有局限性和弱点。与一项技术或一个人相互作用时,人们必须要接收信息,理解当时情境下的含义,将认知信号转化为关于世界的概念和知识。应用人因学原则能迎合人类认知的优势、代偿认知弱点,促进清晰和精确无误的交流。

环境设计

紧急复苏过程中,在安静、稳定、明亮的环境下进行中心静脉置管比在嘈杂混乱的环境下容易的多。噪声、光线、工作空间布置等环境因素能够影响医疗服务的安全边际。

复杂系统

人与人之间相互作用的人为因素毫无疑问会影响我们行为最终的成败。但除了这些单一的影响因素,在系统、人为因素和人类之间存在重要的交互作用,这一交互作用的影响力要大于其中任何一项单独的影响力。最终导致灾难性麻醉失败或不良事件的通常是系统错误,而不是单个设计或功能的失败。人因学阐述了由高度耦联的复杂技术系统所引发的问题,能够帮助提供有效的系统设计,甚至能传递与缺陷系统交互时所需的有效策略。

理解人因学中的一些重要概念能在关键时刻发挥杠杆作用,而且更重要的是能在危急状况出现前帮助你做好准备避免其发生。本篇仅涉及人因学中有益于安全、有效麻醉管理的一小部分。

🏠 **要点**

- 错误的发生不是毫无规律的,有其固定模式。
- 医学会将麻醉学单独列为"安全文化"典范的医学学科是一项重要举措,推动了更多按绩效/质量付费运动的发展。
- 应号召各级别的麻醉医生提高对人因心理学基本原则的理解和掌握,并将其融入麻醉工作中。

推荐读物

Botney R, Gaba DM. Human factors issues in monitoring. In: Blitt C, ed. *Monitoring in Anesthesia and Intensive Care*. New York, NY: Churchill-Livingstone; 1994:23–54.

Kohn L, Corrigan J, Donaldson M, eds. *To Err Is Human: Building a Safer Health System*. Washington, DC: Committee on Quality of Health Care in America, Institute of Medicine, National Academy Press; 2000.

Norman DA. *The Design of Everyday Things*. New York, NY: Currency/Doubleday; 1988.

Reason J. *Human Error*. Cambridge, UK: Cambridge University Press; 1990.

第 261 章
最大限度地减少麻醉错误：从航空业学到的教训

麻醉实践和商用飞机操作有一些关键的共性，包括有效的沟通和情境感知。在一次重大的航空灾难中说明了机组资源管理的重要性。1978 年，一架商用飞机的起落架位置指示器出现了小故障，要求机组人员在飞机着陆前解决问题。与此同时，飞机的燃油所剩不多，尽管安装了新型数字油量表和警示器，但 3 名机组人员在发动机出现故障之前甚至都没有意识到燃料问题。飞机在机场上空盘旋几圈后因燃油耗尽而撞机。经验丰富的机组人员把注意力都集中在起落架问题上，却没有进行有效沟通，缺乏对情境的感知，即使在现代科技装备加持的情况下也没能识别另外一个正在发展的不良事件，导致惨剧发生。

这次撞机事件后，机组资源管理（crew resource management，CRM）也叫危机资源管理的概念得以诞生，其最初就是为航空业开发的。CRM 强调在高压力、高风险环境中掌控情境的综合方法。CRM 包括人因学，如领导力、人际沟通、委派和角色明晰。此外，CRM 可以促进维持情境感知并在危机情况下利用所有可用资源的能力。更重要的是，CRM 培训创造了一种有效交流的统一环境，在这个环境中新进人员可以在有问题时不受约束地提醒别人。

将航空业的机组资源管理引入麻醉

CRM 原则的广泛应用对航空业和围手术期环境中危机及不良事件的处理有很大帮助。航空业中 CRM 的培训和使用司空见惯。但是，医学上采用正式 CRM 培训的速度还较慢。最近的 CRM 培训项目如退伍军人事务医疗团队培训和美国卫生与公共服务部门 TeamSTEPPS® 项目，都极大地增强了医学中 CRM 的实践。

CRM 应用于麻醉学时，包含几个关键的部分（图 261.1），包括：

- 尽早寻求帮助（例如，当患者病情恶化时尽早呼叫"Code Blue"）
- 预期和计划（例如，与外科医生安排术前病例介绍并讨论潜在并发症，包括失血）
- 了解环境（例如，了解所有应急设备的位置）
- 使用所有可用的信息（例如，利用所有的资源——文献和专家）
- 合理分配注意力（例如，保持警惕，避免分心，注意"无干扰区"）
- 调动资源（例如，尽早呼叫血库，进行大量输血）
- 使用认知辅助工具（例如，针对罕见的术中事件如恶性高热，使用核查清单以确保能执行所有关键治疗）
- 有效沟通（例如，口头重复所有药物剂量以确保抽取和给予正确的剂量）
- 分配工作量（例如，委派任务）

危机资源管理

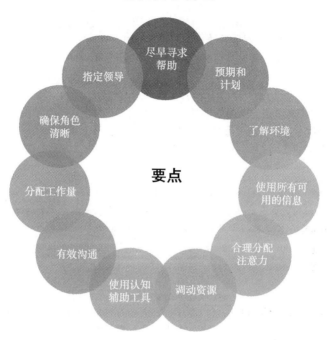

图 261.1　危机资源管理(机组资源管理) 的关键点(©2008 Diagrams：S. Goldhaber-Fiebert，K. McCowan，K. Harrison，R. Fanning，S. Howard，D. Gaba. Originally published in：Goldhaber-Fiebert SN，Howard SK. Implementing emergency manuals：Can cognitive aids help translate best practices for patient care during acute events？*Anesth Analg*. 2013；117(5)：1149-1161.)

- 确保角色清晰(例如,团队负责人将特定角色分配给特定团队成员)
- 指定领导(例如,始终知道谁是团队负责人)

　　手术室中的某些行为会增加患者的风险。根据 Helmreich 的说法,CRM 的失败可被分为 4 类：沟通、领导、冲突和警惕。

沟通

- 未将患者情况告知团队(例如,外科医生在观察到血压下降之前未能将手术出血告知麻醉医师)。

领导

- 未能在手术室团队中建立领导地位(例如,麻醉医师在术中心搏骤停期间不会指导其他团队成员的行动)。

冲突

- 明显的敌意和挫败感(例如,患者在外科医师和麻醉医师争论谁应为新发的张力性气胸负责时,病情恶化了)。

警惕

- 未能监视周围的状况和其他团队成员的活动(例如,分心的麻醉医师在监护仪电源故障时未能发现血压降低;麻醉医师在压力换能器掉在地板上时纠正高血压)。
- "无干扰区":避免在麻醉诱导的关键时刻,苏醒以及麻醉维持中任何不稳定时期进行不必要的沟通(对话)。

应用于麻醉和手术室团队的 CRM 涉及这些要素的有效结合和实践。麻醉学的实践有待于改进,航空业中许多增强安全的举措都可应用于此。在每个手术室中纳入 CRM 实践对确保预防和有效处理不良事件至关重要。

🏠 **要点**

- 航空业和麻醉学行业之间的相似之处不仅仅是陈词滥调!
- 每位麻醉从业人员都应该在团队资源管理的原理和实践方面成为真正的专家。
- 在任何危机或临床紧急情况下,你必须知道如何建立沟通和领导地位,保持并避免冲突。

推荐读物

Agency for Healthcare Research and Quality. U.S. Department of Health & Human Services. TeamSTEPPS: National Implementation. Available at: http://teamstepps.ahrq.gov. Accessed October 20, 2014.

Broom MA, Capek AL, Carachi P, et al. Critical phase distractions in anaesthesia and the sterile cockpit concept. *Anaesthesia*. 2011;66(3):175–179.

Gaba DM, Fish KJ, Howard SK, et al. *Crisis Management in Anesthesiology*. 2nd ed. Philadelphia, PA: Elsevier Saunders; 2014.

Goldhaber-Fiebert SN, Howard SK. Implementing emergency manuals: Can cognitive aids help translate best practices for patient care during acute events? *Anesth Analg*. 2013;117:1149–1161.

Helmreich RL. On error management: Lessons from aviation. *BMJ*. 2000;320:781–785.

National Transportation Safety Board. *Aircraft Accident Report, United Airlines, Inc., Douglas DC-8, N8082U*. Portland, Oregon. Accessed December 28, 1978. NTSB Public Docket, 1979.

第 262 章
不要忽视你的直觉

你感觉不对劲,你没法确切地指出哪里不对,但就是感觉患者的状态似乎出了问题。你看了看监护仪,没有报警,患者的生命体征看起来也都正常……但就是感觉不对劲。你该怎么办?

答案是没有最佳答案。

当你能收集数据并分析选项时,你可以花时间寻找额外的信息,做些检查以及使用如决策辅助工具之类的工具来帮助你。人们可以使用 Daniel Kahneman 所谓的"思维系统 1"非常准确地做出快速决策,这依赖于快速识别,自动信息处理(如读取)或从记忆中提取。对于一些更复杂的问题,我们采用更慢、更谨慎地处理过程,Kahneman 称之为"思维系统 2",包括搜索信息和了解复杂的状况。每种类型的思维都有其自身的局限性,并受自身偏倚的影响。如第 271 章所述,使用决策辅助工具和标准治疗方案来处理问题可以避免一些干扰人类决策的常见偏倚。如果你有时间，不要仅相信自己的直觉。

　　然而，麻醉医师经常在面临时间压力和数据不完备的情况下工作。当时间紧迫并且你怀疑有问题发生时，相信自己的直觉可能是最好的选择。

　　直觉越来越被认为是决策的重要组成部分。但是直觉到底是什么？它是一种根据记忆中被激活但又无意识提取的信息来判断情境的能力。人们在进行决策时通常会意识到信息的类型，但却不能清楚地说出它们的名字。

　　关于直觉麻醉的同行评审文献几乎没有。但自 20 世纪 90 年代开始，研究者们就已着眼于其在消防、工厂和化工厂、企业和商业策划、护理团体、飞行员和军队（其中护理和军事研究或许是与麻醉关系最为密切的）等众多领域的作用。Gary Klein 是"原始认知"（或称"自然主义"）领域的一位专家，近期发表了许多有趣的研究。他估计，海军航空中多达 95% 的决策（尤其是神盾巡洋舰上防空作战员的决策）涉及对特定情境的识别，而不是在替代行动之间进行选择。他还研究了新生儿重症监护室护士能在任何检测或监控提示之前就"察觉"到婴儿情况恶化的现象。Klein 实际上能够确定护士在进行"直觉性"诊断时在潜意识里掌握了哪些线索。同样，尽管基于直觉判断的确切机制仍在讨论中，但已经证实，研究对象能在数秒内就可以关联相干或排除不相干数据做出直觉判断。

　　同样，麻醉医师应意识到直觉在麻醉管理过程中的重要作用以及忽略它可能带来的后果。笔者提示以下几种临床情况下容易闪现直觉。

　　第一种情况是对患者整体健康状况的评估。你对同事说的话很重要———一些简短的评价如"这人看起来不怎么精神"或"要唤醒这名女士可不是那么容易"可能反映出一系列微妙的临床体征，包括黏膜的外观、皮肤的充盈、精神状态和呼吸模式。第二种情况是气道评估。通常情况下，在你透过手术室窗户瞥见患者或者他或她进入房间的一瞬间，在脑海里形成的关于气道的第一印象往往是最可靠的。而且你的想法常常简单得离谱，如"这人的舌头可真大"或你可能感到有一丝焦虑。第三种情况出现在，当你认为这个患者肯定需要监测有创动脉血压，然后动脉置管遇到困难时。有时候，外科医生会询问患者是否真的需要动脉置管，一番讨论后，你可能就会改变计划了。

　　相信你的直觉并不意味着忽略你拥有的或可获取的数据。直觉源自于收集信息，正确处理数据以及识别所创建的模式。直觉不是具有千里眼的神奇天赋，而是通过历练和经验发展出来的能力。培养直觉的方法之一是总结一系列不同的经验后训练感知情境的能力。

　　当然，直觉不能也不应该完全替代一个深思熟虑并且以现有检查结果为依据的周密麻醉计划。实际上，一部分直觉来自于对突发事件的周全准备，因为有了计划，你就能有准备地立即寻找相关线索，并能够根据数据确认自己的"直觉"从而做出处理。然而，即使是最有经验的麻醉医师，也会把他们对病例处理的事后遗憾归咎于对第一次直觉闪现的忽略。

⌂ **要点**

- 直觉是真实存在的，是决策的重要组成部分。
- 直觉不是单纯的猜测，它是以潜意识模式识别为基础的。
- 相信自己的直觉与忽略证据并不一样———直觉可以在没有其他数据可用时帮助到你。
- 丰富的经验和周密的应急计划可以帮助你运用"直觉"来正确识别现状并作出恰当的反应。

推荐读物

Bonabeau E. Don't trust your gut. *Harvard Bus Rev*. 2003;81(5):116–123.

Dahlgren VA, Kaempf GL, Klein G, et al. Decision making in complex naval command-and-control environments. *Hum Factors*. 1996;38(2):220–231.

Klein G. *Intuition at Work: Why Developing Your Gut Instincts Will Make You Better at What You Do*. New York: Doubleday/Currency Books; 2003.

Mckinsey & Company. Strategic decisions: When can you trust your gut? Available from https://www.mckinsey.com/business-functions/strategy-and-corporate-finance/our-insights/strategic-decisions-when-can-you-trust-your-gut. Accessed January 5, 2018.

Ruth-Sahd LA, Hendy HM. Predictors of novice nurses' use of intuition to guide patient care decisions. *J Nurs Educ*. 2005;44(10):450–458.

Zsambok CE, Klein G, eds. *Naturalistic Decision Making*. Mahwah, NJ: Lawrence Erlbaum; 1997.

Kahneman D. Thinking, fast and slow. Farrar, Straus and Giroux. 2013. Available from https://en.wikipedia.org/wiki/Thinking,_Fast_and_Slow. Accessed January 5, 2018.

Kahneman D, Klein G. Conditions for intuitive expertise: A failure to disagree. *Am Psychol*. 2009;64(6):515–526. doi: 10.1037/a0016755. PubMed PMID: 19739881.

第 263 章
麻醉实践中的伦理学

麻醉医师在日常工作中面临各种各样的伦理问题,同时也面临着额外的挑战,即他们通常必须在短时间内做出决策,而在此之前麻醉医师往往与他们的患者没有建立任何关系。本章将回顾医学伦理决策的几种方法,并讨论麻醉实践中的一些特殊顾虑,会利用病例探讨一些常见状况下的处理方法,其中可能需要复杂的决策过程。

原则

有 4 项原则被称为医学伦理学的基础,包括有利(行善)、无害(不伤害)、尊重自主和公正(分配正义)。自主的 3 个要素包括独立于控制性影响、理解力和故意行为(intentional actions)的能力。分配正义需要公平、医疗护理权和公平交付。这些原则具有局限性。例如,你如何确定哪个原则优先? 在追求利益时,是否能够接受伤害? 基于案例的伦理推理,或称因果推理,会在决策时套用一个实用的框架,有点类似于评估法律先例。在评估任何案例时,都需要分析 4 个方面:医学适应证、患者选择权、生活质量和背景。鉴于个人价值观的不同,并且讨论伦理问题提供的起点不同,基于案例推理的目标是让所有参与人员就最佳决策达成共识。

美国医学会(AMA)制定了《医学伦理原则》(表 263.1;2001 年最新修订版)作为医生的伦理指导。美国麻醉医师学会(ASA)将这些原则编入了《麻醉学伦理实践指南》。这些指南包括麻醉医师需知晓的特定原则,这些原则涉及对患者、同事、医疗机构、医生个人以及社区和社会的伦理责任。可以在 https://www.asahq.org/resources/ethics-and-professionalism 上找到 ASA 制定的所有伦理指南的最新版。

伦理学和麻醉学

麻醉学家在医学伦理学领域做出了巨大贡献。在 19 世纪中期,随着麻醉药的应用,人们对缓解疼痛心存质疑,认为这是"对神灵惩罚措施的干扰"。John Bonica 于 20 世纪 60 年代创建了第一家多学科疼痛诊所,他是最早认识到减轻疼痛是人类基本权利的人之一。Henry Beecher 于 1966 年发表了具有里程碑意义的文章,这是第一篇倡导在临床研究中保护受试个

表 263.1　美国医学会医学伦理原则(2001 修订版)

序言

　　长期以来,医学界一直致力于为保障患者的利益而制定一系列伦理规范。作为一名医务人员,医生必须首先认识到对患者的责任,以及对社会、对其他卫生专业人员和对自身的责任。美国医学会所采用的以下原则不是法律,而是定义医生高尚行为本质的行为准则。

医学伦理学原则

Ⅰ. 医生应致力于提供称职的医疗服务,并对人的尊严和权利给予同情和尊重。

Ⅱ. 医生应秉承专业水准,在所有专业交流中保持坦诚,并努力向相关部门汇报性格或能力不足、或有欺诈或欺骗行为的医生。

Ⅲ. 医生应尊重法律,对于与患者最大利益相违背的要求,医生应意识到有责任寻求这些要求的改变。

Ⅳ. 医师应当尊重患者、同事和其他卫生专业人员的权利,并在法律的约束下保护患者的信念和隐私。

Ⅴ. 医生应继续学习、应用和推动科学知识发展,保持对医学教育的承诺,向患者、同事和公众提供相关信息,获得咨询建议,并在必要时可以得到其他卫生专业人员的专业支持。

Ⅵ. 医生在提供适当的患者诊疗时,除紧急情况外,可自由选择服务对象、合作对象和提供医疗服务的环境。

Ⅶ. 医生应认识到有责任参与促进改善社区和改善公众健康的活动。

Ⅷ. 医生在照顾患者时,应把对患者的责任放在首位。

Ⅸ. 医生应支持所有人都可以获得医疗服务。

体的文章,包括建立机构审查委员会和知情同意。他的工作帮助医学从一种"家长式"的文化模式转变为对患者自主权的关注。美国国会于 1990 年通过了《患者自决法案》,该法案将患者自主权编入了联邦法律。依据法律,必须告知患者其同意或拒绝接受医学治疗的权利,同时要意识到知情同意还需要有知情拒绝的权利。1991 年,Robert Truog 发表了一篇具有里程碑意义的文章,他认为围手术期暂停"不复苏(DNR)预嘱"的常规做法是对患者自主权的违背。该文促使 ASA 伦理委员会制定了一部指南,对有 DNR 要求或其他限制治疗要求患者的麻醉管理进行指导,该法案于 1993 年首次由众议院批准。ASA 伦理委员会还率先审议了医生参与合法处决的伦理问题。争论围绕"有利"(确保"人道"死亡)和"不伤害"之间的冲突展开。2006 年,ASA 众议院批准了"关于医生不参与合法授权处决的声明",并于 2016 年重申宣布"任何形式的死刑都不属于医学行为",并得出结论:"ASA 强烈反对麻醉医师参与处决。"2010年,美国麻醉学委员会成为第一个对违反此类规定的麻醉医师采取惩罚性措施(包括取消医师资格证)的医师组织。

案例

　　案例 1:在术前等待间,你正在术前访视一位 82 岁的老年女性患者,她患有高血压,但控制良好,没有其他基础疾病,计划急诊行腹腔镜下阑尾切除术。她一直住在自己的家中,乐于参加社区活动。你计划行气管插管全身麻醉。你注意到她在表格中有一个预先声明,包括不复苏/不插管(DNR/DNI)。你如何与患者讨论这份预先声明？这对你的麻醉计划有何影响？

讨论：对于外科患者来说，有一份预先声明或院内嘱托，明确提出"不复苏"或其他限制治疗是很常见的。然而，麻醉学本质上是一种复苏的医学。患者常规行气管插管全身麻醉，麻醉药经常会引起低血压而直接使用升压药来处理。多年来，这种伦理困境都是通过自动中止这些声明或嘱托来解决的。不幸的是，这种方法剥夺了患者的自主权。ASA 伦理指导委员会建议修改自动中止 DNR 声明的政策，以"负责任和合乎伦理的方式来解决患者的自决权"。DNR 声明必须由患者和患者家属、外科医生和麻醉医生合作来重新评估。**ASA 指南推荐了3 种选择，患者可以：①选择中止 DNR 声明，并允许在术中及术后双方约定的时间内尝试全力复苏；②选择有限复苏，采用清单明确是否接受某项具体措施(如胸外按压、除颤、气管插管、机械通气、液体复苏或升压药)；或③根据结果而不是具体措施来界定复苏，将患者的目标和价值观纳入考虑后，把细节留给麻醉医师来判断。**第 3 种选择在围手术期具有挑战性，因为它需要深入、耗时地讨论。Hall 等建议麻醉医师在术前早期即参与进来(即，围手术期外科之家)，建立以患者为中心的决策制定机制，至少对于行择期手术的患者可以这样实施。在本案例中，由于腹腔镜下阑尾切除术的常规麻醉管理包括气管插管和机械通气，并且急症和可能脱水的患者在麻醉诱导后极有可能出现低血压，通常会采用液体复苏和升压药来处理，因此约定会使用这些措施是合理的。患者可能会认为完全中止 DNR 声明是合理的，或者明确指出在发生心搏骤停时不应使用胸外按压和除颤，或者要求麻醉医师在他们认为有可能完全恢复的情况下进行完全复苏，但如果他们认为复苏的结果会很差，则不这样做。或者，在与外科医生讨论并取得同意后，麻醉医师可以提供给患者另一个选择，即在蛛网膜下腔麻醉下行开腹阑尾切除术，从而避免气管插管和机械通气。

案例 2：你接到术前等待间护士的电话，一位 35 岁健康女性患者，计划行前交叉韧带修复手术，她拒绝提供妊娠测试的尿样(在你的临床工作中育龄女性需常规检测)。当你见到患者时，她很生气。她解释说她是一个女同性恋，知道自己没有怀孕，并且她认为这种要求冒犯又无理。你还会继续手术吗？如果她是计划做子宫切除术，你的决策会有何不同？

讨论：术前妊娠筛查是一种常见的做法。筛查应当以胎儿损伤危险为基础。有些手术，如涉及子宫或可能中断子宫血流的手术，确实会对胎儿造成危险。接触 X 线或使用致畸药物也会带来风险。当前使用的麻醉药没有已知的致畸作用，但是已发表的文献还不足以确定其是否对胎儿的神经发育有不利的影响。因此，如果会改变患者的医疗管理(例如取消一项择期手术)，应该向育龄女性患者提供妊娠测试。强制筛查，也就是说若患者拒绝就取消手术，违背了患者的自主权。与术前妊娠测试相关的法医学风险相当小。**麻醉终审赔偿数据库中的 10 500个索赔只有 7 项与未诊断妊娠有关。**在 3 项流产索赔中，未进行妊娠试验，而索赔只在未经确认怀孕行子宫切除术这种情况下才得到赔偿。在另外 4 项流产索赔中，进行了妊娠试验，但是麻醉医师未查看到(阳性)结果；这 4 项索赔中有 3 项导致了赔偿。ASA 麻醉手术前妊娠测试指南于 2016 年获得美国众议院的批准，建议"向育龄期女性以及妊娠测试结果可能会改变其医学管理方案的患者提供妊娠试验"，并应该获得此类测试的知情同意，麻醉前宣教材料也应该提供给患者以利于其做出知情决策。在本案例中，患者不应该被要求做术前妊娠测试。应向她提供宣教材料，作为获得知情同意的一部分，麻醉医师应该讨论妊娠试验的风险、获益及其备选方案。如果她知情拒绝，手术应继续进行。但是，倘若这名患者计划行子宫切除术，术前就必须行妊娠测试，因为在未确认妊娠的情况下有可能对胎儿造成损害。如果患者拒绝，手术应该被取消。

小结

在麻醉学中应用伦理学原则是具有挑战性的,因为麻醉医师在此之前与患者通常未建立任何关系,并且往往在患者已决定进行手术的情况下,时间压力会干扰与患者进行复杂而详细的讨论。有利、无害、尊重自主和公正这 4 个原则为伦理决策提供了一个框架。应始终考虑患者的偏好、价值观和目标。ASA 委员会,特别是伦理委员会,已研讨了许多常见的临床情境,并制定了实践指南以支持麻醉医师的伦理决策。花点时间回顾一下,在事情发生之前了解它们以及你们自己医院的伦理指南。处理任何伦理问题时,始终以最大的善意和耐心对待患者和家属。在伦理问题出现时永远不要表现出愤怒和不耐烦。同时,如果你觉得有必要的话,应毫不犹豫地要求再多给一些时间与患者沟通。千万不要让别人(外科医生?)替你做决定。你必须完全参与最终的决策和安排。

⌂ 要点

- 医学伦理学 4 大原则:有利(行善)、不伤害(不行伤害)、尊重自主和公正(分配正义)。分配正义是指在社会中以不产生附带后果的方式分配商品。
- 医学伦理学是在麻醉学专业发展的过程中发展起来的一门学科。
- 临床上常会产生某些伦理决策,例如,不复苏(DNR)声明以及一些被患者视为"有创"的拟进行的或必要的医疗干预。对这些情况,已有很多指南提供帮助,除非你不去使用或不想使用。
- 可在 https://www.asahq.org/resources/ethics-and-professionalism 中找到 ASA 制定的所有伦理指南的最新版本。
- 设法不断更新你的伦理知识库,阅读最近的案例和决策,参加所有你有机会参加的伦理讲座和演讲。
- 始终善待你的患者。千万不要因为他们给你带来了一个需要决策的伦理困境就做任何可能被认为是处罚患者的事情。

推荐读物

Apfelbaum JL, Connis RT, Nickinovich DG, et al. Practice advisory for preanesthesia evaluation. An updated report by the American society of anesthesiologists task force on preanesthesia evaluation. *Anesthesiology*. 2012;116:522–538.

Boudreaux AM. Ethics in anesthesia practice. ASA Refresher Courses in Anesthesiology. 2003. Available from http://folk.uio.no/ulfk/Etikk/171_Boudreaux.pdf

Hall JD, Goeddel LA, Vetter TR. Ethical tenets of perioperative care: "Finding My Surgical Way Home." *AMA Journal of Ethics*. 2015;17:243–247.

Jackson S. Perioperative do-not-resuscitate orders. *AMA J Ethics*. 2015;17:229–235.

Jackson SH, Van Norman G. Anesthesia, anesthesiologists, and modern medical ethics. In: Eger EI II, Saidman LJ, Westthorpe RN, eds.. *The Wondrous Story of Anesthesia*. New York: Springer; 2014:204–208.

McGoldrick KE. The history of professionalism in anesthesiology. *AMA J Ethics*. 2015;17:258–264.

第 264 章
知道何时住手——麻醉医师应知晓自身的局限性

换言之,患者会受到严重伤害不是因为麻醉医师不能做某事而是因为他们没能停止尝试。

例如,这里有一个必须不惜一切代价避免的情况:一个麻醉小组在给患者插管时遇到了意想不到的困难。面罩通气已建立,并再次尝试插管。已经设定好一个合理的安全界限——团队成员互相说"好吧,你再试一次,我再试一次,然后我们就停下来"。然而,此时房间里还有其他几位医师带来了其他气道设备。当另外两次尝试失败时,为了继续尝试,安全界限已被团队忽视。后来,虽然困难重重,但面罩尚可以通气,患者被唤醒。不幸的是,这种困难并违反安全界限的情况可能在建立气道、区域阻滞技术和有创置管中发生。问题出在哪儿? **为什么技能高超的医生明明知道有风险并且特地设置了安全界限,然后又越过它?**

对于这一现象有两种主要解释,他们都涉及人们倾向于始终如一地做出不理智的决定。心理学有一个完整的领域,其正式名称为决策心理学,它探索人们在非理性的思维中处理问题的一贯方式。这里可举两个例子,两者在决策中都十分经典。

第一个是"沉没成本"的概念,沉没成本是对某一事物的初始投资——成本有时可能是财务上的,但也可能包括投入的努力和时间。**在投资了某一事物之后,人们就不太愿意放弃它,即使进一步投资的收益不值得冒这个险。**这个过程有时被称为"把钱投入无底洞"。一旦一次糟糕的投资发生,就会采取极端的(通常是徒劳的)措施试图将损失转化为收益。正确的策略是减少损失。一个常见的例子就是试图穿刺置管所花费时间的"沉没成本"——比如,股动脉穿刺置管失败,但是你需要穿刺好才能开始手术,而此刻外科医生正盯着你,你觉得你在下一次尝试中肯定能搞定。这时另一位麻醉医师在别人尝试了 3 次之后进入房间说"我们换个方法吧",这比让那个一直在尝试的医生"承认失败"容易得多。

第二个是前景理论,它是一种在不确定情况下更具全局性的决策理论,是对原有决策理论的全面革新。前景理论的一个原则是,人们更愿意赌博和冒险以避免损失,而不是赌博来获得收益。这种观点认为"失去的伤害大于获得的安慰"。实际上,人们对事物是损失还是收益的看法相当敏感。克服这种偏见的一种方法是"重新定义"这个决策(例如,"你并没有失去一个女儿,而是获得了一个女婿")。所以,把插管失败看作是保留气道的"收获",而不是先前努力的"损失";你将更有可能让别人改变主意,放弃冒险的坚持。"把患者放在第一位"可能会有帮助。

决策失误的另一个潜在原因是让一个人的"自我"支配他们的决策。传统上,"自我偏见"是指经验不足的医师相信他们的患者会比类似患者转归数据所显示出的结果更好。在这里,我们指的是另一种形式的自我主义决策,在这种决策中,一名医师只是简单地认为一定要采用某种技术来达成目标。你可能见过有人在一个糟糕的视野下艰难的通过直接喉镜进行插管而不愿尝试其他技术,只是因为他们想要使用他们最初的方法插管成功。当直接喉镜暴露视野不佳时,主动思考的医师会计划完善肌松或重新摆放患者体位,更换喉镜片,或使用另一种视频喉镜或纤支镜,而不是继续挣扎和冒着咽喉创伤的风险,试图在一个视野不佳,甚至糟糕到根本看不到声门的条件下完成气管插管。

Vortex 法则(https://vortexapproach.org/)是一个气道管理指南,它基于这样一个理念:如果一种通气方法——无论是面罩球囊通气、放置 LMA 还是气管插管——不能维持氧合,那么你必须决定是优化该方法还是换为另一种方法。**一种方法尝试 3 次后——每次重新尝试前做一次优化——必须换为另一种插管方法,否则就违反了该法则的指南。** 这 5 个优化是:患者的体位/压喉,使用辅助工具如 Eschmann 探条或口咽通气道,更换喉镜片的尺寸(MAC 4 改为 MAC 3 喉镜片)或更换插管设备(用 Miller 替换 MAC 喉镜片),吸引口腔或增加氧气流量,以及重新检查肌松是否充分。

另一个典型的例子是,尽管已经尝试多次,不是没抽到静脉血就是未能将导管置入血管,但仍然反复使用体表定位技术进行中心静脉穿刺。在这种情况下,明智的做法可能包括改变患者的体位,根据需要穿刺其他血管,或如果有超声可以从体表定位技术改为超声引导技术。鉴于中心静脉置管的时间敏感性低于气道管理,考虑到已遇到的困难,可以请同事使用他们认为合适的方法进行置管。除非你和你的"自我"太执着于在那根血管的那个部位置管成功,否则完全可以换为另一种技术。

在这些情况下你能够做什么? 想一想你的患者。把失败重新定义为给患者造成损伤和身体伤害,**而不是你无法操作成功**,然后避免失败。换一种视角,以一个没有"投资"过这种情况并且能够理性思考者的身份来看待这件事。最后,要明白:徒劳的坚持本身就不是一种好的行事方法。

🏠 要点

- 所有领域的从业者,包括麻醉医师,都会有一种始终如一地做出非理性决定的倾向。
- 要认识并理解沉没成本的概念——即使进一步投资的收益不值得冒这个险,人们也不愿意放弃它。
- 前景理论指出人们更愿意赌博和冒险以避免损失,而不是赌博以获得收益。其观点是"损失带来的伤害大于收益带来的安慰"。
- 当你发现自己处在一个困难的临床情境下,包括插管尝试失败,记住这些原则。必要时请更理性的医生来帮助你做出停止的决定。

推荐读物

Arkes H, Blumer C. The psychology of sunk cost. *Organ Behav Hum Decis Process*. 1985;35:124–140.

Kahneman D, Tversky A. Prospect theory: an analysis of decision under risk. *Econometrica*. 1979;47(2):263–292.

Tversky A, Kahneman D. Advances in prospect theory: cumulative representation of uncertainty. *J Risk Uncertainty*. 1992;5:297–323.

第 265 章
按下播放键之前,让我们讨论一下手术室内的音乐

千百年来,人们聆听和欣赏音乐是为了娱乐,为了驱散日常的烦恼,也作为放松和释放压力的手段。甚至早在 1914 年,一位外科医师就描述了在局部麻醉下行医学手术时,用留声机播放音乐分散患者的注意力。从那时起,外科手术不断发展,也留下了手术室播放音乐的证据。虽然音乐有益处,但它也会影响手术和麻醉团队的沟通和表现。

许多随机试验发现,在局麻或镇静下接受手术的患者更喜欢听音乐。有中度到重度焦虑症的患者在镇静下行门诊妇科手术时,使用耳机听音乐可以降低术后焦虑评分。接受音乐治疗的剖宫产女性,焦虑程度更低,对她们的诊疗经历也更为满意。此外,音乐疗法不仅可以调

节生理压力,还能降低门诊手术患者血浆皮质醇和自然杀伤细胞水平,当患者选择自己喜欢的音乐时,这种效果还会增强。除了减少焦虑外,也有研究探讨音乐的潜在镇痛作用。例如,在区域麻醉期间,听音乐患者的脑电双频指数读数较低。在椎管内麻醉下行音乐治疗的手术,其辅助镇静需求(即异丙酚或咪达唑仑镇静)会降低。进一步的音乐治疗已被发现可以减少术后疼痛。然而,有些患者觉得音乐很烦人,他们的精力更愿意放在外科医生和手术上。

许多研究都是患者通过耳机听音乐进行的,耳机不仅能为患者传送音乐,而且还可以减少手术室的噪音污染。在手术室环境中大声播放音乐对手术和麻醉人员的工作有许多潜在影响。一般来说,医护人员对音乐持积极态度,认为音乐可以提高医师的注意力和改善团队沟通。护理人员和住院医师更支持这一观念。**然而,音乐已经被证明会降低外科医生进行单词记忆练习的能力,这表明音乐对注意力的某些成分有不利影响。此外,环境音乐还与团队成员在口头交流时需要重复或澄清有关。**另一方面,音乐有助于经验丰富的外科医生完成技术任务,但可能会对接受新任务训练的外科医生产生不利影响。音乐对监测患者生命体征也有不利影响。与手术医生相比,麻醉医师对音乐的看法更为消极。一项调查发现,25% 的人不喜欢音乐,26% 的人认为音乐会降低警惕性并妨碍交流,51% 的人认为音乐会分散对麻醉相关问题的处理。

虽然音乐在手术室很常见,对大多数患者和工作人员都有好处,但手术室中与音乐相关的研究数据值得纳入考虑,以确保为每个患者提供最佳的安全环境。音乐的抗焦虑和镇痛作用是吸引人的,因此,只要患者同意音乐疗法,它确实是一种低风险、低成本的治疗方法。然而,有些患者不喜欢听音乐。同样要记住的是,虽然音乐可以提高有经验的外科医生的表现,但有些尚处于学习阶段者在播放音乐时的手术表现较差。因此,特别是在教学机构,应优化环境以确保达到最佳的教学和患者护理效果。此外,尽管许多医疗团队成员认为音乐对团队活力有积极影响,但许多麻醉医师认为手术室的音乐会分散注意力。很明显,在我们"按下播放键"之前,我们应该花点时间确保所有团队成员都支持播放音乐,并且在沟通受到影响或患者安全受到威胁时,有权利大声说出来。

⌂ **要点**

- 在手术过程中通过耳机进行音乐治疗可以减少患者的焦虑、疼痛和镇静需求。所选音乐应符合患者的口味和"聆听体验"。有趣的是,我们发现患者经常表现出想听他们高中时流行的音乐的愿望。
- 如果患者要通过个人设备听音乐,请你明确应如何安全、卫生地听音乐。因为你绝对不可能把耳塞从一个患者耳朵上取下来再给另一个患者戴上。例如,在作者工作过的弗吉尼亚州医院,鼓励患者带一套便宜的耳机到手术室和PACU。麻醉护士管理着一个巨大的音乐库,用以保管患者个人设备,便于患者使用自己的耳机。麻醉护士无法保证耳机不会丢失,实际上,他/她会告知患者最好把耳机当成是一次性的。
- 手术室的外放音乐可以提高经验丰富的外科医生完成技术任务,但可能对执行新任务培训的外科医生产生不利影响。
- 空中音乐可能会干扰手术中团队成员之间的沟通。
- 麻醉医师对外放音乐的态度不那么积极;许多人认为这会分散他们对患者监护的注意力。
- 如果手术室的一个成员觉得音乐太吵了,那就是太吵了!有人第一次发出请求时,就应立即减小音量。想象一下,万一因为你分心或以其他方式受手术室音乐的干扰,或者因为你没有调低音乐音量而造成决策失误或不良转归,由此带来医学、伦理甚或法律上的不良后果。你永远不想让你的患者和你自己处于那种状态。

推荐读物

Ayoub CM, Rizk LB, Yaacoub CI, et al. Music and ambient operating room noise in patients undergoing spinal anesthesia. *Anesth Analg*. 2005;100(5):1316–1319, Table of contents.

Bae I, Lim HM, Hur MH, et al. Intra-operative music listening for anxiety, the BIS index, and the vital signs of patients undergoing regional anesthesia. *Complement Ther Med*. 2014;22(2):251–257.

Blankfield RP, Zyzanski SJ, Flocke SA, et al. Taped therapeutic suggestions and taped music as adjuncts in the care of coronary-artery-bypass patients. *Am J Clin Hypn*. 1995;37(3):32–42.

Chang SC, Chen CH. Effects of music therapy on women's physiologic measures, anxiety, and satisfaction during cesarean delivery. *Res Nurs Health*. 2005;28(6):453–461.

Cruise CJ, Chung F, Yogendran S, et al. Music increases satisfaction in elderly outpatients undergoing cataract surgery. *Can J Anaesth*. 1997;44(1):43–48.

Hawksworth C, Asbury AJ, Millar K. Music in theatre: not so harmonious. A survey of attitudes to music played in the operating theatre. *Anaesthesia*. 1997;52(1):79–83.

Johnson B, Raymond S, Goss J. Perioperative music or headsets to decrease anxiety. *J Perianesth Nurs*. 2012;27(3):146–154.

Kane E. Phonograph in operating-room. *JAMA*. 1914;LXII(23): 1829.

Koch ME, Kain ZN, Ayoub C, et al. The sedative and analgesic sparing effect of music. *Anesthesiology*. 1998;89(2):300–306.

Kwekkeboom KL. Music versus distraction for procedural pain and anxiety in patients with cancer. *Oncol Nurs Forum*. 2003;30(3):433–440.

Laurion S, Fetzer SJ. The effect of two nursing interventions on the postoperative outcomes of gyneco-logic laparoscopic patients. *J Perianesth Nurs*. 2003;18(4):254–261.

Lepage C, Drolet P, Girard M, et al. Music decreases sedative requirements during spinal anesthesia. *Anesth Analg*. 2001;93(4):912–916.

Lies SR, Zhang AY. Prospective randomized study of the effect of music on the efficiency of surgical clo-sures. *Aesthet Surg J*. 2015;35(7):858–863.

Miskovic D, Rosenthal R, Zingg U, et al. Randomized controlled trial investigating the effect of music on the virtual reality laparoscopic learning performance of novice surgeons. *Surg Endosc*. 2008;22(11): 2416–2420.

Moss VA. Music and the surgical patient. The effect of music on anxiety. *Aorn J*. 1988;48(1):64–69.

Nilsson U, Rawal N, Unestahl LE, et al. Improved recovery after music and therapeutic suggestions during general anaesthesia: a double-blind randomised controlled trial. *Acta Anaesthesiol Scand*. 2001;45(7):812–817.

Nilsson U, Rawal N, Unosson M. A comparison of intra-operative or postoperative exposure to music–a controlled trial of the effects on postoperative pain. *Anaesthesia*. 2003;58(7):699–703.

Sanderson PM, Tosh N, Philp S, et al. The effects of ambient music on simulated anaesthesia monitoring. *Anaesthesia*. 2005;60(11):1073–1078.

Way TJ, Long A, Weihing J, et al. Effect of noise on auditory processing in the operating room. *J Am Coll Surg*. 2013;216(5):933–938.

Weldon SM, Korkiakangas T, Bezemer J, et al. Music and communication in the operating theatre. *J Adv Nurs*. 2015;71(12):2763–2774.

Yamasaki A, Mise Y, Mise Y, et al. Musical preference correlates closely to professional roles and spe-cialties in operating room: A multicenter cross-sectional cohort study with 672 participants. *Surgery*. 2016;159(5):1260–1268.

Zhang XW, Fan Y, Manyande A, et al. Effects of music on target-controlled infusion of propofol require-ments during combined spinal-epidural anaesthesia. *Anaesthesia*. 2005;60(10):990–994.

第 266 章
永远不要匆忙地交接班

麻醉是一个以警惕性为基础的职业。注意细节并持续感知周围情境对于预测和避免可预防的并发症非常重要。与其他需要保持警觉的职业一样,目前普遍认为,麻醉医生的间断休息对于保证患者安全非常必要。1978 年,Cooper 等对麻醉实践中可预防的灾难进行了探讨,这是一项具有里程碑意义的研究,数据表明,让长时间手术的麻醉医生间断休息,放松后的麻醉医生能够(更早)对危险有所察觉,有利于预防危机事件。但这一发现并没有普遍性,因为也有一些证据表明,对一个麻醉病例进行连续监护会降低围手术期的发病率和死亡率。**确实如此,2014 年 Saager 等的回顾性研究发现,每一次麻醉交接班会使院内发病率或死亡率增加 8%。**尽管有些危机事件的发生或持续要归咎于工作人员的更换,但可以采用详尽的工作人员交接流程来预防。本章将介绍工作人员换班时应逐次交接的基本信息,主要聚焦在 3 个重要方面以加强对患者的监护:患者因素、外科手术因素和麻醉计划的要点。

2004 年 7 月 1 日,美国健康保健组织鉴定委员会(JCAHO)认可的所有外科机构都要求采用通用流程(Universal Protocol)来预防手术出现错误的部位、错误的操作和错误的患者。这种"核查"流程为制定麻醉医生交接班制度提供了一些参考。确认患者的基本信息,包括年龄、性别、种族和姓名,为进一步了解情况奠定基础。介绍中要包含所有患者过敏的药物。另外,为了预估可能的麻醉需求,接班的麻醉医生应当熟悉正在实施的手术及其适应证,这一点非常重要。所采用的麻醉方法不仅要满足手术的需求,而且在很大程度上取决于并发疾病的情况。因此接下来就需要了解患者相关的既往病史。只有在全面了解患者的医学状况,尤其是心血管、肺、肾和神经系统状况后,接班的医生才能接管该患者。应当注意反映器官系统生理功能的客观检查指标,如相关的实验室指标、放射学检查和基本生命体征。

预测并防范可预防的疾病需要根据患者生理状态制定计划。了解这些并存疾病(co-morbidities)有助于解释患者长期服用的药物可能会对麻醉管理有什么影响或是否会使麻醉管理变得更复杂。发现患者的某种并存疾病治疗得不充分,可能有助于调整麻醉计划,避免并发症的发生。

明确了正在做什么、正在对谁进行治疗以及患者提出了什么样的特殊挑战以后,麻醉计划的条理就会清楚了。为了确保没有忽略关键的信息,按时间顺序讨论麻醉方法很有用。从诱导开始交接,接班麻醉医生完全了解所使用的麻醉方法至关重要。需要注意的关键点包括诱导方式(如面罩诱导、静脉诱导或快速顺序诱导)和使用的药物。

气道管理是下一个需要讨论的重要内容。如果诱导时使用面罩通气,需要注意通气是否顺畅以及是否需要气道辅助装置,这是非常重要的。应告知接班麻醉医生气道管理方案的要点:设备、型号、深度以及插管的难易度都属于关键信息。如果使用了直接喉镜,交班的麻醉医生应指明使用的是哪种镜片,他或她看到声门入口的情况。

接班的麻醉医生还需要了解监测的类型和指征。如果省略了任何有指征的监测,交班的麻醉医生应具体说明省略该监测的原因。接班的麻醉医生应当清楚有创设备的型号和位置,如静脉通路、动脉导管和中心静脉导管。两位麻醉医生都有义务确定所有的管路是通畅的,这样液体、血制品和药物可以按计划给予。除了与有创设备密切相关的事项,还需要总结到人员交接为止所用液体的数量和种类,估计失血量和尿量。

详细的交接班应当包括概括迄今使用过的重要药物。应注意的重要药物包括诱导前使用的术前用药,因为这些药物可能对苏醒有影响。回顾使用抗生素的剂量和时间,不仅能够提示可能忽略了给予某种药物,也能够提醒接班的医生可能需要在长时间手术结束前再次给予抗生素。接班麻醉医生需要清楚麻醉性镇痛药和止吐药的剂量和给药时间,因为这些药物对苏醒也会有影响。根据患者的并存疾病,任何血管活性药的给药情况也非常重要。最后,神经肌肉阻滞剂(肌松剂)的使用和需求量很关键,因为它们对外科手术条件和苏醒有重要影响。

　　最后关于麻醉计划的讨论与为手术结束做准备有关。接班麻醉医生应当知道预计的手术结束时间和预计会发生的主要事件;他或她需要继续或调整治疗术后疼痛和恶心的计划;他或她还需要计划如何安置患者。患者是否拔管是一个关键因素,如果患者要拔管,手术本身需要深麻醉拔管吗?患者的特殊因素需要清醒拔管吗?最后,接班麻醉医生应当知道手术结束后患者将回到哪里。如果患者需要住院,麻醉医生需要确认已经准备好相应的病房床位。

　　对患者、手术和麻醉计划有充分了解后,接班麻醉医生要确认急救药物、急救设备和紧急联系人。在人员交替中,贴错标签的注射器是可以预防的常见错误。这种错误归咎于标签和药物剂量缺乏标准。接班麻醉医生有责任检查已准备好药物的名称和浓度,并纠正存在的差异。同样,接班麻醉医生要确定喉镜和配套镜片的位置以及是否能正常使用。其他合适型号的气管导管及管芯也应随手可及。如果预计需要输注血制品,接班麻醉医生应当询问血制品是否已经备好。最后一条关键的信息是知道遇到紧急情况时谁能够来帮忙。接班麻醉医生应要求交班麻醉医师留下主治麻醉医生和麻醉技师的姓名和联系电话后再离开。

　　鉴于以上讨论涵盖了麻醉护理的各个重要方面,并且交接班时可变因素比较多,因此一些医学中心已实施了标准化的检查表以协助交接班。此外,健康保健组织鉴定委员会在2006年制定了"标准化方法"以达成国家患者安全目标。关于麻醉交接的许多文献都聚焦于手术室到 ICU 或手术室到 PACU 的交接上,但也有可能将之推广为麻醉医师之间的术中交接。总体上,这些研究表明信息传递的质量和可靠性得到了改善,所涉及的医师对交接过程也感到满意。但是,尚不知道麻醉交接检查表是否可以提高患者安全性。考虑到麻醉和手术实践以及患者人群的差异性,如果想要成功实施,每个机构可能需要设计或至少完善自己的交接清单。

⌂ 要点

- 警惕性是麻醉实践的标志。
- 长时间手术中间断休息,让麻醉医生有机会休息并重新集中注意力,可以增加患者的安全性,也能够提供对病例的新视角,有助于消除懈怠。
- 为加强而不是妨碍对患者的管理,麻醉人员交替必须有全面周到的交接班。交接的信息非常多样,因此可以考虑使用标准化的交接班检查表。
- 为了全面、有效地交接且记忆深刻,麻醉医生应当尽量在不受干扰的情况下交接班。
- 其他可能改善交接班效果的要素包括使用检查表、做记录、接班麻醉医生将信息读给交班麻醉医生听,确保理解正确。
- 任何成功的交接班流程都必须包括对患者、手术和麻醉计划进行相关讨论。
- 有逻辑地进行交接班有助于麻醉医生有效、高效和安全地吸收大量重要信息。

推荐读物

Arbous MS, Meursing AE, van Kleef JW, et al. Impact of anesthesia management characteristics on severe morbidity and mortality. *Anesthesiology*. 2005;102(2):257–268.

Boat AC, Spaeth JP. Handoff checklists improve the reliability of patient handoffs in the operating room and postanesthesia care unit. *Pediatr Anesth*. 2013;23(7):647–654.

Cooper JB. Do short breaks increase or decrease anesthetic risk? *J Clin Anesth*. 1989;1(3):228–231.

Cooper JB, Newbower RS, Long CD, et al. Preventable anesthesia mishaps: A human factors study. *Anesthesiology*. 1978;49:399–406.

Electronic reference by the Joint Commission on Accreditation of Healthcare Organizations. (2004). Retrieved February 21, 2006, from www.jcaho.org/accredited+organizations/patient+safety/universal+protocol/universal_protocol.pdf.

Patterson ES, Roth EM, Woods DD, et al. Handoff strategies in settings with high consequences for failure: Lessons for health care operations. *Int J Qual Health Care*. 2004;16(2):125–132.

Saafer L, Hesler BD, You J, et al. Intraoperative transitions of anesthesia care and postoperative adverse outcomes. *Anesthesiology*. 2014;121:695–706.

第 267 章
不要忽视"民间传说"——它可以是你临床实践中的有力同伴

人们能够理解统计数字,但他们更相信故事。想象你和一名低年资住院医生共同麻醉一台眼科手术,患者出现了明显的眼心反射,心率降到 17 次/min 且对阿托品无反应。你立即拿起麻醉车上备好的 10μg/mL 肾上腺素注射器,给药 2mL 后患者心率恢复。第二天你和另一名低年资住院医生共同麻醉一台血管搭桥手术,下肢再灌注后患者的心电图和动脉血压波形几乎呈"直线",你给予 20μg 肾上腺素后患者反应良好。这名住院医生(也听说了昨天的事)问你是不是需要手边常备小剂量肾上腺素? 如果是,为什么? 你回答说:当自己还是住院医师时,自己最喜欢的一位老师曾说"常备 20μg 肾上腺素,放在 2 秒之内就能拿到的地方,你可能 5 年里只会用 2 次,但当你需要它且别无替代时,必须能做到手到擒来"。

我们讲的故事或一些民间传说是临床工作必不可少的一部分。文化学家和社会学家能区分不同类型的民间传说,其中与麻醉最相关的分支叫"团体记忆(institutional memory)"。团体记忆的定义是一群人对事实、概念、经验和诀窍的总结。由团体中的高年资成员向新进人员传播(常为口头的),就是在医院饮水机旁或麻醉休息室里一些经验丰富的医护人员分享的故事。团体记忆对集体的"工作方式"有促进作用,有助于保持所需的思想体系,但也可能造成对新事物的适应不良——如果"团体记忆"过于深刻,当对系统输入新信息时,它可能会使改变更为困难。

团体记忆的价值和民间知识对维持患者安全的重要性已经体现在麻醉工作的许多层面。尽管病例研讨会(morbidity and mortality seminars)是分享"故事"的一种形式,但其偏离了具有价值的基本主轴——个人经验。从民间故事和麻醉"传说"总结出来的智慧珍宝是非常有用的信息资源。作为民间传说最原始的形式,从他人经验提炼出来的信息往往是浓缩的和有力度的。把自己处理特殊患者的经历叙述给同事,下一次他们遇到类似患者时这些宝贵的信息能帮助他们诊断。(有关用药错误的故事示例,请参见第 62 章。)

故事还有传递临床以外信息的作用。主治医生感谢护士注意到他操作不符合无菌原则并及时阻止的故事告诉我们：患者的安全重于医务工作者的形象。优秀护士得到医院认可的故事成为有关医疗机构价值观的一段佳话，宣传了工作场所的正确价值观。

虽然团体记忆和故事的基础是真实的信息，但从定义上我们就知道它无对照依据、无结果依据，也没有经过严格试验证实。其优势是信息一般描述得非常生动，因此记忆深刻——因为人们的思维总对故事记得更牢，而不是事实。人类的判断常会因"卓越的"启发性而产生偏倚，人们总是容易记起突出的或戏剧性的事件。把这种偏倚转化为优势：当你需要回忆起一些相关信息时，讲一个吸引人的故事能使情节更容易被记住。借助具体示例（我们的"故事"）进行教学已被视为一种重要且有效的教学策略。缺点是麻醉医生必须保持一种开放但思辨的思维和健康的批判精神。

有时民间传说可以引发正式的科学研究。数年来，"红发者的麻醉更具挑战性"是一种不成文的传统说法。2004 年 Liem 等的报道显示，给予伤害性电刺激时，为减少体动，红发女性所需的地氟醚用量显著多于黑发女性。他们亦明确了 9/10 红发女性为促黑素-1 受体基因突变的纯合子或复合型杂合子。结论显示，红发是与麻醉需要量增加相关的表型，其与某特异性基因型相关。接下来他们又报道，红发女性对热痛的敏感性高，且皮下注射利多卡因的药效降低。但是随后的研究未能证明在麻醉需求方面有临床相关的差异（包括异丙酚对麻醉深度监测的影响）——红发女性和其他发色女性在麻醉后恢复时间方面均没有差异。因此，这个经常重复的故事很可能会无伤大雅地继续留在民间传说领域。

民间传说对麻醉管理和麻醉医生培训的价值不可低估。你听到的民间传说取决于你受训的地点（表 267.1）。尽可能收集和记住它们，虽然不可能完全适用于所有情境，但其核心内容常是真实的。尝试在适宜而又可接受的尺度下，利用一切方法使你的麻醉更安全、更平稳。

最后要记住：以下两条很精辟，值得特别注意：
- "你选择你的麻醉方法，也选择了你的并发症。"——Stephen Robinson，MD
- "千万别独自恐慌，邀请你所有的朋友（来帮忙）。"——Kenneth R. Abbey，MD

表 267.1 麻醉工作中有用的民间箴言

主题	有用的谚语
理解患者	■ 哭着入睡的患者也会哭着醒来。 ■ 爸爸也会像妈妈哭得那样多。 ■ 经过患者家属等候室时尽可能使患儿维持他们原来的样子。 ■ 患者受其朋友及家人既往麻醉经验的影响很深。 ■ 你可能以为自己了解患者正在经历的体验，但是在你自己亲身经历了一两次手术后，你就会了解得更多。
监测	■ 如果真想知道发生了什么，观察患者而不是监护仪。 ■ 如果触不到桡动脉搏动，绝大多数情况是位置太偏。 ■ 密切监测排尿情况——放置 Foley 管不仅仅是为了让尿不滴在鞋里。 ■ 患者越小，你的警惕性就要越高。 ■ 永远不要害怕学习技术。如果你能通过所有学校课程和培训，你肯定可以学会最新的监测技术。

主题	有用的谚语
情况恶化 （Goingsouth）	■ 如果病例越来越复杂，站起来，振作起来。 ■ 在某一方面，外科病例越急，麻醉处理越简单，简单到对每一位成人来说，底线处理就是氧气和肾上腺素：立刻拉响警报或是稍后拉响警报。但也要意识到，新生儿对辅助给氧的反应是让肺里的血液分流。
处理病例	■ 这里有一个处理好每个病例的秘密——你的工作就是找出秘密所在，不管其他任何事发生都不要放弃它。 ■ 宁可在快乐环境里处理复杂病例，也不在不愉快环境里处理简单病例。 ■ 使麻醉病例中的各个部分相互匹配，一定要与外科病例的严重程度匹配。 ■ 即使环境迫使你在处理病例的某些方面时"仓促"，也千万不要在气道问题上"仓促"。 ■ 有时，你必须"变慢"才能"变快"，所谓"欲速则不达"。每个操作都有一个需要花时间并正确处理的关键步骤。 ■ 通常患者一切正常，那么就不会有大问题（意思是一些患者只有当没有并发症时才能挺过来）。 ■ 如果想要火车循道而行（意即生命体征稳定），先补足液体和麻醉性镇痛药。 ■ 芬太尼用于插管；吗啡用于喉罩。 ■ 设法以 PACU 或 ICU 工作人员总是很高兴看到你到来的方式来管理你的患者。 ■ "现在正在发生什么？"是可以问自己的最重要的问题。"接下来会发生什么？"是一个更加重要的问题。
哲学	■ 你不为外科医生工作，而是为患者服务的。 ■ 所有你不会对自己做的事情也不要对患者做。 ■ 唯一两种所有患者都需要的好药是氧气与昂丹司琼，虽然它们都有各自的禁忌证。 ■ 麻醉医师的工作是建立液体通路、气道以及精确给予一些"危险"的药物——集中精力并努力使每个方面都平稳。 ■ 别忘了微笑，除非这样做会显得不友好或不关心。 ■ 是否曾经注意到最佳麻醉医师中最棒的医生往往善于保持缄默？所谓"成大事者话不多"。 ■ 每一天都不要吝惜付出你的善意和体贴。 ■ 请记住，你也曾经是初学者（见上文），并渴望在每种情况下都可以有所作为。 ■ 想要真正成功的麻醉职业生涯吗？永远记住，麻醉需要处理大量关系！

推荐读物

Beyea SC, Killen A, Knox GE. Learning from stories—a pathway to patient safety. *AORN J*. 2004;79(1):224–226. (Republished: *AORN J* 2006;84[suppl 1]:S10–S12.)

Dawes R. A message from psychologists to economists: mere predictability doesn't matter like it should (without a good story appended to it). *J Econ Behav Organ*. 1999;39:29–40.

Liem EB, Lin CM, Suleman MI, et al. Anesthetic requirement is increased in redheads. *Anesthesiology*. 2004;101:279–283.

Newman TB. The power of stories over statistics. *BMJ*. 2003;327(7429):1424–1427.

Rooksby J, Gerry RM, Smith AF. Incident reporting schemes and the need for a good story. *Int J Med Inform*. 2007;76S1:205–211. Epub 2006 Sep 7.

Sessler DI. Red hair and anesthetic requirement. *Can J Anaesth*. 2015;62(4):333–337. doi: 10.1007/s12630-015-0325-z. Epub 2015 Jan 30.

Tversky A, Kahneman D. Judgment under uncertainty: heuristics and biases. *Science*. 1974;185:1124–1131.

Weinstein Y, Madan CR, Sumeracki MA. Teaching the science of learning. *Cogn Res Princ Implic*. 2018;3(1):2. Published online 2018 Jan 24.

第 268 章
我们不是唯一关心患者的人

当进行常规或急诊手术时,麻醉医生是患者医疗团队的重要成员,同时也依赖于许多人的支持。护士[包括术前护士、手术室护士、麻醉后监护室(PACU)护士和 ICU 护士]组成了该团队的大部分成员,有时他们的工作热情会影响他们的护理工作质量。反过来,这又受到他们工作环境的严重影响,包括护士对外科医生和麻醉医师的看法。以下是一些围手术期护士在本章中回答"如果让你畅所欲言,你会告诉麻醉医生什么?"这个问题的答案。一些看似微不足道的事情对护士生活的巨大影响可能会让你感到惊讶。

来自术前评估中心护士

"请不要延误给我们回电。如果我们因即将到来的患者的问题致电给你,那将是重要而又不寻常的事情,也是你需要了解的事情。"

在我们数十年的累积实践中,我们看到进行初级麻醉术前评估的护士(以及医师助理)能够发现并解决一些令人惊讶的患者安全问题,包括未诊断的和严重的主动脉瓣狭窄、稀有血型、恶性高热的家族史、严重的解剖变异等等。这些全职的专业人员非常擅长于他们的本职工作。一般情况下他们不会打电话给你,如果他们有问题打电话寻求建议或需要你去看患者,你应该尽一切可能及时回复电话。

来自手术室护士

"请介绍一下自己。"

■ 这样做可以增强我们的团队感,便于我们因患者的问题而与你联系。这不仅是强制性"核查"程序的一部分,也是一个好主意。

"你妈妈不在这里工作。"

■ 用过的气管导管、注射器、监护仪等等,手术结束后不应在手术室内乱放。

"请不要要求我们担任你的秘书或私人助理。"

■ 我有自己的事情要做,如果你忘记将患者病历放回手术间,那么回去取病历并不是任何人的工作……因此,至少你求人做事时的态度要好。

- 我们不想替你传递坏消息,因此请你自行致电给外科医生、调度台等。
- 最重要的是,不要试图在与外科医生的纠纷和分歧中将我们变成第三方。我们不站你或他们的那边,而是在患者的身边!

来自 PACU 护士

"××老是跑出去。"

- 当你在 PACU 看护正在恢复的患者时不要接打私人电话。当你站在我旁边时我并没有在偷听。我不想告诉你我对于一个在繁忙的 PACU 中打私人电话聊天的人有多厌恶。

"我们给你打电话不是为了聊天。"

- 希望你能意识到我们打电话的原因是要询问关于完善表格的问题和医嘱,以便于将患者转回手术室或转出 PACU 进行下一阶段的治疗。这些表格不是我们设计的。我希望成为一名认真的护士,我认为你也希望我是。
- 当我不熟悉患者的疾病、药物或手术时,我会询问很多问题。这最终可以帮助我们的团队提供更好的护理。

"你可能有医疗执照,但是没有粗鲁或无礼的执照。"

- 的确,你经受了比我们更多的培训,也肩负更多的责任和压力,但医疗执照并没给你态度不好的资格。
- 我们选择这项工作是为了帮助人们,而不是被贬低。请记住,你的薪水是 PACU 员工平均薪水的 10 倍。我们都在为同一目标而努力。

"不要把你的患者直接扔给我们。"

- 我们需要记录并了解患者的相关情况以提供良好的护理。当患者到达 PACU 时,你是唯一知道该患者情况的人。要分享患者资料!
- 如果患者的脉搏氧饱和度不回升,请不要离开,除非患者正在做微积分。
- 我需要患者安排处置的详细信息,比如住院还是送回家。你知道我会问的,所以你应该提前想好答案。

> 🔵 **要点**
>
> - 请允许我们给出如此直白的表述。护士是训练有素且敬业的专业执业人员,他们像我们一样认真承担起保护患者的职责。他们的问题就是患者的问题,因此也是你的问题。
> - 不止一位医生曾认为他们可以脱离护理人员的工作取得职业生涯的成功。但在当今世界,你做不到,只因我们都在同一个团队中。
> - 用你所有的职业素养和父母教给你的良好举止,与围手术期护士保持礼貌而富有成效的关系,这包括有礼貌的双向合作。这不是为了礼貌,而是为了为患者提供优质的护理。

推荐读物

Rosenstein AH. Original research: nurse-physician relationships: impact on nurse satisfaction and retention. *Am J Nurs*. 2002;102(6):26–34. PubMed PMID: 12394075.

Sculli GL, Fore AM, Sine DM, et al. Effective followership: A standardized algorithm to resolve clinical conflicts and improve teamwork. *J Health Risk Manag.* 2015;35(1):21–30. doi: 10.1002/jhrm.21174.

Vahey DC, Aiken LH, Sloane DM, et al. Nurse burnout and patient satisfaction. *Med Care.* 2004;42(2 Suppl): II57–II66. Available from https://www.ncbi.nlm.nih.gov/pmc/articles/PMC2904602/ (doi.org/10.1097/01.mlr.0000109126.50398.5a)

第 269 章
手术室内工作——有时候工作人员也会生病和受伤

在手术室里,你正在上班,准备尽自己的一份力量治疗患者,并为你的患者提供良好的体验。有没有想过你自己可能会成为患者呢? 医院是大千世界的缩影。我们勤奋、专心、竭力、执着的工作,有时我们自己也会生病或受伤。

工作场所受伤

一个星期五的下午,我正沿着手术室走廊走着,并不匆忙,而是以我的惯常步速前进。(好吧,那些认识我的人会告诉你我平时走路很快!)我没有注意到距离刷手池不远的地板上的亮点,那里是一摊肥皂水。我的左脚踩到上面,向前摔了出去,结果我的所有重量都直接压在了右膝上。痛苦马上袭来,但我还可以起身并蹒跚前进。一位同事可怜我,接下了我正在进行的手术。我把膝盖包扎好并用冰敷。一位骨科医师告诉我,这可能只是淤伤。但是,在下一个星期一,我重回到工作岗位时仍然很痛。我的一个骨科同事给我安排了 X 线检查,结果为髌骨骨折,幸运的是没有移位,只是骨裂,无需手术,但需要休息,在康复期间需要穿一段时间的膝盖固定器。相较而言,我是幸运的,因为不久之后,心脏团队的一名灌注师遭遇了类似但更严重的伤害。她正忙着为紧急心脏手术安装转流泵时被电线绊倒了,重量落在膝盖上,造成了更严重复杂的髌骨骨折。她需要进行两次手术才能固定髌骨,恢复行走能力,然后才能重回工作岗位。

评论:我们倾向于将针刺伤视为我们最可能在手术室中看到的创伤类型。但是,这是一个快节奏的环境,地板上到处都是空的湿塑料静脉输液袋和血液制品袋、冲洗液、静脉输液、肥皂水、制备溶液以及喷在镜头上的润滑液等让地板变得湿滑无比。**异丙酚洒在地上时尤其滑**。到处都有大量的电线和电缆,你一不小心就可能受到伤害。如果看到湿的地方,可以在上面扔一块单子将其擦干。将你所有的空袋子集中在干燥的手术室治疗巾上,这样当有人带着你需要的氯化钙小瓶匆匆进入房间时就不会滑倒(尤其是怀孕时!)——就像我的另一位同事那样。尽量不让电线挡住你的通路,将电线粘在地上或用单子覆盖。注意周围的环境! 要警惕非注意盲视现象,一个人处于忙碌而紧张的环境中,又要应付预期的刺激或干扰(手术室不就是这样的地方吗?),由于超过了人类感知差异、认知和行动的极限,人们就有无法看清普通背景下事物的风险。还记得经典场景中穿着大猩猩套装的人走过人们拍球的圈子,但看视频的人却没有注意到他吗? 在手术室环境中也会发生同样的事情。

手术室还可能发生其他许多与工作场所相关的伤害和风险。肌肉骨骼问题包括腕管综合征(可能与长期气道管理的操作有关?)以及与转运和搬运患者有关的腰痛。患者患有肥胖症时请确保使用滚轮、滑板和升降器,并有足够的人力来防止患者和手术室人员受伤。幸运的是,我们不再使用高度易爆的麻醉气体,但是偶尔会有麻醉机因不同原因爆炸的案例报告。手术室火灾是一个持续存在的问题。手术室人员也暴露在麻醉气体和辐射下。

工作中生病

人们在手术室中也会生病。我知道另一个故事……（好吧，又是关于我的！）在一个星期五晚上，大约在凌晨 2:00 进行产科麻醉时，我开始出现全腹痉挛性疼痛。我以为自己得了胃肠型感冒，还是坚持完成了自己的工作。回家后的几天我依然不是很舒服，但不发烧也没有明确的压痛点。星期一早上，我感觉好些了，便回去工作，要进行 CABG 的麻醉。在诱导和建立静脉通路期间，我开始感到寒战，然后身体僵直。我通知了麻醉协调员，他们告诉我会尽力协调接班，但这需要一些时间。患者上了体外循环后，我被接了班，然后向医院的一位胃肠外科朋友求助。他立刻来看我，对我进行了检查，很快我因被诊断为阑尾破裂和盆腔脓肿而收住院。我很快就"享受"到了经皮引流、静脉使用抗生素、肠梗阻和手术的乐趣。

评论：人们在工作时生病，尤其是医生，会感到压力重重，因为无法取消他们的患者，还要承受管理人员施加的压力。或者像我一样，拒绝承认生病。留意这些人，设法让他们回家休息或帮助他们获得所需的治疗。众所周知，本书的作者们就曾不止一次把患病的同事送到麻醉办公室，进行了紧急静脉注射。

头和心脏

当我还是一名低年资医生时，我的一位高年资同事，一位非常受人尊敬的心脏麻醉专家，在心脏手术过程中出现了表达性失语和头晕。房间里的护士发现了异常，立即寻求帮助。他被带到急诊室进行检查，发现了巨大的脑动脉瘤。他接受了手术，但不幸的是手术并不顺利，他再也无法恢复工作了。

我最近正在上夜班，执行夜间手术室工作时间表。我被调到一个正在进行阑尾切除术的房间后，外科主治医生感觉头昏眼花，马上坐了下来。在经过快速评估后，他出现明显的身体一侧无力、面部下垂和失语——他发生了脑卒中。我们把他放在推车上带到康复室，并联系了"脑卒中"小组（我们医院的快速反应小组）。他很快得到了评估，并开始接受治疗。同时，我们找到了另一位普外科医生来完成手术。

一位外科医生在进行一系列相对较短的膝关节镜手术时出现胸闷和憋气。我们给他服用了阿司匹林，并召集了心脏快速反应小组，将他带到心脏导管室，发现他有严重的病灶，于是置入了一枚心脏支架。

我工作到很晚了，发现一位同事站在我们手术室的桌子旁，看上去不太对劲。他刚走了两级台阶，就感到烦躁和头晕。我拦住了一个碰巧路过的重症监护病房的同事，把他带到恢复室，放到担架上，然后进行了监测。他的心脏监护仪显示室上性心动过速。我们建立了静脉通路，给予了一剂腺苷，将其恢复为正常的窦性心律。

评论：我们这些在手术室中工作的人与其他人一样，身上都有心脏和脑血管疾病的危险因素。迟早，你将看到风险因素转变为实际事件。你要知道在病情来临时如何快速获得正确的帮助。

晕厥发作

我 20 岁那年，刚完成大学一年级的学习，得到了一份当外科技术员的暑假兼职。第一天，我的工作是观察环境并适应环境。我旁观的第一个病例是剖腹探查手术。我记得腹部有一个大切口，各种各样的肠子溢了出来。不久我就靠在墙上，脸色苍白。一位好心的护士把我带到走廊上呼吸新鲜空气。所以之后当我在手术室中看到旁观者时，我会考虑到这一点。手术室中有各种学生旁观者——包括高中、大学和护理学校的学生。有时，一些人会开始站不稳。希望他们不会把脸摔到手术区域，也不会向后倒摔到他们的头，而是能够得到帮助坐在椅子上。

评论：每个人偶尔都会遇到一些晕针的人，往往是那些年轻、强壮、健美的人，在静脉注射开始时会出现晕厥发作。如果你在弗吉尼亚州的一家医院工作，有时晕针的是最健康的海军陆战队员。你很轻松地进行常规静脉注射，抬头看一眼患者告诉他一切都很好，注意到患者开始出汗、头晕且眼球向后翻。好的，没什么大不了的，将他放平，连上监护，然后视患者的需求进行处理。另一方面，我们也能看到家庭成员的晕倒，他们会因看到血液或家庭成员进行静脉注射而引起血管迷走神经反射。至少发生过一次，一个家庭成员向后摔倒并在地板上磕到了头，之后被送往急诊科，被诊断出脑震荡。我自己也有"买一赠一"的经历。我正在给一个男人静脉注射，结果发现他妻子头晕目眩，跌倒在地板上。（幸运的是，她是一直靠在墙上慢慢滑下来的。）看到这一幕，丈夫的眼球向后翻，然后也晕过去了。如今，我们一般尽可能在家人来到病床前完成静脉注射。

预料到意外的发生

我们有一名外科医生，在办公室里遇到了一位非常恼怒的慢性疼痛患者。由于难以控制情绪，患者向他开了枪。在武器的争夺过程中，外科医生的腹部中枪。他仍然设法夺了枪，并制服了患者。之后外科医生被送到手术室，接受了修补手术。为他工作的手术室工作人员不仅要应对一名急诊的剖腹探查和出血患者，还要面对一位他们都很了解且喜爱的同事成为自己的患者。照顾自己认识的人总是感觉有一点不同的。

我有一位喜欢讲故事的导师。他过去经常讲一个故事，他和一名注册麻醉护士接到紧急呼叫来到当地退伍军人医院的地下室。当他们到达时，发现现场进行了一场激烈的枪战，一个人倒在了地上，所以有人进行了紧急呼叫。他们进行了这样的交流："好，你去给那个家伙插管"，对方则立刻说"不行，该你去了！"

评论：你的医院无法保证现在不会、将来不会或从未发生严重的暴力事件。如果你担心自己的人身安全，就要知道你没有义务介入患者间的互动。**要知道如何在需要时呼叫你所处区域的安保系统。**

总结

我们不是无坚不摧的。我们习惯了我们的高压力环境，甚至为此感到自豪，但很容易忘记它对新来者的影响，也很容易忘记压力对我们生活的影响。我们的工作是保持警惕并照顾患者，但也要时刻注意家人和同事。**让我们维持一个安全的环境吧。**

🏠 **要点**

- 工作场所受伤包括摔倒、背部受伤、针刺伤、腕管综合征等。请注意你周围的环境，并采取措施降低风险。
- 注意访客和团队成员。他们也可能出现晕厥发作和跌倒的情况。
- 手术室的医生和护士可能会生病或在工作时生病。关注他们，让他们回家，或帮助他们获得所需的治疗。

推荐读物

Cappell MS. Accidental occupational injuries to endoscopy personnel in a high-volume endoscopy suite during the last decade: mechanisms, workplace hazards, and proposed remediation. *Dig Dis Sci*. 2011; 56(2):479–487.

Castro BA, Freedman LA, Craig WL, et al. Explosion within an anesthesia machine: Baralyme, high fresh gas flows and sevoflurane concentration. *Anesthesiology*. 2004;101(2):537–539.

Diaz JH. Carpal tunnel syndrome in female nurse anesthetists versus operating room nurses: prevalence, laterality, and impact of handedness. *Anesth Analg*. 2001;93(4):975–980.

Eichhorn JH. A burning issue: preventing patient fires in the operating room. *Anesthesiology*. 2013;119(4):749–751.

Kole TE. Environmental and occupational hazards of the anesthesia workplace. *AANA J*. 1990;58(5): 327–331.

Mehta SP, Bhananker SM, Posner KL, et al. Operating room fires: a closed claims analysis. *Anesthesiology*. 2013;118(5):1133–1139.

Mérat F, Mérat S. Occupational hazards related to the practice of anaesthesia. *Ann Fr Anesth Reanim*. 2008;27(1):63–73.

Motavaf M, Mohaghegh Dolatabadi MR, Ghodraty MR, et al. Anesthesia personnel's knowledge of, attitudes toward, and practice to prevent needlestick injuries. *Workplace Health Saf*. 2014;62(6): 250–255.

第 270 章

医生也是患者——我在过去5次躺在担架上而不是推车去手术室的经历中学到了这些

我一生中曾两次遭受创伤。在这两次中,前一天我还在手术室里做手术或做其他的日常工作,第二天就开始了为期数月住在 ICU 或卧床休息或两者兼而有之的日子。在这两次不幸事件的急性期我都急诊进了手术室,一次是在午夜,因坏死性筋膜炎进行清创术,一次是急诊手术行开放性第三趾骨骨折修复术。随后,我共接受了3次后续手术,以应对在公园散步所引发的后遗症。我现在恢复得很好。

但是,我确实通过成为接受治疗的患者中学到了很多东西,而实际上,我学到的最重要的事情是,我对获得出色的麻醉护理而心怀感激,并且认识到所在专业的所有微小细节对患者的重要性。这些年来,我似乎感觉到正在收获巨大的回报,只因为我这些年都在竭尽全力为患者提供细致而友善的护理。我敢打赌,其他每位去手术室的医生都是如此。

我还学到了什么?

(1) 麻醉护理是医院中最高水平的护理。外科医生干练而又友善,急诊室的工作人员也一样并且他们会严格遵守他们的规程,病房和重症监护室的护士都富有同情心,但是麻醉护理是所有服务中最好的。我们倾向于认为我们对患者是隐形的,这可能是对的,因为患者一周后(甚至几小时后)就忘记了我们的名字。但是,规范麻醉的效果并不是看不见的,并且在我的围手术期中有数次体现。在修复脚踝手术后的第二天,我丈夫对我说:"我看到了石膏和静脉输液,但是我必须说,你似乎头脑非常清楚,正在吃东西,看起来好像没有那么痛苦。"我接受了最漂亮的神经阻滞镇痛(谢谢你,Glen!)。因为我没有明显的疼痛,也没有呕吐,所以第二天我就开始进行手臂和腿部康复训练以及活动性锻炼。

(2) 我非常担心自己会成为我的朋友和同事眼里的"坏患者"。我真的不担心他们对我做得不好,而是担心我对他们做得不好。因此,如果需要试两次才能扎上静脉输液,请不要担心,你的患者正因为自己的静脉不易穿刺而感到内疚。

（3）**可以聊天，但不要和医师同事开玩笑。**当同事需要重新再做一遍操作时，不要说"嘿，我早就知道了"，然后就开始说起你自己从来没遇到过输液或椎管内穿刺的困难或一些类似的事情。在被放在创伤担架上之前，我真的从未意识到幽默和笑话需要消耗多少情感能量。我实在是对此一点储备都没有，因此即使是回应一个玩笑也感觉像是一种负担。其实对于双方来说都是负担。我的一名正在接受择期手术的同事开玩笑地告诉麻醉住院医师："由于我是麻醉医师，所以我可能患有恶性高热或假性胆碱酯酶缺乏症……或两者兼有。"如你所想，这导致麻醉住院医师不得不对他既往的麻醉史进行了严肃且深入地分析。

（4）因为我病情虽然复杂但并没有极度不适，所以我热衷聊天，甚至听到一些来自本地和全国麻醉界的新闻。这有助于消磨时间，所以我并没有震惊地躺在病床上，环顾四周，然后思考："为什么我在应该工作的时候却躺在这个担架上？"即使是后来的择期手术，这种聊天也非常有帮助。

（5）我的麻醉医师在照顾我的过程中，一开始就热情而简短地就"医生变成患者"和"失控感"等问题进行了交流，然后就不再重复提及。他们也没有一直说："（我们刚才说的事情）你肯定已经知道了。"这对于我来说也是一种重复和困难，使我在心理上不得不在提供者到接受者中来回切换。

（6）但是，请使用你自己的个性来缓解患者的失控感。而且，如果你愿意透露信息，请不要羞于袒露自己的过去。因为我必须承认，当听说我的麻醉医师自己也曾处于这种最怪异的角色互换状态时，我很受用。因此，举个例子，你可以说："从 1 到 10 打分，你对不用丙泊酚怎么看？去年我进行了膝关节镜检查，我自己说的话大约是 4 或 5。"我认为，这种温和而亲切的方法是正确的，既提及患者的职业细节，又不要求或强迫他们做出自己的医疗决定。当然我在某种程度上可以保留自己作为麻醉医师的身份，但又不必充当自己的麻醉医师和决策者时，我最容易接受。这种方法对于其他专业也很容易应用。例如，"天哪，上周你还在出心电图报告，下周你还要出心电图报告，但是今天你的名字在手术排班中。这有点怪啊，不是吗？4 年前，我滑雪摔断了脚并需要手术，我记得我当时在想，为什么我的名字在手术排班上？"

（7）我的麻醉护理人员是这样介绍他们的特定麻醉计划的：他们不让我挑选麻醉剂和药物，也不是简单地通知我将要做什么，相反，他们告诉我他们的常规做法和想要在我身上做的事情。他们还就他们的治疗计划如何顺着这条思路发展进行了一些讨论。他们有礼貌地停了下来，给我发表评论的机会，甚至有两次，还问了我自己的做法。然后，他们温柔而又迅速地开始做刚才描述的事情，而且从不开玩笑。他们没有遵循"像其他患者一样对待我们的医生患者"这种没有太大帮助的陈词滥调，因为你通常不会与"常规"患者讨论如何针对特定的外科手术和特定的过程进行何种麻醉，或向他们展示术中麻醉记录。

（8）你通常对患者说的一切都是真实的。真的，手术室很冷，手术床很窄，环境嘈杂，周围人活动频繁，令人不舒服和晕头转向。你看不到周围正在进行的一切，因此麻醉医师的讲话和描述变得非常重要。你可能还会感觉到（就像我一样），即使氧气流量大于 10L/min 的面罩吸氧并且通气阀打开，你知道自己正在吸氧，而且 CO_2 数值也正常，你仍会感觉氧气不足。即使我已经指导了成千上万的患者诱导，告知他们氧气环路非常像潜水面罩，但我仍然从麻醉医师的讲述中受益。

（9）在培训的早期，我有一些临床导师坚持在安静且平静的地方进行诱导，现在我明白了为什么，并百分之百赞成。我还看到一些经验丰富的临床医生根据患者的喜好定制房间内的音乐,如果可能的话,我也建议这样做。

(10) **氯胺酮的幻觉令人不适。**这不仅仅是"生动的梦",而是真的很恐怖。另外,这两次创伤我都接受过由非麻醉医师给予的氯胺酮治疗,都没有接受任何苯二氮䓬类药物。如果我不是知道会发生什么,那我肯定会以为自己快要死了。

(11) 术后苏醒之后的噪声和 PACU 的噪声,与术前的噪声一样严重。这真令人沮丧。我的一位麻醉医师做了一件很酷的事情,她在我耳边轻声讲话,并告诉我术中"非常平稳",她稍后会回来给我看我的麻醉单。她这样做了,而我也很乐于看看她术中做了什么。

(12) 术后请尽量与身为医生的患者尽可能多联系。我接受了更多"社交"性质的术后访视,我非常感谢并建议这样做。问问他们对成为身为医生的患者有什么建议,问问他们氯胺酮治疗后是什么感受,或谈论即将到来的一周的手术室时间表,聊一聊成为患者后,作为医疗保健系统中最真实、最正当的角色,他们的所见所闻。

(13) 让你的身为医生的患者放心,他们在被照顾的角色中的表现与医疗提供者角色中所做的一样出色。这可能看起来很尴尬,但对我来说意义重大。

> 🏠 **要点**
>
> - 你的麻醉医师和医师患者应获得与其他患者一样多的同理心和权利。
> - 你的患者很有可能对失控感和角色逆转感到震惊和紧张。考虑对其采取以患者为中心的良好护理。
> - 抛开要像对待其他患者一样对待医师患者的旧准则。你不用这样。就基本的麻醉计划而言,你可能不会采取明显不同的做法,但是你对患者所说的话将会更多并且有所不同。你可以在常规手术的前一天晚上打电话给他们打招呼,并询问他们的情况。术后可能会打些社交电话。这种额外的内部交流是可以的,甚至是可取的,它可以帮助你的患者维持一种作为护理人员而不是接受护理人员的身份感。
> - 不要开玩笑!如果你需要开放另一个静脉,请实话实说:"这条静脉不好用了,我要用你的左手另扎一个。"。
> - 对患者进行规范护理本身就是一种回报,但是有时候,当你平日用善意对待世界,那世界也会在你需要的时候回报于你,所谓"福缘善庆"。

推荐读物

Klitzman R. *When Doctors Become Patients*. New York: Oxford University Press; 2007:333.
Rudine AC. The physician as patient. Available from https://acphospitalist.org/archives/2010/12/self. htm. Accessed July 21, 2017.

第 271 章
麻醉学模拟训练入门——定义和概念

经历过(模拟)训练失败,你才可以在实践中取得成功!

我们是模拟训练的坚定拥护者,并强力支持在麻醉培训和评估中使用模拟训练。我们很幸运在该领域拥有丰富的经验,我们中的一位(作者 JRK)有机会撰写了英国皇家红十字会麻醉学模拟培训的要求。我们认为,这是帮助从业者成为更好的沟通者并反思自身做法的非常好的工具。

我们很高兴地注意到,麻醉学科是最早选择将模拟训练运用到医学中的学科之一。现在,麻醉学已成功地将模拟技术用作美国麻醉学委员会(ABA)客观结构化临床考试(OSCE)以及ABA麻醉学认证维护(MOCA)继续认证考试的一部分。他们的成功,是OSCE和MOCA模拟教学广泛计划和精心设计的结果。

然而,尽管我们的专业早已采用了麻醉模拟方法,却仍可能会陷入一些常见的陷阱。也就是说,在模拟教学之前,如果没有适当的计划来明确定义教育目标,并且没有适当的、高质量的回顾讨论来消化知识,那么学习者们可能只会回想起曾见到过的精心设计的人体模型。本章将为你提供设计高质量模拟教学病例所必需基本原理的背景知识。

首先,如果你打算创造一个与你所经历的情境类似且逼真的麻醉病例,但把学习目标留到以后再确定,那么你的模拟病例可能不会达到有意义的学习效果。相反,你应该在满足预定目标的前提下设计情境,例如,识别症状体征并治疗恶性高热。目标可以是基于常见事件所需的技能(学习基本技能),也可以基于那些不常见的、高发病率和高死亡率的关键技能,在此情境做出适当的反应可以挽救生命。还可以创建这样的情境,其目标是避免造成恶性事件的实际事故再次发生。通常,团队合作和沟通是导致不良结果的重要因素,这可以通过模拟培训来改善。可以在模拟教学中训练团队合作和沟通的原则,以帮助团队在将来处理类似情况时获得技能和熟练度。

应该对情境的细节和进度进行调整使参与者(参与情境模拟的个人或团队成员)的学习目标得到满足。请记住,招募更多的团队成员可能会增加情境成本,也会影响模拟训练的进度。应该为所有参与者制定目标,不要让还未制定学习目标的巡回护士或护理学生参加情境模拟,除非他/她是该情境的执行者。**不要让团队中的某些成员变得无关紧要,否则你就不是在进行团队建设。**

认知负荷理论(cognitive load theory,CLT)是模拟设计中的重要概念,包括内在、外在两种形式的负荷。内在负荷是学习者或团队必须寻求、识别和处理的相关医学信息。外在负荷是无关的信息,是与患者的病情无关的干扰信息,就像是手术室舞台上的聊天杂音。模拟旨在提供足够的认知负荷来模拟现实中的情境,但是过多的认知负荷会导致认知超负荷,并且由于学习者注意力过于分散而降低其学习和表现的能力。**认知负荷存在3个维度——保真度、复杂度、自主度或支持度。**应对这些维度加以调整使其适合参与者。应该注意的是,模拟中的"保真度"可能不需要多么复杂或高科技(请参见Hamstra等有关该概念的重要讨论)。对于新手学习者,应尽量减少其外在负荷。对于首次尝试插管的初学者,在老师监督(支持)下,一个没有生命体征(外在负荷)的简单气道模型(低复杂度)是非常适合的。对于高阶学习者,让他们尝试为模拟人插管(高保真度),合并困难气道(高复杂性)与模拟出血(高外在认知负荷),要求独立操作(无支持)可能比较合适。某些外在因素,诸如模拟创伤复苏的噪声,可能是精确模拟所必需的固有任务特征。

■ 保真度——指的是学习者模拟体验的真实性或准确性。它又包含3个维度:
  • 物理保真度——模拟环境合适吗?沉浸式参与者是否会像在临床情境下一样行动?"矫形外科医生"是否使用真正的锤子?
  • 概念保真度——模拟人的生命体征,$EtCO_2$等是否符合临床情境?
  • 心理保真度——是否存在干扰,比如通常在OR存在的聊天杂音?是否还会模拟一直存在的时间压力?
■ 复杂度——指模拟的不同元素之间相互影响的程度。例如独立的静脉置管任务训练复杂度较低。

■ 自主度——是否有助手来帮助准备患者和/或设备,或者操作者是否也会准备这些区域?

互联网上可以下载用于情境设计的模板。加州大学尔湾分校(UCI)提供一种目前较流行的版本"改良的杜克模板"(Modified Duke Template),免费且提供出色的配套指南,可协助进行模拟设计(http://sites.uci.edu/medsim/education/scenario-development/)。

应该根据学习理论设计情境,这表明学习受到认知因素、行为因素和环境因素的影响。作为教育者我们参与的成分越多,学习就越可能成功。例如,学习者只看教科书时,他/她仅与内容互动;但参加讲座就增加了与教育者的互动;参加学习讨论会增加与其他学习者的互动。在模拟中,学习者与教育者、其他学习者、内容和模拟环境进行交互。这些交互作用应该有计划地加入到体验式学习中,以开发批判性思维,提高解决问题和制定决策的能力,使模拟成为一种高级学习方式。

可以说,回顾讨论可能是模拟中最重要的部分。除了简单地对情境进行回顾和评分外,还可以将所学到的经验教训巩固并促成长期记忆。对情境进行录像非常有帮助,因为学习者通常既不记得自己的行为,也不能体会他们行为的含义。由具有丰富知识和经验的资深教育者来复盘学习者在案例中可能体验到的情绪也很重要。无法解决情绪反应会在今后的模拟中,甚至更糟的是,在今后的真实世界情境中引起恐慌。回顾讨论可以进行反思性观察,复盘已完成的模拟案例的技术和情感部分,然后进行积极的讨论,以分析曾运用过的思维模式,以及分析我们还可以怎样做,未来又可以做些什么。

我们也强烈感到麻醉医师有责任跟上模拟教学和科学的发展。它已经是一个很庞大的领域,有许多进一步研究和应用的机会。我们相信,在学术中心的领导下,麻醉学模拟的应用和范围将持续扩大,这是无可争议的。我们的机构都有模拟实验室,这些实验室日益繁忙且不断发展。例如在俄勒冈健康与科学大学(OHSU)我们运营着 ASA 批准的模拟培训中心。由于教职人员成本问题,**我们的模拟培训课程有些昂贵,但总体来说,我们是在非营利性的基础上运营的。**对于我们和我们的学生而言,这笔花费是物有所值的,因为我们发现,经过模拟培训后,我们的住院医师和教职员工对于在困难情境下提供护理绝对会感到更有信心。在 OHSU 实践多年来,我们还为紧急呼叫响应团队设计了一个模拟培训项目。我们认为,在这些极具挑战性的情况下,这个培训项目使得护理水平大大提高。我们提出了一个额外的思维实验,如果钱不是问题,假如所有教职人员每年进行几次"更新的"模拟培训,假如准教员在申请过程中有机会获得模拟培训项目的话,那么结果一定会很有趣。

总之,我们希望我们的读者明白,从规划情境开始,满足特定的目标,为具体学习目标设计模拟,学习者情境体验后立即进行回顾讨论,就能够有很多机会有效应用情景模拟训练以避免现实中出现的麻醉错误。

最后,要记住,无论是在现实世界中还是在模拟实验室中——

没有计划就是在计划失败。

——本杰明·富兰克林

🏠 **要点**

■ 麻醉专业是最早采用模拟培训来训练初级和更高级从业人员的专业之一,这使得我们有理由思考我们是谁,我们要做些什么,我们如何处理这一问题,以及思考我们早期采用和宣扬的其他具有重大意义的患者安全举措。

- 美国麻醉学委员会现在将模拟作为其认证考试和流程中的正式组成部分。
- 模拟的功能强大,但不是临床麻醉实践中可能出现的任何事故安全问题的预防性补救措施。它最成功且最适合用于满足与所选择临床情境有关的预定目标。
- 应该为情境中的每位成员清楚地计划、编写和适当定制临床情境的框架、细节和进展。
- 认知负荷包括内在负荷和外在负荷。内在负荷是学习者或团队必须寻求、识别和处理的相关医学信息。外在负荷是无关的信息,是与患者的病情无关的干扰信息,就像是手术室舞台上的聊天杂音。
- 保真度是学习者体验的真实程度。它具有物理、概念和心理 3 个维度。
- 复杂度是模拟的不同元素相互作用的程度。
- 自主度是学习者参与培训时的独立程度。
- 如果做得好,回顾讨论可能是模拟培训和学习经验中最关键和最有价值的部分之一。

推荐读物

Fraser KL, Ayres P, Sweller J. Cognitive load theory for the design of medical simulations. *Sim Healthcare*. 2015;10:295–307.

Hamstra SJ, Brydges R, Hatala R, et al. Reconsidering fidelity in simulation-based training. *Acad Med*. 2014;89(3):387–392.

McGaghie WC, Harris IB. Learning theory foundations of simulation-based mastery learning. *Simul Healthc*. 2018;13(3S Suppl 1):S15–S20.

第 272 章
是什么造就了一个伟大的麻醉住院医师

总的来说,本书作者已培训了成千上万的住院医师。由于这本书讲的是口头流传下来的传统,我们就花一点时间和篇幅告诉我们的低年资同事我们正在寻求的东西。我们彼此之间进行了深思熟虑地讨论,如果在我们自己接受培训的时候,我们听到了这些简单而直白的道理,我们也一定会从中受益。在提出建议之前,需要先简短地声明一下:本章并不是关于住院医师表现的定量评估表。在模拟培训室中,有无数的指标可用于跟踪进度,追踪从 CA-1 到 CA-2 再到 CA-3 以及在职培训检查的进度,这些指标也已经得到了深入的研究和讨论。相反,我们希望分享的是一种开发"情商"的方法,它将带你度过这段有趣、充满挑战,有时又令人沮丧的时光。

当麻醉学员听到那年的 ASA 会议有多少与会者时,会倾向于认为麻醉学会很大,但事实并非如此。从培训的第一天——而不是从培训结束后的第一天——就要开始构建你的麻醉网络。小心翼翼地发展壮大你的人际网络是非常重要的,在你整个职业生涯中都需要依靠这些职业关系和你的声誉。有一次,我们的一名同事,在晚上离开的时候路过一间手术室,只是为了确认一下 14 号手术室口腔颌面外科的住院医师是否没事,是不是已经休息过了。住院医师状态还不错,但一直没有休息过,于是同事就接替他让他休息了一会儿,也就 10 分钟左右。这么一个已被遗忘的小事件,直到 9 年后才在另一家机构的工作面试中被提及,那时的口腔颌面外科医生正在面试这名麻醉医师的妹妹!

因此,恕我直言,请务必沉下心来听取以下信息和建议。首先,我们从本书的编辑和作者那里得到了来自主治医师的观点。另外,我们还从专科医师的视角,以便获得另一面(你的住院医师同伴)的一些观点。

主治医师的视角——是什么造就了一个优秀的麻醉住院医生?

当我们开始思考一名成功的住院医师应该具有的素质时,就会想到以下一些特质:成熟,有责任心,可靠,可依赖,忠诚,勤奋,充满活力,富有激情,适应性强,有好奇心,富于想象力和洞察力。让我们对其中的一些进行扩展……

情绪成熟和适当的期待值:规培学员会犯错误——静脉穿刺失败,插管误入食管,手术结束时肌松监测仪上的肌颤搐为零……这些我们以前都看到过。住院医师应该能够承认自己犯了一个错误,以免上级对他们失去信心,并怀疑他们可能试图隐藏某些东西并寄希望于没人注意。他们还应该意识到需要承认自己的错误并从错误中学到经验教训,不要再犯相同的错误。他们应该始终努力改善自己的实际行动。知道什么时候该对自己苛刻,但不要对自己过于苛刻。

沟通:致电、传呼或通过电子邮件通知你的主治医师,以讨论前一天或晚上的疑难患者和复杂病例。在麻醉过程中,请让你的主治医师随时了解进展和出现的问题。打电话时首先要告知你所在的手术间以及患者是否平稳——规培学员打来的电话可能涉及各方面的事情,我们需要知道是否有紧急情况。可靠的一部分特质就是具备及时和良好的沟通技巧。

实践和练习:学习每个轮转的亚专科的麻醉技能和步骤。每个亚专科或轮岗都有你需要学习的特定麻醉技能,也有不同的房间配置、不同的麻醉计划、不同的药物和设备。正确的配置和条理性对于轮岗的成功大有帮助。要学习每次轮岗所需的生理学和其他背景知识,学习和练习所需的技术技能。寻找在假人和模型上练习技术技能的机会,这样在患者上操作时会更加顺畅。是的,你必须知道如何缝合和固定中心静脉导管,因此请在业余时间练习这些技能。一旦所有这些都做好了,你便拥有了做出良好决策和处理问题的基础,并且可以为意外情况做好准备。你将会为行医做好准备。

关怀:关心并支持你的同事。这是一个非常紧张的环境,我们需要互相关怀。关心你的患者-因为这在医学中至关重要。关心患者的体验和转归。始终对后勤人员保持耐心、友善和礼貌,并对护士以及外科医生表示尊重和低调。

自我教育:住院医师需要发展自学能力。尽管我们喜欢教书,但归根结底,住院医师还是要对自己的教育负责。这仅仅是终身学习的起点。我们甚至无法描述从我们自己接受培训到现在为止医学和麻醉学的巨大变革。新药、新监护仪、经食管超声心动图、超声引导、新术式、对患者康复的期望值不断变化……这个名单还在继续增长!成功的医生知道学习永无止境。学习使用所有资源——书籍、期刊、网络资源、同事、模拟训练和会议。保持好奇心!我们乐于看到住院医师对某个主题感兴趣,深入阅读并可以教给我们一些东西。保持怀疑态度(不要总是接受你所被告知的一切),请回去查看数据,看看证据的真实含义。

机会主义:寻找机会来做优质病例或帮助完成一些复杂病例是学习的一部分。我们的一些住院医师似乎总是出现在有状况发生的地方,反之亦然。一个复杂病例可能令人生畏,但正是这些机会可以帮助你成长。你现在接触得越多,当你独自一人处理时就越可以做好准备。

思考角度:永远记住,那些名字放在病历第一行的人身上背负着巨大的医疗和法律压力。你很快就会到达那个位置!有些主治医师对住院医师要求严格,对他们的知识和技能感到不满,这些住院医师感到被束缚,甚至憎恶这些主治医师,结果毕业一个月后,当他们自己的名字被列在病历第一行时,他们会说:"哦,现在我懂了。"

做一名教师:你所处的工作环境由经验不足的住院医师、医学生和其他的学习者组成。做这些同事的好导师。这为那些比你资历低的人树立了一个好榜样。在一个成功的培训项目中，我们都在一起努力发展彼此的技能。成为终身学习者的另一半就是成为终身教师！

住院医师视角——是什么造就了一个优秀的麻醉住院医生？

是什么造就了一个优秀的住院医师？不切实际但诚实的回答如下：一个优秀的住院医师在提出问题之前就知道每一个答案。优秀住院医师的工作方式可以让其他人的工作更轻松。优秀住院医师与他人互动的方式，让他们感到舒适，同时也促使他们成为最棒的自己。但让这些答案不切实际的是人性和对住院医师的独特要求。住院医师阶段是一个期望值渐进、无数压力交织、恢复精力时间缩水的训练期。它是学习者、治疗师、同事、教师和科学家相互融合的角色。当被问到上述问题时，大多数人的回答都是认真负责的行为（值得信赖、注重细节、积极主动、品貌兼优、吃苦耐劳）或技能（临床、沟通、领导力、韧性）。有人可能会说，是的，要成为一名优秀的住院医师，需要兼备优异的行为和技能；但更简单地说，一名优秀的住院医师懂得平衡和情境感知，也就是说，如何在特定的情境中利用某个给定的条件。我们来看看住院医师的一些角色。

学习者的角色：住院医师阶段是一场马拉松，而不是一场短跑，但它常常让人感觉像是数百天的连续冲刺。在这么短的时间内，从这么多不同的专家那里，要学那么多东西。优秀的住院医师懂得如何平衡短期和长期的学习目标，优秀的住院医师利用激情为即将到来的病例做好准备，并利用强大的职业道德在漫长的学习历程中复习和巩固知识。一个优秀的住院医师可以在新的学习环境中表现出脆弱性，但同时在寻求这些经验时却显示出超凡的勇气。一个优秀的住院医师可以在向他人学习的谦卑与尝试克服失败并取得成功的信心之间取得平衡。优秀的住院医师知道什么时候该自我激励，什么时候寻求帮助。一个优秀的住院医师懂得，每一个学习机会都来自另一个人的疾病，医学生的成长旅程就是将教育与患者护理相结合的过程，要懂得尊重这个过程。（例如，有时主治医生会在困难患者或紧急情况下接管手术！）

治疗师的角色：教学计划训练住院医师成为称职、有能力、能承担照顾患者重大责任的独立从业者。在患者护理期间，优秀的住院医师了解如何平衡同情心和同理心与患者的实际期望和结果。他们会协调倾听患者顾虑与传递优秀医疗信息之间的关系。优秀的住院医师能够在以患者中心的治疗和以转归为导向的护理之间从容应对，并通过良好的沟通做到这一点。优秀的住院医师在工作中经常以最高水平的道德水准要求自己，并对患者全身心投入。

同事的角色：没有一个医务工作者可以在真空中工作，尤其是成功的多学科团队中的住院医师。优秀的住院医师会创造这样一个环境，鼓励多元化思想，并且可以缓和冲突和提供双赢解决方案。优秀的住院医师在支持同事的团队合作者和鼓励他人进步的正向同伴压力之间找到了平衡点。优秀的住院医师对同事的职业和个人奋斗很敏感，同时也要以身作则，表现出积极的能量和热情。

教师的角色：随着住院医师在培训中的进步，他们从学习者过渡到导师的角色。优秀的住院医师以主治医师的效率工作，但在为低年资医师提供指导时还要表现出耐心。优秀的住院医师能够将责任下放，并以友善的态度传授教育经验。优秀的住院医师能够预料到经验不足学习者的学习和工作困难并给予支持，从而促进低年资医师取得优异成绩。

科学家的角色：住院医师为低年资医师提供了学习医学艺术和科学的机会。优秀的住院医师具有好奇心和前瞻性思维，不断获得新知识，并将循证医学融入他们的实践中。优秀的住院医师在关注细节与最佳系统实践之间取得平衡，以提供专业化和标准化的护理。换言之，他们学习并遵循共识指南，但同时也意识到，有时特定患者可能需要不同类型的护理。优秀的住院医师能在效率和周全性中找到平衡点。

幸存者的角色：住院医师阶段的艰难已是众所周知。他们长时间工作，睡眠不足，没有适当的营养，缺乏锻炼，没有情感或精神上的支持。虽然这种环境的合理性还待讨论，但优秀的住院医师会克服这些困难。优秀的住院医师会平衡休息复原与专注工作并感到疲劳之间的关系（当你过度疲劳时，要当心开车回家的路途！），他们会找到独特的方法来恢复和重新唤醒精力。优秀的住院医师以为他人牺牲为荣，团结一致对抗艰苦的工作环境。

麻醉使者的角色：从培训的第一天起，麻醉住院医师就代表着他们的科室和专业。麻醉学是一个独特的医学领域，因为它是一个时时刻刻需要与他人合作并分享信息从而更好照顾患者的医学专业之一。优秀的住院医师需要平衡对麻醉患者的特殊护理与外科、产科、胃肠科、胸科、心脏科等科室专家的意愿。一位优秀的住院医师知道什么时候该"教育"我们的同事，什么时候该妥协，什么时候该呼叫主治麻醉师做后援。尽管有着医学专业"幕后英雄"的名声，麻醉住院医师的工作范畴非常广泛，从帮助创伤区的紧急救治到病房的紧急呼叫，再到重症监护室和病区的围手术期专家。像所有使者一样，住院医师需要充分利用他们的谈判和"外交"技巧。

> **⌂ 要点**
>
> - 优秀的住院医师凭借其适应性、责任心和良好的风度平衡他们的多种角色。一名优秀的住院医师是一名成熟的、有爱心的团队成员，具有出色的沟通能力。他/她努力追求卓越，既是自身专业的学习者，又是其同事的导师。
> - 优秀的住院医师知道，患者护理是我们职业的中心，需要满怀同理心，保持正直和激情来追求这一目标。他们不断地发展自己的知识和技能，以便随时准备着，成为一名优秀的医生。
> - 这些要点中的每一点也适用于已规培完成或年资更高的麻醉医生。说真的，如果我们写一章关于"什么是优秀的麻醉主治医师"的内容，它会说同样的事情！

推荐读物

Barry M. What makes a great resident? The programme director perspective. *Curr Rev Musculoskelet Med.* 2014;7(2):161–163.

Bingham JW. Using a healthcare matrix to assess patient care in terms of aims for improvement and core competencies. *Jt Comm J Qual Patient Saf.* 2005;31(2):98–105.

Nemani VM, Park C, Nawabi DH. What makes a "great resident": The resident perspective. *Curr Rev Musculoskelet Med.* 2014;7(2):164–167.

Reed DA, West CP, Mueller PS, et al. Behaviors of highly professional resident physicians. *JAMA.* 2008;300(11):1326–1333.

Tetzlaff JE. Evaluation of anesthesiology residents. In: Frost E, ed. *Comprehensive Guide to Education in Anesthesia.* New York: Springer; 2014.

第 273 章
绪　论

医生和律师,通常被认为是敌对的两个专业。虽然麻醉从业者职业生涯中的很多方面都受到律师的影响,但却很少有涉及法庭的情况,两者之间最直接的互动就是医师或药监局的许可证。另外,医疗产业在美国是最受约束的产业之一,最近延伸到医疗领域的联邦法律增加了对医疗从业者资格的要求以及强制上报机制。不管怎样,法律及司法体系将在我们如何照顾患者方面扮演重要的角色。

这部分有一些章节涵盖了很多麻醉从业者让他们自己深陷法律窘境的案例:文书记录不当,没有知情同意,药物滥用,但无论是诉讼案或雇佣相关事宜都没有向律师寻求过帮助。

你将看到在诉讼中所涉及的几个要素——人物、事件、时间,也有很多涉及文书记录和保存的内容,以及医疗过失发生之后如何向患者道歉。同时你将看到在第一时间可以采取很多方法避免最终需要在法庭上解决问题。

最后,还有一些关于麻醉中伦理问题的探讨。如何处理知情同意,在伦理许可范围内拒绝做某些病例,手术室中遇到 DNR(不复苏)预嘱的情况应该如何做。

第 274 章
从美国麻醉医师协会终审赔偿项目案例中学习

概论

避免常见麻醉错误的最佳方法之一就是学习医疗事故案例,找到有可能避免不良后果的替代治疗方案,并将这些经验教训运用到个人麻醉实践中。麻醉科及医院质量保证(QA)或持续质量改善(CQI)委员会都使用这种方法提高患者安全性。但即便有再好的医疗管理体系仍然可能发生一些不良事件,并最终导致医疗诉讼。

与学习 QA 或 CQI 委员会不良事件报告类似,学习针对麻醉医生的诉讼或案件能够帮助我们认识到特定患者损伤的相关因素,以及导致患者决定起诉麻醉医生并对麻醉医生做出不利判决的相关因素。鉴于这些诉讼的参考价值,美国麻醉医师协会(ASA)于 1985 年成立了终审赔偿项目(Closed Claims Project),由经验丰富的麻醉医生收集全国各大保险公司案例的详细信息。这些案例的诉讼期已经结束,因此称为“终审赔偿”。到目前为止,ASA 终审赔偿项目已经发表了 100 多篇关于特定损伤相关因素和改善患者安全的文章。目前其数据库包含了超过 7 000 个终审赔偿案例,其中约 5 200 例发生在 1990 年之后。本章节选 ASA 终审赔偿项目中常见的和败诉的案例,提醒读者同行们如何防范终审赔偿。

同意书

尽管同意书是医疗诉讼中的常见问题,但很少是导致诉讼的唯一原因。不良转归往往导致同意书上升到法律层面。同意书问题一直被比作周年纪念卡——“有,不能保证好结果;但绝对不能没有"。同意书问题可能来源于一系列原因：①对操作风险的讲解不全面——如蛛网膜下腔阻滞时穿破硬膜后头痛的风险；②未获得操作同意——如全麻下进行区域神经阻滞麻醉操作；③未记录患者对治疗建议的拒绝——如合并重度慢性阻塞性肺病和充血性心力衰竭的患者拒绝为踝部手术实施的区域神经阻滞麻醉。

麻醉同意书讨论的内容应包括常见并发症和严重罕见并发症，尤其后者需要患者就某些特殊治疗做出决定。但是这种讲解不应当是罗列所有可能的并发症，因为这样患者就无法领会重点。记录与患者进行的风险-受益相关讨论是减少同意书方面医疗法律问题的关键。一些州和一些医疗过失责任公司要求单独的、有患者签名的麻醉同意书。

案例：一名 60 多岁的老年女性在全麻下接受开腹泌尿科手术。外科医生离开手术室时要求麻醉医生为患者术后镇痛留置硬膜外管。麻醉医生在术前评估时未与患者讨论过这一点。于是患者处于麻醉状态下，麻醉医生在其胸段两个节段尝试放置硬膜外管，但均未成功。在麻醉后监护室患者主诉右下肢无力和左下肢不能活动。MRI 证实了在穿刺尝试置管部位的胸段脊髓损伤及其上下节段的脊髓水肿。该案的赔偿费约 35 万美元。

术前评估

终审赔偿案中的术前评估问题常包括：①对未预见的困难气道，缺乏气道检查的记录或②对术前检查结果异常的患者没有随访（这些检查通常是由其他医生开具医嘱进行的），延误了对新发现问题的诊断、治疗、会诊（如，胸片显示新发肿瘤病灶，患者心电图异常且随后出现了围手术期心肌梗死），从而给患者造成伤害。这些问题都说明了实施并记录全面的术前评估以及强调对异常检查结果的正确治疗、会诊或转诊的重要性。

案例：一名 50 多岁中年男性在腰麻下接受经尿道前列腺电切手术。患者的心电图提示"缺血性改变，可疑心肌梗死"。术前麻醉医生和泌尿科医生都没有去查看心电图结果。没有关于这台择期手术患者的相关心内科会诊记录。患者术后第一天出现胸痛，术后第二天诊断心肌梗死。患者最终接受了冠状动脉旁路移植术。患者起诉医院术前漏诊心肌梗死且没有进行相关会诊，并接受了庭外和解。赔偿费约 20 万美元。

更换责任人（麻醉医生）或交接班时沟通不当

在这个日间手术和门诊手术常见的年代，一名麻醉医生负责了解病史并查体而由另一名麻醉医生实施麻醉的事情很常见。当医生之间沟通不当时，有可能出现医疗信息遗漏，或患者的一些特殊要求未得到重视。将所有关于患者病史和对麻醉特殊要求的讨论都详尽记录下来有助于避免这些问题。患者以为医生们之间的沟通都很到位，他们不需要对其他人重复和第一名麻醉医生说过的问题和疑虑。所有关于患者的特殊情况都应当在麻醉医生之间直接交代清楚。同样的，术中良好的文书记录和交接班时的直接沟通一定能够改善医疗质量并减少不良事件的发生。

案例：一名 50 多岁中年女性接受脊柱重建术及内固定植入术。这台 8 小时的大手术共有两名麻醉医生和两名有执照的注册麻醉护士（CRNA）参与管理。第一名麻醉医生和第一名麻醉护士一起开台，因该麻醉医生当晚值班，他后来离开手术室去处理一些私事。他以为第二名麻醉医生接手了患者的麻醉，后者否认这一点，并说他只是同意了第一名麻醉护士因尿量少（手术开始的 6 小时尿量少于 200mL）而给予呋塞米的要求。手术前 5 个小时，该麻醉护士没有医生监管，她没有认识到尿量少是由于低血容量，而是用呋塞米去处理这个问题，让一个高血压的患者术中血压处于 80mmHg 左右长达 5 小时。（她说外科医生要求控制性降压，但外科医生的证词否认这一点。)这个患者没有有创动脉血压监测,也没做血气分析。患者醒来后因缺血性视神经病导致双眼永久性失明。病历里没有记录术前麻醉计划,而术前访视和麻醉单上都没有麻醉医生签名。考虑到陪审团会认为麻醉医生随意离开患者是一件非常严重的事故,该病例在庭审前以 30 万美元和解。

文书记录

术前病史、查体和知情同意,术中事件,术后监护及随访以及重大事件的记录不全面常常导致医院或医生在诉讼中得到有利于原告的判决。医疗记录是你与其他科医生交流的方式,也是法律文件。术前病史、查体和术中给药等常规处理应记录在医院/麻醉科提供的标准表格里,署上姓名和日期,这是医疗质量良好的体现。

危重症抢救时可能没有办法及时记录,之后一旦有时间就要记下全面、详细的事件以及采取的相应的措施。术中危急事件时的生命体征和用药应记录在麻醉单上,但在病历的病程中应进行额外的记录,因为大部分其他科医生看不懂或不熟悉麻醉单,可能会导致有些记录丢失。电子记录单的优势在于麻醉信息不会缺失。只记录事实(所发生的事件),不要臆测危重事件的原因。由于许多诉讼在事故发生后一年多才提起,医疗记录能够提醒你可能被遗忘的细节。如果一件事未被记录,法官和/或陪审团甚至你自己都不能确信事情是否发生过,这样会给人留下做事不谨慎的印象。

案例:一名 30 岁女性在腰麻下接受急诊剖宫产手术。她在同意书中强调不允许住院医生参与诊疗。一名麻醉主治医生和一名产科专培麻醉医生共同接手这个手术,专培医生不顾患者的反对进行了穿刺操作。第一次穿刺回吸有血,在上一间隙进行穿刺抽出清亮脑脊液。但麻醉单上没有记录阻滞平面。胎儿娩出并断脐后给予地西泮 10mg 和芬太尼 200μg。后来患者说她不仅能感受到全程手术操作,并且很痛,这些情况她在术中都跟麻醉医生说过。但病历上没有关于这一点的记录。赔偿费为 30.51 万美元。

修改医疗记录

不良事件发生之后医疗工作者做得最糟糕的事情就是修改或伪造医疗记录。这种行为一旦被揭发,会给法官和/或陪审团留下麻醉医生/麻醉护士不诚实和不称职的印象,导致其医疗记录和证词不可信。这种印象再加上患者严重受伤的事实会使大众认为错误在医院一方。麻醉医生需要把想在麻醉单上补充的信息都写入病程,并注明日期和时间。千万不要在不良事件发生后删除不实信息,应当是在病程中注明所作的补救措施。法务公司可能将病历送检分析,以确定是否存在笔迹修改。

案例:一名 60 岁老年男性在腰麻下接受腹股沟疝修补术。术中给予大量镇静药。手术结束时有一段时间患者血压偏高。患者在恢复室未恢复意识并于 6 个月后死亡。麻醉医生上交了另一份麻醉单,并宣称患者在麻醉恢复室是清醒的。而恢复室护士和外科医生均称患者在恢复室并未苏醒。外科医生还称术中出血的颜色很深。该病例的赔偿费为 300 万美元!

不良事件发生后随访不利/沟通不畅

医疗事故发生后随访不利/沟通不畅会给患者留下"你不关心他""你的时间比他的健康重要"甚至"你没有尽全力治疗并发症"的印象。虽然麻醉医生的工作很繁忙,在"高效率"工作同时还要强调"缩短接台时间",但还是应该及时对患者及其并发症进行随访、会诊及转诊处理,并予以适当记录。如果不能及时发现患者病情加重并采取合理干预措施,会增加你的责任风险。患者及陪审团会认为随访患者证明了你的专业素养和对患者身心健康的关注。虽然在不良事件发生后访视患者会让你感觉不太好,尤其是当你的治疗可能有不令人满意的地方,但随访是处理不良事件非常关键的部分。一项关于患者和/或家属对医疗过失行为发起诉讼的追因研究显示,对于与不良事件相关的信息量、解释的清晰度和准确度、给予解释时是否带有同情心以及对解释的总体感受,只有 15.6%~37.1% 的患者表示满意。另一项针对医疗官司的调查中,统计了 45 名原告分析得到了类似结果:32% 的患者诉被医生弃之不顾,29% 的医生贬低患者和/或家属的观点,26% 的医生与患者交流过少,13% 的医生没有理解患者和/或家属的期望。

我们应该做的事

1) 一旦患者稳定或康复了,你应该第一时间通知你的科室主任或团队领导,随后通知医院的风险管理小组和你的医疗过失行为保险公司。

2) 规律随访患者,安排合适的转诊。

3) 找一个安静舒适的私人空间面对面与患者交谈,尽量减少干扰(如把传呼机暂交给同事)。

4) 用热情、关切、共情的语气和简单、直接的语言。

5) 通过重复患者和/或家属的话让他们感觉到你在认真倾听以及对患者的关心。

6) 让家属知道有后续的治疗计划。

7) 表达对患者的关心。

8) 让患者和/或家属能够联系到你。

9) 所有部门彻底讨论后如果认定该不良结果确属医疗错误所导致,在与你的风险处理小组商量后应向患者道歉,说明整件事情的来龙去脉并商讨补救方法。确保你所在地的法律允许向患者进行不控告前提下的道歉。

10) 始终对患者和/或家属保持坦诚。

11) 记录下你同患者及家属的谈话内容以及他们的回应和你的治疗计划。

我们不应该做的事

1) 不要称自己有罪或指责其他医务人员。你可以而且应该向患者道歉。记住你是在为不良后果道歉,不是在为你自己的医疗行为或方法道歉。麻醉本身就是有相应的并发症的,即使你的麻醉管理已经非常完美了,当然,这些并发症的发生都是令人遗憾的。

2) 无论任何情况都不要指责患者。

3) 不要回避患者。因为患者普遍感觉在不良事件出现后被弃之不管,而且还可能导致没能及时发现需要进一步干预或治疗的并发症。

4) 不要仓促地与患者谈话。

5) 不要使用普通人听不懂的技术/医学术语。

6) 不要与患者就出现的不良事件开玩笑,尤其当患者或家属是法律或者医疗专业从业者。你可能是因为很紧张想缓解气氛或是想与患者建立和谐的关系才尝试开玩笑。但这样做起不到好作用。对患者来说,这种感觉像是医务人员为了博得同情。

7) 在医疗事故的案例中,关注点应当从医疗方转移到患者身上,而不是反过来。

8) 不要强迫其他医务人员"更改他们的说法"或撒谎。

9) 如果不良事件与麻醉相关或是由医疗错误所致,不要记费。

被其他医务人员诽谤

原告提出索赔的一个不光彩但是很常见的原因就是其他医务人员向患者暗示有医疗过失。一项研究发现 17/31 名原告都被其他医务人员直接或间接暗示患者的损伤是被告的医疗过失行为导致的。在这 17 个诉讼中,71% 暗示医疗行为过失的"其他医务人员"都是由于先前的不良结果而邀请来会诊的医生。对麻醉医生而言,手术医生也是导致不良结果信息误传的潜在途径之一。因此所有麻醉医生与患者和/或家属的谈话都应有外科医生在场。避免与外科医生或其他医务人员发生"病历战争",因为这种行为会使每个人都显得很不专业并且会削弱辩护的力度。

案例:一名 30 多岁的男性患者接受了广泛 3~4 节段脊椎融合术。既往有高血压病史,术前血压 140/70mmHg。术中外科医生多次要求维持收缩压在 90mmHg 左右,并坚持认为血压过高是导致出血的原因。麻醉医生也几次要求外科医生用电灼进一步止血。患者俯卧位 9.5 小时后手术终于完成(原计划 5 小时),估计出血量约 4 000mL。术毕当晚在 SICU 患者诉失明。外科医生的手术记录和术后两天的病程都极具煽动性和兴师问罪的口气,他们极度不满麻醉医生的术中处理,认为血压过高导致患者出血过多,输注过多晶体液导致患者失明。终审判被告麻醉医生获胜,但诉讼费高达 139 707.56 美元。

🏠 **要点**

尽管丰富的医学知识是诊疗患者和避免不良结果的基础,但不是所有的不良结果都能避免,也会有医疗意外事故发生。除了出色的临床技能以外,其他能帮你减少被牵涉入诉讼的重要因素包括:

- 记录患者的体能活动就绪问卷(PARQ)筛查结果以及同意书。
- 充分做好术前评估,对异常检查结果进行随访。
- 任何与患者健康相关的问题或讨论都要与同事好好交流及后续随访。
- 全面、合规地记录所有围手术期诊疗行为,对危重事件要特别关注。
- 决不篡改医疗记录。
- 就不良结果问题与患者和/或家属进行彻底、开放式的谈话,并提出适当的转诊或会诊计划。不要就不良结果开任何玩笑。
- 继续随访患者及其家属,让他们能随时联系你,避免患者有被遗弃感。
- 尽量参加所有其他医务人员关于不良结果的讨论,以避免信息误传。
- 在某些有争议的案例中,医务人员对诊治过程意见不一时,医院方面指定的律师很难同时代理两方医务人员。你可以提出要求聘请一位单独代理你的律师。
- 记录下所有患者随访的信息:电话、办公室会面及其他随访。这是你应该做的一件事,也表达了你对患者的关心。

推荐读物

Bean RV. Altering records: discrediting your best witness. *J Med Assoc Ga*. 1998;82:63–64.

Beckman HB, Markakis KM, Suchman AL, et al. The doctor-patient relationship and malpractice: Lessons from plaintiff depositions. *Arch Intern Med*. 1994;154:1365–1370.

Cheney FW. The American Society of Anesthesiologists Closed Claims Project: What have we learned, how has it affected practice, and how will it affect practice in the future? *Anesthesiology*. 1999;91:552–556.

Gorney M, Martello J. The genesis of plastic surgeon claims. A review of recurring problems. *Clin Plast Surg.* 1999;26:123–131, ix.

Hallinan JT. Heal thyself: Once seen as risky, one group of doctors changes its ways. *The Wall Street Journal Online*, www.WJS.com. 2005:1.

Hickson GB, Clayton EW, Githens PB, et al. Factors that prompted families to file medical malpractice claims following perinatal injuries. *JAMA.* 1992;267:1359–1363.

Huycke LI, Huycke MM. Characteristics of potential plaintiffs in malpractice litigation. *Ann Intern Med.* 1994;120:792–798.

Pennachio DL. Alter records, lose the case. *Med Econ.* 2003;80:40,43–44.

Vincent C, Young M, Phillips A. Why do people sue doctors? A study of patients and relatives taking legal action. *Lancet.* 1994;343:1609–1613.

第 275 章
美国麻醉医师协会终审赔偿项目数据趋势

麻醉专业是第一个建立终审赔偿数据库的医学专业。美国麻醉医师协会终审赔偿项目是一个在美国全国范围内持续进行的项目,通过探讨患者在哪里遭受损伤,如何以及为什么会发生,致力于改善患者的安全。

美国麻醉医师协会于 1984 年建立了数据库。至今,这个数据库已经纳入了超过 9 000 例终审赔偿案例。这个项目鼓励多学科之间的合作。作为整个项目授权的一部分,个人注册已经发展到包括非仰卧肩关节手术神经损伤注册中心、睡眠呼吸暂停(几近)死亡注册中心、术后失明注册中心和麻醉知晓注册中心。使用数据库数据的期刊也进一步集中在 25 个不同的划分领域,包括产科、儿科、知晓、眼部损伤、神经损伤及创伤等。

项目网站:www.asaclosedclaims.org

数据库有什么新内容?

早期,多数涉及麻醉的诉讼案例多是在手术室内的外科麻醉。然而,随着麻醉实践的发展变化,过去 20 年里,所有终审赔偿中只有 65% 是与传统手术室里的手术麻醉相关的。在外科麻醉案例逐渐减少的同时,慢性和急性疼痛治疗相关的案例稳步增加(2000 年以来分别为 18% 和 9%)。

麻醉从业人员也证实,手术室外麻醉和监护麻醉(monitored anesthetical care,MAC)管理病例持续增长的态势良好。自 2000 年以来,由于 MAC 下发生意外事件而提起的诉讼案例增加了五倍,从 20 世纪 80 年代的 2% 到近些年已经超过 10% 了。更有趣的是,MAC 相关的案例与手术室麻醉有很明显的区别。患者死亡是 MAC 和手术室麻醉最常见的赔偿原因,占 MAC 诉讼案例的 38%。

其他主要的诉讼原因包括:药物过量,尤其是丙泊酚和阿片类药物或苯二氮䓬类药物合用时(代表了超过半数的过度镇静的案例);ASA 分级 3 级以上;**手术室外麻醉**(remote procedural location);高龄;肥胖。终审赔偿的多数案例都表明不规范的麻醉管理是给患者造成不良结局的主要原因,尤其是缺乏脉搏氧饱和度监测和/或呼气末二氧化碳监测。最令人担忧的是,至少有 15% 的案例中没有脉搏氧饱和度监测,而只有 4/87 的案例中监测了呼气末二氧化碳。

各类损伤和预后

死亡 与麻醉相关的死亡仍然是最主要的负面结果,也是数据库里最常见的严重并发症(占比 26%)。令人惊讶的是,自 2000 年以来,MAC 相关的死亡案例超过了全身麻醉或区域神经阻滞下麻醉的死亡案例。据 SAMBA 报告,当前约 70% 的麻醉是在手术和操作中心以及诊所进行的,其中很高比例的麻醉都是在没有明确气道工具的条件下进行的。随着 MAC 下、非医院环境下的操作类型越来越多,强效药物的联合用药以及用药剂量都在增加。没有监测或不规范的监测是导致患者死亡从而提起诉讼的重要因素。

神经损伤/区域麻醉　区域麻醉引起的神经损伤在麻醉并发症的发生率居第二位,占不良结果诉讼的 22%。约 65% 的神经损伤是暂时的,并不会遗留永久并发症。多数神经阻滞损伤案例都是与手术麻醉相关的(45%),产科麻醉占第二位(38%)。随着超声引导神经阻滞的普及,随访这些案例的后续发展会很有意思。

知晓　术中知晓在 ASA 终审赔偿项目数据库里占有一席之地,同时伴随着清醒下肌松带来的临床并发症。

气道　随着患者监测手段越来越好以及 ASA 困难气道指南的出现,近年来气道或呼吸相关的案例逐渐减少。气道损伤在索赔案例中占比 7%。

烧伤　MAC 中的烧伤案例比全麻或区域麻醉中要更为常见。MAC 下的烧伤案例混杂了很多因素,值得我们引以为戒。它们的发生令人沮丧和遗憾,因为很大程度是可以避免的,事实上这类事件的发生都是由于在持续供氧的条件下使用了电刀,包括面罩吸氧、鼻导管吸氧或者是帐篷样的铺巾里给氧。前几十年的烧伤事故半数都是由于使用加热过的液体袋给患者保温造成烫伤,或是加温设备使用不当。

> ⌂ **要点**
>
> - 监护麻醉(MAC)下的赔偿案例在过去二十年间增长了五倍。
> - 不论在任何地方进行麻醉,规范的 ASA 监测,包括呼气末二氧化碳监测,都是必需的。
> - 手术室外麻醉数量的增长带来了不一样的风险和挑战。你和手术室内的坚实后盾距离很远! 确保你有全套必需的抢救设备。你对一个手术室外麻醉的谨慎程度和准备的充分程度应当和距手术室、麻醉工作间和熟练的助手的距离成正比。
> - 神经阻滞和区域麻醉占诉讼赔偿案件相当大的一部分。随访并记录患者的任何顾虑。

推荐读物

Cheney FW, Posner KL, Caplan RA, et al. Burns from warming devices in anesthesia. *Anesthesiology*. 1994;80:806–810.

https://www.theexpertinstitute.com/most-common-anesthesia-injuries-insights-from-malpractice-insurance-claims/ Last viewed October 26, 2017.

Kressin KA. Burn injury in the operating room: A closed claims analysis. *ASA Newsletter*. 2004;68(6):9–11.

Metzner J, Posner KL, Domino KB. The risk and safety of anesthesia at remote locations: the US closed claims analysis. *Curr Opin Anesth*. 2009;22:502–508.

Metzner J, Posner KL, Lam MS, et al. Closed claims' analysis. *Best Prac Res Clin Anesth*. 2011;25:263–276. www.asaclosedclaims.org Last viewed on October 27, 2017.

第 276 章
一份完备的麻醉记录单是最好的辩护

如果你不幸被起诉了,麻醉单可以是你最好的朋友,或者最坏的敌人。由于麻醉单是唯一连续和同时记录手术过程的文件,因此被认为是详细记录手术室内事件的最重要的部分。麻醉单不仅仅是对麻醉处理的记录,在一定程度上也是对外科手术处理的记录。基于这个原因,麻醉医生应对麻醉单的发展和应用给予相当的关注。不论病例有多复杂,也不论术中是否发生并发症,麻醉单的准确、清楚和易懂是绝对必要的。

麻醉单的组成部分

麻醉单和手术记录是记录麻醉过程最基本的医学法律文件。这些记录是患者永久性医疗记录的一部分,应当尽可能的准确和完整。它为其他医务人员提供了可能影响术后治疗决策的信息。所有参与麻醉的医生均需署名,即使是过程中进来短暂替班的医生也应如此。所有署名的麻醉医生均需保证麻醉单的准确性,它应包含表276-1中的内容。俗话说的"记录单上没有的就是没发生过的"并不完全准确,比如,如果没有并发症,静脉置管操作不必常规记录。但是恰当地记录术中的重大事件是很必要的。

尽管麻醉单包括的内容很广泛,但不同医院之间记录的信息还是有比较大的差异:有些事无巨细都要记录,试图涵盖麻醉处理的各个方面(如,喉镜的类型、气管内插管套囊的注气量等等);有些则只比最低要求多一点。两种极端的做法都有合理的法律支持,但把所在医院麻醉表格的各个部分都及时、准确地填写完整是至关重要的。

麻醉单:亦敌亦友

麻醉单虽然不是手术室内所发生事件的唯一记录,但它是术中事件最易于理解的即时记录。护理记录主要关注收费和器械功能及使用问题。外科手术记录虽然会详细描述手术过程,但它不是即时的,且仅笼统地记录对患者的处理。**基于这些原因,麻醉单是在术中同行审议以及诉讼起始阶段需要审议的首要记录,包括医学/法学专家审议。**因此当一个人做了相当数量的麻醉后,其麻醉单不可避免地会被法律机构审查。

一张记录得当、完整的麻醉单是医疗过失行为诉讼中最有力的辩护。如果一个人的行为是可以为其辩护的,那么当出现不良结果事件时,清晰的操作记录可以证明该医生的行为符合可接受的标准。另一方面,一张不完整或不合法的麻醉单表明其诊疗是不规范的。正如上文所述,尽管麻醉单包含的内容细节有较大的差异,但完成表276.1中罗列的所有主要部分是很关键的,因为任何不完整的部分都意味着忽视。基本上,如果某一部分内容被认定很重要且必须记录,那么未记录该部分或其中的内容有遗漏就可能在法律上被认定为忽视。例如:应常规记录插管无损伤。如果麻醉单要求记录或一个人平时都记录"插管无损伤",那么在麻醉单上没有这部分记录则可能提示插管实际上造成了创伤。另一方面,如果该部分从未被记录过,那么结论"插管是无损伤的,否则会特别记录"是合理的。**毋庸置疑,麻醉诉讼案中很大一部分是围绕麻醉单不完整或不完善的问题的。**恰当、及时地完成记录能够避免这些问题。

麻醉单中的潜在陷阱

麻醉单中的记录应该是对术中实际发生事件的再现,而不是个人观点的表达。在并发症问题上如果牵涉其他医生不但不会证明麻醉医生无罪,反而可能在诉讼中引起新的问题。另一个需要注意的地方是限制填写麻醉单的医生人数;虽然更换医生是不可避免的,但交接班次数太多会引起对治疗连续性的质疑。另外,麻醉单完成后需要复核检查。诉讼中麻醉单会被要求在法庭显著位置展示。

理想的麻醉单是对术中事件的即时记录,但术中复杂的环节常使得麻醉单不能及时、优质地完成。当出现快速失血、严重心血管并发症或其他危重事件,抢救患者必须优先于完成文

表 276.1　麻醉记录的基本内容

患者信息:

- 姓名
- 病历号
- 年龄
- ASA 分级

日期

麻醉地点

诊断和治疗

主治医师和助手

- 麻醉医生
- 外科医生

时间:

- 麻醉开始
- 麻醉结束
- 手术开始
- 手术结束

给药剂量及次数:

- 术前用药
- 麻醉药
- 其他药物
- 静脉液体
- 血及血制品

相关事件:

- 麻醉诱导
- 麻醉维持
- 麻醉苏醒

(麻醉和外科"事件"均包括在内)

麻醉过程中患者的实验室检查结果

麻醉中下列项目应常规监测,并按如下时间间隔记录(最长):

- 脉搏(每 5 分钟)
- 血压(每 5 分钟)
- 呼吸(每 15 分钟)
- 心电图节律(每 15 分钟)
- 脉氧饱和度(每 15 分钟)
- 插管/通气患者的呼气末二氧化碳(每 15 分钟)
- 插管/通气患者的潮气量(每 15 分钟)
- 正压通气时的气道压峰值(每 15 分钟)
- 有低/高温危险患者的体温(每 15 分钟)

续表

- 体位以及肢体受压部位的问题

到达恢复室时患者的生命体征

作为麻醉记录的一部分或单独一页,麻醉前评估应记录:

- 禁食时间
- 体重
- 既往病史
- 既往手术/麻醉史
- 目前服用的药物
- 过敏
- 体格检查至少包括
  - 气道检查
  - 心脏检查
  - 肺部检查
  - 其他相关检查
- 相关实验室/研究数据

ASA,美国麻醉医师协会。

书记录。电子信息系统(下文详细讨论)可能比手写记录更实用,但如果只能手写,那么**必须**在事件发生后尽可能快速、准确地补齐麻醉。麻醉单必须仔细检查以确保完整,尤其是出现不良结果时。不好的结果常使麻醉医生非常苦恼。基于这个原因,麻醉单确认完成之前最好由未参与麻醉的同行帮忙检查。没有掺杂情感的旁观者整体上能更加冷静地审视麻醉单有无重要遗漏。下述病例报告就是对这种情况的很好展示。

案例:一名50岁女性患者准备接受感染起搏器导线拔除手术。操作过程中当导线被拔出时出现了心室损伤,导致心脏压塞,患者死亡。

外科医生被起诉,但其宣称麻醉医师没有准确监测患者从而错过了很长一段心脏停搏期。麻醉医师的证言称患者在致命事件前数分钟还是清醒的。巡回护士证实了该证词。但是麻醉单未能支持他们对事件的回忆。特别是,第一张麻醉单终止于17:30,而第二张麻醉单起始于18:00。致命事件恰恰发生于18:00左右。虽然麻醉护士和麻醉医生都参与了该患者的治疗,患者死亡后他们也很沮丧,但当他们检查麻醉单时却发现没有办法弥补这两张单子之间的空白期。6个月后开始诉讼时,这个错误才被发现。

尽管该患者的麻醉处理很可能是符合标准治疗方案的,但是麻醉记录的失误却使得辩护尤为困难。最后虽然参与治疗的麻醉医师个人得以从官司中解脱,但是整个麻醉科和主任却承担了和解赔偿。如果在事件发生后,麻醉医师和没参与麻醉的同行一起核对了麻醉单,上述问题还会发生吗?不会,因为他们可能很容易就发现了错误。

电子麻醉单

虽然关于电子麻醉单到底是有益还是会增加医学法律风险的问题存在一些争议,但主张采用电子麻醉记录的主流观点认为这种系统具有显著优势。电子麻醉单提供了对生命体征、药物输注和手术进程准确、即时的记录。争议出现的原因是对生命体征短暂异常的记录,或把干扰当作真实情况记录下来。电子记录系统一般都有删除错误数据的方法,有些还有纠正异常数据的算法。

和其他自动化系统一样,电子记录系统和操作者的可信度一样。操作者必须仔细核对记录的准确性,在最终确认之前纠正记录错误的数据。手动记录麻醉单时,结束前未能核对数据和确认准确度可能导致对术中事件的不真实反映,使不良结果出现时需承担医疗责任的风险增加。另外,诉讼开始后再争辩和/或反驳电子麻醉记录上的错误数据会更加困难——因此及时核对和改正非常重要。

麻醉单的其他用途

麻醉单除了具有明显的法律用途(也就是医疗过失行为诉讼)以外,其内容还具有其他用途。质量改善项目充分利用这些麻醉单来追踪麻醉相关并发症及最常导致并发症发生的事件。麻醉单也是麻醉医生的主要记账凭据。麻醉起止时间、动脉和中心静脉置管、区域麻醉和经食管超声等特殊操作均需记录下来,用于合理收费和可能的报销。进一步探究影响治疗决策的相关医学信息,术中测量的血细胞比容、血气、血糖等相关实验室检查以及对异常情况的处理也需记录。同样地,术前给予抗生素,血管科手术给予肝素,骨科手术的止血带时间等外科问题也需记录在麻醉单上。

未来麻醉单的重要性肯定是要更加强调的。目前(美国的)医保正在建立一种根据麻醉服务"质量"来决定报销比例的模式,评估质量的因素包括:手术开始前 60 分钟内给予术前抗生素,维持体温在一定范围内等等。一旦实行上述政策,麻醉单将会是审核特定结果的唯一根据。未能有效记录这些决定性因素将会直接影响麻醉服务的报销。商业保险公司虽然还没有考虑到这些变化,但是当有节省费用的可能时,他们会倾向于跟随医保的政策。

🏠 要点

- 麻醉单是包含大量法律相关信息的法律文件。
- 麻醉单上完整、准确信息的重要性强调再多也不过分。
- "麻醉单上没记录的就是没发生过"这句话并不完全准确。没有并发症情况下的常规操作(如,静脉置管)无需常规记录。但很明确的是,麻醉中所有重大事件都必须记录。
- 麻醉单也是质量改善工具,可作为进一步和/或未来医疗的指导。
- 麻醉单也是服务收费的主要凭据。
- 电子麻醉记录对验证生命体征信息和确保信息数据的完整性可能有用,但也不是没有自身缺点的(比如,干扰性数据当成"真实"数据)。
- 发生并发症后,应立即由麻醉医生本人和一个未参与麻醉的同事核对麻醉单以确保其完整性和准确性。尽管诉讼时更看重即时记录,但记录下回顾性输入的时间和缘由也是相当有用的。

推荐读物

Gostt RK, Rathbone GD, Tucker AP. Real-time pulse oximetry artifact annotation on computerized anaesthetic records. *J Clin Monit Comput*. 2002;17(3-4):249–257.

Lanza V. Automatic record keeping in anesthesia—A nine-year Italian experience. *Int J Clin Monit Comput*. 1996;13(1):35–43.

Vigoda MM, Lubarsky DA. The medicolegal importance of enhancing timeliness of documentation when using an anesthesia information system and the response to automated feedback in an academic practice. *Anesth Analg.* 2006;103(1):131–136.

Yoder KS. Legal aspects of anesthesia charting. *AANA J.* 1979;47(1):47–54.

第 277 章

医疗记录中的争议——如何避免病历之战，如何全身而退

病历之战是整个医疗实践中最不幸的情况之一，其根源在于一名医疗人员在病历中记录不当，为并发症或不良后果"指责"他的同事。对于麻醉医师来说，这种情况通常是由于一位外科医生就麻醉术前评估的某一方面或围手术期麻醉管理的问题在病历中记录了令人不快的内容。文字之战可能发生在任何两个书写病历的医务人员之间，包括护士、ICU 和麻醉后监护室（PACU）的工作人员以及其他会诊医师之间。不幸的是，手术室和 ICU 总是频繁发生冲突，文书的较量则可以看作是高度冲突的一种形式，而这其中没有赢家。

不要挑起战争！

我们的建议是：**不要卷入病历之战！不要挑起病历之战！**

病历的争端会在医务人员之间制造巨大的、有时会持续很久的敌意，这不仅对你的法庭辩护而且对整个医疗机构都是极具破坏性的。

你必须极为小心避免挑起这样的争端。要记住围手术期是临床诊疗过程中唯一一个由两名具有相同地位的医务人员共同管理一名患者和病历的阶段。这个环节被认为是麻醉和外科之间冲突的根源之一，自然有时候会涉及病历书写。

作为一名负责任的医务人员，你有责任准确记录与患者相关的**真实数据**和你的治疗计划。如果你在记录对一名患者的评估，确保你的评估是以症状、体征、实验室检查以及其他评估项目作为基础的。**不要**在病历里写下你的个人观点或是对其他医务人员的诊疗过程进行批判，也不要与他人的评估进行争论。**如果你非常不同意某位医务人员的评估，那么可以不带任何评论性语言地陈述你的意见和立场，这样病历中看起来并没有相互矛盾的记录。**在患者治疗的过程中，你没有义务也不具备相应的知识和地位让病历里的每一条评估观点都一致。

如果其他医务人员并没有对你的诊疗进行指控，但的确记录了一些明显错误的信息（如手术的侧别），这时最好立刻私下里与他电话联系。如果你觉得这位医务人员的记录会使患者陷入即将到来的危险中，并且你很肯定你是对的，那么立即下医嘱暂停患者相关的治疗，这些都不要体现在病历里，然后联系这位医务人员的上级，同时联系风险管理团队。但要记住，病历不是质量管理团队实施同行评议或任何审议的地方。

如果你发现自己身陷病历纠纷中

如果你发现因为一条不恰当的病历记录，你的临床诊疗成了众人攻击的对象，你该怎么办？当你的医疗行为或治疗规范被人攻击，或因为并发症而被指责，你感到沮丧或愤怒是很自然的事。深呼吸，放松，冷静下来后重新审视这个问题。你不需要被动接受这种局面。

正如我们之前提到过的，在病历中对引发争议的记录，**不要做任何回应**。**忽略它**，写你自己要写的记录，看起来就像那条指控在病历里并不存在。不要试图删改任何已经记录在案的内容，否则你会把自己置于非常危险的境地，而且这样做并不会成功。

我们推荐立即按如下步骤处理，视不同医院和情况的严重程度而定：

1）给那位在病历里写了不恰当内容的医生打电话，要求他停止这样做并收回之前的评论。

2）通知医院的风险管理团队。

3）通知那位医生的上级或主管领导。

4）通知医院的首席医疗官。

5）通知院长或医疗董事会。

根据我们的经验，风险管理团队会立刻叫停任何会使病历引起的冲突扩大的行为。病历之战会引发严重的问题，让之后可能涉及诉讼的诊疗事件难以辩护。

想通过病历来挑起争端或通过医疗记录来指责别人的行为毫无价值，并且不会成功。

🏠 要点

- 从医学法律的角度来说病历之战是非常不幸的，让被指责方非常受挫。
- 不要挑起病历之战！
- 如果你是病历记录里负面评论的对象，不要在病历里做任何回应。写你要写的记录，无视之前令人不快的那些评论。
- 记住利用病历挑起事端的那方是不会成功的。通常都是肇事方最终会被指责。律师都经历过这种情况，很清楚是怎么回事。
- 立刻给肇事方打电话，直接提出要求立即中止这种行为。不要就这件事进一步争论。
- 上报医院管理系统，从联系风险管理团队开始。

推荐读物

Maddineshat M, Hashemi M, Tabatabaeichehr M. Evaluation of the disruptive behaviors among treatment teams and its reflection of the therapy process of patients in the operating room: The impact of personal conflicts. *J Educ Health Promot*. 2017;6:69.

Ramsay M. Conflict in the health care workplace. *Proc Bayl Univ Med Cent*. 2001;14:138–139.

第 278 章
在手术室内阅读——值得冒险吗？

大多数麻醉医生和麻醉科住院医生都听过这句老话："麻醉就是 95% 的常规和 5% 的恐怖经历。"问题就在于，麻醉中对患者有危险的那部分往往是未知的，或者仅有极其微小的提示信号，而在此之前通常是相对平静或至少表面上在我们的视线内没有什么异常发生。

那么，想象一下，负责一个病例的麻醉医生已经进入这种平静期，自信地认为麻醉很平稳，他/她拿起一本小说并很快进入全神贯注的阅读。5 分钟后病例突然发生戏剧性地转折，演化为一个严重且具有灾难性的局面。后来情况没有向好的方向发展。家属非常愤怒并雇了法律代表。在庭上问讯时，原告律师问麻醉医生在危重事件发生时正在读什么书。可能是侦探小说？当患者出现问题时麻醉医生读了多久呢？

除了读书，现在还有各种各样的新技术竞相吸引我们的注意力，它们已经非常深入地渗透到了医院和手术室，包括基于计算机的监测和病历记录系统、智能手机、平板电脑，以及麻醉术中工作站的即时网络接入。在过去的几年里，眼镜或手表等可穿戴设备也已经扩散到这一高强度工作场所。

与在手术室里阅读医学杂志或教科书不同,在手机上阅读电子邮件或短信会留下一个跟踪你活动轨迹的电子记录。**更具破坏性的是,这些电子记录可以在医疗事故诉讼期间被发现。**原告律师可以要求出示和审查这些记录,他们可以使用其中任何相关信息以证明麻醉医师存在工作疏忽。反对在手术室阅读或上网的理由是,任何与病例无关的行为都会转移麻醉医师对患者的注意力。麻醉医师从事其他活动,可能会错过一些预示危急事件发生的警示信号,可能会错过干预的窗口期,或者错失宝贵的反应时间。

此外,除了责任问题,有观点认为,在手术室阅读可能会向护理诊疗团队的其他成员传递错误信息——如果麻醉医师无聊到不得不靠阅读打发时间,那么他们的工作能有多重要呢?其他人可能会反驳,麻醉医师训练有素,可以身兼数职,当为基础状况良好的患者实施麻醉时,没有理由限制麻醉医生在他们自己认为合适的情况下自由支配时间。而且他们指出,目前没有数据表明,在手术室中阅读与我们保障患者安全的初衷相悖。一些研究发现,麻醉医师在手术室内的相当一部分时间被关注患者以外的其他事情占用——这提示麻醉过程中可能存在一段持续的"空闲"时间。虽然这方面问题没有大量数据支持是事实,但也有许多评估麻醉医生警觉、嗜睡和相关状态的研究,使得这方面的推测尽管没有循证医学支持但理由充分。

麻醉常被拿来和其他需要长时间高效率工作的领域相比较,尤其是航空领域。在航空领域已经发现,严重错误通常是由微小的分心引起。商用飞机飞行 10 000 英尺(约 3 000 米)以下时禁止座舱内交谈与分心政策的出台即是基于上述研究结果。

当然,现在手术室中普遍使用的新技术使麻醉医生之间的联系更为紧密,相较于过去,他们也能够实时获得更多的患者信息,包括在线获取患者病历记录、医学影像学检查、实验室检查数据等,从而可以有效利用"空闲"时间对患者进行评估。

《麻醉患者安全基金会快报》最近的一篇文章描述了越来越多的新技术对麻醉实践带来的好处,包括一些可能被视作分心的事情,比如发短信和使用移动设备。鉴于某些增加联系和沟通能力的设备也可能会降低警戒性,因此仔细管理这些设备的使用方式就变得尤为重要。

例如,至少有一项研究表明,当麻醉住院医师暴露在视觉和听觉干扰增加的环境中时,他们注意到脉搏血氧饱和度音调变化的能力有所下降。与此同时,其他研究表明,在麻醉过程中的低强度工作时段阅读不会对警觉性产生有害影响。研究指出,在实施麻醉期间阅读或上网与播放音乐或与手术室工作人员交谈没有什么不同。虽然这些事情确实经常发生,但其实它们都属于外部干扰的范畴。保险公司更倾向于认为,在手术室里进行不能增进患者健康的活动都是不符合诊疗标准的。因此,在麻醉期间阅读的麻醉医师其承担的医疗责任诉讼风险是相当高的。尽管此类诉讼并不常见,但保险公司已经发布了意见,建议在手术期间将外部干扰降至最低。

麻醉患者安全基金会(APSF)最近的一份报告提到,终审赔偿数据库中有一小部分案例(5 822 例中的 13 例)是由于麻醉医师分心而造成了不良转归。在大多数情况下,吵闹的音乐、读书、打电话等事件都被认为是不符合规范的护理行为。

尽管关于这一问题的争论尚无定论,但《麻醉患者安全基金会快报》介绍了不少资深麻醉医生介绍在手术室内减轻无聊的其他方法:

1) 在屋内走动。

2) 观察外科医生和手术。外科医生当然也会和麻醉医生一样感到疲劳和无聊。我们工作的一部分是确保他们不会错过将来可能遗留后患的问题,如:及时发现腔静脉受压或滴在地板上的没被发现的出血。

3）和手术室工作人员一起监督手术。

4）检查备用仪器。重新检查麻醉机和监护仪。

5）检查患者。

另一方面,随着智能手机、平板电脑,甚至谷歌眼镜等可穿戴设备的普及,在手术室录制音频和视频的便捷性引发了对患者隐私泄露的新的忧虑。麻醉医师应该清楚地认识到,保护患者隐私是必须履行的义务,发送短信(可能还会使用嵌入在眼镜或手表等小型设备中的摄像头)可能会使患者受保护的健康信息在未经授权的情况下被获取和传播,这类行为可能会招致重大的民事和潜在的刑事处罚。

🏠 要点

- 读书应排在患者治疗之后;不要在分心可能使你忽视重大事件的时候读书。
- 如果你要读书,确保你的保险公司和医院不禁止这种行为。
- 考虑其他能消除无聊但又不会使你分心的活动。
- 选择合适的读物。
- 不要:上网冲浪、炒股等。
- 考虑到录制视频、拍照以及其他行为对患者隐私权的影响,确保遵守医院有关患者隐私权的规定以及知情同意原则。
- 如果你在手术期间读书了,试着向陪审团解释为什么在患者出现并发症时你在读书。如果你的理由不能说服自己,那么也同样不能说服陪审团。

推荐读物

Domino KB, Sessler DI. Internet use during anesthesia care: Does it matter? *Anesthesiology*. 2012;117:1156–1181.

Slagle JM, Weinger MB. Effects of intraoperative reading on vigilance and workload during anesthesia care in an academic medical center. *Anesthesiology*. 2009;110:275–283.

Stevenson RA, Schlesinger JJ, Wallace MT. Effects of divided attention and operating room noise on perception of pulse oximeter pitch changes: a laboratory study. *Anesthesiology*. 2013;118:376–381.

Weingar MB. In my opinion: Lack of outcome data makes reading a personal decision, states OR investigator. *APSF Newsletter*. 1995;10(2).

Weingar MB. Vigilance, boredom and sleepiness. *J Clin Monit Comput*. 1999;15:549–552.

第 279 章
手术室内不应自动中止 "不复苏" 的预嘱

简介

心肺复苏(CPR)是唯一可以由非医师在没有医嘱或患者口头同意情况下进行的医疗干预行为。患者不能表达其意愿时都被自动视作同意 CPR。尽管 CPR 有可能会逆转心搏骤停,但也可能过度延长生命、导致不可预知的痛苦并增加精神上的折磨。

医学伦理中有两条指导医生的中心原则:有利和不伤害。尽管所有医生都深谙这些道理,但是仍需尽到尊重患者及其家属意愿的责任和义务。患者的自主性反映了他们自我掌控和保留个性的权利。医生可能会被迫要求接受患者拒绝治疗的决定,即使这会导致患者死亡。因此,不伤害原则下保全生命的需求可能与患者本身的意愿相悖,这通常发生在有"不复苏"(DNR)预嘱的患者身上。

DNR 预嘱

DNR 预嘱最早在 20 世纪 70 年代用于终末期患者,以防止对原发病或其导致的心搏骤停的无谓复苏。1988 年美国健康保健组织鉴定委员会(JCAHO)要求所有医院必须建立关于 DNR 的正式政策,随后 DNR 预嘱呈显著增长。

但是 DNR 预嘱的措辞往往很晦涩,语言可能比较含糊("只要我的情况不是不可逆转,就积极救治我")、过分限制("不需要生命支持")或不合时宜。病历记录常会省略 DNR 预嘱的原因、如何实施、何时生效、包括哪些操作以及讨论的内容,因此,如果患者没有说明手术室中是否实施 DNR,那么届时将会出现问题。如果记录不清楚或不明确,那么法律上认定必须给予生命支持治疗。

围手术期 DNR

在围手术期,医生们往往很难坚持 DNR 预嘱。中止或支持 DNR 预嘱的决策问题一直是争论的焦点。医生们在手术室内难以执行 DNR 预嘱主要面临 3 方面问题:

第一,既然同意实施手术,那么患者当然期望在症状上或功能上获益。接受手术的患者希望手术成功并从中获益是非常合理的诉求。如果允许患者在手术中死亡,那么实施手术本身就显得多余了。因此 DNR 要求与手术目的相悖。

第二,麻醉本身通过对意识、循环和呼吸等正常生理功能的巨大干扰增加了心搏或呼吸骤停的风险。麻醉中常常涉及一些被视为"复苏"的操作,包括辅助呼吸、气管内插管、静脉液体复苏;麻醉也可能诱发可以迅速逆转的心搏呼吸骤停。另外,与那些未察觉的心搏呼吸骤停的患者相比,手术室内需要 CPR 患者的存活率更高,这种差异可能与手术室内的环境有关——在手术室内有持续监测以及训练有素的医生实施 CPR。麻醉相关心搏骤停的 CPR 总复苏率大于 90%。但医院其他地方心搏骤停患者的复苏率低得多(一般病房为 2%~6%,重症监护室为 19%)。因此围手术期有必要区分是由原发病还是由麻醉引起的心搏骤停。

第三,外科医生和麻醉医生期望他们的患者能从手术中恢复。理性的医生不会为一个知道会死在手术室内的患者手术。手术的目标既不是谋杀也不是加速死亡,而是治疗、改善或姑息。为了达到这一目的,患者必须从手术中活下来。

手术室内 DNR 预嘱的替代策略

制定手术室内自动中止或实施 DNR 预嘱的政策不是理想的解决之道。在手术室内自动中止 DNR 预嘱剥夺了患者根据个人价值和信仰做出的知情诊疗决定权。这也可能使医务人员因不尊重患者自主权而承担医学法律责任。

另一方面,自动实施 DNR 也可能对患者造成不可预知的影响。当然,为改善生命质量而进行全身麻醉的患者不会有麻醉时"无需插管"的要求。但是,当患者家属承担患者生死的责任时,无意的实施 DNR 可能使医务人员承担医学法律责任。

围手术期与 DNR 预嘱相关的指南

ASA 在 1993 年颁布的伦理指南以及 2001 年和 2003 年对此的修订案是治疗有 DNR 预嘱患者的实用指导。这些指南已编入美国外科医师学会(ACS)的"手术室内 DNR 患者预立医疗指示的声明"和"美国儿科学院（AAP）儿童患者指南"。

　　该指南不赞成在手术室内自动中止或实施 DNR 预嘱的政策,因为这些政策"可能都没有充分尊重患者自主决定的权利"。ASA 建议术前所有参与的医生与患者或授权人一起讨论术中执行 DNR 预嘱的适宜性。ACS 和 AAP 将这种方法称为"强制复议"（required reconsideration）。同时建议医生区分全面复苏、操作引导的有限复苏和目标引导的有限复苏。操作引导的有限复苏重点强调全面考虑术中可能用到的特殊干预方法。目标引导的有限复苏重点强调患者的目标、价值观、偏好,而不是特殊操作。后者可能允许外科医生和麻醉医生"根据临床判断决定哪种复苏方法最合适"。

围手术期处理有 DNR 预嘱患者的方法（"强制复议"）

这些指南提供围手术期处理有 DNR 预嘱患者的最基本方法:

　　1）手术前,麻醉医生和外科医生与患者和/或授权人当面讨论麻醉医生和外科医生在术中的作用并说明一些复苏操作是常规,这很重要,所有手术都如此。必须有充足的时间说明可能出现的伦理问题。

　　2）如果患者决定中止 DNR 预嘱,那么其中止的时间段以及恢复的条件要特殊说明。

　　3）特殊要求需遵守医院政策和专业协会指南,并在术前与整个手术室团队核实。

　　4）困难情况时可能需要医院伦理委员会介入。

　　5）必须在病历中仔细记录术前讨论的内容以及患者的特殊要求。

小结

　　充分知情的患者或家属能更好地做出围手术期有关 DNR 预嘱的决定。在不违背法律、医学伦理、个人信仰或专业指南的前提下给予患者充分的自主权考虑,医生也会心安理得。"强制复议"是处理有 DNR 预嘱外科患者的权宜之计。

🏠 要点

- 有 DNR 预嘱的患者接受择期手术,需要进行特殊考虑和沟通。
- 对于患者现行的 DNR 预嘱,应就其价值观、决策以及自我决定权与患者进行讨论和澄清。
- 应与患者作进一步的详细讨论,以履行"强制复议"的责任。
- 牢记,手术室内的 CPR 后复苏率高达 90%,而在 ICU 只有不到 20%。
- 非常不鼓励在手术室内自动中止 DNR 预嘱。

推荐读物

The American Society of Anesthesiologists. Ethical guidelines for the anesthesia care of patients with do-not-resuscitate orders or other directives that limit treatment. Available from http://www.asahq.org/For-Members/Standards-Guidelines-and-Statements.aspx. 2013. Accessed September 24, 2014.

Cohen CB, Cohen PJ. Required reconsideration of "do-not-resuscitate" orders in the operating room and certain other treatment settings. *Law Med Health care*. 1992;20(4):354–363.

Ewanchuk M, Brindley PG. Ethics review: Perioperative do-not-resuscitate orders – doing nothing when something can be done. *Critical Care*. 2006;10(4):219–222.

Fallat ME, Deshpande JK. Do-not-resuscitate orders for pediatric patients who require anesthesia and surgery. *Pediatrics*. 2004;114(6):1686–1692.

Lonchyna VA. To resuscitate or not in the operating room: The need for hospital policies for surgeons regarding DNR orders. *Ann Health Law.* 1997;6:209–227.

Statement on Advance Directives by Patients: Do Not Resuscitate in the Operating Room. Accessed September 24, 2014. Available from www.facs.org/fellows_info/statements/st-19.html.

第 280 章
牙齿损伤——仔细记录，切忌过度承诺

　　你今天的第一名患者是一位拟行腹股沟疝修补术的极度肥胖的中年男性，但他拥有你所见过的最闪亮、最洁白的笑容。术前访视时，他提及过去他的牙齿不好，但最近他做了一次"大整容"，新"牙冠"赋予他那么迷人的笑容。当然，他无疑具有困难气道；当你插管时，探条下你只能看见会厌尖端，这时你听见为了给你的 Mac 4 喉镜片让路的前门牙发出刺耳的嘎啦声。

　　麻醉前、麻醉诱导或苏醒期间或镇静状态下牙齿损伤并不常见。**然而，这类损伤是针对麻醉医生索赔的最大单一来源。** 牙齿损伤的平均赔偿金额仅为 1 700 美元。但由于其占总体赔偿的 29%，因此赔偿总额是巨大的。此外，与核实和支付赔偿相关的行政费用也极大地增加了支出。

　　牙齿损伤的处理在其发生之前就开始了。麻醉医生的首要任务是掌握其工作机构是如何处理牙齿损伤的。要知道这涉及的范围很广！笔者知道的医院政策从"不为牙齿损伤修复赔偿（根据该机构法律部门的建议，他们认为这将代表医院默认存在医疗过失行为）"到"基本提供终生免费牙齿护理"不等。麻醉医生的第二项任务是掌握牙齿的基本知识（如果你能记住臂丛神经的分支，你就能掌握牙齿的简单编号系统，如图 280.1）。在牙齿损伤发生之前需要处理的第三部分包括术前知情讨论和记录。以前从未涉及齿科并发症的年轻麻醉医生常不认真记录牙齿检查。而有经验的麻醉医生和见识过此类问题的麻醉医生则很重视这方面问题！仔细检查牙齿，并花些时间记录下缺失的和摇摇欲坠的牙齿编号。有时，记录哪里有牙齿比记录哪里没有牙齿更方便。另外，记录所有开放的或新鲜的牙槽。这听起来似乎挺费时间，年轻麻醉医生有时抵触这样做。但设想一下，当你站在那犹豫着"是我们碰掉了那颗牙齿？还是患者说的昨天晚上就掉了的那颗牙齿？"，与为患者行支气管镜检查所需要的时间相比，你就会觉得作好记录所需要的时间不算什么了。

　　术前知情同意讨论是处理牙齿损伤的关键部分，其内容通常要包含牙齿损伤的可能性。以下是一个举例：

　　你可能知道，我需要在你嘴里放一根通气装置，并与麻醉机相连，这样才能在手术时维持麻醉和呼吸。放置通气装置时损伤牙齿或义齿的情况虽然不常见，但是有可能的。比如，牙冠或牙冠上的烤瓷可能掉下来，如果牙根很松或填充材料断裂的话牙齿也有可能脱落。你已经告诉我 30 号牙齿有松动，也就是一颗右侧的下后磨牙，放心，我们会很小心处理这颗牙齿和其他牙齿的，但我想让你知道，损伤是可能发生的。

　　一些常规情况常提示麻醉医生应警惕牙齿损伤的潜在风险。导致牙齿损伤的解剖因素也常是造成困难气道的原因——舌体肥大、短颈、伸展受限、屈曲受限、小下颌、高声门和某些特殊儿科综合征如 Pierre-Robin 综合征。

　　即使那些专门设计来防止损伤的工具也会导致牙齿损伤，如硬质牙垫。急诊手术时咬肌痉挛导致的牙关紧闭常发生在肌肉松弛和苏醒前。折叠的纱布、口咽通气道或一些专门防止牙齿损伤的器具有时也会导致填充物或牙冠受损。尽管没有完全安全的装置，但后磨牙间放

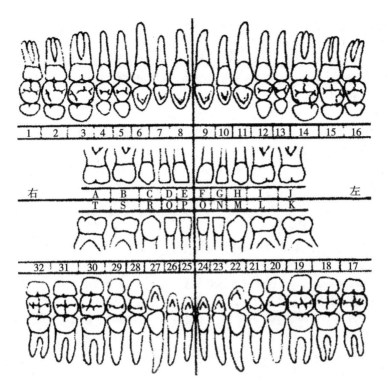

图 280.1　牙齿的编号系统（From McDonald RE，Avery DR. *Dentistry for the Child and Adolescence.* 3rd ed. St. Louis：Mosby；1978：5.）

置折叠纱布可能是最经济、可信赖的预防措施。

　　插管、拔管、面罩通气和放置喉罩时也需特别注意。比如耳鼻喉科手术或面部整形手术时，外科医生可能会将气管导管系到前门牙上，其施加的力量是进行齿科修复时未考虑在内的。

　　一般来说，最好在术后恢复期告知患者牙齿损伤的情况。患者可能已经知道出了问题，因为他的牙齿或者口腔的感觉可能和术前不太一样了。如果条件允许，为患者请本院口腔科医生会诊。如果没有，自己花些时间向患者解释损伤是如何发生的，并建议患者尽快去看牙医或齿科专家，同时也应立即向你的保险公司和风险管理办公室报告（没确定前不要向患者许诺"一切损失都会得到赔偿"）。电话随访患者 1~2 天，表达你的关心，并提醒患者就医。

　　一些麻醉医生已习惯自己赔付牙齿损伤的费用，即使是在损伤发生后很久。但是合理的责任分配可能更为复杂，因为除了麻醉医生外，很多因素都可能促成牙齿损伤发生。这些因素包括：

- 牙齿情况不良
- 快要脱落的修复牙冠，尤其冠根比为 1：1 的前牙冠
- 牙冠过长
- 牙冠烤瓷太薄
- 不重视牙齿健康或口腔卫生差

　　患者的牙医可能帮助他/她理解损伤是如何发生的并且建议患者不要起诉麻醉医生。住

院医师培训时有过全身麻醉经验的牙科医生可能会帮助患者体谅牙齿重建受损的现状以及麻醉医生的失误。同样,有麻醉经验的口腔外科医生或牙髓医生可能帮助评估损伤的原因。牙髓科医生或口腔修复科医生也会更好地评估和设计能承受麻醉相关操作的牙齿修复。偶尔会有患者打电话抱怨牙齿损伤后修复导致了逐渐加重的慢性疼痛,并引发一系列诉讼,因此要尽可能保留详细和完整的信息。

　　牙齿损伤确实会发生。它们往往不是任何人的错。松动的门齿牙冠可以放置数年,等待着麻醉医生们的考验。然而任何牙齿损伤都会给患者造成影响。要形成预防损伤的意识,并知道损伤发生后该如何处理。

🏠 **要点**

- 牙齿损伤是麻醉医生的职业性难题。千万不要自夸或自满于你从未遇到过牙齿损伤,因为总有一天你会遇到的!
- 牙齿损伤的可能性应该是术前知情同意谈话的一部分。
- 如果损伤发生了,告诉患者发生了什么。
- 尽早向你的保险公司和风险管理办公室报告。
- 牙齿损伤的原因很多。大多数是正常气道操作导致的重建破坏。
- 与你们医院有麻醉经验的全科牙医、牙髓科医生或牙齿修复科医生建立良好的职业关系。
- 建议患者和他/她的牙医找上述专家之一评估损伤。
- 同时建议由第三方医生检查损伤后再由患者的牙医修复损伤——提供多一个选择。如果患者的牙医很快修复了损伤,那么就没人能评估损伤的原因了。

推荐读物

Anderson RE. Medical malpractice: A physician's sourcebook. *Humana Press*. 2005.

Cohen S, Hargraves KM. *Pathways of the Pulp e-edition*. 9th Ed. Mosby; 2006.

Shillingburgh HT, Sumiya H, Whitsett L, et al. *Fundamentals of Fixed Prosthodontics*. 3rd ed. Quintessence Books; 1997.

Warner ME, Benenfeld SM, Warner MA, et al. Perianesthetic dental injuries: Frequency, outcomes, and risk factors. *Anesthesiology*. 1999;90(5):1302–1305.

第十五篇
职 业 实 践

第281章
绪　论

作为医生,虽然我们只想把注意力集中在患者身上,为其提供高质量、富有同情心的优质护理,但是我们不能忽略医疗中有关行政管理、收费和业务方面的问题。"你希望别人怎么对待你,你就要怎么对待别人",生活在以此作为黄金法则的世界里是非常美好的,但不幸的是,我们现在所处的世界,还有另外一条黄金法则,"谁拥有财富,谁制定规则"。

在当代,只懂治疗艺术和医学科学,而不懂医疗的商业运营是行不通的。

本篇涵盖了临床实践以及行政管理的内容,包括成本控制、业务规划和市场营销的基本概念,还介绍了手术室管理/手术接待量核算,以及围手术期外科之家(perioperative surgical home,PSH)的相关内容。本篇后几章的重点是如何找工作,评估工作前景,以及向读者介绍目前存在的多种不同工作类型。最终,在找到心仪的职位后,最后两章介绍了如何阅读和签订雇佣合同。

第282章
营销法则第一课:了解你的客户以及他们的需求!

提供安全和优质的医疗护理不足以将你或你的团队与其他麻醉医生区分开来。因此,当扪心自问还能再做些什么的时候,你所犯的最大错误就是你只是在做自己认为重要的事情,而没有考虑你的目标"客户"想要和需要什么。换句话说,当你把自己成功打造成最优秀的麻醉医生(或者麻醉团队)时,对于你的客户来说,你就是独一无二、不可或缺的! 因此,我们应该学习如何营销自己(图282.1):

1)确定客户的需求

2)开发满足这些需求的产品或服务

3)向客户传达产品或服务的可用性

但在考虑上述营销概念之前,麻醉医生及其团队也需要思考另一个重要的步骤:

明确你的客户!

对于麻醉医生来说,面对的"客户"有很多种,包括团队的其他成员、其他医院或机构的相关人员、外科医生和患者。因为这些客户的需求并不完全相同,因此,你需要决定首先满足哪种客户的需求。

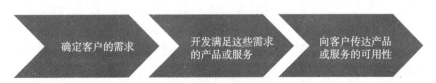

图282.1　营销基础

在本章中,我们将只讨论第一步——确定客户的需求。我们的目标是帮助你开始思考如何变得让自己不可或缺!

必备能力

训练有素、能够提供麻醉护理、完成相关文书工作以及拥有资格证书或者执业证书,这些都不能让你在集体中脱颖而出。这些能力只能被称为必备能力。换句话说,你需要具备这些能力才能入局。简单地说,"我能提供良好的麻醉护理"并不能让你变得与众不同或者不可或缺。

你所在的团队——初次求职、成为合作伙伴、成为优秀公民

试图回答以下问题:"我的团队需要什么?""我怎么做才能让别人记住我?"答案不应该只是上文提到的那些基本技能。相反,你还必须考虑怎么才能让你的团队获得成功,以及如何能够成为推动团队成功的助力之一。团队最希望他们的成员拥有以下这些能力:①良好的人际交往能力——包括与患者、外科医生和其他工作人员;②良好的职业道德。换句话说,他们正在寻找"好公民"。请记住,招聘的底线就是所有申请者和成员都是合格的、技能熟练的临床麻醉医生,已经具备上述提到的必备技能。显然,他们不希望招聘一位"问题少年"。任何麻醉团队都不希望招来一位会制造混乱,不值得信赖或者懒惰拖沓的医生。

你所在的医院或机构

机构管理人员希望麻醉团队和麻醉医生做什么?这个问题的答案涉及多个方面,并不都是与临床相关的。除了必备技能,管理者还要求麻醉医生能够和外科医生愉快地合作(即得到最少的投诉),并且能够提高患者的满意度评分。他们希望招收在质量改进方面起带头作用的医生。当然这通常需要适合运营改进计划的项目。他们希望医生在不同的机构委员会中服务或者担任要职,最好承担行政职务。显然,这些职责不仅包括手术室相关事务委员会,也包括能够让该机构运行良好的非临床职务,如质量改进委员会、评审小组(例如,联合委员会筹备小组)、认证委员会,甚至是医务人员执行委员会。换句话说,机构管理者希望麻醉医生能做的不仅仅是提供麻醉护理(必备技能)。如果你和你的团队参与该机构多个重要的部门活动,你们才会被视作不可或缺的那一个。

你合作的外科医生

再次强调,必备技能只是临床技能的最基本要求。但除此之外,与你合作的外科医生还想要什么呢?在最基本的层面上,每一位外科医生都希望自己的手术最少延误或中断,并且能够为他的手术患者提供高质量的麻醉。所以要求手术前一天进行充分的术前评估,并且解决掉所有可能会推迟手术的问题。外科医生也非常不愿意听到患者关于麻醉护理等问题的投诉。最后,外科医生可能并不愿意与陌生的麻醉医生合作,因为这时候他并不知道这位麻醉医生的能力。因此,在你第一次与外科医生合作时,请提前做好功课,这包括向你的同事、护士和医技人员询问该外科医生的喜恶。在工作中进行自我介绍,并提前询问外科医生,在手术期间他们除了标准麻醉之外是否有其他特殊要求。

你的患者

同样,除了基本的医疗服务之外,患者及其家人他们还需要什么?这个问题有很多答案,

但所有答案的基本原则都是"满足患者的期望"。因此,设定符合现实的期望往往是获得患者满意的第一步,也是最重要的一步。如果你或你的工作人员有机会在手术前一天致电患者,请立即联系他们! 你可以告诉患者在医疗过程中会发生什么,包括将要发生的事件和将提供哪种类型的治疗。手术当天,优秀的医生会具有良好的"绅士"风度——他们会诚实地、直截了当地与患者及其家属进行沟通,他们让患者觉得自己的生命安全是医生心中最重要的事情,他们让家属觉得医生会把患者当作自己的家人来对待。越是简单的事情越不能一蹴而就。与患者交谈时请不要表现得匆忙,有机会就坐下吧。与你的患者及其家人建立融洽关系是至关重要的。你的时间紧张,所以不要浪费时间,但不要仓促地完成这次会面。你的外貌也很重要。请不要蓬头垢面,就像整晚没睡一样! 你将带领你的患者度过他们生活中最不寻常和最可怕的经历之一——请让自己看起来能够承担起这份责任。

⌂ 要点

- 不要以为能够提供安全和优质的医疗护理就足以让你或你的团队脱颖而出。这是当代麻醉医生的必备技能。
- 识别谁才是你的"客户"! 然后明确他们的需求,开发满足这些需求的产品或服务,然后确定你或你的团队可以为你的客户提供这种产品或服务。
- 你的**团队**想招聘一位"好公民"——一个好相处、有职业道德的成员。
- 你的**医院**希望最大限度地降低来自患者、外科医生和护士的投诉。他们还希望你能够帮助解决行政质量管理等问题。
- **外科医生**希望尽量不要推迟手术,并尽可能减少患者对麻醉工作人员或手术的投诉。
- 你的**患者**希望与你面谈——希望得到你的同理心、信心、安慰和善意。
- 这些只是"个人营销"的第一步。接下来还有额外的挑战(也是机会!),包括更多地思考特定情况下客户的需求,提出满足这些需求的方法,如果你的客户不知道你有解决方案,那么想办法让他们知道。

第 283 章
提高手术室接待量:不要说"不"

为了提高职业安全感,你应该成为解决方案中的一份子,而不是成为问题的一部分。因此,当问题出现,我们要做的是寻找解决方案,而不是说"不"! 工作中最常被要求解决的问题就是提高手术室接待量。

提高手术室接待量涉及许多方面,包括手术室使用效率、手术周转时间、晚间手术和简单直接的增加手术例数。现实是,提高手术室接待量符合麻醉医生、医院和外科医生的共同利益。

在本章中,我们主要着眼于三个方面:准时开台、加快周转和并联流程。

准时开台

检验手术室使用效率最常用的指标就是第一台手术准时开台的比例。这一指标易于计算和理解,它反映了一种良好的团队文化——准时开始每天的工作能带来更高的效率。但是,尽管简单,实际上准时开台涉及从提交手术医嘱到实际开始手术当中的诸多环节,其中包括:完成手术文书工作(手术同意书、病史采集和体格检查)和患者病历记录,正确提交手术医嘱,准备所需设备,术前筛选患者,最晚的化验检查何时能够获取结果,手术室工作人员按时就位,患者按时住院,日间病房的护士按时完成患者的术前准备,患者的及时转运,等等!

满足准时开台的要求需要众多环节的协调,因此,将奖励性收入与这一指标挂钩是非常危险的,因为对于麻醉工作者来说,大多数环节并不能由自己掌控。

只有当所有参与者一致同意"准时开台"的时间节点,才有可能轻松达到"准时开台"的指标。对于大多数机构来说,是从患者进入手术室那一刻开始计时并记录,但有些机构也会将麻醉诱导前"核查"的时间作为指标。通过分开记录手术室内的时间和"核查"时间,更容易发现哪个环节出现了拖延,并且有助于问题的单独解决。对于处理儿科患者的麻醉医生,时间记录的方式应该有所调整,因为它们的麻醉诱导前"核查"通常是在等候区和父母一起完成的。和成人患者不同,你不能先将儿童带入手术室,然后再等待外科医生的到来。

尽管还有一些保留意见,但还是应该记录并采用手术开台时间来识别可以促进流程改进的环节。

周转时间

有关手术室效率最常见的投诉可能就是周转时间过长了。你和同事常常被要求为周转时间长、手术室利用率低而负责,尽管这种要求让人不悦,但是你依然不会拒绝在周转问题上做出些改变,相反,有很多人志愿为此做出努力,从而能够加快周转!

但其实,仅仅关注周转的时间并不会增加手术例数。举个例子,如果周转时间为 40min,平均手术时间大于 2 个小时,那么周转时间减少 30% 只能将两台手术之间的间隔时间节省 12min。在该手术室中,你必须有 10 次周转(或 11 例手术),节省出来的时间才够多加一台手术。许多缩短周转时间的措施最终只是让工作人员为了一、两分钟殚精竭虑,由此花费了大量时间和精力,但结果却没什么意义。

相反,如果将重点放在消除所有可能的延误上(定义为周转时间超过最大时限),那么工作人员就不会纠结周转时间到底是 20min 还是 22min 了。重点是使所有周转过程都低于设定的目标(我们建议根据手术类型制定不同的目标)。在达到最初的目标后,人们可以设定更加激进的目标!关注哪个环节出现了延迟而不计较总周转时间的另一个好处是,找到一个延迟的原因后通常会解决掉这个同样影响其他手术的问题。例如,我们发现引起周转减慢的问题可能是没有足够的患者转运人员。所以,你解决了影响一例手术的问题,实际上也可以造福所有手术。

并联流程

2005 年,《麻醉学》杂志发表了一系列文章,验证了与依赖串联流程相比,并联流程是否能够提高手术室运行的效率(参见章末推荐读物)。**并联流程的基本原则是多个活动可以同时进行,而不是必须等待一个任务完成后再进行下一个任务。**对于麻醉医生来说,有两种最常见的并行方式,一是设置术前区域阻滞准备间,二是为同一名外科医生提供多个手术间。

在"术前准备间"进行术前区域阻滞,这样下一名患者在前一名患者进行手术时就可以完成神经阻滞。然后,当前一名患者完成手术并清洁和整理手术间时,下一名患者从准备间运送至手术间,可以立即摆放体位和准备手术,节省了手术室中的麻醉诱导和苏醒时间。

对于正在进行多个简短手术的外科医生,可为其提供两个手术间。例如,当外科医生在手术室 A 中处理患者 1 时,手术室 B 中的患者 2 可以接受诱导、摆放体位和准备。然后,当外科医生在手术室 A 中完成手术后,他/她可以在与第一名患者的家人交谈后直接来到手术室 B。当外科医生在手术室 B 对患者 2 进行手术时,患者 1 从麻醉中苏醒,手术室 A 又可以清洁并整理好准备迎接患者 3,然后对患者 3 进行诱导、摆放体位和准备等等。当非手术时间(苏醒—清洁/整理—诱导—摆体位/术前准备)与手术时长相似时,该方法效果良好。对于在诱导前进行 WHO 清单核对或核查的医院,这是一个挑战,但如果工作人员、外科医生和麻醉团队协调"提前核对",也可以实现这种并联流程。也就是说,在患者开始手术之前,对患者 1 和患者 2 进行患者核对。然后在外科医生进行患者 2 的手术之前完成患者 3 的核对。

减少超时

尽管提高手术室效率并不会真的增加手术量,但却可以成功减少超时或缩短"强制上班时间"(即工作时间超过本应下班的时间点)。事实上,超时加班费的减少不仅会直接节约成本,员工留任和工作人员士气的改善可能会提高工作表现,或者带来更好的绩效。

关于更多提高手术室接待量的举措,我们建议你查阅 Cima 等人对梅奥诊增加接待量所采取的措施的描述。有关更多的评估手术室效率的信息,我们建议你参考 Macario 关于运营指标的社论。

🏠 要点

- 你肯定会被要求做点什么来提高手术室接待量和手术室效率。不要说"不"!
- 确保你理解你所在机构衡量"准时开台"的每一个环节和时间节点。不要忽视这些!你不会想成为犯错误的那个人。
- 了解缩短周转时间的重要性。
- 帮助你的机构实现设置阻滞准备间和适当的并联流程的想法。
- 阅读过去 10 年关于手术室接待量的文献。这个话题还会一直持续下去。

推荐读物

Abouleish AE. Increasing operating room throughput: Just buzzwords for this decade? *Anesthesiology*. 2008;109:3–4.

Cima RR, Brown MJ, Hebl J, et al. Use of lean and six sigma methodology to improve operating room efficiency in a high volume tertiary care academic medical center. *J Am Coll Surg*. 2011;213:83–94.

Dexter F, Macario A. Decrease in case duration required to complete an additional case during regularly scheduled hours in an operating room suite: a computer simulation study. *Anesth Analg*. 1999;88:72–76.

Hanns R, Buttgereit B, Tonner PH, et al. Overlapping induction of anesthesia: An analysis of costs and benefits. *Anesthesiology*. 2003;103:391–400.

Macario A. Are your hospital operating rooms "efficient"? A scoring system with eight performance indicators. *Anesthesiology*. 2006;105:237–240.

Sandberg WS, Daily B, Egan M, et al. Deliberate perioperative systems design improves operating room throughput. *Anesthesiology*. 2005;103:406–418.

Smith MP, Sandberg WS, Foss J, et al. High-throughput operating room system for joint arthroplasties durably outperform routine processes. *Anesthesiology*. 2008;109:25–35.

Torkki PM, Marjamaa RA, Torkki MI, et al. Use of anesthesia induction rooms can increase the number of urgent orthopedic cases completed within 7 hours. *Anesthesiology*. 2005;103:401–405.

第 284 章
成本分析：你会希望总是能坐到谈判桌上

面对现实！请记住,有人也在关注你的成本！

设备管理员和财务人员认为手术室以及其他麻醉场所,不仅是创收部门,也是"成本中心"。与其他科室不同,许多麻醉相关费用是麻醉科室所独有的,很容易被确定为属于麻醉医生。因此,在你的职业生涯中,你肯定会被要求参与成本分析或成本节约计划等,你将不得不为你的采购、花费以及新设备和药物的必要性进行阐述。在所有这些场景里,你需要确保你不仅仅是坐在谈判桌边参与这个过程,而且还要在过程中占得上风。正如你将在下文中看到的,成本分析的结论主要取决于分析的内容和视角,这就是为什么麻醉医生参与这些审议如此重要。

成本定义

成本不等于收费

过去,收费是患者医疗过程中所罗列出的唯一会计信息。在任何分析中,收费数据都不能作为成本数据的代名词。所有医疗服务、药物和耗材的收费-成本比并不相同。

成本的概念

了解成本是如何定义和分类的,将使你更加自信地参与成本分析工作。

固定成本与可变成本

固定成本是指不随患者数量或手术量变化而变化的成本。比如麻醉机的成本,雇佣秘书和前台人员的成本。可变成本是指随患者数量或手术量变化而变化的成本,如麻醉药物的成本和一次性麻醉耗材的成本。

劳动力成本

大多数成本分析,会计都把劳动力,例如麻醉技术人员的工资作为可变成本,因为分析通常涉及很长一段时间(一年或更长时间)。事实上,在短期内,这些工资是无法改变的,因此它们是固定成本。例如,假设手术室雇佣了 6 名麻醉技术人员。即使病例数量急剧下降,你也不能立即解雇他们,因此在此期间的这一部分成本是固定的。同样,如果工作量增加,那么你也不会立即雇佣额外的技术人员。

直接成本与间接成本

直接成本是与患者的护理直接相关的费用,例如麻醉药物的成本和麻醉技术人员的工资。间接成本是与患者医疗不直接相关的成本,包括管理人员的工资和洗衣服务的费用等。

总成本、平均成本和边际成本(图 284.1)

使用上述定义,你现在可以开始了解总成本、平均成本和边际成本之间的差异。例如,手术室内医院工作人员(护士和外科医生)和麻醉科团队的工作时间是上午 7 点至下午 4 点。

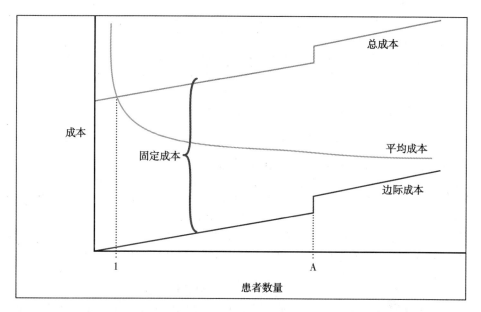

图284.1　总成本、平均成本、固定成本和边际成本。由于固定成本由更多患者分担,使得每例患者的平均成本继续下降。在 A 点这个位置来看,需要更多员工和/或空间

如果所有病例均已在中午之前完成,但是下午1点到下午2点之间做了一例加台手术,那么完成这例加台手术的成本是多少呢？总成本应该包括所有的成本,其中包括这一个小时的员工成本,以及手术间和设备的成本。从另一方面来说,由于固定成本(人员、手术室)已经支出,那么这例加台手术唯一的成本就是可变成本(一次性耗材和药物)。这些可变成本就是这例加台手术的"边际成本",也就是再做一例加台手术的成本。问题是,如果加台手术的预期收入低于总成本,那么可以认为医院在这例加台手术上是亏损的。但是从另一个角度来看,如果收入大于边际成本,那么结果就是医院获得了盈利。同样的,对于一个麻醉团队来说,因为手术室工作人员的成本已经被支付了,所以没有边际成本,所有额外的收入都是利润！

实际上,也存在边际成本实际高于预期的情况。例如,加台手术持续至下午7点。那么现在的人力成本就必须包括夜班费(如果属于既定的工作时间则属于固定成本,如果需要按小时付加班费,则属于可变成本)。

平均成本是该病例的可变成本加上固定成本除以所有与固定成本相关的手术例数。继续使用上述示例,如果当天在该手术间做了两台手术,则固定成本在两个病例之间分配。另一方面,如果当天在该手术间中进行了4例手术,则每例手术的平均成本将降低,因为固定成本保持不变,但现在固定成本是在4例手术之间进行分配。

成本分析的不同视角——在谈判桌就位

在讨论成本时,分析的视角决定了哪些成本需要计算在内以及如何对其进行分类。如果从患者或患者家属的角度来看,成本包括误工费、疼痛、路途上的时间及花费和门诊药物的费用。另一方面,如果从医院的角度来看,这些成本都不会被纳入考虑。值得注意的是,医院不会承担非医院员工的劳动力成本,比如麻醉医师的成本。(如果麻醉护士是麻醉医生团队雇佣

的,那么不会被计入医院的成本;如果他们受雇于医院,那么他们的薪水将纳入医院成本。)与之相似,你的视角也会包括与医院不同的成本。最后,健康保健政策的制定将会以社会视角来看。

举个例子,有些小型医院在决定是否提供产科麻醉服务时,往往存在多种不同视角。站在医院的角度上,此举能够增加业务量,也可借此打造综合医院,因此提供产科麻醉服务的实际成本非常小。但是,麻醉团队会把在院的时间成本当作一个非常重要的因素来考虑。

将哪些因素纳入成本分析往往会决定任何成本分析的最终结论。

成本分析:成本最小化与成本效益

当决定开设某种医疗服务作为一种商业计划决策时,你必须要考虑进行成本最小化或成本收益分析以及其他要素,包括利润和战略规划(见第286章商业计划法则第一课)。

另一方面,当你希望医院在处方一览表中纳入新药,购买新设备或更新换代旧设备时,你需要证明新支出的合理性。通常决策者对完整的商业计划不感兴趣,你仅仅需要证明与现状相比,新的支出将降低成本或增加的成本低于带来的收益。如果新支出的成本比现有的低,那么你只需做一个"成本最小化"分析。如果新支出的成本超过了现有的,那么你需要说明其带来的收益值得其增加的成本。

这些概念对你来说并不陌生,因为你在生活中经常会进行这样的分析。一个很好的例子是决定买哪辆汽车! 如果你认为车的唯一用途就是通勤工具,那么只需要考虑将成本最小化,即买最便宜的汽车。另一方面,如果你认为还有其他因素需要考虑,那么你的分析中就会纳入其他因素,比如安全性、舒适度、质量可靠性、经济压力等等。因此,你会做一个成本效益分析,即你购买的汽车是否物超所值。

无论是在何种情形下,你都需要坐在谈判桌边,让你的看法被纳入最终的决定。

🏠 **要点**

- 作为麻醉医生,你不能忽视医院为了运营成绩而在控制成本方面的压力。
- 了解固定成本、可变成本、直接成本、间接成本、总成本、平均成本和边际成本之间的差异。
- 请记住,收费不等于成本!
- 知道自己的观点,理解谈判桌上其他部门的想法,懂得变通。事实上,让自己更富有全局观念将会让你成为给医院赚钱的那个人,而不仅仅是花钱的那个。
- 如果你没有参与成本分析和理解成本的概念,那么你就无法对那些在药物成本增加的情况下仍能提升护理质量和降低总成本的措施进行辩解和予以支持。

推荐读物

Sperry RJ. Principles of economic analysis. *Anesthesiology*. 1997;86:1197–1205.

第 285 章

战略规划:不作准备就是准备失败

战略规划能够清晰地展示出你的目标,为了实现这一目标需要采取什么行动,以及如何协调所需的人力财力。或者换一种说法——战略是为了实现一个共同目标而采取的一系列协同行动,而战术只是有意或者无意进行的某项单独的行动。中国伟大的军事学家孙子曾经说过:"谋无术则成事难,术无谋则必败。"

虽然为你的麻醉实践、团队或职业路径制订战略规划的想法一开始会有些混乱,但如果将其分解为几个部分,就会更容易掌握了。一系列框架问题能使你的重点更加清晰。

1) 搞清楚:你想要什么? (目标)

2) 从内部和外部两种视角分析现有的会计科目中,有利或不利的因素有哪些? (资产和负债)

3) 你想达到的目标是否与你的业务一致,这就引出了一个问题,你从事的是什么业务? (任务)

4) 就你对未来的规划,你的预期结果是什么? (愿景)

5) 你的决策是基于什么做出的,你将如何权衡组织和自身利益? (指导原则)

6) 你将如何将各种问题归类并拆分成一个一个可解决的小问题,并制订行动计划? (战略规划过程步骤)

个人战略目标

为你目标中的每一个关键点制定最重要的短期(1 年完成)、中期(2~3 年完成)和长期(5~7 年完成)目标。这些大的愿景目标能够为接下来的讨论指明方向。我们通常会将各种项目单独列出来,然后将其分为几个重要的主题。一些典型的麻醉目标主题是信念(价值观、行为、看待外界影响的方式)、组织架构、医院关系、与外科医生的关系和团队内(内部)关系。我们建议你在一开始参照会议基础法则来指导战略规划的讨论,避免会议出现激烈的争吵和混乱。每位参与者都需要礼貌发言,避免同时讨论、阻挠他人发言、贬低他人观点,并且任何个人或集体都不得威胁最终投票的结果。

SWOT 分析

战略规划的传统格式是 SWOT 分析:分析你的优势(strengths)、劣势(weaknesses)、机会(opportunities)、威胁(threats)。

优势(例如,良好的领导能力、完善的基础设施、具有远见卓识的企业文化)和劣势(例如,内部纪律涣散、营收周期管理欠佳)是团队的内部因素,你可以直接控制这些环节。

机会(例如,手术室利用率高、优秀员工增加迅速)和威胁(例如,关厂歇业、横向调度、付款人单一)是影响团队的外部因素;这些问题会影响你,但你没有能力改变它们。

因此,在制定专业策略时,目标是利用或至少不弱化你的优势,抓住好的机遇。劣势是团队的软肋,会阻碍团队的发展,因此必须积极主动地把它解决掉;而威胁需要采取相应的策略以尽量减少其影响。你必须坦诚并拥有自知之明,即使直面自己的劣势和威胁会有些痛苦。最初,大家可能不会达成共识,因此要多花一些时间说服其他人,让越来越多的人同意你的观点从而推动接下来的工作,切记不要让人拥有一票否决权。

使命宣言

使命宣言是对组织目标的定义,应该能够回答"我们从事的是什么业务"这一基本问题。在践行专业职责时,它能够激励员工,提供日常工作指导。在评估团队职业方向和业务内容时,它又能充当指南针。它能指明你的团队因何而存在。以下问题有助于为接下来的讨论搭建一个框架。你团队的目标为何? 你个人的工作目标又为何? 你团队有没有独有的优势? 你个人给团队带来了什么增益？我们的工作为何能够存在？患者未来将如何评价我们的工作？我们的竞争对手如何评价我们的工作？我们的员工又会如何评价？以下是一个使命宣言的示例。

我们的医疗实践理念是：

- 提供优质、富有同情心的护理
- 永远牢记每位患者的需求
- 对待客户和员工时恪守道德规范
- 提供无可挑剔的医疗质量和技术

愿景

愿景宣言是你对未来的自我描绘。尽管必须通过"电梯测试"（足够短，因此能在乘电梯的 30 秒内清晰阐述），但愿景宣言必须是鼓舞人心、富有挑战、经得起时间考验、赋予他人能量、以患者为中心的强有力的宣言。你的目标应该是把你的规划和其他"股东"的需求和愿望紧密联系并使之成为一种最佳解决方案。运用比喻和强大的语言来描述你的愿景。以下问题能够提供一个框架，有助于你提出自己的愿景。明年我们将有何发展？未来的 5 年内我们将达到什么样的目标？团队的精神内核是什么？我们想提供什么样的服务？如何将自己与竞争对手区分开来？

指导原则

指导原则是团队和成员所代表的价值观，是一种基本原则，它与使命宣言一起使团队变得独一无二。它们是推动组织决策和区分集体与个人选择的试金石；然而，个人行为不应与你的职业价值观相冲突。对于内部群体决策，这一点尤为重要，因此决策是基于你的价值观，并且与个体无关的。大多数情况下，组织价值观的讨论都与道德行为和社会责任决策有关。

这些宣言和信念是方向性战略，为更具操作性的战略目标提供了重点和参考。如果想要成为高效的组织团队，那么指导原则提供了一种明确必须完成的基本任务的方法。一些共同的主题包括相互尊重、质量、公平、卓越和仁爱。

战略规划流程

在这一步中，你需要将各部分汇总到一起。首先，写下前面确定的主要目标主题，并建立一个灵活的表格，因为你可能会进行多次插入！在每个主题中，在左侧列出你希望在某个特殊项目或问题上纳入的各个元素；或者，你可以根据 SWOT 分析明确现实状况。表格行/列的抬头设计如下：

领域	未来愿景	现状	差距和挑战	实施步骤	所有权资源	目标日期
信念						
组织结构						
医院						
外科医生						
团队						
事件						

每个问题或目标按照从左到右的方式进行阐述。"未来愿景"回答的是"你希望这个项目发展为什么样子？"这一问题。这代表着你想达到的目标。下一个项目更加困难，需要对自己坦诚和反省。"现实状况"是你目前的状态。"差距和挑战"明确了现状和愿景之间的差距；这是一个必须改进或纠正的问题。"实施步骤"具体阐明了为了弥补差距需要的行动细节。基于其关键能力的不同，不同的步骤安排不同的个人或工作组去执行，即明确所有权，并确定必需的资源。一个现实的"目标日期"需要根据计划完成度随时更新。任何项目一旦启动，就应当设立环路控制系统，以确保问题已经解决，并核实这项任务的完成是否会引起继发问题。

> **⌂ 要点**
>
> - 战略规划是一个深思熟虑的过程，这一过程能够让你在使命-愿景-指导原则的引导下，明确你希冀你的业务或项目要达到的最佳目标/结果。
> - 接下来，通过 SWOT 分析评估现实情况下可采取的行动。
> - 最后，通过深思熟虑，从全局出发分配资源，使项目尽可能接近你的未来愿景。

推荐读物

Ginter PM. *The Strategic Mangement of Health Care Organizations*. 7th ed. Somerset, NJ: Wiley; 2013.

IT Strategic Planninghttp://www.csus.edu/irt/cio/strategicplanning/documents/ITSPStrategic Planning.pdf

Kaplan RS, Norton DP. *The Balanced Scorecard: Translating strategy into action*. Boston, MA: Harvard Business Press; 1996.

Porter ME. (2008). The five competitive forces that shape strategy. Harvard Business Review, January 2008.

Scurlock C, Dexter F, Reich DL, et al. Needs assessment for business strategies of anesthesiology groups' practices. *Anesth Analg*. 2011;113:170–174.

Stephen G. Haines. ABCs of strategic management: an executive briefing and plan-to-plan day on strategic management in the 21st century. *Haines Centere for Stategic Management*. 2004.

The Process of Strategic Planning. http://fisher.osu.edu/supplements/10/1470/All_Articles.pdf

第 286 章
商业计划法则第一课：你想去哪里？又要如何到达？

商业计划是一份前瞻性规划，它分享了公司所有者或管理者计划如何将公司从当前发展到预期最佳状态的愿景。商业计划的复杂性和篇幅将根据预期受众范围及其野心大小而有所不同，大多数计划包括 3 年和 5 年目标。商业计划应该是灵活的，因为环境可能会发生变化，从而影响关键的假设或预期，需要中途及时调整。

在开始制订商业计划之前，利益相关者们应进行战略撤退（在第 285 章中有更详细地讨论），包括对当前人力资源和金融资本利用情况的如实评估。这一评估应该敦促出台书面计划书，以利用现有资源来指导未来的增长，并提高企业的盈利能力和稳定性。实际上，商业计划是一个路线图，是企业在其通往预期成功道路上的导航。由于企业实体及其预期目标终点不同，商业计划的形式及功能也不同。比方说，一个以确保资金安全为目标的商业计划与一个以通过市场份额最大化实现有机增长为目标的商业计划是不同的。此外，计划的篇幅和细节都能反映出目标的规模。

因此,为新业务或新服务线寻求资金支持的传统商业计划书可能长达 30 或 40 页。然而,如果重点主要是更新和适应不断变化的业务条件,则该计划可能是一个小得多的简明文件,其中仅包括针对目标和基准点的适应性策略的基本要素。简单地说,商业计划描述了你打算去哪里,以及你计划如何到达那里。

经典商业计划要素

如上所述,根据受众是外部人员(寻求投资者或银行资金)还是内部人员(目的是定义、衡量和达成目标)确定计划是否需要包括以下要素。医疗的商业计划书一般都属于刚刚提到的两类。例如,医疗整合相关的计划书其受众是外部人员,而旨在扩大业务版图或增加市场占有率的计划书其受众则是内部人员。没有金标准或严格规定一个商业计划书应该包含几个部分,因此每个商业计划书风格不同,包含的信息主题也不尽相同。研究期间,我观察到的计划书包括 5~15 个要素不等。因此,计划书的篇幅和形式应该与受众的风格和个性相匹配。下面介绍了现代商业计划中最常见的 6 个部分及其构成。再次提醒,当你阅读这些内容时,请记住,计划书的结构取决于计划的范围和目标,并且可以根据其需求进行组合或拆分。

执行摘要

摘要的目的是让受众洞察到为什么你的业务主张是满足市场需求或填补目标市场缺口的首选解决方案,同时介绍主要的财务绩效指标和目标,并阐明关键的执行人员如何经营,使业务/公司完成既定目标。虽然摘要排在目录之后第一页,但其实应该最后撰写,因为这是你的商业计划给别人的第一印象,应该遵循"要点优先"的原则。执行摘要一般只有一页,所以必须简洁而又能传递出力量和自信。如果是一家新公司,重点应该是阐明领导层具有分析市场的远见,可持续提供优秀解决方案的能力。执行摘要的目的是吸引读者了解更多细节。

公司简介

对于可能不具备专业知识的外部受众,公司简介是对业务的高级概括。它描述了市场需求、所有权、市场定位、关键组成人员、卓越运营、使命宣言以及上述这些内容如何共同打造公司的竞争优势。虽然有些计划书会将它列为一个单独的部分,但你必须简洁流畅地描述市场需求以及你的产品和服务如何能够填补当前市场的空缺,同时为什么你的公司具有市场竞争力且能够可持续发展,从而给受众留下深刻的心理意象。这是计划书的精华和承诺,你必须回答这样一个基本问题:为什么你的公司应该存在?

市场分析

市场分析其实就是去预见问题,并展示你对目标市场的理解、如何去适应现在的产业领域及其未来发展愿景,减缓因素如何对成功造成影响,如何将不同领域的问题重组成业务的完整拼图。你的目标客户是谁?你的业务现在处于生命周期的哪个部分(例如,初创期、快速增长期、成熟期或衰退期)?相对于生命周期,你的业务或者商品是否有机会获得全面进步和盈利?目标市场规模有多大?哪些潜在和基本的市场渗透具有可持续性?可以获得哪些市场信息(内部或外部)?采用哪些沟通策略来传递你的信息?

这是一种直接面向消费者的模式,还是需要一支销售队伍?你是否能够界定一个狭窄的细分市场,这样就可以获得优化而又具有针对性的信息? 你的定价、利润走廊(margin corridors)和供给假设如何制定? 除此之外,是否有监管、合规、商业机密、保密或竞业禁止方面的考虑?

这一节内容的一部分是定性的,一部分是定量的。在这一部分你只需要包括相关研究或数据的结论(实际的源数据列在附录中)。相关问题的答案将直接推动营销和销售计划的确立。读者想要知道衡量成功的标准、关键人员和时间线是什么,因为伟大的计划如果没有成功实施就一文不值。

组织和管理

组织和管理是向外部受众介绍管理团队的组织结构和概况。它回答了一些关键的工作任务问题。不同人员在组织里做什么工作? 他们的资质和既往的工作成绩是什么? 各位员工有哪些不足,你将如何处理这些不足? 如果在公司简介中未提及,那么这一部分你需要额外介绍相关法律架构、支持体系(例如,董事会、顾问委员会)和公司的所有权。招聘和留住顶尖人才的计划是什么? 本节需要回答的问题是,将由谁来实施和运作你的伟大构想。

财务预测

一旦你确定了将你的构想推向市场需要什么,下一个关键问题是明确需要多少花费以便可以做出财务预测。你需要确定所需财政资源的数量和时机。如果有历史数据,审查最近3~5 年的财务报表(资产负债表、收入和支出报表以及现金流报表)以及如果有资金需求,你拥有多少潜在抵押品。

接下来,你将预估未来的财务数据,包括销售预期、预计人员配置的时间和管理成本以及未来 3~5 年的财务报表。阅读者将寻找资金和财务预测之间不匹配的地方。你应该通过识别有出错风险的项目以及如何处理它们来正面解决意外事件。你可以在这个部分放置小结或者图表,并将源数据放在附录中。请记住,可读性是一个关键属性。如上所述,作为内部和外部利益相关者了解关键问题的重要管理工具,商业计划是需要实时更新的,是灵活的。

本章的推荐读物部分对需要了解更多详细信息或文件的读者很有价值,它包括源数据详情、主要参与者简历、财务报表以及其他专有数据。由于并非所有读者都想要知道细节,因此我们将其作为一个独立但容易获取的部分,附在本章最后。

⌂ **要点**

- 在制订商业计划时,你需要把你的受众及其视角放在心上。
- 计划书应该具有以下特点:简洁、简单,篇幅和细节适合预期受众,引人入胜且可读性强(选择合适的字体,并且设置合适的字号,如11 或 12),同时利用好视觉图像。
- 简单地说,你要将自己的信心灌输给受众,你已经确定了一个市场需求,找到了一个可实施的解决方案,并且已经或即将获得必要的人力和金融资本,能够以一种可持续和可行的方式实现明确和现实的目标。
- 如果你能做到上述的几个方面,你就找到了你业务地图上通往成功的重要坐标。

推荐读物

1. http://www.sba.gov/writing-business-plan
2. http://www.entrepreneur.com/article/78610
3. http://www.myownbusiness.org/s2/#1
4. http://articles.bplans.com/writing-a-business-plan/what-is-a-business-plan
5. http://managementhelp.org/businessplanning/

第 287 章
避免变成"透明人"：有关围手术期外科之家的概述

麻醉科住院医师要学习的不仅仅是在手术室内如何处理患者。在这个时代,麻醉相关培训要囊括整个围手术期或围操作期患者的护理。也就是说,麻醉医生并不是单纯的"打麻药的透明人",而是围手术期医学专家。

目前的经济现实是,无论是护理还是护理相关收费都会持续整个围手术期——操作前、操作中,再到操作后。在这一体系下,让麻醉医生(围手术期医学专家)成为患者护理工作的领导者——即作为围手术期外科之家(perioperative surgical home, PSH)的一部分——是合乎逻辑的。

许多麻醉医师一直担心临床实践模式的潜在变化,但正如你将在下文中看到的,你已经在从事部分(可能并不是大部分)PSH 的工作。

什么是围手术期外科之家?

"PSH 医疗模式"是一种创新的医疗模式,是以患者为中心、以医生为主导、以团队为基础的多学科合作护理系统。通过制定个性化、具有循证基础的护理计划,它陪伴患者经历整个手术(或操作),从决定需要手术一直延续到从医疗机构出院乃至出院后。这种模式既保留了患者和医生的自主性,又能够解决和澄清诊疗过程中的问题和误会,多种指标都显示其能改善患者转归,并由此催生了一个论坛对其进行讨论。PSH 模式增加了患者满意度,同时降低了费用、并发症、康复时间和住院时间。这种围手术期医疗模式(指的是术前、术中及术后)涵盖了患者的整个外科就诊经历,从决定手术开始直至出院后 30~90 天。医疗方案由专业人员制订,从外科医生到麻醉医生再到护士再到医疗器械专家再到康复治疗师,这样完整而连续的护理以及标准化的操作,可以最终提高患者的安全性。

这种使麻醉医生成为手术患者首要联络人的创新模式,在患者、外科医生和医院管理者中流行是有道理的。**PSH 不仅为目前谁负责围手术期护理的难题提供了解决方案,而且还进一步强调了一名职责范围超越手术室限制的优秀麻醉医师的无上价值。**美国麻醉医师协会(ASA)已经就 PSH 的医疗模式做出了承诺,ASA 在 2014 年表示,"每名患者都将在正确的地方和正确的时间接受正确的护理"。而且,PSH 的目标与 Berwick 的三重目标完美契合:①改善个体护理体验,②促进人民医疗健康水平,③降低手术患者的人均护理花费。

PSH 的组成部分

PSH 的主要原则是将整个围手术期作为一个单一且一致的连续医疗过程来处理,而不是把术前、术中和术后当作不相关的过程来看待(图 287.1)。保持相互关联,围手术期通常可分

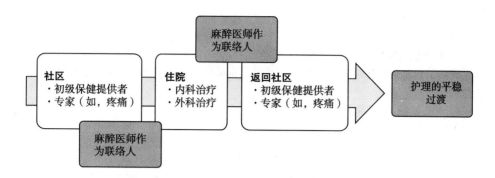

图287.1　护理过渡:麻醉医师引导护理全程(Reprinted with permission from Kain ZK, Vakharia S, Garson L, et al. The perioperative surgical home as a future perioperative practice mode. *Anesth Analg*. 2014;118(5):1127. Copyright © 2014 International Anesthesia Research Society.)

为以下阶段:

1) **术前**(从决定手术到手术当天):**全面护理包括术前评估、优化术前状态和提前开始安排前面的患者出院。**作为基本介绍来说,在这个阶段,麻醉医生运用自己的基本功来减少医疗过程中的意外发生,降低手术风险,优化患者状态(例如,适度纠正贫血、采用碳水负荷法调节饮食、服用他汀类药物、β受体阻滞剂或抗血小板药)。此外,麻醉医生是患者的联络人,并协调医疗过程的过渡,如下所述:

2) **术中**(从手术当天到患者离开PACU):**作为基本介绍来说,采用循证的临床方案,以尽可能减少因为麻醉医生不同而造成的经历相同手术的不同患者间医疗护理和结局的差异。**这些护理路径需要遵照外科医疗改进计划(SCIP)方案,如使用抗生素、维持正常体温和预防深静脉血栓,并且从中加入一些能改善患者结局的医疗措施,如目标导向治疗、输血终点的确定以及创新性的镇痛和预防术后恶心呕吐的技术。

3) **术后**(从离开PACU到出院及以后):**作为基本介绍,外科医生诊断和治疗术后急性事件(如肺炎、静脉血栓栓塞、急性心肌梗死、失代偿性心力衰竭和伤口感染)。**促进术后康复的护理还包括下床活动指南、控制疼痛、减轻恶心/呕吐、物理和作业治疗安排以及"出院评估及准备"。除此之外,医疗服务可能还包括帮助患者安全出院回家、回家以后如何获得和使用耐用的医疗设备、急性期康复,或经验丰富的家庭护理。

PSH原则

不同的医疗机构会采取不同的PSH模式,因为它需要适应当地的文化、基础设施和医疗资源。下面列出一些PSH的基本原则:

1) **协同护理和集成信息技术:**在同一医院内使用统一的电子病历系统,无缝衔接各个护理环节确保"在系统中"没有丢失、忽视或重复任何一环。每个患者都有专属的出院总结。

2) **改善医疗质量、保证医疗过程透明和患者安全:**我们正进入这样一个医疗时代,医疗质量由医疗转归来评判,报销补偿会根据医疗结局来定,对于出现并发症或二次入院的病例,将对医院进行处罚或者降低报销比例。

3) **患者满意度:**这正在迅速成为医院的关键绩效指标,同时也与医疗报销相关联。最重要的是,这是以患者为中心的医疗模式的核心。患者整体满意度包括从医疗机构到工作人员所有环节的舒适度,也包括对疼痛管理是否满意,甚至包括何时吃饭,配餐质量等日常问题。

4) **有循证基础的临床路径作为降低医疗成本的一种手段**:在保证医师在必要时可以脱离临床路径的自主性的同时,临床路径旨在提供标准化的临床处理方案,从而减少医疗的可变性。

5) **患者教育**:提供多模式和多样化的康复计划,让患者能在自我教育中发挥积极作用是至关重要的。

为什么是麻醉医师来做?

麻醉医生所接受培训的性质使其成为围手术期医疗领导者的天然候选者。从医学院学习开始,延伸至规范化培训及之后,麻醉医生拥有多专业的医学基础和精湛的专业技能,为其在正确的环境下发挥作用做好了准备。我们接受的培训是独特而又广泛的,超越了手术室的范畴,涉及围手术期护理的所有方面。我们是手术患者术前评估、术后恢复、重症监护以及疼痛管理方面的专家。作为围手术期专家,我们"先天"具备快速识别患者生理指标恶化的能力,尤其有严重合并症的患者。此外,从本质上来说我们是"安慰者",因为我们每天都肩负着安抚焦虑、缓解疼痛和痛苦这样的工作。没有什么能够限制我们只在手术室里使用这种技能!我们已经是手术室内的领导者,现在我们要成为围手术期领导者,成为围手术期赛场上的"四分卫"。

谁会从 PSH 中获益?

患者
改善护理工作的协同性,改善临床结局(包括减轻疼痛和痛苦),集中定点照护检查,加强患者教育和提高治疗的透明度(从而允许决策分享),上述的这些仅仅是患者能从 PSH 中获益的一些主要原则。

麻醉医生
PSH 可以让麻醉医生在当下不断变化的医疗版图上一直保持不可或缺的地位。预测麻醉未来的最好方式就是自己动手去创造一个未来。

外科医生
患者幸福就是外科医生的幸福。而外科医生和麻醉医生之间的战友情谊可以延伸到手术室之外。

医疗机构
所有的一切最终都归于金钱、患者满意度和医疗结局改善。PSH 特别强调一些关键原则,如降低手术发病率和死亡率,降低总成本和二次入院率。

实施挑战

事实上,人性都是安于现状的,喜欢待在舒适区,除非有责任去改变。初期的挑战是让医院的管理者或者利益相关者们了解到 PSH 的必要性,并获得他们的支持。这也将持续成为最大的挑战,因为对于麻醉医生的工作内容,需要文化理念上的根本转变。

PSH 是否会面对来自试图适应新医疗模式的内科医生或住院医生的阻力?
没错,这很有可能。但重要的是,麻醉医生具有独特的优势,因为他们对围手术期生理学有深入的了解,并且对手术室工作很有经验,这些都使其成为 PSH 的理想专家。

PSH 是否会使手术过程流水线化,从而忽略患者的个体差异?

这种情况并不会出现,PSH 推广的标准化临床路径适用于无禁忌症的特定患者人群;而对于具有特殊表现的患者,将进行个体化治疗或允许偏离某些临床路径。此外,PSH 旨在减少由系统引起的差异和相关问题,因为这些差异和相关问题造成了在麻醉或手术后患者中观察到的大部分并发症。

> ⌂ **要点**
>
> - 围手术期外科之家(PSH)是一种患者护理模式,其主旨是将经历手术或相关操作患者的医疗护理作为一个连续的过程而不是彼此不相关的步骤。
> - 麻醉医师具有独特的定位和教育基础,有助于整个围手术期的协同护理。这并不是一场"零和博弈",也就是说并不是麻醉医生开始代替某些部门开始承担其他的医疗职责,也并不是说某些部门就放弃了在这些方面的医疗照护工作。相反,PSH 的目标是创建一种新的模式,使得整个围手术期的患者照护可以在监督下实现无缝衔接和协同。

本章的目的是概述一种护理新概念,即把对手术患者的照护组织成一个协同的过程,而不是各自独立的干预步骤。如果你想了解更多有关 PSH 的信息,可以阅读我们的参考文献。Garson 等人在 2014 详细描述了骨科患者应用 PSH 的一个示例。

推荐读物

American Society of Anesthesiologists (ASA). The Perioperative Surgical Home (PSH), 2014. https://www.asahq.org/For-Members/Perioperative-Surgical-Home.aspx

Garson L, Schwarzkopf R, Vakharia S, et al. Implementation of a total joint replacement-focused perioperative surgical home: a management case report. *Anesth Analg*. 2014;118:1081–1089.

Kain ZK, Vakharia S, Garson L, et al. The perioperative surgical home as a future perioperative practice mode. *Anesth Analg*. 2014;118:1126–1130.

第 288 章
个人简历:了解你的受众

住院医师培训不是一件容易的事情。多少个日日夜夜你不是在照顾患者,就是在进行总结汇报,同时还要进行科研——住院医师阶段会让你在艰难困苦中迷失自我。不知不觉间,住培阶段即将结束,你需要寻求一份报酬丰厚的工作。这个过程你需要一份关键的文件,一份你在医学院读书的时候就开始书写,并伴随你的医学之路持续更新的文件——你的简历。如果你已经拥有一份优秀的简历,并且在住院医师阶段持续定期更新,那么本章对于你来说更像是一个简短的复习。如果情况并非如此,也请不要担心,接下来的几页将可以指导你开始进行简历的书写。

简历是一份至关重要的文件,它将帮助未来的团队和部门对你的个人能力进行评估。如果你想留在学术领域,这将是帮助你晋升的关键文件。一般而言,对于学术机构而言,一份冗长详尽的简历是常态,但当你应聘私立执业机构时,请将其压缩到两页。因此,最好搞清楚你的简历是给什么人看的!你可以把你的简历视为你的"营销工具"。(参见第 288 章营销法则第一课:了解你的客户以及他们的需求!)

简历有多种格式,但是医生有一个共识,简历应该是**清晰、连贯、有条理的**。

这其中一个长期存在的问题是你的简历应该是**正序排列还是倒序排列**。每种形式都有其优点。倒叙模式模拟的是 PubMed 格式。但是,倒叙模式对于简历所有者来说维护起来比较困难,对于招聘者来说也难于阅读。人们的阅读习惯是以从早期到近期的顺序来阅读和评估一段历史,而你的简历,也就是你的专业历史。虽然也有很多人倡导倒叙格式,但我们进行了非正式调查,发现医疗领域的大多数领导都是按照正序模式构建他们的简历,因此我们也建议你以此开始。但我们也必须说明,麻醉界绝对也有领导(如本篇的作者),他们更愿意第一眼就看到应聘者目前在做什么,而不是他/她在 20 世纪 90 年代的工作内容。

本章末文献中附注的链接为你创建简历提供了参考,但你应该将模板转化为自己的风格。在保持专业格式的同时,个性化的简历可以突出你最主要的成就。简历应该采用传统字体,英文如 Times New Roman,中文如宋体,字号一般设置为 10~12 号。使用几个重要的标题或者条目来组织你的简历内容。另外,简历应该涵盖所有时间,不应该出现时间空缺。一些模板建议将日期列在左边,而也有些建议列在右边。我的建议是选择最适合你简历的风格,并且前后风格保持一致。需要注意的是,如果你的目标学术机构有标准的简历格式,并且这种格式可以在网上搜得到,那么你最好修改简历使其大致接近那个风格,因为这是该部门管理者习惯的阅读风格——总之要记住,搞清楚谁才是你的受众(表 288.1)!

医生的简历应该有如下几个重要部分(按照建议的排列顺序列出)。

1) **个人信息和联系方式**

这部分应包含你的个人信息,包括你的全名、联系地址和电子邮件。你也可以介绍你的国籍/出生地以及配偶和/或子女。这一部分至少要包括你的通讯方式。

2) **教育经历**

你就读的医学院校,是否本科毕业,是否还获得了其他学位,倒叙排列在这个标题下面。有些格式将获得的荣誉放在毕业院校后面,有些会将其单独列到荣誉/获奖这一标题的下面,采取哪种格式因人而异,只要跟你的简历风格相一致即可。

3) **毕业后培训经历**

应列出实习、住院医师培训和专科医师培训的具体地址、时间和名称。如果你接受了科研专科培训,也请在这里详细列出。

4) **教员/医院任命**

如果你在完成培训后担任过教师(即麻醉学教师),请列在这里。你在任何医院曾经任职

表 288.1 简历创建指南

- 选择适合你的模板,然后融入你的个人风格。
- 搞清楚你的受众:私立执业机构 vs. 学术机构。
- 清晰、连贯、有条理。
- 仅包括从医学院至今的活动内容,除非有一些较为突出的事件。
- 每个标题下的事件:按照时间顺序列举,如果目标机构有标准模板,可改成倒序时间顺序。
- 使用传统字体。
- 采用加粗、黑体字突出成就。
- 简历中提到的任何信息都会成为招聘者"调戏"的对象

或具有执业权限都可以在本节中列出。如果你正在寻找学术职位或工作经历比较多,也可以考虑将其分为两个副标题。

5)证书/执照

任何医学专业的专业委员会认证(或具有同等资格的委员会认证)以及当地颁发的执照都应该在此处列出。基本生命支持(BLS)、高级心血管生命支持(ACLS)和任何其他证书也应该展示出来。

6)行政/领导职位

除非你在开始麻醉工作之前做过其他重要的工作,否则大部分住院医师在这部分都没有什么可写的。学术型麻醉医师可能会在这一部分罗列一些内容。如果你能够列出的内容不多,也可以和下一部分"委员会工作"相结合,因为这两部分很多工作都是相互重叠的。

7)委员会工作

无论是在所在机构还是国家级别的委员会,你担任的工作都应该列在这里。例如,你所在住院医师培训项目(当地)或某地麻醉医师学会的管理委员会成员,以及住院医师招聘委员会(区域)的成员。你列出的工作和职位应该区分市级、省级还是国家级别的。

8)专业协会

麻醉学会和任何亚专业学会的会员资格最好归入这一类。此外,列出任何全科医学协会也是适当的。

9)荣誉/获奖

在本节中,你应该列出你曾经获得的荣誉,如在医学院及之后获得的医学类奖项或年度优秀住院医师奖等。除非在医学院就读之前获得了非常突出的荣誉,否则不应常规列出高中和大学期间的荣誉。此外,如果你曾担任过住院总医师,最好也放在这个标题下。

10)教育活动/讲座

作为住院医师或专科医师,你可能会进行多次讲座或病例研讨汇报。如果你曾经给医学生做过报告,你也应该把他们放在这个标题下。

11)研究摘要/出版物

在学术会议上做的任何壁报展示以及你参与的同行评议杂志发表的文章最好记录在这里。如果你的科研成果丰富或者正在寻求学术职位,最好将这两个部分分开,以便与同行评议的相关工作进行区分。

12)兴趣爱好/特殊技能

在这一部分,你可以介绍自己是否掌握其他语言或者编程技能。你应该列出一些你在工作之外的兴趣爱好,如骑自行车、烹饪或旅行。这将让你显得更加与众不同,同时这是一项非常重要的加成,尤其是私立医院或者私人团队,他们更愿意寻找全能的医务人员。如果你曾经是一名鹰级童子军,千万不要忘记要写下来,这是一项陪伴你终生的荣誉。

许多麻醉科住院医师会积极地参与社区活动。如果你在社区内参与了重要的工作,可以考虑添加这一部分的介绍。然而,如果你的工作是自愿帮厨或者偶尔搬砖,那么还是把这些内容放在兴趣爱好里面吧。

如果你是退伍军人或担任预备役,应在"其他专业"部分进行介绍。

简历一般采用 Microsoft Word 或 WPS 等文档软件创建和编辑,但以电子文件发送时应转换为 PDF 格式。这隐去了你的编辑过程,并使你的简历显得更为专业。最后,在投递简历之前找几个值得信赖的同行先看看。一个值得信赖的老师、一个住院医生同事或者医学领域以外的朋友都可以提供有价值的意见。你可以就清晰性、连贯性、条理性方面征得他们的意见。

> **⌂ 要点**
>
> - **简历**是一份相当重要的文件,它不仅向他人介绍了你的工作和专业,在某种程度上也展示了你的个性。一份清晰而有条理性的简历能够帮助你获得新的工作或者晋升的机会。
> - 切记选择适合你的风格,且风格要前后保持一致。将标题连贯成读者的"导览大纲"。
> - 让医学领域之外的其他人阅读你的简历,就清晰性和连贯性征求他人的意见,这将让你的简历更有可读性。
> - 一旦你创建了合适的简历,以后再实时更新就变得容易多了。那么现在就开始编辑你的简历吧!

推荐读物

http://medicine.osu.edu/students/life/career_advising/pages/cv.aspx. Accessed August 31, 2014.
http://cv.hms.harvard.edu/index.php. Accessed August 31, 2014.

第 289 章
就业:面试

在预定开始时间 5 分钟后,一名年轻的先生出现在前台,来参加麻醉团队的面试。他身穿棕褐色的西装,粉红色的衬衫,打着绿色的波点领带。他的一只耳朵上戴着耳环,正对着手腕上那块超大的镶着宝石的手表查看时间。在等待住院医师面试的空档,他显得异常紧张,一边咬指甲,一边飞速在智能手机上发消息。秘书安静地观察着他的举动,并将这些信息传递给还没见到他的面试官们。

你愿意雇用这个候选人吗? 面试都还没开始……还是说已经开始了?

作为住院医师你一直努力工作,并且有幸获得市区一个备受推崇的私人麻醉团队的面试机会。突出的主要问题是:①你将如何准备这场面试? ②面试当天如何能展示出自己最好的一面?

无论你培训后希望去什么类型的机构就职,你都得去参加面试才能知道能不能被录用。无论是学术机构还是私人执业机构,在招聘医生加入其团队时,仍然严重依赖对候选者的面试。加入麻醉团队就像结婚一样。面试是求爱过程中非常重要的一步,在第一次正式见面的时候记得你要取悦的不是一个人,而是一个"家庭"! 许多团队通过面试和这一"求爱"过程来对受试者进行尽职调查,以确定他的工作能力和性格人品能否和团队长期合作。雇佣一名新的医生会花费许多的资源,因此建立长期合作才符合医疗机构的利益,"婚姻不是儿戏"。除此之外,对于应聘者来说面试也是一个让他们了解招聘者的机会,他们可以好好地观察一下对方机构和团队的人员,了解以后自己可能所处的工作环境。每个医疗机构都有自己的科室文化,你可以自己决定是否适合这个团队。

应聘前的准备工作:人际网络和你的简历

请记住,这个圈子比你想象的要小得多。无论是谁给你写介绍信或者推荐信,招聘者在和你见面之前可能在 3 个电话以内就已经获得了他们想要的关于你的背景信息。**他们通常只会询问他们熟悉的伙伴,所以你能做的也只有接受现实。**当然,你也可以利用同样的方式来反过来了解对方的情况。

　　就像第 288 章介绍的那样,你的简历要专业且没有错别字,不要犯任何一个微小的错误或者笔误。重点放在你的职业成就上,不要吹嘘,也不要夸大。如果你是一位住院医师,请注明你住院医师培训的项目是什么,或者你曾经参与过的学术报告或者病例讨论等。要提供详细的个人和"外部"信息以方便面试者能够与你取得联系,甚至在面试当天的午餐或晚餐时段或者其他闲暇时间能够跟你进行一段简短的交谈。

面试准备

　　通过询问同事,联系导师,或电话自荐,以及你精心准备的简历,接下来你会迎来最后的面试。现在你需要尽最大的努力展示出最好的自己了。在面试前,你应该阅读并熟悉你简历的各个部分。许多面试官浏览完你的简历之后会重点关注一到两个方面,从这几个角度切入从而更深入地了解你。你可能会遇到许多面试官,因此可能会涉及你简历的许多领域。

　　你应该事先与你的同行和老师进行模拟面试。这些模拟演练可以让你对常见的问题进行练习,熟悉流程,找到合适的答案(表 289.1)。你甚至可以提出更多目标机构可能问到的问题并进行实践。练习会让你更放松,让你在"上阵当天"游刃有余。

　　随着网络和社交媒体的普及流行,无论在知情还是不知情的情况下,都有许多个人信息暴露在网络上。在正式面试之前,强烈建议在社交媒体网站和互联网上查找关于你的公开信息。如果有任何有问题的内容,应该立即删除掉,因为这会降低你的专业性,并最终导致入职资格被取消。给你一个建议,定期搜索你自己,因为网上可能会出现一些你甚至从来不会考虑的信息。例如,参加组织活动(如马拉松、三项全能)或参与政治组织,这些往往是通过简单的搜索就可以公开了解到的。

　　另一方面,关于医院的信息在网络上也往往都是公开的。在面试日前,你也应该研究一下应聘医院的相关信息,如医院的规模和所开展的外科手术类型。往往还可以找到关于麻醉学团队、团队成员及其执业范围的信息。如果你是通过同事或校友得知的对方医院,请联系他们取得进一步的相关信息。花些时间来了解对方也是向对方证明你的积极性,并且可以帮助你提出有针对性的问题。

面试当天——全力以赴

　　面试最初几分钟给人的印象往往是最持久的。因此,面试当天应注意个人卫生和着装的

表 289.1　面试时经常会被问到的问题

1) 为什么选择这个地区的医院? 是否有家庭原因?
2) 为什么选择私人诊所/麻醉学术机构?
3) 你的优势/劣势是什么?
4) 你在麻醉方面的兴趣方向和/或特殊技能是什么?
5) 未来 5 年或者 10 年你的职业目标是什么? 终身的职业规划是什么?
6) 别人会怎么形容你?
7) 面对压力和困境你会如何处理?
8) 我们为什么要雇佣你?
9) 通常你会选择什么方式释放压力?
10) 你的兴趣爱好是什么?

细节。在选择服装、首饰和发型时，最好是简洁、专业和保守的。你可以喜欢颜色鲜艳的服装和华丽的饰品，但在面试中，它们只会在你展示个性时起到分散注意力的作用。医生是一份专业性很强的工作，所以你的穿着，至少在面试时，应该和这个职业相匹配。智能手机已成为现代医生的标配，但也可能会分散他人的注意力。所以建议你把手机调成静音模式，并且在面试当天尽量减少使用手机的次数。因为频繁地拨打手机会成为你的减分项。

在面试前几天请务必再三核实你的行程安排，一定要准时参加面试。在面试开始前几天向对方发送确认电子邮件或电话能够切实展示你的诚意。虽然你不用提前 30 分钟到达，但你也不应该迟到。如果你需要在当天使用公共交通，请提前制定好路线。一般推荐提前 5~10 分钟到达目的地。

与此同时你也应该知道，虽然最终决定权不掌握在行政人员手中，但与他们发生的不愉快都会最终传到有决策权的医生们的耳朵里。你应该礼貌地对待面试时遇到的每一个人。同时提醒你，当你等待面试的时候，他们可能正在观察你，所以最好在任何时候都保持你的专业性。

面试过程

既然你已经研究过这个团队和医院，也审查了简历，面试应该是轻而易举的吧？有一些建议可以帮助你更好地展示自己。

在面试中，你应该准备好介绍你自己和你的职业目标。尽量关注自己的积极面，保持积极的态度。你已经非常努力地走到了今天，所以现在可以"推销"自己了。要诚实，要自信。当然，在某些时候，你可能会被问到自己的劣势，但你尽量多强调自己的长处、资质和能力。不用自大，也无需自谦。谈谈你作为一个独一无二的个体能给团队带来什么增益。如果被问及以前的雇主，最好不要说坏话，因为这样会给你自己减分。

你可能会遇到许多面试官，并在一天内接受多次面试。重要的是，不要因为一次不愉快的面试或者因为某次面试没有展现出最好的自己而沮丧。面试官的性格各不相同，所以你不可能取悦每一个人。事实上，一些团队会提前要求一个或多个面试官扮演"红脸"去质疑你，给你提出几个棘手的问题。所以，要保持一个好的心态。

同样重要的是，面试的时候你要向面试官提出问题。在纸上或脑海中准备一个清单，以便任何时候都能够提问。这表明了对对方的好奇和兴趣，并允许对方"推销"他们的团队给你。你也想向正确的人提出正确的问题。与总裁相比，向一线人员询问相关工作安排可能会更好。同样，在财务方面，你可以询问薪水和收入问题，但不要一直停留在这个问题上或是一开始就提起。

后续

面试结束后，向与你面谈的每一位团队成员发送感谢信息或正规的感谢信，甚至可以是与你有联系的任何行政人员。这显示出一个人极高的道德修养，是专业的体现，绝对是你面试过程中的隐藏加分项。

最终提醒

你可能有机会让你比较亲密的家人或朋友也参与到你的面试过程当中来，例如一顿晚餐或者一次正式的午餐。带领他们参与进来是一个非常明智的决定。他/她是你生活的一部分写照，让他们参与到你的最终决定中来，会使你在到新部门工作的过渡中更为满意，也有助于你事业的稳定。双方相处融洽符合招聘者和应聘者双方的利益，因为结果将是一个互惠互利的长期关系。表 289.2 中列出了面试成功的几个关键点。祝你面试成功！

表289.2　面试注意事项

- 了解你的简历和社交媒体/互联网上关于自己的信息
- 研究参加面试的医院和工作情况
- 不要迟到
- 挑选专业的服装
- 保持专业的态度
- 放松,做你自己
- 事先做好功课并向面试官提出问题
- 不要一直停留在薪酬问题上,但也不要回避它们
- 记得发送感谢信或回执

🏠 要点

- 不要紧张——如果你感到不知所措,牢记这一点:参加第一次面试只不过是为了更好地去进行第二次面试。
- 如果你是在外地面试,那么了解一些当地的风情,这样在共度晚餐的时候你可以跟面试官找到一些共同语言来缓解紧张的气氛。例如,作者有一个同事,他曾经在纽约 Cooperstown① 面试过一份工作,他设法将棒球比赛的话题用到了晚上的晚餐面试中。
- 不要在面试中撒谎或掩饰,最终都会被戳穿——即使你现在还没被戳穿,总有一天会的。
- 如果被问到你背景中任何负面的东西,回答要简短、诚实、直截了当,不要责怪任何其他人。简要、清楚地说明发生了什么以及你从经验中学到了什么,这些经验将防止这种情况再次发生。
- 当被问到你的弱点和劣势时,不要装腔作势! 告诉他们真相。如果你并不擅长神经外科麻醉,直接告诉他们,然后介绍你对此所做出的努力,例如增加在神经外科麻醉领域的轮转、参加更多的讲座等等。
- 不要去贬低外科医生。

第 290 章
就业:了解合伙人模式的基础

引言

在目前的麻醉学就业市场中,有多种不同类型的执业模式,其中一种就是"合伙人模式执业"。本章的目标是对合伙人模式的共同要素进行基本概述。请注意:麻醉团队的执业模式可能极为多变,本章仅旨在提供概述。

① 译注:有些人认为此处是棒球的发源地。

不同类型的合伙人关系特征

麻醉私人执业中最常见的形式之一是组成独立的麻醉集团。麻醉集团将与医院或日间护理中心签订独家合同,向其提供麻醉服务。因此,为了参与任何这些地点的麻醉工作,麻醉医师必须是签约的麻醉集团的一员。许多麻醉集团不仅雇佣麻醉医师,还雇佣注册麻醉护士和麻醉医师助理。麻醉集团的组织架构通常为"所有权团队"和"非所有权"或"雇员"执业形式。在参加麻醉集团面试时,确定该集团采用哪种类型的组织架构以及你面试的职位类型是极其重要的。例如,一些传统的所有权执业集团可能只招聘普通员工。因此,需要在面试前明确空缺职位的类型。

"合伙人"一词可以有许多不同的含义。许多人在使用"合伙人"一词时通常想到的是权益合伙人。权益合伙人是企业(即麻醉团队)的部分所有者,有权获得可分销利润的一部分,并拥有企业的一部分股份。重要的是要注意,权益合伙人之间的所有权份额可能不同,潜在的权益合伙人应了解该集团关于股东地位的具体措施。这一点很重要,因为权益合伙人拥有的股权份额可能会影响他/她作为团队成员的投票能力。各类所有权类型的定义见表 290.1。

麻醉团队中另一个常用术语是"授薪合伙人"。重要的是要了解,授薪合伙人获得薪水,但没有任何基本所有权,因此,不允许对与团队业务或财务有关的事项进行表决。授薪合伙人可以获得临床绩效的激励或奖金,但授薪合伙人无权获得任何可分配利润。区分权益合伙人和授薪合伙人之间的差异是非常重要的——不要落入"合伙人"陷阱,因为并不是所有的"合伙人"都是平等的。

入股

一般而言,要成为权益合伙人,传统上需要某种类型的"入股"。各个集团的入股结构有所差异,入股是员工成为权益合伙人的过程。应在雇佣协议中概述合伙人路径,并向各方(雇主和雇员)进行基本的讲解,即何时有机会成为权益合伙人及其关键事项。雇佣协议至少应指明,员工必须为该集团工作多长时间,才会被考虑成为合伙人。如果入股条款未在雇佣协议中阐明,那么在医生有资格成为权益合伙人时可就相关条款进行协商。双方保留是否签署入股协议的权利并不少见。请记住,大多数具有权益合伙人路径的成熟麻醉集团都在寻找"长期合作关系",而且目前的权益合伙人需要确保你很适合这个集团,不仅在临床护理方面,而且在职业道德和人格方面。如果集团决定不执行入股协议,应在合同中说明员工会面对的情况——是否合同被终止? 个人可否继续以雇员身份为集团工作? 这对个人已经获得的福利(退休金、职业责任险覆盖等)有何影响?

表 290.1 合伙人类型

合伙人类型	定义
平等所有权	所有合伙人在公司中拥有平等的股份
部分所有权	新合伙人将获得公司的部分或少数股权。这允许当前的集团所有权人在业务上仍占多数地位,同时允许新雇员也拥有具备所有权地位的安全感
增量所有权	最初只提供有限股份。随后在一段特定的时间内,可以获得或购买额外的股份

入股示例

X 博士是一名应届麻醉毕业生,假设其加入了"美国最佳麻醉医师集团"。他同意在受雇佣期的最初两年,集团支付他一定比例的收入;然后,在第二年结束时,集团的所有权益合伙人将投票确定他是否有机会成为权益合伙人。不要被忽悠了,许多集团会把成为权益合伙人之前的那段时间称为"初级合伙人",而不称作"入股"。实际上 X 博士作为权益合伙人的"全薪"与他在雇佣期前 2 年薪水之间的差异就是他的入股。

入股谈判

重要的是要记住,入股的条件可能取决于在雇用时的谈判。例如,如果 X 博士不是一个应届毕业生,而是已有 5 年的执业经验,那么他申请"美国最佳麻醉医师团队"的职位,就可能将成为合伙人的时间期限协商到 1 年,因为他已经学习并具备了主治医师的工作经验,可能不需要应届毕业生需要的培训。此外,X 医生可能通过向该麻醉集团交付一笔一次性费用,以缩短他成为权益合伙人的时间期限。对于新雇员来说,入股条款通常是没有商量余地的,因为新雇员通常被认为价值较低。请记住,一个有临床实践经验的医生有更多的临床和实践管理经验,并且可能担任更多的领导角色。此外,一个集团内的高级合伙人与医院的管理者和其他医生拥有更长期的伙伴关系。

成为权益合伙人

当集团员工成为权益合伙人时,这种地位的变化通常会伴随集团内收入、地位和责任的增加。重要的是与集团讨论责任将发生什么变化。成为权益合伙人需要考虑的一些问题如下:

- 集团是否有董事会,其作用是什么?
- 权益合伙人如何通过选举进入董事会?
- 是否所有权益合伙人均参与集团的业务事项?
- 集团内的所有权益合伙人其具有的所有权份额是否相等? 如果不是,如何确定股权分配?
- 成为权益合伙人需要在临床工作之外承担什么工作和责任?
- 参与管理集团财务和医院/日间护理中心相关的工作是否有额外报酬?(一些集团称之为"领导层薪酬")
- 利润如何分配给权益合伙人?
- 是否向权益合伙人提供额外的退休福利?

成为权益合伙人的一些好处包括积极管理集团的财务和业务事项。作为权益合伙人,你可以直接参与讨论麻醉服务及其扩展业务,以及与集团签约的设备商进行协商。这可能会直接影响你的临床工作。例如,医院可能希望你的团队承担另一个场所的工作任务或在规定工作时间后承担额外的手术室工作;作为权益合伙人,你可以参与这些讨论,以得出最互利的安排。此外,权益合伙人将决定招聘决策——该集团是否会扩张招聘医生? 该集团是否会改变其执业模式,雇佣更多的注册麻醉护士和麻醉医师助理? 在医疗方向和监管方面,集团的执业模式会是什么? 这些都是权益合伙人可以施加影响的问题,因为他/她是该集团的股东。权益合伙人还能够确定与集团提供的利益相关的问题,如资质、保险覆盖范围和承保人。这包括医疗保险、职业责任保险和退休福利。成为权益合伙人可能随之带来许多责任,应该记住,许多集团不会为权益合伙人承担非临床工作所花费的时间提供报酬。然而,如果你想在执业中寻求高度的自主权,成为一个权益合伙人是比较合适的。表290.2总结了成为权益合伙人的利弊。

表290.2　成为权益合伙人的利弊

利	弊
对集团的业务及财政事务(如福利计划、薪酬安排)有发言权	不得不在集团的财政和业务事务上花费"无偿"时间
对集团的临床职责(即拓展麻醉服务或执业模式)有发言权	不得不在集团的财政和业务事务上花费"无偿"时间
能够直接与医院和日间护理中心就所提供的麻醉服务进行沟通(例如,处理对麻醉医师的表扬和投诉)	必须直接与医院和日间护理中心就所提供的麻醉服务进行沟通(例如,处理对麻醉医师的赞扬和投诉)
拥有一部分股份,从而增加了安全感	比单纯的临床工作承担更多责任

股权收购

　　此外,必须要了解权益合伙人离职会发生什么情况。如果权益合伙人离职后,他/她可能有权获得报酬,也称为"股权收购"。在麻醉集团中,这种做法变得不太常见,但在评估麻醉集团时,应考虑到这一点。如果权益合伙人迁居、残疾或死亡,则有资格接受股权收购。这通常作为一段时间内的递延补偿支付。时间期限是可变的,以免给公司(财务影响)或个人(税收后果)造成过重负担。股权收购安排应对于不可预见的意外事件提供保障,如诊所收入减少或未来花费增加,并应允许任何一方重新协商。由于入股和股权收购都会对税务造成影响,因此建议咨询税务会计师。

🏠 要点

- 确保你了解你正在查看的机构是否属于合伙人模式集团。
- 准确理解该集团中"合伙人"的真正含义。
- 权益合伙人是麻醉集团的部分所有者,有权获得一部分利润,并拥有公司的一部分股份。权益合伙人通常享受薪酬和福利的增加。
- 授薪合伙人将获得工资,但对集团的商业决策没有投票权。
- 确保你理解"入股"的确切含义。这可以通过几年的工资差别来实现,或者更少见的方式是一次性支付。
- 没有什么是永恒的,所以一定要了解离职时的规定。

推荐读物

American College of Physicians. Income distribution and partner buy-ins & buy-outs. Retrieved from http://www.acponline.org/running_practice/practice_management/human_resources/income_dist.pdf.

American College of Physicians. Partner buy-ins. Retrieved from http://www.acponline.org/residents_fellows/career_counseling/partner_buy.pdf.

Maller B. The buy-in: transitioning from employee to partner. *American Academy of Ophthalmology*. Retrieved from http://www.aao.org/yo/newsletter/200706/article03.cfm.

第 291 章
就业：雇佣模式

在目前的麻醉学工作市场中，麻醉学毕业生在面临加入哪种职业类型的工作方面比以往任何时候都有更多的选择。作为一名麻醉医师，加入医院、医疗保健维护组织、麻醉集团或执业管理公司变得越来越常见。在私立机构和学术性的麻醉机构都可找到工作岗位。由于雇佣工作种类多，变化大，并且可能存在地区差异，本章旨在概述成为雇员会对你身为麻醉医师的职业生涯产生怎样的影响。美国医学会进行的调查研究表明，在过去十年中，医生在医疗机构中的所有权发生了转变。文献表明，与年龄较大的医生相比，年轻（＜ 40 岁）医生在机构中的股权不太常见，与男性相比，女性医生的股权也不太常见。

单专科和多专科集团

作为员工，麻醉医师可以是单专科或多专科集团的一部分。单专科集团是指仅雇佣一种特定执业类型的医生（如麻醉医师）的医生集团。单专科集团最具代表性的是麻醉集团，你可能会在私立机构麻醉科遇到。在单专科集团中，可能会有个人或股东集团控制整个集团的业务事项，而集团的其他成员均为雇佣员工。单专科集团可以提供更多的财政保障和更有规律的生活方式，但其可能是按劳分配。按劳分配的优点之一是鼓励和奖励个人的额外努力。然而，它会在集团成员之间产生竞争，患者付款人组合也会产生负面影响。与之相反，单专科集团也可以在其雇员中平等地提供薪酬，但是这阻碍了竞争。这一做法是假定所有员工都同样熟练、具有生产力和积极性，但生产力高者几乎没有长期的积极性。

多专科集团提供各种类型的医学专业护理。多专科集团的优势包括在一家机构为患者提供多种服务，并且有能力协商更有利的管理性医疗合同。此外，大型多专科集团可能能够提供慷慨的薪酬组合，如工资、福利、假期和继续医学教育时间。然而，实际工资往往低于单专科集团，因为与单专科集团相比，多专科集团的工作时间可能更少。

医院员工

成为医院员工是麻醉医师的另一种选择，因为医院自备执业机构的做法越来越普遍。在这种执业类型中，麻醉集团可能部分归医院所有或者全部属于这所医院。这种执业类型的优势是能够承受更多的风险，更有效地管理医疗谈判，并拥有一个大型的医生转诊网络。与大型多专科集团相似，员工自主性减少，医院可能强加一些个人无力改变的政策和程序。在这种执业类型中，可能无法获得与生产力和执业自主权有关的财政奖励。当你想成为医院雇员时，你应该询问医院的财务状况和患者护理理念，因为你需要确保医院的财务健康（不可能破产或被另一家实体收购），并且医院对待患者的理念应该符合你的个人和职业目标。请记住，作为医院员工可能还有其他义务，包括为医院委员会服务以及科研和教学职责，特别是如果医院有学术任务的时候。薪酬一般是工资加奖金。奖励或奖金与很多因素有关，比如工作量以及对你的评价等。麻醉医师必须充分了解需要满足哪些标准以及在什么条件下才可以获得奖金。这样的薪酬安排为员工提供了保障，但是，取决于激励性报酬的多少，可能会阻碍创业精神，并可能支持最低努力工作的标准。此外，由于医院员工通常会获得福利，因此充分了解你的薪酬中包含哪些福利非常重要，例如医疗保健、退休、度假、出差会议和其他继续医学教育时间。

医疗保健维护组织

医疗保健维护组织（healthcare maintenance organizations，HMO）中的人员配备模式可能类似于大型多专科集团。该机构可能部分归医生员工所有，这些医生由拥有该机构的集团或保险公司雇佣。一般情况下，医生会获得工资，奖金取决于生产力或医疗资源利用率。这种执业类型的一个优点是职业保障。这种执业类型还奖励提供成本效益优势的护理或创造效益的集团。缺点包括在执业过程中失去自主性，因为集团可能必须遵守 HMO 内其他成员创建的规则和法规。与其他雇员职位一样，充分了解包括哪些福利是非常重要的，因为这些福利在不同的 HMO 之间可能存在显著差异。

麻醉执业管理公司

近年来，麻醉执业管理公司（anesthesia practice management companies，APMC）越来越普遍，可能是单专科或多专科集团。当单专科麻醉集团面临运营成本的增加和付款人支付减少时，股东可以决定将麻醉集团出售给麻醉执业管理公司。这导致与全国医院和日间护理中心签订麻醉服务合同的 APMC 增加。当评估 APMC 的员工工作时，你必须尽可能详细地了解你将被要求提供哪些临床服务以及在哪些地点提供这些服务。一般情况下，大多数 APMC 将支付工资，并根据就业协议，可能会根据工作量提供奖金。与所有奖金一样，麻醉医师需要了解获得奖金所需达到的标准以及奖金发放的时间线。为 APMC 工作的一个优势是工作保障，以及由于 APMC 通常是大型公司实体，持有多个麻醉合同，他们将具有能够更好地与机构和付款人协商合同的潜力，但也可能存在明显的缺点。有时，APMC 获得与相关机构的麻醉服务合同的前提是，他们将以"更低的成本"提供相同的麻醉服务。因此，APMC 常常会制定一些期望个人执业医师执行的成本削减措施，但个人执业医师可能会感到自主性丧失，因为这些规则和法规来自 APMC 内部的管理人员，而不是麻醉执业医师。另一个缺点是 APMC 会决定护理模式，如医疗方向、监管、直接提供者等等。因此，将你对于患者护理的个人信念清晰阐述给 APMC 管理层是很重要的。此外，APMC 往往会随意雇佣麻醉医师，并且很少或经常不通知麻醉医师就终止其工作。

总结

当考虑成为上述任何类型麻醉机构的员工时，了解你的雇佣协议条款非常重要。需要对职责（临床和行政）以及员工预期工作的时间进行明确的划分。作为员工，接受工作之前需要考虑的一些问题包括：

- 你的工作描述是什么？例如，"麻醉"一词是否包括"疼痛管理"或"重症监护"？
- 你的职责定义的清晰度如何——术前和术后护理，对紧急救治的响应？
- 你会照顾所有类型的患者吗——成人、小儿、产科、心脏和胸外科？创伤患者有多少，以及处于什么级别的创伤？
- 麻醉人员配备模式是什么——麻醉护理团队、监管或者独自工作？
- 如何确定轮值时间？
- 如果你的雇主在多个机构提供护理，将如何分配你的工作以及工作地点？
- 如何定义兼职和全职状态？
- 雇佣协议是否包含董事会认证要求？
- 你对你的临床执业工作有任何自主权吗？
- 除工资之外的真正薪酬包括什么？（表 291.1）

表 291.1 福利考虑说明

利益	考虑事项
薪酬	为临床和/或行政工作支付的工资或金额
休假	法定休假时间是多少? 假期是否被视为带薪休假? 每年未使用的假期会如何处理(例如,它是否可以延续到下一年?)
继续医学教育	雇主是否提供时间进行继续医学教育? 继续医学教育期间是否发工资? 雇主是否提供任何与继续医学教育相关的补助/津贴?
退休	确定参加退休计划(如,保险、退休金等)的资格标准? 该医疗机构是否会为员工缴纳相应的退休金份额?
职业责任险	雇主是否提供职业责任险? 是什么类型的保险(即,索赔型或事故型)? 如果你的职位被终止,你是否负责购买额外的保险(例如,长尾保险等)?
健康保险	雇主提供健康保险吗? 雇主是否提供眼科及牙科保险?

⌂ 要点

- 在找工作之前,仔细考虑自己的优势、劣势和执业原则。在你接受一份工作之前,而不是之后,你要评估在一份自主权受限的工作中你会做些什么。如果你想从其他类型的执业工作转换到雇佣工作,这一点尤其重要。
- APMC 通常是由股东共有的盈利性公司。因此,这些公司的管理人员对股东怀有感激之心,其经济利益会与麻醉医生和患者的经济利益存在冲突。
- APMC 通常会收购一个城市大量麻醉机构的全部股份。这将使未来的员工有机会与当地(而不是职位空缺地区)的员工讨论在 APMC 工作的经验。利用这个机会尽可能多地了解麻醉管理公司的母公司是如何运作的。这不仅包括如何雇用麻醉医师,还包括他们如何被解雇或终止合同,以及 APMC 如何在医疗人员任命、同行评议和医疗人员规章制度方面与医院医务人员办公室进行对接。

推荐读物

Alguire PC. Types of practices. Retrieved from http://www.acponline.org/residents_fellows/career_counseling/types.htm.

Kane CK, Emmons DW. *New Data on Physician Practice Arrangement: Private Practice Remains Strong Despite Shifts Toward Hospital Employment*. Chicago, IL: American Medical Association; 2013.

Kane CK. *The Practice Arrangements of Patient Care Physicians, 2007–2008: An Analysis by Age Cohort and Gender*. Chicago, IL: American Medical Association; 2009.

Kletke PR, Emmons DW, Gillis KD. Current trends in physicians' practice arrangements: from owners to employees. *JAMA*. 1996;276(7):555–560.

Semo JJ. *Starting Out: A Practice Management Guide for Anesthesiology Residents*. Chicago, IL: American Society of Anesthesiologists, 2001.

第 292 章
避免不良雇佣合同：尽职调查、合同终止和限制性合同

在本章和第 293 章中，我将针对雇佣合同的要点进行概述：本章中包括尽职调查、期限和合同终止；第 293 章包括职责、报酬和福利。切记这只是一个概述，我的目标不是涵盖雇佣合同中所有可能的条款。推荐读物中提供了更多参考文献（见第 293 章末）。另外有一个中肯的法律建议，在签署合同之前，确保你雇佣了一名律师对你的合同进行检查。

尽职调查

尽职调查不是一个步骤，而是一个过程……

首先要对未来的执业机构进行彻底地审查。像他们检查你的证书一样彻底检查他们的证书。与每个人交谈——包括护士、外科医生、技术人员和行政人员。如果可能，争取拿到刚从此处离职人员的联系方式，与他们交谈，离职人员与新员工可能提供最坦诚的评价。调查结束的时候，你必须对整个团队的文化和氛围有一种相互契合和兼容的感觉。

就业合同是始终可以讨论协商的双边协定。既然协商是一种互谅互让的过程，那就把对你来说最重要的事情按照优先级列出来（例如，日程安排、薪水、安全、自主权）。通过强调你的才能让自己处于谈判的有利一方。突出任何可以使临床工作做得更好的专业培训或技能。从本质上讲，解释你如何能为他们的组织带来价值。

一旦达成共识，**请将之落实在文字上**。一切口头承诺都需要以书面形式记录下来。由于大多数合同是由雇主的律师拟定的，因此寻求自己的专业建议以保护你的最大利益是很重要的。不要简单地接受你不同意的条款，即使它是每个人都要签署的标准合同。最后，不管你的理解或意图如何，法院都会强制执行一份清晰而明确的合同。

最后一条建议，**有疑问时，寻求帮助**。雇佣律师是根据现行法律解释合同，并代表你最大利益的最佳人选。

期限

雇佣合同必须回答 4 个重大问题：

1) 合同双方是谁？
2) 期限（持续时间）是什么？
3) 相互的职责和义务是什么？
4) 你何时以及如何获得报酬？

雇佣合同最重要的内容就是期限。大多数合同将规定一个明确的期限（例如 1 年）。如果为默示合同（"At Will"）——这意味着如果不包括通知条款，任何一方均可随时终止合同。根据惯例，最好是协商签订一份固定期限的合同，其中有一项条款是只允许因故解除合同。

通常，合同将包含一个自动续约条款（"常青条款"），该条款规定，如果在合同到期前双方均未终止合同，则合同将续签一个类似的期限。一般来说，你需要在指定期限前发出通知，表明你不希望续期。

最后，对开始日期要现实一点。获得医疗执照、医院证照审核、员工特权和保险覆盖可能需要几个月的时间。

终止

合同关系的终止可能有几个原因,合同应标示出每种情况。

无原因

任何一方都可以在规定的通知期后终止合同。最常见的通知期是 60~90 天。需要小心合同中是否有 120 天通知期无原因终止合同的条款。

当你想离开该机构时,通知要求变得很重要。未提供适当的提前通知可能需要承担医疗机构相关费用,例如雇用临时职员的费用。

有原因

终止只能出于特定原因发生。"原因"应在合同中有客观指标的明确定义(例如,故意不当行为、吊销执照、丧失特权、未获得委员会认证)。如果其定义更主观,如"表现不佳",那么确保书面记录此合同存在此类缺陷,找机会进行纠正。同样,如果雇主违反协议的重要方面(例如,无法支付薪水),医生应能够在不提前通知的情况下因"正当理由"终止合同。

伤残

伤残是指经过一段试用期(通常为 3~6 个月)后,不能胜任工作的主要内容。但当地相关劳动法可能提供一些额外保障。

死亡

雇员死亡使合同无效。

限制性合同

限制性合同是指不做某事的承诺。为了防止不公平竞争,法院将强制执行为保护合法竞争利益而起草的狭义定制合同。医生雇佣协议通常包括两项限制性条款:竞业禁止和反劝诱条款。

竞业禁止条款是指禁止前雇员在一定时间内在特定地理区域提供类似的专业服务。反劝诱条款是指禁止前雇员在类似期限内招揽雇主的患者和/或工作人员。

为了可强制执行,这些承诺的范围、持续时间和地理距离必须合理。根据经验,期限不应超过合同期限,或 2 年;设定的竞业禁止的地理区域不应大于该医疗机构获取主要病源的区域。最后,这些合同条款不能给医生带来过重的负担或损害公众利益。如果你是方圆 100km 内除该机构外唯一的一名麻醉医师,那么无论由此产生何种反竞争效应,都不能禁止你执业,否则会对公众造成损害。

示例:糟糕的合同语言

期限

雇主雇佣雇员后,雇员将代表雇主向公众提供专业医疗服务,其合同期限自 2018 年 7 月 1 日开始,直至本协议终止。

为什么糟糕:尽量避免使用未定义的术语。即使是 1 年的续期期限也比没有明确期限要好。

终止合同

以下情形下,员工的雇佣关系应终止:

a. 雇员至少应提前 180 天书面通知雇主。

b. 雇主认为,如果董事会单方面认定雇员存在非专业行为。

为什么糟糕:首先,提前 180 天通知是不合理的。最常见的是提前 90 天通知。其次,"非专业行为"一词有多种解释。这是否意味着不及时回答你的呼叫抑或是犯重罪? 此外,大多数"因故"解雇条款给予员工机会纠正这种行为。

竞业禁止条款

员工在此承诺并同意,自员工雇佣关系终止之日起 5 年内,不得在××省以任何身份行医。

为什么糟糕:在整个省内 5 年内禁止任何形式的医学执业将被任何法院视为不合理,因此不具有执行性。

🏠 要点

- 合同至少是双方当事人之间具有法律效力的承诺。要具有可执行性,雇佣合同必须包含 4 个重要条款:当事人、期限、责任和赔偿。
- 尽职调查是一个多步骤的过程,包括审查未来的业务,协商优先事项,并以一份明确的书面合同记录协议。确保所有口头承诺都转化为书面承诺。
- 在签署合同之前,请阅读并理解合同中的每一个条款。签订合同很容易;退出是最难的部分。要给自己充足的时间去审阅这份合同,不要让自己在仓促之下签订合同。
- 如果有疑问,请找律师。

第 293 章
避免不良雇佣合同:职责、薪酬和福利

在本章中,我们将回顾与工作职责、薪酬和福利有关的就业合同的基础知识。在第 292 章中,我们回顾了尽职调查、合同终止和限制性合同。

职责

合同必须清楚阐明工作描述和双方的职责和义务。你该怎么做,作为回报,他们对你有什么义务?

对于员工,合同应明确所有临床责任(包括值班)、行政任务和教学义务。重要的是要明确值班任务,并明确是否要在双方商定的基础上与其他医生平等分担。

对雇主而言,合同必须明确规定雇主所应承担的义务。常见的雇主义务包括行政支持、计费服务、办公空间和设备。

大多数雇佣合同都包含一项排他性条款,说明你的 100% 的职业时间都必须投入该机构。因此,如果你希望从事外部专业活动(例如,兼职、法律工作、咨询),则必须将其明确写入合同中。

无论合同职责的范围如何,都必须强调医生对患者的最高责任和诚信义务。医生必须能够在对所有患者的护理中行使其独立的专业判断。

薪酬

总薪酬不仅仅是付你的工资。总薪酬包括为所提供服务作为交换而提供的所有具有价值的事物——包括工资、奖金、奖励津贴、附加福利和该机构的股权。

目前存在 4 种常见的货币薪酬模式：

- <u>100% 工资</u>：独立于工作量的固定薪水
- <u>基本工资 ± 工作量</u>：固定的薪水加上奖励津贴
- <u>平等份额</u>：所有从业人员平均分配收入的平等主义模式
- <u>单纯工作量</u>：收入完全取决于工作量（按劳分配）

许多机构都采用"公式"来计算薪酬。此类公式包括收款收入和奖励津贴减去间接成本和行政成本。为了更好地理解细微差别，要求机构管理人员使用一些假设数字进行范例计算。

由于所有薪酬公式都是基于提供专业服务的个人收款，因此在个人应计收入产生之前，通常存在 60~90 天的滞后期。大多数机构会在最初几个月延长无息贷款，收款到期后再偿还。

最后，除了单纯工作量薪酬模式外，在所有薪酬模式中，假期和病假都被视作薪酬的一部分。单纯工作量薪酬模式中，如果你不工作，你就没有收入。

福利

附加福利包括：

- 保险（医疗事故、健康、残疾、寿险）
- 退休计划
- 继续医学教育和执照更新的费用报销
- 专业会费和订阅费
- 搬迁安置费
- 贷款偿还
- 签约奖金

任何福利待遇都应该在合同中或作为合同的附件明确规定。合同应列明哪些福利将由雇主负担，哪些福利需要由雇员分担。

"魔鬼存在于细节中"这个俗语同样适用于签订合同和计算总薪酬时，特别是在比较医疗责任保险覆盖范围时，你需要了解它们并不都是一样的。医疗机构一般可提供 3 大类责任保险：

- **事故型**　对从业者在保单存续期间发生的行为进行赔偿的保险，即使索赔是在保单失效后提出的。
- **索赔型**　保障从业人员在机构从业期间发生的索赔而进行赔偿的保险。
- **延展期——"长尾保险"**　必须与索赔型保险一起购买的延展期保险。此类保险可为离开诊所后（"长尾"）或新机构执业前（"先前行为"或"机头"保险）提出的索赔提供保障。

正如你所看到的，每种保险政策涵盖不同的时间段，因此，作为员工，每个政策对你都有不同的价值。

示例：糟糕的合同语言

职责

雇主的董事会有权确定雇员应履行的具体职责以及履行这些职责的方式。

为什么糟糕:太模糊了。"职责"应该类似于一个工作描述,详细说明究竟期望你做些什么,更重要的是,不需要做什么。

薪酬

雇员在雇员的雇佣期限内就其向雇主提供的服务应获得的报酬应由雇主按照其确定的金额予以确定。

为什么糟糕:必须详细说明你会得到什么报酬以及如何得到。如果雇主拒绝付钱,同意这样的条款将使你没有追索权。

福利

雇主应自费向雇员提供职业责任保险。雇员同意就因雇员的任何行为而向雇主提起的任何及所有索赔向雇主作出赔偿。

为什么糟糕:它应该指定哪种类型的医疗事故保险。是事故型还是索赔型? 谁负责任何长尾保险? 不要同意在任何情况下向雇主做出赔偿。

⌂ 要点

- 确保合同中写明获得薪酬所需的工作时间和职责。不要被金钱的数额蒙蔽了双眼,而没有意识到你必须一天工作 30 个小时才能拿到那笔钱。
- 总薪酬不仅仅是货币薪酬,还包括提供的福利以及带薪休假(假期和病假)。
- 不要简单地比较工资,而要实际评估福利和带薪休假的价值,然后比较总薪酬。
- 在签署合同之前,请阅读并理解合同中的每一个条款。签订合同很容易;退出是最难的部分。
- 如果有疑问,请找律师。记住,你总是会有一些怀疑,因为你的执业领域是医学而不是法学。所以我们想说的是……找个律师。

推荐读物

AMA principles for physician employment. *American Medical Association*. 2012.

Jeddeloh N, Conley T. Annotated model physician-group practice employment agreement. *American Medical Association*. 2014.

Kreager ML. A guide to understanding and negotiating a physician employment contract from the employee physician's perspective. *Kreager Law Firm*. 2007.

Semo J. *"Chapter VII.1 Reviewing and Negotiating Employment Agreements" in Starting out: A practice guide for Anesthesiology residents*. American Society of Anesthesiologists: Park Ridge, IL. 2010. Available from https://www.asahq.org/For-Students/Practice-Management/Resident-Practice-Management-Education-Tools.aspx

Stulberg RB, Shulman AF. Protecting physicians through employment contracts: a guide to the basic terms and conditions. *Labor and Employment Law Journal*. New York State Bar Association. 2013;38(1).

第十六篇
结　语

第 294 章
用一些建议来结束本书：麻醉学和格言

本杰明·富兰克林因其著作以及敏锐而有见地的思想而广受赞誉。他的格言广为世人所知，比如"早睡早起使人健康、富有和聪明"，以及"节省一分钱就是赚了一分钱"。睿智、普适、简洁而又辛辣的文风吸引着我们每一个人，甚至麻醉医师。

"没有准备的人，就是准备失败。"

麻醉学的特点就是具有确定性和未知性两个极端。我们为接下来的紧急情况、手术的下一步都做了精心周密的计划。我们准备好了计划 A、B、C 和 D(不行的话还有 E、F 和 G！)。然而，我们真的不知道从这一分钟到下一分钟我们的命运将会如何。在准备好 3 个择期病例的工作后，我们得知，会遭遇一个脾破裂、伴有多处骨折且当场失去意识的交通事故受害者，并且患者在 10 分钟之内就会到达手术室。我们迅速应对，因为我们已做好准备。然而，确切地说，这种准备是从什么时候开始的呢？是吃了顿营养早餐的那个早晨吗？是在慎重考虑下，决定早点休息以确保整晚睡眠(也许还出于健康和经济的考虑！)的前一天晚上吗？又或者是更久以前？对于这个病例的准备工作是否从担任住院医师的时候就开始了？因为经年累月的临床工作使我们从笨拙的新手转变为专业的临床医生。是从医学院的时候开始的吗？因为在医学院的学习为我们打下了第一个基础。还是说甚至是在进入医学院之前？

麻醉医师的准备又是从哪里开始的呢？我们必须在接到通知时立即反应，我们准备好并且有能力挽救生命吗？但这很难一下子说清楚，因为过程中的每一步和每一刻都很重要。从最基本的角度来看，我们知道准备好药物和设备是非常必要的。时刻关注最新的文献研究和持续进行质量改进是准备的形式之一。毫无疑问，保持身心健康使我们在面对任何危机时都能全情投入也是一种准备。

对于麻醉医师而言，准备工作既没有开始，也没有结束。在此只有一个简单的事实，我们的患者依赖我们，凭借彼此的信任将自己托付于我们，在这样的关系中，只有我们自己才是真正准备就绪的担保人。当然，在我们这个专业中，如果我们没有做好准备，我们就是在准备失败。

"关注小的开销。小洞沉大船。"

对于麻醉医师来说，患者安全和质量改进是一种生活方式。我们的专业在患者安全方面一直都是医学院的引领者。我们共同致力于了解在给药机制、应用技术和药理学方面对患者安全的系统性威胁，这使我们能够降低与麻醉和手术相关的发病率和死亡率。我们的飞船现在比以往任何时候都更安全，但这段旅程还没有结束。

"关注小开销"的格言告诫我们要留意那些可能会汇集产生大影响的小举措。"小洞沉大船"的比喻警告我们所有人，在小项目上的愚蠢支出会让我们在关键时刻无力满足生活中更大、更重要的经济需求,从而承担风险。在患者安全方面,这些小花销表现为在患者护理方面的缩减,这不仅威胁到患者的安全,也威胁到我们的护理质量。实用主义和经济条件制约是现实;没有人能一直两者兼顾。然而,我们所有人都必须维护一个共同的标准,低于这个标准,我们就不应启航。时刻保持警觉,时刻集中注意力,时刻做好准备,以防妥协带来的微小代价蚕食我们对安全的承诺,这是确保我们的患者安全通过围手术期危险水域的核心。当心小的妥协,就像小的开销一样,一个小小的漏洞确实可能使一艘大船沉没。

"吃饭是为了取悦自己,而穿衣是为了取悦他人。"

专业精神很重要。在这个信息和交流瞬息万变的时代,有充分的证据表明,我们社会中的行为准则和行为规范正在发生变化。然而,在每一个转折点,我们经常被提醒,我们的成功不是植根于我们单独取得的成就,而是植根于我们如何共同取得成功。换句话说,我们与他人相处的能力,与他人交流信息的能力,获得信任的能力,以及给出方向的能力,都与我们的外在表现是分不开的。

在我们的私人时间里,我们每个人都可以自由选择自己的环境。我们做什么用于娱乐、读什么书来消遣或获取常识、如何休息、如何锻炼身体,就像吃东西一样,取决于我们自己的判断力和品味。在这些私事上当然可以随心所欲,但当我们在工作中寻求与他人交谈时,我们就与他人达成了一份社会契约。就医生而言,这种社会契约并不限于单向信息共享的无用交易。当然,患者来找我们是想要正确的处方、正确的建议和专业的护理,但其实患者还想要更多。他们向我们寻求安慰、信任和内心的安宁。我们如何才能最好地提供安慰、建立信任和缓解焦虑? 我们只是简单地说出来,这样就可以了吗? 不是的。想要做好这些更有赖于我们的外在表现、我们的举止以及我们表现出的同理心。与患者及其家属交谈时要坐着。直视你的患者,不妄加评判。微笑倾听,当你的患者跟你说话时一定要认真倾听。这些就相当于我们在与患者会面时穿的衣服。穿好衣服。

"当你不再寻求改变,你就完蛋了。"

医学一直在变化之中,事实上,这是我们唯一可以依靠的东西。我们今天学到并认为是正确的东西,很可能会在未来几年或几十年里消失。我们一次又一次地看到这一点,正如新的研究承诺在癌症治疗、心脏病和其他疾病方面取得突破,但后来随着时间的推移而被一一否定。生命的奥秘在持续不断地被揭晓,一个发现必然会导致下一个发现。对某事物的一种理解只是阶梯上的一级,而目标仍在前方。

麻醉医师必须欢迎这种持续的变化。想象一下,在一个创新被扼杀的世界里,我们只能靠开放的点滴或铜壶滴漏,手指触摸脉搏,眼睛观察血液颜色来实施麻醉? 改变是不舒服的,具有挑战性的,有时是势不可挡的,而且总是必要的。作为一名专业人员,对变化的拥护与支持表现为保持专业资质,更新自己的技能和知识。

第二个当务之急的改变是教育创新,让这些知识得以传播。如果资讯缺乏有效的传播交流,创新即便没有终结,其发展也会受到制约。我们作为专业人员,或者我们作为个体,如果停止改变,那我们就完了。富兰克林曾经写道:"**许多人 25 岁就死了,直到 75 岁才被埋葬。**"希望我们不会这样,我们的专业不会这样。接受改变,引领改变。创造新的知识,或者至少为这个创造做出实质性的贡献。拥抱创新,教授他人,学习,保持活力。

富兰克林的话跨越了几个世纪,即使在今天也听起来真实而又发人深省。在麻醉学中,我们立刻可以看到下面这些话就适用于我们在手术室、重症监护病房、疼痛诊所以及其他地方进行医疗处理:

"勤奋是好运之母。"

"预防坏习惯比改掉坏习惯要容易。"

"怀疑和谨慎是安全之母。"

"当你有疑问的时候,就不要这么做。"

"凡事都要花时间,欲速则不达。"

所有这些谚语放在今天,仍像当初一样含义丰富。这些经验教训,可以应用到我们每个人的社区诊疗实践中,也可以应用到我们四级医院的杂交(复合)手术室中。然而,在所有这些睿智且适用性强的谚语中,我想引用最后一句话来结束本文:

"不要想着用一条狗猎取两只野兔。"

随着我们进入由即时连接驱动的全球信息化经济,干扰在我们的周围比比皆是。对于我们每个人来说,丧失重点、收获甚微的机会可能比以往任何时候都要大。如果我们允许自己越界,一心多用,并妄想多变的行动会以某种方式转化为有意义的结果,我们就会像猎人用一只狗追逐两只野兔一样愚蠢,因为结果肯定是一只野兔也追不上。

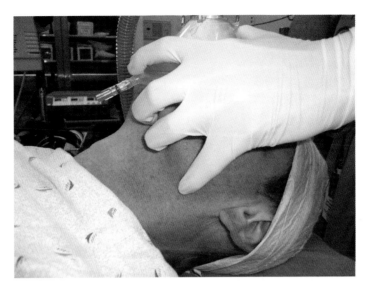

图 4.1 对无意识患者给予有效的面罩通气，可以用拇指和食指扣压面罩，其余 3 个手指提起下颌贴紧面罩，使面罩密闭，同时还要采用提颏手法（Reprinted with permission from Orebaugh SL, Bigeleisen PE. *Atlas of Airway Management: Techniques and Tools*. 2nd ed. Philadelphia, PA: Wolters Kluwer Health/Lippincott Williams & Wilkins；2015.）

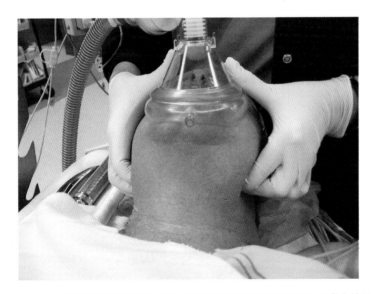

图 4.2 当只有一名有经验的麻醉医师在场时，他/她可以用两只手扣面罩，提供有效的密闭性，同时让另一位没有经验的助手挤压球囊（Reprinted with permission from Orebaugh SL, Bigeleisen PE. *Atlas of Airway Management: Techniques and Tools*. 2nd ed. Philadelphia, PA: Wolters Kluwer Health/Lippincott Williams & Wilkins；2015.）

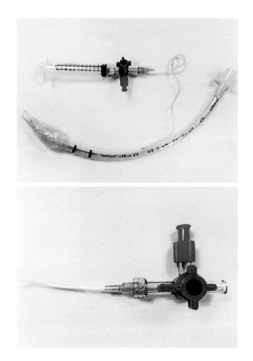

图 20.1 ETT 指示气囊不见了。将一个 20G 的套管针插入指示气囊管路的末端并用一个三通阀连接注射器,然后用注射器给套囊充气(上)。关闭三通阀指示气囊管路端防止空气从套囊漏出(下)

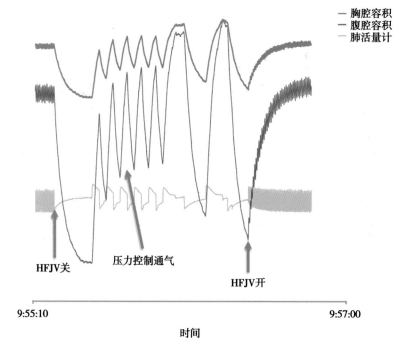

图 23.1 从 HFJV 过渡到压力循环通气再回到 HFJV。蓝线是胸腔容积,红线是腹腔容积,绿线是肺活量计流量(Jeff E. Mandel MD MS,unpublished data)

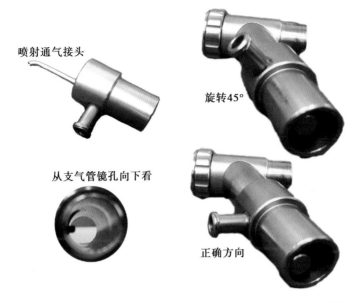

喷射通气接头

旋转45°

从支气管镜孔向下看

正确方向

图 23.2 喷射通气接头与埃费-杜蒙支气管镜镜体的连接,说明喷射通气的喷嘴能够旋转到支气管镜长轴上。从左上逆时针依次为:HFJV 接头,从支气管镜孔向下看接头正确的方向,接头的正确连接,接头旋转 45°

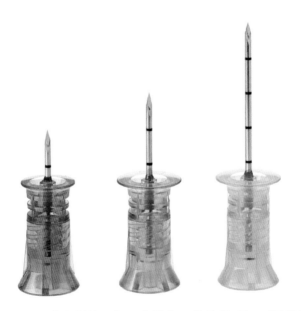

图 30.1 EZ-IO® 穿刺针。有三种长度可供选择:15mm(适用体重 3~39kg)、25mm(3kg 或以上)和 45mm(40kg 或以上,和/ 或深部组织)(Property of Teleflex Incorporated. Copyright © 2017 Teleflex Incorporated. All rights reserved.)

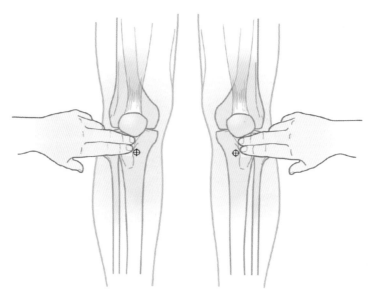

图30.2 胫骨近端 IO 置入部位。胫骨近端的 IO 的置入部位是在胫骨粗隆内侧的前内侧平坦表面,距粗隆内侧 2cm,髌骨下缘远端 3cm(2 指宽)(Property of Teleflex Incorporated. Copyright © 2017 Teleflex Incorporated. All rights reserved.)

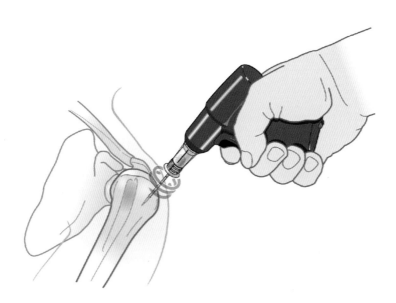

图30.3 肱骨近端 IO 置入部位。IO 置入部位为外科颈上方约 1cm 处的大结节,与前平面成 45 度角,以避开骨骺板。患者的手应该置于腹部,肘部内收,以便内旋肱骨,保护结节间沟(Property of Teleflex Incorporated. Copyright © 2017 Teleflex Incorporated. All rights reserved.)

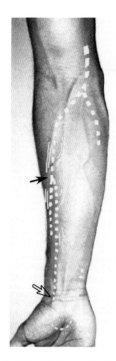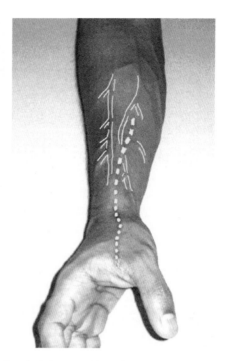

图 35.1 前臂的血管变异。左：粗点线代表异常动脉。**空心箭头**：桡动脉的正常分支点；**实心箭头**：异常的高位桡动脉。右：粗点线代表异常的前臂背侧浅动脉。细实线表示经典静脉走行。异常的动脉走行与常用的静脉置管位置很近（Reprinted from Sen S, Chini EN, Brown MJ. Complications after unintentional intraarterial injection of drugs: risks, outcomes, and management strategies. *Mayo Clin Proc.* 2005; 80 (6): 783-795. Copyright © 2005 Mayo Foundation for Medical Education and Research. With permission.）

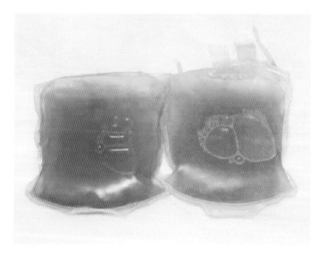

图 49.1 新鲜的冰冻血浆单位显示出可以安全输血的颜色可能存在很大差异。（Reprinted with permission from Elkassabany NM, Meny GM, Doria RR, et al. Green Plasma—Revisited. *Anesthesiology.* 2008; 108 (4): 764-765. Copyright © 2008 the American Society of Anesthesiologists, Inc.）

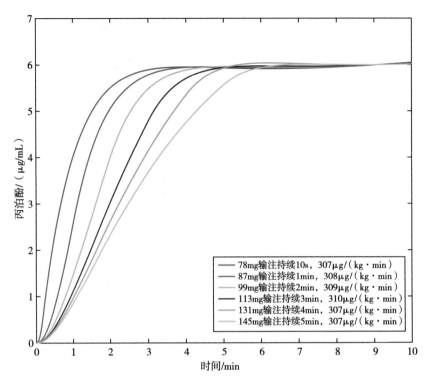

图 71.1 模拟推注和持续输注丙泊酚时作用部位药物浓度。设置靶浓度 6μg/mL，推注时间为 10 秒钟至 5 分钟

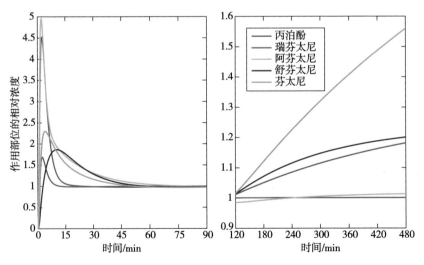

图 71.2 左：模拟丙泊酚、瑞芬太尼、阿芬太尼、舒芬太尼和芬太尼作用部位的相对浓度，给药方式为推注负荷剂量然后持续输注，以提供稳定的维持阶段。右：持续输注丙泊酚和瑞芬太尼 1 小时后，给予小剂量负荷量并增加输注速度，使作用部位浓度增加 10%，同时避免药物使用过量

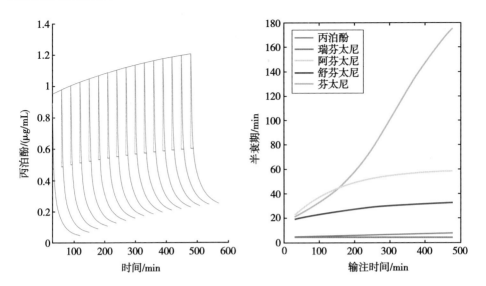

图 71.3 左图:不同输注时间停药后,作用部位丙泊酚浓度变化轨迹。垂直虚线表示下降50%。水平红线的长度是半衰期。右图:某些药物的半衰期与输注时间

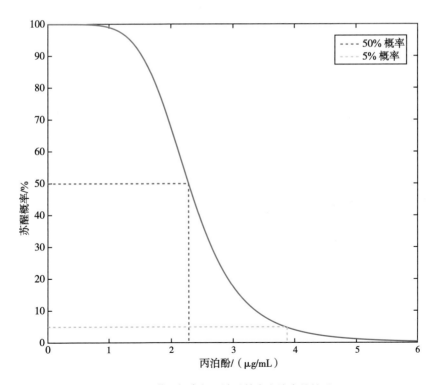

图 71.4 苏醒概率与丙泊酚效应点浓度的关系

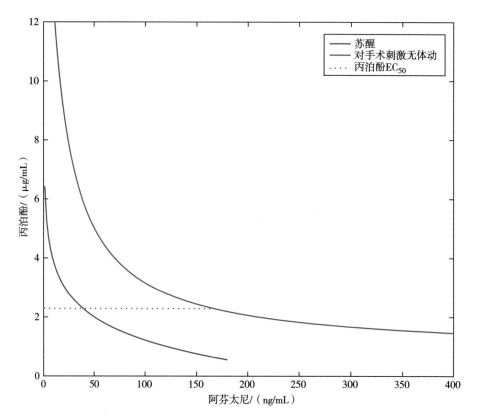

图71.5 丙泊酚和阿芬太尼联合应用时,50% 患者出现苏醒(蓝线)或对手术刺激无体动(红线)的等效线

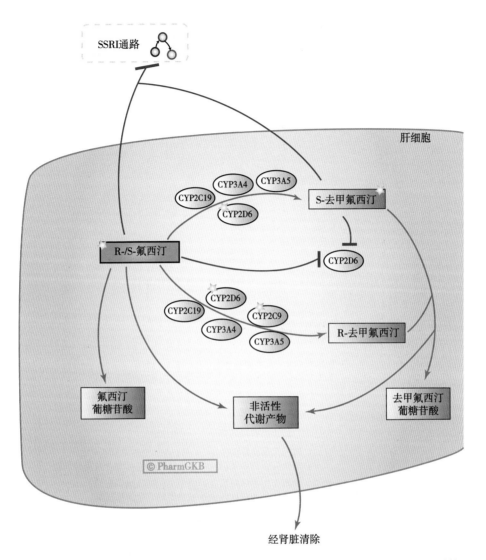

图 97.1 选择性 5-羟色胺再摄取抑制剂(SSRI)氟西汀的代谢途径(图片下半部分)和突触间隙裂口中过量的 5-羟色胺(5-HT)导致 5-羟色胺综合征发展的示意图(图片上半部分)。几种同工酶参与氟西汀向 R- 或 S-诺氟西汀的代谢。与 R-去氟西汀相比,S-去氟西汀的 5-羟色胺再摄取潜力高 20 倍。红线表示氟西汀,R- 或 S-去氟西汀或我们患者使用的其他药物(鱼油、艾美拉唑)对特定同工酶的抑制作用。使用氟西汀和亚甲蓝使突触裂隙中的 5-羟色胺超负荷。芬太尼具有独立的 5-羟色胺能特性,可能包括促进突触前神经元释放 5-羟色胺(黑色箭头),以及抑制突触裂隙引起的微量 5-羟色胺再摄取(红线)(Modified with permission from PharmGKB and Stanford University)

5个清洁手的时刻

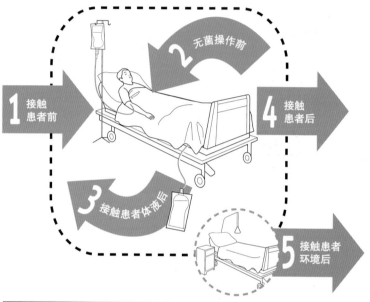

1 接触患者前	什么时候？ 准备接触患者前你需要洗手 为什么？ 防止患者接触你手上有害的细菌
2 无菌操作前	时间？ 进行无菌操作前洗手 原因？ 防止有害的细菌进入到患者体内，包括患者自身的细菌
3 接触患者体液后	时间？ 暴露于患者体液后立即洗手（包括摘除手套后） 原因？ 保护自身和医疗环境不被患者的有害细菌感染
4 接触患者后	时间？ 接触患者和其周围环境后，离开前应洗手 原因？ 保护自身和医疗环境不被患者的有害细菌感染
5 接触患者环境后	时间？ 接触患者周围环境中任何物品或家具后，离开前应洗手， 即便没有接触患者 原因？ 保护自身和医疗环境不被患者的有害细菌感染

WHO acknowledges the Hôpitaux Universitaires de Genève (HUG),
in particular the members of the Infection Control Programme, for their active participation in developing this material.

October 2006, version 1.

图115.1 世界卫生组织——5个清洁手的时刻（Reprinted with permission from World Health Organization. My 5 moments for hand hygiene）

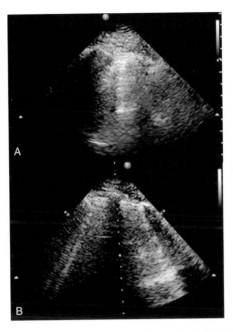

图151.1　A:箭头示肺超声的 A 线。注意用★标注的胸膜弧度。B:箭头示肺超声的 B 线。注意 B 线是与胸膜相垂直的,而且 B 线区域内没有 A 线

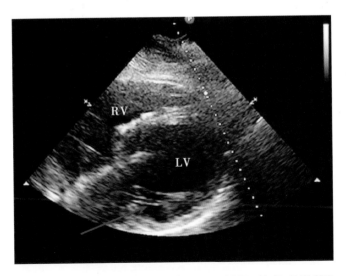

图151.2　经胸聚焦心脏超声检查,剑突下视图。注意,此患者置入了经皮左室辅助装置(箭头所示)(Impella;Abiomed,Danvers,MA,USA)

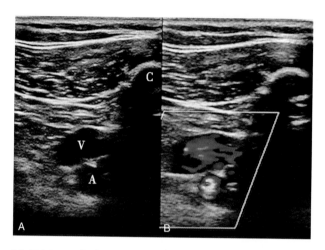

图 151.3 A:超声显影锁骨下血管。锁骨下静脉位于锁骨下动脉上方。锁骨位于屏幕右上角,可以通过回声影和其下方的阴影识别。B:采用颜色血流多普勒识别静脉(上方)和动脉(下方)相反的血流方向

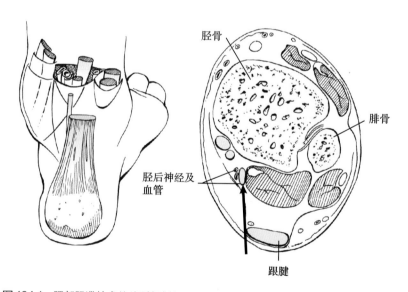

图 164.1 踝部阻滞技术的外科解剖(Reproduced with permission from Thordarson DB. *Foot and Ankle*. Philadelphia,PA:Wolters Kluwer/Lippincott Williams & Wilkins;2013.)

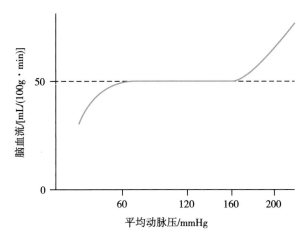

图 218.1　正常脑血流自动调节曲线

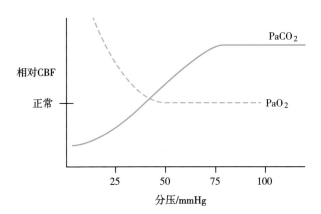

图 218.2　呼吸气体压力对比 CBF（Reprinted with permission from Marini JJ，Dries DJ. *Critical Care Medicine：The Essentials and More*. 5th ed. Philadelphia，PA：Wolters Kluwer；2019.）

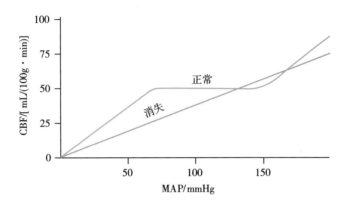

图 218.3 吸入挥发性麻醉药时脑血流自动调节能力受损(Reprinted with permission from Louis ED, Mayer SA, Rowland LP. *Merritt's Neurology*. 13th ed. Philadelphia, PA: Wolters Kluwer; 2015.)

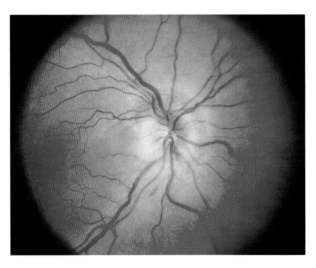

图 220.2 急性前缺血性视神经病变眼底检查显示因水肿导致视乳头边缘模糊

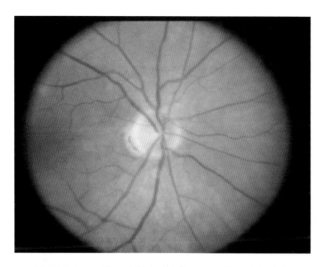

图 220.3　正常眼底检查和早期后缺血性视神经病变

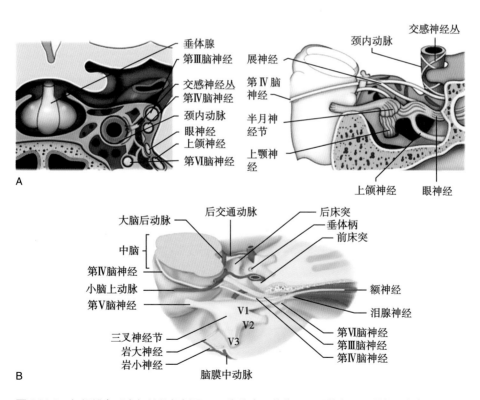

图 221.1　与经蝶窦手术相关的解剖图。A:海绵窦冠状位显示垂体与周围结构的解剖关系,如海绵窦内颈内动脉。B:相关颅底解剖斜位图

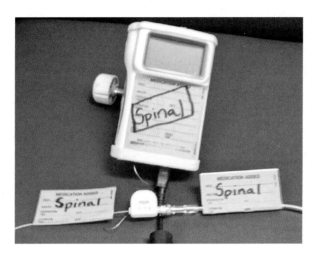

图 249.1　放置鞘内导管（又称蛛网膜下腔导管）后，导管、输液管和泵的正确标记

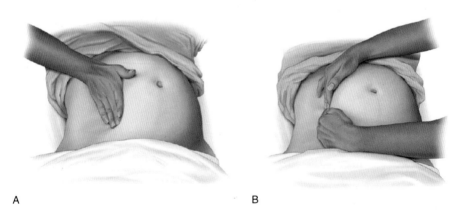

A　　　　　　　　　　　　　　　　　B

图 256.1　A：子宫左倾单手技术。B：子宫左倾双手技术（From Jeejeebhoy FM，Morrison LJ. Maternal cardiac arrest：A practical and comprehensive review. *Emerg Med Int.* 2013；2013：274814. doi：10.1155/2013/274814.Copyright ©2013 Farida M. Jeejeebhoy and Laurie J. Morrison. https://creativecommons.org/licenses/by/3.0/ ）